张效房眼外伤学

ZHANG XIAOFANG YANWAISHANGXUE

主编　张效房　杨培增

编委（以姓氏笔画为序）

万文萃	万光明	马　静	王　炯	王文战	王宇鹰	王丽娅	王晓贞
王新月	吕　炎	吕　勇	朱　豫	刘永民	刘景梅	安美霞	祁　颖
许　曼	孙　丰	李一丁	李志刚	李秋明	李福祯	杨会琴	杨培增
肖　迎	吴苗琴	沙翔垠	宋锈雯	张　成	张　敏	张　震	张凤妍
张效房	张楠楠	陈　刚	陈学国	陈彬川	邵敬芝	罗小玲	金学民
郑广瑛	郑嵩山	赵　红	赵　宏	郝尚臣	侯习武	施光普	姜　曦
秦廷玉	聂维嘉	高莎莎	郭海科	郭琳洁	黄凡凡	黄少华	黄文兵
盛迅伦	崔红平	鹿晓燕	梁申芝	彭广华	董洪涛	董敬民	傅炳南
曾庆虎	雷　方	雷　博	穆红梅	戴淑真	魏　菁		

特邀编委（以姓氏笔画为序）

丁相奇	王　勤	王祥群	王超廷	庆惠玲	刘运甲	刘欣华	孙秉基
李大宇	李金荣	李晓华	杨　伶	杨晓慧	杨朝山	余　戎	张清生
张瑞芳	陈　鹏	陈玉浩	陈祖基	周开遗	赵东卿	郝　萍	贾金辰
夏　丹	高剑波	郭希让	琚怀民	董万江	程勉征	舒　丹	游昌涛
楼苏生	褚　涛						

顾问（以姓氏笔画为序）

Donald R May（唐纳德·梅）		马志中	王　竞	王宁利	王鸣琴		
百濑皓	朱秀安	刘荣宏	刘奕志	李树新	李美玉	李筱荣	吴乐正
何　伟	何世坤	何守志	何志平	沙　洛	宋国祥	张士元	张卯年
陈家琪	林振德	赵家良	赵堪兴	胡诞宁	姚　克	夏德昭	唐仕波
崔　浩	葛　坚	惠延年	程敬亮	童　绎	谢立信	管怀进	黎晓新
颜　华	瞿　佳						

人民卫生出版社
·北京·

图书在版编目（CIP）数据

张效房眼外伤学 / 张效房，杨培增主编. —北京：
人民卫生出版社，2020.10
ISBN 978-7-117-30536-5

Ⅰ. ①张… Ⅱ. ①张… ②杨… Ⅲ. ①眼病－外伤－
诊疗 Ⅳ. ①R779.1

中国版本图书馆 CIP 数据核字（2020）第 185310 号

人卫智网	www.ipmph.com	医学教育、学术、考试、健康， 购书智慧智能综合服务平台
人卫官网	www.pmph.com	人卫官方资讯发布平台

张效房眼外伤学
Zhangxiaofang Yanwaishangxue

主　　编：张效房　杨培增
出版发行：人民卫生出版社（中继线 010-59780011）
地　　址：北京市朝阳区潘家园南里 19 号
邮　　编：100021
E - mail：pmph @ pmph.com
购书热线：010-59787592　010-59787584　010-65264830
印　　刷：北京盛通印刷股份有限公司
经　　销：新华书店
开　　本：889×1194　1/16　印张：66
字　　数：2044 千字
版　　次：2020 年 10 月第 1 版
印　　次：2020 年 10 月第 1 次印刷
标准书号：ISBN 978-7-117-30536-5
定　　价：498.00 元

打击盗版举报电话：010-59787491　E-mail: WQ @ pmph.com
质量问题联系电话：010-59787234　E-mail: zhiliang @ pmph.com

序

  《张效房眼外伤学》作为人民卫生出版社名老院士和名老专家经验总结和经典传承出版计划即将出版，这是人民卫生出版社出版的我国第一部眼科冠名专著。该书竣稿后接到张先生来函邀请我为之写序。为百岁老专家的巨著写序是先生对学生的抬爱和极大信任，也是我莫大荣幸。然学生才疏学浅且诚惶诚恐，莫衷一是。嗣仔细拜读了全书的章节目录，共7篇、65章、293节；插图1 204幅，其中彩图676幅。还有12个扫码可读视频。敬佩之余欣然接受写序这一光荣任务。

  1970年，我大学毕业后从事眼科临床、教学和科研工作，那时学术交流远不及今日。1978年科学的春天沐浴祖国大地，我有幸随著名眼科专家郑建忠主任赴河南参加眼科针刺麻醉协作组会议，会后顺访河南医学院一附院（今郑州大学第一附属医院）眼科，拜访了张效房教授。之前，我早已知道张教授是我国著名眼外伤专家，尤其擅长眼内异物定位及非磁性异物摘出技术。张教授用幻灯向我们一行介绍了眼内异物摘出术的研究近况，并带我们参观了大型计算机机房工作场面。当时PC机尚未在国内普遍使用，听着计算机计算打孔的声响，好似听到了张教授激越的心声。那时张教授就敏锐地认识到计算机算法在眼内异物定位及修正方面的研究和应用价值，勇于创新，敢为人先，钦佩至极。先生强烈的教学意识和强大的亲和力也给我留下深刻印象，至今记忆犹新。自那时起，我与先生结下了忘年之交。

  1945年张效房教授以优异成绩毕业于国立河南大学医学院，留校从事眼科教学、科研和临床工作。虽然1992年办理了退休手续，但是退而不休，百岁教授鹤发童颜，仍坚持在一线工作，凡75载。2016年，先生在"寻找全国最美医生"活动中榜上有名，他的事迹经中央电视台报道，家喻户晓享誉全国。为我们树立了老骥伏枥志在千里，终生学习勤勉工作的人生榜样！

  眼外伤是我国重要致盲眼病，预防和妥善处理眼外伤始终是我国防盲复明重点。鉴于20世纪50年代，国家各方面建设事业蓬勃发展，劳动保护意识不强，工作条件尚不完善，眼外伤发生较多。张教授和他领导的前河南医学院眼科，于1955年开启了眼外伤防治的临床研究，重点攻关眼内异物定位及摘出，特别是非磁性异物摘出这一难题。历经二十余年不懈努力，张教授及其团队在眼内异物方格定位及非磁性异物摘出方面获得突破性进展。1973年至1976年原河南医学院受原卫生部委托举办全国眼内异物学习班共四期，每期四个月；受解放军原总后勤部委托协办全军眼内异物学习班一期。张教授于1976年出版了《眼内异物定位与摘出》一书，1978年编写全国高等医学院校统编教材《眼科学》（第一版）的眼外伤一章。此后，张教授陆续出版了《机械性眼外伤》和《眼外伤学》等四部相关专著，并与万光明教授合作编写了《中华眼科学》中的眼内异物一章。张教授在眼外伤领域特别是眼内异物方面的研究成果得到中外学者专家的公认。1978年全国科学大会授予河南医学院第一附属医院眼内异物摘出优秀科技成果奖，授予张效房教授全国先进工作者称号。1984年时任卫生部部长钱信忠在中国医学学术年鉴中列举了河南医学院眼内异物研究成果，指出"目前我国眼内异物摘出居国际领先地位"。张效房教授应邀在美国和日本十所大学做眼内异物摘出专题讲学，还接收美国医学博士来华进修学习眼内异物摘出手术。1988年、1993年、1996年举办三届国际眼外伤会议，张效房教授均担任大会主席。由于张教授在眼外伤方面的建树和学术影响力，1978年他牵头创建了中华眼科学会眼外伤职业病学组，并担任组长长达15年之久。1979年张教授创办了《眼外伤职业病（附眼科手术）杂志》，后被吸收为中华医学会系列期刊，至今仍担任名誉总编辑。1980年张教授创立了河南眼外伤研究所，任名誉所长。后经多方努力，张教授创建了河南省眼科医院，任名誉院长。

1978年，我国恢复研究生教育和学位培养制度，张效房教授开始招收眼外伤研究方向的硕士研究生，前后62位研究生均参与眼外伤研究，为我国培养了一批眼科高层次人才，桃李芬芳。他们有些担任要职，并取得突出成就，成为某个领域的国内和国际学术权威。张教授的弟子们为了发扬老师治学严谨、孜孜不倦、救死扶伤的大爱精神，传承和总结眼外伤领域的研究成果，在人民卫生出版社的安排下，组织编写了《张效房眼外伤学》一书。并特邀国内部分著名眼外伤专家共同参与编写。张教授对所有文稿进行认真审阅，逐字逐句进行修改、补充和完善。在《张效房眼外伤学》成书过程中，张教授的得意门生、著名眼免疫学家、中华医学会眼科学分会副主任委员杨培增教授协助老师做了大量基础性工作。在组织编者队伍，谋篇布局，确定编写目标及大纲等方面做了大量艰苦细致的工作，为保障本书编写水平及顺利出版发挥了重要作用。

《张效房眼外伤学》内容丰富，展示了我国眼外伤研究成果，反映了国际研究进展，基础理论临床实践并重。各类各部位各组织眼外伤诊疗均予翔实介绍，同时对眼外伤的护理康复也有科学介绍。本书适于年轻的眼科医生系统学习，也可供有经验的眼科工作者对某一问题进行深入探索之用。此书的成功出版是人民卫生出版社传承我国老一辈眼科学家研究成果、奉献精神和启迪后学的一次有益尝试和成功探索，必将推动我国眼外伤事业的发展。

对《张效房眼外伤学》的出版，我谨表示衷心祝贺！相信它是献给张效房教授百年华诞的最珍贵的礼物！祝张效房教授松鹤延年，身体健康，福寿绵长！

学生　赵堪兴

2020年9月24日

自　　序

　　中国医药学术原创精品图书《张效房眼外伤学》终于出版了。此乃人民卫生出版社名老院士和名老专家经总结和经典传承出版计划之重要项目，也是我国著名科学家学术成就抢救性出版计划的重要组成部分。本书也是人民卫生出版社第一本冠名的眼科图书。

　　眼外伤在眼科临床工作中的重要性自不待言。我国关于眼外伤的专著虽然不少，在像《中华眼科学》一类的图书中也有眼外伤专门的篇章，但尚缺乏一部全面系统地讨论眼外伤，涵盖国际眼外伤最新进展，特别是展现我国学者眼外伤研究成果和临床经验，并和科学技术进步同步发展、与时俱进的眼外伤学术书籍，希望《张效房眼外伤学》能填补这项空白。

　　本书第一主编张效房教授，抗日战争期间以全国统一招生第一名的成绩考入原国立河南大学医学院，该院在 1941 年被原教育部评为全国高等医学院校中的第三名。他半工半读读完五年的课程和一年的临床实习，于 1945 年毕业留校，从事眼科教学、科研和临床工作，至今虽已一百岁高龄仍退而不休，工作在第一线。他于 1978 年创建了中华医学会眼科学分会眼外伤职业眼病学组，并担任组长达 15 年之久。1979 年创办了《眼外伤职业眼病（附眼科手术）杂志》，后被吸收为中华医学会系列期刊，至今仍任名誉总编辑。1980 年创立了河南眼外伤研究所，任名誉所长。随后他经多方努力创建了河南省眼科医院，任名誉院长。早年，鉴于新中国成立初期各方面建设事业的蓬勃发展，眼外伤发生较多，他和当时他所领导的原河南医学院眼科于 1955 年着手进行眼外伤防治的临床研究，重点是攻破眼内异物摘出手术这一难题。经过数年努力在眼内异物定位和摘出方面取得了可喜的成就，并在特别困难的非磁性异物的定位方面获得了突破性进展。1973 年至 1976 年原河南医学院受原卫生部委托举办全国眼内异物学习班共四期，每期四个月，并受中国人民解放军原总后勤部委托协办全军眼内异物学习班一期。张效房教授于 1976 年出版了《眼内异物的定位与摘出》一书，1978 年编写全国高等医学院统编教材《眼科学》（第一版）的眼外伤一章，此后张效房教授又陆续出版了《机械性眼外伤》《眼外伤学》等四部专著，并与万光明教授合作编写了《中华眼科学》中的眼内异物一章。他的眼外伤特别是眼内异物的研究成果得到中外学者和专家的公认，1978 年全国科学大会授予原河南医学院第一附属医院眼内异物摘出优秀科技成果奖，同年，张效房教授被授予全国先进工作者称号。1984 年原卫生部部长钱信忠先生在《中国卫生年鉴》中列举了河南医学院在眼内异物研究的成果，指出"目前我国眼内异物摘出居国际领先地位"。张效房教授曾应邀在美国和日本十所大学做眼内异物摘出专题讲学，还接受美国医学博士专程来华进修和学习眼内异物摘出手术。1988 年、1993 年和 1996 年连续三届国际眼外伤学术会议上，张效房教授均担任大会主席。

　　张效房教授自 1978 年招收眼外伤专业硕士研究生，其 60 余位研究生均从事眼外伤研究。他们毕业后在国内京、沪、渝、穗、深、杭等地及美国、加拿大等国家工作，有些担任要职，并取得突出成就，成为眼科某个领域的国内和国际学术权威。学生们为了发扬老师治学严谨、孜孜不倦、救死扶伤的大爱精神，传承和总结眼外伤领域的研究成果，组织编写了《张效房眼外伤学》一书，得到人民卫生出版社的肯定和大力支持，并特邀了国内一些著名专家共同参与编写，最后张效房教授对所有文稿进行认真审阅，逐字逐句进行修改、补充和完善。该书不但反映了眼外伤研究的历史沿革和他带领团队在这一领域的重要贡献和历史地位，还囊括了近年来该领域的重要进展，可谓是眼外伤领域的圭臬和一颗璀璨明珠。

本书主编之一杨培增教授，1977 年考入原河南医学院，1982 年考取张效房教授的硕士研究生，研究题目是"外伤性葡萄膜炎"，又于 1987 年考取原中山医科大学博士研究生。毕业后在葡萄膜炎方面深入钻研，取得丰硕成果。他有深厚的中医基础，加之懂多国文字，融汇国际最新发展，形成中西医结合的独特优势，接受全国各地以及多个国家转来的患者，为数以万计顽固性葡萄膜炎患者挽救了视力。以项目负责人先后获得国家自然科学基金杰出青年基金、国家自然科学基金创新群体项目、教育部长江学者奖励计划、科技部"十一五"支撑计划、科技部重大研发计划、国家 973 计划项目、国家自然科学基金重点项目（3 项）、国家自然科学基金重大国际合作项目（3 项）等资助，以第一和 / 或通讯作者在 *Nature Genetic*（IF：27.125）、*Lancet Infect Dis*（IF：25.148）、*ARD*（IF：16.102，2 篇）、*Prog Retin Eye Res*（IF：14.86，2 篇）、*Microbiom*（IF：11.607）、*JACI*（IF：10.228，2 篇）等发表 SCI 了论文 230 余篇，据 ISI 数据库近 10 年统计，其带领团队发表的 SCI 论文总数、总的及平均影响因子在国际葡萄膜炎领域均列第一位。以第一完成人获国家科学技术进步奖 3 项，省部级一等奖 6 项。以大会主席身份组织了第 1~7 届国际葡萄膜炎研讨会。现任中华医学会眼科学分会副主任委员。在《张效房眼外伤学》成书过程中，杨培增教授协助老师做了一些基础工作，使得该书得以顺利出版。

《张效房眼外伤学》内容丰富，既体现国际最新进展，又展示我国眼外伤的研究成果，涵盖基础理论与临床实践、生产中与生活中、平时与战时、儿童与成年、植物性与动物性、机械性与各种各样的非机械性的眼外伤；既有外伤眼的诊疗手段和护理方法，又有眼外伤并发症的治疗和手术操作步骤。既适合于年轻的眼科工作者的系统学习，也可供有经验的眼科学家对某一问题的深入探索之用。此书的出版，不但对中国眼外伤事业的发展起到重要推动作用，还将对相关学科的发展起到促进作用，也是人民卫生出版社传承我国老一辈医学科学家研究成果、奉献精神和启迪后学的一次有益尝试和成功探索。对此书的出版表示衷心祝贺！

主编

2020 年 9 月 9 日

目　　录

第二篇 病史与检查

第五篇　特殊类型的眼外伤篇

第一篇　基础医学篇

第一章　视器的应用解剖与生理学

　　视器（visual organ）是人类的重要感官之一，是人类从外界获取信息的最为重要的器官，由眼球、视路及眼附属器 3 部分构成。

　　了解视器的基本解剖与生理，对眼外伤的诊断与治疗是重要的。

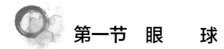

第一节　眼　　球

　　眼球（bulbus oculi, eyeball）是直接暴露于身体外面的视器部分，其结构精细、组织娇嫩、功能微妙。眼球的形状近似球形，前后径为 24mm，横径约 23.5mm，垂直径约 23mm，赤道部周长 72～74mm，体积约 7cm³。眼球位于眼睑之后，在眼眶内的前段，并直接受眼睑和眼眶的保护，其前端（角膜顶点）较眶外缘前突 12～14mm，此即正常眼球突出度。

　　从生理光学的角度来看，眼球是由屈光系统（角膜、房水、晶状体和玻璃体）、感光系统（视网膜）和遮光系统（葡萄膜和巩膜）3 部分构成（图 1-1-1）。然而，在解剖学上，则往往将眼球分为眼球壁和眼球内容两大部分来叙述。

一、眼球壁

　　眼球壁（wall of eyeball）由 3 层膜构成，由外向内为纤维膜、葡萄膜和视网膜。

（一）纤维膜

　　纤维膜（fibrous tunic）是眼球壁的最外层，主要由大量的胶原纤维和弹力纤维构成，所以最为坚韧，具有保护眼球内组织和维持眼球正常形状的重要功能。其前端的透明部分约占全部纤维膜的 1/16，称为角膜，其余的 15/16 不透明，呈瓷白色，即为巩膜。角膜和巩膜的交界处为角膜缘（limbus corneae）。

　　需要说明的是，角膜的面积不是占全部纤维膜面积的 1/6，而是 1/16。因为全部纤维膜的面积，即整个眼球的表面面积 $S = 4\pi R^2$（球体面积公式），眼球虽非正球形，但近似球形，眼球的半径一般认为是 12mm，代入公式 $S = 1\,808.64mm^2$；而角膜的表面面积应按球缺公式计算，即 $S = 2\pi Rh$，因为角膜前表面的曲率半径为 7.8mm，角膜顶点至角膜缘平面的垂距（即高，h）为 2.2mm，所以角膜表面的面积应为 $S = 2\pi Rh - 107.76mm^2$。将上面两个公式新计算的得数相除，即 $1\,808.64mm^2 \div 107.76mm^2 = 16.78$，故角膜约占整个纤维膜面积的 1/16 或 1/17，巩膜占 15/16 或 16/17；而不是像许多眼科书籍所写的那样，角膜占 1/6，巩膜占 5/6，那是按圆周计算的，不是面积。

　　1. 角膜　角膜（cornea）位于眼球的前端，是纤维膜的前部分，仅占整个纤维膜面积的 1/16，无色透明，弯曲度比巩膜大。角膜的周边与巩膜相连，犹如表玻璃与表壳之间的嵌接，外界光线经此射入

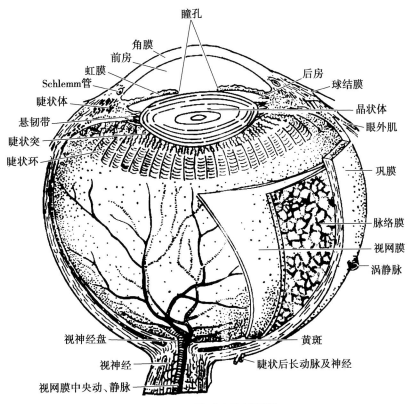

图 1-1-1　眼球立体剖面图

瞳孔
角膜
前房
虹膜
Schlemm 管
睫状体
悬韧带
睫状突
睫状环
后房
球结膜
晶状体
眼外肌
巩膜
脉络膜
视网膜
涡静脉
视神经盘
视神经
视网膜中央动、静脉
黄斑
睫状后长动脉及神经

眼内。角膜略呈椭圆形,并稍向前突,横径约为 11mm,竖径约为 10.5mm,周边部厚约 1mm,中央区较薄,约 0.8mm(在活体,中央部厚度为 0.5～0.6mm)。前表面曲率半径约 7.8mm,后表面曲率半径较小,约 6.8mm,前表面的屈光力为 +48.8D(1D = 1m^{-1},)后表面的屈光力为 -5.8D,所以,角膜的实际屈光力为 +43D。理论上角膜是球面,其实通常是一个经线的曲度略大于另一个经线的曲度。

角膜的组织学结构由前向后分为 5 层,即上皮细胞层、前弹力层、基质层、后弹力层、内皮细胞层(图 1-1-2)。

(1)上皮细胞层:角膜的上皮细胞层(epithelial layer)是结膜上皮细胞的向前延续,厚 50～100μm,细胞排列整齐,容易与前弹力层分离。上皮细胞的再生能力最强,临床上见到的角膜上皮剥脱,若给予妥善处理,如包扎患眼和防止感染等,则上皮细胞很快(24 小时)即可再生。

角膜上皮细胞层是复层上皮细胞,共 5～6 层,细胞可分为 3 种:

1)表层细胞:位于角膜表面,有 2～3 层,为多边形细胞。位于最表层的为扁平上皮细胞。在正常情况下,角膜表层,上皮细胞不角化。当角膜上皮剥脱时,可由深层细胞和周围的上皮细胞增生修复。上皮细胞被细胞桥结合在一起,形成所谓的棘细胞。细胞间隙成为淋巴间隙,在病理情况下,当角膜上皮水肿时,细胞间隙明显扩大。

2)翼状细胞:为多边形细胞,排列有 2～3 层,细胞的圆顶向上,基底部凹陷。该细胞层位于表层细胞之下,基底细胞之上。

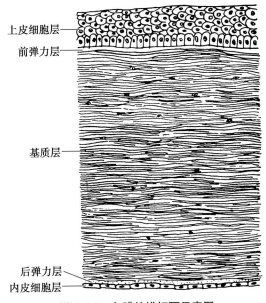

上皮细胞层
前弹力层
基质层
后弹力层
内皮细胞层

图 1-1-2　角膜的横切面示意图

3）基底细胞：位于上皮细胞层的最深层，与前弹力层相连接，为一单层柱状细胞，排列成栅状，高18μm，宽10μm，顶圆而底平。细胞的基底常有细微而不坚固的齿状突起，伸向前弹力层。基底细胞为胚细胞或幼细胞，其老化的细胞运断被推向浅层，并变形为翼状细胞，最后成为表层细胞。

角膜上皮对某些细菌和其所产生的毒物具有相当强的抵抗力，在正常人结膜囊内存在着某些致病菌，但通常并不引起角膜炎，甚至在慢性泪囊炎患者，虽久病多年，亦不引起角膜炎。然而，一旦角膜上皮损伤或缺损时，细菌便可乘虚而入，造成感染，引起角膜炎。

（2）前弹力层：前弹力层（anterior elastic layer）又称鲍曼膜（Bowman's membrane），位于上皮细胞层的下面，二者直接相连，是一层均匀一致的透明薄膜，厚约12μm，该层无细胞结构，并与上皮细胞层有清楚的分界，但与其下面的基质层分界则不明显，实际上可认为它是基质层的移行部分，并不是一层真正的膜。在周边部，前弹力层突然终止，通常以其止端作为与角膜缘的分界。此层并非真正的弹性层，它对外伤或感染具有相当强的抵抗力，若被破坏则不能再生。

（3）基质层：基质层（stroma）又名实质层或主质层，是角膜的主要部分，是最厚的一层，占角膜全厚的90%。该层损伤后不能再生，被浑浊的瘢痕组织代替。

角膜基质层由60～200层纤维板构成，每层纤维板厚1.3～2.5μm，由胶原纤维组成，内含部分弹性纤维。它们先集合成扁平的纤维束，纤维束再集合成极规则的纤维板，在纤维、纤维束以及纤维板之间，由黏性物质（黏多糖等）将它们粘合在一起，构成角膜基质。这些纤维板的屈光指数几乎相同，所以其质地均匀一致，完全透明。这些纤维板紧密重叠，各层之间相互平行，但上下两层的纤维束相互垂直，构成格子状排列。

角膜基质层除上述纤维板结构之外，尚有少量细胞存在于纤维板的间隙内，即角膜基质细胞或称角膜细胞，此种细胞有两种：固定细胞和游走细胞。这两种细胞均因纤维板的挤压而变得扁平。固定细胞由分支的细胞突与邻近的细胞相连。固定细胞受到适当刺激后可变成纤维细胞，所以认为属结缔组织细胞；游走细胞来自角膜缘的血管网，为数不多，炎症反应时则数量增多，游走细胞属白细胞。

（4）后弹力层：后弹力层（posterior elastic layer）又称狄斯迈特膜（Descemet's membrane），位于角膜基质层与内皮细胞层之间，是一层比较坚韧、富有弹性且抵抗力强的透明薄膜。光镜下观察无组织结构，电镜观察始见层状结构。儿童时期厚5μm，成年人则厚达8～10μm。后弹力层的特点：①后弹力层与基质层的界限清楚；②后弹力层对病理损害的抵抗力颇强；③后弹力层可以再生。后弹力层与内皮细胞层结合紧密，不易分离，正常情况下，后弹力层保持紧张状态，遇外力损伤时，可出现裂纹或裂缝，甚至裂开。后弹力层于角膜缘处逐渐变薄，并延伸到小梁组织中。

（5）内皮细胞层：内皮细胞层（endothelial layer）是角膜的最内层，由单独一层扁平的六角形细胞构成，越过前房角与虹膜前面的内皮细胞相连续，细胞厚5μm，宽18～20μm，胞浆呈粒状，核位于中央，核的直径约7μm。新近认为角膜的内皮细胞并不是真正的内皮细胞，而是间皮细胞。角膜内皮细胞受损后，一般认为不能再生，只能依靠邻近的内皮细胞扩展和移行来填补缺损区。内皮细胞层是一种半透膜性组织，对于房水和其中的物质通过有选择性的控制作用，因而具有角膜 - 房水屏障功能。用特殊裂隙灯显微镜或角膜内皮镜检查时，角膜内皮细胞呈棕黄色六角形，互相镶嵌，此为人类唯一能直接看到的活体内皮细胞。

角膜的营养来自角膜缘血管网、房水、泪液以及神经支。角膜组织代谢所需的氧，80%来自空气，15%来自角膜缘血管网，5%来自房水。角膜组织内的葡萄糖代谢，65%为有氧代谢，主要是在角膜上皮内将葡萄糖完全氧化分解为水和二氧化碳；其余的是通过磷酸化等无氧酵解过程，最终产生乳酸，此种无氧酵解过程主要是在角膜基质层内进行。

角膜是眼球最前面的一层透明窗，是最重要的屈光成分。它具有光滑的表面，保持一定的曲率半径。有一定的屈光指数。所谓角膜的透明，是指它对光线的透过形式而言，而不是指其透过性能。光的散射是一种影响其透明性的重要因素，角膜之所以相当透明，是因其只有10%的入射光线被散射掉。角膜透明，一方面是由于其内无色素、无血管，仅有很少能够吸收光线的浑浊颗粒；另一方面。更为重要的是由于其结构特殊，基本上不发生光的散射现象和角膜组织的相对脱水状态等。

角膜透明的解剖因素是它有极规则的上皮、基质和内皮。其上皮不发生角化,其表面覆盖一层均质的泪膜。角膜的各层结构都具有相同的屈光指数而得以透明。角膜基质层的透明尚有另一种机制,即所谓的格子状排列学说。Maurice 分析基质内有 200 层层板,每层 1.5~2.5μm 厚,由胶原纤维构成。胶原纤维由胶原丝构成,其直径为 25~32nm,短于可见光的波长;其屈光率为 1.4。纤维丝周围环以黏多糖,其屈光率为 1.34。如此屈光率差异不引起散射,是因为:胶原纤维的排列为同层者相互平行,而上下层间者互成直角。从而构成窗格状,其格孔的大小均短于光波的波长,致使所发生的散射因产生相消干扰而互相抵消。

此外,角膜透明还依靠其半脱水作用。角膜上皮或内皮细胞如有损伤或缺损,角膜即可发生水肿而出现浑浊。角膜内皮还有液泵功能,使角膜呈相对脱水状态。

角质的神经分布非常丰富,主要分布于上皮层和基质层。后弹力层和内皮层无神经分布。角膜的神经来自三叉神经眼支,经睫状神经到达角膜,主要为痛觉感受神经。浅层较深层分布更为丰富,因而浅层较深层对痛觉更为敏感。所以,当角膜浅层受到轻微损伤即有明显疼痛感觉和严重刺激症状出现。

简单角膜上皮细胞层擦伤会很快愈合并且一般不留下瘢痕,如果前弹力层被侵犯,则会留下瘢痕(图 1-1-3)。

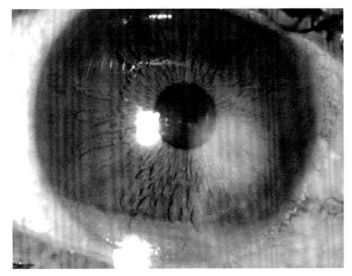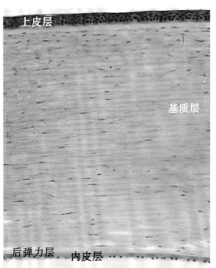

图 1-1-3 角膜擦伤

2. 巩膜 巩膜(sclera)位于角膜的后方,与角膜紧密相连.约占纤维膜面积的 15/16,质地坚韧,不透明,外观呈瓷白色。表面有疏松的结缔组织依附,与眼球筋膜相连。儿童期因巩膜较薄,葡萄膜透露而呈浅蓝色,老年人可因脂质沉着而呈淡黄色。巩膜内面因有脉络膜的色素黏附而呈棕色,并有葡萄膜血管和睫状神经经过所形成的沟。

巩膜的厚度,女性较男性稍薄。后极部巩膜最厚,约 1mm。自后极部向前逐渐变薄,在赤道部为0.4~0.6mm,肌腱附着处最薄,仅 0.3mm,肌腱的厚度一般也是 0.3mm。赤道前的巩膜厚 0.6mm,在近角膜缘处由于巩膜内、外沟的存在而再度变薄。

巩膜的前端和后端各有 1 个大孔。前端的大孔为角膜所在的位置,其形状和大小完全与角膜一致。巩膜后端的大孔,位于后极部偏鼻侧,是视神经穿出的通道,外口大,内口小,呈漏斗形,外口直径3~3.5mm,内口直径 1.5~2.0mm。在此处,巩膜的外 2/3 部分与视神经鞘的硬膜融合在一起,而内 1/3部分构成后孔的巩膜筛板。筛板的筛孔是视神经的神经纤维穿过之处。筛板是巩膜也是整个纤维膜最薄弱的部分,当眼压增高时,可以推压筛板向后,形成视盘的病理性凹陷。

由于进出眼球的血管和进入眼球的神经穿过,在巩膜上尚有许多小孔或小管形成。这些小孔或小管因位置不同可分为前、中、后 3 组。

前组在角膜缘后 2～4mm 处，为睫状前血管所通过的小孔或小管，这些小管道均垂直穿过巩膜。在睫状前血管出口处的巩膜表面，可有色素堆积，这些色素是葡萄膜组织沿管道外延所致。同理，眼球内恶性黑色素瘤常沿此径路侵及或扩展至眼球外。

中组小孔在眼球赤道之后 4～6mm 处的巩膜上，为涡静脉的出口，常排列成上下 2 对，上方的一对在上直肌的两侧，下方的一对在下直肌的两侧。从眼球内向后斜行穿出巩膜，其所形成的巩膜小管长 3～4mm。

后组的巩膜小孔位于视神经周围，是睫状后长动脉和睫状后短动脉以及睫状神经通过的孔道。睫状后短动脉和睫状短神经的经过不规则，一部分垂直穿入，另一部分斜行穿入。但睫状后长动脉和睫状长神经的穿入均是倾斜的，它从后向前并向内斜行穿过巩膜，形成倾斜的巩膜管道。

巩膜的组织学结构，由外向内分为 3 层：表层、实质层和棕黑层。

（1）巩膜外层：巩膜外层（episclera）是一层疏松的纤维组织，深部变得致密，渐并入巩膜实质层中。大部分与眼球筋膜连结，近角膜缘处该层与眼球筋膜和球结膜三者连结在一起。巩膜外层含有丰富的血管和神经，近角膜缘处毛细血管网更为丰富。

（2）巩膜实质层：又称主质层，由致密的胶原纤维束构成，其中含有部分弹性纤维。巩膜纤维的排列适应眼压的张力和眼外肌的牵引力，因而呈波状走行，并含有较多的弹性纤维。此外，巩膜纤维束之间有与角膜基质层内相似的固定细胞。在组织切片上，巩膜前部与角膜之间并无明显分界，其纤维互相连续。巩膜内亦无淋巴管。

（3）巩膜棕黑层：该层的纤维束较细，弹性纤维多，并含有较多的色素细胞，致使巩膜的内面呈棕色外观，故名棕黑层，该层色素分布不均匀，且与巩膜实质层的结构相连续，二者不能截然分开。

巩膜的血管，几乎全部位于外层，巩膜实质层除了一些穿过的血管以外，基本上属于无血管组织。前部巩膜外层主要由睫状前血管分布，后部巩膜外层主要由睫状后短动脉和视神经周围的 Zinn 血管环的分支分布。

巩膜的神经是睫状神经。后部巩膜直接由睫状短神经支配，前部巩膜则由睫状长神经支配。睫状长神经与睫状后长动脉（各为 2 条）一起经巩膜和脉络膜之间向前走行，在相当于睫状体平坦部处发出分支，一部分进入睫状体。另一部分与血管一同穿出巩膜，除支配前部巩膜组织外，还在巩膜表层形成环绕角膜缘的神经环，由此环再发出分支进入角膜。

当角膜、巩膜或两种结构都有切裂伤时，会发生眼球的切裂伤。大多数情况下全层切裂伤发生在直接穿孔性创伤后；然而，如果对眼球施加足够的钝力，则眼压会增加到足以使巩膜破裂。而且破裂部位最常见于眼球赤道附近的直肌附着点或角膜缘，因为这是巩膜薄弱的地方。

巩膜穿孔伤常见有两种情况：一种是锐利物体直接的刺穿巩膜，一种是飞速溅入的金属等碎屑（异物）造成巩膜穿孔。后者多见，容易引起眼内炎或全眼球炎，眼内炎和全眼球炎的后果是眼球萎缩，眼球萎缩后眼内组织可出现多种多样的退行性病变，如晶状体浑浊、钙化，玻璃体内积血，蛋白渗出产生黄色胶冻样物及胆固醇结晶，切片中胆固醇溶解而留下梭形空隙，脉络膜内可有慢性炎症细胞浸润，色素上皮可呈结节状增生，视网膜可出现变性机化，眼内组织可出现钙化。

3．角膜缘和前房角 角膜缘（limbus corneae）即角膜和巩膜交界处的半透明区，宽约 1mm。该区包含一些重要的解剖结构，因而具有重要而特殊的临床意义。角膜缘之所以重要和特殊，除了一些内眼手术切口常位于此处之外，更重要的是此区的内面与前房角的结构极为密切（图1-1-4）。

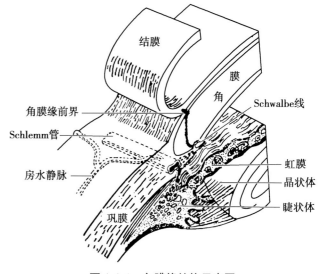

图 1-1-4 角膜缘结构示意图

前房角（anterior chamber angle）的组织结构主要包括小梁网（trabecular meshwork）和 Schlemm 管（Schlemm's canal）等，是房水流出的主要通道，如该处出现阻塞，常导致眼压升高。

角膜缘的界限和范围，通常是指从透明的角膜到不透明的巩膜的过渡区，在眼球表面很难找出一个明确的界限和范围，特别是角膜缘后界，更是模糊不清。从理论上讲角膜缘的范围是自半透明区的前缘开始，向后一直到巩膜外沟为止，但实际上巩膜外沟是一条被结膜下组织所填平的微凹浅沟，从眼球表面的外观上很难认出这样一个浅沟来作为角膜缘的后界标志。然而，在临床上和组织学上，角膜缘和角膜或巩膜有不相同之处：角膜缘外观呈半透明，这就和透明的角膜或不透明的巩膜外观不同；角膜缘有丰富的血管网和淋巴管，这也不同于全无血管的角膜；角膜缘的上皮细胞多达 10 层以上，基底细胞瘦小而且含有色素，上皮层呈波浪形起伏，上皮下结缔组织向上有乳头形成。

精确地说，角膜缘包括前部角膜缘和后部角膜缘两部分。前部角膜缘区的范围为前起前弹力层的止点，后至后弹力层的止点（即 Schwalbe 线）；后部角膜缘区的范围为前起后弹力层的止点，后至巩膜外沟和内沟的连线。

前部角膜缘区为角膜巩膜交错部的半透明区，后部角膜缘区全部由巩膜组织构成，外观呈瓷白色，而且不透明。在其内面的巩膜内沟，为 Schlemm 管和前房角网状组织（即小梁网）的藏身之处。所以，角膜缘区的内面即是前房角的前外侧壁，并包含有前房角的极为重要的结构。

角膜缘区的宽度，中国人角膜缘较宽，上方平均均为 2.37mm，下方 2.15mm，侧方 1.29mm。西方人上方为 1.75mm，下方为 1.45mm，两侧均为 1.0mm。

（二）葡萄膜

葡萄膜（uvea）又称色素膜或血管膜，由前向后可分为 3 部分：虹膜、睫状体和脉络膜。

1. 虹膜 虹膜（iris）是葡萄膜的最前部分，介于前房和后房之间，其后有晶状体支持。虹膜呈圆盘形，中央有一孔即瞳孔（pupilla，pupil）。虹膜的前表面不平滑，有放射状纹理，瞳孔缩小时虹膜纹理变直，瞳孔散大时虹膜纹理呈波浪形；其次，还有大小不等的隐窝，瞳孔缘有一环形锯齿状色素线，为色素上皮外翻所致。瞳孔缘外 1.5mm 处有一环形隆起，称虹膜小环，并以此将虹膜分为两部分。环以内的部分称瞳孔部，较厚，其中有瞳孔括约肌；环以外的部分与睫状体相近，称睫状部，较薄，内有瞳孔开大肌。虹膜的最周边部即虹膜根部，直接与睫状体相连，该部最薄。

虹膜的组织学结构，由前向后分为 6 层：

（1）内皮细胞层：该层在虹膜的最前面，与角膜的内皮细胞层相连。

（2）前界膜：该层是虹膜血管层基质的一部分，是由结缔组织和色素细胞共同形成的薄膜，其色素含量随年龄增加而增加，并因种族而异。

（3）基质层：该层较厚，主要由血管组织构成，有丰富的毛细血管网，富有色素细胞和疏松有弹性的结缔组织。

（4）肌肉层：该层包括瞳孔括约肌和瞳孔开大肌，均为是平滑肌，前者位于基质层的深层，靠近其后的色素上皮层，后者则紧贴色素上皮层。

（5）色素上皮层：该层位于瞳孔开大肌之后，二者紧密贴连，由柱状细胞构成，含有丰富的色素以阻遮外来光线。

（6）内界膜：该层是虹膜的最后层，是一层极薄的透明的膜样组织。

虹膜的血管：动脉来自虹膜根部睫状体内的虹膜大环，由它发出分支呈放射状走向瞳孔缘，使虹膜表面呈条纹状隆起。在距瞳孔缘 1.5mm 处这些小血管互相吻合形成虹膜动脉小环。虹膜血管网可分 3 层：前面的一层为小动脉及其分支，中间的一层为小动脉和小静脉，后面的一层为毛细血管网和小静脉。

虹膜的神经来自睫状长神经，虹膜基质内含有丰富的神经纤维，互相吻合，形成神经丛。虹膜的神经有 3 种：感觉神经、血管运动神经和肌肉运动神经。

2. 睫状体 睫状体（ciliary body，corpus ciliare）是葡萄膜的中段部分，前接虹膜，后连脉络膜。睫状体的前部分比较肥厚，称睫状冠（corona ciliaris plicata，ciliary crown），在其内面环绕一周有 70 多条纵嵴,称睫状突(ciliary processes)。睫状体的后部分较平坦,称睫状体平坦部(pars plana),又称睫状(体)环部(annulus ciliaris),其后缘与视网膜交界处呈一弯曲灰白色线条,称锯齿缘(ora serrata)。锯齿缘与角膜缘的距离,鼻侧约5.9mm,颞侧约6.7mm。

睫状体的组织学结构由外向内可分为7层:

(1)睫状体上腔:该层实为介于巩膜与睫状体脉络膜之间的一个潜在腔隙,后部含有肌星(muscle star)和棕色小板,前部为浆液性物质。该腔内有睫状后长动脉和睫状长神经经过。眼球严重挫伤时,可有大量出血进入该腔。

(2)睫状肌层:该层为睫状体的主要组成部分。最外层为前后走向的纵行肌纤维,前方最厚,与巩膜突相连,后部逐渐变薄。中间层为放射状肌纤维,呈扇形斜向走行,相互交错呈网状。位于睫状体前内侧的部分为环形肌纤维,称Müller肌,出生后逐渐发育而成,其环行走向与角膜缘平行,这部分肌肉收缩直接参与晶状体的调节过程。

(3)血管层和睫状突:睫状体的血管层是脉络膜血管层的延续,但与脉络膜血管层的血管不同,无大、中血管层之分。

睫状突的每个突嵴隆起为睫状体血管层增厚所形成,是眼球中最富含血管的部分。突嵴顶端肥大呈灰白色,凹谷呈棕黑色。每个突嵴长约2mm,高0.5mm。

(4)玻璃膜:该层系脉络膜的Bruch膜的延续。其外层为弹性纤维层,中间为结缔组织,内层为无色素的表皮层,附着牢固,有抵抗晶状体悬韧带的牵引作用。

(5)色素上皮层:该层由视网膜色素上皮延伸而来,色素较多,仅睫状突顶端色素较少。睫状体前部的色素上皮形成腺样结构,为睫状体的分泌部分。睫状体平坦部色素上皮较为平滑,无分泌功能。

(6)睫状上皮层:又称无色素上皮层,为视网膜向前延伸的部分,无色素,有指状突起伸入睫状上皮的基底部分。并有桥粒相连,附着十分牢固,不发生视网膜脱离样剥离或脱离,该层是视网膜的睫状体部,无感光功能。所以是视网膜的无视功能部。

(7)内界膜:该层为视网膜内表面的内界膜向前延续的纤维薄膜,与晶状体悬韧带直接相连续。

睫状冠的血供主要来自虹膜大环。由此发出的小动脉分支分别供应睫状突和睫状肌,构成多层毛细血管网。每个睫状突皆有2~4支小动脉,且管径较粗,血流量较大,流速较快。有利于房水的产生和循环调节作用。睫状体表面和基底部的小静脉呈窦样扩张,且数量多。平坦部的静脉密集平行排列,平坦部的血管层由脉络膜延续而来,血管较细,动脉很少,且无毛细血管层。

睫状体的神经分布来自睫状长神经。睫状肌由副交感神经纤维支配,整个睫状体均有较丰富的三叉神经末梢分布。

3. 脉络膜(choroid, tunica chorioidea) 是葡萄膜的最后一部分。从锯齿缘开始向后一直到视盘周围,介于视网膜与巩膜之间,有丰富的血管和大量的色素。脉络膜供应位于其内面的视网膜外层的营养。其厚度,在眼球后部约为0.22mm。特别是眼球后极部最厚,可达0.5mm,前部较薄,约为0.1mm。脉络膜内面借一层十分光滑的玻璃膜即Bruch膜与其内侧的视网膜色素上皮层紧密相连,在视网膜脱离时,色素上皮层仍和脉络膜粘在一起。

脉络膜的组织学结构,可分为4层或5层:

(1)脉络膜上腔和脉络膜上组织:脉络膜与巩膜之间有许多含色素的内皮细胞的薄板状结构,脉络膜上腔的前有肌纤维互相联系的肌星,后部有大而分支多的色素细胞,睫状后长动脉和睫状长神经沿此上腔前行,并有神经分支到达脉络膜内层。

(2)脉络膜血管层:即大血管层和中血管层,由外向内。血管由大变小,大血管层主要为动脉,中血管层主要为静脉。在黄斑部和赤道部以前,这两层血管均逐渐变为较小的血管。此层富有色素细胞,还有胶原纤维、弹性纤维、平滑肌纤维和内皮细胞等。

(3)毛细血管层:脉络膜毛细血管的管径较粗大,毛细血管内血压较高,血容量大,眼球内血液的70%留在此层内,以供视网膜外层的营养。

(4)基底层:亦称Bruch膜或玻璃膜。此膜分2层,外层为弹性层,内层为表皮层。内层由视网膜色素上皮分化而成,实质上是视网膜色素上皮的基底膜。电镜观察此膜由外向内分为5层,即脉络膜毛细血管基底膜、外胶质层、中间弹性层、内胶质层和视网膜色素上皮基底膜。

(三)视网膜

视网膜(retina, amphiblestroid menmbrane)是眼球壁的最内层,是一层较薄的透明膜,活体视网膜不但透明,而且略带紫色,是视杆细胞中的视紫红质所致。

视网膜的前部分,即衬在虹膜和睫状体内面的部分,无感光细胞,因而无感光功能,称为视网膜盲部(pars caeca retinae)。视网膜的后部分,即衬在脉络膜内面的部分,具有完整的视网膜组织结构和感光功能,称为视网膜视部(pars optica retinae),通常所说的视网膜即指此部。此部视网膜前起锯齿缘(ora serrata),后止于视盘(optic disc),内受玻璃体支撑,外与脉络膜紧密相贴。

视网膜的中心区,直径约2mm,为黄斑(macula)。该区中央有一小凹,称中心凹(fovea centralis, fovea),是视觉最敏锐处。

黄斑鼻侧3~4mm处,有一边界清楚的淡红色纵椭圆或圆形区。直径约1.5mm,称视神经盘(optic nerve disc)或视盘(optic disc)。其中央呈漏斗状凹陷,称为生理凹陷(physiological cupping)。视盘仅含神经纤维,无感光细胞,故无视觉,在视野中形成生理盲点(physiological blind spot)。

视网膜的血管系视网膜中央血管系统,视网膜中央动脉由视盘进入眼内,静脉由此穿出眼球,视网膜中央动脉为终末动脉。视网膜血管分为鼻上、鼻下、颞上、颞下4个分支,分布于整个视网膜,但中心凹处无血管分布。视网膜内层由视网膜中央动脉供给营养,外层由脉络膜供给营养。有时在变异情况下,睫状后短动脉的细小分支,分布于视盘颞侧的视网膜,称视网膜睫状动脉(retinociliary artery)。有此动脉者,即使视网膜中央动脉主干栓塞,仍可保留一部分视力和部分视野。

视网膜的组织学结构,由外向内依次可分为10层。

1. 色素上皮层(pigment epithelium layer, retinal pigment epithelium, RPE) 该层位于视网膜的最外层,由相当整齐的一层六角形色素上皮细胞构成,细胞的直径12~18μm、高5~8μm。黄斑部的色素上皮细胞直径小而高,故黄斑部颜色较深。锯齿缘部的色素上皮细胞直径大而不规则,与脉络膜粘贴紧密,二者不易分离。

2. 视杆视锥层(rod and cone layer) 该层为感光细胞外段的杆体和锥体部构成,不包括感光细胞的核部。是视网膜真正的感光部分。视锥细胞主要集中在黄斑部,感强光,司形觉和色觉。视杆细胞分布在黄斑以外的视网膜部分,感弱光,损害时出现夜盲。视锥、视杆细胞是第一级神经元。

3. 外界膜(outer limiting membrane) 该层是一多孔薄膜,这些小孔是感光细胞的外段即视杆细胞和视锥细胞部穿过之处。外界膜在视盘边缘处稍弯曲,并与色素上皮相连接,在锯齿缘处二者终止于同一水平,并与睫状体的色素上皮和无色素上皮之间的胶质相连。

4. 外颗粒层(outer granular layer) 即外核层,主要由感光细胞(视杆细胞和视锥细胞)的核部胞体构成。这些细胞的细胞核构成该层的颗粒外观。

5. 外网状层(outer plexiform layer) 又称外丛状层,该层主要由感光细胞的轴突和双极细胞的树突组合而成,除此之外,还有水平细胞的胞突和Müller纤维。外网状层在黄斑部最厚,但在黄斑的中心凹处几乎消失。

6. 内核层(inner granular layer) 该层主要由双极细胞组成,还有水平细胞、无长突细胞、Müller细胞核。该层向内的5层是由视网膜中央血管供应营养,故自该层开始有视网膜中央血管的毛细血管。双极细胞是第二级神经元,它的核部胞体位于内核层,故又名内核层(inner nuclear layer),其树突分支到外网状层与感光细胞的轴突构成突触,其轴突达内网状层与神经节细胞的树突构成突触。绝大多数的双极细胞不只受纳一个感光细胞的兴奋冲动。

7. 内网状层(inner plexiform layer) 又称内丛状层,主要由双极细胞轴突与节细胞树突的突触构成。此外,还有无长突细胞的纤维和Müller纤维以及视网膜中央血管分支等。

8. 节细胞层(ganglion cell layer) 主要由神经节细胞的胞体构成,并含有Müller纤维、神经胶质细胞和视网膜中央血管的分支等。神经节细胞为第三级神经元。

9. 神经纤维层(nerve fiber layer) 该层主要由神经节细胞的轴索(即轴突)构成,还含有离心纤维、Müller 纤维、神经胶质细胞和视网膜中央血管等。

10. 内界膜(inner limiting membrane) 内界膜是视网膜的最内一层膜,正常情况下,此膜均匀一致而无特殊结构,无细胞,是一层透明薄膜。

视网膜的营养供给:内 5 层由视网膜中央血管系统供应营养,外网状层的一部分(内半)仍由视网膜中央血管系统供应营养,而外网状层的另一部分(外半)以及其他外 4 层则由脉络膜毛细血管供应营养。也就是说视网膜的内 2 层细胞(即神经节细胞和双极细胞、水平细胞,无长突细胞)及其神经纤维和突触等的营养由视网膜血管系统供应,而视网膜的外 2 层细胞(即感光细胞:视杆细胞和视锥细胞)及色素上皮细胞的营养是由脉络膜血管系统供应。

视网膜由 3 级神经元组成,即:感光细胞为第一级神经元,双极细胞为第二级神经元,节细胞是第三级神经元。

黄斑中心凹视网膜很薄,只有视锥细胞,而其他层次缺如,在中心凹的四周其他诸层视网膜结构倾斜排列呈斜坡状,当光线到达中心凹时,此处无血管或其他各层细胞的阻碍,射入的光线可直接到达视锥细胞的感光部分(即外段),而且 3 级神经元在此处为单线联系,因此,黄斑中心凹处的视觉最为敏锐和精确(图 1-1-5)。

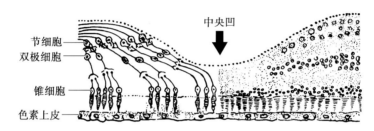

图 1-1-5 黄斑中心高倍图(左半)和神经元联系示意图(右半)

视网膜色素上皮(retinal pigment epithelium,RPE),为排列整齐的单层六角立方形细胞,其功能是支持感光细胞,吸收光能,从脉络膜毛细血管输送营养给视网膜的外几层,吞噬并消化感光细胞外段的衰老的盘膜(membrane disc)和视神经视网膜代谢所产生的一些物质。在荧光素眼底血管造影中,色素上皮构成屏障,阻挡脉络膜漏出的染料进入视网膜。

钝性外伤也可引起视网膜的变化,称为视网膜震荡(commotio retinae),这些变化代表视网膜肿胀,几乎总是依靠视网膜的自愈;此外,钝性创伤也可能导致脉络膜破裂(图 1-1-6),这种情况经常发生在后极部,如波及黄斑或黄斑与视盘之间,则导致严重的视力残疾。

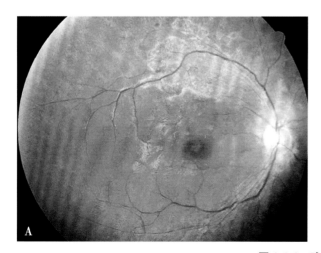

图 1-1-6 脉络膜破裂
A. 眼底像;B. 示意图

二、眼内容

眼内容包括房水、晶状体和玻璃体 3 部分，三者均透明而又有一定屈光指数。此三者与角膜一并称为眼屈光间质（refracting media）。

（一）房水

房水（aqueous humor）是充满前房和后房的一种透明液体，由睫状突上皮产生，前房水 0.2～0.3ml，后房水约 0.06ml，前房和后房内的房水总量为 0.25～0.3ml。房水的主要成分为水，并含有少量氯化钠、蛋白质、维生素 C、尿素及其他无机盐类等，呈弱碱性，屈光指数为 1.333 6，比重略大于水。

房水的主要生理作用为营养角膜、晶状体和玻璃体等无血管的眼内组织，参与眼屈光系统的屈光作用，维持眼压。

房水是眼内的一种循环液体，其循环途径为：由睫状突上皮产生后，首先进入后房，然后经瞳孔进入前房，到达前房角，经小梁网，进入 Schlemm 管，而后经集液管和房水静脉，最后进入巩膜外层的睫状前静脉而入血循环（图 1-1-7）。此外，有少部分房水经虹膜表面的隐窝直接被虹膜吸收；少部分房水穿过悬韧带间隙到晶状体后间隙，然后通过玻璃体管进入视神经周围的淋巴；少部分房水经脉络膜上腔被吸收。若房水的主要流出道路受阻，将会导致眼压增高。

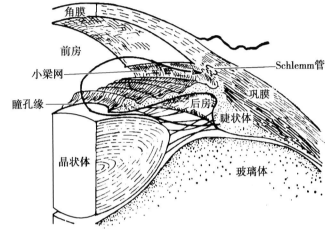

图 1-1-7 前房角的解剖与房水流出途径

前房是角膜后面、虹膜和晶状体前面之间的空间，充满房水，其周围以前房角为界。中央深度为 1.64～2.21mm。

后房是虹膜后面、睫状体和晶状体赤道之间的环形间隙，亦充满房水。

更严重的钝性创伤可导致前房角后退（angle recession）（图 1-1-8）和前房积血（hyphema），前房角后退是由横向压力增加引起的前房角为球体在前后方向压缩并在其中扩展水平方向。这种前房角后退将导致瘢痕愈合，往往在数年或数十年后发生继发性青光眼。这股力也可以完全撕裂虹膜根部或睫状体与它在巩膜附着处分开。严重的创伤还会导致前房积血。前房的血液如果长期不消失，则需要手术治疗。在一些患者中血液量较大且眼压升高，可导致角膜血染（blood staining of cornea）。

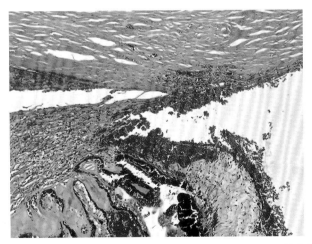
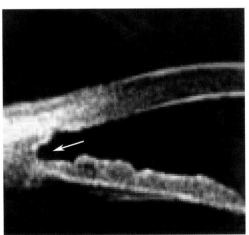

图 1-1-8 前房角后退

（二）晶状体

晶状体（crystalline lens，lens）为富有弹性的无色透明体，老年人的则弹性减退甚至消失。其形状如双凸透镜，位于虹膜和瞳孔之后，玻璃体之前，借晶状体悬韧带（suspensory ligament of lens）与睫状体联系以固定其位置。晶状体前表面的弯曲度较后表面小，前表面的顶点为前极，后表面的顶点为后极，前后表面交界处为赤道。其直径为9～10mm，厚度为4～5mm。

晶状体由晶状体囊和晶状体纤维构成。晶状体囊是一层透明且具高度弹性的薄膜，前囊下有一层立方上皮细胞，后囊下则无。晶状体纤维是由前囊下的上皮细胞不断增生并向赤道部移行，然后逐渐拉长而成，新形成的纤维即成为浅层皮质，旧的或老化的纤维被逐渐向深层推挤，最后被挤到中心部，形成晶状体核。所以，人的一生中，晶状体都在不断地缓慢增长，而且核越来越大，越来越硬。到了老年，晶状体核更大更硬，晶状体皮质已明显较少。

晶状体悬韧带（suspensory ligament of lens）将晶状体悬吊于睫状体冠部所构成的环的中央，位于虹膜之后和玻璃体之前的空间内。晶状体悬韧带是连接晶状体赤道部和睫状体的一些玻璃丝样的纤细小韧带。一部分起自睫状突，附着于晶状体赤道部和其稍后的后囊上；另一部分则起自睫状体的平坦部，它在向前伸展的过程中，与一部分睫状突相接触，然后轻度转弯，与起自睫状突的悬韧带小丝相交叉，最后附着于靠近赤道部的前囊上。另外，还有一部分起自锯齿缘，行程中与玻璃体前界膜相接触，而后止于近赤道部的后囊。

晶状体无血管，其营养主要来自房水，当晶状体囊受损，房水直接进入晶状体皮质，或房水的代谢发生变化时，晶状体将变浑浊而形成白内障，晶状体是眼屈光系统的重要组成部分，其屈光指数为1.4，屈光力为19.11D。

（三）玻璃体

玻璃体（vitreous，vitreous body，corpus vitre）为无色透明的胶质体，位于晶状体之后，充满于眼球后4/5的空腔内。其前表面有一凹陷，称玻璃体凹，以容纳晶状体的后部。其余部分与视网膜和睫状体紧密相贴接，其间以视盘周围和锯齿缘前2mm处结合最为紧密。玻璃体中央部由前向后可见一密度较低的狭长管，称Cloquet管或玻璃体管，其前后两端分别与晶状体和视盘相连。

玻璃体无血管，其营养来自脉络膜和房水，它本身代谢极低，无再生能力，损失后留下的空隙则由房水充填。

玻璃体是眼屈光系统的最后一部分，具有一定的屈光作用，其屈光指数与房水极为接近，在内面还起支撑视网膜的作用，使视网膜与脉络膜紧密相贴接，当然也有使脉络膜与巩膜相贴接的支撑作用，使眼球保持一定的内压，得以维持正常形状，如玻璃体脱失、液化或机化浓缩，则易导致视网膜脱离等病变。

眼球可被各种射弹异物穿透，最常见的是金属。铁异物可导致铁在上皮细胞内沉积眼内结构，称为眼铁质沉着症（ocular sideriosis），对眼有毒性，眼内异物需要被取出。眼内铜异物引起者称为眼铜质沉着症（ocular chalcosis），铜沉积在组织中，对眼也有毒性（图1-1-9）。

交感性眼炎（sympathetic ophthalmia）是开放性眼球外伤最严重的并发症之一。是双侧性肉芽肿葡萄膜炎，以脉络膜为主要的病变区域，患者大多有眼球穿孔外伤史，但也有内眼手术为病因者。交感性眼炎的组织病理学表现为：眼内葡萄膜由前向后增厚，而且越往后极部脉络膜的增厚越明显，厚度均匀，有时病检肉眼即能观测到脉络膜的增厚。葡萄膜内的炎症细胞主要是淋巴细胞，类上皮细胞及多核巨细胞构成的结节，大多数位于脉络膜表层色素上皮下，无坏死。受伤眼（激发眼）和交感眼的组织病理学形态完全一致（详见第三十一章交感性眼炎）。

眼球萎缩（atrophy of eyeball）多出现在眼内炎症后期，原来大小正常的眼球慢慢缩小，形态也从圆形变成不规则形，呈现典型的萎缩眼球的外观。

眼球萎缩的主要症状和体征：光感消失；眼球变形，眼压低，前房变浅或加深，角膜巩膜边界不清，角膜变小，眼球变形。

组织病理学：眼球萎缩后，眼内组织可产生多种多样的退行性变，晶状体变浑浊，可发生钙化；玻璃体积血，并与渗出液混合，产生黄白色的胶冻样物质；眼球内组织形成炎症性机化结缔组织，内含胆固醇结晶、机化膜以及葡萄膜内慢性炎症。有时可发生脉络膜内的骨质化生，则检查时可感到眼球坚硬如石。

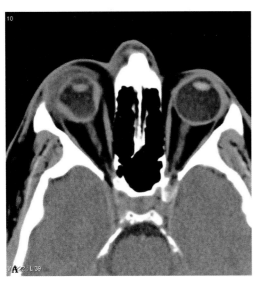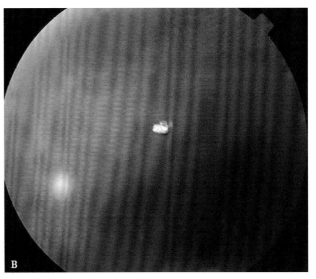

图 1-1-9　眼内异物

眼内金属异物存留，可使视网膜与葡萄膜全部被破坏，最终形成眼球萎缩

A. CT；B. 眼底照相

 第二节　视　　路

视路（visual pathway）可分为 6 部分，即视神经、视交叉、视束、外侧膝状体、视放射和枕叶纹状区。当光线进入眼球，首先刺激视网膜的感光细胞，即视杆细胞和视锥细胞（此为第一级神经元），它们将光能转化为神经冲动。经双极细胞（即第二级神经元），到达节细胞（即第三级神经元）。节细胞的轴索汇集成束，形成视神经。经视交叉和视束到达外侧膝状体内的节细胞（即第四级神经元）。外侧膝状体内的神经节细胞再发出轴索，经视放射最后到达枕叶皮质的纹状区，视神经至视束段内还含有瞳孔对光反应的传入纤维。

一、视神经

视神经（optic nerve）是由视网膜节细胞发出的神经纤维（轴突）构成。这些神经纤维虽然也有轴和髓鞘，但没有 Schwann 神经膜。因此，与周围神经的组织结构不尽相同。视神经纤维间的分隔由神经胶质完成，颇似大脑白质的结构，实际上，视神经是脑实质的一部分，并属于前视路。

视神经可分 4 段：球内段、眶内段、管内段和颅内段。

视神经的（眼）球内段是由视网膜节细胞的轴突集合于眼球后极鼻侧而成，此处即视盘。视盘多呈纵椭圆形，直径约 1.5mm，因其色泽及外表明显不同于周围的视网膜，故在检眼镜下一看便知。视盘向后通过脉络膜和巩膜的一段视神经，长仅 1mm。此处有巩膜筛板，视神经纤维通过筛板的筛孔后行，筛板前的神经纤维无髓鞘，无色透明，而筛板后的神经纤维则有髓鞘包绕，故前者和视网膜一样透明，可以透过光线。

视神经从眼球后极鼻侧穿出眼球，由此向后到视神经管为眶内段，长约 25mm，略呈 S 状弯曲，这有利于眼球转动。在眶尖部视神经管处，视神经从 Zinn 总腱环孔中穿过。来自颅内的软膜、蛛网膜和硬膜也包绕视神经并向前延伸连接于眼球后面视神经穿出处的巩膜表面。视神经的蛛网膜下腔和硬膜下腔连通于颅内的相应腔隙。在视神经周围有睫状后长动脉、睫状后短动脉和睫状神经穿入眼球。在球后 8～15mm 处，视网膜中央动、静脉自视神经下方穿经视神经，并在包绕视神经的蛛网膜下腔走行一段距离后，动脉才进入视神经内，静脉的包膜由此处穿出硬膜。

视神经的（骨）管内段，长 5～6mm，它在穿过视神经管时，有眼动脉伴行。也有软膜、蛛网膜和硬膜包绕，但此处的硬膜分两部分：外周部分和眶骨膜融合成覆衬视神经管的骨膜，内侧部分则与蛛网膜和软膜相连，以固定这一部位的视神经。

视神经的颅内段，长约 10mm，位于蝶鞍之上，其外侧是颈内动脉，分出的眼动脉潜行于视神经之下，视神经的上方是前穿质、嗅束和大脑前动脉。

视神经各段的血液供应不尽相同。球内段是由 Zinn-Haller 动脉环供血，这一动脉环接受来自睫状后短动脉、视神经周围的软膜动脉丛以及视盘周围脉络膜动脉的吻合支。脉络膜动脉也直接发出小支供应视盘组织，但其中以睫状后短动脉的血供为主。视盘表面虽还有视网膜中央动脉的小分支供血，但仅起辅助作用，眶内段轴心部的血供来自轴性血管系统，周边部来自软膜血管网。视神经管内段及颅内段均由软脑膜的血管网供血，但上部的血源主要来自大脑前动脉，下部则以颈内动脉为主，眼动脉及前交通动脉仅起辅助作用。

二、视交叉

视交叉（optic chiasma）为一长方形的神经纤维块，其横径约 12mm，前后径约 8mm，厚 3～5mm。它位于蝶骨视神经沟的后上方，第三脑室前壁和底部交界处，构成第三脑室隐窝的向前延伸部。在脚间池前部，略倾斜，后缘比前缘高。在脑垂体上部，除其后缘之外，均浸在脑脊液中。由于视神经颅内段长短不同以及汇成视交叉的角度大小不同，它与脑垂体的位置关系亦因人而异。以脑垂体为位置对比基准，则统计资料为：约 79% 位于脑垂体的后上方，即轻度后置位；约 12% 偏于脑垂体的前部，即轻度前置位；约 5% 极度前置，位于视交叉沟之前；约 4% 极度后置到鞍背。视交叉与鞍隔并不直接接触，两者相距 5～10mm，其间隔有脚间池。

视交叉的前方为大脑前动脉及其交通支，外侧为颈内动脉。当颈内动脉穿出海绵窦顶部时，在视神经与视束的夹角之间与视交叉相接触。其后为乳头体和灰结节，由后者发出的漏斗部伸向前下并成为脑垂体柄穿入鞍隔。其上为第三脑室的前端，视交叉的后半把第三脑室的前壁与底部分隔为前、后隐窝。前者称为视隐窝，其壁系第三脑室前壁终板的向下延续。后者为漏斗隐窝，其下为脑垂体，外下方为海绵窦，其中的第三脑神经和视交叉靠得最近。

两侧视神经的神经纤维到达视交叉即分为鼻侧交叉纤维和颞侧的不交叉纤维。前者占全部神经纤维的 70%～75%，其余属后者。在视交叉中，来自两眼鼻侧部的视网膜及黄斑纤维互相交错，形成复杂的排列。在视束起始处，一侧的不交叉纤维与对侧的交叉纤维会合，组成视束。

来自两眼鼻侧视网膜的交叉纤维在视交叉处并非简单的对角线相交。下部纤维进入视交叉后即位于其腹侧并走向对侧，越过中线时和来自对侧的纤维交叉。继续前行后即呈弓状，先凸入对侧视神经末端并向前深入达 3mm，然后弯向后方并沿视交叉的外侧部向后向内进入视束的下方并继续后行。上部纤维则混杂在同侧的不交叉纤维之中后行并进入视束的始端，而后再呈弓状弯曲，沿视交叉的后部越过中线，进入对侧视束的上部而继续后行。

来自视网膜颞侧的不交叉纤维进入视交叉后沿其外侧部后行进入视束。和上部纤维靠近内侧部上方，颞下部纤维则位于外下方，其中均混有来自同侧鼻上方尚未交叉和对侧鼻下方已经越中线的两种纤维。

在视神经颅内段后部，黄斑纤维仍位居中央；在视交叉前部，交叉与不交叉纤维开始分离。前者交叉过中线向后上走行，在视交叉的最后端与来自对侧黄斑部的不交叉纤维汇合，进入对侧视束的中轴部，并随视束后行。

视交叉的供血动脉分上、下两组：上组由大脑前动脉发出许多小动脉组成，这些小动脉供应视交叉的外侧部、视神经和视束的背侧部；下组是一吻合极为丰富的动脉系统，名为脑垂体上动脉群，其分别来自颈内动脉、后交通动脉以及大脑后动脉。

三、视束及外侧膝状体

从视交叉至外侧膝状体的一段神经束即视束（optic tract），外观呈扁圆柱形。自视交叉向侧后方，从灰结节与前穿质间穿过,变得更扁更薄,状如条带。先紧靠在大脑脚上部的前面,然后绕到外侧,在内囊与脑底之间进入大脑半球。

视束的后部被一浅沟分成内侧根与外侧根。内侧根连于外侧膝状体的内侧;外侧根终于外侧膝状体的外侧,其纤维则分散至整个外侧膝状体的内部。

外侧膝状体(lateral geniculate body)形如马鞍,位于丘脑枕的外侧,由白质和灰质相间构成。白质以视束的有髓神经纤维为主。灰质则分为两个大核团,膜核和背核。膜核与视觉无关,背核则为前视路传入纤维的终止点,其中的神经细胞是视路中的最后神经元。人的背核由界线分明的 6 层细胞性板块组成,交叉的神经纤维主要止于两侧周围层和中间层(1,4,6 层),而不交叉的纤维主要止于同侧的中央层和中央内侧层(2,3,5 层)。黄斑部投射纤维在外侧膝状体的代表区呈菱形,并占据尾端 3/4 的区城,且包括全部的 6 层(每侧 3 层),由背核神经元发出的纤维形成视放射。此外,外侧膝状体还通过上丘臂与四叠体的上丘相连。

视束的血管完全来自其周围软脑膜的血管网。前部血供通过脉络膜前动脉的分支与包绕视交叉的血管网相连接。后部血供主要来自大脑后动脉的丘脑前穿支群,且与来自大脑中动脉的软脑膜血管吻合。外侧膝状体由大脑后动脉的丘脑膝状支和脉络膜前动脉共同供血。

四、视放射

视放射(optic radiation)是外膝状体换元后发出的纤维,称后视路,亦称膝距束,视放射自外侧膝状体出发向外,在侧脑室前形成密集的纤维束,称视脚。在经过内囊后肢的豆状核下部和后部之后,即呈扇形展开并形成一个凸面向外的"新月"。代表视网膜上半的膝距纤维由外侧膝状体的下方发出后经内囊向后上行,在顶、颞叶内绕侧脑室下角的上壁形成视放射背侧部。代表视网膜下半外周的膝距纤维,由外侧膝状体的外下方出发,向前下稍延伸后,再向后方呈方形越过侧脑室下角前部,构成视放射的腹侧部。这些神经纤维称为 Meyer 襻,输送黄斑部冲动的神经纤维自外侧膝状体的尾端出发,向上行再转向后位,继续后行抵"新月"外侧并位于视放射的中部。其外侧部和上下方均系代表周边视网膜的纤维。

除上述投向皮质的纤维之外,视放射还包含有从皮质至外侧膝状体、丘脑、四叠体及动眼神经核的纤维。

视放射的血液供应有 3 个来源,前部(内囊后部之前的视放射)接受来自脉络膜前动脉的穿支;后部主要接受大脑动脉,特别是距状裂动脉分支的血液供应;中部由大脑中动脉的小分支供血。

五、纹状区

枕叶纹状区(striate area)为皮质视中枢。每侧的纹状区与双眼同侧半的视网膜相关联,即左侧纹状区与左眼颞侧和右眼鼻侧的视网膜相关联,右侧纹状区与右眼颞侧和左眼鼻侧的视网膜相关联。与视网膜上半部关联的纤维终止于距状裂的上唇,与视网膜下半部关联的纤维终止于下唇,与黄斑部关联的纤维终止于纹状区的后极部,与视网膜鼻侧周边部关联的纤维终止于距状裂的最前部。交叉纤维终止于深内核层,不交叉纤维终止于浅内核层。

第三节 眼附属器

眼附属器(ocular adnexa, appendages of eye)包括眼睑、结膜、泪器,眼外肌和眼眶 5 部分。

一、眼睑

眼睑(palpebrae, eyelids)分上睑和下睑,覆盖眼球的前表面。上下两睑之间横的裂隙称为睑裂(palpebral fissure)。上下睑的内外两端,两睑相连接处,分别称为内眦(internal canthus)和外眦(external canthus)。内眦处有淡红色表面光滑的肉状隆起称为泪阜(lacrimal caruncle),它为变态的皮肤组织。上下睑睑裂处的游离边缘,分前后两唇,前唇圆钝,睫毛由此长出,毛囊周围有皮脂腺(Zeis 腺)及变态的汗腺(Moll 腺),它们开口于毛囊。后唇较锐,呈直角,故眼睑缘的后唇与眼球接触良好。后唇之前有一排细孔,为睑板腺的开口。两唇间皮肤与黏膜交界处形成浅灰色线,称缘间线或灰线。靠近内眦角的上下睑缘处各有乳头状突起,中央有小孔,称泪点(lacrimal punctum),为泪小管的开口处。有些人上睑皮肤表面有一平行睑缘的横沟,称上睑沟(sulcus palpebralis superior),有此沟者为双重睑。

眼睑的组织学结构,由前向后可分为5层(图1-3-1)。

1. 皮肤层(skin layer) 眼睑的皮肤是全身最柔软细薄的皮肤之一。容易形成皱褶。表皮由6～7层复层鳞状上皮构成,很少角化。在内眦部眼睑皮肤表皮的基底层内含有散在的单细胞性皮脂腺,和其他部位表皮不同。眼睑皮肤黄色瘤多见于内眦部,有人认为是因为它是在这种单细胞性皮脂腺的基础上发生的。在表皮下面的真皮内,含有丰富的神经、血管、淋巴管和特别丰富的弹性纤维,由于它含有特别丰富的弹性纤维,眼睑皮肤富于弹性,正常时亦不下垂,为眼睑的开启和闭合提供了充分的条件。人到老年,弹性纤维变性,眼睑皮肤因弹性减退而致松弛。

2. 皮下组织层(subcutaneous tissue layer) 此层为疏松结缔组织和少量脂肪所构成,故易发生水肿。

3. 肌层(muscle layer) 有两组横纹肌。一是眼轮匝肌(orbicularis oculi),其纤维呈环形,由面神经支配,司眼睑闭合;另一是上睑提肌(muscles levator palpebrae superioris),起于眶尖部视神经管周围的总腱环,沿眶上

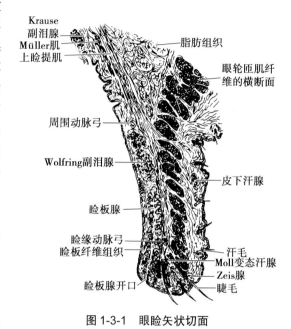

图 1-3-1　眼睑矢状切面

Krause
副泪腺
Müller肌
上睑提肌
脂肪组织
眼轮匝肌纤维的横断面
周围动脉弓
Wolfring副泪腺
皮下汗腺
睑板腺
睑缘动脉弓
睑板纤维组织
汗毛
Moll变态汗腺
Zeis腺
睑板腺开口
睫毛

壁向前至眶上缘呈扇形分开,一部分止于睑板前面,一部分穿过眼轮匝肌止于上睑皮肤,由动眼神经支配,司提起上睑的作用。此外,还有 Müller 肌,为平滑肌,上睑的 Müller 肌起始于上睑提肌,附着于上睑板上缘;下睑的 Müller 肌起始于下直肌,附着于下睑板下缘,该肌受交感神经支配,收缩时使睑裂进一步增宽,例如当发怒或惊恐时的睑裂更宽大,即此肌参与收缩所致。

4. 纤维层(fiber layer) 该层由睑板和眶隔两部分组成。睑板为致密的结缔组织所构成,质硬如软骨,是眼睑得以维持正常形态的支架。上睑板较下睑板宽大而厚,两睑板均呈半月形,且两端移行于内外眦韧带上。睑板内有垂直睑缘排列的皮脂腺,称睑板腺(Meibomian 腺),开口于睑缘,分泌油脂,有防止泪液外流的作用。眶隔是一层菲薄的纤维膜,一侧与眶缘的骨膜相连,一侧与睑板衔接。此隔如破损,眶脂肪将脱出。

5. 睑结膜层(palpebral conjunctiva layer) 睑结膜紧贴睑板后面,二者不易剥离,详见下文结膜部分。

眼睑的血液供应:浅部的血供来自面部动脉系统的面动脉、颞浅动脉、眶下动脉,并和来自眼动脉的泪腺动脉、额动脉、眶上动脉及鼻梁动脉,形成自由吻合动脉网以供给营养。而眼睑的深部组织的血供则来自上下睑外侧及内侧动脉构成的3个动脉弓。一般上睑有两个动脉弓,即睑缘动脉弓及周围动脉弓;下睑只有一个下睑缘动脉弓。动脉弓的向后分支,穿过眼睑,分布于结膜。眼睑的静脉则汇入眼、颞及面静脉,这些静脉均无静脉瓣,因此,化脓性炎症有可能蔓延到海绵窦而导致严重后果。

眼睑的淋巴由内外两组淋巴管引流,下睑内侧 2/3 和上睑内侧 1/3 由内侧淋巴组引流至颌下淋巴结,上下睑的其余部分则分浅深两组,分别由外侧淋巴组引流至耳前淋巴结和腮腺淋巴结。

眼睑的感觉由三叉神经的第Ⅰ、第Ⅱ支司理。

眼睑的主要生理功能是保护眼球的前表面,正常的瞬目动作,使泪液湿润眼球表面,使角质保持透

明，并可清洁结膜囊，除去结膜囊内的灰尘和微生物等。

二、结膜

结膜（conjunctiva）是一层薄而透明的黏膜，覆盖在眼睑后表面和眼球的前表面。按其所在位置的不同可分为睑结膜、球结膜和穹隆结膜3部分。由这3部分结膜形成的囊状间隙称为结膜囊（conjunctival sac）（图1-3-2），在内眦部有一半月形结膜皱襞，称为半月皱襞（semilunar fold），它相当于动物的第三眼睑，是其退化遗迹。

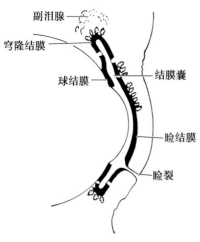

图1-3-2　结膜囊示意图

1. 睑结膜（palpebral conjunctiva）　为紧密贴附于眼睑内面的一部分结膜，它与睑板粘连较紧，不能推移，不易剥离。正常者薄而透明，表面光滑，可以清楚看到垂直睑缘走行的许多小血管，并隐约看到其下面的睑板腺。在上睑距睑缘后唇约2mm处，有一与睑缘平行的浅沟，称睑板下沟（subtarsal sulcus），常为细小异物存留之处。

2. 球结膜（bulbar conjunctiva）　为覆盖眼球前部巩膜表面的结膜部分。与巩膜表面的眼球筋膜疏松相连，易推移。且容易因水肿或出血而隆起。在距角膜缘2～3mm处，球结膜与眼球筋膜连结较紧，直至角膜缘，二者不易分离，并紧密附着于角膜缘。在该处结膜上皮细胞移行为角膜上皮细胞，因而结膜疾病多可累及角膜。

3. 穹隆结膜（fornix conjunctiva）　为球结膜和睑结膜的移行部分，多皱褶，较为松弛，便于眼球活动，其上皮细胞为复层柱状上皮细胞，上皮细胞下含有多量淋巴细胞，有时形成滤泡。下穹隆结膜较易暴露，上穹隆结膜暴露较困难。

结膜组织包含一些分泌腺体，分泌基础泪液，这些腺体的正常分泌对于维持角膜透明颇为重要。主要为杯状细胞和副泪腺等。

杯状细胞（goblet cell）为位于上皮细胞间的一些单细胞黏液腺细胞，分泌黏液，此种分泌物是构成角膜表面的泪膜的不可缺少的成分之一。

副泪腺（Krause腺和Wolfring腺）位于穹隆结膜下，分泌泪液。

结膜的血管来自眼睑的动脉弓及睫状前动脉。睑缘动脉弓于睑板下沟处穿过睑板分布于睑结膜。周围动脉弓发出下行支除供应睑结膜外，还供应穹隆结膜以及距角膜缘4mm以外的球结膜，此动脉称为结膜后动脉，此血管充血称为结膜充血。睫状前动脉在角膜缘外3～5mm处穿入巩膜，其末梢细小的巩膜上支不进入巩膜，继续前行而组成角膜缘血管网，此血管充血时称为睫状充血。睫状前动脉在经过中向表层分支，分布于前部球结膜，称为结膜前动脉，与结膜后动脉相互吻合。

结膜的感觉由三叉神经司理。

三、泪器

泪器（lacrimal apparatus）包括分泌泪液的泪腺和排泄泪液的泪道。

1. 泪腺（lacrimal gland）　位于眶外上部的泪腺窝内，被上睑提肌肌腱分隔为较大的眶部和较小的睑部。排泄管10～20根，开口于外上穹隆结膜，此外，尚有前述的副泪腺。泪腺的血液供应来自眼动脉的泪腺动脉。泪腺神经为混合性神经，包括来自三叉神经的眼神经的感觉纤维和起源于颅内动脉丛的交感纤维，以及来自脑桥泪腺核的分泌纤维，司泪液的分泌，为副交感神经。

2. 泪道（lacrimal passage）　包括泪点、泪小管、泪囊和鼻泪管。

（1）泪点：泪点（lacrimal punctum）上下各一，位于近内眦部睑缘的乳头状突起上，泪点开口于内眦部的泪湖底。

（2）泪小管：泪小管（lacrimal canaliculus）是连接泪点与总泪管或泪囊的细小管道，开始段与睑缘垂直,长1~2mm,然后转向水平方向,上下泪小管汇合成泪总管,再与泪囊相接。有的上下泪小管分别与泪囊直接相连接。

(3)泪囊:泪囊(lacrimal sac,sacculus lacrimalis)位于泪骨的泪囊窝内,在内眦韧带的后下方,泪囊的顶端为一盲端,恰位于内眦韧带的后面。泪囊的下端与鼻泪管相连续,该处较狭窄。泪囊长约12mm,宽4~7mm。

(4)鼻泪管:鼻泪管(nasolacrimal canal)上端连接泪囊,位于骨性鼻泪管内,向下开口于鼻腔的下鼻道。结膜囊内的泪液,由于眼睑和眼球的瞬目运动以及泪小管的虹吸作用,向内眦汇集于泪湖,然后经泪点、泪小管、泪总管、泪囊、鼻泪管而排入下鼻道。

泪液为弱碱性透明液体,除会有少量蛋白质和无机盐外,尚含有溶菌酶和免疫球蛋白A(IgA)补体系统等,故泪液除有湿润眼球前表面的作用外,还有清洁和杀菌作用。

在正常状态下,清醒或白昼期间,每小时分泌泪液0.03~0.04ml。

四、眼外肌

眼外肌(extraocular muscle,extrinsic ocular muscle)每眼有6条,两眼共有12条,司眼球转动,实为眼球转动肌。每眼有4条直肌和2条斜肌,即:上、下、内、外直肌和上、下斜肌。

4条直肌均起始于眶尖部视神经管周围的总腱环,向前附着于眼球赤道部前方的巩膜上,距角膜缘的距离约为内5mm,下6mm,外7mm,上8mm。4条直肌的平均长度约42mm,腱宽约10mm。

上斜肌亦起始于总腱环,沿眼眶的上方向前,至眶内上缘滑车处,穿过滑车向后外折转,经过上直肌的下面,到达眼球赤道部后方,附着于眼球外上部的巩膜上,距视神经约6mm。上斜肌是6条眼外肌中最长的一条,其肌肉部分和肌腱部分的长度均为30mm,总长度为60mm。下斜肌起自眶壁的内下缘,然后经下直肌与眶下壁之间在下直肌之下方向颞后伸展至眼球赤道部后方,附着于眼球的后外部的巩膜上。下斜肌是6条眼外肌中最短的一条,长度约37mm,几乎无肌腱或仅1mm肌腱,该肌是肌力最强的一条。

6条眼外肌除外直肌由展神经支配、上斜肌由滑车神经支配之外,其余4条均由动眼神经支配。

眼外肌的血供,主要来自眼动脉的肌支。

五、眼眶

眼眶(orbit)是由额骨、蝶骨、筛骨、腭骨、泪骨、上颌骨和颧骨7块颅骨构成。眼眶为一向外并略向上倾斜的四棱锥形骨,其开口向前,尖向后。成人眶深4~5cm。外缘即颞侧眶缘,稍偏后,故该处眼球暴露较多,易受外伤。

眶上壁由额骨和蝶骨小翼构成。眶下壁由上颌骨、颧骨和腭骨眶突构成。眶内壁由上颌骨额突、泪骨、筛骨纸板和蝶骨体的一小部分构成其前部有泪囊窝,泪囊位于其内。眶外壁由颧骨和蝶骨大翼构成。

眶外壁较坚硬,其他三壁骨质较薄,且与额窦、筛窦、上颌窦、蝶窦相邻,故这些鼻窦有病变时,可累及眶内。

在眼眶的四壁和眶尖部有一些孔、裂和窝。

1. 视神经孔(optic foramen)及视神经管(optic canal) 位于眶尖部,由蝶骨小翼的2个根构成,孔的直径4~6mm,管长4~9mm,视神经和眼动脉由此穿过。视神经孔即视神经管的眶口,视神经管的另一端开口于颅腔的颅中凹。

2. 眶上裂(superior orbital fissure) 位于视神经管外侧,在眶上壁与眶外壁的分界处,由蝶骨的小翼和大翼构成。该裂是眼眶与颅腔(颅中凹)的第二个通道,第Ⅲ,Ⅳ,Ⅵ脑神经及第Ⅴ脑神经的第1分支即眼神经通过此裂。还有眼上静脉和脑膜中动脉的眶支及交感神经纤维等也由此裂穿过。如受损伤或出现病变时,即出现上述脑神经损伤或麻痹为主要表现的眶上裂综合征(syndrome superior orbital fissure)。

3. 眶下裂（inferior orbital fissure）　位于眶外壁与眶下壁之间，较眶上裂长，由蝶骨大翼和上颌骨构成。是眼眶与翼腭窝之间的通道，该裂有第 V 脑神经的第 2 分支即上颌神经、眶下神经和眶下动脉及眼下静脉的一支等通过。

4. 眶上切迹（supraorbital notch）　位于眶上缘偏鼻侧处，是颧骨眶缘处的一个小凹陷，眶上神经和血管由此经过。

5. 眶下孔（infraorbital foramen）　位于眶下缘正中的下方 4mm 处，实为上颌骨的一个斜行骨管即眶下管，其后上端开口于眶下壁的眶下沟的前端，此管前下端的开口即眶下孔，眶下神经和血管由此通过。

6. 眶下沟（infraorbital groove）　为眶下壁上颌骨眶面的一个浅沟，前接眶下管和眶下孔，眶下神经和血管由此经过。

7. 泪囊窝（lacrimal sac fossa）　位于眶内壁的前下部，靠近眶缘。是由上颌骨的额突和泪骨共同构成的一个纵长椭圆形骨性凹窝，前缘为泪前嵴，后缘为泪后嵴。长约 16mm，宽约 7mm，上端与前组筛窦相邻，下端接骨质鼻泪管，前后泪嵴为泪囊手术的重要解剖标志。

8. 泪腺窝（lacrimal gland fossa）　位于额骨颧突后方，为一平滑而宽大的浅凹陷。

9. 滑车窝（trochlear fossa）　接近内角突，距眶缘 4mm 左右，为一小圆形凹陷，为上斜肌的软骨性滑车附着处。

10. 前后筛孔（anterior and posterior ethmoidal foramen）　位于眶上壁与眶内壁的交界处。或在额筛缝上，此孔为筛骨管的开口。

眼眶骨壁的前缘增厚，形成一坚固的骨环，即眶缘。其上下缘略向前突出，内缘有突起的鼻梁，均起保护眼球的作用，唯眶外缘偏后，因此颞侧视野宽大，但眼球外侧的保护较差，故该处易受外伤。

眼距骨膜较疏松地贴附于眶骨壁的内面，但在眶缘、眶尖、骨缝、骨孔和眶上裂、眶下裂处与眶骨贴附紧密。眶骨膜在视神经管处和硬脑膜移行，向前至眶缘与眶隔相延续。

眶内容有眼球、视神经、眼外肌、泪腺、眼动脉、眼静脉以及其他血管和神经等，在这些组织之间充满脂肪，并由筋膜相联系。眶内无淋巴管或淋巴结。

眼眶周围的上、下、内 3 面均与鼻窦相邻，上方为额窦，下方为上颌窦，内侧为筛窦和蝶窦。

球后空间中存在血液积聚时，发生球后血肿。当血液聚集在眼球后面时，眶压升高导致眼压升高，随后可引起视神经拉伸。在几个小时内，眼内灌注减少可导致永久性失明。

第四节　眼的血液供应及神经支配

一、眼的血液供应

眼的血液供应主要来自颈内动脉的眼动脉，其不但供应眼球，而且供应眼附属器；此外颈外动脉的一些分支也供应眼附属器（图 1-4-1）。

眼球的血供来自两个血管系统，视网膜中央血管系统和睫状血管系统（图 1-4-2）。

1. 视网膜中央动脉（central retinal artery）　是眼动脉进入眼眶之后发出的分支，于眼球后方距眼球约 10mm 处穿入视神经中央，沿视神经的轴心继续前进。到达视盘，穿出视盘表面并进行分支，先分为上下 2 支，再进一步分为鼻上、颞上、鼻下、颞下 4 支，然后分为更细的分支。视网膜中央动脉属终末动脉，分布于视网膜的内 5 层，较粗大的血管位于内界膜下和神经纤维层内，其毛细血管网分为深浅 2 层，浅层者稍粗而较稀，分布于神经纤维层内；深层者较细而致密，位于内核层和靠近内核层的外丛状层的部分，在近锯齿缘处，这些毛细血管网则形成单层稀疏的血管网。在黄斑部，血管更稀少，而且愈近中心凹处愈少，中央为一无毛细血管区。

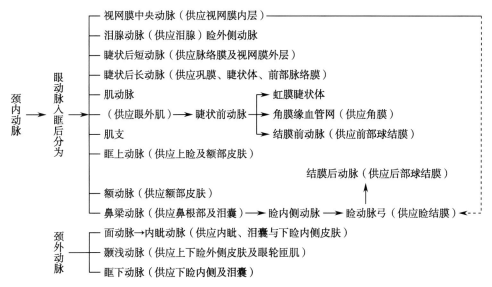

图 1-4-1　眼的血液供应表

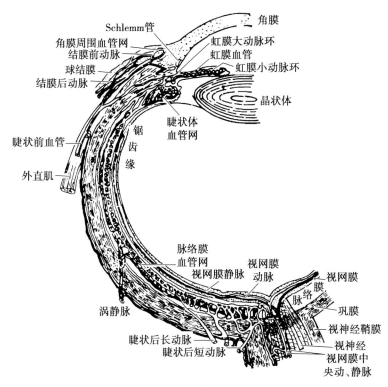

图 1-4-2　眼的血液供应

　　视盘的血供来源较复杂，其最表面的神经纤维层，由视网膜中央动脉来的毛细血管供血，而视盘的筛板前区的血供则来自脉络膜血管的分支。供应视盘筛板区和筛板后区的 Zinn-Haller 血管环由视盘周围巩膜内的睫状后动脉的小分支吻合而成。

　　2. 睫状动脉　整个眼球除了上述视网膜内层及部分视神经是由视网膜中央动脉供血外，其余部分均由睫状动脉（ciliary artery）供血。

　　（1）睫状后短动脉（short posterior ciliary artery）：是由眼动脉直接分出的小动脉分支，一般是先由眼动脉分出鼻侧和颞侧两个主干，再各分为 2～5 条小支，在视神经周围穿过巩膜，在脉络膜内逐级分支，直到毛细血管，呈划区供应状态。睫状后短动脉主要供应视网膜外层。

　　（2）睫状后长动脉（long posterior ciliary artery）：亦是直接自眼动脉发出，共 2 支，在距视神经鼻侧和颞侧稍远处斜穿巩膜，经脉络膜上腔直达睫状体后部，开始发出分支，少数分支返回脉络膜前部，大多数分支前行到睫状体前部，达虹膜根部的后方，与睫状前动脉共同组成虹膜大环，由此再发出分支至睫状肌、睫状突和虹膜。

（3）睫状前动脉（anterior ciliary artery）：是由 4 条直肌的肌动脉而来。在肌腱附着处又作以下分支：①较小的巩膜上支，前行至角膜缘，构成角膜缘血管网，并发出小支至前部球结膜，是为结膜前动脉；②小的巩膜内支，穿过巩膜，终止在 Schlemm 管周围；③大的穿通支，距角膜缘 3～5mm，垂直穿过巩膜和脉络膜上腔，达睫状体，参与虹膜大环的组成。

眼球的静脉系统有 3 个回流途径：①视网膜中央静脉：视网膜中央静脉（central retinal vein）与同名动脉伴行，经眼上静脉或直接回流到海绵窦；②涡静脉：涡静脉（vortex vein）共 4～6 条，收集部分虹膜、睫状体和全部脉络膜的血液，均于眼球赤道部后方，4 条直肌之间，穿出巩膜，经眼上静脉和眼下静脉而进入海绵窦；③睫状前静脉：睫状前静脉（anterior ciliary vein）收集虹膜、睫状体和巩膜的血液，经眼上、下静脉入海绵窦。眼下静脉通过眶下裂与翼状静脉丛相交通。

二、眼的神经支配

眼部的神经有感觉、运动、交感和副交感神经。眼部神经最粗大的是视神经（见本章第二节）。眼部的感觉神经来自三叉神经，主要为其第 1 支即眼神经。运动神经有动眼神经、滑车神经、展神经和面神经，这些神经都是脑神经，都起自脑干，司眼球和眼睑的运动。

眼球是受睫状神经支配的。睫状神经含有感觉、交感、副交感纤维。它又分为睫状长神经和睫状短神经。睫状长神经（long ciliary nerve）为第 V 脑神经（三叉神经）第 1 支（眼神经）的鼻睫状神经的分支，直接走向眼球后方，距视神经孔较近处穿过巩膜进入眼球。睫状短神经（short ciliary nerve）共 6～10 条，发自睫状神经节，睫状短神经也于视神经附近进入眼球。睫状长神经和短神经穿过巩膜后，均走行在脉络膜上腔，前行至睫状体，组成神经丛，由此再发出分支，支配虹膜、睫状体、角膜和巩膜的知觉，以及瞳孔开大肌、瞳孔括约肌和睫状肌的运动。部分睫状神经未至睫状体处，在脉络膜组成神经丛，发出分支，支配脉络膜血管的舒缩。

睫状神经节（ciliary ganglion）位于视神经和外直肌之间，前距眶尖约 10mm，节前纤维有 3 个根组成：①长根为感觉根，由鼻睫状神经发出；②短根为运动根，自第 Ⅱ 脑神经发出，含有支配瞳孔括约肌和睫状肌的副交感纤维；③交感根含有支配眼内血管和瞳孔开大肌的交感纤维。睫状神经节的节后纤维即组成睫状短神经。

（万文萃）

参 考 文 献

1. 毕华德. 眼科全书. 北京：人民卫生出版社，1965：55-281.

2. 李凤鸣. 眼科全书. 北京：人民卫生出版社，1996：124-454.

3. 李秋明，郑广瑛 眼科应用解剖学. 郑州：郑州大学出版社，2010：3-21.

4. 候勇生. 体外培养的雪旺细胞对视神经损伤保护作用的实验研究. 2003.

5. 实用眼科临床病理. 陈荣家，毕颖文著. 复旦大学出版社，2009.11：18-19.

6. 孙为荣. 眼科病理学。北京：人民卫生出版社，1997：560-622.

7. Reimondez-Troitiño S，Alcalde I，Csaba N，et al. Polymeric nanocapsules：a potential new therapy for corneal wound healing. Drug Delivery and Translational Research，2016，6（6）：708-721.

8. Parrozzani R，Frizziero L，Londei D，et al. Peripapillary vascular changes in radiation optic neuropathy：an optical coherence tomography angiography grading. British Journal of Ophthalmology，2018，102（9）：1238-1243.

9. Mahajan S，Invernizzi A，Agrawal R，et al. Multimodal Imaging in Sympathetic Ophthalmia. Ocul Immunol Inflamm，2017，25（2）：152-159.

10. Fujii A，Shearer TR，Azuma M. Galectin-3 enhances extracellular matrix associations and wound healing in monkey

corneal epithelium. Experimental Eye Research, 2015, 137: 71-78.

11. Ghosh S, Salvador-Culla B, Kotagiri A, et al. Acute Chemical Eye Injury and Limbal Stem Cell Deficiency-A Prospective Study in the United Kingdom. Cornea, 2019, 38(1): 8-12.

12. Ghosh S, Salvador-Culla B, Kotagiri A, et al. Acute Chemical Eye Injury and Limbal Stem Cell Deficiency-A Prospective Study in the United Kingdom. Cornea, 2019, 38(1): 8-12.

13. Choi H, Phillips C, Oh J Y, et al. Comprehensive Modeling of Corneal Alkali Injury in the Rat Eye. Curr Eye Res, 2017, 42(10): 1348-1357.

14. Tóth G, Szentmáry N, Sándor G L, et al. Clinicopathological Review of 547 Bulbar Enucleations in Hungary(2006-2017). Journal of Ophthalmology, 2019, 2019: 1-7.

15. Tripathy K, Chawla R, Temkar S, et al. Phthisis Bulbi-a Clinicopathological Perspective. Semin Ophthalmol, 2018, 33(6): 788-803.

16. Chan S W S, Khattak S, Yücel N, et al. A decade of surgical eye removals in Ontario: a clinical-pathological study. Canadian Journal of Ophthalmology, 2017, 52(5): 486-493.

17. Zhang X C, Statler B, Suner S, et al. Man with a Swollen Eye: Nonspecific Orbital Inflammation in an Adult in the Emergency Department. The Journal of Emergency Medicine, 2018, 55(1): 110-113.

18. Tewari-Singh N, Croutch CR, Tuttle R, et al. Clinical progression of ocular injury following arsenical vesicant lewisite exposure. Cutaneous and Ocular Toxicology, 2015, 35(4): 319-328.

19. Lewin-Smith MR, Strausborger S L, Jenkins H M, et al. The Joint Pathology Center/Vision Center of Excellence Approach to Analyzing Intra-Ocular "Foreign Bodies". Military Medicine, 2019, 184(Supplement_1): 565-570.

20. Zhang W. Iris melanin pigment as a masquerade of Gram-positive cocci after penetrating ocular trauma. Digital Journal of Ophthalmology, 2018, 24(4): 27.

第二章　眼外伤病理解剖学及病理生理学

　　正常眼球组织非常脆弱，受伤后眼内结构容易遭到损害。如外伤致前房角可直接损伤，也可因形成周边性虹膜前粘连而致继发损害。因外伤的炎症反应，可引起瞳孔膜闭或瞳孔闭锁。而外伤后睫状膜形成则为更严重的后果，往往引起低眼压及眼球萎缩。穿孔伤及挫伤引起的各种类型外伤性白内障更为常见。外伤晚期发生的增生性玻璃体视网膜病变（proliferative vitreoretinopathy，PVR），导致牵引性视网膜脱离是目前眼外伤处理的一大难题。脉络膜炎症可导致浆液性视网膜脱离。此外，外伤如造成 Bruch 膜破裂，可继发视网膜下新生血管。

　　外伤后炎症反应可受积血、组织坏死及受伤时异物和免疫反应的影响。组织坏死可因组织直接破裂（如完全性虹膜断离）或供血中断（如碱烧伤）造成，炎症过程本身也可对组织造成进一步损害或引起过度的瘢痕增生（cicatricial proliferation）。外伤时致伤物进入眼内，可带有细菌和真菌等微生物，异物（如纯铜等）及病原微生物均可引起炎症反应，有些异物（如玻璃）则反应轻微。多数情况下，炎症反应是为清除外来物或病原，但有时则形成纤维膜包裹。病理学通过特殊染色可以鉴别细菌及真菌。眼部炎症可引起许多组织损伤。如小梁网对致病因素非常敏感，可因虹膜周边前粘连而被破坏，瞳孔区炎症反应可引起虹膜后粘连、瞳孔膜闭或瞳孔闭锁。玻璃体前界膜炎症细胞可形成薄的睫状膜，从平坦部向晶状体后延伸，炎症反应导致晶状体周围微环境破坏可引起前极或后极白内障，玻璃体内炎症可促使增生性玻璃体视网膜病变形成引起牵引性视网膜脱离。

　　交感性眼炎是眼球穿孔伤后双侧眼发生的肉芽肿性葡萄膜炎，通常在伤后 2 周至数年发生，最常见于 3～8 周，尤其外伤时合并有葡萄膜的嵌顿或脱出者较易发生。组织学最明显特征是视网膜色素上皮（retinal pigment epithelium，RPE）与玻璃膜之间局部上皮样细胞的聚集形成 Dalen-Fuchs 结节。其他与外伤有关的肉芽肿性炎症有晶状体过敏性眼内炎及外来异物和自身形成的异物（如玻璃体内胆固醇结晶）肉芽肿。晶状体过敏性眼内炎是由于晶状体蛋白从破损的囊释放出来，引起的免疫炎症反应，晶状体蛋白在体内被认为是异体蛋白，周围可形成肉芽肿样反应。

　　眼内积血可引起一系列并发症，严重者可发生爆发性脉络膜出血。其常见并发症有：①前房积血与角膜血染；②铁质沉着于眼组织，形成眼铁质沉着症；③血影细胞性青光眼；④前房内及玻璃体胆固醇结晶（玻璃体闪辉症）；⑤眼内积血纤维组织增生机化，在前房角及玻璃体内产生严重后果，前房角机化可引起周边前粘连，造成闭角型青光眼；玻璃体积血机化则形成增生性玻璃体视网膜病变。这些增生组织含有肌成纤维细胞（成纤维细胞具有平滑肌特性），在玻璃体内收缩将导致牵引性视网膜脱离，形成睫状膜，造成睫状体脱离，引起低眼压，最终眼球萎缩。

　　总之，眼外伤可引起眼的各种各样的损伤及后遗症，尽管穿孔伤及挫伤引起的反应不同，但有时两种因素均在，通常挫伤比锐器引起的穿孔伤预后更差。

第一节 眼球穿孔伤

眼球穿孔伤(perforating injury of eyeball)是致伤物(常为锐器)穿入眼球组织,造成眼球壁的穿孔或破裂,但致伤物未穿出眼球。眼球贯通伤(penetrating injury of eyeball)或称双穿孔伤(double perforation injury)是指致伤物穿过眼球,即有入口及出口。严重的眼球挫伤也可导致眼开放性外伤,主要是角巩膜破裂伤,称眼球破裂(eyeball rupture)。外伤眼的眼球摘除术(enucleation of eyeball),属眼球摘除手术的第一位,据统计约占75%。

眼球穿孔伤后组织的修复是一个复杂过程,包括组织凝血、炎症(清除坏死组织)、纤维血管组织及表层细胞增生(重新恢复解剖完整性)、组织再成形(重建组织功能)4个步骤。

一、眼前段穿孔伤

角膜及巩膜的重要成分都是胶原,由活着的角膜细胞产生及维持其稳定。角巩膜组织最理想的修复是恢复其正常的胶原成分及结构,但在实际角膜修复时很难达到同正常一样的结构。同机体内的胶原组织功能一样,角膜及巩膜胶原起着维持眼外形及使眼外肌附着的作用。正常角膜的胶原排列非常整齐,以使光线通过。角膜及巩膜功能不同,由于其胶原成分及排列以及邻近组织不同,导致两种组织的伤口愈合过程有许多差异。角膜胶原纤维类似胚胎结缔组织,胶原纤维被包埋在黏多糖基质中,形成一黏多糖鞘(mucoid sheath),而且一生中保持不变。前弹力层由基质层衍变而来,突然终止在角膜缘。巩膜的胶原纤维比角膜厚,胶原纤维排列不规则,而且缺乏这一黏多糖鞘,巩膜的胶原和基质外侧为纤维血管组织的巩膜上组织,内侧为脉络膜,其内成纤维细胞散在分布。由于角膜及巩膜结构的复杂性,伤口愈合后往往遗留有不同程度的瘢痕。了解伤口的愈合过程,可以指导临床工作,更好地进行手术修复,达到结构和功能上的最佳效果。

(一)角膜伤口愈合

由于角膜中央无血管,因此不会形成肉芽组织,角膜伤愈合(corneal wound healing)过程缓慢。外伤后恢复角膜的正常功能需具备:无血管、角膜基质层精确排列、角膜前后表面重建、基质层脱水状态及基质层正常张力恢复。

角膜有上皮细胞层及前弹力层、基质层、后弹力层及内皮细胞层。角膜中央撕裂伤愈合过程(图2-1-1):伤后上皮细胞移行到缺损处,伤口周围多核白细胞及单核细胞浸润;上皮细胞分裂增生,恢复角膜外形,内皮细胞向缺损处移行;基质层逐渐愈合,成纤维细胞形成胶原纤维及黏多糖,内皮细胞移行后形成新的后弹力层;组织结构恢复正常,但前弹力层不能再生,愈合后达不到正常张力。虽然后期胶原纤维重排,但仍难以达到正常排列,最终形成瘢痕,不透明。

角膜穿孔伤后,形成前后两个三角形缺损,前弹力层收缩形成前部三角,而后弹力膜收缩形成后部三角。中央基质肿胀可自行对合。因上皮生长,前部三角缺损愈合快,而后部三角缺损愈合较慢。由于内皮细胞再生能力差,而且后弹力膜易向前卷曲,从而影响愈合。组织切片判断以前有无角膜穿孔伤时,主要根据前弹力层缺损及后弹力膜卷曲。后弹力膜可以再生(伤后1个月左右),而前弹力层不能再生。

早期反应:在角膜伤口愈合过程中,早期反应首先是粘连疏松的角膜上皮细胞距离前表面损伤处一定范围内均可受到损害。损伤、死亡的细胞由泪液(外侧)及房水循环(内侧)运走,上皮缺损可由邻近的正常上皮细胞分裂、增生、移行、覆盖,基质层内角膜细胞也向伤口移行,受损伤的内皮细胞死亡,不能再生。如进行手术缝合,可以对合基质层,前弹力层(Bowman层)也可手术对合,但后弹力层(Descemet层)向角膜基质层内收缩,因而手术时很难对合。

1. 上皮修复 角膜上皮细胞受损伤后发生剥离、坏死、脱落等一系列病理过程,上皮缺损后很短时间内,伤口边缘的上皮层基底细胞就变扁平,并开始向缺损区滑行。同时细胞分裂增生,修复缺损部

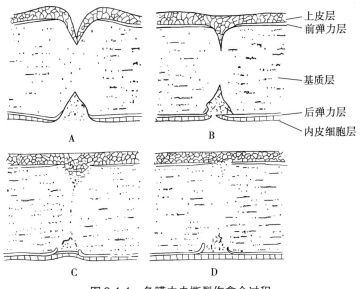

上皮层
前弹力层

基质层

后弹力层
内皮细胞层

图 2-1-1　角膜中央撕裂伤愈合过程

上皮细胞，最终达到正常上皮层厚度及恢复角膜上皮细胞外形。因此，其愈合过程具有两方面的作用，即存留的上皮细胞的迁徙和这些细胞分裂增生恢复上皮的厚度。伤口周围未受损伤的上皮细胞向伤口处移动依靠：①化学趋化性作用；②上皮细胞的本身分布特征；③细胞质内使细胞移行的化学信息。上皮细胞的这种运动直到出现接触抑制才停止，即遇到障碍组织时，如完整的对合好的角膜基质、纤维血凝块或正常的内皮细胞。上皮的滑动由细胞间的肌动蛋白细丝起作用，并调节其滑动。纤维连接蛋白（fibronectin，FN）是对细胞迁徙起作用的第 2 个重要成分。已经证实细胞表面有 FN 受体。受体促进肌动蛋白与 FN 连接。肌动蛋白细丝收缩帮助细胞移动，覆盖缺损区，当角膜完全愈合时，FN 即消失。近年来，人们通过对角膜上皮创伤愈合机制的研究，发现角膜上皮细胞增生主要发生于角膜缘部，以角膜缘干细胞（stem cell）为源泉，逐渐向中心移行。角膜上皮的再生对于角膜创伤的愈合是至关重要的。上皮延迟或不能愈合，可能导致持续性角膜上皮缺损。若损伤了前弹力层和上皮基底膜，上皮愈合可能很缓慢。基底膜缺损常因干扰基底细胞形成半桥粒而影响愈合。

2. 前弹力层及基质层修复　前弹力层为在胚胎早期基质层分化出来的一层致密胶原纤维组织，损伤后不能再生。基质层损伤后愈合最慢，角膜细胞在损伤后反应较慢，在上皮细胞完成移行后才开始。基质层内角膜细胞受伤后数天可重新分布于受伤部位（该处角膜细胞已死亡），并产生新的胶原，但此时胶原纤维缺乏"黏液鞘"，新生的胶原纤维自由排列，最后可以形成一定方向，但无法恢复到正常板层样排列结构，修复组织不能通过光线。角膜实质损伤时，创缘部的角膜细胞（keratocyte）的突起消失，出现核小体，酶的活性亢进，成为含有多量粗面内质网的成纤维细胞，早期（2 周内）向缺损部位分泌以硫酸软骨素为主的黏多糖和不同直径的胶原纤维，创伤后 1～3 个月角膜细胞合成硫酸软骨素及硫酸角质素，伤后 4～6 个月恢复正常构造。

近来实验研究显示，实质层在伤后几小时内，角膜细胞就开始有激活表现，其表现为细胞器增多，核仁出现（说明蛋白质合成增加），DNA 合成和有丝分裂在伤后 24 小时内即出现。人或兔伤口最早出现的可溶性成分为纤维蛋白和纤维连接蛋白，缺损处存储纤维蛋白可起到支架作用，有利于角膜上皮的迁徙，引导上皮细胞覆盖上皮缺损，还可以作为基质使增生的成纤维细胞通过其运动。由角膜细胞形成的大量的纤维连接蛋白，起到黏附作用，并有利于成纤维细胞及上皮细胞的迁徙。此外，接近伤口的细胞固缩、坏死，使细胞数减少，并且伤口边缘水肿，前弹力层及后弹力层可从切口处退缩。这些细胞学改变要持续 1 周，其峰值 3～6 天。角膜伤口还必须合成新的胶原，为组织提供抗张力。兔角膜研究中证实可以合成 Ⅰ，Ⅲ，Ⅴ，Ⅵ型胶原。其中以 Ⅰ 型为主。即使角膜伤口愈合很"完全"，它的抗张力强度也不及正常角膜。兔角膜中央全层伤口缝合后，第 1 周基本上无抗张力，第 10～40 天抗张力升高，渐达正常角膜的 8%～36%。尽管实验观察时间短，但已提示抗张力大于正常的 50% 的可能性不大。不同位置的伤口愈合结果亦不同,近角膜缘的伤口较位于中央的伤口(以同样方法缝合)抗张力要强些。人的角膜伤口愈合缓慢,术后2~3年方可达正常50%的抗张力。即使愈合良好,挫伤裂开时也常发生在伤口连接处。

3. 内皮层、后弹力层修复 目前认为,内皮细胞靠有丝分裂增生,而人的内皮细胞再生能力非常有限,随着年龄增长,内皮细胞数目减少。内皮细胞损伤后主要靠内皮细胞扩大、移行来修复,内皮细胞可产生新的后弹力层。如果损伤严重,内皮细胞可转化(间变)成具有成纤维细胞特性,并在角膜后形成一层机化膜,即后弹力膜样膜(Descemet's-like membrane)或角膜后膜(retrocorneal membrane),而造成角膜浑浊。

4. 异常的角膜伤口愈合 全层中央角膜撕裂伤通常合并有其他复杂情况,如积血、组织嵌顿、组织缺失及伤口的细菌污染。所有这些因素会改变伤口的正常愈合过程。病理性的伤口愈合由于异常的细胞过度修复可引起对眼的进一步损害。某些病理情况下,如果上皮细胞从伤口处进入前房,在前房内过度生长,可形成前房上皮性囊肿,或称上皮内生(epithelial downgrowth),此上皮为未角化的复层鳞状上皮。上皮细胞可以沿角膜的内表面、小梁网及虹膜表面生长,由于阻塞了前房角小梁网,使房水流出受阻,导致内皮失代偿和难以控制的青光眼。有时上皮会通过瞳孔进入后房覆盖睫状体上皮而引起低眼压。同样,在虹膜嵌顿时,内皮细胞也可沿小梁网或虹膜表面增生,纤维组织从伤口组织增生或可间变成内皮细胞,形成浑浊的角膜后膜。病理上需要注意与虹膜角膜内皮综合征(iris-corneal epithelium syndrome, ICES)相鉴别,此病为角膜内皮细胞间变后增生,同时产生大量虹膜周边前粘连阳性基底膜物质,覆盖眼前部组织结构,引起继发性青光眼。有时可形成前房内囊肿,其发生机制类似上皮下生,即上皮组织沿伤口进入前房,在房水基质中不断增生,最终形成空腔样结构。

5. 影响角膜伤口愈合的因素

(1)缝线 缝线在伤口愈合中起到一系列作用:①它可以精确地对合组织边缘,避免错位;②缝线可消除伤口的死腔,可减少成纤维细胞的迁徙距离;③伤口愈合早期缝线起到抗张力作用;④缝线还可提供相同的细胞进入深部基质层,以更好完成愈合。此外,缝线可引起局部炎症反应,其程度与缝线的材料、规格和缝线的组成形态有关。尼龙线炎症反应较轻,丝线及肠线反应较重。

(2)糖皮质激素 局部滴糖皮质激素可降低新鲜伤口愈合的强度。

(3)生长因子 生长因子增强了角膜的伤口愈合能力,可增强其愈合的抗张力。

6. 角膜创伤修复与细胞生长因子(growth factor, GF) 角膜伤口的药物治疗以前用抗生素预防感染及糖皮质激素控制过度炎症及瘢痕化。近年来,随着分子生物学的飞速进展,人们利用DNA重组技术成功地合成了多种生长因子,如表皮生长因子(epithelium GF, EGF)、成纤维细胞生长因子(fibroblast GF, FGF)及转化生长因子(transforming GF, TGF)等,而且通过免疫组化及原位杂交技术证实了生长因子在伤口愈合中起着重要作用。此外,组成细胞膜及支持结构的细胞间基质蛋白已经纯化,可以用于选择性地影响细胞移行和黏附。因此,使用这些生长因子可促进或抑制细胞生长过程以及细胞的移行和黏附,从而调控组织的修复过程。

EGF对角膜上皮细胞、实质细胞、内皮细胞增生的促进作用无论是在人及动物的培养细胞,还是在体内角膜上皮修复过程的动物实验中均已得到证明,并已逐步应用于临床。TGF-α与EGF的作用类似,与相同受体结合而起作用。TGF-β对角膜创伤愈合的作用尚不清,在动物实验中对角膜上皮细胞的增生具有抑制作用。aFGF及bFGF对体外培养的牛角膜上皮细胞、人角膜实质细胞、牛角膜内皮细胞的增生有促进作用,同时bFGF对体外培养的人角膜上皮细胞的游动性具有促进作用,应用动物眼创伤愈合模型分析研究表明:FGF对角膜上皮及内皮的创伤修复具有促进作用,尤其aFGF作用更大,目前认为FGF是通过促进细胞增生及移动而发挥作用的。

(二)巩膜和角膜缘伤口愈合

1. 巩膜伤口的愈合(sclera wound healing) 巩膜的伤口愈合和角膜及角膜缘均不同,巩膜纤维被切断后,其断端不但不发生肿胀,反而收缩,以致伤口裂开,这不利于伤口的愈合;巩膜的组织结构和角膜不同,它不像角膜,前有上皮,后有内皮细胞,可以促进伤口愈合。正常巩膜由大量的胶原纤维及少量的成纤维细胞组成，其血液供应差，巩膜成纤维细胞在愈合过程中不及角膜实质细胞活跃，在伤口愈合过程中，巩膜本身的细胞不起很大作用，因此，巩膜伤口的愈合比较迟缓，但巩膜损伤后可有巩膜上组织及葡萄膜等纤维血管组织参与增生和修复，新生的胶原同巩膜胶原相似，排列也较接近。

2. 角膜缘伤口的愈合（limbus of cornea wound healing）　因角膜缘有丰富的血管网，而且巩膜上组织也参与修复过程，所以损伤后愈合过程较快。在角膜缘处上皮下组织内有丰富的血液供应，伤口愈合往往要经过肉芽组织阶段。其上皮修复可由角膜或结膜上皮覆盖，内皮细胞最终覆盖房水侧的缺失区，巩膜上血管组织向伤口移行形成纤维血管组织。由于角膜缘不是依靠不活跃的基质细胞，而是由巩膜上纤维结缔组织增生来完成，所以比角膜伤口愈合快（主要依赖角膜基质细胞及炎症细胞）。角膜缘处巩膜上纤维结缔组织在伤口愈合中，其增生的纤维结缔组织不仅填塞前部伤口，也可达到穿孔伤的中部和后部，甚至增生到前房内。新生的胶原开始时垂直于角膜缘，随着伤口进一步愈合，胶原纤维逐渐平行于伤口排列，增加了角膜缘的张力及强度。但靠近角膜侧（如白内障手术时角膜侧切口，切口不越过结膜实质层），角膜缘伤口愈合类似角膜中央伤口愈合。

（三）虹膜伤口愈合

虹膜富于血管和神经。通常虹膜穿孔伤后由于房水持续冲洗，不发生或很少发生伤口愈合过程，有时仅可见虹膜色素上皮移行，后期可有局部脱色素，实质层萎缩。因此，无菌性的虹膜伤口不会为新生的肉芽组织所填充，虹膜后层的色素上皮细胞、虹膜表面的内皮细胞也不会向伤口处增生，但当有炎症反应及积血时，可形成肉芽组织而瘢痕愈合。外伤时虹膜不像脉络膜容易积血，也不像睫状体容易增生。微小物体所造成的虹膜小缺口不会自行封闭，即使很大的虹膜损伤也是这样。例如在虹膜根部大范围断离时，可引起前房内大积血，但却很难看到肉芽组织增生。其原因可能有：①无菌性虹膜损伤时，缺少足够的刺激，发生增生反应以产生肉芽组织；②房水中可能存在某种化学因子，足以抑制结缔组织的增生反应。一旦虹膜有了感染和炎症，则能产生大量肉芽组织，以愈合伤口形成瘢痕。例如，当虹膜脱出到穿孔的角膜溃疡时，脱出的虹膜除有炎症性反应外，还能迅速产生大量肉芽组织和角膜内增生，将穿孔封闭起来，形成前粘连性角膜白斑。

（四）睫状体损伤

虹膜外伤时，组织反应迟钝，这是虹膜对外伤的组织反应的特点。睫状体损伤（ciliary body injury）则不然，睫状体损伤后的组织反应很灵敏、活跃。睫状体表面往往有很厚的膜组织生成。睫状体除平坦部外，很大部分是肌组织。而肌组织在一般情况下增生较少。修补损伤组织主要来源于睫状体的血管层和脉络膜上组织，但睫状体上皮也可转化为纤维组织参与伤口的修复。从动物实验中可以看出，睫状体损伤后，除可有或多或少的积血外，在伤口边缘处也常有炎症反应，其后有新生血管及肉芽组织形成，最后转变为纤维结缔组织，其中还可夹杂色素。大量积血、过多瘢痕组织生成发生在睫状体部，睫状膜收缩可使睫状体脱离，导致眼球萎缩。

1. 挫伤　眼球受到挫伤时，首先受伤的是角膜和巩膜，但严重的组织反应有时却发生在脉络膜、虹膜和睫状体，这些都是富含血管和色素的组织。挫伤后的血管反应初为痉挛性收缩，继以麻痹性扩张。其结果先是血浆成分渗出，以后积血。严重者伴有组织坏死，引起外伤性虹膜睫状体炎、眼内炎和眼内积血等。

2. 穿孔伤　眼前段穿孔伤可把皮肤或结膜、角膜上皮带入眼球内，在睫状体内形成植入性囊肿（implantation cyst），但植入性上皮囊肿发生在睫状体者不如发生在虹膜内者多见。锐器伤能将睫状肌切断，受伤的肌纤维发生萎缩变性，最终为纤维结缔组织所取代。肌细胞本身不会再生，睫状体形成瘢痕、纤维化，其中的成纤维细胞主要来自肌间纤维组织，也可来自巩膜或睫状体上皮细胞。后者在受到外伤或炎性渗出物的刺激下，可以转变为成纤维细胞，形成纤维组织或睫状膜（cyclitic membrane），收缩时引起睫状体脱离。

（五）晶状体外伤的病理

单层晶状体上皮细胞起源于表皮外胚层，高度分化，其代谢为无氧酵解，并且为免疫豁免。这些细胞反应能力差，且极易受损害。

1. 晶状体囊破裂　如果很小，可被虹膜覆盖或晶状体上皮增生愈合（并可进一步形成新的前囊），晶状体可能仍保持透明。

如小的破裂引起较小范围的浑浊，组织学上为囊破口伴有上皮下浅层皮质的变性。

如破口较大，上皮细胞严重水肿坏死，可迅速形成白内障，前房内可有晶状体皮质，如皮质阻塞前房角，可引起眼压升高。组织学上晶状体皮质混有巨噬细胞，后期可发生 Elschnig 珠（上皮细胞聚集在部分残余囊内形成）或 Sommering 环白内障（晶状体皮质大部吸收，仅残余赤道部皮质，形成环状）。

2. 晶状体过敏性眼内炎（phacoanaphylactic endophthalmitis）　由于晶状体囊破裂，对晶状体蛋白的免疫反应，形成肉芽肿样反应。

（1）通常为单眼肉芽肿样炎症，其中央为晶状体物质。

（2）发病机制可能是晶状体蛋白释放引起自身免疫反应，晶状体蛋白可通过房水循环进入血液。有时破碎晶状体被巨噬细胞吞噬，阻塞前房角，引起急性继发性开角型青光眼，称晶状体溶解性青光眼。

（3）组织学上可发现带状肉芽肿炎症（zonal granulomatous inflammation）：①中央为多层中性白细胞围绕晶状体物质，试图将其"吃掉"；②其外为上皮样细胞和巨噬细胞，最外为淋巴细胞、浆细胞，即形成肉芽组织；③葡萄膜表现为慢性非肉芽肿炎症，然而有时如合并交感性眼炎，则可出现肉芽肿性反应。

3. 晶状体溶解性青光眼（phacolytic glaucoma）　晶状体皮质溢入前房后，大量巨噬细胞吞噬晶状体皮质后不能从小梁网排出，因而阻塞前房角，可引起继发性青光眼。

二、眼后段穿孔伤

近年来眼前段穿孔伤手术效果提高较快，而严重后段穿孔伤（perforating injury of the posterior segment）后手术效果仍较差，这是由于后段外伤常伴有玻璃体内纤维机化及胶质增生造成复杂性视网膜脱离及睫状体损伤导致低眼压。通过大量的动物实验证实玻璃体切除手术可以预防视网膜脱离。动物模型及体外细胞培养，观察及了解外伤后的细胞修复机制，成为研究外伤后增生性玻璃体视网膜病变形成及牵引的基础。人们目前已了解到增生性玻璃体视网膜病变形成有成纤维细胞、视网膜色素上皮细胞、巨噬细胞及胶质细胞等参与，还有各种生长因子的共同作用。

大的穿孔伤引起低眼压、眼内积血及合并大量眼内容脱出，恢复视力希望很小。较小的伤口，可被葡萄膜或玻璃体阻塞，预后较好。但组织的修复过程可引起眼内纤维化及复杂的视网膜脱离。穿孔伤后的病理过程为：

1. 炎症及趋化过程　外伤发生后，早期出现的病理变化是炎症反应。首先是大量蛋白样物质渗出，表现为前房纤维素样凝块形成及玻璃体剧烈的渗出反应；然后是细胞出现在病损区。这一过程与组织的损伤程度有关，损伤轻则反应时间短，在晶状体，玻璃体受损和积血共存的情况下炎症反应最为剧烈。炎症、外伤等破坏了血—眼屏障，伤后玻璃体积血等可使纤维连接蛋白、纤维蛋白、纤维蛋白原和生长因子的浓度增高，这些强趋化剂对色素上皮细胞、巨噬细胞和成纤维细胞均有趋化作用，从而将这些增生细胞吸附于伤口附近及玻璃体。

2. 增生膜的形成　外伤时增生细胞进入眼内的途径有以下 3 种：①外力或异物可直接将巩膜表层纤维组织、葡萄膜或视网膜色素上皮细胞带入玻璃体；②如果并发伤口感染、积血或玻璃体嵌顿，增生细胞团则从伤口基部沿玻璃体网架结构、凝血块和视网膜表面迁移到眼内；③血源性：如积血时单核细胞可进入伤口或玻璃体内。

（一）病理学及病理生理学

穿孔性眼外伤手术修复后，患者视力预后取决于受伤时视力、受损伤机制及伤口位置和大小、有无玻璃体积血等，由于眼外伤的多变性及复杂性，难以估计各种因素及作用大小，人们为此进行了许多动物实验研究。

1. 动物实验　实验采用了标准的眼球后段穿孔性动物模型。已成功地在兔眼、猴眼、猪眼中复制出，该类外伤导致视力丧失的最常见原因为牵引性视网膜脱离。兔眼穿孔伤模型为在平坦部作一 8mm

切口，由伤口注入自血（0.5ml）。伤后3天，伤口处有白细胞及巨噬细胞浸润，伤口愈合从巩膜上组织开始；6天时开始有从葡萄膜及睫状体无色素上皮的成纤维细胞增生，其增生沿着嵌顿于伤口的玻璃体条索，并形成增生膜；12天时可导致视网膜脱离，纤维增生也可从视盘开始。与此同时玻璃体内的血凝块可逐渐扩散而吸收，血块及内层视网膜可见大量含铁血黄素巨噬细胞。周边组织的收缩导致前部视网膜向平坦部翻卷，后部视网膜由于沿着玻璃体条索的前后牵引，到伤后18天～3个月时，可见视网膜色素上皮大量增生，发生全视网膜脱离，伴有伤口处延伸的睫状膜形成，最终眼球萎缩。

由于灵长目动物后部玻璃体视网膜粘连不如兔眼强，穿孔伤后早期表现变化与兔眼有所不同。在猴眼中伤后8天时发生玻璃体后脱离（posterior vitreous detachment），后部视网膜同玻璃体完全脱离，而此时兔眼中形成玻璃体条索。2周时，玻璃体后界膜在中部玻璃体积血块的后方形成一棕黄色膜。此时血凝块溶解，来自于睫状体、脉络膜及视盘的成纤维细胞形成机化。成纤维细胞同时沿玻璃体条索向前界膜移动，10周时睫状膜形成，从伤口处延伸至睫状体及周边部视网膜。电镜显示伤后2～6周玻璃体内肌样成纤维细胞混在胶原样纤维基质中，这些细胞具有成纤维细胞及平滑肌细胞的特征。此外，还有睫状体有色素及无色素上皮细胞参与。这些细胞可向玻璃体内扩展，并沿着脱离的玻璃体后界膜面增生。视网膜改变：14天时，可以见到巨噬细胞沿视网膜内界膜及视盘排列，并进入视网膜内；伤后4～6周，周边视网膜可见到视网膜前膜形成，此时这些膜仅有几层细胞厚度，由成纤维细胞及肌样成纤维细胞组成。3个月时此膜增厚，同时合并视网膜脱离及全层皱褶，其主要细胞成分为肌样成纤维细胞。此外，视网膜胶质细胞的突起通过破裂的内界膜连接视网膜及前膜，最后前膜也有巨噬细胞。猴眼及兔眼穿孔伤后，玻璃体机化膜内的多种细胞成分，尤其是肌样成纤维细胞，说明牵引性视网膜脱离的发生与伤口愈合及收缩过程有关，损伤造成的严重反应引起细胞增生、机化膜形成，最终为伴有胶原的纤维组织。视网膜脱离通常发生在伤后7～11周，有两个因素促使其发生：①由伤口处嵌顿玻璃体纤维内生，沿着玻璃体支架形成睫状膜，由于玻璃体基底中的粘连，首先造成周边部牵引性视网膜脱离；②周边视网膜前膜的收缩及向后（赤道部）延伸可导致视网膜缩短而引起后部脱离（图2-1-2）。

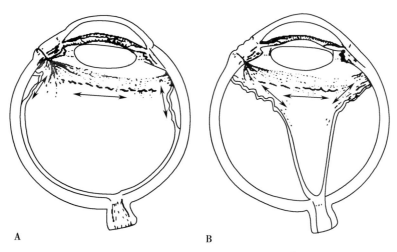

图2-1-2 穿孔伤时玻璃体牵引导致视网膜脱离

猪眼穿孔伤模型的病变类似兔眼，而不像猴眼和人眼。穿孔伤后从伤口向后部视网膜玻璃体条带形成，但不发生玻璃体后脱离，尽管后极部有明显的视网膜皱褶，但没有广泛的视网膜脱离。此外，由于猴眼巩膜太薄，无法承受钝力打击，因此可用猪眼来进行穿孔伤时合并挫伤的研究。

2. **人眼穿孔伤病理** 对74例伴有视网膜脱离的穿孔伤研究表明，最常见的病理机制是由于眼球壁撕裂伤后，嵌顿于伤口处的玻璃体形成放射状增生膜造成牵引。这些机化膜于损伤后2～3周可用检眼镜看到。其中23只眼由于扇形膜的逐渐牵引引起玻璃体嵌顿部位对侧的视网膜截离。6例视网膜嵌顿于伤口，致密的白色纤维组织向玻璃体内增生，由伤口处形成固定的视网膜皱褶。有1只眼牵引条带的形成位于异物通道。12只眼视网膜裂孔引起孔源性视网膜脱离。手术失败的原因多由于收缩的玻璃体膜的牵引。

Winthrop 等观察了 34 例因穿孔伤摘除的眼球,摘除时间于伤后 1 天～3 年。尽管手术缝合很好,在角膜缘及巩膜伤口处仍可见到纤维组织内生。此外,可见到玻璃体嵌顿、晶状体损伤及玻璃体积血。伤后 2 周摘除的 13 只眼中,有 6 只眼发生玻璃体后脱离。22 只玻璃体后脱离的眼中,18 只玻璃体内有血液。角膜缘及巩膜伤口自嵌顿部位有放射状排列的玻璃体纤维,而在双穿孔伤中则见到入口到出口的玻璃体纤维的牵引和延伸。炎症细胞,尤其是单核细胞存于伤口及嵌顿组织中,巨噬细胞存在于玻璃体内血凝块的边缘、视网膜下积血部位及覆盖玻璃体脱离面。玻璃体内纤维增生来自睫状体无色素上皮细胞及伤口处葡萄膜及巩膜上组织,尔后又同晶状体物质及脱离的视网膜形成睫状膜。纤维细胞沿着玻璃体纤维支架,并向后于视网膜表面分布。伤后 4～6 周,含有色素细胞及巨噬细胞的多层视网膜前膜位于后部视网膜表面。伤后 2 周在视网膜下积血及 RPE 增生区形成视网膜下膜,34 只眼中27 只眼出现牵引性视网膜脱离。

3. 影响病程的因素

(1)血液:在后段穿孔伤时,积血在形成牵引性视网膜脱离中起着重要作用。在所有动物增生性玻璃体视网膜病变模型中,积血是形成眼内牵引机化膜的条件。例如在兔眼穿孔伤实验中,如果玻璃体内注入自体血液,34 只眼中的 28 只眼发生视网膜脱离;如果不注入血液而注入 BSS,则 15 只眼中仅有 1 只眼发生视网膜脱离。两组均有玻璃体内增生条带,但仅在注射自血组有纤维增生。组织学研究显示用盐水代替自血向眼内注射,仅引起单纯的伤口愈合及瘢痕形成。在猴及猪眼中有同样的结果,尤其在猴眼内注入 BSS 后,组织学上未见到视网膜前膜增生或视网膜脱离,尽管有玻璃体条带及嵌顿。血浆内的一些蛋白可刺激玻璃体增生,其中纤维连接素是一种血浆及细胞间质内的高分子糖蛋白,是一种趋化剂,可刺激视网膜色素上皮层、成纤维细胞及胶质细胞,而且纤维连接素在胶原同视网膜色素上皮层及其他细胞相互作用中起着介导作用。临床患者标本用免疫组化法也显示视网膜前膜中存在有FN。目前已发现一种多肽,可同 FN 的结合位点结合,体外研究显示可以破坏 RPE 同胶原的黏附,因此可能有治疗价值。此外,血小板衍生生长因子(PDGF)对 RPE、成纤维细胞及单核细胞也具有同样的趋化作用,它在伤口周围分布较多,而且具有刺激成纤维细胞及胶质细胞分裂的作用。血浆中的其他影响因素可能包括补体和白细胞介素 1。

(2)视网膜撕裂伤(retinal laceration):使用兔眼穿孔伤模型研究视网膜撕裂伤后的变化。实验切口作在视网膜及平坦部不同部位的 3 种切口,即 8mm 长的倾斜切口,分别作在赤道部(距角膜缘 3～6mm 倾斜切口)、沿锯齿缘及平坦部(距角膜缘 0.5～3mm 倾斜切口),其视网膜脱离发生率分别为16%,78% 和 14%。结果显示出单纯视网膜撕裂伤可能不足以引起视网膜脱离,而撕裂伤伴有卷曲的边缘,有玻璃体视网膜牵引,可能引起视网膜脱离。视网膜脱离发生率最高的切口位于锯齿缘,因为玻璃体基底部形成对锯齿缘切口处后缘不对称牵引。同样猴眼的赤道部穿孔伤也不易引起视网膜脱离。

(3)玻璃体晶状体混合物(vitreous-lens mixture) 实验使用猴眼作穿孔伤模型,不向玻璃体内注射血液,而注入从对侧眼取出的自体晶状体皮质,发现由伤口处沿着玻璃体支架有轻度到中度的纤维生长,然而没有明显的组织学的视网膜前膜形成或视网膜脱离。因此,玻璃体晶状体混合物在玻璃体内增生形成时所起的作用明显不及血液。

(二)外伤性增生性玻璃体视网膜病变

外伤性增生性玻璃体视网膜病变(traumatic proliferative vitreoretinopathy)一般指的是由机械性眼外伤引起的玻璃体、视网膜增生组织形成,从而导致牵引性视网膜脱离(tractional retinal detachment)。增生性玻璃体视网膜病变的形成是视网膜色素上皮细胞、神经胶质细胞、成纤维细胞及肌纤维母细胞在视网膜表面的玻璃体内移行、附着、增生而形成膜,合成胶原并收缩,造成牵引性视网膜脱离,最终导致视功能丧失、眼球萎缩。伤后入侵的细胞沿着玻璃体网状支架或血凝块迁移,最后附着于视网膜内、外表面,并进行增生形成膜状物。增生膜在伤后 2 周即可出现,6 周则有典型的膜形成。增生膜以周边部最为典型。一般说来,视网膜前膜(preretinal membrane)主要来自伤口处的增生细胞,有的也可来自视盘,厚的视网膜前膜常与视网膜皱褶相连。增生膜的收缩性是由于其内的细胞收缩所致,严重的后果为牵引性视网膜脱离。已知成纤维细胞、RPE 等含有很多胞浆微丝，微丝中含有大量的肌动蛋白（actin），为细胞收缩的物质基础。

视网膜下膜（subretinal membrane）又称视网膜后膜，也为增生性玻璃体视网膜病变的重要成分，可表现为条状、分枝状、片样及环样结构。组织学研究证实其细胞成分同前膜一样，非细胞成分为胶原Ⅰ～Ⅳ型。视网膜下的 RPE 可化生为成纤维细胞、肌纤维母细胞，这些细胞能大量合成胶原，而神经胶质细胞较少合成胶原。早期多较薄，晚期则增厚附着于视网膜皱褶上。

增生性玻璃体视网膜病变是眼后段穿孔伤后的一种严重并发症，目前认为，生长因子在细胞增生的调控中起重要作用，可能参与增生性玻璃体视网膜病变的发生、发展过程，对促使细胞分裂、增生等具有不同的活性作用。研究表明，不同的生长因子在增生性玻璃体视网膜病变的各个环节，均起着不同程度的促进作用：①细胞的趋化和增生作用：在体外培养的 RPE 细胞上生长因子可以刺激 RPE 的 DNA 合成和细胞增生，并具有协同作用；②对炎性反应的作用：参与增生性玻璃体视网膜病变的炎性反应的细胞主要有巨噬细胞和 T 淋巴细胞。它们可以直接分泌一些生长因子及诱导多种细胞分泌生长因子，还能刺激其他细胞增生、移行和分化。由于增生性玻璃体视网膜病变治疗相当困难，最好的办法是预防。目前，就此研究的新药很多，然而临床应用却很有限。主要是药物毒性范围和有效范围接近，而且药物半衰期短（在玻璃体切除、无晶状体眼及术后炎症时清除更快）。由于生长因子广泛地参与了增生性玻璃体视网膜病变形成的各个环节，故阻断生长因子所介导的细胞活性可能是一种较理想的方法。有实验表明钙离子拮抗剂可阻断血小板衍生生长因子对 Müller 细胞的增生和趋化。

（三）手术治疗的依据

临床病理标本及动物实验均证实，玻璃体在纤维形成机化牵引收缩中有重要作用；临床报道显示玻璃体切除，通过清除积血及其刺激的炎症和机化反应，可防止牵引性视网膜脱离。

Cleary 和 Ryan 等用罗猴分别在外伤后 1、14、70 天，行玻璃体切除、晶状体切除及常规视网膜复位手术，发现 1、14 天时手术可防止视网膜脱离发生。14 天时由于发生玻璃体后脱离，手术更加容易，而 70 天时未经治疗的外伤眼发生视网膜脱离，手术也不能使视网膜脱离复位。用此模型时，发现仅行中央部玻璃体切除也不能防止牵引性视网膜脱离的发生。

手术时间：手术最佳时间尚有争议，受许多因素的影响，有证据显示如果玻璃体切除手术在外伤后超过 2～3 周进行，则效果不佳。猴眼实验中（穿孔伤模型）伤后 4～16 周发生牵引性视网膜脱离。过早行玻璃体切除有一定危险性，在玻璃体后脱离未发生时，如进行彻底的玻璃体切除，极易造成医源性裂孔。而且临床上过早切除玻璃体偶有可能发生脉络膜爆发性积血。在罗猴中，玻璃体后脱离发生在伤后 1～3 周。因临床上穿孔伤常合并有挫伤，对猪眼的复合伤模型研究中发现，挫伤引起的脉络膜及视网膜下积血在伤后 2 周消失，但是穿孔伤 2 周后则可开始形成玻璃体视网膜牵引。在这个模型中，伤后第 1 天行玻璃体切除可并发严重的挫伤部位积血。相反，如果伤后 2 周或更长时间手术，则不发生。因此建议玻璃体切除最好在伤后 2 周进行。

在眼球贯通伤时，因后部伤口不能缝合，玻璃体切除手术最好等到后部伤口愈合后进行。在兔眼中，入口及出口均在 2 周愈合。总之，玻璃体切除手术如果在伤后 2 周进行，可防止发生牵引性视网膜脱离，而且减少了伤后立即手术可能引起的术中并发症。

（四）眼内异物伤

眼内异物伤损害程度取决于异物的大小、数目、位置、化学成分、通过眼时的损害及存留时间等。此外，异物还往往带着细菌、真菌、植物、睫毛或骨等进入眼内。在显微镜下，无机物可用偏振光看到，植物则可表现为厚壁的具有棱角的细胞样结构。异物周围可形成异物肉芽肿，组织学上为围绕异物的带状肉芽肿炎症反应。有些自身物质周围也可形成异物肉芽肿，如玻璃体内胆固醇结晶。异物可分为无机物（金属等）和有机物两大类。

眼内异物有时有包裹形成。例如在对铁异物实验研究中发现包裹主要由纤维和纤维细胞组成，还有毛细血管及数量不等的巨噬细胞和铁质，中晚期的包裹带有较多的含有血管的纤维组织，行玻璃体切除及异物摘出会有积血的可能，所以摘出异物手术要尽早进行。1 周时异物包裹含淡黄色透亮铁质，

4 周后明显增多，与此同时玻璃体内弥漫白色闪亮点状物，因此包裹不能阻止铁离子的释放。

1. 铁与钢 临床上最为常见。铁异物可溶解，铁离子沉着于眼内组织称眼铁质沉着症（ocular siderosis）。眼部组织尤其对二价铁敏感。眼部上皮组织对铁摄入强，如角膜、虹膜睫状体上皮（包括瞳孔括约肌及开大肌）、小梁网、晶状体上皮及视网膜色素上皮等，这些部位可通过特殊组化染色（普鲁士蓝）而呈现阳性。铁离子可干扰细胞内酶系统而造成损害。棕黄色铁锈样颗粒沉着于晶状体前囊下引起的前囊下白内障为晶状体铁质沉着症（siderosis lentis），小梁网的铁沉着及变性、瘢痕可引起继发性慢性开角型青光眼。此外，二价铁可通过脂质过氧化反应（lipid peroxidation）而造成视网膜感光细胞的损伤。

2. 铜 铜异物可在眼内分解沉淀于许多眼内组织，称铜质沉着症（chalcosis）。纯铜（含量>85%）不引起铜质沉着症，而引起无菌性化脓性炎症，可导致全眼球炎，甚至须摘除眼球。使用糖皮质激素有一定疗效。铜合金（含量<85%）引起铜质沉着症。铜主要沉着于眼内基底膜组织，如角膜后弹力膜、晶状体囊及视网膜内界膜等，其相应临床表现为 K-F 环（Kayser-Fleischer ring），葵花样白内障（sunflower cataract）及视网膜变性（有时临床表现似视网膜色素变性，但骨细胞样色素不典型）。

3. 其他金属异物及非金属异物 可有不同程度的反应。水银、铝、镁、锌、铅等可引起轻度慢性非肉芽肿反应，通常可被眼耐受，而铂、银、金等几乎不引起反应，仅在异物通过眼时或最终存留部位造成的损害，类同非金属异物，如玻璃、塑料、瓷片及石片等。

4. 有机物 植物性异物（如蔬菜、麦芒等）、睫毛、骨等可带入眼内引起严重的肉芽肿样反应。更有甚者，植物性异物常带有病原菌，可造成感染性眼病（化脓性眼内炎及全眼球炎）。

三、交感性眼炎

交感性眼炎（sympathetic ophthalmia）为双侧慢性肉芽肿性葡萄膜炎，通常在穿孔伤后 3～8 周出现（80%），尤其合并有葡萄膜嵌顿及脱出者更易发生。发病时间可 5 天～50 年，受伤眼称激发眼（exciting eye），未受伤眼称交感眼（sympathizing eye）。约 3/4 病例因外伤，1/4 因手术后发生，近年来手术后发生者少见，乃手术技术提高的结果；随着糖皮质激素的广泛使用，发病率也有所降低。一般认为，在发生交感性眼炎前，摘除伤眼可保护健眼免受感染。一旦出现炎症，摘除患眼便无意义。

1. 发病机制 经典的理论认为，损伤后的脉络膜色素作为抗原引起的自身免疫性疾病，引起肉芽肿性葡萄膜炎。新近的研究显示，视网膜 RPE，尤其是外层视网膜可溶性 S 抗原可能更为重要，感光细胞外段 S 抗原进入淋巴系统（正常眼无淋巴系统），激发了免疫反应。除免疫机制外，也有人认为与病毒感染有关。晶状体过敏性眼内炎发生于 1/4 交感性眼炎患者（同时有晶状体破裂）。

动物实验显示，将 S 抗原注入玻璃体不发病，注入结膜下则发病，说明抗原进入结膜相关淋巴组织，使淋巴系统引起免疫反应，与临床上穿孔伤有葡萄膜嵌顿易发病相符合。总之，本病的发病机制是抑制性和细胞毒性 T 细胞对视网膜感光细胞、色素上皮细胞及黑色素细胞所共有的表面抗原发生的迟发性超敏反应，并可能与遗传因素有关。

2. 病理学与组织学 交感性眼炎有一些诊断特征，但都不是绝对性的，因此，交感性眼炎的病理诊断是临床病理诊断，而非仅依靠组织学。如果波及眼前段，可出现羊脂状 KP，为上皮样细胞聚集。

下列 4 个组织学特征为交感眼及激发眼所共有：①脉络膜弥漫性肉芽肿性炎症：结节中心为上皮样细胞及巨噬细胞，周围为淋巴细胞，很像结核结节，但没有干酪样坏死，有时结节周围可有嗜酸性细胞及浆细胞，但中性粒细胞很少或没有；②脉络膜毛细血管无炎症反应（同其他一些脉络膜炎症鉴别）；③上皮样细胞含有吞噬的葡萄膜色素；④ Dalen-Fuchs 结节（Dalen-Fuchs nodule）：上皮样细胞聚集于 Bruch 膜及 RPE 之间，其上视网膜正常。近来研究显示，上皮样细胞更可能来自 RPE，而非巨噬细胞。

四、化脓性眼内炎及全眼球炎

（一）眼内炎的病理

化脓性眼内炎（suppurative endophthalmitis）为坏死组织内大量中性粒细胞浸润，形成脓液，附近组织可见到继发非肉芽肿性炎症浸润。

1．房水浑浊　虹膜睫状体血管受外伤刺激，通透性增加，大量蛋白及细胞渗出。有时纤维蛋白多，可在瞳孔区形成絮状物。

2．角膜后沉着物（KP）　为各种炎症细胞及纤维渗出在角膜后表面的聚积、沉着。如交感性眼炎中KP为羊脂状，为角膜后大量上皮样细胞聚集形成。此外，如巨噬细胞聚集于瞳孔缘称Koeppe结节，位于虹膜实质内为Busacca结节。这些均为肉芽肿性炎症表现。

3．前房积脓（hypopyon）　为中性粒细胞坏死后的脓细胞及纤维素渗出共同形成。在角膜溃疡未穿孔时（非穿孔伤）为无菌性前房积脓。此外，铜质眼内异物时也可形成无菌性前房积脓。

4．玻璃体炎症　由于玻璃体内无血管，结构疏松，因此为细菌的良好培养基，眼球穿孔伤时如污染的致伤物（如一次性注射器针头）及异物进入眼内，可立即引起急性化脓性炎症，前部炎症（如前房积脓等）得不到控制时，也可向后段扩散。早期脓液（坏死组织、脓细胞及渗出物）较稀薄，此时玻璃体切除较容易，经抗生素治疗后，局部可形成脓肿，进一步纤维化，收缩牵引可导致视网膜脱离。如同时伴有睫状膜（cyclitic membrane）形成，造成睫状体脱离，最终形成眼球萎缩。

（二）全眼球炎的病理

眼内炎得不到及时治疗，炎症向眼球壁扩散，引起视网膜、脉络膜的化脓坏死，眼内炎症通过巩膜导水管，使感染向眼球筋膜和巩膜组织扩散，并使眶内组织亦产生化脓性炎症，称全眼球炎（panophthal mitis）。

（三）眼内炎及全眼球炎后遗症

1．角膜　后期可发生大泡性角膜病变及带状角膜变性（band keratopathy）。

2．前房　炎症或积血机化可引起前房瘢痕化，虹膜新生血管形成，引起前房角闭塞。

3．虹膜　虹膜炎症后可萎缩或坏死，导致瞳孔括约肌、虹膜开大肌等结构破坏。虹膜红变可引起青光眼，瞳孔缘处前表面纤维血管组织收缩可引起葡萄膜外翻。瞳孔区纤维素膜形成可引起瞳孔膜闭（occlusion of pupil），瞳孔缘发生完全后粘连时，前后房水不通，称瞳孔闭锁（seclusion of pupil），造成完全性瞳孔阻滞，可引起虹膜膨隆。进一步发展引起前部周边虹膜同周边角膜接触，导致PAS及继发慢性闭角型青光眼。

4．晶状体　①眼内炎症可引起晶状体上皮向后移行，这些异常细胞可发生后囊下白内障（并发性白内障）；②前部葡萄膜炎可引起前囊下白内障，如虹膜睫状体炎（尤其在后粘连时易发生）。

5．睫状体　炎症时可在晶状体后方从睫状体平坦部形成一机化膜，包括睫状体上皮及玻璃体基底部，称睫状膜。当睫状膜收缩时，对玻璃体基底部、睫状体平坦部、周边视网膜向内牵引造成睫状体及视网膜脱离，睫状体脱离、变性可引起房水产生减少，导致低眼压。

6．玻璃体　新生血管可从视网膜或视盘长入玻璃体，通常位于玻璃体与视网膜内界膜之间。玻璃体内炎症细胞可促使玻璃体机化形成。

7．脉络膜　葡萄膜炎后，脉络膜可表现为局部及弥漫性萎缩或瘢痕化。脉络膜视网膜炎可以破坏玻璃膜及RPE，两者共同形成纤维化粘连瘢痕。

8．视网膜　①眼内炎症可引起视网膜血管周围炎症，伴有血管周围淋巴细胞浸润；临床上所见的血管白鞘，即为长期血管周围炎症、机化引起，往往伴血管壁增厚；②眼内炎症，尤其影响周边视网膜及睫状体，还可伴有液体聚集在黄斑部，形成黄斑水肿；③可有视网膜下渗出及积血，进一步机化形成增生膜（视网膜前、后膜）；④视网膜色素上皮增生活跃（但同脉络膜黑色素细胞不一样，很少发生恶变），炎症后可大量增生，可以同时合并眼内组织骨化（RPE间变成骨细胞）。

9．青光眼　影响青光眼的因素有：炎症细胞或组织碎片机械性阻塞前房角；虹膜前粘连引起继发性闭角型青光眼；后粘连引起瞳孔阻滞、虹膜膨隆，继发青光眼；炎症对小梁网损伤（小梁网纤维化）。但如同时合并有睫状体损伤，引起房水形成减少，可不发生青光眼。即如果患者有虹膜膨隆，前房角完全关闭，但为低眼压或正常眼压，说明房水不能形成，如手术则加速眼球萎缩。

10．晚期　眼内炎后形成眼球萎缩，可伴有眼内骨化形成，钙离子可沉着于角膜前弹力层而形成带状角膜变性，其他有全白内障、巩膜增厚、视网膜脱离及视网膜萎缩。

第二节 眼球挫伤

眼球挫伤(contusion of eyeball)指对组织的直接钝性打击或间接打击(如震动波等),但不造成组织表面撕裂或出现破口。包括钝形物体的直接打击或高压液体及气体对眼球的冲击引起的眼部损害。这种损害可以是对打击部位的直接损伤,也可以因作用力通过眼内容的传导,引起打击相对应的部位甚至整个眼球的损伤。

一、眼前段挫伤

挫伤使眼组织受挤压造成损伤,眼球的精细结构易由组织变形而被损害。如前房角组织,尤其是小梁网,极易被眼球前部变形所破坏;而睫状肌纵行肌从巩膜突分离,可引起睫状体脱离,使房水进入脉络膜上腔及生成减少,导致低眼压。

(一)角膜挫伤

1. 擦伤(abrasion) 擦伤通常为上皮层缺失,而前弹力层完整。缺损处可由上皮移行、增生(有丝分裂)愈合,不留瘢痕。伤后约1小时,擦伤区边缘的正常上皮细胞变扁平,移行覆盖缺损区,首先移行的是翼细胞(wing cell),然后是基底细胞变扁,并伸出桥粒样连接体。这些移动细胞靠贮存的糖原提供能量。如果整个角膜上皮损伤,通常结膜上皮48～72小时可覆盖,然后靠细胞分裂恢复其正常厚度,数周或数月后,结膜上皮变成角膜上皮的形态。如伴有前弹力层及前基质层缺损,则上皮愈合类似上皮擦伤,但其增生超过正常厚度,形成角膜小凹,而前弹力层及前基质层不修复。

2. 角膜血染(corneal blood staining) 角膜血染是由于血红蛋白降解产物造成的角膜浑浊,由于眼压升高及角膜内皮功能受损两方面原因,后弹力层通常是完整的。病理改变为角膜层间大量点状淡染的颗粒。早期为红色,后期可变为橘黄色,主要位于角膜板层之间,也可位于角膜细胞内及前弹力层。角膜浑浊程度取决于血红蛋白量、角膜内皮健康状况以及眼压升高程度及持续时间。血红蛋白降解产物经过一段时间变成含铁血黄素。因此,早期的血红蛋白用普鲁士蓝染色为阴性,而后期染色为阳性(含铁血黄素)。

3. 角膜层间断裂(corneal lamellar laceration) 力量较大的突然挫伤可使角膜发生层间或后层的断裂。这种断裂,其前层组织可不发生破裂,但其后层如内皮层及后弹力层则较易发生断裂。若内皮层破裂时,房水可进入角膜基质而出现水肿浑浊。如挫伤较重,甚至可致角膜基质断裂,发生全层裂伤者极为少见。角膜层间断裂一般不需特殊处理。

4. 外伤性角膜内皮环(traumatic endothelial ring) 眼部挫伤可引起多处角膜内皮浑浊,可在伤后立即出现,几小时后加重,通常对视功能无影响。病理改变为角膜内皮细胞水肿,伴有纤维素性渗出及白细胞浸润,通常伤后数日消失。研究证明,角膜的正常厚度和透明性,主要通过内皮细胞主动液泵(pump)作用和把房水与角膜基质隔开的物理性屏障作用来维持,眼球挫伤后,受外力震动及冲击波的影响,对角膜内皮细胞产生压力作用,造成内皮细胞暂时性功能"休克",水合作用失调,故出现内皮细胞水肿,进一步引起挫伤性角膜水肿(contusive corneal edema)。经过适当的治疗及新陈代谢等因素的作用,角膜水肿消失,可恢复透明。角膜内皮细胞受伤后不能再生,其缺损面靠周围健康细胞的移行来修复,可出现多形性细胞。

5. 后弹力层破裂(Descemet rupture)往往为产伤所致。组织学上同先天性青光眼所致的后弹力膜破裂一致,即在后弹力膜可见缺损、裂缝。内皮细胞可覆盖裂缝,并可形成新的后弹力膜。但有时断裂的后弹力膜断端卷曲到前房角,伴有内皮增生过度,覆盖前房角。

(二)巩膜挫伤

较轻的巩膜挫伤(scleral contusion)可自愈。严重眼球挫伤可引起巩膜破裂。巩膜有几个薄弱部位,如角膜缘处有巩膜外沟,其内为巩膜内沟(内有Schlemm管、近小管组织及部分小梁网),该处巩膜仅为周围巩膜厚度的一半。其他薄弱部位有直肌附着点后、上斜肌腱附着点鼻侧及视神经筛板处。破裂伤时包括眼球受伤部位的直接破裂，如角膜、角膜缘或巩膜；也可为间接破裂，即眼球在最薄弱处破裂，如角膜缘、直肌附着点后方巩膜或视神经旁（外伤作用力对应巩膜处）。巩膜破裂尤其多见于鼻上角巩膜缘挫伤所致的巩膜破裂，多为球结膜下巩膜破裂，因球结膜薄而富有伸展性，故不易因挫伤而撕破。例如外力作用于缺乏保护的颞下方，可引起鼻上方角膜缘破裂。

（三）前房、前房角、虹膜及睫状体挫伤

1. 前房积血（hyphema） 挫伤后前房积血，由于损伤了虹膜动脉血管，严重时可合并睫状体积血。通常认为，正常角膜内皮当眼压持续升高超过48小时时，可发生角膜血染。但如角膜内皮本身不正常，眼压不升高也可引起血染。前房积血时，血液可阻塞前房角，引起继发性开角型青光眼，包括溶血性青光眼或血影细胞性青光眼（ghost cell glaucoma），前者为溶解的红细胞、血红蛋白及充满血色素的巨噬细胞等堵塞小梁网而继发的急性开角型青光眼。血影细胞性青光眼是由于玻璃体积血进入前房，红细胞内的血红蛋白逸出到细胞外，残余细胞仅为红细胞外壳，故称为血影细胞，这些细胞为圆形且弹性下降，小梁网不能有效地排出（变形能力差），聚集后阻塞房水通道而发生继发性开角型青光眼。病理诊断可通过检查房水标本而确诊，在显微镜下血影细胞形状不规则，胞体无色透明，其内有折光的变性珠蛋白颗粒，即为Heinz小体。但如果发现含有色素的巨噬细胞，则诊断为溶血性青光眼。血液机化还可引起虹膜周边前粘连，导致继发性闭角型青光眼。

2. 前房角挫伤 挫伤可引起小梁网的直接损伤，即小梁网在眼球变形时可被撕脱或破碎。

3. 前房角后退（angle recession） 是由于虹膜根部及内侧睫状体向后移位（除睫状体纵行肌外）形成，其原因是由于对睫状体前表面的撕裂伤。6%的前房角后退眼有青光眼，如范围>240°，则发生率更高。如果挫伤引起前房积血，有60%的眼发生前房角后退。但前房角后退本身与青光眼关系不大，主要表明前房角引流结构的损伤（图2-2-1）。

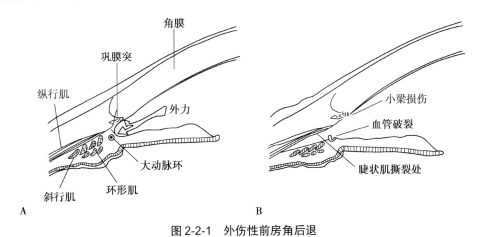

图 2-2-1 外伤性前房角后退

组织学上睫状体纵行肌、斜行肌及环行肌连接较弱。前房角后退时，纵行肌仍附着于巩膜突，后期由于环行肌及斜行肌萎缩，使虹膜根部及睫状体平坦部后移，此时睫状体外形从三角形变成梭形，同时形成小梁网损伤，可引起青光眼。通常在组织切片上，判断有无前房角后退时，沿巩膜突划一平行于视轴的直线，正常时应通过前房角虹膜根部及第1个睫状突，而在前房角后退时，该线远离这些结构（图2-2-2）。

4. 虹膜挫伤 虹膜括约肌有很少的纤维结缔组织支持，瞳孔的突然扩大可引起肌纤维的放射状撕裂。一旦发生破裂，其他部位的括约肌收缩，使损伤处形成一个切迹，引起瞳孔缘的切迹样缺损。这种损伤一般对功能无影响。虹膜根部同睫状体相连处非常薄弱，眼球前部受挫伤时，由于房水向后的压力，使虹膜向后房压陷，有可能引起根部撕裂，为虹膜根部断离（iridodialysis），括约肌部的撕裂也可发生。如损伤虹膜大动脉环可引起前房积血。由于虹膜组织再生能力差，即使手术缝合，伤口也很少增生或愈合。挫伤严重者，可发生局部或全部虹膜急性坏死，随后出现组织萎缩。

5. 睫状体挫伤　挫伤时眼压的突然增高可引起：①由于睫状体纵行肌同斜行肌连接薄弱，外伤易分离，失去支撑的内部睫状体向后移位，引起挫伤性前房角变形，还可引起大动脉环及其周围的血管破裂，导致前房积血、前房角后退；②由于纵行肌附着于巩膜突，挫伤后还可发生外伤性睫状体脱离（cyclodialysis cleft），使房水进入脉络膜上腔，同时房水生成下降，从而使眼压降低。睫状体分离同前房角后退不同，为整个睫状体（包括纵行肌）从巩膜脱离（图 2-2-3）。

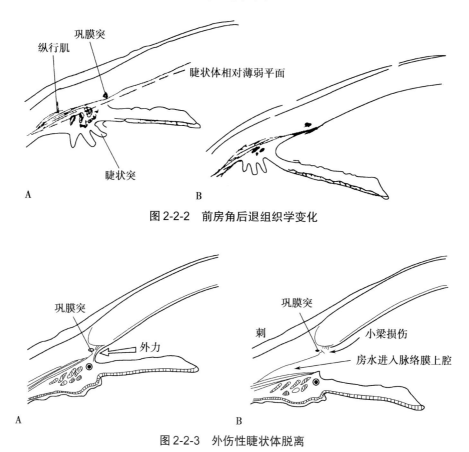

图 2-2-2　前房角后退组织学变化

图 2-2-3　外伤性睫状体脱离

6. 外伤性虹膜睫状体炎（traumatic iridocyclitis）　比较常见，可有严重的纤维素渗出，如处理不及时，可导致虹膜后粘连及周边前粘连，有时同时合并小梁网的纤维化，最终引起继发性闭角型青光眼，即使手术试图分离周边虹膜及角膜之间的粘连也很困难。

（四）晶状体挫伤

晶状体挫伤引起的白内障（囊不破裂），由于晶状体囊及下面上皮细胞和晶状体纤维受损所致，可伤后立即发生，也可数周、数月甚至数年后发生。此外，晶状体后囊在后极部最薄，如果晶状体囊破裂，则白内障可迅速形成。

1. 虹膜印环或 Vossius 环　为晶状体前囊表面的色素环，正好位于瞳孔后方，挫伤时冲击力或挤压作用，使虹膜色素沉着于晶状体前囊表面，呈环状。有时可以消失。

2. 白内障　外伤本身刺激或炎症时，可形成前囊下白内障。其病理基础是晶状体上皮细胞间变成成纤维细胞，导致晶状体前囊下成纤维细胞增生。

3. 晶状体脱位（luxation of lens）或不全脱位（subluxation of lens）　晶状体悬韧带较薄弱，外伤时断裂可导致晶状体半脱位或全脱位。①由于晶状体悬韧带完全断裂，引起全脱位，可脱位到前房或玻璃体内；②如果晶状体悬韧带不完全断裂，晶状体仍位于后房，但位置移动，为半脱位。后部半脱位由于刺激睫状体分泌过多房水易引起青光眼，而悬韧带断裂又可导致玻璃体进入前房。

（五）眼球挫伤与继发性青光眼

有研究显示挫伤性前房积血为导致外伤性眼压升高的首要原因，其次为晶状体脱位、前房角后退等，有时合并有 2 种以上的损伤。眼挫伤引起眼压升高的原因有以下 7 种：

1. 前房积血　常因前房内血液太多、血凝块或破碎的红细胞及血红蛋白和含有血红素的巨噬细胞等阻塞前房角或小梁网间隙而致急性开角型青光眼（溶血性青光眼）。

2. 前房角后退　多数学者认为，外伤性迟发性前房角后退性青光眼是属于继发性的，其发病机制是外伤眼的小梁网损伤后变性和瘢痕化形成，使房水外流的通道受阻导致眼压升高，从而形成青光眼。周文炳等报道，132 只挫伤眼中 123 只眼有前房角后退。说明眼挫伤所致的前房角后退很常见。但前房角后退中青光眼的发生率并不高，仅 2%～10%。彭寿雄等报道，49 例单侧外伤性前房角后退范围≥270°，伤后 17～32 年的患者发生迟发性青光眼者仅 13 例，未发生青光眼者 36 例，认为迟发性前房角后退性青光眼患者很可能本身已具有原发性开角型青光眼的发病基础，而外伤性前房角后退只是一种加速其提早发病的条件。

3. 晶状体脱位及不全脱位　于瞳孔区阻断房水通道造成瞳孔阻滞而致眼压升高。脱位晶状体撞击睫状体，刺激睫状突分泌过多房水，引起青光眼。彭寿雄等报道，挫伤性晶状体脱位产生继发性青光眼的发生率高达 87.74%，该组中由晶状体脱位所致继发性青光眼者占所有挫伤性继发性青光眼的 26.02%，仅次于前房积血所致者。

4. 玻璃体积血　可引起血影细胞性青光眼（ghost cell glaucoma），主要由于退变的红细胞大量释放到前房，阻塞小梁网而致眼压升高。早期可行前房穿刺冲洗，而后期往往需要玻璃体切除联合小梁切除术治疗。

5. 积血或炎症机化　导致周边前粘连，引起继发性闭角型青光眼。炎症还可引起瞳孔闭锁或膜闭引起青光眼。

6. 损伤引起白内障及晶状体溶解性青光眼（phacolytic glaucoma）。

7. 新生血管性青光眼（neovascular glaucoma）　多见于眼部血管性疾病，偶尔见于眼外伤眼内积血及交感性眼炎者。由于视网膜缺氧，产生血管内皮生长因子（vascular endothelial growth factor），导致虹膜表面及前房角新生血管膜形成，发生继发性闭角型青光眼。

二、眼后段挫伤

（一）病理学及病理生理学

眼后段挫伤（contusion of posterior segment）取决于致伤部位及致伤物大小和速度（动能）。受伤开始时眼球前后径受挤压，赤道部扩张，随后很快出现赤道部缩短，前后极扩张。这种后极部及玻璃体的快速变形可导致非致伤部位的损伤，如视网膜震荡（commotio retinae），表现为整个视网膜包括黄斑部呈灰白色，病理改变一般认为细胞外水肿及胶质细胞水肿，并伴有感光细胞受损。急性视网膜牵引，可造成视网膜裂孔，外伤后最常见为截离、马蹄形裂孔，后者多见于玻璃体视网膜粘连处，如玻璃体基底部后缘，最常见于鼻上象限，玻璃体基底部后的严重挫伤也可导致相对于受伤部位不规则视网膜裂孔，挫伤后可有色素上皮破坏、玻璃体和脉络膜积血，通常立即在外伤后发生。动物实验证实直接暴力可造成视网膜破碎。

挫伤实验模型使用子弹垂直射向距角膜缘 2.5mm 的巩膜，在受伤部位以后视网膜立即出现变白、皱褶，同时以受伤部为中心的环形积血性视网膜脱离（表现为视网膜皱褶），此处锯齿缘附近有玻璃体积血。积血性脱离 2 周后消失，玻璃体积血 1 周后吸收，后部视网膜基本正常。在同时有挫伤及穿孔伤时，早期改变基本同上面所述的挫伤后变化，2～3 周时视网膜水肿及积血性视网膜脱离消失。但随后由于前后牵引，又出现后部视网膜全层皱褶，这些皱褶持续到 4 个月的随访观察时间，而不同于单纯挫伤引起的前部皱褶。以后可见到前部周边视网膜向平坦部卷曲前移。因此，挫伤引起的改变基本在前 2 周内，而穿孔伤的表现则发生在约 2 周以后。

用猪眼实验发现，挫伤后立即出现受伤部位的积血，前部脉络膜血管扩张及中性粒细胞浸润，然而第 1 周后，这些变化消失，主要是巨噬细胞的作用。脉络膜血管破裂导致视网膜下积血，可以通过破裂的视网膜进入玻璃体，2 周后，视网膜下积血被纤维膜所替代（由于视网膜色素上皮增生），这同临床检眼镜观察到的一致。对于同时受挫伤及穿孔伤打击的眼,从伤口处的玻璃体内纤维增生膜可以与挫伤部位的视网膜下增生相连。

(二)玻璃体挫伤

眼挫伤时,常伴有玻璃体挫伤。

1. 早期可见玻璃体血液及炎症细胞,造成玻璃体浑浊,晚期可有纤维条索及膜状物形成。

2. 玻璃体可发生后脱离,但受严重外伤时,也可发生玻璃体基底部脱离。

3. 眼内积血后(常为反复小量积血),血红蛋白降解产物血色素堆积,释放出铁可沉着于组织,产生毒性作用,即铁质沉着症(hemosiderosis bulbi),可引起虹膜异色、晶状体前囊下白内障,视网膜变性及小梁网的纤维化(可引起慢性继发性开角型青光眼)。积血较长时间后,前房内可形成胆固醇结晶。

4. 玻璃体闪辉症(vitreous scintillation) 是由于玻璃体积血后,红细胞降解在玻璃体内转变成胆固醇结晶。临床可见玻璃体内有大量的结晶颗粒。其特点有:①通常见于男性40~50岁,多为单眼。②在无晶状体眼,玻璃体内胆固醇结晶可通过瞳孔进入前房。前房内胆固醇结晶也可因前房积血,而无玻璃体积血。这种结晶可在局部稍加热后(如用吹风机)即可溶解。长期的视网膜下积血及渗出也可形成视网膜下的胆固醇结晶。③组织学上,玻璃体内游离的胆固醇结晶可引起肉芽肿性炎症,被巨噬细胞吞噬,或周围有致密的纤维组织包裹。胆固醇结晶用偏振光可看到变色现象。新鲜固定的冰冻切片,脂肪染色阳性。在石蜡切片中,可被酒精和二甲苯溶解。此时在切片中表现为空腔,成为胆固醇裂隙(cholesterol cleft)。

5. 玻璃体疝 在无晶状体眼、晶状体半脱位或全脱位时,玻璃体可脱入瞳孔区或前房引起瞳孔阻滞或阻塞前房角引起青光眼。前房的玻璃体还可对角膜内皮造成损害。

(三)视网膜挫伤

眼球受挫伤时,由于冲击力的作用,病理学改变,可发生视网膜水肿、渗出,严重时有血管破裂和积血。视网膜有一定弹性,视网膜挫伤(retinal contusive injury)时较少发生撕裂。

1. 视网膜震荡 1877年Berlin首先描述,临床表现为:①中心视力迅速下降;②眼底检查视网膜水肿,最终可消失;③视功能可逐渐恢复。

眼前部挫伤可产生后部视网膜震荡(commotio retinae posterior),通常在眼球伤后24小时发生。典型的为直接损伤部位相对应的后部视网膜。其视力恢复程度与眼底改变不平行,可有局部视网膜色素上皮层萎缩或增生,有时色素增生移行非常明显,以致称假性视网膜色素变性,感光细胞可受损害,可发生层间或全层黄斑穿孔。

视网膜震荡多见于黄斑,也可为整个视网膜的水肿,主要病理改变:①外核层细胞受损(可引起永久视力下降);②视网膜色素上皮层增生、向内移行;③数月或数年后发生囊样变性,最终可形成板层裂孔及全层裂孔。Quigley及Gass用猴眼模型发现了感光细胞变性及RPE增生,但没有细胞内或细胞外水肿。Blight和Hart等研究猪眼模型显示挫伤后感光细胞变性,虽没有细胞外水肿,但发现RPE的细胞内水肿,可能由于动物种属差异反应所致。从人的组织学研究显示,外丛状层、外核层水肿,但这种水肿系原发或继发仍不清楚。黄斑可有一个大的囊腔,甚至形成囊肿,破裂后可形成层间或全层黄斑裂孔,还有明显的视细胞变性、RPE增生、变性移行。

2. 外伤性视网膜裂孔及脱离(traumatic retinal tear and detachment) 眼挫伤造成裂孔通常是由玻璃体基底部视网膜损伤,可以是直接损伤或反弹力损伤。外伤性裂孔往往由于外伤后眼球急剧变形,角膜及巩膜弹性较差,眼球在外力作用下变形,造成眼内一些结构的牵引,尤其是玻璃体基底部(正常时此处紧密黏附于视网膜),引起视网膜裂孔,在锯齿缘或紧贴玻璃体基底部附着处后部,这种牵引还容易产生锯齿缘截离,最常见于颞下和鼻上象限。如果单纯玻璃体基底部撕脱,患者症状轻微,可仅感眼前漂浮物(部分玻璃体脱离)。另一种裂孔由外伤部位的视网膜坏死破碎形成,通常在缺乏保护的颞侧发生,这类视网膜裂孔往往合并有视网膜内积血和视网膜水肿,产生大的不规则视网膜裂孔。

3. 外伤性黄斑孔(traumatic macular hole) 其发生与黄斑部视网膜薄弱有关。

发生原因：①视网膜震荡；②视网膜下积血及脉络膜破裂；③囊样黄斑水肿。

发病机制：①挫伤后组织坏死；②黄斑下积血；③玻璃体牵引。挫伤后组织坏死可导致囊样黄斑水肿（CME），大的黄斑囊肿的内层破裂可形成板层孔，如果囊肿内外层均破裂则形成全层孔。这种由黄斑水肿衍变成全层孔需数周至数年。

4．视网膜积血（retinal haemorrhage） 眼球挫伤时，视网膜血管破裂，可发生浅层火焰状积血，积血位于神经纤维层，沿血管走行方向；深层点状积血位于血管后面；视网膜前积血位于视网膜内界膜和神经纤维层或内界膜与玻璃体后界膜之间，积血多时可形成玻璃体积血。

（四）脉络膜损伤

由于脉络膜韧性比视网膜差，更不及巩膜坚固，因而脉络膜损伤（choroidal injury）时易发生裂伤和积血。脉络膜伤口愈合特点：脉络膜外伤时容易引起积血，而且有时积血量很大，这是由脉络膜的组织学特点所决定的（脉络膜血管丰富，40岁以上者脉络膜血管常有硬化）。脉络膜外伤后的修复反应，可产生大量纤维结缔组织。因为脉络膜本身含有大量的血管和丰富的间质，并且位于脉络膜外侧巩膜棕色层和位于脉络膜内面的色素上皮也参加组织修复的缘故。特别是色素上皮细胞层受到刺激后，可以转变为成纤维细胞，形成大块纤维结缔组织。

1．脉络膜破裂（choroidal rupture） 间接的后部破裂比前部受伤部位的直接破裂更常见，呈向心性弧形，以视盘为中心，位于黄斑同视盘之间，通常其上面视网膜是完整的，偶尔可同时破裂。有时荧光素眼底血管造影可显示脉络膜视网膜血管吻合。组织学上为Bruch膜及脉络膜毛细血管层破裂或脉络膜全层破裂，其上的视网膜可正常或萎缩。

2．脉络膜积血和脱离（choroidal haemorrhage and detachment） 脉络膜在3个部位同巩膜相贴附，即巩膜突、涡静脉及视盘周围，这是脉络膜爆发性积血的解剖学基础，也是作眼内容摘除时的特点。

3．外伤性脉络膜视网膜病变（traumatic chorioretinopathy） 可形成假性视网膜色素变性（psudoretinitis pigmentosa，retinitis sclopetaria），往往由于枪弹打在巩膜上引起其下面的脉络膜视网膜损伤。病理改变为视网膜全层萎缩，伴视网膜色素上皮层增生并向视网膜内移行。

（五）视神经挫伤

严重眼挫伤时，可伴有视神经挫伤（optic nerve contusion）。由于巩膜筛板处薄弱，外伤时导致眼球挫伤向前移位或扭转，可发生部分或全部视神经破裂或撕脱（avulsion of optic nerve）。如伴有积血，血液可进入视神经实质或其鞘膜。此外，外伤还可导致视盘水肿，晚期发生视神经萎缩。

（六）身体其他部位损伤导致眼损害

1．Purtscher视网膜病变（Purtscher retinopathy）

（1）发生于胸部挤压伤后，表现为视网膜浅层渗出及积血，荧光素眼底血管造影显示视网膜小动脉壁着色及后极部视网膜毛细血管渗漏。

（2）组织学为棉絮样渗出及积血。

2．视网膜脂肪栓塞（retinal fat embolism） 通常发生于骨折后，尤其多见于胸骨及长骨骨折后，伤后1～2天发生。组织学可见视网膜及睫状血管中有大量脂肪球。

第三节 眼化学伤、热烧伤及电击伤

一、眼化学伤

眼球通过眨眼反射和泪液的缓冲能力，可部分保护其免受化学伤的损害。决定预后的主要因素是化学致伤物的pH值。酸性物质可使蛋白凝固，引起眼部接触部位局部的凝固性坏死，尽管表面损伤非常严重，但坏死组织可对溶液的进一步渗透起屏障作用。碱性物质可使蛋白溶解，包括溶解细胞膜，组织不能形成屏障，溶液迅速渗透到眼内（取决于其扩散系数）。在眼球表面，先破坏角膜上皮，然后进入基质层,溶解基质蛋白,甚至进入前房,而且使暴露的血管(尤其是前睫状血管系统)形成栓塞,甚至坏死,而进一步损害眼前段血液循环。氨水溶液渗透组织最快,其他常见的有氢氧化钠、氢氧化钾及氢氧化钙等。碱烧伤对眼还有远期的损害,在角膜愈合过程中,再生组织释放腔原酶,可进一步引起损害,随着结膜愈合过程,可发生睑球粘连及睑外翻。

(一)酸烧伤

1. 泪液膜可部分缓冲酸烧伤(acid burn),但如酸过量或 pH 过低,如 pH<3.0 可造成损伤,最常见的损伤为角膜结膜炎及虹膜睫状体炎。

2. 酸烧伤部位组织上皮层凝固性坏死,蛋白沉淀,可以防止酸进一步渗透,使损伤限制在表浅组织,而眼内损伤轻微。但如果大量的酸引起上皮缺失后则酸可渗透到眼内造成较广泛损害。

3. 组织学表现主要是角膜及结膜上皮凝固性坏死。

(二)碱烧伤

眼对碱烧伤(alkali burn)不能有效地对抗,尤其是 pH>11 时。碱烧伤引起角膜上皮迅速水肿及坏死脱落,然后便可进一步损害基质及迅速渗透。碱可使结膜血管凝固,渗入眼内可引起晶状体上皮细胞坏死及严重的慢性非肉芽肿样虹膜睫状体炎。临床表现为结膜苍白(由于结膜血管闭塞)。结膜和眼睑的烧伤可引起远期的睑球粘连、睑外翻等后遗症。

在角膜愈合期的前几周,大量胶原酶从角膜上皮释放,少量从中性粒细胞及角膜细胞产生。胶原酶可加重病情,引起角膜软化。

1. 组织学 结膜及角膜的大片坏死伴有结膜血管消失。①如果碱浸入眼内,可引起晶状体上皮细胞坏死及皮质变性;②慢性非肉芽肿虹膜睫状体炎可引起周边虹膜前粘连。

2. 病理过程

(1)急性期最突出的病理改变为组织缺血、水肿和广泛坏死。结膜、角膜上皮细胞崩解脱落,角膜胶原纤维板凝固坏死,角膜细胞坏死消失,为坏死性角膜炎(necrotizing keratitis),并伴多核细胞浸润(从角膜缘进入基质)。结膜和巩膜内微血管血栓形成。眼压可在数分钟内升高,但几小时后下降。

(2)烧伤 2 周后水肿消退,是组织进入再生和溃疡加深、扩大、相互交错的病理过程,亦是组织释放胶原酶(collagenase)的高峰时期。此期结膜、角膜组织中充满了多核细胞及成纤维细胞,结膜及角膜上皮不规则增生,这些均是胶原酶的重要来源。虽然胶原酶存在于正常角膜,而且在角膜伤口中起重要作用,但碱烧伤的角膜似乎对其特别敏感。由于大量胶原酶的作用,使角膜实质、上皮及内皮细胞大部分溶解、坏死,受伤区角膜呈无细胞状态。在部分烧伤时,2～3 周可形成角膜后膜,由角膜细胞间变成纤维细胞而形成。角膜新生血管也随着水肿及细胞浸润而减轻,于 1～2 周开始。由于长时期上皮不能修复及组织局部炎性渗出增多,最终导致瘢痕性睑球粘连及角膜瘢痕性血管化。

(三)催泪弹

引起上皮剥脱,通常不留任何后遗症。

二、眼热烧伤及电击伤

(一)眼热烧伤

眼热烧伤(thermal burn)组织学改变为结膜及角膜表面组织的广泛坏死。

(二)电击伤

1. 电击伤(electric injury) 可导致白内障形成(尤其是头部电击伤)。工业电击伤引起前囊下皮质浑浊,而雷电击伤可造成前后囊下浑浊。

2. 病程 ①早期改变为近赤道部囊下空泡形成;②空泡逐渐形成环状,融合形成葵花样的前囊下白内障;③整个过程达数月到数年。

3. 组织学 可见晶状体上皮细胞增生,变成成纤维细胞。

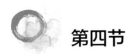

第四节 眼辐射损伤及光损伤

非离子射线对眼部损伤取决于其波长。有报道,微波射线可导致白内障。红外线可被晶状体吸收,引起晶状体囊真性剥脱(true exfoliation),导致吹玻璃工白内障(glassblower cataract)。紫外线则被表面上皮吸收,可引起角膜炎(如雪盲)。

离子射线可对增生活跃的细胞产生损害,如位于晶状体赤道部增生的晶状体上皮细胞对其敏感,可引起白内障。视网膜对射线有一定抵抗力,但血管可受射线损害,引起视网膜坏死或缺血,然后可引起视网膜新生血管、玻璃体积血及新生血管性青光眼。

一、眼辐射损伤(电磁波)

(一)射线种类

波长由长到短。长波(收音机)、微波(雷达及微波炉)、红外线(壁炉、玻璃工)、可见光(日光等)、紫外线(电焊)、激光、电离辐射(波长极短,X射线、γ射线)(图2-4-1)。

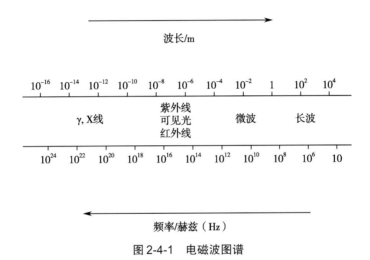

图2-4-1 电磁波图谱

(二)损伤类型

1. 微波 实验证实可产生白内障。

2. 红外线 可导致真性囊剥脱 组织学表现为晶状体囊的分开。须注意同晶状体剥脱综合征的假性囊膜剥脱相鉴别,后者为剥脱物质沉着于晶状体前囊及其他眼内结构。

3. 可见光 达到一定强度及时间,可引起脉络膜视网膜损伤(详见光损伤)。

4. 紫外线 通常被角膜上皮吸收,引起上皮坏死、脱落(角膜炎)。如果能量过大,可引起晶状体损害。雪盲为反射太阳光的紫外线造成。

5. 激光(如氩激光、氪激光等) 可引起视网膜脉络膜破坏性粘连,引起视网膜全层坏死、萎缩。

6. 电离子射线 极大剂量时可引起急性损伤,如视网膜出血和玻璃体积血等;小剂量可发生累积效应,引起结膜血管扩张、角膜上皮角化、白内障、视网膜萎缩、积血及渗出。

二、视网膜光损伤

1966年,Noell等首次建立了视网膜光损伤(retinal photic injury)的实验动物模型,开创了视网膜光损伤研究的新纪元。近年来研究表明,低、中等强度光长时间照射能损伤视网膜,眼科诊疗仪器如裂隙灯、间接眼底镜、手术显微镜及导光纤维等,均可造成视网膜的光损伤。目前认为,光照视网膜可引起3种损伤:①热损伤:光被组织吸收后转化为热能,使局部温度升高;②机械性损伤:视网膜在极短时间内接受强光照射，由于光子冲击和产生电震波而致伤；③光化学损伤：是受低功率、相对较长时间（>10s）的可见光照射，在温度升高不足以引起热损伤时，通过生物化学反应产生的。光毒性损伤多由光化学反应引起，而热也起到了加强作用。损伤最初部位产生于视网膜色素上皮细胞及光感受器。

由于在人体上视网膜光损伤研究有限，建立了大量的动物实验模型，用来研究光损伤的病理机制及临床过程。在 Noell 早期的开拓性研究中，发现大鼠视网膜光损伤有 2 种类型：① RPE 消失及感光细胞核坏死（第一型损伤）：如果升高体温可明显加重此种损伤，而且将大鼠完全暗适应后也可加重光照时引起的损伤，而光照前在循环光（白昼、夜晚交替）饲养后，则同等强度光照不引起明显病变。推测该类损伤可能为视紫红质介导的损伤。同时 Noell 也提出氧化损伤起着重要作用。②仅感光细胞死亡，而 RPE 则正常（第二型损伤）。同第一型损伤相反，持续暗适应在幼龄大鼠可增强对光的抵抗力。

Feeney 和 Burns 也提出氧自由基对感光细胞外段多价不饱和脂肪酸的损害作用。Lawwill 则提出 3 种视网膜损伤机制：①同 Noell 一致，但大鼠视网膜对视紫红质特别敏感；②锥细胞损伤性（用灵长目），即用波长不同光线可损伤红和绿锥细胞；③用持续光照射时引起蓝锥细胞损伤，提出可能是蓝光作用于视网膜组织细胞的线粒体引起损害。

通过研究多种动物模型，Tso 提出光损伤可分为 3 个病理过程：①光照损伤后，感光细胞外段紊乱及空泡变性，线粒体及 RPE 水肿；②巨噬细胞从血液中侵入到视网膜下腔，清除 RPE 及感光细胞碎片，此时巨噬细胞产生大量自由基来帮助消化细胞碎片，但过量的自由基对视网膜组织造成损伤；③感光细胞死亡及 RPE 坏死，然后进入修复过程。巨噬细胞移行取代坏死细胞，血 - 视网膜屏障由于 RPE 坏死而被破坏，但随 RPE 增生可再形成，感光细胞的再生仅形成一些不完整的膜盘结构等。因此，光损伤的一系列病理机制，有些是原发的，有些是继发的。原发因素可能有视紫红质吸收光线、视锥细胞色素、黑色素及光敏感物质等，而继发因素有巨噬细胞反应等。

（张 成 万文萃）

参 考 文 献

1. 张效房，杨景存. 机械性眼外伤. 郑州：河南科学技术出版社，1987：26-65.

2. 李凤鸣. 眼科全书. 北京：人民卫生出版社，1996：3，237.

3. 倪逴. 眼的解剖组织学及其临床应用. 上海：上海医科大学出版社，1993：56-166.

4. 张金嵩，张效房（综述）. 角膜伤口愈合与角膜屈光手术. 国外医学•眼科学分册，1994，18：234.

5. 彭寿雄，周文炳，彭大伟，等. 迟发性前房角后退性青光眼眼压升高机理的探讨. 中国实用眼科杂志，1996，14：269.

6. 郭文毅，孙兴怀. 眼球钝挫伤与继发性青光眼. 中国实用眼科杂志，1996，14：86.

7. 徐丽，蒋慧容，陈君. 角膜创伤治愈与细胞因子. 中国实用眼科杂志，1996，14：390.

8. 郭浩轶. 增生性玻璃体视网膜病变中的生长因子. 眼科研究，1996，14：141.

9. 康宛夏，李光玲，李桂枝，等. 结膜移植治疗眼前节烧伤的组织病理学研究，中国实用眼科杂志，1995，13：92.

10. 范先群，奚渭清. 光损伤性黄斑病变. 中国实用眼科杂志，1996，14：258.

11. 李秋明，宋绣雯. 增生性玻璃体视网膜病变的药物防治. 眼外伤职业眼病杂志，1993，15：309.

12. 肖天林，徐立，姜德咏. 外伤性增生性玻璃体视网膜病变. 眼外伤职业眼病杂志，1992，14：123.

13. 司兆敏，王鸣琴. 实验性球内铁异物包裹组织病理学观察. 眼外伤职业眼病杂志，1994，16：90.

14. Shingleton BJ, Hersh PS, Kenyon KR. Eye trauma. 1st ed. St Louis: Mosby Co., 1991.136-142, 204-211.

15. Yanoff M, Fine BS.Ocular Pathology: A text and atlas. 2nd ed. Philadelphia: Harper & Row Publishers, 1982：131-209.

16. Tso MOM, Retinal diseases. Biomedical foundations and clinical management. Philadelphia: J.B.Lippincott Co., 1988：187-210.

17. Apple DJ, Rabb MF. Ocular Pathology. 4th ed. St Louis: Mosby Co., 1991：96-102.

18. Wilson FM. Ophthalmic Pathology: Basic and clinical sciences course（section Ⅱ）. San Francisco: American Acadamy of Ophthalmology, 1989：47-64.

第三章 眼外伤的视功能损害与评估

眼外伤是眼科疾病中一个特殊系列的领域，眼外伤不仅可损害眼球和视路，还可以累及眼附属器官，损害可从眼睑皮肤表面直到眼眶深部，甚至颅内的视觉神经传递通路，涉及视觉系统的各个部分，致病因子也多种多样，如机械的、化学的等等，可以是锐器或钝器伤。眼外伤可为闭合性眼外伤（closed globe injury）或开放性眼外伤（open globe injury），可来自人为损害，也可来自环境或自然的损害。

眼外伤可以很轻微，如表面异物或浅表皮肤损伤；也可以很严重，导致眼球破裂、眼眶骨折，甚至视路的损害，相应的视功能损害也可能从轻度视力下降到全盲。眼外伤诊疗的最终目的是去除病害，恢复眼的结构与功能，关键是恢复视功能。

视功能的表达有赖于视觉系统的结构完整和机能完善，视觉系统受到创伤后，可出现多种眼组织结构破坏和后果：①屈光成像系统的阻断和障碍，从角膜、晶状体、玻璃体以至视网膜的屈光系统紊乱；②因出血、组织丢失或感染等造成组织损伤，导致视觉传递系统障碍或阻断；③由于疼痛、畏光、溢泪等各种严重刺激症状而致视觉减退。

视功能损害可以造成视力下降（visual deterioration），甚至失明（blindness），使患者非常痛苦，因而在眼外伤的临床诊治中，应在进行眼组织修复和并发症控制的同时，密切关注视功能状态，要通过有效的视功能评估，及时提供医疗和预后判断的根据。重视眼外伤造成的视功能受损状态，是眼外伤诊治中应一直关注的要点。

第一节　眼外伤视功能损害的表现

眼外伤的受伤种类很多，常见的眼球损伤包括眼球穿孔伤（perforation）及挫伤（contusion），眼附属器损伤多见眼睑外伤及眼眶外伤，其他因素引起的外伤多种多样，如酸碱化学伤、热烧伤、冻伤、辐射性损伤、电击伤及应激性损伤等等。由于物理、化学损伤的性质和损伤部位不同，视觉系统的损害也是多种多样的，可造成眼球前段或眼球后段的损伤，甚至全眼球或全视觉系统器官组织的损伤和破坏。

一、眼屈光间质损伤的视功能改变

眼屈光间质（dioptric media）损伤的视功能改变主要为眼前段外伤所致，如角膜浑浊（图 3-1-1）、前房积血、晶状体浑浊（图 3-1-2）或破裂等眼前段组织的损伤，也可合并眼后段的玻璃体积血等病变，因视光学通路障碍而影响图像在视网膜上的投射，视力、对比敏感度、视野和色觉等会受到一定的影响。这类视觉障碍经过手术和药物治疗，屈光间质恢复透明，视功能可较好康复。

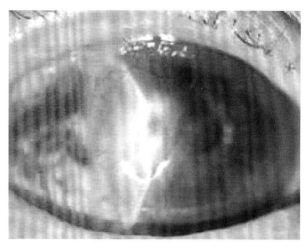

图 3-1-1 角膜浑浊

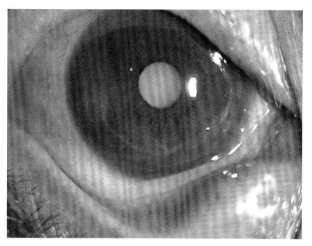

图 3-1-2 白内障

二、神经传递性障碍的视功能改变

主要为眼后段损伤，包括视网膜脉络膜损伤、视神经和视路损伤，如视网膜脱离（retinal detachment）、黄斑孔（macular hole）及视神经挫伤（contusion of optic nerve）等（图 3-1-3，图 3-1-4）。

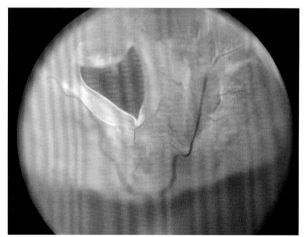

图 3-1-3 视网膜裂孔及脱离

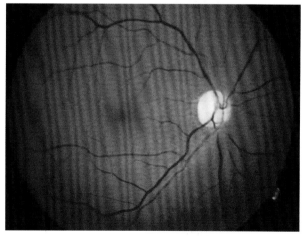

图 3-1-4 视神经萎缩

神经传递性障碍的视功能损害常较严重，主观检查可发现视力、对比敏感度、视野和色觉受到一定的影响，客观检查上可发现视觉电生理检查（examination of visual electrophysiology）异常。

视觉图像投射到视网膜以后，在视网膜和视觉传导通路中产生的生物电，可通过视网膜电图、视觉诱发电位及眼电图等视觉电生理检查记录到，如果视网膜和（或）视路受到损害，这些电生理反应必然受到影响，因此电生理检查可以对视功能进行客观评估。

三、眼位异常所致的视功能改变

由于眼眶外伤，可引起眼眶骨折、眶内出血、瘢痕牵引及组织增生等，造成眼眶异常，睑球粘连、眼位异常、眼外肌及其支配神经损害可造成眼球运动障碍，导致复视及视力受损。

第二节　各种眼外伤的视功能损害特征

一、眼屈光间质损伤的视功能改变

（一）角膜挫伤、虹膜睫状体挫伤、晶状体挫伤的视功能改变

角膜挫伤（corneal contusion）可引起角膜上皮擦伤，有明显疼痛、畏光和流泪，伴有视力减退。

虹膜睫状体挫伤（contusion of iris and corpus ciliare）可引起虹膜与瞳孔异常，瞳孔括约肌受损可引起瞳孔散大，睫状肌受损时可以影响调节功能，使物像在眼底的成像不够精确，从而引起视物模糊。

外伤性白内障（traumatic cataract）可以不同程度地影响视力。晶状体挫伤还可造成晶状体脱位或不全脱位，导致视力下降和屈光异常。晶状体全脱位则可能产生高度远视。

（二）前房积血和玻璃体积血的视功能改变

前房积血（hyphema）多为虹膜血管破裂引起，玻璃体积血（vitreous hemorrhage）多由睫状体、视网膜或脉络膜的血管损伤引起。房水和玻璃体作为屈光间质的重要组成部分，对视网膜的成像起着重要的作用。如果积血量较少，可以仅有轻微的视力下降，如果积血量较多，视力甚至可以降低至光感或手动，这种情况下，视觉心理物理学的方法基本无法测定，如果确需了解视功能的情况，可进行视网膜电图（electroretinogram，ERG）的检查，闪光视觉诱发电位（flash visual evoked potential，FVEP）也有一定的参考意义。

（三）酸碱化学伤的视功能改变

化学性烧伤由化学物品的溶液、粉尘或气体接触眼部所致，根据化学伤的程度不同，可以造成角膜上皮脱落或水肿、角膜浑浊、角膜溃疡、角膜穿孔以及继发粘连性角膜白斑、葡萄膜炎、继发性青光眼和白内障等而影响视力。

二、神经传递性障碍的视功能改变

（一）视网膜脉络膜损伤

1. 视网膜震荡（commotio retinae，Berlin's edema）和视网膜挫伤　眼挫伤后，眼后极部可出现一过性视网膜水肿，视网膜变白，视力下降，轻者视网膜水肿消退后视力恢复良好（视网膜震荡），重者存在明显的光感受器损害、视网膜外层变性坏死（视网膜挫伤），这种患者视力明显减退，对比敏感度阈值增加，多焦视网膜电图（multifocal electroretinogram，mfERG）中央高峰降低或消失，视觉诱发电位振幅降低并有轻度峰时间延长。

2. 视网膜脱离　由于视网膜在神经上皮和色素上皮之间存在潜在性腔隙，在外力作用或牵引下造成这个腔隙分离扩大，即视网膜脱离（retinal detachment），这是眼外伤造成的严重致盲性损害。大部分患者可发现视网膜裂孔，需手术治疗。视网膜脱离导致视觉神经传递障碍，明显影响视力，大片视野缺损或失明。如治疗成功，视网膜复位，视功能可得到改善。视觉电生理检查能客观反映视功能状态。

（二）黄斑损伤

1. 黄斑孔　外伤性黄斑孔（traumatic macular hole）多为全层裂孔，因局部挫伤坏死和玻璃体牵引所致，视网膜周边部也可能因外伤的诱因产生视网膜裂孔，从而引起视网膜脱离。

黄斑孔严重影响视力，很多视力降低至 0.1 以下，多焦视网膜电图显示中央振幅高峰消失或降低，如果合并有视网膜脱离，脱离区可显示相应的视野缺损，视网膜电图出现振幅的下降。

2. 脉络膜破裂　脉络膜破裂（rupture of choroidea）多位于后极部及视盘周围，呈弧形，凹面对向视盘，伤后早期常常可见片状视网膜下出血，出血吸收后可见弧形或条索状视网膜脉络膜萎缩，位于黄斑区及其周围的破裂常常损害视力，对比敏感度和激光视网膜视力都会有相应地降低，多焦视网膜电图可以显示损害的范围及程度，如果破裂位于视盘周围，对相应的神经纤维产生损害时可见弓形暗点，视

觉诱发电位可出现峰时间延长及振幅降低。

（三）视神经损伤

1. 视神经挫伤 眼球及眼眶周围受到钝力打击、车祸或从高处跌落等都可以造成视神经挫伤，患者往往出现视力下降、瞳孔散大，根据受损害的程度可见视野损害，如中心暗点、弓形暗点等，视觉诱发电位显示峰时间延长及振幅下降，大多数患者不能恢复，视神经管骨折时可压迫或损伤视神经，造成瞳孔光反射迟钝或消失，瞳孔散大，视力可在光感以下，闪光视觉诱发电位检查可出现峰时间明显延长及振幅明显降低，严重者记录不到视觉诱发电位波形。

2. 视神经撕脱 眼球受力极度旋转造成眼球向前移位、眼球受挤压使眼内压突然升高致筛板破裂、眼眶穿孔伤使视神经向后牵拉皆可引起视神经从巩膜管向后脱位，造成视神经撕脱（evulsion of optic nerve）。这种情况通常使视力完全消失，表现为无光感，闪光视觉诱发电位波形消失是一个重要的指征。

（四）眼球穿孔伤、视网膜异物及相关的视网膜脉络膜病变

1. 眼球穿孔伤 眼球穿孔伤是严重的眼外伤，甚至可贯穿眼球前后，常伴多种眼球组织损伤，也是并发眼内感染、出血等危险因素的重要原因。眼球穿孔伤同时可发生眼内异物存留。

2. 眼内异物 眼内异物（intraocular foreign body）严重危害视力。眼球一般能耐受不活泼的无菌异物，但金属性异物可引起视网膜的反应，如铜有特别的毒性，可引起急性眼铜质沉着症（ocular chalcosis）和急性炎症，合金铜会引起慢性铜质沉着症，除了引起角膜和晶状体的损害外，异物可沉着在视网膜上，引起视网膜损伤及周围的视网膜脉络膜萎缩，造成视功能的损害。眼铁质沉着症（ocular siderosis）与铜质沉着症相似，也可引起角膜及晶状体的损害，光感受器和视网膜色素上皮细胞对铁质沉着最敏感，损害后的症状为夜盲、向心性视野缺损或失明。视网膜电图对铁质沉着症有特征性改变，在极早期，可能 a 波升高，b 波正常，以后 b 波降低，产生 b/a 波比值下降或倒置，最终也可出现波形熄灭。

（五）眼眶和头颅外伤

眼眶和头颅外伤最易损伤视神经，可波及眼球周围组织，出现眼眶出血、水肿、眼球位置异常等，颅底损伤较易危及视神经颅内段，严重颅脑外伤可涉及视皮层，常致视力严重损害，以至失明。

（六）其他类型的眼外伤

1. 热烧伤及冻伤 高温液体溅入眼内引起的接触性热烧伤及火焰喷射引起的火焰性热烧伤可损伤眼睑及引起角膜浑浊，严重者可造成角膜穿孔及后期的角膜瘢痕形成，从而影响视力，冻伤引起的损害机会较少。

2. 辐射性眼损伤 辐射性损伤包括电磁波谱中各种辐射线造成的损害。红外线损伤主要是热作用，可造成白内障，可见光损害是热和光化学作用，如日蚀性视网膜病变（eclipse retinopathy），强光源和眼科检查仪器的光损伤，都可引起视力的下降和相应的视功能改变，紫外线（ultraviolet）常见于电焊、高原、雪地及水面反光等，主要损害角膜上皮细胞，视力损害较轻；激光的机械性、热作用和光化学作用可引起视网膜炎症和瘢痕；离子辐射性损伤（damage of ionizing radiation）可引起放射性白内障、放射性视网膜病变、放射性视神经病变，严重影响视力；微波损伤可能引起白内障或视网膜出血。

3. 激光性眼损伤 随着激光技术及激光工具的使用，临床上可见激光发生器及激光笔（laser pointer）所引起的黄斑孔，这些黄斑孔常常是外层视网膜凝固性坏死造成的，与激光投射的大小相一致，OCT 上显示边缘陡峭，与挫伤引起的黄斑孔不同。

4. 电击伤 电击伤可产生电击性白内障，严重者可引起脉络膜视网膜损伤，视力下降。

5. 应激性眼损伤 外环境物理因素的改变可以造成眼的损伤，如减压性损害主要表现为视力下降、视野缩小、加速度可引起视物模糊或中心视力下降；大的噪声可能使光敏感度下降、视野缩小及辨色力降低。

三、眼位异常的视功能改变

见本章第一节所述，主要导致复视及视力受损。

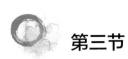

第三节 视功能评估方法及临床意义

正常的眼球结构、合理的眼屈光匹配、透明的屈光间质和正常视觉通路是视觉形成的基础。形成视觉涉及复杂的机制，在视觉的形成中，光学成像（optical imaging）是最基本的功能，视网膜对光线的捕获、光感受器将光能转化为生物电、生物电在神经组织中的传输和处理、枕叶视皮层对图像的辨认是视觉的重要部分。

眼球壁的内层（视网膜）是视觉形成的重要部位，由视网膜色素上皮细胞、视锥细胞 - 视杆细胞层、外界膜、外核层、外丛状层、内核层、内丛状层、神经节细胞层、神经纤维层和内界膜共十层结构所组成。光线刺激视锥细胞（cone cell）和视杆细胞（rod cell）外段后，经过光电转换，在视网膜内将视觉信息从视锥细胞和视杆细胞逐级向双极细胞（bipolar cell）和神经节细胞（ganglion cell）传递，通过视路传递到视皮层（visual cortex）而最后形成视觉。

眼底形态学检查方面，根据眼球的特点有多种光学仪器用于眼后段病变的诊断，如检眼镜、裂隙灯显微镜、荧光素眼底血管造影（fundus fluorescein angiography，FFA）、吲哚菁绿眼底血管造影（indocyanine-green angiography，ICGA）、视网膜地形图（Heidelberg retinal tomography，HRT）等，可以显示眼底不同深度的平面图像，确定眼底病变的部位和范围。眼光学相干断层扫描（optical coherence tomography，OCT）则作为一种非侵入性切片诊断影像技术，能够产生视网膜和其他后段组织的高精度结构图像，显示视网膜的活体切面，现在发展的 Angio-OCT（OCTA）也可通过计算机的处理，呈现视网膜不同深度的结构，两种类型形态学评估的有机结合使我们可以获得视网膜的活体三维结构。

视功能评估方面，其临床测试可分为视觉心理物理学的评估和视觉电生理的评估。视觉心理物理学的光觉（暗适应）、形觉（视力、对比敏感度）、色觉和视野测试等属于主观性的检查，其测试过程受检查者和受检者很多因素的影响，需要受试者在试验的输入通路正常和输出通路正常才能得到正常的结果；视觉电生理的眼电图（electro-oculogram，EOG）、视网膜电图（electro-retinography，ERG）、视觉诱发电位（visual evoked potential，VEP）可以记录视网膜及其视路中各类细胞对光线刺激的电反应，从而客观评估各类细胞的功能，了解视觉信息传导的情况。在平面分布方面，ERG 明视和暗视反应的特性及闪烁反应的视锥细胞系统特性可分离视网膜视杆细胞和视锥细胞系统的反应，而多焦电生理技术可将记录的范围局限在一定的小范围以发现轻微或小范围的病变。

眼病形态学和功能学的综合评估已在眼科临床上得到应用。在眼外伤中，大多数患眼在形态学上存在一定的损害，在外伤的初期，治疗的目的自然在于抢救眼球，减少可能的继发性损害及保持眼球的完整性，在随后的治疗中，对于外伤性视功能损害的评估就显得非常重要，它有利于对患者预后的判断及对确定治疗方案起指导作用。

一、视觉心理物理学检查

（一）视力

视力是眼科检查中最基本的部分，也称为视敏度（visual acuity，VA），是指测量最小可分辨空间目标的大小，即眼睛分辨视野范围中空间距离非常小的两个物体的能力。

我国最常应用的国际标准视力表如 Snellen 视力表的方法，以视角的倒数确定视力，将视标每个臂对应 1 分（1′）视角的行定为 1.0，而对应于 10 分（10′）视角的行定为 0.1，其间再按视角的倒数分为 0.2、0.3、0.4、0.5、0.6、0.7、0.8、0.9 行，加上 1.2 和 1.5 行。国外则以 log MAR 视力表检查为主，近年国内也逐渐引入使用，它以对数原理进行设计，以视标的最小分辨视角（minimal of angle resolution，MAR）的对数记录，行与行之间大小相差 0.1 对数单位（约 26%），视标大小变化均匀，可以保证在表的任意点上和任何观测距离都有相同的意义；每一行有相同数量的视标（5 个），行距均匀。ETDRS（early treament of diabetic retinopathy study）表就是一种对数视力表。

Snellen 视力和 log MAR 视力所表示的意义是不同的,如对应于辨别力为 1 分视角的视标,Snellen 视力记录为 20/20,我国的国际标准视力表记录为 1.0,log MAR 视力等于 0;对应于辨别力为 10 分视角 的视标,Snellen 视力记录为 20/200,我国的国际标准视力表记录为 0.1,log MAR 视力等于 1。log MAR 视力为 0 或负数是正常的,负数表示所辨认的视标视角小于 1 分视角,即优于 Snellen 视力表的 20/20 (即 1.0)的视力。Log MAR 视力记录从 −0.3 到 1.6,共 20 行,每行相差 0.1,每行有 5 个字标。ETDRS 表只采用了其中 −0.3 至 1.0 共 14 行的 70 个视标,视力为 1.1 至 1.6 的 6 行字母通过缩短距离的方式在 必要时补充。

视力检查是眼科的常规检查项目,操作简单及快速,目前在有关眼外伤评估研究中,大多数作者仍 然以视力作为主要的测试指标。

(二)对比敏感度

上述视力检查是在高亮度照明及高对比度情况下的视功能测试,并且只测试中心 1° 范围内的视 觉情况,但现实生活中的物体具有不同的大小、亮度和对比度,需要有相应的测试方法估计受试者的辨 认能力,对比敏感度检查(contrast sensitivity)就是用于估计受试者对大、中、小物体刺激在不同对比度 条件下的视觉敏感性,在一个空间频率范围用对比敏感度作图称为对比敏感度函数(contrast sensitivity function,CSF),如图 3-3-1 所示。测试时用不同 空间频率的条栅测试每种空间频率的对比敏感度 阈值,把各种空间频率的对比敏感度阈值相连就 得到对比敏感度曲线,曲线下方表示可看到的所 有空间频率和对比度的条栅,曲线上方则表示看 不到的空间频率和对比度的条栅。正常人的对比 敏感度函数呈钟形曲线,大约在 5cpd(cycle per degree,周 / 度)处敏感性最高,较高空间频率处 敏感性快速下降,在低空间频率处下降较慢。对 正常人来说,对比敏感度和视力是相关的。屈光 不正造成了视力降低,在对比敏感度上也有相似 的影响。眼外伤引起的眼前段屈光间质浑浊或眼 后段的视网膜脉络膜病变等可以引起对比敏感 度的降低。大多数情况下,轻度损害主要是中频 受损,中度损害以高频损害为主,严重损害则低、 中、高空间频率对比敏感度皆受损。

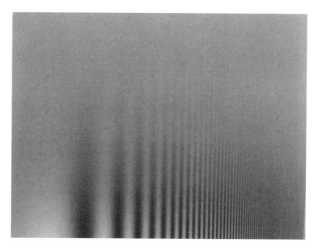

图 3-3-1　对比敏感度

横坐标显示刺激条栅的空间频率从低向高改变,纵坐标显 示对比度从高向低改变。正常人在中频处敏感性最高,在 低空间频率处和高空间频率处下降,因此形成钟形曲线

(三)激光干涉视力检查

激光干涉视力检查(examination of visual acuity with laser interference)通过激光产生两束相位相同 的光线,在一定的装置下形成激光干涉条纹,直接投射于视网膜上进行视力的测试,可以避免屈光间质 浑浊的影响。当外伤患者的角膜、晶状体等屈光间质浑浊时,我们需要判断患者的视力下降是否归因 于这些浑浊的屈光间质、患者的视网膜功能如何、改善屈光间质的透明度后视力能否恢复。在眼外伤 患者,激光干涉视力计(laser interference opsiometer)可用于白内障患者估计术后可能获得的视力,对 于白内障术后晶状体后囊浑浊者可以估计后囊激光切开术后的视力恢复情况,在角膜浑浊、玻璃体浑 浊等患者也有一定的应用价值。

(四)色觉检查

正常人眼除对 380~780nm 的电磁辐射可分辨出约 150 种色调外,还可分辨出自然界存在而光谱 上不存在的 30 多种非光谱色调,若考虑到色调、亮度和饱和度不同,人眼能分辨 13 000 多种颜色,使 人类感受到一个五彩缤纷的世界,获得外界更多的信息和美的享受。

外伤性眼屈光间质浑浊、外伤性视网膜脉络膜病变及外伤性视路病变可引起后天性色觉异常 (acquired color vision abnormality),患者可以双眼色觉相同或双眼色觉不同,往往感到物体的颜色变为灰色或不够鲜艳,也可能有色幻视,色觉损害的程度可随眼外伤病变的改善或恶化而变化。

临床上对于视力很差的患者,可用室光或手电筒光照射红、绿玻璃(镜片箱常规配置)以了解患者对红、绿光的感受性,能够分辨红绿光的患者视功能应该相对较好。对于视力达到 0.1 以上的患者,有三种方法用于色觉的检查:①一般的色觉检查图(color vision plate)除了用于检查先天性色觉异常外,往往还有检测蓝黄色觉异常的图片用于检出后天性色觉异常;②最常用的色觉检查是 FM 100-hue 试验(Farnsworth-Munsell 100-hue test),可对色觉异常进行定性和定量评估,用于病程中的追踪观察,已经得到广泛的应用;③色觉镜(anomaloscope)检查除了常用于估计先天性色觉异常的 Rayleigh 均等外,还设计 Moreland 均等用于检出蓝黄色觉异常等后天性色觉异常,但是操作比较复杂,需要专业人员进行检查。

(五)视野检查

视野(visual field, VF)是指眼睛向前固视时可见到的空间范围,目前基本上应用计算机视野计进行检测,根据眼外伤的部位和程度,临床上可以出现各种视野的改变。

1.暗点　暗点(scotoma)是指光敏感度低于视野中其他点的一个点或一个区域。如果仅仅是对刺激强度较弱的白色/颜色视标或光标辨别不清称之为相对暗点,如果对最大亮度视标或光标均看不见为绝对暗点,生理盲点即为典型的绝对暗点。

1)中央暗点(central scotoma):是指位于中央注视点及其附近的相对性或绝对性暗点,一般指中心10°视野范围之内的暗点。是视网膜黄斑区或视神经黄斑纤维发生病变的一种表现,如黄斑外伤震荡、黄斑区脉络膜破裂和挫伤性视神经病变皆可引起此类改变。

2)旁中央暗点(paracentral scotoma):是指位于中央视野 5°～25°的 Bjerrum 区内视野缺损,其直径大于 5°,深度大于 5dB,在外伤引起前房角挫伤后退而发生青光眼时,可首先累及某一束神经纤维,使该神经纤维传导的相应视网膜局部视觉冲动无法被传导,因此在视野上产生孤立的局限性暗点。

3)鼻侧阶梯(nasal step):为视网膜神经纤维束受到损害的特殊表现,在外伤引起的青光眼早期,由于视乳头上缘和下缘的神经纤维受损不对称,导致视野水平经线上下的光敏感度明显不同,产生上下视野缺损发生错位或缺损深度不一致的表现。

4)弓形暗点(arcuate scotoma):又称 Bjerrum 暗点,是视网膜神经纤维层纤维束损害的典型视野改变。它与生理盲点相连,从上或下绕过注视点,并向周边呈弧形扩展,鼻侧宽于颞侧,然后突然中止于水平经线,与视网膜颞侧弓形神经纤维束的排列与行径相似,弓形暗点虽为青光眼视野损害的典型特征,但任何位于视盘、视神经与视交叉间的神经纤维的病变都可产生弓形暗点。

5)环形暗点(ring scotoma):是环绕上下 Bjerrum 区、由上下弓形暗点环绕中央注视区的鼻侧周边水平合缝相连接而形成,多见于青光眼的视野损害。

2.局限性缺损

1)颞侧楔形缺损(temporal wedge-shaped defect):表现为颞侧视野出现尖端指向生理盲点的相对性或绝对性楔形视野缺损,为青光眼早期视野改变。

2)象限性缺损:是以视野的垂直半径及水平半径为境界的 1/4 视野缺损,又称为象限性偏盲(quadrant anopia),即缺损占据视野的一个象限,多见于膝状体以后视路上的损害和病变。

3)偏盲性视野改变(hemianopia):是视野以正中垂直径线或水平径线为界将视野分为两部分,一半视野缺损,另一半视野正常,颅脑损伤累及视交叉及其以后视路的病变可以引起此种改变。

3.视野向心性缩小　如果大片的缺损直达视野应有的边缘,缺损外缘没有正常视觉,即称为视野缩小,各个方向视野向内均匀内收即为视野向心性缩小(central isopter constriction),在眼外伤中,最多见于视神经萎缩和晚期青光眼等。

4.普遍敏感度下降　整个视野的每一测量点均呈现较低的敏感性称为视野普遍敏感性下降(general reduction of sensitivity)。

5.生理盲点扩大　因为视盘上没有感光组织,所以生理盲点是一绝对盲点(absolute blind spot),其边界陡峭,纵径 9.5°,横径 7.5°,大于此范围时应考虑为生理盲点扩大(blind spot enlargement)。外伤累及视神经及其周围视网膜的情况可以引起生理盲点扩大。

二、视觉电生理检查

临床视觉电生理（clinical visual electrophysiology）是应用现代电生理技术，测定人体视觉系统的电活动的一类检查方法，具有客观性的优点，从二十世纪六十年代开始应用于临床，以后得到不断发展，可用于判断各种疾病对视功能的影响程度、视功能改变可能发生的部位及进行疾病预后的判定和疗效评价。

临床视觉电生理由常规（conventional）临床视觉电生理和多焦（multifocal）临床视觉电生理两大部分组成，前者包括眼电图、视网膜电流图、视觉诱发电位 3 大类；后者主要是多焦视网膜电图（multifocal electroretinogram，mfERG），应用于黄斑部的病变，可以反映出视路不同层次的功能变化。

国际临床视觉电生理学会标准委员会从 1993 年开始进行临床视觉电生理的标准化工作，并在间隔一定时间（5 年左右）进行修订，通过对各种电生理检查进行标准化规定，使之在国际范围内可以进行比较。

（一）视觉眼电图

视觉眼电图（electro-oculogram，EOG）记录眼在暗适应（dark adaptation，DA）和明适应（light adaption，LA）条件下眼静息电位的变动，正常人在暗适应中，静息电位逐渐降低，8～10min 达到最小值，称为暗谷电位，此后电位慢慢升高，暗适应 15min 后改为明适应，静息电位继续升高到一个最高值，称为光峰电位，此后再逐渐下降（图 3-3-2）。临床眼电图间接测量黑暗中静息电位的最小振幅和明适应过程中的最高振幅，通常表达为光峰 / 暗谷比，也称为 Arden 比，比值的正常范围为 2.0 以上，比值 1.5～2.0 为可疑范围，低于 1.5 为异常。

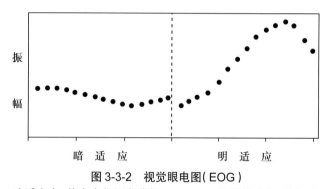

图 3-3-2 视觉眼电图（EOG）

暗适应中，静息电位逐渐降低，8～10min 达到最小值，称为暗谷电位，此后电位慢慢升高，暗适应 15min 后改为明适应，静息电位继续升高到一个最高值，称为光峰电位

EOG 在临床多用于视网膜脉络膜病变时 RPE 及光感受器功能的测定。EOG 的异常主要与弥漫性 RPE 和光感受器功能异常有关，多用于黄斑部遗传及变性类疾病、中周部视网膜脉络膜病变及药物中毒等。在眼外伤中应用较少，如果视网膜脉络膜病变广泛，也可以出现光峰 / 暗谷比降低。

（二）视网膜电图

视网膜电图（electroretinogram，ERG）是对眼睛给以闪光或图形刺激，在角膜记录到的一组视网膜综合电反应，可分为全视野闪光 ERG（full-field ERG，Ganzfeld ERG）和图形 ERG（pattern ERG，PERG）两类。

国际视觉电生理学会标准化委员会的闪光 ERG 标准要求记录六种反应，即暗适应 0.01ERG，暗适应 3.0ERG，暗适应 10.0ERG，暗适应 3.0 震荡电位，明适应 3.0ERG 和明适应 3.0 闪烁光 ERG（图 3-3-3）。

暗适应 0.01ERG 主要记录视杆细胞的反应，暗适应 3.0ERG 主要记录视杆细胞和视锥细胞的混合反应，暗适应 10.0ERG 为高亮度 ERG 反应，主要对屈光间质浑浊及广泛视网膜脉络膜病变的患者有用，可突出记录 a 波，以反映光感受器的功能，暗适应 3.0 震荡电位主要反映视网膜中层的血液循环改变，明适应 3.0ERG 及明适应 3.0 闪烁光 ERG 反映视锥系统的功能。通过各种条件刺激的 ERG 的比较可以区分视锥细胞和视杆细胞的功能。

暗适应闪光 ERG 及明适应 3.0ERG 的波形为双向波，主要的指标为 a 波和 b 波的振幅及隐含期，a 波主要反映光感受器的反应，b 波主要反映双极细胞和 Müller 细胞的功能，通过分析 a 波和 b 波的改变可以区分病变的层次。

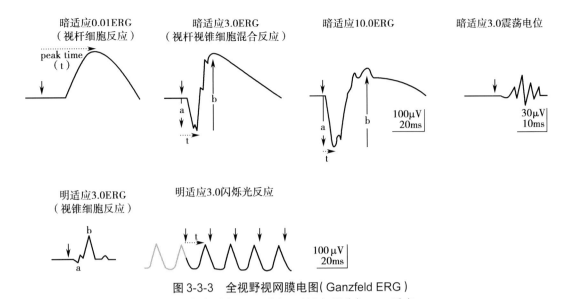

图 3-3-3 全视野视网膜电图（Ganzfeld ERG）
上行为暗适应 ERG 反应，下行为明适应 ERG 反应

图形 ERG 是注视平均亮度恒定的时间调制图形刺激时诱发的视网膜生物电位，其波形为双向波，主要的指标是 P50 和 N95 的峰时间及振幅，主要反映黄斑和视网膜内层功能（图 3-3-4）。用于刺激的图形有棋盘方格或光栅翻转改变等形式。在外伤性病变中，如果黄斑区受损或继发性青光眼可以出现图形 ERG 异常。

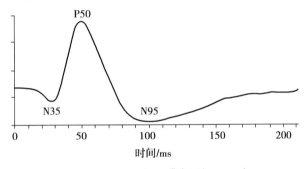

图 3-3-4 图形视网膜电图（PERG）

（三）视觉诱发电位

视觉诱发电位（visual evoked potentials，VEP）是给眼睛以闪光或图形刺激，在枕极部视皮层区域记录到的诱发电活动，又称视诱发皮层电位（visual evoked cortex potential，VECP），是视皮层中枢的电反应通过大脑的容积导体作用反映到头皮表面的电活动变化。图形 VEP 呈现为三相波，主要诊断指标是 P100 波的峰时间和振幅（图 3-3-5），闪光 VEP 由一系列的正波和负波构成，主要诊断指标是 P2 波的峰时间及振幅（图 3-3-6）。VEP 反映了从视网膜到视皮层区完整视路的活动。在外伤性病变，主要应用于外伤性视神经及视路疾病、黄斑部疾病和屈光间质浑浊。

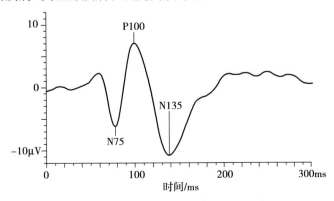

图 3-3-5 图形视觉诱发电位（PVEP）

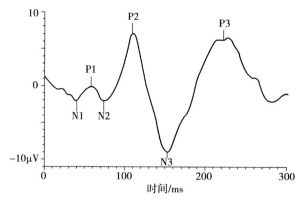

图 3-3-6　闪光视觉诱发电位（FVEP）

（四）多焦视网膜电图

多焦视网膜电图（multifocal electroretinogram，mfERG）测定可以同时记录一定范围内视网膜多个局部区域的电反应，极大地提高了 ERG 检测视网膜局部功能的敏感性。除了将结果以数字或波形曲线形式显示外，还可以三维地形图形式表达，使视网膜功能得以更加直观、明了地展示（图 3-3-7～图 3-3-9）。

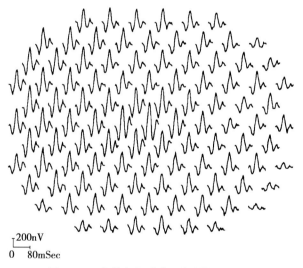

图 3-3-7　多焦视网膜电图（波描记阵列）

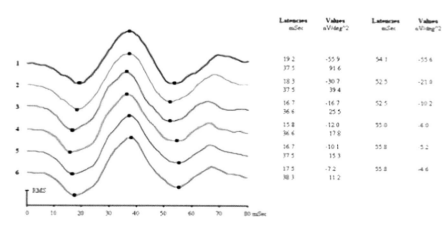

图 3-3-8　多焦视网膜电图（平均波形）

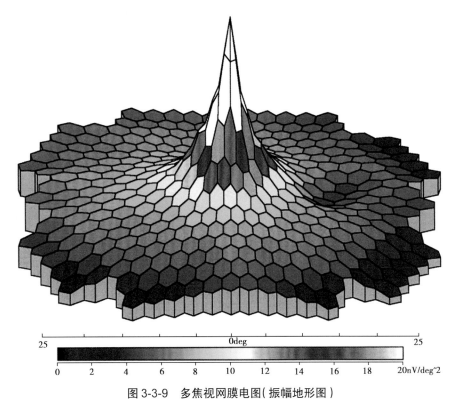

25   0deg   25

0   2   4   6   8   10   12   14   16   18   20nV/deg^2

图 3-3-9　多焦视网膜电图（振幅地形图）
中央注视处视锥细胞反应密度最高，中央注视旁振幅密度迅速下降，周边部视锥细胞反应密度下降缓慢

　　mfERG 振幅分布形式与视锥细胞分布特点相一致，中心凹处反应振幅最大，随离心度加大（远离中心凹），视锥细胞数量减少，mfERG 振幅也逐渐降低。在外伤性病变中，累及黄斑区的视网膜脉络膜病变可以出现相应部位的 ERG 振幅下降或中央振幅高峰消失。

（五）多焦视觉诱发电位

　　多焦视觉诱发电位（multifocal visual evoked potentials，mfVEP）是将多焦电生理描记技术与常规 VEP 记录技术结合产生的一种新的临床视觉电生理技术，测定刺激野中每一个刺激单元所对应部位视网膜及其相应视路的功能改变。

　　mfVEP 在眼外伤上主要应用于青光眼和视路病变的诊断，但其变异较大，重复性不高，限制了其临床应用。

（吴乐正　黄时洲）

参 考 文 献

1. 李凤鸣，谢立信. 中华眼科学. 3 版. 北京：人民卫生出版社，2014：3235-3346.
2. 张效房，杨进献. 眼外伤学，郑州：河南医科大学出版社，1997.
3. 李凤鸣，谢立信. 中华眼科学. 3 版. 北京：人民卫生出版社，2014：287-347.
4. 吴乐正，吴德正. 临床视觉电生理学. 北京：科学出版社，1999：3-415.
5. 吴乐正. 临床多焦视觉电生理学. 北京：北京科技出版社，2004：49-57，155-167.
6. 吴德正，龙时先. 临床计算机视野学. 北京：北京科学技术出版社，2004：293-375.
7. Constable PA，Bach M，Frishman L，et al. ISCEV standard for clinical electro-oculography（2017 update）. Doc Ophthalmol，2017：134：1-9.
8. MeCulloch DL，Marmor MF，Brigell MG，et al. ISCEV stardard for full-field clinical electroretinography（2015 update）. Doc Ophthalmol，2015：130：1-12.
9. Bach M，Brigell MG，Hawlina M，et al. ISCEV standard for clinical pattern electroretinography（PERG）：2012 update.

Doc Ophthalmol，2013：126：1-7.

10. Odom JV，Bach M，Brigell M，et al. ISCEV standard for clinical visual evoked potantials（2016 update）. Doc Ophthalmol 2016，133：1-9.

11. Hood DC，Bach M，Brigell M，et al. ISCEV standard for clinical multifocal electroretinography（mfERG）（2011 edition）. Doc Ophthalmol，2012；124：1-13.

12. Robson AG，Nilsson J，Li S，et al. ISCEV guide to visual electrodiagnostic procedures. Doc Ophthalmol，2018；136：1-26.

第四章　眼外伤的临床微生物学

 第一节　概　　述

微生物（microorganism）在自然界广泛分布，它们的生命活动对人类和动植物的生存有其有益的一面，而且有些是必需的，但是在一定条件下微生物却可作为致病病原体引发疾病。眼外伤的发生，可将自然环境中的、眼周或眼表的微生物直接带入眼内，也可直接或间接地改变眼部微生物的生存微环境。那么，怎样正确理解微生物与眼的关系？在什么情况下眼外伤会引发眼内感染？造成眼内感染的常见微生物有哪些特征？对这些问题的总结和积累，可以帮助眼科医生更好地认识和处理眼外伤后的感染问题。

一、微生物与人类的关系

在人类体表以及和外界相通的腔道中，如肠道、阴道、外耳道、鼻咽腔等，总存在着一些微生物群落，这些微生物群体之间保持着相对平衡的状态，并与人类在长期的进化过程中形成了共生关系，对人类往往无害、甚至有益，所以将它们称之为人类的微生物群系（human microbiome），也称作正常菌群（normal flora）。

在正常情况下，正常菌群与人体保持平衡状态，既不能突破宿主的防卫屏障、超越相对固定的定居范围进入到机体组织或血液，而且机体的防御机制也不能把正常菌群完全清除。根据其与宿主的栖息关系，通常又可将正常菌群分为常居菌群和过路菌群：①常居菌群（resident flora）是与宿主长期相互适应以后持久地存在于特定部位、组成相对固定的一类微生物，也称固有性菌群、原籍菌群，可视为宿主不可缺少的重要组成部分。在人类，分布于皮肤的某些凝固酶阴性葡萄球菌、类白喉杆菌等，分布在肠道的双歧杆菌、乳酸杆菌等，就属于这一类常居菌群；②过路菌群（transient flora）也称外籍菌群，是一类来自周围环境的非致病菌或潜在致病菌，暂时存在于宿主的皮肤黏膜上。

在正常情况下，正常菌群可表现出有利于宿主的生理作用：

1. 防御作用　特定部位的正常菌群往往对其他外来的微生物群有生物拮抗作用。正常菌群的定植依靠与黏膜上皮细胞的紧密结合实现，相对于外来微生物，其稳定状态下的数量较大，具有营养竞争优势，也更容易通过自身代谢产物来影响微环境的 pH 值或释放抗生素，从而抑制外来微生物的繁殖。因此，正常菌群构成了机体重要的生物屏障。

2. 营养作用　正常菌群通过参与宿主机体内的蛋白质、碳水化合物、脂肪及维生素的合成及代谢，实现对宿主的营养物质吸收、代谢与能量转化的调节。

3. 免疫作用　来自正常菌群的抗原刺激，使宿主对相应抗原产生免疫耐受，在菌群失调时，可降低免疫反应对正常菌群和机体自身组织的病理损伤；另外，微生物与宿主的免疫成熟、免疫调节有关。

在病理条件下，一旦正常菌群与宿主之间，或正常菌群各菌种间的平衡被打破，正常菌群中的某些种类也可能引起感染，这类具有潜在致病性的微生物，被称为条件致病菌（conditioned pathogen），也被称为机会性致病菌（opportunistic pathogen）。当宿主体内各菌种间的比例关系发生显著性的改变，特别是常居菌群的数量和密度大幅度下降时，过路菌群获得繁殖机会，其数量和密度相对性大幅度升高，即发生菌群失调（dysbacteriosis）。此时，过路菌种可转化为条件致病菌，某些常居菌种也可以转化为条件致病菌。外伤、长期大量使用抗生素或免疫抑制剂、或者机体免疫功能低下是引起菌群失调的主要原因。

二、微生物与人眼的关系

与其他与外界接触的部位类似，正常人眼周和眼表也有正常菌群定居。眼睑皮肤、眼睑缘处常有表皮葡萄球菌、类白喉杆菌等分布；正常结膜囊内虽可存在无细菌的状态，但是结膜暴露于空气中并且与眼睑皮肤相连，在出生数小时的新生儿的结膜囊即可检测出非致病菌性细菌，因此，正常结膜囊往往存有少量非致病性的常居菌群，如凝固酶阴性的葡萄球菌、丙酸杆菌、类白喉杆菌等。正常结膜囊内也可暂时存有条件性致病的过路菌群，如金黄色葡萄球菌、肺炎链球菌、草绿色链球菌、大肠埃希菌、奇异变形杆菌、铜绿假单胞菌等。

眼表的解剖生理学特征使存在于结膜囊内的常居菌群和过路菌群保持着平衡状态，起到对致病性微生物的抵抗作用，其主要包括以下方面：①完整的结膜和角膜上皮细胞作为天然的物理屏障抵抗外界微生物的入侵，另外，结膜的杯状细胞分泌的黏蛋白、角膜上皮强大的再生能力也都起到对角膜的保护作用，使存在于结膜囊的致病菌被阻隔；②眼睑的瞬目运动和泪液的冲洗作用作为机械性屏障，使致病微生物不易在眼表存留；③泪液中的溶菌酶、乳铁蛋白、补体等作为内源性抑菌物质，具有抑制细菌繁殖或破坏细菌的作用；④眼局部和机体的免疫反应，也参与眼对致病性微生物的防御性免疫，如中性粒细胞、巨噬细胞对致病微生物的非特异性免疫反应。当这些屏障功能及免疫功能遭受破坏，结膜囊内微生物菌群失调，才可以构成致病条件。如角膜受伤后可以发生细菌性角膜溃疡、真菌性角膜溃疡等；内眼手术或开放性眼外伤时可将结膜囊内的致病性细菌带入眼内造成化脓性的眼内炎；在眼部外伤、长期使用糖皮质激素类药物，或者机体免疫功能低下时，条件致病性的微生物也可以引起眼部病变。

第二节　与眼外伤相关的微生物

一、与眼外伤相关的细菌

（一）细菌的致病特征概述

细菌（bacteria）是所有生物中种类和数量最多的一类，是一类重要的原核生物，除通常所指的细菌外，广义的细菌包括了放线菌、螺旋体、立克次体、支原体和衣原体等微生物。人类对于细菌分类的认识在不断进步，目前对细菌种属分类的权威参考书是《伯杰氏系统细菌学手册》（早期版本称为《伯杰氏鉴定细菌学手册》），此书更新周期较长，对于细菌在生物界地位的描述、特别是高级别的分类上在版本间有更新变化，但是"种"作为细菌的基本单位，细菌在属种分类上基本固定，而随着DNA测序、基因组学、生物信息学等学科的发展，某些细菌的分类也在不断更新，甚至经常改变或更名。

细菌的结构特点、繁殖特点及代谢产物等因素构成了细菌对机体组织的致病特征。细菌通常是具有细胞壁、细胞膜、细胞质、核质及核蛋白体等基本结构的单细胞生物，结构简单，缺乏典型的细胞核、细胞骨架以及内质网、高尔基体等膜状胞器。某些细菌还具有鞭毛、荚膜、菌毛等特殊结构，增加了这些细菌的运动能力、抵抗不良环境和宿主防御等方面的生存能力。细菌不进行有丝分裂，而是通过二分裂的方式进行增生，繁殖能力强，可在短时间内大量繁殖。某些细菌在一定条件下由繁殖体通过转变成芽孢来抵抗不良环境，在适宜条件再转化为繁殖体进行不断增生，如破伤风杆菌可通过芽孢形式进入宿主，而通过繁殖体引发疾病。同时，细菌的代谢类型多、代谢产物多，细菌可代谢合成一些具有临床致病性的物质，如热原质、毒素、酶、色素及细菌素等。

细菌对机体组织的毒力决定于侵袭力和毒素的强弱。侵袭力是引起感染的重要条件之一，取决于细菌表面的结构特征以及代谢产生的胞外酶，前者如荚膜及 K 抗原等，后者如血浆凝固酶、透明质酸酶、链激酶、胶原酶、蛋白酶及蛋白分解酶等。这些结构特征可使细菌具有更好的抗吞噬能力，阻碍与抗体或抗菌物质的结合或接触；这些胞外酶可通过分解组织中的透明质酸、胶原蛋白、糖蛋白等蛋白成分，增加组织的通透性，提高细菌及毒素向周围组织扩散性。细菌毒素一般包括分泌到菌体外的外毒素和细菌裂解后释放的内毒素，外毒素可通过干扰机体细胞代谢、直接导致细胞溶解或坏死等方式致病，内毒素可引起发热反应、免疫反应、弥散性血管内凝血及感染性休克等病理变化。

（二）与眼外伤相关的常见细菌

细菌可根据形状、革兰氏染色的反应、生活方式、生存温度及对氧的需求等进行分类。如按对氧的需求分类，可分为需氧菌、厌氧菌和兼性厌氧菌，由于人体不同部位的生存微环境特点与细菌的分布有着重要关系，了解细菌的需氧条件可帮助判断致病菌的临床特点。对于眼部而言，结膜囊穹窿部的多皱襞结构使其为低氧或厌氧状态，这种微环境特点有利于厌氧菌生存，据报道正常结膜囊的厌氧菌检出率可达 32.5%～51.6%。这些结膜囊的正常菌群一般不致病，但是当外伤、手术等原因造成眼的解剖生理屏障破坏、血液供应障碍和氧浓度低下时，厌氧菌大量繁殖可致病，也可与需氧菌和兼性厌氧菌一起引发混合感染。将与眼外伤以及手术相关的常见细菌根据细菌的种属进行归纳列表，以方便临床诊治的查阅和参考（表 4-2-1）。

表 4-2-1　眼外伤相关的常见细菌及致病特点

菌属及代表性菌种	特征概述	致病特点
葡萄球菌属（Staphylococcus） 凝固酶阳性的葡萄球菌 　金黄色葡萄球菌（S. aureus） 　中间葡萄球菌（S. intermedius） 凝固酶阴性的葡萄球菌 　表皮葡萄球菌（S. epidermidis） 　溶血葡萄球菌（S. haemolyticus） 　腐生葡萄球菌（S. saprophyticus）	革兰氏阳性球菌。 广泛存在于自然界。包括空气、水、尘埃中，可常居于温血动物的皮肤和黏膜上。 兼性厌氧，营养要求不高、可变 对干、热抵抗力较强。 医务人员的带菌率可高达 70% 以上，且多为耐药菌株。	睑缘、结膜囊的正常菌群或过路菌群，条件性致病，可因外伤、手术滞留眼内造成眼内感染，是导致外伤后眼内感染的重要病原菌。
链球菌属（Streptococcus） 草绿色链球菌组 　肺炎链球菌（S. pneumoniae） 　草绿色链球菌（S. viridans） 化脓链球菌（S. pyogenes）	革兰氏阳性菌。 广布于自然界，许多种共栖或寄生于人、畜；少数为腐生存在于自然环境。 多为兼性厌氧，营养需要较复杂而不一致 对外界抵抗力不强。 按对红细胞的溶血能力可分为甲型、乙型、丙型三类。 乙型溶血链球菌多为致病菌，如化脓链球菌；甲型溶血链球菌多为条件致病菌，如草绿色链球菌组。	草绿色链球菌组多为人体上呼吸道正常菌群、正常结膜囊的常居菌群，在眼外伤或内眼手术后可致眼内炎。
莫拉菌属（Moraxella） 卡他莫拉菌（M. catarrhalis）	革兰氏阴性双球菌。 曾属于布兰汉菌属，称为卡他布兰汉上呼吸道正常菌群，也见于正常结膜囊。 与奈瑟菌属的菌种在形态学上极相似性。	条件致病菌，在眼外伤或内眼手术后滞留眼内造成感染，不同于多通过血行感染致眼内炎的淋病奈瑟氏菌和脑膜炎奈瑟菌。

菌属及代表性菌种	特征概述	致病特点
假单胞菌属（*Pseudomonas*） 铜绿假单胞菌（*P. aeruginosa*，旧称 绿脓杆菌）	革兰氏阴性杆菌。 专性需氧菌。 普遍存在于土壤、水源处。 人、畜肠道是其主要繁殖场所，为人体皮肤、黏膜、上呼吸道常居菌之一，偶见于正常结膜囊。 本菌不能侵入完整皮肤、黏膜屏障 主要为接触感染，偶为空气传染。 可产生以绿脓素和荧光脓毒素为主的多种色素，可产生弹性蛋白分解酶、胶原酶而使胶原组织迅速崩解。	条件性致病菌，为医源性感染、医院内交叉感染的重要病原菌。角膜上皮受损后可快速造成角膜溃疡，如果穿孔，继而发生眼内炎或全眼球炎；内眼手术、外伤、眼内异物等带入的铜绿假单胞菌所致的感染性眼内炎是灾难性眼病。
嗜血杆菌属（*Haemophilus*） 埃及嗜血杆菌（*H. aegyptius*，或名科卫杆菌） 流感嗜血杆菌（*H. influenzae*）	革兰氏阴性细小杆菌。 寄生在黏膜表面。 需氧或兼性厌氧，培养营养要求严苛。	埃及嗜血杆菌通过眼分泌物、污染物品接触传播，有高度传染性，易在儿童中引起流行性结膜炎，常与沙眼衣原体混合感染，偶致眼内炎；寄生于上呼吸道流感嗜血杆菌偶致内眼术后的眼内炎。
埃希菌属（*Escherichia*） 大肠埃希氏菌（*E.coli*）	革兰氏阴性杆菌。 自然环境中普遍存在，大部分类型为人和动物肠道中常居细菌。 一些特殊血清型的大肠埃希菌对人和动物有病原性。 偶见于正常结膜囊。	条件致病菌，眼外伤、眼手术时可进入眼内，致眼内炎或全眼球炎。
变形杆菌属（*Proteus*） 奇异变形杆菌（*P. mirabilis*）	革兰氏阴性杆菌。 广泛存在于水、土壤、腐败有机物中 人和动物肠道中常居细菌。 偶见于正常结膜囊。	条件致病菌，对角膜致病性强，眼外伤、眼手术时带入该菌或发生混合感染时，可导致角膜溃疡、环形角膜炎等。
克雷伯菌属（*Klebsiella*） 肺炎克雷伯菌（*K. pneumoniae*），又名肺炎杆菌	革兰氏阴性杆菌。 广泛存在于自然界。 人上呼吸道、口腔、肠道中长居细菌。 可见于正常结膜囊。	条件致病菌，在眼外伤或内眼手术患者的眼内液中偶可被检出。
棒杆菌属（*Corynebacterium*） 类白喉杆菌（*Diphtheroid bacillus*） 结膜干燥杆菌（*C. xerosis*）等	一组形态类似白喉杆菌的棒状杆菌。 为鼻咽黏膜、正常结膜囊的常见寄生菌。	多数无致病性或为条件致病菌，可与其他细菌混合感染致眼外伤后眼内炎。
芽孢杆菌属（*Bacillus*） 蜡样芽孢杆菌（*B. cereus*） 枯草芽孢杆菌（*B. sublitis*）	革兰氏阳性大杆菌。 广泛存在于土壤、污水、灰尘中的腐生菌。 经常污染环境。 可为结膜囊过路菌群。	条件致病菌，但机体抵抗力低下时则可引起结膜炎、角膜脓肿，眼外伤后滞留眼内致爆发性眼内炎或全眼球炎，预后不良。
梭菌属（*Clostridium*） 也称梭状芽孢杆菌属 破伤风梭菌（*C. tetani*）	革兰氏阳性杆菌。 专性厌氧，芽孢对外界环境的抵抗力很强。 广布于泥土上层，存在于人和动物肠道。	眼睑、眼眶、眼球深部的创伤或刺伤同时带入被破伤风梭菌污染的泥土或异物。 厌氧环境下繁殖致病或合并需氧菌混合感染时，因需氧菌消耗残余氧气使伤口形成厌氧环境而快速繁殖眼部创伤必须高度重视预防破伤风梭菌感染，清创，开放伤口，注射1 500～3 000IU破伤风抗毒素或250IU破伤风人免疫球蛋白以紧急预防。

菌属及代表性菌种	特征概述	致病特点
产气荚膜梭菌（*C. perfringens*）	粗大革兰氏阳性杆菌。 专性厌氧，存在于土壤、腐败物中。 前房水、玻璃体、眶内吸刺液涂片培养可诊断。	条件致病菌，眼球穿孔伤、眼内异物伤、眶内异物伤感染本菌或混合感染时，急剧发生气性坏疽性眼内炎、全眼球炎、眶蜂窝织炎，预后差。
丙酸杆菌属（*Propionibacterium*） 痤疮丙酸杆菌（*P. acnes*）	革兰氏阳性杆菌，棒状或微弯。 专性厌氧菌或微氧。 共生存在于皮肤、毛囊、汗腺等部位 也常存在于正常结膜囊、睫毛附近。	条件致病菌，外伤或手术侵入伤口，眼内或机体免疫防御功能低下时致病，往往致低毒、慢性、反复发作的眼内炎症。
消化链球菌属（*Peptostreptococcus*） 厌氧消化链球菌（*P. anaerobius*）	革兰氏阳性小球菌，易转阴性。 专性厌氧。 口腔、上呼吸道、肠道、泌尿生殖道、皮肤的正常菌群，也可见于正常结膜囊。	条件致病菌，常与其他细菌混合感染致眼外伤及眼科术后感染。
韦荣球菌属（*Veillonella*） 小韦荣球菌（*V. parvula*）	革兰氏阴性微小球菌。 专性厌氧。 口腔、上呼吸道、泌尿生殖道、肠道等正常菌群，也可见于正常结膜囊。	条件致病菌，常与其他细菌混合感染致眼外伤及眼科术后感染。

二、与眼外伤相关的真菌

（一）真菌的致病特征概述

真菌（fungus）是真核生物中的一大类群，自成一界，与植物、动物和原生生物相区别，其结构上最大不同之处在于真菌细胞壁主要成分为几丁质。真菌遍及全世界，真菌各门的物种之间在形态特征、生存特性和生命周期上都有着巨大的差别。大部分的真菌体积小，以腐生方式在土壤内、腐质上，或者与其他动植物或真菌共生。真菌的繁殖方式复杂，可通过无性、有性及菌丝断裂其中的一种或多种方式进行繁殖。真菌种类繁多，随着鉴定技术的发展，对人类具有致病性的真菌在被不断发现。

真菌有单细胞和多细胞两种类型。单细胞型真菌呈圆形或卵圆形，常见的为酵母菌和类酵母样菌，单细胞真菌通过出芽增生，幼芽成熟后自母细胞脱落，如子细胞延长不脱落，继续发芽成细胞链状的类似丝状物，称假菌丝。假丝酵母菌（*candida albicans*）就属于此类真菌。多数真菌为多细胞型，呈丝状菌，有分枝或不分枝的菌丝体，称为丝状真菌，一般通称为霉菌。真菌的基本结构为菌丝和孢子。孢子是真菌繁殖的一种重要方式，脱落后通过空气播散，易被携带，且抵抗力较强，在适宜环境下生出芽管，逐渐延长为菌丝而继续繁衍。菌丝伸入寄生物、培养基内吸取水分、综合营养的菌丝为营养菌丝，向空气中伸展的菌丝为气生菌丝，由此产生孢子。另外，还有一类双相型真菌，该类真菌因培养条件、生活环境改变而呈现出不同的菌落与形态，其在适宜培养基或病灶组织中，菌落呈酵母型，菌体发芽繁殖；而沙氏培养基室温下培养时菌落为丝状型，镜检可见菌丝体和孢子。荚膜组织胞架菌（*histoplasma capsulatum*）、皮炎芽生菌（*blastomyces dermatitidis*）、申克孢子丝菌（*sporothrix schenckii*）属于双相型真菌，可通过血行播散或淋巴管扩散入眼引起眼内炎。

真菌对营养要求不高，生长较慢，需要较高湿度和氧气。真菌可存在于人体的各个部位，正常人结膜囊内的真菌培养阳性率相对较高，但是其中只有少数具有致病性。正常情况下，眼表面黏膜上皮屏障对外源真菌有明显抵抗。在人体免疫功能低下、眼部受到外伤结构损伤时，真菌侵入眼组织在局部增生，可导致真菌性角膜炎或真菌性眼内炎。真菌感染时细胞免疫起重要作用，而真菌的抗原成分常导致超敏炎症反应而形成溃疡。

眼部真菌感染常用的微生物学诊断方法是病灶区刮片、前房或玻璃体穿刺液镜检，直接用氢氧化钾涂片镜检，或经革兰氏染色、Giemsa染色、嗜银染色后镜检，也可经吖啶橙染色后荧光显微镜下快速检查；临床上也常对病灶区取材进行真菌分离培养，常用的培养基为沙氏培养基、马铃薯葡萄糖培养基；必要时也采用组织切片染色镜检。对于角膜真菌感染目前可采用共聚焦显微镜检查。

真菌对干燥、紫外线耐受性较强，对石炭酸、甲醛等较敏感。一般抗生素对真菌无效，而多烯类药物如两性霉素、那他霉素，咪唑类药物如咪康唑、克霉唑、酮康唑，氟胞嘧啶类药物如 5- 氟胞嘧啶，以及甘露糖糖蛋白合成抑制剂类药物等均有较好抗真菌作用。

（二）眼外伤相关的常见真菌

现将与眼外伤相关的常见真菌按照形态学特征和菌属分类列表，对其生物学特征和眼外伤后致病特征进行总结，方便临床诊治查阅和参考（表 4-2-2）。

表 4-2-2　眼外伤相关的常见真菌及致病特点

菌属及代表性菌种	特征概述	致病特点
丝状真菌		
霉菌属（Aspergillus） 烟曲霉菌（A. fumigatus） 黄曲霉菌（A. flavus） 黑曲霉菌（A. niger） 杂色曲霉菌（A. versicolor） 构巢曲霉菌（A. nidulans）等	最常见的腐生真菌。 孢子在空气中播散，可存留于呼吸道、皮肤、黏膜上。 也是实验室常见的污染菌。	一般不致病，但条件致病，所致眼表疾病主要是角膜溃疡，进入内眼可致眼内炎。
镰刀菌属（Fusarium） 茄病镰刀菌（F. solani） 串珠镰刀菌（F. moniliforme） 禾谷镰刀菌（F. graminearum）	土壤、水、有机物中常见的腐生菌可见于皮肤、呼吸道。	条件致病菌，常致角膜溃疡，可致眼内炎。
青霉菌属（penicillium） **拟青霉菌属（paecilomyces）**	广泛存在于自然界。 正常结膜囊偶可检出。 是实验室常见污染菌。	条件致病菌，可致角膜溃疡、眼内炎。
毛霉菌属（Mucor）	土壤中常见的腐生菌，生长迅速。	条件致病菌，多在糖尿病、酸中毒、或长期使用免疫抑制剂者中发生，可致眼内炎、急性眶蜂窝织炎。
类酵母型真菌、酵母型真菌		
念珠菌属（Candida） 假丝酵母菌（C. albicans，亦称白色念珠菌）	可寄生在正常人体口腔、上呼吸道、胃肠道黏膜。 在皮肤、黏膜暂时存留不致病。	重要条件致病菌，机体免疫低下或菌群失调时致病，眼及其附属器皆可感染。
外瓶霉属（Exophiala） 甄氏外瓶霉（E.jeanselmei）	为甄氏外瓶霉复合体。 酵母样生长菌，可见大量椭圆形出芽细胞，可分泌黑色素。 自然界广泛分布。	偶致角膜炎、眼外伤后眼内炎。

三、眼外伤后眼内炎致病微生物的流行病学

眼外伤后感染性眼内炎（post-traumatic infectious endophthalmitis）约占眼内炎病例的 25%～31%，与内源性眼内炎、内眼手术后的感染性眼内炎等其他形式的眼内炎相比，外伤后眼内炎的常见致病微生物及临床危险因素具有一定的特殊性。外伤后眼内炎和内眼手术后继发的眼内炎最常见的致病微生物类型都是葡萄球菌属的凝固酶阴性的葡萄球菌（coagulase-negative staphylococci，CNS），主要包括表皮葡萄球菌、腐生葡萄球菌、溶血葡萄球菌等，可能是由于这些细菌多是存在于眼周皮肤和结膜囊的正常菌群，最易被带入眼内，条件性致病。与内眼手术后继发的眼内炎相比，革兰氏染色阴性的铜绿假单胞菌属和梭菌属是外伤后眼内炎的常见致病性细菌。虽然国外研究数据提示链球菌属、芽孢杆菌属是外伤后眼内炎的主要菌属，但是，来自我国中山眼科中心的数据提示链球菌属和芽孢杆菌属在外伤后眼内炎致病微生物中的比重并不高。由于链球菌、铜绿假单胞菌和梭菌属的产气荚膜杆菌引起的眼内炎的预后往往比凝固酶阴性葡萄球菌引起的眼内炎更为严重，在临床上需要引起重视。与眼穿孔伤后的感染性眼内炎相比，眼内异物伤带入病原菌导致的感染性眼内炎的发生几率更高，特别是受到土壤

污染的异物外伤,其致病性微生物的检出率明显升高。在眼内异物伤继发的眼内炎中,最常见的致病菌是表皮葡萄球菌、铜绿假单胞菌属和厌氧的梭菌属。来自国内外不同研究机构对外伤后眼内炎微生物检测的研究结果不尽相同,这些异同可能是由于研究人群、病例选择、病例数量、研究年代、研究方法等方面的差异造成的(表4-2-3)。

眼外伤后继发的真菌性眼内炎的发生率明显低于细菌性眼内炎,其发生率约为0~17%,但是对于眼外伤的致伤物为树木或其他植被的病例,当继发眼内炎时需要考虑真菌感染或者混合感染的可能。念珠菌、曲霉菌和镰刀菌是眼外伤后较常见的致病性真菌。

表4-2-3 不同研究组对外伤后眼内炎微生物鉴定的研究数据比较

研究组(国家,收集时间)	微生物检测阳性率[1]	革兰氏阳性菌比例					革兰氏阴性菌比例		真菌比例			多重感染比例
		CNS[2]	金黄色葡萄球菌	链球菌属	芽孢杆菌属	其他革兰氏阳性菌	铜绿假单胞菌	其他革兰氏阴性菌	曲霉属真菌	假丝酵母菌	其他真菌	
Affeldt 等(美国,1969—1985)	52.9%(27/51)	18.5%		11.1%	25.9%		3.7%	11.1%	3.7%		14.8%	11.1%
Thompson 等(美国,1985—1991)	55.9%(19/34)	42.0%	10.6%	5.3%	42.1%							15.8%
Alfaro 等(美国,1981—1989)	58.3%(21/36)	4.8%	9.6%	4.8%	19.1%			9.5%				47.7%
Verbraeken 等(比利时,1976—1991)	72%(18/25)	40.0%	4.0%	16.0%	16.0%			12.0%		4.0%	8.0%	
Duch-Sampers 等(西班牙,1983—1992)	58.8%(10/17)	30.0%			20.0%			20.0%				30.0%
Abu el-Asrar 等(沙特阿拉伯,1993—1998)	66.7%(18/27)	22.2%	5.6%	11.1%			11.1%	27.8%		5.6%	5.6%	11.1%
Lieb 等(美国,1995—2001)	41.0%(16/39)	35.0%		5.0%	20.0%			10.0%			5.0%	25.0%
Essex 等(澳大利亚,1998—2000)	76.5%(13/17)		7.7%	15.4%	15.4%	7.7%	7.7%	23.1%				23.1%
Asencio 等(西班牙,1996—2008)	80.0%(12/15)	25.0%			33.3%				8.3%	8.3%	8.3%	8.3%
FRIENDS 研究组(法国,2004—2010)	76.5%(13/17)	38.4%		30.7%	15.7%			7.8%				7.8%
中山眼科中心(中国,1990—2009)	45.4%(414/912)	39.1%	1.7%	0.3%	8.7%	4.5%	7.8%	21.2%	7.3%	5.0%	4.5%	2.7%

1. 微生物检测阳性率=微生物检出阳性患眼数/眼外伤后眼内炎患眼数

2. CNS:凝固酶阴性的葡萄球菌

四、微生物鉴定与外伤后眼内炎的诊断

外伤后眼内炎主要根据外伤后眼部的临床特征进行诊断，对于眼内液样本的实验室微生物的培养及抗生素敏感性实验对眼内炎的诊断和治疗具有重要的临床指导意义。目前报道显示，眼外伤后眼内炎实验室微生物的培养或鉴定的阳性率为17%～81%，阳性率的差异可能是由于纳入研究的患者特征、样本收集方式、微生物培养条件等因素的不同。目前聚合酶链式反应（polymerase chain reaction，PCR）检测作为传统微生物培养的互补性诊断方法，可在一定程度上提高微生物的阳性检出率。

值得注意的是，眼内微生物培养阳性并不是诊断眼内炎的充分条件。换句话说，细菌的"存在"并不总能引起有临床症状的眼内炎。约1/3的外伤眼眼内液细菌培养呈阳性的患者并不出现任何眼内炎的临床症状，而具有典型眼内炎临床症状的眼外伤患者的眼内液微生物培养阴性率可以达80%。所以，是否将眼外伤患者的眼内液的微生物培养作为常规实验室检查项目存在争议。因此，对于微生物培养阳性的病例，也必须结合眼部表现才能诊断眼内炎，而临床高度疑似的眼内炎，即使在没有微生物学证据的情况下也应被诊断为眼内炎。

（万光明　李福祯）

参 考 文 献

1. 张效房，杨进献. 眼外伤学. 郑州：河南医科大学出版社，1997.

2. 杨朝忠. 临床眼科免疫学. 北京：人民卫生出版社，2012.

3. 起月昕，苑广盈. 医学细菌名称及分类鉴定. 3版. 济南：山东大学出版社，2013.

4. Teweldemedhin M，Gebreyesus H，Atsbaha AH，Asgedom SW，Saravanan M. Bacterial profile of ocular infections：a systematic review. BMC ophthalmology，2017，17（1）：212.

5. Sheng Y，Sun W，Gu Y，Lou J，Liu W. Endophthalmitis after cataract surgery in China，1995-2009. Journal of cataract and refractive surgery，2011，37（9）：1715-1722.

6. Pijl BJ，Theelen T，Tilanus MA，Rentenaar R，Crama N. Acute endophthalmitis after cataract surgery：250 consecutive cases treated at a tertiary referral center in the Netherlands. American journal of ophthalmology，2010，149（3）：482-487 e481-482.

7. Nicoara SD，Irimescu I，Calinici T，Cristian C. Outcome and Prognostic Factors for Traumatic Endophthalmitis over a 5-Year Period. Journal of ophthalmology，2014，2014：747015.

8. Long C，Liu B，Xu C，Jing Y，Yuan Z，Lin X. Causative organisms of post-traumatic endophthalmitis：a 20-year retrospective study. BMC ophthalmology，2014，14：34.

9. Keynan Y，Finkelman Y，Lagace-Wiens P. The microbiology of endophthalmitis：global trends and a local perspective. European journal of clinical microbiology & infectious diseases，2012，31（11）：2879-2886.

10. Gokce G，Sobaci G，Ozgonul C. Post-Traumatic Endophthalmitis：A Mini-Review. Seminars in ophthalmology，2015，30（5-6）：470-474.

11. Gentile RC，Shukla S，Shah M，Ritterband DC，Engelbert M，Davis A，Hu DN. Microbiological spectrum and antibiotic sensitivity in endophthalmitis：a 25-year review. Ophthalmology，2014，121（8）：1634-1642.

12. Dehghani AR，Rezaei L，Salam H，Mohammadi Z，Mahboubi M. Post traumatic endophthalmitis：incidence and risk factors. Global journal of health science，2014，6（6）：68-72.

13. Cornut PL，Youssef el B，Bron A，Thuret G，Gain P，Burillon C，Romanet JP，Vandenesch F，Maurin M，Creuzot-Garcher C，Chiquet C，French Institutional Endophthalmitis Study，Group. A multicentre prospective study of post-traumatic endophthalmitis. Acta ophthalmologica，2013，91（5）：475-482.

14. Endophthalmitis Vitrectomy Study Group. Results of the Endophthalmitis Vitrectomy Study. A randomized trial of immediate vitrectomy and of intravenous antibiotics for the treatment of postoperative bacterial endophthalmitis. Archives of ophthalmology，1995，113（12）：1479-1496.

15. Vaziri K, Schwartz SG, Kishor K, Flynn HW, Jr. Endophthalmitis: state of the art. Clinical ophthalmology, 2015, 9: 95-108.

16. Roy R, Panigrahi PK, Pal SS, Mukherjee A, Bhargava M: Post-traumatic Endophthalmitis Secondary to Keratomycosis Caused by Scedosporium apiospermum. Ocular immunology and inflammation 2015: 1-3.

17. Rishi E, Rishi P, Koundanya VV, Sahu C, Roy R, Bhende PS. Post-traumatic endophthalmitis in 143 eyes of children and adolescents from India. Eye, 2016, 30(4): 615-620.

18. Du Toit N, Mustak S, Cook C: Randomised controlled trial of prophylactic antibiotic treatment for the prevention of endophthalmitis after open globe injury at Groote Schuur Hospital. The British journal of ophthalmology, 2017, 101(7): 862-867.

19. Bhagat N, Nagori S, Zarbin M. Post-traumatic Infectious Endophthalmitis. Survey of ophthalmology, 2011, 56(3): 214-251.

第五章 眼外伤免疫学

 第一节 眼外伤免疫学相关知识

一、眼的免疫结构与功能

眼睛是一个发育完善的微型免疫器官，眼外伤或病理情况下可发生各种类型的免疫应答（immune response）。由于它具有独特的解剖和生理结构特点，又有别于全身免疫应答，因而形成独特的免疫生理学（immuno-physiology）和免疫病理学（immuno-pathology）特征。

（一）眼的屏障结构及功能

机体的屏障（barrier）作用是构成机体非特异性天然免疫（non-special natrual immune）的第一道防线，主要包括机械性屏障作用、体液屏障作用和细胞性屏障作用，其他非特异性杀菌作用还有一氧化氮系统、呼吸爆破杀菌、氧依赖性杀菌系统和非特异性吞噬细胞系统。

1. 机体主要的非特异性免疫屏障（non-special immune barrier） ①机械屏障：上皮细胞、黏膜细胞、眨眼阻止微生物进入；②化学屏障：汗液中脂肪酸、溶菌酶和酸性 pH 抑制细菌生长；③生物屏障：皮肤结膜正常菌群及其分泌物抑制致病菌生长；④体液屏障：补体溶菌、杀菌、调理和趋化，β- 溶素溶菌、乳铁蛋白、溶菌酶溶菌，干扰素抑制细胞内病毒复制，白介素 -1 诱导急性期蛋白合成、杀菌和调理；⑤细胞屏障：中性粒细胞、多形核中性粒细胞吞噬作用，参与炎症反应。巨噬细胞吞噬作用、杀菌、抗原递呈等。天然杀伤细胞和淋巴激活的杀伤细胞杀病毒、杀肿瘤细胞。酸性粒细胞杀寄生虫。

2. 反应性氧中间产物（reactive oxygen intermediates） 指在吞噬作用激发下，通过呼吸爆发，激活白细胞和巨噬细胞细胞膜上的还原型辅酶和还原型辅酶Ⅱ，使分子氧活化，生成超氧负离子（O_2^-）、游离羟基（OH^+）、过氧化氢（H_2O_2）和单态氧（$^1O_2$），产生杀菌作用，但同时也可引起血管内皮损伤和血管通透性增加。

3. 反应性氮中间产物（reactive nitrogen intermediates） 指巨噬细胞活化后产生的诱导型一氧化氮合酶（iNOS），在还原型辅酶Ⅱ（NADPH）或四氢生物蝶呤存在条件下，催化 L- 精氨酸与氧分子反应，生成胍氨酸和一氧化氮，对病原微生物或肿瘤细胞产生杀灭作用。在炎症过程中，一氧化氮与氧反应可产生羟自由基和 $ONOO^-$ 等毒性代谢产物，主要引起血管平滑肌松弛、血管扩张、血小板的聚集和黏附。一氧化氮也参与葡萄膜炎的发病。

嗜中性粒细胞（neutrophilic granulocyte）的一些代谢产物可以增强固有性或适应性免疫应答，主要抗微生物多肽有防御素（defensin）、溶菌酶（lysozyme）、乳铁蛋白酶（lactoferritinase）和丝氨酸蛋白酶（serine proteinase）。防御素是在人体中广泛分布的一类多肽，也存在于泪液中。

眼球是一个免疫豁免器官，其中血-眼屏障存在的意义在于有选择性地透过血液中的有用物质，排除无用物质，维持最适宜的眼内生物环境。血-眼屏障包括血-房水屏障、血-视网膜屏障和血-视神经屏障等。

（二）血-眼屏障

1. 血-眼屏障（blood-eye barrier）

（1）血-房水屏障（blood-aqueous barrier）的形态结构：血液中的大分子蛋白质物质或细胞不易进入房水中，这一现象称之为血-房水屏障。这一屏障的主要结构是睫状体和虹膜，第一个是上皮屏障，位于睫状体的无色素上皮和虹膜后上皮层；第二个是内皮屏障，这个屏障限制分子运动越过虹膜血管壁。房水主要由睫状突分泌产生，但血浆中的大分子物质则不易进入房水中，这一屏障作用决定于睫状体上皮细胞之间的紧密连接。影响这一屏障作用的因素有外伤、内眼手术和眼部炎症，这一屏障被破坏的标志是房水中蛋白质含量升高，出现房水浑浊，严重者出现虹膜后粘连或前房角粘连。

1）睫状体（ciliary body）：睫状体上皮分为无色素上皮和色素上皮二层。无色素上皮的基部衬于后房，色素上皮的基部在睫状体基质上。色素上皮向后和视网膜色素上皮相连续，向前和虹膜的前上皮层相连续。无色素上皮在锯齿缘部和视网膜的神经部连续，向前和虹膜后上皮合并。无色素上皮的紧密连接是阻挡循环中大分子物质的主要部位，紧密连接是细胞间接触的区域，由二层结合在一起的质膜所组成，产生不可渗透的封闭作用。

2）虹膜（iris）：虹膜血管的内皮细胞缺乏小孔，通过紧密结合连在一起。虹膜血管内皮细胞的紧密结合较不坚固，在前房穿刺、局部应用组织胺或前列腺素后，较易开放，不同于视网膜血管的坚固紧密连接。虹膜上皮和虹膜前衬覆盖在虹膜后面的上皮，是睫状上皮的延续，也包含着二层细胞。虹膜基质的前表面，衬有一层类似包埋在虹膜基质中的那种细胞。当示踪剂注射到血液后，就从睫状体基质的渗漏性血管中弥散到虹膜根部，适当时间以后，侵及虹膜基质到达前房。某些血浆成分有可能通过同样的途径进入前房。

（2）血-房水屏障的临床意义：由于血液、眼组织和眼内液之间，不断进行弥散性交换，几乎所有影响眼部和血液成分或其流量的任何情况，都会对血-眼屏障及眼内液的组成产生某种影响。角膜中央部，必须通过有高度通透性的内皮细胞，从房水中取得大部分养料。角膜内皮的正常性和它的液泵功能，以及角膜的透明性，直接依赖于浸洗角膜内皮的媒质的化学成分。动物实验证明，晶状体（crystalline lens）中代谢先导物如各种氨基酸等的浓度，直接取决于它们在房水中的浓度。睫状突在调节各种眼内液，供给无血管的晶状体和中央角膜所有营养需要方面，起着主要作用。并通过后房和玻璃体间的交换，给予视网膜神经外胚叶以化学环境。此外，房水的产生率必须保持适当水平，以便维持正常眼压。在葡萄膜炎、外伤等病变时，常伴有血-房水屏障的破坏。

2. 血-视网膜屏障

（1）形态结构：血-视网膜屏障（blood-retina barrier）的内屏障为视网膜毛细血管内皮细胞的紧密连接，血管内皮细胞之间由粘连小带和闭锁小带组成，使视网膜毛细血管具有严格的选择性通透作用，有用的营养物质通过这一屏障进入视网膜内。外屏障由视网膜色素上皮细胞的紧密连接组成。当视网膜发生缺血缺氧或炎症损害时，就可导致内屏障破坏，使视网膜毛细血管通透性增加，导致一些视网膜疾病的发生。

1）视网膜血管（retinal vessels）：视网膜血管的内皮间连接和身体其他血管的内皮间连接不同，它们有特别广泛的带状闭锁小带封闭细胞间空隙，完全包围了内皮细胞的界面。这种相邻细胞膜外层的广泛融合区，显得十分坚固，较之虹膜血管者更为坚牢。内皮细胞和它们的连接复合结构是血-视网膜屏障的主要部位。

2）视网膜色素上皮（retinal pigment epithelium）：阻止从脉络膜来的任何物质穿透到视网膜。研究显示相邻的色素上皮细胞是被广泛的带状闭锁连接起来，类似于视网膜血管内皮细胞间连接。

（2）血-视网膜屏障的临床意义：几乎每种视网膜疾病，特别是视网膜血管性病变和色素上皮病变，都有血-视网膜屏障的破坏。血-视网膜内层屏障破坏的代表性疾病是糖尿病性视网膜病变，病理学改变有后极部视网膜毛细血管的内皮细胞异常消失,电镜下见有内皮细胞膨胀、变性以及基底膜肥厚、空泡形成。荧光素眼底血管造影下可见多个毛细血管瘤,末稍有毛细血管闭塞,表现为软性"渗出斑"和荧光素渗漏(fluorescein leakage),荧光素的渗漏说明有血-视网膜屏障的破坏。

3. 血-视神经屏障

(1)形态结构:视神经不是一般的周围神经,而是中枢神经的一个向前突出的神经束。以往对血-视神经屏障(blood-optic nerve barrier)这一概念存在许多争议。有人认为在血液和视神经之间存在血-视神经屏障,也有学者认为视盘区缺乏血-视神经屏障。运用血-脑屏障特异性标记物和内源性毛细血管通透性示踪剂,发现视盘筛板前区毛细血管缺乏典型的血-脑屏障特性,而筛板区、筛板后区毛细血管具有血-脑屏障特性。目前研究结果认为在血液与视神经之间确实存在有血-视神经屏障,屏障的结构基础可能是视神经和软脑膜毛细血管内皮细胞及其紧密连接,选择性通过血液中的有用物质,维持视神经内环境的相对稳定。

血-视神经屏障特性作为血-眼屏障的重要组成部分,同样具有限制血源性免疫效应细胞和分子进入的特点。与其他部位的血管相比,在正常生理状态下支配视神经的复杂的血管网具有显著限制血源性细胞和分子进入眼内组织的特性。因此,在某种程度上阻断了免疫应答的传出通路。血-视神经的屏障特性严格限制了血源性细胞和分子进入眼内,而血流中的免疫效应物,包括致敏T细胞和抗体等也大部分被此屏障阻挡在视神经之外。因此,血-视神经屏障特性是眼睛最重要的防御机制之一,其特殊的防御能力及其相关机制对预防和减少视神经炎症发生,减轻外伤、炎症、缺氧等损伤具有重要意义。

(2)血-视神经屏障的临床意义:①血-视神经屏障与炎症:炎症是造成血-视神经屏障特性破坏的主要因素(图5-1-3);②血-视神经屏障与外伤:视神经外伤、肿瘤压迫视交叉等均可造成血-视神经屏障的破坏,可能原因是外伤直接破坏了视神经结构,血管内皮遭到破坏,导致血-视神经屏障的直接破坏,而肿瘤的慢性生长,较长时间的压迫、侵袭及分泌损伤因子使视神经发生炎性水肿,进一步加重了视神经和血管内皮的损伤,继发造成血-视神经屏障的破坏,从而成为视神经损伤的间接破坏作用;③血-视神经屏障与酶:近年来研究发现当血-视神经屏障功能被破坏时,金属蛋白酶(matrix metalloproteases,MMP)的表达明显下调,表明MMP-9与维持血-视神经屏障的完整性密切相关。应用MMP阻止剂后,MMP-1和MMP-2水平升高,视神经损伤得以改善,血-视神经屏障特性得到保护;④血-视神经屏障与药物:高渗脱水剂是临床常用的降眼压药物,可以引起血-眼屏障的开放。同样缺氧、炎症状态可以导致血-视神经屏障特性破坏,渗透性增加。在炎症状态下,视神经血管内皮的通透性增加,屏障的药物通过率也会增加。

4. 血-眼屏障评价的研究方法　临床上研究血-眼屏障破坏的方法有裂隙灯显微镜检查法、荧光素眼底血管造影法、玻璃体荧光光度测量法和激光房水蛋白细胞检测仪测量法。裂隙灯显微镜检查法是一种主观定性检测方法,影响因素多,敏感性低。荧光素眼底血管造影可根据荧光素是否通过屏障和扩散增加证明血-视网膜屏障的破坏。玻璃体荧光光度测量是一种玻璃体内荧光素定量分析法,它可以检查检眼镜下和血管造影出现改变之前的任何变化。激光房水蛋白细胞检测仪是一种无创性检查设备,可非接触地定量检测房水蛋白,对血-眼屏障破坏程度进行定量分析,具有高度敏感性和可重复性,主要用于研究眼前部的炎症变化和血-房水屏障的破坏。

二、前房相关性免疫偏离

在具有免疫活性的个体,如果在某一特殊解剖部位接种或移植具有免疫原性的细胞或组织,这些细胞或组织可以长期存活,这一部位就可称为免疫偏离部位(immune privilege site)。人体主要免疫豁免部位有眼、脑、肝脏和某些内分泌器官等,其中眼的免疫偏离现象更为人们所关注,主要偏离组织有前房、玻璃体、视网膜下腔和角膜基质层。眼部免疫偏离的相关因素有血-眼屏障,缺乏淋巴引流、眼内液引流到全身循环中,MHC I类/II类和共刺激因子表达减少等。下列因素也与免疫偏离相关:①补体抑制:眼内液中含有多种补体调节蛋白,如膜共因子蛋白(membrane cofactor protein)、decayaccelerating factor（DAF）和 CD59，这些分子可保护眼内组织免遭补体介导的免疫应答性损害；②克隆清除：Fas-L 仅表达于角膜、虹膜、睫状体和视网膜组织中，Fas-L 在这些组织中的表达，可清除在这些组织中的 Fas⁺T 细胞，进而不再发生免疫应答；③克隆无能：房水中含有的免疫调节物质有 TGF-β2、游离皮质醇和白介素 -1 受体拮抗剂等，TGF-β2 可明显抑制 T、B 细胞的活化增生。这些物质可明显抑制初始 T 细胞分化增生，抑制其产生细胞因子（如 IFN-γ）。当抑制了 TGF-β2 作用后，初始 T 细胞就可活化和分泌 IFN-γ；④免疫偏离：前房以无血管和淋巴管的角膜为前壁，以晶状体为后壁，其中充满房水，是"免疫豁免部位"。将同种组织植入实验动物眼前房内可诱导产生特异性抗体，但不能诱导迟发型超敏反应，这种现象称为前房相关免疫偏离（anterior chamber associated immune deviation，ACAID）。其作用机制是抗原接种到前房后通过眼局部的抗原递呈细胞经血到达脾脏，选择性地激活调节性 T 细胞，抑制抗原特异性的迟发型超敏反应和补体结合抗体的发生，保留抗原特异性致敏的细胞毒 T 淋巴细胞（CTL）反应，这种免疫应答的特点是细胞介导的 DTH 和同种异体排斥反应受到抑制，但保持了正常的体液免疫和细胞毒性 T 细胞反应。

1. 前房相关性免疫偏离的诱导机制

（1）解剖学特点：正常角膜组织中无血管和淋巴管，阻止免疫系统对移植抗原的识别，限制免疫效应细胞和分子进入移植的角膜组织，为角膜移植排斥反应提供了一个相对屏障；眼内缺乏淋巴引流通道，房水中的抗原物质通过血液排出眼外。血 - 眼屏障等解剖结构的存在使血源性免疫效应细胞和分子无法进入眼内，并使抗原性物质几乎全部经房水引流通道进入血循环到达脾脏，从而引发偏离的免疫应答。但是当眼外伤眼内炎症、角膜新生血管和角膜中央有朗格汉斯细胞时，则不能诱发 ACAID。房水中含有某些免疫抑制成分，具有显著的免疫抑制作用，如细胞因子（cytokine）、神经多肽（neuropeptides）和生长因子（growth factor），如 TGF-β、TNF-α、IL-10、前列腺素（prostaglandin）、黑素细胞刺激激素 -α（melanocyte stimulating hormone alpha）、活性肠肽、降钙素基因相关多肽以及某些抗补体活性物质等。

（2）免疫学机制：虹膜、睫状体和小梁网（trabecular meshwork）的血源性树突状细胞、单核细胞等抗原递呈细胞捕获抗原后，移行至脾脏，将抗原多肽递呈给脾脏的 B 细胞，再由 B 细胞将抗原以耐受原的形式递呈给 T 细胞，激活抗原特异性致敏的细胞毒 T 细胞，从而抑制某些超敏反应的发生。当诱导 ACAID 的细胞毒 T 细胞在别处再遇到相同抗原时，也可以同样产生局部免疫抑制微环境，抑制免疫性炎症。

ACAID 的主要特点有：①抑制抗原特异性迟发型超敏反应（antigen-specific delayed-type hypersensitivity，DTH）；②抑制补体结合性抗体的分泌；③产生抗原特异性致敏的细胞毒 T 淋巴细胞；④产生抗原特异性非补体结合性抗体（antigen-specific non complement-binding antibody）。

（3）ACAID 的意义：ACAID 是一种复杂的主动调节机制，具有以下重要的生物学意义，如：

1）ACAID 与自身免疫性葡萄膜炎（autoimmune uveitis）：正常的视觉活动有赖于眼组织结构的完整性，由于眼组织易受生物、理化、代谢等方面的损害，为了保证正常的视觉功能，需要一系列防御炎症的机制，其中 ACAID 就是重要的防御机制之一。

2）ACAID 与组织移植：角膜移植的成功率很高，角膜移植片的长期存活与 ACAID 的存在有着密切关系。应用供体脾细胞或供体角膜内皮细胞注射到受体前房，诱导 ACAID 后再行角膜移植的成功率明显提高，而提前切除脾脏的受体移植片几乎全部排斥。但在有大量角膜新生血管的情况下，由于存在朗格汉斯细胞，ACAID 难以形成，从而使移植片迅速发生排斥，与正常的角膜植床相比，其排斥发生率较高。如果先行前房注射抗原诱导 ACAID，再行角膜移植，则可提高角膜移植的成功率。

3）ACAID 与单纯疱疹病毒感染：由单纯疱疹病毒（herpes simplex virus，HSV）引起的角膜基质炎是免疫性炎症，病毒特异性 T 细胞，特别是诱导 DTH 的 T 细胞是造成角膜基质损伤的主要细胞。在首次感染的眼球，HSV 引起一过性 ACAID，在此期间不会发生 DTH，从而避免严重的免疫性角膜炎的发生；但再次感染或复发性角膜炎症，由于角膜中央存在有朗格汉斯细胞，不能诱导产生 ACAID，可发生 DTH 反应，引起基质型角膜炎症。

4）ACAID 导致眼内肿瘤生长：ACAID 也有对机体有害的一面，由于肿瘤抗原（tumor antigen）诱导 ACAID，因此注入前房的肿瘤细胞可以持续生长。ACAID 导致机体免疫力低下，宿主不能将肿瘤细胞限制在眼内，更易导致肿瘤发生全身转移。

5）ACAID 与急性视网膜坏死：疱疹病毒感染眼部可引起急性视网膜坏死（acute retinal necrosis），实验证明与 HSV 抗原诱发的 ACAID 有关。HSV 病毒首先在出现 ACAID 的眼内大量繁殖，但病毒特异性 DTH 的缺陷促使病毒通过中枢神经系统扩散至对侧眼，最终发生脑炎和对侧视网膜坏死。

2. Fas/FasL 系统　正常组织中存在有散在的不完整细胞及其细胞碎片，其形态不同于病理性死亡的细胞坏死，而是属于生物学中的"凋亡"改变。通过对凋亡信号传导途径的研究，发现凋亡诱导因子 Fas 和凋亡诱导配体 Fas-L（Fas ligand）系统在其中起主要作用。

 ## 第二节　眼外伤免疫病理学特征

一、组织损伤和免疫屏障破坏

眼外伤引起的眼部组织和细胞损伤常常破坏了眼固有的免疫屏障结构，如角膜穿孔伤破坏了角膜组织的天然免疫屏障结构，病原体可直接进入眼内引起感染。角膜的真菌感染（fungal infection of cornea）可引起角膜组织的免疫反应，表现为病灶周围的免疫环或卫星灶。晶状体的外伤（trauma of lens）致晶状体皮质溢出，抗原暴露，可引起晶状体源性眼内炎（phaco-endophthalmitis）。睫状体部位的眼外伤导致抗原暴露，刺激机体产生免疫反应，可引起交感性眼炎的发生。

二、眼部的炎症

炎症（inflammation）是具有血管系统的活体组织对致炎因子所发生的一种以防御为主的局部和全身一系列复杂反应，以局限和消灭损伤因子，清除和吸收坏死组织或细胞，并修复损伤。其中血管反应是炎症过程的中心环节。炎症反应的有利一面是有利于局限、消灭致炎因子；清除坏死组织；液体渗出、稀释毒素，促进局部再生、修复。炎症反应的不利一面是加重组织损害，对机体有潜在的危害性，严重的过敏反应可危及生命。

（一）炎症的病因

凡能引起组织和细胞损伤的因素均能引起炎症，主要致炎因素如下。

1. 生物性因素　细菌（bacteria）、病毒（viruses）、立克次体（rickettsia organism）、支原体（mycoplasma）、真菌（fungus）和寄生虫（parasite）等感染是炎症最常见的原因。这些致炎因子可在人体内繁殖，产生和释放毒素，直接导致细胞和组织损伤，也可诱发免疫应答和炎症。其致病作用与病原体的数量、毒力以及机体反应有关。

2. 物理性因素　机械性损伤（mechanical injury）、高温（high temperature）、低温（low temperature）、放射线（radiation）、紫外线（ultraviolet rays）以及电击（electric shock）等可造成组织损伤，引起炎症反应。

3. 化学性因素　外源性化学物质如强酸（strong acid）、强碱（strong alkali）等，内源性化学物质如坏死组织的分解产物和体内代谢所产生的尿酸（purine trione）、尿素（urea）等，可引起炎症反应，或造成组织损伤后发生炎症反应。

4. 免疫应答　各种超敏反应或某些自身免疫性疾病可造成组织和细胞损伤，导致炎症。Ⅰ型超敏反应可引起过敏性结膜炎、Ⅱ型超敏反应和Ⅲ型超敏反应参与葡萄膜炎的发病、Ⅳ型超敏反应参与结核病（tuberculosis）的发生和角膜排斥反应（corneal rejection）等，某些类型的角膜炎（keratitis）、葡萄膜炎（uveitis）、Vogt-小柳原田病（Vogt-Koyanagi-Harada syndrom）和白塞综合征（Behcet's syndrome）等与自身免疫应答有关。

（二）炎症的基本病变过程

炎症局部的基本病理变化包括局部组织的变质、渗出和增生，有的炎症以变质性改变为主，有的以渗出性改变为主，有的则以增生性改变为主；早期一般以变质和渗出为主，后期以增生为主。不同类型的炎症或炎症的不同时段,三者的变化程度不同,并在一定条件下互相转化。

1. 变质　变质(alteration)是指炎症局部组织发生变性和坏死,是致炎因子引起的以损伤为主的过程。实质细胞的变质表现为细胞水肿、脂肪变性以及凝固性或液化性坏死等,结缔组织的变质表现为黏液样变性、纤维蛋白样坏死等。

2. 渗出　渗出(exudation)是指炎症局部组织血管内的液体和细胞成分通过血管壁进入组织间隙、体腔、黏膜表面和体表的过程。以血管反应为中心的渗出性病变是炎症的重要标志,渗出过程包括血流动力学改变、液体渗出和细胞渗出。

3. 增生　增生(proliferation)是在致炎因子和组织崩解产物的刺激下,释放相应的生长因子,促使细胞炎症局部增生。在炎症早期,增生改变常较轻微,在炎症后期或慢性炎症时增生改变则较明显。增生具有防御意义,可使受损组织得以修复。一般来讲,炎症过程中的变质属于损伤性改变,而渗出和增生属于抗损伤反应。但是过度增生,可形成瘢痕组织,影响器官的正常结构和功能。

(三)眼部炎症的临床表现和全身反应

1. 局部表现　炎症局部的临床表现,以体表的急性炎症最为明显,表现为红、肿、热、痛和功能障碍。

2. 全身反应　虽然炎症病变主要在局部发生,但也受机体全身的影响,同时又影响全身,两者相互联系、相互制约。在严重的炎症性疾病中,病原微生物可在体内蔓延扩散,出现明显的全身反应。

(四)炎症的结局

不同类型的炎症过程、持续时间、病变程度和结局各不相同。

1. 影响因素　炎症的结局常与下列因素有关。

(1)致炎因子致炎因子的种类、致病力强弱、数量及其作用时间等可影响炎症的过程,例如化脓性细菌(pyogenic bacterium)常引起化脓性炎症,结核杆菌(mycobacterium tuberculosis)常引起肉芽肿性炎症。致炎因子的致病力强弱影响炎症的过程,如轻度烫伤仅引起皮肤血管充血,中度烫伤会引起皮肤产生水疱,重度烫伤会引起皮肤组织坏死。致炎因子的数量及作用时间也与炎症的发生、发展关系密切,如少量致病菌进入机体可不致病,大量致病菌进入机体可引起炎症性疾病。

(2)全身因素机体的营养状态、免疫状态、内分泌状态等可影响炎症的结局。全身营养不良既影响机体抗病能力,也影响机体的修复能力。机体免疫功能低下,容易引起感染。糖皮质激素可抑制炎症反应,并可引起病原微生物在体内的扩散。

(3)局部因素局部组织的血液循环较差(如动脉硬化、静脉淤血),也影响炎症的愈合。保持局部良好的血液循环,可促进炎症的愈合。

2. 炎症的结局　炎症的结局表现为痊愈、慢性化和蔓延扩散。

(1)痊愈:机体免疫力较强或经过适当的治疗后,病原微生物被消灭,炎症区坏死组织及渗出物被溶解吸收,通过周围健康细胞的再生修复,最后完全恢复其正常的结构和功能,称为完全痊愈(complete healing)。如果机体免疫力较弱,炎症区坏死范围较大,周围组织、细胞再生能力有限,或渗出的纤维蛋白较多,不容易完全溶解吸收,则由增生的肉芽组织长入,形成瘢痕(scar)或粘连(adhesion),而不能完全恢复其正常的结构和功能,称为不完全痊愈(incomplete healing)。如果瘢痕组织过多,可引起功能障碍(dysfunction)。

(2)慢性化:如果机体免疫功能低下或治疗不彻底、致炎因子持续或反复作用于机体,则使炎症迁延不愈,并可使急性炎症转为慢性炎症。

(3)蔓延扩散:如果机体免疫功能下降、病原微生物数量大或毒力强,或不能有效控制感染时,病原体可在局部大量繁殖,向周围组织蔓延扩散或经淋巴道扩散,引起局部淋巴结炎,或经血道扩散引起菌血症(bacteremia)、毒血症(toxemia)、败血症(septicemia)或脓毒血症(sepsis),严重者可危及患者生命。血行蔓延是指病原微生物进入血循环,并蔓延到其他脏器。菌血症是指血中有细菌但未大量繁殖,不引起症状,细菌可很快被杀灭。毒血症是指细菌毒素或毒性产物进入血流,出现全身中毒症状(寒战、发烧等)或休克。败血症是指细菌进入血流并大量繁殖,产生毒素,引起全身中毒症状。脓毒败血症是指化脓菌引起的败血症,除有败血症表现外,还可在器官或组织内形成多发性脓肿。

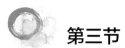

第三节　眼外伤免疫学

眼外伤可有意外性眼外伤和人为性眼外伤。前者常见有机械性眼外伤（图 5-3-1，图 5-3-2）、热损伤（图 5-3-3）、化学伤（图 5-3-4，图 5-3-5）及辐射性眼外伤等。对这种外伤的研究，是根据其眼外伤免疫的损害情况，注重其伤后如何处理。后者则是为对某种眼病治疗的需要，不得不施行外科或其他损伤性治疗。在治疗某种眼疾的同时，不可避免地对相关眼组织产生损伤。因此如何以最小的损伤获得最好的治疗效果，则是现今我们研究的重点课题，也是本章在眼外伤免疫方面要讨论的重点。眼外伤对眼免疫系统的损害，莫过于对眼屏障功能的破坏，这也是本章重点讨论的内容。

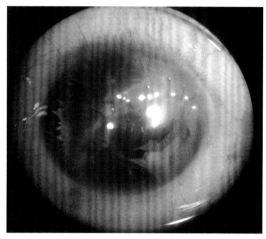

图 5-3-1　严重眼前段外伤
角膜穿孔、虹膜断离及脱出术后

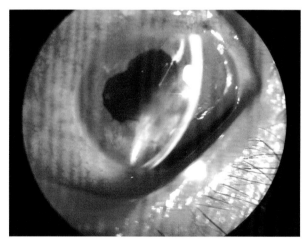

图 5-3-2　角膜外伤术后无晶状体眼

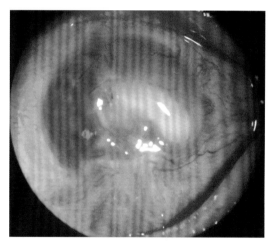

图 5-3-3　角膜烫伤（铝水）
角膜溶解，假性胬肉

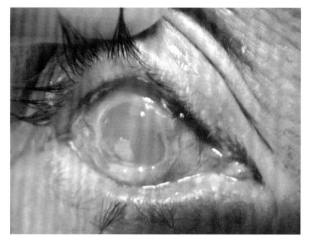

图 5-3-4　眼表化学伤
伤后角膜上皮不愈合

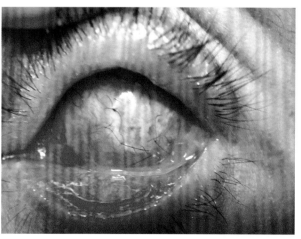

图 5-3-5　眼表化学伤
伤后行羊膜覆盖

一、角膜的外伤与免疫

(一)角膜上皮外伤与免疫

1. 角膜上皮细胞的屏障功能　角膜上皮(corneal epithelium)是外界环境与基质间的屏障,由5~6层上皮细胞组成,总厚度50~100μm,分为表层的鳞状细胞(squamous cell),其下的翼状细胞(wing cells)和基底层的杯状细胞(goblet cell)。上皮细胞平均寿命5~8天,细胞更新由角膜缘干细胞(limbal stem cells)分化而来。各层细胞中细胞间的连接复合体(junctional complex)主要为桥粒结构(desmosome),至少有一层细胞间的紧密连接(tight junction)或闭锁小带(zonulae occludentes)。角膜上皮层的结构,为角膜和内眼构成了一较严密的屏障,对保护角膜和内眼免受病原体侵害起重要作用,同时还能阻止泪膜的水分向基质渗透,故对维持角膜含水量的恒定及其透明性也有重要作用。

2. 角膜上皮细胞的外伤修复

(1)小范围上皮外伤的修复:小范围的上皮损害,可由邻近上皮细胞移向上皮缺损区进行修复。有人在动物实验中发现,在角膜上皮做一小范围创伤大约1小时后,创面临近的上皮开始向缺损区扩展、移行,主要移行细胞为翼状细胞,表层的鳞状细胞也有同样的移行表现。基底细胞变扁,并也有较小幅度的移行表现。原细胞间的紧密并指连接(tight interdigitation)被打断,仅仍由伸展的胞浆桥粒使细胞互相连在一起,和其下的细胞的附着也绝不完全分离。一经移到缺损区,亦即实质层表面的细胞,即和其邻近细胞紧密连接附着,离创缘较远的细胞,再附着到这些细胞之上。上皮细胞在受损区域以"流动"方式进行,即第一个细胞前进、定位并附着;随之第二个细胞从其后上来,越过第一个细胞,定位、附着;然后第三个细胞又越过前两个细胞,定位。大约在24小时之内、缺损区的细胞呈现为基底细胞的外观,并开始增生,并逐渐形成其正常的分层结构。

(2)上皮层完全去除后的再生:角膜上皮细胞完全从前弹力层剥下后,能迅速再生。来自角膜缘的新增生的上皮细胞,可在24小时之内形成一层新的上皮细胞,完全覆盖于角膜表面。这一新形成的单层上皮继续分裂增生,并在几周内分化为完整的4~6层的角膜上皮。据早年研究报道,新形成的上皮细胞层开始尚保留结膜细胞的生物特性,但逐渐向角膜上皮转化,至第6周时,在形态学和组织学上已与原来的角膜上皮层无甚差别。

(3)角膜上皮的修复与角膜缘干细胞近年来的大量研究结果表明,角膜上皮细胞的更新及组织再生的源泉是角膜缘干细胞。角膜上皮的创伤愈合也是如此。

如前所述,在角膜上皮缺损的愈合过程中,上皮细胞是呈向心性运动的。有人研究发现,直径8mm的角膜上皮缺损,较直径4mm者愈合得快。说明周边角膜上皮增生力强。同时还发现,角膜中央的二次损伤,上皮愈合速度较第一次快。此乃由于初次损伤后,周边部上皮细胞通过其向心性运动,已移至创缘之故。这些均说明角膜缘和角膜缘干细胞对上皮损伤愈合所起的重要作用。

当角膜缘受损或功能不良时,上皮损伤愈合障碍,或呈现为异常愈合(subnormal healing)。有人在动物实验中,对角膜缘正常和角膜缘损害两组的中央部上皮创伤的愈合状态进行观察,发现角膜缘受损者近一半愈合延迟,一半以上有新生血管出现,亦即出现了异常愈合;而角膜缘正常者,无一出现此种情况。

有人观察了部分角膜缘外伤者的角膜上皮愈合过程,发现其具有独特表现。其上皮细胞运动首先起自残存的角膜缘部上皮细胞,并使整个角膜缘上皮化,而后自角膜缘部开始出现向心性运动。在角膜缘部上皮未完全上皮化之前,中央部上皮不可能愈合,说明中央部上皮外伤的修复,依赖于角膜缘部上皮的完整。

当整个角膜及角膜缘部上皮缺损时,周围结膜上皮可通过移行覆盖缺损面。是否呈现为正常角膜上皮愈合,取决于角膜血管化与否。当无新生血管时,移行上去的结膜上皮,经过几个阶段的转化,最后完全失去杯状细胞,而形成角膜样上皮。这一过程称为结膜转向分化(conjunctival differentiation)。若在修复过程中有角膜新生血管出现,结膜转向分化过程将受到抑制,杯状细胞持续存在,即始终保持结膜上皮的表征。在正常情况下,角膜缘部上皮可以阻止结膜上皮侵入角膜,只有角膜缘受损时,干细胞的缺失才会导致角膜上皮的侵入并呈现结膜转向分化障碍。

目前一般认为，角膜缘干细胞未完全丧失者，最终角膜上皮可表现为角、结膜两种表型，并可受角膜血管化的调节。若角膜缘干细胞完全丧失，结膜转向分化作用将不复存在，表现为角膜上皮结膜化，新生血管形成，角膜将失去透明性。

（4）生长因子与角膜上皮损伤修复

1）表皮生长因子：人们在离体培养的动物角膜实验研究中，早就发现表皮生长因子（epithelial growth factor，EGF）有促进角膜上皮增生的作用。培养的家兔及人的角膜上皮细胞、实质层角膜细胞及内皮细胞均能编码 EGF 及其受体的 mRNA。后来进一步证实了 EGF 对角膜细胞及内皮细胞的促分裂作用。并证实其对角膜内皮细胞的促分裂作用强于成纤维细胞生长因子（fibroblastic growth factor，FGF）。

研究发现，EGF 能刺激体外培养的牛、人角膜上皮细胞、基质成纤维细胞和内皮细胞的移行。

对实验性动物角膜损伤修复的研究表明，EGF 能促进家兔及灵长类角膜损伤的愈合。将家兔角膜上皮刮除，并应用 EGF（100μg/ml）滴眼，其愈合速率可提高 45%。在角膜板层切除模型中，应用人表皮生长因子（human epidermal growth factor）500μg/ml 滴眼，可使其愈合速率提高 40%。

进一步研究表明，在损伤后 12~24 小时，EGF 在近角膜缘处能诱导上皮迅速再生；在其后的 24~48 小时，自愈合进行缘后 1mm 至角膜缘处的上皮细胞广泛增生。说明 EGF 对诱导角膜的细胞增生，尤其是角膜缘和周边部的细胞再生，加速损伤愈合，起着重要作用。对家兔角膜穿透性切割伤模型的研究表明，应用 EGF 实验组，愈合后抗张力强度可达 54g/mm±4g/mm，而未用 EGF 的对照组，其张力强度仅为 3g/mm±1g/mm。表明 EGF 有显著促进角膜切裂伤（corneal incised wound）愈合的作用。

在恒河猴动物实验模型中，当将其中央角膜内皮剥脱后，再于前房内注入 5μg EGF，3 周后重复注射。伤后 10 周的观察结果表明，应用 EGF 实验组比未用 EGF 者，平均内皮细胞数量高 67%。据临床应用研究报道，除单纯疱疹病毒性角膜炎（herpes simplex keratitis）和大泡性角膜病变（bullous keratopathy）之外，EGF 对各种眼表面损伤和角膜溃疡都有明显的促修复作用。对外伤性角膜上皮缺损（traumatic corneal epithelial defect）的疗效观察，EGF 治疗组的上皮愈合时间较对照组明显缩短，且有较好的耐受性及安全性。但据报道，EGF 不能促进角膜移植术（keratoplasty）后的上皮再生。

2）转化生长因子 -β：转化生长因子 -β（transforming growth factor-β，TGF-β）是一具有多种生物学功能的多肽生长因子，能调节多种细胞的生长、分化和移行，参与调节细胞外基质成分的合成，其与角膜外伤的修复，也有密切关系。①在角膜上皮愈合的作用：有人在兔眼角膜实验研究中，分别将 EGF 和 TGF-β 培育过的培养基内行体外培养，结果发现在 EGF 培育组的上皮细胞附着数量较对照组明显增加，而 TGF-β 培育组和对照组无区别，而经 EGF 和 TGF-β 共同培育组较 EGF 培育组明显减少。并发现，TGF-β 本身对角膜上皮细胞的移行没有影响，却能抑制 EGF 对角膜上皮细胞移行的刺激作用。说明 TGF-β 可能作为 EGF 的修饰剂来影响角膜上皮细胞的愈合。另外，TGF-β 可能有与 EGF 相反的作用，即抑制角膜上皮细胞的增生。②在角膜基质愈合中的作用：TGF-β 对角膜基质愈合的影响体现在以下几个方面：A. 促进细胞外基质的合成：实验研究中发现，仅用 0.1ng/ml 的 TGF-β 就能刺激培养的角膜基质成纤维细胞合成胶原。用同样浓度的 EGF 和 TGF-β 刺激蛋白生成总量分别增加 40% 和 200%。TGF-β 和 EGF 均能刺激角膜基质成纤维细胞合成纤维连接蛋白，分别较对照组增加 230% 和 210%。研究表明，TGF-β 在角膜基质损伤修复中，可刺激细胞外基质成分。如胶原、蛋白聚糖、纤维连接蛋白等的合成。其促使胶原和纤维连接蛋白合成的作用较 EGF 大。B. 减少胶原酶等蛋白酶的合成：有人在研究中发现，在人成纤维细胞的培养基中加入 1.0ng/ml 的 TGF-β，第一天胶原酶前体减少 50%，第二天减少 75%，第三四天基本测不出。TGF-β 对胶原酶（collagenase）生成的抑制作用，可减少对胶原（collagen）的分解，有利于损伤愈合。C. 促进细胞黏附受体的合成：有人在实验研究中发现，成纤维细胞（fibroblast）经 TGF-β 处理后 6 小时，细胞表面结合的纤维连接蛋白（fibronectin）量较对照组增加 3 倍，并证明这是由于细胞表面纤维连接蛋白结合位点增加所致，且 TGF-β 的这一作用并不依赖 EGF 或其他蛋白的参与。

3）在角膜内皮修复中的作用：有人发现，TGF-β 可刺激牛角膜内皮细胞的增生，有调节成 FGF 和 EGF 对牛角膜内皮细胞的作用。并认为这种调节作用是通过增加牛角膜内皮细胞碱性成纤维细胞生长因子（basic fibroblast growth factor）的含量来实现的，并非调节细胞表面 FGF 受体的亲和力来行使作用的。

（二）角膜基质的外伤与免疫

1. 角膜细胞的变化　角膜基质对损伤修复的反应，很大程度上取决于基质中角膜细胞的作用。正常情况下，角膜细胞相当稳定，处于相对低水平的有丝分裂。但当角膜基质受损时，如角膜移植手术等，几小时内就可出现角膜细胞的形态学改变，胞浆颗粒水肿，胞浆突延长，核仁出现。核仁的出现说明其蛋白合成速度增加。角膜细胞肥大、迁徙并变形。此变化在伤后 3～6 天最为活跃；变形拉长并成纤维化的角膜细胞，是角膜基质愈合过程中成纤维细胞的重要来源。

从动物实验中发现，角膜裂伤的修复过程中，角膜细胞有转化为肌成纤维细胞的能力，靠其肌收缩性能，接近创缘和桥粒缺损区。这些细胞有分泌胶原、糖蛋白及蛋白多糖的能力。但新形成的细胞外基质很快被分解，造成基质浑浊。随着时间的推移，由于基质重塑，可使浑浊减轻，其中部分受到基质中金属蛋白酶的调节。

2. 其他细胞的反应　除角膜细胞外，其他有关细胞也呈现出愈合反应。伤口边缘的细胞密度明显增加，但从前向后细胞密度并不均衡，伤口前方比后方细胞密度高。前实质层的细胞增多可能反映了覆盖的上皮细胞和基质层所形成的成纤维细胞间的相互作用。此种成纤维细胞可来自角膜细胞和血循环中的单核细胞。后者可能是通过泪液、房水及新生血管进入损伤区。

角膜细胞和成纤维细胞在损伤愈合早期有重要的吞噬功能，可降解损伤的糖蛋白和胶原。

在角膜细胞和成纤维细胞的活性增强的同时，伴随白细胞的侵入。多形核白细胞来自泪液，中性粒细胞在伤后 1.5 小时即可在伤口中出现。中性粒细胞对吞噬死亡的角膜细胞和损伤的实质胶原及其他细胞外基质有重要作用。

3. 实质层细胞外基质的变化　在人和兔角膜基质层损伤修复的早期，伤口出现的可溶性成分为纤维蛋白和纤维连接蛋白以及伤口中其他流出的凝固成分。虹膜血管环（iris vascular ring）提供丰富的含蛋白渗出液，并可在前房内凝固，继而形成充填伤口的纤维蛋白栓子。人角膜伤口的纤维蛋白可来源于前房的渗出、角膜缘及结膜的血管网。损伤缺损处的纤维蛋白可起到支架作用，有利于上皮细胞的迁徙和覆盖、并使增生的成纤维细胞通过其运动，有利于伤口封闭，大量的纤维连接蛋白来源于角膜细胞，起到黏附作用，并有利于成纤维细胞和上皮细胞的迁徙。

伤后 1 周，损伤邻近基质内的糖蛋白进入伤口。硫酸软骨素糖蛋白（chondroitin sulphate proteoglycan）也进入伤口。且被浓缩于伤口的前中部，后部则较少。近伤口区比远伤口区实质内的糖蛋白明显减少，且呈耗竭状态。说明伤口内的糖蛋白是在损伤刺激的驱动下，由邻近角膜基质迁移而来的。

伤后第 2 周，伤口内出现了大量的硫酸软骨素 B 糖蛋白。邻近基质内的糖蛋白含量已比正常基质组织高。随时间推移，糖蛋白的合成率逐渐减低，但在修复后的瘢痕组织和临近的基质中仍较正常高。几年后糖蛋白的含量才趋于正常。

在角膜基质层的修复过程中，有新胶原成分合成。在兔角膜研究中发现，Ⅰ、Ⅲ、Ⅴ、Ⅵ型胶原可在修复过程中合成，并储存于伤口中。其中以Ⅰ型胶原为主，Ⅲ型胶原随时间趋于消失。

4. 角膜基质层损伤修复的张力恢复　人角膜基质层的伤口愈合，可能并非是基质的对接吻合，而是伤口中产生的新胶原纤维。在伤口中聚集，然后插入到邻近的基质板层中，使其愈合牢固。但即使角膜伤口愈合很"完全"，其抗张力强度仍不及正常角膜。兔角膜全层伤口缝合后，第一周基本没有张力；第 10～40 天，抗张力强度升高，逐渐达正常角膜的 8%～36%；从第 40～100 天，抗张力强度增长缓慢，渐增至正常的 36%～50%。所以愈合伤口的抗张力强度在 100 天以后才可确定。但抗张力强度大于正常的 50% 的可能性不大。人角膜伤口愈合更慢，术后 2～3 年才可达正常张力的 50%。

角膜不同部位的损伤，伤口愈合结果亦不相同。近角膜缘的伤口，以同样方法缝合，较位于中央部的愈合后抗张力强度要强些(图 5-3-6)。

(三)角膜内皮的外伤与免疫

1. 角膜内皮细胞的屏障功能　角膜内皮是离子主动转运的重要屏障,其细胞间的连接复合体(junctional complex)的常见类型是缝隙连接(gap-junction),相邻细胞间仅有 2μm 的连接缝隙,而一般细胞间的连接间隙则有 25~40μm。这种连接方式是形成角膜内皮对抗溶质渗透屏障的主要部位。研究证明,钙离子对角膜内皮细胞的生理屏障功能是不可缺少的,内皮细胞损伤以后,角膜水肿的主要原因不是内皮液泵功能的降低,而是内皮物理屏障功能的损害,使房水能透过内皮屏障渗入角膜基质。

2. 角膜内皮细胞的创伤修复

(1)内皮损伤的修复过程:成人角膜内皮的损伤创面是通过其邻近细胞面积增大,向创面移

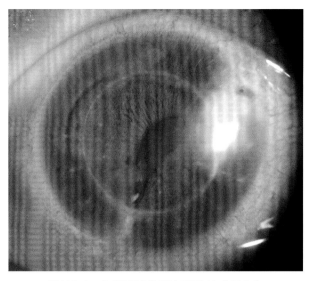

图 5-3-6　角膜穿孔伤后角膜移植术后 8 年
原伤口处易发生局限性免疫排斥反应

行及更新组合进行修复。尽管应用组织培养技术,利用核素标记(氚标记胸苷,tritiated thymidine)法研究表明,人类角膜内皮细胞存在有丝分裂,但活性很低而且受年龄限制。20 岁以下容易培养,超过 20 岁者则难以培养。因此从临床上讲,成人内皮是没有有丝分裂活性的组织。儿童的角膜内皮细胞具有有丝分裂能力。用 10~14 个月的婴儿角膜供体做穿透性角膜移植术后,内皮细胞密度可以增加,而且儿童的角膜外伤也容易发生角膜内皮向前房角及虹膜组织生长现象。人类角膜内皮创伤愈合的另一特点是愈合过程波及范围大,细胞形态恢复缓慢。例如,白内障手术后,切口位于角膜上缘,但术后不仅角膜中央部,甚至连下方角膜边缘的内皮细胞面积也逐渐扩大,而且在术后 25 年仍有部分细胞呈大小不均匀现象。

灵长类角膜内皮愈合时主要靠细胞面积扩大来维持完整的内皮层。Matubara 等研究结果表明,猴眼的角膜内皮创伤愈合时有丝分裂率很低,伤后 2 天:12%~19%,3 天:3%~7%,30 天后为 0%。相反,兔角膜内皮细胞的有丝分裂活性很高,其内皮损伤后的修复速度也很快。伤口数小时内即可出现细胞变长、面积增大,并移行进入损伤区。全内皮损伤可在数天或数周之内完全修复。在扫描电镜下观察,直径 4mm 的内皮损伤,可在 3 天内完全修复。其六边形形态和单层细胞镶嵌(monolayer cell mosaics)结构,也于 3 周内得以重建。3 个月后,细胞大小呈现均匀一致。

在家兔角膜内皮损伤修复过程中,靠近创缘部分的细胞活性最强。电镜及核素标记研究表明,修复时其有丝分裂大多发生于距创缘 2mm 甚至仅几个细胞的范围内。细胞的有丝分裂和移行协调进行。刚开始移行的细胞失去细胞间的连接复合体,形体变得扁平,细胞面积扩大,靠近创面一侧出现丝状假足(filopodium)和细胞突起。扫描电镜(scanning electron microscope)下可见,在移行过程中内皮细胞变细、拉长,由原来的六角形逐渐变为纺锤形,其长轴朝向创面的中心,使整个创面内皮呈现为以创面中心为聚合点的放射状图案。这种排列方式甚至可波及远离创面的一些部位。

(2)内皮损伤修复过程中的功能重建

1)细胞间隙及细胞间连接的重建:修复后的内皮细胞间的连接结构与正常细胞相似。其发生过程可归纳为:相邻细胞间的伪足和其他细胞突起部分在其对称部位产生早期的连接结构。

2)细胞体贴近时,边缘部位的细胞膜趋于平行,并形成侧面的缝隙连接;在细胞顶部,细胞体伸展形成小突起,并互相接触形成顶部连接;最后形成正常状态下细胞间的 25~40nm 的细胞间隙。

3)内皮功能的重建:有人认为,在细胞间隙与正常连接的重建过程中,Na^+-K^+-ATP 酶的位点密度也逐渐恢复。也有人认为,内皮功能在其形态完全恢复以前就已得到了重建。有人将角膜内皮形态和功能的恢复分为 3 个阶段:第一阶段为伤后 1~3 天,为损伤修复的最初阶段。此时虽然创面已为分裂

移行的内皮细胞所覆盖，但细胞形态不规则，细胞间隙较宽，仅有部分早期细胞间的连接。大分子物质可直接渗入基质，Na^+-K^+-ATP 酶位点密度很低，内皮的屏障及液泵功能仍未恢复；第二阶段为伤后 4～6 天，已形成较完整的、平坦的单层上皮，细胞形态渐由纺锤形转变为多形性，细胞间隙变窄，细胞间的连接已接近正常，Na-K 泵位点密度恢复至正常水平，渗透压也逐渐正常，液泵及屏障功能也已恢复；第三阶段为伤后 8～30 天，细胞密度增加，细胞面积趋于均匀一致，细胞形态已转变为正常的六边形，并已形成单层六边形细胞镶嵌结构。当角膜内皮损伤严重性致其功能不能重建时，就形成了角膜内皮功能失代偿。

（四）生长因子与角膜创伤修复

很多生长因子与角膜损伤的修复有密切关系，其中研究比较成熟的有表皮生长因子、转化生长因子等。

1. 表皮生长因子

（1）离体实验研究人们在离体培养的动物角膜实验研究中，早就发现 EGF 有促进角膜上皮增生的作用。培养的家兔及人的角膜上皮细胞、实质层角膜细胞及内皮细胞均能编码 EGF 及其受体的 mRNA。后来进一步证实了 EGF 对角膜细胞及内皮细胞的促分裂作用。并证实其对角膜内皮细胞的促分裂作用强于 FCF。

近年来的研究发现，EGF 能刺激体外培养的牛、人角膜上皮细胞、基质成纤维细胞和内皮细胞的移行。

（2）对实验动物角膜损伤修复的作用研究表明，EGF 能促进家兔及灵长类角膜损伤的愈合。将家兔角膜上皮刮除，并应用 EGF（100μg/ml）滴眼，其愈合速率可提高 45%。在角膜板层切除（corneal lamellar resection）模型中，应用人表皮生长因子（hEGF）500μg/ml 滴眼，可使其愈合速率提高 40%。

进一步研究表明，在损伤后 12～24 小时，hEGF 在近角膜缘处能诱导上皮迅速再生；在其后的 24～48 天，自愈合进行缘后 1mm 至角膜缘处的上皮细胞广泛增生。说明 hEGF 对诱导角膜的细胞增生，尤其是角膜缘和周边部的细胞再生，加速损伤愈合，起着重要作用。

对家兔角膜穿透性切裂伤模型的研究表明，应用 EGF 实验组，愈合后抗张力强度可达 54g/mm±4g/mm，而未用 EGF 的对照组，其张力强度仅为 3g/mm±1g/mm。表明 EGF 有显著促进角膜切割伤愈合的作用。在恒河猴动物实验模型中，当将其中央角膜内皮剥脱后，于前房内注入 5μg EGF，3 周后重复注射。伤后 10 周后的观察结果表明，应用 EGF 实验组比未用 EGF 者，平均内皮细胞数量高 67%。

（3）据临床应用研究报道，除单纯疱疹病毒性角膜炎和大泡性角膜病变之外，EGF 对各种眼表面损伤和角膜溃疡都有明显的促修复作用。对外伤性角膜上皮缺损的疗效观察，EGF 治疗组的上皮愈合时间较对照组明显缩短，且有较好的耐受性及安全性。但据报道，EGF 不能促进角膜移植术后的上皮再生。

2. 转化生长因子 -β 转化生长因子 -β（TGF-β）是一具有多种生物学功能的多肽生长因子，能调节多种细胞的生长、分化和移行，参与调节细胞外基质成分的合成。其与角膜损伤的修复，也有密切关系。

（1）在角膜上皮愈合中的作用：有人在兔眼角膜实验研究中，分别将 EGF 和 TGF-β 培育过的培养基内行体外培养，结果发现在 EGF 培育组的上皮细胞附着数量较对照组明显增加，而 TGF-β 培育组和对照组无区别，而经 EGF 和 TGF-β 共同培育组较 EGF 培育组明显减少。并发现，TGF-β 本身对角膜上皮细胞的移行没有影响，却都能抑制 EGF 对角膜上皮细胞移行的刺激作用。说明 TGF-β 可能作为 EGF 的修饰剂来影响角膜上皮细胞的愈合。另外，TGF-β 可能有与 EGF 相反的作用，即抑制角膜上皮细胞的增生。

（2）在角膜基质愈合中的作用：TGF-β 对角膜基质愈合的影响体现在以下几个方面：

1）促进细胞外基质的合成：实验研究中发现，仅用 0.1μg/ml 的 TGF-β 就能刺激培养的角膜基质成纤维细胞合成胶原。用同样浓度的 EGF 和 TGF-β 刺激蛋白生成总量分别增加 40% 和 200%。TGF-β 和 EGF 均能刺激角膜基质成纤维细胞合成 FN，分别较对照组增加 230% 和 210%。研究表明，TGF-β

在角膜基质外伤修复中，可刺激细胞外基质成分，如胶原、蛋白聚糖、纤维连接蛋白等的合成。其促使胶原和纤维连接蛋白合成的作用较 EGF 大。

2）减少胶原酶等蛋白酶的合成：有人在研究中发现，在人成纤维细胞的培养基中加入 1.0ng/ml 的 TGF-β，第一天胶原酶前体减少 50%，第二天减少 75%，第三四天基本测不出。TGF-β 对胶原酶生成的抑制作用，可减少对胶原的分解，有利于损伤愈合。

3）促进细胞黏附受体的合成：有人在实验研究中发现，成纤维细胞经 TGF-β 处理后 6 小时，细胞表面结合的纤维连接蛋白量较对照组增加 3 倍，并证明这是由于细胞表面 FN 结合位点增加所致，且 TGF-β 的这一作用并不依赖 EGF 或其他蛋白的参与。

（3）在角膜内皮修复中的作用：有人发现，TGF-β 可刺激牛角膜内皮细胞的增生，有调节成纤维细胞生长因子（FGF）和 EGF 对牛角膜内皮细胞的作用。并认为这种调节作用是通过增加牛角膜内皮细胞碱性 FGF 的含量来实现的，并非调节细胞表面 FGF 受体的亲和力来行使作用的。

关于 TGF-β 在人角膜内皮损伤修复中的作用，有待进一步研究。

（五）纤维连接蛋白在角膜伤口愈合中的作用

纤维连接蛋白（fibronectin, FN），又名纤维结合蛋白，在角膜伤口愈合中起重要作用。

1. 在正常人角膜中的分布　应用免疫荧光染色法（immunofluorescence staining）在上皮细胞层未见有 FN。整个角膜上皮基底膜中，都发现有 FN 的存在。角膜前弹力层（Bowman's membrane）多数研究未发现有 FN。在角膜基质层含量较高。角膜后弹力层（Descemet's membrane）也有发现。有人研究发现，4 岁儿童的后弹力层有较高含量的 FN，而老年人眼的内皮细胞也有 FN 存在。表明 FN 的分布随年龄有所改变。

2. 在创伤或病理角膜的分布　动物实验研究发现，不论是角膜上皮的部分损伤、角膜上皮的总体缺损或者是浅层角膜的切除损伤，在伤后 8 小时内，FN 便沉积在伤口表面，并持续存在于迁移的上皮组织之下，直至伤口完全愈合。表明上皮层和基质层的损伤，都需要在创伤区有 FN 存在，才能使损伤愈合。

由上皮外伤后 FN 在角膜表面的分布情况说明，FN 在角膜受伤后迅速出现。而一旦上皮愈合，FN 则立即消失。研究资料还显示，FN 与角膜上皮的迁移有关。可能是由于上皮细胞移动时，不能再以半桥粒（hemidesmosome）黏附，而只能用 FN 这种特殊物质，才能使上皮细胞黏附于基质上。

在人角膜的穿透性角膜移植的标本中，发现刀口处有 FN 存在。角膜外伤，包括热灼伤、碱灼伤等所至的角膜病变，也会导致 FN 的分布改变；在圆锥角膜的基底和基质区，也可看到 FN 的异常出现和异常分布，这可能涉及疾病的发生和进展。

3. 纤维连接蛋白在角膜创伤愈合中的作用　实验性动物模型观察有人在兔动物试验中观察了 FN 对其角膜基质中上皮迁移的影响。发现在培养基中添加兔血浆纤维结合蛋白（plasma fibronectin），能显著增加上皮的迁移，增加的程度取决于 FN 的增加量。显示 FN 能促进损伤角膜的上皮迁移。

组织学研究显示，应用 FN 的损伤角膜，在创缘的上皮迁移进行缘为单层上皮；而应用上皮生长因子的损伤角膜，其修复进行缘为多层上皮组织。这一研究结果显示，纤维连接蛋白和上皮生长因子是以不同的方式促进上皮细胞的迁移。前者主要是促进上皮细胞的移动。后者是加强上皮细胞的增生。

其他研究结果也均表明，FN 能加快角膜上皮的愈合速度，能促进实验性角膜溃疡的愈合。

（六）细胞凋亡与角膜外伤修复

角膜细胞凋亡（apoptosis）影响着包括屈光性角膜手术（laser refractive surgery）在内的创伤修复过程。近年来的研究表明，角膜上皮外伤可引起基质细胞凋亡，这为人们理解上皮与基质细胞的细胞及分子生物学方面的相互作用，从而调控创伤修复，并以其指导临床提供了理论依据。

1. 角膜外伤后的基质细胞凋亡　在兔和鼠实验研究中发现，在其角膜外伤后，可立即出现前基质细胞凋亡的表现。进一步研究发现，前基质细胞的凋亡有一动态变化过程。在上皮损伤后 4 小时，细胞凋亡达到高峰；其后逐渐下降，可延续到 10 天以后。在此变化的同时，邻近基质的成纤维细胞激活、增生，并在损伤后 3 天更新分布于前基质。故有人认为，早期上皮损伤后的基质细胞凋亡，可能是光学屈光性角膜切削术(PRK)等屈光性角膜手术之后修复反应的启动因素。

电子显微镜研究显示,细胞凋亡在外伤角膜修复后期的调节成肌纤维细胞的数量起重要作用。因角膜的外伤修复和皮肤创伤修复相似,亦以肉芽组织形成为特征,激活的基质成纤维细胞也具有成肌纤维细胞的特征,在外伤修复及瘢痕收缩(cicatricial contraction)中起重要作用。

2. 角膜创伤修复中细胞凋亡的生物学意义 角膜的创伤修复由上皮、基质等多种细胞和细胞因子参与完成,并在时间和空间上高度协调。在这一过程中,细胞的激活、增生、移行及细胞外基质的合成占有重要地位。而调节性的细胞凋亡,清除生理性的多余细胞,亦是不可缺失的一面。只有细胞的增生与凋亡相互平衡,才能重现组织的完整性。如果说角膜上皮表层的细胞凋亡是机体自我更新的一部分,那么上皮损伤后的基质细胞凋亡,则是生物进化过程中机体自我保护的一种方式。

在创伤修复的后期,作为激活的基质细胞——成肌纤维细胞的凋亡,则有助于肉芽组织中细胞成分的减少,并向成熟瘢痕组织演变。如果成肌纤维细胞不发生凋亡而持续增生,则会形成以多细胞成分为特征的增生性瘢痕。据研究认为,PRK 术后角膜上皮下的雾状浑浊,是由成肌纤维细胞及其分泌过多的胶原纤维的不规则排列所致;屈光回退则与成肌纤维细胞所合成的细胞骨架、黏附分子及纤维连接蛋白等所致的瘢痕收缩有关。

3. 角膜创伤修复中细胞凋亡的临床意义 前基质细胞凋亡是角膜创伤修复的起始因素。临床研究发现,创伤修复过程影响着 PRK 术后的稳定性和可预测性。因此,减少术后早期的基质细胞凋亡,为调控随后的伤口修复反应,可能会提供一可行的方法。外伤后角膜上皮是通过传递凋亡的细胞因子,才引起基质细胞凋亡的,因此阻止或减少这种信号传递,可能会有助于减少基质细胞的凋亡。从而减少随后的基质细胞的激活和增生,以达到理想的角膜创伤修复。

(七)角膜化学伤与免疫

1. 酸碱灼伤的病理特点 眼的化学伤以酸性和碱性物质最为常见,结膜、角膜等眼表组织是最易受损害的组织。在化学伤中,以碱性物质尤为严重,其脂溶性(liposoluble)的化学特点,可迅速致组织蛋白的凝固(protein coagulation),细胞坏死,并通过脱水作用(dehydration)致细胞内外液体失衡,进一步促使细胞坏死。碱性物质可与组织中的脂质发生变化作用,破坏细胞膜结构,加速组织融解,并进一步向深部组织渗透,破坏眼内组织。酸性物质可致眼部血管血栓形成,致使角膜组织营养代谢匮乏,进一步致角膜组织的修复免疫障碍。酸性物质为水溶性,非脂溶性物质(non liposoluble),不易穿透类脂质(adipoid)丰富的角膜上皮,故其损伤可仅限于上皮组织层。但强酸仍可在破坏角膜上皮后,渗透到基质层,造成基质层不可逆的变性,蛋白沉积,组织凝固,同时也行成了一层可阻止酸性物质继续向深部组织渗透的屏障。故酸性物质对眼组织的损伤相对碱性物质较轻。

2. 角膜化学伤的免疫特点

(1)泪液膜屏障功能破坏泪液膜可视为角膜上皮屏障的一部分,泪液膜的损害意味着角膜上皮的第一道"防线"破坏。穹窿部结膜(fornical conjunctiva)有全部副泪腺和部分泪腺开口,化学伤所致穹窿部结膜的瘢痕化、粘连甚至睑球粘连,至泪液排除障碍,泪液分泌量减少,至实质性角膜干燥,泪液中各种免疫成分亦随之减少甚至消失。同时,由于有分泌黏液功能的结膜杯状细胞受损,泪液膜的黏液层匮乏,泪液膜不能在角膜表面形成。故化学伤首先会损害角膜上皮表面这层保护屏障。

(2)角膜缘干细胞损害研究发现,化学伤至结膜坏死面积超过 1/2 角膜缘干细胞时,角膜上皮的再生就会明显迟缓,随即激发异常的角膜上皮损伤修复,长入结膜化上皮,使角膜失去透明性同时,正常的抑制角膜缘新生血管长入的机制被破坏,角膜血管翳(corneal pannus),甚或深层角膜新生血管长入,最终使其失去"免疫"特性。

(3)角膜多层次的损伤化学伤所引起的上皮细胞坏死脱落,直接破坏了角膜上皮的屏障功能,随之即可发生角膜基质层的板层胶原组织破坏,及进一步的异常免疫反应,胶原酶增加,胶原组织自融,基质层变薄,甚至穿孔,继发细菌感染等。即使没有上述并发症发生,碱性物质亦可继续向深部渗透,损害角膜内皮细胞。渗入前房的碱性物质,可进一步对角膜内皮屏障功能造成损害,致使角膜水肿,甚至不可逆的角膜水肿,即角膜内皮功能失代偿(decompensation of corneal endothelium function)。

（4）角膜血管化角膜新生血管长入是上述损害以后的进一步严重损害，也是角膜在其创伤免疫修复中最终使其失去免疫偏离状态的最严重后果。新生血管长入和创伤免疫的可能原因，一般仅有以下几种。

1）角膜水肿（corneal edema）：有人认为，正常角膜的致密性是其处于无血管状态的原因之一，当角膜水肿时，组织密度下降，组织间出现空隙，使血管长入。当角膜水肿时，角膜缘正常血管扩张，形成囊状动脉瘤，后者破裂形成新生血管伸入水肿的角膜中。有人认为，肿胀的角膜周边部通过新生血管形成自我调节环（self regulatory loop），角膜水肿可诱发新血管形成（neovascularization），新生血管又可改善角膜的水肿状态。化学伤对角膜上皮和内皮屏障的破坏，角膜水肿是此创伤的必然后果，可能是诱发新生血管长入的原因之一。

2）缺氧（hypoxia）：缺氧是刺激新血管形成的因素之一，是组织创伤修复的代修性免疫反应。化学伤致角膜上皮、内皮功能障碍，角膜周围血管闭塞，泪液膜破坏，使角膜有氧代谢障碍，激发创伤反应，诱发新生血管长入。

3）白细胞介导（leukocyte mediated）：在角膜新生血管形成过程中，常能见到角膜基质内多形核白细胞浸润。故认为角膜新生血管生长可能有白细胞介导参与。有人在动物实验中发现，用烧灼法对鼠角膜造成外伤，诱导新生血管生成，如在新生血管形成前给 X 线照射，阻滞角膜的白细浸润，可抑制新生血管的形成。组织学研究也发现，电镜下角膜新生血管周围可见有中性粒细胞。并认为白细胞的存在与新生血管的发生关系密切，当角膜受伤后，刺激中性粒细胞从角膜缘血管向角膜浸润，淋巴细胞、巨噬细胞可增强基质中角膜细胞的代谢活性，因此也诱发了新生血管的长入。

4）血管性因子参与：正常透明角膜无血管状态的维持，是因其有血管抑制因子参与，如阳离子蛋白酶抑制剂等。而在角膜受到化学伤等损伤后，通常浓度的血管抑制因子不足以阻止角膜新生血管长入。最引人注意的血管性因子是创伤诱发产生的前列腺素及肿瘤血管素物质，如 PGE10.1μg、PGE25.0μg、PGF120.0μg、PGF220.0μg 就有明显的促血管生长活性，PGE1 的活性最强。认为 PG 在角膜创伤中有细胞信息传递及调节免疫反应的作用。

（八）佩戴角膜接触镜的创伤免疫

佩戴角膜接触镜（contact lens）这一屈光不正矫正措施，早已为世人普遍应用，因其覆盖于角膜表面，影响了角膜的正常呼吸代谢，加之其作为异物对结膜囊的刺激，浸泡消毒带入结膜囊对眼表组织的化学损伤等，均会对角膜等造成损伤，故也是一种损伤性治疗，在本章中也略加描述。

1. 泪液膜损害　角膜知觉减退是佩戴角膜接触镜的常见表现。角膜长期被角膜接触镜所覆盖，使其失去了对外来刺激的应有反应，对外界刺激的敏感性下降。另外，有人研究发现，长期佩戴角膜接触镜的缺氧状态，会使角膜上皮神经末梢乙酰胆碱合成减少，这一神经递质的缺失，是角膜知觉减退的另一原因。由于角膜知觉减退，进一步则影响眼的瞬目反射，进而使角膜表面泪液膜的更新受到影响。第三个因素是角膜接触镜的机械刺激，常使结膜受到影响，引起粗大乳头状结膜炎（papillary conjunctivitis）等炎性反应，有可能损害结膜杯状细胞的分泌功能，可对泪液膜的质量产生影响，上述诸因素对泪液膜屏障功能的损害，将会直接影响角膜的营养代谢，甚至形成干眼。

2. 角膜上皮屏障功能改变　生理状态下，角膜是暴露于空气中的，其代谢氧供 90% 来自空气。目前的角膜接触镜，不管是什么材料，采用什么技术，均会使角膜表面氧含量下降 8%～15%。即使是每天睡前取下，在睡眠闭眼状态下，角膜表面的氧含量又会从睁眼时的 24% 下降为 8%。这种长期缺氧和高碳酸症，可致角膜上皮代谢率降低，离子泵（ion pump）功能和酶活性（enzymatic activity）下降。可出现一系列角膜上皮病变，如角膜上皮微囊泡（corneal epithelial microvesicle）改变，点状、线状、弥漫性浑浊等。接触镜直接的机械损伤，尤其是取戴操作不当时，可致角膜上皮破损，在角膜上皮屏障功能已受损伤的状态下，极易诱发细菌、病毒、真菌、阿米巴等感染的发生。国外报道，20%～30% 的阿米巴角膜炎（amebic keratitis）是由角膜接触镜自身污染造成的。在我国因佩戴角膜接触镜引起的葡萄球菌性角膜炎（staphylococcal keratitis）、肺炎球菌性角膜炎（pneumococcal keratitis），甚至铜绿假单胞菌感染（pseudomonas aeruginosa infection）导致失明者，并非罕见。

3.角膜基质的改变 由于长期慢性缺氧，角膜屏障功能的损害，会出现角膜基质层软化、水肿，基质条纹和皱褶等改变。这种基质水肿在去掉角膜接触镜数月后可消退，表现为角膜基质层变薄。故认为，此种角膜基质水肿可能是角膜细胞形态学改变，胶原、糖蛋白以及蛋白多糖代谢异常所致。

4.角膜内皮屏障功能改变 由于长期慢性缺氧，干扰了角膜内皮细胞的正常代谢，导致角膜内皮细胞形态学改变，可呈现多形性、胶滴状改变，类似Fuchs角膜内皮营养不良（Fuchs'endothelial dystrophy）的表现。角膜内皮细胞数量也比常人明显下降。据报道，聚甲基丙烯酸甲酯（PMMA）角膜接触镜可致角膜内皮细胞数量下降20%～30%。故角膜接触镜同样可使角膜内皮屏障功能下降，致角膜水肿。

5.角膜新生血管长入 长期慢性缺氧及直接机械性损伤，可致角膜缘血管扩张并向周边部角膜透明区长入。

（九）内眼手术的角膜创伤免疫

用于眼疾治疗的内眼手术有很多种，有的会对角膜造成明显损伤，并引起创伤免疫反应。本节仅就青光眼滤过手术（glaucoma filtering surgery）和晶状体超声乳化术（phacoemulsification）为例略加描述。

1.青光眼滤过手术后对角膜的外伤免疫

（1）对结膜屏障功能的损伤并继发角膜损伤：研究发现，青光眼滤过手术后，滤过泡结膜上皮变薄，杯状细胞密度下降，结膜组织血管减少，滤过泡处结膜甚至为无血管区，使用丝裂霉素C（mitomycin C）和5-氟尿嘧啶（5-fluorouracil）者则表现更为明显。这些均会对结膜屏障功能造成损害，是微生物侵入眼内的重要途径。同时，结膜屏障功能的损害，眼局部用药进入眼内的药物成分增加，增加了房水药物浓度，会对角膜内皮及其他有关组织造成损害，继之对其他角膜层次造成损害。

（2）对角膜缘干细胞的影响：有人认为，涉及上方角巩膜缘的手术均可直接损伤角膜缘干细胞，导致角膜缘干细胞缺乏。现已有小梁切除术（trabeculectomy）合并应用5-氟尿嘧啶致角膜缘干细胞缺乏的病例报告。王宁利认为，虽然理论上5-氟尿嘧啶只作用于细胞周期短的角膜缘干细胞，对细胞周期长的角膜缘干细胞影响不大，但滤过性手术是对角膜缘的损伤，在伤口愈合过程中可促使干细胞增生，缩短了干细胞的细胞周期，可在一定程度上增加了干细胞对5-氟尿嘧啶的易感性，临床医生应注意那些术前角膜缘干细胞已处于受损状态患者术后角膜的恢复情况。

（3）对角膜内皮细胞的影响：青光眼滤过性手术后角膜内皮细胞减少的病例早有报道。有人将术后分为正常前房和浅前房两组进行观察比较，发现后者角膜内皮细胞数目明显少于前者，显示术后浅前房是损伤角膜内皮的危险因素之一，推测术后虹膜、角膜直接接触所引起眼的直接机械性损伤，以及接触部位房水流动障碍和角膜内皮细胞损伤有关。有人还进一步做了更详尽的研究，将术后浅前房分为4级，即0级、1级、2级、3级，其角膜内皮细胞丢失量分别为1.6%、7.1%、9.1%和50%。提示仅有虹膜接触，尚不至使角膜内皮细胞严重损伤，晶状体和角膜内皮接触是至其损伤的最危险因素。

还有报道，在已出现阶段性虹膜萎缩（stage iris atrophy）的急性闭角型青光眼（acute angle closure glaucoma）患者行滤过性手术后，角膜内皮细胞数目可低于1 000/mm²，而对侧行预防性周边虹膜切除术（prophylactic peripheral iridectomy）眼则无明显下降。提示此种类患者行滤过性手术，有导致角膜内皮功能失代偿的可能。

有研究报道，滤过手术合并应用丝裂霉素-C和5-氟尿嘧啶者，易致角膜内皮细胞损伤，因药物成分可通过滤过道渗入前房，直接损伤角膜内皮。有人观察了一组以此处理的术后病人，发现了3个月内内皮细胞下降了11%。

2.晶状体超声乳化术对角膜内皮细胞的损伤免疫 晶状体超声乳化术已发展成为最基本的治疗白内障的手术方式，其对角膜内皮损伤所引起的术后角膜水肿、浑浊，甚至是大泡性角膜病变、角膜内皮功能失代偿，是最常见最严重的术后并发症。经过多年的手术器械改进，手术技能提高，该并发症的发生率已有明显下降，但作为最常应用的损伤性治疗措施对角膜内皮损害这一并发症仍不容忽视。据报道，超声乳化术后第1天，角膜水肿的发生率可达87.39%，角膜内皮细胞丢失可达33.87%。

（1）超声乳化术对角膜内皮细胞的物理损伤：手术中超声乳化头进出前房可直接对角膜内皮细胞造成机械性外伤，对操作技术欠熟练者更是不可避免。术中前房的稳定性是超乳头对角膜内皮损伤的极为关键的因素，前房突然变浅，甚或消失，可直接致角膜内皮大面积损伤，尤其是在该技术开展的初期。手术切口的位置和大小，也是对角膜内皮造成损伤的因素。为手术快捷和其他一些因素，现多采用透明角膜切口，但其对角膜内皮细胞的损失率和同等大小的巩膜切口相比，前者明显高于后者，有报道分别为 8.7% 和 3.2%。就切口的大小而言，也有一定影响。研究对比了 5.5mm 和 3.2mm 切口对角膜内皮细胞的损伤情况。国外报道分别为（5.5±10.7）% 和（4.9±10.2）%，国内报道为 9.30% 和 6.65%。显示切口大者对角膜内皮损伤更为严重。

超乳头所产生的超声振荡波和能量，也是对角膜内皮产生物理损伤的重要因素，为尽可能减少此种损伤，对手术器械做了不少改进，尤其在超乳头的超声振动方式方面，以尽少产生能量。在操作技术方面，也做了多方面改进，尤其在操作部位的变化，由前房操作，到远离角膜内皮的虹膜面操作，尤其进展到在晶状体囊袋内操作，利用了前囊对超声波的屏障作用，明显减少了对角膜内皮的损伤。据国内报道，囊袋内操作的内皮细胞损伤率为 12.2%～15.7%，明显低于囊袋外操作的 23.4% 的损伤率。有人以动物实验研究对比了两种手术方式对角膜中央区在 5mm 范围内的内皮细胞损伤情况，囊袋外操作组损伤的内皮细胞表现为细胞水肿、变形及灶性细胞坏死脱落；而囊袋内操作组则仅表现为轻度水肿和细胞间连接的破坏。

（2）灌注液对角膜内皮细胞的损伤：研究发现，包括平衡盐液在内的各种前房灌注液对角膜内皮细胞均有损害，主要是内皮细胞水肿，细胞连接破坏。实验证实，这种损害是可逆的。多方面研究显示，平衡盐液的灌注过程对正常角膜内皮细胞仅有轻微损害，并不引起大片细胞坏死脱落。

（3）血 - 房水屏障改变对角膜内皮细胞的损伤：超声乳化术的操作过程必然会损伤血 - 房水屏障（blood-aqueous barrier, BAB），且这种损害程度与手术操作对组织损伤的严重程度、手术操作时间的长短有关。此种损伤所引起的房水成分的改变，必然会对角膜内皮细胞的营养代谢产生影响。

超声乳化术后角膜内皮细胞损伤的修复和一般白内障囊外摘出术的手术的方式没有什么不同，仍是相邻内皮细胞的体积增大及向损伤区移行，最后覆盖全部缺损区，并逐渐完成其功能的修复。术后损伤修复时间的长短及能否完全修复，取决于术前角膜内皮的状态及术中损伤的严重程度。术后观察角膜内皮细胞损伤程度的最直观的临床表现就是角膜水肿，根据其是否有水肿及水肿的严重程度将其分为 4 个等级：0 级，角膜透明，无水肿；1 级，角膜局限性雾状水肿，角膜内皮面光滑，虹膜纹理尚清晰可见；2 级，角膜浅灰色水肿，内皮粗糙，虹膜纹理模糊；3 级，角膜弥漫性灰白色水肿，内皮面呈龟裂状，虹膜纹理不清；4 级，角膜乳白色水肿，眼内结构不清。研究发现，3 级角膜水肿角膜内皮细胞丢失率高达 67.6%，其存留的角膜内皮细胞密度已不是角膜内皮细胞的愈合储备密度（1 000 个 /mm²）。4 级角膜水肿者角膜内皮细胞丢失率为 84.4%，存留的角膜内皮细胞密度低于 500 个 /mm²，角膜内皮细胞功能失代偿，即不可逆的角膜内皮屏障功能障碍。临床上一般将术后经治疗观察 3 个月仍不能恢复的角膜水肿，即视为角膜内皮细胞功能失代偿。

二、血 - 房水屏障外伤

1. 有关血 - 房水屏障的解剖结构　血 - 房水屏障（blood-aqueous barrier, BAB）的主要解剖位置在睫状上皮细胞和虹膜毛细血管。

（1）睫状上皮细胞：睫状突的睫状上皮细胞（ciliary epithelial cells of ciliary process）是血 - 房水屏障的关键解剖位置。睫状上皮下有着丰富的毛细血管，但这些毛细血管口径很大，像小静脉，而不像毛细血管，血管壁为窗孔式渗漏型。这种组织解剖不能构成屏障结构，对所有溶质都有较高的通透性，血浆蛋白及所有溶质均极易通过血管壁进入睫状突实质层，并构成较高的胶体渗透压。但房水内的溶质成分却和睫状突实质层的细胞外液有着极大差异，像血浆蛋白这些大分子物质的浓度，要比前者低得多。因此这一屏障作用，必然是睫状上皮细胞。实验研究已用电子显微镜看到了某些大分子示踪物从睫状突毛细血管穿过血管壁，流入睫状突实质层，但在睫状体无色素上皮细胞层被阻。如辣根过氧化酶（horseradish peroxidase），给马注射后，很快就发现其充满睫状突实质层及睫状体色素上皮细胞的细胞外液中，而被无色素上皮细胞层所阻挡。更进一步说明无色素上皮细胞（nonpigmented epithelium）是最具有屏障功能的解剖位置。组织学研究证实，睫状上皮细胞是通过以下几种连接方式行其屏障功能的。

1）紧密连接：电子显微镜下可看到细胞间有一个 20nm 的间隙。每个细胞的细胞膜有 3 层结构，相邻细胞相对的细胞膜显示为 7 层结构。在某些位置，细胞膜的相互结合更为紧密，细胞膜之间相互融合成为 5 层结构。此乃为细胞间的紧密连接（tight junction）方式，或称闭锁小带（zonula occludens）。仅无色素上皮细胞的顶端才会有真正的紧密结合带，起到细胞间密封作用。无色素上皮细胞全层呈现为一完整的连续的单层膜，覆盖着胞浆。细胞之间并无间隙。由于此种接合带的存在，像铁质肠蛋白混合物（ferritin）及辣根过氧化酶这些大分子密电示踪物，不能通过这一细胞层。同时，这一细胞层对很多溶质的通透性都较低，因此，也就具有高电阻的特点。

2）缝隙连接：色素上皮细胞之间及色素上皮和无色素上皮之间的这种缝隙连接，使这种组织成为一融合细胞层，像辣根过氧化酶（分子量 40 000）这种大分子物质不能透过，而分子量较小的微小过氧化酶（minute peroxidase）（分子量 1 900）却能透过。像氢氧化银（silver hydroxide）这样的小分子密电示踪物，也可通过此间隙。缝隙连接的另一特点是，起到了相邻细胞间互相沟通的作用，从一个细胞向另一细胞的弥散是相对不受限制的。如果向一个细胞内注入染料，另一细胞则很快染色。

3）桥粒：是睫状上皮细胞的第三种重要连接方式。桥粒（desmosome）又称粘着斑（macula adherens），仅起到细胞之间的机械性固定作用。

4）连接复合体：为上述几种连接方式同时出现于较近距离内的连接方式，多出现于最接近细胞顶部的位置上，一块构成"连接复合体（junction complex）"。

（2）虹膜上皮：虹膜基质的前面和后面均被有上皮，前上皮可视为睫状体无色素上皮细胞的延续，后上皮为睫状体色素上皮细胞的延续。后上皮细胞间具有紧密连接方式，使细胞间的结合呈密封状，当静脉注入辣根过氧化酶时，酶分子从睫状体的毛细血管渗入到虹膜根部，虹膜的后上皮细胞则能阻止其从虹膜实质层渗入后房。虹膜的前上皮细胞电子显微镜下呈星形，细胞突起部和相邻细胞相连接，因此，细胞之间有很大的孔隙。尽管孔隙中有横行的小的连接纤维束，但对虹膜实质内的溶质渗入前房无任何屏障作用。

（3）虹膜毛细血管：研究发现，血液中的某些物质，如辣根过氧化酶，微小过氧化酶，甚至更小的溶质分子，如荧光素，都不能通过虹膜毛细血管进入虹膜实质层。此乃因为虹膜毛细血管内皮细胞是具有紧密连接结构的，是血 - 房水的重要屏障结构。据推测，虹膜毛细血管内的某些物质进入虹膜基质，是通过其内皮细胞的吸液过程（入胞和出胞）来实现的。但这一过程效率是低的，通常是非选择性的，即所有的溶质都可以从细胞的一面被吞入，而在其另一面被排出。但如果细胞膜能特异性地吸引某些分子到其表面，如免疫球蛋白，就可以成为选择性地转运。就是说，能够优先将某些具有特别结构的物质进行转运。至于多大程度上进行着这种转运方式，仍是一有争议的问题。有人研究发现，当把辣根过氧化酶注入前房时，可看到毛细血管通过这一转运方式将其转运入血管内；但若将其注入血液时，却看不到此种酶穿过毛细血管壁进入虹膜实质层，说明其为单向型转运，可能是由于毛细血管内皮细胞的内外侧细胞膜的反应位点是不对称的。这一功能应是有益的，因其起到了"清道夫"的作用，能将房水内不需要的，且影响其透明度的大分子物质清除出来。

2. 血 - 房水屏障的外伤与免疫　机械性眼外伤、化学性眼外伤、辐射性眼外伤，以及损伤性治疗所引起的相关组织损伤等（图 5-3-7～图 5-3-9），均可引起与急性炎症类似的病理改变，其中包括和其他组织一样的急性非特异性反应，及随之而来的房水成分的改变、眼压改变及瞳孔缩小等 BAB 破坏所特有的反应。

（1）急性非特异性反应

1）血管口径及血流的改变眼球受到损伤刺激以后，首先是虹膜、睫状体的血管收缩，持续短暂时间后，随之出现血管扩张。最先受累的是小动脉，其扩张导致毛细血管床（capillary bed）开放，局部血流量增加。随着微血管通透性增加，大量富含蛋白的液体渗入血管外组织，致小血管内红细胞容积比增加，血液黏稠度升高，进而血流变缓，小血管循环淤滞。同时，白细胞黏附于血管内皮，趋于向间质组织缓行。

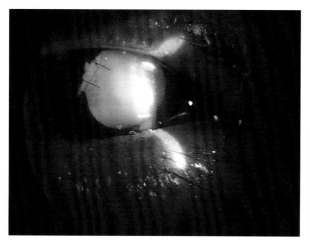

图 5-3-7　眼球穿孔伤
角膜穿孔伤＋外伤性白内障＋眼内异物

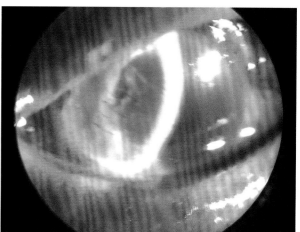

图 5-3-8　眼球穿孔伤术后 3 天

2）血管通透性增加：虹膜和睫状体是富含血管的组织，对各种损伤性刺激反应极为灵敏。不同的刺激，虽然所致血管扩张的机制可有不同，但最终结果均是富含蛋白的液体进入间质中，故血管内外渗透压差，液体在间质组织中聚积，致虹膜、睫状体组织水肿及一系列继发改变。

外伤刺激和类似刺激一样，引起虹膜和睫状体血管渗透性增加的机制有以下几种：①血管受到外伤刺激后，释放组织胺、缓激肽等细胞介质，致血管内皮细胞收缩，细胞间隙加大，血管通透性增加。此种反应时间短暂，仅 15～30 分钟，累及血管多为 20～60μm 的小静脉；②细胞骨架和连接的重新组织，使血管内皮细

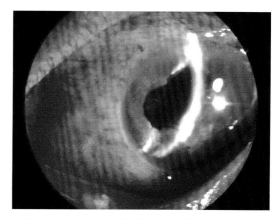

图 5-3-9　眼球穿孔伤术后虹膜粘连继发青光眼

胞退缩，使其连接的连续性中断，某些细胞活素，如白细胞介素 1（IL-1）、肿瘤坏死因子等与此作用有关；③外伤对血管内皮细胞的直接损伤，造成内皮细胞的脱离或坏死，各种眼外伤所引起的血管通透性增加，此机制占有重要成分，其所引起的渗出，几乎发生于损伤的同时，并可持续数小时，直至损伤的血管发生血栓形成或被修复。此种反应可发生于小动脉、小静脉和毛细血管；④白细胞介导的内皮损伤也占有一定成分，此作用发生于损伤早期，白细胞粘附于血管内皮并被激活，释放一些自由基（free radical）和蛋白水解酶（Proteolytic enzymes），致内皮破环。

3）血管破裂出血并组织直接外伤：此种外伤在眼外伤是极为常见的。除破裂血管上述的各种创伤免疫反应外，血液直接进入前房，尤其是伴有虹膜、睫状体等组织的直接损伤时，进入前房的各血液成分及组织碎屑，更进一步诱发白细胞，尤其是巨噬细胞的吞噬反应，同时也会发生一系列病理改变。

4）白细胞外渗及吞噬功能增强：眼部受外伤后，血管所做出的各种应激反应，对外伤的修复是有利的，是机体的保护性反应。血浆的渗出可使外伤引起的局部毒素及有害物质得以稀释，抗体补体（antibody complement）的介入起到了中和与调理作用，白细胞的外渗对清除有害刺激和异物、杀灭细菌和其他微生物，降解清除脱落坏死组织起重要作用。

白细胞从血管外渗到间质组织，大体上经过了白细胞黏附于血管壁、渗出于血管外及向着趋化物质移动并被激活的过程。正常情况下，白细胞和红细胞均位于血流中央，与血管内皮不接触。外伤发

生后，血管通透性随即增加，并伴有血液浓缩，血流缓慢，白细胞随即黏附于血管内皮。在其与血管内皮发生紧密贴附的同时，伸出伪足，插入内皮细胞连接的缝隙中，整个细胞随即挤入缝隙，并移行到内皮细胞与基底膜之间，最后穿过基底膜进入间质组织。随即在趋化因子的作用下，向化学趋化物质的方向移动。外源性趋化因子如细菌产物，内源性者如补体结合产物、花生四烯酸等。在趋化因子诱发白细胞移动的同时将其激活。被激活的白细胞，在损伤部位可吞噬消化降解异物、感染的微生物及脱落坏死的组织。在这一趋化吞噬过程中，其代谢产物如溶酶体酶、花生四烯酸等，也同时会造成组织损伤。

（2）血-房水屏障损害与前列腺素

1）前列腺素的来源：早于 1931 年，Duke-Elder 就发现，机械性刺激兔眼虹膜，可引起瞳孔收缩、血管通透性增加和眼压升高。1957 年，有人从兔眼虹膜内发现一种能使平滑肌收缩的物质，是一种不饱和的羟基脂肪酸，当时命名为虹膜素（irin）。后来证明"虹膜素"就是前列腺素（prostaglandin，PG）。进一步研究证明，虹膜具有生物合成 PG 的作用，PG 来自一种称作花生四烯酸（arachidonic acid）的前驱物，该物质来自破坏的磷脂膜（phospholipids membrane）。其中 PGE_2 的合成过程已经明确（图 5-3-10）。

另一组有活性的前列腺素物质是由虹膜内的脂质酶（lipogenase）催化形成的，主要有 12-HETE，5-HETE 和 5，12-HETE。12-HETE 具有细胞趋化作用，血-房水屏障破坏时所出现的白细胞浸润，就是脂质酶催化产物所致。

将兔眼的虹膜和视网膜组织，用花生四烯酸进行孵化，可分离出 PGE_2、血栓素 B_2 和 LTB4 等。

2）PG 在房水内的浓度：在正常兔眼房水内，较多的 PG 成分是 PGE_2、F_2 和 D_2 及少量 $6\text{-Keto-PGF}_{1\alpha}$ 等。经激光照射后，这些成分增加，尤其是 PGE_2，其房水含量从 87pg/ml 增至 5.5mg/ml。眼外伤所引起的 PG 释放，可为吲哚美辛（消炎痛）所阻滞。

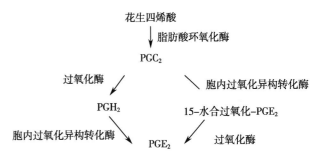

图 5-3-10　眼球穿孔伤术后虹膜粘连继发青光眼

3）PGA 对血-房水屏障的损害：试验证明，外源性和内源性 PG 均可致血-房水屏障破坏。当眼受外伤（化学或机械性刺激）后，引起眼内 PG 的合成和释放。PG 具有强烈的生物活性（biological activity），能引起局部的动脉血管扩张，使毛细血管网充血和血流量增加，并使其通透性发生改变。但此种改变并非血-房水屏障破坏的全部机制，因在正常情况下也有部分蛋白自毛细血管渗出，但其并不能进入房水。因此，必然还有睫状上皮细胞的改变，即睫状上皮细胞间的紧密连接结构被破坏。用荧光造影及其他技术发现，血-房水屏障破坏性改变主要是在睫状突。因此，血-房水屏障的破坏可能是血管通透性增加及睫状上皮细胞改变的共同作用。

4）PG 对眼压的影响：①PG 致眼压升高当将 PGE_1、E_2 注入兔眼前房时，可引起眼压大幅度升高，同时伴有瞳孔缩小。但其对房水流畅易度的影响则很轻。因此断定，眼压升高的原因是由于 PG 对房水生成速度的影响。将各种前列腺素的升压作用做一比较，依其作用大小，其顺序为 E> E_2>$F_{2\alpha}$>$F_{1\alpha}$；②PG 致眼压降低　PG 在其最初的升压效应之后，往往出现降压效应，即所谓的双相效应。其发生机制，从说不一。

（3）血-房水屏障破坏与 P 物质：在血-房水屏障破坏过程中，另一种与眼压改变有关的物质称为 P 物质（substance P）。P 物质是存在于脑内的肽类物质（peptide），为十一肽（eleven peptide）。可能是第一级感觉神经元（primary sensory neuron）释放的兴奋性神经递质，也可从周围神经末梢（peripheral nerve terminal）释放出来。研究发现，当给三叉神经（trigeminal nerve）行电刺激时，可引起瞳孔缩小（miosis），葡萄膜血流量增加，房水内蛋白含量增加，眼压可升高 80%。有人认为，在这些反应性改变所牵扯的各种因素中，P 物质在其中起了重要作用。P 物质可引起血管扩张和瞳孔缩小。已有人测了在行三叉神经刺激后的房水内的 P 物质样免疫活性释放。

研究发现，当前房内进入的 P 物质量为 1～150ng 时，有很强的缩瞳效应，但无眼压升高，房水内无蛋白出现；当 P 物质的量达 0.8～11μg 时，则同时有眼压升高，房水内有蛋白出现，但眼压升高程度和房水蛋白含量无关。但若将 P 物质用损伤较小的玻璃体内注射时，则房水内无蛋白成分增加。因此断定，刺激三叉神经所释放的 P 物质，可产生明显的缩瞳效应，但眼压升高及房水内蛋白增多，则由其他成分引起。

对 P 物质的反应有明显的种属差异，兔眼要比灵长类动物敏感得多。各种动物的分离虹膜对 P 物质的反应，以兔、猪及牛反应强烈，而猫、狒狒和人则无反应。有研究指出，眼睛位于头两侧的动物，如兔，对神经刺激反应性高，即瞳孔缩小及血 - 房水屏障的破坏效应成倍增强。血 - 房水屏障破坏所致的房水凝块能阻止房水的过多的排出。这对伤后的低眼压的预防是有好处的。

3. 青光眼滤过术对血 - 房水屏障功能的影响　青光眼滤过术广泛应用于抗青光眼治疗，但在其建立一新的房水流出途径的同时，也损坏了眼的正常解剖结构和生理功能的完整性，尤其是对血 - 房水屏障的影响，近年来有较多研究，在此略加叙述。

青光眼滤过术是直接损伤到血 - 房水屏障组织结构的治疗手段，如虹膜组织等，加之术中对前房的骚扰，房水的快速流出等，均会影响血 - 房水屏障功能，血液中的大分子成分，如白蛋白等，会渗漏到前房水中（图 5-3-11）。青光眼术后炎性反应持续时间报道不一，有人报道 4 天即可恢复，有报道 4 周尚才恢复。可能和手术操作的熟练程度，亦即对眼组织的损伤程度有关。另外，检测手段的不同，也可有不同的结论。

人眼前房和角膜一样，亦属于相对免疫豁免区（relative immune privilege area），对维持角膜和晶状体营养及其透明性有着极其重要的作用。这种相关免疫偏离（correlated immune deviation）状态的维持，有赖于血 - 房水屏障功能的正常。研究发现，房水正常功能的维持，是以各种生长因子的动态平衡为基础的。青光眼滤过术后，房水

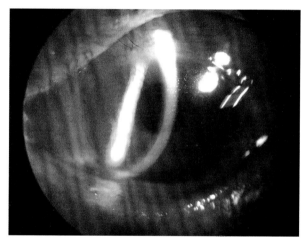

图 5-3-11　青光眼滤过术后房水轻度浑浊，KP+

中某些生长因子的浓度发生了改变，因子间的动态平衡被打破。同时，这些因子随房水流至滤过泡，造成其非正常的与结膜直接接触，也会对前房相关免疫偏离造成影响，如目前研究较多的 TNF-β 和 IL-6 等。

近期研究发现，青光眼滤过术合并应用抗代谢药丝裂霉素 -C 的患者，其降眼压机制不仅使其有益于巩膜下滤过道的维持，还和其对睫状体的毒性作用致房水生成减少有关。组织病理学观察，合并应用丝裂霉素 -C 组睫状体超微结构发生了明显改变，微绒毛结构减少或消失，上皮下胶原增加，且随丝裂霉素 -C 放置深度增加，此种改变更为明显。

4. 交感性眼炎　交感性眼炎（sympathetic ophthalmia）为双眼弥漫性肉芽肿性葡萄膜炎，一眼发生眼球穿孔性外伤或内眼手术创伤，发生以葡萄膜炎为主的非化脓性炎症后，相隔几天至数十年后，另一眼出现同样的葡萄膜炎。通常称先患病的外伤眼为激发眼（exciting eye），另一眼称交感眼（sympathizing eye）。交感眼多在眼外伤后 3 个月发病，几年后仍未出现者相对安全，但长达数年或数十年后出现者时有发生。

（1）免疫学机制：免疫学改变是交感性眼炎的发病基础，即某些易感个体，对葡萄膜、葡萄膜的色素颗粒或视网膜抗原，产生自身变态免疫反应（self abnormality immune response）。研究早就发现，抽取和分离经组织学证实的交感性眼炎患者的外周淋巴细胞，在组织培养液中暴露于同种的葡萄膜视网膜提取物，结果促进了这些淋巴细胞的转化。本研究证明，患者的淋巴细胞对葡萄膜和视网膜的某些抗原过敏，亦即产生了变态反应。研究还发现，将交感性眼炎的淋巴细胞暴露于牛的脉络膜提取物时，

能抑制淋巴细胞的游走。研究已经证实，视网膜和其他表皮来源的眼结构中，存在着能够引起迟发性变态反应性抗原，将以视网膜提取的此种抗原注射给豚鼠时，能诱发出极似交感性眼炎的眼内炎。近年的研究进一步证实，交感性眼炎可能是对一种与视网膜光感受器有关的可溶性蛋白—视网膜 S 抗原或其他视网膜抗原发生变态反应的结果，尤其是视网膜 S 抗原，近年来有较多研究。

关于交感性眼炎的外伤免疫机制，有人做了如下推测：眼球穿孔伤或内眼手术，将细菌或其他微生物带入眼内，并作为佐剂使眼内的某些抗原释放，通过穿孔伤口得以进入淋巴系统，从而使正常的组织耐受性发生改变。

免疫组织化学研究已经证实，类似于交感性眼炎这样的葡萄膜炎，是针对由光感受器细胞、视网膜色素上皮细胞和脉络膜黑色素细胞共同存在的一种由 T 淋巴细胞介导的迟发性变态反应（delayed hypersensitivity）。

组织病理学研究证实，激发眼和交感眼的病理改变相同，为典型的葡萄膜内弥漫性淋巴细胞浸润（diffuse lymphocytic infiltration），伴有上皮样细胞巢（epithelioid cell nest），在上皮细胞和巨噬细胞内常伴有色素颗粒存在。多数病例炎症并不侵犯脉络膜毛细血管及视网膜。交感性眼炎的另一病理特征是无坏死，在病程早期，睫状体平坦部即出现炎性细胞浸润，并进一步侵入玻璃体。同时，虹膜的炎性细胞浸润使虹膜组织增厚。类似反应可扩散到晶状体前表面，故虹膜后粘连。脉络膜病变通常是弥漫性的，浸润的炎细胞主要是淋巴细胞，还有上皮样细胞、少数巨噬细胞，中性白细胞少见，浆细胞的出现多见于应用糖皮质激素治疗之后，嗜酸性粒细胞多见于脉络膜内层。含有黑色素颗粒的上皮样细胞常常呈结节样积聚，位于视网膜色素上皮和玻璃膜中，眼底检查时表现为玻璃膜疣样的黄白色小点，称 Dalen-Fuchs 结节，视网膜一般无炎性浸润。交感性眼炎的角膜后沉着物（KP）由上皮样细胞、淋巴细胞和巨噬细胞积聚而成。巩膜的穿入血管周围可见有类似细胞浸润。结膜和眶组织偶见同样的炎性浸润。

交感性眼炎的病理表现，显示其为一弥漫的肉芽肿性变态反应性葡萄膜炎（diffuse granulomatous allergic uveitis）。

（2）视网膜 S 抗原与交感性眼炎：S 抗原广泛存在于动物及人的感光细胞和松果体内。研究已经证明，人、牛、小鼠及大鼠 S 抗原的抗原氨基酸序列有非常大的同源性，并已确认其具有强烈的致葡萄膜视网膜炎活性，推测甚至少有 5 种抗原决定簇，不同动物间 S 抗原决定簇有极大的相似性。

1）S 抗原致葡萄膜视网膜炎实验研究：S 抗原具有极强致葡萄膜视网膜炎活性，低至 0.3μg 的剂量，即可在易感动物个体诱发出葡萄膜视网膜炎。用 S 抗原免疫豚鼠、大鼠、小鼠、兔子、猴子等，均可诱发出葡萄膜视网膜炎，但其潜伏期有所不同，猴子为 21～28 天，Lewis 大鼠为 10～13 天，有色家兔为 16 天，豚鼠为 10～16 天。

S 抗原免疫动物后，一般 2 周左右发生临床可见的葡萄膜视网膜炎，随免疫剂量加大，发病时间随之缩短。以百日咳杆菌或其毒素作为佐剂，可提早 2～7 天发病。其临床表现类似人葡萄膜炎，结膜充血水肿，角膜缘及虹膜血管扩张，前房及玻璃体内出现大量细胞和渗出，角膜内皮呈现有蛋白、细胞和色素颗粒组成的沉着物（KP）。1～4 天后炎症达高峰，表现为眼球突出、角膜水肿、前房积脓甚或积血。虹膜后粘连、瞳孔膜闭、玻璃体浑浊、视网膜水肿、血管迂曲扩张。4～8 天后上述改变迅速减缓。临床表现通常持续 6～20 天，偶有持续 1 年以上者。交感性眼炎有类似的经过，外伤（包括内眼手术）、致敏及发病的病理过程，和实验型葡萄膜视网膜炎一样，S 抗原对其发病可能有重要作用。

组织病理学研究发现，S 抗原所诱发的葡萄膜视网膜炎的组织学改变先于其临床表现，最早出现于虹膜睫状体，随之波及脉络膜、视网膜，最后致光感受器损害。病变所累及的范围和严重程度和所用 S 抗原的量密切相关。1μg 剂量仅引起后葡萄膜轻度损害；5μg 剂量所致损害限于葡萄膜和部分视网膜色素上皮；10μg 剂量所致炎症主要累及脉络膜、视神经及睫状体平坦部，色素上皮层多无受累，偶见色素上皮和 Bruch 膜之间有上皮样细胞聚集，类似人类交感性眼炎的 Dalen-Fuchs 结节，该部位光感受器常被破坏；25μg 剂量即可致急性眼内炎、脉络膜、视网膜可有散在的局灶性坏死，伴光感受器坏死，但仍局限于眼内组织；50μg 剂量即可致全眼球炎，病损不仅局限于眼内组织，眼外肌甚至眼眶组织也可受累。

不同剂量的 S 抗原诱发的葡萄膜视网膜炎所引起的细胞浸润情况不同。小剂量 S 抗原（10μg 以下）诱发者，以淋巴细胞浸润为主，间有上皮样细胞和巨噬细胞；中等剂量（25μg）诱发者，以单核细胞为主，此外尚有一定量的多形核白细胞、上皮样细胞和巨噬细胞；大剂量（50μg）抗原所致者，以中性粒细胞浸润为主，还有一定量的单核细胞的嗜酸性粒细胞。可见 S 抗原的剂量不同，其发病机制可能也有不同。以其细胞浸润状况看，中等剂量的 S 抗原所诱发者，似乎更接近交感性眼炎的病理特点。

S 抗原诱发的葡萄膜视网膜炎（uveoretinitis）的不同时期细胞浸润种类亦不相同。S 抗原免疫后第 16 天，以中性粒细胞和单核细胞浸润为主；第 18 天，以单核细胞浸润为主，尚有一定量中性粒细胞；第 21 天，几乎全为单核细胞浸润，中性粒细胞消失。其他研究结果虽略有差异，但不同时期呈现不同种类的细胞浸润反应是一致的。

2）S 抗原致葡萄膜视网膜的体液免疫机制：在 S 抗原诱发葡萄膜视网膜炎过程中，体液免疫的参与起着极为重要的作用。

研究发现，以免疫抗原免疫的豚鼠，在其患葡萄膜视网膜炎之前，抗 S 抗原抗体效价即已显著升高，最高达 1∶12 800，而未免疫豚鼠则为阴性。另有研究更进一步证实，随免疫 S 抗原剂量加大，其抗体效价亦随之增加，行多次免疫者其效价可数倍于一次性免疫者。研究还发现，不仅是抗体水平，其组织损坏程度亦与免疫剂量呈正比。

有人研究发现，以 50μgS 抗原免疫 Lewis 大鼠后第 5 天，脉络膜肥大细胞数目增加，第 6 天增加近一倍，第 7 天血清发现 S 抗原特异性 IgE 抗体，第 8 天见脉络膜肥大细胞脱颗粒现象，第 10～13 天所有免疫鼠均出现了葡萄膜视网膜炎。本研究证实，IgE 介导的 Ⅰ 型变态反应，在 S 抗原诱发的葡萄膜视网膜炎的初始阶段起着重要作用。而另一研究应用大剂量 S 抗原（100μg）免疫豚鼠后，于发生葡萄膜视网膜炎的当天（免疫后 15 天），在睫状体血管壁发现了 IgG 和补体 C3 沉积，其后 2 天，在脉络膜血管壁也见到了 IgG 和 C3 沉积，在发病后 10 天又在视杆细胞外段发现了 IgG 和 C3 沉积。从而在葡萄膜炎体液免疫中的 Ⅲ 型变态反应，为 S 抗原在其发病中的作用找到了理论依据。

3）细胞免疫在发病过程中的作用机制：近年研究发现，在 S 抗原所致葡萄膜视网膜炎过程中，细胞免疫起着远大于体液免疫的作用。有人应用 S 抗原免疫无胸腺裸鼠（nude mouse），不能诱发出葡萄膜视网膜炎，重复免疫仍不能奏效；将此鼠的引流淋巴结细胞和脾细胞取出行体外实验，仍然不能。而同时在淋巴细胞功能正常鼠身上实验，则均可诱发出葡萄膜视网膜炎；将呈现阳性结果的鼠淋巴结细胞和脾细胞过继转移给无胸腺裸鼠，则可诱发出葡萄膜视网膜炎。可见 T 淋巴细胞在葡萄膜视网膜炎发生过程中起着决定性作用。

人们为此又进行了大量的有关淋巴细胞亚群的研究，观察发病不同时期淋巴细胞亚群比例的变化，发现 S 抗原免疫 Lewis 大鼠后 11～13 天（早期），组织中出现大量辅助 / 诱导性 T 细胞，但抑制 / 细胞毒性 T 细胞则很少，二者比例为 5∶1～5∶2；13～16 天（中期），抑制 / 细胞毒性 T 细胞增多，二者比为 5∶2～5∶4；17～20 天（后期），抑制 / 细胞毒性 T 细胞多于辅助 / 诱导 T 细胞，二者之比逆转为 1∶1～1∶2。其他研究结果与之相符，均表明 S 抗体诱发的葡萄膜视网膜炎的潜伏期和早期，辅助 / 诱导 T 细胞起决定性作用，而在中后期，由于抑制 / 细胞毒性 T 细胞的显著增加，可使葡萄膜视网膜炎消退，甚至完全消失。可见淋巴细胞与本病的发生、发展及消退关系极为密切。

实验研究证明，参与葡萄膜视网膜炎发生的其他因素还有氧自由基、花生四烯酸及其代谢产物等，尤其是后者，有时不仅是辅助作用，有些情况下甚至起着决定性的作用。

有关交感性眼炎的发生机制的研究，对其预防和治疗有重大临床意义。

三、晶状体外伤与免疫

晶状体的机械性外伤可为外伤或手术所致，晶状体上皮细胞的增生、迁移、黏附及细胞成纤维化，是对外伤的主要修复反应。不太严重的锐伤，上皮细胞的分化修复常可使伤口愈合，仅留一局限性浑浊。更多的则是损伤过重或手术操作之后，残留的晶状体上皮细胞由于过度增生、迁徙，形成广泛的囊浑浊，导致人们所不希望的后发性白内障（图 5-3-12～图 5-3-14）。故近年来在晶状体上皮细胞对损伤修复反应方面做了较多研究，以预防后发障的发生。

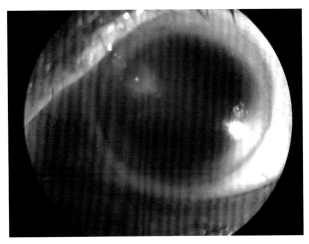

图 5-3-12　眼穿孔伤，金属异物穿破角膜和晶状体，形成外伤性白内障

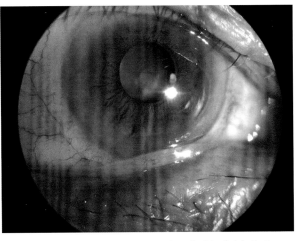

图 5-3-13　眼穿孔伤，外伤性白内障（裂隙灯相）

1. 有关晶状体上皮细胞的增生、移行和黏附的实验研究　开展此项研究的目的，主要是针对现今的白内障囊外摘出术后，如何预防后发障的发生而展开的。以组织病理学分析，术后后囊浑浊的主要原因是由于残留的晶状体上皮细胞迁徙到后囊膜，并在后囊下黏附、增生、成纤维化，致后囊增厚、浑浊、皱缩。现今的白内障囊外摘出联合人工晶状体植入术，尚不能做到完全清除前囊下上皮细胞，尤其是赤道部上皮细胞，具有更强的增生能力。故研究这一修复反应的发生机制，从而抑制此修复反应的发生，达预防后发障的目的。

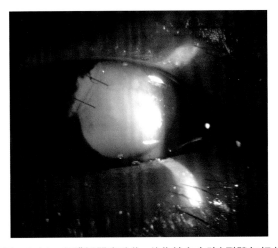

图 5-3-14　角膜锐器穿孔伤，外伤性白内障（裂隙灯相）

研究显示，体外培养的兔晶状体上皮细胞增生能力极强，接种后数小时即可贴壁生长，3～4 天即可能融合；进一步传代培养，可见细胞发生形态学改变，拉长并成纤维化。应用 Varan 琼脂糖滴法对培养的晶状体上皮细胞的移行情况进行研究，发现其 24 小时即可移出 33.30μm±3.10μm，48 小时可移出 50.22μm±2.60μm。在其粘附性的实验研究发现，在层粘连蛋白（LN）的参与下，在 8 小时、16 小时和 24 小时细胞黏附率分别可达（21.80±1.08）%、（47.80±1.43）% 和（85.10±4.52）%。应用抗代谢药物如全反式维甲酸等，对其增生、移行和黏附均有明显的抑制作用。

2. 晶状体上皮细胞增生与生长因子

（1）成纤维细胞生长因子（FGF）：在 FGFs 这一类生长因子中有两种类型，一种对酸和热敏感，等电点呈碱性，称为碱性成纤维细胞生长因子（bFGF）；第二种 FGF，其等电点呈酸性，称为酸性成纤维细胞生长因子（aFGF）。

FGFs 通过与细胞膜上特异性受体结合产生效应。其受体有两种类型，一为高亲和力受体，属酪氨酸蛋白激酶类受体；另一类为低亲和力受体，即肝素样受体。FGF 促进细胞增生所要求的必要条件，是在这两种受体的共同作用下实现的。

FGF 黏合研究证明，晶状体上皮细胞具有高亲和力 bFGF 受体（bFGFR），其中有 FGFR-1 和 FGFR-3。FGF 与其结合，引起一系列的生物活性，最终引起细胞内的反应，包括 DNA 合成和有丝分裂，调节细胞的增生能力。

早就有学者观察到 bFGF 对晶状体上皮细胞表现为促进增生作用。培养的大鼠晶状体细胞，随培养液中 bFGF 浓度的不同，可表现为促增生、促迁徙、促分化不同的效应。据研究，bFGF 的 mRNA 位于晶状体上皮细胞内，但在晶状体囊和晶状体纤维内均发现了 bFGF 的片段的存在。从而对 bFGF 的促分化作用予以佐证。研究表明，手术创伤可引起房水中 bFGF 显著增高，其来源是晶状体囊破坏时，会有大量 bFGF 释放，特殊情况下可能来自眼后段，因玻璃体内的 FGF 含量高于房水。有证据表明，bFGF 是通过与晶状体上皮细胞膜上的受体结合，起到启动细胞增生效应的作用。

aFGF 在人和牛晶状体，是位于赤道弓形部位细胞向晶状体纤维转化区的胞浆内，其对晶状体上皮细胞的作用仍不十分清楚。

（2）表皮生长因子（EGF）：人 EGF 为含有 53 个氨基酸残基的单链蛋白质，分子量 6KD，等电点 4.6，含 3 个链内二硫键。EGF 与 FGF 相比，是一较弱的促细胞分裂因子。

据研究报道，房水中的 EGF 浓度为 0.62～1.40ng/ml。而体外晶状体上皮细胞培养研究证明，EGF 的最佳促其增生浓度为 1ng/ml，说明晶状体上皮细胞一旦暴露于房水，房水中正常浓度的 EGF 即可促进晶状体上皮细胞增生。

EGF 也是通过其与细胞膜上的 EGF 受体的结合而发挥效应的。现已发现晶状体上皮细胞上含有 EGF 受体。

（3）胰岛素样生长因子（IGFs）：IGFs 为一多肽，结构类似胰岛素。成年人称为 IGF-Ⅰ，胎儿称为 IGF-Ⅱ，含 3 个二硫键，分子量为 7.4～7.6KD，等电点 6.7～8.2，耐热。

有人认为 IGFs 刺激细胞增生的能力较弱，主要是协同 FGF 促进细胞增生。细胞外基质中存在一种特异性结合蛋白，能控制 IGF 和 FGF 的作用。

研究认为，IGFs 作用于细胞增生周期的 G1 期，有促进细胞分裂的作用，对成纤维细胞的作用甚强。

有人发现，IGFs 对晶状体上皮细胞有很大作用。IGFs 可诱导鸡胚晶状体上皮细胞伸长和早期晶状体纤维分化，且这种作用有年龄依赖性。新生鼠晶状体上皮培养液中加入 IGFs，可呈现显著的促细胞增生反应。IGFs 还能和 EGF 协同作用于培养的兔晶状体上皮细胞，促进细胞分裂。

应用放射受体结合实验发现，牛晶状体上皮细胞具有 IGF-Ⅰ结合位点。在牛晶状体上皮细胞体外培养研究中发现，当将一定浓度的 IGF-Ⅰ加入培养基中后，细胞外基质中的纤维粘连蛋白受体开始具有生物学活性。纤维粘连蛋白（FN）具有间接促细胞增生的作用。在鸡胚晶状体研究中，发现其具有 IGF-Ⅰ受体，IGF-Ⅰ与 EGF 协同作用，可促进晶状体上皮细胞的有丝分裂。

（4）血小板源性生长因子（PDGF）：PDGF 是由血小板释放的一种物质，分子量 30KD，为一阴离子糖蛋白，有 A、B 两条链，形成 PDGF-AA、PDGF-AB 和 PDGF-BB 三种异构体，以不同的结合力和特性结合到细胞表面受体上。人类主要为 PDGF-AB。

PDGF 在维持晶状体的透明度方面有一定作用，对晶状体上皮细胞的正常生长有相当影响。并认为其能增加晶状体的重量和可溶性蛋白的容量。在体外培养试验中，PDGF 结合胰岛素，可促使晶状体上皮细胞的增生和生长。

（5）转化生长因子 -β（TGF-β）：TGF-β 已在人房水中测出，其浓度为 2.3～8.1ng/ml，其主要生物亚型是 TGF-β2。TGF-β2 对晶状体上皮细胞的影响表现为抑制作用。在牛晶状体上皮细胞体外培养研究中，以培养基中加入 TGF-β2 抗体和不加抗体两种，观察其晶状体上皮细胞的增生能力，结果发现，未加抗体组细胞增生受到抑制。表明低于正常眼房水中 TGF-β2 的浓度，即能抑制晶状体上皮细胞的增生。其抑制机制尚不十分清楚。有人认为，TGF-β2 是通过延长或阻止细胞于 G1 期之内，起到了阻止细胞分裂的作用。

人 TGF-β 受体有两类，分子量分别为 95KD 和 65KD，均位于细胞膜上。受体与 TGF-β2 结合，但结合后产生效应的机制仍缺乏了解。可能是通过一新的通路，引起细胞核中 DNA 的合成被阻断。

3. 晶状体的抗原性及免疫源性葡萄膜炎

（1）晶状体蛋白及其抗原性：晶状体蛋白分为两大类，一为可溶于水的胞浆蛋白片段，称可溶性蛋白，又称晶状体蛋白、结晶蛋白（crystallins），占全部晶状体蛋白的 86.5%，分为 α、β、γ 晶状体蛋白三种。

其余为不溶于水的"类蛋白",包括胞浆骨架、胞浆膜及其有关的结合蛋白。这些蛋白均具有抗原性,故晶状体有多种抗原,有人认为至少有 9 种,也有报道发现有 24 种之多,其中一些是晶状体所特有的,另一些则与其他组织有交叉抗原决定簇。

(2)晶状体源性变态反应性葡萄膜炎:晶状体蛋白在正常情况下由完整的包膜包裹,与血管和淋巴系统隔绝,是一种隐蔽性抗原。当由于白内障囊外摘出术、囊外摘出联合人工晶状体植入术或由外伤致晶状体囊破裂,晶状体皮质溢出,同相应的免疫活性细胞接触,产生抗体或致敏淋巴细胞,则可引起免疫反应,一般为Ⅲ或Ⅳ型有关的自身免疫性疾病。在晶状体蛋白中,抗原性最强的是 α 晶状体蛋白,其次为 β 和 γ 晶状体蛋白。实验研究表明,弱抗原性晶状体蛋白可被抗原佐剂(antigenic adjuvant)加强,如葡萄球菌毒素(staphylococcal toxin)、大肠杆菌毒素(coliform toxin)、毒性异物等。

杨培增认为,晶状体抗原诱发的炎症,从组织病理学上可分为以下 4 种:①伴有或不伴有非肉芽肿性前葡萄膜炎的巨噬细胞反应(macrophage reaction),其特征是在晶状体组织附近出现巨噬细胞和巨细胞浸润,类似于对异物的反应,是最常见的一种类型;②晶状体过敏性眼内炎,其特征为以破损的晶状体为中心,形成以中性粒细胞浸润为主的肉芽肿性炎症,浸润的炎性细胞通常呈"洋葱状"分布,即在晶状体物质周围有大量中性粒细胞浸润,向外依次为淋巴细胞、巨噬细胞和多核巨细胞浸润;③晶状体诱导的肉芽肿性葡萄膜炎症反应(granulomatous uveitis reaction),其特征为晶状体物质附近出现成簇的上皮样细胞,稍远处的浆细胞核淋巴细胞浸润;④伴感染的晶状体源性葡萄膜炎,即在晶状体组织附近出现浓集的中性粒细胞。其临床表现不尽一致。作为一般术后或伤后"炎性反应",在此不做赘述。

已形成晶状体过敏性葡萄膜炎者,一般发生于白内障手术或晶状体外伤后 1～14 天,发病早晚与是否接触过晶状体蛋白有关,如另眼以往曾行白内障囊外摘出术者,发病较早,首次手术者,发病较晚。炎症轻重个体间有较大差异,同一个体进入前房或玻璃体内晶状体皮质多者,其炎症反应亦重。一般临床上可有两种表现,最常见者为一开始即有急剧的以前葡萄膜为主的葡萄膜炎,眼睑肿胀,球结膜充血水肿,睫状充血,角膜浑浊并伴有细点状或羊脂状 KP,房水闪光症明显,甚或有无菌性前房积脓。虹膜肿胀,纹理不清,广泛虹膜后粘连,瞳孔不易被阿托品散大,可致瞳孔闭锁或瞳孔膜闭。另一种少见形式为慢性迁延性前葡萄膜炎(chronic persistent anterior uveitis),炎症反应轻微,但长期持续并逐渐加重,也可致瞳孔膜闭。

近年来人们注意到,一眼发生了晶状性过敏性葡萄膜炎,对侧白内障眼或正常眼亦可出现同样的炎症。此种情况应与交感性眼炎相鉴别。一般讲,晶状体诱发的另一眼发生炎症时,其原发眼的炎症已趋于静止,且二者炎症程度不一定相当;相反,前述的交感性眼类,交感眼是在受伤眼反复发生并加重的葡萄膜眼的基础伤发生的,且二者炎症程度大致相当。尽管如此,二者不仅在临床上难以鉴别,在组织病理学上也难以区分。有人就发现一例既有典型的晶状体过敏性眼内炎的病理改变,又有典型交感性眼炎组织学特征的病理标本。故有人认为,晶状体蛋白和视网膜可能有共同的抗原性。

四、血 - 视网膜屏障的损伤与免疫

血 - 视网膜屏障(blood-retinal barrier,BRB)又称血玻璃体屏障(blood-vitreous barrier),其正常功能的维持是保持正常视功能的重要组成部分。眼外伤,尤其是眼球挫伤及眼底光凝治疗,常是致 BRB 损伤的重要因素。

(一)血 - 视网膜屏障的解剖部位

此屏障的解剖位置主要位于视网膜色素上皮(视网膜外屏障)及视网膜毛细血管[视网膜内屏障(retinal barrier)]。

1. 视网膜色素上皮 脉络膜的毛细血管和睫状突类似,血管壁是窗孔式的,属渗漏型。一些大分子物质,如辣根过氧化酶,完全可通过该血管进入脉络膜实质层。说明其通透性极高,对血浆内的溶质无任何屏障作用。

研究发现,当将辣根过氧化酶注入玻璃体时,则其在视网膜色素上皮层被阻挡;当将其注入血液时,其仅能停留在脉络膜实质层,而不能通过视网膜色素上皮层。从而说明,视网膜色素上皮是眼后部的重

要屏障之一，称之为视网膜外屏障。很多动物，从蛙到猫及猴的视网膜色素上皮，都具有这种功能。

形态学研究发现，视网膜色素上皮和睫状体上皮细胞有着同样的连接结构。在其顶端，即靠近玻璃体的一面，为缝隙连接；在细胞基底部，为桥粒连接，或称黏合斑；在这些连接之间，为紧密连接，或称带状闭锁小带，有时这种连接迭加于以上两种连接上。缝隙连接的存在，说明细胞间有电的沟通，该细胞层清楚地表现为一融合细胞层。

2. 视网膜毛细血管　是眼后部又一重要的屏障解剖位置，称为视网膜内屏障。因视网膜神经层是大脑的一部分，视网膜的血循环也就相当于大脑循环的一部分。而血 - 脑屏障的解剖基础就是具有内皮细胞间紧密连接结构的毛细血管。形态学研究也证明了视网膜毛细血管具有和大脑毛细血管同样的屏障解剖结构。

研究进一步发现，当静脉注入辣根过氧化酶时，不能穿过视网膜毛细血管进入视网膜和玻璃体。更小的微小过氧化酶也同样被阻于视网膜毛细血管内。

（二）眼球挫伤后的血 - 视网膜屏障改变

眼球挫伤为常见眼外伤之一，机械力量对眼球产生击打损伤的同时，常波及眼底部，尤其是球后极部视网膜的损伤，如视网膜震荡及视网膜挫伤等，其对血 - 视网膜屏障的损伤亦随之发生，并为实验研究所证实。

1. 轻度眼球挫伤后的血 - 视网膜屏障改变　吴永强等在实验研究中发现，应用铅锤下落法 1.28J 的轻度击打力量损伤眼球后，见后极部网膜呈弥漫性浑浊，间有乳白色斑片状水肿，范围 2～5PD；3 天后水肿区域缩小，7 天后完全吸收，眼底无色素紊乱。伤后 3 小时至 14 天，荧光素眼底血管造影未见异常改变，无荧光素渗漏，视网膜色素上皮层完整，镧示踪检查，1～3 小时可见脉络膜血管扩张，1 天时更明显，血管内外可见大量镧示踪物，但其均未能穿过 RPE 的紧密连接，视网膜各层次均未见镧沉积。伤后 1～3 天，RPE 可见轻度空泡变性，感光细胞外节间隙增宽，少数盘膜破坏，内节线粒体肿胀。7 天时未再见有新的异常发现。显示此种程度的眼球挫伤，尚不致使 BRB 产生损害，其视网膜水肿主要是由于轻度的视网膜外层变化及血管反应，使液体渗出增加所致，并非外屏障功能改变所致。此实验型眼外伤，类似临床上看到的视网膜震荡。

2. 重度眼球挫伤后血 - 视网膜屏障的改变　吴永强等在兔眼实验研究中，应用钢珠弹射法造成对兔眼 2.87J 的损伤力。伤后可见 5～8PD 大面积视网膜浑浊区，并可见不规则白色视网膜皱褶，点状或小片视网膜下出血。此类现象类似临床上的视网膜挫伤。伤后第 1 天水肿程度最重，视盘边缘模糊，3 天后水肿开始减轻，7 天后消退；但病变中央区遗留灰白色脱色素区，周围色素沉着；14 天后病变区呈灰白色瘢痕及色素紊乱。眼底荧光血管造影未见有视网膜血管异常，说明此外伤尚未致视网膜内屏障功能损害；但伤后 3～7 天，水肿区可见荧光素渗漏，7 天后窗样缺损明显，显示有视网膜外屏障功能损害。荧光素示踪检查，伤后 1～3 小时，RPE 荧光素渗漏着色；1～3 天时，呈一条明亮的荧光带，局部视网膜外层有荧光显示；7～14 天时，RPE 的荧光带仍存在，28 天时未再见有荧光渗漏。镧示踪法检查，伤后 1 小时至 3 天，RPE 细胞结构紊乱，黑色素颗粒弥散在整个胞浆或细胞外，光感受器外节与内节断裂、核固缩、镧颗粒沿损伤的色素上皮细胞间隙向视网膜内弥散；7 天时，镧沉淀物出现在光感受器细胞间隙，RPE 局部缺失，外节内节消失；7～14 天，可见 RPE 细胞及 Müller 细胞增生，形成胶质瘢痕附着于 Bruch 膜，仍可见镧渗透；28 天时，损伤区视网膜外层完全为胶质瘢痕代替，视网膜内无镧沉积。以上研究结果显示，此程度挫伤可致视网膜外屏障功能明显损伤，1 日后可有不完全性修复。其视网膜水肿在伤后 7 天即可消退，远早于其外屏障功能的恢复时间，故推测挫伤性视网膜水肿的成因主要是由于视网膜外层细胞的变性坏死，外屏障功能的损害可能仅在水肿早期起作用，但可能与伤后 2～4 周内细胞的继续坏死有关。

（三）气流冲击伤后的血 - 视网膜屏障改变

此乃另一种眼球挫伤实验研究。巢阳等采用生物微波管双夹膜压差破膜法，给兔眼行气流冲击伤，压力峰值为（666±10.5）kpa。

研究发现，正常眼硝酸镧颗粒（lanthanum nitrate particles）呈颗粒状散在分布于脉络膜毛细血管腔内，并附着在管壁上，同时可见镧颗粒从脉络膜血管内皮细胞间隙漏出，渗入视网膜色素上皮（retinal pigment epithelium，RPE）细胞基底部，并沿细胞间隙向细胞顶部移动，终止于 RPE 细胞顶部的紧密连接（闭锁小带）。伤后 1～3 小时，镧颗粒通过少数开放的 RPE 细胞间紧密连接向视网膜内渗透。伤后 1 天 RPE 细胞间少数紧密连接破坏，镧沿细胞间隙向视网膜渗透，到达外核层感光细胞间隙水平，同时内核层细胞间隙及内网状层胞突之间也可见镧示踪剂。伤后 3 天 RPE 细胞质内可见吞噬的外节碎片，色素颗粒外溢，外核层细胞间隙有镧颗粒。伤后 7 天部分 RPE 细胞变性，色素颗粒减少，视网膜内可见少量镧颗粒。伤后 14 天神经胶质细胞增生，视网膜内未见镧渗透。

光镜观察发现，伤后 1～3 小时脉络膜血管扩张、充血，后极部神经纤维层水肿。伤后 1 天 RPE 层部分细胞破坏，视椎视杆细胞外节排列紊乱、破裂。伤后 3 天部分 RPE 细胞破坏、色素紊乱，外核层部分细胞变性。伤后 7 天 RPE 细胞局限性增生，视椎视杆层变薄，外核层细胞间隙轻度增宽，神经纤维层水肿减轻。伤后 14 天 RPE 层可见局部色素颗粒堆积，有神经胶质细胞增生，外核层细胞轻度减少。

由此认为冲击伤后，可造成视网膜水肿、出血、渗出等血管反应性改变及部分视网膜组织细胞损伤，甚至变性、坏死。另一方面根据硝酸镧电镜示踪显示伤后 1～3 小时少数 RPE 细胞间隙的紧密连接开放，镧沿细胞间隙向视网膜渗透，表明 BRB 已出现轻度损害，伤后 1～3 天最为严重，且这种损害持续 1 周以上。由于 BRB 损害，其维持视网膜组织正常代谢的作用亦破坏，选择通透性发生障碍，许多原来不能透过屏障的物质得以透过，引起细胞外环境紊乱，部分受损、处于可逆状态不稳定的细胞可进一步变性、坏死，导致视网膜继发性损害。

（四）次声对血 - 视网膜屏障的损害

当声波振动频率低于 20Hz 时，人耳不能听及，此称次声。自然界中的雷电、地震及日常环境中的汽车，各种机械振动及核爆炸等均为次声的来源，亦可对人体产生损害。其对视网膜功能及血视网膜屏障（BRB）的影响，我国邱萍等人做了较为详尽的实验研究，在此略加叙述，并以此为借鉴，研究其他类似的机械性损伤对 BRB 的损害。

实验通过对暴露于 8Hz、130db 声压环境下的 SD 大鼠视觉系统的损伤情况的研究，发现其确能引起实验动物视觉电生理的变化，并进一步用镧示踪法研究了其 BRB 的损伤情况。发现在大鼠的次声损伤 7 天时，视网膜外层，即光感受器细胞水平出现外源性镧颗粒，即视网膜屏障功能已有损害，但未见视网膜血管外有白蛋白渗出的情况。至次声损伤 14 及 21 天时，视网膜内层已有大量镧颗粒沉积，免疫组化发现视网膜血管外白蛋白染色阳性，说明血—视网膜外屏障功能损害进一步加重，同时出现了内屏障功能损害。

在对次声引起 BRB 损伤的机制研究中发现，正常视网膜组织中，仅在内核层和神经节细胞层有微弱的血管内皮细胞生长因子（VEGF）免疫活性表达；而随次声损伤时间的延长，VEGF 的阳性表达逐渐增多、加强，弥漫分布于内核层的神经节细胞层，血管分布区域阳性表达更为集中。提示次声所导致的 BAB 破坏可能是通过诱导 VEGF 高表达完成的。研究同时发现，VEGF 的高表达并不完全和损伤时间呈线性关系，且在 RPE 细胞层并未见到 VEGF 免疫活性表达。故认为，视网膜内层的损伤以缺氧为主，VEGF 可能是通过封闭蛋白（occludin）表达的改变调节 BRB 的通透性的。

作者推测，大鼠受到次声损伤后，视网膜存在缺血缺氧状态，但其能量尚不足以致整个视网膜血流供应损害，而视网膜神经节细胞层因其耗氧量大，且仅接受视网膜血管的血供，首先呈现了缺血、缺氧状态，并诱导内层视网膜组织 VEGF 的高表达，后者又迫使封闭蛋白的表达降低和（或）功能异常的机制，导致视网膜血管内皮细胞紧密连接功能异常，随之 BRB 功能发生了改变。

（五）眼底激光光凝治疗对血 - 视网膜屏障的影响

激光光凝是某些眼底病的常用治疗手段，在这一治疗过程中，会对 BRB 产生什么负面影响，一直为大家所关注。我国程凌云等应用动物实验研究，较详尽观察了中度及重度氩激光光凝治疗对鼠的 BRB 的影响，在此略加叙述。

1. 中度氩激光光凝对 BRB 的影响　他们研究所应用的动物是中国地鼠，采用波长 488～514nm 的氩激光，光凝直径 50μm，曝光时间 0.1s，功率 220～250mw。以眼底出现Ⅱ级斑为准，即光凝后视网膜上即刻出现灰白色凝斑,斑中心无出血及明显气泡。此为我们临床上常用的光凝能量。

超微结构检查发现,光凝后 1 小时,RPE 细胞广泛凝固坏死,辣根过氧化酶(HRP)进入坏死的细胞及视网膜下,显示已有外屏障功能损害。光凝后 24 小时,外层视网膜变性坏死更趋明显,光凝灶周边亦有变性 RPE 细胞,视网膜下出现吞噬细胞。光凝后 3 天,视网膜下吞噬细胞明显增多,并可见所吞噬的大量变性坏死细胞成分。显示有光凝损伤所诱发的明显免疫反应。自光凝后 3 天始,光凝灶周边已可见再生的 RPE 细胞,并逐渐沿玻璃膜向光凝灶中心延伸。显示 BRB 损伤后的修复已经开始。光凝后 6～8 天,再生的 RPE 细胞已形成连续细胞层覆盖全部光凝灶,细胞间呈现有紧密连接,尽管可见有 RPE 细胞排列不规则,或局部有增生为多层细胞的表现,但相邻细胞间仍可见有闭锁小带,显示其屏障功能已经恢复。当观察到光凝后 30 天,72 天和 101 天时,可见某些再生的 RPE 细胞有不同程度的变性,少数变性细胞不仅其线粒体减少,胞浆中有较多吞噬体及空泡,且见有 HRP 进入细胞内,显示其屏障功能丧失。

2. 重度氩激光光凝对 BRB 的影响　实验动物仍为中国地鼠,所用光凝能量较中度光凝者大,以光凝后即刻出现灰白色光凝斑,直径 1.2PD,光凝斑中心有明显气泡,抑或斑中心出血,为重度光凝。

研究发现,光凝后 1 小时,即可见 RPE 凝固坏死,局部浆液性或出血性视网膜脱离,玻璃体破裂,脉络膜毛细血管闭锁。显示为明显视网膜内、外屏障功能的损害。光凝后 24 小时,受损细胞坏死崩解趋于明显,视网膜下出现吞噬细胞。光凝后 72 小时,视网膜下液明显减少。光凝后 5 天,浆液性视网膜脱离消退,吞噬细胞增多,外层视网膜组织消失,同时见光凝灶周围 RPE 细胞增生,沿玻璃膜伸展。光凝后 10 天,坏死范围较小的光凝灶,可为新生 RPE 细胞覆盖,细胞排列不规则,细胞内可见有紧密连接,显示其 BRB 已有恢复;而 RPE 坏死范围大的光凝灶,视网膜及玻璃膜已为瘢痕组织所代替,RPE 细胞再生不良。部分实验鼠于光凝 12 天后,出现来自脉络膜的视网膜下新生血管,伴有玻璃膜缺损及纤维组织增生,最终其屏障功能不能恢复。

与中度氩激光光凝相比,重度光凝可导致更大范围的 RPE 坏死,修复中 RPE 不规则修复更明显,更易发生 RPE 再生不良,使 BRB 不能再修复的范围更大。

五、眼球外伤与免疫

眼球外伤包括眼球穿孔伤、眼球贯通伤和眼球破裂,眼球外伤可合并眼内异物。这些都是严重的眼外伤,一方面可损伤眼组织使组织抗原暴露,刺激机体免疫系统引起免疫反应,即自身免疫反应;另一方面,外伤和致伤物还可将致病菌带入眼内引起眼内感染导致眼内炎。现代玻璃体切除手术不仅可摘出眼内异物,而且有利于眼内炎的控制(图 5-3-15～图 5-3-20)。

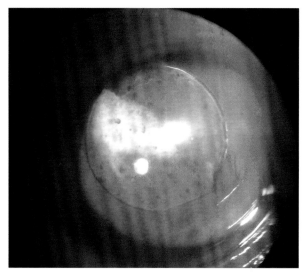
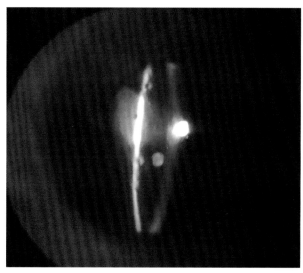

图 5-3-15　眼球穿破伤合并眼内异物及眼内炎　　图 5-3-16　人工晶状体非囊袋内植入后引起严重葡萄膜炎,致虹膜广泛粘连,瞳孔膜闭,角膜后羊脂状 KP+

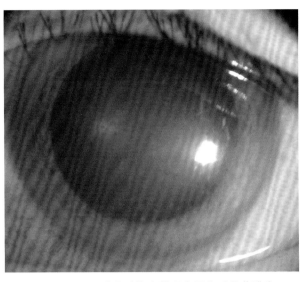

图 5-3-17 眼球穿破伤合并眼内异物后葡萄膜炎

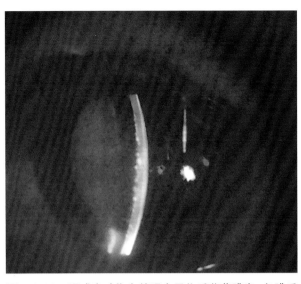

图 5-3-18 眼球穿破伤合并眼内异物后葡萄膜炎,角膜后大量KP(裂隙灯相)

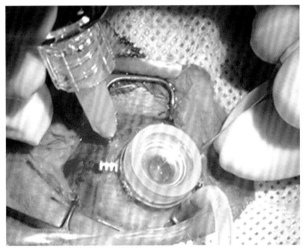

图 5-3-19 三通道晶状体切除+玻璃体切除术

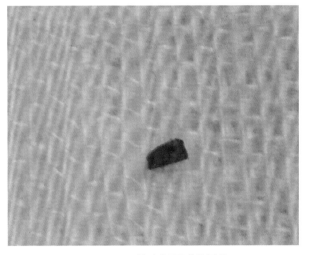

图 5-3-20 摘出视网膜前异物

（杨朝忠　余　戎　杨尊之　余　涵　董洪涛）

参 考 文 献

1. 程凌云,范雪定.中度氩激光光凝固对视网膜色素上皮屏障的影响.眼底病,1991,7:65-68.

2. 程凌云,范雪定.重度氩激光光凝固后视网膜色素上皮屏障的修复.眼底病,1992,8:14.

3. 巢阳,王正国,惠延年,等.镧示踪观察兔视网膜冲击伤后血视网膜屏障功能改变.中华创伤杂志,1999,15(4):240-244.

4. 陈丽娜,温海,范兴立,等.Reiter病1例.临床皮肤科杂志,2004,4:43-44.

5. 戴南平,阎洪禄.全反式维甲酸对兔晶状体上皮细胞移行性和粘附性的影响.眼科研究,2002,20:218-222.

6. 李凤鸣,谢立信.中华眼科学.3版.北京:人民卫生出版社.2009:1305.

7. 刘文.临床眼底病(内科卷).北京:人民卫生出版社,2015:1-29.

8. 耿燕,马路生,杨朝忠.Fas-FasL与ACAID.中国实用眼科杂志,1999,17:201-203.

9. 平庆贺,马明珍.Reiter病2例临床调查.临床眼科杂志,1995,4:237.

10. 吴永强,惠延年,肖庆珊,等.轻度和重度眼球挫伤的血视网膜屏障改变.眼底病杂志,1992,8:130-133.

11. 解正高主译. 眼外伤学（Ocular Trauma：A Comprehensive Text）. 北京：化学工业出版社. 2017：676-695.

12. 阎洪禄，于秀敏主编. 眼生理学. 北京：人民卫生出版社. 2001：43-51.

13. 杨朝忠. 临床眼科免疫学. 北京：人民卫生出版社，2012：1-87.

14. 杨朝忠主编. 临床眼科免疫学. 北京：人民卫生出版社. 2012：1040-1081.

15. 杨朝忠编著. 角膜显微手术图解. 北京：人民卫生出版社. 2016：340-400.

16. 杨培增. 葡萄膜炎诊断与治疗. 北京：人民卫生出版社，2009：11-26.

17. 袁鹰综述. 沙眼衣原体的研究进展. 国外医学眼科学分册，1985，19：328-331.

18. 张晗，黄一飞. 角膜移植的免疫学研究进展. 中国实用眼科杂志，2006，24：357-361.

19. 张力综述. 沙眼衣原体的研究进展. 国外医学眼科学分册，1988，12：193-196.

20. 赵军平，张卯年. 血 - 视神经屏障特性研究进展. 国际眼科杂志，2007，7：472-474.

21. Caspi RR. Animal models of autoimmune and immune-mediated uveitis. Drug Discovery Today，2006，3：3-9.

22. Chang JH，McCluskey PJ，Wakefield D. Acute anterior uveitis and HLA-B27. Surv Ophthalmol，2005，50：364-388.

23. Deuter CM，Kötter I，Wallace GR，et al. Behçet's disease: ocular effects and treatment. Prog Retina Eye Res，2008，27：111-136.

24. Irani AA. Ocular Mast Cells and Mediators. Immunol Allergy Clin N Am，2008，28：25-42.

25. Irani AA. Ocular Mast Cells and Mediators. Immunol Allergy Clin N Am，2008，28：25-42.

26. Jha P，Bora PS，Bora NS. The complement system and ocular diseases. Mol Immunol，2007，44：3901-3908.

27. Levinson RD. Immunogenetics of ocular inflammatory disease. Tissue Antigen，2007，69：105-112.

28. Saporta L，Gumus E，Karadag H，et al.Reiter syndrome following intracavitary BCG administration. Scand J Urol Nephrol，1997：193-196.

29. Sugita S，Taguchi C，Takase H，et al. Soluble Fas ligand and soluble Fas in ocular fluid of patients with uveitis. Br J Ophthalmol，2000，84：1130-1134.

第六章 眼外伤的药物治疗

眼外伤是视力丧失的重要原因之一,随着创伤病理学及显微手术的发展,眼外伤的诊治已有很大进展。但药物治疗仍是必不可少的手段之一,如防治感染、防治炎症、防治出血、治疗继发性青光眼等等,涉及多种不同类别药物,治疗方式有时更须全身和眼局部(滴眼、眼周注射、眼内注射)两种给药途径并用,为此就涉及治疗眼外伤的药物作一概述。

 第一节 概 述

一、局部药物治疗

眼局部药物治疗体现了眼科特殊性。我们可以用不同的药物剂型和给药途径,直接使药物达到眼组织作用部位,而起到良好的治疗效果。对角膜擦伤等眼表损伤可行滴眼、眼周注射治疗,对重症患者则需眼内注射。随着现代科技的不断发展,局部药物治疗正在日益发挥其独特的功效。

(一)影响局部药物治疗的因素

1. 药物的眼内透性 药物只有抵达作用部位才能发挥其效能,因此局部用药时应考虑药物的眼内透性,然后根据病变部位,选择不同透性的药物。如对浅表疾患,宜选用透性弱的药物局部滴眼,在达到治疗效果的同时又可免除产生眼内不良反应;但对深层病变或内眼疾患如角膜基质炎、青光眼、前葡萄膜炎等宜采用透性强的药物始能达到治疗目的。对透性差的药物可考虑作眼周注射或加助渗剂增强其眼内通透性,使眼内药物浓度增加而达治疗目的。

2. 滴眼液的 pH 和浓度 对大多数生物碱类滴眼液,溶液 pH 高(偏碱)有利于透过角膜,更易发挥药物作用。但溶液 pH 调节受两个因素制约:①眼难以耐受广泛范围的 pH 变化。过于酸化(低于5)或碱化(高于9),轻则因刺激性大量分泌泪液,稀释并冲走药物影响疗效;重则造成角膜、泪器和其他外眼组织损伤。一般滴眼液 pH 调节在 5～9 之间;②有些药物在溶液中保持稳定所需的 pH,往往与获得最大通透性的 pH 不同。

许多药物系以扩散的方式通透生物膜,在一定范围内增加溶液浓度可使通透性提高,但受溶解度和毒性等因素的制约。

3. 药物的剂型 眼用药物的剂型可以影响药物对眼作用的强度、速率以及不良反应的发生等。普通滴眼液有配制容易、使用方便的优点。但溶液滴眼后,立即被结膜囊内的泪液稀释,并很快从泪道排出。为延长作用时间、增加生物利用度、降低毒性,研制了多种新型眼用制剂,如眼用药膜、胶原膜、眼用凝胶制剂、眼用脂质体及长效药囊等。

4. 给药途径 给药途径可影响药物在眼组织的分布,进而影响局部药物治疗效果。因此,应根据眼病的性质和部位采取恰当的局部给药途径。

(1)结膜囊内给药:滴眼液滴眼是古老而又常用的方法,它简易方便,患者可自行使用。不仅外眼疾患,而且许多内眼病也可用此方法(如缩瞳药、散瞳药等)。缺点是滴眼的瞬时浓度很高(有时可能达有毒浓度),随即流失而作用时间短暂,为维持局部的治疗药物浓度需频繁给药。

(2)眼周注射:为使药物能在房水、前葡萄膜等组织中获得较高浓度,可进行结膜下或筋膜下注射。药物主要通过巩膜直接透入眼前段;为使药物能更多地到达眼后段及视神经,可采用球后注射方式。刺激性强或对局部组织毒性较高的药物不应作眼周注射。凡不宜肌内注射的药物,均不应作眼周注射。

(3)眼内注射:对一些严重眼内疾患,其他给药途径往往达不到治疗效果,为迅速控制病情的发展,常将药物直接注入前房或玻璃体内。除了严格操作技术要求外,应注意:①对所有眼内注射的药物,均应了解其对角膜内皮细胞及视网膜的毒性,测出每一种药物的无毒安全剂量,方能作眼内注射;②除严格控制药物溶液 pH(7.0~7.4)、渗透压(相当于 0.9%NaCl 溶液)外,还应考虑注入溶液对角膜内皮细胞的营养等因素,故推荐用平衡盐溶液(BSS)配制;③眼内注射液中不应含防腐剂或抗氧剂等有害眼内各组织的化学物质。

(二)局部药物治疗的全身吸收

滴眼液滴眼后可引起全身吸收,特别是肾上腺素能和胆碱能神经系统药物(如肾上腺素、去氧肾上腺素、噻吗洛尔、阿托品、乙酰环戊苯等)滴眼液常因局部吸收而致全身中毒。滴眼后全身吸收的可能途径为结膜和泪液排出通道。正常情况下,吸收的主要部位在鼻腔黏膜。在泪液排出过程中,存在生理性阻滞功能,泪液从结膜囊转运至鼻腔的时间约 2~10 分钟。老年人正常生理性阻滞消除,泪液的转运时间大大缩短(约 0.5~1 分钟),故老年患者更易引起药物全身吸收,而招致全身中毒的危险。

二、全身药物治疗

眼球穿孔伤等重症病例则需全身用药(常与眼局部给药并用),以及时防治感染、炎症和出血等。全身用药后(包括口服及注射用药)药物首先进入血液系统,随血液循环将药物带至眼部各组织。如结膜及其深层血管携带药物至眼球外侧;虹膜和睫状体是富含毛细血管的组织可使药物进入房水;角膜缘毛细血管及存在于房水中的药物,促使药物进入角膜;脉络膜和视网膜的丰富毛细血管分布可使药物达到视网膜和玻璃体等(图 6-1-1)。

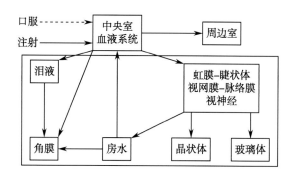

图 6-1-1　全身用药后药物眼内通透性示意图

(一)影响全身药物治疗的因素

1. 药物的眼内通透性 药物的生物利用度、血清蛋白结合率和血眼屏障等影响全身用药的眼内通透性。

(1)生物利用度:全身用药(主要是口服)的生物利用度主要表示某种药物(或制剂)被吸收进入全身血液循环的性能。它包括下列两方面,即药物的吸收速率和最终被吸收的药量。二者不仅对药物的疗效和毒性很重要,而且由于口服后只有迅速充分地吸收进入血循环才能透入眼内,所以一种口服药物的眼内透性亦受生物利用度的影响。如药物吸收速率快、被吸收的药量大、药物的血浓度就高,则进入眼内的药物浓度亦高。反之就低。

(2)血清蛋白结合率:进入血循环的药物可程度不同地与血清蛋白(主要是白蛋白)结合,形成药物 - 血清蛋白复合物。此复合物由于分子大,不能透过毛细血管壁而无法进入机体各组织器官内。由此可见,血清蛋白结合率高的药物眼内通透性必然差。

(3)血-眼屏障:全身用药后,进入血循环的药物经血-眼屏障进入眼内。构成此屏障的解剖部位如表 6-1-1。药物穿透这类屏障的能力与对一般生物膜一样,取决于其脂溶性。透入眼内的速率随药物脂溶性的增加而加大。

表 6-1-1　血-眼屏障的解剖部位

前屏障:	虹膜毛细血管内皮细胞
	睫状体毛细管内皮细胞
	玻璃体平坦部(lamina vitrea)
	色素性睫状体上皮细胞
	非色素性睫状体上皮细胞
后屏障:	玻璃状膜(Bruch 膜)
	视网膜色素上皮细胞
	视网膜感觉层(sensory retinae)
	视网膜毛细管内皮细胞
	玻璃体扩散

2. 给药途径

(1)口服:口服是常用的给药方法,方便、经济、安全,适用于大多数药物和患者。缺点是吸收较慢,且易受胃肠道内容物的影响。不适用于昏迷、抽搐、呕吐的患者及婴幼儿、精神病等不合作的患者。小肠内 pH 值接近中性,黏膜吸收面广,缓慢蠕动增加药物与黏膜接触机会,是主要吸收部位。口服吸收的药物首先通过肠黏膜和门静脉进入肝脏,某些药物经肠壁或肝脏转化,使其进入体循环的药量减少,叫作首过消除。

(2)注射:注射给药可以准确而迅速地达到有效血浆浓度,静脉注射尤其如此。注射给药需要严格消毒,并应由医护人员执行。与口服相比,虽不够方便、经济和安全,但静脉注射可立即生效,特别适用于危急患者。大容积的药物或刺激性较强的药物,常用静脉滴注方法。肌内注射吸收较缓慢,作用较持久。

(二)全身用药的不良反应

凡符合用药目的而能达到防治效果的作用叫作治疗作用。由于药物作用的广泛性,其余不符合用药目的,甚至给患者带来痛楚的反应统称为不良反应。在某些情况下,这两种结果会同时出现,这就是药物作用的两重性。临床用药要充分发挥药物的治疗作用,避免或减少不良反应的发生,充分保证药物治疗的安全性和有效性。药物的不良反应主要有以下几类:

1. 副作用　副作用是指药物在治疗剂量下出现与治疗无关的作用,对患者可能带来不适或痛楚。如乙酰唑胺口服后能抑制房水分泌,降低眼压,治疗青光眼。但同时也出现四肢发麻和刺痛感,全身不适症候群(疲劳、体重减轻、情绪抑郁、性欲减低、嗜睡等),胃肠道反应(金属样味觉、恶心、消化不良、腹泻、腹部疼挛)等。一般都较轻微,多是可以恢复的功能性变化。产生副作用的药理基础是药物作用的选择性低,作用范围广。

2. 毒性反应　绝大多数药物都有一定毒性。毒性反应是药物在超过极量时引起生理、生化机能和结构的病理变化,可在各个系统器官或组织出现。毒性反应的性质各药不同,但其严重程度随剂量增高而加强。

3. 继发性反应　是继发于治疗作用后的一种反应,是药物发挥治疗作用的不良后果,因此又称治疗矛盾。如长期使用广谱抗生素后,由于肠道正常菌群的变化,敏感细菌被消灭,引起不敏感菌如葡萄球菌或真菌大量繁殖,导致葡萄球菌肠炎或念珠菌病等继发感染。

4. 变态反应　变态反应是药物引起的免疫反应,反应性质与药物原有的作用无关,临床表现包括免疫反应的各种类型。致敏原可以是药物本身、也可是药物代谢产物、制剂中的杂质或辅料。

5. 后遗效应　是指在停药后，组织中药物浓度下降至阈浓度以下时残存的药理效应。如服用巴比妥类催眠药后，次晨仍有嗜睡、困倦现象；长期应用糖皮质激素后肾上腺皮质功能低下，数月内难以恢复等。

 第 二 节　抗 感 染 药

眼外伤急诊处理治疗中必不可缺的手段之一是应用抗感染药物，以预防眼感染。一旦发生外伤性感染性眼内炎，更应以多种给药途径给予抗感染药物治疗。一般认为眼外伤常见病原菌主要是革兰阳性球菌、革兰阴性杆菌和真菌。故本节主要涉及抗菌药和抗真菌药。

一、抗菌药

预防和治疗眼外伤感染的常用抗菌药物主要有以下几类：

（一）青霉素类

青霉素类是一类重要的 β- 内酰胺类抗生素有天然青霉素[苄基青霉素（benzylpenicillin），青霉素 G（penicillin G）]和部分合成青霉素。后者又分为：①口服耐酸青霉素，如青霉素 V（penicillin V）；②耐青霉素酶青霉素，如甲氧西林（methicillin）、苯唑西林（oxacillin）、氯唑西林（cloxacillin）等；③广谱青霉素，如氨苄西林（ampicillin）、阿莫西林（amoxicillin）等；④抗铜绿假单胞菌青霉素，如羧苄西林（carbenicillin）、哌拉西林（piperacillin）等。

应用青霉素类时，常出现过敏反应，包括皮疹、药物热、血管神经性水肿、血清病型反应、过敏性休克等，其中最为严重的是过敏性休克。因此，应用青霉素类抗生素时要询问有无过敏史，并作青霉素皮试。

1. 苯唑西林　口服和肌内注射 0.5～1.0g/ 次，4～6 次 /d。玻璃体内注射 0.1～0.5mg/ 次。

2. 氨苄西林　口服和肌内注射 0.5～1.0g/ 次，3～4 次 /d；静脉滴注 2～4g/d。玻璃体内注射 5mg/ 次。

3. 羧苄西林　全身用药 10～20g/d，分 2～4 次静脉滴注。前房内注射 0.1mg/ 次，玻璃体内注射 0.1～1mg/ 次。

4. 哌拉西林　静脉滴注 2.0～4.0g/ 次，2～4 次 /d。玻璃体内注射 2mg/（0.1ml/ 次）。

（二）头孢菌素类

头孢菌素类与青霉素类同属 β- 内酰胺类抗生素，抗菌作用机制相同，其特点是：对 β- 内酰胺酶的稳定性高于青霉素，抗菌谱较青霉素广，抗菌作用强，变态反应少。

1. 第一代头孢菌素　本代中常用的有：头孢唑啉（cefazolin）、头孢拉定（cefradine）、头孢氨苄（cefalexin）、头孢羟氨苄（cefadroxil）等。

对革兰阳性菌（金黄色葡萄球菌、耐青霉素金葡菌、溶血性链球菌和肺炎链球菌等）的作用较强，对肠球菌无效。本代头孢菌素对青霉素酶稳定，但可被许多革兰阴性菌产生的 β- 内酰胺酶所水解。滴眼 0.5%～5%。

头孢唑啉：肌内注射或静脉注射 0.5g/ 次，2～4 次 /d；滴眼 0.5%～5%；结膜下注射 10～20mg；前房内注射 1mg/0.1ml。肌内注射偶可引起局部疼痛，静脉注射少数患者可致静脉炎；少数患者可致转氨酶升高、尿素氮升高和蛋白尿，白细胞或血小板减少，药热，药疹等。

2. 第二代头孢菌素　本代头孢菌素对多数 β- 内酰胺酶稳定，抗菌谱较第一代广，对革兰阴性菌的作用较第一代强，对某些肠杆菌科细菌和铜绿假单胞菌等的抗菌活性仍差。属本代的头孢菌素有：头孢呋辛（cefuroxime）、头孢孟多（头孢羟唑，cefamandole）、头孢克洛（cefaclor）等。

头孢呋辛：肌内注射或静脉注射 0.75～1.5g/ 次，3 次 /d；前房内注射 1mg/0.1ml。全身用药的毒性较小，对肝、肾一般无损害，但肾功能不全者应减量。一般有胃肠道反应及皮肤过敏，肌内注射时可有局部疼痛。长期使用，可导致菌群失调。

3．**第三代头孢菌素** 抗菌谱广,抗菌作用强。对革兰阴性菌产生的广谱 β- 内酰胺酶高度稳定。对革兰阴性杆菌的作用强于第一代、第二代头孢菌素。具有较强的组织穿透力。对铜绿假单胞菌和厌氧菌有良好抗菌作用。本代头孢菌素有:

(1) 头孢曲松(ceftriaxone):肌内注射、静脉注射或静脉滴注 1～2g/d;结膜下注射 10～20mg;玻璃体内注射 0.1～0.2mg。肌内注射后疼痛较普遍,有嗜酸性粒细胞增多,皮疹、药物热等均少见。

(2) 头孢哌酮(cefoperazone):静脉注射或静脉滴注 1～2g/ 次,2～3 次 /d;结膜下注射 10～20mg;玻璃体内注射 0.1～0.2mg。全身用药的不良反应以皮疹较多见(约 2%),其次为药物热、腹泻、嗜酸性粒细胞增多、一过性血清转氨酶升高以及尿素氮或肌酐升高等。

(3) 头孢他啶(ceftazidime):肌内注射、静脉注射或静脉滴注 1～2g/ 次,2～3 次 /d;玻璃体内注射 1～2mg。全身用药的不良反应轻而少见,有嗜酸性粒细胞增多、皮疹、药物热、对肝肾功能有轻度影响等。

4．**第四代头孢菌素** 有头孢匹罗(cefpirome)、头孢吡肟(cefepime, maxipime)等。对酶高度稳定,不仅对染色体介导的 β- 内酰胺酶稳定,而且对许多可使第三代头孢菌素失活的广谱 β- 内酰胺酶也很稳定。广谱抗菌活性,对大肠埃希菌、金黄色葡萄球菌抗菌效果好,对肠杆菌的作用超过第三代头孢菌素,对大多数厌氧菌有抗菌活性。眼内透性良好。

(1) 头孢匹罗:静脉注射或静脉滴注 1～2g/ 次,2 次 /d。有皮疹、发热和瘙痒等过敏反应和腹泻、恶心呕吐等胃肠道反应。

(2) 头孢吡肟:肌内注射或静脉注射 1～2g/ 次,1～2 次 /d。玻璃体内注射 1mg。全身用药的不良反应主要为恶心、腹泻、呕吐、便秘等胃肠道反应,以及皮疹、头痛等。

(三)氨基糖苷类

1．**本类抗生素的共同点**

(1) 为静止期杀菌药,抗菌特点如下:①抗菌谱广,抗菌活性强,对各种需氧的革兰阴性杆菌的抗菌作用突出;②其杀菌速率和时程为浓度依赖性,即浓度愈高,杀菌速率愈快,杀菌时程愈长;③与 β- 内酰胺类或万古霉素类合用产生协同作用。

(2) 口服吸收难,仅用于肠道消毒。治疗全身感染必须注射给药。体内破坏少,大部分以原形从尿排出。

(3) 全身用药的主要毒性是对第Ⅷ对脑神经和肾脏的损害。尤其是对第八对脑神经(包括前庭神经及听神经)的损害,严重者导致螺旋器(柯蒂器)内外毛细胞和中枢耳蜗核病变,造成耳聋。

(4) 本类抗生素的眼用溶液一般均较稳定。

2．**本类抗生素代表药物**

(1) 新霉素(neomycin):对多种革兰阳性和阴性菌、放线菌及螺旋体有抑制作用。对致病性大肠埃希菌、结核杆菌、假单胞杆菌和变形杆菌作用较强。全身应用毒性大,仅限于局部应用。滴眼 0.5% 溶液(或眼膏);结膜下注射 50～100mg。

(2) 庆大霉素(gentamycin):治疗铜绿假单胞菌、耐药性金黄色葡萄球菌及其他敏感菌所致的眼部感染。滴眼 0.3%～1% 溶液或眼膏;结膜下注射 3～10mg;肌内注射或静脉注射 40～60mg/d,分 2～4 次给药。

全身用药对第Ⅷ脑神经的毒性是容易引起耳聋,肾功能不良及老年患者尤应慎用。其他有头晕、耳鸣、恶心、食欲不振以及注射局部形成硬结疼痛。过敏反应少见,但偶致过敏性休克。0.5% 溶液滴眼有轻度刺激性。结膜下注射 20mg 甚痛。

(3) 阿米卡星(丁胺卡那霉素,amikacin):具有广谱抗菌作用,主要对金黄色葡萄球菌、肠道杆菌类和铜绿假单胞菌有效。特别对庆大霉素产生耐药的大肠埃希菌、变形杆菌和铜绿假单胞菌等对本品仍敏感。滴眼 0.5%;结膜下注射 25mg。

(4) 妥布霉素(tobramycin):抗菌谱与庆大霉素近似,抗铜绿假单胞菌作用强,为庆大霉素的 2～4 倍,对庆大霉素耐药的铜绿假单胞菌本品仍敏感。对金黄色葡萄球菌的活性和庆大霉素相同。滴眼

0.3%～1.5%；结膜下注射 5～10mg。肌内注射每日 1～5mg/kg，分 2～3 次给药，7～10 日为一疗程。全身应用主要是对听觉及肾脏的毒性，但比庆大霉素小。

（四）大环内酯类

1. 红霉素（erythromycin） 抗菌谱与青霉素 G 相仿，对耐药性（耐青霉素和四环素）金黄色葡萄球菌有效。对沙眼衣原体也有抑制作用。细菌对红霉素的耐药性发展快。0.5% 溶液滴眼，4～5 次/d；0.5% 眼膏涂眼，3～4 次/d；结膜下注射 1～2mg，前房内注射 0.1～0.2mg。

结膜下注射极痛；前房内注射 2.5mg，导致角膜及虹膜长期炎症反应，注射 1mg 引起暂时性虹膜炎；0.5% 溶液滴眼有一定刺激，浓度降至 0.25% 或 0.1% 可减轻刺激。

2. 阿奇霉素（azithromycin） 抗菌谱比红霉素广。对革兰阴性菌的作用明显增强，对流感杆菌、淋球菌的抗菌活性是红霉素的 4 倍。对厌氧菌、支原体、衣原体、螺旋体等有较强作用。口服 500mg/d，1 次/d；滴眼 1%、1.5%。

口服后胃肠道反应明显低于红霉素，偶见肝功能异常，白细胞下降等。溶液滴眼有轻度刺激。

3. 克拉霉素（clarithromycin） 对革兰阳性菌的抗菌活性较红霉素略强，体内抗流感杆菌活性比红霉素强，对支原体、衣原体和厌氧菌的作用均强于红霉素。口服 0.25～0.5g，2 次/d；滴眼 0.5%。

口服后胃肠道反应发生率约 10.6%，个别患者出现头痛、耳鸣等神经系统症状及皮疹、皮肤瘙痒等过敏反应。

（五）万古霉素（vancomycin）和去甲万古霉素（norvancomycin）

二者对革兰阳性菌具强大抗菌作用，特别是耐药性金黄色葡萄球菌和肠球菌属非常敏感。滴眼 0.5%；结膜下注射 5～10mg；前房或玻璃体内注射 1mg。全身应用毒性较大，眼科仅作局部应用，眼内使用万古霉素（包括前房、玻璃体内注射或眼内灌注）偶可发生出血性堵塞性视网膜血管炎（hemorrhagic occlusive retinal vasculitis，HORV）。

（六）氟喹诺酮类（fluoroquinolones）

系指引入氟原子后的喹诺酮类第三、四代产品，具有如下特点：①对大多数需氧革兰阴性菌具有相似且良好的抗菌活性，某些品种对铜绿假单胞菌活性增强，对革兰阳性菌的作用明显增强，具有较长的 PAE；②对厌氧菌、分枝杆菌、军团菌及衣原体有良好作用，某些品种对具有多重耐药性菌株也有较强抗菌活性；③口服吸收好，组织穿透力强，体内分布广，体液及组织内浓度高；④滴眼液滴眼或口服后眼内透性良好，多数能达有效治疗浓度。

眼科用于治疗敏感菌引起的外眼和眼内感染。口服的不良反应主要有：胃肠道反应，中枢神经系统反应，变态反应等。滴眼液滴眼有不同程度的刺激性。

1. 诺氟沙星（norfloxacin） 抗菌谱广，对革兰阴性菌有较强作用，对金黄色葡萄球菌也敏感。滴眼 0.3% 溶液（或眼膏）；口服 200～400mg，2 次/d。

2. 氧氟沙星（ofloxacin） 对革兰阳性菌包括葡萄球菌、化脓性链球菌、粪球菌的抗菌作用较诺氟沙星强 4～8 倍。对铜绿假单孢菌的作用与庆大霉素相似，但对其他革兰阴性菌的作用则比诺氟沙星强。滴眼 0.3% 溶液（或眼膏）；口服 200～400mg，3 次/d。

3. 环丙沙星（ciprofloxacin） 与氧氟沙星相似，具有更广的抗菌谱和更强的抗菌作用。耐药性金黄色葡萄球菌对本品高度敏感。对铜绿假单孢菌的作用是本类药物中最强者。此外，对支原体和沙眼衣原体亦有较强的拮抗作用。滴眼 0.3% 溶液（或眼膏）；口服 200mg，2 次/d。

4. 左氧氟沙星（levofloxacin） 左氧氟沙星是氧氟沙星的左旋光学异构体，体外抗菌活性是后者的两倍。对包括厌氧菌在内的革兰阳性菌和阴性菌具广谱抗菌作用。眼内透性好。滴眼 0.3%、0.5% 溶液，口服 400mg/次，2 次/d。

5. 加替沙星（gatifloxacin） 第四代氟喹诺酮类药物，抗菌谱更广、作用更强。既保留抗革兰阴性菌的高度活性，又明显增强了抗革兰阳性菌活性，并对厌氧菌、支原体、衣原体等有较强作用。滴眼 0.3% 溶液（或眼膏）。

6. 莫西沙星（moxifloxacin） 第四代氟喹诺酮类药物，抗菌谱更广，抗菌活性更强。除保留抗革兰阴性菌活性外，明显增强了抗革兰阳性菌、厌氧菌、支原体和衣原体的活性。眼内透性好。滴眼 0.5% 溶液（或眼膏）；前房或玻璃体内注射 0.5mg；口服 400mg，1 次 /d。

7. 贝西沙星（besifloxacin）　具广谱抗菌作用，对革兰阳性和阴性菌均有强大抗菌活性。同时，贝西沙星能显著抑制眼部致炎因子的表达，发挥局部免疫调节作用。滴眼 0.6% 混悬液。

（七）利奈唑胺（linezolid）

是第一个用于临床的恶唑烷酮类（oxazolidinones）抗生素，对由大多数革兰阳性菌引起的感染具有较好的治疗作用。利奈唑胺对甲氧西林敏感和耐药葡萄球菌（MRSA、MRSE）、万古霉素敏感和耐药葡萄球菌（VRSA）、万古霉素敏感和耐药肠球菌（VRE）、青霉素敏感或耐药肺炎链球菌（PRSP）均显示了良好的抗菌作用。对厌氧菌亦具抗菌活性。静脉注射或口服 600mg/ 次，2 次 /d。1～2mg/ml 溶液滴眼治疗 MRSA 角膜炎疗效与万古霉素（50mg/ml）相当。全身用药的不良反应有头痛、腹泻、恶心、舌变色、肝脏损害等，长期应用可能损害视神经。

（八）甲硝唑（metronidazole）和替硝唑（tinidazole）

二者同属硝基咪唑类，均有广谱抗厌氧菌和抗原虫的作用，替硝唑的作用约比甲硝唑强 8 倍。口服吸收迅速而完全，吸收后广泛分布在各组织和体液中。用于预防和治疗厌氧菌引起的眼部感染。

1. 甲硝唑　滴眼 0.2%；口服 0.2～0.4g/ 次，3 次 /d。
2. 替硝唑　滴眼 0.2%；口服 0.5g/ 次，2 次 /d；静脉滴注 0.8g。

二、抗真菌药

抗真菌药（Antifungal agent）是指具有抑制真菌生长、繁殖或杀灭真菌的药物。眼科应用的主要有下述四类。

（一）抗真菌抗生素

1. 两性霉素 B（amphotericin B）　广谱抗真菌药，敏感的真菌有荚膜组织胞浆菌、新型隐球菌、白色念珠菌、粗球孢子菌、曲菌属、镰刀菌属等。低浓度抑菌、高浓度杀菌。

滴眼 0.1%～0.3% 溶液，每 1～2 小时一次；眼浴 0.1% 溶液，每次 5min，1～2 次 /d；结膜下注射 0.1mg，每日或隔日一次；前房内注射 20μg；玻璃体内注射 5μg；静脉滴注开始时 0.02～0.1mg/kg，以后逐渐增至 0.6～0.7mg/kg。

不良反应　两性霉素 B 口服不吸收，肌肉注射刺激性大，仅作静脉注射。静脉注射后全身不良反应较多，但处理全身深部真菌感染时仍为首选药物，眼科以局部用药为主。

（1）全身不良反应

1）毒性反应：有寒战、发热、头痛、呕吐、静脉炎等。

2）肾脏损害：是本品的主要毒性，80% 以上患者用药后肾功能降低。引起低血钾症，宜补钾。早期发现，及时停药，大部分是可逆的。

3）其他：静脉注射速度快可发生全身抽搐、心室颤动、甚至心跳停止。有些患者出现急性黄疸和肝功能障碍。此外，尚有白细胞减少，血小板减少、血压降低等。

由于两性霉素 B 毒性大，全身用药必须严格控制适应证，并随时调整剂量。

（2）眼部不良反应

1）溶液滴眼：0.1% 溶液和 0.5% 眼膏有轻度刺激，但能耐受。5% 眼膏滴眼引起角膜水肿和虹膜炎，持续一周。

2）结膜下注射：有强烈刺激性，0.1mg/ 次尚能耐受，大于此浓度刺激性更强，甚至造成组织坏死。

两性霉素 B 脂质体：鉴于两性霉素 B 全身应用毒副作用大，目前临床多采用其脂质体剂型。已上市的主要有三种剂型：两性霉素 B 脂质复合体（amphotericin B lipid complex，ABLC），两性霉素 B 胶质分散体（amphotericin B colloidal dispersion，ABCD）和两性霉素 B 脂质体（liposomal amphotericin B，L-AmB）。三者的抗菌谱和抗菌作用与两性霉素 B 常规制剂相同，但减轻了两性霉素 B 的毒性，尤其是肾毒性明显减少。

眼局部主要用两性霉素 B 脂质体（L-amB），0.5%L-amB 溶液滴眼，每 1～2 小时一次；结膜下注射 0.5mg/ 次，每日或隔日一次；前房内注射 10～20μg/ 次；玻璃体内注射 20～40μg/ 次。

2. 那他霉素（natamycin，pimaricin） 广谱抗真菌抗生素。浓度 1～25μg/ml 时，对曲孢子菌属、芽生菌属、念珠菌属、头孢子菌属、球孢子菌属、隐球菌属、表皮癣菌属、曲菌属、镰刀菌属、组织胞浆菌属、小孢子菌属、青霉属、孢子丝菌属和毛滴虫属等均有抑制作用。

滴眼 5% 混悬液或 1% 眼膏；结膜下注射 1～5mg；前房内注射 250μg。口服不吸收，注射给药毒性大，仅限眼科局部用药。

（二）唑类抗真菌药

1. 酮康唑（ketoconazole，KCZ） 广谱抗真菌药，对念珠菌属、孢子菌属、球拟酵母菌属、隐球菌属等有明显活性，对曲霉菌、组织胞浆菌等亦敏感。口服：100mg，2 次 /d；滴眼：1%～2% 混悬液。口服后的不良反应有胃肠道反应，血清睾酮水平降低，过敏反应及肝毒性等。急慢性肝炎，妊娠，对 KCZ 过敏患者禁用。混悬液滴眼有一定刺激性。

2. 氟康唑（fluconazole，FCZ） 具广谱抗真菌作用，对深部、浅部真菌均有效，尤其对念珠菌、隐球菌具有较高活性，对曲霉菌等作用较差。口服或静脉注射第 1 天 200mg，以后 100mg/d，疗程 6～8 周；滴眼 0.2%～0.5% 溶液或眼膏；结膜下注射 2～5mg。全身用药的不良反应有神经系统反应，血清转氨酶一过性升高等。眼局部应用刺激性小。

3. 伊曲康唑（itraconazole，ICZ） 能强有力抑制大多数致病性真菌如曲霉菌、念珠菌、隐球菌、粗球孢子菌、组织胞浆菌、类球孢子菌等。用于治疗眼部各种真菌感染。口服 100～200mg，每日 1 次。口服常见副作用有胃肠道反应，血清转氨酶升高，偶有过敏反应。

4. 伏立康唑（voriconazole，VCZ） 具广谱抗真菌作用。对所有念珠菌属（包括氟康唑和伊曲康唑耐药株）均有抗菌活性；对烟曲霉、黄曲霉、黑曲霉以及通常对两性霉素 B 耐药的土曲霉等曲霉属具杀菌作用。对许多两性霉素 B 耐药的真菌，如波伊德假霉样真菌及其无性繁殖形式尖端足分支霉、镰刀菌属包括腐皮镰刀菌、拟青霉属（包括马内菲青霉）、双极菌属、链格孢菌属等具有抗菌作用。

口服 0.2g/ 次，2 次 /d；滴眼 1% 溶液；玻璃体内注射 100g/0.1ml。

5. 泊沙康唑（posaconazole） 具有广谱抗真菌作用，对念珠菌属（包括对氟康唑耐药的白色念珠菌和对现有唑类很少敏感的光滑念珠菌）、新型隐球菌、曲霉菌属（包括对两性霉素 B、伊曲康唑、或伏立康唑耐药的曲霉菌）、镰刀菌属和接合菌亚纲（zygomycetes）等多种真菌均有较好的抗真菌活性。滴眼 1% 溶液；口服 0.2g/ 次，4 次 /d。

（三）棘白菌素类（echinocandins）

新型抗真菌药。已进入临床研究的有 3 种，为卡泊芬净（caspofungin）、米卡芬净（micafungin）和阿尼芬净（anidulafungin），3 种药物的分子量都很大，口服吸收差（约 3%），因此仅能静脉给药。半衰期较长，均超过 10h，故可每日用药 1 次。用于治疗真菌性眼部感染，卡泊芬净：滴眼 1% 溶液，静脉滴注 50mg/ 次，1 次 /d；米卡芬净：滴眼 0.1% 溶液，静脉滴注 50mg/ 次，1 次 /d。

（四）烯丙胺类抗真菌药

特比萘芬（terbinafine）：广谱抗真菌药，对皮肤真菌、皮炎芽白菌、曲霉菌、荚膜组织胞浆菌有灭菌作用，对皮肤真菌和曲霉菌的抗菌活性优于酮康唑。1% 浓度滴眼对丝状真菌性角膜炎有效，对眼有一定刺激。口服 0.25g，1 次 /d。

第三节　抗炎药和影响免疫功能药物

炎症是一种保护性防御反应。但这种反应也可导致严重后果甚或致命。眼的结构精细而脆弱，眼的炎症独特且尤其重要。因此，掌握眼的抗炎药物药理，处理好眼炎症性疾患，更具意义。

一、糖皮质激素

肾上腺皮质激素是肾上腺皮质分泌激素的总称。肾上腺皮质分三层，它们所分泌的激素各不相同：外层，球状带分泌盐皮质激素；中间层，束状带分泌糖皮质激素（glucocorticoid, GC）；内层，网状带主要分泌性激素。束状带分泌的 GC 生理意义十分重要，是维持机体正常生理活动必需的物质，临床上则以超生理量的 GC 治疗许多疾病。

（一）主要药理作用

GC 对机体的作用广泛而复杂，且随剂量不同而异。超生理剂量除影响物质代谢以外，主要还有抗炎、免疫抑制和减轻组织细胞损伤等作用。

1. 抗炎作用　GC 对各种原因（物理、化学、生物、免疫等）引起的炎症都有很强的抗炎作用。如减轻炎症早期的渗出、水肿、毛细血管扩张、白细胞浸润及吞噬反应，从而改善红、肿、热、痛等症状；炎症后期，可抑制毛细血管和成纤维细胞的增生，延缓肉芽组织生成，防止粘连及瘢痕形成，减少后遗症。但如前所述，炎症反应是机体的一种重要防御功能，炎症后期的反应更是组织修复的重要过程。因此，GC 在抑制炎症、减轻症状的同时，也降低机体防御功能，引致感染扩散和阻碍创口愈合。

2. 免疫抑制作用　参阅本节有关内容。

3. 增强机体应激能力　GC 通过增强机体应激能力对抗细菌内毒素对机体细胞的损害，对抗各种原因所致的休克。提高中枢神经系统的兴奋性，增加血小板数目和血浆纤维蛋白原的浓度，以及缩短凝血时间等作用。

（二）用法及用量

用药方法和制剂选择主要取决于病变部位。外眼炎症采用渗透性低的氢化可的松和可的松滴眼，既能维持局部的药物浓度，又不致大量透入眼内造成糖皮质激素性青光眼（corticosteroid glaucoma）；虹膜睫状体炎等内眼炎症，则应采用渗透性较高的泼尼松龙和地塞米松等。严重病例需配合结膜下注射，以及全身用药；眼后段、视神经和眼眶等炎症，滴眼难以奏效，需依赖全身用药，有些病例可选用球后注射。

用药剂量随疾病的严重程度不同而异。0.5% 可的松或氢化可的松和 0.1% 泼尼松或泼尼松龙足以达到对大多数眼表炎症的抗炎目的。严重病例则需再加大浓度、增加滴眼次数。在高浓度、高频次滴眼控制炎症后，应逐渐减少滴眼次数和降低药物浓度，用维持量（最低浓度、最少次数）滴眼治疗较长时间以防复发。

全身用药以口服为主，常用泼尼松或泼尼松龙。开始每日 40～60mg，对严重病例可加至 80～120mg。炎症控制后应逐渐减量，直至获得一个适宜的维持量，再继续用药较长时间，以免炎症复燃。维持量给药多采用隔日疗法（两天的剂量于头天早晨顿服，次日休息），优点是符合机体 GC 的自然分泌规律，对肾上腺皮质功能和机体代谢的影响最小。

（三）不良反应

长期大剂量全身应用 GC，由于超过人体生理激素水平，而产生一系列不良反应，并造成体内 GC 调节紊乱。因此必须正确认识 GC 的治疗作用和不良反应，权衡利弊，谨慎使用，力求避免下述不良反应和并发症。

1. 类肾上腺皮质功能亢进综合征　这是过量 GC 引起物质代谢和水盐代谢紊乱的结果。表现为满月脸、水牛背、向心性肥胖、皮肤变薄、痤疮、多毛、水肿、低血钾、高血压、糖尿等。停药后症状可自行消失。

2. 诱发或加重感染　GC 抑制机体防御功能，可诱发机会感染或使潜在病灶扩散，或使病情反跳。

3. 消化系统并发症　GC 刺激胃酸、胃蛋白酶的分泌、抑制胃黏液分泌。故可诱发或加剧胃、十二指肠溃疡，甚至造成消化道出血或穿孔。

4. 神经精神并发症　产生欣快、激动、失眠等中枢兴奋症状，可诱发精神病或癫痫发作。

5. 心血管系统并发症 由于钠、水潴留和血脂升高,可引起高血压和动脉粥样硬化。

6. 骨质疏松、肌肉萎缩、伤口愈合延缓等。

7. 长期用药尚可引起激素性青光眼和白内障,局部应用时更易发生。

8. GC 能使患者的周围血中白细胞数量增加,其机制不明。

9. 停药反应 长期用药的患者,若减量过快或突然停药,由于激素反馈性抑制脑垂体前叶对 ACTH 的分泌,可引起肾上腺皮质萎缩和机能不全。

严重精神病、癫痫、溃疡病、中度以上糖尿病、严重高血压、骨折、创伤修复期、肾上腺皮质机能亢进症、妊娠早期、尚无有效药物治疗的某些感染(如真菌等)性眼病和全身病均禁用本类药物治疗。

(四)眼科常用的糖皮质激素类药物

糖皮质激素的种类很多,其主要作用、眼科适应证及不良反应等基本相同,但在用法、用量等方面各有特点,现分别介绍如下。

1. 氢化可的松(hydrocortisone) 滴眼 0.25%～2.5% 醋酸酯混悬液或眼膏;结膜下注射 7.5～12.5mg;口服 20mg/ 次,1～2 次 /d;肌内注射或静脉滴注 100mg/d。

2. 醋酸可的松(cortisone acetate) 滴眼 0.25%～2.5% 混悬液或眼膏;结膜下注射 7.5～12.5mg;口服 25mg/ 次,2～3 次 /d;肌内注射 25mg/d。

3. 泼尼松(prednisone)、泼尼松龙(prednisolone) 滴眼 0.1%～0.5% 醋酸酯混悬液或眼膏;结膜下注射 7.5～12.5mg;口服 10～20mg/ 次,2～4 次 /d;肌内注射 10～40mg/d;静脉滴注 10～20mg/d。

4. 甲泼尼龙(methylprednisolone) 滴眼 0.1%～0.5% 醋酸酯混悬液或眼膏;结膜下注射 7.5～12.5mg;口服 4～10mg/ 次,2～4 次 /d;肌内注射 10～40mg/d;静脉滴注 10～40mg/d。

5. 曲安西龙(triamcinolone)、曲安奈德(triamcinolone acetonide) 滴眼 0.1%～0.5% 醋酸酯混悬液或眼膏;结膜下注射 10～20mg;玻璃体内注射 5～10mg;口服 4mg/ 次,2～4 次 /d;肌内注射每 1～4 周注射 1 次,40～80mg/ 次。

6. 地塞米松(dexamethasone) 滴眼 0.001%～0.1% 溶液或眼膏;结膜下注射 1～2mg;静脉滴注 2～20mg/d;肌内注射 5～10mg/d;口服 0.75～3mg/ 次,2～4 次 /d。

7. 氟米龙(fluorometholone) 滴眼 0.02%～0.1% 醋酸酯混悬液或眼膏。

8. 利美索龙(rimexolone) 是一新局部皮质激素类药物,1% 混悬液滴眼的消炎作用与泼尼松龙相当,而升高眼压反应则较小。滴眼 1% 混悬液。

9. 氯替泼诺(loteprednol) 本品是一"软"糖皮质激素,其特点是在充分发挥抗炎作用后迅速在眼内代谢失效,因而具有高度抗炎活性而升高眼压反应则小得多。滴眼:0.5% 混悬液。

10. 二氟泼尼酯(difluprednate) 0.05% 二氟泼尼酯眼用乳剂一日 2～4 次滴眼。其疗效、升眼压反应与 1% 醋酸泼尼松龙相当。

二、非甾体抗炎药

非甾体抗炎药(nonsteroidal anti-inflammatory drugs,NSAIDs)是指结构与作用机制均不同于糖皮质激素,但具有抗炎作用的药物。本类药物均有解热镇痛和抗炎作用,一般以抗炎作用较为突出。抗炎作用机制主要是抑制前列腺素(PGs)合成。

1. 双氯芬酸(diclofenac) 滴眼:0.1% 溶液。

2. 酮咯酸(ketorolac) 滴眼:0.5% 溶液。

3. 氟比洛芬(flurbiprofen) 滴眼:0.03% 溶液。

4. 普拉洛芬(pranoprofen) 滴眼:0.1% 溶液。

5. 溴芬酸(bromfenac) 滴眼:0.1% 溶液。

6. 奈帕芬胺(nepafenac) 是一前药,在眼组织水解酶作用下,水解成具有高度抗炎活性的氨芬酸(amfenac),滴眼:0.1% 溶液。

三、免疫抑制剂

免疫抑制药（immunosuppresive agents）是一类抑制机体免疫功能的药物，主要用于防治器官移植排斥反应和治疗自身免疫性疾病。具免疫抑制作用的药物很多，除糖皮质激素、抗癌药和某些抗疟疾药外，近年又发现一些新的选择性免疫抑制药。

（一）糖皮质激素

糖皮质激素常是抑制免疫反应的首选药物，对治疗多种自体免疫病有效。但本类药物疗效多不持久，停药后易复发，长期使用副作用较多，故提倡与环孢素或烷化剂或抗代谢药合用，以减少各药用量、降低不良反应、并能获得较巩固的疗效。

（二）神经钙蛋白抑制剂

1. 环孢素 A（cyclosporin A，CsA）　滴眼 1%～2% 油溶液或 0.05% 微乳；口服和肌内注射 10mg/（kg·d）。

1%～2% 油溶液滴眼有刺激性，眼周可出现脱毛现象，停止治疗后脱毛可再生；0.05% 微乳滴眼液滴眼后有轻微刺激性。全身应用主要是肾损害，表现为尿少、血清肌酐和尿素水平升高。此外能致肝功能损害。

2. 他克莫司（tacrolimus，FK506）　口服 0.05～0.2mg/（kg·d）；静脉滴注 0.025～0.05mg/（kg·d）；滴眼 0.1% 溶液；结膜下注射 0.1%～0.3%，0.3～0.5ml。

眼局部应用副作用少，仅有结膜轻度充血和一过性灼热感等。全身应用的副作用较环孢素 A 少，口服有胃肠道反应、皮疹、发热、胸闷、眼外肌一过性麻痹、唇周麻痹等。少数可发生贫血，肝、肾功能异常等。

（三）抗体制剂

1. 英夫利昔单抗（infliximab）　静脉滴注 3～5mg/kg，以后每次给药间隔 4～8 周。
2. 达克珠单抗（daclizumab）　静脉注射 1mg/kg，以后每次给药应间隔 14 天，5 个剂量为一疗程。
3. 阿达木单抗（adalimumab）　2 周 1 次皮下注射 20～40mg，玻璃体内注射 0.5mg/0.1ml。

（四）麦考酚吗乙酯（mycophenolate mofetil，MMF）

MMF 是抗真菌抗生素霉粉酸（mycophenolic acid，MPA）的 2- 乙基酯类衍生物，是一前药，本身并无免疫抑制活性，用药后在体内迅速水解形成具有免疫抑制活性的代谢产物 MPA，才能发挥免疫抑制作用。口服 1g/ 次，2 次 /d。滴眼 1%。

第四节　降眼压药物

眼外伤继发性青光眼，或眼外伤同时伴有青光眼，药物治疗是手段之一，主要药物有以下几类。

一、高渗脱水药物

（一）全身高渗脱水药

静脉注射高渗脱水药后不易从毛细血管透入组织，故血浆渗透压迅速提高，致使组织间液向血浆转移，产生组织脱水。对眼组织，由于维持高度的血浆 - 房水渗透压差，促使房水向血管内转移。同时，玻璃体脱水、体积缩小。结果导致玻璃体内压、眼内压和眶内压同时降低，呈现强大的降压作用。

1. 甘露醇（mannitol）　本品有毒副作用小、溶液稳定、不参与体内代谢、眼部炎症不改变其通透性等优点，因此是高渗脱水剂中首选药物。20% 溶液静脉滴注，2～3g/kg，滴注速度宜快（3～10ml/min），以便迅速提高血浆渗透压。

2. 甘油（glycerine）　适应证与甘露醇相同。急性青光眼伴有恶心、呕吐病例，口服用药困难，不宜用甘油口服。口服 1～1.5g/kg，溶于 0.9% NaCl 溶液，配成 50% 溶液服用。

甘油亦可作静脉注射，30% 甘油（溶于生理盐水）静脉注射，可引起血尿，系肾动脉损伤所致。但甘油与抗坏血酸钠或山梨醇合用，二者混合液同时静注，可避免血尿，并取得良好的降眼压效应。

3．异山梨醇（isosorbide） 适应证与甘油相同。本品不参与体内代谢，可用于糖尿病患者优于甘油。口服 1.5～2g/kg。

（二）眼局部高渗脱水药

1．氯化钠（sodium chloride） 高渗氯化钠（5%）可用于治疗各种原因引起的角膜水肿，但上皮损伤的角膜水肿效果较差。

2．甘油 用于治疗角膜水肿。常用浓度 50%～100% 溶液。

3．葡萄糖（glucose） 30%～50% 葡萄糖溶液滴眼可用于治疗角膜水肿，40% 的疗效约与 5% NaCl 相当。

二、肾上腺素能神经药物

（一）肾上腺素受体激动药

1．阿可乐定（apraclonidine） 滴眼 0.25%～0.5% 溶液。

2．溴莫尼定（brimonidine） 滴眼 0.2% 溶液。

3．地匹福林（dipivefrin，DPE） 滴眼 0.1% 溶液。

（二）β 肾上腺素受体阻断药

1．噻吗洛尔（timolol） 滴眼 0.25%～0.5% 溶液。

2．倍他洛尔（betaxolol） 滴眼 0.25%～0.5% 溶液。

3．左布诺洛尔（levobunolol） 滴眼 0.25% 或 0.5% 溶液。

4．卡替洛尔（carteolol） 滴眼 1% 或 2% 溶液。

5．美替洛尔（metipranolol） 滴眼 0.1%、0.3%、0.6% 溶液。

本类药物溶液眼部滴眼有诱发或加重支气管哮喘，抑制心脏功能等不良反应。因此支气管哮喘及严重慢性阻塞性肺部疾病患者，窦性心动过缓，Ⅱ或Ⅲ度房室传导阻滞患者禁用。滴眼后闭合眼睑并压迫泪囊部 5min 以减少药物经鼻黏膜全身吸收，为预防本类药物全身副作用的简便易行方法。

三、碳酸酐酶抑制剂

（一）全身碳酸酐酶抑制剂（carbonic anhydrase inhibitors，CAIs）

1．乙酰唑胺（acetazolamide） 口服：首次 500mg，维持量 125～250mg，3 次 /d。

2．醋甲唑胺（甲氮唑胺，methazolamide） 口服 25～100mg，3 次 /d。

（二）眼局部碳酸酐酶抑制剂

1．多佐胺（dorzolamide） 滴眼 2% 溶液。

2．布林佐胺（brinzolamide） 滴眼 1% 溶液。

四、拟胆碱能神经药物

毛果芸香碱（匹罗卡品，pilocarpine），滴眼 0.5%～4%。

五、前列腺素衍生物

1．拉坦前列素（latanoprost） 滴眼 0.005% 溶液，1 次 /d，傍晚滴用较早晨具有更好的降压效果。

2．曲伏前列素（travoprost） 滴眼 0.004% 溶液，每晚 1 次。

3．比马前列素（bimatoprost） 滴眼 0.03% 溶液，每晚 1 次。

4．他氟前列素（tafluprost） 滴眼 0.001 5% 溶液，每晚 1 次。

5．乌诺前列酮（unoprostone） 滴眼 0.15% 溶液，每日 2 次。

第五节　影响凝血系统的药物

一、抗凝血药

抗凝血药（anticoagulants）是指能通过干扰机体生理性凝血的某些环节而阻止血液凝固的药物，临床主要用于防止血栓形成和已形成血栓的进一步发展。

1. 肝素（heparin）　500～10 000 单位，稀释后静脉注射或静脉滴注，一次 3～4 小时。过敏体质者先试用 1 000 单位，如无反应再用足量；滴眼 1 000～2 500 单位 /m1，4 次 /d；结膜下注射 375 单位 /ml，1 次 /d，l0～25 次为一疗程。局部应用有一定刺激，应慎用。

用药过量可引起自发性出血，主要表现为各种黏膜出血、关节积血和伤口出血等。对早期眼化学伤，过多的结膜下注射肝素，有诱发新生血管和出血的危险。

2. 低分子量肝素（low molecular weight heparins，LMWHs）　是指分子量小于 7kD 的肝素。

低分子量肝素制品：替地肝素（tedelparin），依诺肝素（enoxaparin），亭扎肝素（tinzaparin），那屈肝素（nadroparin）。

3. 重组水蛭素（lepirudin）　是由水蛭的有效成分水蛭素（hirudin），经基因重组技术制成，分子量 7kD。水蛭素对凝血酶具有高度亲和力，是目前最强的凝血酶特异性抑制剂。临床疗效优于肝素，大剂量可引起出血。

二、抗血小板药

1. 阿司匹林（aspirin）　本品可使血小板中环氧酶活性中心丝氨酸残基乙酰化而灭活，从而抑制血栓素 A_2（TXA_2）的生成。一次服药对该酶抑制率达 90%，呈不可逆性。小剂量（国内推荐每天 50～75mg）阿司匹林防治血栓性疾病收效较佳，不良反应较少。

2. 利多格雷（ridogrel）　利多格雷为强大的 TXA_2 合成酶抑制剂兼中度 TXA_2 受体阻断药。本品可直接干扰 TXA_2 的合成，拮抗 TXA_2 的作用。对血小板血栓和冠状动脉血栓的作用较水蛭素及阿司匹林更有效。不良反应较轻。

同类药物尚有吡考他胺（picotamide），达唑氧苯（dazoxiben）等。

3. 噻氯匹定（ticlopidine）　噻烯吡啶类药物，是比阿司匹林更特异的抗血小板药。作用缓慢，口服后 3～5 天见效，停药后可持续 10 天之久。

常规剂量每天 250mg，可达最大治疗效果，如再增大剂量可引起出血倾向。

最严重的不良反应是中性粒细胞减少，甚至全血细胞减少，因此用药 3 个月内需定期检查血象。腹泻是最常见的不良反应，反应严重者需停药。此外，尚有轻度出血、皮疹、肝脏毒性等。

三、纤维蛋白溶解药

某些病理因素导致机体形成血栓时，需要给予外源性的纤维蛋白溶解剂（fibrinolytics），又称溶栓药，在内源性或外源性纤溶酶原激活剂参与下，使纤溶酶原转为纤溶酶，导致血栓溶解。

1. 尿激酶（urokinase，UK）　是天然第一代溶栓药，是纤溶酶原激活剂，可直接使纤溶酶原转变为纤维蛋白酶，从而使纤维蛋白水解，溶解血栓。它对新鲜血栓效果较好。临床用于：角膜血染，前房积血，玻璃体内出血，视网膜出血等。

2. 组织型纤溶酶原激活剂（tissue type plasminogen activator，t-PA）　属第二代溶栓药，能高效特异性激活纤溶酶原转变成纤溶酶，进而使纤维蛋白水解，血栓消除。

临床用于：视网膜血管阻塞，眼内纤维蛋白渗出，前房积血等。采用小剂量重复给药可避免 t-PA 对眼组织的毒性损害。

3. 瑞替普酶（reteplase） 属第三代溶栓药。具有以下优点：溶栓疗效高，见效快，耐受性较好，给药方法简便，不需要按体重调整给药剂量。临床应用同 t-PA。血小板减少症、有出血倾向者慎用。

四、促凝血药

1. 维生素 K_1（vitamin K_1） 肌内注射 10mg，1～2 次 /d；静脉注射宜选用注射乳剂，速度应缓慢。

2. 巴曲酶（reptilase） 也称立止血，是从蛇毒中分离、纯化的一种酶制剂，为高效、速效的止血药。治疗及预防眼部手术出血。静脉注射或肌内注射 1.0～2.0 单位。偶见过敏反应。有血栓病史者及孕妇禁用。用药后注意出、凝血时间。

3. 酚磺乙胺（ethamsylate） 能增加血小板数量并增强其聚集性和黏附性，促使血小板释放凝血活性物质，缩短凝血时间，加速血块收缩。尚能增强毛细血管抵抗力，降低毛细血管通透性。

用于眼外伤及眼部手术前后的出血、眼底出血等。预防出血：在手术前 15～30min 静脉注射或肌内注射 0.25～0.5g，必要时 2 小时后再给 0.25g。治疗出血：静脉注射或肌内注射 0.25～0.5g，2～3 次 /d。口服 0.5～1.0g，3 次 /d。

偶可发生恶心、头痛、皮疹等不良反应。有静脉注射时发生休克的报道，应予注意。有血栓形成倾向者慎用。

4. 氨甲环酸（tranexamic acid） 口服 0.25～0.5g，3～4 次 /d；静脉注射或静脉滴注一日 0.25～1.0g。

不良反应较少见，可有头痛、胃肠反应、皮疹等。静脉注射过快可引起低血压。有显著血栓形成倾向或活动性血管内凝血患者禁用。肾功能不全或手术后血尿者慎用。服用避孕药者使用本品，有增加血栓形成的危险。

5. 氨基己酸（aminocaproic acid）和氨甲苯酸（aminomethylbenzoic acid） 作用及用途同氨甲环酸，但较弱。口服吸收较完全，生物利用度较好。不良反应同氨甲环酸。

氨基己酸：口服 2g，3～4 次 /d；静脉滴注：开始剂量 4～6g，维持量 1g/h，直至出血停止；局部止血：术中用蘸有 10% 本品溶液的棉片，按压创口，可起局部止血效果。

氨甲苯酸：静脉滴注 0.1～0.2g，加入 5% 葡萄糖溶液中滴注，一日最大量为 0.6g。口服，0.25～0.5g，2～3 次 /d，极量一日 2g。

五、止血药

1. 凝血酶（thrombin） 以明胶海绵或纱布蘸上本品置于手术野或创面处止血，尤其是结膜手术或泪囊手术局部渗血性创面出血。外用局部止血配成 50～1 000 单位 /ml 溶液。严禁注射，不得与酸碱及重金属等药物配伍。本品必须直接与创面接触，才能起止血作用。如出现过敏症状时应立即停药。

2. 卡巴克络（carbazochrome） 口服 2.5～5.0mg，2～3 次 /d。肌内注射 10mg，2～3 次 /d。长期反复应用可产生水杨酸样反应。大剂量诱发癫痫及精神紊乱，故有癫痫及精神病史者慎用。

3. 止血棉（haemostatic sponge） 是由卡巴克络、药用明胶、EDTA-2Na、甲醛等，经过严密消毒后制成的橘黄色、质轻多孔的海绵状物质，与局部组织有较强的粘合力，留存体内 3～5 周即被组织吸收的局部止血剂，其止血效果良好。

4. 吸收性明胶海绵（absorbale gelatin sponge） 为多孔海绵状物，可吸收数倍量的血液进入孔内，促使血小板破裂并释放大量促凝血因子；同时有支架作用，使血块不易脱落而止血。

第六节　其他类药物

一、散瞳药和睫状肌麻痹药

（一）M- 胆碱受体阻断药（M-cholinoceptor blocking drugs）

本类药物能阻断瞳孔括约肌的 M- 胆碱受体，一方面使瞳孔括约肌松弛，另一方面又使去甲肾上腺素能神经支配的瞳孔开大肌功能占优势,从而有较强的散瞳作用。

同时本类药物阻断睫状肌的 M- 胆碱受体,睫状肌松弛而退向外缘,从而使悬韧带保持紧张,晶状体变为扁平,屈光度减低,而不能将近距离的物体清晰地成像于视网膜上,故看近物模糊不清,只适于看远物,这一作用称为调节麻痹。

1. 阿托品(atropine) 散瞳和调节麻痹作用强、维持时间久,1% 溶液滴眼散瞳作用持续 7~10 天,调节麻痹作用持续 7~12 天。

2. 后马托品(homatropine) 作用与阿托品类似,特点是散瞳和麻痹睫状肌的时间短(约为阿托品的 1/10),一般半日至 1 日即可恢复。滴眼 1%~2%。

3. 乙酰环戊苯(cylopentolate) 有较强睫状肌麻痹和散瞳作用。具有作用开始迅速、维持时间短而强度大的优点。滴眼 0.5%~1%。

4. 托吡卡胺(tropicamide) 有作用强和起效快的特点。睫状麻痹作用强于后马托品,作用维持时间则要短得多。滴眼 0.5% 或 1% 溶液。

本品常和肾上腺素类受体激动药合用,以增强散瞳和睫状麻痹作用、减少用药浓度,如 0.1% 托吡卡胺与 1% 去氧肾上腺素或 1% 羟苯异丙胺合用;0.5% 托吡卡胺与 0.5% 去氧肾上腺素合用(复方托吡卡胺滴眼液)等。

(二)肾上腺素受体激动药(adrenoceptor agonists)

去氧肾上腺素(phenylephrine)是瞳孔开大肌肾上腺素 α_1 受体激动药。溶液滴眼所产生的散瞳作用开始迅速,维持时间短,无睫状肌麻痹作用。滴眼 5%~10% 溶液。

二、抗血管内皮生长因子药物

辐射性眼外伤所致的黄斑水肿、视神经病变和新生血管性眼病等的发病机制涉及血管内皮生长因子(VEGF)、多种炎症和血管源性因子。因此,许多学者尝试应用抗 VEGF 药物治疗本类疾患。

1. 兰尼单抗(ranibizumab, Lucentis) 玻璃体内注射 0.5mg,每月 1 次,疗程遵医嘱。

2. 贝伐单抗(bevacizumab, Avastin) 玻璃体内注射 1.25mg,每月 1 次,疗程遵医嘱。

3. 阿柏西普(aflibercept, VEGF Trap-Eye) 玻璃体内注射 2mg,每月 1 次,疗程遵医嘱。

4. 康柏西普(conbercept) 玻璃体内注射 0.5mg,每月 1 次,疗程遵医嘱。

三、局部麻醉药

1. 普鲁卡因(procaine) 用于眼睑皮下、结膜下、眼外肌和球后等浸润麻醉以及眶下孔、面神经根等传导麻醉。浸润麻醉:0.25%~0.5% 溶液,每小时不得超过 0.75g,每次总量不得超过 1.25g;神经传导麻醉:1%~2% 溶液,每次不得超过 1g。

2. 丁卡因(tetracaine) 具有良好的表面穿透作用。用于角膜异物剔除、测量眼压、前房角镜检查、眼手术前表面麻醉等。

3. 奥布卡因(oxybuprocaine) 为眼科表面麻醉剂,0.4% 溶液滴眼用于眼科检查或治疗的表面麻醉。

4. 丙美卡因(proparacaine) 表面麻醉剂,0.5% 溶液滴眼。用于测量眼压、拆除缝线和角膜异物剔除等。

5. 利多卡因(lidocaine) 用于浸润麻醉,传导麻醉,表面麻醉,前房麻醉。能产生快速耐受性。若药液中加入少量肾上腺素,快速耐受性有所改善。

6. 布比卡因(bupivacaine) 长效局麻药。用于持续较长时间的眼科手术麻醉。适用于浸润麻醉、传导麻醉。0.75% 布比卡因和 2% 利多卡因 1:1 混合用作眼轮匝肌和球后麻醉,二者配伍应用,后者起效快,前者维持时间长,取得良好效果。

(陈祖基)

参 考 文 献

1. 李凤鸣，谢立信. 中华眼科学. 3 版. 北京：人民卫生出版社，2014.

2. Messman AM. Ocular injuries: New strategies in emergency department management. Emer Med Pract 2015；17（11）：1-21.

3. Du Toit N，et al. Randomised controlled trial of prophylactic antibiotic treatment for the prevention of endophthalmitis after open globe injury at Groote Schuur Hospital. Br J Ophthalmol 2017；101（7）：862-867.

4. Tabatabaei SA，et al. Systemic oral antibiotics as a prophylactic measure to prevent endophthalmitis in patients with open globe injuries in comparison with intravenous antibiotics. Retina 2016；36（2）：360-365.

5. Banerjee PJ，et al. Triamcinolone during pars plana vitrectomy for open globe trauma: a pilot randomized controlled clinical trial. Br J Ophthalmol 2016；100（7）：949-955.

6. Zhou C，et al. Sustained subconjunctival delivery of infliximab protects the cornea and retina following alkali burn to the eye. Invest Ophthalmol Vis Sci 2017；58（1）：96-105.

7. Gharaibeh A，et al. Medical interventions for traumatic hyphema. Cochrane Database Syst Rev 2013；（12）：CD005431.

8. Bansal S，et al. Controversies in the pathophysiology and management of hyphema. Surv Ophthalmol 2016；61（3）：297-308.

9. Reichstein D. Current treatments and preventive strategies for radiation retinopathy. Curr Opin Ophthalmol 2015；26（3）：157-166.

10. Puls HA，et al. Safety and effectiveness of topical anesthetics in corneal abrasions: Systematic review and meta-analysis. J Emerg Med 2015；49（5）：816-824.

第七章　眼外伤的急救处理与急诊手术

第一节　概　　述

急救（first aid，emergency treatment）是指在工矿医务室、农村卫生所、战地救护站或医院急诊室进行的初步诊治。

眼外伤（ocular trauma），以眼球外伤为主，按致伤原因，分为机械性和非机械性两大类，前者包括挫伤、穿孔伤和异物伤等；后者有热烧伤、化学伤、辐射伤和毒气伤等。机械性眼外伤又分为眼球开放伤（open globe injury）和闭合伤（closed globe injury）两类，其中，锐器造成眼球壁全层裂开，称眼球穿孔伤（ocular perforation）。一个锐器造成眼球壁有入口和出口的损伤，称眼球贯通伤（ocular penetration）。异物引起的外伤有其特殊性，称眼内异物（intraocular foreign body，IOFB），也包括了穿孔伤在内。钝器所致的眼球壁全层破裂，称眼球破裂（rupture of the globe）；无眼球壁全层裂开的闭合性外伤称为挫伤（blunt trauma，contusion）。

（一）眼外伤的检查

（1）询问病史：受伤原因、时间，致伤物种类、方向、速度和距离，致伤力大小，有无眼内异物，有无其他部位不适，受伤前/后眼的视力状态，经何种急诊处置（破伤风抗毒素 TAT 注射，抗生素，眼眶 CT），慢性病史和过敏史等等。

（2）检查时注意避免再次损伤：不要强行分开眼睑。若眼睑严重肿胀，最好手术时再检查。对儿童或不合作者应在麻醉下检查。若怀疑眼球有大的穿孔伤或眼球破裂，应以眼罩保护。

（3）视力检查：如患者合作，应检查双眼视力。

（4）瞳孔对光反应：直接和间接对光反应，有无相对性传入性瞳孔障碍（relative afferent pupillary defect，RAPD）。

（5）裂隙灯显微镜检查：检查眼球有无伤口、前房积血、虹膜损伤（或嵌顿）及晶状体浑浊等。注意巩膜伤口易被出血的结膜掩盖，即隐匿性眼球破裂（occult ocular rupture）。

（6）测量眼压：如不宜用眼压计测量，则进行指触式眼压测量（tactile tonometry）。

（7）眼底检查：最好用间接检眼镜或全视网膜镜检查。在未发生虹膜粘连、白内障、玻璃体积血，或感染未发展之前，可发现眼后段穿孔伤口、视网膜情况或眼内异物。

（二）治疗原则

预防为首；生命为主；立即对患者全身及眼部进行全面评估，必要时请 ICU、神经外科或口腔颌面外科等相关科室会诊。保护伤眼为先，防治再损伤，小心彻底冲洗伤眼，防治感染，尽快修复和重建组织结构，帮助功能恢复；有伤口的患者一定行肌内注射破伤风抗毒素（TAT）或人破伤风免疫球蛋白

（注：TAT 注射前要先皮试）；完善相关实验室和辅助检查，有手术指征时，做好术前准备，制定手术方案。若遇病情复杂且无法独立处理时，立即报告上级医生。狗咬伤患者，应立即对伤口进行彻底冲洗、消毒，并嘱其立即前往就近的疾病预防控制中心接种狂犬疫苗后，再进行后续处理。

（三）预后

决定受伤眼视力预后的指标有：①外伤的类型；②外伤的分级：1级（视力≥0.5），2级（0.2～0.4）；3级（0.025～0.15），4级（光感～0.02），5级（无光感）；③受伤区域，分为3个区，Ⅰ区指角膜及角膜缘，Ⅱ区指角膜缘后5mm以内，Ⅲ区指角膜缘后5mm及以后的区域（图7-1-1）；④外伤眼有无相对性传入性瞳孔障碍等。

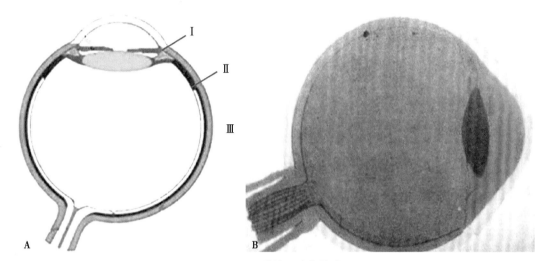

图 7-1-1 开放性眼外伤的分区

Ⅰ区，伤口位于角膜或角膜缘（B图蓝色部分）；Ⅱ区，伤口位于角巩膜缘后5mm之内的巩膜，累及睫状体平坦部（B图红色部分）；Ⅲ区，伤口位于角巩膜缘后5mm及以后的巩膜，累及视网膜、脉络膜和视神经（B图深蓝色部分）

第二节　眼外伤的急救处理

一、开放性眼外伤

（一）询问病史

致伤原因、部位、时间，是否经过处理，以往视力状况及眼病史，有无全身性疾病等。

（二）观察全身情况

有无身体其他部位和重要脏器的外伤，其严重程度如何；有无休克症状及体征。

（三）急救原则

（1）有休克和重要脏器损伤时：首先送合作单位抢救生命。

（2）对化学伤：应分秒必争地用大量的水冲洗，至少15分钟。

（3）对眼球穿孔伤或眼球破裂：切忌挤压，可滴表面麻醉剂如0.5%丁卡因滴眼液，用眼睑拉钩检查。眼球上的异物和血痂，不应随便清除。滴抗生素滴眼剂后，包扎双眼，送急诊手术治疗处理。

（4）对开放性眼外伤患者：应先皮试，皮试结果为阴性，再肌内注射破伤风抗毒素，皮试结果若为阳性，则行TAT脱敏肌内注射或人破伤风免疫球蛋白肌内注射。

（四）眼科检查

在不延误急救、不增加损伤、尽量减少患者痛苦的前提下，有重点地进行检查。应避免遗漏重要的伤情如眼内异物和隐匿性巩膜破裂（occult scleral rupture）等，以免贻误初期处理和挽回视力的时机。

（1）全身情况：尤其在车祸、爆炸伤、战伤等有复合伤及多处伤的情况，注意有无重要脏器及其他器官损伤，有无休克及出血，如有则应急送有关专科首先检查和处理。

（2）视力：应尽可能准确地记录首诊视力。如不能用视力表检查，可查数指、光感等，判断视力状态。

（3）外眼检查：记录眼睑、结膜、泪器和眼肌等损伤的部位、范围及程度，对于结膜下大量广泛淤血且伴低眼压者，应高度警惕隐匿性眼球破裂或眼球切裂伤（incised wound of eyeball）。注意并发症如出血、感染及异物存留等情况，应描述、绘图，涉及整形时应照相记录。

（4）眼球：位置、突出度，有无破裂或眼球切裂伤，角膜和前部巩膜情况，前房深度，有无眼内积血及眼内结构损伤，以及眼底情况。

（5）影像学检查及其他辅助检查：如有可能则进行超声波、X线摄片、CT或MRI检查，以确定眼球内或眶内异物存留，有无眼球后部破裂，眶骨骨折等；做视觉电生理检查以判定视功能情况。有眼球开放性损伤时，一般急诊进行X线检查以排除眼内异物。

（五）处理注意事项

（1）眼睑：眼睑血液循环丰富，组织修复力强。如有缺损或畸形修复会引起严重并发症如暴露性角膜炎（exposure keratitis），因此清创缝合时应分层对合复位，不可将组织剪除或丢弃。

（2）眼球穿孔伤：应由专科医师在手术室内进行详细检查和手术处理。如合并眼睑裂伤，应先修复眼球，后修复眼睑。

（3）眼球大的切裂伤：眼球壁不规则切裂伤口或有较长切裂口，尤其是Ⅲ区的伤口，如出现脉络膜及视网膜的组织大部分脱出，眼球的解剖和功能确无望恢复时，可慎重考虑做眼球摘除术，郑州大学第一附属医院眼科统计数据显示Ⅲ区眼球开放伤的眼球摘除率约11%，Ⅰ区和Ⅱ区的摘除率为0。由于显微手术及玻璃体手术的进展，一些严重的眼球切裂伤或眼球破裂也可以得到挽救，因此一般不宜做初期眼球摘除术。伤后视力无光感也不一定是眼球摘除的适应证。眼球摘除手术应在一期有效清创处理后，或玻璃体切除术（vitrectomy）之后，由二期手术时考虑进行。

（4）合理应用抗生素：由于血-眼屏障存在，药物不易透入眼内，需选用适当药物和给药方法。如眼内感染时，可考虑玻璃体内注药、滴眼及结膜下给药，同时全身应用抗生素。

二、眼球外异物

（一）检查

1）裂隙灯下仔细检查，异物的部位、数量与位置之深浅。

2）影像学检查。

（二）急诊处理

（1）仔细检查眼球表面异物并加以清除：角膜、球结膜和下穹隆的异物容易被肉眼在自然光、手电光或借助裂隙灯显微镜或手持放大镜发现。但上穹隆内隐藏的异物需行眼睑二次翻转仔细检查才会发现。治疗时在滴用表面麻醉剂后，用无菌棉签拭出异物。

（2）角膜异物：角膜异物（corneal foreign body）的剔出要严格遵循无菌操作原则：对角膜浅层异物可在表面麻醉下用无菌湿棉签拭去。较深的异物可用消毒注射针头剔除。若异物较大，角膜深实质内异物或部分已穿透角膜进入前房时，应在手术显微镜下取出异物，必要时缝合角膜伤口。如有铁锈斑，尽量一次刮除。清除后要常规滴抗生素滴眼液预防感染，交代患者复诊（图7-2-1）。

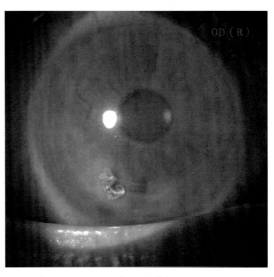

图7-2-1　右眼角膜表层异物

（3）眼眶异物：由于眶内异物（intraorbital foreign body）多被软组织包裹，加上眶深部有精细的神经、血管和肌肉等组织结构，因此对眶深部的金属异物可不必勉强摘出。但植物性异物会引起慢性化脓性炎症，应尽早完全摘出（图7-2-2）。

（4）角膜异物去除术后2日仍有眼部疼痛不适的患者，应嘱其来院复诊，检查有无角膜感染。角膜异物剔除后，随时间推移局麻作用会逐渐消失，患者仍有些异物感，摩擦不适，可能是角膜上皮损伤所致，患者常误认为是异物未去除。可对患者加以解释。但如2日后仍有疼痛或症状加剧，则要高度重视。

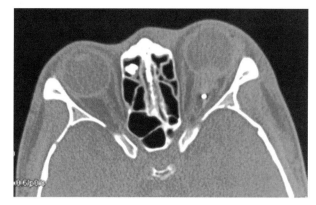

图7-2-2 左眼球后眶内异物

三、眼内异物

（一）检查

（1）任何眼部或眶部外伤，都应该高度怀疑并排除眼内异物（intraocular foreign body，IOFB）存在。裂隙灯显微镜下仔细检查眼球壁有无伤口，眼内组织有无异物存留及异物进入的通道。

（2）影像学检查：可应用B超、X线摄片、CT和磁共振成像检查以显示异物的位置、性质及其并发症。对于未明确性质的金属异物患者，禁忌行磁共振成像检查，因为多数金属异物有磁性，在磁共振成像检查中，异物的移位和振动可发生破坏作用。B超和CT可检出绝大部分异物（图7-2-3）。

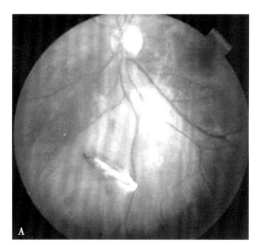
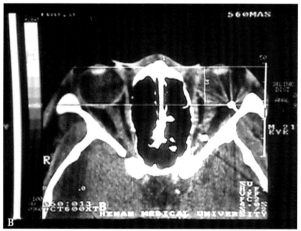

图7-2-3 左眼眼内异物
A. 眼底照相示左眼视网膜上异物；B. CT示左眼眼内异物

（3）化学分析法：化验房水中的成分确定异物的性质。

（二）急诊处理

1. 处理原则　眼内异物一般应及早安排摘出手术，手术途径、方法则依异物性质、位置、大小、有无包裹、可见度等因素决定。铁质异物可能引起眼铁质沉着症（ocular siderosis），对眼组织功能造成损害；铜质异物可能引起眼铜质沉着症（ocular chalcosis），对眼组织功能损伤更为明显，应尽快摘出。应该强调的是，手术摘出必须以保留、重建和恢复视功能为目的。不仅要考虑伤眼功能，还要考虑患者双眼和全身情况。

（1）前房及虹膜异物：经靠近异物的方向或在相对方向作角膜缘切口以摘出异物，可用恒磁铁吸出（磁性异物）或用镊子夹出（非磁性异物）。

（2）晶状体异物：若晶状体大部分透明，可不必立即手术。若晶状体已浑浊，可连同异物一并摘出。根据具体情况决定是否一期植入人工晶状体。

（3）睫状体内异物：可在精确定位下通过巩膜切口用磁铁吸出或直视下摘出。后部睫状体异物除经巩膜切口摘出外，还可通过玻璃体手术或在眼内镜观察下摘出。

（4）玻璃体内或球壁异物：玻璃体前部的较小、未包裹而且可见度好的磁性异物可应用磁铁吸出；异物较小且完全包裹于球壁内，视具体情况决定是否立即摘出；其他玻璃体内或球壁异物，可采用玻璃体切除手术摘出。对位于后极部的球壁异物，以采取玻璃体手术方法对视网膜损伤较小。

2. 密切观察有无炎症和感染的迹象　眼内异物未摘出者应检查有无玻璃体视网膜病变与毒性反应。

3. 继发眼内感染　感染所致的感染性眼内炎（infectious endophthalmitis）是眼外伤的严重并发症，外伤后及时应用抗生素和糖皮质激素能预防和减少眼内炎，降低炎性反应，减少并发症的发生。

4. 积极治疗相关并发症　如继发性青光眼（secondary glaucoma）、虹膜睫状体炎（iridocyclitis）及外伤性白内障（traumatic cataract）等。眼内陈旧活泼金属异物可有金属沉着症（metallic deposition），如前述的铁质沉着症、铜质沉着症和反复发作的葡萄膜炎（recurrent uveitis）发生。应设法尽早摘出异物。暂时不宜手术者，须应用 0.5% 依地酸（EDTA）滴眼液滴眼，并相应抗青光眼、抗炎治疗。

四、眼化学伤

（一）病史、检查

1. 问诊　对眼化学烧伤（ocular chemical burn）患者，问清楚眼部烧伤物的酸碱性质、浓度及现场急救情况等。

2. 裂隙灯显微镜检查　检查眼睑、结膜及角膜等组织受损情况，眼睑皮肤和眼球被酸、碱烧伤所产生的一系列症状和体征（图 7-2-4）。

可分为轻度、中度、重度 3 级：

（1）轻度：眼睑结膜轻度充血（congestion）、水肿（edema），角膜上皮点状脱落或水肿；修复后水肿消退，上皮修复，不留瘢痕（cicatrix，scar），无明显并发症（complication）。

（2）中度：眼睑皮肤可起水疱或糜烂，结膜水肿，出现小片缺血坏死，角膜明显浑浊水肿，上皮层完全脱落，或形成白色凝固层，可伴有虹膜睫状体炎；烧伤愈后可遗留角膜斑翳（corneal macula）或角膜白斑（corneal leucoma），影响视力。

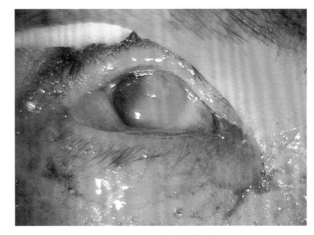

图 7-2-4　右眼碱烧伤

（3）重度：眼睑皮肤肌肉出现溃疡，结膜广泛性缺血性坏死，角膜全层浑浊变白，溃疡形成，基质融解，甚至穿孔，巩膜坏死等。晚期愈合后，常有睑球粘连（symblepharosis）、假性翼状胬肉（pseudopterygium）、角膜白斑、角巩膜葡萄肿（corneoscleral staphyloma）、继发性青光眼、白内障，甚至眼球萎缩（atrophy of eyeball）等发生。

（二）急诊处理

1. 急救处理　争分夺秒，彻底冲洗结膜囊，是处理眼部酸碱烧伤最重要的一步。用生理盐水冲，冲洗时间不少于 30 分钟。

2. 应用抗生素　积极控制感染。

3. 应用维生素 C　如结膜下注射维生素 C 注射液，一次不少于 2ml，每日 1～2 次，也可口服或静脉滴注维生素 C。

4. 早期应用糖皮质激素　以抑制炎症反应和新血管形（neovascularization）。

5．滴用自家血清、纤维连接蛋白等。

6．应用胶原酶抑制剂防止角膜穿孔　可用 2.5%～5% 半胱氨酸滴眼液或 10% 枸橼酸钠滴眼液，也可口服四环素等药物，以防止角膜穿孔（perforation of cornea）。

7．使用睫状肌麻痹剂（1% 阿托品）以解除痉挛和减少虹膜后粘连　烧伤严重患者可在烧伤后 2 小时进行前房穿刺放液或灌注，以恢复前房内 pH 值。

8．0.5% 依地酸（EDTA）局部滴眼　以促进钙质排出，可用于石灰烧伤的患者。

9．随访注意观察角膜、结膜修复及有无睑球粘连　中重度化学伤可早期行眼表羊膜覆盖术。角膜基质溃疡多发生在伤后 2～3 周，此期软性角膜接触镜覆盖或角膜板层或全层移植治疗角膜溃疡。为防止睑球粘连，可用玻璃棒分离穹隆部粘连。

五、热烧伤性眼外伤

急诊处理：

（1）急救时应该立即去除与烧伤源的接触：以冷水冲洗眼部降温。清除结膜囊内和组织内异物，充分探查损伤范围和深度。

（2）轻度热烧伤性眼外伤：局部应用抗生素，有虹膜睫状体炎者，给予散瞳剂以散大瞳孔。

（3）重度热烧伤性眼外伤：以足量应用抗生素控制感染，去除坏死组织。有角膜坏死时，可行羊膜移植或角膜移植术；巩膜局限性坏死者，可行巩膜修补术。

（4）皮肤创面换药。

（5）防止结膜囊粘连措施、促进组织愈合修复措施如羊膜移植、结膜移植、治疗性角巩膜移植等。

（6）合并全身烧伤者，请烧伤科协助诊治。

（7）后期的复明性手术针对相关的并发症进行治疗，如行睑球分离术、眼睑整形术、角膜移植和成型手术。结膜囊再建等一般需要在伤后半年以后实施。

六、辐射性眼外伤（电光性眼炎）

急诊处理：

（1）对症处理：紫外线外伤，电光性眼炎（electric ophthalmia）可一次性用低浓度的潘妥卡因（pantocaine）0.25%～0.5% 滴眼液滴眼以缓解疼痛症状。

（2）促进角膜上皮愈合，同时应用抗生素防止继发感染。

（详见第五十章第二节常见眼辐射伤）

第三节　眼外伤的急诊手术

我国眼外伤的发生率较高。眼外伤涉及眼部的各个结构，同时与口腔颌面外科及神经外科等也有紧密的联系。眼外伤手术的正确实施，可以显著提高眼外伤的治疗水平，降低眼外伤的致盲率，减轻由于眼外伤对国家、社会和人民健康所造成的损失。

眼外伤患者主要发生在 30 岁以下的青年人，外伤被认为是 3 岁以上儿童眼球摘除的主要原因之一。以首都医科大学北京同仁医院眼科中心为例，每年收治的严重眼外伤住院患者近 2 000 例，90% 为青年男性。郑州大学第一附属医院眼科历年住院治疗的严重眼外伤患者千例以上，80%～90% 也是青壮年男性，这与北京同仁医院眼科中心类似。眼外伤，除战伤外，全部是可以预防的。因此，做好预防工作，最大限度避免眼外伤所带来的伤害是最为有效的防盲治盲手段。

对于单纯性眼外伤，未合并其他重要器官系统的损伤者，根据外伤类型决定是否进行一期急症手术治疗。其中眼部化学伤、热烧伤必须争分夺秒地进行眼科急诊处理，对于日后形成睑球粘连、角膜浑浊等应择期进行羊膜移植术、角膜移植、眼内段重建术和眼睑整形等手术治疗。

眼外伤手术大部分不是择期手术，而是在紧急情况下的急诊手术。当具有眼科相关设备的医院接收眼外伤患者后，大多数情况下，应立即安排急诊手术或积极准备近日手术。

需急诊进行手术的眼外伤包括：①眼睑皮肤、睑板裂伤；②泪小管裂伤、眼外肌撕裂伤；③不能自行愈合的、较大的结膜裂伤；④眼球破裂或伴内容脱出或疑有巩膜裂伤需眼球探查者；⑤前房积血有角膜血染危险者；⑥继发性青光眼需前房穿刺放液或冲洗控制眼压；⑦晶状体囊破裂、脱位致瞳孔阻滞的继发性青光眼；⑧角膜、前房异物，晶体内异物伴前囊破裂，眼前段磁性异物；⑨眼内炎等等。

可在做出明确诊断和充分术前准备后，择期进行手术的眼外伤包括：①外伤性白内障尚无晶状体皮质溢出，但有形成瞳孔阻滞危险者；②睫状体断离范围较大，考虑药物治疗无效者；③眼内非磁性金属异物、位于后玻璃体或视网膜的磁性异物；④玻璃体积血伴视网膜脱离（retinal detachment）；⑤孔源性视网膜脱离；⑥眶壁骨折合并有眼外肌、眶内容物嵌顿或复视者；⑦眶内金属异物；⑧眶内血肿造成进行性眼球突出（progressive exophthalmos）、压迫视神经者；⑨视神经管骨折等。

一、眼外伤的急诊手术术前处理

（一）眼外伤病史采集（同前所述）

（二）临床检查

（1）视力检查：视力降低因素，如：眼表损伤、眼内损伤、视神经损伤、癔症性弱视（hysterical amblyopia）、伪盲（simulated blindness）等。

（2）眼压检查：眼球有伤口者，检查眼压应特别小心，须采用非接触式眼压计检查。以指触眼压检查（tactile tonometry）要极其慎重。

（3）眼睑检查：注意眼睑外观、位置及运动度；眶壁骨折可有捻发音（crepitant sound）；颅底骨折可伴眼周瘀血，熊猫眼征；对颈内动脉-海绵窦瘘者应听诊眼部和颞部，可闻及吹风样杂音。

（4）裂隙灯显微镜检查：进行眼前段及玻璃体前部的详查。

（5）玻璃体视网膜检查：直接和间接检眼镜的联合检查或全视网膜镜检查。

（6）视盘检查：视盘颜色、边界，有无水肿、出血，C/D比值是否增大。

（7）眼球运动和眼眶检查：排除眼球破裂后可做眼球运动检查，检查是否存在复视（diplopia）、有无眼球运动障碍、有无眼球内陷（enophthalmos）、眼球突出（exophthalmos）或眼球偏移（ocular displacement）。检查眶缘有无缺损。

（三）辅助检查

（1）X线平片检查：眼球穿孔伤者排除眼内或眶内异物，眶壁骨折。必要时行数字化X线摄片（digital radiography，DR）。

（2）CT检查：疑眼内异物或眼球运动障碍；眶壁有无骨折及与眼外肌的关系；疑后巩膜裂伤者观察眼环是否完整（图7-3-1）。

（3）超声检查：眼部伤口处理后行B超、彩超、超声生物显微镜（ultrasound biomicroscopy，UBM）检查，了解前房角、后房和睫状体的情况，晶状体脱位情况，玻璃体积血（vitreous hemorrhage）和机化程度，眼内异物位置和大小形状，视网膜脱离（retinal detachment）及脉络膜脱离（choroidal detachment）情况，除外后巩膜破裂伤或眼球萎缩等。

（四）术前用药

（1）抗生素：急诊术前频滴眼；择期手术术前3日每日1次；感染者术前3日口服或静脉滴注至术后1周。

（2）散瞳剂：除急诊外，眼外伤手术术前要充分散瞳。眼

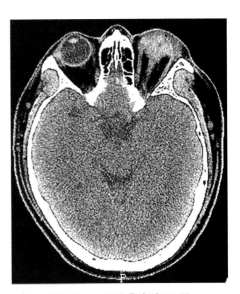

图7-3-1　左眼球破裂CT图

后段手术：术前滴用阿托品凝胶每日 2 次并于术前 1 小时滴复方托吡卡胺 10 分钟 1 次，滴 6 次。白内障等眼前段手术：术前 1 小时滴复方托吡卡胺，10 分钟 1 次，滴 6 次；合并虹膜后粘连者球结膜下注射混合散瞳剂（1% 阿托品＋0.1% 肾上腺素等量混合）；术中为持续散大瞳孔可用短效散瞳剂棉片置结膜囊等。

（3）缩瞳剂：角膜深层异物及睫状体断离复位术前缩瞳：1%～2% 毛果芸香碱术前 1 小时滴眼，每 10 分钟 1 次，滴 6 次。

（4）镇静剂：术前一晚艾司唑仑 1～2mg。或术前肌注安定、氯丙嗪或异丙嗪等。

（5）止血剂：注射用凝血酶 1kU，术前半小时肌内注射。

（6）降眼压药物：眼压高者及原发或继发青光眼患者，给予乙酰唑胺或甘露醇等。一般不选用异山梨醇口服液，以免引起咽部不适、咳嗽而影响手术。

（7）糖皮质激素：眼内炎症反应重者术前用醋酸泼尼松龙 30mg，7 天后要逐渐减量。

（8）非甾体抗炎药：有效减轻与花生四烯酸、前列腺素等释放有关的炎性反应。如：双氯芬酸钠、普拉洛芬滴眼液滴眼每天 4 次或口服布洛芬或吲哚美辛等。

（9）全身用药：眼外伤合并全身疾病术前坚持全身用药，抗凝血药物如：阿司匹林等可考虑术前停用 3～7 天。

二、眼外伤手术前后处理

（一）术前眼部准备

①冲洗泪道；②剪除睫毛；③冲洗结膜囊；④标记伤眼；⑤结膜囊细菌培养，连续 3 天做 3 次培养（并非每例必须，视情况而行）。

（二）消毒，铺巾：如常规

（三）麻醉

（1）局部麻醉：

1）表面麻醉：利多卡因、丁卡因或奥布卡因滴眼 3～4 次。

2）浸润麻醉：皮下、结膜下或球周注射。

3）神经阻滞麻醉：面神经阻滞、球后阻滞。

（2）辅助措施：为增强麻醉效果，延长麻醉时间，减少麻醉药物中毒，采取以下措施：

1）应用混合制剂：2% 利多卡因＋0.75% 布比卡因 1∶1 混合，作用迅速时间延长。

2）麻药加入 1∶1 000 肾上腺素可减少出血，散大瞳孔。一般 10ml 麻药中加 3～4 滴 1∶1 000 肾上腺素，一般配制浓度为 1∶200 000，高血压患者慎用。

3）眼外伤患者合并手术区瘢痕者：麻药中加入透明质酸酶，以提高麻药的渗透性。一般 10ml 麻药加 750U 透明质酸酶。

4）高度紧张，对疼痛敏感患者：手术同时静脉给予地西泮或术前肌注地西泮。

（3）全身麻醉：如常规。

（四）眼外伤手术器械及设备

（1）手术器械：显微手术器械＋整形及眼眶外科手术器械＋特殊器械

（2）手术设备：手术显微镜、超声乳化机、玻璃体切除机、冷凝器、激光机、双目间接检眼镜及显微眼内镜等。

（3）其他：手术缝针线、人工晶状体、黏弹剂、眼内填充物（惰性气体、硅油等）、羟基磷灰石义眼座、眼模（防止结膜囊收缩用）及异体巩膜等。

（五）术后常规处理

（1）术后用药

1）抗生素：抗生素滴眼液滴眼每日 4～6 次，合并感染者结膜下或球周注射妥布 2 万 U，必要时加地塞米松 2.5mg 每日 1～2 次。小手术口服抗生素，严重外伤静脉滴注抗生素。

2）散瞳剂：术后可给散瞳剂，为活动瞳孔、减少粘连、松弛睫状肌以减轻疼痛、便于查眼底。1% 阿托品或复方托吡卡胺滴眼每日 2 次。

3）糖皮质激素：减轻炎症反应、促进术后恢复。口服泼尼松片 30mg 早晨顿服或地塞米松 5～10mg 静脉滴注，每日 1 次，用 3 天，注意及时停或减量。糖尿病、高血压或骨质疏松者慎用或禁用。

4）非甾体抗炎药：局部应用或口服以减轻炎症反应。

5）止血药：云南白药 0.5g、每日 2 次口服或卡巴克洛 5mg、每日 3 次口服，出血量大者肌注巴曲酶。

6）降眼压药物：术后眼压高者需局部或全身应用降眼压药，控制 2 周左右仍不满意者，考虑抗青光眼手术。

7）角膜营养药：重组牛碱性成纤维细胞生长因子眼用凝胶滴眼每日 2 次，角膜水肿严重者可局部滴高渗剂，如 3% 氯化钠或 50% 葡萄糖滴眼每 10 分钟 1 次，必要时静脉推注 50% 葡萄糖 40ml ＋维生素 C 2g，每日 1 次。糖尿病者禁止静脉注射葡萄糖。

8）镇静剂及止痛剂：如布桂嗪等。布洛芬 0.1g，每日 3 次。

9）全身疾病用药：全身用药同时注意术后保持水电解质平衡，血压、血糖平稳，防止便秘。

（2）术后体位：眼眶手术有引流条者，应采取向引流方向侧卧位。内眼手术一般采取仰卧位。玻璃体内气体填充或硅油填充者一般采取俯卧位或其他姿势保持头低位 1～8 周（视病情而定）。

（3）术后观察及处理：观察视力和眼压，裂隙灯显微镜下观察伤口愈合情况。观察眼前段及后段、无晶状体眼（aphakic eye）的硅油界面、周边虹膜切除术（peripheral iridectomy）的孔是否通畅。观察视网膜复位情况及视网膜裂孔周围激光斑的情况。眼部整形手术后观察眼外观及视力情况。必要可借助辅助检查。

三、眼外伤急诊手术的类型

眼外伤急诊一期手术治疗无论对于日后患者眼部外观美容、眼球及其附属器功能重建康复，还是为以后二期手术治疗创造条件都是极为重要的。

（一）眼睑撕裂伤缝合术

（1）单纯性的撕裂伤（simplex palpebral lacerating wound）一期缝合：包括眼睑切裂伤、挫伤所致的裂伤及动物撕咬致皮肤撕脱伤：先以过氧化氢溶液（双氧水）局部冲洗和创口消毒＋注射破伤风抗毒素（或加狂犬疫苗）。

（2）术前：生理盐水创口冲洗，污染重者以妥布霉素＋生理盐水 1：1 冲洗，压迫止血。

（3）手术：探查伤口深度，清理异物，浅层伤口以 5-0 黑丝线或 6-0 可吸收线缝合，针距 3～4mm，距创缘 1.5～2mm。

（4）创口的处理：平行于睑缘的小创口，自行对和良好的，可不予缝合；较长的或不规则的平行睑缘的创口可行皮内缝合；垂直睑缘的伤口行间断水平缝合；深层的、伤及眶隔的、伤及骨膜的行分层间断缝合。眼睑的特点是血液供应极为丰富，而皮肤菲薄，撕裂的皮瓣不可轻易切除，对位缝合后极易成活。眼睑的另一特点是具有一个游离的边缘，瘢痕收缩后易形成睑裂闭合不全（hypophasis），故较大的伤口缝合后，还需行暂时的睑裂缝合。

（5）止血：压迫法，小动脉出血以止血钳夹持 2～3 分钟或热凝，尽量不结扎。

注意要点：泪小管损伤、内眦韧带损伤、外眦韧带损伤、上睑提肌损伤、深伤口术后加压包扎。

（6）合并睑板裂伤者：2% 利多卡因 5ml ＋0.1% 肾上腺素 0.1ml 麻药注入眼睑皮下及穹窿部结膜下；以 6-0 可吸收线缝合，顺序为灰线 - 前睑缘 - 后睑缘，标准：创缘部位轻隆起，睑缘呈轻度外翻，睑板缝线 10 天拆除。

（二）泪小管断裂吻合术

尽量一期吻合，动作轻柔，减少不必要的组织刺激。如果受伤严重，断裂的泪小管周围软组织充血水肿严重，也可先抗感染及抗炎治疗 3～5 天，待水肿减轻后再行泪小管吻合术。

（三）结膜裂伤缝合术

普通伤口，长度 ≥10mm；结膜缺失后有张力的伤口，长度 ≥5mm；荧光素染色确定裂伤范围，用可吸收线或 10-0 黑丝线缝合。术后抗生素滴眼液或眼膏滴眼，5～7 天拆线。

注意：如果结膜缺失，可先松解结膜再对位缝合，或从未受伤结膜处剪下一大小合适的结膜瓣转移到伤口进行缝合；注意泪阜（lacrimal caruncle）和半月皱襞（semilunar fold）的解剖关系，结膜线结勿触及角膜，对位要准确，勿使眼球筋膜组织嵌顿，避免缩窄结膜囊（详见第十九章结膜外伤）。

（四）角膜切裂伤缝合术

尤其注意晶状体透明的角膜切裂伤（incised wound of corneal）缝合，避免术后发生白内障及角膜散光（详见第二十章角膜与巩膜外伤）。

1. 单纯角膜缝合

（1）适应证：无前房、小伤口（长度≤3mm）加压包扎观察1～2天仍有"溪流征（break phenomena）"、伤口有虹膜嵌塞、角膜板层裂伤的伤口深、范围大者。

（2）术前：详细询问病史、检查轻柔、必要时表麻，排除眼内异物。

（3）手术：开睑（缝线开睑），修整创缘，以10-0线先缝成角部位，光学区4mm以内跨度要小以减少散光，避免虹膜嵌顿。标准：达水密或确实的气密。

1）方法：间断缝合、连续缝合、8字缝合、荷包式缝合和褥式缝合（mattress suture）。

2）深度：周边4/5角膜厚度，瞳孔区1/2～2/3角膜厚度；进出针距创缘1.5～2mm，垂直创缘，深度一致。不可过浅，以免创口后部裂开，虹膜嵌顿；不可过深，以免针孔房水渗漏，增加眼内感染机会。如跨度过大，则缝线张力不易控制，增加瘢痕形成；如跨度过小，则线结不易埋入角膜内，致术后异物感。注意水肿角膜缝合，角膜水肿消退后的缝线松解，形成角膜漏。

2. 特殊角膜裂伤缝合

（1）角巩膜缘创口：以7-0或8-0线缝巩膜侧，以10-0线缝角膜侧。

（2）斜行创口：7-0或8-0线缝巩膜侧，10-0线缝角膜侧。

（3）三角形创口：先缝尖角，后缝两边，缝线斜向尖端。

（4）T形、星形及花瓣状创口：荷包式缝合。

（5）组织缺损创口：术后形成白斑、散光难以避免，行自体组织如筋膜组织或异体组织修补或结膜瓣掩盖，再行二期角膜移植术。

3. 并发症处理

（1）术中并发症：注入空气前房不形成、眼压升高或虹膜脱出者，可做周边虹膜切除术，以避免虹膜前粘连。

（2）术后并发症：抗炎，每日换药、术后2日改眼垫，结膜下注射，结膜瓣掩盖包扎数日，阿托品散瞳2周，术后1个月拆线，必要时3个月拆线，视情况而定。

4. 重点注意　缝合目的是恢复眼球壁密闭，防止感染；避免同一部位反复缝合；术中可向前房内注入黏弹剂以维持眼压、保护晶状体和角膜内皮；术毕前尽量冲洗出前房的黏弹剂以免术后引起眼压升高；术毕前房内注入生理盐水或无菌空气，以保证前房形成、伤口密闭和眼前段结构恢复。

（五）角膜缝合联合白内障手术

（1）适应证：①伤口大，晶状体前囊破裂、皮质进入前房、前房极浅或无前房；②晶状体完全浑浊、膨胀，估计不久需手术者。

（2）注意要点：若晶状体前囊破裂较大，很难避免近期行白内障手术，此时可考虑与角膜裂伤缝合同时行白内障手术。但是，一旦晶状体后囊破裂，前段炎症就有可能突破此屏障而引起玻璃体炎症，后果更严重，此种情况下与穿孔伤同时行白内障手术应十分慎重。术中后囊破裂，并行大量灌注液冲洗者，有可能对玻璃体进行了侵扰，术后全身应积极应用抗生素，预防感染。角膜损伤严重时过多的眼内操作会加重角膜内皮丢失，引起不可逆的角膜失代偿。所以多数情况下，应待角膜伤口水肿好转，眼内各组织未形成固定粘连时，再行玻璃体手术。一般在急诊术后1～2周。

（3）无晶状体眼人工晶状体植入时机

1）原则上应在验光检查矫正视力达到较满意后，方考虑植入人工晶状体，如有角膜瘢痕影响视力者，可同期行角膜移植术。

2）2 岁以上患儿为避免弱视形成，宜在眼内情况允许时尽早植入人工晶状体。

3）二期行玻璃体手术者，若眼底情况允许，可联合人工晶状体植入术。

（六）巩膜裂伤及后巩膜裂伤清创缝合术

（1）巩膜裂伤缝合的适应证：①裂开的巩膜伤口及脱出的葡萄膜组织；②可见嵌于伤口内的透明玻璃体；③较严重的局限一侧的黑紫色结膜下出血，伴低眼压、瞳孔变形移位。

（2）后巩膜裂伤探查清创缝合术适应证

①视功能严重损害；②广泛而严重的紫黑色结膜下出血；③前房大量积血；④低眼压伴前房加深；⑤葡萄膜组织脱出或晶状体脱出于结膜下；⑥眼球运动在某一方向上受限；⑦眼 B 超提示后巩膜裂伤部位。

（七）手术中注意

（1）轻柔暴露伤口，边暴露边缝合。

（2）5-0～8-0 线对位间断缝合，缝线深度达 3/4 巩膜厚度，缝线不能穿透巩膜而穿入脉络膜。

（3）脱出的玻璃体小心剪除，脱出的虹膜尽量还纳。

（4）伤口达锯齿缘后者行伤口周围冷凝及硅胶巩膜扣带术以预防视网膜脱离。

（5）小于 3mm 的眼球贯通伤，后部伤口可不予处理。

（6）对后极部难以到达的伤口可予以旷置，待其自行愈合。

（7）严重的眼球破裂、眼内容流失过多、严重眼球塌陷，无光感且预计恢复无望，为预防交感性眼炎可考虑行一期或二期眼球摘除术（enucleation of eyeball）。

（8）术终结膜下注射散瞳剂和抗生素，伤眼或双眼包扎。

（八）术中要点

（1）结膜暴露切口与巩膜裂伤口位置错开。

（2）避免牵引眼球。

（3）巩膜探查要全面。

（4）对于Ⅰ、Ⅱ、Ⅲ区均波及的较长伤口，应先行角膜缘缝合，然后缝合角膜伤口，再沿裂伤方向一边探查一边缝合，直至裂伤的末端。

（5）勿将视网膜当玻璃体剪除。

（6）眶压高暴露后巩膜困难者，全身应用脱水剂、抗生素及糖皮质激素，并行眼部包扎 24 小时后再行手术探查。

（7）仔细处理后巩膜裂伤脱出的玻璃体和脉络膜，这对视网膜保护十分重要。一旦视网膜嵌顿、玻璃体大量脱失，将会大大增加后期玻璃体手术的难度。

（九）角膜深层异物摘出术

对术前的详细询问病史及了解异物特点（大小、位置、深度等）进行判断。浅层的异物容易被剔除，但深层异物特别是一端进入前房的异物术前尽量缩瞳，嘱患者勿揉眼。仔细进行裂隙灯显微镜检查，慎重设计手术方案。可做板层角膜瓣，掀开角膜瓣夹出异物（图 7-3-2），术中划切角膜伤口时，注意不要将异物向角膜深处推移。

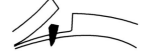

图 7-3-2　角膜深层异物的取出方法

注意要点：

（1）角膜异物取出应以缓解患者磨痛感，减少角膜损伤，维持视力为原则，常见角膜铁锈症患者，只要异物取净，并同时尽量刮除了锈环，不需再次手术。

（2）给异物创造一个开阔的出口，是异物成功取出的关键。

（3）越接近瞳孔区的异物，操作越应慎重，避免加重角膜瘢痕形成。

（4）术前对于接近或到达前房的异物，要有前房手术的准备。

（十）前房穿刺冲洗术

（1）适应证

1）碱烧伤，宜在受伤后 2 小时进行前房穿刺（paracentesis of anterior chamber）和冲洗术（irrigation）。

术前彻底冲洗结膜囊。

2）前房积血穿刺冲洗、注吸术。

3）眼内炎的急诊前房穿刺冲洗、注吸术。

（2）手术方法

1）麻醉开睑后，于颞下或鼻下方角膜缘内，用尖刀斜行穿刺，内口 1mm，缓慢放出房水，可见前房变浅，等待其加深，再放出少量房水。反复数次，碱烧伤者 pH 值试纸测定达 7.0 以下。

2）同时行球结膜切开术（Passow 术）：在水肿区域的球结膜，自角膜缘做放射状切开 5mm 长，并进行结膜下冲洗。

3）术毕涂阿托品眼膏、抗生素膏，敷眼垫遮盖术眼。

4）切口要小，手术宜早，手术结束时勿使眼压升高。

（3）要点：角膜被切穿时动作要缓慢，以免房水快速涌出，眼压急剧下降，对术前眼压高者更要注意勿使眼压下降过快，以免引起再度前房积血。冲洗针头勿达瞳孔区，最好在虹膜表面操作，以免晶状体受损，亦可用注吸针头冲洗，要注意保护角膜内皮。有活动性前房积血时，勿使用尿激酶液冲洗，并在手术结束时保持眼压正常或稍高。

前房穿刺冲洗以缓解眼压、减轻炎症或角膜血染（cornea cruenta，blood staining of cornea）等并发症为目的，同时去除眼内的积血或炎症渗出，以生理盐水置换浑浊的房水，为下一步治疗做准备。术前最好行眼 B 超检查，充分估计预后，应考虑术中冲洗前房的程度。

前房较大的血凝块或炎症渗出膜可采用白内障注吸针注吸，做 12 点角膜缘后界 3mm 切口进行。

尿激酶前房冲洗浓度：生理盐水 5ml＋尿激酶 5 000～10 000U，弯针头注入前房，每次 0.2～0.3ml，静置 2～3 分钟，再用生理盐水置换，反复 2～3 次。

术毕恢复前房，应用散瞳剂及抗生素滴眼、结膜下注射或玻璃体内注射。

（十一）眼内容摘除术

1. 适应证 眼内容摘除术（evisceration of eyeball）应极其慎重，严格掌握其适应证。

（1）各种原因引起的全眼球炎。

（2）眼内炎药物不能控制，并有加重趋势或有大范围视网膜脱离。

（3）视功能丧失，玻璃体重度浑浊，角膜状态极差，严重眼前段破裂伤，眼结构重建无望。

（4）全身情况不能耐受玻璃体切除手术者。

2. 注意要点 眼内容摘除术的关键是清除葡萄膜组织。清除干净，以防交感性眼炎发生。使用刮匙勿将后巩膜刮破。术中剥离葡萄膜迅速，可缩短患者疼痛时间。全眼球炎眼内容摘除术后炎症一般均能得到迅速缓解，不必长期放置引流条，只要无脓性分泌物，引流条可于 1 周内逐次去除，以促使巩膜腔缩小闭合。

（十二）眼球摘除术

眼球摘除术（enucleation of eyeball）是一项破坏性手术，其目的是解除无视力眼的疼痛、防止恶性肿瘤扩散和改善容貌。该手术将眼球周围之组织（包括 6 条眼外肌以及视神经）切断后，将整个眼球摘除。

（1）适应证：在视功能丧失无法挽回的前提下的眼球疼痛或恶性肿瘤。例如儿童的视网膜母细胞瘤和成人的黑色素瘤，为防止肿瘤扩大或转移，危及生命，只好将眼球摘除。

（2）手术要点：沿角膜缘环形剪开结膜，向下分离结膜及结膜下组织到赤道部之后。分离四条直肌，直肌止点处 8 字缝扎，并剪断，须注意内直肌应留 0.5mm 的肌腱用以牵拉眼球。视神经剪从内上方分离进入球后，找到视神经后剪断。嵌夹眼球内直肌残端，娩出眼球，并贴着巩膜剪断上下斜肌和其他细小神经血管组织。眼球摘出，送病理。向眼眶内填塞湿纱布或止血铁球，待止血后，取出。内外直肌断端缝合，上下直肌断端缝合。分层缝合眼球筋膜和结膜。加压包扎。术后常规应用抗生素。

（王文战 秦廷玉）

参 考 文 献

1. 赵堪兴,杨培增. 眼科学. 7版. 北京:人民卫生出版社,2008.

2. 葛坚,王宁利. 眼科学. 3版. 北京:人民卫生出版社,2015.

3. 张效房. 眼内异物的定位与摘出. 3版. 北京:科学出版社,2009.

4. 张效房,杨进献. 眼外伤学. 郑州:河南医科大学出版社. 1997.

5. 中华医学会眼科学分会眼外伤学组. 中国眼外伤急诊救治规范专家共识(2019年). 中华眼科杂志,2019,55(9): 647-651.

6. 庞秀琴,卢海,王海燕. 同仁眼外伤手术治疗学. 2版. 北京:北京科学技术出版社,2016.

7. Pieramici DJ,Sternberg P,Aaberg TM,et al. a system for classifying mechanical injuries of the eye(globe). The Ocular Trauma Classification Group. Am J Ophthalmol,1997,123(6):820-831.

8. McLaughlin A,Colyer MH,Ryan DS,et al. Self-Reported Visual Quality of Life After Combat Ocular Trauma. Mil Med. 2017,182(S1):239-242.

9. Shukla B. New classification of ocular foreign bodies. Chin J Traumatol,2016,19(6):319-321.

10. Islam QU,Ishaq M,Yaqub MA,et al. Predictive Value Of Ocular Trauma Score In Open Globe Combat EyeInjuries. J Ayub Med Coll Abbottabad,2016,28(3):484-488.

11. Yucel OE,Demir S,Niyaz L,et al. Clinical characteristics and prognostic factors of scleral rupture due toblunt ocular trauma. Eye,2016,30(12):1606-1613.

12. Kuhn F,Morris R,Witherspoon CD,A standardized classification of ocular trauma. Ophthalmology. 1996,103(2):240-243.

13. Singh S,Sharma B,Kumar K,et al. Epidemiology,clinical profile and factors,predicting final visual outcome of pediatric ocular trauma in a tertiary eye care center of Central India. Indian J Ophthalmol. 2017,65(11):1192-1197.

14. Oiticica-Barbosa MM,Kasahara N. Eye trauma in children and adolescents:Perspectives from developing country and validation of the ocular trauma score.J Trop Pediatr. 2015,61(4):238-243.

15. Saleh M. Ocular trauma. Blunt ocular trauma. J Fr Ophtalmol. 2012,35(6):445-53.

16. Bosmia AN,Griessenauer CJ,Tubbs RS. Mumblety-Peg:a potential cause of flesh wounds and ocular trauma. J Inj Violence Res. 2015,7(2):91-92.

17. Cassen JH. Ocular trauma. Hawaii Med J. 1997,56(10):292-294.

18. Blice JP. Ocular injuries,triage,and management in maxillofacial trauma. Atlas Oral Maxillofac Surg Clin North Am. 2013,21(1):97-103.

19. Blanch RJ,Good PA,Shah P,et al. Visual outcomes after blunt ocular trauma. Ophthalmology. 2013,120(8):1588-1591.

20. Bai H,Meng X,Wang D,et al. Treatment for amblyopia after surgery for cataract and vitreoretina in pediatricocular trauma. Eye Sci. 2013,28(2):68-72.

21. Jian-Wei L,Zhen-Bo H,Shu-Na W,et al. The clinical characteristics of alcohol-related ocular rupture. Graefes Arch Clin Exp Ophthalmol. 2015,253(8):1307-1311.

第八章 眼战伤及运动伤

第一节 眼战伤的特点

眼战伤（ocular war injuries）是在战斗中出现的外伤，由于战斗发生的原因和地点的不同，眼战伤与常见眼外伤差异较大。由于眼球位置暴露，现代战争中使用的武器杀伤力较强，眼战伤机会高于其他部位。眼部组织结构脆弱，角膜、视网膜、视神经等结构特殊，受伤之后如不及时治疗，常导致无法挽回的视力丧失，甚至影响对侧健眼。

一、近代眼战伤特点

（一）眼战伤发生率

随着时代的发展，武器不断改进，近代武器愈来愈机械化、自动化，而且核武器和激光的使用愈来愈多，以致杀伤力越来越强。

眼的表面面积只占体表面积的 1/37.5（0.27%），由于眼的位置暴露，组织脆弱，与身体其他部位相比，较小的外力如爆炸的细小弹片击伤眼部，就可造成严重的后果，甚至失明。从历次战争的战伤统计来看，眼战伤发生率逐渐增多。如第一次世界大战和第二次世界大战的眼战伤占外伤比例 2.0%～2.5%，1976 年以埃战争，眼战伤比例为 5.6%～10%。对越自卫反击作战中，眼战伤比例 4.4%，约占颌面伤的一半以上。阿拉伯国家和以色列冲突（Arab-Israel conflict）中眼战伤比例 7%，而在 1991 年沙漠风暴行动中，眼战伤比例高达 13%。而在伊拉克战争和伊拉克自由行动中，眼战伤成为四种最常见的战伤类型之一。Thach 等报道 2003—2005 年伊拉克战争中，美军导致严重的视力丧失的眼外伤比例 4.8%，2012 年黎巴嫩南部战争中集束炸弹引起眼战伤比例 6.5%。

（二）眼战伤的分类

眼战伤以爆炸伤居多，各种火炮的威力大，杀伤力强，炮弹爆炸的碎片作用于眼部时，能造成眼附属器和眼球的损伤。眼球穿孔伤多合并眼内异物。在眼爆炸伤中，简易爆炸装置（improvised explosive device，IED）炸伤占的比例较高，Hassan Naqvi 等报道 2012 年 6 月至 2016 年 3 月期间巴基斯坦白沙瓦联合军事医院 210 名眼战伤患者中，114 例（54.3%）为 IED 爆炸伤。

眼战伤常伴有全身多发伤，在"自由伊拉克行动（operation iraqi freedom，OIF）"和"持久自由行动（operation enduring freedom，OEF）"两次战争中，85% 眼战伤伴有全身系统损伤，最常见的全身相关伤是创伤性脑损伤（traumatic brain injury，TBI）（66%）、面部受伤（58%）、肢体损伤（44%）、创伤性肢体截肢（12%）、腹部损伤（8%）、胸部损伤（7%）和骨盆损伤（4%）。

二、现代战争眼战伤的特点

相对于以往常规的战争，现代战争则是高技术的局部战争。在未来的现代化战争中，除使用传统的武器外，还会使用 IED、激光武器（laser weapon）、生物武器（biological weapon）、微波武器（microwave weapon）、次声武器（infrasonic weapon）和动能武器（kinetic energy weapon）等。因此，战伤将会出现多发伤（multiple injury）、复合伤（combined injury）、冲击伤（impact injury）、爆炸伤（blast injury）、烧伤（burn injury）及精神创伤（psychic trauma）等多种形式。近年来由于新概念轻武器的提出，"弱致命"武器如低频嗜睡武器（low-frequency sleepiness weapon）干扰人的大脑功能，激光致盲武器（laser blinding weapon）扰乱人的视觉功能等特殊类型的战伤在未来战争中可能出现。

眼战伤发生的特点：

1. 种类 眼冲击伤（ocular blast injury）、弹震性眼伤（shock resistance ocular injury）、眼烧伤（ocular burn injury）、核爆炸眼损伤（nuclear explosion ocular injury）、军用毒剂眼损伤（military agent ocular injury）和激光眼损伤（laser ocular injury）。20 世纪的战争中，和身体其他部位的战伤相比，眼战伤发生率相对增高，引起眼战伤的主要原因也在变化，爆炸伤几乎占到所有伤员的 50% 至 80%。眼球穿孔伤及贯通伤最为常见，而且合并有眼内异物的眼外伤也给诊断和处理带来了新问题。累及双眼的眼战伤占 15% 至 25%。化学武器、核武器及激光武器引起的眼战伤具有特殊的流行病学特征。在 20 世纪初，眼球摘除术是较常见的手术方式，但是随着对眼创伤病理生理的理解、手术的进步及抗生素的合理应用，这种手术的应用已经降低了。交感性眼炎也并不常见。及时处理后送到后方医院对于视力预后非常重要。佩戴眼防护用具可以起到一定防护作用，在军事行动中需要强调眼的保护。

2. 性别 在参战人员当中普遍为男性，因而战伤中男性的比例是绝对大于女性的。各国部队的主要人员都以男性为主，至于在战争中因性别差异而造成的颅脑损伤差异还未有相关报道。在战争中，性别差异主要是因参加的战争类型不同。在各军兵种间，女性占的比例都较少。就我国而言，女兵在所有军队中<10%，其中大部分是从事卫生、通信与文艺等方面的工作，一线作战部队只有海军陆战队及空军有少量女兵，具体数据不详。眼战伤男性比例高达 96% 至 100%。

3. 年龄 由于军队人员的年龄分布相对集中，以 20 岁 30 岁为主，官兵数量比例较为固定。

第二节 眼战伤分类与伤情判断

对眼创伤进行严格、标准的分类，有利于对眼创伤的多中心处理结果进行评价，优化救治方案，健全眼战伤的研究和更系统、科学、有效地进行救治，更准确地对预后进行判断。

眼战伤的分类有多种。按致伤原因可分为机械性眼外伤（mechanical ocular injury）和非机械性眼外伤（non-mechanical ocular injury）两类，前者又可分为开放性眼外伤（open globe injury）和闭合性眼外伤（closed globe injury）两类；后者则有化学烧伤（chemical burn injury）、热烧伤（thermal burn injury）、激光伤（laser injury）、辐射伤（radiation injury）、物理伤（physical injury）、电击伤（electrical injury）、毒气伤（toxic gas injury）等。按伤情则可分为轻伤、中等伤和重伤。按急诊分类则有一级急诊、二级急诊、三级急诊。另外，还可按受伤部位进行分类，如眼睑、眼眶、眼肌、结膜、泪器、角膜、巩膜、虹膜、晶状体、视网膜、视神经等。

由于致伤因素众多，在不同条件下作用于人体不同部位，所产生的战伤类型是繁多而复杂的。为了及时明确诊断，做好对伤病员的分级救护，研究战伤的致伤机制，总结提高发展眼战伤外科学，因此，对眼战伤进行科学的分类是必要的。从不同的角度可以有不同的分类方法。按照我国军标《战伤分类及判断准则》（GJB6032—2007），主要依据受伤部位、致伤原因、受伤类型及伤势 4 个方面分类。

一、眼战伤分类

根据致伤因素的不同进行分类,是眼战伤分类中具有特色的部分。过去的伤因分类主要是依据致伤武器的种类而定,但是,由于现代武器发展非常迅速,种类不断增加,无法完全按武器种类分类。因此,新的伤因分类方法是选用武器的致伤因素作为分类基础,将其分为常规武器伤(conventional weapon injury)、特殊武器伤(special weapon injury)[通常指核武器伤(nuclear weapon injury)、化学武器伤(chemical weapon injury)和生物武器伤(biological weaponinjury)]、新概念武器伤(如激光武器、微波武器、次声武器伤)等。按传统武器具体类别也可分为冷兵器伤、火器伤、其他武器伤。

1. 爆炸伤 爆炸伤(explosive injury)是指火药燃烧、炸药爆炸时,化学能转化为机械能,将弹片、弹珠等物体向外高速抛射,击中机体所造成的损伤。引起炸伤的武器较多,包括地雷、炮弹、航弹、炸弹等爆炸性武器,在爆炸瞬间产生大量高压气体、热、冲击波以及飞散的破片,形成多种致伤因素如破片伤、冲击伤、烧伤等。其致伤特点为多部位、多器官、多种组织损伤。对近年来的局部战争包括伊拉克战争、阿富汗战争、海湾战争的伤情调查结果表明,现代战争中爆炸伤仍是最常见的战伤类型。

眼爆炸伤中,IED炸伤占比例较高。伊拉克战争中,爆炸伤引起的眼外伤占比例82%,其中IED造成眼爆炸伤占51%,41例眼球摘除手术中,24例为IED爆炸引起。此外,地雷(landmine)损伤也是主要致伤原因之一。美国内战是首次大规模使用地雷的战争,此后,第一次世界大战及其后战争中地雷成为防御战中必不可少的一部分。为避免被金属探测装置检测到,部分地雷应用塑料或其他合成材料制成,地雷是专门设计的伤害和摧残敌人的武器,他们的目标是增加受伤率而不是死亡率,地雷爆炸伤引起的眼爆炸伤多为眼内多发异物,如塑料、沙粒、金属颗粒等。Muzaffar Waqar报道自1975年以来,地雷已经致死或致残超过一百万人,并且仍以每月致死1 000人,致残800人的速度造成持续的伤害,仍有1.1亿枚地雷仍未被排除。

2. 枪弹伤 枪弹伤(gunshot wound/bullet wound)是指各种枪弹、弹珠等投射物所致的损伤。枪弹表面光滑、行速快,易于穿过身体形成贯通伤。枪弹造成的伤口大多为小圆形,出口常较入口为大。轻武器发射的高速枪弹击中人体时,因其速度大、质量轻、易发生破裂,大量能量迅速传递给人体组织,故常造成严重损伤。高速小弹珠的速度随着距离增加而迅速衰减,但在近距离范围内,却有很大的杀伤力。此外,小弹珠常呈"面杀伤",即一定范围内含有许多弹珠散布,同一人可同时被许多弹珠击中,从而造成多处受伤。在伊拉克和阿富汗的战争中,火器枪弹伤占到美军伤病员人数的18%。损伤的程度主要取决于弹头的质量、截面密度及命中时的速度。枪弹伤由直接组织创伤、空腔作用(导致血管损伤和组织失活)和继发的污染引起。

枪弹直接击中眼球,则造成眼球破裂,或穿通眼球而损伤脑部。曾遇一例,枪弹由侧方穿过两眼的眶尖部,损伤双侧视神经而致双眼盲。

3. 刃器伤 刃器伤(blade injury)是指刀、剑、戟等武器以其利刃或者锐利尖端所致的损伤。现代战争条件下,刃器伤较为少见。

4. 挤压伤 挤压伤(crush injury)是由挤压造成的直接损伤,主要表现为挤压综合征。挤压综合征是由于压力或者打击等原因造成的肌肉细胞损害的系统性表现。

5. 冲击伤 冲击伤(blast injury)是指在冲击波作用下人体所发生的损伤。冲击波超压常常引起眼挫伤,玻璃体积血,视神经挫伤。冲击波动压能造成不同程度的软组织损伤、内脏器官破裂和骨折,类似于一般的机械性创伤。除空气冲击波致伤外,水下冲击波和固体冲击波(经固体传导)也可以造成各种损伤。现代战争中,由于高能高爆武器的大量使用,冲击伤非常多见。

6. 撞击伤 撞击伤(impact injury)是指物体以一定的速度撞击眼部所造成的损伤,以钝性损伤多见,也可以造成严重的视网膜挫伤(图8-2-1,图8-2-2)或视神经挫伤。在平时,以道路交通事故中最为常见。

7. 烧伤 烧伤(burn injury)是指因热力作用而引起的损伤。现代战争中,各种纵火武器如凝固汽油弹、燃烧弹、磷弹、铝热弹、镁弹、火焰喷射器等大量使用，火焰烧伤的发生率急剧增高。在核战争条件下，原子弹或者氢弹爆炸时，热辐射可以引起烧伤，灰尘中的射线可以造成放射性烧伤。

根据致热物的性质可分为热焰烧伤、热气烧伤、热液烧伤及高温物体灼伤。按受损部位则可分为眼睑烧伤、结膜及巩膜烧伤、角膜烧伤。按致伤物与眼部有无直接接触又可分为接触烧伤与非接触烧伤。接触烧伤是指高温液体或固体直接与眼部接触引起烧伤，非接触烧伤则主要指高温气体、热焰或近距离热辐射引起的烧伤。接触烧伤的损害程度与接触物的大小（或液体的多少）、接触时间及物质温度有关。非接触烧伤则主要与眼部暴露环境的温度与持续时间有关。

（1）烧伤的分度：1982 年全国眼外伤与职业性眼病协作组通过的眼烧伤（包括化学烧伤和热烧伤）分度标准，结合皮肤烧伤分类方法，可将眼热烧伤分为Ⅰ、Ⅱ、Ⅲ、Ⅳ度。

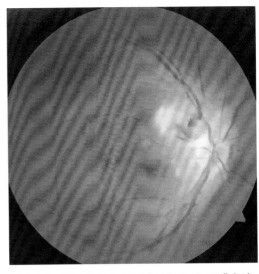

图 8-2-1　撞击伤导致视网膜下出血，视网膜水肿，视网膜震荡

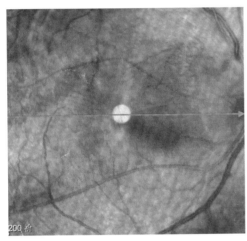

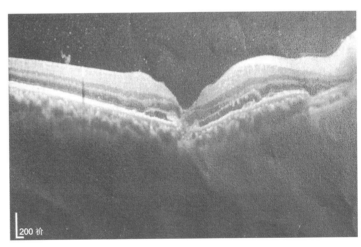

图 8-2-2　撞击伤导致视网膜水肿

OCT 显示黄斑区视网膜水肿，视网膜下积液

（2）烧伤的面积计算：烧伤面积<1/4 为"＋"；1/4～1/2 为"＋＋"；1/2～3/4 为"＋＋＋"；>3/4 为"＋＋＋＋"。结膜面积计算则以球结膜为主。

8. 冻伤　冻伤（frostbite）是指因寒冷环境而造成的全身性或者局部性损伤，也可发生于战争中。冻伤可以分为冻结性损伤和非冻结性损伤两类。冻结性损伤包括局部冻伤和冻亡，非冻结性损伤包括一般的冻疮和全身冻僵。在寒冷的地区和季节，如果保温措施不力，均有可能发生大量冻伤，尤其是眼部无相应的保暖措施。

9. 毒剂伤　毒剂伤（toxic injury）是指使用化学武器时，人员因受化学战剂染毒而发生损伤。例如，糜烂性毒剂芥子气（mustard gas）和路易剂（lewisite）可以使皮肤产生糜烂和水疱，刺激性毒剂西埃斯（CS）和亚当剂（adamsite，DM）对眼和上呼吸道黏膜有强烈刺激作用。

10. 辐射损伤　辐射性损伤包括电离辐射伤（ionizing radiation injury）和非电离辐射伤（non-ionizing radiation injury）。电离辐射伤包括远紫外线（far ultraviolet）（短波长）、X 射线（X-ray）及核辐射线（nuclear radiation）引起的损伤。核武器爆炸生成的放射性元素能够产生电离辐射损伤（ionizing radiation damage），主要表现为急性放射病（acute radiation sickness）、基因突变（gene mutation）、细胞损

伤(cell injury)、白内障(cataract)。这些射线随着波长的减短,能量越来越强,它们是由原子、中子、质子等粒子在改变运动状态时放射出来的,可穿入组织的不同深度,在组织内产生生物效应,是一种高能光子效应。非电离辐射伤则包括由近紫外光、可见光、红外线、微波等引起的损伤。这些电磁波是由电振荡器等发射出来的,波长较长,能量较弱,在组织内产生光生化效应或热效应。

(1)红外线损伤(infrared injury):红外线通常由高温物体产生,对眼的损伤主要是热作用,这是由于红外线的振动传播能量被组织吸收后,使组织中的分子运动率增加,温度升高所致。红外线造成的眼损伤常见的有:由于长期暴露在低能量的短波红外线环境下(如高炉及玻璃工人)所造成的慢性睑缘炎、热性白内障,观察日食而引起的日食性视网膜灼伤。

(2)紫外线损伤(ultraviolet injury):紫外线是放射线的一部分。有长波(long wave)(300 400nm)与短波(short wave)(180 300nm)两种。波长 315 400nm 者,对组织作用轻微;波长 280 315nm 者,对皮肤有强力作用;波长 200 280nm 者,对组织蛋白及类脂有破坏作用,并引起溶血;波长 250 320nm 的紫外线可引起电光性眼炎,其中尤以波长 265 280nm 者最为严重;波长 375 400nm 者,有极少部分可侵入眼底;波长 300 375nm 者,可到达晶状体;波长 300nm 以下的短波紫外线,侵入深度不超过角膜。根据紫外线波长不同,分别可造成电光性眼炎(雪盲)、白内障及眼底视网膜损伤,电焊、高原、雪地及水面反光、紫外线灯和原子弹爆炸等放出的一般属短波紫外线,波长在 290nm 左右,可造成眼部紫外线损伤即电光性眼炎,一般在照射后 38 小时后发作,有强烈的异物感、刺痛、畏光、流泪及睑痉挛、结膜混合性充血、角膜上皮点状脱落。24 小时后症状开始减轻。

(3)X 射线、γ 射线及核辐射线引起的损伤:这些都属于电离辐射线,可以造成各种眼组织的损伤,包括结膜、角膜、晶状体、葡萄膜、视网膜及视神经,巩膜较不敏感。电离辐射伤一般为肿瘤外照射引起,也可因核泄漏或核污染引起。电离辐射伤的作用机制一般认为有 3 种:一是放射线直接作用于组织细胞,造成细胞异常生长或死亡;二是引起组织血管损伤,然后造成继发性损伤;三是大量细胞崩解物进入血液,引发全身毒性反应,即放射性休克。

(4)激光眼损伤:激光(laser)具有方向性强、亮度高、单色性和相干性好等特点。激光器种类很多,按其工作物质分有气体、固体、半导体、化学和液体激光器。按发射方式分为连续和脉冲激光器。由于眼的屈光介质和视网膜对光的透射和吸收不同,因此不同波长激光对眼的损伤部位不同。一般说,紫外、远红外波段激光主要作用于角膜,可见光及红外波段激光主要作用于视网膜。

激光对生物体的作用有光化学作用、热作用、电磁作用、机械作用(包括冲击波):其中最主要的是热效应。按激光波长可分为可见激光对眼的损伤、红外激光对眼的损伤及紫外激光对眼的损伤。可见激光常见的有红宝石激光、氩激光、氦氖激光、倍频 Nd:YAG 及倍频率钕激光。红外激光又可分为近红外、中红外及远红外。可见激光主要损害视网膜,尤以倍频 Nd:YAG 及倍频率钕激光损害作用大。近红外激光可损伤角膜及晶状体,但以损害视网膜为主,中红外激光与远红外激光主要损害角膜。紫外激光对眼的损害与紫外线类似。

在未来高技术战争中,激光武器可能被广泛应用,激光眼损伤将成为眼战伤救治的重点:功率和能量大的激光照射人体时,也会引起眼睛以外的其他部位的损伤。

(5)微波损伤:微波损伤(microwave injury)主要有热效应和非热效应。微波损伤微波频率为 3 000MHz 至 300 万 MHz,穿透性较强,可能引起白内障或视网膜出血。

(6)生物武器伤:生物武器伤(biological weapons injury)是指由生物战剂造成的人员损伤,生物战剂主要包括致病微生物以及由此类微生物产生的传染性物质。

(7)复合伤:复合伤(combined injury)是指人员同时或相继受到两种或多种不同性质致伤因素的作用而发生的损伤。

(8)眼化学性烧伤:眼化学性烧伤(ocular chemical burn injury)是眼科一级急诊,治疗上争分夺秒,因此只有对不同类型的化学烧伤有清楚的认识,处理措施才能更加明确,更加有效。依据化学物质的 pH 值,损伤眼组织的化学物质可分为 3 类:中性、酸性和碱性。它们的损伤机制及产生的临床病理结果不同。酸或碱又可分为强酸、强碱和弱酸、弱碱。酸是水溶性液体,而人眼的角膜上皮及结膜是脂溶性的,因此弱酸对组织穿透力不强,上皮的蛋白沉淀可使角膜表面形成毛玻璃样外观,给人以严重损伤的假象,一旦上皮脱落更换便可恢复透明。强酸则能轻易透过与角膜上皮或结膜形成的凝固层,进入水溶性的角膜基质层及巩膜,从而使损伤深化。碱既是水溶性的,也是脂溶性的液体,能溶解脂肪和蛋白质,可很快渗透入深层角膜组织甚至眼内,对眼造成严重损害。碱性越强,造成的损害越重。另外,碱或强酸的渗透作用,容易造成角膜、结膜、巩膜和葡萄膜内血管血栓形成,最严重时眼组织损伤难以修复(图8-2-3,图8-2-4)。

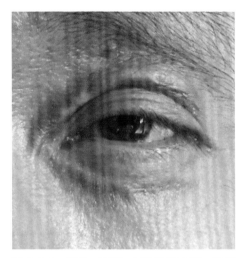

图 8-2-3　眼睑碱烧伤,可见眼睑红肿,晚期形成瘢痕

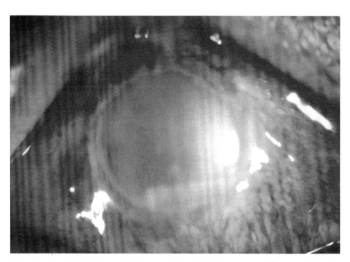

图 8-2-4　角膜结膜碱烧伤,患眼角膜雾状水肿,角膜上皮缺失,结膜充血,下眼睑外翻

中性物质造成的眼损伤主要是因该物质中的有害成分引起,中性物质种类繁多,对眼造成的损伤也各有特点,例如,乙醇、丁醇、氰化物、重金属、有机农药等对眼造成的损伤机制及严重程度各异,临床无统一的诊断治疗标准,因此很难对其进行分类。

(9)眼电击伤或雷击伤:雷电或工业用电均可造成眼电击伤(ocular electrical injury)。强大电流通过人体对组织有电解作用,同时可使组织增温,从而破坏正常组织。另外,雷电或电火花还可产生放射能和高温,从而产生放射性损伤及热烧伤,如眼睑烧伤,额面部烧伤等。

电击伤的轻重主要取决于电流的性质、电压的高低、通路中电阻大小、触电时间、触电面积、触电部位及有无电火花等。眼电损伤可引起皮肤烧伤和电击性白内障。白内障发生时间多为伤后2个月6个月。另外,电击伤还可引起脉络膜、视网膜、视神经及眼外肌的损伤。

(10)应激性眼创伤(stress ocular injury):通常指外环境物理性因素的改变,如气压、加速度、振动、噪声、氧中毒等引起的眼损伤,亦可发生于战斗中。气压突然减低可出现减压性损伤,主要表现为视力下降、视野缩小、结膜或视网膜出血。加速度可引起组织与器官重量增加、血液分布改变及组织与器官移位,从而产生损害。眼在加速度作用下可产生视功能障碍,如视力、视敏度下降,甚至出现视物模糊或中心视力丧失。噪声可使光敏度下降,视野缩小,辨色力降低,噪声对眼的影响主要是中枢性抑制,而不是对眼的直接损害,振动则可降低视力及阅读的准确性。

二、伤情判断

随着战争形态及现代工业的发展,眼战伤的发病率较过去更高,种类更多,也更复杂。各种眼战伤的病情轻重并不完全一致,处理上自然就有先后缓急之分,因此按病情轻重与救治急缓,对眼战伤进行分类,能够提高临床医生的应急处理能力,使紧急、危重的眼战伤能得到及时有效的救治。

根据眼战伤的程度及对预后的影响,一般按伤情分为轻、中、重3个等级:

(一)轻伤

单纯眼睑、结膜伤,角膜浅表异物及擦伤、眼睑一度烧伤、刺激性毒气伤、雪盲、电光性眼炎、原子弹爆炸后一过性失明等。

（二）中等伤

眼睑、结膜较重的撕裂伤，眼外肌伤，泪器撕裂伤，眼睑二度烧伤，角膜多个异物及角膜实质浅层异物，单眼前房积血不超过瞳孔，晶状体浑浊但囊完整、无严重视力障碍，视网膜震荡，无明显眼底病变的双眼视力障碍等。

（三）重伤

眼睑较大面积复杂的撕裂伤，各部位眼球穿孔伤、眶骨骨折、角膜深层异物、眼内异物及球后异物存留、冲击性眼创伤（视力下降、眼内出血、前房积血超过瞳孔、玻璃体积血及视网膜出血等）、弹震性眼伤、眼球挤压伤、双眼视力严重障碍或失明、眼球热烧伤、化学烧伤、军事毒剂伤、光辐射伤等。

三、急诊程度

不同的眼战伤，处理时间早晚对预后有着很大影响，因此根据临床经验可以将眼战伤按急诊分为三级。本分类完全按眼战伤病情分类，但在临床上，眼战伤往往同时合并全身其他部位特别是头面部创伤，因此，在处理眼战伤前，应先处理危及生命的创伤，待危险期过后再处理眼战伤。若在处理头面部及全身战伤时，全身麻醉下亦可争取尽早处理好眼战伤。

（一）一级急诊

属最紧急类。在治疗上必须争分夺秒，立即进行抢救。主要包括角膜化学烧伤、热烧伤、军事毒气伤、眼球穿孔伤并眼内容物脱出等。

（二）二级急诊

属较急类。病情较严重，必须在一小时至几小时之内进行治疗。详细询问病史，进行必要的检查，明确诊断后给以相应治疗。主要包括眼球裂伤或眼球破裂；眼爆炸伤；眼球穿孔伤或眼内异物伤；眼球挫伤，包括前房积血，晶状体脱位或脱入结膜囊下，视网膜震荡，玻璃体积血；眼挤压伤；角膜异物或擦伤；眼睑撕裂伤；颅脑创伤后出现的急剧视力下降；急性光辐射伤如电光性眼炎以及雪盲等。

（三）三级急诊

属一般急诊。病情比较简单，处理时间早晚对预后不至于有较大影响者。可在做出诊断后给以适当处理或择期手术，主要包括：眶内血肿；爆裂性眶底骨折；急性视盘炎和球后视神经炎。

第三节 眼战伤的救治

受伤后，应首先明确患者能否接受就地抢救，是否需要转运等，伤员多时，更应权衡轻重，先送重伤员。

受伤眼的预后如何，很大一部分取决于受伤后的早期处理。对一切眼战伤都应尽量早期处理，以控制损伤，避免恶化，并减少并发症的发生。

1. 眼战伤合并颅脑及全身损伤　如果有生命危险，应先处理危及生命的损伤，等生命危险过后再做眼部处理。若在处理颅脑及全身创伤时，全身麻醉下亦可争取同时处理好眼战伤。

2. 爆炸冲击伤　近代战争中爆炸性武器仍是主要的战斗武器，爆炸碎片除产生直接创伤外，爆炸释放的巨大能量形成高压高速的冲击波，冲击波能够造成眼的直接损伤。另外，在冲击波的作用下，建筑物、工事倒塌，泥沙砖石向四周高速飞散击中人体可造成间接损伤。

眼爆炸冲击伤常累及双眼，受伤程度视距离爆炸物远近和有无遮蔽而不同。伤员颜面眼睑水肿，布满大量的细小泥沙碎石、炸药等异物，严重的爆炸伤眼睑可撕裂缺损。损伤部位主要是睑裂区，可见结膜和角膜上布满深浅不一的各类异物，伤员表现双眼疼痛、眼睑痉挛、怕光流泪等严重刺激症状。

距离爆炸物近，冲击力较大的爆炸伤，异物可穿透角膜进入眼内，存留在眼内的不同部位：较大的异物直接击中眼球可发生眼球较大的裂伤，内容物脱出；小异物穿入眼球，伤口自然闭合可表现为虹膜炎、前房积血、晶状体浑浊,严重者玻璃体及视网膜出血,合并感染则发生眼内炎和全眼球炎。

急救处理时应注意全身情况,有休克者要立即给予抢救,生命体征平稳后进行眼部情况处理。在局部麻醉或结膜囊表面麻醉下清除眼睑、结膜囊和角膜表面异物。眼睑有撕裂者给予清创缝合,可在伤后 68 小时内完成;因颜面部有良好的血液循环,即使在伤后 24 小时也应尽量保留眼睑颌面软组织并仔细对位缝合。眼球穿孔伤应先行眼球伤口缝合,严重的眼球裂伤伴眼内容物脱出,眼球塌陷视力为无光感而且恢复无望者,为预防交感性眼炎可行眼球摘除术或眼内容摘除术。由于爆炸伤多累及双眼,对伤势较轻的眼应千方百计抢救,切忌双眼同时摘除。对眼内炎和全眼球炎,应首先全身使用抗生素和破伤风抗毒素、糖皮质激素等。眼局部可滴用抗生素滴眼液、阿托品滴眼液或凝胶和糖皮质激素滴眼液。治疗无效者方可考虑眼球摘除或眼内容物摘除术。

3. 投射物伤 投射物(projectile)如子弹、弹片等高速飞行的物体,它们所带的动能在穿过组织时直接破坏眼球造成贯通伤和穿孔伤。投射物具有的侧冲力还能以压力波形式向伤道四周扩散,造成组织移位和震荡伤。另外,眼球是富含水分和血液的器官,易于吸收动能造成血液循环障碍。

投射物直接击中眼球可造成眼球的完全毁坏,并可贯穿眼球滞留眶内甚至颅内。击中眼眶可造成眶壁骨折,如波及眶上裂和视神经管可造成视神经、动眼神经及感觉神经的损伤,临床表现为眼球固定,单眼失明。如投射物伤及眼球周围组织,其动能可造成邻近组织震荡引起视网膜脉络膜水肿、出血和脉络膜循环障碍,形成弹伤性视网膜脉络膜病变,严重的可发生玻璃体积血。投射物伤很少局限在眼部,常与颅脑、颌面伤并存。

急救处理时应注意生命体征,合并头面部伤者必须和放射科、脑外科、耳鼻喉科及颌面外科一起,明确伤情和弹片存留情况。眼球完全破碎,眼内容物流失者可行眼球摘除,合并眼眶内异物在眼球清创后给予异物摘出。断裂的眶骨给予复位,已粉碎者可取出。局部和全身使用抗生素,对眼球附近损伤合并弹伤性视网膜脉络膜炎者,根据病情给予止血、活血、血管扩张剂、糖皮质激素、神经营养及多种维生素治疗。

4. 军用毒剂伤 按照军用毒剂对人体伤害的作用,临床上将其分为神经性毒剂、糜烂性毒剂、窒息性毒剂、全身性毒剂、刺激性毒剂和失能性毒剂。除失能性毒剂外,其他毒剂都可不同程度地引起眼损伤。

刺激性毒剂如催泪性和喷嚏性毒剂中毒,临床表现为双眼刺痛、畏光、灼热、大量流泪和眼睑痉挛,同时伴有咳嗽、喷嚏、流涕、流涎等呼吸道刺激症状。神经性毒剂以沙林(Sarin)、梭曼(Soman)和塔崩(Tabum)为代表,这类毒剂都含磷,又称有机磷毒剂。中毒表现为毒蕈碱(muscarine)、烟碱(nicotine)样作用和中枢神经先兴奋后抑制的反应。眼部表现为眼睑痉挛、流泪、瞳孔缩小,睫状肌的痉挛引起头痛、视物模糊。抢救药物有阿托品、碘解磷定和氯解磷定等。

糜烂性毒剂包括芥子气(mustard gas)、路易氏气(Lewisite)等,可使接触部位发生糜烂。眼部如被接触轻者可出现畏光、流泪、眼睑皮肤水疱、结膜角膜水肿。重者眼睑、结膜、角膜溃烂,如合并感染出现化脓性角膜溃疡穿孔。

窒息性毒剂包括光气(phosgene)和双光气(diphosgene)等,主要影响呼吸道致肺水肿。眼部可引起急性结膜炎、点状角膜炎,严重的可引起虹膜睫状体炎。临床表现为眼部异物感,眼疼,视物模糊等。

急救处理时应注意全身中毒情况,主要根据毒剂性质进行全身解毒治疗。对眼部刺激者给予清水或 2% 碳酸氢钠液冲洗结膜囊。发生角膜糜烂和溃疡者给予抗生素滴眼液和眼膏,散瞳及包扎双眼休息。除全身使用解毒剂外,给予多种维生素以增加营养。

5. 激光眼损伤 按照激光器输出功率大小,可将激光武器分为两类。第一类为激光干扰与致盲武器,为弱激光武器,其输出功率较小,可致眼暂时性或永久性损伤以致失明。另外部队装备的激光探测仪和目标定位器等一些激光装置也能造成眼损伤。第二类为高能激光武器,输出功率可达到百万瓦以上,主要用于拦截飞行中的导弹,攻击飞机、宇宙飞行器,引爆氢弹等。

弱激光器对眼损伤的基本原理是激光的热效应,角膜可把最初照射在其上的能量聚焦到视网膜黄斑部,引起严重的眼损害。

闪光盲，为强光照射后暂时的视力丧失，不引起眼组织的永久性损害，短时间内视力可恢复。低能量的紫外激光可引起角膜上皮损伤，病情发作有数小时的潜伏期。由于角膜有丰富的神经分布，发作时疼痛、畏光、流泪、视力障碍。一般几天后可完全恢复。远红外、短紫外激光可引起角膜全层损害，产生实质性浑浊，最后瘢痕愈合严重影响视力。视网膜烧伤对视力的影响取决于烧伤部位离黄斑中心凹的远近，黄斑中心凹烧伤可严重影响视力。另外，激光击中视网膜血管可造成玻璃体积血及视网膜裂孔形成。

国际上根据激光所具有的危害对激光器进行了分级，并对不同级别的激光有不同的安全防护要求。

（1）I 级激光器：为无害免控激光，对人眼无损害。采用聚焦的透镜、望远镜均不会使眼损伤，这类激光器无须采用防辐射安全措施。

（2）Ⅱ级激光器：辐射功率<1mW，长时间注视会造成眼损害。因人眼对强光有自动条件反射，可起到一定保护作用。

（3）Ⅲ级激光器：为中功率或中度危害激光器，此类激光器输出功率≤0.5W，脉冲能量 <10J/cm²。如直视激光束，在瞬目反射时间内可引起眼的损伤，但漫反射光对眼无明显损害。对这类激光器必须采取防护措施。

（4）Ⅳ级激光器：为中功率或重度危害激光器，输出功率>0.5W，对眼的损害和损伤最大。直视光束或漫反射光照射均可引起眼损伤，除此之外对皮肤也有损害，甚而引起火灾。在防护的行政管理方面需制定激光工作场所安全防护规章制度，建立激光防护警告标识，对人员进行激光安全教育，凡接触第Ⅲ、Ⅳ类激光的工作人员应定期进行眼科检查。对激光装置须装备封闭激光器的防护罩，使用光学仪器观察激光时，在仪器上加滤光片、光束衰减器或光束快门。在激光照射到的地方使用漫反射材料避免无意的镜反射。激光装置不应和人眼同一高度。戴激光防护眼镜或眼罩是个人防护激光眼损伤的主要措施。

急救处理时，对角膜表浅烧伤可局部使用表面麻醉药缓解疼痛，滴抗生素滴眼液预防感染。全身使用镇静剂及多种维生素以促进角膜上皮愈合。对视网膜损伤的伤病员给予全身使用糖皮质激素、能量合剂、多种维生素、血管扩张剂以促进视网膜功能恢复。如有玻璃体视网膜出血可使用止血药，如视网膜上有裂孔需及时行激光裂孔封闭术。

6. 核武器伤　核武器爆炸时所产生的光辐射、冲击波和放射性沾染等均可造成视觉器官的损伤。

核爆炸瞬间产生的光辐射可直接引起暴露面的皮肤热烧伤，如颜面部和眼睑的皮肤烧伤：由于光辐射作用时间短，眼睑角膜烧伤一般比较表浅。但角膜具有聚焦的能力，视网膜烧伤远大于表面皮肤的烧伤。临床表现除表面烧伤的症状外，可出现暂时性失明，眼前黑影，严重者可产生永久性暗点。

冲击波能直接引起眼损伤，如玻璃体积血、视网膜震荡伤等。间接损伤情况同眼爆炸伤，伤情更复杂更严重。放射性眼损伤表现为全身急性放射病的一部分，如眼睑水肿，皮下出血，结膜、视网膜出血和渗出等。

急救处理时，首先对伤病员进行全身彻底洗消，清除放射性沾染物。注意身体其他部位的复合伤情况：对眼睑角膜烧伤合并角膜及颜面部异物的伤病员及时在结膜囊表面麻醉下行清创和表面异物取出。术后结膜囊涂抗生素和阿托品眼膏，眼睑和颜面部皮肤给予烧伤软膏或紫草油涂抹，敷料盖双眼，半卧位休息。眼内出血的伤病员适当给予口服止血药和糖皮质激素，对有视网膜烧伤的患者给予促进水肿吸收及增加组织营养的药物。

7. 眼化学烧伤　应立即用缓冲液或生理盐水冲洗。如条件不许可，可用自来水或干净的水冲洗。要尽量争取将进入眼内的酸、碱物质尽早稀释并冲洗干净，缩短化学物质与眼组织，尤其是角膜的接触时间，减轻烧伤程度。冲洗时应翻转眼睑，嘱患者转动眼球，暴露穹窿部，将结膜囊内化学物质彻底洗出，一般不少于冲洗15分钟。冲洗完毕后可根据致伤物的 pH 值选择中和剂进行球结膜下注射，再继续冲洗，必要时可做球结膜下冲洗。对于严重的碱性烧伤，可行前房穿刺放液，但时间应在伤后12 小时内进行，此时前房内碱性强，穿刺后可望减轻碱对虹膜、晶状体以及小梁网的损害。另外也可行结膜放射状切开,减轻结膜张力,改善结膜循环。

8. 机械性眼外伤　处理时应注意以下几点:

(1) 分清单纯眼附属器损伤还是眼球损伤。

(2) 如为眼球损伤,则应了解是否为穿孔伤或眼球破裂。

(3) 了解眼表或眼内有无异物,眼球穿孔伤时,常伴有眼内异物存留,特别是爆炸产生的射击伤。如怀疑有眼内异物,如眼前段透明,还可行直接检眼镜检查,然后应行 X 线、B 型超声波或计算机断层成像(CT)等检查,了解是否有眼内异物,并判断眼内异物的性质及大小,对术中处理均有帮助。

(4) 对眼挫伤患者应详查眼底,必要时做视野检查。

(5) 受伤情况及受伤方式的简要记录,如损伤物质性质、种类、大小、形状、射力来源、受伤时间、地点、周围环境,受伤时的自觉症状及视力变化。

(6) 伤眼的处理,尽量行一期清创缝合,择期行二期手术,尽量避免一期行眼内容摘除或眼球摘除术。

(7) 防止感染和止血。开放性伤口,应全身和局部应用抗生素,并给予破伤风抗毒素注射。双眼包扎制止眼球活动引起出血,并酌情给予止血药。

9. 眼热烧伤　应使患者尽快离开热源并除去致伤物,可立即用生理盐水冲洗降温。燃烧的凝固汽油很易黏附在衣物或身体上,不可用手扑,否则容易使燃烧扩散并因黏附于手上造成手部烧伤。应将燃烧部位浸入水中或用湿物覆盖与空气隔绝的办法阻止燃烧。对磷弹烧伤部位,应将其迅速浸入水中,或用浸大量水的衣物覆盖灭火,燃烧停止后立即用大量流水冲洗,并用镊子将剩余的磷块取下。清理完创面的磷后,眼睑等皮肤创面可涂 5% 硫酸铜溶液,结膜囊内滴 0.5% 至 1.0% 硫酸铜溶液,以使残留的磷变为不溶性物质而不再被组织吸收。

对于伴有全身热烧伤患者应积极治疗或预防休克,检查患者血压、体温、脉搏、呼吸,检查有无呼吸道烧伤。切记处理仅局部,忘记全身治疗。

10. 眼冻伤　同身体其他部位冻伤的处理原则大致相同,首先是脱离致冷源,将伤病员移入温暖环境。其次是尽快用 42℃ 温水融冻复温,浸泡 30 分钟左右,局部外敷冻伤膏后无菌保暖包扎,并可静脉滴注低分子右旋糖酐改善循环。

11. 眼辐射性损伤　重在预防,注重防护,一旦对眼部造成损害,一般只能对症处理。

12. 眼电击伤　首先是使伤病员脱离电源,如伤病员呼吸心跳停止,则应立即行人工呼吸和心脏按压,直至入院后改为机械通气和心脏电击除颤。注意现场急救时身体保温;其次是对症处理,如有休克,则按休克治疗,眼损伤的治疗大致同热烧伤。

13. 应激性眼损伤　重在预防,出现眼部症状则对症治疗。

第四节　运动相关的眼外伤

本章所说的"运动"是指英文的"sport",不是指"movement"或"motion"等。"sport"的基本意思是"运动",中文常说成"体育",包括各种"体育运动"。该词还引申为"嬉戏""娱乐""户外活动"等。因此本文所说"运动相关的眼外伤"就是进行这一类活动时所引起的眼外伤。

体育运动(sport)是人类健康生活不可缺少的部分,经常参加体育和娱乐活动可使人体质康健、精神愉快,因此体育运动和活动历来受到多数人,尤其年轻人的喜爱。不同的历史阶段和经济文化水平下,人们的体育活动是大不相同的,在社会经济发达的国家和地区,人们的体育娱乐活动也更加丰富、刺激和冒险性项目也更多,由此引起的运动相关性眼外伤也更常见,研究也较多。我国目前仍然以生产和生活中发生的眼外伤为主,运动相关的眼外伤的统计报道仍较少。但随着国人经济文化生活的提高,体育和娱乐活动的增加,运动相关的眼外伤也将会增多,及时普及运动相关眼外伤的知识,加强预防措施,提高及时救治水平,对降低这类眼外伤造成的损害将有重要作用。

【流行病学】

与运动相关的眼外伤，虽然没有运动造成的肌肉骨骼外伤常见，但有可能导致严重的视功能丧失，故不可有丝毫轻视。

不同时期、不同地区的运动性眼外伤发生率及构成比在不断变化中。因眼外伤登记资料的限制，仅选取以公开文献可查到的 USEIR（the United States Eye Injury Registry，美国眼外伤登记处）和 NEDS（Nationwide Emergency Department Sample，美国国家急诊样本库）的两篇资料介绍一下运动相关眼外伤在一些国家严重眼外伤及所有眼外伤中的发生率。以郑州大学校医院眼科的一篇文献来了解国内大学生运动相关眼外伤的情况。

成立于 1988 年涵盖了美国总人口的 90% 的美国眼外伤登记中心（USEIR）运营的计算机数据库至 2005 时登记有 9 293 例严重眼外伤病例，这些病例是指有可能导致永久性功能丧失或重大解剖变形的病例。在这些眼外伤中，有 732 例（7.87%）与运动有关。在运动相关眼外伤，致伤运动项目依次是由棒球 22.27%，钓鱼 19.54%，垒球（softball）10.25%，篮球 9.84%，短网拍墙球（racquetball）5.87%，高尔夫球 5.87%，英式足球（soccer）5.05%，网球 5.05%，足球 4.23%，其他 12.02%。

根据美国全国最大的急诊数据库 NEDS（Nationwide Emergency Department Sample）2010 年至 2013 年的调查，在 4 年期间，共有 120 847 例运动相关的眼外伤患者就诊于急诊科；其中以眼外伤为主要诊断的患者为 85 961 例，占同期以眼外伤为主要诊断的所有眼外伤患者（2 636 037 例）的 3.3%。运动相关性单纯眼外伤（无其他损伤）患者 60 027 例，占同期单纯眼外伤患者（2 156 962 例）的 2.8%。以眼外伤为主要诊断的运动性眼外伤患者最常见的是男性[69 849 例（占 81.3%）（$P<0.001$）]；男性和女性患者的平均年龄分别为 20.1 岁和 19 岁。年龄从 7 岁到 15 岁（女性）或年龄 17 岁（男性），每一个年龄段的受伤率每隔一年均增加，之后明显减少。超过一半的男性（59.8%）和女性（67.1%）的运动相关眼外伤发生在 18 岁以下。

篮球是导致青少年男性伤者的主要原因（25.7%），其次是棒球或垒球（13.2%；）和气枪射击（12.7%）。篮球是女性患者中最常见的受伤原因（19.2%），其次是骑自行车（10.8%）和足球（10.3%）。虽然骑自行车相关眼外伤患者是女性眼外伤总数的第二高，但只有不到一半是以眼外伤为主要诊断（39.2%）；与马术运动相关的眼外伤也是如此。

总的来说，开放性眼附属器外伤是最常见的外伤类型（33.5%），其次是眼球挫伤和附属器外伤（30.1%）以及眼表和附属器外伤（21.1%）。在篮球相关外伤中，附属器开放性外伤最常见（46.6%），其次是浅表性外伤（29.1%）；棒球相关事件中，挫伤最常见（51.5%），其次是眼眶骨折（20.9%）。气枪伤最常见为挫伤（47.7%），其次为眼表及附属器伤（29.2%）。

郑州大学校医院眼科自 2007 年 1 月—2008 年 12 月共收治该校体育运动中所致眼外伤的学生患者 313 例，年龄 18~25 岁。为在校内体育课、课外活动以及体育比赛中受伤，伤后 6 小时内来就诊。受伤者中，男 256 例（81.79%），女 57 例（18.21%）。男女比例为 4.49：1。年级构成：一年级 114 例（36.42%），二年级 96 例（30.67%），三年级 69 例（22.04%），四年级 34 例（10.86%）。随年级增长，受伤比例呈逐渐下降趋势。致伤因素中球类运动占首位，其中篮球 189 例（59.11%），足球 59 例（18.85%），排球 35 例（11.18%），网球 20 例（6.39%），乒乓球 5 例（1.60%）及其他因素（2.88%）。致伤性质以眼挫伤为主（80.19%），包括角膜挫伤（26.52%）、虹膜睫状体挫伤（11.18%）、晶状体挫伤（3.19%）、玻璃体积血（7.03%）、视网膜震荡（32.27%）。次之常见的为眼附属器外伤（14.38%），包括眼睑裂伤（4.16%）、爆裂性眼眶骨折（6.07%）及视神经挫伤（4.15%）。其他情况占总体的 5.43%。

【发病机制】

眼外伤最常见的机制包括闭合性眼球损伤、开放性眼球损伤和放射线损伤。大多数运动相关眼外伤的表现为闭合性眼球损伤。眼前段是最常见的挫伤部位，而前房积血是最常见的临床表现。眼部损伤的程度取决于钝性物体的大小、硬度、速度及直接施加到眼睛上的力。小于眼眶开口的钝物直接撞击眼球会导致前后快速压缩和眼球中央膨胀，从而将巨大的力传递到眼球内部结构。大于眶口（>直径 50mm）的钝性物体对眶底或内侧壁施加力量，导致薄骨骨折。这种"压力释放阀"可以防止眼球破裂，但会导致隐匿性眼内损伤。另一种可能发生在钝性创伤，特别是位于前额的情况，是创伤性视神经病变，它是指继发于创伤的视神经急性损伤。视神经可直接或间接受损。视神经的间接损伤通常发生在钝性头部外伤将力传递到视神经管的过程中。与间接性创伤性视神经病变相反，直接创伤性视神经病变是由于穿透眼眶的创伤、视神经管内的骨碎片或神经鞘血肿造成视神经纤维的解剖破坏。患者通常表现为不同程度的视力丧失（视力下降、视野异常或色觉丧失）。然而，大多数病例（约 60%）表现为仅存光感或更差。急性期检眼镜检查视神经正常，但损伤后 3～6 周常可见视神经萎缩。

钝性损伤的例子包括眼眶爆裂性骨折、眼眶和眼睑挫伤、虹膜损伤、外伤性虹膜炎、结膜下出血、前房积血（hyphema）、视网膜出血、视网膜震荡（concussion of retina）、玻璃体积血、脉络膜破裂、视网膜撕裂和视网膜脱离。

运动有关的开放性眼球损伤比较少见，这种损害的范围从轻度擦伤到严重破裂伤。有时可看到葡萄膜组织从前巩膜或角膜伤口脱出或眼中有可辨认的异物而直接诊断为开放性眼球外伤，但眼球破裂常表现为隐匿性，对受伤的眼睛进行检查时应系统地进行，以识别和保护破裂的眼球。要避免对破裂的眼球施加压力，以防止眼内容物被挤出和造成进一步损害。在任何明显或疑似眼球破裂的情况下，立即将患者转移到最近的眼科中心进行治疗。

【临床表现】

运动有关的眼外伤可使用伯明翰眼外伤术语进行分类。眼球外伤首先被分为闭合性眼球外伤和开放性眼球外伤。闭合性眼球外伤可进一步细分为挫伤（没有巩膜或角膜伤口）或板层撕裂伤（眼球壁部分厚度的伤口）。开放性眼球损伤又分为眼球破裂（钝性物体造成的眼压急剧升高，由内向外的力量使眼球壁全层破裂）或裂伤（锐器造成的眼壁全层伤口）。裂伤可以是贯通伤、穿孔伤或眼内异物伤。

常见的运动有关的眼外伤有以下几种。

1. 角膜擦伤 角膜擦伤（corneal abrasion）是一种角膜浅表上皮的缺损，是最常见的运动相关眼外伤之一，几乎总是继发于在运动相关环境中出现的外伤。角膜擦伤占美国篮球运动相关眼外伤的 10% 以上，占青少年业余运动员足球相关伤的 20% 以上。角膜擦伤也经常出现在摔跤、武术、拳击和橄榄球中。当手指或球接触角膜时就会发生擦伤。一旦角膜上皮受到创伤，就会立即感到疼痛、异物感和流泪。考虑到运动员强烈和即刻的疼痛，角膜擦伤需要立即检查眼睛和排除任何相关的伤害。

可以用手电筒照射下进行角膜的外部检查，首先要评估眼睑的位置和活动情况，并对眼球进行全面评估。因为角膜擦伤是一种浅表损伤，使用局部麻醉剂如盐酸丙哌卡因或丁卡因可减轻这种损伤引起的疼痛。局部滴用荧光素能使角膜擦伤更加明显，在裂隙灯生物显微镜下可进行更详细评估角膜擦伤范围及深度。

角膜擦伤通常使用局部抗生素（滴剂或软膏）以预防感染。对疼痛明显的患者，在最初的 24～48 小时内也可局部使用非甾体抗炎药（普拉洛芬或双氯芬酸钠）用于止痛，但是考虑这类药可能引起局部毒性，所以应谨慎使用。有明显疼痛的较大擦伤可使用治疗性角膜绷带镜。

2. 角膜异物 角膜异物（corneal foreign body）的症状与擦伤的症状相似。对高度怀疑角膜异物者需进行排除诊断。经常会漏掉上眼睑遮盖住的角膜异物，可翻转上、下眼睑全面检查以排除异物。应先通过冲洗清除角膜异物；对不能清除的异物，可以使用湿润的棉签蘸掉或擦掉；对嵌在角膜上的异物可用 1ml 一次性注射针头小心剔出，注意不要进一步损伤角膜。术后使用抗生素滴眼液滴眼预防感染，尤其在卫生条件可能不太理想的野外和运动场所更要注意预防感染。

3. 结膜下出血 当血管破裂、血液积聚在结膜下时称为结膜下出血（subconjunctival hemorrhage），是一种常见的临床体征。常见的原因包括创伤、高血压、抗凝治疗和静脉压升高（咳嗽、呕吐及Valsalva 动作，后者指将口鼻闭位作深呼气，咽鼓管与中耳压力增加可引起鼓膜向外移）。与运动有关的眼挫伤是结膜下出血的常见原因，几乎所有眼挫伤都可能发生。结膜下出血不会引起疼痛或视力改变，主要是美容问题。表现为出血区呈弥漫的红色，与邻近的白色巩膜形成鲜明对比。单纯的结膜下出血无需治疗，血液可逐渐自行吸收，没有后遗症。小出血通常 2～3 天就能吸收，大出血可能需要 2周。但大量的 360° 的结膜下出血可能预示着存在更严重的潜在的穿孔性损伤，如果怀疑这一点，则需进行进一步眼科检查,必要时行手术探查。

4. **外伤性前房积血** 外伤性前房积血(traumatic hyphema)是血液进入前房的一种表现,现场用笔灯照射下在角膜的下半部分可看到分层的血液。外伤引起巩膜赤道区扩张,虹膜大动脉环和睫状体动脉分支断裂,导致前房积血。前房积血是儿童和成人运动中常见的损伤,常伴有钝器损伤。据报道前房积血多见于男性运动员(男女之比约为 3∶1),常发生在棒球、篮球、足球、网拍运动和格斗等运动中。前房积血需要紧急转诊由眼科医生进行评估处理。

外伤性前房积血可无症状或者出现明显疼痛和视力下降。疼痛可能是由相关的角膜损伤或继发于眼压升高所致,眼压升高是由于红细胞、纤维蛋白或其他碎片阻塞小梁网所致。控制不良的眼压升高可导致视神经不可逆的损伤,因此当前房积血出现高眼压时必须由眼科医生监测及通过用药甚至手术进行处理。需关注前房再出血的可能性,据报道约 18% 的患者在受伤后 3～5 天内发生再出血。

5. **眼眶骨折** 眼眶骨折(orbital fracture)和其他颌面部损伤虽然不很常见,但在运动相关眼外伤时的发病率在逐渐增加。近期的一项研究表明,眶底骨折占所有运动性颌面损伤的 17%。眼眶骨折常发生在眶底或内侧壁,这是因为当眶内压力增加时容易先在这些相对薄弱处突破所致。眶底骨折的症状包括眼眶周围水肿、瘀斑和眼球转动痛。眶缘骨折时可以看到一个台阶。眶下神经损伤可导致感觉减退或感觉障碍,也可见到眼球突出或眼球内陷。垂直凝视受限提示下直肌被骨折箝闭。

儿童眼眶骨折有一个亚型,称为活板门(trapdoor)骨折或白眼爆裂性眶骨折("White-eyed"orbital blowout fracture,WOBF)。其相当于发生在眼眶的青枝骨折,是由于儿童骨骼的弹性较好所致。当有弹性的儿童骨骼骨折后重回原位时,软组织会被夹在骨折处,其因相对缺少外表可见的眼外伤而得名。最近的回顾性研究已经确定,这种活板门骨折是儿童最常见的眼眶骨折类型。白眼爆裂性眶骨折是一种临床诊断,包括垂直复视、眼球转动疼痛、凝视受限(通常为垂直)和眼眶周围外伤引起的恶心和(或)呕吐。一项研究发现,这些症状在 WOBF 中出现率分别为 100%、100%、100% 和 75%。

CT 是诊断眶底骨折的金标准。但对于活板门骨折,CT 扫描有可能不显示骨折表现。因此,对于有上述症状的儿童,在 CT 扫描正常的情况下,应咨询眼科医生。如果在最初的 2～5 天内进行手术治疗,活板门骨折患儿的预后会更好,因此准确诊断很重要。

成人眼眶骨折的治疗包括建议患者在受伤后几周内避免擤鼻涕,以防止眼眶气肿及可能对视力产生影响。眼眶骨折是否进行手术治疗需根据有无复视、眼球内陷情况、骨折大小来考虑。

6. **眼球破裂** 眼球破裂(eyeball rupture)常由钝性外伤引起,特别是高速飞行物体(如网拍球)撞击眼球更易引起。严重的眼球破裂或因为认识不足、治疗失当可导致失明,甚至眼球丧失。疼痛、视力下降、前房积血、前房深度下降、瞳孔不规则、角膜周围 360° 结膜下出血等体征的出现需高度怀疑眼球破裂。其他更明确的征象包括玻璃体物质外漏等。

一旦怀疑眼球破裂,必须立即转诊给眼科医生。应立即放置眼罩,并推迟对眼睛的操作,以避免直接压力造成进一步损害。应定时提供止痛药和止吐药,以控制由疼痛和呕吐可能引发的 Valsalva 动作,避免此活动造成进一步损伤或挤出眼内容物。对有高速物体撞伤眼部病史者,即使体检结果未发现异常也应咨询眼科医生。

对眼球破裂和眼眶骨折患者还应考虑到交感性眼炎的问题。从眼受伤至出现交感性眼炎有一个潜伏期,其时间长短有不同,但 70%～80% 发生在受伤后的 3 个月前。有外伤性眼球损伤史的患者如出现调节能力改变、畏光、流泪等症状,应及时到眼科就诊,以确定是否为交感性眼炎的早期症状。

7. **球后出血** 钝性眼外伤的一个严重后果是球后出血(retrobulbar hemorrhage)导致间隔综合征。眼眶空间是一个封闭的区域,和其他间隔综合征相似,眶内压的急性升高可导致灌注减少和缺血。长时间、严重的眶压升高可能导致失明。临床上对于眼眶周围瘀伤、视力损害、眼球突出和瞳孔缺损的钝性外伤患者,应高度怀疑眼眶间隔综合征。

8. **视网膜损伤** 外伤性视网膜裂孔常由钝性外伤引起。造成这种现象的病理生理学原因是眼球受压可能导致玻璃体和视网膜之间的牵引。如果达到足够大的力量,便可发生撕裂。出现视网膜裂孔时会有眼前闪光和漂浮物。评估应包括视力、外眼功能、瞳孔和视网膜检查。出现严重疼痛和视力减退者应及时到眼科就诊。

9. 穿孔性眼睑损伤或撕裂伤　穿透性眼外伤比钝性外伤少得多。眼镜破损可能会造成伤害，并会穿透眼球。眼睑裂伤并不少见，如果排除了潜在的眼球损伤，则运动医师可以处理简单的上、下眼睑裂伤。初次关闭的时间应为 12～36h。有必要提及涉及上睑缘或下睑缘的损伤或涉及泪道的损伤，这些损伤需行眼科显微手术治疗。有眼眶脂肪暴露的裂伤，表明可能有潜在的上睑提肌受损。在眼睑外伤不牵涉眼球外伤和在转运途中不会发生眼内容外流的前提下应该到具备眼睑裂伤修复经验的医院进行急诊外伤缝合治疗。

10. 眼部辐射损伤　在水上、雪上及高海拔地区的运动中，运动员需暴露于较强的紫外线下，由于不能在眼睛附近涂防晒霜，因此眼睑边缘被辐射损伤的危险很大，应加以监控。紫外线辐射会损害结膜和角膜。典型症状包括延迟发作的剧烈疼痛、畏光、流泪、眼睑痉挛等。荧光素染料会显示点状着色。治疗包括全身镇痛药和局部抗生素。最好的预防眼睛辐射的方法是使用可吸收所有形式紫外线辐射的太阳镜。在存在眼外伤风险和潜在镜片破裂风险的运动中，应使用抗摔的聚碳酸酯镜片进行保护。

【运动项目的风险等级】

美国儿科学会和美国眼科学会采用了 Vinger 分类法，以确定运动项目对未受保护的运动员的眼睛的致伤风险大小。列举如下：

高风险项目：BB 弹和彩弹、篮球、棒球、垒球、冰球。

中等风险项目：网球、足球、排球、钓鱼、高尔夫。

低风险项目：游泳、滑雪、滑水、自行车、滑雪板。

眼部安全运动：慢跑、跑步、步行、有氧运动。

【预防措施】

通过配戴适当的防护眼镜，可以避免绝大多数的运动相关眼外伤。研究表明，这些伤害中有90% 以上是可以预防的。美国儿科学会和美国眼科学会联合推荐符合美国材料与试验协会（ASTM，American Society of Testing and Materials）标准的运动专用眼镜。

1. 网拍运动　网拍运动如壁球、羽毛球和网球等，由于球很小，速度很快，所以眼睛受伤的风险很高。与人们的普遍看法相反，有经验的运动员眼睛受伤的风险更高。1983 年美国壁球网拍协会要求参加全国锦标赛的所有参赛者都必须佩戴符合 ASTM 标准 F803 的护目镜。ASTM F803 是一个用于体育运动和测试的严格标准，要求壁球或网拍球以 145km/h 的速度从正面或侧面撞击护目镜时不会接触到运动员的眼睛。这些眼镜的材料是聚碳酸酯，这是一种高度抗碎材料，强度约为传统玻璃材料的 150倍。在打壁球或网拍球时佩戴 ASTM 护目镜者，尚无发生明显眼部损伤的报道。

2. 曲棍球　美国职业和业余体育协会在曲棍球比赛中针对眼睛保护方面有不同的立法。美国大学生体育协会要求所有球员都必须戴上罩住全脸的笼子，在这种情况下尚无明显的眼睛受伤的报道。2013 年 6 月的全美曲棍球联赛规定所有非新手球员必须佩戴半护目镜，随着越来越多的球员使用护目镜，眼睛和眼眶受伤的人数持续下降。研究发现，年轻球员使用半面罩后运动的速度比强制性法规预期的速度还要快。

尽管职业曲棍球联赛和青少年曲棍球联赛越来越多地使用半护目镜，但仍有严重的眼外伤发生。其中原因之一是护目镜没有佩戴在正确的位置（向上倾斜，鼻子和护目镜之间的空间过大）。即使在正确的位置佩戴（面罩和鼻子之间不超过 1 个手指），半面罩也不足以防止所有伤害，因为高杆、身体碰撞或偏转球的力量通常足以引起头盔的移动，并使上睑暴露在外。此外，在曲棍球比赛中，打斗也是导致眼睛和眼眶受伤的重要原因，这种情况下通常不戴头盔，极易导致眼睛受到重击。从长期的趋势来看，遮盖四分之三面部的面罩开始在职业曲棍球联赛中流行，并可能有助于进一步预防曲棍球运动中的眼外伤。业余和职业曲棍球联赛组织者需要与眼科医生进一步合作，研究继续发生眼损伤的原因，并优化保护措施。

3. 长曲棍球　对于业余和专业水平的男子曲棍球运动员来说，必须使用带笼子的面部保护装置

（图 8-4-1），戴上这种设备不会造成严重的眼睛伤害。但是，根据国际女子曲棍球规则，可以佩戴护目镜，但对女性运动员不是强制性规定。先前的研究表明，在女子曲棍球中使用护目镜与减少眼睛伤害有关。最近，美国曲棍球队引入了新的法规和眼镜标准，ASTM 3077 已在 2017 年成为强制性标准。为充分保护运动员，需要在其他地区和联盟推广美国的这项曲棍球运动中眼睛保护措施。

4．彩弹　由于大多数彩弹运动项目要求必须使用眼部保护，大多数由彩弹造成眼外伤者是由于运动者不遵守规则，甚至不使用任何防护措施所致。丙烯酸护目镜可对运动者提供足够的保护，前提是其与面部需紧密接触而达到密封，确保护目镜与皮肤和镜框之间没有空隙，这一点非常重要，因为据报道，当彩弹落在护目镜下方时，仍会造成严重的眼部损伤。具有全面面部保护的新型面部装备和视野开阔的护目镜有助于克服传统护目镜的任何视觉限制。

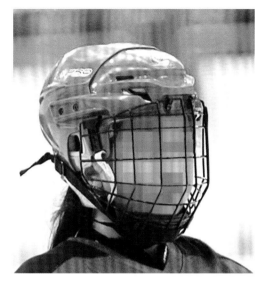

图 8-4-1　曲棍球运动员戴的笼子形保护面罩

5．棒球、篮球等　棒球是世界上最受欢迎的运动项目之一。USEIR 1988—2005 年登记的有严重眼外伤病例（指有可能导致永久性功能丧失或重大解剖变形的病例）中，排在致伤运动项目第一位的是棒球，约占运动性严重眼外伤的 22.27%。NEDS 登记的 2010—2013 年资料，在所有急诊眼外伤患者中，棒球是导致青少年男性眼外伤的第二位原因（13.2%）。棒球最常见的伤害机制是眼部与球接触（46%）。

篮球相关眼外伤在非职业篮球运动员中受伤人数较多。大部分是轻微伤，多由对手的肘部或手指碰触引起，常发生在篮板球中（31%）或在进行进攻性动作时（27%）。经常佩戴防护眼镜的运动员（1.4%）是那些曾受过眼部伤害的人。由于篮球相关的眼外伤很可能是由高速钝性撞击引起的，所以即使最初认为是轻微的，也可能存在潜在的更重的损伤，应该由眼科医生来评估。

棒球和篮球运动中可能发生严重的眼部损伤。针对这两项球类运动，ASTM 均制定有防护眼镜的规格标准。研究发现戴上符合标准的聚碳酸酯眼镜（图 8-4-2）确实可起到减少眼外伤发生的作用。但佩戴符合该标准的眼镜并不普遍。

其他运动，如足球、摔跤、橄榄球和水球，由于在比赛中很难戴上护目镜，所以尚无从事此类运动的眼睛保护标准。任何单眼运动员在任何有可能受伤的运动中都应始终佩戴聚碳酸酯护目镜。

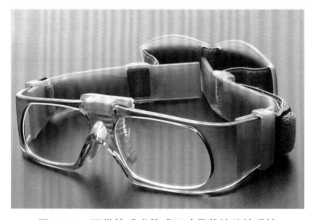

图 8-4-2　可供棒球或篮球运动员戴的防护眼镜

【急救与转诊】

急救主要由现场的运动医生完成。

1．需要立即转诊的体征和症状

（1）突然视力下降或丧失。

（2）视野缺失。

（3）眼球运动疼痛。

（4）畏光。

（5）复视。

（6）眼睛的眼角闪烁或漂浮物。

（7）不规则形状的瞳孔。

（8）异物感/异物嵌入（前房积血）。

（9）光晕。

（10）眼睑边缘或近内眦裂伤。

（11）接触镜破损或眼镜破碎。

（12）疑似眼球穿孔。

2. 转运过程中的注意事项（以下简单的急救措施可极大地挽救患者的眼睛）

（1）运输过程中，应保护破裂的眼球不受任何压力或与刚性护罩的意外接触。

（2）刺穿的异物应保持原状。

（3）忌用眼贴。而是应将护眼罩或任何其他刚性装置（聚苯乙烯泡沫杯的底部）放在受影响的眼睛上。

（4）避免任何可能增加眼压并可能挤出眼内容物的眼睛操作。

（5）使用止吐药以防止 Valsalva 动作。

（6）根据需要应用镇静和镇痛药。

（7）避免使用任何局部眼部溶液（例如荧光素、利多卡因、睫状肌麻痹剂）。

（8）预防性局部使用广谱抗生素以预防眼内炎。

（9）预防破伤风。

（10）确保患者零口服（NPO）。

【治疗】　见本书相关章节。

第五节　几种常见的运动相关眼外伤

一、彩弹球眼外伤

【彩弹球简介】

要了解彩弹球（paintball）首先必须谈到的主要器具就是 paintmarker（漆标），而 paintmarker 是怎么来的？其前身是一种气动式的麻醉枪，用途是为了牧场麻醉牲畜，将之隔出治疗或扑杀，但是麻醉针剂又不能在平常练习中使用，一旦要使用于麻醉牲畜时又担心枪法不准，所以用内装彩色颜料的圆球，作为平时练习枪法的最佳方式。

由于用彩弹射击活蹦乱跳的牲畜比射击固定的靶位更刺激，于是发展出彩弹射击运动雏形，运动型的彩弹射击比赛是由裁判在某些牲畜的身上进行标签，再由参赛者用彩弹在成百上千的牲畜中瞄准射击，以最快的速度找出带有标签的牲畜，准确命中，以取得胜利。

渐渐地此项运动普及开来，甚至军警单位都看中此运动可作模拟实际战斗，因此采用彩弹球进行战斗训练，以弥补无法进行真枪实弹射击的遗憾。

彩弹球运动同时在民间蓬勃发展，竞技方式更是千变万化，不像当年只是你打我、我射你的单纯模式。随着时代的进步，工业与科技日益精，竞技运动方式自然随之演化、改良，由单人射靶、双人对抗到团队竞技，运动空间也不断扩展。已被公认为世界上最刺激、最具安全性的团体运动，演化至今更发展出公平公正的运动竞赛。已成为国际上广为推崇的运动项目之一。

彩弹的直径为 14～17mm，重约 3g。颗粒填充物是由聚乙二醇、水、甘油、氧化钛和颜料制成的无毒凝胶状物质，乳胶或明胶壳覆盖，旨在撞击时能够破碎，用颜料标记撞击区域，并在撞击部位释放所有能量。

彩弹射击是由单发或连发的气压枪或"标记"枪（通常是基于空气或二氧化碳的）发射的，最大速度高达 90m/s。尽管国际准则要求制造商将彩弹枪射击速度限制为 90m/s，但彩弹枪实际射击速度可达到

145m/s。

【流行病学】

根据 1997—2001 年美国国家电子伤害监测系统的数据显示,对眼部的伤害占彩弹球相关伤害的 43%。在 7～17 岁的儿童中,77% 的彩弹射击受伤与被枪击中有关。在 17 岁以上的人群中,这一比例下降到 46%,其余的损害与过度劳累,跌倒或其他原因有关。

【致伤机制】

由于彩弹设计成在接触时会破裂,因此极少会引起穿透伤害。主要通过彩弹球破碎时压力使眼球的机械变形,特别是前后压缩和赤道扩张,对眼睛造成损害。由于彩弹射击的尺寸较小,眶周结构几乎没法提供保护。

【临床资料】

因彩弹眼外伤多散发,本书引用 Bascom Palmer 眼科研究所报道的 1998—2005 年间一组 36 例彩弹引起的眼外伤资料来描述彩弹眼外伤的临床表现。

1. 临床表现 彩弹眼外伤以男性较多(86%),平均年龄为 21 岁(3～64 岁)。部分患者可因曾经彩弹接触眼部而接受过眼部湿疹、视网膜色素变性或虹膜炎的治疗(本组 3 例,占 8.33%)。眼球受伤表现包括:前房积血(81%)、玻璃体积血(22%)、视网膜色素变性(22%)、视网膜脱离(19%)。眼附属器和眼眶外伤表现包括:眼睑裂伤(11%)、眼眶骨折(3%)。2 处或更多受伤的比例很高(92%)。

2. 治疗 急救治疗(在就诊 3 天之内)包括药物治疗和观察和手术治疗。其中包括眼球修复术、玻璃体切除术或巩膜扣带术。

后续治疗包括药物治疗、观察或手术治疗。进行的手术包括:玻璃体切除术,晶状体切除术,视网膜激光手术等。部分患者需行 2 次或以上手术治疗。

3. 预后 在末次随访最佳矫正视力在 18 眼(50%)低于 0.1,其中 10 眼无光感(包括 8 眼已摘除);5 眼(14%)为 0.1～0.3;13 眼(36%)为 0.4～1.0。末次随访视力明显高于伤后最初视力。

【防护与管理】

1987 年第一批彩弹专用护目镜问世之前,一直是用工业防护眼镜或其他护目镜用于眼的防护。随着彩弹运动安全标准的发展,1988 年彩弹枪制造商设定了 90m/s 的国际速度限制。此后,ASTM 发布了彩弹射击游戏各个方面的标准,包括现场操作、彩弹射击和彩弹标记。1997 年发布防护眼镜的标准(ASTM F1776-99a)包括 0.254cm 厚的聚碳酸酯镜片,该镜片可在高达 90m/s 的速度下不被击碎。美国眼科学会和美国儿科学会的联合向彩弹射击参与者推荐了 ASTM F1776 指南。大多数眼外伤发生在没有使用 ASTM 标准化的眼镜,或者因为在比赛中眼镜被取下的情况下。在 2000 年,Fineman 指出在正确佩戴经 ASTM 批准的护眼装置的情况下,尚无眼外伤的报道(图 8-5-1、图 8-5-2)。

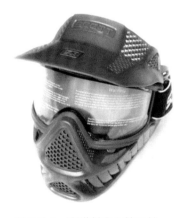

图 8-5-1 彩弹射击用护目镜

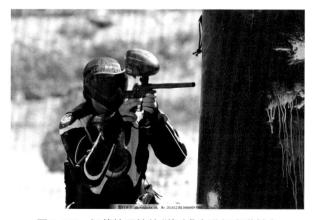

图 8-5-2 佩戴护目镜的"战士"在进行彩弹射击

尽管努力提高公众对彩弹射击相关伤害和防护眼镜的认识,但随着时间的推移,眼外伤的发生率还是有所增加。据认为,这是由于在未经正确监管的情况下,非商业环境中彩弹射击活动增多所致。

虽然在商业环境中发生的伤害有所减少，但在非正式游戏中，意外或故意射击中所发生的伤害却在增加。

中华人民共和国公安部在《关于对彩弹枪按照枪支进行管理的通知（公治〔2002〕82号）》中确定"彩弹枪的结构符合《中华人民共和国枪支管理法》第四十六条有关枪支定义规定的要件，且其发射彩弹时枪口动能平均值达到93焦耳，已超过国家军用标准规定的对人体致伤动能的标准（78焦耳）。"要求"各地要按照《中华人民共和国枪支管理法》的有关规定对彩弹枪进行管理，以维护社会治安秩序，保障公共安全。"由于国内对彩弹枪按枪支进行管理，由彩弹枪造成的眼外伤也就少见。

二、捕鱼相关的眼外伤

捕鱼（fishing）包括日常的休闲垂钓运动和渔民的捕鱼操作。钓鱼发生在有尖锐物体和湿滑表面的环境中，可能导致眼睛受伤的机制广泛而多样，因此由捕鱼和钓鱼引起的眼外伤很常见。美国眼外伤登记中心（USEIR, the United States Eye Injury Registry）对732例与运动相关眼外伤进行分析，由钓鱼引起者占约1/5（143例，占19.54%），是仅次于由棒球（22.27%）的第二大危险因素。

由于在钓鱼拉起渔竿时鱼钩可能不确定地飞起，很容易碰伤或钩伤自己或周围旁观者的眼睛，由鱼钩引起的穿透性伤害占捕鱼相关开放性眼球损伤的51.43%和闭合性眼球损伤的8.2%。除了鱼钩之处，手工捕鱼时操作环境湿滑，较大的鱼在被捞起时的用力活动，都可能造成重物、渔具、鱼饵等碰伤眼睛，由此类物件损伤眼部者占开放性眼球损伤的37.14%，闭合性眼外伤的90.16%。

【流行病学】

对美国眼外伤登记中心（USEIR）1998—2005年登记的9 293例严重眼外伤进行分析，运动相关占7.87%（732例）。捕鱼相关眼外伤143例，是运动相关眼外伤的第二位原因，占19.54%。其中男性占79.02%，患者平均37岁（6～68岁）。各年龄段的患者比例为：0～9岁16.78%，10～19岁22.38%，20～29岁20.28%，30～39岁18.18，40～49岁11.89%，50～59岁4.89%，60～69岁4.20%，70岁以上1.40%。个人报告有饮酒3名（2.10%），因旁观钓鱼而受伤者35名（24.48%）。在旁观者中，8岁或以下者33例（22.85%）。

【临床资料】

该研究的143只眼中，有80例（55.94%）为闭合性眼球外伤，63例（44.06%）为开放性眼球外伤。

具体表现为：

角膜撕裂或破裂45例，巩膜撕裂或破裂26例，角巩膜撕裂或破裂17例。

外伤性白内障45例，晶状体不全脱位14例，晶状体脱位5例，晶状体破裂3例。

前房积血57例，玻璃体积血48例，脉络膜出血7例。

孔源性视网膜脱离9例，锯齿缘截离4例，挫伤性黄斑病变4例。

视神经损伤2例

【致伤机制】

在35例开放眼球损伤中，鱼钩引起者占51.43%，钓重引起者占28.57%，诱饵引起者占8.57%，未报告损伤机制者占11.43%。

在61例闭合性眼球损伤中由钓重引起者占63.93%，诱饵引起者占18.03%，鱼竿引起者占8.2%，由鱼钩引起者占8.2%，摔倒致伤者占1.64%。

【治疗】

63例开放性眼球损伤中有35例接受了6个月的随访。在35眼中，行一次手术者占37.14%，经2次手术者占40.01%，经3次手术者占14.28%，经4次手术者占8.57%。3例开放性眼球损伤的患者发展为眼内炎。1例未能确定病原体，并最终被摘除，1例为芽孢杆菌属。1例为革兰氏阳性球菌，最初具有指数的视觉，6个月的随访中仅有光感。

在闭合性眼球外伤的80眼中，有61眼接受了6个月的随访。其中接受手术的患者中，行一次手术者占26.22%，需2次手术者占13.64%，需3次手术者占13.64%。

末次随访视力：无光感 4 例，光感 2 例，手动 4 例，0.025～0.095 者 1 例，0.1～0.17 者 3 例，0.2～0.4 者 6 例，0.5～0.8 者 3 例，1.0 者 7 例。

【预防与教育】

研究表明，捕鱼活动是运动相关眼外伤的重要来源，但公众和医师并不认为捕鱼活动是造成失明的潜在原因。需加强宣教，提高公众对捕鱼可能造成眼外伤的认识。钓鱼者及围观者、儿童都要注意眼睛保护。销售渔具的商人应分发和提示安全信息。钓鱼商店也是促进使用防护眼镜的理想场所。做好了预防工作，这些伤害中的大多数是可以预防或减轻的。

如果发生眼外伤，即使看似很小，也应立即就医，并立即转诊给眼科医生。参与者还需要知道不要尝试去除嵌入的鱼钩，因为这可能会对眼内结构造成更大的损害。

【治疗】

见本书相关章节。

三、羽毛球运动相关的眼外伤

与运动有关的眼外伤的发生率取决于该运动的普及程度，羽毛球在东南亚是与运动有关的眼外伤的主要原因。在马来西亚，羽毛球所致眼外伤占全部运动相关眼外伤的三分之二。羽毛球在菲律宾日益普及，也是眼外伤后视力障碍的主要原因。羽毛球在我国越来越受欢迎，由于本项目缺乏身体接触而被认为相对安全。考虑到眼外伤的风险，Rodriguez 等将体育运动分为低、高或极高风险。那些包括使用球和球拍的运动被认为是高风险的项目，羽毛球因为小而密集的羽毛和以很高的速度靠近运动员，也被归类为眼外伤的高风险运动。

【致伤机制】

羽毛球体积小、羽毛密集，运动迅速，容易碰伤眼部。双打时队友之间的距离较小，容易发生肢体和球拍碰伤。

与单打比赛相比，双打比赛的球员发生眼外伤的风险更高，被队友打伤的次数多于对手、羽毛球或球拍，打破眼镜时更容易造成开放性眼球损伤。

这些伤害在经验不足或业余球员中更常见。

【临床表现】

1. 损伤类型　以闭合性眼球损伤为主。开放性眼球损伤较少，但预后严重，多由球拍击中眼球、击碎眼镜或眼球因手术、疾病而较薄弱所致。

2. 病例资料　北京同仁医院眼科一组 85 例（2011 年 11 月— 2017 年 9 月）羽毛球相关眼外伤患者的资料提示在门诊治疗者占 69.4%，住院治疗者占 30.6%。平均年龄 42.9 岁（15～65 岁），男性占 61.18%，右眼∶左眼＝1.07∶1。受伤者的羽毛球运动员平均球龄时间为 7.9 年，致别人受伤的运动员的平均球龄为 5.1年。受伤者中有 50% 没有意识到羽毛球的高风险性质。70% 受伤者和 82% 肇事者没有接受任何专业培训或安全教育。

双打比赛中受伤者占 85.9%。在被同伴击伤者占 61.17%，几乎是在前场时被击伤，并且在击球时大部分转向了同伴。本组患者没有被自己打到而受伤者。

在大多数情况下为闭合性眼球损伤，占 94.1%。开放性眼球损伤患者虽较少（5 例），但是全部都发生了不可逆的视力障碍，最坏的情况是导致失明。这 5 例开放性眼球损伤患者中有 4 例是被球拍击中，其中 3 例是由于眼镜破裂造成的。这 5 例最终视力分别为 0.15、0.05、0.01、数指、无光感。

3. 临床诊断　前房积血 58 例，外伤性瞳孔散大 46 例，前房角后退 42 例，继发性青光眼 36 例，晶状体脱位 23 例，虹膜根部断离 15 例，外伤性白内障 8 例。睫状体脱离 5 例，外伤性脉络膜视网膜病变 12 例，视网膜脱离 1 例。

4. 末次随访视力　无光感 2 例，手动 1 例，数指～<0.1 者 7 例，0.1～0.3 者 3 例，0.4～0.9 者 23 例，≥1.0 者 22 例。影响视力预后的因素为开放性眼球损伤及其手术并发症、视网膜、视神经、脉络膜挫伤、继发性青光眼。

【预防】

研究发现受伤的羽毛球运动员大多数人都不知道眼外伤的风险，运动时没有戴防护眼镜。要使运动员认识到羽毛球运动可以造成眼外伤，活动时要戴防护眼镜，双打时要注意避免打到队友。

【治疗】

见本书相关章节。

（彭广华　李秋明　周朋义）

参 考 文 献

1. 陈建丽，韩英军，张满红，等. 玻璃体切除术不同时机治疗复杂眼外伤的效果. 中华眼外伤职业眼病杂志，2015，37（2）：115-117.

2. 程相文，杨碧青，梁碧霞，等. 现代高技术局部战争中战伤特点与急救. 创伤外科杂志，2002，4（z1）：61-62.

3. 付小兵. 中华战创伤学. 郑州：郑州大学出版社，2016.

4. 李凤鸣，谢立信. 中华眼科学. 3 版. 北京：人民卫生出版社，2014.

5. 汪峰，周世伟. 眼部主要战伤伤谱初步研究. 创伤外科杂志，2003，5（4）：271-273.

6. 张效房，杨进献. 眼外伤学. 郑州：河南医科大学出版社，1997.

7. 周继红，朱佩芳，杨志焕等. 战伤定义与分类. 人民军医，2008，51（1）：1-2.

8. 路剑英. 大学生体育运动所致眼外伤相关因素分析 313 例. 眼科新进展，2009，29（8）：605-606.

9. Akhlaghi F，Aframian-Farnad F. Management of maxillofacial injuries in the Iran-Iraq War. J Oral Maxillofac Surg. 1997，55（9）：927-930；discussion 930-931.

10. Hassan Naqvi SA，Malik S，Zulfiqaruddin S，et.al. Etiology and severity of various forms of ocular war injuries in patients presenting at an Army Hospital in Pakistan. Pak J Med Sci. 2016，32（6）：1543-1546.

11. Biehl JW，Valdez J，Hemady RK，et.al. Penetrating eye injury in war. Mil Med. 1999，164（11）：780-784.

12. Mansour AM，Hamade H，Ghaddar A，et.al. Cluster bomb ocular injuries. Middle East Afr J Ophthalmol. 2012，19（1）：153-157.

13. Mader TH，Carroll RD，Slade CS，et.al. Ocular war injuries of the Iraqi Insurgency，January-September 2004. Ophthalmology. 2006，113（1）：97-104.

14. Muzaffar W，Khan MD，Akbar MK，et.al. Mine blast injuries：ocular and social aspects. Br J Ophthalmol. 2000，84（6）：626-630.

15. Paz DA，Thomas KE，Primakov DG. Ocular Injuries and Cultural Influences in Afghanistan During 5 Months of Operation Enduring Freedom. J Spec Oper Med. 2018，18（1）：77-80.

16. Smith MP，Colyer MH，Weichel ED，et.al. Traumatic cataracts secondary to combat ocular trauma. J Cataract Refract Surg. 2015，41（8）：1693-1698.

17. Thach AB，Johnson AJ，Carroll RB，et.al. Severe eye injuries in the war in Iraq，2003-2005. Ophthalmology. 2008，115（2）：377-382.

18. Vlasov A，Ryan DS，Ludlow S，et.al. Corneal and Corneoscleral Injury in Combat Ocular Trauma from Operations Iraqi Freedom and Enduring Freedom. Mil Med. 2017，182（S1）：114-119.

19. Weichel ED，Colyer MH. Combat ocular trauma and systemic injury. Curr Opin Ophthalmol. 2008，19（6）：519-525.

20. Napier SM，Baker RS，Sanford DG，et al. Eye Injuries in Athletics and Recreation. Surv Ophthalmol. 1996 Nov-Dec；41（3）：229-244.

21. Cass SP.Ocular injuries in sports.Curr Sports Med Rep.2012，11（1）：11-15.

22. Mishra A，Verma AK.Sports related ocular injuries.Med J Armed Forces India. 2012，68（3）：260-266.

23. Boden BP，Pierpoint LA，Boden RG，et al.Eye Injuries in High School and Collegiate Athletes. Sports Health. 2017 Sep/Oct；9（5）：444-449.

24. Haring RS，Sheffield ID，Canner JK，et al. Epidemiology of Sports-Related Eye Injuries in the United States. JAMA

Ophthalmol.2016，134（12）：1382-1390.

25. Pieper P. Epidemiology and prevention of sports-related eye injuries. J Emerg Nurs.2010，36（4）：359-361.

26. Alliman KJ1，Smiddy WE，Banta J，Ocular trauma and visual outcome secondary to paintball projectiles. Am J Ophthalmol.2009，147（2）：239-242.

27. Yu J，Chen Y，Miao J，et al. Doubles trouble-85 cases of ocular trauma in badminton：clinical features and prevention. Br J Sports Med. 2019，pii: bjsports-2018-099496.

28. Pahk PJ1，Adelman RA. cular trauma resulting from paintball injury. Graefes Arch Clin Exp Ophthalmol. 2009，247（4）：469-475.

29. Alliman KJ1，Smiddy WE，Banta J，et al.Ocular trauma and visual outcome secondary to paintball projectiles. Am J Ophthalmol.2009，147（2）：239-242.

30. Alfaro DV 3rd，Jablon EP，Rodriguez Fontal M，etal. Fishing-related ocular trauma. Am J Ophthalmol. 2005，139（3）：488-492.

31. Micieli JA，Easterbrook M. Eye and Orbital Injuries in Sports. Clin Sports Med. 2017，36（2）：299-314.

32. Goldstein MH1，Wee D.Sports injuries：an ounce of prevention and a pound of cure. Eye Contact Lens. 2011，37（3）：160-163.

第九章 眼外伤分类

第一节 眼外伤的分类

任何机械性、物理性和化学性的外来因素作用于眼部，造成眼结构和功能的损害统称为眼外伤（ocular trauma），是视力损害的主要原因之一，也是单眼失明的首要原因。临床上可从不同角度对眼外伤进行分类，根据与全身伤情的关系分为四类：第一类，全身伤情很严重，危及生命，如出现休克、窒息或内脏损伤、颅脑闭合伤、血管伤及大面积烧伤，此时应优先抢救生命，待生命体征稳定之后，再治疗眼伤；第二类，全身及眼部外伤均严重，如全身爆炸伤、较大面积烧伤，在全身抢救的同时或稍后进行眼外伤的处理；第三类，全身伤情很轻，眼部伤情较重，如眼球破裂和大伤口的切裂伤，应先做眼科急诊处理，再治疗其他部位外伤；第四类，全身及眼部伤情不严重，例如颜面及眼睑的擦伤，门诊常规处理即可。单考虑眼部外伤处理的紧迫性，可将眼外伤分为三级急症：一级需分秒必争立即抢救，如角膜化学烧伤、合并眼内容物脱出的眼球穿孔伤、眼球脱位（luxation of eyeball）；二级需先行必要的检查，诊断明确之后立即给予手术和药物治疗，但在情况不明时切忌草率手术，包括眼球穿孔伤但眼内容未脱出、眼挫伤合并前房积血或继发青光眼、眼爆炸伤、眼挤压伤、角膜异物、外伤性角膜溃疡合并铜绿假单胞菌感染、眶蜂窝织炎、眼内炎或全眼球炎、交感性眼炎、急性辐射伤、颅脑或颌面外伤后出现的急剧视力下降；三级属一般性急症，可在做出诊断后适当处理或择期手术，如结膜下出血、眶内血肿、眼内异物、眶骨骨折、急性眼球突出、裂孔位于上方的视网膜脱离以及原因不明的视力急剧下降。另有按眼外伤的严重程度分为轻伤，中度伤和重伤。

临床应用最广泛的是按致伤原因分类，我国传统的眼外伤分类方法是据此把眼外伤分为机械性和非机械性两大类（表9-1-1）。机械性眼外伤最为常见，包括挫伤、切裂伤及眼异物伤；非机械性眼外伤包括物理性、化学性及辐射性眼外伤。物理性眼外伤常见有沸水、沸油、蒸汽或铁水等烧烫伤；化学性眼外伤指碱性或酸性物质溅入眼部而致的损伤，酸性烧伤多见于硫酸、硝酸烧伤，碱性烧伤多见于生石灰、氢氧化钠、氨水等烧伤；辐射性眼外伤多由紫外线、中子、质子等放射性物质引起。因电焊时不戴保护眼镜而引起的电光性眼炎是最常见的辐射性眼外伤。

表9-1-1 我国传统的眼外伤分类

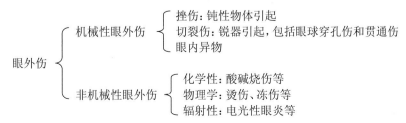

我国这个传统的分类方法全面简单明了,实用性强,包括了机械性眼外伤和非机械性眼外伤,只是没有包括眼球破裂(rupture of eyeball)。眼球破裂是钝物引起眼球挫伤而导致的眼球破裂。当眼球受压后眼内压力急剧增加,由内向外的力量使眼球壁在薄弱之处破裂,常伴有眼内容物脱出。在各种原因引起的眼外伤中,以机械性眼外伤最为多见,且损害最为严重。为统一眼外伤的命名和分类以便临床眼科医生进行外伤登记和交流,1996—1997年,一个总部位于美国伯明翰的国际眼外伤分类研究小组通过文献分析和眼科执业医师的问卷调查,对过去纷繁芜杂的机械性眼外伤术语进行了重新定义,制定出了详细的机械性眼外伤分类和命名系统,被称为伯明翰眼外伤命名系统(the Birmingham Eye Trauma Terminology System,BETT)。目前这一标准化的命名系统在国际上被广泛接受,并得到国际眼外伤学会理事会认可,现已成为国内外临床上主要采用的诊断和分类标准。

BETTS 依据以下四个方面对机械性眼外伤进行命名分类(图9-1-1):

1.眼外伤类型 分为开放性眼外伤和闭合性眼外伤两大类。

开放性眼外伤:破裂伤、穿孔伤、眼内异物、贯通伤;

闭合性眼外伤:挫伤、板层裂伤、浅层异物、混合伤。

2.眼外伤级别(Grade,根据视力情况而定)

Ⅰ级:视力≥20/40(0.5);

Ⅱ级:视力 20/50(0.4)~20/100(0.2);

Ⅲ级:视力 19/100(0.19)~5/200(0.025);

Ⅳ级:视力 4/200(0.02)~LP(光感);

Ⅴ级:视力 NLP(无光感)。

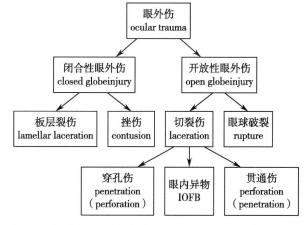

图 9-1-1 伯明翰眼外伤命名系统(BETTS)机械性眼外伤标准化分类

注:最后一行括号内为我国现用的名词。我国审定名词把穿孔伤定为 perforation。贯通伤现用名词为 penetration。我国所用外文是较为合理的

3.瞳孔反应 分为相对性传入性瞳孔障碍(RAPD)阳性和阴性,可以初步判断视网膜和视神经的功能,阳性指存在传导障碍,阴性指无传导障碍。

4.分区

(1)闭合性眼外伤的分区

Ⅰ区:损伤局限于眼球外壁,即球结膜、巩膜、角膜;

Ⅱ区:伤及眼前段,范围为自角膜后至晶状体后囊平面,包括睫状突,但不包括睫状体平坦部;

Ⅲ区:伤及眼后段,即晶状体后囊之后的内部结构。

(2)开放性眼外伤的分区

Ⅰ区:全层伤口局限于角膜(包括角膜缘);

Ⅱ区:全层伤口位于角膜缘后 5mm 之前的巩膜,累及睫状体和平坦部;

Ⅲ区:全层伤口超过Ⅱ区范围巩膜,累计视网膜。

一、闭合性眼外伤

闭合性眼外伤(closed globe injury):指的是外伤没有引起眼球外壁的全层伤口,包括板层裂伤、挫伤等。

1.板层裂伤(lamellar laceration) 外力造成的眼球壁部分裂开称为板层裂伤。

2.挫伤(contusion) 是由机械性的钝力直接伤及眼部,造成的眼组织的器质性病变及功能障碍,但不引起眼球壁破口。挫伤除在打击部位产生直接损伤外,钝力通过在眼内和球壁的传递,也会产生间接损伤。眼挫伤是眼外伤的常见病症,其患病率约占眼外伤的1/3。根据发生部位的不同,将挫伤分为眼前段挫伤和眼后段挫伤。其中眼前段挫伤包括角膜挫伤、虹膜挫伤、睫状体挫伤、前房积血、前房

角后退、晶状体挫伤、外伤性低眼压等；眼后段挫伤包括玻璃体积血、脉络膜挫伤、视网膜挫伤、视神经挫伤等。

二、开放性眼外伤

开放性眼外伤（open globe injury）：有眼球壁的全层裂开则称为开放性眼外伤。

1. 切裂伤（laceration） 由锐物引起的眼球全层伤口统称为切裂伤。切裂伤又可分为 3 种：由锐器造成单一伤口的眼球壁全层裂伤称为眼球穿孔伤（perforation）；一个锐器或投射物造成眼球壁有入口和出口的损伤称贯通伤（penetration）；进入眼球内的异物引起的眼球壁全层裂伤具有特殊性，称眼内异物（intraocular foreign body，IOFB）。

2. 眼球破裂（rupture of eyeball） 眼球破裂是眼球受暴力作用所引起眼球壁组织破裂的一种严重眼外伤，眼内透明的屈光介质、感光的视网膜都将受到影响，同时常发生眼内出血，可导致严重的视力减退。受伤后可能发生交感性眼炎，有导致双目失明的危险。

BETT 提供了一个明确、全面的分类系统，可用来描述几乎任何类型的机械性眼外伤，这个标准化的分类方法很快被美国眼科学会、眼外伤协会及国际眼外伤协会等组织认可采纳，并成为很多权威眼科杂志的投稿要求。但是 BETT 也并非完美无缺，仍有一些混合性质的外伤无法明确归类，如气枪子弹对眼球的损伤既可以是穿孔伤也可以是破裂伤；在这样的少见情况下命名无迹可寻，眼科医生需根据经验做出自己的判断。

 第二节 眼外伤分类名词注解

眼球壁（eyewall）：巩膜和角膜。解剖学上眼球壁分为 3 层，这里仅指巩膜和角膜。

闭合性眼球损伤（closed globe injury）：眼球壁无全层伤口。

开放性眼球损伤（open globe injury）：眼球壁有全层伤口。

眼球破裂（rupture of eyeball）：钝器所致的眼球壁全层伤口。由于眼内充满不可压缩的液体，撞击的结果使眼内压力瞬间升高，眼球壁从薄弱处破裂，可以在被撞击点或其他地方破裂。实际上，损伤是由内向外的机械力所造成的。

切裂伤（laceration）：由锐器引起的眼球壁的全层伤口。伤口是由外向内的机械力所致，可伴有钝力所致的损伤。

穿孔伤（perforation）：眼球壁全层的单个伤口，由锐利物所致，只有入口不存在出口。

眼内异物（intraocular foreign body）：单入口伤，致伤物滞留眼内。并非仅指异物而言，而是指异物在眼内存留而引起的一系列病理改变。

贯通伤（penetration）：同一锐器引起两个伤口，同时有入口和出口。

挫伤（contusion）：闭合性眼球损伤，常由钝力引起，冲击位点或继发于眼球变形和瞬间压力传导相损伤，可发生在较远部位。无全层眼球壁伤口。

板层裂伤（lamellar laceration）：眼球壁的部分裂伤。

浅层异物伤（superficial foreign body）：闭合性眼球损伤，由投射物引起，异物停留在结膜和眼球壁上，未造成眼球壁全层损伤。

（杨会琴）

参 考 文 献

1. 张效房，杨进献. 眼外伤学. 郑州：河南医科大学出版社，1997.

2. 蔡用舒. 创伤眼科学. 北京：人民军医出版社，1988：88-96.

3. 王永淑. 机械性眼外伤分类系统对闭合性眼外伤预后判断的价值. 眼外伤职业眼病杂志，2010，32（04）：267-270.

4. 黄凯. 眼外伤标准分类. 眼外伤职业眼病杂志,1997(02):156-158.

5. 黄晓波,孙志敏,吴莹,等. 机械性眼外伤分类系统在闭合性眼外伤预后分析中的应用价值. 临床眼科杂志,2015,23(04):341-344.

6. Kuhn F,Morris R,Witherspoon CD,et al. A standardized classification of ocular trauma. Ophthalmology,1996,103(2):240-243.

7. Pieramici DJ,Sternberg P Jr,Aaberg TM Sr,et al. A system for classifying mechanical injuries of the eye(globe). The Ocular Trauma Classification Group. American Journal of Ophthalmology,1998,125(4):565-566.

8. Agrawal R,Ho SW,Teoh S. Pre-operative variables affecting final vision outcome with a critical review of ocular trauma classification for posterior open globe(zone Ⅲ)injury. Indian Journal of Ophthalmology,2013,61(10):541-545.

9. Agrawal R,Shah M,Mireskandari K,et al. Controversies in ocular trauma classification and management:review. International Ophthalmology,2013,33(4):435-445.

10. Erikitola OO,Shahid SM,Waqar S,et al. Ocular trauma:classification,management and prognosis. British Journal of Hospital Medicine,2013,74(7):108-111.

第十章 眼外伤登记

一、概念

眼外伤登记即对眼外伤个体发病原因、诊断、治疗和预后过程的规范化记录。是指在一定范围内，各级综合医院、专科医院、基层社区卫生服务中心和伤害预防控制部门针对门诊和住院的眼外伤患者，利用流行病学和临床医学疾病监测的原则，收集整理和上报患者的发生时间、原因、地区和人群等分布信息、临床特征、诊疗信息及治疗结果建立眼外伤监测数据库。在有些国家，眼外伤登记已经作为眼外伤公共卫生预防和临床治疗的常规要求。其目的是了解眼外伤的发生规律，阐述其严重性、危害性以及在致盲性眼病防控工作中的地位。通过对登记信息的进一步分析，探索眼外伤相关规律，通过科研、宣教、行政和监管等多种方式，减少眼外伤的发生、提高诊断和治疗水平，从而达到综合防控眼外伤，减少由眼外伤引起的致盲和生活质量下降。

二、历史发展

眼外伤登记是伴随着对眼外伤流行病学资料收集的重视逐渐发展起来的。美国是建立眼外伤登记较早并且登记系统较为健全的国家，也是世界上较早成立眼外伤协会的国家。目前拥有两大眼外伤监测和登记系统，分别是美国眼外伤登记机构（United States Eye Injury Registry, USEIR）和国家眼外伤系统（National Eye Trauma System, NETS）。另外，美国防盲协会（Prevent Blindness America）、消费产品安全委员会（United States Consumer Product Safety Commission）、国家电子外伤监测系统（National Center for Health Statistics）和美国健康统计中心（National Center for Health Surveillance）等机构也收集眼外伤登记信息。

1982 年，Morris 博士和 Witherspoon 博士在美国亚拉巴马州伯明翰（Birmingham, Alabama）市首次建立眼外伤登记制度（Eye Injury Registry of Alabama, EIRA）。借鉴州级水平 EIRA 成功运行 6 年的经验，1988 年美国全国眼外伤登记（United States Eye Injury Registry, USEIR）系统正式建立，在更大地域范围内收集严重眼外伤的信息，即造成永久性重大眼部结构和（或）功能性改变的眼外伤登记。截至 1999 年，参与的州已由建立之初的 3 个增加到 39 个。其报告的类型也由严重眼外伤扩大到所有类型的眼外伤。

USEIR 采用标准化的眼外伤登记表，包含一页初次登记表和一页 6 个月后随访表，该表已被 15 个其他国家的超过 30 个机构使用。上报方式由纸质登记发展到网络登记，网站为：www.useironline.org。规范化的登记可避免资料的缺失和明显的逻辑错误，且每条记录都由经过培训的、有经验的眼科人员进行核实。经过数据的多节点质量控制，确保了后期研究工作的正常开展，并且统一的数据登记标准，也实现了跨地域和时间的研究之间的比较。USEIR 目前已成为世界上最大的眼外伤登记数据库。截止至 2005 年，其数据库已登记超过 11 320 例严重眼外伤，极大地促进了眼外伤领域的研究。大数据为探索眼外伤发生、发展模式，评价治疗措施的效果，甚至以数据库为标准建立统计模型来预测新发眼外伤的预后提供了丰富的资料。

另外一个美国眼外伤登记和监测系统——国家眼外伤系统（National Eye Trauma System, NETS）成立于 1985 年，由 46 家地方性眼外伤中心组成，分布在美国 28 个州和首都华盛顿。其主要目标是以该系统为平台，通过每年主办眼外伤学术研讨会加深对眼外伤机制的认识，改进现有治疗手段，探索新的治疗技术并有效的预防眼外伤发生。NETS 眼外伤登记要求眼外伤中心以统一的方式登记眼外伤患者信息,登记类型主要为眼穿孔伤。到 1991 年,该系统已经累计登记了 2 939 例个案信息。其结果有利于制定针对性预防措施,降低眼外伤发生率。

国际眼外伤协会在推动眼外伤登记的发展中发挥着重要的作用。美国眼外伤协会(American Society of Ocular Trauma,ASOT)是世界上最早成立的国际眼外伤学术组织,也是 USEIR 的上级组织。为扩大 ASOT 在倡导眼外伤研究和登记方面的影响和效应,并在更大平台上为眼外伤的研究服务,国际眼外伤协会(International Society of Ocular Trauma,ISOT)应运而生。ISOT 的重要目的之一便是对全球的严重眼外伤进行登记,为研究、教育和防治提供数据,并试图推动和组织全球性的眼外伤登记。2000 年,ASOT 和 ISOT 联合成立了国际眼外伤登记(World Eye Injury Registry,WEIR)组织,其运营由海伦•凯勒基金会(Helen Keller Foundation)长期资助。伴随着国际上对眼外伤防治和研究的重视,目前已有包括中国在内的 33 个国家相继建立或正在建立眼外伤登记系统。

中华医学会眼科学分会眼外伤学组(后简称"眼外伤学组")在我国眼外伤登记工作中起到了重要的组织和推进作用。1978 年,在张效房教授等组织下,我国建立了全国眼外伤学组。自 1980 年以后,多名国际眼外伤登记专家应张效房教授邀请,访问河南医学院(现郑州大学医学院)和河南眼外伤研究所,介绍美国眼外伤登记的情况和相关经验。其中有 USEIR 主席 Ferenc kuhn 博士等。USEIR 前主席 Donald R May 博士更是 6 次(1980—1996 年)应邀现场指导我国眼外伤登记工作。这些专家分别在 1988 年、1993 年、1996 年的第一届、第二届、第三届郑州国际眼外伤会议进行学术报告。鉴于张效房教授在我国眼外伤防治和登记工作中所做的卓越贡献,1996 年 USEIR 授予其"突出成就奖"(Outstanding Achievement)(图 10-0-1)。

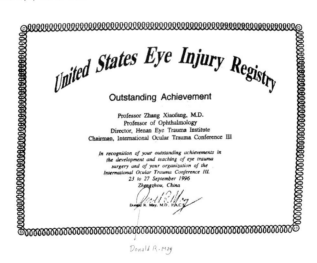

图 10-0-1　1996 年 USEIR 前主席 Donald R May 博士授予张效房教授"美国眼外伤登记突出成就奖"

1999 年,在哈尔滨全国眼外伤眼整形学术会议上,来自全国的眼外伤专家共同决议:在我国部分地区和机构中开展眼外伤登记的试点并呼吁眼科同道积极参与。张效房等在《中华眼科杂志》建刊 50 周年时,回顾了我国眼外伤研究的 50 年成就,并在千禧之年对我国眼外伤登记注册寄予了希望。中国人民解放军总医院张卯年教授等采用伯明翰眼外伤术语系统(Birmingham Eye Trauma Terminology System,BETTS)的定义及眼外伤分级标准,在参照 USEIR 眼外伤登记表内容的基础上,重新制定了符合我国国情的眼外伤登记表,开启了我国眼外伤在军队中的登记工作。北京大学附属第三医院的马志中教授多年来一直致力于中国眼外伤登记的网络建设,2009 年,在 WEIR 和眼外伤学组的支持下,中国眼外伤登记网(www.cneir.com)官方网站正式建立。随着基本测试工作的完成,该网站于 2012 年首次试用。中国眼外伤登记网不仅具备眼外伤登记功能,相关模块还为我国眼外伤专业人士提供了信息共享和共同参与的平台。2016 年 9 月,中华医学会眼科学分会眼外伤学组在厦门眼科中心正式成立"全国眼外伤登记中心福建中心"。至此,在全国几大重要区域四家"全国眼外伤登记中心"依托重点眼科医疗机构作为监测收集哨点，逐步探索眼外伤登记的规范化和常态化。2017 年，眼外伤学组年会上重新讨论了眼外伤登记议题，并最终形成眼外伤患者登记推荐意见，从登记项目和内容上进一步完善和健全我国眼外伤登记体系。2018 年天津医科大学颜华教授组织国内专家编写了英文版的眼外伤图谱 *Atlas of Ocular Trauma*。该著作不仅把我国的眼外伤进展介绍到了国外，也进一步促进了我国眼外伤登记的工作。

三、现实意义

建立健全我国眼外伤登记系统进行科学的数据收集，有利于从人群角度了解我国眼外伤的现状并完善防盲治盲体系。在我国，了解和掌握眼外伤的流行情况的传统方法主要依赖各地各医院尤其是大型医院和眼病专科医院的文献报道，我国也不乏此类数据。但是，所得数据仅仅反映全国各地的区域性特点。另外，在眼外伤分类中采用的标准不一，所得结果无可比性且代表性差，不利于推广。建立全国性的、采用统一标准的眼外伤登记系统，从大数据视角看待我国眼外伤的发生率和发生特点有利于更准确的估计眼外伤在我国致盲性眼病负担中所占比重，进而在国家层面帮助进行决策，优化卫生资源配置，减少该病的发生以及后遗症，减轻社会经济负担。

建立健全我国眼外伤登记系统，是制定伤害预防优先决策的必备条件，是贯彻严重眼外伤循证治疗的基础。获得的眼外伤数据库，通过应用流行病学理论与方法对眼外伤的发生强度和分布特点进行描述，分析其发生原因、发展规律和可能的危险因素。例如：眼外伤是否男性多发，不同年龄的发生率有无差别，一年四季或不同年份发生有无周期性趋势，哪类眼外伤致伤原因占主导等。只有对眼外伤发生规律有了了解和整体把握后，才能在重点人群、重点时段和重点地区中开展预防和宣传教育，提出有针对性的眼外伤的控制策略，并反过来对防治目标进行评价。

建立健全我国眼外伤登记系统有利于信息资源共享，为中国眼外伤致盲的防治工作提供互通平台。可充分发挥综合医院眼科或眼科专科医院的主导作用，带动基层社区参与其中，形成各级医疗机构的上下联动、多部门合作的一体化工作模式，并逐步建立社区眼外伤预防和一期处理、严重病例快速转诊专科医院、术后回归社区或伤害预防控制中心进行长期随访的长效机制。彻底贯彻"预防眼外伤、保住眼球、挽救视力"的三级防盲治盲理念，使我国眼外伤防治水平与世界接轨。并通过分享联动预防眼外伤工作中的经验吸取国际眼外伤防治理念，进一步提高我国防盲水平。

四、我国现状

我国传统的眼外伤登记策略主要基于纸质报表和脱机数据库。登记内容包括：伤者基线数据（性别、年龄、职业等）、临床特征（致伤原因及环境、外伤类型及分区等）、临床治疗（基本手术干预措施、眼部组织的术前 / 术中所见、玻璃体手术步骤、术后视力、眼压等）及随访观察（术后并发症及处理、伤眼的远期结局和并发症等）。采用人工填写登记表后通过传统邮递形式集中。然后录入到 Access 软件或其他数据录入软件设计的病例数据库，并最终导出为社会科学统计软件包（Statistical Product and Service Solutions，SPSS）或统计分析软件（Statistics Analysis System，SAS）等统计分析软件能够识别的数据文件，进行专业的数据统计和分析。

在互联网发展的新形势下，出现了"中国眼外伤登记网"为主导的基于"互联网 +"的眼外伤登记策略。该眼外伤登记网由中华医学会眼外伤学组所建，不仅可以实现基础的眼外伤数据上报，而且通过"实时统计"菜单项。可在任何时间点为用户呈现所上报数据的统计结果，方便用户对工作进行梳理。其他前台功能还包括可实现数据导出、数据查询以及复诊病例列表查看等病人信息的管理。后台功能主要为平台管理员提供登记表和项目管理接口，方便后期管理和添加更高级的功能。该网站通过在全国范围内多中心收集中国严重眼外伤的流行病学、玻璃体手术治疗、伤眼术后视力功能和解剖学功能恢复结果等信息，有利于开展多中心临床研究。为规范我国眼外伤一期处理流程、制定玻璃体手术干预时机的标准、制定眼外伤性盲的卫生防盲策略提供循证医学科学参考。

相比传统登记策略，中国眼外伤登记网有以下优势：①网络登记方便快捷；②分级管理和维护：采用会员（医师）、内部会员和管理员三级管理模式，不同级别有不同的管理权限；③通过后期升级，实现手机 APP 移动实时登记上报且上报内容可扩展，全部类型的眼外伤及手术均可实现；④整合继续教育栏目，包括专家手术实时在线点播、重大学术会议实时在线观看，实现其教育、交流和诊疗平台的角色定位；⑤网站提供病例登记、联合项目申请、异地随访帮助等服务，协同用户开展课题申请；⑥数据统计分析：网站定期发布眼外伤流行病学监测数据，通过专业的统计图表解读各眼外伤登记特点和规律等；⑦登记网由专业的数据库维护人员和数据管理人员统一管理，节约临床医生时间的同时又保证数据质量；⑧登记网可提供随访列表，并自动设置随访提醒，有效避免失访。

五、问题和挑战

尽管我国眼外伤登记系统取得了显著成就，但仍然处于发展阶段。眼外伤流行病学研究仍然属于相对边缘学科，眼外伤登记和眼外伤防治工作仍存在很多问题和挑战。

首先，眼外伤登记的标准化问题。作为登记的基础工作，采用统一的标准化术语，规范涉及眼外伤的各种标准描述，才能准确了解眼外伤的性质并进行归类，获得数据之间的无偏比较。随着有效防治技术的进步，对眼外伤研究和探讨已经引起了全球范围内的关注。ISOT 和 USEIR 等专业眼外伤协会定期发布和共享眼外伤登记数据库的研究结果。国际上，ISOT 对眼外伤分类有一个初步的标准和要求，即统一了登记表的 BETTS（https://isotonline.org/betts/）。但是，不同国家的眼外伤防控和救治水平，社会和经济背景、生活和医疗水平、社会保障制度存在较大差异，国际标准实际操作起来规范程度不一。我国地域广大、人口成分和工作性质复杂，医疗体制也有其特殊性，另外伤者对伤眼术后效果也有不同的预期。因此国际上现有的眼外伤登记标准不一定适应我国的眼外伤的防治现状，全面推广眼外伤登记应用仍需要时间。

其次，眼外伤病例登记主要在大型综合医院和专业眼科医院进行，基层医院和伤害预防控制单位参与度有待提高。相比美国 USEIR 覆盖 39 个州（1999 年数据）和 NETS 覆盖首都和 29 个州，中国区域性眼外伤登记网点还很缺乏，参与度也比较低。将眼外伤登记工作扩大到各级医院和伤害预防控制部门，推动眼外伤的预防、救护和康复的研究和进步，还有待于政府卫生行政结构和相关政策的支持。另外，目前眼外伤登记主要由繁忙的临床眼科医生兼职上报。完善的登记系统实际实施仍需要制度化，包括加强各方合作、明确产出和责任分配原则、争取更多地区、不同等级医院、不同部门的参与和合作。

再次，目前社会对眼外伤的认识仍然停留在有病治病的"治"的阶段。眼外伤登记作为应用流行病学理论与方法的分支尚未得到社会尤其是决策者的广泛重视。美国许多州眼外伤登记中心已成功将其监测结果应用在公众和医疗教育方面。这种将控制疾病关口前移的策略和经验值得我们学习和借鉴。通过眼外伤登记体系收集眼外伤流行病学信息，分析眼外伤分布特征、发生原因和可能的危险因素。在具体工作中教育高危人群和高发地区中使用新型防护工具，提前做好针对性的预防应对举措和预案，在社区和人群层面进行广泛的宣传和教育提高人群整体的眼外伤防范意识和相关知识的知晓率，将眼外伤登记和我国防盲工作相结合应该是当下防盲治盲的重点工作之一。

六、小结

多数眼外伤是可预防可治的，眼外伤登记是贯彻"预防为主、防治结合"的基石。我国眼外伤登记网络的建立是眼外伤防治史上重大突破。相信在眼外伤相关同仁的努力和社会民众的广泛参与下，我国眼外伤登记工作会克服种种困难，相关防治工作一定会有更大的成就，并最终实现"2020 年人人享有看见的权利"的全球战略行动目标。

（雷 博 明 帅）

参 考 文 献

1. 张效房，朱豫. 我国眼外伤研究 50 年成就. 中华眼科杂志，2000，36（3）：212-216.
2. 马志中. 我国机械性眼外伤防治的研究现状与进展. 中华眼科杂志，2005，41（8）：736-738.

3. 张颖, 张卯年, 张鲲, 等. 部队医院眼外伤登记表和数据库的建立. 国际眼科杂志, 2009, 9(9): 1724-1729.

4. 封康, 靳瑛, 胡运韬, 等. 中国眼外伤登记网在多中心队列研究中的应用. 中华眼科杂志, 2014, 50(12): 918-921.

5. 中华医学会眼科学分会眼外伤学组. 眼外伤住院患者统计项目和内容的推荐意见. 中华实验眼科杂志, 2017, 35(10): 871-872.

6. White M, Morris R, Feist R, et al. Eye injury: prevalence and prognosis by setting. South Med J, 1989, 82: 151-158.

7. M ay D R, Kuhn F P, Morris R E, et al. The epidemiology of serious eye injuries from the United States Eye Injury Registry. Graefes Archive for Clinical & Experimental Ophthalmology, 2000, 238(2): 153-157.

8. Kuhn F, Mester V, Berta A, et al. Epidemiology of serious ocular trauma. The United States Eye Injury Registry (USEIR) and the Hungarian Eye Injury Registry (HEIR). Der Ophthalmologe, 1998, 95(5): 332-343.

9. Kuhn F, Morris R, Witherspoon C D et al. Mann Epidemiology of Blinding Trauma in the United States Eye Injury Registry, Ophthalmic Epidemiology, 2006, 13: 3, 209-216.

10. Parver L M. The National Eye Trauma System. International Ophthalmology Clinics, 1988, 28(3): 203-205.

11. Parver L M, Dannenberg A L, Blacklow B, et al. Characteristics and causes of penetrating eye injuries reported to the National Eye Trauma System Registry, 1985-91. Public Health Reports, 1993, 108(5): 625-632.

12. Kuhn F, Morris R, Witherspoon C D. Birmingham Eye Trauma Terminology (BETT): Terminology and classification of mechanical eye injuries. Ophthalmol Clin North Am, 2002, 15(2): 139-143.

第二篇　病史与检查

第十一章　眼外伤的病史采集与记录

眼外伤是临床单眼盲致盲的主要原因之一。随着社会工作日趋细化,造成眼外伤的原因、途径和临床表现多种多样。发生眼外伤后往往病情复杂,接诊时必须仔细询问病史(medical history),详细了解眼外伤的经过和特点并作详细记录,这对于制订治疗方案、保护和挽救视力具有重要的意义。尤其眼外伤常为复合性眼外伤(complicated ocular trauma)和多发性眼外伤(multiple ocular trauma)时,或者为年幼、醉酒或伴有昏迷的眼外伤患者,获得准确的眼外伤病史有一定困难,医生不仅要从伤者本人获得病史,有时还要向其家庭成员或受伤时的目击者了解有关情况。病史是诊疗的重要依据,同样亦是医患纠纷的重要依据。因此,在收集和记录病史时,应仔细询问患者的外伤史,详细记录外伤时的情况和外伤后的治疗过程。同时也要辨别病史的真伪,所以要结合流程表现有目的地进行眼科病史的采集和记录。

第一节　采集眼外伤详细病史前要做的事

一、了解全身情况

因眼外伤患者可能合并全身其他重要器官的损伤,这些器官的损伤有可能是致命的,也可能是需要优先处理或分清轻重缓急进行处理的。因此在救治眼外伤患者既要有紧迫感,也必须有整体观。特别强调伴有颅脑外伤(craniocerebral trauma;injury of skull and brain)或心胸外伤(cardiothoracic trauma)的患者,要分清轻重缓急。首先应注意生命体征(vital sign),以挽救生命为首要,待患者生命体征平稳之后再进行相应的眼科处理。当接诊眼外伤患者时,边询问病史,边检查患者的生命体征(脉搏、体温、呼吸、血压)和神志状态,了解有无昏迷(coma)、休克(shock)、呕吐(vomiting)、呕血(hematemesis)及胸腹部疼痛(pain of chest and abdomen)等全身症状。询问患者最近的饮食情况,如饮食种类、数量和时间,尤其是儿童,这些情况有可能影响急诊手术时所采取的麻醉方式和时间。

二、先做眼部急救

对于眼化学伤(chemical injury)患者,特别是碱烧伤(alkaline burn)是眼科危害极大的急症之一。应在了解受伤性质后分秒必争地给予急诊处理,先救治以后再详细询问病史,以免延误病情。在确定无全身严重情况及眼部紧急情况需处理时再详细进行眼外伤病史采集。眼外伤病史采集主要包括受伤经过、伤后症状和临床表现、既往史,以及受伤后处理史等几个部分,分述如下。

第二节 受伤经过

一、受伤时间

要了解发生眼外伤的准确时间（包括年、月、日、时、分），到达初诊医院的时间和处置时间、诊治过程，以及二次就诊的时间，这对估计伤情和判断预后（prognosis）具有重要价值，而且具有重要法律意义。受伤时间结合致伤原因，可以帮助判断伤情可能的进展情况。眼内炎（endophthalmitis）多发生在伤后 24～72 小时，交感性眼炎（sympathetic ophthalmia）多在伤后 4～8 周发生。如眼开放伤（open globe injury），伤后时间越长，感染的概率越高。

二、致伤原因

即造成眼部受伤的原因，也就是眼外伤是如何发生的，受伤时作何种操作、活动或游戏等。这对于了解伤情的严重程度，有无异物存留，是否伴有威胁生命的外伤都有重要意义。如爆炸伤（explosive injury）常合并眶内异物（intraorbital foreign body）及眼内异物（intraocular foreign body），并须注意排除眼球后段伤及眼贯通伤（penetration injury of eyeball），同时可伴有颜面部、手或其他部位，如腹部及颅脑的损伤；气枪子弹击伤，多为眼球破裂合并眶内异物存留。若为交通事故致伤，除眼外伤之外，可伴有威胁生命的头颅外伤。详细了解致伤原因还有利于判断眼创伤的分型及眶内、眼内异物的性质，拳头击伤可造成眼球破裂和（或）眼挫伤；而锐器扎伤一般为眼球穿孔伤。钢丝、弹簧崩伤多无眼内异物。如铁锤击铁时碎屑致伤，则可能造成铁异物伤；若为火药炸石头致伤，则可能造成石头异物伤。树枝、农作物划伤常引起真菌感染（fungal infection）。磁碗、玻璃器皿等磁物损伤，常有碎片在伤口内残留。儿童被注射器针头扎伤及有眼内异物时常易发生细菌性眼内炎（bacterial endophthalmitis）。车祸、骑摩托车摔伤常发生间接视神经损伤（indirect injury of optic nerve）。毒气损伤时，要尽可能了解接触的毒气种类、伤病员在染毒区停留时间等。

三、受伤地点和环境

了解记录外伤发生的地方以及周围环境，用于了解致伤物是否污秽等因素来判断感染的概率大小。如果受伤时周围环境或致伤物比较污秽，则伤口或眼内感染的机会就较多，相反，则感染的可能性就较少。

四、致伤物的特性

因致伤物与组织产生的生物学效应差异较大，了解致伤物特性对判断伤情及制定合理的治疗方案有非常重要的参考作用。主要从以下 6 个方面进行考虑。

1. 性质　致伤物可能是固体、液体或气体，甚至是动物。如果是固体，应进一步了解是金属还是非金属，有无磁性，是何种金属（铁还是铜）或合金，含量多少等。因为不同性质的物体造成的进一步损害不同，比如，眼内铁异物的存留易形成眼铁质沉着症（ocular siderosis）；眼内铜异物的含铜量超过 85% 时，易形成眼铜质沉着症（ocular chalcosis）。若为眼眶铅弹（气枪子弹）异物，往往在异物周围形成碳酸铅包膜，可以阻止铅向组织继续扩散，所以不易形成铅中毒。若为非金属物体，应进一步了解是石头、玻璃还是植物。非金属致伤物在致伤的过程中，易于将致病微生物带入眼内，尤其是植物性致伤物，极易引起眼内感染。若是动物致伤，应了解是何种动物，如何致伤，是动物咬伤、啄伤还是抓伤；如是气体致伤，应当了解有无毒性；若为液体致伤，应当了解液体的名称及酸碱度。酸碱烧伤时不同致伤物的致伤速度和严重程度有明显差异，氨水烧伤在伤后 15 秒钟内即可进入前房影响前房 pH 值，5% 氢氧化钠进入前房仅需 30 秒钟，而在伤后 1 小时内房水 pH 值多恢复正常，故碱烧伤后要尽早清除眼内残留碱性物质，避免发生持续性损伤；浓硫酸烧伤除发生凝固性坏死外，常还合并有热烧伤；铜、铁性质的眼内异物可产生铜锈症及铁锈症，严重影响视功能。

2．大小　一般来说，大的致伤物引起的眼损伤较重，但致伤物大到一定的程度，致伤的性质就有可能发生改变，较大而慢速的致伤物容易引起眼部的挫伤，较大而速度快的致伤物容易致眼球破裂。较小而快速的致伤物容易引起眼球穿孔伤。有研究发现当致伤物直径大于5cm（即大于眶口的直径）时致伤力作用于眼眶软组织可以使眶内流体压力突然增高，凭借液压传导波及眶骨，使眶壁最薄弱处发生骨折（多在内壁及下壁）。

3．形态　致伤物的形态也会对眼部造成的伤害程度有一定的影响。如圆形的物体引起挫伤或眼球破裂多见，有棱角且尖锐的物体导致眼球穿孔伤多见。

4．数目　致伤物的数目与致伤的原因有关，通常爆炸伤或猎枪击伤的致伤物较多，可以是1枚或多枚，而且有可能双眼同时受伤。敲击导致的碎屑致伤物多为1枚。

5．动能　致伤物的致伤力取决于它的动能（E_k）。

$$E_k = \frac{1}{2}mv^2$$

m，致伤物的质量

v，致伤物的速度

上式提示致伤物的动能取决于其本身的质量以及其运动的速度。动能愈大，致伤物对眼的损伤愈重。所以应了解致伤物的重量和速度，即致伤物的动能。致伤物在行进一定的距离之后，速度减慢，行进距离越远，速度减慢越多，也就是说动能是随距离的指数而衰减的。所以在询问病史时有必要了解致伤物与受伤者之间的距离。

6．作用方向　是指致伤物作用于受伤部位时的方向，常可影响眼组织受损伤的程度。同一致伤物，即使是其他条件完全相同，而作用方向不同，也可以产生完全不同的后果。例如，从眼的正前方来的致伤物，眼球受损伤的机会就多，而且严重；若致伤物来自其他方向，因有眶骨和鼻骨的保护，眼球损伤的机会相应较少。

第三节　伤后症状和临床表现

伤后症状（symptom）往往是患者最痛苦、最需要解决的问题。要对伤后的症状和临床表现（clinical sign）付以足够的重视。伤后症状和临床表现可以帮助判断有无多发伤及复合伤。

一、全身情况

伤后有无休克、昏迷、呕血、便血、尿失禁等，有无神经系统症状，有利于排除眼创伤以外的其他系统脏器损伤，便于判断伤情轻重缓急，如存在危及生命的其他脏器损伤，应先抢救生命，待生命体征平稳后再进行眼科处理。

二、伤后眼部情况

伤后眼部情况对判断眼部伤情可以提供帮助。有报道高尔夫球击伤后，如视力低于等于光感，往往导致眼球丧失的后果。伤后持续疼痛常提示伤情偏重，固定位置的疼痛提示可能有局部裂伤或异物，胀痛提示有眶压或眼压增高，伤后疼痛加重提示可能有感染发生；视力下降多提示有角膜及眼内组织损伤，无光感提示眼球伤较严重或合并有视神经损伤，而伤后视力的变化提示伤情有新的变化；复视提示有眼外肌损伤及功能障碍，异物感提示有眼表损伤或结膜囊异物存留，畏光流泪提示有角膜、眼表损伤或眼前段炎症，鼻出血提示合并眶壁骨折。对可疑毒剂损伤者，不但要了解伤员接触或摄入可疑毒剂后的症状，还要了解其周围其他人员的症状情形。

第四节 既 往 史

如原有近视或放射状角膜切开术（radial keratotomy，RK）后的伤病员，机械性眼创伤造成的后果较无近视者可能要严重得多。原有慢性泪囊炎者须加强抗感染治疗。询问伤后症状要结合患者伤前情况，有些症状或疾病在伤前或已存在，可能与本次创伤无关或因本次创伤变得更加严重，需要注意区别。

一、既往眼病史

了解既往眼病史（past history of eye），对于眼外伤的诊断、治疗和预后的评估都是必要的。如既往的眼科手术，即使是非穿通性手术（如放射状角膜切开），在眼球受到打击时，亦可发生眼球破裂，后果较无近视者可能要严重得多。又如有人工晶状体植入或眼眶内有填充物的眼，在受伤时，人工晶状体或填充物可能被逐出或移位，甚至改变受伤的性质。再如青光眼患者在受伤后短时间内眼压升高，可明显地加重视野缺损。原有慢性泪囊炎者须加强抗感染治疗。所以，在了解眼外伤病史时，应了解受伤眼或未受伤眼既往所患眼病及治疗情况，治疗后视力，有无后遗症、弱视及手术史。此外，还应进一步询问有无戴镜史，是普通眼镜，还是角膜接触镜或保护眼罩，并且在检查时，注意这些物品是否造成进一步损害。

二、既往全身病史

应当着重了解有无心、脑、肝、肾、血液等疾病以及治疗情况。原有较重心脑血管病变的中老年人，要注意排除伤后出现心脑血管意外的可能。患有糖尿病的伤病员伤后要注意预防低血糖休克、酮症酸中毒及伤口感染。生育年龄的女性患者还应当问及有无怀孕。患者最近服用的药物和对药物的反应，有无过敏的药物、是否进行了破伤风免疫措施。这些情况都有可能影响用药以及其他的治疗方式。

第五节 受伤后处理史

眼外伤后的处理救治经过对伤眼的后续处理和预后判断有重要影响。如碱烧伤后是否立即去除了致伤的碱性物品，是否用水冲洗过，冲洗时间长短，使用过何种冲洗剂等；锐器扎伤后锐器是否拔出，是否有折断；伤后是否进行简易的包扎，是否进行清创缝合；伤后是否使用抗生素，使用抗生素种类、时间及剂量，特别是需用抗生素治疗某种感染时尤为重要，因为抗生素治疗可能影响细菌培养的结果。接诊医师还可根据其治疗反应决定是否换用抗生素。伤后是否注射过破伤风抗毒素等。核爆炸伤、毒剂伤后是否进行毒剂等污染物的洗消处理。初步救治的效果怎样，也需要加以了解。战场急救环境，有时为了减轻伤员痛苦使用镇痛剂，可能掩盖部分伤后症状，须引起重视。

如果曾做过手术处理，应当问明手术方式，术中经过及术中和术后近期并发症。转诊医院提供的患者受伤经过、初诊时的病情、处理经过及反应等资料，对接诊医师有重要的参考价值。

总之，提高询问和认真采集眼外伤病史并详细记录眼外伤的程度、性质及患者的全身状况，认识眼外伤的严重程度、危害性，以便为进一步的检查、诊断分型和治疗提供准确的信息。

第六节 几种特殊眼外伤采集病史时应注意的事项

下述几种外伤，在采集病史时应给予特别注意。

一、化学伤

化学伤(chemical injury),特别是碱烧伤(alkaline burn),是对眼损害极大的急症之一。在询问病史进行检查的同时,应给予处理。一旦确定为碱烧伤,应立即冲洗,在急诊处理之后,再询问详细的病史。因为碱性物质可以引起极快而严重的组织破坏,所以,所有化学伤,在最初未能证实其性质之前,都应按碱烧伤处理。

化学伤最主要的是确定受伤类型是碱烧伤还是酸烧伤。一般可通过询问患者或伴随人员了解致伤物的化学性质。在不能提供致伤物的化学性质和产品名称,也应询问致伤物的一般情况或用途,如水垢清除剂、油漆的稀释剂。此外,在眼科急诊室内常规准备石蕊试纸直接对眼部的致伤物进行检验或必要的实验室检查也是切实可行的。

在确定了致伤物的类型后,还应进一步了解致伤物的数量、物理特性(如液状、糊状、凝胶或颗粒状)、与眼接触的时间等。

眼的化学伤常伴有面部和其他部位的损伤,尤应注意有无面部或呼吸道的烧伤。

二、热烧伤

热烧伤(thermal burn)是少见的眼外伤。询问时应问及致伤物的温度、接触时间和致伤物的有关特性,以便判断传递到眼的热量。如有面部烧伤,应检查有无呼吸道烧伤,因其可危及生命。

热烧伤除火焰、高温物体、气体和液体致伤外,还包括电烧伤,对电烧伤应了解致伤时的电流、电压以及电流出入的部位。一般来说,侵犯眼的电烧伤,常伴有其他器官的严重伤害。

三、挫伤

采集挫伤(contusion,blunt trauma)患者的病史时,应注意了解:①传递到眼球和眼眶的能量大小;②致伤物的物理性状。所传递的能量取决于冲击所产生的力的方向和大小,以及受冲击的范围。物体的物理特性包括密度、大小、有无棱角或切割刃。这些特性对决定挫伤的严重程度起重要作用。

此外,着力部位对评价眶骨及其结构以及视觉系统的潜在损伤也很重要的。比如:颞侧额部的挫伤可能导致视神经挫伤,颊部受到冲击,可能伴有眶底的骨折。

眶部的挫伤与上颌和面部的损害同时存在。在上颌和面部挫伤的患者中,约67%的患者伴有眼部损伤;颊部骨折时,则有70%以上患者伴有眼部损伤,在严重的眼挫伤中,90%的患者伴有颊部、眶下部或额窦骨折。

四、眼内异物

凡是眼外伤,尤其是穿孔性眼外伤的患者,必须考虑到眼内异物(intraocular foreign body)存留的可能性。一旦确定有眼内异物存留或怀疑异物存留时,应进一步明确异物的来源、性质、轨迹和微生物感染的可能性,这对判断眼损伤的程度及其预后有重要意义。所谓"眼内异物"并非仅仅指眼内异物本身,还包括异物存留所引起的一系列眼部病理改变。

异物的来源,根据受伤时所作的操作,使用的工具,所做的工作,一般可以判断。如以铁锤击铁件时,脱落的碎屑击伤眼,那么,异物可能来自铁锤或被击的铁件,铁异物基本上可以肯定。如果由雷管爆炸所致,则异物来自雷管。目前国内雷管有2种,一种由铜制作,一种为由外层镀铜的铁制作(主要成分为铁),所以,异物就有2种可能,即铜或铁。如果雷管爆炸时还夹杂有其他物质如煤或石头,那么,异物的可能性就有几种,也可能为复合异物,既有铜亦有石头或煤。了解异物的来源后,异物的性质和化学成分即可大体上判断。这是了解眼内异物伤的重点,因为眼内异物的化学成分决定了异物对眼的毒性,如铁或铜对眼的毒性较玻璃或塑料要大。随着对受伤的原因、过程的了解,异物的物理特性,包括异物的大小、速度和动能便可推断。根据了解的受伤详细过程以及检查结果,受伤时异物来的方向、异物的入口和异物的通道便可明了。异物的来源、大小、速度和特性被确定后,伤口感染的可能性也可以推断。如铁锤击铁或雷管爆炸所引起的较小异物，因受伤时往往产生高温，异物碎片本身成为灭菌性的，所以这类异物伤口感染的机会较少。若为非金属异物或异物较大，受伤时产生的热量不足以灭菌者，则眼内感染的机会增大。

五、枪击伤

枪击伤（gunshot wounds）常构成一种特殊的异物伤。我国比较常见的有土枪（或自制猎枪）或气枪子弹击伤，通常为误伤。了解枪支和子弹的类型对评价枪击伤的损伤和预后是必要的。猎枪常是射出大量小而圆的子弹（铁弹或铅弹），其破坏组织的能量取决于子弹的大小和眼距枪的距离。气枪往往是射出一颗较大的铅弹，一般穿透组织较深，损害较大。由于我国对武器的严格控制，民间短枪和来复枪等极少，所以这种武器的损伤罕见。

在枪击伤中，除应注意询问患者或目击者有关枪支和子弹的类型外，还应注意子弹在击到患者之前是否穿过玻璃或其他物体，若是这种情况，则除考虑子弹异物外，还应考虑存在其他类型异物的可能性。

六、动物伤

动物伤（animal injury）较少见，为全面评估动物伤所引起的损害，应仔细了解动物伤的类型以及环境，如狗咬伤可导致不同类型的眼外伤，而鸟禽啄伤多损伤角膜。此外，还应注意动物致伤的部位，如狗致伤时是牙齿咬伤，还是抓伤，以便进一步评估有关传染性疾病的可能性。

七、多发伤和复合伤

多发伤（multiple injury）是指在同一致伤物的作用下，机体同时或相继有两个以上解剖部位的外伤，比如眼外伤合并颅脑外伤。复合伤（complicated injury）是指两种以上的致伤因子同时或相继作用于患者所造成的创伤，如机械伤合并烧伤等。这两种外伤常都比较严重，所以在接诊时应详细了解受伤的经过，伤后有无出血、休克、昏迷，有无神经系统症状。值得提醒的是，对那些隐匿性的（occult）重要器官的外伤如肝、脾破裂等要有足够的警惕，以免漏诊。

遇到多发伤和复合伤的患者，接诊医生要有全身观念，不能只顾及眼外伤而忽略了身体其他部位的外伤，要分清轻重缓急。首先应抢救生命，待生命体征稳定之后再进行眼科处理。此外，眼本身也可能有多种组织受伤，也应注意。

总之，通过询问眼外伤患者及目击者之后，对眼外伤的程度、性质及患者的全身状况、眼病史均有所了解。问诊的目的是认识眼外伤的严重程度、危害性，以便为进一步的检查、诊断分型和治疗提供准确的信息。检查的目的是进一步查明眼受伤的情况，受伤的部位、范围和程度。检查过程是一个循环的过程，结果可以指导下一步的检查，进一步的检查，又可得到更详细更全面的结果。只有对所有可能受损害的部位的情况全面详细了解之后，检查才算完成。除此之外，也有必要对患者的全身情况进行常规的甚至某些特殊的检查。

根据国际眼外伤形势发展和国内眼外伤研究状况，急需统一和标准的眼外伤登记表格，这种登记表格一般由一定区域范围内的眼外伤登记组织进行设计，主要是登记治疗以后的眼外伤患者的一些关键项目，供相关机构进行科研和制定防治措施使用。为配合实施眼外伤登记工作的开展，作者结合多年来的临床经验，现根据郑州大学第一附属医院眼外伤病历书写实践，结合国内文献上发表的眼外伤登记表格要求，按照详细、备用、规范的思路设计出以下的眼外伤表格病历，以便在眼外伤治疗后其病历中记录的项目能够基本满足眼外伤登记的需要，但眼外伤表格病历和眼外伤登记表格并不能互为等同，眼外伤登记表格是一种治疗以后的总结性表格，是针对在各种情况都明了的情况设计的一种统计表格；而眼外伤表格病历的最主要功能是作为病历使用，其记录的是眼外伤患者的病情变化和治疗过程，因眼外伤情况各异，随着治疗的进展，一些隐匿的或被别的组织或病变掩盖的伤情才逐步发现，因此其是逐步记录眼外伤病情的。其和眼外伤登记表格的联系是在设计眼外伤表格病历时尽量将眼外伤登记表格中的项目包含进去，以便登记时资料完整。但其又必须详细记录发生在眼外伤患者身上、登记表格未包含的内容，从这一方面来讲，表格病历是应该比登记表格更具体、更详细的。眼外伤表格病历和普通病历的区别是普通病历一般情况下以记录阳性项目及部分关键的阴性项目为主，但表格病历则需所有项目都列出来以供选择。因而对眼外伤这种复杂多变的病种来说，设计一个完善的眼外伤表格病历就会显得冗长而烦琐，但这种冗长而繁琐的表格病历也提示写病历者别遗漏了对任何关键伤情的检查和记录。如果采用普通病历记录，原则上写病历者应将所有眼外伤相关项目熟练掌握，记牢于心的，这对于一个熟练的眼外伤专家也不一定能完全做到，况且写病历的医生往往都是低年资的住院医师，做到这一点是很有困难的，但对照表格病历一步步完成却是可以实现的。纸质表格病历内容太长、阴性项目占据很大篇幅影响工作效率，不易突出重点，目前普遍使用的电子病历却可很好解决纸质表格病历的这一缺陷，写电子病历时将非关键的阴性项目一一删除，剩下的全是有用的、规范的项目，既重点突出，又便于统计，解决了传统手写病历与表格病历的缺点，确实是信息化在病历书写上带来的进步。以上介绍，便于大家采集病史时理解这几种病历或表格之间的联系和区别。选用最好的病历书写方式。后附作者整理出的2种眼外伤表格病历(附1，附2)，以供参考。

附1 眼外伤门诊及急诊患者表格病历

(一) 患者基本信息

姓名：_____ 性别：男 女 年龄：_____ 身份证号：_____

国籍：_____ 民族：_____ 籍贯：_____

现在住址：_____ 电话：_____ 邮编：_____

婚姻：_____ 文化程度：_____ 其他：_____

职业：农民 工人(建筑 矿工 机械工 其他_____)司机 文职 服务人员

学龄前儿童 中小学生 大学生 运动员 个体(工作_____)无业者

军人(士兵 干部) 军种(陆军 空军 海军 其他_____)

其他_____ 工龄_____

(二) 主诉

右 / 左 / 双 眼被_____物_____伤 20_____年___月___日___时___分

当时伤眼自觉：疼痛 / 流泪 / 流血 / 组织块流出 / 怕光 / 异物感 / 其他_____，

视力：轻度下降 / 明显下降 / 视物不见 / 其他_____，

并有：_____部_____伤。

伤后无 / 有：头晕 / 恶心 / 呕吐 / 意识丧失。

自己做了_____处理，

伤后：立即 /___天___时后，到_____医院，行_____检查，进行_____处理。

(三) 现病史(受伤史)

受伤日期：20_____年___月___日___时___分

受伤时处于：工作时间 / 休闲 / 节假日 / 其他_____

致伤地点：农牧林场工厂 / 道路 / 学校 / 商场 / 运动场 / 其他_____

休闲娱乐场所 / 家中 / 其他公共场所 / 医院 / 其他_____

致伤场合：室内 / 室外_____

致伤时状态：正常 / 酗酒 / 服用精神类药品 / 其他_____

致伤原因：

车祸(驾驶者 乘客 行人 车型 汽车 摩托车 自行车 其他_____)

暴力伤害(拳 脚 棍棒 砖石 刀具 其他_____)

爆炸(鞭炮 开矿 雷管 容器爆炸 燃气爆炸 其他_____)

作业(工种：钳 锻 铸 凿 铆 钻 车 刨 磨 铣电机 其他_____)

操作：击钻 打钎 敲击 其他_____)

枪弹伤(鸟枪 气枪 手枪 步枪 玩具枪 其他_____)

动物致伤(猫 狗 鸡 其他_____)

运动(篮球 排球 网球 羽毛球 高尔夫球 乒乓球 足球 体操 游泳 跳水 蹦极 自行车 拳击 其他_____)

家务意外_____ 家庭纠纷_____

旅游或一般户外活动意外_____

火灾　跌落_____

其他(详细说明)_____

致伤物性状：

锐器(金属碎屑　石头碎屑　玻璃碎屑　木棍树枝　金属线　刀　剪　其他_____)

钝器(拳脚　酒瓶　棍棒　砖石　球类　其他_____)

气体(名称_____)液体(名称_____)胶体(名称_____)电流(电压_____V)

致伤物性质：

固体理化性质：铁　铜　铝　铅　锌　合金　玻璃　木屑　石　塑料　其他_____

磁性：强　弱　无

碱性：强　中等　弱

酸性：强　中等　弱

放射性：强　弱　无,接触时间：_____

致伤时温度：高温　常温

毒性：性质_____,强,弱

胶粘性：强　弱　无

致伤物作用参数：

致伤作用于眼的方向：前　上　下　左　右　不明,

致伤运行速度：快　中　慢

致伤物与眼的距离：_____m,力量：大　小

致伤环境与致伤物污染程度：轻　一般　重

眼睛保护　戴防护镜　戴普通眼镜　无保护　不详　镜片破碎　是/否

全身伤情　颅脑伤　昏迷　上肢及胸部伤　　其他_____

（四）伤前病史

眼部：眼手术史　　高度近视　　　其他眼病史

全身：糖尿病史　　出血性疾病　　过敏史　　　　其他_____

（五）全身检查

（可根据实际情况选择或简化,但要有全身意识）

血压：　/　mmHg;脉搏：　次/min;体温：　℃;呼吸：　次/min

一般情况：　　　　　　　　　　　　　肺

心　　　　　　　　脾　　　　　　　肝　　　　　　其他_____

（六）眼部检查

受伤眼别：　左　右　双

伤前视力(小数记录法)：　右眼　　　　　　　　　　左眼

视力分级记录　　　　5级：无光感　　　　　　　5级：无光感

4级：盲(~0.04)　　　　　　4级：盲

3级：低视力(0.05~0.25)　　　3级：低视力

2级：中等视力(0.3~0.6)　　　2级：中等视力

1级：较好视力(0.7~)　　　　1级：较好视力

具体视力记录　　　_____　　　　　　　　　_____

伤后视力(小数记录法)：　右眼　　　　　　　　　　左眼

视力分级记录　　　　5级：无光感　　　　　　　5级：无光感

4级：盲(光感~0.04)　　　　4级：盲

3级：低视力(0.05~0.25)　　　3级：低视力

2级：中等视力(0.3~0.6)　　　2级：中等视力

1级：较好视力(0.7~)　　　　1级：较好视力

具体视力记录　　　_____　　　　　　　　　_____

伤后眼压：　　　　　右眼　　　　　　　　　　左眼

指测眼压分级记录　T-2　　T-1　　　　　T-2　　T-1

Tn　　　　　　　　　　Tn

T+1　　T+2　　　　　T+1　T+2

眼压计测量数值记录　_____mmHg　　　　　_____mmHg

伤眼详细检查:

眼别:右眼　左眼(单眼外伤时,健眼则简记;双眼外伤时则分别记入两份病历)

眼睑

皮肤:正常　异常(擦伤　水肿　结痂　皮下气肿　皮下出血)及范围_____。

眼睑位置:下垂　内翻　外翻　闭合不全,程度:轻度　中度　重度。

上睑提肌功能:正常　降低:轻度　中度　重度

裂伤:长_____mm,深达_____层,几条_____,伴/不伴睑板断裂,睑缘缺损有/无,范围_____,

有/无_____韧带断裂,泪小管断裂有/无。

爆炸伤或撕脱伤:创缘整齐/不规则,创口污染轻/重,组织缺损有/无,_____

组织缺损,面积_____,内眦韧带断裂有/无,泪道断裂有/无。

灼伤:范围_____,深达_____层。睑缘缺损有/无,范围_____。

眼眶

血肿有/无,气肿有/无,张力大/小,眶骨畸型有/无,缺损有/无,脑脊液漏有/无。眼球突出/下陷/移位/脱臼。是/否合并颅骨损伤。

眼位与眼球运动

眼位正/斜视(内　外　上)及程度_____。眼球运动良好/受限(内　外　上　下)及程度_____/眼球固定/眼球震颤。

球结膜

充血+/++/+++,分泌物多/少,性质:脓性/浆液/水性,结膜下出血有/无,颜色_____,范围_____象限。角膜缘血管闭塞有/无,范围_____象限。

结膜瘢痕范围_____象限,睑球粘连范围_____象限。干燥有/无。

角膜

刺激症状有/无。角膜上皮完整、病变(着色、浸润、水肿、变质、坏死)及范围_____。

异物:单个/多个,深达_____层,大小及部位_____。

穿孔伤长____mm,部位_____,规则/不规则,是/否通过瞳孔区,缺损有/无,是/否延伸至巩膜,长____mm,虹膜脱出/无,玻璃体脱出有/无。

灼伤致上皮剥脱/毛玻璃状浑浊/完全浑浊,有/无溃疡形成,有/无穿孔。

薄翳:是/否在瞳孔区,斑翳:范围____,是/否累及瞳孔区。白斑:单纯/粘连性,是/否合并血管翳,是/否累及瞳孔区。瘢痕性血管翳:面积____

象限,浅表/深实质,退行性　非/退行性,角膜后膜有/无,散光有/无。

巩膜

裂伤长____mm,部位_____,是/否延长至角膜,长度____mm,葡萄膜脱出是/否,玻璃体脱出是/否,视网膜嵌顿是/否。

前房

消失/浅/深/正常,房水清/浑浊,房水闪光/细胞性+/++/+++,纤维素渗出有/无,积脓有/无,量____mm,积血:1/3　2/3满前房　黑球。

异物有/无,其他_____。

瞳孔

直径____mm

直接对光反应(正常/弱/消失),间接对光反应(正常/弱/消失),相对性传入性瞳孔障碍(+-)。形态_____,纤维素性粘连有/无,　永久性粘连有/无,膜闭有/无,闭锁有/无,眼底反光_____色。

虹膜

脱出有/无,括约肌撕裂有/无,根部断离有/无,范围_____时钟位,萎缩有/无,新生血管有/无,缺损有/无,无虹膜是/否,震颤有/无,异物有/无。

晶状体

前囊破裂/破口封闭,皮质浑浊全部/局限/溢入前房,脱位:不全/全,所在位置_____,是/否皮质吸收形成机化膜,无晶状体眼/人工晶状体眼/后囊浑浊/异物。

前房角

后退有/无,范围_____象限。睫状体脱离有/无,范围_____时钟位,异物有/无,性质_____,部位_____。

异物_____。

玻璃体

浑浊轻/中/重,性质:积血/炎性。

异物有/无,体积____mm×____mm×____mm,性质_____,部位_____。

增生:性质_____,形态_____,范围_____,与伤口的关系_____。

视盘

　　水肿有/无,出血有/无,色泽_____,生理杯扩大有/无,杯盘比(C/D)_____,萎缩有/无。血管扩张/迂曲/变细。

视网膜

　　水肿有/无,出血有/无,范围____,是/否进入玻璃体,血管扩张有/无,闭塞有/无,乳斑束损伤有/无。黄斑孔(有/无,板层/全层)。

　　视网膜裂孔有/无(小圆孔　马蹄孔　巨大裂孔　锯齿缘断离　视网膜缺损)。

　　视网膜脱离:有/无,范围_____,涉及黄斑是/否。黄斑水肿有/无,

　　黄斑前膜有/无,视网膜前膜:性质_____,形态_____,范围_____。

　　增生性玻璃体视网膜病变分级:A__B__C1__C2__C3__ D1__D2__D3__APVR。

脉络膜

　　出血有/无,部位_____,范围_____,破裂有/无,是/否累及黄斑部。

眼底图

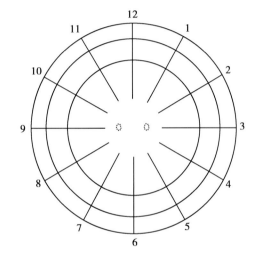

　　眼底图绘制说明:图中用12条放射线代表12个钟点,用两个小圆和3个同心圆代表左右眼的眼底的不同解剖位置。中心部的两个小圆是视盘(分别代表左右眼)。从内向外第1个同心圆是眼底赤道部,第2个同心圆是锯齿缘,第3个同心圆是角膜缘

健眼简要检查(以记录阳性体征为主)

　　眼别:右眼　　左眼

　　简要记录:_____

　　如为双眼外伤则分别记入两份病历

(七)辅助检查(在不能确定眼球伤情和全身伤情的情况,为不影响涉及生命的伤情救治和不因检查造成眼内容物流出及增加感染机会,一般先做CT检查。其他辅助检查根据伤情和是否需要住院治疗再陆续安排)。

CT检查:

颅脑及全身重要器官有无损伤或病变。

伤眼(右眼/左眼)结构正常或病变(眼内异物有/无 眶内/眼球内)眼环完整是/否是否有高/低密度影　其他_____。

眶穿孔伤/眶壁骨折(爆裂性):内壁　下壁　外壁　上壁。视神经管骨折/颅底骨折/眶内出血或血肿。

未伤眼(右眼/左眼)结构正常或病变

(未伤眼患病或双眼同时受伤时按伤眼所含项目记录)

其他检查:

(八)初步诊断(印象)

_____

_____

_____

_____

_____

（九）治疗方案

1. 由其他相关科室先行救治，生命体征稳定再由眼科门诊或住院进行治疗。

2. 先行眼部冲洗等抢救性治疗，稳定后住院进一步检查治疗。

3. 眼科门诊做部分关键检查，确定需要住院后，详细检查和治疗在住院后进行。

4. 病情仅需门诊治疗随访，确定后可根据需要进一步完善各项检查。包括眼部超声、

5. 其他：

OCT、FFA、化验检查等，结果评价及治疗参照住院病历部分。

主治医师_____

_____年___月___日

附2 眼外伤住院患者表格病历

（一）患者基本信息

姓名：_____ 性别：男 女 年龄：_____ 住院号：_____

国籍：_____ 民族：_____ 籍贯：_____ 身份证号：_____

现在住址：_____ 电话：_____ 邮编：_____

婚姻：_____ 文化程度：_____

职业：农民 工人（建筑 矿工 机械工 其他_____）司机 文职 服务人员 其他_____

学龄前儿童 中小学生 大学生 运动员 个体（工作_____）无业者

军人（士兵 干部） 军种（陆军 空军 海军 其他_____）

其他_____ 工龄_____

入院时间：___年__月__日__时 入院情况：一般 急诊 危重 入院科别：_____

病史采集时间：_____年__月__日__时__分 病史陈述者：_____病史可靠性：_____

联系人：_____关系：____住址：_____ 电话：_____

门（急）诊诊断（印象）：_____

（二）主诉

右／左／双 眼被_____物_____伤，时间20____年____月___日___时____分。

当时伤眼自觉：疼痛／流泪／流血／组织块流出／怕光／异物感／其他_____，

视力：轻度下降／明显下降／视物不见／其他_____，

并有：_____部_____伤。

伤后无／有：头晕／恶心／呕吐／意识丧失。

自己做了_____处理，

伤后：立即／___天___时后，到_____医院，行_____检查，进行_____处理。

（三）现病史（受伤史）

受伤日期：20____年____月___日

受伤时处于：工作时间／休闲／节假日／其他_____

致伤地点：农牧林场工厂／道路／学校／商场／运动场／其他_____

休闲娱乐场所／家中／其他公共场所／医院／其他_____

致伤场合：室内_____／室外_____

致伤时状态：正常／酗酒／服用精神类药品／其他_____

致伤原因：

车祸（驾驶者 乘客 行人 车型 汽车 摩托车 自行车 其他_____）

暴力伤害（拳脚 棍棒 砖石 刀具其他_____）

爆炸（鞭炮 开矿 雷管 容器爆炸 燃气爆炸 其他_____）

作业（工种：钳 锻 铸 凿 铆 钻 车 刨 磨 铣电机 其他_____）

操作：击钻 打钎 敲击 其他_____）

枪弹伤（鸟枪 气枪 手枪 步枪 玩具枪 其他_____）

动物致伤（猫 狗 鸡 其他_____）

运动（篮球 排球 网球 羽毛球 高尔夫球 足球 体操 游泳 跳水 蹦极自行车 拳击 其他_____）

家务意外_____ 家庭纠纷_____

旅游或一般户外活动意外_____

火灾 跌落_____

其他（详细说明）_____

致伤物性状

    锐器(金属碎屑　石头碎屑　玻璃碎屑　木棍树枝　金属线　剪刀　其他_____)

    钝器(拳脚　酒瓶　棍棒　砖石　球类　其他_____)

    气体(名称_____)液体(名称_____)胶体(名称_____)电流(电压_____V)

致伤物性质

    固体理化性质:铁　铜　铝　铅　锌　合金　玻璃　木屑　石　塑料　其他_____

    磁性:强　弱　无

    碱性:强　中等　弱

    酸性:强　中等　弱

    放射性:强　弱　无,接触时间:_____

    致伤时温度:高温　常温

    毒性:性质_____,强,弱

    胶粘性:强　弱　无

致伤物作用参数

    致伤作用于眼的方向:前　上　下　左　右　不明,

    致伤运行速度:快　中　慢

    致伤物与眼的距离:_____m,力量:大　小

    致伤环境与致伤物污染程度:轻　一般　重

    眼睛保护　戴防护镜　戴普通眼镜　无保护　不详　镜片破碎是/否

    全身伤情　颅脑伤　昏迷　上肢及胸部伤　其他_____

(四)伤前病史

眼部:眼手术史　高度近视　其他眼病史

全身:糖尿病史　出血性疾病　过敏史　其他_____

(五)全身检查

(可根据实际情况选择或简化,但要有全身意识)

血压:　/　mmHg;脉搏:　次/min;体温:　℃;呼吸:　次/min

  一般情况　　　　　　　　　　肺

  心　　　　　　脾　　　　　　肝　　　其他_____

(六)眼部检查

受伤眼别:　左　　右　　双

伤前视力(小数记录法):　右眼　　　　　　　　左眼

    视力分级记录　　　5级:无光感　　　　　5级:无光感

               4级:盲(光感～0.04)　　4级:盲

               3级:低视力(0.05～0.25)　3级:低视力

               2级:中等视力(0.3～0.6)　2级:中等视力

               1级:较好视力(0.7～)　　1级:较好视力

    具体视力记录　　　_____　　　　　　_____

伤后视力(小数记录法):　右眼　　　　　　　　左眼

    视力分级记录　　　5级:无光感　　　　　5级:无光感

               4级:盲(～0.04)　　　4级:盲

               3级:低视力(0.05～0.25)　3级:低视力

               2级:中等视力(0.3～0.6)　2级:中等视力

               1级:较好视力(0.7～)　　1级:较好视力

    具体视力记录　　　_____　　　　　　_____

伤后眼压:　　　　　　右眼　　　　　　　　左眼

    指测眼压分级记录:　T-2　　T-1　　　　T-2　　　T-1

               Tn　　　　　　　　Tn

               T+1　　T+2　　　　T+1　　T+2

    眼压计测量数值记录:____mmHg　　　　____mmHg

伤眼详细检查:

    眼别:右眼　　左眼(单眼外伤时,未伤眼则简记;双眼外伤时则分别记入两份病历)

眼睑

    皮肤:正常　异常(擦伤　水肿　结痂　皮下气肿　皮下出血)及范围_____。

眼睑位置：下垂　内翻　外翻　闭合不全,程度：轻度　中度　重度。

上睑提肌功能：正常　降低：轻度　中度　重度

裂伤：长_____mm,深达_____层,几条_____,伴 / 不伴睑板断裂,有 / 无睑缘缺损,范围_____,

有 / 无_____韧带断裂,有 / 无泪道断裂。

爆炸伤或撕脱伤：创缘整齐 / 不规则,创口污染轻 / 重,组织缺损有 / 无,_____组织缺损,面积_____,内眦韧带断裂有 / 无,泪道断裂有 / 无。

灼伤：范围_____,深达_____层。睑缘缺损有 / 无,范围_____。

眼眶

血肿有 / 无,气肿有 / 无,张力大 / 小,眶骨畸型有 / 无,缺损有 / 无,脑脊液漏有 / 无。眼球突出 / 下陷 / 移位 / 脱臼。是 / 否合并颅骨损伤。

眼位与眼球运动

眼位正 / 斜视(内　外　上)及程度_____。眼球运动良好 / 受限(内　外　上　下)及程度_____ / 眼球固定 / 眼球震颤。

球结膜

充血 + / + + / + + +,分泌物多 / 少,性质：脓性 / 浆液 / 水性,结膜下出血有 / 无,颜色_____,范围_____象限。

角膜缘血管闭塞有 / 无,范围_____象限。结膜瘢痕范围_____象限,睑球粘连范围_____象限。干燥有 / 无。

角膜

刺激症状有 / 无。角膜上皮完整、病变(着色、浸润、水肿、变质、坏死)及范围_____。

异物：单个 / 多个,深达_____层,大小及部位_____。

穿孔伤长____mm,部位____,规则 / 不规则,是 / 否通过瞳孔区,缺损有 / 无,是 / 否延伸至巩膜,长____mm,虹膜脱出有 / 无,玻璃体脱出有 / 无。

灼伤致上皮剥脱 / 毛玻璃状浑浊 / 完全浑浊,有 / 无溃疡形成,有 / 无穿孔。

薄翳：是 / 否在瞳孔区,斑翳：范围____,是 / 否累及瞳孔区。白斑：单纯 / 粘连性,是 / 否合并血管翳,是 / 否累及瞳孔区。瘢痕性血管翳：面积____象限,浅表 / 深实质,退行性　非 / 退行性,角膜后膜有 / 无,散光有 / 无。

巩膜

裂伤长____mm,部位_____,是 / 否延长至角膜,长度____mm,葡萄膜脱出是 / 否,玻璃体脱出是 / 否,视网膜嵌顿是 / 否。

前房

消失 / 浅 / 深 / 正常,房水清 / 浑浊,房水闪光 / 细胞性 + / + + / + + +,纤维素渗出有 / 无,积脓有 / 无,量____mm,积血：1/3　2/3 满前房　黑球。

异物有 / 无,其他_____。

瞳孔

直径____mm

直接对光反应(正常 / 弱 / 消失),间接对光反应(正常 / 弱 / 消失),相对性传入性瞳孔障碍(+ −)。形态_____,纤维素性粘连有 / 无,永久性粘连有 / 无,膜闭有 / 无,闭锁有 / 无,眼底反光_____色。

虹膜

脱出有 / 无,括约肌撕裂有 / 无,根部离断有 / 无,范围_____时钟位,萎缩有 / 无,新生血管有 / 无,缺损有 / 无,无虹膜是 / 否,震颤有 / 无,异物有 / 无。

晶状体

前囊破裂 / 破口封闭,皮质浑浊全部 / 局限 / 溢入前房,脱位：不全 / 全,所在位置_____,是 / 否皮质吸收形成机化膜,无晶状体眼 / 人工晶状体眼 / 后囊浑浊 / 异物。

前房角

后退有 / 无,范围_____象限。睫状体脱离有 / 无,范围_____时钟位,异物有 / 无,性质_____,部位_____。

异物_____。

玻璃体

浑浊轻 / 中 / 重,性质：积血 / 炎性。

异物有 / 无,体积__mm×__mm×__mm,性质_____,部位_____。

增生：性质_____,形态_____,范围_____,与伤口的关系_____。

视盘

水肿有 / 无,出血有 / 无,色泽_____,生理杯扩大有 / 无,杯盘比(C/D)_____,萎缩有 / 无。血管扩张 / 迂曲 / 变细。

视网膜

水肿有 / 无,出血有 / 无,范围_____,是 / 否进入玻璃体,血管扩张有 / 无,闭塞有 / 无,乳斑束损伤有 / 无。黄斑孔(有 / 无,板层 / 全层)。

视网膜裂孔有 / 无（小圆孔　马蹄孔　巨大裂孔　锯齿缘断离　视网膜缺损）。

视网膜脱离：有 / 无，范围_____，涉及黄斑是 / 否。黄斑水肿有 / 无，黄斑前膜有 / 无，视网膜前膜：性质_____，形态_____，范围_____。

增生性玻璃体视网膜病变分级：A__B__C1__C2__C3__ D1__D2__D3__APVR。

脉络膜

出血有 / 无，部位_____，范围_____，破裂有 / 无，是 / 否累及黄斑部。

眼底图

眼底图绘制说明：图中用 12 条放射线代表 12 个钟点，用两个小圆和 3 个同心圆代表左右眼的眼底的不同解剖位置，中心部的两个小圆是视盘（分别代表左右眼）。从内向外第 1 个同心圆是眼底赤道部，第 2 个同心圆是锯齿缘，第 3 个同心圆是角膜缘

未伤眼简要检查（以记录阳性体征为主，如双眼外伤则记为两份病历）

眼别：右眼　左眼

简要记录：_____

_____

如为双眼外伤则分别记入两份病历

（七）辅助检查。

CT 检查：

颅脑及全身重要器官有 / 无损伤或病变。

伤眼（右眼 / 左眼）结构正常或病变（眼内异物有 / 无 眼环是否完整　眶内 / 眼球内是否有高 / 低密度影 其他_____）。

眶穿孔伤 / 眶壁骨折（爆裂性）：内壁　下壁　外壁　上壁。视神经管骨折 / 颅底骨折 / 眶内出血或血肿。

未伤眼（右眼 / 左眼）结构正常或病变

（未伤眼患病或双眼同时受伤时按伤眼所含项目记录）

超声检查

何时做的检查（伤后术前、缝合术后、玻切术后）

提示：_____

VEP

何时做的检查（伤后术前、缝合术后、玻切术后）

提示：_____

ERG

何时做的检查（伤后术前、缝合术后、玻切术后）

提示：_____

OCT

何时做的检查（伤后术前、缝合术后、玻切术后）

提示：_____

FFA

何时做的检查（伤后术前、缝合术后、玻切术后）

提示：_____

UBM

何时做的检查（伤后术前、缝合术后、玻切术后）

提示：睫状体：在位/脱离（范围：＜90　90～180　＜360　360）

方位：_____

MRI 检查

何时做的检查（伤后术前、缝合术后、玻切术后）

提示：_____

X 射线定位

何时做的检查（伤后术前、缝合术后、玻切术后）

提示：异物位于经线____时_____分距矢状轴____mm，角膜缘后____mm

异物大小____mm×____mm×____mm

其他

（八）门诊初步诊断（印象）

_____

_____

_____

_____

_____

（九）受伤至入院期间做过的治疗

眼部治疗：散瞳　皮质类固醇　抗生素　生理盐水冲洗　中和液冲洗

眼部手术：缝合　白内障手术　异物摘出　玻璃体切除　视网膜复位术

眼内注药（药物名_____）其他_____

全身治疗：抗生素（名称　　　　　　）TAT　糖皮质激素（名称：　　　　）

（十）住院后治疗措施

全身治疗：抗生素（名称　　　　　　）TAT　糖皮质激素（名称：　　　　）

眼部治疗：散瞳　糖皮质激素　抗生素　生理盐水冲洗　中和液冲洗

第一次手术：名称_____

时间：_____年___月___日__时__分～__时__分

术中所见要点：_____

第二次手术：名称_____

时间：_____年___月___日___时__分～__时__分

术中所见要点：_____

第二次手术：名称_____

时间：_____年___月___日___时__分～__时__分

术中所见要点：_____

其他：

（十一）出院时情况

出院时间：_____年___月___日，住院天数____天。

出院时视力（小数记录法）：	右眼	左眼
视力分级记录	5级：无光感	5级：无光感
	4级：盲（～0.04）	4级：盲
	3级：低视力（0.05～0.25）	3级：低视力
	2级：中等视力（0.3～0.6）	2级：中等视力
	1级：较好视力（0.7～）	1级：较好视力
具体视力记录	_____	_____
出院时眼压：	右眼	左眼
指测眼压分级记录：	T-2　　T-1	T-2　　T-1
	Tn	Tn
	T＋1　　T＋2	T＋1　　T＋2
眼压计测量数值记录：	____mmHg	____mmHg

伤眼出院时情况描述：

角膜：透明/浑浊（中央、周边伤）/水肿/新生血管/其他_____

虹膜与瞳孔：正常／无虹膜／瞳孔_____mm/瞳孔移位／瞳孔成形后／其他_____

晶状体：正常／无晶状体眼／人工晶状体眼／白内障（轻　中　重）

玻璃体：正常／水性但透明／术后浑浊（轻　中　重）/填充（硅油　长效气体　空气　人工玻璃体　其他_____）

视网膜：在位／脱离［局部（上、下、颞侧、鼻侧，范围_____象限）全脱　挛缩］/功能降低／其他_____

视神经：正常／萎缩（轻　中　重）／异物刺伤／裂伤／撕脱／其他_____

眼球摘除　眼内容摘除　　义眼台植入　其他_____

并发症：（眼内炎、青光眼、其他_____）

（十二）眼外伤治愈病例资料总结

（因眼外伤眼的全部的损伤情况并非在一次检查中能够完全了解，复杂的外伤只有通过在不断检查、治疗、手术过程中才能逐渐了解清楚，所以对眼外伤的确切定性、分类和分析是在完成或接近完成全部治疗过程之后，因此治疗后的病例经总结后才适合登记和研究分析）

1. 眼外伤类别及眼部组织受累情况

非机械性眼外伤：

化学烧伤：（酸　碱　热烧伤　电击伤　辐射　毒性　其他_____

烧伤分级：1级　　2级　　3级

机械性眼外伤：

开放伤（穿孔伤　眼内异物　贯通伤　眼球破裂）

开放伤分区　Ⅰ区　（限于角膜及角膜缘）

Ⅱ区　（角膜缘后5mm以内）

Ⅲ区　（角膜缘后5mm以后）

闭合伤（挫伤　板层裂伤　眼球表面异物）

闭合伤分区　Ⅰ区　（限于结膜、角膜、巩膜表面）

Ⅱ区　（前房到晶状体后囊及睫状突，不含平坦部）

Ⅲ区　（晶状体后囊以后的眼内结构）

混合伤

眼球伤口：长度：__mm. 分类：<3mm　3～5mm　>5～10mm　>10mm

伤口状态：自行闭合　原手术伤口裂开　异物嵌塞

眼内容嵌顿（葡萄膜　玻璃体　视网膜　　晶状体）其他_____

2. 异物伤：

数量：单个　多个（数目__枚）

位置：眼表：角膜　结膜

眶内

眼内：前段（前房及房角　虹膜　睫状体　晶状体）

后段（玻璃体　靠近球壁　后极　包裹　视网膜嵌顿）

异物性质：_____磁性：强　弱　　非磁性：_____

异物长度：<1mm　　1～<5mm　　5～10mm　　>10mm

异物体积：____mm×____mm×____mm

清除眼表异物_____次

首次手术摘出眼内异物

异物存留：眼表　眼内　眶内

3. 眼外伤救治

首次手术信息

首次手术时间：伤后：（24小时内____天）　20_____年____月____日

首次手术地点：（当地医院　外地医院）医院名称_____

首次处理：缝合：（眼睑伤　泪道伤　角膜　巩膜　角巩膜伤　眼外肌　其他_____）

眼内或眶内探查：（眼眶　骨折修复　减压术　其他_____）

眼表修复或重建：［角膜移植（板层　穿透　自体　异体）角膜转位］

前房：［积血清除　重建（平衡盐　空气　黏弹剂）穿刺］

晶状体：（吸出　切除　超乳　囊外摘出　囊内摘出）

IOL植入：（前房　后房　囊袋内　睫状沟　缝合固定　虹膜隔IOL）

虹膜：（还纳　切除　缝合）

睫状体：（缝合　冷冻　光凝）

171

青光眼：（非穿透　滤过术　青光眼阀　青光眼钉）

嵌顿或脱出的脉络膜：（清洗还纳　切除）

玻璃体：[剪刀剪除　切除清除（前部　次全　全部/开窗式）]

视网膜裂孔或脱离：[未处理　冷凝　光凝　巩膜扣带　环扎　充气性　视网膜固定术：视网膜切开、切除术（360度）]

玻璃体腔填充：（平衡盐溶液　空气　长效气体　黏弹剂　硅油　人工玻璃体　其他_____）

异物：[未处理　清除（眼内异物摘出：磁铁　接力磁棒　异物钳）]

视神经：（视神经管减压　视神经鞘减压）

眼内容摘除　眼球摘除　义眼台植入

玻璃体腔用药：（抗生素　糖皮质激素　其他_____）

医源性损伤_____

手术效果：[眼球缝合水密　前房形成　眼压（正常　低　高）]

确定诊断：_____

　　　　　_____

　　　　　_____

后续手术：__次　手术名称_____

治疗过程总结：

手术总次：_____次（内眼_____次，眼表成型、修复术_____次）

住院费用：_____住院天数_____天　就诊医院数_____

4. 治疗结局（指随诊观察，病情稳定后情况）

治疗结束后视力（小数记录法）　右眼　　　　　　　　　左眼

视力分级记录

	5级：无光感	5级：无光感
	4级：盲（～0.04）	4级：盲
	3级：低视力（0.05～0.25）	3级：低视力
	2级：中等视力（0.3～0.6）	2级：中等视力
	1级：较好视力（0.7～）	1级：较好视力

具体视力记录　　　　　　_____　　　　　　　　_____

治疗结束后眼压：　　　　　右眼　　　　　　　　　左眼

指测眼压分级记录　　　　　T-2　　T-1　　　　　T-2　　T-1

　　　　　　　　　　　　　Tn　　　　　　　　　Tn

　　　　　　　　　　　　　T＋1　　T＋2　　　　T＋1　　T＋2

眼压计测量数值记录　　　　____mmHg　　　　　____mmHg

眼部情况：

解剖恢复　功能恢复　眼球缺如　眼球萎缩　斜视　复视　眼睑（闭合不全　畸形　上睑下垂　睑球粘连）眼球运动异常　泪道炎症或堵塞孔区）

角膜：暴露性角膜炎　带状变性　内皮失代偿　白斑　斑翳　薄翳　新生血管　角膜移植排斥　溃疡（穿孔）

虹膜：新生血管　囊肿　萎缩　瞳孔膜闭　大瞳孔　其他_____

晶状体：透明　白内障　无晶状体　人工晶状体　后囊浑浊　硅油眼

植入物：植入物排出　IOL脱位　硅油乳化　人工角膜支架或镜头排出

视网膜：复位良好　部分复位　未复位　缺损

黄斑：前膜　孔（板层　全层）　瘢痕

视神经萎缩　青光眼：非穿透滤过术　青光眼阀　其他_____

5. 随诊情况（首诊治疗6个月后）

随访时间：20____年____月____日

随访出现影响眼部预后的情况：_____

眼球转归：_____

住院医师_____

主治医师_____

_____年____月____日

（李秋明　庆惠玲）

参 考 文 献

1. 张效房,杨进献. 眼外伤学. 郑州:河南医科大学出版社,1997:105-107.

2. 李凤鸣,谢立信. 中华眼科学. 3 版. 北京:人民卫生出版社,2014:3235-3241.

3. 蔡用舒. 创伤眼科学. 北京:人民军医出版社,1988:161-164.

4. 宋秀君. 眼外伤. 西安:第四军医大学出版社,2007:94-95.

5. 张卯年. 眼创伤学. 北京:军事医学科学出版社,2007:87-94.

6. 张卯年,姜彩辉. 中华战创伤学. 第 4 卷 眼部战创伤. 北京:人民卫生出版社,2016:163-169.

7. 刘文. 视网膜脱离显微手术学. 北京:人民卫生出版社,2007:41-67.

8. 张颖,张卯年,张鲲,等. 部队医院眼外伤登记表和数据库的建立. 2009.9(9):1724-1729.

9. 江基尧,张玉琪,刘佰运,等. 颅脑创伤现场急救与并发症处理及康复治疗. 中华神经外杂志,2008,24(6):405-407.

10. 李煜环,翟卫东,袁俊,等. 207 例重型颅脑损伤合并多发伤的救治分析. 临床神经外科杂志,2014(4):305-307.

11. Arcieri ES,Franca ET,de Oliveria HB,et al. Ocular lesions arising after stings by hymenopteran insects. Cornea,2002, 21:328-330.

12. Mason JO,Feist RM,White MF. Ocular trauma from paintball-pellet war games. Southern medical journal.2002,95:218-222.

13. Pearlman JA,Au Eong KG,Kuhn F,et al. Airbags and eye injuries:epidemiology,spectrum of injury,and analysis of risk factors. Survey of ophthalmology. 2001,46:234-242.

14. Ling R,Quinn AG. Traumatic rupture of the medial rectus muscle. Journal of American Association for Pediatric Ophthalmology and Strabismus. 2001,5:327-328.

15. Orban M,Lslam YFK,Haddock LJ. Timing and Outcomes of Vitreoretinal Surgery after Traumatic Retinal Detachment. J Ophthalmol. 2016,23:1-7.

第十二章 眼外伤的常规检查

  眼外伤患者有时合并有颅脑、颌面或其他重要器官的外伤，所以，在接诊眼外伤患者时，询问病史之后，首先应检查患者的生命体征（vital signs），包括脉搏、呼吸、血压、体温及神志状态，然后再进行重要器官的检查，如有无颅脑损伤，肝、脾有无破裂。对多发性外伤患者，必要时还要请神经外科、颌面外科、耳鼻喉科及其他有关科室医师进行急会诊或抢救。待生命体征稳定之后再进行眼外伤的检查。

  眼外伤患者的临床检查（clinical examination of the injured eye），有时因患者疼痛、惧怕或醉酒，不能很好配合甚至拒绝检查。此外，眼外伤患者多为急诊，其检查往往在夜间进行，此时医生因疲倦而注意力不集中，但检查不可草率。必须耐心细致，并让患者尽量放松，消除紧张情绪，取得患者的合作，使检查及处理顺利进行。

  检查前，结合病史，明确检查目的，既要查清眼外伤的情况，又要避免因不适当的检查而造成进一步损害。如对眼球破裂（eyeball rupture）和眼球穿孔伤（perforation of eyeball）的患者，应采取特殊的预防措施，防止眼内容的脱出。不要对眼球施加压力，治疗恶心，防止呕吐。对于眼睑痉挛而用力闭眼的患者，可考虑使用眼轮匝肌或面神经阻滞麻醉、使眼睑失去运动功能，这样可排除眼轮匝肌痉挛对眼球施加的压力。进行某些特殊检查时，尤其是儿童，可给予镇静剂或在全身麻醉下进行。在未排除眼球穿孔伤或眼球破裂之前，不要应用任何滴眼液及眼膏。以避免滴眼液引起患者突然闭眼或因眼睑痉挛增加眼压，使眼内容进一步脱出；若涂眼膏，有时可使药膏由伤口进入眼球内，成为眼内异物（intraocular foreign body）。

  严格地说，眼外伤患者应在设备精良的眼科检查室进行检查，但眼外伤患者大多发生在基层或农村，所以往往很难做到。即使在无良好条件的医院，起码应建立一个眼科急诊检查箱，除了配备一些常规的检查设备之外，还应配备一些基本的诊疗器械及药物。如：远视力表、近视力表、针孔镜、开睑器、手电筒、拉钩、钢丝开睑器、眼压计、直接检眼镜、间接检眼镜、20D 透镜、表面麻醉药、1% 托吡卡胺滴眼液、1% 荧光素溶液、消毒棉签、灭菌敷料、胶布、眼盾，消毒的洗眼液、注射器和针头等。

第一节 临床常规检查

一、视力检查

无论眼外伤患者还是其他患者都应从视力检查（examination of visual acuity）开始，然后再从外向内，从前向后逐项检查。眼外伤患者最初的视力检查，尤其是在急诊处置前的检查，往往是最客观的视功能检查的第一手资料，由此可建立一个视力基点。此时的视力可能较后来所测的视力更为真实。随着时间的延长，屈光间质浑浊、积血及视神经的损伤和外伤性的视网膜血管病变，常常伴行视力的改变，所以早期检查对发现以后视力变化有重要意义。再者，早期的视力检查可能成为重要的诉讼依据。因此，对所有与工作有关的、人身受到攻击或交通意外等事故引起的眼外伤，眼科医生都应该亲自检查视力。

检查视力时，双眼应分别进行，包括裸眼视力（uncorrected visual acuity）和戴镜的最佳矫正视力（best corrected visual acuity）。若无镜片或眼镜可以矫正时，亦可检查针孔镜视力。如果患者只能在床边检查，不能行动，上述检查方法有一定困难，也可用一近视力表，检查阅读视力。对老视患者，可使用患者自己的眼镜或医生给予矫正。如果患者年幼，不能用标准方法检查时，亦可用随身物品如表盘或近处的物体检查视力。更年幼的患者，应检查注视能力和追随物体的能力。如果采用非标准方法，应将检查方法的细节记录在病历中。如果患者视力很差，应检查光感、光定位、数指和辨色力。如果有眶骨骨折或为了排除颅脑和视神经损伤，应进行周边和中心视野的检查。若无视野计，可采用面对面的比较法进行检查，也可大致判断有无视野的缺损。若发现视野异常，待伤情稳定后再作视野计检查。若为无光感时，应反复多次检查，并且用最亮的光源，如间接检眼镜灯光等证实。因为有无光感，可能直接影响下一步所采取的治疗方案和预后的判断。

眼外伤后视力减退或丧失的常见原因有：

（1）前房积血（hyphema）或玻璃体积血（vitreous hemorrhge）；

（2）外伤性白内障（traumatic cataract）或晶状体脱位（dislocation of lens）；

（3）眶压明显增高导致视网膜中央动脉或静脉循环受阻；

（4）直接或间接的外伤所致视网膜水肿和出血；

（5）外伤性视网膜脱离（traumatic retinal detachment）；

（6）鼻侧眶壁或同侧头颅的爆裂伤所致视神经撕脱（avulsion of optic nerve）；

（7）视神经直接外伤（如异物伤）或视路被切断；

（8）颅外伤所致血肿，局部缺氧缺血引起的皮质盲（cortical blindness），这类视力丧失往往不为患者发现；

（9）外伤引起的急性闭角型青光眼（acute angle-closure glaucoma），或外伤性晶状体膨胀致皮质溢出引起的继发性青光眼（secondary glaucoma）；

（10）有时也可因眼睑肿胀、凝血块或异物覆盖角膜，或角膜损伤；

（11）癔症（hysteria）；

（12）伪盲（malingering blindness）。

二、眼睑及泪器检查

（一）眼睑

注意检查眼睑的外形、色泽、位置及运动度。如果扪诊时眼睑皮下有捻发音，提示眼眶骨折，尤其是鼻旁窦骨壁骨折。同时应检查眶缘是否光滑，两侧眼睑是否对称。如果有眼睑撕裂伤（palpebral laceration），应检查其范围和深度，全层撕裂伤时应翻转眼睑，检查睑板面，并检查有无眶脂肪脱出。有活动性出血时往往妨碍检查,可用填塞法控制出血。若有血痂,可用 3% 过氧化氢溶液清洁,则易于发现和检查小的伤口。有穿孔性伤口时,应轻轻探查其通道和范围,并应特别注意有无异物进入眼球内或眶内。

眼睑位置不正常时,有可能因损伤上睑提肌或 Müller 肌而产生上睑下垂。所以应检查上睑提肌的功能。检查者两手拇指向眶缘压迫患者的眉弓部,在排除额肌作用的情况下,令患者睁开眼睑,检查睑裂的大小,并进行测量和记录。如果眦部结构异常,应测量内眦部距离,检查有无内眦韧带断裂,并绘简图记录。

眼睑的淤血和出血,多见于眼挫伤。皮下淤血的位置和特征,可提示出血的原因,如眶底骨折,可伴有上睑的淤血和一侧球结膜下出血,颅底骨折可伴有眼球周围的淤血。

对有眼外伤史及突发性眼充血水肿的患者,应听诊眼部和颞部,检查有无吹风样杂音以排除颈动脉 - 海绵窦瘘(carotid-cavernous fistula)的可能性。

眼睑的外伤有时可伴有面部及眼眶的骨折,应进行触诊,以确定骨折的范围和不连贯性,特别注意面部有无不对称性。面部中央的挫伤,应检查牙咬合情况,有咬合不正时,提示上下颌牙有损伤,应请颌面外科及口腔科医生进一步检查。面部皮肤麻痹的范围,也有助于受伤部位的判断。

(二)泪器

在怀疑泪小管损伤时,用裂隙灯显微镜检查,并用湿棉签将伤口轻轻拉开,有时可发现泪小管断端。但要避免用有齿镊牵引伤口,因有齿镊可以引起组织进一步撕裂,而使解剖结构紊乱。若看不到泪小管断端,可通过泪点进行冲洗,当冲洗液不能流入鼻腔和咽腔而由伤口流出时,即表明泪小管已断裂。

三、结膜检查

严格地说,每一位眼外伤患者都应进行裂隙灯显微镜检查(slit-lamp microscopy)。这在急诊时,并不一定都能做到,如果有困难,也应用聚光手电光源照明,用 20D 的透镜或大型放大镜对结膜做进一步放大检查。在确认眼球无穿孔伤或撕裂伤之前,检查结膜应由下睑结膜和下部球结膜开始,然后再检查上睑结膜。

(一)结膜下出血

结膜下出血常见于眼外伤后遗症,一般无重要意义,但结膜下出血(subconjunctival hemorrhage)有时可能提示巩膜受伤或伴有眼眶损伤,所以应注意结膜下出血的部位和范围。如出血位于鼻侧,后部较浓而近角膜缘部较淡者,应注意有无眶壁骨折(orbital fracture)或颅底骨折(cranial base fracture);若为局限性出血,可能在其出血的范围内有穿孔伤口;若为大片状浓密的出血,极易掩盖巩膜的伤口;如果合并低眼压或结膜下葡萄膜组织脱出,则提示有巩膜破裂(scleral rupture)的可能性,应手术探查,并应注意直肌和斜肌的附着点后和肌腹下的巩膜有无伤口。大量眶内出血可压迫眼动脉,造成严重后果。应用开睑钩拉开眼睑,详细检查视盘和眼内动脉及静脉,有无压迫现象。

(二)结膜擦伤或裂伤

结膜擦伤(conjunctival abrasion)或小的撕裂伤(laceration),一般检查难以发现,可用荧光素染色,使其变得明显。在裂隙灯显微镜下检查较易发现。球结膜有撕裂伤时应在表面麻醉下,用无齿镊牵开伤口检查下面的巩膜有无损伤,有无葡萄膜组织的脱出,眼压是否降低。

(三)球结膜水肿

球结膜水肿是对外伤的一种非特异性反应,如球结膜水肿严重,应考虑发生颈动脉海绵窦瘘(carotid-cavernous fistula)或海绵窦血栓(cavernous sinus thrombosis)的可能性。在眶骨骨折波及鼻窦时,可发生结膜下气肿和捻发音(crepitant rale)。有时异物可能隐蔽在睑结膜和球结膜下。在伴有异物的外伤时、应注意检查睑板下沟及穹窿结膜的皱褶内有无异物。此外,还应注意,有无隐蔽的眼球穿孔伤和异物通道。存留于结膜囊的异物,除引起结膜水肿外,还可由瞬目而致角膜上皮反复擦伤。因此,检查并摘出这种异物,对防止进一步的角膜损伤甚为重要。

四、角膜检查

(一)检查方法

角膜检查原则上应在裂隙灯显微镜下进行,必要时使用各种裂隙光和检查技术。

1. 直接焦点照明法(direct focal illumination)点斜照法可确定撕裂伤或穿孔伤的深度及异物在角膜中的位置(图 12-1-1)。

2. 利用虹膜或视网膜反射的后部反光照明法(retro-illumination)和角膜缘分光照明法(limbal scatter),这种间接照明法突出角膜光学的不连续性,所以,一些小而透明的或半透明的实质层内的异物如玻璃、塑料,通过此法较易看到,用角膜缘分光照明法可以发现不明显的角膜薄翳(nebula)(图 12-1-2,图 12-1-3)。

利用虹膜反射的后部反光照明法,裂隙灯光源稍偏离被检部位的中心,斜照在所观察物体的后面,这样反射回来的减弱的光路中便于观察角膜内小而透明的异物,利用眼底反射的后部反光

易于发现角膜的不连续性和撕裂伤,窄光带直接焦

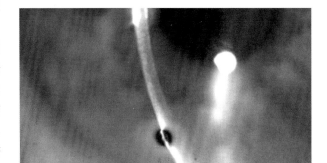

图 12-1-1 直接焦点照明法

照明法,在眼底红光反射的背景中,角膜和晶状体的光学不连续性和异物易于看到。检查时光束可偏离视轴或通过瞳孔中央或视轴,由后极部视网膜反射回来的红色背景中可观察角膜和晶状体的不连续性。采用细光束通过未散瞳的瞳孔从后极部反射回来的光线还可观察虹膜的缺损。角膜缘分光照明法是利用光线在角膜内完全内反射的原理,光束偏离中心,对准角膜缘部照射。如果角膜有损伤,在损伤部位光的连续性中断,若有异物,在暗淡的背景中显得较亮,便于发现透明的异物并能显示轻微的角膜浑浊。

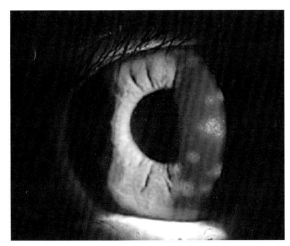

图 12-1-2 后照法

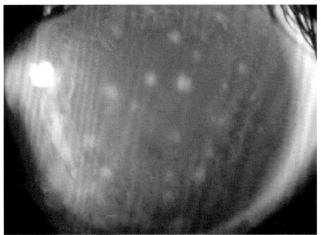

图 12-1-3 角膜缘分光照明法

(二)角膜异物

检查角膜应由上皮层开始,如果为擦伤,应检查擦伤的范围、形状和位置,若不清晰时,可滴无菌 1% 荧光素钠溶液,5 分钟后,受伤部可染成鲜绿色,在裂隙灯显微镜的钴蓝色光的照射下,更为清晰。

角膜异物可存在于角膜表面或实质层内,应用裂隙灯显微镜窄光斜照法可判断异物的位置、深度和数目。此外还应查清异物的来源和性质,以便综合考虑摘出异物的并发症和保留异物引起的感染、异物对角膜的毒性或迟发性炎症反应等情况,决定是否取出异物。

（三）角膜烧伤或水肿

1. 角膜烧伤　如果为烧伤，应检查角膜组织有无坏死脱落，角膜浑浊的程度、范围和深度，瞳孔可见度及结膜和巩膜的情况。

2. 角膜水肿　角膜外伤往往伴有角膜水肿。单纯实质层水肿，多见于中毒或化学性损伤。局限性角膜水肿往往继发于局部角膜内皮功能障碍及实质层的撕裂伤。所以应注意角膜水肿的部位、深度和范围，用裂隙灯的镜面反射照明法（specular reflection）可以发现极轻度的角膜内皮水肿。

（四）角膜裂伤

1. 角膜裂伤　为常见的眼外伤，其裂伤形状可为线状、星状及不规则形，可大可小，可深可浅。检查时应特别注意裂伤是半层还是全层。不易确定时，可根据高浓度的荧光素下产生荧光现象，采用Seidel 试验，用 1%～2% 的无菌荧光素钠溶液，滴在可疑处，然后在裂隙灯显微镜钴蓝色光源的照明下观察，高浓度的荧光素分布区呈暗棕色。如果为角膜全层裂伤，可通过下睑轻轻按压眼球，若有明亮的小溪样的线状液流出即为房水渗漏，此现象称为溪流现象（stream phenomenon），可确定为全层裂伤。若再进行其他检查时，应尽量避免接触眼球，防止增加眼压。检查角膜裂伤，还应注意伤口是垂直的还是斜面的，伤口内有无异物嵌顿并绘简图说明。

2. 角膜上皮和实质层的外伤可继发角膜感染　如果怀疑细菌性角膜炎时，应在病变部位刮片作涂片和细菌培养。在培养结果未得到之前，对根据涂片中菌体的形态和临床经验初步判断感染的致病菌，并选用广谱抗生素。

3. 角膜内皮检查　可通过角膜内皮镜（endothelial microscope）进行检查。角膜内皮镜也称角膜内皮显微镜或角膜内皮细胞镜，它是利用镜面反射的原理，观察角膜内皮细胞形态和密度的改变并进行分析处理的一种仪器。由于角膜内皮细胞和房水屈光指数不同，两者之间形成了界面；当一窄光束聚焦在这一界面上时引起反射，内皮细胞各部分反射程度的差异显示出细胞的边界。角膜内皮镜通过观察角膜内皮细胞大小形态、密度（每平方毫米的细胞数量）及计算分析，以确定病因及发病机制，了解病情，判断手术和治疗对角膜内皮细胞的影响。目前，临床上角膜内皮镜有两种类型，非接触型和接触型。此外，角膜内皮也可通过裂隙灯显微镜的直接光束式镜面反射法（specular reflection）进行检查，尤其要注意，有无角膜内皮的中断、滴状增大的内皮细胞和伪滴。覆盖在实质层水肿面的伪滴可能表明震荡伤引起的角膜内皮病变。虽然这种状况消退后不留后遗症，但是前房内若有血液存在时，可促使这一部位角膜内皮损害进一步加重，因而增加角膜血染（blood staining of cornea）的可能性。角膜内皮的震荡性损害也可由高速的角膜异物间接地损伤异物相应部位的角膜内皮，而出现角膜内皮环（corneal endothelial ring）。

五、前房检查

在所有的眼外伤中，无论是挫伤、穿孔伤或异物伤，都应用裂隙灯显微镜检查前房（anterior chamber）的解剖和内容物，并进行双眼对比。检查前房的解剖应由前房的深度开始，若前房局限性变浅或不规则，则提示可能存在脉络膜脱离和出血，虹膜内或虹膜后可能有异物存在，晶状体囊局限性破裂、膨胀，虹膜前粘连等，其范围应绘图记录。在角膜穿孔伤时，若房水丧失或存在房水漏，则前房可普遍变浅或消失。前房变深见于晶状体后脱位、后巩膜破裂和玻璃体脱失等。

（一）房水浑浊

房水有无浑浊及浑浊的程度也应检查。正常房水中蛋白质含量不超过 0.02%，外伤等原因导致血-房水屏障受损时，房水中蛋白质含量可急剧增多至 1.2%；当眼球受挫伤时，可产生外伤性虹膜炎，因房水蛋白含量增加而出现房水闪光（aqueous flare），又称 Tyndall 现象。这种炎症反应的程度应分级并记录，以便以后随访时对比。通常根据房水中浑浊程度将房水闪光分为 0～＋＋＋＋级。房水无浑浊时为阴性，定为 0 级，最严重的浑浊，有大量的细胞时为＋＋＋＋级，其中间再分为＋、＋＋、＋＋＋级。

（二）前房积血

前房积血（hyphema）时，应进一步查出血原因，并应尽可能找出出血来源。前房积血量的划分有多种方法。Lebekhorlandiev 是按眼前房积血的高度划分：占据前房高度 4mm 以下者为小量；4～6mm 者为中等量；7～9mm 者为大量；9mm 以上者为全血。Oksala 则分 3 级：前房出血量不到其容积的 1/3，血液的水平线位于瞳孔下缘之下者为一级；占前房容积的 1/2、超过瞳孔下缘者为二级；超过前房容积的 1/2，甚至充满整个前房者为三级。

其他异常的前房内容物，可能有晶状体皮质、玻璃体或异物，同样应予以记录。

（三）前房角镜检查

对挫伤或眼球壁完整的房水透明的眼外伤患者，均应进行前房角镜检查（gonioscopy）。Zeiss 前房角镜装卸灵活，使用方便，使用时不需要接触液作为耦合剂，而是通过患者泪液来完成光学连续性的，故无装接触液的麻烦，还可避免对眼球施加压力、牵引以及角膜表面的变形。应用 Goldmann 前房角镜（Goldmann gonioscope）亦可，但在安装前房角镜时应尽可能避免对眼球施加压力。检查前房角时，应注意虹膜根部有无分离，有无前粘连，前房角有无后退，有无出血及出血部位。早期的前房角镜检查还可以发现坠落到下方前房角的异物。相当一部分穿通角膜的异物落入下部的前房角，异物较小时，不易看到，需令患者眼球向下转或用前房角镜才能看到。如果异物存留，可致角膜内皮进行性损伤和独特的进行性局限性角膜水肿。

六、虹膜与瞳孔检查

（一）虹膜检查

虹膜（iris）检查应在裂隙灯显微镜下进行，注意虹膜的轮廓，虹膜根部有无断离，瞳孔缘有无撕裂，虹膜有无穿孔。

1. 虹膜轮廓异常　可能表明虹膜本身或虹膜后面局部结构的局限性损害，如：晶状体囊破裂、晶状体膨胀、晶状体异物、睫状体出血或脱离。

2. 虹膜根部断离（iridodialysis）　表现为虹膜在角膜缘后出现裂隙或半月形缺损，瞳孔呈"D"形（图 12-1-4）。严重者虹膜脱垂遮盖瞳孔。瞳孔缘撕裂则呈楔形不规则裂口或切迹。

3. 虹膜穿孔　检查虹膜不仅需应用裂隙灯直接焦点法检查有无虹膜缺损、色素脱失、炎性反应，虹膜有无后粘连，有无虹膜囊肿等，还需要运用后部反光照明法，利用间接光通过瞳孔从后极部的反射光，以发现有无小的虹膜穿孔，穿孔处呈红色亮光。虹膜穿孔（iris perforation）和相应部位的角膜穿孔伤口或瘢痕是诊断角膜穿孔性外伤的依据，结合病史，对异物伤的诊断也有意义，大约 80% 的眼内异物是通过角膜进入眼内的。同样，依据角膜穿孔和虹膜穿孔的部位，也可以判断异物在眼内的大致位置，因为大多数眼内异物是直接进入眼球尚存留于玻璃体或视网膜的，只有少数异物在碰到视网膜后被弹回。

4. 虹膜脱出　对虹膜脱出（prolapse of iris）（图 12-1-5），要检查脱出的量，有无渗出物、污染或撕裂，有无缺血、坏死或萎缩，以便确定手术时切除还是复位。

（二）瞳孔检查

1. 瞳孔形状　瞳孔不规则或变形可提示某些隐蔽的外伤，如不规则形或椭圆形瞳孔可能由

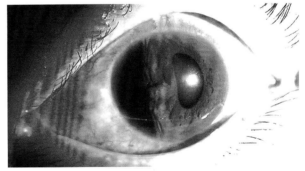

图 12-1-4 "D"形瞳孔

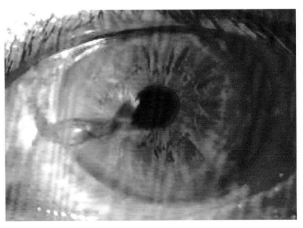

图 12-1-5 虹膜脱出

巩膜穿孔伴周边部虹膜脱出引起,瞳孔不规则还可能因瞳孔括约肌撕裂所引起。

2. 瞳孔大小及对光反应　瞳孔的检查还关系到颅脑外伤的早期诊断和鉴别。因此,在未排除颅脑外伤之前,禁忌应用散瞳剂或缩瞳剂。检查应注意瞳孔的大小,尤其注意两侧是否等大、瞳孔的形状、直接对光反应和间接对光反应。检查者应反复多次照射瞳孔,每次持续5秒钟以上,以观察瞳孔缩小后是否散大,当照射正常的瞳孔时,瞳孔在迅速收缩后可能稍微散大。视神经受损时,这种散大更为明显。

(1) 一侧瞳孔散大和对光反应迟钝或消失,且瞳孔散大是在受伤一段时间之后才发生:则瞳孔散大的一侧可能有硬膜下出血或其他原因所致颅内压增高和早期脑疝的形成,此时应请神经外科医生会诊,进一步检查,及时采取必要的措施。如果患者意识清醒,血压和脉搏正常,一侧瞳孔散大并伴有上睑下垂或眼外肌麻痹,则多为动眼神经受伤所致。

(2) 眼受到直接的挫伤之后:瞳孔常表现为痉挛性收缩伴调节增强,但较短暂,持续数分钟和数小时后瞳孔麻痹性散大,外伤后瞳孔麻痹性散大呈持续性。如果出现了外伤性葡萄膜炎,瞳孔将缩小。瞳孔缩小有时见于脑挫裂伤所致的蛛网膜下腔出血;血液刺激动眼神经,致瞳孔中等度缩小。

(3) 传入性瞳孔障碍:传入性瞳孔障碍是因反射弧感觉支异常所致,表现为光照射患眼时双侧瞳孔收缩迟钝或消失,当瞳孔反应完全消失时称为绝对传入性瞳孔反应障碍;相对性瞳孔传入障碍(relative afferent pupillary defect, RAPD)更为常见。外伤性视神经病变时,患者RAPD与其视力有明显相关性,RAPD值可以预测患者预后的视力状况。

(4) 交感神经直接损伤麻痹:也可能产生类似Horner综合征的表现:瞳孔缩小,上睑下垂,眼轻度充血,假性眼球内陷,眼压可能轻度下降(图12-1-6)。鉴别交感神经麻痹最常用的方法是用4%可卡因溶液滴眼。试验阳性者,瞳孔较原来散大至少2mm以上。

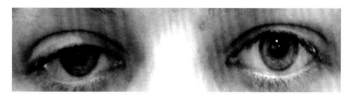

图12-1-6　Horner综合征

(5) 药物性瞳孔散大的鉴别:阿托品类药物阻滞所引起的瞳孔散大,往往是持续性的。可用2%毛果芸香碱溶液滴眼,以观察瞳孔的反应,若为阿托品类药物麻痹引起的瞳孔散大,则不发生迅速的收缩,而外伤性瞳孔麻痹性散大、颅内压升高或动眼神经受侵犯所致的瞳孔散大,则将迅速收缩。

七、晶状体检查

晶状体(crystalline lens, lens)检查应注意晶状体的位置、透明度、囊的完整性和有无异物存留。观察晶状体的最佳时间往往是患者初诊或急诊时,因为此时尚无明显的炎症反应,这一点在怀疑有穿孔伤或异物伤时更具有重要意义。

(一) 晶状体挫伤

挫伤可导致晶状体后囊菊花样浑浊或上皮下散在结节状浑浊。来自正前方,力量很大的挫伤,偶尔可以看到瞳孔缘的色素被印在晶状体前囊形成色素斑,又名Vossius环。挫伤可使晶状体悬韧带断裂,导致晶状体脱位或半脱位,此时应注意晶状体脱位的位置、活动性或稳定性,有无单眼复视(monodiplopia),并记录。如果外伤严重,晶状体还可能从眼内完全脱出。晶状体可通过角膜缘或巩膜破口处脱入结膜下,或脱出眼球外。

人工晶状体(intraocular lens)植入的患者,眼球挫伤可引起手术切口破裂,使人工晶状体有脱位或脱出的可能。

(二) 晶状体透明性及囊的完整性

1. 晶状体的透明性　可通过裂隙灯显微镜的直接焦点照明法和后部反光照明法进行检查。用此法检查时,应注意晶状体囊的完整性。有些晶状体囊破裂比较明显,但有些小的穿孔伤和破裂口则不易发现。可疑时,应用高倍镜放大或用后部反光照明法进行检查,此时,晶状体透明度的改变和囊的破裂在红光反射的背影中呈现暗影。

2. 晶状体囊破裂 可使晶状体的皮质吸收水分而膨胀,皮质溢出,进入房水或玻璃体,漂浮其中。晶状体物质的抗原性(antigenicity)可引起晶状体过敏性葡萄膜炎(lens-induced uveitis),如果晶状体囊的破裂未被发现,则这种炎症可能与化脓性眼内炎(suppurative endophthalmitis)混淆。对有囊破裂的穿孔伤,更应注意有无异物存留的可能性。

八、玻璃体和视网膜检查

对眼外伤患者应特别注意检查玻璃体(vitreous body)和视网膜(retina),尤其是首诊检查者,更应彻底和仔细地检查。若拖延时间,可能因眼内出血及外伤性白内障形成而妨碍对玻璃体和视网膜的检查。

(一)检查仪器

1. 检眼镜 间接检眼镜(indirect ophthalmoscope),是检查眼外伤患者眼底的最佳仪器,因为它视野大,具有立体感,不仅可检查后极部,还可以检查周边部的视网膜。由于它光线强,即使晶状体有部分浑浊或轻度浑浊,玻璃体有中等度的出血,也可以看到眼底。不仅散瞳后可以检查,而且小瞳孔也可以检查,所以应用较广。但在未排除眼球穿孔伤或破裂伤之前,不可采用巩膜压迫法检查。在间接检眼镜尚未普及的情况下,直接检眼镜(direct ophthalmoscope)的检查仍然必要,其缺点是灯光亮度不够强,观察范围较小,不易看到周边部。但其放大倍数高(约 16 倍),所见为正像,对眼底很小的裂孔、出血和病变都能辨认,而间接检眼镜放大倍数小(约 4 倍)且为倒像,所以在绘图记录时,应予注意。

2. 裂隙灯显微镜与前置镜(preset lens)或 Goldmann 三面镜(Goldmann three-mirror contact lens)联合应用 此方法对检查玻璃体和视网膜也非常重要。

(1)前置镜:固定支架为可活动的关节臂组成,支架插在裂隙灯架旁。临床常用的前置镜为 -55D 平凹镜(Hruby 镜)。检查时将其凹面对着被检眼,并尽可能靠近该眼,但需注意勿触及睫毛,以免镜面污染。检查时随时保持镜的中心、眼球转动中心与显微镜对正。用 -55D 平凹镜所见眼底范围小,但放大倍数高,而且为立体直像。对后部眼底检查非常有用。在裂隙灯照明下,可测病变的隆起与凹陷。如中心性浆液性脉络膜视网膜病变(central serous chorioretinopathy)中,鉴别神经视网膜和色素上皮脱离,黄斑水肿(macular edema)中排除囊样黄斑变性(cystoid macular degeneration)或黄斑孔(macular hole)。此外对于视盘轻度水肿及视盘小凹等眼底病的临床检查中,亦十分重要。

目前眼科临床多用 +90D 或 +60D 的双凸的前置镜取代 -55D 平凹透镜,又称为裂隙灯间接检眼镜(slit lamp indirect ophthalmoscope)。其优点与头箍式双目间接检眼镜相同,而且是在裂隙灯显微镜前,其所见眼底范围大、立体感强并且放大倍数较大。所见眼底表现更清晰。现在前置镜除 +90D 外,还有 +60D、+78D、+120D 及全视网膜镜(panretinoscope)。屈光度大的放大倍低,但视野宽,一个镜下视野即可看到从后极部到赤道至周边,特别适于检查视网膜全面的情况,有利于发现周边部的异常。现代前置镜已成为临床眼底诊疗工作必备的常规工具。

(2)Goldmann 三面镜:其内部安装 3 个反射镜,其角度分别为:59°(半月形或舌状镜),67°(长方形或桶状镜),75°(倒梯形镜),中央为平凹透镜。当把所有的反射镜和平凹镜都用上时,不仅可以看到几乎全部的眼底,59° 反射镜还可看到前房角。但应用三面镜时,需要接触眼球,在角膜与三面镜之间,要用生理盐水或黏性耦合剂将其连接在一起,所以操作有一定难度,有新鲜眼球穿孔伤时,避免应用。

此外,还有压陷式三面镜的生产,这种三面镜由 Goldmann 三面境加一个压陷器所构成,压陷器安装在塑料或金属的漏斗上,主要利用 59° 的半月形镜面检查眼底极周边部、锯齿缘及睫状体部,检查范围更广。

(二)检查方法

眼外伤患者,除有神经外科或其他方面的原因不能散瞳外,都应当散瞳检查玻璃体和视网膜。但散瞳时应当注意,有头颅外伤的昏迷患者或精神错乱者要慎重进行,应征求神经外科医生的意见,并将使用散瞳剂的时间、药物、剂量和特性详细记录在胶布上,贴于患者前额部醒目的部位,便于神经外科医生抢救时参考。

1.玻璃体 检查玻璃体应由前段、中段至后段逐步检查,应注意玻璃体内的积血、浑浊及色素颗粒的位置,并注明是局限性的还是弥散性的。因为在眼球挫伤之后,玻璃体基底部可能从平坦部脱离,导致上皮细胞和色素漂浮在前部玻璃体。另外,后部玻璃体有无脱离也应予以记录,这一点可以提供玻璃体手术的时间;当玻璃体后脱离(posterior vitreous detachment)时,用裂隙灯显微镜和三面镜或全视网膜镜检查,可看到玻璃体的后界膜,为一纤维细丝构成的连续的白线,其后为一光学空隙(optic empty)。当患者眼球稍加转动再回到原位时,后界膜在液化的玻璃体内需 20 秒才能稳定下来,而成形的玻璃体很快便可停止活动。在眼球穿孔伤时,玻璃体积血常沿玻璃体的纤维支架凝固成条状,从伤口伸向玻璃体,很快可沿此通道形成玻璃体机化条索。

玻璃体内的异物应仔细观察,并绘图记录,注明异物的位置与周围组织的关系及异物的性质、大小、形状和数目。当玻璃体内有白细胞聚集或化脓的迹象时,应采取适当的措施采集标本,进行培养和微生物学校查。

2.视网膜和脉络膜 眼外伤患者的视网膜和脉络膜,可因撕裂伤、穿孔伤和挫伤而受到损害,所以所有的眼外伤患者都应沿着眼底每一象限、每一时钟经线,从后极部向周边部进行全面彻底的检查。

(1)视网膜震荡(commotio retinae,Berlin edema):是视网膜对挫伤产生的一种非特异性反应,以后极部视网膜灰白色水肿、脉络膜结构模糊为特征,常伴有明显的视力减退及视野缺损等,发生在后极部者,还有典型的中心凹的樱桃红(cherry red)表现。检查时应注意受累视网膜的范围,并绘图和照相记录,以便于日后随访观察。

(2)视网膜出血(retinal hemorrhage):视网膜有出血时,应注意其位置、形态和特征,并照相记录。神经纤维层的出血以火焰状为特征,而视网膜内出血则呈斑块状,伴有不规则的边缘。视网膜下出血,呈均匀的暗红色,有时呈分层状。视网膜出血往往呈舟状,有时可流入玻璃体,凡视网膜每一出血部位都应仔细检查。注意有无异物存留或隐蔽的破裂伤,这一点非常重要,因为继而可能出现的屈光间质浑浊必然影响以后的眼底检查。

(3)眼内异物(intraocular foreign body):约 70% 存留在眼后段,视网膜内的异物往往被周围有羽毛状水肿晕轮的中央出血包绕。如果异物嵌在视网膜内,可用电磁铁作磁性试验,用磁头放在距眼较远的地方,然后开关数次,以观察异物有无磁性,若异物不活动可逐渐将电磁铁磁头移近眼球,直至接触眼睑。亦可用恒磁铁由远及近逐渐靠近眼球,反复试验数次,每次都较上一次靠眼球近些,直至接触眼睑,若异物仍无活动,可认为异物无磁性或磁性极弱,或与眼球壁固定得十分牢固。若看到异物在原位旋转或轻微移动,即可认为异物为磁性。在试验过程中,切忌一开始就把磁铁放在距眼球很近的位置,以防止异物突然大幅度活动,而致视网膜进一步损害,发生出血甚至脱离,或使异物突然脱出,撞击晶状体等造成进一步损伤。

(4)视网膜撕裂(retinal laceration):可发生于钝挫伤或穿孔伤之后。撕裂孔呈红色,边界清晰,可伴有玻璃体牵引,由于挫伤多发生在颞下方,所以鼻上象限的视网膜最易发生撕裂,其次是颞下象限,所以应特别注意这些部位。当怀疑有视网膜孔(retinal hole)尤其是黄斑孔(macular hole)时,应用前置镜和三面镜中的接触镜在裂隙灯显微镜下观察。视网膜脱离的患者 10%~15% 发生于眼外伤。所以,外伤时应特别注意检查有无视网膜脱离。

巩膜裂伤可用间接检眼镜检查,但禁忌压迫眼球。应注意巩膜破裂的范围,有无视网膜嵌顿和脱离,并仔细绘图,以便修复伤口时参考。

(5)脉络膜破裂(choroidal rupture):是脉络膜外伤中最常见的一种,表现为与视盘是同心圆的弧形线状出血带,伴有视网膜水肿。在受伤不久的病例可因玻璃体积血而掩盖,以后随着出血的吸收,破裂的脉络膜成为界限清晰的白色瘢痕,以周围伴有色素沉着为特征。脉络膜外伤之所以常见,与视网膜弹性较 Bruch 膜好有关。

九、视神经检查

视神经外伤（injury of optic nerve）在间接性脑神经损伤（indirect cranial nerve injury）中占第 3 位，多发生于前额部的挫伤。检查视神经可用直接检眼镜或全视网膜镜（＋90D 前置镜），在高倍放大下观察。注意视盘有无水肿，边界是否清晰，神经纤维层有无出血，视盘颜色是否正常，杯盘比（C/D）是否增大，若增大，提示有青光眼的可能性。当眼压升高时，青光眼患者较正常人更易发生视野缺损，所以，直接关系到以前房积血为特征的眼外伤的处理，在伴有颅脑外伤的患者中，进行眼底检查时，部分患者（约 50%）可见到视网膜中央静脉的自发性搏动，此种搏动可随颅内压力的增高而消失。

眼内异物有时可直接致伤视神经。此外严重的外伤时，视神经可部分或全部撕脱，视神经撕脱（avulsion of optic nerve）时，视盘（optic disc）所在部位呈一孔洞（图 12-1-7）。

视神经颅内段受外伤后，早期视盘可能完全正常，诊断必须依据病史和其他临床体征。视神经外伤多伴有颅骨或眶骨的骨折，普通 X 射线检查包括视神经孔部位的检查，其检出率低，采用 CT 和磁共振检查，已使眼眶和颅骨骨折的检出率大大提高。

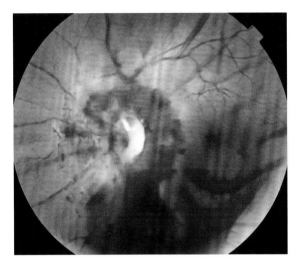

图 12-1-7　视神经撕脱

十、眼压检查

在眼外伤患者的检查中，眼压（intraocular pressure）检查往往具有重要的诊断价值，对判断患者的预后可能具有重要意义。如果早期眼压升高，可能预示后期并发症较多，眼压低可能存在隐蔽的穿孔伤或眼球破裂。所有眼外伤患者，在未明确的眼球破裂或穿孔伤的体征时，都应当进行眼压检查。眼压检查可以采用希厄茨眼压计（SchiØtz's tonometer）眼压计、气眼压计（pneumotonometer）或压平眼压计（applanation tonometer）。如果患者能走动，用压平眼压计或气眼压计测量较准确。如果患者伤势较重，不能走动，采用希厄茨眼压计或指触眼压测量法（digital tonometry, tactile tonometry）亦可。应注意，虽然低眼压一般提示眼球穿孔伤或眼球破裂（eyeball rupture），但眼压升高也不能完全排除眼球穿孔伤或眼球破裂的可能性。

十一、眼球运动检查

眼外伤患者检查眼球运动（ocular movement, extraocular motility）以前，应当排除较大的眼球穿孔伤或眼球破裂的存在。因为，眼外肌收缩所产生的牵引力可能导致眼压增加，而使眼内容脱出。

1. 检查时应注意有无复视和眼球运动受限　并鉴别是哪一条肌肉麻痹或运动功能减退。这种复视和眼球运动障碍可提示眶壁或眶底骨折，尤其是面颊部皮肤感觉减退和眼球内陷时，更应高度注意并进行进一步检查。此外，眼球运动异常也可能由于眼眶异物或穿孔伤直接损伤眼外肌的运动神经或眼外肌所致。

2. 眼球转动受限　若排除了眼球穿孔伤或眼球破裂的可能后，应进一步进行牵引试验（forced duction test, traction test），以区别眼球运动受限的原因。方法是在球结膜表面麻醉后，用有齿镊夹住下直肌的止端，使眼球作垂直和旋转运动，若运动受限，为牵引试验阳性，提示眼外肌由于眶壁骨折而嵌顿引起；若运动不受限，为牵引试验阴性，则为支配眼外肌的运动神经或眼外肌本身受伤所致。牵引试验如在伤后眼眶充血和水肿消退时检查更可靠。

十二、眼球位置与眼眶检查

眼眶外伤（orbital injury）多见于交通、工伤事故及运动外伤（athletic injury）。有时合并有颅脑和面颊部的外伤和骨折，有时合并有眼球外伤，特别是穿孔伤。眼眶外伤易引起眶内出血（intraorbital hemorrhage）和眶水肿（orbital edema），导致眼球突出（exophthalmos）、眼球移位（eyeball displacement）和眼球偏斜（eyeball deviation），有时亦可因眶壁骨折，眶软组织嵌塞于鼻窦而引起眼球内陷（enophthalmos）。明显的眼球突出和内陷，肉眼即可看出，为便于观察治疗效果和随访，应用 Hertel 眼球突出计（Hertel exophthalmometer）测量。检查眼眶应用手指轻按眶缘，以确定眶缘是否整齐、光滑，有无缺损，皮肤有无捻发音。

1. 眶骨骨折累及颅骨和筛窦板者　可出现脑脊液鼻漏，应请神经外科和耳鼻喉科医生会诊。

2. 眶底骨折　由于眶底的骨质较薄，骨折时大多成碎块，易掉入上颌窦，引起眼眶软组织和下直肌的嵌塞而导致复视（diplopia）、眼球内陷、眼球运动障碍和牵引试验阳性（见眼球运动部分）。

3. 眶上缘和眶顶的凹陷性骨折（depressed fracture）　骨折片可进入颅前窝及额窦，应请神经外科医生会诊。

4. 眶内壁和眶外壁骨折　其骨折片可进入眶内，损伤眼外肌和神经而影响其运动功能。

5. 颜面部中 1/3 损伤与眼科关系密切　上颌骨的 Le Fort I 型骨折，横过上颌弓下方，Le Fort II 型骨折多累及泪囊窝（lacrimal sac fossa）、眶底及眶下缘，Le Fort III 型骨折易波及眼眶筛骨纸板（lamina papyracea ethmoidale orbitalis）、上颌骨及颧骨。对广泛的上颌骨骨折，有齿槽及牙齿移动时，应请颌面外科医生会诊。

十三、视野检查

所有眼外伤患者在第 1 次就诊时（如条件允许）应进行视野（visual fields）检查。急诊处理时，采用面对面的比较法，一般可发现重要的周边和中央缺损。待患者病情稳定，能行动时，再作规范的视野检查。

第二节　眼外伤视觉电生理检查

视网膜受到光或图像的刺激，首先在视感受器内发生光化学反应（photochemistricreaction）和电反应（electric reaction），然后引起电位变化（potential change），即感受器电位（receptor potential）。感受器电位经双极细胞（bipolar cells）等的传递，使神经节细胞（ganglion cells）产生脉冲信号，此信号经视神经、视路（visual pathway）传至大脑，最后在枕叶的视皮质（visual cortex）区形成电位，产生视觉。

眼外伤是世界上可预防的单眼盲和视力损害的重要原因。近来眼外伤的诊疗方案发生了巨大变化。患者治疗的改善取决于对疾病本质更深入的理解和诊断手段的提升。除了对外伤眼常规的检查外，还需如 X 线平片、CT、MRI 和超声等检查。电生理检查也应用于眼挫伤和眼穿孔伤，为眼部外伤的诊断和治疗提供极其重要信息。

视觉电生理检查包含一系列非侵入性的描记，用来测量光刺激诱发视觉系统的电信号改变，从而推测视网膜、视神经和视觉通路的功能。常用的临床眼电生理检查包括：视网膜电图（electroretinogram，ERG）、眼电图（electrooculogram，EOG）和视觉诱发电位（visual evoked potential，VEP）。临床上以 ERG 和 VEP 较为常用。

眼外伤视觉电生理检查的适应证：①屈光介质浑浊需检查视网膜的状况，如外伤后角膜浑浊和玻璃体积血等；②屈光介质浑浊时评价视网膜脱离范围；③诊断视神经鞘积血、部分或完全视神经离断，视神经压迫；④眼内异物：毒性改变的预后和干预的指征；⑤外伤后视力的损害。在眼外伤后常规的视力检查可能不准确或难以进行；⑥头部受伤后轻微的视神经或大脑皮质损伤。

一、视网膜电图

ERG 是在闪光刺激后记录的视网膜动作电位。它是一簇多相的复合电生理波，代表神经节细胞冲动前的综合电反应。临床最常用的是闪光 ERG（flash ERG）和图形 ERG（pattern ERG）。

（一）视网膜电图的记录方法

1. 电极地电极放置于额头，参考电极放置于外眦，记录电极可放置于：①角膜（角膜接触镜电极），如 JET 电极；②结膜囊，如箔金电极；③皮肤，如皮肤电极。

2. 记录方法患者在记录前先暗适应 15 分钟。然后散大瞳孔。进行闪光 ERG 检查时，患者头部固定于直径为 40cm。行闪光刺激器前，眼注视刺激球内红灯。图形视网膜电图检查中，格子图或者棋盘图显示于电视屏幕中。首先是红色的闪光（红色光栅暗适应试验），然后是一系列蓝色闪光（蓝色光暗适应试验），最后是一系列白色闪光（白光暗适应试验）。各种闪光的结果计算平均值并储存后，患者明适应 2～3 分钟，然后重复这些步骤。

3. 注意事项 ①在很多挫伤和大部分瘢痕化的穿孔伤中，可使用角膜接触镜电极；②非常严重的挫伤和近期缝合的穿孔伤中，不可使用角膜接触镜电极，可使用非接触电极如结膜囊或表面电极。

（二）视网膜电图的波形

1. 闪光 ERG 正常的 ERG 波形见图 12-2-1。记录的波形为双相的波，由一个负相的 a 波和一个正相的 b 波组成，在 b 波升支中有很多小波，即振荡电位 a 波起源于光感受器的内节。最初认为正相的 b 波起源于 Müller 细胞，但是近期的研究认为是双极细胞的电位变化。在中等的光照的环境下，b 波振幅为 a 波的两倍。正相的 c 波很罕见，认为起源于色素上皮。

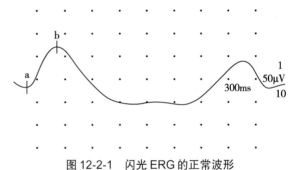

图 12-2-1 闪光 ERG 的正常波形

2. 正常值 a 波潜伏期：25～30ms。b 波潜伏期：40～79ms（平均 50ms）。c 波振幅：≥100μV（Jet 电极）。

（三）图形视网膜电图

图形 ERG 为中央视网膜对等亮度刺激物的综合电反应，通常为反复翻转的黑白棋盘格。其可评估中央视网膜的功能，亦可评估视网膜神经节细胞的功能。

图形 ERG 的波形包含以下 3 种成分：①大约 35ms 时的 N_{35} 负相波（N_1）；②大约 50ms 时的负相波（P_1）；③大约 95ms 时的负相波（N_1）。

1. 正常值 正常振幅 1～8μV。小于 1μV 绝对不正常。N_2/P_1 振幅比值>1.1。比值小于 1.1 为异常。

2. 临床应用

1）视网膜脱离：由于屈光介质浑浊，检眼镜难以或不能进行检查时，电生理检查具有更重要的作用。视网膜脱离病例中，ERG 可评估功能正常的视网膜的范围。视网膜脱离中，ERG 振幅下降与脱离视网膜的大小和程度有关。视杆细胞（rod cell）和视锥细胞（cone cell）的反应可能减弱和延长，相应的出现 a 波和 b 波的改变。在慢性和大范围的视网膜脱离中，ERG 可能显著降低。虽然脱离的视网膜有时也会有功能，但总的来说，ERG 的 b 波振幅与未脱离视网膜范围一致。在视网膜脱离病例中，b 波振幅立刻出现显著下降。视网膜脱离手术后 b 波振幅也可预测预后。

2）眼内异物：ERG 能评估视网膜异物和创伤，评估视网膜功能异常的程度。异物影响视网膜功能，主要取决于视网膜孔的大小、异物的部位和组成。在长期存留的眼内金属异物中，ERG 可评估视网膜退行性改变的程度。

3）眼挫伤后可能发生视网膜震荡和外伤性黄斑孔，多焦 ERG 被用来评估钝性伤后中央视网膜的损伤：多焦 ERG 中，中心视网膜反应显著降低，表示中央凹功能下降。

二、视觉诱发电位

将电极放置于头皮记录枕部皮质由光刺激引发的动作电位，即视觉诱发电位（VEP）。这是动作电位平均、放大后的波形记录。因中心凹区代表视觉皮层是中央凹外视网膜的数千倍，VEP 主要取决于中心凹处视觉系统的完整性。

（一）闪光 VEP

时限短，显著的超阈值弥漫的闪光或闪光 Ganzfeld 刺激器，平均 $64\sim128cd/m^2$ 刺激强度，以每秒 $1\sim4$ 次发射刺激。闪光应朝向至少 20° 的视野，在暗室中进行。闪光 VEP 只能推测视皮质对光的知觉，可用于屈光介质浑浊或对焦虑的患者和不配合的儿童进行视觉电生理检查，可获得视力的客观情况。

闪光 VEP 的正常波形：最常见的组成为 90ms 和 120ms 潜伏期时的 N_2 和 P_2 波。用 N_1、P_1、N_2、P_2 和 N_3 命名闪光 VEP，来区分 PVEP。N_1、N_2、N_3 为负相波，而 P_1、P_2 为正相波。

VEP 的正常值：P2 的潜伏期 $=（100\pm10）ms$。振幅 $>5\mu V$。

（二）图形 VEP

刺激物为棋盘格图像的投影器或电视屏幕。推荐使用黑白棋盘格。所用格子为正方形，亮和暗的格子的数目一致。

正常值：P_{100} 波形的振幅：正常 $\geq5\mu V$，无特异性，易受影响。P_{100} 波形的潜伏期：正常为 $90\sim110ms$。

临床应用：VEP 记录到个体之间的差异。但是，当记录同一个人的双眼时，变异值小于 10%。在正常人中，双眼的反应是一致的，所以两眼记录的不一致的波形可以推测视路的异常。VEP 可帮助诊断视神经病变，或者后部视觉通路的障碍。

三、眼电图

EOG 记录眼的静息电位（不需额外光刺激），其产生于视网膜色素上皮，暗适应后延的静息电位下降，此时最低值称为暗谷，转入明适应后，眼的静息电位上升，逐渐达到最大值即光峰。产生 EOG 的前提是感光细胞与色素上皮的接触及离子交换，所以 EOG 异常可见于视网膜色素上皮、光感受器细胞疾病、中毒性视网膜疾病；一般情况下 EOG 反应与 ERG 反应一致。EOG 的优点是对视网膜，特别是色素上皮、葡萄膜及视网膜血管疾患较为敏感，且不需散瞳及安装角膜电极，仅使用皮肤电极，简便易行。但它不能用于盲人或不能注视的患者。

第三节　荧光素眼底血管造影检查

荧光素眼底血管造影（fluorescein fundus angiography，FFA）是眼科临床诊治眼底病的常用检查技术。其基本原理是将荧光素钠快速注入被检者静脉内，循环至眼底血管中，受蓝光的激发而产生黄绿色荧光；利用配有特殊滤光片的眼底照相机，观察并及时拍摄眼底血管循环的动态过程。

眼外伤可造成各种挫伤性视网膜脉络膜病变，荧光素眼底血管造影可显示视网膜血管的充盈情况、有无渗漏、有无荧光遮蔽和新生血管形成等。常用于视网膜震荡、外伤性视网膜下出血、脉络膜破裂及外伤性脉络膜缺血等检查。

（一）视网膜震荡

视网膜震荡的特征为钝性损伤后发生视网膜深部感觉层一过性、灰白色的浑浊。临床上，深层视网膜变白和浑浊在发生后 4~5 天内缓解。这种浑浊可能局限于黄斑或累及周边视网膜广泛区域。

受损区域视网膜可能出现视网膜前、视网膜内或视网膜下的出血，也可能发生脉络膜的破裂。视力的症状取决于受损视网膜的区域和合并的眼部损伤。在荧光素血管造影中，不透明的视网膜会遮蔽脉络膜的背景荧光。另外，未受损的视网膜血管表现为完全的毛细血管充盈，在轻微的病例中，并无相应的荧光素渗漏到视网膜或视网膜下。

数周后，因为RPE细胞的变性，常见窗样缺损。在严重的视网膜震荡中，可出现RPE层进行性斑点状荧光素着染，但无组织的隆起。这种现象可能与急性色素上皮水肿有关。在早期FFA出现的RPE病变可能预示视力恢复较慢。

（二）视网膜挫伤

直接或间接挫伤可引起RPE细胞的挫伤，随后RPE功能受损，产生浆液性视网膜脱离。FFA显示RPE斑点样高荧光。晚期RPE对荧光素转运功能明显丧失。

（三）黄斑孔

外伤性黄斑孔（traumatic macular hole）的发生率为6.3%。外伤性黄斑孔常与严重的挫伤如视网膜挫伤及脉络膜破裂有关。FFA可表现为窗样荧光缺损，但由于尚存部分色素上皮，可见短暂脉络膜荧光后出现斑驳状的荧光。假性黄斑孔不出现窗样缺损。

（四）脉络膜破裂

脉络膜破裂包含脉络膜的撕裂、Bruch膜撕裂或挫伤后视网膜色素上皮层直接或间接的损伤（图12-3-1）。视网膜比脉络膜更具弹性，所以更常见的损伤类型为局限于脉络膜的破裂。但是，在严重的损伤中，也可能发生与其上部水肿的视网膜一同撕裂。因为视网膜下积血，所以损伤后较难立刻诊断出脉络膜破裂。继发的视网膜脱离发生概率较低，这种情况可能是因为胶质化和视网膜色素上皮增生，尤其在晚期更为明显，形成自发的视网膜粘连。一些后部脉络膜破裂很隐蔽只能通过荧光素血管造影和吲哚菁绿血管眼底造影来帮助诊断。早期为低荧光，与脉络膜毛细血管损伤有关，晚期出现特征的以视盘为中心、向心性的弧形高荧光带。随着脉络膜破裂的愈合，会发生纤维血管增生，纤维瘢痕形成及视网膜色素上皮增生（图12-3-2）。

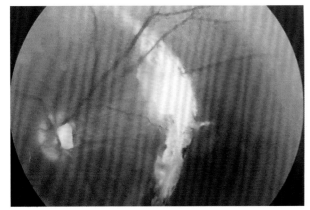
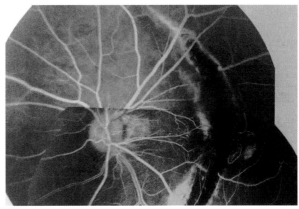

图12-3-1 脉络膜破裂及FFA表现

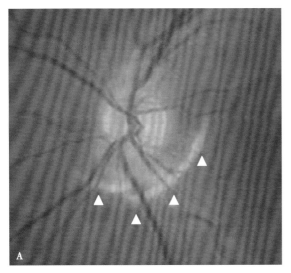
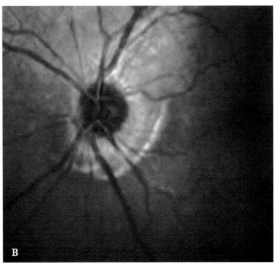

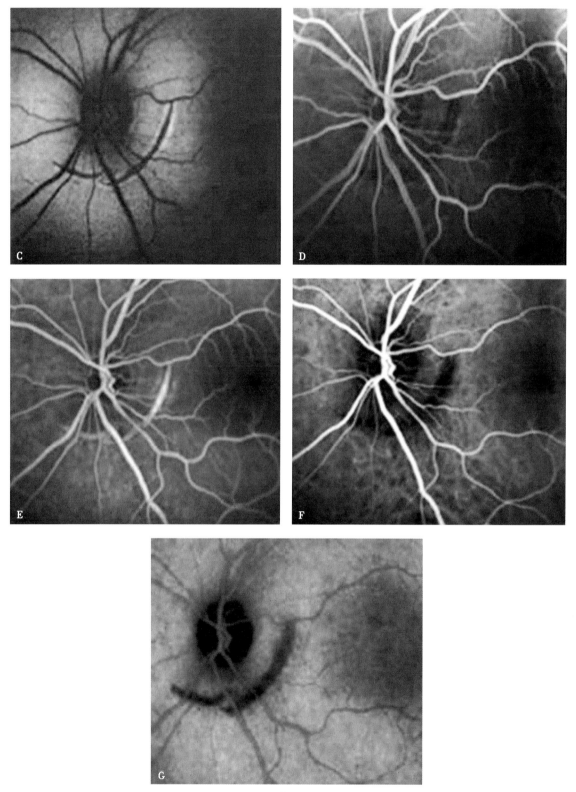

图 12-3-2 脉络膜破裂的多模态成像

眼底照相（A）；红外反射（B）；蓝色自发荧光（C）；FFA 显示早期（D），中晚期（E）；ICG 显示早期（F）、中晚期（G）

（五）远达性视网膜病变（Purtscher 视网膜病变）

远达性视网膜病变又称普而夏外伤性视网膜血管病变（traumatic retinal angiopathy of Purtscher），其典型眼底图像包括视网膜表面多发白色的斑点和视网膜出血（图 12-3-3），若有基础的头部外伤会出现典型的视盘周围区域充血。在相对轻微的远达性视网膜病变，FFA 表现为视网膜变白的斑块内视网膜动脉、毛细血管和静脉的荧光素的渗漏，严重的可出现动脉阻塞。虽然积血和视网膜白斑最终可能会消失，但是患者可能遗留严重的视力损害，这可能与视神经萎缩有关。

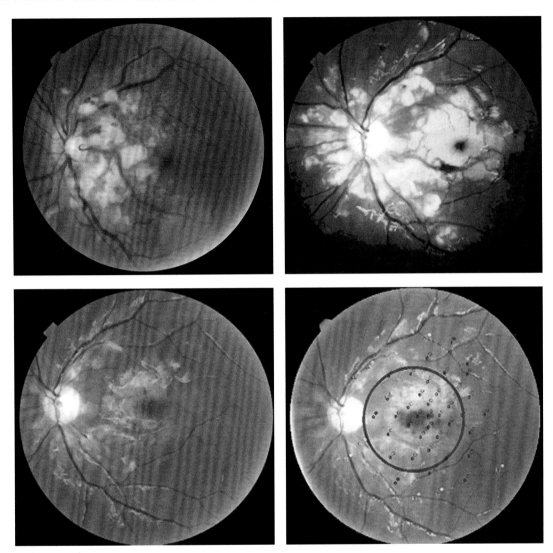

图 12-3-3 远达性视网膜病变

（六）交感性眼炎

交感性眼炎（sympathetic ophthalmia）为双侧的葡萄膜肉芽肿性炎症，通常为穿孔性眼外伤或眼内手术的并发症。典型表现为双侧的肉芽肿性全葡萄膜炎（granulomatous panuveitis）：羊脂状角膜后沉着物、前房炎症细胞和房水闪光（aqueous flare）、玻璃体内炎症细胞，孤立的或融合的脉络膜渗出物黄白色斑块和 Dalen-Fuchs 结节。

活动性交感性眼炎的 FFA 表现为多发的早期高荧光和 RPE 层损伤的低荧光，晚期渗漏。视神经表现为充血和荧光素渗漏。也可见脉络膜渗漏早期多发的高荧光区域。据推测，早期高荧光和低荧光的本质与 Dalen-Fuchs 结节是否影响其上的 RPE 有关。

第四节 光学相干断层扫描检查

光学相干断层扫描（optical coherence tomography，OCT）是非侵入性、非接触性的检查方法，其与 B 超图像类似。但是，超声检查中应用的是声波的反射，而 OCT 应用的是光的反射。OCT 横切面扫描组织获得类似断层解剖的图像,显现出视网膜各层的结构,能清晰地显示视网膜的病变,分辨率高(接近10pm)、重复性好。

OCT提供详细的诊断信息,是传统方法如眼底照相、荧光素眼底血管造影的很好补充。所以OCT在检查诊断视网膜病变具有非常重要的价值,特别是检查后极部、视神经和视网膜神经纤维层分析方面。但是OCT在屈光介质浑浊时应用受限,并需要患者注视。另外,OCT在各种角膜和眼前段的研究中也发挥着重要作用(见本章第五节)。

OCT在诊断和随访眼后段外伤性黄斑病变方面具有重要价值,如黄斑水肿、视网膜震荡、玻璃体视网膜界面的病变和黄斑孔。同时OCT也应用于超微结构的检查如脉络膜破裂、视网膜下出血和伴随的光感受器以下层面的损伤。本章将讨论眼外伤中OCT检查的应用。

OCTA(optical coherence tomography angiography,OCTA),是一种快速的、非侵入性的新型血流成像技术,具有分辨率高、扫描速度快、可量化血流等优点,不仅能够精确地定性分析眼部血管形态,更重要的是能够无创性定量测量眼部血管及血流灌注,同时还能对病变深度进行评估。目前,OCTA在眼部外伤方面具有广泛的临床应用前景。

(一)玻璃体后脱离

严重的眼外伤通常伴有玻璃体后脱离(posterior vitreous detachment,PVD)。PVD常发生于外伤后玻璃体积血的病例。浅的PVD在临床中容易遗漏,OCT能帮助明确诊断,特别是在制定玻璃体视网膜手术方案时。自发的PVD或手术中造成的PVD是黄斑手术成功的关键。

OCT检查能提供玻璃体黄斑界面的重要信息,如眼外伤增生性玻璃体视网膜病变和玻璃体黄斑牵引。

(二)黄斑水肿和皱褶

化生的RPE细胞和黄斑部位视网膜表面的增生细胞,如纤维性星形胶质细胞、纤维细胞、成肌纤维细胞、巨噬细胞和胶质细胞等产生胶原蛋白导致局部的牵引伴部分或全层内界膜的皱褶和黄斑水肿(图12-4-1)。通常发生在眼挫伤后,特别是出现玻璃体积血、视网膜脱离或不彻底的玻璃体切除和术后炎症。最重要的检查手段为裂隙灯显微镜和OCT检查。

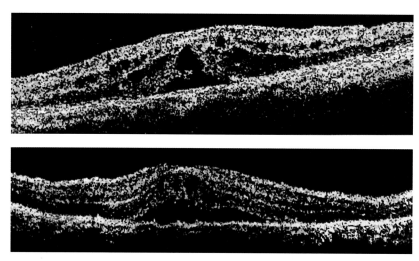

图12-4-1 黄斑水肿OCT图像

(三)外伤性黄斑孔

外伤性黄斑孔(traumatic macular hole)通常发生于严重眼外伤后数日。虽然外伤性黄斑孔形成的机制尚不明确,但通常与眼后段严重的挫伤有关。黄斑孔一般是经历严重外伤后数天至数月形成。普遍接受的理论认为黄斑孔形成时因视网膜前增生引起玻璃体视网膜切线方向的牵引所致(图12-4-2)。但是,在挫伤后立即形成黄斑裂孔的病例中,前后方向的快速改变导致快速形成前后方向中心凹处玻璃体视网膜牵引。这种急迫的情况发生于年轻患者外伤后,后部粘连的玻璃体膜和僵硬的内界膜可能导致中央凹处微小穿孔。

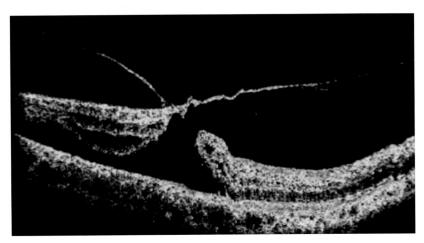

图 12-4-2　玻璃体牵引形成黄斑孔

手术成功的关键在于解剖上孔的闭合,同时视力改善,但总的来说,临床表现类似特发性黄斑孔。因为眼内结构的损伤,这些患者视力预后不佳。手术者必须在术前进行视力改善的评估,再施行外伤性黄斑孔修复术。特别是应评估是否可能伴随视神经的损伤。

(四) 玻璃膜下积血

玻璃膜下积血(subvitreal hemorrhage)并不扩散入胶体状玻璃体中,而是局限于玻璃膜下区域。这些小血管的损伤的机制可能是眼部直接的创伤,或者间接的,由于压力骤变导致毛细血管破裂,如Valsalva 视网膜病变的发病机制。若积血位于黄斑的前方,导致视力急剧下降,但是屈光介质透明。玻璃膜下积血形成经典的舟状外观,但是当红细胞下沉和数月后血液的扩散,视力会有一定程度的提高(图 12-4-3)。OCT 因其分辨率高,可用于黄斑病变一系列的检测。

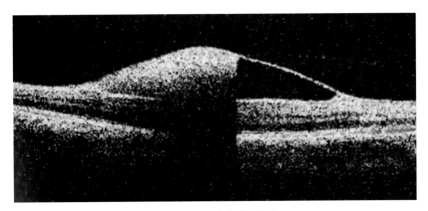

图 12-4-3　玻璃膜下积血

如果积血块很大或浓厚,可以考虑进行 YAG 激光治疗。玻璃体切除术是比较确切的治疗方法,指征主要是出现其他的病变或者玻璃膜激光切开术失败。内界膜下积血(subliminal hemorrhage),又称黄斑囊样膜下积血(macular cystoid submembranous hemorrhage),与玻璃膜下积血不同。内界膜下积血虽与玻璃膜下积血有些类似,但是其为圆拱形而且致密。

(五) 视网膜下积血

视网膜下积血(subretinal hemorrhage)较易诊断,因为在积血的视网膜上可见视网膜血管。其需要早期治疗，因为如果积血未被清除，光感受器在积血后 24 小时就开始死亡。后期视网膜下瘢痕形成也会造成严重后果。所以，如果积血比较厚而且位于黄斑下，OCT 显示拱形隆起，高反射和反向散射伴随其下方的低反射，就需要眼科医生及时干预（图 12-4-4）。

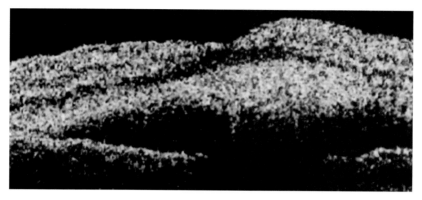

图 12-4-4　视网膜下积血

（六）脉络膜破裂

外伤性脉络膜破裂（traumatic choroidal rupture）多由于眼球挫伤引起，当视网膜和巩膜机械性地扩张时 Bruch 膜缺乏相对弹性，当 Bruch 膜破裂时，脉络膜毛细血管和 RPE 层一同破裂（图 12-4-5）。破裂常发生在眼球后极部，若破裂发生在黄斑区，则视力预后较差。

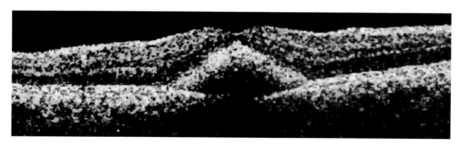

图 12-4-5　脉络膜破裂

脉络膜破裂 OCT 扫描显示在 RPE 脉络膜毛细血管层高反射的条带。脉络膜层连续性出现中断或缺失。随着上方视网膜水肿或出血的吸收，在 RPE 层出现高反射窄光带，可能是发生纤维化的结果（图 12-4-6）。

脉络膜破裂在 OCTA（optical coherence tomography angiography，OCTA）中的图像如下（图 12-4-7）。

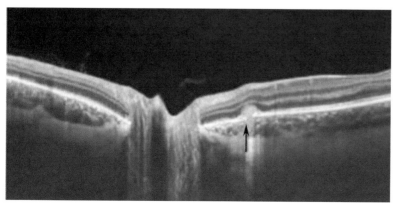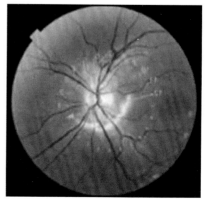

图 12-4-6　OCT 显示脉络膜破裂时视网膜色素上皮和 Bruch 膜及椭圆体区撕裂

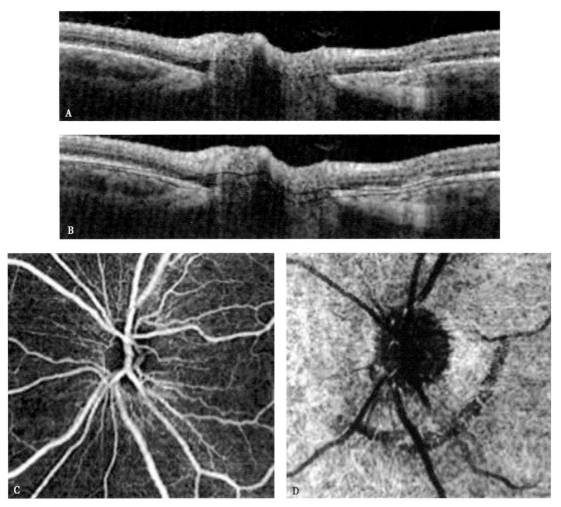

图 12-4-7　OCTA 显示整个视网膜血管网（A,C）和脉络膜毛细血管层（B,D）

（七）萎缩性黄斑病变

临床表现为异常的中心凹轮廓,同时 OCT 表现为中心凹光感受器的丧失。RPE 层的病变如反向散射,在临床上常常发生于微小视网膜下积血或色素性增生（图 12-4-8）。OCT 显示中心凹轮廓变扁平、交替光带小时,在视网膜色素层下出现增高的反射条带,与色素性瘢痕一致。

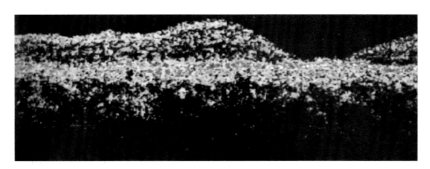

图 12-4-8　萎缩性黄斑病变

（八）远达性视网膜病变

远达性视网膜病变 OCT 显示高反射性和增厚的视网膜内层,随着视网膜内层的破坏,水肿明显减轻（图 12-4-9）。OCTA（optical coherence tomography angiography，OCTA）证实了远达性视网膜病变的发现，伴有视网膜缺血性白化和视网膜内出血以及视网膜增厚。OCTA 显示黄斑区浅层和深部毛细血管丛均未灌注（图 12-4-10）。

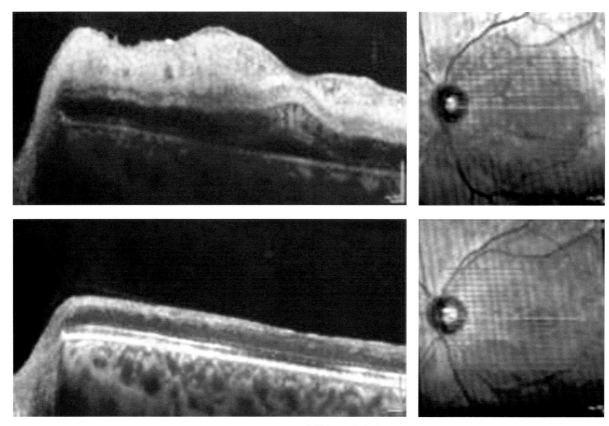

图 12-4-9 远达性视网膜病变
OCT 显示高反射性和增厚的视网膜内层随着视网膜内层的破坏，水肿明显减轻

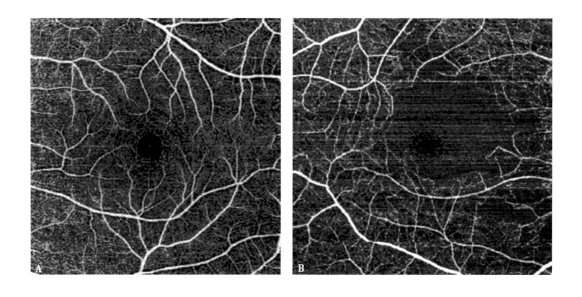

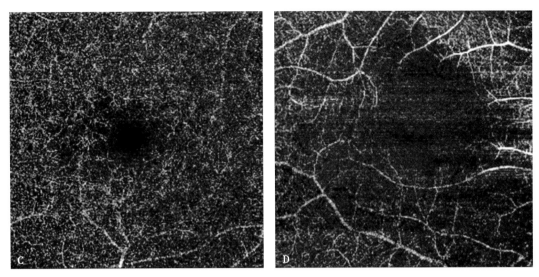

图 12-4-10 远达性视网膜病变 OCTA
右眼黄斑区域浅表 B 和深部毛细血管丛 D 广泛无灌注
A 和 C 为左眼正常对照

 第五节　眼前段光学相干断层扫描技术

　　眼前段光学相干断层扫描技术（anterior segment optical coherence tomography，AS-OCT）是近年来新出现的一种影像学检查手段，它采用 1 310μm 波长的近红外光进行扫描，检查时患者采取坐位，不接触眼球，患者易于配合，操作简单，扫描时间短，1 秒钟可获得 1 024 幅分辨率远高于 MRI 及超声的组织学图像，可显示包括角膜、前部巩膜、前房、前房角、虹膜和瞳孔区晶状体在内的眼前段横截面图像并可进行量化分析。AS-OCT 目前广泛运用于屈光手术、角膜移植、青光眼以及斜视的诊断和治疗中。近年来，AS-OCT 在眼外伤尤其是角膜外伤的临床诊治中发挥了重要作用。

　　AS-OCT 能完整清晰地显示角膜的结构和厚度，也可进行角膜曲率测量，角膜屈光度计算及角膜地形图检查。角膜各层对光的反射率不同，故在图像可以分辨出，角膜上下表面反射率较高的分别为角膜的上皮细胞和内皮细胞层；而中间的角膜基质层反射率较低（图 12-5-1）。

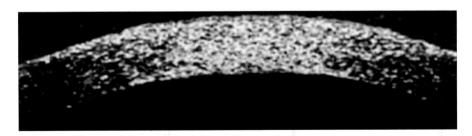

图 12-5-1　角膜的各层结构成像（眼前段 OCT 图像）

　　AS-OCT 在眼外伤中的应用也越来越广泛，它可清晰显示角膜穿孔伤清创缝合后伤口内外口的对合情况，对于眼挫伤病例，部分患者因角膜水肿浑浊而影响裂隙灯显微镜进行眼内观察，AS-OCT 亦能清晰显示前房、前房角、虹膜等结构。对于透明或半透明角膜异物病例，AS-OCT 可显示异物在角膜内具体位置。

第六节 超声生物显微镜

眼外伤时常并发眼部多处组织的损伤，尤其伴有角膜损伤和前房积血引起屈光间质浑浊时，将会影响对眼部的观察，且一些细微的变化不易被裂隙灯、前房角镜和普通的眼用 B 超检查发现，尽管 CT 和 MRI 具有很高的分辨率，但还不能完全满足眼科临床的要求。超声生物显微镜（ultrasound biomicroscope，UBM）是 1990 年代初加拿大多伦多大学生物医学家 Faster FS 和眼科医生 Pavlin CJ 共同研制。它是一种新型眼用 B 超影像学检测工具。UBM 是高频换能器和 B 超仪相结合，其内置的高频换能器可使探头发出 50～100MHz 的高频超声，结合计算机图像处理技术，可获得眼前段任意径线切面的二维图像。扫描深度和宽度为 5mm×5mm，每秒钟可扫描 5～10 幅图，图像的分辨率为 20～50μm。这些特性使其特别适用于对结构复杂而位置相对表浅的眼部特别是眼前段各种组织结构的精确观察和定量测量。它的作用还在于不损害眼的完整性，在活体清楚观察眼前段的结构，不影响内部结构，不受屈光间质的影响，且分辨率高、实时、非干扰，为疾病的诊断和治疗提供准确的客观依据。

（一）检测眼前段异物

眼外伤后常有屈光间质浑浊（角膜浑浊和前房积血），常规的裂隙灯显微镜检在受到限制。而当异物极其细小并且性质为非金属性，或位于后房、睫状体等位置时，传统的 B 超、CT 较难发现，利用 UBM 均能检出。UBM 不仅能清晰地显示异物的位置，而且能显示异物与周围组织的关系，定位准确。

（二）眼前段挫伤

挫伤致角膜损伤和前房积血是眼外伤中最常见的表现。由于屈光间质的浑浊，用以往眼科常规检查方法，将影响对眼前节的观察。UBM 通过高频超声获取图像，因此能穿过浑浊的屈光间质、虹膜和巩膜组织，揭示隐藏在其后的病理变化。通过 UBM 可以了解到虹膜根部断离、晶状体悬韧带断裂及晶状体不全脱位、睫状体分离以及分离的范围，利用 UBM 鉴别前房角后退和睫状体分离，同时能检测出传统的 B 超不能发现的睫状体和脉络膜浅脱离以及睫状体上皮分离（图 12-6-1）。此外，对术后效果的测定，也可通过 UBM 的检查，对照术前、术后睫状体的位置，证实是否治愈。

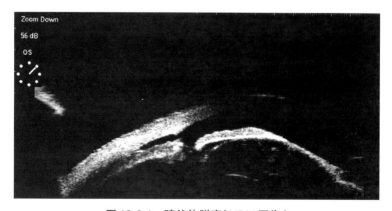

图 12-6-1 睫状体脱离（UBM 图像）

（三）前段植入性囊肿

Marigo 等对 7 例继发性前段植入性囊肿（implantation cyst）患者进行回顾性分析。在囊肿形成之前，6 眼受过较大的外伤。利用 UBM 检测发现植入性囊肿为单侧较大、厚壁，他们可能为回声透明或表现为不等的内部反射，并与植入性囊肿的临床和病理组织学相对应。应用 UBM 检查，不但可以清晰显示囊肿的位置，而且能显示囊肿与周围组织的关系，从而为临床诊断及术式选择提供很大的帮助（图 12-6-2）。

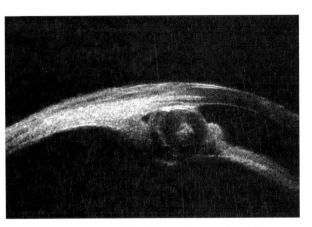

图 12-6-2 虹膜植入性囊肿（UBM 图像）

总之，UBM 在眼外伤中，尤其是眼前节的损伤，有着极好的应用价值。利用其分辨率高、实时、非干扰、无创伤、不受屈光间质的影响，弥补了传统眼科检查之不足，减少了眼外伤漏诊及误诊的机会。但由于其扫描深度为 5～10mm，受其限制，不能观察到后部玻璃体及其以后的情况。尽管如此，UBM 对眼外伤造成的眼部改变尤其眼前段的改变，在诊断和治疗上提供确切的指导作用。

第七节 计算机断层成像

计算机断层成像（computed tomography，CT）可以准确地显示人体内部组织结构及病灶状况，具有非接触性、多方位扫描成像等优点。对于眼外伤的患者，尤其是严重眼外伤、合并全身多处外伤、儿童或不能配合眼科光学仪器检查者，早期进行 CT 检查，可更直观、全面地了解眼外伤情况，做出更准确的诊断。CT 检查可发现眼球破裂、晶状体脱位、玻璃体积血、眼眶壁骨折、视神经管骨折、软组织挫伤、眼球内及眼眶内异物等。眼部 CT 检查扫描断层包括横断位和冠状位扫描，合并眼眶壁骨折者可显示三维重建立体图像。

（一）正常眼部 CT 表现

眶骨呈高密度影像表现，泪腺呈中等密度，球后脂肪体为低密度区，视神经呈条状中等密度，眼外肌呈中等密度；眼球壁呈环形中等密度，称为眼环，晶状体密度高于玻璃体。

（二）眼球破裂

表现为眼环断裂、变形，玻璃体密度增高提示玻璃体积血，有眼内容物脱出时眼环断裂处可见中高密度影和玻璃体影相连续（图 12-7-1）。

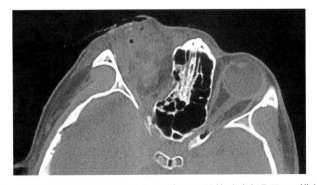

图 12-7-1 右眼球破裂，眼内容物脱出，正常眼环结构消失（眼眶 CT 横断面图像）

（三）晶状体脱位

晶状体脱位（luxation of lens）根据不同的脱位程度和晶状体浑浊程度，可有不同的影像表现。晶状体不全脱位(subluxation of lens)可表现为晶状体偏斜及移位。晶状体全脱位(complete luxation of lens)可表现为玻璃体内出现椭圆形中高密或高密度影等。

(四)眶壁骨折

表现为眶壁骨连续性中断,可见骨折线及骨碎片等。骨折处可有肌肉、脂肪等软组织嵌顿。

(五)眼球内及眶内异物

根据异物性质不同可呈现不同密度影像。临床上最多见金属异物,CT影像表现呈高密度,因其CT值显著高于周围组织而常出现伪影,是眼内金属异物的特征性影像变化(图12-7-2);当显示为高密度影无伪影时,常提示为玻璃、石屑等;木质、塑料异物常呈现低密度影。

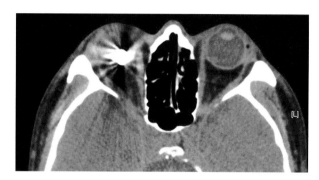

图 12-7-2 右眼球内金属异物,带有伪影(眼眶CT横断面图像)

第八节 眼部超声检查

超声波(ultrasonic waves)是频率高于20kHz(千赫兹)的声波,其具有反射、折射、散射和聚焦等性质。超声检查(ultrasonography)即将超声波发射到人体内,当它在体内遇到界面时会发生反射及折射,并且在人体组织中可能被吸收而衰减,从而反映出波型、曲线或影像的特征。是一种非侵入、实时动态扫描被检查部位的检查方式。医用超声频率多在2~10MHz(兆赫兹,百万赫兹),眼科超声仪器常见频率为10MHz、20MHz。A型超声波简称A超,根据声波的时间与振幅的关系,来探测声波的回波情况,其定位准确性较高。B型超声波简称B超,是基于A超的显示技术,将A超的幅度调制显示改为灰度调制显示,亮度随回声信号大小而变化,反映人体组织二维切面断层图像。眼外伤患者检查常用B超,对于玻璃体浑浊、视网膜脱离、脉络膜脱离、眼内异物等均有重要诊断意义。

B超检查时患者轻闭双眼,眼睑或探头涂消毒耦合剂,将探头轻放于眼睑垂直进行多角度、多切面连续扫描,可根据情况调整增益,嘱患者转动眼球,以全面观察图像的动态改变。注意操作轻柔,避免过度压迫眼球。患者眼球严重破裂、眼内容物脱出等,禁止行B超检查。

(一)正常眼部B超图像

声束方向不同、扫描部位不同,所形成的声像图不同。超声声束由前向后通过眼轴,呈现眼轴位扫描声像图(图12-8-1),起始为不规则高回声区,其后蝶形光斑为晶状体声像图,紧接无回声区为玻璃体声像图,玻璃体后弧形光带为眼球后壁声像图,眼球后方高回声区为球后脂肪声像

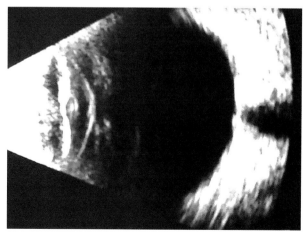

图 12-8-1 正常眼部B超图像

图,球后脂肪中间一V形暗区为视神经声像图。

（二）晶状体脱位

晶状体不全脱位时,B超检查图像显示晶状体前后轴与视轴不平行;晶状体全脱位时,正常晶状体位置无晶状体回声,根据晶状体浑浊程度不同,玻璃体内可见不同强度的扁圆形回声,可随体位向重力方向移动(图12-8-2)。

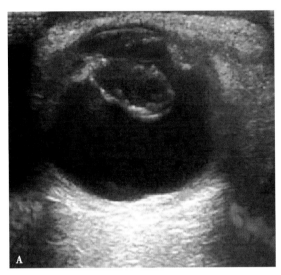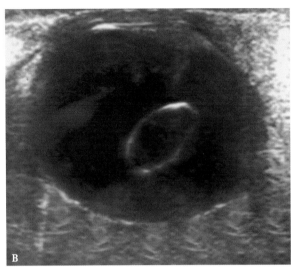

图 12-8-2　晶状体脱位(B超检查图)
A. 晶状体半脱位 B. 晶状体全脱位

（三）玻璃体浑浊

玻璃体内泥沙样、絮状、斑点状、条状、分支状等回声,后运动阳性,提示玻璃体浑浊或积血可能(图12-8-3)。

（四）视网膜脱离

玻璃体内出现高回声光带,光带表面光滑,后端连接于视盘,前端与球壁相连,光带下方为无回声暗区。完全性视网膜脱离时,玻璃体内强回声光带可呈V形(图12-8-4)。

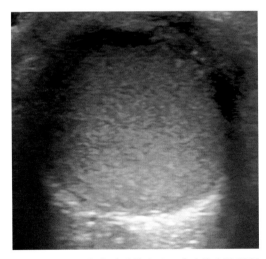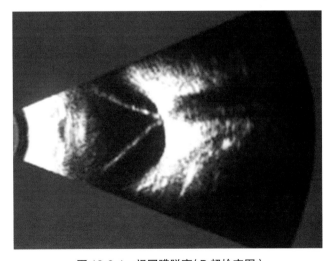

图 12-8-3　短期内玻璃体积血,玻璃体内弥漫低回声(B超检查图)

图 12-8-4　视网膜脱离(B超检查图)

（五）眼内异物

B超探查眼内异物时,不同大小、形状、性质的异物可呈现不同声像;例如玻璃体内异物B超声像图,可见玻璃体内强回声光团(图12-8-5)。

（六）脉络膜脱离

表现为球壁前带状弧形或半球形高回声，凸向玻璃体，光带较厚，与球壁相连，可为多个出现，称为"花瓣征"（图12-8-6）。

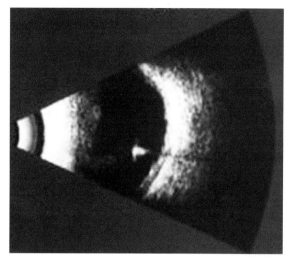

图12-8-5 玻璃体内异物（B超检查图）

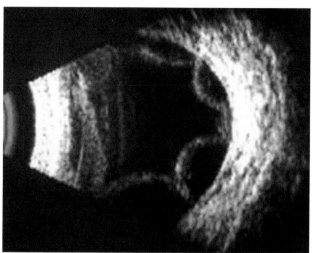

图12-8-6 脉络膜脱离（B超检查图）

 第九节　角膜共焦显微镜

角膜共焦显微镜（corneal confocal microscope）是一种具有高分辨率的新型非侵入性的眼表成像仪器，实时、无创地从细胞层面活体观察眼表组织的细微结构及病理变化并提供高分辨率图像。角膜外伤可能合并感染性角膜炎，尤其是植物性角膜外伤患者，常合并真菌性角膜炎，严重者可发展为真菌性眼内炎甚至眼球摘除。角膜共焦显微镜可观察到真菌菌丝，对真菌性角膜炎有较高的敏感性及特异性，早期行角膜共焦显微镜检查，可进行早期诊断并对及时用药提供依据（图12-9-1）。

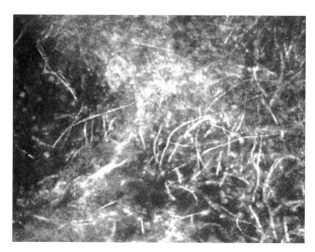

图12-9-1 共焦显微镜检查角膜组织图像
真菌性角膜炎患者，可见大量真菌菌丝样结构

（吕　勇　高莎莎　钟　梅）

参 考 文 献

1. 张效房，杨进献. 眼外伤学. 郑州：河南医科大学出版社. 1997.

2. 赵堪兴，杨培增. 眼科学. 7 版. 北京：人民卫生出版社，2008.

3. 葛坚，王宁利. 眼科学. 3 版. 北京：人民卫生出版社，2015.

4. 李凤鸣，谢立信. 中华眼科学. 3 版. 北京：人民卫生出版社，2014.

5. Wirbelauer C，Karandish A，Haberle H，et a1. Optical coherence tomography in malignant glaucoma following filtration surgery. Br J Ophthalmol，2003，87：952-955.

6. HoemIlf H，Wirbelauer C，Scholz C，et a1. Slit 4 amp-adapted optical coherence tomography of the anterior segment. Graefes Arch Clin Exp Ophthalmol，2000，238：8-18.

7. Ramos JL，Li Y，Huang D. Clinical and research applications of anterior segment optical coherence tomography-a review. Clin Exp Ophthalmol. 2009 Jan；37（1）：81-89.

8. Liu X，Wang F，Xiao Y，et al. Measurement of the limbus-insertion distance in adult strabismus patients with anterior segment optical coherence tomography. Invest Ophthalmol Vis Sci. 2011，52（11）：8370-8373.

9. Pavlin CJ，Harasiewicz K，Sherar MD et al. Clinical use of ultrasound biomicroscopy. Ophthalmology，1991，98（3）：287-295.

10. Genovesi-Ebert F，Rizzo S，Chiellini S et al. Ultrasound biomicroscopy in the assessment of penetrating or blunt anterior-chamber trauma. Ophthalmologica，1998，212 Suppl 1：6-7.

11. Lorusso Massimo，Micelli Ferrari Luisa，Leozappa Marco et al. Transient vitreomacular traction syndrome caused by traumatic incomplete posterior vitreous detachment. Eur J Ophthalmol，2011，21（5）：668-670.

12. Saleh Maher，Letsch Jonathan，Bourcier Tristan et al. Long-term outcomes of acute traumatic maculopathy. Retina （Philadelphia，Pa.），2011，31（10）：2037-2043.

13. Huang JJ，Liu X，Wu ZQ，et al. Classification of full-thickness traumatic macular holes by optical coherence tomography. Retina（Philadelphia，Pa.），2009，29（3）：340-348.

14. Ozdal M P C，Mansour M，Deschênes J. Ultrasound biomicroscopic evaluation of the traumatized eyes. Eye（Lond），2003，17（4）：467-472.

15. Marmor MF，Fulton AB，Holder GE et al. ISCEV Standard for full-field clinical electroretinography（2008 update）. Doc Ophthalmol，2009，118（1）：69-77.

16. Jayle G E，Tassy A F. Prognostic value of the electroretinogram in severe recent ocular trauma. Br J Ophthalmol，1970，54 （1）：51-58.

17. Agarwal A，Mahapatra AK. Visual outcome in optic nerve injury patients without initial light perception. Indian J Ophthalmol，1999，47（4）：233-236.

18. Pong Jeffrey CF，Lai Jimmy Siu Ming. Imaging of primary cyst of the iris pigment epithelium using anterior segment OCT and ultrasonic biomicroscopy. Clin Exp Optom，2009，92（2）：139-141.

19. Marigo FA，Esaki K，Finger PT et al. Differential diagnosis of anterior segment cysts by ultrasound biomicroscopy. Ophthalmology，1999，106（11）：2131-2135.

20. Marigo FA，Finger PT，McCormick SA et al. Anterior segment implantation cysts. Ultrasound biomicroscopy with histopathologic correlation. Arch Ophthalmol.，1998，116（12）：1569-1575.

21. De La Hoz Polo M，TorramilansLluís A，PozueloSegura O，et al.Ocular ultrasonography focused on the posterior eye segment：what radiologists should know. Insights Imaging，2016，7（3）：351-364.

22. Tandon A，Khullar T，Bhatt S. Sonography in acute ocular pathology：a kaleidoscopic view. EmergRadiol，2019，26（2）：241-248.

23. Chhablani J. Fungal endophthalmitis. Expert Rev Anti Infect Ther. 2011；9（12）：1191-1201.

24. Vaddavalli PK，Garg P，Sharma S，et al.Role of confocal microscopy in the diagnosis of fungal and acanthamoeba keratitis.

Ophthalmology，2011，118：29-35.

25. Hassan Hamoudi，Marie Krogh Nielsen，Torben LykkeSerensen. Optical coherence tomography pngiography of purtscher retinopathy after severe traffic accident in 16-year-old boy. Case Reports in Ophthalmological Medicine，Volume 2018，Article ID 4318354，4 pages.

26. LuisaPierro，ChiaraGiuffre，Alessandro Rabiolo，et al.Mutimodal imaging in a patient with traumatic choroidal ruptures. Eur J Ophthalmol，2017；27（6）：e175-e178.

第十三章 眼外伤的影像学检查

第一节　眼外伤的影像学检查方法

眼外伤是眼科临床常见致盲原因之一。根据病史、临床症状、眼科常规检查，部分病例可作出诊断。但对眼部异物、眼眶骨折、玻璃体积血、晶状体脱位、眼球破裂及其他复杂的眼外伤，仅靠病史、临床症状、眼科常规检查往往不够，需借助影像学检查以明确诊断。

影像学检查在眼外伤的诊断、治疗及预后评估均具有重要作用。

医学影像学是通过各种能量使人体表面、内部结构和器官成像并展示，借以了解人体解剖、生理功能及病理变化，达到诊断疾病目标的成像技术。医学成像技术包括：基于 X 线成像技术的有摄影、拍片、CT、数字减影血管造影、CT 血管成像；基于超声成像的技术包括 A 超、B 超、UBM、CDFI、超声造影等；基于磁共振成像包括 MRI、fMRI、运动 MRI、介入 MRI 等；基于核素成像包括甲状腺吸碘率、PET-CT 等；红外线成像如红外热像仪；基于光学成像的检查设备，包括角膜地形图、角膜内皮细胞、眼前段成像、视网膜断层成像、视网膜血管成像等。

本章仅介绍适合眼外伤诊断使用的影像学技术，包括 X 线摄片技术、计算机体层摄影（computed tomography，CT）、磁共振成像（magnetic resonance imaging，MRI）、超声、CT 血管成像和数字减影血管造影。

这些影像检查方法各有其优缺点，应根据具体情况选择一种或几种检查方法联合应用，为眼科医生明确诊断及制订治疗方案提供参考。

一、X 线检查

1895 年 11 月 8 日，德国物理学家伦琴（Roentgen）发现了 X 线，一年后这项技术就被应用于医学拍片成像，之后的半个多世纪里，X 线摄片技术成为眼内金属异物和眼眶骨折诊断的主要方法，并发明了多项基于 X 线摄片技术的眼内异物定位方法。

眼眶 X 线正位和侧位片，是整个头颅、面骨和软组织重叠后的影像。X 线穿过组织，组织吸收后剩余的 X 线量到达胶片，使胶片感光变黑，显示组织重叠后的密度差图片。X 线明亮处为高密度组织，暗处为低密度组织，一般认为，X 线平片的组织分辨率只有达到 5%～7% 明暗（密度）差时才能显示。

目前，数字减影 X 线摄片（digital radiography，DR）技术正在逐步取代常规 X 线摄片技术，DR 照射剂量低，对人体辐射小，分辨率高，曝光成像时间极短，可有效减少运动伪影的发生，图片清晰度提高。

由于 CT 的广泛应用，X 线摄片技术诊断眼外伤已经很少使用，只在需要精确测量眼内、眼眶和眶周金属异物大小和形态时采用。

（一）X 线平片检查

1. 眼眶正位片　又称鼻颌位、后前 23°位或 Caldwell 位，为眼眶 X 线检查的常规体位。采用俯卧、鼻尖和下颌贴近台面中线，额部抬起约 20mm，听眦线与垂直线成 23°角，头矢状位垂直于台面，X 射线中心经鼻根垂直投射。不宜俯卧者，可采用前后位投照。主要用于显示眼眶的外形、大小、骨质改变、不透 X 线的眼部异物等。

2. 眼眶侧位片　半俯卧位，头侧位并贴近台面，头矢状位平行于台面，X 射线中心垂直通过眼眶外缘 20mm 处投射。不适于俯卧者，可改用仰卧位投照。主要用于观察不透 X 线异物、眼眶骨折的深度及其与蝶鞍的关系。

3. 视神经孔位片　为眼眶斜位片，两侧分别投照，俯卧位，投照侧眼眶置于胶片中央，头侧转，鼻尖、下颌及颧突紧贴台面，头矢状位与台面成 53°角，X 射线中心经眼眶作垂直投射。主要用于显示视神经孔。

4. 眼球异物定位片　用于眼眶及眼球内不透 X 线异物的定位，常用的有三种方法：

（1）巴尔金扣圈法：扣好圈后调整圈上分别位于 3、6、9、12 时处角膜缘上的 4 个铅点，使 6～12 时两铅点连线与头部中线平行，3～9 时连线与两侧瞳孔连线平行；正、侧位中心线均对准上述两连线的交点。侧位像上四个铅点投影应排列在一条直线上，3、9 时两个铅点应重叠为一个。焦点 - 胶片距离按测量用眼球图的放大比例而定。此法现已少用。

（2）诺尔曼缝环法：又称铅环定位法，英国诺尔曼（Norman）于 1897 年开始倡用，在患眼角膜缘上缝合一个与角膜缘直径相同的金属环作为角膜缘的定位标记，环的缺口位于 4 点钟方位，中心线对准金属环的圆心摄正、侧位片。

（3）吸附定位器定位法　详见第 45 章眼内异物定位。

（二）泪囊泪道造影

用碘油使泪囊及鼻泪管显影。主要用于了解泪囊的形态和大小、泪道是否阻塞以及阻塞的程度和部位。

（三）数字减影血管造影

数字减影血管造影（digital subtraction angiography，DSA）主要用于颈动脉海绵窦瘘、硬脑膜动静脉瘘、眼眶内动静脉畸形和动静脉瘘及眼动脉的动脉瘤等血管病变的诊断和介入治疗。

（四）正常眼眶的 X 线平片表现

眼眶 X 线平片的观察分析包括眼眶的大小、形状和密度；眶上裂和眶下裂；视神经管以及鼻旁窦和颅内情况等。

1. 眼眶轮廓　在眼眶正位片上，正常人眼眶呈略带椭圆的四方形（图 13-1-1A），双侧对称，侧位片上呈锥形（图 13-1-1B）。其形状和大小常因年龄、性别及个人特点而异，此外，还与摄影位置密切相关。

2. 眶壁　眶顶壁呈三角形，由额骨的眶板及蝶骨小翼构成。正位片的眶上缘内、中 1/3 交界处的裂孔为眶上切迹，外上方眼眶缘的新月形增白影为泪腺窝。额窦位于眼眶的内上方。眶下壁呈三角形，由上颌窦的眶面、颧骨眶面和腭骨眶突构成。正位片上可见眶下缘及眶下孔。眶内壁呈长方形，由上颌骨额突、泪骨、筛骨纸板、蝶骨体组成。正位片上眶内壁主要为筛骨纸板的矢状位像，内侧的蜂房状透明区为前组筛窦。眶外壁呈三角形，由蝶骨大翼的眶面和颧骨眶面组成，位于眶上裂外下方，密度较低。

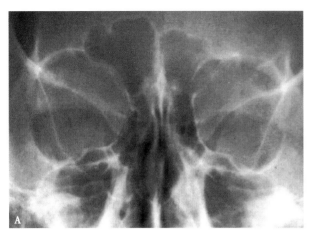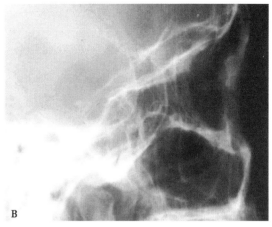

图 13-1-1　眼眶 X 线正、侧位片
A. 为眼眶正位片；B. 为眼眶侧位片

3. 眶上裂和眶下裂　正位片上，眶上裂位于眼眶上壁和外壁交界处，上缘为蝶骨小翼，下缘为蝶骨大翼，内侧为蝶骨体，其大小和形状个体差异较大，多近三角形，也可为锥形、长条形或哑铃形等。眶下裂在常规眼眶正侧位片上不易观察。

4. 视神经孔　在常规眼眶正、侧位片上不能显影，在视神经孔位片上呈一卵圆形小孔，位于眼眶的外下象限内，上方为蝶骨小翼，外侧为眶上裂。其大小和形状有个体差异，基本对称，正常内径约 3~7mm，双侧孔径差异小于 1mm。

（五）X 线平片检查在眼外伤的应用及其优缺点

X 线平片检查在眼外伤方面最重要的应用是对眼部高密度异物的诊断和定位。X 线平片可显示眼部高密度异物的整体形态，也可完整反映眶壁和颅骨骨折的情况。不足之处是软组织不能显影，不能明确显示异物与眼球壁的结构关系；对于木质、塑料等非金属异物不能显影；对眼部多发异物同时伴有颅面部异物的病例，异物影像重叠导致定位困难；缝合定位环可造成新的创伤，对眼部存在新鲜创口者不宜使用。

由于 CT 的广泛应用，眼眶 X 线平片检查已很少应用，基本被 CT 取代。

二、CT 检查

（一）CT 检查技术

1. 非螺旋方式扫描　横轴位扫描：取仰卧位，扫描基线为听眶下线。冠状位扫描：仰卧位或俯卧位，一般取仰卧位，扫描基线为硬腭的垂直线。扫描参数：层厚 2mm，层间隔 2~5mm，可疑眼部异物时层间隔小于或等于层厚；眼眶 CT 包括软组织算法重建和骨算法重建，软组织窗窗宽 300~400HU，窗位 40~50HU，骨窗窗宽 3 000~4 000HU，窗位 500~700HU；电压大于等于 120kV，电流 100mA；视野 140mm×140mm~200mm×200mm；矩阵大于等于 512×512。

视神经管 CT 检查横轴位扫描基线为鼻骨尖至后床突上缘连线的平行线，冠状位扫描基线为硬腭的垂直线。扫描参数：层厚 1~2mm，层间隔 1~2mm，骨算法重建加边缘强化效应，骨窗窗宽 3 000~4 000HU，窗位 500~700HU；电压≥120kV，电流 100mA；FOV：100mm×100mm~140mm×140mm；矩阵≥512×512。

2. 螺旋方式扫描　多排螺旋 CT 可采集容积数据，利用多平面重建（multiple plannar reconstruction，MPR）技术可获取包括横轴位、冠状位、矢状位等任意方位二维断面图像，利用表面阴影显示（surface shaded display，SSD）、容积再现（volume rendering，VR）技术实现眼眶结构的三维显示，能更准确地对眼眶骨折进行空间定位和确定骨折范围并能在此三维结构上进行模拟手术，制定最佳手术方案。一般采用横轴位进行原始图像数据采集，层厚≤1.25mm，螺距≤1.5，电压≥120kV，电流 100mA，视野

140mm×140mm～200mm×200mm，矩阵≥512×512。

原始图像基础上重建方法：横轴位重组基线为听眶下线，冠状位重组基线为硬腭的垂直线，斜矢状位的重组基线平行于视神经。层厚≤2mm，层间隔2～5mm，可疑眼部异物时可适当减小间距。采用软组织算法重建和骨算法重建，软组织窗窗宽300～400HU，窗位40～50HU，骨窗窗宽3 000～4 000HU，窗位500～700HU。

视神经管MPR重组方法：横轴位重组基线为鼻骨尖至后床突上缘连线的平行线，冠状位为听眶下线的垂直线，斜矢状位的重组基线平行于视神经管。层厚1mm，层间隔1mm，骨算法重建，骨窗窗宽3 000～4 000HU，窗位500～700HU。

三维重建：利用SSD对三维图像进行切割、去除一些结构，可从不同角度观察病变；利用VR技术观察所需结构的整体情况。

3. CT血管成像（CT angiography，CTA）　静脉注射碘对比剂后，在血管期进行CT扫描，获得原始图像，采用最大强度投影（maximum intensity projection，MIP）及VR技术重建获得三维图像。在眼外伤中主要应用于观察颈动脉海绵窦瘘的瘘口。

（二）正常眼眶CT检查层面及其表现

眶壁骨质呈高密度，球壁、泪腺、眼外肌及视神经呈等密度，玻璃体呈低密度，眶内脂肪呈更低密度。晶状体呈双凸透镜状均匀高密度，CT值120～140HU。眼外肌肌腹处较厚，肌腱及总腱环处较薄。

1. 眼眶横轴位　可显示大部分眶内及颅中窝结构。眶内壁、外壁、内直肌、外直肌及视神经显示较佳（图13-1-2）。眼球壁呈等密度的连续眼环，正中层面显示最清晰。玻璃体位于眼环内。球后的锥形低密度为球后脂肪。眼上静脉也可清楚显示。但很难在同一层面内显示上直肌、下直肌、上斜肌及下斜肌的全程。眶尖区可观察到眶上裂、眶下裂及视神经管。泪腺在近眶顶部的层面上，呈圆形或楔形的软组织影。

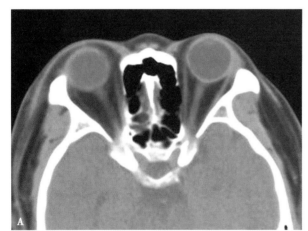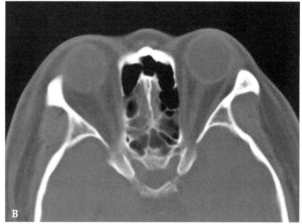

图13-1-2　眼眶CT横轴位视神经管显示

A. 为视神经层面软组织窗；B. 为视神经层面骨窗

2. 眼眶冠状位　不同的层面所显示的眼结构不同。上睑提肌与上直肌很近，自肌腹后很难完全区分，合称眼上肌群（上直肌提上睑肌复合体）。眼上静脉在其下，呈小圆形。内直肌之上可见上斜肌。眼球赤道层面眼球与眶下壁间可见自内下向外上斜行的下斜肌，其上靠眼球下壁可见下直肌肌腱断面（图13-1-3A）。球后层面可见四条直肌及上斜肌围成肌锥内间隙，中央有视神经通过，与眼动脉并行。下直肌外侧、外直肌内下的小点状血管影为眼下静脉。冠状位显示眶尖区各孔、裂优于横轴位，眶上裂及眶下裂呈"八"字形结构，眶上裂将蝶骨大翼和蝶骨小翼分开（图13-1-3B），眶下裂位于蝶骨大翼眶板与上颌骨眶板之间。视神经管由蝶骨小翼的两个根和蝶窦外上壁围成。

目前的多排CT，多采用横轴位薄层扫描，之后进行冠状位重建。免除摆体位导致的患者不适，也使活动受限的患者方便检查。但重建图像可能有失真，或使骨折线模糊或不能显示。

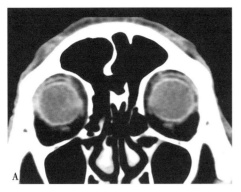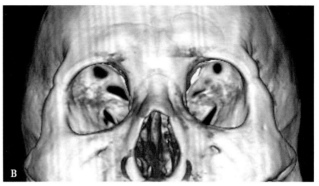

图 13-1-3　眼眶 CT 冠状层面和三维成像

A. 为眼眶 CT 眼球赤道后层面软组织窗图片；B. 为眼眶 CT 三维骨算法重建图片（VR 重建）

眼眶冠状位图像上，能清晰显示眼球、视神经、眼外肌和肌锥、眼眶及眶周组织情况。尤其是良好显示眶壁及其四周的情况。

冠状层面是眼眶外伤、眶周损伤、眼眶占位病变、甲状腺相关眼病等必要的检查层面。

3. 矢状位重建图像　目前 CT 装置不能进行头和眼眶的矢状位扫描。均是利用横轴位扫描的数据进行矢状位图像重建。

眼眶矢状位图像对眶顶和眶底、上直肌和下直肌全长、眶上壁与前颅窝、眶下壁与上颌窦及翼颌窝情况显示最佳（图 13-1-4）。

4. 眼眶三维 CT 检查　眼眶颌面和头颅的骨算法三维重建、或颅底的三维重建，可直观显示

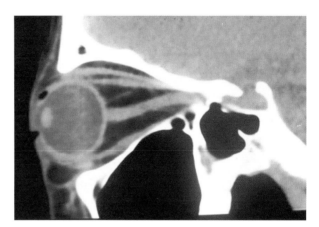

图 13-1-4　眼眶 CT 矢状位重建软组织窗图像

眼眶颌面和头颅外伤、颌面骨骨折、眶缘骨折、颅底骨折和视神经管骨折情况（图 13-1-3B），可据此进行手术方案设计。

5. 视神经管 CT 检查　一般先行眼眶 CT 常规检查，了解眼眶、颅底和颅内、以及颌面损伤情况，在此基础上进行视神经管区的薄层扫描。

目前认为，视神经管 CT 检查，应进行横轴位、冠状位 1mm 及以下的薄层扫描（图 13-1-5A、B），以及颅底三维视神经管重建，可以良好显示蝶骨小翼和视神经管骨折、移位、视神经管压缩情况。

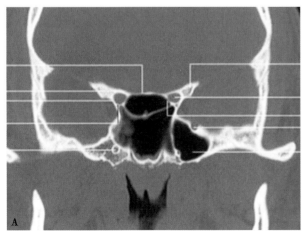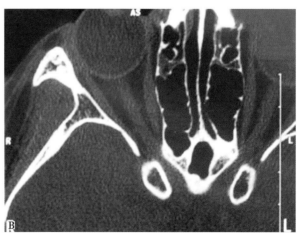

图 13-1-5　眼眶 CT 视神经管骨窗显示

A. 为眼眶 CT 视神经管横轴位；B. 为眼眶 CT 视神经管冠状位

眼部外伤,常规进行眼眶横轴位和冠状位 CT 检查,多可良好显示眼球、视神经、眼外肌、眶壁损伤情况。严重的眼外伤,应直接进行横轴位扫描,冠状位、矢状位和三维重建,以便显示全部信息,有利于眼部外伤的全面评估和手术设计。

如果考虑合并有颅脑和颌面损伤,应直接做头面部 CT 检查,以及特别关注部位的放大显示。

6. CTA 或 DSA 检查　怀疑外伤后眼眶和颅脑血管病变,尤其是颈动脉海绵窦瘘,CTA 和 DSA 检查可良好显示。

(三)CT 在眼外伤的应用及其优缺点

CT 检查的应用大大提高了眼外伤的诊断准确率。CT 可准确显示眼眶骨折的直接征象、间接征象,是诊断眼眶骨折的最佳检查方法。CT 能较准确地显示金属异物,但无法判断其是否具有磁性。较大的金属异物由于伪影的存在会影响异物的定位及图像质量。CT 很难显示较小的木质异物或其他低密度非金属异物。此外,CT 软组织分辨率较 MRI 差。

三、MRI 检查

(一)MRI 检查技术

1. 线圈选择　眼部检查可以选择头颅线圈和眼表面线圈。头颅线圈视野较大,有利于显示病变范围和周围组织关系,尤其是对眶颅沟通性病变更有独特的应用价值。眼表面线圈较头颅线圈缩小了采样区域,有单眼或双眼表面线圈,检查视野小,图像分辨率高,信噪比高,显示微小结构及病变更好,但是对眼球运动比较敏感,容易产生运动伪影,尤其是 T_2WI。

2. 检查体位和层面　患者仰卧于检查床,下颌稍内收,身体正中线居中,双眼连线对准线圈中心,听眦线垂直于床面。检查时患者闭目且眼球不能乱动。常采用横轴位、冠状位、斜矢状位扫描。在矢状定位像上确定横轴位,使扫描平面与视神经长轴平行,扫描平面若于硬腭垂直则获得冠状位。横断定位像上确定斜矢状位,扫描平面平行于视神经长轴。一般横轴位及冠状位即可满足眼外伤诊断。若观察眶顶、眶底、眼肌及视神经管内段的病变,则可加扫斜矢状位。

3. 常规扫描参数　头颅线圈视野一般采用 180～200mm,眼表面线圈视野一般采用 100～200mm。对于病变显示较清楚的某一断面进行 T_1WI 和 T_2WI 扫描,其他断面可只行 T_1WI 或 T_2WI 扫描。T_1WI 扫描参数:TR 350～500ms,TE 15～20ms;T_2WI 扫描参数:TR 2 000～4 000ms,TE 80～120ms。矩阵一般为 256×256。层厚 3～5mm,层间隔 0.3～0.5mm。

4. 脂肪抑制　由于眼眶内含有较多脂肪,使正常结构的边缘和病变范围显示欠清,而且会产生化学位移伪影,因此常需使用脂肪抑制技术。脂肪抑制序列有效抑制了脂肪的高信号,使脂肪组织特征性被抑制为低信号,而水不受抑制,因此水的信号相对增强而显示突出,与脂肪组织的信号差异进一步拉大,使病变更易于显示,提高了诊断灵敏度。脂肪抑制技术的应用,避免了一些等 T_1 等 T_2 信号异物的漏检,提高异物检出率及诊断准确性。若是眶壁发生骨折,脂肪抑制像上呈现高信号则提示为新鲜骨折,利于与陈旧性骨折的鉴别。

5. MRA　磁共振血管成像无需使用对比剂即可使大血管显影,当临床怀疑颈动脉海绵窦瘘时,可行眼部及颅底 MRA,观察眼上静脉及海绵窦变化。

6. 增强扫描　MRI 增强扫描主要用于鉴别诊断及显示病变的范围。对于眼外伤,一般无需增强检查。

7. 磁敏感加权成像(susceptibility weighted imaging,SWI)　是近些年发展起来的新的成像技术,以 T_2 加权梯度回波(gradient echo,GRE)序列为基础,根据组织间的磁敏感性差异提供对比增强机制,是一个三维采集、完全流动补偿的、高分辨力的、薄层重建的梯度回波序列,它所形成的影像对比剂有别于传统的 T_1WI、T_2WI,可充分显示组织之间内在的磁敏感特性的差别,与传统的 T_2WI 相比具有三维薄层重建、分辨率高、信噪比高等特点。SWI 根据不同组织间磁敏感性差异产生不同的信号强度而成像,并将差异放大,检测病变中的静脉、出血灶、矿物质沉积等,改善了一些疾病诊断,已广泛应用于中枢神经系统。我们曾应用 SWI 进行兔眼玻璃体内自体睫毛异物、木质异物、鱼刺异物、石质异物、非磁性金属异物的实验研究。

（二）正常眼眶的MRI表现

眼眶致密骨在T_1WI和T_2WI呈低信号，松质骨在T_1WI和T_2WI呈高信号。角膜在T_1WI和T_2WI呈低信号。晶状体囊及皮质在T_1WI和T_2WI呈较高信号，晶状体核在T_1WI呈中低信号，T_2WI呈低信号。房水、玻璃体在T_1WI呈低信号，T_2WI呈高信号（图13-1-6）。视神经分颅内段、管内段、眶内段、球内段四段，眶内段最长，视神经在T_1WI和T_2WI呈中等信号。眼动脉纤细，MRI不易显示，眼上静脉和眼下静脉在T_1WI和T_2WI呈低信号。眼外肌在T_1WI和T_2WI呈中等信号。眶脂体在T_1WI和T_2WI呈较高信号，脂肪抑制序列呈低信号。泪腺在T_1WI和T_2WI呈中等信号或中等偏高信号，其内可见被薄层脂肪分隔的腺小叶。

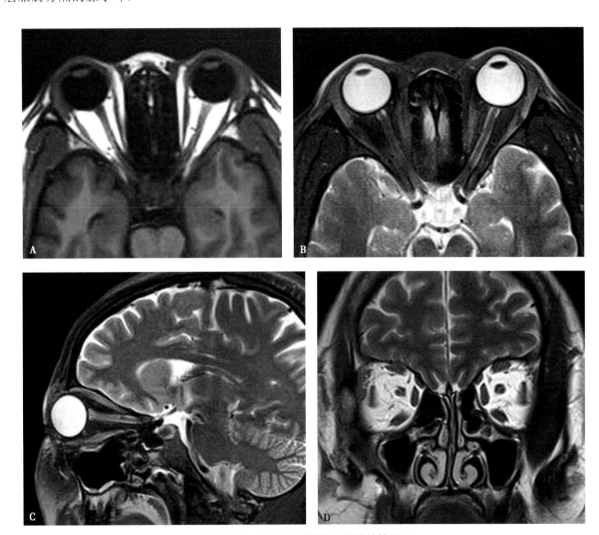

图13-1-6　眼眶MRI检查层面及结构显示
A. 为横轴位T_1WI；B. 为横轴位脂肪抑制T_2WI；C. 为斜矢状位脂肪抑制T_2WI；D. 为冠状位T_2WI

（三）MRI在眼外伤的应用及其优缺点

MRI为多序列、多参数、多方位成像，具有较高的软组织分辨率，无X线辐射。MRI是诊断和定位眼内非磁性异物的有效方法，尤其适用于CT不能发现的木质异物和塑料异物。MRI可较清晰地显示木质异物、玻璃异物、石块异物等非金属异物在眼内和眶内的数目及位置关系，可显示玻璃体积血情况，也可根据晶状体的形态、信号改变与否，帮助了解有无晶状体的浑浊、肿胀及破裂，并能测得眼球壁的厚度，清楚显示异物周围的解剖结构，如眼内组织、眼外肌、视神经等有无损伤。脂肪抑制技术可鉴别眼眶骨折是新鲜骨折还是陈旧骨折。孕妇也可行MRI检查。

磁性异物在磁场的作用下可能发生移动、甚至发热,导致眼内结构的损害,因此,当眼内可能存在磁性金属异物时禁止行 MRI 检查,以免异物移动造成二次损伤。再者,幽闭恐惧症患者禁止行 MRI 检查。评价眼眶骨折方面也不如 CT。此外 MRI 检查时间较长。

四、超声检查

超声(echography,ultrasound)检查是利用超声反射原理形成的图像,用来显示正常和病理组织结构诊断疾病的一种成像方法。根据病变深度不同,常利用不同频率的超声进行检查。眼和眼眶位于人体表层,声衰减较少,可以利用高或超高频率超声进行检查。

适合眼外伤应用的超声类型包括 50MHz 的超生生物显微镜(ultrosound biomicroscope,UBM)、20MHz 和 10MHz 的 A/B 型眼科超声诊断仪、5~10MHz 的彩超体表器官探头。

一般眼前段检查使用 50MHz 的 UBM 可以检查角膜、前房和后房、前房角、虹膜和睫状体、晶状体。外伤性前房积血、前房角后退、虹膜根部断离、睫状体脱离、晶状体不全脱位等,UBM 是最佳检查方法。

20MHz 和 10MHz 的 B 超可良好显示眼球中后段的病变,如外伤性玻璃体积血机化、晶状体后脱位、视网膜脱离、眼内异物、眼球壁后部裂伤等情况。

10MHz 的 B 超诊断仪可以显示前段视神经的损伤。在视神经撕脱伤时,可显示玻璃体浑浊、后部玻璃体积血、视盘前积血隆起、视盘出血水肿隆起、前段视神经增粗等病变。10MHz 的 A/B 型超声可以良好显示眶内积液和眼眶骨膜下出血积液情况。

彩色多普勒血流成像(colour doppler flow imaging,CDFI)可用于视网膜脱离与机化膜的鉴别诊断、视网膜中央动脉供血情况显示、颈动脉海绵窦瘘眼上静脉增粗和搏动性血流的展现等。

超声检查对眼眶软组织损伤、眶壁骨折、眶内异物显示不佳。

五、数字减影血管造影技术

数字减影血管造影技术(digital subtraction angiography,DSA)是一种利用射线使血管和血流可视化的现代技术,是血管疾病无创诊断与介入治疗手术导航的重要依据。

血管造影术的基本原理是将造影剂快速注入血流,将血管在 X 线照射下显影,同时快速摄片摄影记录。如果将注入造影剂前后拍摄的两帧 X 线图像经数字化输入图像计算机,通过减影、增强和再成像过程来获得清晰的纯血管影像,就是数字减影血管造影术。

DSA 在眼科学的应用主要用于诊断外伤性颈动脉海绵窦瘘、外伤后眶内动静脉畸形和动脉血管瘤等疾病。

第二节　眼外伤影像学检查选用原则

眼外伤的诊断与一般疾病诊断程序稍有区别。严重的眼外伤、复合损伤、多发伤患者,尤其是车祸伤和坠落伤,接诊应首先做生命体征检查、制止活动性出血。

在生命体征稳定的前提下:进行病史询问、眼部检查、头面部检查和全身检查;根据病史和体格检查情况,初步判断损伤部位如眼球损伤、视神经损伤、眼眶损伤、眼睑泪道损伤、眼眶 - 颅脑损伤、眼眶 - 颌面损伤、眼眶 - 鼻窦鼻腔损伤,进而选用相应的影像学检查和特殊检查方法;全身复合损伤或多发伤需要多学科会诊。

眼外伤常用的影像学检查方法包括 X 线平片、CT、MRI、超声、CTA 和 DSA 等,这些影像检查方法各有其优缺点,应根据临床需要,选择一种或几种检查方法联合应用,提高诊断的准确性。

需要强调的是,眼外伤影像诊断方法,处于快速的发展之中,一些新技术新方法不断涌现,使眼外伤的影像诊断日臻完善。

一、眼球外伤的影像学检查

眼球是一个光学球形体,正常情况下,使用光学检查仪器,基本可以看到全眼球的结构。而当外伤造成屈光间质浑浊时,就需要采用影像学检查方法。

1. 屈光间质清晰时眼球外伤检查 屈光间质清晰时,常规眼科光学设备如裂隙灯显微镜、前房角镜和三面镜,直接和间接检眼镜,眼前节 OCT 和眼后节 OCT,除虹膜后和睫状体部以外,均可清晰看到和拍照记录。

2. 屈光间质浑浊情况下眼球外伤的影像学检查 当眼外伤造成屈光间质浑浊,如角膜裂伤和浑浊、前房积血、外伤性白内障、玻璃体积血时,要了解眼球结构损伤情况,需要行影像学检查。

眼前节外伤可使用 UBM 或眼前节 OCT 检查,眼后节外伤适于眼科 A/B 超检查。超声诊断对眼球外伤显示较为敏感,但有开放性伤口不适合超声检查。彩色多普勒血流信号检测可用于眼内机化膜和视网膜脱离的鉴别诊断。

CT 是无创和非接触检查方法,适合眼球外伤屈光间质浑浊患者的检查。MRI 需要在 CT 检查排除眼部磁性金属异物存在时,才可应用。

二、视神经外伤的影像学检查

视神经损害常见为间接力量传导所致的视神经管区骨折和视神经损伤,少数为眼球和视神经交界的撕脱伤,极少数为杆状物直接作用于眶尖部导致视神经损伤,后者多导致眶尖综合征。

1. 单纯视神经外伤的检查 外伤后视力丧失或严重障碍,检查眼球无明显损害时,多为单纯视神经外伤。其特点是:外伤后视力严重损害;外伤侧瞳孔散大、直接对光反应迟钝,间接对光反应存在;眼球屈光间质和眼底检查可正常。视觉电生理检查 ERG 多为正常,VEP 无波形、或潜伏期延迟和波幅中重度下降。眼眶 CT 可发现眶尖视神经管区骨折,MRI 可发现视神经损伤表现。

2. 视神经撕脱伤 外伤导致眼球和视神经交界处的剪切力和牵引,可致其撕裂或视神经撕脱。

视神经撕裂伤的特征是外伤后视力不同程度下降,眼底视盘周围可见深层暗红色出血。

视神经撕脱伤特征是外伤后视力丧失或仅有光感。视盘有局限性出血时可遮盖视盘,出血扩散或进入玻璃体则造成玻璃体浑浊眼底不可见。此时 B 超检查可见玻璃体浑浊、视盘向前隆起、球后视神经周围出血出现低回声区"T 型征",CDFI 检查如视网膜中央动脉损伤则血流信号、频谱、速度和阻力均可出现改变。CT 和 MRI 矢状位均可显示视盘隆起,球后段视神经喇叭状增粗。

视神经撕脱伤无视盘出血,可见视盘周围深层暗红色出血环,或视盘周围半月形出血,或视盘呈洞穴状,后节 OCT 可见视盘区呈深凹。CDFI 同上,CT、MRI 检查可见球后段视神经喇叭状增粗。

三、眼附属器外伤的影像学检查

眼附属器包括眼睑、结膜、泪道、眼外肌和眼眶骨几个部分。

1. 眼睑结膜外伤 眼睑结膜位于表面,外伤较为直观,甚至上睑提肌的外伤探查时也可发现,多不需要影像学检查。

2. 泪道外伤检查 泪小管位于内眦部,眼睑内侧断离或撕脱,多有泪小管断离外伤,泪道冲洗和探针多可发现断离处。近期有报道使用 UBM 可检查泪小管挫伤和狭窄情况。膜性泪囊由于位于内眦韧带深部,外伤早期多难以发现;泪囊区骨质和鼻泪管骨折 CT 横轴位、矢状位和三维成像可良好显示。陈旧性泪囊和鼻泪管外伤,X 线下硅油或碘油泪道造影可良好显示。

3. 眼外肌外伤 上睑提肌撕裂伤或断离、眼外肌损伤断离或部分断离、或眶壁骨折眼外肌移位嵌顿,CT 和 MRI 检查可直观显示。B 超虽可显示但不直观,且需要丰富的临床经验。

4. 眼眶骨折的影像学检查 眼眶骨折,CT 是最好的检查方法。眶壁爆裂性骨折,CT 横轴位、冠状位和矢状位可以良好显示骨折及移位情况、眶内脂肪和眼外肌移位和嵌顿情况。眶缘及其周围颌面或颅骨骨折,CT 三维成像显示最佳。

CT可良好显示眶内出血、水肿、眼外肌损伤等眶内软组织损伤情况。

四、眼部异物的影像学检查

眼部异物可以分为眼睑和眼表异物、眼内异物、眶内异物、眶颅 - 眶鼻 - 眼眶颌面异物。

常见眼部异物是金属异物、植物性异物和沙石类异物，少见的是玻璃、塑料、橡胶异物等。

金属、沙石、玻璃、橡胶在CT上均为高密度影，可以良好显示。植物性异物尤其是木质异物、刚刚进入眼部表现为低密度有时类似气泡，可造成漏诊和误诊。植物性异物存留一段时间，则可在CT图片上表现为高密度。某些塑料异物，CT片上呈现低密度，但边界清楚，易于判断。

CT表现低密度影的异物是MRI检查的最佳适应证，可以提供鉴别诊断信息。

超声是诊断眼内异物的最佳影像学检查方法，但一般不用于眶内异物检查。

第三节 眼球外伤的影像学检查

机械性眼球外伤可分为闭合性眼球外伤和开放性眼球外伤两大类。

闭合性眼球外伤，常见前房积血、虹膜根部断离、房角劈裂和房角后退、睫状体脱离、晶状体浑浊或脱位、玻璃体积血、视网膜脉络膜裂伤、视网膜脱离等。

开放性眼球损伤，常见类型是眼球穿孔伤、眼内异物伤和眼球破裂伤。外伤导致眼球壁完整性破坏，可有前房和玻璃体积血、晶状体浑浊或脱位、视网膜脱离、眼内异物存留、眼内容脱出、增殖性玻璃体视网膜病变等。

眼球外伤屈光间质清晰者常规采用光学设备检查，而屈光间质浑浊或不配合检查者需要影像学检查。

由于X线平片检查不能显示眼球和眼内组织，故单纯眼球损伤不使用X线平片检查。

一、眼球外伤的超声检查

眼球是超声检查的最佳适应证。考虑眼前段外伤可使用UBM或眼前段OCT，考虑玻璃体视网膜外伤使用20MHz、或10MHz A/B超均可。超声诊断对眼球外伤显示较为敏感，但有开放性伤口不适合超声检查。彩色多普勒血流信号检测可用于眼内机化膜和视网膜脱离的鉴别诊断。

1. 前房积血的UBM检查 前房积血，尤其是较多的积血，不能看到虹膜、房角和晶状体结构时，UBM可见虹膜睫状体外伤情况（图13-3-1）。

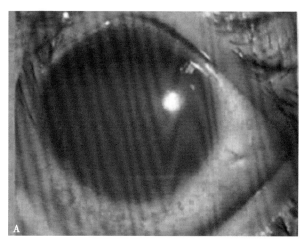
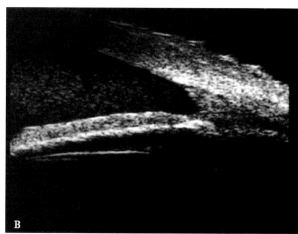

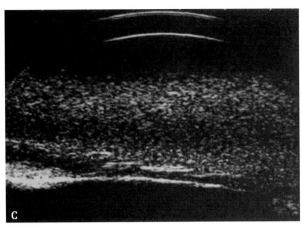

图 13-3-1 前房积血的 UBM 检查

A. 为前房积血的裂隙灯图片；B. 为 UBM 图片：示少量前房积血，散在点状回声；C. 为 UBM 图片：示前房大量积血，弥漫性中强回声光点

2. 虹膜根部断离的 UBM 检查 屈光间质清晰时，裂隙灯可良好观察虹膜根部断离情况，但当前房积血时，UBM 可透过积血，观察到虹膜根部断离情况（图 13-3-2）。

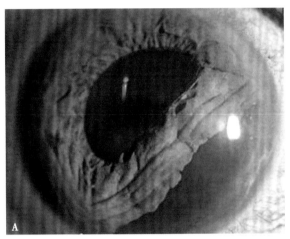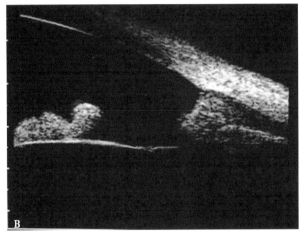

图 13-3-2 虹膜根部断离的 UBM 检查

A. 为虹膜根部断离的裂隙灯图片：显示 3 点到 6 点半方位虹膜根部断离；B. 为 UBM 图片：显示虹膜根部断离，晶状体位置尚正常

3. 前房角劈裂和房角后退的 UBM 检查 眼球受到冲击，房水压力作用于前房角，可导致巩膜突处和睫状体附着处分离，或睫状体的环形肌与纵行肌的纤维分离，使前房角劈裂、加宽变形后退（图 13-3-3）。广泛的前房角外伤可引起房角后退性青光眼。

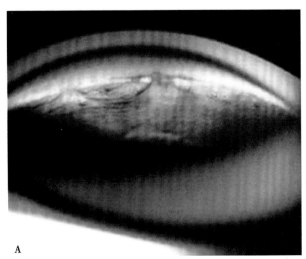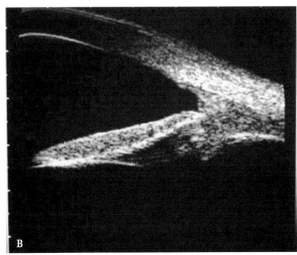

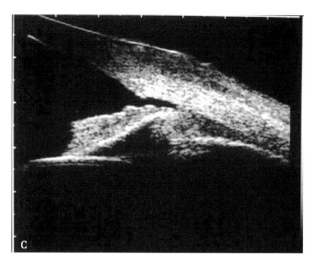

图 13-3-3　前房角损伤的 UBM 检查

A. 为房角镜下照相图片：显示前房角损伤，巩膜突睫状体附着处不同程度后退；B. 为 UBM 检查图片：显示前房角后退增宽，睫状体纵行肌和环形肌之间分离；C. 为 UBM 检查图片：显示前房角劈裂，巩膜突与睫状体分离

屈光间质清晰时，当患者不能配合前房角镜检查，前房角外伤可以使用眼前段 OCT 检查显示；角膜浑浊或前房积血时，则需 UBM 检查。

4. 睫状体脱离的 UBM 检查　睫状体脱离（ciliary detachment）是指全周睫状体与巩膜分离，但睫状体纵行肌与巩膜突仍紧密相连（图 13-3-4A）。

睫状体断离（cyclodialysis cleft）是睫状体纵行肌在巩膜突处分离，前房与睫状体上腔相交通（图 13-3-4B）。一般是睫状体某处离断导致房水直接进睫状体下，导致睫状体全脱离。

睫状体脱离的临床特征是视力下降、低眼压、浅前房、瞳孔不圆、黄斑皱褶，但由于睫状体位于虹膜后周边部，光学仪器不能看到。UBM 可以显示睫状体脱离的范围和程度，也可以显示劈裂处或离断处（图 13-3-4）。

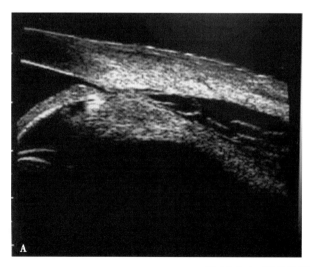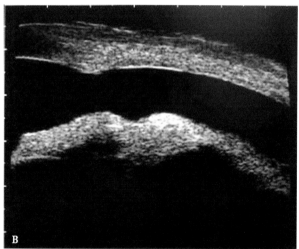

图 13-3-4　睫状体脱离和离断 UBM 检查

A. 为 UBM 检查图片：显示睫状体脱离；B. 为 UBM 检查图片：显示睫状体离断

5. 晶状体脱位的超声检查　晶状体悬韧带部分断裂，可导致晶状体向对侧方向移位；临床可见前房深浅不一、虹膜震颤；如果合并玻璃体通过悬韧带断裂处向前疝出到前房，可导致继发高眼压（图 13-3-5），这种情况临床称为晶状体不全脱位。晶状体可以全脱位进入前房，导致前房加深、瞳孔阻滞、高眼压；也可以全脱位进入玻璃体，甚至到达视网膜表面（图 13-3-6）。

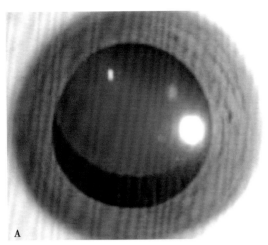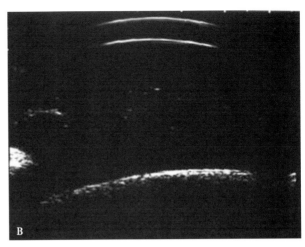

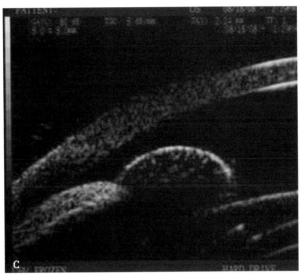

图 13-3-5　晶状体不全脱位 UBM 检查

A. 为裂隙灯检查图片：显示睫状体下部悬韧带部分断离，晶状体向上方移位；B. 为 UBM 检查图片：显示前房加深、晶状体倾斜、虹膜与晶状体之间存在距离；C. 为 UBM 检查图片：显示前房加深、晶状体倾斜脱位，局部玻璃体疝入前房

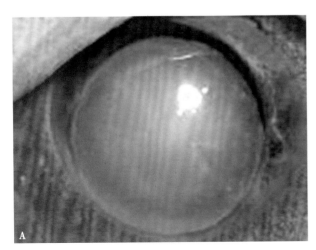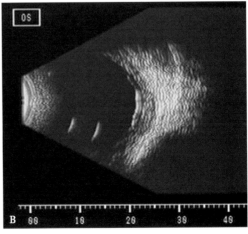

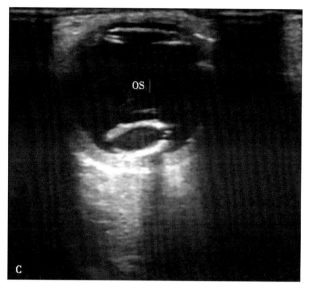

图 13-3-6　晶状体全脱位 B 超声检查

A. 为裂隙灯弥散光下照片：显示晶状体全脱位到前房；B. 为 B 超检查图片：显示晶状体全脱位到玻璃体内，晶状体前后囊回声；C. 为超声检查图片：显示晶状体全脱位到视网膜表面，视网膜脉络膜增厚

6. 视网膜脱离的超声检查　由于视网膜在视盘周围和视网膜周边部与眼球壁存在较为紧密的粘连，视网膜脱离具有特征性。眼球挫伤可造成视网膜裂孔和视网膜脱离，这种视网膜脱离多为局限性，超声检查脱离的视网膜呈半球形或弧形隆起（图 13-3-7）；开放性眼球损伤眼内异物、或眼内出血和机化可导致增生性玻璃体视网膜病变，牵引性视网膜脱离则复杂多变；视网膜全脱离则成 V 性或倒八字形脱离（图 13-3-8）。

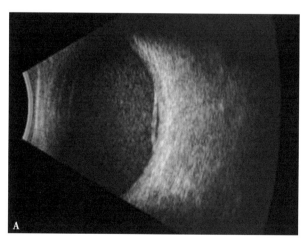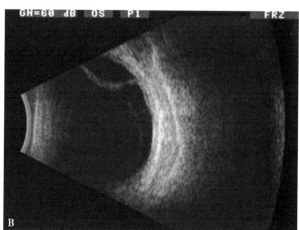

图 13-3-7　局限性视网膜脱离 B 超图像

A. 视网膜局限性脱离伴玻璃体浑浊；B. 网膜局限性半球形隆起脱离

增生性玻璃体视网膜病变，有时 B 型超声诊断可呈现膜状物，与视网膜脱离难以鉴别，可采用彩色多普勒成像检查（CDFI），如能发现血流信号，可以确定视网膜脱离（图 13-3-9）。CDFI 表现：脱离视网膜上可见点状或条带状血流信号，且与视网膜中央动静脉血流信号相延续。

7. 脉络膜脱离　一般病人视力下降不显著,眼底检查在周边部可见黑褐色或棕黑色环形隆起,边缘清晰,表面视网膜可正常,脉络膜脱离受涡静脉的限制可被分割为大小形态各不相同的多个局限性球形隆起。

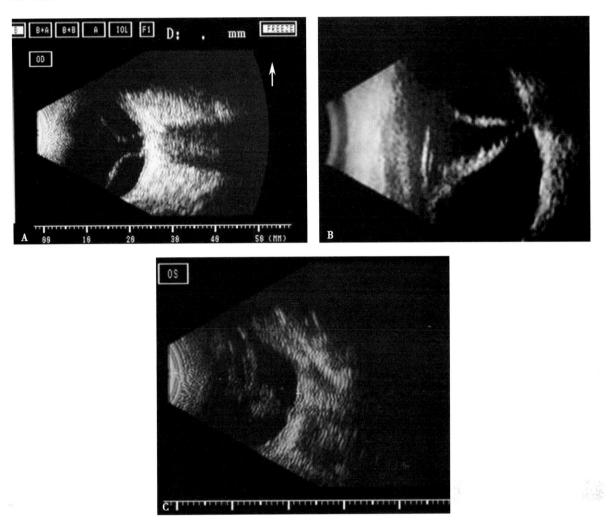

图 13-3-8　全视网膜脱离的 B 超检查

A. 喇叭状视网膜全脱离,脱离的视网膜较薄(新鲜视网膜脱离); B. 陈旧性 V 字形视网膜脱离,伴有视网膜表面增殖;
C. 闭漏斗状视网膜全脱离(增生性病变导致)

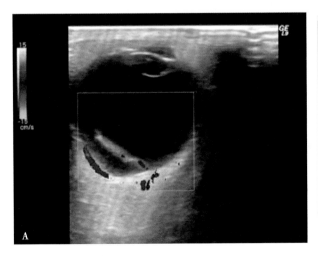
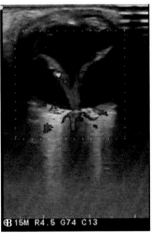

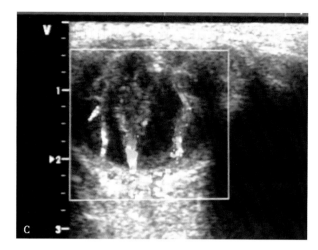

图 13-3-9　视网膜脱离的 CDFI 检查
A. 为 CDFI 检查图片：显示局限性视网膜脱离，膜状物上有点状血流信号；B. 为 CDFI 检查图片：视网膜漏斗状全脱离，脱离的膜状物上有带状血流信号；C. 为 CDFI 检查图片：显示增殖性视网膜全脱离

　　超声表现：轴位切面上可探及至少两个条带状回声，一般在眼球的周边部，与眼球赤道附近的球壁回声相连，带状回声的凸面相对；冠状切面上可探及多个弧形带状回声与眼球壁相连，形态类似花瓣状。CDFI 脱离的脉络膜上可见较丰富的血流信号（图 13-3-10），血流频谱呈低速动脉型，与睫状后短动脉的血流频谱特征相同。

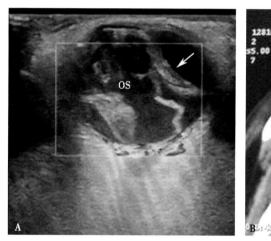

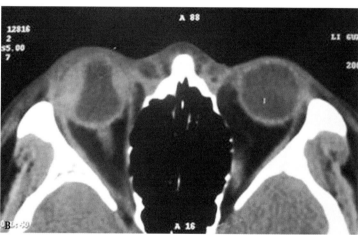

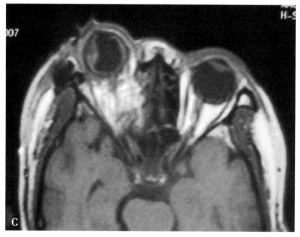

图 13-3-10　脉络膜脱离的影像学诊断
A. 为彩色多普勒超声检查：显示脉络膜脱离、玻璃体机化、可见视网膜脱离；B. 为 CT 周围扫描软组织窗图片：显示右眼环形脉络膜脱离；C. 为 MRI 的 T_1WI 图像：显示右眼脉络膜颞侧脱离；右眶外壁骨折；右眼睑、眼眶软组织异常信号

　　8. 外伤性玻璃体积血的检查　眼球穿孔伤可导致眼外伤玻璃体局限性积血，出血扩散则呈玻璃体弥漫性积血，较多的玻璃体积血则可机化导致增生性玻璃体视网膜病变（图 13-3-11）。

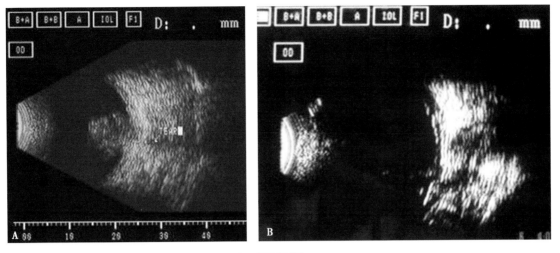

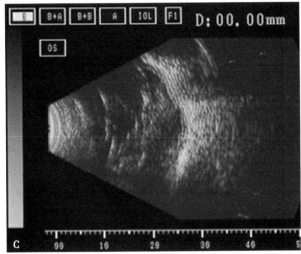

图 13-3-11　玻璃体积血和机化 B 超检查
A. 眼球后壁裂伤错位,局限性玻璃体内积血;
B. 眼球后壁裂伤,裂伤区玻璃体溢出和水肿
呈低回声区;C. 弥漫性玻璃体积血机化

9. 隐匿性眼球破裂伤的超声检查　眼球前部有开放性伤口,不能进行超声检查。而怀疑隐匿性眼球破裂伤时,可谨慎地在非加压情况下,进行超声检查,了解眼内积血、视网膜脱离和眼球壁破裂情况。眼球后壁破裂伤的特征是眼环断裂或错位、局限性出血、玻璃体脱出致局部低回声裂隙(见图 13-3-11A,B)。

10. 眼球穿孔伤眼内炎的超声检查　眼内炎的早期,玻璃体内可见絮状浑浊,眼科超声可显示点片状玻璃体浑浊表现;随炎症加重,眼内出现典型的弥漫性絮状物表现(图 13-3-12);进一步加重,可出现蜂窝样表现。

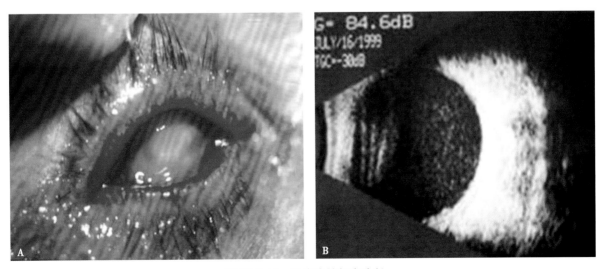

图 13-3-12　眼内炎的超声诊断
A. 为外观照片:显示眼内炎的眼睑红肿、结膜充血、角膜浑浊、前房积脓;B. 为 B 超检查图片:显示玻璃体内均匀絮状物回声

二、眼球外伤的CT检查

超声检查虽然经济方便,但有眼睑和眼球伤口者应采用CT检查。CT可显示眼环、晶状体和玻璃体。

角膜浑浊和肿胀可显示眼环前部密度增高。前房积血CT可显示晶状体前暗区的密度增高。

1. 外伤性白内障　晶状体增大或变小,密度减低,边界模糊不清。正常双侧晶状体CT值相差0~7HU,若患侧晶状体CT值低于健侧10HU以上提示外伤性白内障,但晶状体密度正常不能完全排除外伤性白内障。

2. 晶状体脱位　晶状体悬韧带部分断裂可引起晶状体位置偏移;晶状体脱位到前房导致前房消失(图13-3-13);晶状体向后脱位导致前房加深、虹膜震颤。

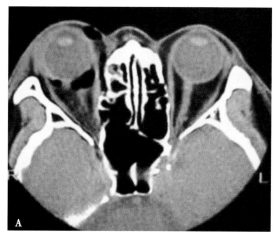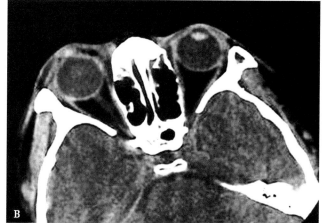

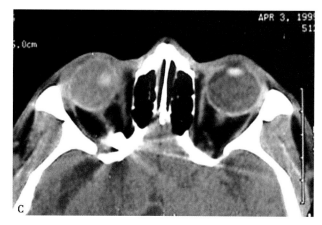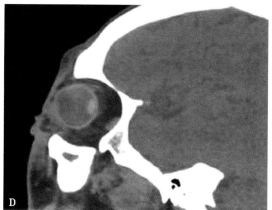

图13-3-13　晶状体脱位的CT表现

A. 为横轴位CT软组织窗图片:显示右眼晶状体向颞侧移位、前房加深,视神经走行异常;B. 为横轴位CT软组织窗图片:显示右眼晶状体脱位到结膜囊内(眼球外);C. 为横轴位CT软组织窗图片:显示右眼枪弹伤,眼球变形、晶状体脱位和浑浊,眶内金属异物影;D. 为眼眶矢状位CT:显示晶状体脱位到眼底附着于视网膜前

3. 玻璃体积血　葡萄膜和视网膜出血进入玻璃体,导致玻璃体密度不均匀增高,CT平扫玻璃体内可见斑片状密度增高影。

4. 眼球破裂　眼球破裂伤在CT上有多种表现(图13-3-14):①眼环不连续,伴或不伴有眼环局部不规则增厚;②眼球变小、变形,严重者看不清眼球结构;③眼内积气,眼球内可见气体密度影;④眼内异物;⑤晶状体脱位或缺如,晶状体可移位至前房、玻璃体内或脱出球外;⑥可伴前房、晶状体、玻璃体积血;⑦伴或不伴视网膜脉络膜脱离。

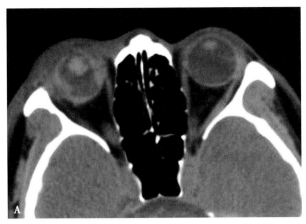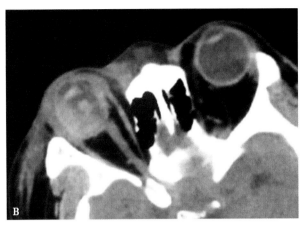

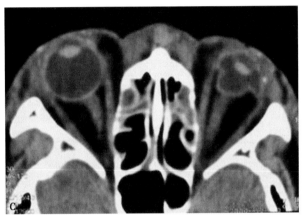

图 13-3-14　眼球破裂伤的横轴位 CT 检查表现

A. 显示右眼睑肿胀，右眼球变形、眼环连续性不完整、局限性增厚；眼内点状积气；玻璃体密度不均匀增高（出血），晶状体膨大、密度减低、边界不清（外伤性白内障）；B. 显示右眼球变形、局限性增厚，玻璃体密度不均匀增高；C. 显示双侧眼睑增厚和密度增高、多发点状异物；左眼球严重变形（眼内容大量脱出）

三、眼球外伤的 MRI 检查

MRI 可良好显示眼球轮廓、玻璃体和晶状体情况。

1. 晶状体脱位　晶状体不全脱位可见位置偏移，晶状体全脱位可脱入前房、玻璃体或眼球外（图 13-3-15）。

外伤性白内障：晶状体体积增大或减小、信号发生变化，或边缘不规则，提示晶状体破裂。

2. 玻璃体积血　MRI 上可见玻璃体内信号不均匀，因积血时间不同 MRI 信号变化多样。积血早期 T_1WI 及 T_2WI 均为低信号。亚急性早期积血 T_1WI 呈高信号，T_2WI 呈低信号（图 13-3-15）。亚急性晚期积血 T_1WI 和 T_2WI 均为高信号。慢性期积血 T_1WI 呈低信号，T_2WI 呈高信号。

3. 视网膜脱离　外伤性视网膜脱离分为局限性脱离和全视网膜脱离。局限性视网膜脱离呈新月形或凸透镜样凸向玻璃体。全视网膜脱离呈"V"形（图 13-3-16），尖端向后为视盘处，前端 V 形附着为玻璃体基底部。视网膜下积液，MRI 信号与其内蛋白质含量和有无出血有关，T_1WI 可呈低、中等和高信号，T_2WI 为高信号。

4. 眼球破裂　眼环连续性中断，眼环不规则增厚，眼内容物外溢可伴有眼球缩小或变形，结构模糊，玻璃体信号不均匀（图 13-3-15）。

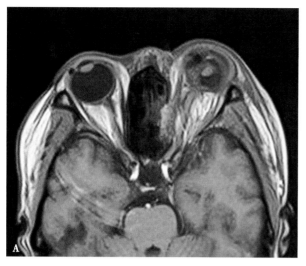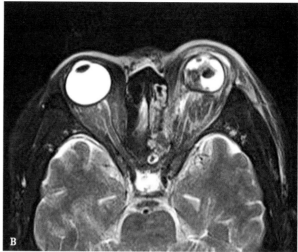

图 13-3-15　左眼球及眼眶损伤 MRI 检查

A. 为眼眶横轴位 T_1WI；B. 为脂肪抑制 T_2WI 图片

左眼球形态不规则，眼环增厚；左眼晶状体及玻璃体形态失常，晶状体移位到玻璃体内，玻璃体内信号不均匀，见斑片状长 T_1、短 T_1 及短 T_2 信号。左眼眶内侧壁内陷，局部见眶脂体向内疝入左侧筛窦；左眼内直肌增粗边界显示欠清，信号不均；左侧视神经稍向内侧偏移；球后肌锥内脂肪结构紊乱，其内见斑片状压脂高信号病变，诊断：左眼晶状体脱位，玻璃体积血，眼眶内侧壁骨折，内直肌损伤，眼眶内及眶周软组织损伤

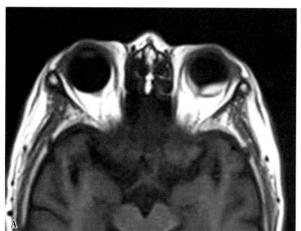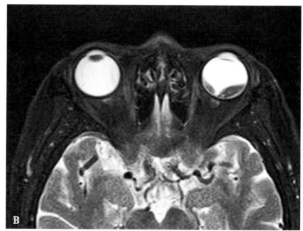

图 13-3-16　视网膜脱离 MRI 检查

A. 为横轴位 T_1WI 图像；B. 为脂肪抑制 T_2WI 图像

左眼玻璃体后部可见类"V"形及片状短 T_1 短 T_2 信号影，左眼晶状体不可见。

诊断：左眼视网膜脱离、无晶状体眼。

四、眼球外伤的影像学诊断价值比较

闭合性眼球外伤，或已经缝合处理的开放性眼球外伤，均可选择超声检查。超声检查可以清晰显示眼球内多种外伤。

但在临床工作中，眼外伤患者就诊，并不清楚其损伤的部位及范围。尤其是有开放性伤口、或复合损伤患者。故一般首选 CT 检查，然后根据外伤史、体格检查、结合 CT 检查结果，综合分析，必要时进一步选择超声或 MRI 检查。

CT 对眼内积血、视网膜脱离诊断的敏感性不如超声，故考虑玻璃体积血和视网膜脱离患者，需进一步进行超声检查。

怀疑眼内低密度异物，如需鉴别诊断，选择 MRI 检查等。

第四节 视神经外伤的影像学检查

视神经外伤的临床上特征是外伤后视力丧失或严重下降、伤侧瞳孔散大直接对光反应消失,但眼球结构无明显损害。

最常见的类型是额部或头面部撞击伤,力的传导导致视神经管区发生形变或骨折,造成视神经挫伤;其次是眼球与视神经交界处受力产生撕裂或撕脱伤;少数为外界异物进入导致眶上裂和眶尖部直接外伤;严重的撞击或挤压伤可导致复合性外伤,在眼球、眼眶、颌面、头颅损伤的情况下,合并视神经外伤。

一、视神经管区视神经外伤的影像检查

此型视神经外伤,多为眼眶外上方、头颅或面部撞击或打击受力,外力经额骨眶板传导作用于蝶骨小翼根部,导致视神经管形变或骨折,从而使其内走行的视神经受到剪切、钝挫或挤压损伤。

临床统计,此型视神经外伤,约 2/3 视力光感或无光感,且预后不佳,极少见视力恢复。

影像学检查的意义,在于观察是否存在视神经管骨折和变形、视神经是否受到骨折和骨折片的压迫以及视神经外伤的部位和程度,为手术视神经管减压和其他治疗提供指导。

1. **视神经管区骨折的 CT 检查** 一般采用能够显示视神经管全长的横轴位和显示视神经管断面的冠状位。横轴位多为后床突各鼻骨下缘连线平面薄层扫描,视神经管冠状位多为重建图像,故可使一些裂缝骨折被"淹没"。

眼眶横轴位可见视神经管及其周围骨质连续性中断(图 13-4-1)、骨折断端错位;蝶窦或 / 和后组筛窦积血;眶尖部水肿、出血和血肿密度增高等表现。

冠状位部分病例可见视神经管压缩、骨折片进入视神经管内等表现(图 13-4-2)。

有文献报道,临床和影像学检查总结分析:视神经管区骨折可分为 5 型:即凹陷型、线状型、粉碎型、嵌入型及混合型。

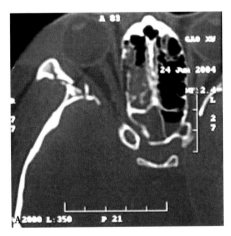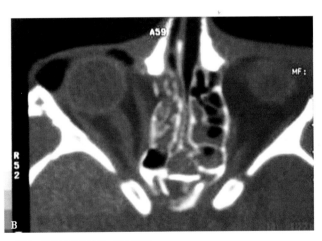

图 13-4-1 视神经管骨折横轴位 CT 显示

A. 横轴位薄层 CT 扫描:显示眶外壁多发粉碎性骨折、视神经管颅口内壁骨折;B. 横轴位 CT 扫描:显示右眶壁骨折、双侧视神经管内壁骨折

视神经管区骨折检查的意义:视神经外伤的临床诊断并不必须 CT 检查。视神经管骨折的检查,一是为了观察是否视神经管有无骨折存在,二是观察视神经是否受到骨折的压迫。后者为视神经管减压手术提供必要信息和手术设计。少数患者尤其是儿童典型视神经外伤可不见视神经管骨折。视神经管区骨折并不代表视神经损害,未能发现骨折者视神经外伤依然存在。

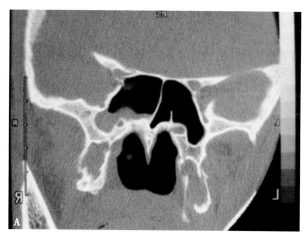
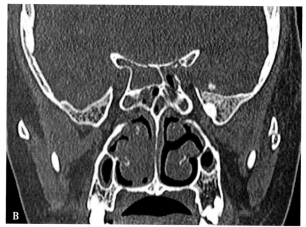
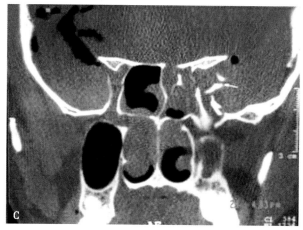

图 13-4-2　视神经管骨折冠状位 CT 检查

A. 显示右侧蝶骨小翼根部骨折上翘、视神经管压缩、蝶窦少量积血；B. 显示左侧蝶骨小翼多发骨折、蝶骨平板骨折、双侧蝶窦积血；C. 显示左侧蝶骨小翼及蝶窦粉碎性骨折、蝶窦积血

2. 视神经管区视神经外伤的 MRI 检查　CT 检查由于窗位和骨折存在的影响，眶尖和管区的视神经不能很好成像，直观观察视神经外伤部位和程度，寄希望于 MRI 和 fMRI 检查显示。但目前，视神经 MRI 成像参数、正常值（图 13-4-3）和异常表现，处于研究之中，尚未得到公认。

临床观察和研究显示，视神经在脂肪抑制的条件下显示较好。在无光感的视神经外伤患者，MRI 可以看到视神经呈麻花状改变（图 13-4-4A），认为是视神经严重外伤呈节段状所致；还可见到视神经局部明显增粗，认为是局部挫裂伤所致（图 13-4-4B）。少数病例见到视神经周围血肿形成（图 13-4-5），明显压迫视神经，认为此型是手术的最佳适应证，应尽早手术解除压迫，促进视觉功能恢复。

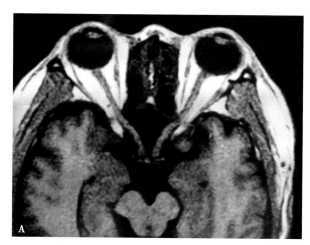
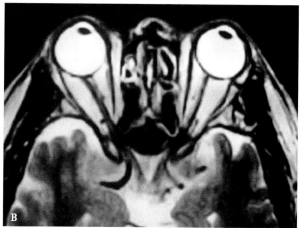

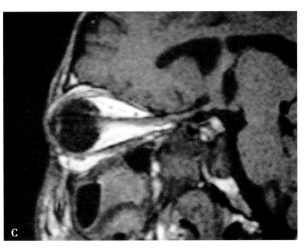

图 13-4-3 正常视神经 MRI 成像

A. 为 T$_1$WI 横轴位图像；B. 为 T$_2$WI 横轴位图像；C. 为 T$_1$WI 矢状位图像

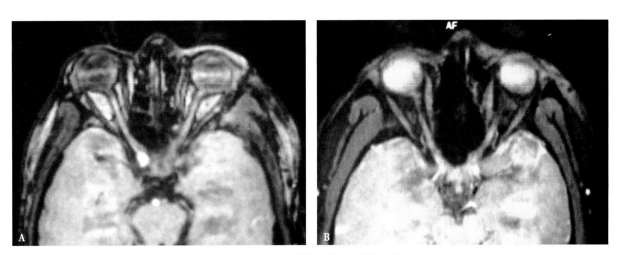

图 13-4-4 视神经外伤的 MRI 检查

A. 显示左侧视神经管区的视神经呈麻花状损害；B. 显示左侧视神经管颅口区局限性肿胀增粗

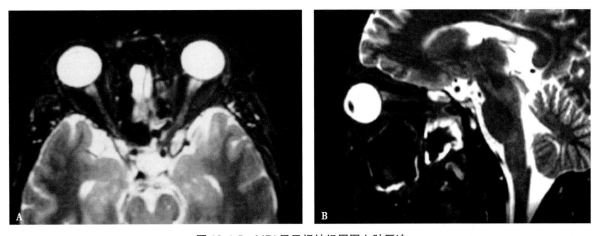

图 13-4-5 MRI 显示视神经周围血肿压迫

A. 眼眶横轴位脂肪抑制 T$_2$WI：显示视神经外上方血肿压迫；B. 眼眶矢状位脂肪抑制 T$_2$WI：显示视神经上方血肿压迫

二、视神经撕脱伤的影像学检查

眼眶区受到撞击，使眶压急速增高，眼球急速前冲，或冲击力使眼球急速扭转和反射性视神经收缩，导致眼球和视神经交界处撕裂或撕脱，称为视神经撕脱伤。

视神经撕脱伤典型临床表现是：外伤后视力损害；伤侧瞳孔传入路障碍、或有传出路异常；伤侧视盘区出血或呈青灰色凹陷；视觉电生理多显示 ERG 和 VEP 均严重失常或波形消失。

影像学检查超声、CT 和 MRI 均可显示视神经撕脱伤的表现。

1. 超声检查　由于患者多有视盘或眼底出血掩盖，不能看到损伤情况。B 型超声可见视盘隆起、视盘前出血团块或玻璃体浑浊、由于球后视神经周围水肿出血呈现"T"形征。彩色多普勒检查，可见前段视神经血流信号消失（图 13-4-6）。

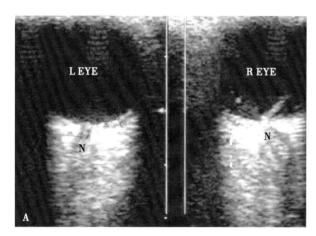
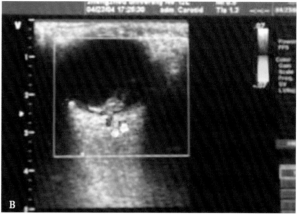

图 13-4-6　视神经撕脱伤 CDFI 检查

A. 显示左侧前段视神经动脉血流信号，右侧视神经撕脱伤血流信号消失；B. 显示视盘前出血团块，但视神经视网膜血流尚正常

2. CT 检查　眼球和视神经横轴位片 CT 可见前段视神经肿胀增粗，局部出血水肿导致呈"花托状"高密度病变，矢状位可见视神经前段"高脚杯状"改变（图 13-4-7）。

3. MRI 检查　可见眼球后极部撕裂变形、视盘前出血（图 13-4-8A）；局部视神经鞘出血水肿表现（图 13-4-8B）；或可见眼球和视神经交界处出血水肿呈"高脚杯状"改变（图 13-4-8C）。

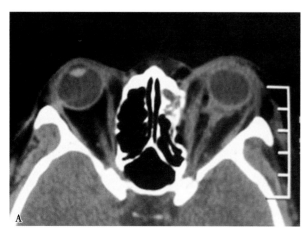
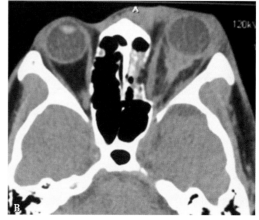

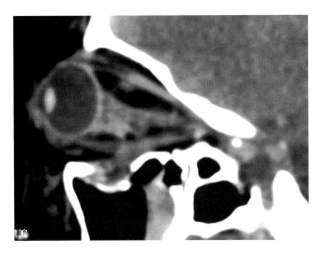

图 13-4-7 视神经撕脱伤的 CT 检查
A、B. CT 横轴位：显示左侧前段视神经出血水肿呈"花萼状"改变；左眶内壁骨折、内直肌肌腹增厚、左侧眼睑肿胀；C. CT 矢状位：显示前段视神经出血肿胀呈"高脚杯状"改变；眶下壁骨折、下直肌骨折处增厚，密度增高

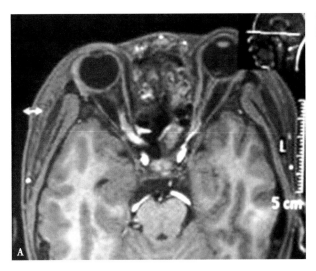

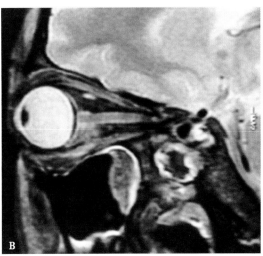

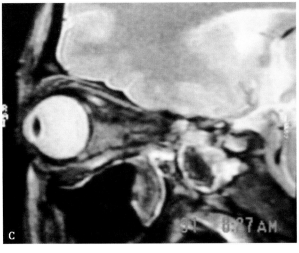

图 13-4-8 视神经撕裂伤的 MRI 表现
A. 显示左眼球后极部成角畸形、视盘前出血；B. 显示前段视神经鞘膜出血水肿，周围高信号；C. 显示视神经前部呈"高脚杯状"改变

三、视神经直接外伤的影像学检查

杆状异物刺入眶内、沿眶壁滑向眶尖、直接作用于眶尖和眶上裂区，或枪弹直接作用于眶尖部，导致局部骨折和眶尖部神经血管和软组织损伤；为视神经直接外伤。

伤者多表现为眼球突出、上睑下垂、斜视和眼球固定、视力丧失和瞳孔散大等眶尖综合征的表现（图 13-4-9、图 13-4-10）。部分患者可有颅脑损伤。

CT 横轴位、冠状位、矢状位和三维成像检查：可见眼眶、眶尖和眶上裂、蝶鞍区或颅底骨折，以及视神经管骨折情况，为视神经外伤的判断、手术设计、预后分析提供重要信息。

MRI 检查一般需要横轴位、冠状位和矢状位图像，采取脂肪抑制技术，显示眶尖和视神经病变情况。

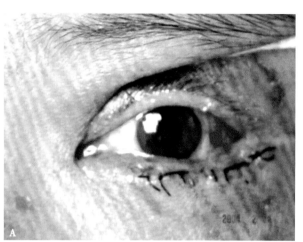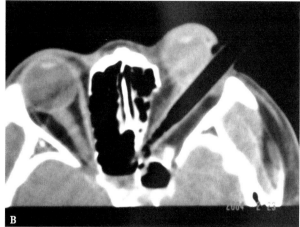

图 13-4-9　左眶尖部直接外伤
A. 显示左眼视力丧失、瞳孔散大，对光发射消失；B. 显示低密度植物杆刺入眶尖部

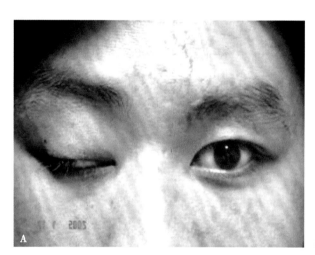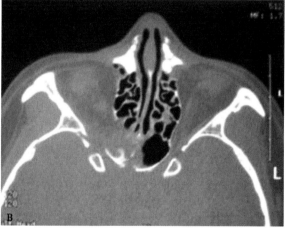

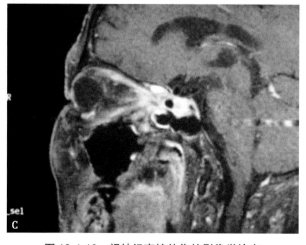

图 13-4-10　视神经直接外伤的影像学检查
A. 右侧眶尖综合征的外观像；B. 横轴位 CT 显示眶尖部多发骨折；C. 矢状位 MRI 显示眶尖部组织肿胀和血肿存在

四、颅底骨折视神经外伤的影像学检查

高空坠落等严重颅底骨折,可致单侧或双侧视神经管骨折和视神经外伤。影像学检查,CT 尤其是颅底和视神经管的三维成像可以显示骨折情况和视神经管压缩情况,MRI 可以显示视神经外伤的部位和程度,为手术视神经管减压、挽救视力提供重要信息。

CT 检查需要横轴位、冠状位、矢状位图像,以及颅底和视神经管三维成像。

MRI 检查横轴位视神经走行方向成像可显示外伤部位,fMRI 检查对判断视神经外伤程度有重要意义。

第五节　眼部软组织外伤的影像学表现

眼部软组织外伤是指眼球、视神经和眶骨以外的眼睑和眶内软组织的外伤,包括眼睑外伤、泪器外伤、眼外肌外伤,以及眶脂肪、筋膜和韧带、眶内神经和血管外伤等。由于 X 线平片不能分辨软组织外伤,超声对眶内软组织损伤分辨率较差,故眼部软组织外伤很少使用 X 线平片,也很少单独使用超声。

一般常规使用 CT 检查,必要时采用 MRI 和超声进一步证实诊断。眶筋膜和韧带外伤研究较少,眶内运动神经和血管外伤一般难以显示。

一、眼睑外伤的影像学诊断

眼睑及其周围软组织挫伤,多表现为软组织肿胀、皮下淤血和血肿、合并眶壁裂缝骨折者可有眼睑气肿。

1. 眼睑外伤的 CT 表现　眼眶横轴位片可见眼睑及其周围面部软组织不同程度增厚、密度增高,出血和血肿均表现为高密度病变,皮下气肿呈低密度(图 13-5-1)。

2. 眼睑外伤的 MRI 表现　眼睑肿胀层次不清,T_1WI 呈低信号,T_2WI 呈稍高信号(图 13-5-3),脂肪抑制 T_2WI 呈高信号,合并出血时信号混杂。

3. 眼睑外伤的超声检查　如果考虑皮下出血液化或感染脓肿形成,可行超声检查,超声无回声或极低回声区证明液腔存在。

4. 眼睑外伤影像学诊断价值比较　单纯眼睑软组织挫伤无需影像学检查,为排除或确诊骨折以及有无其他软组织外伤首选 CT,合并视神经损伤或颅脑损伤时应行 MRI 检查。

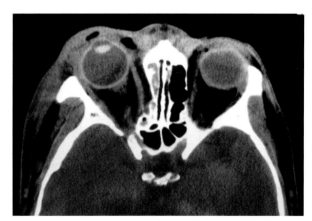

图 13-5-1　眼睑外伤的 CT 检查
横轴位 CT 显示:右侧眼睑肿胀增厚、皮下积气;鼻根部和左眼睑肿胀

二、泪腺外伤的影像学诊断

一般很少见有单纯泪腺外伤,多为眼睑外伤、外上方眶缘骨折合并泪腺外伤。泪腺外伤 X 线平片不能显示。

1. CT 表现　泪腺肿胀、轮廓不清、密度增高或不均匀,多伴有局部眼睑肿胀,有时可见碎骨片(图 13-5-2)。

2. MRI 表现　泪腺肿胀,T_1WI 呈等或高信号,T_2WI 呈稍高信号(图 13-5-3),脂肪抑制 T_2WI 呈高信号,信号不均匀。

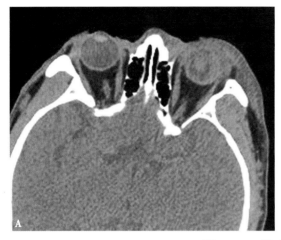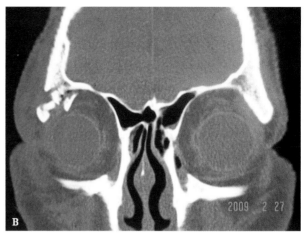

图 13-5-2　眼睑泪腺外伤的 CT 检查

A. 眼眶横轴位软组织窗 CT：左侧泪腺体积增大，密度不均；左眼睑软组织影增厚；左眼玻璃体密度增高；B. 眼眶冠状位骨窗 CT：右眼眶外上方眶缘粉碎性骨折，泪腺区多发骨碎片

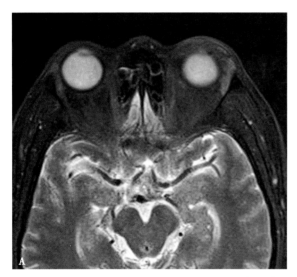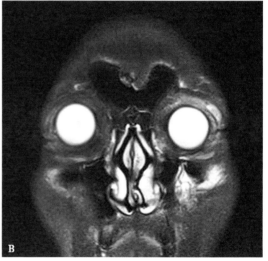

图 13-5-3　左泪腺及眼睑外伤 MRI 检查

A、B. 分别为横轴位、冠状位脂肪抑制 T_2WI 图像：示左侧泪腺体积增大、呈高信号，左眼睑软组织增厚、信号增高

三、眼外肌外伤的影像学诊断

眶内的肌肉包括负责眼球运动的四条直肌和两条斜肌，还有上方的上睑提肌。

眼睑和眼眶挫伤或眼眶穿孔伤，可导致眼外肌和上睑提肌的部分撕裂或完全断离；内镜下手术的误操作可导致内直肌或下直肌部分损伤或全部断离；眶壁爆裂性骨折，可致眼外肌移位或在骨折处嵌顿。眼外肌影像学检查包括超声、CT 和 MRI。

1. B 超检查　正常眼外肌在强回声的眶脂肪内，呈现为低回声长条形暗带。眼外肌外伤出血和肿胀，表现为肌肉不规则增粗、边界不清、回声不均匀增强；如眼外肌暗带不连续，或不能探查到暗带，提示眼外肌断裂。但 B 超探查不稳定和需要丰富经验。

2. CT 检查　眼外肌外伤的检查需要横轴位、冠状位和矢状位三个层面。眼眶横轴位 CT 可良好显示内、外直肌的全长和形态；冠状位 CT 可显示四条直肌和上斜肌断面及其周围关系，上斜肌和下斜肌的走行；正中矢状位重建可显示上直肌和提上睑肌、下直肌全长、厚度和形态。

眼外肌撕裂可见眼外肌局部变薄，或局部出血肿胀；眼外肌的断离可见眼外肌全长走行不连续，或局部断面消失；爆裂性眼眶骨折可见眼外肌移位、嵌顿和肿胀增厚（图 13-5-4），有时可见陷于骨折内；

还可见到由于眼外肌断离导致的眼球斜向对侧(图 13-5-5)。

  3. MRI 检查 MRI 可在横轴位、冠状位和矢状位多层面显示眼外肌外伤情况,以及伴随损伤情况,认为分辨眼肌损伤优于 CT。

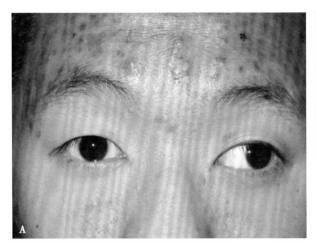
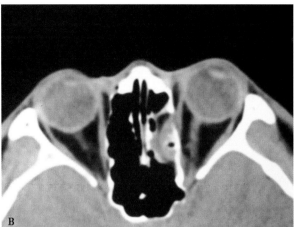
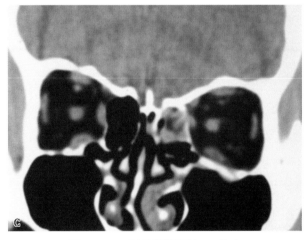

图 13-5-4 眼外肌嵌顿的 CT 检查

A. 为拳击伤后外观像:显示左眼外斜;B. 为 CT 横轴位像:显示内壁裂隙骨折和内直肌嵌顿;C. 为 CT 冠状位像:显示内壁裂隙骨折和内直肌嵌顿

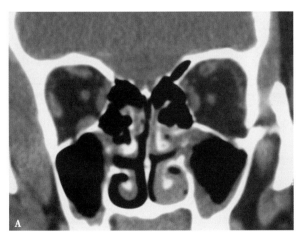
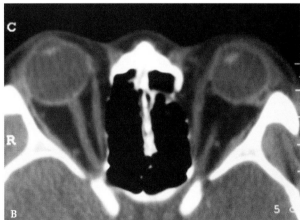

图 13-5-5 眼外肌外伤的 CT 检查

A. 为眼眶横轴位 CT:显示左外直肌断离或部分断离、左眼内斜位;B. 为眼眶冠状位 CT:显示下直肌断面缺失(断离)、外直肌撕裂变薄、眶外壁骨折

四、眼眶血肿的影像学检查

外伤导致眶内软组织外伤血管撕裂、眶骨折骨膜或骨内血管出血、颅底骨折脑膜和脑组织外伤出血均可进入眶内，造成眶内出血和血肿。血肿可位于骨膜下、肌锥外、肌锥内、眼球筋膜囊或视神经鞘膜间隙。以眶顶骨膜下血肿多见。眼眶血肿常用 CT、MRI 和 B 超检查。

1. CT 检查　眼眶软组织内出血 CT 密度增高，边界欠清。眶血肿 CT 呈高密度影、边界清楚、均质，CT 值约 +60HU，不被造影剂强化。CT 的优点是可以同时显示有无骨折和其他软组织外伤。

因血肿多在眶顶区，横轴位扫描常被眶顶骨遮蔽和影响，常需冠状位和矢状位重建显示血肿与眶顶的关系（图 13-5-6）。

2. MRI 检查　眶内出血和血肿，MRI 检查血肿内信号随时间而变化。出血 48 小时内 T_1、T_2 加权像均为低信号；48 小时后 T_1WI 信号由周边到中央逐渐增强，5 天后 T_2WI 信号由周边到中央逐渐增强；10 天后 T_1WI、T_2WI 均为高信号。

3. 超声检查　眶内血肿在出血后即刻探查为无回声区，当有弱的内回声光斑出现表示已有血块形成，待 5～7 天血块溶解后为无回声暗区（图 13-5-6）。

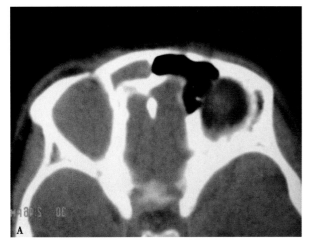
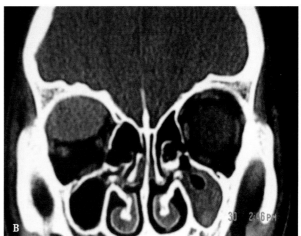
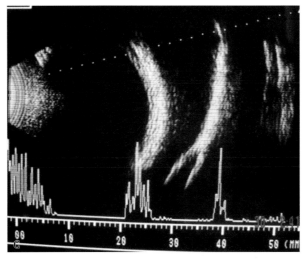

图 13-5-6　眼眶血肿的影像学检查

A. 为眼眶横轴位 CT：显示右眶顶区高密度（高于眶脂肪）病变、额窦积液；B. 为眼眶冠状位 CT：显示眶顶区边界清楚的高密度（高于眶脂肪）病变，左上颌窦病变；C. 为 B 超图像：显示眶顶区无回声暗区（血肿液化）

五、眼眶气肿的影像学检查

眼眶外伤眶壁薄弱处骨折，患者呼吸或鼓气、擤鼻时，气体可由鼻窦进入眶内和（或）眼睑皮下，形成眼部气肿。考虑眼眶气肿一般采用 CT 检查，如需与新鲜的眶内植物性异物相鉴别，用 MRI 检查。

1. CT 检查　眼睑和眶内气肿 CT 软组织窗图像显示为低密度区，CT 值约 −1 000HU，与周围组织界限清楚。CT 可同时显示鼻窦积血情况、部分患者可见骨折处。

2. MRI 检查　当眼眶外伤 CT 图像显示眼眶低密度区，高度怀疑植物性异物存在时，采用 MRI 检查。

第六节　眼部异物的影像学检查

眼异物是一种特殊的眼外伤，是常见的眼科急症。眼异物伤有多种分类方法：

（1）按异物所在的部位分为：眼表异物、眼内异物、眼球壁异物、眶内异物、颅眶沟通异物。

（2）按异物性质分为：金属异物与非金属异物。金属异物包括磁性金属异物与非磁性金属异物。磁性金属异物有铁、镍、钴及其合金等；非磁性金属异物有铜、铅、铝、锌、金、铂、汞等。非金属异物包括：①生物组织异物：睫毛、巩膜、结膜、眼外肌、骨片等；②植物性异物：木质异物、芨芨草、竹片、植物刺、麦芒、纸屑等；③动物性异物：指甲、睫毛、鱼刺、骨质等；④医源性异物：硅油、纱布、缝针等；⑤石屑异物；⑥玻璃异物；⑦塑料异物；⑧油脂类异物：眼药膏、黄油、汽油；⑨化妆品异物等。

（3）影像学专业按异物吸收 X 线程度分为：不透 X 线异物、半透 X 线异物、透 X 线异物。不透 X 线异物指异物完全吸收 X 线，在胶片上形成高密度影，如铁、矿石、铅弹等；半透 X 线异物指异物可部分吸收 X 线，表现为密度较淡的阴影，如矿砂、石屑及玻璃屑等；透 X 线异物指不吸收或很少吸收 X 线的异物，X 线摄片不显影，如木质等植物性异物。

眼部异物可产生多种并发症如眼球破裂、晶状体脱位、出血及血肿形成、视神经外伤、眼眶骨折等。

由于高密度异物如铁屑、铅弹等在 X 线平片上才能明确显示，铝、石片、玻璃屑等异物在 X 线平片呈密度较淡影，木屑、竹刺、树枝等不显影。故 X 线正、侧位摄片仅用于金属异物的大小和形态显示。

一、眼表异物的影像学检查

眼睑、结膜和角膜表面异物，裂隙灯检查即可良好显示，一般不需要影像学检查。但横轴位 CT 可以显示眼睑肿胀增厚及较高密度存在（图 13-6-1）。

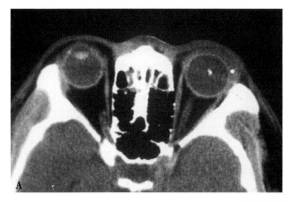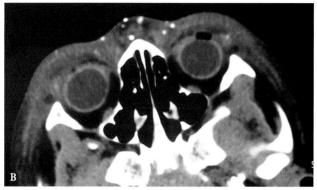

图 13-6-1　眼表异物的检查

A. 为眼眶横轴位软组织窗 CT：显示本层面 3 个异物存在，右眼表角巩膜缘 1 个，左眼外侧结膜囊区 1 个，左眼内一个；
B. 一个层面显示双侧眼睑肿胀、眼睑多发高密度异物存在

二、眼前段异物的影像学检查

眼前段是指前房和前房角、虹膜和睫状体、后房、晶状体以及视网膜周边部的区域，一些小的异物多可在此区滞留。眼前段异物的检查方法包括裂隙灯显微镜、眼前段 OCT、UBM，金属异物 CT 亦可发现。但屈光间质浑浊、虹膜后及睫状体部异物，UBM 检查最有优势。

眼前段小异物的 UBM 检查　眼前段异物占眼内异物的 13.2%～15%。前房角小异物易被忽略。后房、晶状体赤道部、睫状体附近是临床上裂隙灯、前房角镜、检眼镜检查的盲区，同时也是微小异物常滞留之处，需借助 UBM 检查（图 13-6-2）。

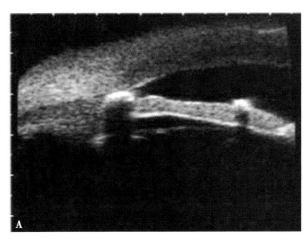
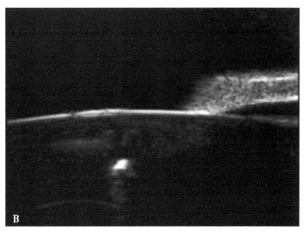
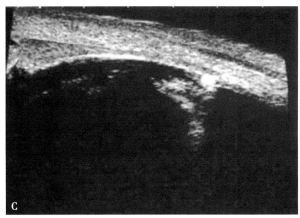

图 13-6-2　眼前段小异物的 UBM 检查
A. 显示虹膜表面和前房角异物；B. 显示晶状体前囊下小异物；C. 显示视网膜周边部小异物

三、玻璃体视网膜异物的影像学检查

玻璃体视网膜异物，超声检查是最佳适应证，超声图像即可显示异物、又可显示并发症。但超声图像层面不稳定、对检查者技术要求较高。故怀疑眼内异物患者，需要常规 CT 检查。CT 和 B 超检查相结合，基本可以确诊有无眼内异物及其并发症。对于 CT 眼内出现低密度影，怀疑植物性异物，可以采用 MRI 检查。

需要强调的是，眼内异物，在未排除磁性金属异物之前，不能采用 MRI 检查，否则将产生严重并发症。

（一）超声检查

玻璃体视网膜异物，约占眼内异物的 85%。超声检查即可以显示眼内异物的位置（图 13-6-3），也可以显示玻璃体积血和机化、视网膜脱离等常见并发症。

1. 眼内金属异物的超声特点 玻璃体内的金属异物,由于超声在异物前后界面反射,玻璃体可见明显的彗星征(图 13-6-3A);玻璃体或眼球壁金属异物,除强回声光斑外,在眼球后的眶脂肪内,可形成明显的声影(图 13-6-3B)。

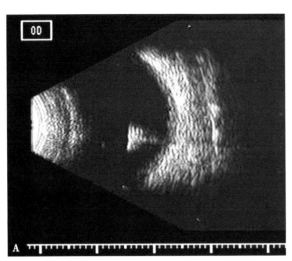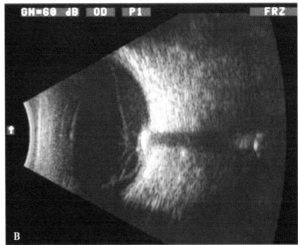

图 13-6-3 眼内异物 B 超图片

A. 玻璃体金属异物:玻璃体内中强回声光斑、可见彗星征、球后脂肪可见较弱的声影;B. 眼球壁金属异物:视网膜前强回声光斑、其后眶脂肪内见明显的声影

2. 眼内非金属异物的超声特点 超声显像是界面反射成像,故眼内异物尤其是玻璃体内异物,只要其介质与玻璃体有差别,即可有反射。低密度异物或非金属异物在玻璃体内,一般呈强回声光点,只是没有明显的彗星征,也没有明显的声影。

3. 超声检查眼内异物漂移 超声还可以观察眼内异物有无漂浮和移动(图 13-6-4)。具体检查方法是发现异物后,嘱患者转动眼球,观察眼球停止转动后,异物有无运动和运动的范围。如有活动,应注意观察手术仰卧位时,异物所在的位置。

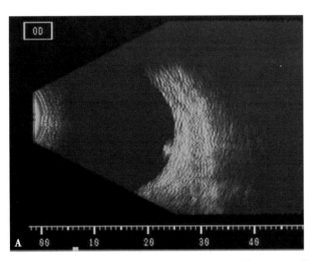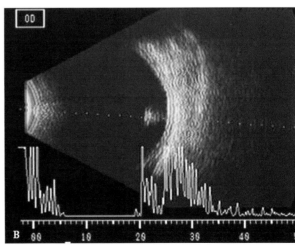

图 13-6-4 眼内可移动异物

A. 显示眼球后壁视网膜前异物;B. 显示眼球运动后异物移动距离

4. 超声下磁性试验 眼内金属异物,如需要判断有无磁性,可在 B 超发现和显示异物的情况下,应用电磁铁观察。在电源通、断时,异物有移位反应为阳性(即磁性异物)。

(二)CT 检查

眼内异物的 CT 检查,一般采用薄层扫描,常规横轴位和冠状位图像,多可满足临床诊断和手术设计需求。特殊情况需要矢状位图像辅助定位。

1. 金属异物CT特征　金属异物表现为眼内或眶内异常高密度影（图13-6-5），CT值在2 000HU以上，周围伴有放射状伪影。金属伪影对异物大小的测量和准确定位有一定影响。

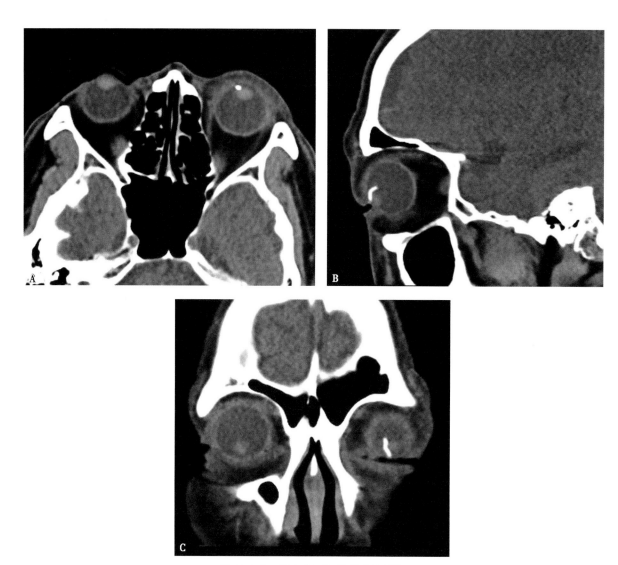

图 13-6-5　眼内金属异物的 CT 图像

A. 眼眶横轴位软组织窗，左侧晶状体前内侧旁见一结节状高密度影，左侧眼睑肿胀；B. 为矢状位软组织窗，异物位于晶状体上方，眼睑肿胀；C. 为冠状位软组织窗，异物位于晶状体内侧

2. 高密度非金属异物的CT影像特征　非金属异物在CT上又可分为高密度和低密度非金属异物。高密度非金属异物如沙子、石块、玻璃等，CT值多在300HU以上，但一般无明显伪影。

3. CT低密度异物的影像学特征　非金属异物如塑料类和植物类，植物类异物如木质异物的CT值在−199～−50HU，呈明显低密度影（图13-6-6），塑料类异物CT值在0～20HU。

4. 生物组织异物的CT特征　生物组织眼内异物少见，这类异物在眼外伤或眼内手术时偶然入眼。骨刺异物可引起强烈的炎症，但睫毛有时可以长期存留而无明显组织反应。

将巩膜、结膜、角膜、横纹肌和脂肪植入兔眼玻璃体腔CT扫描实验研究：发现巩膜、结膜、角膜和横纹肌呈等密度，CT值47～52.5HU；脂肪呈低密度，CT值−70～−130HU，但小于1mm×1mm×0.8mm者，CT不能显示。

将木质异物、鱼刺异物、石质异物（瓷器、煤块、石块、石墨）、非磁性金属异物（金、银、铜、铝）植入兔眼玻璃体腔CT扫描实验研究：发现木质异物显影较差；鱼刺异物呈高密度；石质异物呈高密度，其中部分伴高密度环状伪影；非磁性金属异物均呈高密度，部分可见放射状伪影。

玻璃体填充物——硅油CT上呈高密度。

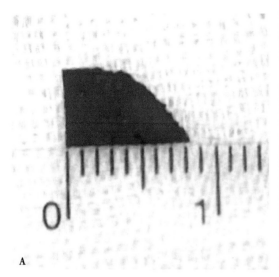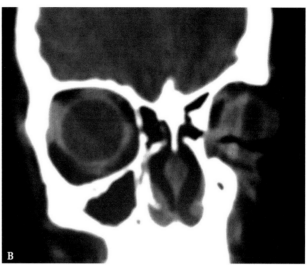

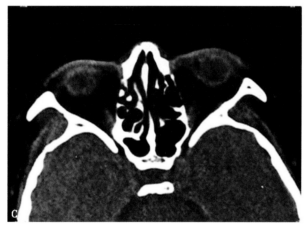

图13-6-6　眼部低密度异物CT特征
A.为塑胶片的外观像；B.为其刺入左眼前部的冠状位CT图像；C.其横轴位CT图像

四、眼眶和眶颅沟通异物的CT检查

外伤患者怀疑眼眶异物存留，一般常规采用CT检查。由于需要定位和观察异物与周围组织关系，故常规进行眼眶横轴位、冠状位和矢状位显示，必要时采用三维成像。低密度异物需要鉴别诊断、或异物眶颅沟通需要了解颅内外伤情况，采用MRI检查。

1.眼眶金属异物的CT特征　眼眶金属或合金类异物，在CT图片上呈现高密度带有明显放射伪影的病变（图13-6-7）。伪影在一定程度上影响周边组织成像，也使异物放大。要在CT上观察金属异物的大小，需要在骨窗基础上，进一步加大窗宽、提高窗位，或直接采用X线平片检查。

2.眼眶沙石和玻璃异物的CT特征　石块和玻璃等异物，CT值多在300HU以上，CT片上表现为高密度影，但一般无明显伪影（图13-6-8）。含有金属的玻璃外可能出现放射伪影。

3.眼眶植物性异物的CT检查　眼眶植物性异物如树枝、木片、竹片等，在进入眼眶的早期，CT检查显示为低密度杆状或条状影（图13-6-9），应注意与气体鉴别。

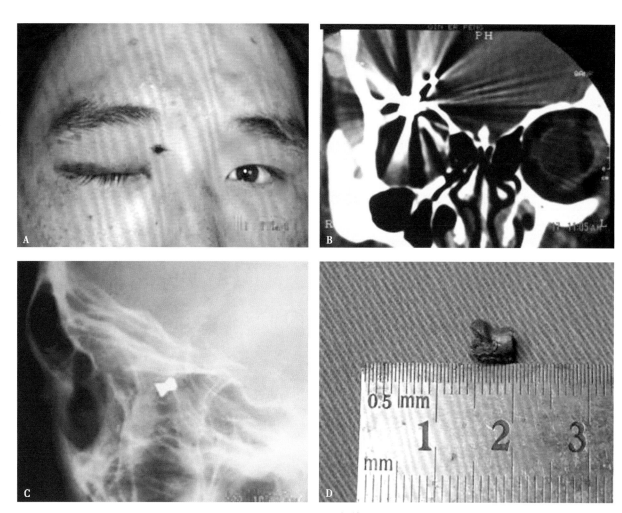

图 13-6-7 眼眶金属异物的 CT 特征

A. 为外观像；B. 为 CT 冠状位片，显示右眶顶高密度带有放射伪影病变；C. 为 X 线侧位片，显示气枪子弹异物；D. 为取出异物

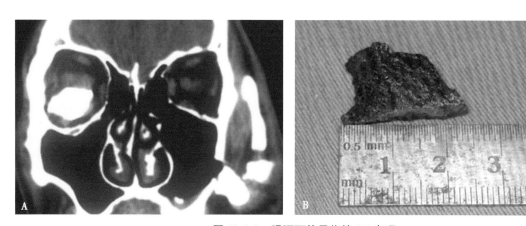

图 13-6-8 眼眶石片异物的 CT 表现

A. 为 CT 冠状片，显示右眶内高密度异物；B. 为取出石头异物

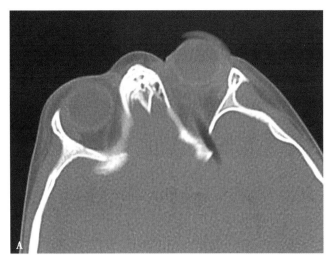

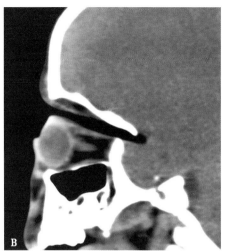

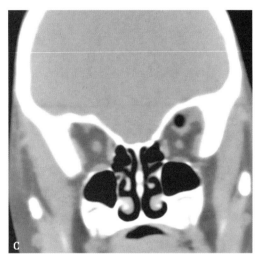

图 13-6-9　颅眶沟通木质异物 CT 检查特征

A. 为眼眶横轴位骨窗：显示左侧眶上裂至颅内见条状明显低密度影，眶上裂稍扩大；B. 为矢状位软组织窗：眶上部眶颅沟通条状低密度影，通过眶上裂进入颅内；C. 为冠状位软组织窗：异物位于上直肌上方，上直肌明显受压

五、眼异物的 MRI 检查

（一）非磁性异物的 MRI 表现

眼部非磁性异物以木质异物（图 13-6-10）、塑料、玻璃和橡胶等多见，由于含氢质子较少，在 T_1WI、T_2WI 上呈低信号。油滴异物 T_1WI 及 T_2WI 上均呈高信号，脂肪抑制序列呈低信号（图 13-6-11）。玻璃体内异物在 T_2WI 上高信号玻璃体的衬托下显示佳（图 13-6-12），球后异物在 T_1WI 上高信号眶脂体衬托下显示佳。巩膜呈低信号，因此小的眼球壁非磁性异物易漏诊。

将巩膜、结膜、角膜、横纹肌和脂肪植入兔眼玻璃体内 MRI 扫描实验研究：发现巩膜、结膜、角膜和横纹肌异物在 T_2WI 高信号玻璃体的衬托下显示佳，呈低信号，脂肪异物 T_1WI 呈高信号，T_2WI 呈相对低信号，脂肪抑制序列呈低信号。

将自体睫毛、植物性异物、鱼刺异物和石质异物植入兔眼玻璃体内，进行 MRI 扫描，结果发现自体睫毛、植物性异物和鱼刺异物在 T_1WI、T_2WI 和 SWI 上呈低信号；石质异物在 T_1WI、T_2WI、SWI 上呈低信号，部分在 SWI 上周围见环状或条状高信号，可能与这些石质异物中混有铁磁性物质有关；其中 T_2WI、SWI 是优选序列，且异物在 SWI 上具有放大效应，SWI 可作为眼玻璃体内微小非磁性异物的优选检出手段，是常规 MRI 的重要补充。

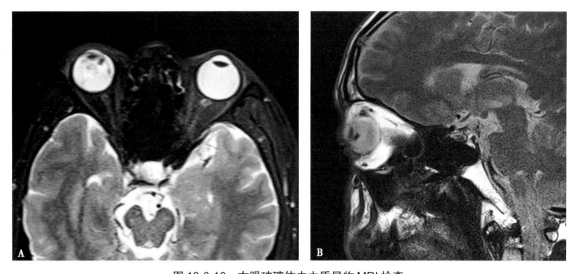

图 13-6-10　右眼玻璃体内木质异物 MRI 检查

A．为横轴位脂肪抑制 T_2WI：右眼晶状体后内侧斑片状低信号，右下睑肿胀，呈稍高信号；B．为斜矢状位 T_2WI：右眼晶状体后玻璃体内斑片状低信号

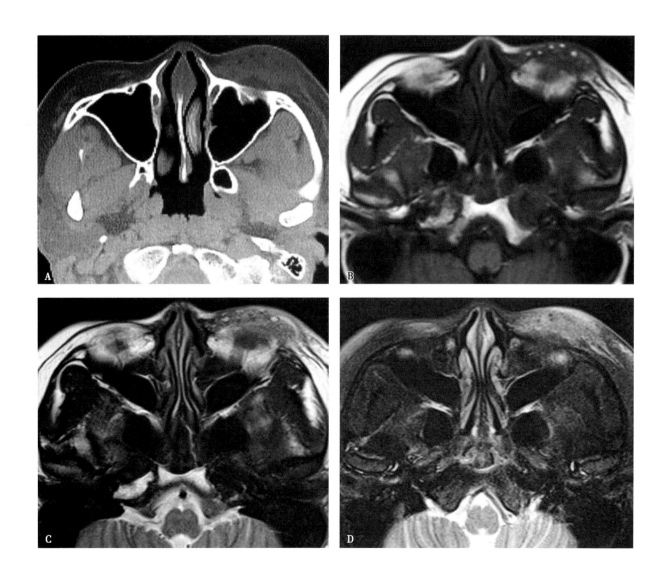

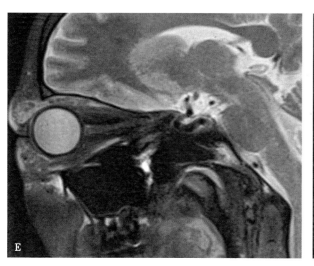

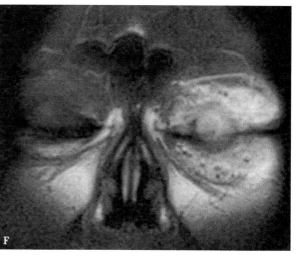

图 13-6-11 左眼睑及眶上部液压油滴异物 MRI 检查

A. 为横轴位 CT 软组织窗：显示左下睑肿胀，内见多发点状低密度影；B、C. 分别为横轴位 T_1WI、T_2WI：显示左下睑肿胀，内见多发点状高信号；D～F. 分别为横轴位、斜矢状位、冠状位脂肪抑制 T_2WI：显示左眼上下睑、上直肌肿胀，见高信号影，左眼睑内见多发点状低信号异物

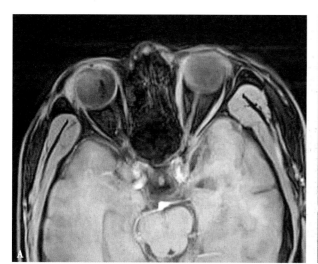

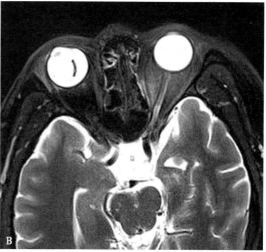

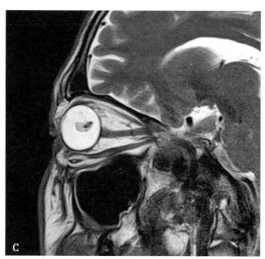

图 13-6-12 右眼玻璃体内玻璃异物 MRI 检查

A～C 分别为横轴位 T_1WI、脂肪抑制 T_2WI、斜矢状位 T_2WI：显示右眼玻璃体内见不规则斑片状低信号

241

玻璃体填充物 - 硅油在 MRI 各序列上见硅油周围有一侧带状高信号,另一侧带状低信号的化学位移伪迹。

脱位于玻璃体的人工晶状体在 MRI 上呈低信号。

(二)磁性异物的 MRI 表现

常温下,铁、钴、镍、钆及其合金是仅有的几种磁性物质。眼内磁性异物以铁异物最常见,钴、镍和钆极其罕见,以下所述磁性异物均为铁质异物。眼内磁性金属异物在 MRI 上出现磁性金属伪迹,表现为特征的中间区低信号,周边为不连续的高信号带影(图 13-6-13)。

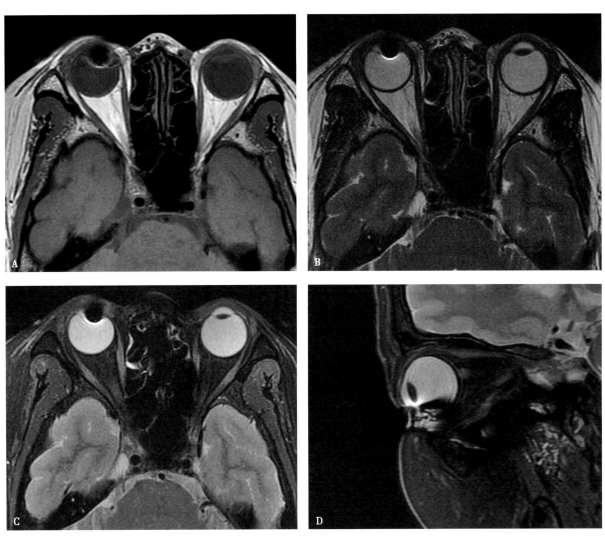

图 13-6-13　右眼眶及眼球下缘磁性金属异物 MRI 表现

A~D. 分别为横轴位 T_1WI、横轴位 T_2WI、横轴位脂肪抑制 T_2WI、斜矢状位脂肪抑制 T_2WI:显示右眼眶及眼球下缘见磁干扰无或低信号区,其周边见不连续的高信号带影

眼内磁性异物在 MRI 检查过程中产生移动,导致眼部的二次损伤,限制了 MRI 在眼内异物诊断中的应用。1986 年,Kelly 等首先报道了 1 枚视网膜下异物在 0.35T 场强下行 MRI 检查时发生移动,导致玻璃体积血而失明的病例。

磁性异物的移动性与异物的大小、成分、位置、场强、进床速度及异物周围有无纤维肉芽组织有关。实验发现,在 1.0T 场强下行 MRI 检查,玻璃体内小于 0.3mm×0.3mm×0.2mm 的铁屑无移动,大于 0.4mm×0.3mm×0.2mm 的铁屑有不同程度移动。铁屑的移动主要发生在进入磁场的瞬间,移动方向主要是顺主磁场方向移动,可伴有横向移动及旋转。因此,若经其他方法证实为磁性异物者,应禁止行 MRI 检查。

　　临床工作中，我们遇到过两例玻璃体内直径小于 0.5mm 的铁磁性异物，X 线平片、CT 和 B 超均未发现异物，而在 MRI 上呈典型的磁性异物伪迹（图 13-6-14），从而确定磁性异物。

　　对于临床上有外伤史，可疑铁磁性异物，若 X 线平片、CT 和 B 超阴性，可行 MRI 检查发现异物。但眼内铁磁性异物的 MRI 检查会出现灾难性后果。

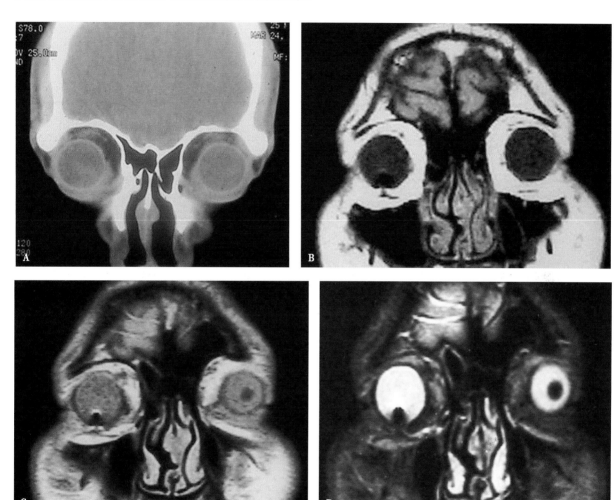

图 13-6-14　右眼玻璃体内铁磁性金属异物

A. 为冠状位 CT 软组织窗：玻璃体内未见明显异常；B～D. 分别为冠状位 T_1WI、T_2WI、脂肪抑制 T_2WI：右眼玻璃体内见斑片状低信号，其周边见不连续的高信号带影

六、影像学诊断价值比较

　　X 线平片不易确定异物位于眼球内、眼球外或眼球壁，对于透过 X 线的异物易漏诊，目前，X 线平片检查的应用日益减少。

　　由于 CT 设备的进步，密度分辨率大大提高，绝大部分异物 CT 均能显示，而且定位准确。但 CT 对密度与玻璃体相近的异物难以显示，对玻璃体浑浊和视网膜脱离显示较差。

　　B 超检查眼内异物的显示率高，且可同时显示玻璃体浑浊和视网膜脱离情况，是眼内异物的最佳检查方法。但超声定位不稳定，眼睑和眼球新鲜伤口存在则不能检查。B 超与 CT 检查联合诊断，眼内异物一般可作出明确诊断。

　　眼内和眼眶 CT 检查低密度异物，不能作出明确诊断，需要鉴别诊断时，MRI 检查是最佳影像检查方法。MRI 对眼部低密度异物显示较好，且 SWI 新序列的应用，更加有利于微小异物的检出。在寻找微小铁质异物存在时，MRI 优于 X 线平片、CT 和 B 超。

第七节 爆裂性眼眶骨折的影像学检查

爆裂性眼眶骨折（blow-out orbital fracture）是指大于眶口的物体作用于眶区，造成眶内压力突然升高，致眶壁薄弱处向外断裂和移位、伴有眶内脂肪、眼肌和筋膜疝出嵌顿引起的一组综合征，其特征是眶缘完整。

患者临床特征是：①眼外肌和眼肌筋膜嵌顿损伤造成复视和眼球运动障碍；②骨折向外移位致眶腔扩大、加之眶内脂肪、眼外肌的脱出产生眼球凹陷；③幼儿不能主诉复视，可出现呕吐、歪头、摔倒等表现。

临床考虑爆裂性眼眶骨折，CT 检查可显示骨折情况，以及软组织（眶脂肪、眼外肌和筋膜）脱出嵌顿情况，MRI 对辅助判断眼外肌嵌顿损伤情况有帮助。

1. 眼眶 CT 横轴位　对眼眶内壁和外壁骨折及其周围组织损伤显示清楚，但对眶下壁和上壁骨折显示不良。

2. 眼眶 CT 冠状位　对眼眶四壁骨折移位以及软组织损伤嵌顿、周围组织损伤以及相互关系显示良好，是爆裂性眼眶骨折的必要显示层面。

3. 眼眶 CT 斜矢状位　对眶顶和眶底的全长显示最清楚，是眶顶和眶底骨折诊断的必要层面。

故对考虑爆裂性眼眶骨折患者，CT 检查应直接要求眼眶横轴位、冠状位和矢状位层面显示，并给软组织窗和骨窗两套图片，以便详细观察骨折移位情况、眶脂肪和眼外肌移位和嵌顿情况。

4. 爆裂性眼眶骨折的 CT 表现　①眶壁的连续性中断和移位：多见于眶下壁、眶内壁、或眶内下壁，儿童可见眶上壁骨质连续性中断；眶壁爆裂性骨折可为裂隙状、洞穴状（图 13-7-1）、阶梯状、成角畸形和大面积坍塌；眶内壁骨折可见向筛窦的成角畸形、眶下壁骨折可见向上颌窦的成角畸形等；②眶腔扩大：眶壁大面积坍塌或骨折向外移位，导致眶腔扩大（图 13-7-2）、眼球内陷和移位；③眶内软组织疝出和嵌顿：眶内脂肪、眼外肌可疝出和嵌顿于骨折口内；典型的眶下壁骨折脂肪脱出悬于眶下壁呈"泪滴状"（图 13-7-3）；④眼外肌改变：多可见骨折局部眼外肌肿胀肥厚、增粗和边缘模糊；部分患者可见眼外肌陷入或嵌顿在骨折处；⑤鼻窦压缩和积血：眶壁骨折多伴有骨膜和窦腔黏膜的撕裂和出血，CT 可见筛窦和上颌窦内高密度积血存在（图 13-7-2）；击出性骨折和眶组织向窦腔移位造成窦腔不同程度压缩；⑥其他眶内改变：眶内积气、眼球移位、眶内软组织密度增高、骨膜下血肿形成等。

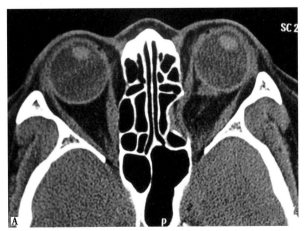
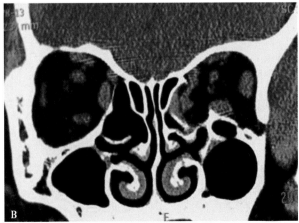

图 13-7-1　眼眶内壁爆裂性骨折 CT 表现

A. 眼眶横轴位软组织窗 CT 图片：显示左眶内壁中后份骨折凹陷、内直肌陷入；B. 眼眶冠状位软组织窗 CT 图片：显示左眶内壁骨折，内直肌内移、眶脂肪陷入骨折处

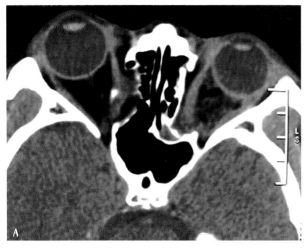
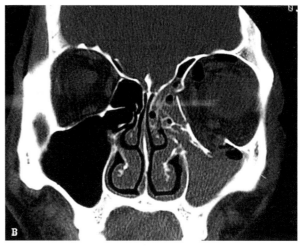

图 13-7-2　眼眶内下壁坍塌样骨折 CT 表现

A. 眼眶 CT 横轴位软组织窗：显示左眶内壁大面积骨折内移、内直肌肿胀增厚，左眶内壁中份骨折、内直肌局部增厚；
B. 眼眶 CT 冠状位骨窗图：内下壁大面积骨折坍塌，眶腔扩大，上颌窦和筛窦积血

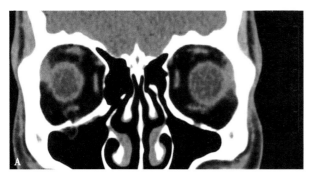
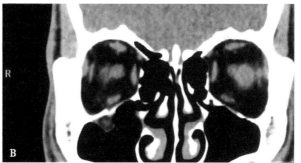

图 13-7-3　眶下壁裂隙状骨折 CT 检查"泪滴征"

A. 眼球赤道后冠状层面软组织窗图片：显示右下壁裂隙骨折，眶脂肪疝出呈"泪滴状"；B. 眼球后冠状层面软组织窗图片：显示右眶下壁裂隙骨折，脂肪脱出呈"泪滴状"

第八节　眼眶颅颌面骨折的影像学检查

　　眼眶是位于脑颅和面颅之间的一对骨腔。每侧眼眶由额骨、颧骨、上颌骨、泪骨、筛骨、蝶骨和颚骨七块骨组成（图 13-8-1），其中额骨、筛骨和蝶骨属于颅骨，颧骨、上颌骨、泪骨和颚骨属于面骨。

　　每一侧眼眶呈四面锥形，底向前为眶口，尖向后为眶尖，上下壁呈三角形、内外壁呈梯形。

　　骨眶的特征是前 1/3 为眶缘及其周围颅面骨最为坚硬，中 1/3 为眶壁较为薄弱，尤其是眶内壁的筛板和眶下壁内侧半最薄，后 1/3 为眶尖部坚硬度中等。

　　直接暴力打击或撞击造成眶缘及其周围颅面骨骨折称为眼眶颅颌面骨折，外力通过颅颌面骨传导致眶尖骨折和视神经损伤称为间接损伤，大于眶口的扣压力可致眶壁爆裂性（击出性）骨折。眼眶颅颌面骨折多为复合性损伤，爆裂性眼眶骨折和眶尖部骨折多为单独发生。

　　眼眶骨折分型标准较多，国内根据受伤机制和结果将眼眶骨折分为爆裂骨折、直接骨折和复合型骨折；根据眼眶受力方式和骨折部位、数量分为单眶壁直接骨折、多眶壁直接骨折、单眶壁爆裂骨折、多眶壁爆裂骨折、混合型骨折；根据骨折部位分为眶底骨折、眶缘骨折、颧骨三脚架骨折及面部复合型骨折。国外 Smith 法分为外部骨折、内部或爆裂性骨折；Converse 法分为非爆裂性眼眶骨折、爆裂性眼眶骨折。

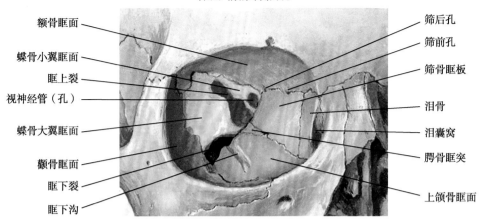

右眶：前偏外侧面观

额骨眶面
蝶骨小翼眶面
眶上裂
视神经管（孔）
蝶骨大翼眶面
颧骨眶面
眶下裂
眶下沟

筛后孔
筛前孔
筛骨眶板
泪骨
泪囊窝
腭骨眶突
上颌骨眶面

图 13-8-1　眼眶骨的组成

爆裂性眼眶骨折的影像学诊断已在第七节描述，眶尖骨折和视神经损伤影像学诊断见第四节，本节仅描述眼眶颅颌面损伤的影像学诊断。

眼眶颅颌面受到严重打击或撞击，骨折和移位致眼眶和颅面畸形和功能障碍，必然同时导致眼眶及其周围软组织损伤，CT 横轴位、冠状位、矢状位及其三维重建骨成像检查是眼眶颅颌面骨折的最佳检查方法，合并颅脑损伤则需联合 MRI 检查。

一、眼眶颅颌面骨折的 CT 检查

（一）CT 各层面检查的特点和意义

1. 横轴位检查的特点和意义　眼眶横轴位 CT 图像除可良好显示眼眶内壁、外壁侧骨折和移位外，还可良好显示额骨额窦、上颌窦壁骨折情况，以及内外直肌和眶内软组织损伤情况。

2. 冠状位检查的特点和意义　可在从前向后不同层面上观察眼眶骨折移位、眶腔压缩或扩张变形情况，以及眼球有无偏移、眼外肌和肌锥受累情况。

3. 眼眶矢状位检查的特点和意义　眼眶矢状位可以清晰显示眶上壁和眶下壁骨折，额骨和上颌骨前壁骨折凹陷情况。

（二）眼眶及其周围骨折的常见类型

眼眶上三分之一眶缘的骨折是额骨骨折，常见类型是眶内上方额窦区域的骨折、眶上神经区域的凹陷性骨折、眶外上缘压向泪腺区的塌陷性骨折。

眶外下方的眶缘骨折是颧骨骨折，最常见的类型是额颧缝、颧骨弓和颧颌缝的三点骨折和颧骨体的外下移位，使眶腔扩大、外眦和颧面部凹陷畸形、张口受限和咀嚼困难。

眶内下方眶缘骨折时上颌骨骨折，最常见的类型是泪囊区及其周围的鼻眶筛骨折，导致局部凹陷畸形、泪道阻塞和慢性泪囊炎。

眼眶 CT 除可观察眶壁骨折情况外，还可清晰显示软组织损伤情况，窦腔积血和积液，眶内和软组织内积气等。

三维图像也可观察复杂的颅顶骨骨折的空间关系（图 13-8-2）。

二、眼眶颅颌面骨折的 MRI 检查

骨皮质在 MRI 上无信号，骨折线显示欠佳，故对骨折的显示不如 CT。但对眼外肌、神经等软组织损伤显示优于 CT。动态检查信号变化对血肿判断优于 CT。合并眼眶周围结构或颅脑损伤时应行 MRI 检查。

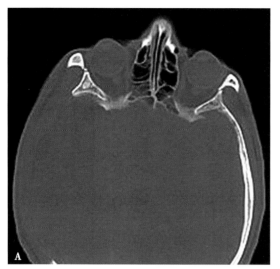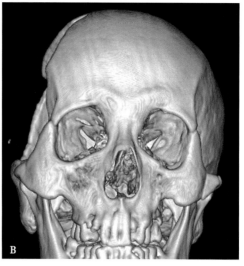

图 13-8-2　右侧颞顶骨折

A. 为横轴位 CT 骨窗,右侧颞部颅骨缺如,双侧眼眶外侧壁连续性中断;B. 为 VR 重建图,示双侧眼眶外壁、左侧颧弓、左侧上颌窦前壁及外侧壁连续性中断

 第九节　外伤性颈动脉海绵窦瘘的影像学检查

外伤可引起海绵窦段的颈内动脉或其在海绵窦内的分支破裂,与海绵窦之间形成异常的动静脉沟通,即颈内动脉海绵窦瘘(traumatic carotid-cavernous fistula,TCCF)。TCCF 导致眼上静脉回流受阻,甚至动脉血流倒灌到眼眶,临床可出现搏动性突眼、颅内血管杂音、结膜充血水肿甚至脱出、眼睑肿胀和眼外肌增厚(充血)、上睑下垂和眼球运动障碍、头痛和视力下降等表现。TCCF 多为高流瘘,可在外伤后数日到数周出现临床表现。以下影像学检查均有利于 TCCF 的诊断,但 CTA 和 DSA 是金标准。

一、超声检查

1. 眼科 B 超检查　正常眼上静脉在眼科超声检查中很难看到,但在 TCCF 存在的情况下,眼上静脉明显扩张增宽和出现搏动,B 超检查可以明确显示(图 13-9-1A)。

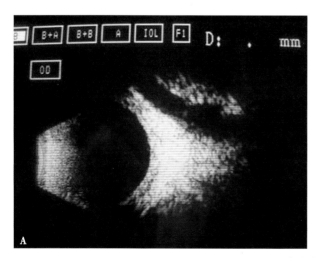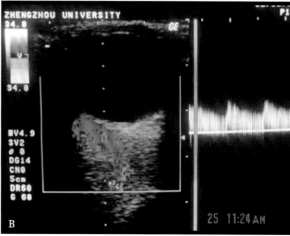

图 13-9-1　颈动脉海绵窦瘘的超声检查

A. 为眼科 B 超图像:显示球后眼上静脉显著增宽的暗区;B. 为 CDFI:显示眼球后红色增宽的血流信号,以及低阻型动脉血流频谱

2. 彩色多普勒血流成像　彩色多普勒检查，除可发现眼上静脉增宽和搏动外，CDFI 可见到与心脏搏动一致的眼上静脉血流倒灌（流向探头的红色血流信号），眼上静脉扩张并呈动脉频谱，呈低阻力动脉化频谱（图 13-9-1B），且可根据血流动力学测定可鉴别高流瘘和低流瘘。部分病例可同时显示眼下静脉扩张。眼上静脉扩张严重时可达 10mm 以上。

二、CT 检查

1. 眼眶 CT 平扫检查　可在眼眶横轴位中上部层面看到眼上静脉增宽和迂曲，冠状层面可见上直肌下方圆形增粗的眼上静脉（图 13-9-2A）。海绵窦增大，还可继发眼球突出，眼外肌增粗，眼睑肿胀；

2. 眼眶增强 CT 检查　影像增强剂可使增粗的眼上静脉和增大的海绵窦明显强化（图 13-9-2B）。

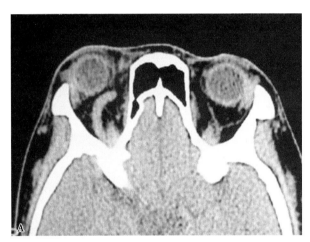
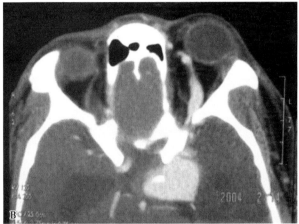

图 13-9-2　颈动脉海绵窦瘘的 CT 检查

A. 为 CT 横轴位软组织窗：眼上静脉增宽呈高密度腊肠样，双侧泪腺轻度增大；B. 为强化 CT 横轴位软组织窗：显示左侧眼上静脉扩张、左侧海绵窦膨大

3. CTA 检查　可显示扩张的海绵窦、眼上静脉、供血动脉、引流静脉及脑循环代偿情况（图 13-9-3）。

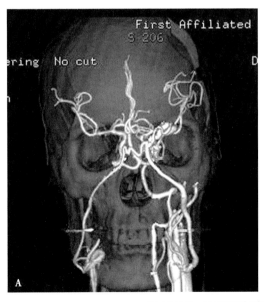
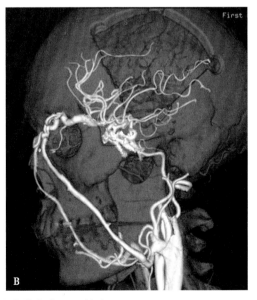

图 13-9-3　左侧颈内动脉海绵窦瘘 CTA 检查

A、B. 为 CTA 正侧位片图像：示左颈内动脉海绵窦段为供血动脉，左侧海绵窦及眼上静脉显著增粗，左眼多支静脉明显增粗迂曲，引流入双侧面静脉、双侧颈外静脉（左侧为著）

三、MRI 检查

1. 眼眶 MRI 检查 T₁WI 及 T₂WI 均可见增粗眼上静脉呈流空信号，海绵窦扩张增大（图 13-9-4）。

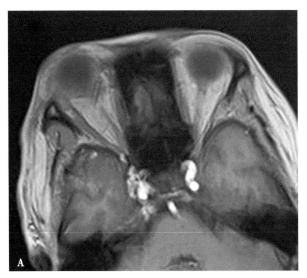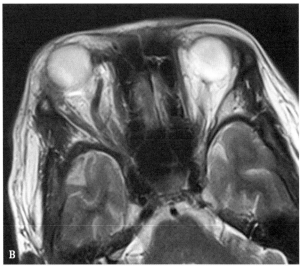

图 13-9-4 右侧颈动脉海绵窦瘘 MRI 检查

A. 为横轴位 T₁WI 图像：显示右侧海绵窦扩大、内可见短 T₁ 信号；B. 为横轴位 T₂WI 图像：显示右侧眼上静脉明显增粗、迂曲，内见短 T₂ 信号

2. MRA 检查 可以观察海绵窦的引流途径，如岩上窦、岩下窦、蝶顶窦等扩张（图 13-9-5）。

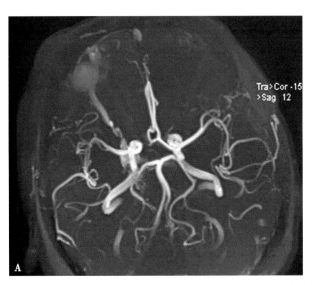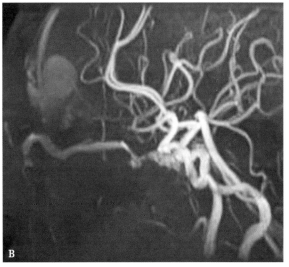

图 13-9-5 右侧颈动脉海绵窦瘘及额叶血肿 MRI 检查

A 和 B 为 MRA 检查图像：右侧海绵窦内见迂曲杂乱血流信号，包绕右侧颈内动脉海绵窦段，右侧眼眶内见一粗大血管与海绵窦内血管团相连；右侧额叶见团状高信号背景

四、DSA 检查

DSA 检查在眼科主要用于 TCCF、动静脉畸形和动脉血管瘤的检查。在 TCCF、DSA 可以显示瘘口情况、海绵窦扩大情况和静脉引流情况。多数 TCCF 经眼上静脉引流（图 13-9-6），故多数早期出现眼部症状。DSA 是确定瘘口诊断"金标准"，也是栓塞治疗瘘口的治疗措施。

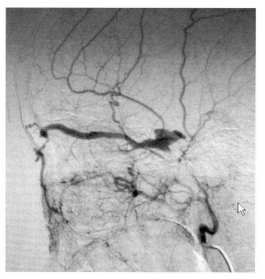

图 13-9-6 颈动脉海绵窦瘘 DSA 检查
显示：海绵窦扩张、眼上静脉增粗、面静脉增粗

五、影像学诊断价值比较

外伤后数日、数周或数月内，出现搏动性眼球突出、颅内血管杂音、眼球表面血管扩张和结膜水肿、眼球运动障碍等临床表现，应考虑颈动脉海绵窦瘘。超声检查发现眼上静脉扩张和搏动、CDFI 发现眼上静脉红色血流信号和动脉频谱，CT 和 MRI 检查发现眼上静脉扩张和海绵窦扩张，临床可以诊断 TCCF。DSA 是诊断瘘口的金标准，栓塞治疗也是在 DSA 下完成。

（朱　豫　程敬亮　赵　红　文宝红　张瑞芳　曾庆虎）

参 考 文 献

1. 程敬亮,岳松伟,任翠萍,等. 眼眶内木质异物 CT 和 MRI 诊断. 河南医科大学学报. 1998,33（2）:21-23.

2. 程敬亮,任翠萍,姜曦,等. 兔眼玻璃体内非磁性异物 CT 和 MRI 诊断. 河南医科大学学报,1998,33（2）:6-9.

3. 程敬亮,任翠萍,李荫太,等. 兔眼部植入物 CT 和 MRI 诊断. 河南医科大学学报,1998,33（2）:15-17.

4. 程敬亮,姜曦,游浩凌,等. 兔眼内铁磁性异物 MRI 诊断研究. 河南医科大学学报,1998,33（2）:28-30.

5. 程敬亮,齐云秋,任翠萍,等. 兔眼玻璃体内生物组织异物 CT 和 MRI 诊断. 河南医科大学学报,1998,33（2）:10-12.

6. 程敬亮,齐云秋,任翠萍,等. 兔眼球壁非磁性异物 CT 和 MRI 诊断. 河南医科大学学报,1998,33（2）:18-20.

7. 程敬亮,齐云秋,李树新,等. 兔眼玻璃体内积血和积气的 CT 和 MRI 表现. 河南医科大学学报,1998,33（2）:24-27.

8. 程敬亮,张秋玲,任翠萍,等. 眼内小铁异物的 MRI 诊断. 河南医科大学学报,1998,33（2）:31-32.

9. 文宝红,程敬亮,王斐斐,等. 兔眼玻璃体内鱼刺异物的磁敏感加权成像的实验研究. 中国医学影像学杂志,2012,20（10）:14-16.

10. 文宝红,程敬亮,王斐斐,等. 兔眼玻璃体内鱼刺异物的 MRI 表现. 放射学实践,2013,28（8）:829-831.

11. 文宝红,程敬亮,张会霞,等. 兔眼玻璃体内植物性异物常规 MRI 表现与磁敏感加权成像研究. 实用放射学杂志,2013,29（9）:1514-1518.

12. 文宝红,程敬亮,张会霞,等. 玻璃体内木质异物的 3.0T 磁共振成像实验研究. 中国医学计算机成像杂志,2015,21（1）:26-29.

13. 文宝红,程敬亮,张会霞,等. 兔眼玻璃体内木质异物的磁敏感加权成像研究. 临床放射学杂志,2015,34（1）:137-139.

14. 文宝红，程敬亮，王斐斐，等. 兔眼玻璃体内鱼刺异物的磁敏感加权成像的实验研究. 中国医学影像学杂志，2012，20（10）：14-16.

15. 文宝红，程敬亮，张会霞，等. MRI 诊断眼睑液压油滴异物并周围组织炎症 1 例. 放射学实践，2012，27（9）：1033.

16. 张晓楠，程敬亮，张会霞，等. 兔眼玻璃体内微小石质异物的磁共振成像研究. 中国临床医学影像杂志，2017，28（2）：81-84.

17. 王振常，鲜军舫，兰宝森. 中华影像医学头颈部卷. 北京：人民卫生出版社，2011.

18. 白人驹，张雪林. 医学影像诊断学. 3 版. 北京：人民卫生出版社，2010.

19. 王振常，郭启勇. 中华临床医学影像学. 头颈分册. 北京：北京大学医学出版社，2016.

20. 张效房. 眼内异物的定位与摘出. 3 版. 北京：科学出版社，2009，76.

21. 王志强，成霄黎，王春芳. 影像学在眼外伤中的应用. 眼外伤职业眼病杂志，2010，32（5）：393-396.

22. 徐冶敏，韩永顺. 螺旋 CT 多平面重建技术在眼眶外伤中的应用. 眼外伤职业眼病杂志，2006，28（7）：513-517.

23. 张效房，杨进献. 眼外伤学. 河南医科大学出版社，1997，129-137.

24. 李凤鸣，谢立信. 中华眼科学. 3 版. 北京：人民卫生出版社，2014，730-748.

25. 范先群. 眼整形外科学. 北京：北京科学技术出版社，2009，606-664.

26. 宋国祥. 眼眶病学. 2 版. 北京：人民卫生出版社，2012，32-37.

27. 张豫临，董利群，郑重. 眼眶外伤 950 例 CT 检查回顾性分析. 国际眼科杂志，2011，11（11）：1997-1998.

28. 朱豫，张效房，盛艳娟. 多种影像学方法联合诊断眼内异物及其并发症. 中华眼科杂志，2003，39：520-523.

29. 朱豫，张效房. 深入进行外伤性视神经病变的诊断和治疗研究. 中华眼科杂志，2002，38：641-643.

30. 朱豫，李志刚，张效房. 24 例眼眶异物诊断和治疗分析. 中华眼科杂志，2008，44（8）：676-680.

31. 胡新苗，朱豫，李惜惜. 视神经撕脱伤早期诊断方法刍议. 眼外伤职业眼病杂志，2009，31（3）：173-176.

32. 李惜惜，朱豫，胡新苗. 外伤性眼眶血肿的影像学诊断和治疗原则. 眼外伤职业眼病杂志，2009，31（4）：278-281.

33. 朱豫，刘献志，祁颖. 眶颅沟通异物三例. 中华眼科杂志，2011，47（8）：743-745.

34. 王丽丽，朱豫. 爆裂性眼眶骨折早期和晚期临床及 CT 表现特征. 中华视光学与视觉科学杂志，2014，16（5）：306-309.

35. Lagalla R，Manfre L，Caronia A，et al. Plain film，CT and MRI sensibility in the evaluation of intraorbital foreign bodies in an in vitro model of the orbit and in pig eyes. Eur Radiol，2000，10（8）：1338-1341.

36. Yamada N，Imakita S，Sakuma T，et al. Intracranial calcification on gradient-echo Phaase images：depiction of diamagnetic susceptibility. Radiology，1996，198（1）：171-178.

37. Vymazal J，Righini A，Brooks RA，et al. T1 and T2 in the brain of healthy subjects，patients with Parkinson disease，and patients with multiple system atroPhay：relation to iron content. Radiology，1999，211（2）：489-495.

38. Sehgal V，Delproposto Z，Haacke EM，et al. Clinical applications of neuroimaging with susceptibility-weighted imaging. J Mag Reson Imaging，2005，22（4）：439-450.

39. Yang YJ，Cheng JL，Wang J，et al. Characteristic analysis on susceptibility weighted imaging of intravitreous foreign body of autologous eyelashes in rabbits. Chin J Traumatol，2010，13（5）：304-307.

40. Baohong Wen，Jingliang Cheng，Huixia Zhang，Yong Zhang，Xiaonan Zhang，Chenyu Yan，Fengguang Zhang. Comparison among the imaging characteristics of the intravitreous wooden foreign body in rabbits. Int J Chin Exp Med，2017，10（2）：2450-2463.

41. Berkowitz BA，McDonald C，Ito Y，et al. Measuring the human retinal oxygenation reponse to a hyperoxic challenge using MRI：eliminating blinking artifacts and demonstrating proof of concept. Magn Reson Med，2001，46（2）：412-416.

42. Cullen C，Kendall E，Cui J，et al. The effects of exposure to a 1.5-tesla magnetic field on intravitreous metallic foreign bodies in rabbits. Graefes Arch Clin Exp OPhathalmol，2002，240（5）：393-402.

43. Lagalla R，Manfre L，Caronia A，et al. Plain film，CT and MRI sensibility in the evaluation of intraorbital foreign bodies in an in vitro model of the orbit and in pig eyes. Eur Radiol，2000，10（8）：1338-1341.

44. Lakits A，Prokesch R，Scholda C，et al. Helical and conventional CT in the imaging of metallic foreign bodies in the orbit.

Acta OPhathalmol Scand，2000，78（1）：79-83.

45. Rosado P，de Vicente JC. Retrospective analysis of 314 orbital fractures. Oral Surg Oral Med Oral Pathol Oral Radiol，2012，113（2）：168-171.

第三篇　机械性眼外伤篇

第十四章 眼睑外伤

眼睑(palpebra,eyelid)是保护眼球的附属器官,位于眼球的前面,受伤的机会较多。眼睑对于保持仪容具有重要作用。眼睑受伤后若得不到及时而正确的处理,必将影响其保护眼球的功能,还将严重影响颜面的外观。

第一节　眼睑的解剖学

由于眼球的结构精细而且组织脆弱,所以需要眼附属器(ocular adnexa)加以保护,其中眼睑就具有此种保护功能。眼睑的外貌对人的仪容影响很大。在眼睑外伤(injury of eyelid)情况下,要恢复眼睑的外形、组织结构和生理功能,必须首先熟悉眼睑的解剖结构及相关的生理功能。

一、眼睑的实用解剖学

眼睑由上眼睑和下眼睑组成,上下眼睑间的间隙称睑裂(palpebral fissure)。睑裂大致呈横椭圆形,两眼对称。上眼睑以眉毛为界。下眼睑与颜面颊部皮肤相连接,以睑颊沟为界。眼睑的游离缘为睑缘(palpebral margin),睑缘分前后两唇,两唇间皮肤与黏膜交界处形成浅灰色线,称缘间线(intermarginal line)或灰线(grey line)。睑缘处有睫毛(cilium,eyelash)。上下睑缘的交接处在鼻侧称内眦(inner canthus),在颞侧称外眦(external canthus),内、外眦几乎在同一水平直线上。内眦包围着一肉状隆起称泪阜(lacrimal caruncle)。朝向泪阜的上、下睑缘部,各有一乳头状突起,上有小孔,称泪点(lacrimal punctum)。在上眼睑缘上方4~7mm处有一顺上睑缘走向的皮肤皱褶,称眼睑沟(lid furrow)。眼睑既具有保护眼球又具有保持容貌和表达感情的双重作用,眼睑通过瞬目作用,不仅使暴露部的角膜湿润,免于干燥,还能促使泪液流入泪道。睡眠时眼睑闭合,防止光线进入眼内并避免角膜表面暴露。

眼睑由外向内分为5层(图14-1-1):

1. 皮肤层　眼睑皮肤是全身最薄的皮肤之一。由于皮下结缔组织疏松而柔软,易起皱褶。在睑缘部有2~3行睫毛(cilium,eyelash),上睑睫毛由睑缘向前下伸,末端向上弯,平视时倾斜度为110°~130°;下睑睫毛平视时伸向前上,倾斜度为100°~120°。

2. 皮下组织层　由疏松的蜂窝组织所构成,易被推动,在创伤后易发生水肿和皮下出血。

3. 肌层　眼睑肌层有2种横纹肌:一为眼轮匝肌(orbicularis oculi),由面神经支配,为肌纤维与睑缘基本平行的椭圆形肌肉,可分为脸部和眶部。睑部眼轮匝肌为不随意肌,仅能引起轻度闭眼动作;眶部眼轮匝肌为随意肌,纤维收缩可使眼睑紧闭;另一为上睑提肌(levator palpebrae superioris),由动眼神经上支支配，起自眶尖，经上直肌上方，止于上睑，一部分以分散的肌纤维形式止于上睑皮下，部分呈筋膜形式止于睑板前下方，其两端分别附于内外眦韧带（inner & outer canthal ligament），还有部分纤维止于上穹窿部结膜（conjunctiva of the superior fornix）。眼睑还有平滑肌，称Müller 肌，又称上、下睑板肌（tarsal muscle），呈薄片状。上睑的 Müller 肌起始于上睑提肌肌纤维间，在上睑提肌与上直肌、穹窿结膜间向前下方行进，止于上睑板上缘；下睑 Müller 肌，起于下直肌的腱膜，止于下睑板的下缘。此肌受交感神经支配，收缩时引起睑裂增宽。

4. 纤维层　由睑板（tarsus）和眶隔（orbital septum）两部分组成。睑板由致密的结缔组织构成，质硬如软骨，是眼睑的支架，保持眼睑外形。中央最宽处 9～10mm；下睑板明显较窄，4～5mm，呈半月形。上睑板较下睑板宽而厚。睑板的内、外两端分别移行于内、外眦韧带。睑板内有垂直排列的皮脂腺，称睑板腺

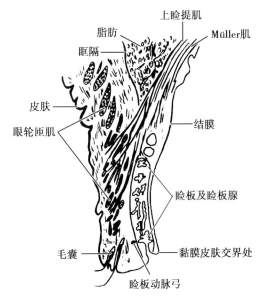

图 14-1-1　眼睑组织结构

（Meibomian gland），开口于睑缘，分泌油脂，对眼表面起润滑和防止泪液蒸发的作用，并可阻止泪液流至皮肤。眶隔是一层薄的纤维膜，一面与眶缘的骨膜相连，一面与睑板衔接。为眼眶与眼睑的重要屏障。损伤眶隔，则眶内脂肪脱出。

5. 睑结膜层　覆盖于眼睑的内表面，与睑板紧密相连。正常时薄而透明，表面光滑。在上睑离睑缘后唇约 2mm 处，有一与睑缘平行的浅沟，称睑板下沟（subtarsal sulcus），常为异物存留之处。

二、眼睑血液供应

上、下眼睑血液由面动脉和眼动脉的分支供给，这些分支互相吻合，组成眼睑动脉弓。上睑有两个动脉弓，即睑缘动脉弓（palpebral margin arterial arch）及周围动脉弓（peripheral arterial arch）；下睑只有1 个动脉弓。静脉则汇入眼静脉、颞静脉及面静脉。眼睑丰富的血供，在眼睑手术或外伤后有利于伤口的愈合，并且眼睑伤口较少发生感染，但也易造成眼睑外伤后血肿和出血。

第二节　眼睑的伤口愈合

虽然眼睑组织有其特点，但临床观察眼睑伤口的愈合过程与全身其他部位皮肤的愈合过程相似。生物化学家、组织学家和临床医生对皮肤伤口愈合过程进行了多年的研究。伤口愈合过程一般分为 4个阶段：

（1）凝血：防止血液进一步流出。

（2）炎症反应：使伤口静脉回流分开，启动吞噬系统消灭病原体等异物，控制感染。

（3）肉芽组织形成：包括胶原的合成及细胞在伤口处的增生。

（4）重组：包括胶原纤维及细胞的重新组合，以提供最大机械强度。

创伤首先会造成血管壁损伤，随之血管内容物外渗、血小板凝集、血液凝固和介质释放，使伤口处聚集大量中性粒细胞和单核细胞，以吞噬清除污染的细菌、病原体和组织碎片等，这便是炎症反应（inflammatory reaction）。同时，一些具有很强生物活性的物质，如纤维连接蛋白（fibronectin，FN）、纤维蛋白原（fibrinogen）、上皮生长因子（epithelial growth factor，EGF）、血小板来源的生长因子（plate-let-derived growth factors，PDGF）和转化生长因子（transforming growth factor，TGF）等大量产生。它们共同组成伤口愈合的物质基础。在由炎症反应向肉芽形成阶段的转化过程中，巨噬细胞（macrophage）

起着关键作用,它所分泌产生的一些化学物质可在伤口处诱导吞噬细胞清除异物,同时也分泌产生生长因子,以促进新组织的形成。肉芽组织中含有紧密排列的巨噬细胞(macrophage)、成纤维细胞(fibroblasts)、纤维连接蛋白、胶原(collagen)、唾液酸(sialic acid)等形成的疏松基质以及深入其中的血管系统。表皮外伤不久,表皮的再生便开始进行。上皮细胞从伤口周围向伤口表面移动,并不断增生分裂。如果创伤造成基膜受损,上皮细胞则在临时形成的纤维连接蛋白 - 纤维原基质上移动,随着新基膜由伤口边缘向内延伸,上皮细胞也逐渐向中心移动,覆盖整个伤口。伤口修复的最后一个阶段是基质的重组。这一过程与其他过程几乎同时进行,实际上在肉芽形成的同时,基质就在不断产生并重新排列。伤口完全愈合(complete wound healing)要持续到伤后 6～12 个月。多种局部和全身因素能影响伤口愈合的速度和质量。

影响伤口愈合的局部因素:①血液供给;②感染;③机械张力;④缝合材料;⑤手术技术。

影响伤口愈合的全身因素:①年龄;②营养状况;③创伤;④血容量减少;⑤低氧血症(hypoxemia);⑥贫血(anemia);⑦尿毒症(uremia);⑧恶病质(cachexia);⑨肝功能障碍(dysfunction of liver);⑩药物治疗。

第三节　眼睑外伤的分类

眼睑外伤常见的有挫伤、裂伤和烧伤。

一、眼睑挫伤

由于眼睑组织疏松、皮肤菲薄、血管丰富,眼睑挫伤(contusion of eyelid)后常引起眼睑明显的水肿(edema)及皮下血肿(subcutaneous hematoma)。眼睑的水肿和皮下出血(subcutaneous hemorrhage),往往在数日至 2 周后逐渐吸收,局部颜色由紫蓝色变为青蓝色、淡黄色甚至全部消失。眼睑挫伤由于明显的肿胀,不易睁开或拉开眼睑,故难于检查眼球情况。

眼睑的出血除了直接来自受伤组织的出血渗透外,还可因间接由眶壁和颅底的骨折所引起。由颅底骨折(basicranial fracture)引起的眼睑出血,一般发生在颅底骨折 12～24 小时后,严重的颅底骨折也可伴有口、鼻、耳的出血及脉搏迟缓、呕吐等症状。部分患者由于鼻旁窦部骨折,特别是筛窦纸板的损伤,常引起眼眶或眼睑皮下气肿(subcutaneous emphysema),因此对于眼睑出血和皮下气肿患者不应只顾治疗眼部情况而忽略全身情况以致延误治疗。

二、眼睑裂伤

眼睑破裂伤包括眼睑皮肤擦破伤、眼睑切裂伤和眼睑穿孔伤。

(一)眼睑皮肤擦破伤

眼睑皮肤擦破伤(abrasion)仅表皮损伤,一般情况不严重,有些患者眼睑可出现充血与水肿,数天后可自行消退,擦破的表皮重新生长,不留瘢痕。

(二)眼睑裂伤

眼睑裂伤(laceration of eyelid)包括切裂伤和撕裂伤。

1. 眼睑切裂伤　由锐器(尖刀、玻璃碎片等)划切所造成的眼睑组织的切断(切伤)称为眼睑切裂伤(incised wound of eyelid)。眼睑切裂伤根据切伤的部位与深浅不同而出现不同的症状。与睑缘平行的伤口,因与眼轮匝肌走向一致,伤口有自行愈合的趋势,不易裂开,较易愈合,愈合后瘢痕也不显著。与睑缘垂直的伤口,特别是睑缘的整个眼睑厚度被切开的垂直伤口,由于眼轮匝肌纤维切断后的退缩,伤口常呈明显不规则裂开,如任其自愈或处理不当,可造成高度的肉芽组织增生。即严重瘢痕形成。切裂伤位于内或外眦角时内或外眦韧带常被切裂断离,眼睑受到对侧眦角的牵引,可致眼睑变形,部分位于内眦部的眼睑切裂伤,可伤及泪小管和泪囊,引起溢泪。切裂伤位于眶上缘者,可伤及眉毛或额肌，造成眉毛部分缺损或移位畸形。较严重的眼睑切裂伤可损伤上睑提肌，造成外伤性上睑下垂。

2. 眼睑撕裂伤 眼睑撕裂伤（dilacerated wound of eyelid）是由钝挫打击或爆炸损伤，致眼睑皮肤和深层组织破碎撕裂，部分可致眼睑组织撕脱缺损。一般创面大，边缘不整，并可有爆炸物碎屑、泥土等沾污。伤口周围引起严重的反应性水肿、充血、大量出血，容易发生感染，如处理不当，愈合后可造成不规则瘢痕（cicatrix, scar），瘢痕收缩造成较严重的眼睑畸形（eyelid deformity）。

（三）眼睑穿孔伤

眼睑穿孔伤（perforating injury of eyelid），是由锐器或尖刀所致的穿刺伤。眼睑部伤口虽然不大，但往往伴有眼眶深部组织或眼球刺伤，甚至深达颅腔，伤及颅脑或鼻旁窦。处理这类患者，要注意全身情况，必要时应与有关科室医生共同处理。

三、眼睑烧伤

在工作和生活事故中，眼睑烧伤（eyelid burn）常见为化学烧伤和热烧灼伤。详见第五十七章和第五十八章。

第四节 眼睑外伤的临床评估和基本处理

一、眼睑外伤的临床评估

在对眼球进行全面检查后，要注意眼睑及其他眼附属器的检查，眼球和眼睑眦部的位置可反映眼眶的外伤。检查眼睑首先要检查眼睑的位置，可测量睑裂的垂直高度和瞳孔反光点到上睑缘的距离（margin-reflex distance），不正常的眼睑外形最好标记在病历上。检查上睑提肌时，令患者向下注视，压迫其眉弓后，嘱患者向上注视，测定上睑缘抬起的毫米数。还应观察眼睑有无水肿、皮下有无淤血、气肿等。接着要检查皮肤的完整性，是否有擦伤、裂伤等。裂伤者检查伤口是否规整及受伤的部位、深度，皮肤有无缺失，是半层还是全层，泪道和泪腺有无损伤。经临床检查，对眼睑外伤有一正确评估，以便采取相应的治疗措施。

二、眼睑外伤的基本处理

眼睑外伤常为全身、面部和眼球外伤的一部分，在检查眼睑外伤时，应注意全身情况及邻近面部组织、眼眶和眼球是否也被损伤，不要仅注意眼睑而忽略全身和眼球情况，延误治疗。眼睑具有保护眼球和表现容貌的双重作用，因此，眼睑受伤的部位、程度，污染情况，组织缺损，是否夹杂异物以及对眼睑外伤治疗是否准确、及时，都会影响眼睑的功能和外貌，所以对眼睑外伤的治疗要顾及眼睑的双重作用。眼睑外伤的初步处理，一是止血，二是抗感染，三是修复。

1. 止血（hemostasis） 眼睑血管丰富，眼睑外伤，尤其伤及血管的切裂伤，出血较多。因出血部位较表浅，止血也较容易，一般压迫止血即可。在清创手术中找到出血点，用止血钳钳夹或烧灼亦可。眼睑部止血尽量少用线头结扎法，以免日后引起异物反应而产生囊肿。眼挫伤引起的皮下淤血（subcutaneous congestion），早期可用局部冷敷，以减少出血，减轻疼痛和水肿。出血停止 1 天后可改用热敷或红外线照射，以促进其吸收。眼睑皮下的出血一般可自行吸收，预后较好，任何切开排血或穿刺手术对眼睑出血都是禁忌的。

2. 抗感染（anti-infection） 眼睑血管丰富，抗感染力强，清创时要将伤口及其周围用消毒生理盐水冲洗，消除异物，保持干燥，不用包扎，擦伤范围大且较深者，局部涂抗生素眼膏（antibiotic eye ointment）。较深的伤口应张开清洗。清创要彻底，必要时用过氧化氢（hydrogen peroxide）或抗生素溶液冲洗。创面较大、有感染迹象的眼睑外伤，要全身应用抗生素。眼睑外伤中常为葡萄球菌（staphylococcus）或链球菌（streptococcus）感染，应针对菌种选用抗生素，最好在 4 小时内保持伤口有高浓度的抗生素存在，可口服、肌内注射或静脉注射，连用 5～7 天。受伤后 24 小时内，要肌内注射破伤风抗毒素（tetanus antitoxin，TAT），以预防破伤风的发生。

3. 修复（restoration）　眼睑伤口的修复越早越好，最好在受伤后 8 小时内缝合，伤口有感染化脓时，要延期缝合。伤后 24 小时内施行的缝合称初期缝合（早期缝合），2～4 天缝合的称延期缝合。眼睑组织层次多，皮肤菲薄，血液循环丰富，组织再生旺盛，对破碎的眼睑皮肤清创时，不可轻易将其剪除，以免增加组织缺损，形成更大更深的瘢痕而造成眼睑畸形，要尽量保留损伤的眼睑组织并按原位缝合。由于眼睑血供丰富，抗感染和促进伤口愈合能力强，I 期愈合且组织成活率高，即使是离体的皮瓣，也常能成活。眼睑外伤中眼睑皮肤缺损者，对于伤口不大者可通过潜行分离附近组织后拉拢缝合；对于伤口缺损较大者可根据伤口缺损的形状和位置，用皮瓣修复，以减少愈合后的瘢痕影响眼睑功能和造成眼睑畸形。

第五节　眼睑外伤的手术

一、麻醉

修复眼睑外伤一般采用局部麻醉（local anesthesia）。但对合并有眼眶、耳、鼻、喉、头颈部的外伤以及不合作患者（如精神失常和儿童）有时需要全身麻醉（general anesthesia）。眼睑修复手术局部麻醉一般采用局部浸润麻醉和（local infiltration anesthesia）及神经阻滞麻醉（nerve block anesthesia）。要在清创前注射麻药。为避免手术中眼睑位置及结构的变形，在眼睑修复手术中宜采用神经阻滞麻醉。麻醉用药及方法见第三十八章"眼外伤患者的麻醉"。

二、缝合材料

常用的眼睑手术缝合线有单股线（尼龙线、聚丙烯线）和多股线（丝线、普通肠线、铬肠线）两类，又有可吸收和不可吸收两类。可吸收缝线（absorbable suture）一般在 60 天内失去张力，不可吸收缝线（non-absorbable suture）能保持张力 60 天以上。可吸收缝线的张力变化也受局部因素的影响，其中包括伤口处炎性反应和感染的存在。在眼睑手术中不可吸收的丝线（silk suture）和尼龙线（nylon suture）较常用。丝线在手术后 2 年失去 100% 的张力，而尼龙线在手术后 2 年失去 75% 的张力。

三、手术缝合基本方法

眼睑伤口细致的缝合有多种基本的缝合技术。

1. 间断缝合（interrupted suture）　用于近皮肤边缘和张力小的伤口。对较厚的组织，缝针通道要达到或接近切口底部，使结扎后不致遗留死腔。操作时，用镊子向外翻转伤口边缘，入针不宜离边缘过远，这样结扎后伤口边缘表面轻度外翻，间断缝合使皮肤轻度外翻可减轻瘢痕的形成（图 14-5-1）。

2. 连续缝合（continuous suture）　可用于缝合顺皮纹而没有张力的较长伤口（图 14-5-2）。

3. 皮下间断缝合（subcutaneous interrupted suture）　是用于消除伤口死腔和减小伤口缘张力的一种缝合方法。这种缝合可促使间断和直接缝合的伤口边缘外翻；缝合皮肤没有针孔，术后瘢痕少，并且不用拆线，免去了不合作患者的拆线问题（图 14-5-3）。

4. 皮下连续缝合（subcutaneous continuous suture）　经常用于真皮较厚的部位，如由眼睑延伸至额部的伤口（图 14-5-4）。

5. 半包埋水平褥式缝合（semi-embedding horizontal mattress suture）　可用于较大伤口的皮下缝合和不规则形状如星状、三角状皮肤伤口的缝合（图 14-5-5）。

6. 垂直褥式缝合（vertical mattress suture）　可使伤口同时在浅层和深层闭合，缝合牢固，对合好，并能使缝合的伤口呈轻度外翻状。多用于外眦部、面颊、眉弓部伤口的缝合。垂直褥式缝合也可用于伤及睑缘的全层眼睑裂伤的睑缘部的缝合（图 14-5-6）。

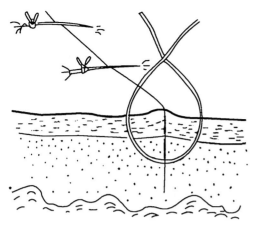

图 14-5-1　眼睑伤口间断缝合法示意图
对睑缘的伤口采用间断缝合法

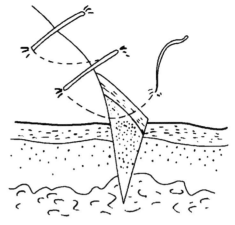

图 14-5-2　眼睑伤口连续缝合法示意图
对无张力的较长伤口采用连续缝合法

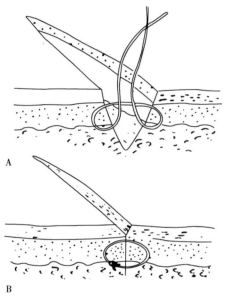

图 14-5-3　眼睑伤口皮下间断缝合法示意图
对消除伤口死腔和减小伤口张力时采用皮下间断缝合法

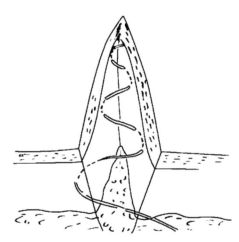

图 14-5-4　眼睑伤口皮下连续缝合法示意图
对真皮较厚的伤口采用皮下连续缝合法

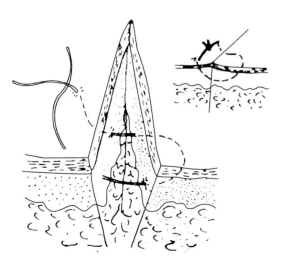

图 14-5-5　眼睑伤口半包埋水平褥式缝合法示意图
对较大伤口和不规则伤口采用半包埋水平褥式缝合法

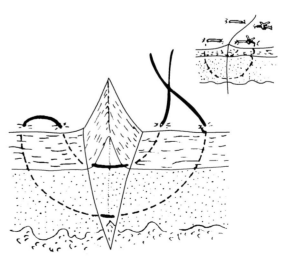

图 14-5-6　眼睑伤口垂直褥式缝合法示意图
对较深的伤口采用垂直褥式缝合法

四、眼睑外伤的手术修复

(一)眼睑部分厚度切裂伤缝合

眼睑部分厚度裂伤(partial-thickness incised wound of eyelid)是指眼睑前层(皮肤和肌层)或眼睑后层(睑结膜、睑板和 Müller 肌)的裂伤,但单纯的眼睑后层裂伤很少见。

1. 顺皮纹的眼睑部分厚度切裂伤 眼睑皮肤 10mm 以内的顺皮纹切裂伤,可以不缝合任其自愈。较大的顺皮纹裂伤,应用 6-0 尼龙线间断缝合或可吸收缝线行皮下连续缝合。皮下连续缝合的 6-0 尼龙线可从伤口两端引出,用胶布固定。如部分伤口对合不良,可在该处加作间断缝合,术后 5~7 天拆线。如有上睑提肌的裂断,要找到其游离两端,分层缝合。

2. 垂直皮纹的眼睑部分厚度的切裂伤 眼睑部分厚度裂伤时,除了皮肤及肌肉裂伤外,有时还会伤及眼睑深部组织如眶隔、眶脂肪、上睑提肌腱膜等。对这样的伤口要充分暴露其深度,并从后向前逐层缝合。裂伤的深部组织(如肌层)用 6-0 可吸收缝线间断缝合或水平褥式缝合方法缝合。脱出的眶脂肪可小心复位,如果有坏死或被污染则可剪除。皮肤伤口对合整齐,用 6-0 尼龙线、细丝线间断或连续缝合,如皮肤张力大,在缝合皮肤前可先行皮下缝合,以减小皮肤张力,并可预防皮下瘢痕的增宽和拆线后伤口裂开。如眼睑不肿胀,缝合后不必用绷带包扎。术后 5~7 天拆除缝线。

(二)垂直性眼睑全层切裂伤缝合

垂直性眼睑全层切裂伤(vertical full-thickness incised wound of eyelid)应分层作细致缝合,首先要缝合的是睑缘,先采用垂直褥式缝合法以灰白线为标记缝合睑缘和睑板(图 14-5-7),然后再用垂直褥式缝合法通过睑缘和肌层再缝合一针(图 14-5-8)。这两针缝合后分别收紧线头两端,以检查睑缘是否对合良好,如对合不满意要重新缝合。为防止睑缘伤口愈合后有缺口出现,可在睑缘近后唇间断缝合一针(图 14-5-9)。垂直褥式缝合法缝合后造成的伤口外翻状能较好地消除睑缘伤口的张力。睑缘的缝合采用 6-0 丝线。缝合睑缘的缝线,先不要结扎,然后用 6-0 尼龙线或可吸收缝线行睑板间断或连续缝合,缝线穿过睑板的前 1/2,注意不要穿透睑结膜(图 14-5-10)。

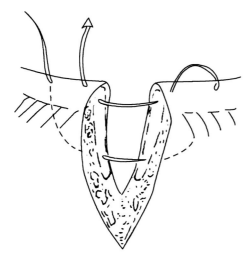

图 14-5-7 眼睑伤口睑板垂直褥式缝合法示意图
对睑板的全层裂伤睑板缝合采用垂直褥式缝合法

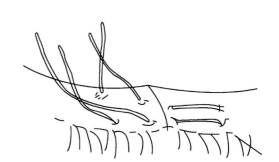

图 14-5-8 眼睑伤口皮肤肌层垂直褥式缝合法示意图
对睑板全层裂伤褥式缝合后,皮肤和肌层的裂伤缝合仍采用垂直褥式缝合法

用可吸收 6-0 缝线间断缝合眼轮匝肌,用 3-0 丝线间断缝合皮肤,最后结扎睑缘预置缝线,睑缘缝线要留下较长线头,拉出睑裂外,用胶布固定于皮肤面上,以免摩擦角膜。睑缘缝线通常在术后 2~3 周拆除。

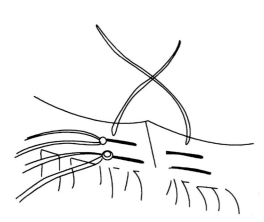

图 14-5-9　眼睑伤口睑缘近后唇间断缝合法示意图
对垂直褥式法缝合睑缘结扎后,伤口缘呈轻度外翻
采用睑缘近后唇间断缝合法

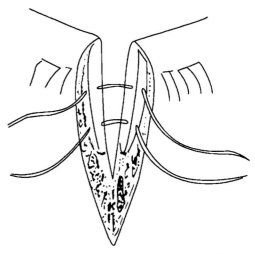

图 14-5-10　眼睑伤口间断缝合睑板示意图
对睑板的全层裂伤也可采用间断缝合睑板的方法

(三)伴有眼睑皮肤缺损的切裂伤修复术

　　眼睑切裂伤伴有较大范围的皮肤缺损,不能用潜行分离皮肤的方法修复者,则可应用局部皮瓣或游离植皮来完成。眼睑部的皮肤缺损,应尽可能利用其附近的皮肤来修补,因为其颜色和结构相同或相近,术后较美观,并且瘢痕不明显。常用的方法有扯移式皮瓣(pull flap)、带蒂转移式皮瓣(pedicled transfer flap)和换位式皮瓣(transposition flap)。

　　也可用游离植皮(free skin grafting),此方法简单,易愈合,疗效好。于耳后(或大腿内侧)皮下行浸润麻醉后,根据眼睑皮肤缺损的大小取全厚皮瓣,皮瓣要比缺损处大 1/3,以防皮瓣收缩变小。剪除皮瓣下脂肪组织,根据眼睑缺损大小和形状修剪皮瓣,然后将皮瓣与眼睑皮肤作间断缝合,若移植皮瓣较大时,可用尖刀顺着植床皮纹的方向,将皮瓣刺开若干小孔,以利植床渗液的排出。术后加压绷带包扎,6～8 天拆除皮肤缝线。

(四)眼睑内眦损伤缝合

　　眼睑内眦(internal canthus)损伤常累及泪小管(lacrimal canaliculus)或泪囊(lacrimal sac),如不注意修复,将有溢泪后遗症。泪小管、泪囊的修复见第十二章泪器外伤。内眦部的外伤有时可损伤内眦韧带,使其断裂,若不加以缝合,内眦将变为钝圆形。缝合时找出内眦韧带断端用 3-0 丝线对接缝合,尤其是内眦韧带下脚的断端。内眦韧带若在附着处断裂,可将韧带缝合于骨膜上,或在骨上钻孔固定,或贯穿到鼻骨对侧相应部位固定。若找不到内眦韧带断端时,可在上颌骨额窦处另做皮肤切口,暴露内眦韧带上脚,循此向伤口处分离。

(五)上睑提肌断裂修复术

　　上睑切裂伤较深时,可损伤上睑提肌(levator palpebrae superioris),使其断裂。修复时应先找出上睑提肌的上方断端,用有齿镊在断裂的眶隔(orbital septum)下向眶上缘寻找,当夹住可疑断端时,令患者作开睑动作,如感到镊子有明显拉力,并随之上移时,即表示已夹住该肌,用蚊式钳进行适当分离后,再找出下方断端,用 3-0 丝线进行缝合。若上睑提肌的下方断端不能辨认,可将其缝合于睑板上缘。注意不要将隔膜错当上睑提肌,否则,术后将造成眼睑闭合困难。最后,分层缝合眼轮匝肌和皮肤伤口。术后敷纱布包扎,每日换药,6～8 天拆除皮肤缝线。

(六)眼睑全层缺损的修复术

　　外伤所致的眼睑缺损及垂直性眼睑全层撕裂伤,须行眼睑重建术(reconstruction operation)。

　　1. 全层缺损少于 1/4 者　可以修整后直接分层缝合:对上睑缘或下睑缘缝合后要留置一牵引缝线,固定到颊部或额部牵引 2 天,使睑缘稍隆起,伤口愈合和瘢痕收缩后,睑缘呈一直线状,防止睑缘切迹发生(图 14-5-11)。

2. 眼睑全层缺损 1/4～1/2 者　可用外眦切开术合并分离外眦韧带上支或下支的方法加以缝合。

首先，用一直型长止血钳夹紧外眦处及全部外眦韧带片刻，用直型虹膜剪剪开外眦皮肤，并把外眦韧带分为上下两部分，切口应达到外侧眶缘，在眶缘将缺损眼睑的外眦韧带分离剪断（图 14-5-12），使眼睑松动，用 6-0 或 7-0 丝线分层缝合缺损眼睑，并缝合外眦部切开区。

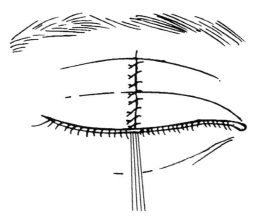

图 14-5-11　眼睑伤口缝合上睑缘缝合固定法

对眼睑垂直缝合后为防止睑缘切迹发生可采用上睑缘缝合固定法

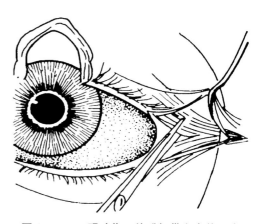

图 14-5-12　眼睑伤口外眦韧带上支剪开法

对眼睑全层缺损 1/4～1/2 者可采用外眦切开术合并分离外眦韧带上支或下支的方法

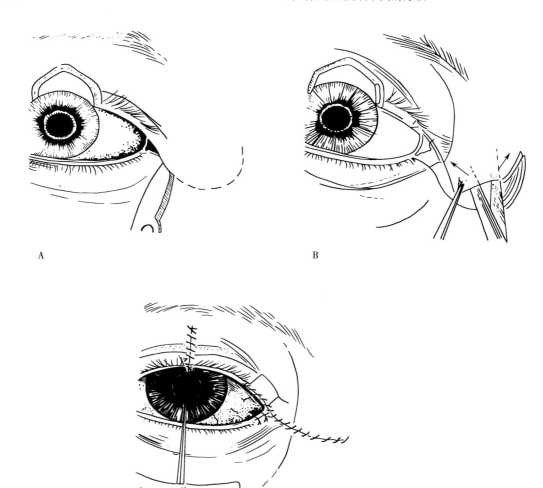

A

B

C

图 14-5-13　眼睑伤口 Tenzel 半圆皮瓣术

对眼睑全层缺损大于 1/2 者，先标出外眦部一个半圆形皮瓣，外眦角切开，分离，外眦切开，移植移动，分层缝合眼睑皮肤

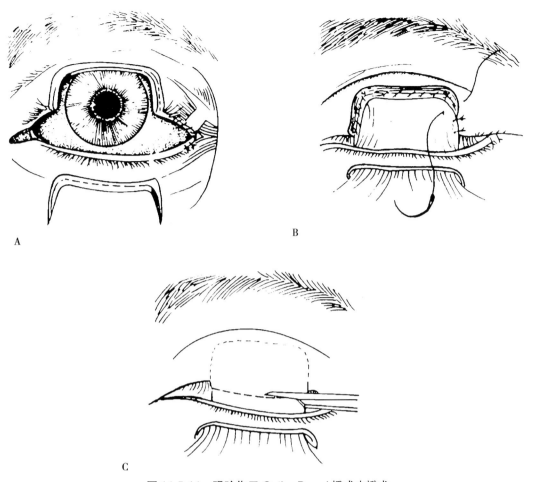

A   B

C

图 14-5-14　眼睑伤口 Cutler-Beard 桥式皮瓣术

对眼睑全层缺损大于 1/2 者，一期修整上睑缺损处呈矩形，在上睑切口两端垂直于睑缘全层切开下睑，
将皮瓣自下睑缘桥下面向上拉至上睑缺损处分层缝合，术后 8～10 周后行上、下睑重建术

3. 眼睑全层缺损大于 1/2 者　可用 Tenzel 半圆皮瓣（semicircular flap surgery）、Cutler-Beard 桥式
皮瓣术（bridge flap operation）或异体巩膜代替睑板等进行眼睑重建。Tenzel 半圆皮瓣（图 14-5-13）特
别适用于修复眼睑中部缺损。先标出外眦部一个半圆形皮瓣，然后从外眦角切开，分离标记处皮肤，在
皮瓣下作外眦切开术，使移植片向鼻侧移动，分层缝合睑缘、睑板和皮肤，并缝合外眦部皮肤。眼睑全
部缺损者极为少见，Cutler-Beard 桥式皮瓣术（图 14-5-14）应用于上眼睑大部或全部缺损时，手术分两
个阶段进行：①修整上睑缺损处呈矩形，于下眼睑下睑缘下 4mm 处平行睑缘切开皮肤，在下睑板中部
横向切开睑板和结膜，在横行切口两端垂直于睑缘全层切开下睑，垂直切口延伸至下穹隆部；将皮瓣自
下睑缘桥下面向上拉至上睑缺损处分层缝合，如切下的下睑板小而不够，可用异体巩膜代替睑板缝合。
术后包扎压力应尽可能小，以防裂开；② 8～10 周后进行二期重建，在新上睑缘下 2～3mm 作切口标志
线，这可使重建的上睑切口有瘢痕收缩的余地，用直剪剪开，分层缝合下眼睑。

（王新月　丁相奇　赵东卿）

参 考 文 献

1. 李凤鸣，谢立信. 中华眼科学. 3 版. 北京：人民卫生出版社，2014：3249.

2. 林彭年，杨力. 纤维结合蛋白在伤口愈合中的作用. 国外医学•创伤与外科基本问题分册，1989，3：132.

3. 李玉瑞. 细胞外间质的生物化学及研究方法. 北京：人民卫生出版社，1985：140-150.

4. Heizlmann K，Paton D，著. 眼科手术图谱. 郑日忠，张清福，方媛，等译. 天津：天津科学技术出版社，1996.72.

5. Nagata H，Ueki H，Moriguchi T.Fibronectin localization in normal human skin，granulation tissue，hypertrophic scar，

progressive systemic sclerotic skin and other fibrosing dermatoses.Arch Dermatol，1985，121：995.

6. Wilkins RB，Lulwm DR.Wound healing.Ophthalmology，1979，86：507-510.

7. Committee on Trauma of the American College of Surgeons.Prophylaxis against tetanus in wound management. Bull Am Coll Surg，1984，69：22-23.

8. Kaplan EL.Prevention of bacterial endocarditis.Circulation，1977，56：139A-143A.

9. Burke JF.The effective period of preventive antibiotic action in experimental incisions and dermal lesions.Surgery，1961，50：161.

10. Halasz NA.Wound infections and topical antibiotics.Arch Surg，1977，12：1240.

11. Edlich RF.Physica and chemical configuration of sutures in the development of surgical infection.Ann Surg，1973，177：679.

12. Postlethwait RW.Long-term comparative study of absorbable sutures.Ann Surg，1971，171：892.

13. Divine R，Anderson R. Techniques in eyelid wound closure.Ophthalmic Surg，1982，13：283.

14. Shingleton BJ，Hersh PS，Kenyon KR.Eye trauma.1st ed. St Louis：Mosby Co.，1991.32.

第十五章 泪器外伤

泪器（lacrimal apparatus）属于眼的附属器官（ocular appendage），包括具有分泌泪液功能的泪腺（lacrimal gland），泪液（lacrimal fluid，tear）及其功能区，即分布泪液的眼表和结膜囊（ocular surface & conjunctival sac）以及排泄泪液的泪道（lacrimal passage）三部分，现在常把这三部分作为一个整体阐述。只有对泪器的解剖结构有详细正确的掌握，才能准确理解泪器的生理功能，才能对泪器外伤做出正确诊疗，才能最大程度恢复泪器的结构和功能。泪器外伤属于眼外伤的一种类型，包括泪腺外伤和泪道的外伤。泪器外伤的常见原因，分为锐器伤，挫裂伤，动物撕咬伤，交通事故伤及医源性损伤等多种类型。

第一节　泪器的应用解剖

一、泪腺

泪腺（lacrimal gland）作为一个生理功能整体，从结构上可分为主泪腺和副泪腺，从功能上可分为基础泪腺和反射泪腺。基础泪腺指基础条件下（清晨，清醒，静卧，未做肌肉活动，前晚良好睡眠）维持泪液分泌的部分，与机体的生物节律相适应，属于副泪腺范畴；反射泪腺指泪腺组织受到物理化学或生物心理社会等不同类型刺激后反射性分泌泪液的部分，属于主泪腺范畴（图15-1-1）。

从泪液的成分上讲泪腺包括浆液腺，黏液腺和脂质腺，这样泪液的成分才完整，才能形成并维持稳定的泪膜，从而发挥泪液的生理功能。

（一）基础泪腺

1. 浆液腺（serous gland）　包括：

（1）克劳斯腺（Krause gland）：该腺体位于结膜囊穹隆（fornix）部附近的结膜下组织中，数量多少不一，靠近上睑结膜者大约有20个，靠近下睑结膜者大约有6～8个，此类腺体的分泌腺管主要开口于结膜囊穹隆部。

（2）沃尔佛林腺（Wolfring gland）：位于上睑板上缘和下睑板下缘附近的结膜组织中，也可见于半月状皱襞（semilunar fold）和泪阜（lacrimal caruncle）附近的结膜组织中。

2. 黏液腺（mucous gland）　包括：

（1）结膜杯状细胞（conjunctival goblet cells）：散在分布于结膜上皮细胞层内，以结膜囊下穹隆部和半月状皱襞处较多。随着上皮细胞分裂增生自底层前移至表面自行破裂，排出黏液，这个过程是泪液黏液成分的主要分泌来源。

（2）亨利腺（Henle gland）：位于上睑的上三分之一和下睑的下三分之一部位的结膜组织中，为结膜上皮凹陷形成,为杯状细胞分泌的假黏液腺。

(3)门茨腺(Menz gland):位于角膜缘部位的结膜内,有的位于角膜缘外 5～7mm 的鼻下方结膜组织中,为囊状腺,产生的黏液可直接分泌到结膜囊。

3.脂质腺(lipid gland)　包括:

(1)睑板腺(Meibomian gland):位于睑板内,形成垂直于睑缘的分泌导管,上睑板 30 根,下睑板 20 根,导管开口于睑缘灰线外侧。

(2)蔡斯腺(Zeis' gland):是睫毛毛囊部的皮脂腺。

(3)摩尔腺(Moll gland):属于变态汗腺,位于睫毛根部附近。这类腺体的分泌物主要成分是脂类物质,可以增加泪液的抗蒸发能力。

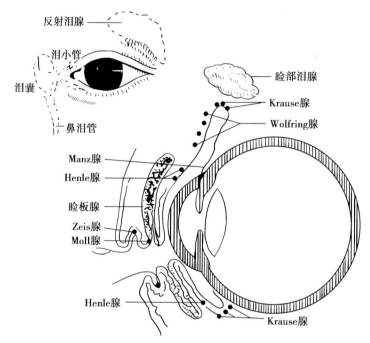

图 15-1-1　眼球及泪器解剖示意图
正位和矢状位图,显示不同类型泪腺的解剖位置

基础泪腺在人出生后即开始分泌,伴随一生,主要在神经系统的间接影响下进行分泌活动。

(二)反射泪腺

反射泪腺(reflected lacrimal gland)指受到物理化学或生物心理社会等不同类型刺激后能反射性大量分泌泪液的泪腺组织,属于主泪腺范畴。

1.大体解剖　反射泪腺作为一个整体,位于眼眶外侧壁与上壁交汇处的额骨泪腺窝(fossa of lacrimal gland)处,分为两部分,即眶部和睑部,以上睑提肌腱膜为界,只在后部有桥状腺组织使两部分相连。泪腺由结缔组织固定于眶上壁,下方由眼球筋膜和外直肌鞘的支持韧带固定于眶外侧壁 Whitnall 结节,如韧带松弛,可发生泪腺脱垂(lacrimal glands prolapse)。

2.泪腺的血管和淋巴

(1)泪腺的血管:泪腺动脉(lacrimal glands artery)属于眼动脉分支,由泪腺后方进入,又发出小分支分别支配眶部和睑部泪腺;泪腺静脉(lacrimal glands vein)向后入眼上静脉,再汇入海绵窦。

(2)泪腺的淋巴管:泪腺淋巴管(lacrimal glands lymph-vessel)向颞外侧走行,汇合眼睑淋巴入耳前淋巴结(lymphonodi auriculares anteriores)。

3.泪腺的神经　支配泪腺的神经有第Ⅴ对和第Ⅶ对脑神经。

(1)感觉神经纤维:来自第Ⅴ对脑神经的泪支和上颌支。

（2）交感神经纤维：起源于颈内动脉丛，其机制可能通过血管运动控制，间接影响泪腺分泌。

（3）副交感神经纤维：来自面神经，是反射泪腺的分泌神经。

二、泪道

泪道（lacrimal passage）分为骨性泪道（bone lacrimal passage）和膜性泪道（membranous lacrimal passage）

（一）骨性泪道

1. 泪囊窝（fossa of lacrimal sac）　位于眼眶内壁和下壁交汇处，前界为泪前嵴（anterior lacrimal crest），下方锐利而明显，上方较平，泪前嵴是寻找泪囊的主要标志。后界为泪后嵴（posterior lacrimal crest）。泪囊窝长 14.2～17.8mm，宽 7.6～8mm，中部深 2.6mm（图 15-1-2）。

2. 鼻泪管（naso-lacrimal duct）　骨性鼻泪管由泪骨，上颌骨形成，开口于下鼻道。向鼻外侧后方倾斜约 15°，长约 10mm，横径约 4～6mm。

（二）膜性泪道

1. 泪点（lacrimal punctum）　位于泪乳头顶端，是泪道的起始部。直径 0.3mm，圆孔状，色泽苍白，上睑泪点距内眦约 6mm，下睑泪点距内眦约 6.5mm。正常泪点均与球结膜半月状皱襞相接触，在眼睑闭合时，上下泪点均可浸渍于泪湖（lacrimal lake）中，而稍有错位。

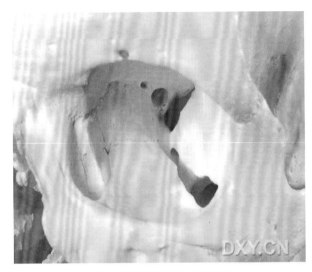

图 15-1-2　泪囊窝（骨标本）
眼眶骨性标本显示泪囊窝

2. 泪小管（lacrimal canaliculus）　连接泪点和泪囊，内径约 0.5mm，总长约 10.5mm，由垂直部和水平部组成，垂直部长 1.5～2mm，水平部长 8～9mm，上下泪小管交汇处扩大为壶腹（ampulla）形成泪总管（ductus lacrimal commune）而进入泪囊。偶有上下泪小管不汇合而分别进入泪囊者。泪小管垂直部位于睑缘下的结膜组织中，水平部则在眼轮匝肌纤维中走行。

3. 泪囊（lacrimal sac）　呈倒置囊袋状，位于泪囊窝内，上端膨大呈盲端，颞侧连接泪总管，下端连接鼻泪管。垂直长度约 12mm，横径约 5～6mm。泪囊的体表标志相当于内眦角至上方第一磨牙的连线上。

4. 鼻泪管（nasolacrimal duct）　膜性鼻泪管位于骨性鼻泪管中，管道长约 16～18mm，横径大约 4～6mm，下端开口于下鼻道（图 15-1-3）。

（三）泪道的血管及神经支配

1. 血管和淋巴

（1）泪道的动脉有 3 个来源：①发自眼动脉的睑内侧动脉；②起自面动脉的内眦动脉；③发自颈内动脉的眶下动脉。

（2）泪道的静脉走行伴随动脉，回流至内眦静脉和眶下静脉，再入翼丛。泪道淋巴入颌下淋巴结，再汇入颈深淋巴结。

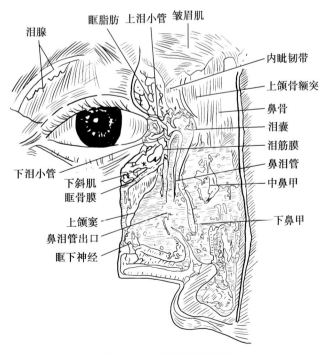

图 15-1-3　泪道解剖示意图
头部额状位显示整个泪道系统的毗邻关系

2. 神经支配

（1）感觉神经：①鼻睫神经、滑车下神经和筛前神经，司泪囊顶部、鼻泪管下端和鼻黏膜，以及内眦韧带下方皮肤感觉功能；②眶下神经，司下睑鼻侧壁部分皮肤、鼻泪管上段及泪囊下段的感觉功能。

（2）运动神经：来自第Ⅶ对脑神经面神经，支配眼轮匝肌，有控制引导泪液在泪道中流动的功能。

三、泪液功能区与眼表微环境

泪液由泪腺分泌生成，形成泪膜（lacrimal film），主要分布于眼表，覆盖于角膜和结膜表面。泪液因重力作用，汇集于下眼睑缘上方附近，形成平行于下睑缘的泪河（lacrimal rivus），并在内眦形成泪湖（lacrimal lacus）。泪湖和泪河是泪液的储存库。泪液生成和排出的速度是一个精确动态平衡，受神经体液系统的支配，维持着一个精密的眼表微环境系统（图 15-1-4）。如果该系统受到干扰或破坏，泪液的生成和排出均会受到影响，从而导致眼部不适或视功能障碍。泪液在眼表完成冲洗、清洁、润滑、屈光和杀菌等功能后，由泪道排入鼻腔。

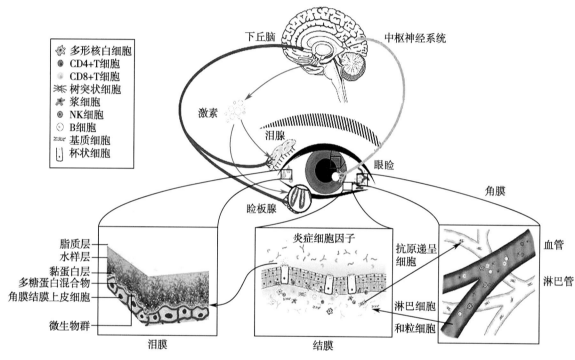

图 15-1-4　眼表系统泪液微环境示意图

显示了眼表泪液分泌的环形反馈机制

第二节　泪器外伤患者的检查和功能评估

当泪器受到损伤时，对伤者泪腺的分泌功能和泪道的排泄功能进行科学评估，是正确诊疗泪器外伤的必要前提。科学评估的根据包括：详细了解致伤原因、仔细询问病史、必要的专科检查及了解在当地医院的治疗的详细情况（曾经使用的药物和治疗的措施）等。临床常用的涉及泪器外伤的检查有以下两大类，就是分泌泪液功能检查和排泪功能检查。

一、泪液分泌功能检查

（一）Schimer 试验（泪液分泌试验）

1. SchimerⅠ试验　安静及暗环境下，取 5mm ×35mm 长方形滤纸条，其中无刻度的一端反折

5mm，翻开下眼睑，将反折处挂于下睑中外 1/3 交界处，有刻度端沿睑缘垂下，定时 5 分钟，观察记录泪液湿润长度。泪液湿润长度大于 10mm 者为正常（图 15-2-1）。

2. Schimer II 试验　用 8cm 长，顶端 3mm 宽的棉签刺激中鼻甲前端鼻黏膜，然后如 Schimer I 试验一样放入滤纸条进行检查。5 分钟后测量结果大于 10mm 者为正常。

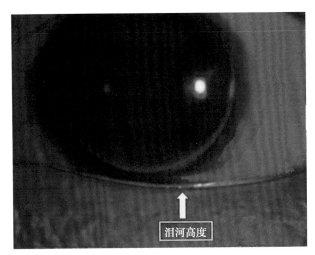

图 15-2-1　泪液分泌实验
从滤纸上的刻度来反映泪液的分泌量

（二）泪河高度测量

泪河（lacrimal rivus）是泪液的储存库之一，也是泪道功能的晴雨表，泪河高度测量是一种评价泪道阻塞严重程度的方法，并且可以对泪道阻塞的溢泪（epiphora）进行分级。测量方法：以荧光素钠（fluorescein sodium）溶液滴入结膜囊，在裂隙灯显微镜钴蓝光下测量泪河高度。但这种方法主要依靠检查者的目测，主观性较强，误差较大（图 15-2-2，图 15-2-3）。

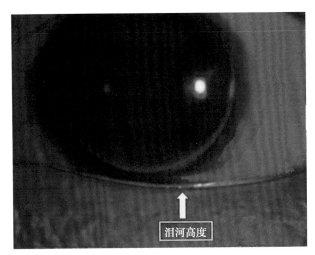

图 15-2-2　泪河的位置
图中下方箭头所示部位为泪河

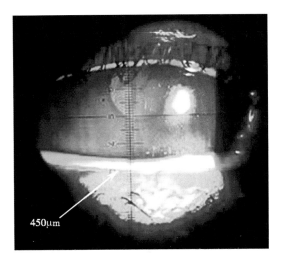

图 15-2-3　裂隙灯显微镜测量泪河高度
裂隙灯下标尺测量泪河高度

还有一个原态泪河线的概念，就是在不对患者眼睛进行任何刺激的情况下，荧光素钠试纸用生理盐水打湿，轻拉开下睑，将试纸与结膜面轻轻接触，将泪液染色。这样可以最大限度保留泪河的原始状态。如果测量后两眼泪河高度相差一倍，则具有临床意义，泪河高的一侧可能存在泪道引流功能障碍。

前段 OCT 分辨力强，可用来测量泪河高度（图 15-2-4）。正常人泪河高度为（290±59.457）μm。以泪河高度来初步判断溢泪程度：290μm±59.457μm～469.92μm 为轻度溢泪；469.93μm～681.23μm 为中度溢泪；≥681.63μm 为重度溢泪（表 15-1-1，图 15-2-5，图 15-2-6）。

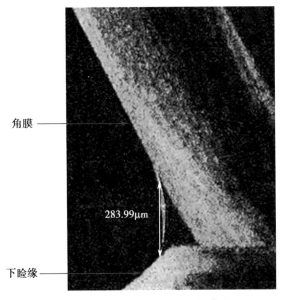

图 15-2-4　前段 OCT 测量泪河高度
前段 OCT 测量泪河高度

表 15-1-1　以泪河高度判断溢泪程度的分级表

溢泪分级	OCT 测量值 /μm	
	最小值	最大值
轻度溢泪	290.00	469.92
中度溢泪	469.93	681.62
重度溢泪	681.63	

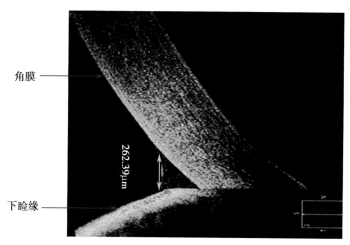

图 15-2-5　患侧眼泪河

患眼在前段 OCT 测量的泪河高度为 267.33μm

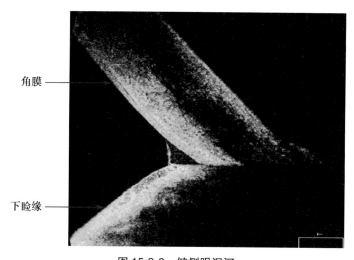

图 15-2-6　健侧眼泪河

健眼在前段 OCT 测量的泪河高度较患侧低

二、常用的泪液排出功能检查

（一）排出试验

泪液排出试验（dye disappearance test，DDT）的原理是通过结膜囊里有颜色的液体随着泪液排泄的快慢，来评估泪道的通畅情况。结膜囊滴入荧光素钠溶液，测量鼻腔里出现荧光素钠的时间。1 分钟出现，则泪道通畅，5 分钟及以上未出现，则泪道阻塞。

（二）味觉试验

味觉试验（taste test）：用糖精做试验，故常称为糖精试验（saccharin taste test），在结膜囊下穹隆部滴入 2% 糖精溶液一滴，患者微抬头，正常瞬目，闭口深呼吸，觉得咽部有甜味，表示泪液排泄正常。

（三）初步染色试验

初步染色试验（primary dye test，Jones I test）方法是向结膜囊滴入 1% 荧光素钠溶液，患者头向前倾，正常瞬目。事先在下鼻道鼻泪管下口处，放入经 1% 丁卡因和麻黄碱的浸泡过的棉签，5 分钟后取出，有棉签上有色素附着染为绿色即为阳性，表明泪道通畅。否则结果为阴性，表明泪道引流障碍。这种方法可以判断有无生理性阻塞。

（四）二次染色试验

二次染色试验（secondary dye test，Jones II test）方法是冲洗 Jone I 试验结膜囊残留的荧光素钠并进行表面麻醉后，泪道冲洗针头插入下泪小管，注入生理盐水，鼻腔出现荧光素钠，则泪道畅通。鼻腔未出现荧光素钠，则泪道狭窄或泪液泵功能障碍。临床上 Jones I 阳性证明泪道生理通畅。就没有必要做 Jones II 试验。Jones I 试验阴性而 Jones II 阳性表明泪道功能性阻塞或部分解剖阻塞。Jones II 试验和 Jones I 试验均为阴性，证明泪道完全严重阻塞。

（五）泪道探查

怀疑泪道阻塞时，应行试验性泪道探查（lacrimal duct trial exploration），泪道探查的器械和手法非常重要。具体操作方法为：表麻后，将下睑向颞侧外下方拉直，将连接注射器的头端钝圆有侧孔的 7 号泪道探针，插入泪小管，前行经过泪总管入泪囊，达骨壁后探针的末端向头侧旋转 90°，滑入鼻泪管，向下到达下鼻道。在探查过程中的手感非常重要。正常泪道探查时泪道探针是完全在泪道内滑行的，不用额外加力，不同的部位，根据探针遇到的阻力大小，反映泪道狭窄和阻塞的程度。整个泪道探查到下鼻道后，边退针边注入生理盐水，可以起到一定的治疗作用。

三、泪道的影像学检查

（一）泪道超声探查

超声探查（ultrasonography）是评估正常泪囊和泪道的简单无创性检查，可用来评价泪道的解剖异常，但无法精确判定具体的阻塞部位。检查时扩张的泪囊和鼻泪管很容易辨别，对泪道内的空气、黏液、新生物和异物的诊断有一定临床意义，在陈旧性泪道外伤，对于判断泪囊的有无和泪囊的大小也有一定帮助（图 15-2-7，图 15-2-8）。

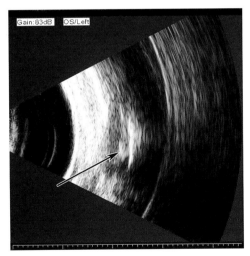

图 15-2-7 超声可见泪囊内异物声影（残留硅胶管）
图中箭头所示泪囊内残留硅胶管

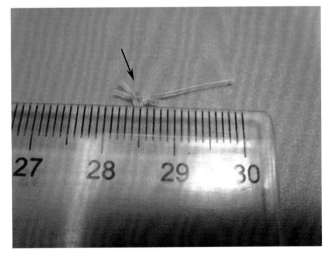

图 15-2-8 取出的异物
图中箭头所示为取出的异物，长 18mm，宽 1mm，厚 2mm

将 B 型超声探头放置在内眦部，向下垂直方向可定位泪囊窝，可以测量泪囊的直径，及泪囊壁的厚度。从而间接判断和评估泪道的走行和管腔的宽窄。

（二）泪道 X 线影像检查

自 1909 年 Ewing 第一次用放射照相法（radiography）观察了泪道引流系统，从此传统的 X 线泪道造影技术(contrast radiography of lacrimal passage)就在泪道的影像学检查领域得到了广泛使用。方法就是利用普通的 X 线机器，选择最小的球管焦点，球管朝向受检者头部，与水平面呈 23°夹角。X 线片中心对准鼻尖至鼻根的中央处，表麻下将泪道冲洗针头插入泪点，注入造影剂泛影葡胺(meglucamine diatrizoate)注射液，待泪点有造影剂返流时拍正侧位各一张，可以了解泪囊的大小，泪道的走行和宽窄等大致情况，但缺点是泪小管显示不佳。在 1959 年，Jones 首次使用泪道插管造影(intubating dacryocystography)。在 1968 年 Iba 和 Hanafee 系统描述了泪道插管造影技术，70 年代后逐步替代了传统泪道造影术(traditional radiography of lacrimal passage)。方法是将儿童用的头皮静脉注射器的针头部磨成钝圆，连接装有造影剂的注射器，将钝圆针头插入泪小管，固定勿移位，开始推入造影剂的同时进行拍照，得到泪道结果。但在泪道外伤时，常常合并有周围组织损伤，特别是合并鼻眶筛骨折时，泪道造影提供的信息就显得相对不足。

（三）泪道 CT 检查

泪道 CT 检查分为轴位，冠状位和矢状位，根据病灶的具体情况设置扫描的厚度，从不同的角度显示病变的部位，根据不同的密度来显示病变的程度。还可以进行三维重建(three-dimensional reconstruction)，立体地显示病变部位的具体信息以及和正常组织器官的毗邻关系，为正确诊疗提供依据(图 15-2-9)。

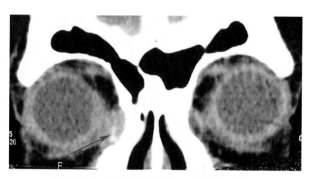

图 15-2-9 泪囊内异物(CT 冠状位检查)
图中箭头所示为泪囊内异物

（四）泪道内镜

内镜技术(endoscopic techniques)现已广泛应用于各临床学科，以其在直视下的检查和操作而使临床工作进入了微观世界(microworld)。

泪道内镜检查方法：泪道内镜(endoscope of lacrimal ducts)是 20 世纪 90 年代逐渐发展成熟，并进入临床使用的眼科专用内镜系统。泪道内镜的使用要严格遵守国家内镜使用的规范，做好消毒维护工作。检查时，患者取仰卧位，局麻或全麻，上泪小管内置入泪道冲洗针头，下泪小管插入内镜探头，依次进入泪囊、鼻泪管至鼻腔。然后边向后退出内镜探头，边观察泪道内黏膜的情况。在检查过程中可由助手从上泪小管不断注入生理盐水或甲基纤维素(methylcellulose)，以达到冲洗或扩宽视野的作用。

在内镜下所见正常泪道黏膜表现为：泪小管壁色苍白，光滑；泪囊壁较泪小管壁色稍红，表面光滑，眼睑运动时存在轻度伸缩活动状态。鼻泪管入口周围光滑。管壁颜色如泪囊壁，上段较狭窄，未见到侧支及瓣膜样组织。下段呈鸭嘴状半闭合，冲洗时可变为开放状态(图 15-2-10)。

（五）其他影像技术

近年随着科技进步，逐渐发展起来一些新的影像技术如数字减影泪道造影(digital substraction dacryocystography，DS-DCG)，磁共振泪道水成像

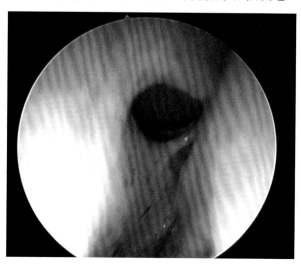

图 15-2-10 内镜下鼻泪管开口为治疗提供依据
鼻内镜下可以清楚看到鼻泪管开口

（magnetic resonance imaging hydrography-dacryocystography，MRI-DCG）（图 15-2-11），放射性核素造影（radionuclide imaging）等技术，对泪道系统的生理和病理检查，包括泪道外伤的诊断都具有一定参考价值。

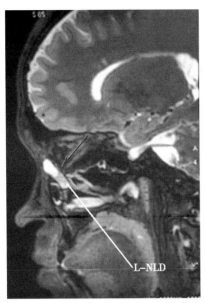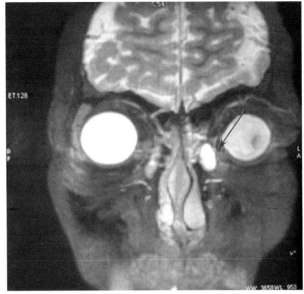

图 15-2-11　外伤性泪囊炎磁共振水成像

图中箭头所示位置为磁共振水成像中外伤导致鼻泪管阻塞

四、泪道的诊断性治疗

（一）泪点扩张

泪点扩张术（dilatation of lacrimal puncta）是最简单的泪道检查和治疗方法，将眼睑向颞侧牵引，将泪小管拉直，泪点扩张器垂直进入泪点内约 1mm，旋转 90°至水平位，向内眦前进 3～5mm 同时旋转扩张器，稍停留 2 分钟左右，将泪点扩大，便于泪道探通，或插管等治疗。

（二）泪道探通冲洗

泪道探通冲洗（probing & irrigating of Lacrimal passage）是一种诊断性治疗。可通过这种方法对泪道阻塞部位进行判断。特别是泪道外伤时，探通冲洗尤为重要，有经验的医生可以通过探查和冲洗，来推测或判断阻塞的部位、长度和严重程度，根据结果来设计下一步治疗方案。步骤是：局麻后，先以泪点扩张器扩大泪点，将外接注射器，头部有侧孔的探针插入泪点，依次经泪小管、泪总管、泪囊和鼻泪管直达下鼻道。在整个过程中注意阻力变化，因为任意一点阻力意味着泪道的狭窄，稍微用力可有落空感，预示狭窄或者阻塞是膜性的。当阻力很大意味着是可能产生或进入了假道，或者阻塞严重，当探针阻力很大且有夹持感时可能有骨性狭窄。当探针到达每一阻塞部位时应稍微后退，试着注入生理盐水，观察有无盐水进入口鼻或返流，并记录注射部位。泪道探通冲洗对轻度的泪道狭窄，或阻塞可以起到一定的治疗作用。

通过详细询问病史，仔细裂隙灯显微镜等眼科常规检查，结合泪道冲洗探查、泪河测量，及必要的影像学检查，如 CT、超声、磁共振和泪道造影等，基本可以了解泪道外伤的部位，严重程度。

 第三节　泪器外伤的临床诊断和治疗

一、泪腺外伤

眶部泪腺正常情况下位于泪腺窝内，位置比较隐蔽不易损伤，泪腺外伤（lacrimal ducts injury）无论切、刺、破裂或异物所致者,都非常少见,容易漏诊。

【病因】 导致泪腺外伤或外伤性泪腺脱垂(prolapse of traumatic lacrimal gland)者,多由于车祸、拳击伤和机械伤等引起。

【临床表现】 泪腺外伤是眼外伤中不常见的类型。由于致伤原因不同而使伤情复杂多样。睑部泪腺和泪腺管开口位于外眦结膜和结膜囊外上方穹隆部,在眼睑外侧的外伤和手术时容易波及并损伤,如果存在泪腺异物时可导致急性化脓性泪腺炎,从而导致泪腺周围胀肿或肉芽组织形成。

【影像学检查】 泪腺外伤的影像学检查结果主要有:

(1)泪腺肿胀变大,边界不清。

(2)泪腺出血及炎症,致密度增高。

(3)碎骨片或异物存在。

(4)泪腺向前下方移位。

泪腺外伤常常合并眼眶骨折,或鼻眶筛骨折或颌面部多发骨折,通过影像学检查可以较全面地了解病情(图15-3-1)。

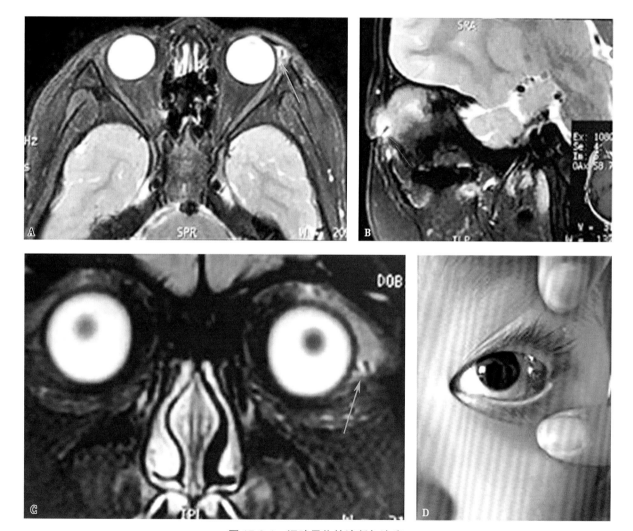

图 15-3-1 泪腺异物的诊断与治疗
图中箭头所示为眼眶三维CT片中泪腺异物
A. 为水平位;B. 为矢状位;C. 为冠状位;D. 为患者正面观察

【诊断】 有明确的外伤史,详细了解受伤经过,首先检查有无颅脑外伤,是否合并眼眶骨折,有无视神经损伤,眼睑有无撕裂伤。一般诊断并不难。但对于罕见的泪腺异物(lacrimal gland foreign body），有时患者遗忘外伤史或隐瞒外伤史，会给诊断造成一定困难，容易误诊或漏诊。

　　【治疗】　对于复杂的泪器外伤，常常合并颅脑外伤（craniocerebral trauma），应根据外伤救治的原则先全身再局部，先救命再治伤。轻度泪腺穿孔伤，如果伤口清洁，可缝合眶隔和睑部伤口，给予破伤风抗毒素（tetanus antitoxin，TAT）或破伤风免疫球蛋白（tetanus immune globulin）和广谱抗生素。如果合并眶缘骨折（orbital margin fracture），出现泪腺移位（translocation of lacrimal gland），可将眶缘和泪腺复位，并与骨膜相缝合。如果眶缘出现大片骨质破坏并脱落，而泪腺并无严重损害，可清除碎骨片，或用耳脑胶将碎骨片粘回原位。枪弹伤（bullet wound）可能丧失大片骨和软组织，甚至一侧的大部眶骨和面骨以及泪腺、眼球和部分眼睑破坏或缺损，可联合口腔颌面外科行手术修复。如有异物存留，则尽快手术，摘出异物（图 15-3-2，图 15-3-3），并有效控制炎症。

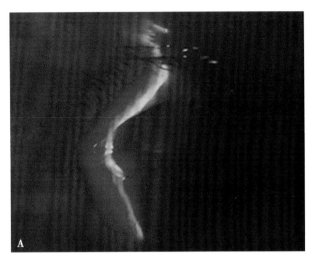
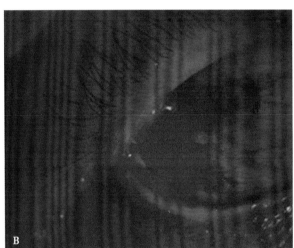

图 15-3-2　裂隙灯显微镜下泪腺导管异物
裂隙灯显微镜下可见泪腺导管黑色异物

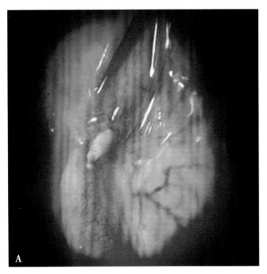
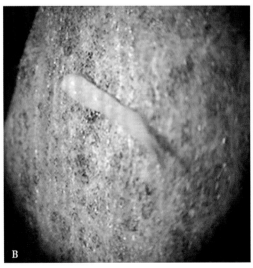

图 15-3-3　泪腺导管睫毛异物
A. 裂隙灯下结膜穹隆部泪腺导管异物；B. 摘出的异物（睫毛）

二、泪道外伤

　　泪道外伤（trauma of lacrimal passage）的致伤原因复杂，可以是热烧伤、化学性烧伤、挫伤，也可以是锐器伤或撕裂伤；可以是动物撕咬伤，也可以是交通伤。性质不同，预后差别很大。

任何泪道损伤均要先排除颅脑、眼球和视路的损伤，以免漏诊而危及生命或使重要器官延误及时治疗。

（一）泪点外伤的治疗

1. 泪点外伤原因　化学性物质（各种酸性，碱性物质）接触泪点，导致泪点化学性烧伤，多合并角膜及眼球的化学性烧伤。火焰，热油、热水、蒸汽，或液态金属等引起热烫伤。显示泪点形态失常，可出现闭锁，挛缩和畸形等各种情况，伤情视致伤物质强度和接触时间而定。

2. 诊断与治疗　泪点是泪道的起始部，当受到外伤时可以出现撕裂、闭锁、移位等表现，多与下睑及内眦部外伤同时发生。撕裂伤常导致泪点撕裂，致伤原因多为锐利器物刺伤、切割或撕裂所致，或者是由于撞击、碰撞、爆炸等引起，伤口撕裂方向与器物运动方向相同。病理结果显示，泪点撕裂是由于泪点周围的弹力纤维被外力牵引断裂而形成。当泪点撕裂时，撕裂的泪点如仍可以浸在泪湖和泪河接触，可以不予处理。

3. 泪点外伤救治

（1）现场急救：①脱离致伤物质；②冲洗伤口；③清除伤口残留异物或杂物。

（2）手术室处理：①彻底清创；②尽量保留有活性残留组织；③解剖复位。

（3）手术治疗方法：

1）撕裂伤：在手术显微镜下以 8-0 缝线将撕裂的泪点周围组织对位缝合，泪点和泪道内可置入硅胶管（silicone duct）作为支撑物（stent）。

2）烧伤：根据损伤情况，清除坏死组织，泪点和泪道内置入泪道硅胶管作为支撑物，防止泪点周围组织粘连而致畸形。术后根据瘢痕情况决定二期手术时机和方式。

（4）泪点成形术（lacrimal punctum plasty）：手术的目的是形成一个具有光滑上皮覆盖的开放的具有导泪功能的新的泪点。外伤后泪点有可能发生位置变化，可挛缩（contracture）、移位（transposition）、闭塞（occlusion）。按照解剖位置确定泪点位置后，可用有齿显微镊夹持提起该处结膜，用显微剪剪出直径约 1.5mm 的圆形组织，一般可找到埋藏的泪点。严重的泪点阻塞或闭锁，可能在正常泪道解剖位置无法找到泪点，可以顺着睑缘皮肤交界的结膜面向鼻侧寻找。找到泪点或泪小管黏膜上皮后，做一个边长约 1.5mm 的等边三角形结膜瘢痕切除，形成新的泪点，再行泪道环形插管。一个月后拔出支撑管。既往有报道称为"三剪法"（图 15-3-4）。另外一种方法是用巩膜咬切器（scleral bite-cutting forceps），将泪点咬出圆形或椭圆形的形状，并可植入支撑管（stent），称为"咬切法（bite-cutting method）"（图 15-3-5）。

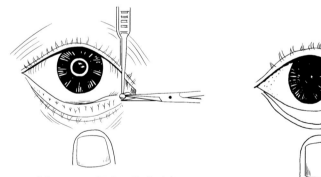

图 15-3-4　泪点三剪成形术

分别从水平，鼻内侧，颞侧三处将泪点剪成三角形开放状态

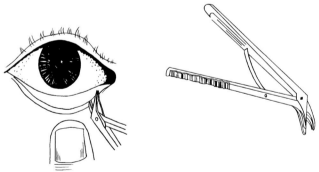

图 15-3-5　下泪点咬切术

用泪点咬切器将下泪点咬切开放

（5）泪点复位术（reposition of lacrimal punctum）：

1）烧灼术（cautery）：局麻，翻转下睑暴露下睑结膜。在结膜面泪点下方距泪点 2～3mm 处用透热电凝器（或高频电）的针形电极穿刺电凝结膜组织 2 排，每排 3～4 个点，电凝深及睑板。烧灼时可见局部结膜组织发黄收缩，伴血管消失，从而牵引外翻的泪点向内发生转位。简易的方法也可用大头针在酒精灯上加热后，进行结膜组织的烧灼注意勿伤及泪点及泪小管，术后结膜囊涂抗生素眼膏（图 15-3-6）。

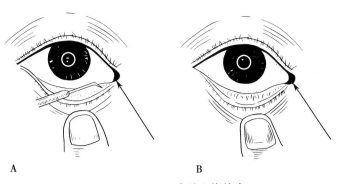

图 15-3-6 下泪点外翻烧灼术
图中箭头所示部位为泪点
A. 烧灼器定位在泪点下方；B. 泪点向内转位

2）睑板切除术（tarsectomy）：局麻，翻转下睑，泪点下方 2～3mm 处，平行于睑缘做梭形切口，长 5～6mm，宽 2～3mm。睑板切除的范围可根据泪点外翻的实际情况而定（图 15-3-7）。

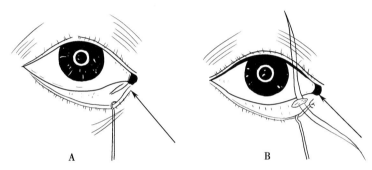

图 15-3-7 结膜睑板部分切除术
图中箭头所示部位为泪点
A. 做平行于睑缘切口；B. 缝合切口

3）皮瓣转位术（transposition of the skin flap）：适用于下睑内侧瘢痕牵引而引起的下泪点外翻伴溢泪者。局麻或全麻，在内眦瘢痕处切开，分离松解瘢痕并切除，做"Z"形皮瓣，将皮瓣交叉错位缝合（图 15-3-8～图 15-3-11）。

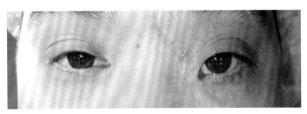

图 15-3-8 外伤内眦畸形
术前外观

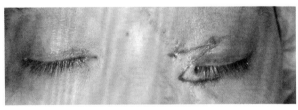

图 15-3-9 皮瓣设计
内眦"Z"字形切口设计

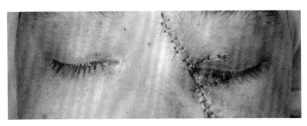

图 15-3-10 缝合完毕术后外观

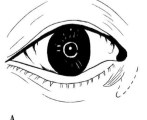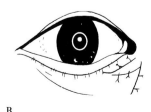

图 15-3-11 内眦部皮瓣转位法
A."Z"字形皮瓣设计；B. 术后外观

（二）泪小管断裂

泪小管解剖位置浅，易受外伤，眼睑外伤常伴随泪小管断裂（laceration of lacrimal canaliculus）。泪小管位于睑缘下方 2mm 处，易受伤。上泪点及上泪小管损伤无明显症状，下泪点和（或）下泪小管外伤可造成不同程度的溢泪，后期可能形成泪囊瘘（lacrimal sac fistula）或慢性泪囊炎（chronic dacryocystitis）。常见致伤原因是外力撕裂，尖锐物品划伤等。多见于打架、摔伤，碎玻璃、钉子等划伤，甚至动物撕咬伤等情况也均可遇见。断裂伤可根据伤口方向分为垂直断裂和斜行断裂，撕裂伤多合并泪点裂伤，撕裂方向多与泪小管长轴平行。

1. 泪小管断裂的分级分度

（1）伤情分级：损伤波及下泪小管者占 2/3；上泪小管占 1/6，上下泪小管同时断裂者占 1/6。Ⅰ级：单纯上泪小管断裂；Ⅱ级：单纯下泪小管断裂；Ⅲ级：上下泪小管同时断裂。

（2）伤情分度：Ⅰ度：断裂处距泪点 4mm 以内；Ⅱ度：断裂处距泪点 4～7mm；Ⅲ度：断裂处距泪点 8mm 及以上。

2. 新鲜外伤情况下泪小管断裂修复术　①局部浸润麻醉；②彻底清创；③寻找泪小管断端。

（1）寻找鼻侧断端的方法：

1）直接寻找法：以内眦韧带为定位标志，在手术显微镜下向后寻找鼻侧断端。断端开口呈粉红色喇叭嘴状，可插入泪道探针冲洗加以证实（图 15-3-12）。

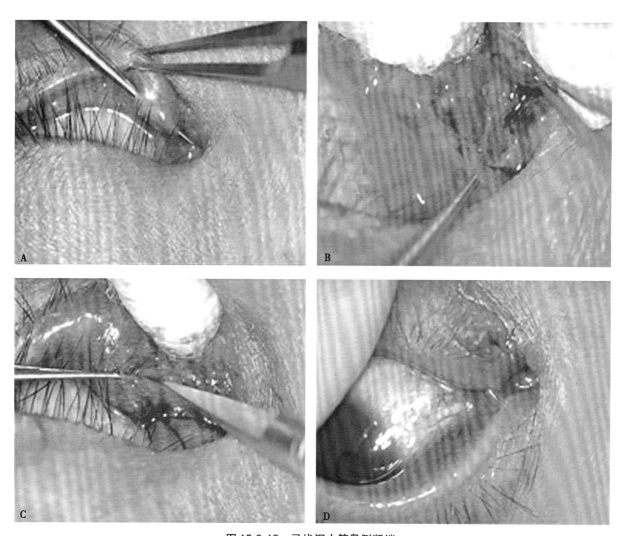

图 15-3-12　寻找泪小管鼻侧断端

A. 泪点扩张器自泪点进入颞侧断端；B. 寻找鼻侧断端；C. 喇叭嘴状开口；D. 术后外观

2）弯探针法：使用弯探针可从上泪点经泪囊，再从下泪道鼻侧断端引出（图 15-3-13）。此法易造成假道，现在很少使用。

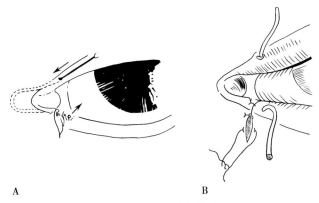

图 15-3-13　弯探针法
A. 使用弯探针从上泪点进入泪道，经泪囊、下泪小管鼻侧，颞侧断端出
下泪点；B. 同样线路置入泪道硅胶管，并作为泪小管端端吻合的支架

3）泪囊切开法：泪囊切开是寻找泪小管鼻侧断端最可靠的办法，即切开泪囊，泪道探针从泪囊内经内泪点向外从鼻侧断端引出（图 15-3-14）。此法组织损伤较大，而且面部遗留瘢痕，非不得已时一般不采用此法。

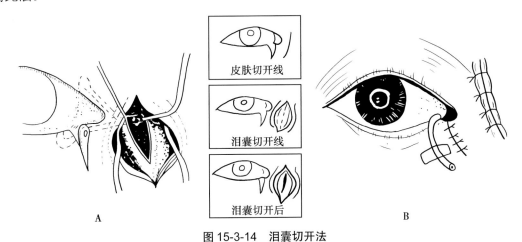

皮肤切开线

泪囊切开线

泪囊切开后

图 15-3-14　泪囊切开法
A. 内眦做弧形切口，切开泪囊找到泪小管在泪囊中开口，置入泪道硅胶管；B. 术后外观

（2）吻合泪小管：内眦韧带断裂时应先将内眦韧带缝合复位，泪小管内穿入支撑物，以 6-0 缝线对位缝合两侧断端 3 针，缝合肌肉层，皮下组织和皮肤。支撑物为直径 0.8～1.0mm 的硅胶支撑管，可将支撑管缝合于下睑皮肤，尽量保留 2～3 个月。或使用具有记忆性的钛金钢丝作为牵引，将丝线带出泪道，再引入硅胶支撑管。

3. 陈旧性泪小管断裂伤　按照中华医学会临床诊疗规范，伤后超过 7 天的泪小管伤属于陈旧性伤，可根据不同伤情采用下述不同的手术方法：

（1）泪小管泪囊吻合术：适用于伤后阻塞部位距泪点 6mm 以上者（图 15-3-15）。
①局部浸润麻醉；②切开皮肤暴露泪筋膜；③开通阻塞部位；④放支撑物；⑤端端吻合。

（2）泪小管吻合术：伤后阻塞部位距泪点 6mm 以内者，则可行泪小管吻合术。①局部浸润麻醉；②探查泪道；③切除瘢痕；④对位吻合。

（三）外伤性泪小管广泛阻塞的处理

泪小管广泛阻塞，利用常规手术无法重新建立通畅的泪道，只能绕过原有泪道，从旁边建立新的泪道，故而此类手术称为旁路手术（by-pass operation）。

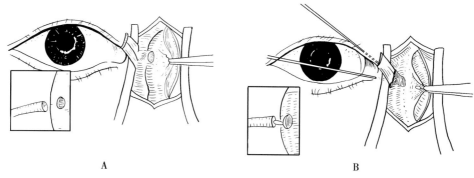

图 15-3-15 泪小管泪囊吻合术

A. 暴露泪小管鼻侧断端及泪囊区对应处开口；B. 从上泪点插入探针，经泪小管鼻侧断端泪囊口进入泪囊，作为端端吻合的支架

1. 结膜泪囊吻合术（Stallard 法） 适应于泪小管外伤后广泛阻塞，而泪囊鼻泪管畅通者（图 15-3-16）。①局部浸润麻醉；②游离泪囊；③做结膜泪囊隧道；④留置引流管。

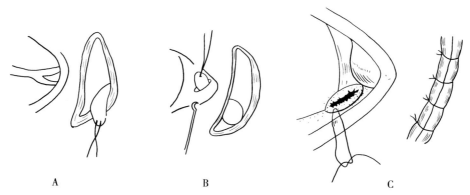

图 15-3-16 结膜泪囊吻合术

A. 游离泪囊上部盲端，内眦处结膜穿刺；B. 泪囊盲端从隧道拉出结膜隧道；C. 切开泪囊，将泪囊壁与结膜相吻合

2. 静脉移植术（venous transplantation） ①局部浸润麻醉；②泪囊开口；③制作隧道；④ 截取一段静脉血管，行静脉吻合；⑤留置引流管。

3. 泪道义管术（intubation of artificial duct in lacrimal passage）泪小管和泪囊结构严重损毁而无法修复者，则行泪道义管术。

（1）泪湖鼻泪管义管术

1）义管的种类和规格：目前所用义管有黄金、不锈钢、聚乙烯管、硅胶管和派热克斯玻璃等材质。规格基本相同，即管长 32～38mm，制成不同的长度以便选用。管的内径 1～1.5mm，管的上端呈扁圆膨大，外径为 3～3.5mm，距管上端 8～9mm 处略加弯曲（约 15°），以适应泪道的弯曲度。

2）手术方法：①结膜表面麻醉、局部浸润麻醉或全身麻醉，1% 麻黄碱丁卡因混合液麻醉并收缩下鼻道黏膜；②制作泪湖鼻泪管隧道；③植入义管（图 15-3-17）。

3）术后处理：抗炎防感染，定期冲洗。

4）术后并发症：①义管上端移位；②义管下沉；③义管阻塞不通。

（2）泪湖中鼻道义管术：此种方法为从泪湖至中鼻道开通一新的孔道，安装义管，以达引流泪液的目的。义管长 15～20mm，外径 3mm，内径 1.5～2mm，上端有 4mm 直径的凸缘。由黄金、玻璃、硅胶（silicone）、医用聚乙烯（polyethylene）或其他材料制成（图 15-3-18，图 15-3-19）。方法：①局部浸润麻醉；②制作泪囊中鼻道隧道；③植入义管。

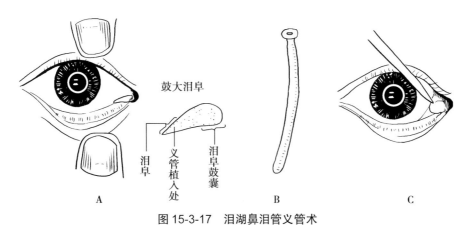

图 15-3-17　泪湖鼻泪管义管术

A. 定位义管植入部位；B. 义管外观；C. 义管植入后，在结膜囊位置

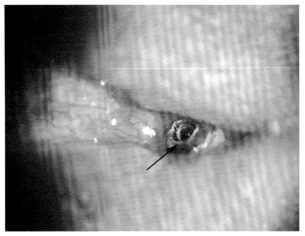

图 15-3-18　泪湖金质义管

图中箭头所示，黄色义管

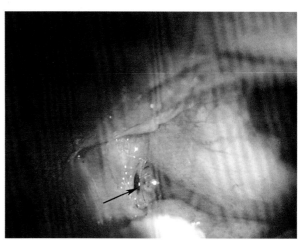

图 15-3-19　泪湖玻璃义管

内眦结膜囊可见透明圆形义管开口

（四）外伤性泪小管瘘手术修复

眼睑裂伤伴泪小管断裂未能及时修复，伤口愈合形成泪小管瘘管（图 15-3-20）。方法：①局部浸润麻醉；②切开泪囊外侧壁；③切除瘘管；④吻合；⑤缝合。

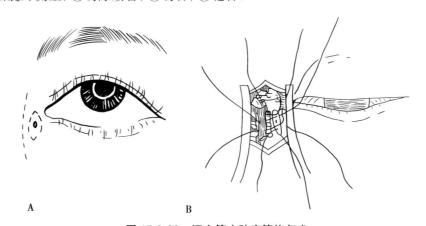

图 15-3-20　泪小管皮肤瘘管修复术

A. 瘘管口周围做顺皮纹梭形切口；B. 沿瘘管壁分离至泪囊处，结扎缝合后切除

三、泪囊鼻泪管外伤

【原因】 泪囊鼻泪管受骨性泪道保护，位置较深，故泪囊鼻泪管的锐器伤比较少见，而多为挫伤。

在挫伤的早期,因邻近组织损伤症状隐蔽,常不被注意。慢性泪囊炎通常发生在伤后 1～2 个月期间。

【临床表现】 泪囊及鼻泪管外伤的主要临床表现是溢泪、畸形和鼻背塌陷。

【治疗】

1. 急诊处理原则 严重的泪囊区鼻部的外伤,应注意检查患者的神智、血压、脉搏等生命体征情况,必要时请神经外科和耳鼻喉科会诊。头颅影像学检查非常重要,排除可能伤及颅脑或重要脏器的严重创伤。

(1)泪囊区开放性创伤:新鲜伤,先清创处理。冲洗泪道了解泪道通畅情况。

(2)泪囊区闭合性外伤:局部一般不急于手术处理。待外伤反应消退后,视具体情况在适当时机再作处理。

2. 并发症及后遗症的治疗 并发症有外伤性鼻泪管阻塞,后遗症有慢性泪囊炎及内眦畸形。

(1)泪囊鼻腔吻合术:①局麻或全麻,加鼻腔表面麻醉;②皮肤切口;③暴露泪囊窝;④造骨孔;⑤制作泪囊鼻黏膜瓣;⑥缝合(图 15-3-21)。

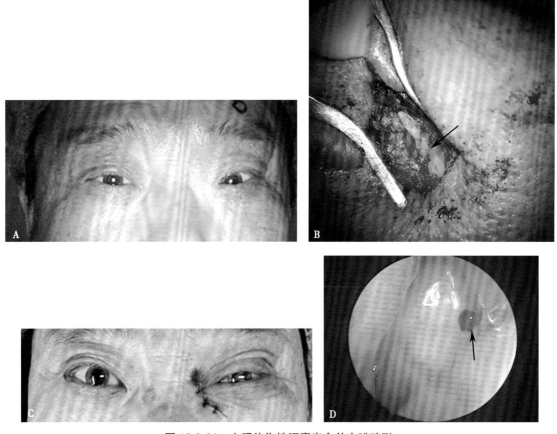

图 15-3-21 左眼外伤性泪囊炎合并内眦畸形

A. 术前外观,左眼内眦外移;B. 切开皮肤,暴露泪囊术中可见左眼泪囊窝泪前嵴处骨片,箭头所示为骨片;C. 左眼泪囊鼻腔吻合并内眦畸形矫正术术后外观;D. 左眼泪囊鼻腔吻合术三个月后术后鼻内镜下可见泪囊下端上皮化的吻合口开口

(2)泪道激光治疗

1)激光治疗泪道阻塞:激光(laser)治疗的特点是易操作,创伤小,时间短,恢复快等,如果适应证选择正确,操作熟练可取得较好疗效。常用 Nd:YAG 泪道激光机或 KTP 绿激光(KTP green laser)泪道激光治疗机,半导体泪道激光器等。

2)治疗要点:利用激光的热烧灼原理将泪道阻塞部位碳化或气化,重新建立通畅的泪道。

3)术后处理:全身和或局部抗炎防感染治疗,定期冲洗泪道。

（3）鼻内镜辅助下泪囊鼻腔吻合术：鼻内镜行泪道手术，面部不留瘢痕，微创，创伤小，恢复快。手术可在局麻或全麻下进行。

1）检查方法：①外伤后患者溢泪明显，通过泪道检查，确定泪点，泪小管，泪总管均无阻塞或外伤，同时检查眼睑，排除睑外翻，睑内翻等情况；②检查鼻泪管阻塞，确定是由于外伤所致；③鼻内镜检查，内容包括鼻腔、鼻甲、鼻中隔和鼻窦等情况。

2）手术方法：①填塞鼻腔；②上下平行切开鼻黏膜，垂直于沟突，中间与沿着沟突的纵行切口相连接；③制作骨窗；④置入引流管；⑤压迫黏膜（图 15-3-22）。

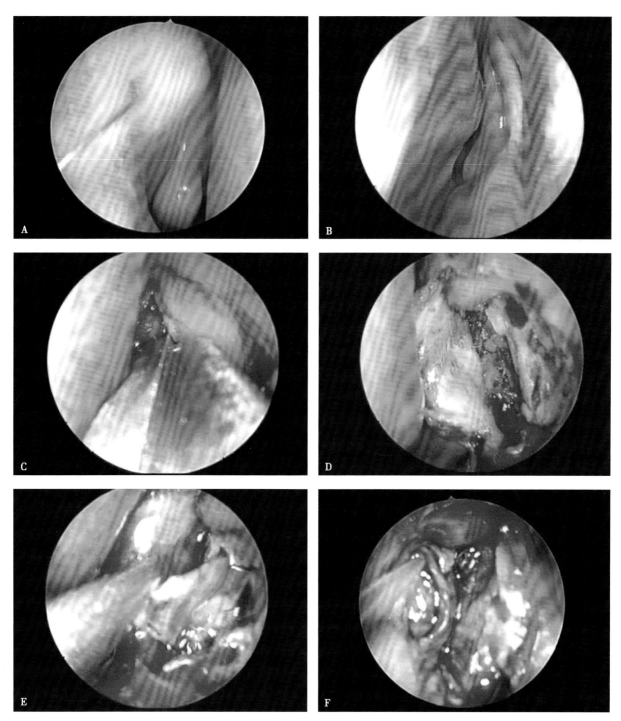

图 15-3-22 鼻内镜下泪囊鼻腔吻合术

A. 鼻黏膜麻醉；B. 制作鼻黏膜瓣；C. 暴露泪囊窝骨壁，做骨孔；D. 暴露泪囊；E. 切开泪囊做泪囊瓣；F. 切井泪囊做泪囊瓣

四、医源性泪道损伤

泪器病治疗的主要目的是修复或重建具有光滑内皮面的具有良好导泪功能的泪道。所以，泪道病专业医生应该像白内障医生保护角膜内皮一样保护泪道上皮。但是，由于各种原因，临床上有时会遇到医源性泪道损伤（iatrogenic lacrimal passage injury）。医源性泪道损伤可大致分为：手术治疗损伤、药物治疗损伤、医疗激光或辐射伤和医源性泪道损伤几种情况，应引起临床重视。

1. 手术治疗损伤　治疗泪道狭窄阻塞，如不正确的泪点扩张可导致泪点的撕裂，或假道。如技术操作不熟练，可能会引起假道，损伤泪道上皮，和瘢痕形成。从而引起泪道狭窄和阻塞，并给后续治疗造成困难。鼻腔或鼻窦手术，特别是上颌窦手术可造成鼻泪管的损伤，眼眶骨折手术；特别是内壁和下壁联合骨折修复术时有损伤泪道的可能。泪道激光由于能量和剂量不适当术后导致的术后泪道阻塞。随着鼻内镜泪道手术的广泛应用，术后所致的鼻腔，特别是吻合口粘连的患者时有所见。

2. 药物性泪道损伤　抗病毒药物、抗青光眼药物或全身化疗药物的广泛使用，在治疗原发疾病的同时，却产生了获得性泪道狭窄。滴眼液中的防腐剂成分，以及局部使用治疗眼表肿瘤的丝裂霉素可引起泪道狭窄及阻塞。全身抗肿瘤药物 5-氟尿嘧啶（5-fluorouraci）和多烯三醇（polyene triethanol）可导致泪道损伤而形成阻塞。这种损伤与药物的使用时间及剂量相关，早期发现，早期停药，则损伤是可逆的。

3. 泪道辐射损伤　对头部特别是面部肿瘤进行放疗时，放射线可引起组织水肿，炎症甚至坏死，从而继发泪道损伤，导致泪道阻塞。泪道激光使用的能量过大，或假道对泪道可造成严重医源性损伤。

4. 医源性泪道异物　泪道的任何植入物在已经没有支撑和引流作用时，都可视为泪道异物。如泪道内置管导致的泪点撕裂，泪道内肉芽组织增生、泪道阻塞、泪小管炎、泪囊炎、泪囊脓肿，以及皮肤瘘管等问题（图 15-3-23，图 15-3-24）。

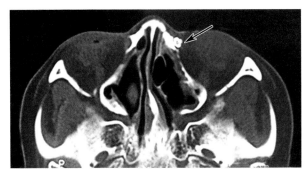

图 15-3-23　6 年前置入泪道的支撑管
图中箭头所示为支撑管

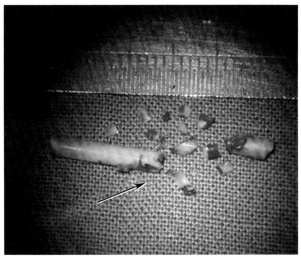

图 15-3-24　术中取出 6 年前植入泪道支撑管及其碎片
图中箭头所示为取出的支撑管

这些异物可以是泪点栓、泪道插管和支架等，材质可有硅胶、聚乙烯、金和不锈钢等。

（程勉征　郝尚臣）

参 考 文 献

1. 李凤鸣，谢立信. 中华眼科学. 3 版. 北京，人民卫生出版社，2014：9：16-18.

2. 张效房，杨进献. 眼外伤学. 郑州：河南医科大学出版社. 1997：172-186.

3. 赵家良. 眼科. 北京：人民卫生出版社. 2014：519-522.

4. 张卯年. 眼创伤学. 北京：军事医学科学出版社. 2007：165-174.

5. 刘家琦，李凤鸣. 实用眼科学，3版. 北京，人民卫生出版社. 2010.8.

6. 何守志. 临床眼科学. 天津：天津科学技术出版社. 2002.1.

7. 蔡用舒. 创伤眼科学. 北京：人民军医出版社，1988，161-164.

8. 程勉征，徐惠民，张怀亮. 记忆合金支架治疗鼻泪管阻塞，眼外伤职业眼病杂志，1999，21：477-478.

9. 程勉征，熊士波，李爱民. 泪道阻塞患者下泪河高度OCT测量的意义，中国实用眼科杂志，2014，32：1454-1456.

10. 程勉征，熊士波，李爱民. OCT测量下泪河高度在泪溢分级中的应用，中国实用眼科杂志，2016，34：1064-1066.

11. 程勉征，张越英，徐惠民. 新型眼内镜及其在泪道手术中的应用，眼外伤职业眼病杂志，1999，21：477-478.

12. 范金鲁. 临床泪道微创手术学. 湖北：湖北科学技术出版社. 2009.76-80.

13. 秦波. 临床眼外伤手册. 北京：中国纺织出版社 2016.72-75；121-124；132-133.

14. 任晓霞，郑晓芬. 不同病因所致泪腺脱垂的治疗方法. 国际眼科杂志，2007，7：538-539.

15. Adan J Coven，Michael Mercandotti，Brian Brazza. 泪道病学诊断、治疗和手术. 2版. 陶海，主译. 北京：北京科学技术出版社，2017：75-93.

16. 陶自珍. 临床眼科治疗学. 北京；中国医药科技出版社. 2006：40-44.

17. 席淑新. 眼耳鼻喉科护理. 上海：复旦大学出版社. 2015：30-34.

18. 杨翎，谢英彪. 常见眼病简便自疗. 北京：人民军医出版社. 2015：57-60.

19. 姚希贤. 疾病诊治大典（西医卷）. 河北：河北科学技术出版社. 1996：1157-1160.

20. 于文玲，王振常，燕飞. 泪腺外伤的CI表现. 临床放射学杂志，2008，27：24-26.

21. 朱豫，张效房，张改玲. 外伤性泪道阻塞的CT检查. 眼外伤职业眼病杂志，2005，27：19-21.

22. 周振德. 临床泪器病. 上海：同济大学出版社. 1993.163-167.

23. Ducasse A，Arndt C，Bruqniart C，et al. Lacrimal traumatology. J Fr Ophtalmol 2016，39（2）：213-218.

24. Das S，Ali MJ，Bansal S，et al. Lacrimal sac pneumatocele following blunt nasal trauma. Ophthalmic plastic and reconstructive surgery. 2017，33（6）：e150-151.

25. Mrugacz M，Zywalewska N，Bakunowicz-Lazarczyk A. Neuronal and hormonal regulatory mechanisms of tears production and secretion. Klinika oczna，2005，107（7-9）：548-550.

26. Bhatti MT，Stankiewicz JA. Ophthalmic complications of endoscopic sinus surgery. Survey of ophthalmology，2003，48（4）：389-402.

27. Weber R，Draf W. Reconstruction of lacrimal ducts. Laryngo-rhino-otologie，1993，72（9）：445-9.

28. Fayet B. Lacrimal duct injury. J Fr Ophtalmol，1990；13（4）：227-43.

29. Holt JE，Holt GR. Nasolacrimal evaluation and surgery. Otolaryngologic clinics of North America，1988，21（1）：119-134.

30. Struck HG. Lacrimal system lacerations and their surgical repair. Ophthalmoloqe，2009，106（3）：223-228.

31. Kousoubris PD，Rosman DA. Radiologic evaluation of lacrimal and orbital disease. Otolaryngologic clinics of North America，2006，39（5）：865-893.

32. Boboridis KG，Downes RN. Endoscopic placement of Jones lacrimal tubes with the assistance of holmium YAG laser. Orbit（Amsterdam，Netherlands），2005，24（2）：67-71.

33. Struck HG，Horix D，Ehrich D. Lacrimal system injuries-primary and secondary surgical care. Klin Monbl Augenheilkd，2004，221（8）：609-614.

34. Song HY，Lee DH，Ahn H，et al. Intervention in the lacrimal drainage system. Cardiovascular and interventional radiology，2002，25（3）：165-170.

35. Lindsey JT. Lacrimal duct injuries revisited：a retrospective review of six patients. Annals of plastic surgery，2000，44（2）：167-172.

36. Leone CR. Periorbital trauma. International ophthalmology clinics，1995，35（1）：1-24.

37. Weber R，Draf W. Reconstruction of lacrimal drainage after trauma or tumor surgery. American journal of otolaryngology，1994，15（5）：329-335.

38. Hurwitz JJ. Lacrimal surgery. Current opinion in ophthalmology，1990，1（5）：521-526.

39. Meyers AD，Hawes MJ. Nasolacrimal obstruction after inferior meatus nasal antrostomy. Archives of otolaryngology--head & neck surgery，1991，117（2）：208-211.

40. Gola R，Waller PY，Chossegros C，et al. Repair of mutilations of the lacrimal apparatus. Rev stomatol Chir Maxillofac，1990，91（6）：430-439.

第十六章　眼外肌外伤

眼外肌外伤(injury of extraocular muscles)包括对眼外肌及其周围软组织的外伤以及对支配眼外肌神经的外伤。临床常见于钝性外力或锐器伤及眼部或者颅脑，从而直接或间接导致眼外肌及支配眼外肌的神经受到损伤，引起肌肉出血、撕裂、断离，或者神经麻痹，造成斜视(strabismus)、眼球运动障碍(ocular motility disorders)和复视(diplopia)等一系列症状和体征。

外伤致眼外肌麻痹(extraocular muscles palsy)很少单独发生，常合并眼睑、结膜甚至眼球外伤，或眼眶骨折、颅脑损伤。颅底及眶骨骨折时，眼外肌麻痹发生率更高。获得性麻痹性斜视(acquired paralytic strabismus)中的眼外肌麻痹约15%为外伤所导致。这一类眼外肌外伤可以是眼外肌的直接创伤，也有可能是对支配眼外肌运动的神经或者神经核造成的间接性损伤，从而导致眼外肌运动受限。主要原因包括挫伤、穿孔伤、肌肉及其支配神经的直接撕裂或者断离，还有眶内组织出血水肿、肌肉及其支配的神经受到压迫等；眼眶骨折碎片对眼外肌的切割和挤压伤；上颌窦或筛窦骨折时伤及神经肌肉接头；颅脑外伤波及脑干处运动神经核(motor nucleus)；颅底骨折直接伤及支配眼外肌的神经；眼外肌的直接锐器伤，均可造成眼外肌功能障碍。

第一节　眼外肌的应用解剖学

每眼的6条眼外肌的职责是支配眼球的运动。眼外肌分为直肌和斜肌共包括4条直肌(上直肌、下直肌、内直肌和外直肌)和2条斜肌(上斜肌和下斜肌)(图16-1-1)。解剖学上4条直肌都起自眶尖部围绕视神经孔的总腱环，并向前展开经由赤道部向眼球前方走行，最后附着终止于眼前段巩膜表面。4条直肌在眼球表面的肌止缘与角膜缘的距离各不相同，其中内直肌(medial rectus muscle)为5.5mm，下直肌(inferior rectus muscle)为6.5mm，外直肌(lateral rectus muscle)为6.9mm，上直肌(superior rectus muscle)为7.7mm。内直肌和外直肌属于水平直肌，其主要功能是使眼球转向直肌收缩的方向，分别向内和向外转动。上直肌和下直肌的走向与眼球的视轴呈23°角，上下直肌在收缩时可以使眼球分别向上和向下转动，除了上下转动这一主要功能之外，上下直肌的次要功能是使眼球分别内转内旋和内转外旋(图16-1-2)。除了4条直肌外，2条斜肌分别是上斜肌(superior oblique muscle)和下斜肌(inferior oblique muscle)。上斜肌源起于眶尖部总腱环旁的蝶骨体，从蝶骨体的骨膜出发，沿着眶上壁向前走行至眼眶内上缘，而后穿过滑车(trochlear)并向后方转折，经由上直肌下面展开到达眼球赤道部的后方，终止附着于眼球外上象限的巩膜表层。下斜肌则起自于眼眶下壁的前内侧部，经由上颌骨眶板近泪窝处，通过下直肌与眶下壁之间的间隙，而后向眼球的后外方向展开，终止附着于眼球赤道部后外侧的巩膜表层。上斜肌和下斜肌的走向与眼球视轴呈51°角，上下斜肌主要功能是当其收缩时使眼球分别发生内旋和外旋；此外上斜肌的次要作用是使眼球下转和外转，下斜肌的次要作用分别是使眼球上转和外转。眼外肌的组织结构均属于横纹肌，其神经支配分别来自不同的脑神经，其中外直肌受第Ⅵ脑神经支配，上斜肌受第Ⅳ脑神经支配，内直肌、上直肌、下直肌和下斜肌则由第Ⅲ脑神经支配（图16-1-3）。

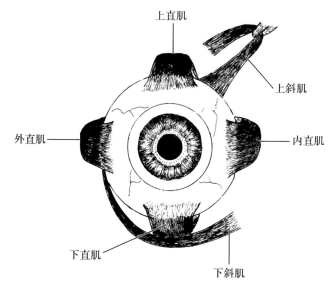

图 16-1-1　眼外肌的解剖示意图（右眼）

眼外肌分为直肌和斜肌共包括4条直肌（上直肌、下直肌、内直肌和外直肌）和2条斜肌（上斜肌和下斜肌）

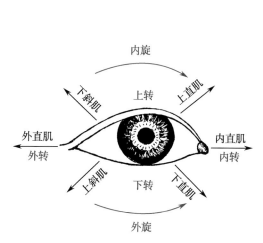

图 16-1-2　眼外肌运动示意图（右眼）

内直肌和外直肌使眼球分别向内和向外转动，上直肌和下直肌的主要功能是使眼球分别向上和向下转动，次要功能是使眼球分别内转内旋和内转外旋

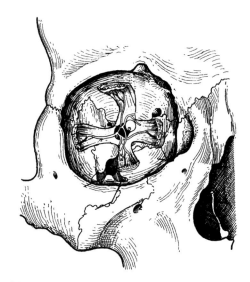

图 16-1-3　眼外肌及其支配神经示意图（右眼）

外直肌受第Ⅵ脑神经支配，上斜肌受第Ⅳ脑神经支配，内直肌、上直肌、下直肌和下斜肌由第Ⅲ脑神经支配

第二节　眼外肌和神经外伤的类型

一、眼外肌的直接外伤

（一）眼外肌的断裂

外伤导致眼外肌断裂（disinsertion of the extraocular muscles）的部位可能是位于肌止缘处的

肌腱，也可能是位于肌腹的肌肉部分。眼外肌的断裂根据外伤的严重程度不同，可分为部分断裂（disinsertion）、肌肉撕裂（laceration），或者肌肉完全断离（total rupture）。临床上常见的原因是刀、剪、钩子、指甲和玻璃碎片等锐器穿孔伤，锐器进入眶内通过伤道伤及眼外肌从而导致眼外肌外伤。也有属于医源性（iatrogenic）因素导致的眼外肌外伤，譬如眼表的翼状胬肉（pterygium）手术时损伤到内直肌；眼后段的视网膜脱离（retinal detachment）手术中切断缝线从而导致肌肉滑脱；又或者耳鼻喉科的手术操作如上颌窦、筛窦或额窦根治手术时操作意外穿通眶壁而伤及相邻的眼外肌等，眼眶挫伤亦可导致诸如此类的眼外肌断裂。当眼外肌断裂出现以后，眼球运动障碍马上就会发生，但是临床上往往因为结膜下出血、水肿，以及眼睑肿胀伴随出现，导致很难及时作出眼外肌外伤的诊断。只有在组织的水肿吸收消退，受累眼发生复视，眼位偏斜以及眼球运动功能不足等症状出现时才容易被发现。此时需要实施手术探查，这是作出正确诊断的唯一方法。

（二）眼外肌挫伤

眼外肌挫伤（extraocular muscles contusion）一般是由外力施加于肌肉表面所致，同时不伴眼球及其相邻组织任何结构的穿孔伤。外伤后，造成肌腹的水肿和出血，从而影响到眼外肌的功能。眼外肌血肿（hematoma）可发生于眼睑挫伤和损伤直接涉及眼外肌时，一般是眶内或者肌肉内的血管破裂导致出血。这种类型的外伤可导致非共同性斜视（incomitant strabismus）表现，肌肉血肿引起被动牵引试验阳性，同时眼外肌的收缩功能亦受影响，行主动收缩试验可见肌力减退。眼外肌挫伤的外观一般不明显，下眼睑瘀斑往往是唯一可见的异常表现。在各条眼外肌中，最容易发生挫伤的是下直肌，其原因是外伤发生瞬间反射性的Bell现象导致眼球上转暴露下直肌。该斜视类型临床常可自愈。

（三）伴有眶壁骨折的眼外肌外伤

眼眶壁骨折导致的斜视主要是眼外肌或其周围软组织嵌顿所造成的限制性斜视（restrictive strabismus），临床最常见于爆裂性眼眶骨折（orbital blowout fracture）。眶壁骨折一般是外力从正面打击眼球或者眼眶，往往先伤及眶下壁和眶内壁，因为二者是眼眶四壁中最薄弱部位（图16-2-1）。眶壁骨折时，最易受伤的眼外肌是下直肌、下斜肌、内直肌和上斜肌，上直肌和外直肌很少会被波及。当眶内壁和眶下壁骨折时，可能导致不止一条眼外肌损伤，表现为受累眼上转和外转受限以及复视。发生在眶顶壁的骨折可导致上直肌或上斜肌嵌顿，表现出眼球下转受限，出现复视。对于成年患者，爆裂性眼眶骨折是常见类型，但是儿童则不一样，其眶骨壁更有弹性，骨折时可表现为"活板门样骨折（trapdoor fracture）"，主要是在外伤瞬间眶壁发生破裂弯曲，眶内容物陷入，而后眶壁骨折处自行复位形成一线性、微小骨折，但有可能会使嵌顿的眼外肌发生缺血坏死的风险。通常情况下，对于成人患者眶壁修复手术可在伤后7～10天组织肿胀消退后实施，但是对于儿童患者，则需要在嵌顿的眼外肌缺血损伤发生前尽早手术修复。

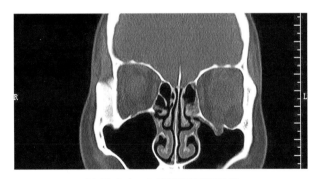

图16-2-1　左侧眼眶下壁骨折

冠状位眼眶CT骨窗扫描图像显示左侧眼眶下壁骨折，左侧眶下壁骨质连续性中断，部分软组织突入上颌窦

（四）外伤性眼球移位

外伤可以致使眼球在眼眶内向前或者向后移动，外伤性眼球移位（traumatic ectopia of eyeball）临床也不少，且常见诸文献报道。该类型的眼球移位往往因为外伤所致多条眼外肌的断裂，或者眶内软组织脱出而发生。外伤性眼球内陷（traumatic enophthalmos）常常见于严重的眶下壁骨折，眼球向下陷入

上颌窦内所致。外伤性眼球突出（traumatic exophthalmos）多是因为两方面的因素：眶内出血引起的血肿和组织肿胀，及外伤性颈内动脉海绵窦瘘。如果眼球朝着某一确定的方向移位，常见一条或多条眼外肌出现机械性限制因素所导致，同时也会出现明显的眼球运动功能障碍和复视。眼外肌 Pulley 结构是指由胶原纤维、弹力纤维和平滑肌形成、包绕在眼外肌周围的环状结构，其主要功能是改变眼外肌力的作用方向。眶内容积的改变或者眶内 Pulley 结构的异常，会导致双眼位置不对称，出现斜视和复视，这种非眼外肌和神经损伤导致的异常改变，临床表现为相对性眼肌麻痹（relative ophthalmoplegia）。

（五）滑车部位的外伤

因为滑车（trochlea）部位的外伤导致的上斜肌功能不足在临床上非常少见。究其原因，主要是位于眼眶上部的眶上缘可以起到保护作用。也有文献报道，医源性的损伤涉及滑车部位，譬如眼睑鼻侧的囊肿摘除手术，耳鼻喉科的额窦及筛窦手术等操作均有可能损伤滑车。滑车发生脱离或者移位是常见的滑车部位外伤。

（六）眼外肌瘢痕收缩和粘连形成

发生在眼眶部位的挫伤和穿孔伤不但直接伤及眼外肌和支配眼外肌的神经，而且可以导致外伤后发生眼外肌瘢痕挛缩（scar contracture）和粘连形成（adhesive reaction）。粘连形成可以发生在不同的位置，导致眼球运动出现障碍。譬如眼外肌的肌腹或者肌腱与眼球壁之间，眼外肌或者肌鞘与结膜之间，或者是眼外肌，肌间膜，肌鞘和结膜组织交织融合形成的大片瘢痕组织。这样的粘连多见于医源性的损伤，譬如眶内肿瘤切除手术、眼眶减压手术和眼外肌手术。牵引试验是判断存在粘连与否的简单有效的方法。

二、眼外肌的支配神经的损伤

（一）外伤性动眼神经麻痹

颅脑外伤可以导致第Ⅲ脑神经从神经核到眼眶全段中任何部位的损伤而形成外伤性动眼神经麻痹（traumatic oculomotor nerve palsy）。神经束或者神经核本身的损伤可能是由于颅脑外伤所致弥漫性轴索或神经元损伤的一部分，或者是由于基底动脉环分支破裂所致暂时性缺血综合征的一部分。动眼神经在中脑脚间窝出脑干处容易发生撕裂，或者由颅内压升高或钩回疝导致损伤。颅底骨折往往导致动眼神经从中颅窝进入海绵窦层面的损伤。外伤性海绵窦血栓（cavernous sinus thrombosis）可以引起单独的动眼神经麻痹或者联合滑车神经麻痹（trochlear nerve palsy）和展神经麻痹（abducens nerve palsy）。眼眶穿孔伤或者广泛眼眶骨折可以引起眶尖综合征（orbital apex syndrome）和眶上裂综合征（superior orbital fissure syndrome）。具有外伤史的第Ⅲ脑神经麻痹患者需要做神经系统影像学检查，以除外硬膜下出血或者颅内肿瘤压迫波及动眼神经的可能性。

（二）外伤性滑车神经麻痹

外伤是获得性单侧或双侧滑车神经麻痹的最常见原因。所有的外伤性第Ⅳ脑神经麻痹都应该首先假定为双侧性，除非有检查进一步排除。滑车神经可能在其走行的任意位置受损，原因包括眼眶外伤、额面外伤或者头颅的斜向打击伤。严重的脑干外伤中，滑车神经麻痹的临床表现早期经常会被眼球水平凝视麻痹（horizontal gaze palsy）所掩盖，只有当水平凝视麻痹恢复后才会显现出来。因为滑车神经走行是从中脑背侧面引出，故而在闭合性脑损伤时容易被损伤。切除后颅窝肿瘤的神经外科手术同样可以损伤一侧或两侧滑车神经。滑车神经向前与小脑幕紧密联系的解剖特点也是其在闭合性脑损伤时容易受伤的因素。海绵窦的损伤也会影响到滑车神经，但很少单独波及，往往伴有其他脑神经的麻痹。眼眶外伤导致的上斜肌麻痹，临床表现均为单眼或者双眼垂直旋转性斜视，眼球运动检查可见上斜肌功能不足，有时则仅为下斜肌功能亢进，借助 Parks 三步法检查可发现麻痹肌（图 16-2-2）。除非有非常明确的影像学证据支持，临床上往往很难鉴别究竟是第Ⅳ脑神经损伤、滑车本身的损伤，抑或是上斜肌肌腱的损伤。眼眶内上部位的外伤可以因为上斜肌肌腱或者肌腹撕裂、或者滑车本身受损导致滑车神经麻痹，有时还需要与外伤导致的 Brown 综合征（又称上斜肌腱鞘综合征，即上斜肌腱鞘由于外伤导致增厚粘连，从而引起眼球内转时上转明显受限）相鉴别。

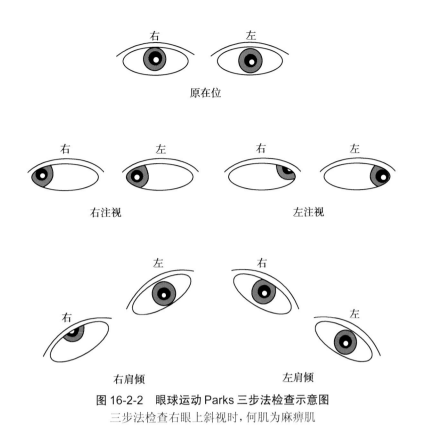

图 16-2-2　眼球运动 Parks 三步法检查示意图

三步法检查右眼上斜视时,何肌为麻痹肌

(三)外伤性展神经麻痹

颅脑外伤的患者常常伴有外伤性展神经麻痹(traumatic abducens nerve palsy),钝性外伤对第Ⅵ脑神经(展神经)的损伤多发生于其在床岩韧带之下进入覆盖在硬脑膜上的斜坡处。闭合性颅外伤也可以造成颅内压升高从而导致单侧或双侧第Ⅵ脑神经麻痹。外伤性颈动脉海绵窦瘘(traumatic carotid cavernous fistula)亦可造成第Ⅵ脑神经麻痹。外伤性展神经麻痹的第一眼位多为大角度斜视,所以比第Ⅳ脑神经麻痹更易于发现。如果很轻微的头颅外伤后出现第Ⅵ脑神经麻痹,则要警惕有隐匿性颅内肿瘤的可能性。在一组外伤性第Ⅵ脑神经麻痹的回顾性研究发现,单侧展神经麻痹患者中有 27% 自然恢复,而双侧麻痹患者中这一比例为 12%。

第三节　眼外肌外伤的检查和诊断

针对怀疑眼外肌损伤的相关检查可能较为复杂和困难。临床工作中,常常因为眼部以外的伤情严重,或者眼球本身的外伤而掩盖了对眼球运动不足的及时诊断。在检查眼球运动功能和眼外肌状况之前,确认是否存在其他眼球结构外伤至关重要,因为后者往往严重影响视力。因此,包括详细的眼底检查在内的全面眼部检查不可或缺。对怀疑眼外肌外伤者实施以下检查可以获取有关眼球运动功能和眼外肌状况的有价值信息。

一、眼球运动检查

分别仔细检查单眼运动和双眼运动情况,以评估眼球运动的受限或不足情况。对于此类患者,很多伴有视力下降或者视野缺损,导致注视困难,行遮盖去遮盖试验检查时,注意要充分遮盖以确保患者能够注视视标。也有些患者检查发现不能正常转动眼球,仅仅可能因为疼痛而非眼球运动受限,可能易致误诊。

扫视运动(saccadic eye movement)检查可以通过非接触眼球的方式,来观察鉴别麻痹性和限制性因素。所以，该项检查对于儿童尤为合适（图 16-3-1）。扫视运动是一种需要正常眼外肌功能的快速、跳动性眼球运动。该运动主要由眼外肌中的直肌来承担完成。扫视运动的存在提示具备正常的直肌功能，若缺失则提示直肌功能麻痹。麻痹的直肌不能完成正常的扫视运动，而表现为眼球缓慢移至注视方向。合并有眼球运动受限和扫视运动减弱的斜视一般是由直肌而不是斜肌麻痹引起的。与直肌麻痹相区别的是，限制性因素导致眼球功能障碍的扫视运动特点是速度正常，路径变短，且运动过程中在触发限制发生时会出现眼球运动的急停现象。这种快速眼球扫视伴有突然急停的眼动模式是限制性斜视的重要特点，对于有眼肌功能障碍的患者，在手术前进行扫视运动检查是非常重要的，因为在手术麻醉后，牵引试验只能判断有无限制性因素，而不能鉴别可能同时合并的麻痹性因素。水平和垂直的眼球扫视运动可以通过眼电图和红外眼追踪器等仪器设备来进行检查。眼球运动的临床观察也可以用来评估扫视运动，对于不能配合追随视标运动的儿童和不合作患者，可以使用条纹鼓进行视动性眼球震颤检查。在患者眼前转动条纹鼓，观察是否诱发出视动性眼球震颤，逐眼检查以观察视动性眼球震颤是否有非对称性，如果不能诱发出眼球震颤，提示可能存在直肌麻痹。

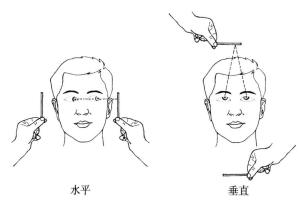

水平　　　　　　　　垂直

图 16-3-1　眼球扫视运动检查示意图
嘱患者保持头位，双眼注视各视标，检查扫视运动功能

被动牵引试验（forced duction test）通过使用镊子牵引眼球朝向运动受限的方向转动，以显示眼球转动时的机械性限制（图 16-3-2）。如果镊子牵引眼球运动时遇到限制，即为牵引试验阳性。牵引眼球运动受限一般由过于紧张的直肌所引起，但是如果操作者在做牵引试验时误将眼球压向眶尖处，直肌则会相对松弛从而导致牵引试验假阴性结果。对于斜肌的牵引试验则正好相反，因为在压迫眼球时会使斜肌更为紧张。主动收缩试验可以评估眼外肌的运动功能，该检查必须在局麻下进行。患者被要求望向拟评估的眼外肌作用的方向，检查者用镊子牵引角膜缘，通过镊子感受评估被检查眼的眼外肌力量。

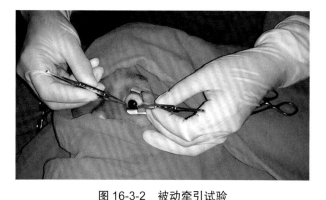

图 16-3-2　被动牵引试验
使用镊子牵引眼球朝向运动受限的方向转动，协助判断眼球转动时的机械性限制

二、眼眶影像学检查

CT 和 MRI 扫描可以为怀疑眼外肌外伤患者的诊断和治疗提供重要的有价值信息。对于疑似眼眶壁骨折的影像学检查金标准包括高分辨率 CT 扫描（轴位、冠状位和矢状位的眶面部 1～2mm 薄层扫描），可显示眼外肌和眶壁骨折之间的相对位置关系。对于眶底骨折时骨折部位和眼外肌的位置关系，冠状位扫描通常可以提供非常重要的信息（图 16-3-3），同时矢状位和轴位扫描也可作为有益补充。对

于儿童患者，即使CT扫描可能会比成人患者更多误诊眼外肌和软组织嵌顿，该检查仍然是目前的最佳选择。MRI则可提供对于肌肉和软组织结构更高质量的影像学证据（图16-3-4），多体位MRI甚至可以更清晰的显示眼外肌的收缩状态。采用压脂技术的眼眶MRI扫描则可以显示更多的眼外肌细节。采用表层线圈的动态MRI扫描技术对于包括眼外肌损伤在内的眼眶外伤具体良好效果。

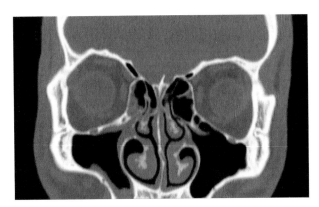

图 16-3-3　眼眶结构 CT 冠状位扫描图

冠状位 CT 显示正常眼眶结构

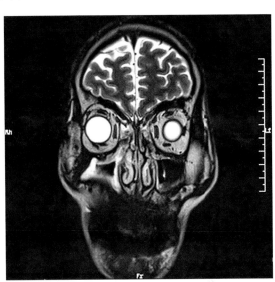

图 16-3-4　眼眶结构 MRI 扫描图

冠状位 MRI 显示正常眼眶结构

三、眼外肌外伤的诊断

当面对可能发生眼外肌外伤的患者时，评估和判断相关肌肉的状况对于制定最佳治疗方案尤为重要。术前检查应该包括评估眼球运动受限程度、肌肉功能以及周围组织的状况。一般情况下，详细的外伤史采集、临床检查和眼眶影像学检查可以为眼外肌外伤的正确诊断提供足够的诊断依据。

如果患者眼眶区受到非穿孔性外伤，且表现为被动牵引试验阳性的非共同性斜视，则需做眼眶影像学检查以排除是否存在伴有眼外肌嵌顿的眶壁骨折。如果没有眼眶骨折，则需查MRI协助判断是否存在眼外肌血肿或者瓣状撕裂。眼眶穿孔伤后，动态MRI扫描技术可以显示受累眼外肌的状况和收缩能力。如果患者表现为非共同性斜视，但是眼球仍然可以向受累肌作用方向运动，肌肉有可能只是分离而非撕裂，此类病例中，肌间膜和肌腱通常没有广泛的损伤，将分离的肌肉重新复位后，肌肉多可基本恢复正常功能。

第四节　眼外肌外伤的治疗

眼外肌外伤一旦确诊，应尽快采取正确的治疗措施，以获取最佳的治疗效果。眼外肌外伤性斜视的治疗十分复杂，因为外伤往往涉及肌肉本身和周围组织。

一、非手术治疗

（一）药物治疗

如果眼外肌仅为挫伤，一般建议观察。抗炎治疗可能会缩短恢复时间。此类病例大多可完全恢复眼外肌正常运动功能。对于受伤后早期的出血、组织水肿甚至外伤后继发感染，则应用抗菌药物、糖皮质激素和止血剂，可以促进炎症消退和出血水肿的吸收。随后可以应用神经营养药物帮助恢复神经肌肉功能。通常使用B族维生素、肌苷、辅酶A和三磷酸腺苷。

（二）正位视训练

正位视训练（orthoptic vision therapy）对于程度很轻的眼位偏斜，正前方无斜视，或者有隐斜视或轻度斜视，没有明显的代偿头位，只有某一确定方向的复视，融合功能尚好，伴有视疲劳症状，可使用正位视训练。但是，减弱的肌肉力量不能通过训练加以恢复。训练方法主要包括同视机训练和双眼融合功能训练。

（三）三棱镜矫正

三棱镜矫正对于外伤导致的小度数斜视，或者外伤修复手术后残余的斜视，可以验配三棱镜（prism）来消除斜视导致的复视或眼性眩晕（ocular vertigo）。但是三棱镜的使用存在一定限制，通常低于 $10^\triangle$，而膜状压贴三棱镜则可以允许患者验配较大度数（最大 $30^\triangle$，同时可减轻色散和成像变形的缺点）。三棱镜仅可矫正水平和垂直斜视，而对旋转性斜视（cyclotropia）无效。

二、手术治疗

如果是伴有"活板门状"破裂的眶底骨折（trapdoor fracture），该骨折瓣常常与周围眶内软组织相粘连，需要手术分离还纳肌肉，有时还需以不可吸收缝线将其缝合于肌肉附着缘，并置入筋膜组织相隔离。术后早期建议进行眼球运动锻炼（eye movement exercises），以避免肌肉新的粘连形成。眶壁骨折导致的眼外肌嵌顿通常需要手术修复。手术指征不能单单依据眼眶影像学扫描，而是要在此基础上再结合眼外肌嵌顿的临床体征而决定。如果出现血管迷走神经症状（vasovagal syncope symptoms），则需立即手术松解嵌顿的肌肉、修复眶壁骨折。如果没有血管迷走神经症状，手术松解相对限制的肌肉可以推迟至 1 周左右实施，以等待水肿消退，降低手术难度。在一些病例中，周围软组织的肿胀可以造成眼球运动障碍，1 周左右的观察可能等到眼球运动受限的改善，从而避免了手术治疗。

与内直肌和上斜肌可能出现的自发改善相比，下直肌和下斜肌在眶底骨折时的嵌顿很少能够自发松解。滑车周围组织的水肿和淤血可能限制上斜肌的运动，导致外伤性 Brown 综合征，随着炎症和水肿的消退，上斜肌逐渐可以通过滑车，Brown 综合征亦可随之消失。如果眶壁骨折不伴有明显的眼外肌嵌顿，或者骨折范围较小，没有造成明显的眼眶凹陷，观察则是首选的方案。如果怀疑有眼外肌的外伤性撕裂，应该尽快探查找到肌肉并复位于原肌止缘。如果肌肉功能不足，可以同时附加小量的肌肉截除以加强力量。在病史较久的病例中，往往会伴有拮抗肌的挛缩，对于该类病例通常需要行拮抗肌减弱手术。

对于所有的眼外肌外伤病例，眼外肌撕裂可能是最难以处理的类型。外伤可能导致一条眼外肌的部分撕裂或者完全断裂。部分撕裂的眼外肌可以通过 MRI 显示其肌肉走行的延续性，患者也可能表现为眼球运动仍然残余部分功能。其手术修复相对较易且预后通常不错。如果一条眼外肌完全断离，应该尽量尝试修复两断端，若断裂位置靠前，可采用结膜入路手术，若断裂位置靠后，则需采用眼眶手术入路。如果肌肉断端无法找到，则需考虑行相邻直肌移位手术。一些作者倾向于将手术修复断裂肌肉的时间推迟到伤后 5～6 周，以便有充足的时间进行全面的眼球运动评估和充分的影像学检查。手术探查前保留额外的等待时间有助于出血吸收和水肿消退，恢复正常的解剖平面和组织外观。亦有观点建议尽快手术，术前等待时间不要超过 7～10 天，以避免拮抗肌的挛缩。通常情况下，不仅是因为拮抗肌的挛缩，而且当肌肉外伤比较严重无法直接修复时，减弱拮抗肌的手术是很有必要的。

眼外肌移位手术可能比探寻修复肌肉断端相对容易，但是手术效果也不如直接复位修复受损肌肉。成功的眼外肌移位手术可以在相对小的范围内建立双眼融合，达到一定程度的双眼单视功能。眼外肌移位手术应该尽量避免在外伤早期进行，直肌或者斜肌的移位手术可以部分替代受伤眼外肌的功能。肌肉移位手术可以是全肌腱或者部分肌腱宽度，伴或不伴加强术式（包括移位肌肉的部分截除或者浅层巩膜后固定）。对于下直肌脱失或者明显的外伤，下斜肌前转位手术可以改变下斜肌的作用方向，使眼球下转，该术式是解决垂直斜视的很好选择。

对于某些肌肉转位手术失败，或者眼前段缺血风险极高的病例，将眼球固定在眼眶壁上以达到正前方眼位正位的手术方式也是一个选择。该术式使用多种材料将眼球锚定在眶壁适当位置，使其保持正位。目前临床常用的材料有颞筋膜、阔筋膜、上斜肌肌鞘或者非可吸收缝线。

（李志刚）

参 考 文 献

1. 李凤鸣，谢立信. 中华眼科学. 3 版. 人民卫生出版社，2014.

2. 张效房，杨进献. 眼外伤学. 郑州：河南医科大学出版社，1997.

3. 杨景存. 眼外肌病学. 郑州：郑州大学出版社，2003.

4. Henson KJ. Diagnostic tools in the evaluation of strabismus secondary to trauma. Am Orthopt J，2004，54：2-6.

5. Murray AD. An Approach to Some Aspects of Strabismus from Ocular and Orbital Trauma. Middle East Afr J Ophthalmol，2015，22（3）：312-319.

6. Ludwig IH，Brown MS. Strabismus due to flap tear of a rectus muscle. Trans Am Ophthalmol Soc，2001，99：53-63.

7. Kim J，Lee H，Chi M，et al. Endoscope-assisted repairof pediatric trapdoor fractures of the orbital floor: characterization and management. J Craniofac Surg，2010，21：101-105.

8. Sires BS，Stanley RB，Levine LM. Oculocardiac reflex caused by orbital floor trapdoor fracture：an indication for urgent repair. Arch Ophthalmol，1998，116：955-956.

9. Cobb A，Murthy R，Manisali M，et al. Oculovagal reflex in paediatric orbital floor fractures mimicking head injury. Emerg Med J，2009，26：351-353.

10. Wright KW. Recognition and repair of the "lost" rectus muscle. Discussion，1990，97：136-137.

11. Del Monte MA. Management of Direct Extraocular Muscle Trauma. Amer Orthoptic Jrnl，2004，54：1.

12. Rosenbaum AL. Costenbader Lecture. The efficacy of rectus muscle transposition surgery in esotropic Duane syndrome and VI nerve palsy. J AAPOS，2004，8：409-419.

13. Santiago AP，Rosenbaum AL. Selected transposition procedures. In：Rosenbaum AL，Santiago AP，eds. Clinical Strabismus Management：Principles and Surgical Techniques. Philadelphia（PA）：Saunders，1999：476-489.

14. Olitsky SE，Notaro S. Anterior transposition of the inferior oblique for the treatment of a lost inferior rectus muscle. J Pediatr Ophthalmol Strabismus，2000，37：50-51.

15. Paysee EA，Saunders RA，Coats DK. Surgical management of strabismus after rupture of the inferior rectus muscle. J AAPOS，2000，4：164-167.

16. Aguirre-Aquino BI，RiemannCD，Lewis H，et al. Anterior transposition of the inferior oblique muscle as the initial treatment of a snapped inferior rectus muscle. J AAPOS，2001，5：52-54.

17. Asadi R，Falavarjani KG. Anteriorization of inferior obliquemuscle and downward transposition of medial rectus muscle for lost inferior rectus muscle. J AAPOS，2006，10：592-593.

18. Salazar-León JA，Ramírez-OrtízMA，Salas-Vargas M. The surgical correction of paralytic strabismus using fascia lata. J Pediatr Ophthalmol Strabismus，1998，35：27-32.

19. VillaseñorSolares J，Riemann BI，Romanelli Zuazo AC，et al. Ocular fixation to nasal periosteum with a superior oblique tendon in patients with third nerve palsy. J Pediatr Ophthalmol Strabismus，2000，37：260-265.

20. Goldberg RA，RosenbaumAL，Tong JT. Use of apically based periosteal flaps as globe tethers in severe paretic strabismus. Arch Ophthalmol，2000，118：431-437.

21. Awad AH，Shin GS，Rosenbaum AL，et al. Autogenous Fascia Augmentation of a Partially Extirpated Muscle With a Subperiosteal Medial Orbitotomy Approach. J AAPOS，1997，1：138-142.

22. Kaido T，Tanaka Y，Kanemoto Y，et al. Traumatic oculomotor nerve palsy. J Clin Neurosci，2006，13：852-855.

第十七章　眼　眶　外　伤

第一节　眼眶外伤概述

眼眶外伤（orbital trauma）常由于交通事故、高空坠落、打架斗殴、户外活动和体育运动等原因引起，轻者仅有眶内组织和眶壁损伤，严重者可伴有邻近的颌面、鼻腔鼻窦和颅脑损伤，甚至造成视力丧失和头面部畸形。近年来，由于机动车辆的增多、建筑和体育事业的发展，眼眶外伤有增加趋势。受伤者多为男性儿童和青壮年人。

眼眶外伤流行病学资料国内外均较少见。根据郑州大学第一附属医院眼科门诊的统计，在眼眶病组专业门诊，眼眶外伤仅次于眼眶肿瘤和甲状腺相关眼病，居眼眶病的第三位，约占眼眶病门诊首诊患者的18%。

一、眼眶外伤的分类

眼眶外伤分类：根据致伤性质可分为眼眶挫伤（orbital contusion）和撞击伤（collision injury），眼眶穿孔伤（orbital perforating injury）和异物伤（orbital foreign body injury），挤压伤（crush injury）和爆炸伤（explosion injury）等；根据有无伤口分为开放性眼眶外伤（open orbital trauma）和闭合性眼眶外伤（closed orbital trauma）；根据临床损伤特征可分为眼眶软组织挫伤（orbital soft tissue contusion）、眼眶穿孔伤（orbital perforation injury）和眶内异物（intraorbital foreign body）、眼眶挤压伤（orbital crush injury）、眼眶爆裂性骨折（blow-out orbital fracture）、眼眶复合骨折（orbital complex fracture）、眼眶大面积开放性外伤、眶颅联合外伤（complex cranio-orbital trauma）和眶外伤感染（traumatic infections of orbit）等。目前我国多以临床外伤特征分类为主。

二、眼眶外伤的特点

由于眼眶组织深，眶壁和眶内软组织外伤多不能直接看到或触及，多需要借助临床表现特征间接判断，以及CT和MRI等影像学检查。

由于眶缘坚厚而眶壁较薄，外伤可致眶壁骨折而眶缘可无骨折。眼眶与颅脑、颌面和鼻窦毗邻，往往存在周围组织的合并损伤。

眼眶外伤约 40% 合并有眼球损伤或视神经损伤。有更高的眼睑损伤发生率。眶下壁骨折常合并眶下神经损伤，上壁和眶上缘损伤常合并眶上神经损伤，眶外缘及颧面骨折合并颧面神经等感觉神经的损伤。眶上裂和眶尖部损伤可合并视神经和动眼神经等眼球运动神经损伤。

眼眶四壁为骨质，眶口区有睑板 - 内外眦韧带 - 眶膈封闭，故外伤后出血和组织肿胀可导致眶压急剧升高，产生急性眶腔综合征（acute orbital compartment syndrome），导致视网膜和视神经供血障碍，一般认为超过 90 分钟可导致永久性失明。

眼眶穿孔伤和眶内异物，以及鼻腔鼻窦贯通损伤，容易出现眶内感染，导致眶内组织继发损害甚至视力丧失。

由于眼眶位于头颅和面骨之间，车祸、坠落或摔伤，眼眶外伤的同时可伴有较严重的全身性外伤，包括颅骨骨折和颅脑外伤、颌面骨折、鼻腔鼻窦外伤、脑脊液鼻漏、四肢及脊椎骨折、胸腹部重要脏器外伤等。

眼眶外伤的这些特点，在诊断和治疗中应高度重视。

三、眼眶外伤的诊断

眼眶外伤的诊断主要包括生命体征检查、病史询问、临床检查、影像学检查、实验室检查、多学科会诊等六个方面。

（一）生命体征检查

眼眶外伤多属于机械性外伤。由于眼眶位于头颅和面颅之间，故眼眶外伤可同时合并颅脑颌面外伤，车祸伤时可有肢体骨折或内脏损伤，故在急诊接诊时，应首先检查患者的生命体征。包括意识状态、瞳孔大小和对光反应、体温、脉搏、呼吸、血压、呼吸道是否通畅和血氧饱和度，以及有无活动性出血等情况。生命体征稳定、活动性出血控制后，再详细询问患者、家属、或在场人员受伤情况。如果是车祸伤，应注意是否有四肢脊柱骨折、内脏损伤和出血。

（二）病史询问

包括受伤的时间、地点和周围环境，致伤物的大小和力量，以便确定损伤性质，以及异物存留的可能。受伤后有无昏迷及昏迷的时间，有无头痛、恶心、呕吐，有无外耳道出血、鼻出血或脑脊液鼻漏，判断有无颅脑损伤。伤后有无视力障碍、视力障碍的发生时间、随时间演变等，判断是原发性外伤还是继发性外伤。如受伤时有在场人员，应询问情况和出血量。转诊患者应了解治疗经过、首次处理或手术情况。

（三）临床检查

眼眶外伤可合并眼球和视神经、颅脑和颌面外伤，车祸和坠落者可为全身多发性外伤的一部分，故除应注意眼部情况外，更应注意颅面部、全身情况和生命体征的观察。

1. 眼部检查

（1）眼眶检查：首先应注意双侧颌面和眼眶是否对称，眼睑肿胀和淤血情况，眼突度、眶压和球后阻力；眼球位置、眼球运动情况和有无复视；触诊眶缘有无断裂和局限性压痛，眼睑有无捻发音、眼睑肿胀和眼球突出是否可压迫还纳。

（2）伤口检查：应仔细寻找眼睑、眉弓、结膜有无伤口，尤其应注意结膜半月皱襞和穹隆部的隐蔽伤口，注意有无异物存留。

（3）眼球检查：包括视力、有无穿孔或破裂伤口、有无前房积血（hyphema）、晶状体脱位（luxation of lens）、虹膜根部断离（iridodialysis）、屈光间质是否清晰、视网膜脉络膜有无裂伤及出血，视盘区有无出血及水肿等。

（4）瞳孔检查：首先检查双眼瞳孔大小、是否对称、直接和间接对光反应情况；尤其应注意双眼交替遮盖观察瞳孔大小，检查单眼有无瞳孔传入路障碍（obstruction of pupil afferent pathway）（瞳孔散大、直接对光反应消失、间接对光反应正常）。

（5）视神经外伤临床检查：包括视力、瞳孔大小及对光反应、眼底、视觉电生理、双眼视野检查等。

2. 头颅及颌面部检查

（1）头颅检查：严重的撞击伤可造成头颅骨骨折（skull fracture）和颅脑损伤（craniocerebral injury），应当仔细触诊头颅有无骨折和头皮下血肿情况，有无意识障碍、肢体运动障碍。

（2）鼻腔颅底检查：外伤后鼻腔出血可能是眶壁骨折、或颅底骨折；脑脊液鼻漏、外耳道出血或脑脊液漏、迟发性眼睑淤血斑和"熊猫眼"征，是典型的颅底骨折征象。以上两种情况应及时请神经外科和颅底外伤会诊。

（3）颌面骨折：外下眶缘凹陷、颧面部畸形是颧骨骨折的表现；张口和咀嚼困难，咬合关系异常，是颌面骨折的表现，应请口腔颌面外科医师会诊。

3. 全身情况检查　患者的意识状态、体温、脉搏、呼吸、血压、瞳孔大小和对光反射情况，是观察有无颅脑外伤的重要指征。交通事故和坠落伤应注意有无四肢、躯干、骨盆骨折，以及内脏损伤和出血，必要时请相应科室会诊。

（四）影像学检查

由于眼眶外伤多不能直视，影像学诊断具有重要的意义。一般首选的影像学检查方法是CT，其次是MRI和超声检查。X线平片目前已很少使用。

1. CT扫描　CT是眼眶外伤的常规检查项目，也是眼眶及其周围组织骨折和眶内异物的最佳检查方法。眼眶横断面扫描可良好显示眼眶内软组织结构损伤情况，以及眼眶内、外壁骨质情况；冠状面和矢状面扫描可良好显示眶顶和眶底骨折，眶内、眶周组织损伤情况和相互关系（图17-1-1）；三维成像是眶缘、颧面、中面部骨折的必要检查（图17-1-2）。

2. MRI扫描　可显示眶内和眶周软组织外伤情况。对眶内和颅内低密度植物性异物与气体的鉴别（图17-1-3）、眶壁骨折软组织和肌肉嵌顿、眶内和颅内血肿的诊断和鉴别诊断等方面优于CT。

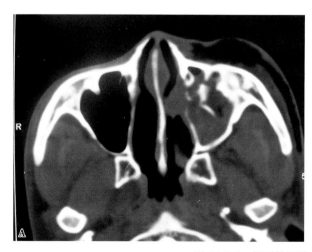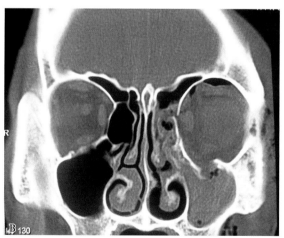

图 17-1-1　爆裂性眶底骨折轴位和冠状CT

A. 为横断面CT骨窗，显示左上颌窦骨折片及积血；B. 为冠状面CT骨窗，显示眶底和眶内壁骨折、上颌窦和筛窦积血、眶腔扩大

3. 超声检查　B型超声检查可确定眶内有无血肿、感染脓腔及其位置。彩色多普勒可显示外伤性颈动脉海绵窦瘘（traumatic carotid-cavernous fistula）（见图13-9-1）、脑膜动脉眼上静脉瘘时眼上静脉扩张和搏动，以及血流紊乱情况。

4. 血管造影检查　CTA、MRA、DSA可显示外伤性颈动脉海绵窦瘘（见图13-9-6）和其他外伤性动静脉畸形情况。

通过病史询问、临床和影像学检查，确定眼眶外伤类型和程度、有无眼球和视神经合并损伤、有无颌面或/和颅脑组织损伤、有无全身合并损伤，分轻重缓急进行处理。本节仅描述眼眶外伤的治疗原则。

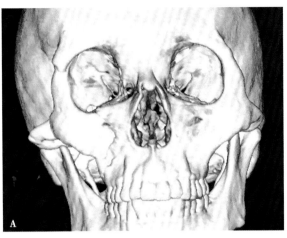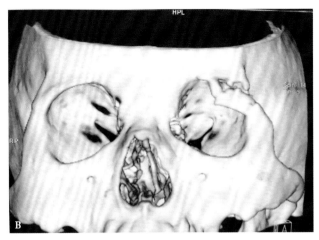

图 17-1-2 眶缘骨折的三维 CT 显示

A. 为右颧骨骨折和鼻眶筛区骨折；B. 为左眼眶外上缘骨折

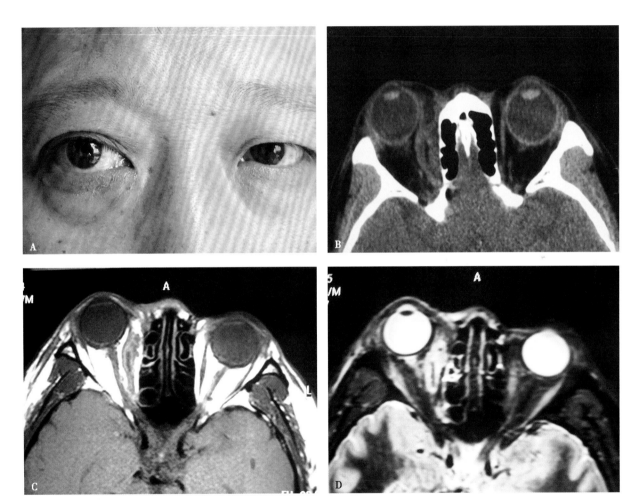

图 17-1-3 眶内植物性异物 CT 与 MRI 表现

A. 外观像：显示右侧眶内下方愈合伤口，眼球轻度突出和外上方移位；B. CT 软组织窗轴位片，显示右眶眼球后内侧条形低密度占位，周围等密度包裹病变；C. MRI T_1WI 显示，右眶内直肌部位条形低信号影异物，周围中等偏高信号炎性肉芽肿；D. MRI T_2WI 显示，右眶内直肌部位条形低信号影异物，周围高信号炎性肉芽肿

（五）实验室检查

一般外伤急诊手术患者至少应做血常规检查、出凝血时间检查。血常规检查如发现红细胞计数和压积降低以及血红蛋白含量下降，说明有较大量的出血，应做相应处理。如果发现异常出血（多发和迟

发出血和血肿），应询问有无血友病，凝血功能障碍的其他疾病，化验检查凝血功能障碍情况。我们曾发现多例眼外伤异常出血情况，部分患者已知有血友病、部分患者检查首次发现血友病。

（六）多学科会诊

眼眶外伤、如为车祸或撞击伤，可合并有颅脑颌面损伤，以及躯干骨折、内脏损伤，故临床应做全面体格检查。必要时进行神经外科、颌面外科、耳鼻喉科、骨折等多学科会诊，或联合手术处理。

四、眼眶外伤的治疗原则

经过以上六个诊断程序，明确外伤部位和程度。尤其是要明确是多部位多脏器复合性损伤、还是单纯眼眶外伤。眼眶外伤急诊室或现场处理，应清洁伤口、加压包扎止血，适当的固定，尽快送达有条件处理的医院。复合性外伤患者：应优先处理影响生命的颅脑损伤、保持呼吸道通畅和生命体征的稳定；其次是要排除和处理内脏损伤和出血；脊柱和四肢骨折应得到妥善处理和固定。

在此前提下，单纯眼眶外伤或合并眼眶外伤的处理原则如下。

1. 清创缝合 如存在眼眶区的开放性伤口，应在 CT 检查明确诊断后，及时行清创缝合术。术中彻底清洁创面后，清除坏死组织，仔细检查和清除创面或深部异物，精确止血，修复眼外肌和上睑提肌、眶壁和眶缘骨折、眼睑和内外眦韧带、泪道等重要结构，尽可能使损伤组织解剖复位，闭合伤口。建议眼睑外伤分三层缝合：睑板 - 内外眦韧带、眼轮匝肌、皮肤和皮下组织。

2. 防治感染 开放性外伤，应尽早使用破伤风抗毒素（tetanus antitoxin，TAT）或破伤风免疫球蛋白（tetanus immunoglobulin）预防特异性感染。严重的组织损伤，或创口污染较重，应全身静脉应用广谱抗生素预防和治疗感染。

3. 适当的加压包扎 眼眶外伤如需要转运，可适当加压包扎止血和冷敷。眼眶外伤清创缝合术后，亦应适当的四头带或弹力绷带加压包扎。

4. 急性眶腔综合征的处理 头颅、眼眶和面部骨折均可涉及眼眶，导致闭合性眶内出血或血肿，后者可导致眶压急剧增高危及视力，出现视力丧失和黑矇。出现此情况，应紧急剪开外眦韧带和离断外眦韧带上下支，暂时缓解眶内压力；随后根据 CT 检查确定出血位置切开引流积血或清除凝血块，严重者可放置引流，暂不缝合伤口。

眼睑和眼眶积气，加压包扎可减少和制止气体进入眶内，促进创口愈合。如眶内积气导致眶压急剧增高，可使用注射器针头穿刺导出气体，加压包扎。嘱患者不要鼓气、咳嗽时压迫眶区。

5. 抑制和减轻眼眶组织肿胀 大剂量糖皮质激素（glucocorticoid）应用可有效抑制和减轻眶内组织肿胀和眶压升高。如眶压极高、视力受到威胁，可静脉使用甘露醇（mannitol）等脱水剂，必要时外眦韧带切开减压。冲击量甲泼尼龙（methylprednisolone）可提高视神经对缺血缺氧的耐受性。一般眼眶外伤，48～72 个小时后，眼眶组织肿胀会逐渐减轻。

6. 促进损伤组织修复 认为糖皮质激素可有效减轻组织肿胀，有利于神经和眼外肌组织损伤的恢复。运动和感觉神经麻痹可使用神经生长因子（nerve growth factor，NGF）、神经节苷脂（ganglioside）、B 族维生素等促进恢复。大剂量维生素 C 可促进软组织缺损的修复。

7. 并发症处理 较大的开放性伤口，眶缘和周围颌面骨折可一期整合修复，眶内异物应在急诊清创缝合时予以摘出。术后眼眶感染多需开放引流，瘘管形成应考虑植物性异物存留。儿童爆裂性眼眶骨折眼外肌嵌顿应尽早手术治疗，成年人爆裂性眼眶骨折应在 2 周内尽早手术，以便获得解剖和功能的良好恢复。

五、眼眶外伤诊断和治疗注意事项

眼眶外伤的诊断过程中要注意：①有无颅脑损伤、鼻窦和颌面外伤存在；②有无眶内或眶周异物存留；③有无眶壁骨折和眼肌嵌顿；④有无眼球挫伤、开放性眼球外伤和眼内异物；⑤是否合并视神经外伤；⑥有无眼睑和眶内重要结构如眼外肌、内外眦韧带、睑板、泪道、眶隔和提上睑肌腱膜等外伤；⑦车祸伤一定要注意全身有无骨折和内脏损伤；⑧眼眶轴位、冠状和三维成像 CT 检查在眼眶外伤诊断中及其重要;⑨眼眶外伤后反复发作的化脓性炎症,尤其是瘘管形成,高度提示眶内植物性异物存在。

眼眶外伤治疗中过程中的注意事项:①首次手术清创缝合,一定要注意进行仔细探查,有无异物存留,尤其是睫毛和皮肤碎片等影像学检查不能发现的异物;活动性出血一定要适当处理,重要的结构损伤应尽可能修复;②及时进行破伤风抗毒素或破伤风免疫球蛋白的预防注射;③眶内软组织外伤,或外伤术后,应适当进行加压包扎,预防眶内出血;④爆裂性眼眶骨折眼球凹陷、复视和眼球运动障碍应尽早手术处理;⑤眶内非金属异物摘出,尤其是植物性异物摘出时,不应满足取出一片,应仔细探察,彻底清除所有异物碎片,临床可见数次手术后仍有异物存在者;⑥眶颅、颌面、鼻腔鼻窦等联合外伤应请相应专业医师会诊处理。

第二节 眶软组织挫伤

眼眶区受到钝性暴力打击,造成眼睑软组织挫伤,眶内血管、神经、脂肪、肌肉和骨膜损伤,称为眶软组织挫伤(orbital soft tissue contusion)。拳击、交通事故、体育运动、撞击等为常见致伤方式。常表现为眶软组织肿胀、眼眶或眼睑气肿、眼睑淤血、眶内出血和血肿、眼外肌撕裂和肿胀。

一、眶软组织挫伤

【病因】 各种钝性外力的作用,包括拳击伤、脚踢伤、摔伤、碰撞等。

【发生机制】 眼睑和眶内软组织受到机械外力的震荡、冲击和扣压打击,眶区皮肤可有不同程度擦伤,眼睑皮下和眶内组织血管挫伤后血管通透性增加、浆液和纤维蛋白渗出,引起眼睑和眼眶软组织肿胀,小血管的多发挫伤和出血则引起眼睑皮下淤血和结膜出血。

眶内软组织挫伤后小血管渗漏会产生组织水肿。如外力使小血管发生破裂,即造成眶内出血。如出血位于肌锥外间隙,会沿眶内脂肪,向前弥散至眼睑皮下或结膜下,出现眼睑淤血和结膜下出血;如出血位于肌锥内间隙,由于肌间膜的存在,出血位于眼球后,不易向前弥散,集聚形成血肿,可引起眼球轴性突出;如果出血积聚于骨膜下间隙,会形成骨膜下血肿(subperiosteal hematoma)。额骨外伤骨折,出血因重力作用可形成眶顶骨膜下血肿(subperiosteal hematoma of orbital roof)。

【临床表现】

(1)眼睑淤血肿胀:由于眼睑皮下组织疏松,外伤后容易出现淤血肿胀(图17-2-1)可导致眼睑增厚和肿硬,严重者渗出液和出血可穿过鼻梁皮下导致对侧眼睑淤血肿胀。部分患者可有皮肤擦伤。

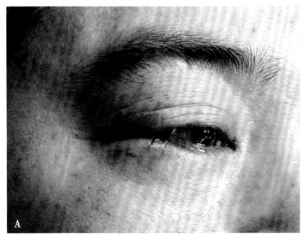
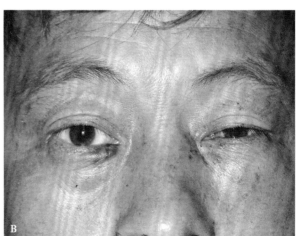

图17-2-1 眼眶软组织挫伤
A.右眼拳击伤后2小时,眼睑肿胀和淤血、结膜充血水肿;B.面部外伤后6小时,双侧下睑淤血肿胀、左眼结膜充血水肿、眼球轻度突出

（2）结膜水肿和出血：结膜水肿（chemosis）决定于结膜挫伤程度和眶内压力。轻者表现为结膜增厚和结膜下积液，重者结膜可脱出和嵌顿于睑裂外，影响眼睑闭合。部分患者可有鲜红色的片状或大面积结膜下出血（subconjunctival hemorrhage）。

（3）眼球突出：眶内软组织肿胀和渗血，容积增加可导致眼球突出、眶压和球后阻力增高。一般在2～3天后随软组织肿胀消退而复位。

（4）眼外肌不全麻痹：眶软组织挫伤可有眼外肌不全麻痹（轻瘫，paresis）表现。可能由于：①眼外肌肌腹和肌腱部分挫裂、肌肉内出血；②动眼神经、滑车神经和展神经的不同程度挫伤。多可在数周或数月内恢复。

（5）视力下降：眼眶软组织挫伤者，视力多正常。同时伴有眼球挫伤，如视网膜脉络膜挫伤、水肿和眼内出血，可有不同程度视力下降。强力冲击导致视神经撕脱伤（avulsion of optic nerve）和视神经管区损伤，表现为外伤后视力丧失，瞳孔直接对光反应消失，间接对光反应存在，眼底可正常。

【诊断】 眼眶软组织挫伤患者，除眼部检查外，应常规进行 CT 扫描，以明确有无眶壁眶缘骨折和眶内血肿。软组织挫伤的典型 CT 表现是眶内间隙增宽、软组织密度增高、眼睑增厚和眼球突出。

【治疗】 眼眶软组织挫伤，伤后早期应冷敷，减少出血和组织肿胀。如肿胀较重，眶压和球后阻力升高，可应用脱水剂和糖皮质激素，减轻组织肿胀和眶内压力，并可促进眼睑和眼球运动功能恢复。如眼球突出严重，为防止暴露性角膜炎（exposure keratitis），应涂眼药膏和包扎患眼。眼睑结膜淤血可使用活血化瘀药物促进吸收，或待自行吸收。软组织挫伤多在48～72小时后逐渐恢复。

二、外伤性眶内出血和血肿

【病因】 多因严重的外力作用于眼眶，如硬物打击、撞击所致。

【发生机制】 外伤导致眶内血管撕裂、眶骨折致骨内和骨膜血管撕裂、颅底骨折脑膜和脑组织损伤出血均可进入眶内。

出血弥漫性浸入眶软组织和眼睑组织中导致眶内出血（orbital hemorrhage）和眼睑淤血（palpebral ecchymosis），出血局限于骨膜下间隙、肌锥外间隙、肌锥内间隙、眼球筋膜囊间隙或视神经鞘膜间隙，可造成相应间隙的积血和血肿（hematoma）。

如出血位于肌锥外间隙，会沿眶内脂肪，向前弥散至眼睑皮下或结膜下，出现眼睑淤血和结膜下出血；如出血位于肌锥内间隙，由于肌间膜的存在，出血位于眼球后，不易向前弥散，集聚形成血肿，可引起轴性眼球突出；如果出血积聚于骨膜下间隙，会形成骨膜下血肿。额骨外伤骨折，出血因重力作用可形成眶顶骨膜下血肿。无论水肿或出血，产生的临床体征均与发生病变的位置和程度有关。

出血体质的患者如血友病、血小板数量功能异常、淋巴管瘤（lymphangioma）、维生素 C 缺乏病（scurvy）、抗凝治疗，眶内血管畸形以及高血压和动脉硬化患者等，可在经受轻微外伤时出现严重的眶内多发出血和血肿。

外伤性眶内血肿青少年和儿童多见，以眶顶骨膜下血肿为主。

【临床表现】

（1）眼睑淤血肿胀：眶内出血浸透眶隔或眼睑挫伤，可出现眼睑肿胀和瘀斑。眼睑皮下和骨膜下血肿可导致眼睑青紫、肿硬和上睑下垂，出血蔓延到对侧皮下可出现类似"熊猫眼"征。应与颅底出血导致的迟发型"熊猫眼"征相鉴别。

（2）结膜下出血：较少的出血呈鲜红色，较多的出血表现为紫红色。眶内出血压力较高影响结膜血液回流，可造成结膜水肿脱出嵌顿于睑裂。

（3）眼球突出和移位：中等量以上的眶内出血可有眼球突出。弥漫性眶内组织出血表现为眼球轴向突出。眶顶骨膜下血肿使眼球向前下方突出、肌锥内血肿眼球向正前方突出、下方血肿使眼球向上移位。

（4）疼痛、恶心和呕吐：小量的眶内积血，缺乏或仅有轻微症状。中等量以上的出血和水肿，导致眶压增高和眶区疼痛。血肿较大者可使眶压和球后阻力急剧升高，导致严重的眼眶疼痛和头痛，眼 - 心反射（oculo-cardiac reflex）可导致恶心、呕吐和心率减慢。

（5）眼球运动障碍：软组织损伤、出血和血肿压迫等原因，可阻碍眼球运动。眶内压急剧增高，可导致上睑下垂（ptosis）和眼球固定。

（6）眶压和球后阻力增高：中等量以上的出血可导致眶压增高。大量出血导致眶压和球后阻力急剧增高，使眼睑触之坚硬如石，同时有眼压急剧升高。

（7）瞳孔变化：出血早期，由于牵张性疼痛，交感神经兴奋，瞳孔可缩小。大量出血导致眶压急剧增高，眼球和视神经供血障碍，可出现瞳孔散大、直接和间接对光反应消失。

（8）视力丧失：眶内压急剧增高、眶尖部血肿压迫视神经或影响其血液供应、视神经鞘内出血造成视网膜中央动脉阻塞，均可造成视功能部分或全部丧失。出血和血肿导致的视力丧失，多发生在外伤15分钟之后，视力逐渐减退，直至黑朦。

【并发症】

（1）急性眶腔综合征：当眶内容量快速增加时（大量眼眶出血和血肿），可引起眶压和眼压急剧升高，眼球突出和视神经牵张，甚至阻断眼动脉和视网膜中央动脉血流，导致视力丧失。

（2）暴露性角膜溃疡（exposure corneal ulceration）：出血和血肿导致眼球高度突出，睑裂不能闭合，如不能及时适当处理，可导致暴露性角膜溃疡（图17-2-2）和结膜水肿嵌顿。

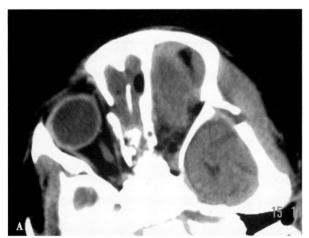 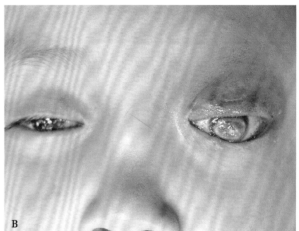

图 17-2-2 眶顶血肿和暴露性角膜溃疡

A. 为眼眶横断面软组织窗 CT，显示双侧眶颅多发骨折、左眶顶血肿；B. 为外观像，显示左眼因眶顶血肿导致角膜暴露溃疡

【诊断】

（1）外伤史和典型的临床表现（图17-2-3A）。

（2）影像学诊断：CT、MRI 和 B 超可显示血肿的位置和眼球受压情况，并可显示其他眶内并发症。

1）CT 扫描：眶血肿呈高密度块影，均质，CT 值约 +60Hu，不被造影剂强化。因血肿多在眶顶区，水平扫描常被眶骨遮蔽，故常使用眼眶轴位扫描＋冠状和矢状重建，显示血肿与眶顶的关系（图17-2-3B）。弥漫性出血显示为眶内软组织密度不规则增高。

2）MRI 检查：眶内出血和血肿，MRI 检查随出血时间而变化。出血 48 小时内 T_1、T_2 加权像均为低信号；48 小时后 T_1WI 信号由周边到中央逐渐增强，5 天后 T_2WI 信号由周边到中央逐渐增强（图17-2-4）；10 天后 T_1WI、T_2WI 均为高信号。

3）超声检查：眶内血肿在出血后即刻探查为无回声暗区，当有弱回声光斑出现时表示已有血块形成（图17-2-3C），待血块溶解后内回声又消失。眶血肿声衰减甚少，加压可变形。

（3）诊断性穿刺：眶内血肿早期为血凝块，一般不能穿刺抽出。出血 5～7 天以后，血凝块液化，超声发现液性占位病变后，即可穿刺。穿刺抽出陈旧性血液，既有诊断意义，又有减低眶内压力和清除积血的治疗作用（图17-2-3D）。

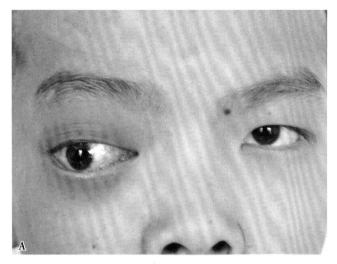

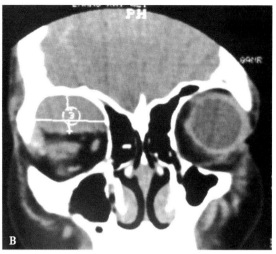

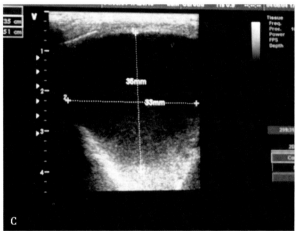

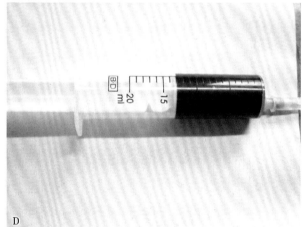

图 17-2-3　右眶顶骨膜下血肿组图

A. 外观像，显示右眼球向外下方突出移位；B. 冠状面 CT，显示右眶上部高密度占位下端有平面；C. 超声检查，显示大的液性暗区；D. 穿刺抽出陈旧性积血 13ml

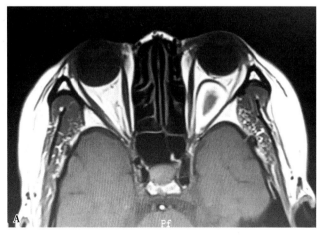

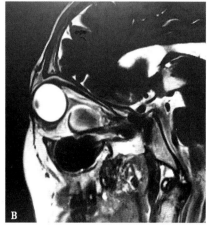

图 17-2-4　眶内血肿 MRI 信号随时间改变

A. 眶内血肿 6 天，T_1WI 血肿由周边到中央逐渐增强；B. 同一患者，眶内血肿 6 天，T_2WI 周边部刚开始出现增强

（4）异常眶内出血：外伤后眶内多发血肿和严重出血，应考虑凝血功能障碍。询问有无抗凝药物使用，怀疑血友病应进行血浆凝血因子Ⅷ、Ⅸ、Ⅺ促凝活性测定。作者曾遇到数例眶外伤异常出血和血肿的患者，最后确定患者还患有凝血功能障碍性疾病。

【治疗】 眶内少量出血和小血肿,可无明显的症状和体征,出血可自行吸收。出血量较多,较大的血肿形成,眶压明显增高或影响视力者,应积极治疗或紧急手术处理。

(1)冷敷和加压包扎:轻者早期冷敷和加压包扎减少和制止出血,48 小时后热敷促进水肿消退和出血吸收。

(2)止血:外伤后即刻给予注射用凝血酶(haemocoagulase)等药物和加压包扎,可有效防止继续出血。

(3)降低眶内压力:口服乙酰唑胺,静脉给予高渗脱水剂、冲击量糖皮质激素对降低眶内压、减轻组织水肿和保护视神经,有积极意义。

(4)抑制炎症反应:外伤和出血均可导致炎症反应,常规量糖皮质激素即有良好的抑制炎症反应作用。

(5)急性眶腔综合征的处理 ①外眦韧带切开:可在局麻下,外眦切开,合并外眦韧带上下支离断,迅速解除眶腔压力。此手术无明显并发症,可在眶内压力缓解和炎症消退后修复外眦韧带。②血肿清除:血肿压迫、眶内压过高威胁视力者,可在 CT 检查定位明确的情况下,开眶引流积血和降低眶内压力,并可放置引流。③静脉给 20% 甘露醇 250ml 快速静脉滴注脱水减轻眶内压力,后持续低剂量脱水;冲击量甲波尼龙 0.5~1.0g 加 500ml 液体静脉滴注可提高视神经对缺血缺氧的耐受性。一般认为,药物治疗不应延迟外眦切开。

(6)积血液化后穿刺抽吸:根据影像学显示血肿的部位,或直接在超声引导下穿刺抽吸液化的积血。一般采用 9 号以上内径较大的针头,20ml 注射器,以免针头内径太小或阻塞,不能抽吸出黏稠的积血。可沿骨壁多点抽吸,但应避免造成新的出血。抽吸后加压包扎。

(7)并发症处理:高眶压导致的结膜脱出或嵌顿,病程 2 周以上者,常可出现结膜下机化和结膜皱褶,难以自行复位,需待眶压恢复正常后手术切除延伸的结膜。眼球突出睑裂不能闭合者,应涂眼药膏和包扎患眼,预防暴露性角膜炎。已经形成暴露性角膜炎者,可在减低眶压后,行暂时性睑裂缝合术。

(8)凝血功能障碍的处理:血友病治疗原则是尽快补充所缺乏的凝血因子,使其血浆因子浓度提高到止血水平。一般可用新鲜血浆,冷沉淀或凝血酶原复合物浓缩剂(含因子Ⅸ、Ⅹ),以及重组的Ⅷ和Ⅸ因子制剂。

三、眼眶气肿

【病因】 眼眶气肿(orbital emphysema)是眼眶遭受较轻的钝性暴力打击所致,多见于拳击、撞击和球类致伤。

【发生机制】 眶压突然升高导致眶内壁和眶下壁薄弱处裂伤,或力量经骨传导至眶壁薄弱处致其破裂,患者鼓气、擤鼻、或呼气时,气体由鼻窦进入眶内或 / 和眼睑皮下,形成眶内气肿和眼睑皮下气肿(subcutenous emphysema)。典型病例发生在打喷嚏、鼓气、擤鼻、咳嗽、用力憋气时。少数伤口形成单向活瓣,使气体只进不出,眶内压不断升高,甚至影响视神经和视网膜血液供应而导致失明。病原菌亦可通过损伤处进入眶内造成感染。

【临床表现】 眼部外伤后出现不同程度的眼球突出,用力鼓气时眼球突出突然加重,触诊眼睑有捻发音(crepitus),压之有噼啪声,加压眼球可恢复原位,临床即可作出诊断。部分患者伴有眼睑皮下淤血。由于损伤部位和程度差异,眼部气肿有三种类型。

(1)眼睑气肿:单纯眼睑气肿较为少见。认为是由眶骨膜和眶睑筋膜处的泪骨骨折所致。表现为可压缩性的眼睑隆起,触之捻发音,无眼球突出和眶压增高。

(2)眼眶气肿:眶膈后骨壁破裂但眶隔完整,气体积聚在眶隔后肌锥内外间隙,眼球突出,眶压增高,睑裂增宽和眼睑紧张,压之有捻发音和捏雪感。严重者可导致上睑下垂、眼球运动受限、眶压和眼压升高,以及视力损害。

(3)眼眶眼睑气肿:眶壁裂伤或同时眶隔损伤,气体进入眶内和眼睑皮下,兼有眼睑和眼眶气肿的特征(图 17-2-5)。

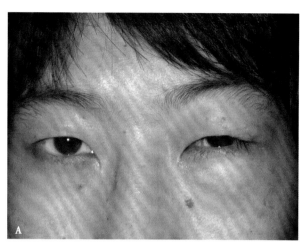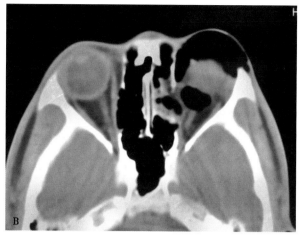

图 17-2-5　眼眶和眼睑气肿外观和 CT 图像

A. 为外观像，左眼睑肿胀、眼球突出；B. 为 CT 横轴位软组织窗图像，显示左眼睑和眼眶内积气

【诊断】

（1）外伤史：眼睑肿胀和眼球突出、压迫有捻发音等临床特征。

（2）眼眶 CT 检查：眼睑和眶内气体为低密度区，CT 值约 −1 000Hu，与周围组织界限清楚。CT 可同时显示鼻窦积血情况，部分患者可见骨折裂缝处。

【治疗】

（1）避免用力鼓气：嘱患者避免擤鼻、咳嗽、打喷嚏、鼓气或用力憋气动作，防止气体再次进入眶内。

（2）眶区加压包扎：使用绷带或四头带加压包扎，可防止气体继续进入眶内，气体可在数日内吸收。

（3）眶内高压的处理：当单向活门形成时，气体仅能进入眶内，导致压力不断较高，可能或已经影响视力者，可用注射器穿刺抽气减压。穿刺的部位应是 CT 显示气体存在较多的部位且应避开眶内重要结构。以 10ml 注射器和 7 号以上针头为宜，注射器内可预抽 1ml 生理盐水。沿眶壁穿刺可减少眶内组织损伤。穿刺减压后四头带或弹力绷带眶区加压包扎。如穿刺仍不能解决眶内压力，可行外眦切开和外眦韧带离断。

（4）预防感染：由于眶壁和眶骨膜破裂，鼻腔鼻窦气体进入眶内，可有鼻腔和鼻窦细菌同时进入眶内，应按开放性损伤处理。给予破伤风抗毒素 1 500U 或破伤风免疫球蛋白 250IU 肌肉注射，必要时应用抗生素预防感染。

四、眼外肌外伤或麻痹

【病因】　眼眶挫伤、眶穿孔伤，以及眼眶或鼻窦手术等，均可损伤眼外肌及其支配神经，造成斜视、复视和眼球运动障碍。眶壁骨折引起的眼外肌嵌顿损伤见爆裂性眼眶骨折部分。

【损伤机制】

（1）眼外肌外伤：眶软组织挫伤或穿孔伤，以及眼眶和鼻窦手术，可直接造成眼外肌肌腹和肌腱的全部或部分撕裂或断裂，导致肌肉内出血和肿胀，或眶内出血压迫眼外肌，影响其功能，导致斜视、复视和眼球运动障碍。上睑提肌损伤则导致上睑下垂。

（2）支配神经外伤：颅脑外伤多见双侧或单侧展神经麻痹，是由于第Ⅵ脑神经在颞骨岩部受到牵张所致。眶尖和眶上裂部的挫伤和挤压伤，可导致支配眼外肌的动眼神经、滑车神经和展神经挫伤或麻痹，出现眶上裂综合征（superior orbital fissure syndrome）的表现。肌锥内占位病变手术，可直接损伤相应的眼外肌支配神经。

【临床表现】

（1）斜视、复视和眼球运动障碍：外伤或手术后出现斜视、复视和眼球运动障碍，应考虑眼肌部分和全部撕裂或损伤，或是支配神经损伤。眼外肌断离或麻痹（breakage and ophthalmoplegia of external ocular muscles），表现为眼球向受累肌对侧旋转，向眼外肌作用方向运动受限（图17-2-6）。

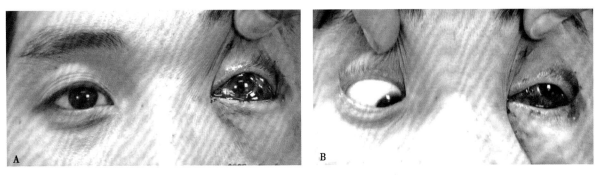

图17-2-6　左眼下直肌挫伤性断离临床表现
A. 显示左眼球上转位、结膜出血水肿；B. 显示左眼外下转受限

（2）上睑下垂：上睑提肌损伤时，可出现不同程度上睑下垂，而上直肌运动可正常。动眼神经上支麻痹，则同时出现上睑下垂、眼球外下斜和向外上方运动受限。

（3）眼球突出或内陷：眼外肌位于眶内深部且有较强的韧性，其损伤可伴有较为严重的眶软组织或眶骨的损伤。由于损伤早期眶内组织肿胀和出血，往往表现为眼球突出。损伤晚期组织肿胀消退，可有脂肪吸收、瘢痕收缩导致眼球内陷（enophthalmos）。

【影像学检查】

（1）B超检查：正常眼外肌在强回声的眶内脂肪呈低回声长条形暗带。眼外肌外伤出血和肿胀，表现为肌肉不规则增粗、边界不清、回声不均匀增强；如眼外肌暗带不连续，或不能探查到暗带，提示眼外肌断裂。但B超探查眼外肌损伤需要丰富经验。

（2）CT检查：眼眶轴位CT可良好显示内、外直肌，冠状CT可显示四直肌断面及其周围关系，矢状重建可显示上直肌和上睑提肌、下直肌全长情况。CT可见眼外肌移位、嵌顿和肿胀，完全断离可见眼肌条带消失，眼球斜向对侧（图17-2-7）。

（3）MRI检查：可由轴位、冠状位和矢状位多层面显示眼外肌损伤情况，尤其是矢状位上、下直肌的显示，优于CT。

【诊断】

（1）外伤史或手术史。

（2）临床表现：斜视、复视和眼球运动障碍，以眼外肌功能障碍和麻痹为特征。

（3）影像学检查：发现眼肌损伤、移位或断离。

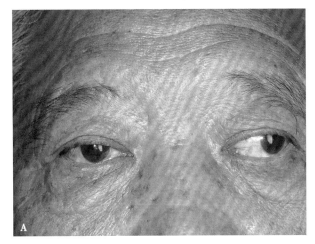
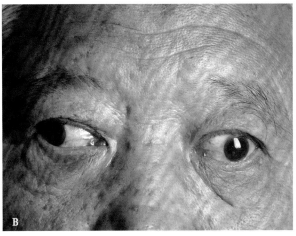

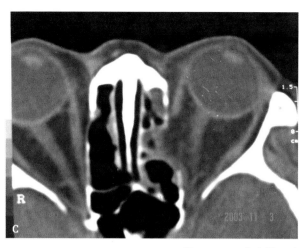 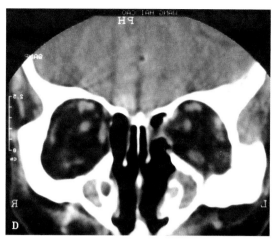

图 17-2-7 鼻内镜手术致内直肌断离组图

A. 外观像，左眼内镜下鼻窦术后外斜视；B. 显示左眼内转不过中线；C. 眼眶横断面软组织窗 CT：显示左眶内壁损伤，左内直肌断离，眼球外斜；D. 眼眶冠状面软组织窗 CT：左眶内壁缺损、左眼内直肌断面缺失

【鉴别诊断】

（1）眼外肌损伤的鉴别诊断：

1）牵引试验：眼球表面麻醉下，使用有齿镊夹取受损的眼外肌止点，向肌肉收缩方向或对侧牵引，判断是限制性或是麻痹性运动障碍。

2）根据斜视和眼球运动方向鉴别：如下直肌损伤麻痹眼球处于上转位、外下转受限；下直肌嵌顿表现为眼球下斜、上转受限。

3）影像学检查可协助判断眼肌损伤情况。

（2）上睑下垂：单纯上睑提肌损伤表现为不同程度的上睑下垂，动眼神经上支损伤同时伴有上直肌功能障碍，眶顶出血压迫亦可出现上睑提肌运动受限。

【治疗】

（1）眼外肌挫伤治疗：眼外肌的断离或部分断离均应急诊缝合，由于 Pully 结构的存在，前部眼外肌断离一般容易找到。眼外肌挫伤出血肿胀，给予脱水剂和糖皮质激素，可有效减轻组织水肿和炎症反应，减少瘢痕形成。同时给予 B 族维生素、能量合剂和神经生长因子，促进神经肌肉功能恢复。眼外肌挫伤一般可在数周内逐渐恢复。

眼外肌或神经损伤导致麻痹性斜视，可在拮抗肌注射肉毒素，使眼球恢复中间位，有利于损伤肌肉的恢复，避免拮抗肌挛缩。

（2）支配神经损伤治疗：早期给予糖皮质激素可减轻水肿和保护神经组织，B 族维生素、能量合剂和神经生长因子，可有效促进神经肌肉功能恢复。但支配神经麻痹的恢复多需数月或更长时间，或仅能恢复部分功能。

（3）后期治疗：眼外肌修复术后或经药物治疗 6 个月后，斜视、复视和眼球运动障碍仍存在，可行眼肌手术矫正眼位、消除复视。

五、急性眶腔综合征

急性眶腔综合征（acute orbital compartment syndrome，AOCS）常由眼外伤球后出血和血肿、眶软组织肿胀、眼眶气肿等引起。有报道外伤后球后血肿可导致约 50% 患者视力受损。

【病因】 多因眼眶外伤和眼部手术后眶内出血和血肿导致，少数可由眶内积气、眶内炎症组织肿胀导致，亦可由鼻腔鼻窦、颌面外科手术眶壁破坏术后填塞压迫所致。

【发生机制】 眼眶是一个四面锥形的骨腔，前端眶口部位有眼睑 - 内外眦韧带 - 眶隔封闭，故当眶内容量急剧升高时，可导致眶内压力急剧升高，当压力超过眼眶动脉压时，则导致眼球和视神经供血障碍,出现急性眶腔综合征。

外伤后眶内出血,尤其是球后出血,急剧增加的眶内容量导致眶内压力急剧增高,压迫视神经和眼球,导致供血障碍,急性视力下降,多在伤后短时间内出现。眶内组织肿胀导致的视力障碍,多与出血协同作用导致眶压和球后阻力增高,较出血导致的视力损害发生较晚。极少眶壁缝隙骨折,形成单向活门,气体单向进入眶内,压力逐渐增高,导致全眶压力增高,眼球突出和视神经牵张,眼球和视神经供血障碍和视力损害。

【临床表现】 眼眶和头面部外伤后,典型表现为眼睑淤血肿胀、眼球突出、上睑下垂、眼球运动受限或眼球固定,伴有剧烈的眶区疼痛和快速视力下降,瞳孔散大和对光反应迟钝和消失,眼压、眶压、球后阻力急剧升高。

【诊断】

(1)外伤史。

(2)典型表现:外伤后眼球突出、伴有疼痛的快速视力下降和丧失,瞳孔散大对光反应迟钝或消失。昏迷患者,诊断依据眼球突出、眶压显著增高、瞳孔散大和对光反应消失。

【治疗】 急性眶腔综合征一旦诊断确立,应立即处理。

(1)外眦韧带切开术(lateral canthotomy and cantholysis):在急诊室或病房接诊时,发现急性眶腔综合征,应立即在利多卡因局部浸润麻醉下做外眦切开。一般横向剪开外眦韧带,并行上、下睑外侧韧带离断,充分减轻眼睑和外侧韧带对眶内组织的束缚,缓解眶内的压力。强调不要等待药物治疗无效再行外眦切开,可能丧失挽救视力的机会。如果外眦韧带切开无效,应紧急手术清除眶内血肿,缓解眶腔压力。

仅有眼球突出、眶压和球后阻力增高、视力模糊者,可紧急 CT 检查,明确眶内血肿及其位置,鉴别眶内组织肿胀,还是眶内气肿造成,尽快给予相应处理。

(2)止血:凝血酶 1u 静脉推注、局部适当加压,有利于止血。

(3)降低眶内压力:20% 甘露醇快速静脉滴注,利尿脱水剂呋塞米可快速减低眶内压力。

(4)糖皮质激素治疗:冲击量治疗可提高神经组织对缺血缺氧的耐受性,减轻或抑制组织的炎症反应,改善局部血流灌注。但应注意颅脑损伤并发症和应激性溃疡出血的发生。一般认为,常规量即可抑制组织反应性炎症、缓解眶内压力。

外眦切开后,待眶内压力缓解,肿胀消退,眼球复位,可自行修复。部分患者可待压力缓解后,手术修复上下睑外侧韧带。

第三节 眼眶穿孔伤和眶内异物

眼眶穿孔伤(orbital perforating wound, orbital perforating injury)和眶内异物(orbital foreign body)是由外界物体刺入和进入眶内引起,两者具有类似的临床表现,诊断上所有眼眶穿孔伤均应考虑眶内异物存留的可能,故一并论述。

一、致伤物

眼眶穿孔伤多是杆状物、锐器切割或刺伤眶内组织。常见的致伤物为尖刀、锥、剪刀、伞尖、铅笔尖、削尖的木棍、树枝、玻璃片、注射针头和其他尖头工具。

外界物体进入滞留或刺入断离在眶内,成为眶内异物。眶内金属异物多为铅弹、铁屑、铜片;植物性异物多为树枝、植物杆、筷子、铅笔或各种笔尖以及爆竹纸片等;少见为玻璃、砂石和塑料。

二、损伤形式

1. 致伤物以一定的力量和速度作用于眼睑和眼眶区,刺伤或撕裂眼睑、结膜和眼球组织,进入并滞留眶内，多为杆状物损伤。

2. 身体以一定的速度撞向致伤物，多见于骑摩托车摔伤、车祸甩出，高处和高空坠落、摔倒跌落等。

3. 高速飞行的子弹弹片和爆炸物碎片，以穿切的形式进入眶内，并伴有一定的震荡损伤。

三、损伤机制

1. 机械性损伤　锐利器械或异物在穿过眼睑、眼球和眶内组织时，造成穿孔、切割、撕裂损伤。高速飞行异物进入眶内，造成冲击和震荡损伤，如眶内组织出血和水肿，眼内出血（intraocular hemorrhage）、晶状体脱位（lens luxation）、脉络膜裂伤（choroid laceration）、视网膜震荡（commotio retinae）、水肿（retinal edema）、出血（retinal hemorrhage）和脱离（retinal detachment）。高速子弹强烈冲击震荡造成的视网膜脉络膜裂伤、出血及坏死，称为弹伤性视网膜脉络膜病变（Retinal choroidal lesion caused by bullet injury）。

2. 细菌感染　致伤物本身可带有致病菌，刺入眶内引起感染。也可将眼表的细菌带入眶内，引起感染。枪弹伤由于异物高速飞行，与空气摩擦产热，自然消毒，很少感染。而植物性异物表面不平，含较多病原菌，常引起眶蜂窝织炎和眶脓肿。

3. 瘘管形成　眶内植物性异物如不能及时取出，将引起反复发作的眶内化脓性炎症和瘘管形成。常见的皮肤瘘管在上、下眼睑或眶周，少见开口于结膜穹隆部，瘘口经常排出脓性分泌物。文献报道，存留1个月以上的植物性异物，多有瘘管形成。

4. 化学性损伤　眶内铁质异物周围常有铁锈沉着，但很少影响功能。纯度较高的铜异物，可引起非细菌性化脓性反应。铅是非活泼金属，在软组织内表面很快形成碳酸盐，此物不溶于水，因而不发生化学反应，故铅弹一般不会引起铅中毒。砂、石、玻璃、塑料在人体内只引起机械性损害，不发生化学反应。

5. 异物性反应　眶内异物均可引起组织反应，最终被纤维组织包裹。机化包裹可孤立异物不对周围组织产生损害，但可引起眶内组织机化和眼球运动障碍。如邻近眼外肌影响眼球运动和造成复视；异物邻近视神经可影响其功能和血液供应，导致视神经萎缩。

6. 迟发性眶内囊肿　外界物体刺入和异物进入眶内时，眼睑皮肤碎片和结膜带入眶内，可形成迟发性眶内囊肿（delayed orbital cyst）。

四、临床表现

眼眶穿孔伤与眶内异物伤具有类似的临床表现。眶内异物伤必然有眼眶穿孔伤，是眼眶穿孔伤的一种特殊形式。

1. 穿孔伤口　穿孔伤口随致伤物不同差异较大。小的不易察觉，大的明显可见。伤口可位于眼睑、内外眦部、眉弓内或眶周皮肤（图17-3-1，见图13-6-7）；亦可位于球结膜或穹隆部结膜，此处伤口容易被出血和水肿掩盖而漏诊；贯通眼球的伤口，视力损害严重。

2. 出血和肿胀　患者多有眼睑或结膜伤口区出血，少数可有眶内出血和血肿形成。多有明显的眼睑淤血和红肿肿胀，眼睑触之硬痛。部分患者伤口可见眶脂肪脱出。严重的眶内出血和血肿形成，可使眶压显著增高，导致结膜水肿脱出和嵌顿。

3. 眼球突出　眶内组织和结构损伤、出血和组织肿胀，导致不同程度的眶压增高、眼球突出，多同时伴有眼球运动障碍。

4. 视力损害

（1）视神经损伤：多见于眶尖部损伤，致伤物直接作用于视神经，致视神经挫伤，一般伤后即刻视力丧失，瞳孔传入路障碍，多数视力损害不可逆转。早期眼底可正常，后期视神经萎缩。

（2）眼球损伤：眼眶外伤合并眼球外伤，多为眼球贯通伤。一般视力损害严重。如眼球破裂严重，眼内容大量脱出，视力无光感，最终多导致眼球萎缩。

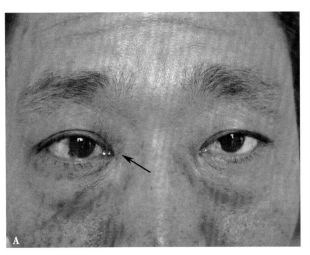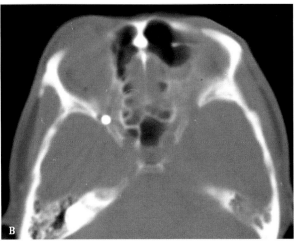

图 17-3-1 右眼眶气枪子弹（金属）异物

A. 为外观像，右眼内眦部已愈合的小伤口（箭头所示）；B. 为横断面 CT：显示右眶上裂处高密度带有放射伪影的金属异物

（3）眼球震荡损伤：高速飞行的弹片如气枪子弹，进入眶内可导致严重的眼球震荡损伤。

5. 眶内血管神经损伤　眼眶穿孔伤和异物伤可导致眶内血管和神经损伤。

（1）重要血管损伤：眼动脉、视网膜中央动脉损伤，或视神经前段损伤，检眼镜下可见视盘水肿或出血，视网膜动脉节段状、视网膜水肿、黄斑区樱桃红斑等表现。

（2）运动神经损伤：动眼神经上支损伤表现为上直肌和提上睑肌麻痹；动眼神经下支损伤内直肌、下直肌、下斜肌麻痹；展神经损伤外直肌麻痹；滑车神经损伤上斜肌麻痹。运动神经损伤多可逐渐恢复。

（3）感觉神经损伤：眶上神经损伤表现为上睑、前额和半侧头顶区痛觉、触觉和温觉消失；眶下神经损伤表现为下睑、鼻旁、上唇和齿龈麻木等。

（4）眶尖综合征或眶上裂综合征：致伤物直接损伤眶上裂和视神经，可导致视力丧失、眼部运动神经损伤，可导致眼睑下垂及眼球固定、感觉神经损伤眼部知觉障碍，眶内出血或水肿引起眼球突出、眶压和球后阻力增高，眼上静脉受压回流障碍出现视盘充血、眼底静脉扩张、瞳孔中度散大、直接和间接对光反应消失，称为眶尖综合征（orbit apex syndrome，图 17-3-2）；如仅眶上裂内走行的神经和血管损伤，视力存在，称为眶上裂综合征。

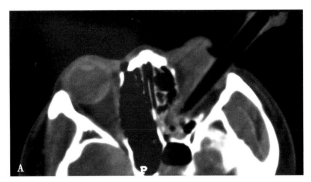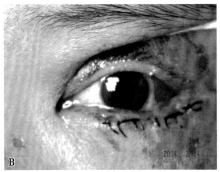

图 17-3-2 树枝扎伤左眶致眶尖综合征

A. 眼眶横断面软组织窗 CT，显示较粗的低密度树枝扎伤左眶尖部；B. 术后外观像：异物取出后检查上睑下垂、视力丧失、瞳孔散大、直接和间接对光反应消失

6. 眼外肌损伤　可为肌腱或肌腹的全部和部分断裂，表现为斜视、复视和眼球运动障碍。上睑提肌腱膜部分撕裂，表现为不同程度的上睑下垂。

7. 泪器损伤　眼眶外上方的穿孔伤可致泪腺碎裂或泪腺导管损伤,出现反射性泪液分泌障碍,晚期可有泪腺囊肿或瘘管形成。眼睑和内眦部撕裂伤,可造成泪小管断离、泪囊撕裂以及骨性鼻泪管损伤,如不能及时修复,日后患者常有溢泪或溢脓。

8. 内外眦韧带断离　内、外眦部的眼眶穿孔伤,可伴有内外眦韧带的断离、撕裂或撕脱损伤,如不能适当的修复达到解剖复位,可造成眦角畸形和移位。

9. 眶周损伤　动能较大的锐器或异物穿通眼睑和眶周皮肤以及眶内组织后,还可穿过眼眶骨质涉及眶周的邻近组织,造成并发损伤。

(1) 颅脑损伤:详见眶颅联合伤节。

(2) 颌面骨折损伤:车祸伤、撞击伤在眼眶损伤的同时,多有颌面骨折,表面为外观畸形、张口困难和咀嚼障碍。

(3) 鼻窦损伤:眶内上角穿通损伤可涉及额窦,眶内壁穿通可损伤筛窦和鼻腔甚至鼻中隔,下壁损伤涉及上颌窦。鼻腔或鼻窦的气体和细菌进入眼眶内,可引起眶内气肿和感染。出血可经鼻腔流出,以后数日内可出现痰中带陈旧血丝或血块。

五、并发症

眼眶穿孔伤和眶内异物的并发症多且较为严重,应当引起高度重视。

1. 眶-颅穿通伤　锐利的杆状物刺入眶内,如果动能较大,可穿透眶顶进入颅前窝、经过眶上裂和视神经孔进入颅中窝,造成颅脑组织结构损伤。亦可经眶壁进入鼻窦鼻腔、甚至鼻咽部。

2. 脑脊液漏　眼眶穿孔伤口涉及颅前窝,可有脑脊液鼻漏。亦可有脑脊液和出血进入眶上部形成眶骨膜下积液。

3. 感染　细菌感染可造成眶蜂窝织炎和眶脓肿,炎症可通过穿通伤口向颅内蔓延引起脑膜炎和脑脓肿,通过眼上静脉蔓延致海绵窦血栓性静脉炎,严重者可危及生命。

4. 颈动脉-海绵窦瘘　外伤导致颈动脉和海绵窦沟通,形成颈动脉海绵窦瘘(carotid-cavernous fistula)。严重者可在数日内发生,一般在外伤后 1~3 个月内出现典型表现。

5. 瘘管形成　眼眶穿孔伤有眶内异物存留,尤其是植物性异物滞留时,可在伤口愈合后,引起反复发作的眶内炎症反应,以及瘘管形成并不断排出脓性分泌物(图 17-3-3)。

6. 眶肉芽肿(orbital granuloma)形成　眶内异物长时间存留,将引起慢性炎症反应,刺激周围组织,形成肉芽肿。眼外肌周围和眼球周围肉芽肿形成将严重影响眼球运动。

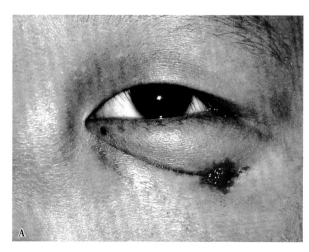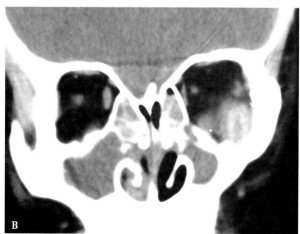

图 17-3-3　眶内植物性异物存留和瘘管形成

A. 外观像,植物性异物刺伤后反复肿胀、左眶外下缘皮肤瘘管 1 年;B. 为冠状面 CT,显示左眶外下方异物机化包裹,双侧上颌窦和筛窦炎症

六、影像学检查

1. CT检查　是眼眶外伤的常规检查项目。一般同时采用轴位和冠状扫描，层厚 3～5mm，软组织窗和骨窗双窗位显示。CT 可显示眶内软组织肿胀、眼球形态、视神经和眼外肌有无断裂、眶内血肿等软组织损伤等情况，眶内金属、砂石、玻璃和塑料异物，以及大多数植物性异物。

一般金属异物 CT 值在 +3 000Hu 以上，合金在 +2 000Hu 以上，在 CT 软组织窗图像上有明显的放射状伪影和放大效应，不能显示异物的大小和形状，可利用骨窗或加大窗宽和提高窗位方法消除伪影，显示异物的大小和形态。

砂石和玻璃异物 CT 值一般在 +250～+600Hu 之间，与眶内组织密度差别较大，在软组织窗 CT 片上显示为眶内异常高密度影，形成鲜明对比，不难诊断。硬橡胶类异物与砂石有类似的 CT 表现，边界清楚，无放射伪影（图 17-3-4）。

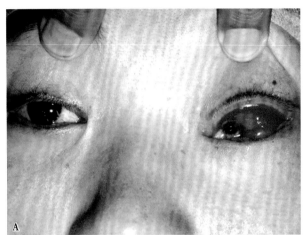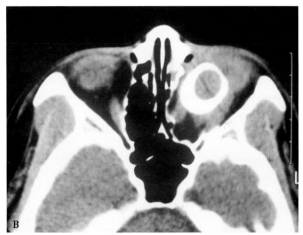

图 17-3-4　眶内硬橡胶异物

A. 为外观像，椅子腿砸伤 2 年，眼球周围炎症反应，眼球固定于内下方；B. 为横断面眼眶软组织窗 CT，显示眶内下方环形高密度异物影，炎症机化包绕

塑料异物可为负值，但多数在 0～+20Hu 之间，在软组织窗 CT 片上与眶脂肪可明确区分，但与眼外肌密度类似，需要根据形态和眼外肌走行方向进行鉴别。

植物性异物存留早期，组织液尚未浸入，一般均为低密度的负值区，需与脂肪组织和气体区别。眶内和颅内气体和植物性异物的鉴别可采用 MRI 检查。植物性异物长期存留浸入组织液后可表现为高密度。长期存在的植物性异物，周围有肉芽肿形成，可显示为不规则高密度区（见图 17-3-3）。

2. 超声探查　超声对眼眶软组织损伤的显示不如 CT 清晰，故眶穿孔伤和眶内异物较少采用超声探查。但对有经验的检查者：眼外肌和视神经断离可发现相应暗区条带断离；眶内血肿显示为无回声暗区；眶内异物周围有脓肿形成时，超声可见眶暗区内强回声光斑。颈动脉海绵窦瘘形成患者，彩色多普勒血流成像可见眼上静脉扩张增粗、呈红色搏动血流信号。

3. X 线平片　眼眶 X 线正、侧位拍片，可良好显示金属或高密度异物的大小和形态，是其优势。

4. MRI 扫描　对眼眶软组织损伤显示优于 CT。但眶内磁性金属异物存在，可在磁场下运动造成组织再次损伤，以及形成较大的异物伪影，故列为禁忌。

认为 MRI 对眶内植物性异物（wooden orbital foreign body）、塑料和有机玻璃异物（plexiglass foreign body）显示优于 CT，鉴别眶内或颅内气体与植物性异物有特殊价值。植物性异物在 T_1WI 和 T_2WI 均为低信号。

七、诊断

1. 生命体征检查　任何眼眶穿孔伤患者，急诊接诊时均应检查体温、脉搏、呼吸、血压，瞳孔大小及对光反射情况。观察和询问有无头痛、恶心、呕吐，有无昏迷或意识障碍，判断有无颅脑损伤。生命体征稳定者，进行详细的病史询问和体格检查。

2. 外伤史　眼眶穿孔伤和眶内异物伤往往有明确的外伤史。应详细询问致伤物的大小、力量和速度，受伤的地点和周围环境，分析受伤的性质，对眼眶穿孔伤和眶内异物伤的诊断有重要意义。

3. 穿孔伤口　无论眼眶穿孔伤或眶内异物伤，一定存在穿孔伤口。但结膜穹隆部和半月皱襞处伤口不易发现，应特别注意检查。有报道自行车把橡胶套和钢笔帽经结膜上穹隆伤口进入颅内，影像学证实前未能发现伤口。陈旧性外伤创口愈合而不易发现伤口。

4. 影像学检查　CT 是眼眶外伤的必要和常规检查。金属异物的形态和大小显示 X 线平片较好。MRI 对低密度异物诊断和鉴别诊断有重要意义。一般同时使用多种影像方法联合检查，提高诊断准确性。

5. 相关科室会诊　如患者有颅脑外伤表现、脑脊液漏、或 CT 检查显示颅脑合并外伤，应及时请神经外科会诊。颌面外伤需请颌面外科医师、鼻窦外伤严重请耳鼻喉科医师会诊协同处理。

6. 瘘管形成　陈旧性眼眶外伤，瘘管形成高度提示眶内植物性异物存留，应进行 CT 和 MRI 检查。

八、治疗

1. 急诊处理　首先应清洁伤口周围出血和污染物，详细检查、清洁和消毒伤口，加压包扎，急诊 CT 检查。怀疑颅脑损伤请神经外科会诊。诊断明确后给予相应的处理。

2. 穿孔伤口处理　眼眶穿孔伤如需手术处理，由于组织肿胀，局部麻醉效果不佳，应尽可能采用全麻。

（1）自行闭合的伤口：伤口较小，自行闭合，且无眼球和眶内重要结构损伤者，可仅给抗感染治疗。

（2）眶内组织脱出的创口处理：脱出破碎的脂肪组织可以剪除；血肿应清除或引流；眼外肌或肌腱断裂者应争取一期的修复；泪腺损伤和脱位缝合法复位；内、外眦韧带断离或撕裂应予缝合解剖复位；眼睑或结膜伤口适当缝合。眶压高、肿胀严重可放置条引流 24～48 小时。

3. 眶内异物处理　任何眼眶穿孔伤，均应检查有无异物存留，尤其是注意眉毛、睫毛或皮肤碎片等影像学检查不能发现的异物。首次手术应彻底、清除伤口内所有异物残渣，刮除伤口或软组织表面分泌物，认真有效止血，由浅入深、直达创伤的最深处。

（1）植物性异物：所有的植物性异物，均应尽早彻底摘出。术中不要满足于取出一块异物，应仔细探查清除所有植物性碎渣。临床经常见到多次手术仍有较大异物残留的情况。

（2）金属异物：小的金属异物，如无功能性障碍，一般可不摘出。较大的异物，影响眼球运动应摘出。眶深部邻近视神经的较大异物，为预防视神经萎缩，可采用外侧开眶摘出。铜异物可引起化脓性炎症，需尽早摘出。

（3）塑料、砂石、玻璃等异物：为非刺激性异物，如未造成功能障碍、无炎症反应可不摘出，否则，亦应手术摘出。

（4）橡胶和橡皮类异物：应当尽早摘出。

4. 防治感染　应尽早全身应用大剂量广谱抗生素预防和治疗感染，清创缝合时使用过氧化氢溶液和生理盐水彻底清洗创面，并于 24 小时内注射破伤风抗毒素或破伤风免疫球蛋白。一旦发生感染，应进行细菌培养和药敏试验，选用敏感抗生素。如有脓肿形成，尽早切开引流。

5. 抑制炎症反应和降低眶压　创伤及炎症反应可造成眶压增高，可给予适量的糖皮质激素抑制和减轻炎症反应，降低眼眶压力，促进创伤恢复。

6. 合并症处理　颅脑和鼻窦损伤请专科医师会诊处理。

九、眶内异物的摘出

眶内异物摘出（extraction of orbital foreign body），一般认为有两个时机：一是在急诊外伤清创缝合时摘出异物，另一是在创口愈合后异物反应期或影像学检查定性后的二期手术摘出。

眶内磁性异物虽然可用恒磁铁或电磁铁吸引，但由于异物被周围软组织缠绕，一般无法被磁铁吸出，除非磁性异物体积较大，位置较浅。这是与眼内异物不同的。眶内磁性异物与非磁性异物一样，只能用异物钳夹出的方法摘出。

（一）眶内异物急诊清创时异物摘出

眶内异物伤属于开放性损伤，如伤口较大，一般需要清创缝合。如果情况许可，应在诊断明确，有全麻的条件，进行眼眶创口的清创缝合。具体步骤如下：

1. 创口的清洁处理　创口进行消毒铺巾后，首先应用生理盐水，必要时加用 3% 过氧化氢溶液反复冲洗，使用小圆刀片刮除创口及组织创面的分泌物，同时使用吸引器吸走冲洗液，使用微型电刀进行电凝出血点，使整个创面呈现新鲜的组织（图 17-3-5）。

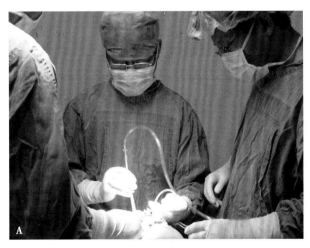
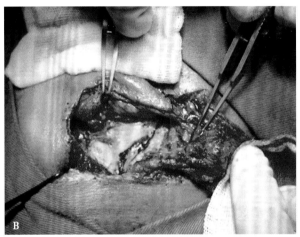

图 17-3-5　眼眶外伤创面的处理
A. 使用吸引器辅助清洁创面，吸走冲洗液体，保持创面干燥清洁；B. 创面清洁完毕，呈现新鲜组织

2. 创伤的探查和异物摘出　一般采用边清创边向深部探查的方法，直至创伤的最深处，同时清除碎屑、异物、眉毛、睫毛和凝血块。由浅入深检查皮肤及皮下组织、眼轮匝肌、睑板、内外眦韧带和泪道损伤情况；眶内的探查眶缘及眶板损伤情况，眶上神经、额神经和眶下神经，上睑提肌和眼外肌的损伤情况。

由于一般眼眶异物多位于眼眶周围间隙或眶尖部，很少需要进行眼球后肌锥内探查。后者需要在外侧开眶、或内外联合开眶下进行。

3. 眼眶和眼睑组织修复　摘出眶内异物后，应进一步探查眶内组织损伤情况，进行相应的修复，然后修复睑板 - 内外眦韧带、轮匝肌、皮下组织和皮肤。

（二）眶内异物的二期手术摘出

眶内异物二期手术摘出有多种情况：一是植物性异物反复炎症反应和瘘管形成；二是较大的肌锥外间隙的异物；三是眶尖部或涉及肌锥内的异物；四是位于眶内下方眶尖部或肌锥外间隙的异物。

1. 眶内植物性异物伴瘘管形成　一般在 CT 和 MRI 影像学检查定位后，采取瘘管周围切口或扩大的切口，沿瘘管周围向后分离至异物所在的肉芽肿包裹区（异物所在）。如不涉及眼外肌等眶内重要结构，可彻底分离切除瘘管和包裹的肉芽肿组织，异物摘出后检查所包裹的异物是否与术前影像检查基本一致。如肉芽肿组织涉及眼外肌等重要组织不能一并切除，则在肌间的位置切开肉芽肿暴露异物，摘出异物，使用刮匙在肉芽肿腔内刮除碎屑及腐烂组织，以生理盐水和 3% 过氧化氢冲洗肉芽肿腔后，切除瘘管部分。

需要强调的是，植物性异物摘出术中，不要满足取出一块异物，要在异物床内探查取出所有异物碎片及残渣（图17-3-6）。

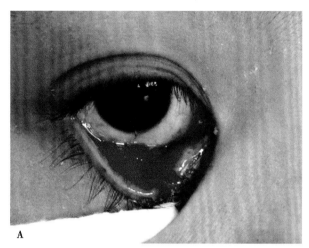
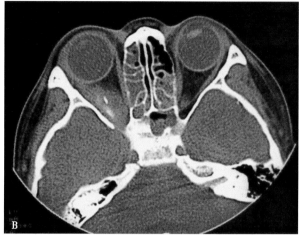
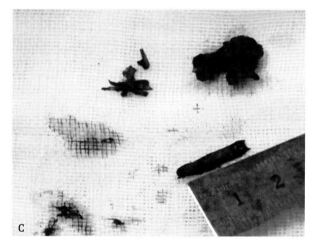

图17-3-6 眼眶植物性异物的摘出

A. 外观像：右眼下方结膜囊瘘管形成及肉芽肿；B. 眼眶轴位CT软组织窗图像：显示眶外下方深部高密度条形异物，轴位机化包绕；C. 摘出的异物图片：条形植物性异物、异物碎屑、肉芽肿组织

2. **较大的肌锥外间隙异物的摘出** 一般根据CT和MRI影像学检查定位信息，采用眶肿瘤摘除术的原则，采取前路皮肤切口，经眶隔进入肌锥外间隙，分离并摘出异物。对尚未形成包裹的异物，分离时不要向深部推压，以免异物向眶深部移动，增加摘出难度和引起并发症的风险（图17-3-7）。异物摘出后，常规生理盐水冲洗异物摘出区。必要时使用3%过氧化氢冲洗直至无明显泡沫产生，再用生理盐水冲洗干净。按以上原则分层缝合。

3. **眶尖部或涉及肌锥内的异物摘出** 如异物位于眼眶上部、外侧或外下方深部，或肌锥内，可采用外侧开眶的方法。去取眶外侧骨壁，打开眶骨膜，进入肌锥外间隙，直视下分离并摘出异物。涉及或位于肌锥内的异物，应根据术前定位，以及术中指尖的异物触觉定位，在适当的位置打开肌间膜，在放大镜直视下分离并摘出异物。

不主张采用透视下夹取摘出异物，因为此法可将异物推向深部，且非直视下操作可造成不必要的眶内组织损伤。

4. **眶尖部内侧或内下方的异物摘出** 可采用内镜技术或与导航技术相结合，精确定位后，切开鼻黏膜、取出眶内侧壁或内下壁骨质，打开眶骨膜，暴露、分离并摘出异物。异物摘出后局部使用纳吸棉填压即可。

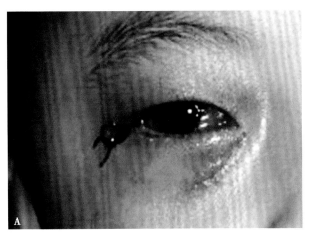
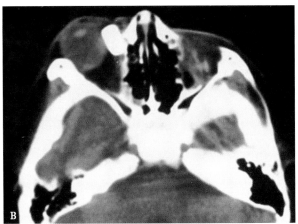
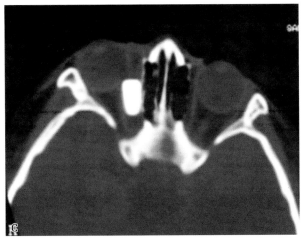
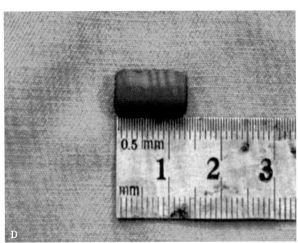

图 17-3-7　右眼眶铅笔橡皮异物组图

A. 外观像：右眶内下方弧形伤口为异物进入创口，外眦缝线为外眦切开处；B. 术前眼眶 CT 轴位图片：显示异物位于眼球内侧；C. 眼眶轴位 CT 骨窗图片：不当手术操作，将异物推向眼眶深部；D. 摘出的异物图片：患者转来后，手术摘出铅笔橡皮异物

（三）眶内异物 X 线透视下摘出术

实施眶内异物 X 线透视下摘出术（roentgen fluoroscopic extraction of orbital foreign body），应极为慎重，因为异物钳深入眼眶软组织中，很容易将异物推往更深处。只有较大的高密度异物，X 线透视下显示非常清楚者，方可小心进行此项手术。兹推荐两种手术方式，供有经验的眼科医生参考。

1. 针导定位摘出法

（1）定义：眶内异物的针导定位摘出法（needle-guiding localization and extraction）是刺入两根针灸针作为定位，进行摘出的方法。

（2）方法：按 X 线摄片及 CT 定位的异物的方法和深度，在暴露手术入路之后，用两根异物针分别刺向异物的两侧。针灸针的全长减去眼外的长度即为的异物深度。以闭合的异物钳，从两针之间插入眶内，在 X 线透视下，接近异物，张开异物钳，小心夹持异物，缓缓退出异物钳，将异物摘出。

2. 立体透视下异物摘出术

（1）定义：X 线立体透视下异物摘出术（stereoroentgenofluoroscopic extraction of orbital foreign body），使用两台 X 线机互呈 90°角透视下手术的方法。

（2）方法：手术一般是在放射科进行，患者仰卧于 X 线检查台上，原来的固定球管由台下向上投射，第二助手手持荧光屏于患者颜面上方，供主刀术者观察。另一活动 X 线机置于患者受伤眼的对侧，水平投射，第一助手持荧光屏由受伤眼的颞侧观察。这样异物钳在立体透视下，可直达异物所在位置，接近异物，张开异物钳，小心夹持异物而摘出之。

3．X线透视下异物摘出术注意事项

（1）夹持异物时异物后退：异物钳张开欲夹持异物时，推动缠绕异物的软组织后退，从荧光屏上可清楚看到异物明显地向眼眶深部退让。所以应选用前端尖锐的异物钳，张开钳口欲夹持异物时，先试行分离异物周围软组织，或先用尖头手术剪小心分离周围软组织。如虽进行分离仍见夹持时异物后退，甚至已接近眶尖，则应终止手术。以后选用其他手术方式摘出异物。

（2）剪开异物周围软组织时应特别小心：当夹持异物时异物后退，而且尖头手术剪分离无效时，可剪断缠绕异物的软组织，但应该特别注意，小心避免损伤眼外肌或视神经。曾有报告，某大型职工医院，摘出眶内异物后，患者视力丧失（无光感），检查摘出的异物所带的软组织，发现其中有视神经纤维，说明剪开异物周围软组织时，误伤了视神经。此惨重教训提示我们严重注意。

第四节　眶挤压性外伤

眼眶区或头颅长时间受到压迫，出现眶内结构损害和视觉功能障碍，称为眼眶挤压伤（orbital crush injury）或眶挤压综合征（orbital crush syndrome）。挤压综合征可导致视力障碍、眼球突出、眼眶区淤血肿胀、眼外肌麻痹、严重者出现眶上裂综合征或眶尖综合征。

一、眶挤压伤

【病因】　多发生在交通事故、地震房屋倒塌挤压、矿井塌方事故中。骨科和颅脑外科长时间俯卧位手术，如体位摆放不当，眼睑或眶区受到压迫，亦可造成压迫性缺血性单眼或双眼视力丧失。鼻腔鼻窦手术、颌面手术，眶壁部分破坏，术后填塞压迫不当，亦可致眶内组织受到压迫，缺血缺氧导致眼球和视神经功能障碍而失明。

【发生机制】

（1）重物压迫颅面眶骨变形：重物直接压迫或挤压头颅和眼眶，压力传导至眶尖部和眶上裂区，使眶上裂区和视神经管发生形变，挫伤其内走行的神经和血管，造成眶尖综合征（orbital apex syndrome）或眶上裂综合征（superior orbital fissure syndrome）。

（2）眶口区长时间受到压迫：较大面积的重物作用于眶口区和头面部，使眶内压力长时间增高，导致眼动脉或视网膜中央动脉及其分支供血障碍，眶内各种结构包括眼球、视神经、运动感觉和自主性神经、眼外肌等完全处于缺血和缺氧状态，超过一定时间，将出现各种结构功能障碍和反应性水肿。压迫时间太长，则功能丧失不能逆转。据蔡用舒等（1978）报告，压挤30分钟至4.5小时后，只有少数患者恢复部分视力，而眼球运动及眼球突出可全部恢复，说明视神经和视网膜对缺血缺氧耐受性低于其他结构。笔者遇到1例，矿井罐笼挤压头部数分钟，双眼视力光感。

（3）面部向下体位手术：骨科或神经外科手术，患者采取面部向下的体位，如额托放置不当，头颅重力等长时间作用于眼眶区，导致眼球或视神经压迫性缺血。或控制性低血压、大量失血等多种因素存在，导致单眼或双眼视力丧失。笔者已见到数例，应引起高度重视。

（4）鼻腔鼻窦手术和颌面手术填压：鼻腔鼻窦手术可破坏眶内壁和眶下壁，如术后填塞压迫止血，可使眼球和视神经直接受到压迫，导致其供血障碍；颌面肿瘤及其手术可破坏眶缘和眶壁，如术后局部填塞压迫过紧，可致眶内压力增高，严重者影响眼球和视神经供血，导致视力丧失。

（5）远达性眼损伤：胸腹部受到突发高压冲击，可导致上腔静脉高压 - 颈内静脉 - 海绵窦 - 眼静脉系统压力突然升高，致周围小血管爆裂，出现眼底出血、眶内出血和血肿，以及眼睑淤血；人群的叠压或踩踏胸腹部持续一定时间或超过一定限度，同样可导致上述部位血管爆裂出血，同时由于组织液回流受阻，会出现较严重的水肿。远处损伤继发眼部的出血水肿等改变，称为远达性眼损伤。

【临床表现】

（1）视力丧失：长时间的压迫和挤压，可导致视神经缺血或挫伤、眼球供血障碍，致视力部分或完全丧失。只有那些压迫时间较短、视神经损伤较轻者，才有可能保留有用视力。多数患者视力丧失不能恢复，少数于伤后两周开始出现光感，视野高度向心性缩小。

（2）瞳孔散大：受挤压的单侧或双侧瞳孔散大，直接和间接对光反应迟钝或消失。

（3）眼部出血：撞击、挤压和挫伤可致眶区血管爆裂出血、造成出血和血肿。可表现为眼睑皮下青紫淤血、结膜下出血、眶内出血和血肿、眼底片状出血。应与颅底骨折出血、浸润到眼眶和眼睑导致的"熊猫眼"征相鉴别。

（4）眼球突出：严重的撞击和挤压，可导致眼眶变形、眼球突出或眼球脱位。眼球脱臼多同时伴有视神经损伤、眼外肌损伤和血管损伤，以及眶内出血和血肿。眼球突出眼睑闭合不全，可出现暴露性角膜炎。一般1~2周后水肿逐渐消失，眼球逐渐复位。长时间随访约1/2患者出现眼球内陷，说明眼球后脂肪缺血坏死和吸收。

（5）眼底改变：早期如同视网膜中央动脉栓塞，后极部视盘和视网膜水肿、黄斑樱桃红色。伤后数日即可出现视盘颜色变淡，晚期呈瓷白色。视网膜动脉纤细，呈白线状，分支隐匿不见。伤后3~4周血管两侧出现白鞘，视网膜萎缩变薄、有污秽点及色素游离。晚期视网膜呈青灰色，椒盐状或大片色素沉着。脉络膜萎缩，血管硬化，暴露白色巩膜。

（6）软组织水肿：眶区受到过高的压力，组织液回流受阻和小血管的损害，可导致较长时间的软组织肿胀，如眼睑肿胀，球结膜水肿脱出于睑裂之外（图17-4-1）。

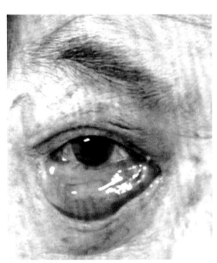

图17-4-1　挤压伤后右结膜水肿脱出

（7）运动和感觉神经障碍：眶上裂区受挤压可导致眼球运动神经功能完全丧失，上睑下垂，眼球固定，瞳孔散大。角膜及额部皮肤知觉丧失，4~6周后可逐渐恢复正常。而运动神经恢复较慢。

（8）眼眶骨折：部分挤压伤患者可有眶骨骨折，这是由于过重挤压力导致颅面骨和眼眶骨折和变形（图17-4-2），眶上裂或眶尖区的挤压可造成眶上裂综合征或眶尖综合征。

（9）眼球脱出或脱位：严重的眼眶区挤压或撞击，可导致眼球脱出或脱位，同时伴有眼外肌、结膜和眼睑撕裂，严重者可有视神经撕脱伤。如果挤压导致眼眶变形、眶腔扩大，晚期可导致明显的眼球凹陷。

【诊断】

（1）挤压伤史：有明确的挤压伤史，多数可以知道压迫时间。

（2）典型的临床表现和眼底改变。

（3）眼眶影像学检查

CT扫描：可显示眼眶软组织肿胀、眶内出血和血肿、眼球突出、眼眶骨折、眶腔形变的情况，以及颅骨骨折和颅内并发症。

彩色多普勒血流成像：可显示眼动脉、视网膜中央动脉、睫状后动脉血流速度和阻力，有助于预测治疗效果。

（4）视觉电生理检查：有助于了解视网膜、视神经受损情况。

【治疗】

（1）冲击量糖皮质激素　甲泼尼龙1g/天缓慢静脉滴注，3~5天。有助于减少视神经的继发损害，改善血流，减轻眶内水肿。

（2）降低眶内压：眼眶肿胀较重者，可使用高渗脱水剂甘露醇、利尿脱水剂呋塞米等，减轻眶内水肿和眶内压力。

（3）止血和促进出血吸收：严重撞击出血早期可冰敷和压迫止血，以及使用凝血酶制剂。一般外伤48小时后，可给予活血化瘀药物，促进出血吸收。

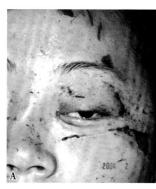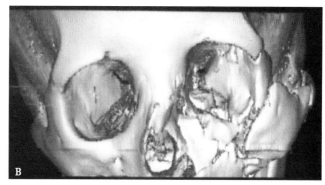

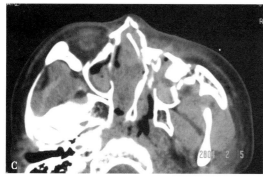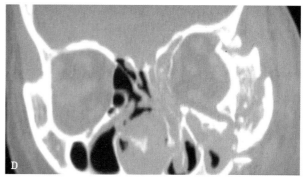

图 17-4-2　挤压伤导致的眼眶颌面骨折畸形

A. 为外观像，显示左侧眼眶颌面部凹陷，鼻梁骨折偏斜；B. 为三维 CT，显示眶中下部、颧骨、上颌骨、鼻眶筛区坍陷骨折畸形；C. 为横轴位 CT 图像，显示左侧中面部多发粉碎性骨折畸形；D. 为眼眶冠状层面图像，显示颧骨、上颌骨、鼻中隔骨折移位，眶腔压缩

（4）扩张血管：罂粟碱肌注，樟硫碱颞窝封闭，CO_2 吸入或 4% 碳酸氢钠静脉滴注，有利于促进局部血管扩张，改善眼部微循环。

（5）促进神经肌肉功能恢复：鼠神经生长因子、神经节苷脂等，有利于促进视神经、视网膜、运动和感觉神经功能恢复。能量制剂可促进细胞代谢，维生素 B_1 和 B_{12} 可促进神经功能恢复。

（6）眼球突出和脱位处理：眼球脱臼患者，应急诊做 CT 明确有无眼眶压缩、眶内有无血肿及血肿位置。术中清除眶内血肿、清除或磨去刺入眶内的骨质，外眦切开开大睑裂辅助眼球复位。复位后缝合结膜、睑裂，加压包扎数日。

眼球脱位患者，应尽早手术，有报道部分患者可恢复较好视力。

（7）眼眶颅颌面骨折处理：眼眶颅颌面骨折畸形，有条件可在清创缝合时修复。否则应注意保护角膜，待炎症肿胀消退，尽早手术（可能需要神经外科或颌面外科帮助）恢复眶腔大小、眼球位置和眼外肌运动功能。

（8）眼眶血肿处理：血肿导致的眼球突出，早期可清除血肿促进眼球复位，数日后血肿液化可穿刺抽吸清除血肿促进眼球复位。两者术后均需眼眶加压包扎。

挤压伤后反应性肿胀或血液回流障碍导致的眼球突出，应注意保护角膜，积极控制炎症、适当处理回流障碍，促进眼球自行复位。

二、眶尖综合征和眶上裂综合征

眼眶头颅颌面撞击伤、挤压伤、挫伤和穿孔伤等均可涉及眶上裂和眶尖，造成眶上裂综合征（superior orbital fissure syndrome）和（或）眶尖综合征（orbital apex syndrome）。

【发生机制】

（1）严重眼眶挫伤：头颅或眶外上方外伤受力后，通过额骨平板向后传导给蝶骨小翼，导致眶上裂区和眶尖部压缩或挫伤，以及外伤后局部出血和水肿，可导致眶上裂和视神经管内走行神经血管损伤。

（2）眼眶穿孔伤或枪弹伤：外界物体刺入眶内，可沿眶壁滑向眶尖部，导致眶尖部直接损伤。如锐利物体刺入、坠落伤顿性物体插入、枪弹高速进入眶深部，均可造成眶上裂和眶尖部组织切割伤、严重挫伤和爆震伤。

（3）眼眶骨折：眶上裂和视神经管区骨折将严重压迫和挫伤其内走行的重要结构。

【临床表现】

（1）眶上裂综合征：眶上裂区受到外伤后，其内走行的Ⅲ、Ⅳ、Ⅵ脑神经，以及Ⅴ脑神经眼分支麻痹和眼上静脉回流受阻，可出现眼睑结膜肿胀、眼球突出、眼球固定、上睑下垂、瞳孔散大直接和间接对光反应迟钝、眶压升高和眼底静脉回流障碍等表现，感觉障碍可表现为眼睑和角膜知觉减退，称为眶上裂综合征。可同时伴有眼球和视神经损害、眶周组织损伤以及颅脑损伤。

（2）眶尖综合征：眶上裂综合征，如同时伴有视力下降或丧失以及相应的瞳孔改变，称为眶尖综合征（图17-3-2和图17-4-3为同一患者）。

【诊断】

（1）外伤史。

（2）典型的临床表现。

（3）影像学检查：超声波检查可发现眼眶和球后组织回声不均匀，合并有颈动脉海绵窦瘘可发现眼上静脉增粗，彩色多普勒可见眼上静脉血管搏动和红色动脉血流。CT可见眼眶及其周围软组织肿胀和密度增高，眼上静脉扩张增宽，眼外肌肿胀肥厚，以及骨折等病变。

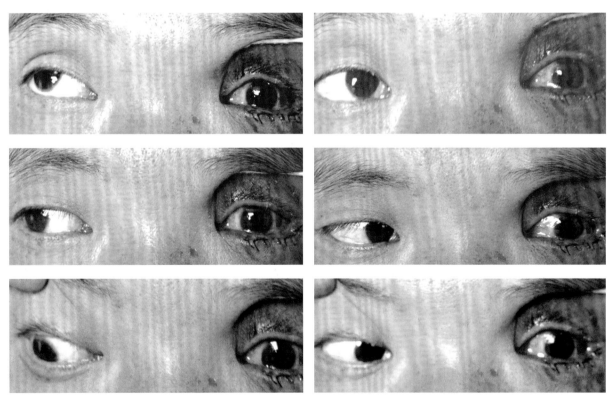

图 17-4-3　左眶尖综合征：上睑下垂和眼球固定
六个诊断方位检查显示左眼球固定，右眼转动正常

【治疗】　眶上裂及眶尖综合征目前多采取保守治疗方法。如有开放性损伤，应尽早给予清创缝合。

（1）糖皮质激素冲击治疗：甲泼尼龙 1g/d 缓慢静脉滴注，3～5 天。有助于提高视神经对缺血缺氧的耐受性、改善局部血流、减轻组织肿胀，促进神经组织功能恢复。

（2）降低眶内压力：急性期给予20%甘露醇适量每日3次静脉快速滴注，降低眶内压力。

（3）防治感染：开放性损伤，可给予广谱抗生素防治感染。

（4）促进神经组织功能恢复：B族维生素和神经生长因子可促进视神经、运动神经和感觉神经功能恢复。

（5）手术减压：最近有手术减压治疗眶上裂综合征和眶尖综合征报道，但手术路径和效果，有待于进一步评价。

第五节　眼眶颅颌面骨折

眼眶颅颌面骨折（orbital-craniofacial fracture）是指眶缘及其周围的颅颌面骨骨折的总称。由于以颅骨骨折为主的患者就诊于神经外科、以颌面骨骨折为主的患者就诊于颌面外科，眼科常见的是以眼眶骨折为中心的复合性骨折。

眶缘的上 1/3 是由额骨组成，外下 1/3 是由颧骨构成、内下 1/3 由上颌骨和泪骨组成。故眶上 1/3 部分骨折属于颅骨骨折、眶下 2/3 骨折属于颌面骨骨折。故将眶缘及其周围骨折称为眼眶颅颌面骨折。

一、眼眶颅颌面骨折的致伤因素

眼眶颅颌面骨折多发生在眼眶和头面部遭受暴力打击和严重撞击时。常见于交通事故、工厂和矿区事故、棍棒打击、坠落撞击、拳击和踢伤、严重挤压、体育运动、爆炸和枪弹伤等。眶缘及其周围骨质直接受力并发生骨折。这种骨折多为开放性、凹陷性和粉碎性，亦可为闭合性凹陷损伤。骨折涉及眶缘、周围的颅骨和颌面骨，以及周围的软组织，可造成面部畸形和功能障碍，故称为复合性骨折。

二、眼眶颅颌面骨折的常见类型

眶缘及其周围骨折，由于受力点的不同，临床有多种类型，眼科常见者如下。

1. 眶外上缘骨折　最常见和较为单纯，为眶外上缘部直接受力所致。骨折片可压入眶内（图 17-5-1），导致上睑下垂和眼球向外上方运动受限，并可伴有额骨颧突或额颧缝处（frontal-orbital fracture）移位。

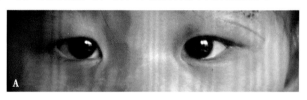

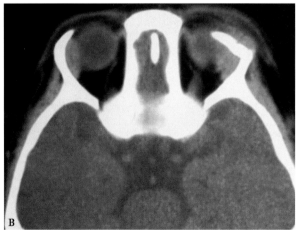
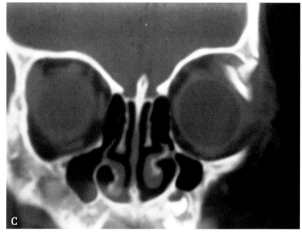

图 17-5-1　眶外上缘骨折 CT 及外观像

A. 外观像：显示左眶外上缘裂伤已愈合；B. 眼眶横断面软组织窗 CT，显示左眶外上方骨折和泪腺区肿胀；C. 眼眶冠状 CT 骨窗片，显示眶外上方骨折片压入眼眶泪腺区，压迫眼球

2. 眶外下缘骨折　是颧骨骨折。多为严重的撞击力作用于颧面部，可造成颧骨体凹陷骨折（orbit-ozygomatic fracture）和移位。临床常见为颧额缝分离、颧颌缝分离以及颧弓骨折，形成典型的颧骨三点骨折（zygomatic tripod fracture）。外力造成颧骨三点骨折并向外下移位，使眶腔扩大变形（图 17-5-2），

出现颧面部凹陷畸形、眼球凹陷、眼球运动障碍和复视。可同时伴有上颌骨骨折、下颌骨颞突位置异常、面部畸形、张口困难和咬合关系异常。

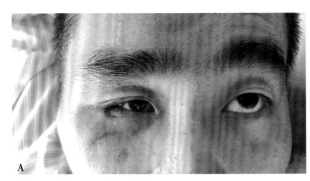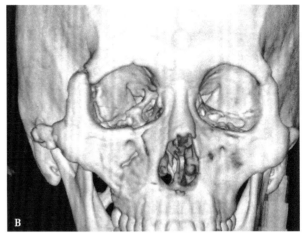

图 17-5-2 颧骨三点骨折CT及外观像

A. 为外观像，显示右颧面部骨折畸形、眼球凹陷和外眦畸形；B. 为三维CT成像，显示右颧骨三点骨折、鼻眶筛骨折和上颌骨骨折

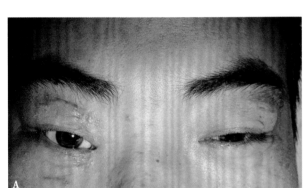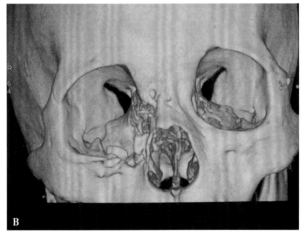

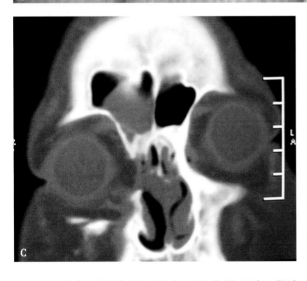

图 17-5-3 鼻眶筛骨折CT及外观像

A. 为外观像，右侧上下眼睑内侧瘢痕、内眦下移畸形，左眼睑外侧瘢痕；B. 为三维CT，显示右眶内下缘鼻眶筛区骨折；C. 为冠状位骨窗CT，显示右眶内下缘区骨折及骨质缺失（清创时部分清除碎骨片）

3. 眶内下缘骨折　眶内下缘骨折凹陷，常涉及上颌骨眶缘部、鼻骨、泪骨和筛骨，故称为鼻眶筛骨折（图17-5-3）。鼻眶筛骨折（nasal-orbital-ethmoid fracture）导致眶内下角凹陷、内眦韧带断裂和移位造成内眦畸形、鼻根部扁平，下斜肌起点受累导致复视，泪囊和鼻泪管损伤致溢泪和慢性泪囊炎。

4. 眶内上缘骨折　眼眶内上方直接受力,可造成眶上缘中内 1/3 处骨折,损伤眶上神经、滑车和额窦(图 17-5-4)。多有额骨和眉弓部凹陷畸形、滑车受累则可出现顽固性复视,眶上神经受累则表现同侧额部麻木。

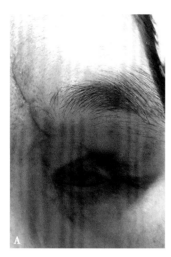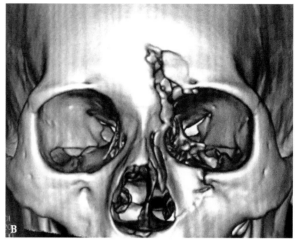

图 17-5-4　眶内上方骨折 CT 及外观像

A. 为外观像,显示左额部 - 眉头 - 眶内侧斜行瘢痕,上睑畸形、眼球萎缩凹陷;B. 为 CT 三维成像,显示左眶内上方额窦区骨折、眶内缘缝隙骨折、眶下缘中部骨折

5. 颅面骨分离骨折　为眶中部的横向骨折,包括鼻根部、双侧眶外缘中上部骨折分离(图 17-5-5),严重者形成前部的颅面骨分离。可伴有眼球破裂伤和颌面骨折畸形等严重并发症。此型类似于中面部骨折 Le fort Ⅲ。

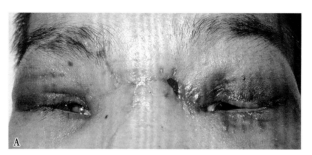

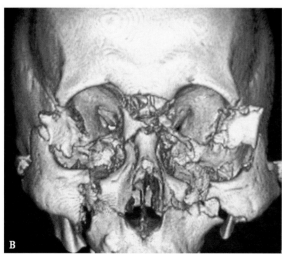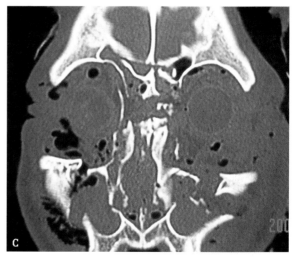

图 17-5-5　颅面骨分离 CT 及外观像

A. 外观像,显示右眉弓到左外眦部横向不规则接近愈合伤口,双侧眼球凹陷、眼睑畸形;B. 为 CT 三维成像,显示颅面骨分离,Le fort Ⅲ合并 Le fort Ⅱ骨折;C. 为冠状位骨窗 CT 片,显示颅面骨分离,Le fort Ⅲ合并 Le fort Ⅱ骨折

三、眼眶颅颌面骨折的临床表现

1. 眼睑和面部软组织裂伤　眶缘及其周围骨折患者多为开放性损伤，存在裂伤口。为眼眶受力处或骨折表面皮肤和皮下组织、肌肉层和骨膜裂伤，创口多不规则、伴有出血，部分伤口可见泥沙及其他异物。内、外眦部骨折移位和韧带撕裂可致眦角畸形，睑裂不对称，或内眦距增宽。部分患者局部可无伤口，仅有组织淤血肿胀。

2. 组织肿胀和局部压痛　眶缘骨折多为凹陷性和粉碎性，部分有骨质移位。损伤早期由于组织淤血肿胀，上述表现可不明显，但局部触压痛显著。急诊手术探查可见骨折、多个游离的碎骨片或眶缘凹陷错位。陈旧性损伤可有外观畸形和（或）触及眶缘骨质凹陷或阶梯畸形。

3. 眼眶颌面畸形　眶缘骨折多有外观畸形，但早期由于局部出血和软组织肿胀，多不能显示，触诊可有局部疼痛、骨质错位和凹陷。

眼眶外下方颧骨三点骨折可有颧骨凹陷、眼球凹陷畸形、张口困难和咀嚼障碍。

4. 眼位改变和运动受限　损伤早期由于眶内积血、水肿和软组织肿胀，多表现为眼球突出，晚期可为眼球突出或凹陷。较为严重的眶缘骨折可压迫眼球向对侧移位，向骨折所在处转动受限，并可伴有复视。

5. 上睑下垂　眶上部骨折压迫或损伤上睑提肌，或上方骨膜下积血，可导致眼球向下移位，上睑下垂和运动受限。

6. 感觉障碍　眶内上缘处骨折可伴有眶上神经损伤，表现为同侧前额和头顶区麻木。眶下缘骨折涉及眶下神经损伤则面颊部、上唇及相应牙龈知觉丧失。眼眶外上缘骨折泪腺神经末支损伤部分患者可感到局部麻木。颧骨骨折和移位涉及颧面神经出现颧面部麻木。

7. 视力下降　致伤物同时打击眼球，可导致眼球挫伤、穿孔伤或破裂伤，造成不同程度视力损害。外力经眶壁传导到眶尖部，可导致视神经管变形和骨折、损伤视神经，导致瞳孔传入障碍和视力损害。

8. 眶周组织损伤　车祸伤和坠落伤等，可导致眼眶、头颅、颌面严重合并损伤，严重者甚至危及生命。

四、眼眶颅颌面骨折的诊断

1. 外伤史　较为严重的撞击或硬性物体打击。
2. 临床表现　软组织损伤、局部压痛和触及骨折等。
3. CT 检查　眼眶 CT 骨算法三维成像是显示眶缘骨折及眼眶变形的最佳方法，可确定诊断和辅助手术设计。眼眶轴位和冠状扫描可显示眶内和眶周软组织外伤情况、骨折移位情况、眼球受压和移位情况。矢状位成像是显示眶顶和眶底骨折移位的最佳层面。

故眶缘骨折患者 CT 检查一般要求眼眶轴位扫描，冠状、矢状位和三维成像显示。
4. MRI 检查　显示颅脑和眶内软组织外伤情况较好。
5. 综合评估　眼眶骨折患者应根据外伤史、全身检查和眼眶局部检查情况，综合评估全身情况、颅脑损伤情况、眼部损伤情况，明确损伤的部位和程度。

五、眼眶颅颌面骨折的治疗

眼眶复合骨折的治疗，应在全身情况稳定前提下，优先处理颅脑外伤、眼球损伤。此处重点讨论眶缘骨折的早期和晚期处理。

早期处理包括伤口的清创缝合、防治感染、并发症处理等。
1. 急诊清创缝合　眶缘骨折如有创口，应急诊清创处理。
（1）清创：应使用过氧化氢溶液和生理盐水冲洗反复冲洗，清除异物及坏死组织，至创口清洁。
（2）探查：皮肤和皮下组织、眼部轮匝肌、骨膜与眶隔睑板、骨折情况、眶内组织损伤情况，由浅入深逐层检查，探查和止血同步进行。

（3）修复：首先修复眶内组织损伤如眼外肌、上睑提肌腱膜；清除眶内游离骨片，将连有骨膜的骨片复位，可用耳脑胶粘合骨片固定修复；眶缘和眶壁缺损较大，可用 Medpor 和钛网等材料修补；眶骨移位剪切力较大时，可用钛板和钛钉坚强内固定；睑板 - 内外眦韧带应解剖复位；分层缝合轮匝肌、皮肤和皮下组织。

（4）包扎：估计术后会有结膜水肿脱出者应缝合睑裂，常规四头带加压包扎。

2．防治感染　给予破伤风抗毒素 1 500U 或破伤风免疫球蛋白 250IU 肌肉注射，酌情全身应用抗生素预防和治疗感染。

3．并发症处理　糖皮质激素使用可减轻眶内组织肿胀；眶压高可使用脱水剂；对眼球突出，睑裂闭合不全，结膜脱出者，应涂眼膏保护角膜，必要时做睑裂缝合。严重的高眶压应做外眦切开或开眶减压，避免视力丧失和角膜溃疡的发生。

合并有上颌骨、颧骨骨折，张口困难，咬合关系异常者，应邀颌面外科医师会诊处理。鼻腔和鼻窦损伤应邀请耳鼻喉科医师处理。颅脑损伤请神经外科医师处理。

4．眶缘骨折的晚期治疗　眶缘骨折早期未能适当处理、或治疗后仍有明显的外观畸形和眼球移位、眼睑和眼球运动障碍，应予治疗。手术应去除眶内骨片、恢复眶腔大小和眶缘形态，恢复眼球位置、促进眼睑、眼球运动功能和双眼视觉功能恢复。

严重外观畸形，可根据三维眼眶 CT 检查结果，采用 3D 打印技术、医学导航（medical navigation）技术辅助眼眶颌面修复手术。

第六节　爆裂性眼眶骨折

爆裂性眼眶骨折（blow-out orbital fracture）是指大于眶口的物体作用于眶区，造成眶内压力突然升高，致眶壁薄弱处破裂骨折，以及眶内脂肪、眼肌和筋膜脱出嵌顿引起的一组综合征。特征是眶缘完整。

一、爆裂性眼眶骨折的致伤因素和发生机制

（一）爆裂性眼眶骨折常见病因
常见于打架斗殴如拳击和脚踢伤、交通事故撞击伤和体育运动意外伤害。

（二）眼眶爆裂性骨折的发生机制
关于爆裂性眼眶骨折的发生机制，不同的学者持有不同的观点，为眼科、鼻耳喉科和整形外科争论的一个焦点，目前有三种主要学说，即眼球与眶壁直接接触理论、液压理论和扭曲理论。

1．眼球与眶壁直接接触理论　Pfeiffer 于 1943 年首先提出眼眶爆裂性骨折的眼球与眶壁直接接触学说。此学说认为，外界作用力首先作用于眼球，使眼球向后或侧方移位，移位的眼球壁与眶壁接触，导致与眼球直接接触的眶壁发生骨折。此学说得到 Erling 等学者证实其合理性，他们分析 CT 结果，眶壁骨折缺损的大小和形状恰巧与眼球的大小和形状惊人相似。

2．液压传导理论　Smith 和 Regan 于 1957 提出此学说，认为较大或大于眶口的钝物作用于眼眶前部，眶内软组织向后压陷从而使眶内压力升高，因眼眶是一个相对的封闭骨腔空间，压力会被传递到眶内的各个地方，类似液压传递，当眶内压升高到一个临界值，眶壁最薄弱处会首先发生骨折（图 17-6-1），类似挤压气球，挤压到一个临界点，气球内的气体就会使气球壁最薄弱的地方破裂发生爆炸。John 等于 2002 年为液压学说提供了有力实验证据：采用尸体，使一侧眼眶眼球保持完好无损，另一侧眼眶去除眶内容放置一可以液压控制且与眶壁紧密贴符的气球，同时还设计了可以

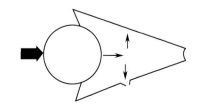

图 17-6-1　液压理论的示意图

眼球在外力作用下（大箭头）向后移位使眶压增高，外力被传到眼眶的所有眶壁（小箭头），眶壁薄弱处出现骨折

定量的摆动装置作为撞击的外力(图 17-6-2),来对比观察正常眼眶和完全液压的眼眶在受到同样外力的条件下骨折的情况。结果发现,两侧眼眶在同样的外力作用下表现出几完全一样的骨折形式和移位的程度(图 17-6-3),从而有力说明了眼眶爆裂性骨折液压理论机制。

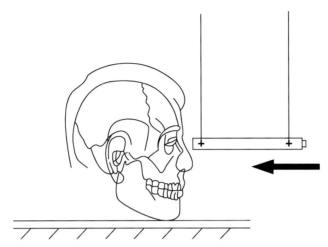

图 17-6-2　摆动装置撞击尸体眼眶实验的示意图

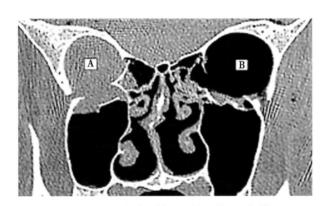

图 17-6-3　实验尸体眼眶的冠状 CT 扫描

在下降高度为 0.7m 的外力撞击下,眼球完好的眼眶(A)和气球装置的眼眶(B)显示类似的眶底和眶内壁骨折形式

3. 扭曲理论　这种力的骨传导学说或损伤的"海啸式"机制(tsunami type mechanism)是在 19 世纪初被 Le-Fort 和 Lagrange 首次提出的。他们认为外力作用于眶缘,通过眶缘传导一个直接的压力或扭曲力从而使眶壁发生骨折。在 19 世纪 70 年代,Fujino 进行了一系统的干尸实验,发现外力直接作用于眶缘,在眶缘本身没有发生骨折的条件下眶壁发生了骨折。Phalen 等后来又通过实验进一步证实了 Fujino 的结果。

二、爆裂性眼眶骨折的形状

眼眶 CT 检查和手术中观察显示:爆裂性眼眶骨折可呈裂隙状、阶梯状和洞穴状,使眶内容如眼外肌、筋膜和眶脂肪疝出嵌顿于骨折裂口处,产生眼球运动障碍;亦可为大面积眶板坍塌性骨折向筛窦和上颌窦移位,造成眶腔明显扩大,眼球凹陷。前者以眶内容疝出或嵌顿为主要表现,后者以眶腔扩大和眼球凹陷为主。一般很少有合并眼球损伤。

由于颅骨发育较早,婴幼儿撞击常发生在额骨,致额骨眶板裂缝骨折为多。儿童由于骨质较软,发生眶壁裂缝骨折较多,眼外肌嵌顿容易发生缺血坏死。

三、爆裂性眼眶骨折的临床表现

外伤后早期表现为眼睑肿胀和淤血、眼球突出、复视等,尔后出现典型的临床表现。部分患者早期可有眼眶和眼睑气肿表现。

1. 眼睑淤血和肿胀　眼眶骨折骨膜撕裂出血可导致眼睑淤血，眼睑和眼眶气肿也是眶壁骨折的指征，复视和眶下神经麻痹往往预示眶壁骨折存在。

2. 眼球凹陷　外伤早期由于眼眶组织水肿和出血，多表现为眼球突出。待水肿消退和淤血吸收，逐渐显示眼球凹陷。造成眼球内陷的原因：①眶壁向下或向内骨折和裂开，眶腔容积扩大；②眶内软组织如脂肪、眶筋膜和眼肌疝出，使眶容积减少；③眶脂肪遭受创伤后坏死、萎缩和吸收。

3. 斜视、复视和眼球运动障碍　眶壁骨折、眼外肌或筋膜疝出和嵌顿，使受累眼肌麻痹或不能放松，出现斜视、复视和眼球运动障碍（图17-6-4）。一般内壁骨折内直肌嵌顿多为外斜或内斜，下壁骨折下直肌嵌顿出现垂直性复视和眼球上转受限。具体原因：①眼外肌挫伤、出血和水肿，功能不足；②运动神经暂时性麻痹，或眼肌嵌顿造成麻痹性表现；③下直肌、下斜肌或内直肌嵌顿于骨折处，造成松弛受限；④骨折处瘢痕粘连形成，限制肌肉活动；⑤眼球内陷，眼外肌肌力不平衡。

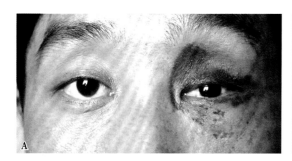
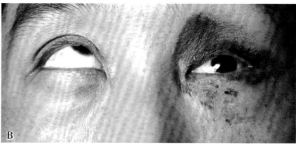
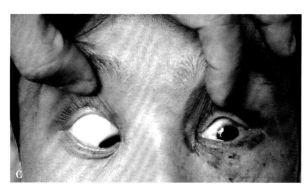
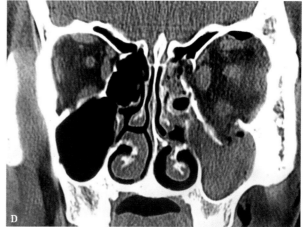

图17-6-4　左眶内下壁爆裂性骨折外观及CT组图

A. 显示左眼睑淤血、眼球凹陷外观像；B. 显示左眼球外上转明显受限；C. 显示左眼球外下转受限；D. 为眼眶冠状CT：显示左眶下内壁大面积骨折、眶腔扩大、上颌窦积血

4. 眼球移位　大面积眶底骨折，眼球可明显下移，严重者眼球可陷入上颌窦内。大面积眶内壁骨折，眼球可向内侧移位，严重者眼球可部分陷入筛窦内。

5. 牵引试验阳性　表面麻醉下有齿镊夹持下直肌或内直肌肌止点，向上或向外侧牵引眼球，因下直肌或内直肌嵌顿和粘连，出现眼球上转或外转受阻，为牵引试验阳性。

6. 眶下神经麻痹　眶下壁骨折涉及眶下神经管处，可造成不同程度的眶下神经损伤，出现下睑、面颊部、鼻翼、上唇和相应牙龈麻木。眶下神经损伤一般多可逐渐恢复。

7. 伴随损伤　强力打击眼眶区，可同时出现眼球破裂（rupture of eyeball）。眶内组织受力不均匀，可出现眼外肌撕裂或断离。出血进入筛窦和上颌窦，当时可有鼻出血，数日内痰中带有陈旧性血丝或血块。打喷嚏、擤鼻使鼻腔压力突然增高时，空气溢入眶内，可造成眶内积气和眼球突出。

四、爆裂性眼眶骨折的诊断

1. 外伤史 尤其是眼眶钝性外伤。

2. 临床表现 伤后复视可为患者最早主诉,检查可见眼位异常和运动障碍,应及时做眼眶CT检查。眼球内陷多在1~2周水肿消失后出现。

3. 爆裂性眼眶骨折CT表现

(1)眶壁的连续性中断和移位:多见于眶下壁、眶内壁、或眶内下壁,儿童可见眶上壁骨质连续性中断;眶壁爆裂性骨折可为裂隙状(图17-6-5)、洞穴状、阶梯状、向下或向内成角畸形等。

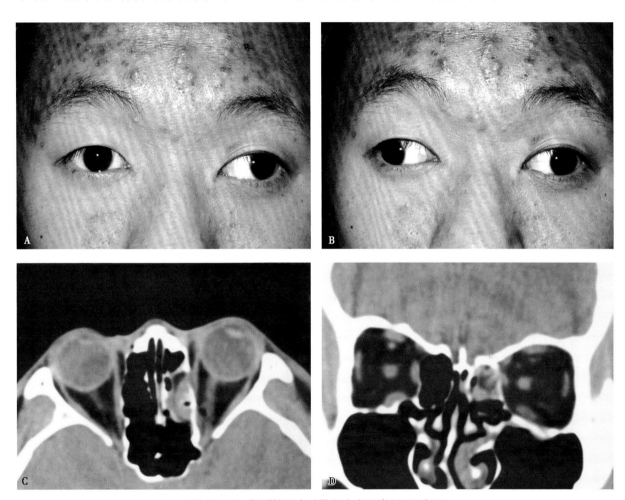

图 17-6-5 爆裂性眶内壁骨折内直肌嵌顿 CT 表现

A. 显示左眼(内直肌麻痹)外斜视;B. 显示左眼内转不过中线(内直肌麻痹);C. 为眼眶轴位软组织窗 CT,显示左眶内壁中部裂缝骨折、内直肌嵌顿;D. 为冠状层面软组织窗 CT,显示左眶内壁缝隙骨折,内直肌陷入嵌顿

(2)眶壁大面积坍塌导致眶腔扩大、眼球内陷和移位(图17-6-4)。

(3)眶内软组织疝出和嵌顿:眶内脂肪、眼外肌可疝出和嵌顿于骨折口内(图17-6-6);典型的眶下壁骨折脂肪脱出悬于眶下壁呈"泪滴状"(图17-6-7)。

(4)鼻窦压缩和积血:眶壁骨折多伴有骨膜撕裂和出血,CT显示筛窦和上颌窦积血密度增高;击出性骨折和眶组织向窦腔移位造成窦腔不同程度压缩。

(5)眼外肌改变:多可见骨折局部眼外肌肥厚、增粗和边缘模糊;部分患者可见眼外肌陷入或嵌顿在骨折处。

(6)其他眶内改变:眶内积气、眼球移位、眶内软组织密度增高、骨膜下血肿形成等。

爆裂性眼眶骨折,需眼眶CT轴位、冠状位、矢状位联合显示,以及软组织窗和骨窗双窗位局部放大,才能完整和良好显示骨折范围和程度。

4. 眼眶 MRI 检查 轴位、冠状位和矢状位片可较好显示眶内软组织如脂肪、眼外肌、筋膜疝出和嵌顿情况(图 17-6-6)。

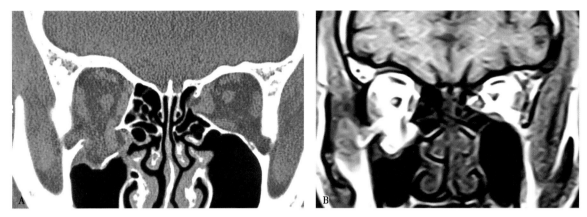

图 17-6-6 爆裂性眶下壁洞穴状骨折:眶脂肪和下直肌嵌顿影像学检查

A. 为眼眶冠状位 CT 图像,显示右眶下壁洞穴状骨折,眶脂肪和下直肌疝出嵌顿;B. 为 MRI 冠状位图像,显示右眶脂肪和下直肌嵌顿 MRI 疝出嵌顿

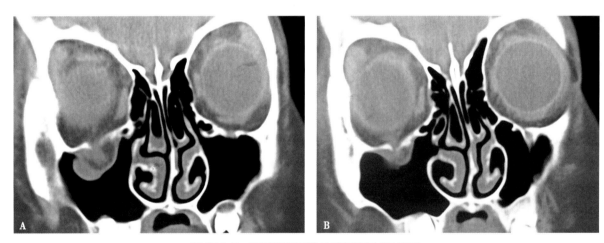

图 17-6-7 爆裂性眶下壁骨折泪滴征 CT 表现

A、B 为不同层面眼眶冠状 CT,显示眶下壁骨折脂肪疝出呈"泪滴征"

五、爆裂性眼眶骨折的治疗

1. 防治感染 爆裂性眶壁骨折通过窦腔与外界相通,属于开放性损伤,应给予破伤风抗毒素预防特异性感染。并酌情给予抗生素预防感染。

2. 减轻组织反应肿胀 伤后早期成人可服用泼尼松 30～60mg/d,或给予地塞米松 5～10mg/d 静脉注射,5～7 天,可有效减轻眼眶组织反应性炎症、组织水肿和组织粘连。

3. 眼眶加压包扎 损伤早期,为减轻组织水肿、预防眼眶气肿和血肿导致眼球突出和暴露性角膜炎,可加压包扎数日。

4. 眼球运动训练 较轻的眶壁骨折,应鼓励患者早期进行眼球转动训练。

5. 手术治疗

(1)手术适应证:外伤后药物治疗 7～10 天,存在以下情况,应考虑手术治疗。①斜视、复视或眼球运动障碍持续存在,无明显改善;②眼球内陷大于 2mm,或向下、向内移位大于 3mm,影响容貌;③大于 2cm^2 的眶壁缺损,较多软组织脱出;④牵引试验阳性;⑤CT 检查发现眶壁骨折、眼肌和软组织疝出嵌顿。

（2）早期手术治疗：指伤后2～3周内进行的手术。目的是解除眼肌嵌顿、眶内软组织复位和眶壁修复。由于眼外肌与眶壁尚未粘连愈合，尚无瘢痕组织形成，故可起到眼球复位和消除复视的效果，获得功能和外观的良好恢复。一般认为10天左右为最佳时期。

（3）晚期手术：受伤2～3周后进行的手术，目的是解除组织嵌顿和眶壁修复。由于眼肌粘连和瘢痕化，术后复视和眼球运动改善较差，多需行二期眼肌手术消除复视和眼球运动障碍。

（4）手术要点：①彻底暴露骨折裂口，解除眶内脂肪、眼肌和韧带的嵌顿；②眶壁修复，可使用羟基磷灰石复合板、Medpor眶板、钛网和自体骨，恢复眶腔大小和形态，并适当固定；③合并眶缘骨折，使用特制钛网，可同时恢复眶腔和眶缘。

（5）手术径路：①前路切口修复包括下睑睫毛下切口、外眦切开合并下穹隆结膜切口、睑板下结膜切口；内侧泪阜结膜切口、内侧皮肤切口；②上唇牙龈切口进路：切开牙龈，开放上颌窦前壁，清除积血，顶压复位眶下壁，7～10天后抽出碘仿纱条；③鼻腔鼻窦入路：鼻内镜下眶内壁和眶下壁骨折复位。

六、爆裂性眼眶骨折治疗进展

眼眶骨折的手术治疗一直是眼科学界以及整形学科的一个难题，由于各种原因导致眼眶骨折治疗的效果不甚理想，甚至有的还会出现较为严重的手术并发症。原理上成功的眼眶骨折修复术首先要有较为理想的植入材料，同时眼眶壁解剖非常复杂，眼眶内表面是一个极其复杂的曲面，要有一个科学合理的方法能对眼眶植入材料进行处理加工，所有这些因素的限制都加大了眼眶骨折手术治疗的难度，成为眼眶骨折手术提高治疗效果的瓶颈。

眼眶骨折治疗涉及眼眶整复重建术的概念，眼眶骨折手术治疗其实就是眼眶整复重建术中的一种，眼眶整复重建术是对眼眶外伤、骨折等所致的眼眶畸形进行整形、修复和重建，以及矫正外形、改善容貌、恢复功能。

随着CADM技术、CT技术、图像处理技术的不断进步，使精确重建眼眶的解剖结构成为可能。一些国外学者逐渐开始对眼眶植入物进行术前预处理，进行眼眶结构的重建，用于眼眶骨折所引起的眶壁缺损。国内学者也进行了一定的探讨和研究，取得了一定的效果。国内外学者所采用的方法都大致相似，首先对患者眼眶进行CT扫描，所得CT资料采用图像处理软件进行处理加工，形成眼眶的三维立体重建图像，再利用镜像技术反转以健侧眼眶代替患侧眼眶，采用快速成形机技术快速形成眼眶的三维实体模型，并在此实体模型的基础上进行塑形眼眶植入物，如钛网，用于眼眶骨折眶壁缺损的修补。

同时眼眶植入材料的发展进步为眼眶骨折手术成功提供了保障。眼眶植入材料可以为自体组织或人工合成材料，自体组织现在应用较少，人工合成材料从原先的各种人工骨材料发展到组织相容较好的钛。

近10余年来，作者结合国内外先进的材料技术、计算机辅助设计与制作技术、CT技术、图像处理技术创造了一套行之有效的眼眶整复重建的方法，并得到了数百例眼眶骨折患者临床验证。

为了减少或防止并发症的发生，作者选择医学组织相容性较好的钛（titanium，Ti）作为植入材料，它具有强度高、热强度高、抗蚀性好、低温性能好、导热系数小、弹性模量小、质轻、无毒性、无磁性等特点，被广泛应用于各个医学领域，作为修补眶壁缺损的钛网最大的好处就是具有可塑形性，可以方便地时行三维加工。国内外钛网三维加工广泛地应用在脑外科、骨科、口腔科等，在眼眶里的应用相对发展较慢，根本原因是由于眼眶壁太薄CT不易显影不易三维重建处理，眼眶壁内表面是一个非常复杂的曲面不易制作。

作者在眼眶植入物三维加工的镜像技术的基础上进行了优化、改进，通过鼻窦黏膜的影像重建，校正并解决了眶下壁骨质菲薄，不易显影及重建的难题，更进一步，笔者采用了原位加工处理技术，使加工更精确，提高了手术治疗效果。原位技术最大可能地保留患侧眼眶正常的部分，只是在眶壁缺损外及其周边使用对侧眼眶的镜像，这样最大限度地减少并去除双侧眼眶差异所带来的误差。

眼眶植入物 CADM 设计与制作：眼眶患者术前常规行眼眶 64 排超薄层螺旋 CT 扫描，层厚为 0.625mm，并以医学数字图像和通讯（digital imaging and communication in medicine，DICOM）格式存入光盘，所得 CT 数据采用 Mimics 10.0（materialise interactive medical image control system，Mimics）等软件处理、修正 CT 数据，设置骨密度阈值，进行三维立体重建骨性眼眶（见图 17-6-8），保留患侧正常部位，应用镜像技术以前正中线为轴将健侧眶壁缺损及其周围翻转并替代患侧眼眶眶壁缺损处。在眶内壁或下壁内曲面上首先确定眶壁骨折缺损部位，一般多在眶

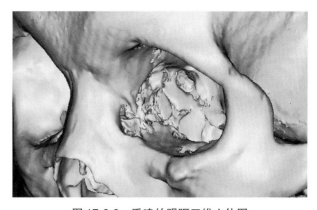

图 17-6-8　重建的眼眶三维立体图
可以非常直观地看到患者左眼眶内、下壁的眶壁骨折缺损

底后部以及眶内壁中后部；根据骨折区域和定位固定区域确定最小解剖可定位区域，其中定位固定区域一般位于眶缘（图 17-6-9）。眼眶三维立体模型以立体光刻成型（stereo lithography，STL）格式输出，flashforge creator 三维立体打印机打印出实体模型，选取厚度为 0.3mm 钛网作为植入材料，再根据最小解剖可定位区域确定制作钛网的范围、大小以及三维立体形态（图 17-6-10）。制作出的个体化三维立体钛网用电磁抛光机抛光去除边缘毛刺，超声波清洁机清洁，术前常规消毒备用。

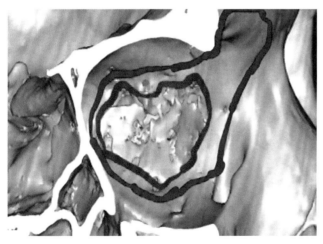

图 17-6-9　眼眶植入物设计图
红色圈内为眶壁骨折区域，蓝色圈内为最小解剖可定位区域

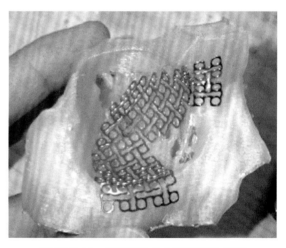

图 17-6-10　眼眶植入物与眼眶实体模型
白色为眼眶实体模型，中间金属为塑形钛网

三维立体重建的骨性眼眶建成后，根据最小解剖可定位区域确定患者的具体解剖定位标志，如存留完好的眶缘、骨缝、孔或裂等自然解剖标志，一般都包括眶内壁及下壁眶缘、泪后嵴（包括前部 1/3～1/2）、眶下裂或沟等。将这些解剖标志点或线与制作的个体化三维立体钛网相对应，以便术中逐一核对。术前根据三维立体重建的骨性眼眶模可大体确定手术步骤，术中注意保护眼眶内重要结构不受损伤。

眼眶爆裂性骨折患者均在全身麻醉下进行手术，根据骨折位置选择相应的手术切口，内侧壁骨折缺损选择眉弓内侧皮肤切口，下壁骨折缺损选择下睑睫毛下皮肤切口，较大范围骨折缺损选择联合切口。切开眶骨膜，充分暴露眶壁，完全复位眶壁骨折缺损处嵌顿的眶软组织（必要时扩大眶壁缺损）。患者眶壁缺损处植入采用 CADM 技术辅助制作出的个体化三维立体钛网，用钛钉将其固定于眶缘，术中眶壁缺损位置依据眶缘或骨缝等骨性标志进行准确定位，以确保钛网被植入到正确的位置。分层缝合切口，术后可见患眼较健眼轻度突出。

CADM 技术在眼眶爆裂性骨折治疗中的应用有如下明显的优点：

（1）眼眶具有复杂的解剖结构，眶壁内表面，特别是下壁或内壁为一个复杂的曲面，这为眼眶植入

物的设计和制作增加了难度,以往的方法很难重建这种复杂的曲面,因此治疗效果不甚理想,CADM技术设计和制作的个体化的三维立体钛网较好地解决了这个问题,较精确地重建了这一曲面,提高了治疗效果(图17-6-11~图17-6-13)。

（2）个体化钛网和合理的术前设计提高了术中、术后的安全性,减少或避免了因植入物和手术对眼部组织的损伤,降低了并发症的发生率。

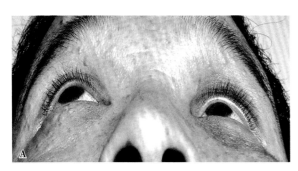
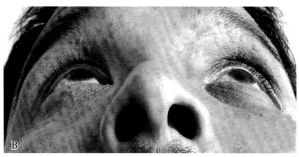

图 17-6-11　眼眶骨折患者术前后眼球内陷度的比较

A. 患者左眼术前明显凹陷;B. 患者左眼术后凹陷消失,双侧基本对称

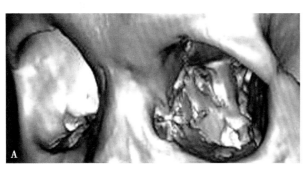
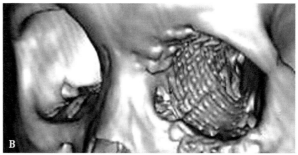

图 17-6-12　眼眶骨折患者术前后眼眶 CT 三维重建图

A. 患者左眼眶术前内下壁骨折缺损;B. 术后眶壁结构得到精确重建

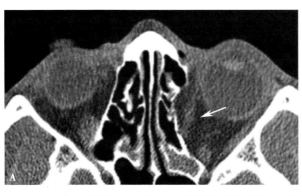
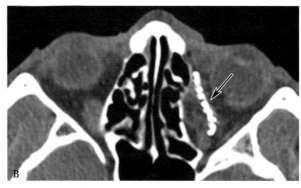
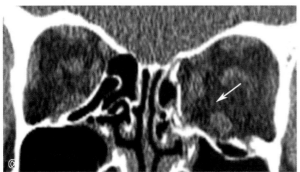
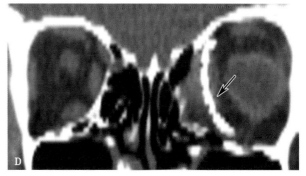

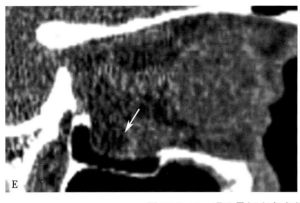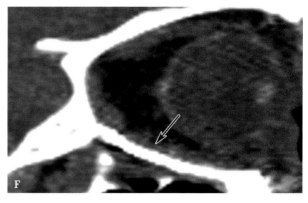

图 17-6-13　眼眶骨折患者术前后轴位、冠状位和矢状位 CT 像

A. 患者左眼眶术前轴位显示眶壁骨折缺损（箭头）；B. 左眼眶术后轴位像显示眶壁骨折缺损处填充的钛网（箭头）；C. 左眼眶术前冠状位显示的眶壁骨折和缺损（箭头）；D. 左眼眶术后冠状位像显示骨折缺损处为钛网所修补（箭头）；E. 左眼眶术前矢状位 CT 扫描显示的眶壁骨折缺损（箭头）；F. 左眼眶术后矢状位 CT 扫描可见眶壁骨折缺损处为钛网所修补（箭头）

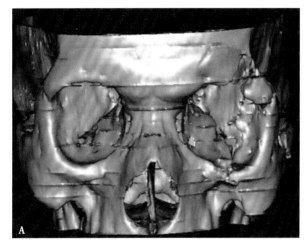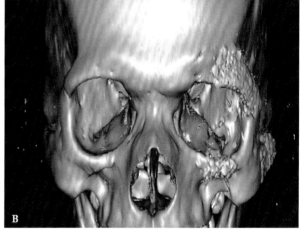

图 17-6-14　眶缘、上颌骨和颧骨骨折术前后三维重建图对比

A. 为术前三维 CT，显示左侧外上眶缘、外侧壁、上颌骨和颧骨多发性粉碎性骨折和移位；B. 为术后三维 CT，显示左眶缘和眶周骨质得到较为理想的解剖重建，双侧恢复对称

　　（3）眶缘钛钉固定可能防止钛网移位，可以植入较大的深度而不损伤视神经，提高了安全性，并且在长期的随访中，未发现眼眶植入物感染、异物排斥反应等不良反应的发生。

　　（4）作者所用眼眶植入物是个体化的，每个患者都完全不一样，与厂家预制的钛网相比较，由于不同个体眼眶的巨大差异，具有其不可比拟的优势和效果。

　　眶缘骨折及眶周骨折等复杂的复合性骨折由于骨质粗厚，可以采用镜像技术加工植入物，对于传统方法无法治疗的粉碎性骨折具有较好的治疗效果（图 17-6-14）。

　　随着技术的发展，具有手术指征的患者只要积极治疗，多可取得较为满意的效果。

 ## 第七节　大面积开放性眼眶外伤

　　近年来，车祸、工伤事故等导致的眼眶和眶周组织大面积开放性损伤（large area of open orbital injury）病例增多，其特点是外伤以眼眶为中心，涉及额部或颅脑、颌面以及鼻腔和鼻窦等较广范围，使眼科医师面临诊断和治疗方面的挑战。

一、致伤因素

车祸、高空坠落、重物打击、电锯、开矿爆炸、烟花爆竹等原因，导致眼睑眼眶、颜面和头颅皮肤大面积开放性伤口，合并有眶隔和眶骨膜、头面部骨膜撕裂，眼眶和眶周颅脑颌面及鼻骨骨折，眶内软组织、眼球和视神经以及眶周重要组织损伤。为大面积开放性眼眶和眶周组织损伤，也可称为眼眶和周围组织复合损伤。

二、临床表现

1. 眼眶和眶周大面积开放性伤口　一般创口不规则、深浅不一、可深达骨膜或可见骨折暴露，可有皮肤、皮下组织和肌肉的撕脱和缺失（图 17-7-1）。眼部可有眼睑及内外眦韧带、眶隔与骨膜、上睑提肌、泪腺或泪道损伤、眼球破裂以及眶内组织和结构损伤。伤口可混有毛发、沙石和玻璃碎片等杂物，以及渗出物膜。眼睑和眶周伤口涉及额部和颧面部。超过6~8小时的伤口可有感染征象。

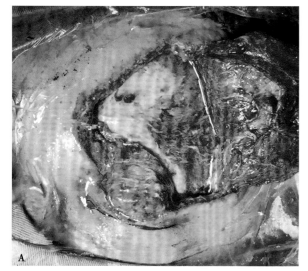
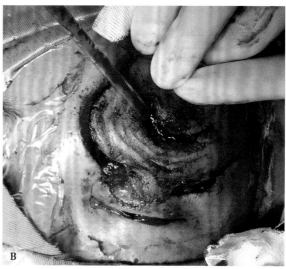
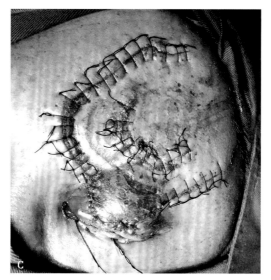

图 17-7-1　眼睑和眶周大面积开放性损伤术中清创图片

A. 为清洁和止血后，显示左眼睑和额部大面积创口；B. 为创伤撕脱皮瓣复位情况；C. 为清创缝合完成，显示上睑及额部缝合情况，睑裂已缝合

2. 创口出血和肿胀　新鲜创口可见出血和渗血，眼睑皮下淤血、结膜下出血或眼眶血肿。同时伴有眼眶和眶周组织肿胀。

3．眼球突出或凹陷　眼眶出血和肿胀导致眼球突出或移位。部分患者出现斜视、复视和眼球运动障碍。大面积创伤可有眼球暴露、眼球脱臼和眼球移位。

4．视力障碍　眼眶为中心的大面积开放性创伤，可导致眼球严重破裂、眼内容脱失和视力丧失（图 17-7-2）。亦可为视神经损伤所致。

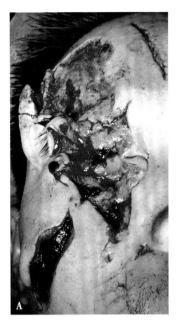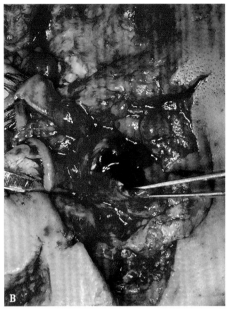

图 17-7-2　大面积眼睑眼眶开放性外伤
A．撞击汽车挡风玻璃致伤，显示右侧眼睑、额部和颌面复合外伤，眼球破裂暴露；B．显示角膜花瓣状破裂伤、眼内容脱失、眼内积血

5．眼眶和眶周骨折畸形　部分患者伤口可见骨折，或可触及眼眶和眶周骨折，部分患者可见眼眶和颜面畸形。

6．眶周组织损伤　大面积眼眶开放性伤口，必然伴有眼睑和泪道损伤、眼内容不同程度损害、额面部软组织挫裂伤或组织脱失。严重的颧面骨折可有面部畸形和张口咀嚼困难，鼻根部骨折表现为鼻梁偏曲凹陷畸形，额骨骨折表现为额部隆起或凹陷，颅前窝骨折可有脑脊液鼻漏。颅脑损伤患者可有意识障碍、生命体征变化。

三、影像学检查

1．CT 检查　应急诊进行眼眶、头颅和颌面轴位、冠状位和三维 CT 成像检查，显示头面部和颅底骨折畸形以及软组织损伤情况。

2．MRI 检查　主要用于显示颅脑、眼眶和眶周软组织损伤情况。

四、诊断

1．外伤史　大面积开放性损伤患者，多有明确的外伤病史，可根据致伤因素初步判断损伤性质和严重程度。部分患者由他人发现送医不能提供外伤情况。

2．检查气道和生命体征　急诊患者接诊时应首先检查气道和生命体征，必要时紧急会诊处理。生命体征稳定患者，可进行详细问诊、体格检查和影像学检查。

3．问诊　应详细询问外伤具体情况。如车祸伤，应问清楚什么车、大致速度、什么部位撞击到身体，还是在车上摔下，或是摔下后头面部接地导致外伤。

4．眼头面部局部检查　包括眼睑泪道、眼球和视神经、眼眶、额部和头颅、颌面和鼻腔鼻窦情况。

5．全身检查　车祸或坠落伤患者，应进行颈部、胸腹部、骨盆、躯干四肢和神经系统检查，明确有无内脏损伤和四肢躯干骨骼损伤。

6. 影像学检查　如生命体征平稳，立即进行颅脑 - 眼眶 - 颌面 CT 检查，明确损伤范围和程度。复合损伤 CT 检查，应行轴位薄层扫描，冠状、矢状和三维重建，以便明确诊断和手术设计。

7. 多学科会诊　损伤范围和处理可能涉及神经外科、颌面、耳鼻喉、骨科、整形等多个学科，应及时会诊，请相应科室医师协同处理。

五、治疗

大面积开放性眼眶和眶周组织损伤，如合并有颅脑损伤应优先处理，在生命体征稳定的情况下，诊断明确，条件具备，尽早进行清创缝合。没有条件进行泪道修复和骨折处理，应清洁伤口、加压包扎后，转诊处理。

清创缝合，组织的解剖复位十分重要。可避免和减少面部畸形，或为二次手术创造条件。

1. 清创缝合

（1）麻醉：由于损伤涉及范围较广，一般应在全麻或局麻加基础麻醉下进行手术。

（2）创面的清洁：较为清洁伤口可仅用生理盐水冲洗；污染和感染伤口应使用过氧化氢溶液和生理盐水反复冲洗；油污较重者可使先用软性肥皂水刷洗，再用过氧化氢溶液和生理盐水反复冲洗；伤口表面分泌物使用圆刀片刮除。吸引器使用对清洁创口有帮助。

（3）创口探查与止血：探查应由浅入深逐层进行，首先检查皮肤和皮下组织、轮匝肌和周围肌肉损伤切口；再检查睑板 - 内外眦韧带、眶骨膜和面部骨膜；眶缘、眶壁及周围骨折情况；眶内探查应注意泪腺和上睑提肌、眼外肌、眼球等重要结构。强调探查应彻底，不留死腔，彻底清除异物和坏死组织。但眼睑皮肤破碎应尽量保留。创伤探查与止血同步进行，浅表小血管断端可使用电凝器、骨面和骨断端可使用骨蜡止血，眶深部止血应在直视下精确进行，眶尖部出血用明胶海绵和压迫止血法。

（4）组织修复：首先修复眼球损伤；然后是眼外肌和上睑提肌；整复眶缘、眶壁和眶周骨折，可使用耳脑胶、钛板和钛钉；睑板内外眦韧带和泪道修复；眼睑和面部轮匝肌修复；最后缝合皮肤和皮下组织修复。强调眼睑和面部软组织必须分三层缝合，即骨膜 - 睑板 - 内外眦韧带、轮匝肌和表情肌、皮肤和皮下组织，以减少瘢痕畸形和运动障碍。

（5）睑裂缝合：上下眼睑缝合可预防结膜水肿脱出，一般待水肿消退后拆除；睑缘裂伤为避免瘢痕畸形可在局部行上下睑缘缝合，并保留较长的时间。

2. 防治感染　术前、术中和术后酌情使用抗生素预防和治疗感染。24 小时内尽早注射破伤风抗毒素或破伤风免疫球蛋白。

3. 减轻组织反应降低眶内压力　糖皮质激素可有效减轻组织炎症肿胀，甘露醇等脱水剂可有效减轻眶压。一般组织反应性水肿肿胀可在 48～72 小时后逐渐减轻。但大面积组织损伤回流障碍性水肿会持续较长时间。

4. 加压包扎　术后处理四头带或绷带眼眶加压包扎预防出血。

5. 并发症处理　大面积开放性眼睑和眼眶损伤，术后遗留局部畸形，应在瘢痕修复期后进一步处理。

第八节　眶颅联合损伤

一、眶顶骨折和眶颅联合伤

眶颅联合伤（complex cranio-orbital injury）是指眼眶和颅脑同时受累的复合损伤，包括眼睑和眶软组织损伤、眶顶和颅底骨折以及颅内组织损伤，重者可危及生命。

【致伤因素和分类】

（1）眶颅锐器穿通伤：锐利器械穿过眶顶、眶上裂或视神经孔刺入颅内造成颅脑损伤，常见致伤物为尖刀（图 17-8-1）、剪刀、尖头工具如螺丝刀，杆状物如编织针、筷子、树枝、削尖的铅笔等。

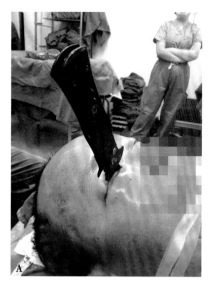
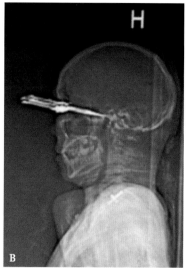
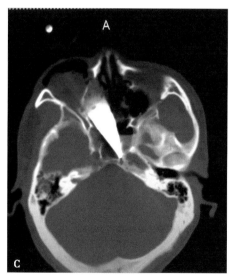
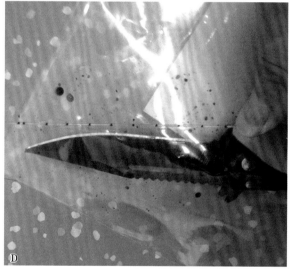

图 17-8-1　眶颅匕首刺伤滞留 CT 检查

A. 为右眶匕首刺入滞留外观像；B. 为头颅侧位 CT 骨窗像；C. 眼眶轴位 CT，显示匕首刺入达蝶窦后壁；D. 为取出约 10cm 长匕首图像

（2）眶颅异物伤：高速飞行、动能极大的物体可穿过眼眶、眶顶进入颅脑，多见于猎枪子弹和战争火器枪弹伤。锐性致伤物亦可折断和滞留于眶顶颅底骨折处。电锯木块飞溅刺入是较为常见的眶颅植物性异物伤。儿童眶颅穿通伤多见竹筷、木筷或塑料筷子刺伤（图 17-8-2）。

（3）眶颅骨折：强大的钝性外力作用于头面部和眶区，可造成颅脑、眼眶和颌面多发骨折，常见于交通事故、体育运动、棍棒打击和坠落摔伤，损伤可为开放性、亦可为闭合性。异物由眶顶插进颅内造成眶顶隆起骨折、脑膜和额叶损伤；异物经眶缘滑向眶尖部，可造成视神经和眶上裂损伤，出现眶上裂综合征或眶尖综合征。

【临床表现】

（1）眼眶外伤表现：眼睑、结膜或眼球穿孔伤口，眼睑和结膜淤血肿胀，眼眶出血和血肿，眼眶气肿，眼球突出和运动障碍。

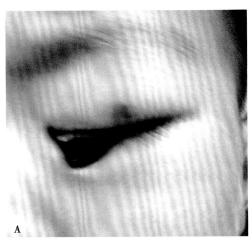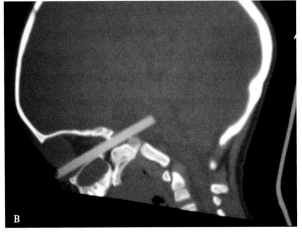

图 17-8-2 筷子眶颅刺伤滞留 CT 图像

A. 2 岁儿童拿塑料筷子摔倒刺入眼眶折断滞留外观像；B. 眼眶 CT 薄层平扫后，斜矢状位重建显示筷子通过眶上裂刺入颅内

（2）视神经和眶尖外伤表现：单纯视神经损伤，视力下降或丧失、瞳孔传入路障碍。合并有眶上裂结构损伤，则表现为称为眶尖综合征。

（3）颅脑外伤表现：眶颅联合损伤，轻者可无颅脑损伤表现，重者可出现脑疝而危及生命。

1）眶顶外伤和前颅窝外伤：损伤涉及额骨眶板和筛骨水平板，硬脑膜撕裂，出血和脑脊液可经鼻孔流出，形成鼻出血和脑脊液鼻漏。出血进入眶内，向前弥散到眶口范围的眼睑和结膜下，形成黑紫色瘀斑，引起"熊猫眼"征。筛骨水平部大范围骨折，可致嗅觉丧失。气体进入可形成颅内积气。大脑额叶损伤可无典型表现。

2）颅中窝损伤：蝶骨骨折伴有脑膜破裂时，可有鼻出血、脑脊液鼻漏和颅内积气。颞骨岩部骨折，脑膜破裂则有脑脊液或血液经外耳道流出。下丘脑损伤可出现昏迷、高热和低温，循环和呼吸功能紊乱，瞳孔缩小或散大，泌汗障碍，上消化道出血或胃穿孔等自主神经紊乱征。颈内动脉损伤微小损伤逐渐造成颈动脉海绵窦瘘，严重损伤则致命。

3）颅内出血和水肿导致高颅压：头痛、恶心呕吐、视盘水肿等，严重者可有脑疝形成。

【并发症】

（1）脑脓肿和眼眶脓肿：伤口直接感染，或鼻窦损伤间接感染，以及带菌异物滞留，均可形成脑脓肿或眼眶脓肿。

（2）瘘管形成：眶颅损伤有异物或死骨片存留，尤其是植物性异物，可引起反复发生的感染和炎症反应，异物或死骨周围厚壁脓肿形成，继而形成窦道或瘘管。

【诊断】

（1）外伤史：眶颅联合损伤多有明确而严重的外伤史。

（2）临床表现：眼眶和颅脑损伤临床表现。

（3）CT 检查：发现眼眶和颅骨骨折，颅内积气、出血或血肿，眶顶或颅内异物等病变。

【治疗】

（1）生命体征检测：严密观察生命体征、双侧瞳孔大小及对光反应情况。及时请神经外科医师会诊，必要时转科治疗。

（2）防治感染：全身应用抗生素预防或治疗感染，24 小时内常规注射破伤风抗毒素。

（3）手术治疗：开放性眶颅联合损伤，应和神经外科医师一起在全麻下清创。急诊或早期手术目的是：清除颅内血肿和坏死脑组织，制止出血，修补硬脑膜破裂，整复颅底眶顶。如伤侧视力丧失，瞳孔传入路障碍，手术应同时开放视神经管。植物性异物必须尽早取出，金属异物应权衡利弊、酌情取出。晚期手术多为眶顶重建、异物取出或脓肿引流。

（4）对症处理：早期均应给予止血剂；高颅压给予脱水剂和糖皮质激素；脑脊液鼻漏者可抬高头位，观察数日，部分患者可自行闭合，禁止鼻腔填塞以防颅内感染，长期存在的脑脊液鼻漏应从颅内修补。

二、外伤性颈动脉海绵窦瘘

【原因】　颅脑外伤，颅底骨折刺破颈内动脉或外伤时撕拉使颈内动脉损伤沟通海绵窦。高压力的动脉血流进入海绵窦，致海绵窦内压力增高和机械性搏动，压力和搏动导致通过海绵窦壁的神经麻痹，以及眼上静脉血液倒流、扩张增粗搏动、逐渐动脉化，眼球和眶内血液回流障碍。创伤性颈动脉海绵窦瘘（traumatic carotid-cavernous fistula）多为高流瘘。

【临床表现】

（1）自觉症状：外伤后头痛、视力减退、耳鸣，患侧感觉吹风样或轰鸣般杂音，安静环境下更为明显。

（2）体征：眼睑肿胀，结膜充血水肿和脱出嵌顿（图17-8-3）；眼球突出、表面血管扩张呈螺旋状；眼睑下垂和眼球运动障碍；可见或触及眼球搏动，听诊器放于眼睑表面闻及金属样杂音；瞳孔轻中度散大，对光反应迟钝或消失；眼底静脉曲张、视盘轻度水肿等表现。

【诊断】

（1）外伤史：头颅和眶面部外伤史。

（2）临床表现：伤后数日、十数日或数十日后出现典型的临床表现。

（3）影像学检查：B超检查可见视神经上方腊肠状低回声影，加压可见搏动，为扩张的眼上静脉。彩色多普勒血流显像显示眼上静脉明显增粗、搏动，呈红蓝相间的彩色血流信号（图17-8-3B）。CT轴位扫描可见眼上静脉显著扩张增粗和密度增高（图17-8-3C）。MRI检查扩张的眼上静脉由于流空效应表现为低或无信号条状影（图17-8-3D）。CT增强扫描、CTA、DSA均可见扩张膨大的海绵窦和眼上静脉。

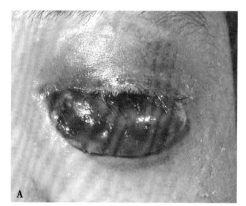
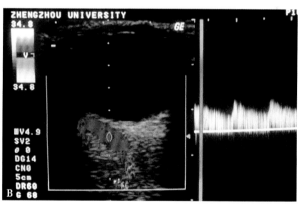
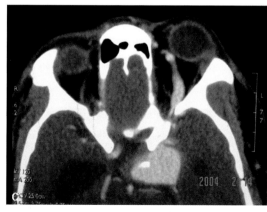
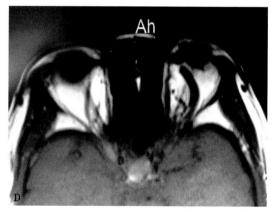

图17-8-3　创伤性颈动脉海绵窦瘘组图

A. 外观像，左眼球突出、上睑下垂、结膜水肿脱出；B. 彩色多普勒血流显像，显示左眼上静脉增粗、动脉血流信号和频谱；C. CT强化轴位片，显示左侧海绵窦扩张和眼上静脉增宽；D. MRI的T_1WI图像，显示左眼上静脉明显增粗流空效应和海绵窦扩张

【治疗】 目前一般采用动脉介入栓塞疗法,使用钨丝弹簧圈等填塞瘘口和海绵窦。少数患者动脉导管不能到达栓塞部位,可采用内上眉弓下切口眼上静脉切开置管逆行到海绵窦进行栓塞。

第九节 眼眶外伤感染

眼眶外伤,尤其是眼眶穿孔伤、眶内异物和爆炸伤,由于组织创伤失活、局部血液循环障碍、异物的存留和细菌污染,常发生眶内组织化脓性炎症,以及少见的特异性感染如破伤风、气性坏疽等,统称为眶外伤感染(traumatic infections of orbit)。

外伤性感染可分为原发性感染和继发性感染两类。致伤物或眶内滞留异物带菌、或致伤时眼睑或结膜囊内细菌带入伤道,引起感染,称为原发性感染。这类感染潜伏期短,一般在伤后数日内发生,多为急性化脓性炎症。伤口长期不愈表面细菌进入,以及创伤处理过程中的医源性感染,眼眶和鼻窦沟通等所致的感染,为继发性感染。此类感染发生在外伤一段时间后,可为急性、亚急性或慢性感染。

一、眶蜂窝织炎

【病因】 眼睑或眼眶穿孔致伤物带菌,或眶内异物带菌;眼球穿孔伤合并感染,扩散引起全眼球炎和眶蜂窝织炎;结膜外伤和结膜下注射造成化脓性筋膜炎,炎症扩散到眶内;眼眶手术、鼻窦和鼻腔手术、颅底手术感染;眶壁骨折致眼眶和鼻窦沟通,细菌侵入眶内等多种原因,均可引起眶内急性感染,造成眶蜂窝织炎(orbital cellulitis)。眶蜂窝织炎可分为以眼睑感染病变为主的前部眶蜂窝织炎,眶隔后炎症病变为主的后部眶蜂窝织炎。

【症状和体征】

(1)眼睑红肿肿胀:眼睑红肿、胀痛、触之坚硬和疼痛(图 17-9-1)。

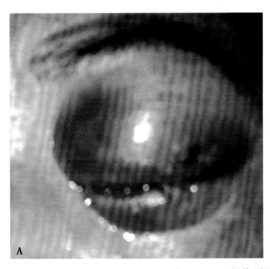
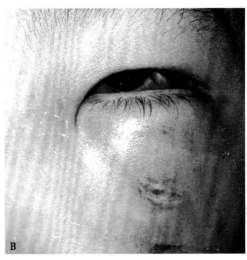

图 17-9-1 创伤后眶蜂窝织炎外观像

A. 左眼眶植物性异物,导致眼睑和眼眶上部蜂窝织炎,上睑红肿肿胀,眼球受压下移;B. 左眶下缘部塑料笔尖刺入滞留和脓肿形成,导致左下睑区穿通伤后红肿肿胀

(2)结膜充血水肿:球结膜充血、水肿,严重者可呈鸡冠状脱出和嵌顿于睑裂。

(3)眼球突出和眼球运动障碍:由于眶内组织炎症肿胀和脓肿形成,导致眼球突出和移位,眶压和球后阻力增高,眼球向各方向运动障碍。严重者睑裂闭合不全导致暴露性角膜炎、角膜溃疡。

眼球突出、运动障碍和结膜水肿是后部眶蜂窝织炎的典型表现。

(4)上睑下垂:由于眼眶肿胀眶压增高压迫、炎症浸润或动眼神经受累,导致上睑下垂。

（5）视力损害：眼球和视神经周围炎症浸润、眶压增高导致眼球和视神经牵张和血液循环障碍，可导致视力模糊、视力明显下降、严重者视力丧失。

（6）全身中毒症状：重症眶蜂窝织炎，局部炎症和脓肿毒素吸收，可有高热、寒战、恶心、呕吐、头痛，血液白细胞总数和中性粒细胞比率显著升高，血沉快，脉搏细数。眶压明显增高者可因眼 - 心反射致脉搏缓慢。

【并发症】

（1）眶内脓肿：眶蜂窝织炎局限化、或眶内组织坏死液化形成脓肿（abscess）。脓肿可发生在眼睑皮下、骨膜直肌间隙、球后肌锥内和眶骨膜下。临床常见于穿孔伤道或眶内异物周围。较浅的脓肿眼睑局部可呈黄白色隆起，触之有波动感；深部脓肿主要引起局部组织肿胀，眼球运动障碍和眼球移位。

（2）视力丧失：炎症造成眼球突出和睑裂闭合不全，暴露性角膜炎和角膜溃疡；眼内感染和筋膜囊感染；眼眶高压影响视神经和视网膜血液循环；炎症直接侵及视神经等原因，均可引起视力下降，甚至失明。

（3）败血症：细菌进入血液引起菌血症（bacteremia），在血液循环系统内繁殖并释放毒素引起败血症（septemia），脓性栓子进入血液可致脓毒血症（pyemia），可危及生命。

（4）颅内感染：眶内化脓性炎症经眶上裂或视神经管蔓延到颅内，可引起化脓性脑膜炎或脑脓肿。经眼上静脉蔓延到海绵窦，可致海绵窦感染。颅内感染，严重者可危及生命。

【影像学检查】

（1）CT 扫描：眼眶轴位和冠状位图像结合，可良好显示蜂窝织炎的位置和范围。典型表现为眼睑和眼眶内软组织明显增厚、密度增高，边界不清。眼眶脓肿表现为类圆形或不规则形高密度影，存在时间较长者可形成高密度脓肿壁。

（2）超声检查：B 型超声检查显示眼睑增厚、眶内组织回声不规则增强。眼球周围炎症可在眼球后极部形成"T"形征。当眶内出现蜂窝样和囊性回声时，提示眶内脓肿形成。

【诊断】

（1）外伤史：眼眶外伤或手术病史。

（2）炎症表现：典型的眶区红、肿、热、痛局部表现。

（3）眼球突出和眼球运动障碍。

（4）影像学检查：发现眼睑和眼眶软组织增厚和密度增高，或眶内脓肿形成。

（5）实验室检查：急性感染性疾病，血常规多可见 WBC 总数和百分比显著升高，血沉加快，CRP 明显增高。

【治疗】

（1）控制感染：一般静脉大剂量联合应用广谱抗生素。同时做局部取样或血细菌培养及药敏试验，指导抗生素的选择应用。

（2）脓肿穿刺和切开引流：B 超和 CT 扫描发现脓肿形成，穿刺证实即可切开引流。

（3）降低眶内压：眶压较高时，眶内血液循环障碍，静脉用药难以到达局部发挥效果，同时患者有严重的疼痛症状，应积极降低眶压。20% 甘露醇 250ml 每日 2 次，或 125ml 每日 3～4 次。当眶压很高，对视力构成威胁和炎症可能向颅内蔓延者，可行外眦切开、或开眶减压，同时清除眶内坏死组织，放置引流。

（4）支持疗法：静脉补液，给易消化、高糖和高蛋白饮食，卧床休息。

（5）对症处理：高热者给药物或物理降温，镇静止痛剂保障睡眠。严禁挤压眶区以免炎症扩散。

二、眶脓肿

【病因】 外伤引起的眶脓肿（orbital abscess），常由以下几种因素引起：①眶蜂窝织炎引起组织坏死、液化形成脓肿；②眶穿孔伤道感染，引流不畅，局部积脓；③异物存留、感染和脓肿形成；④眶血肿感染形成脓肿。外伤性眶内脓肿可存在于眶内任何部位，但以骨膜直肌间隙多见，其次是骨膜下间隙、球后肌锥内间隙和眼球筋膜囊间隙，亦可跨间隙存在。

【症状和体征】 脓肿形成早期，为蜂窝织炎表现。一旦脓肿形成，红肿可减轻，眼球受压向脓肿对侧移位（图 17-9-2），眼球运动受限。眶前部脓肿眼睑肿胀隆起，局部压之疼痛，有波动感；眶深部及骨膜下脓肿，局部红肿不明显，无波动感，但有特定区域压痛及结膜水肿。

【影像学检查】 眶内炎症，怀疑脓肿形成，应做 B 超或 CT 检查。B 超典型表现为眶内异常低回声或无回声区。眼眶 CT 可见眶内类圆形高密度影（图 17-9-2），轴位和冠状 CT 可良好显示脓肿位置和周围组织关系。

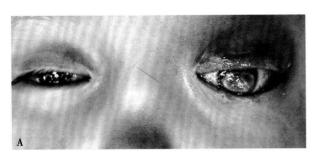
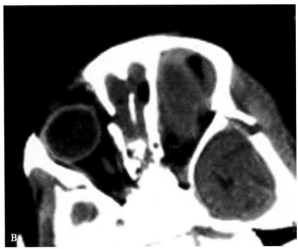
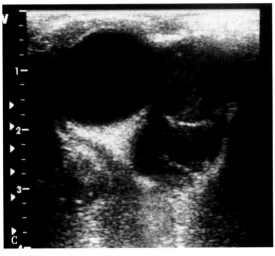
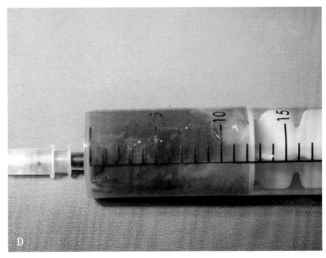

图 17-9-2 车祸伤眶颅骨折和眶血肿感染脓肿形成

A. 为外观像，显示左上睑红肿，眼球突出和向下方移位，角膜溃疡；B. 为轴位软组织窗 CT，显示左眼眶骨折、颞骨骨折，眶上部软组织密度占位病变；C. 为超声检查，显示眶上部囊性占位病变；D. 眶外上方穿刺抽出脓液 14ml

【诊断】 外伤后炎症反应，眼球受压移位或运动障碍，影像学检查发现脓肿形成。局麻下粗针头诊断性穿刺，抽出脓液即可确诊。

【治疗】 药物治疗同眶蜂窝织炎。脓肿应及时切开引流。

三、眼球筋膜炎

【病因】 球结膜和巩膜外伤、巩膜表面手术、结膜下注射等原因，可导致外伤性化脓性眼球筋膜炎（suppurative ocular tenonitis）。

【症状和体征】 眼部疼痛，球结膜明显充血水肿，轻度眼球突出，眼球运动受限和运动时疼痛加剧，严重时可有视力下降，赤道前筋膜囊脓肿可表现为球结膜下黄白色扁平隆起。

【影像学检查】 B 超显示眼球周围"T"形征，局限的化脓病灶显示为眼球周围无回声区。有时可见眼外肌水肿增厚、视神经增粗。CT 可见眼球壁环形增厚、边界不清或呈毛刺状，眼外肌附着处水肿增厚和密度增高。

【诊断】 依据外伤史，典型的临床表现。

【治疗】 全身应用广谱抗生素。局部结膜囊滴用或结膜下注射抗生素。脓肿形成及时切开引流。

四、海绵窦感染

【病因】 外伤后急性蜂窝织炎，经眼静脉颅内蔓延可导致海绵窦感染，常表现为海绵窦血栓性静脉炎（cavernous sinus thrombophlebitis），严重者致败血症或脓毒血症。

【症状和体征】 早期局部表现与眶蜂窝织炎相似，1~2 天后眼球突出急剧加重，眼睑静脉扩张淤血，眼睑红肿，球结膜水肿，全眼外肌麻痹或不全麻痹，眼球固定，上睑下垂，瞳孔散大，角膜知觉减退。眼底视盘边界模糊不清，视网膜静脉扩张迂曲。耳后乳突区水肿。

全身症状包括高热、寒战、表情淡漠、昏迷，头疼、呕吐、颈项强直脑膜刺激征。周围血细胞计数显著增高，脑脊液蛋白含量增高，细菌培养阳性等。CT 显示海绵窦区密度增高。

【影像学检查】 除眶内蜂窝织炎或脓肿表现外，CT 检查可见一侧或双侧海绵窦增宽、密度增高。

【诊断】 眼眶外伤后感染，有明显的全身症状，出现脑膜刺激征，应考虑海绵窦受累。如脑脊液细胞学和细菌学检查阳性，CT 扫描发现海绵窦增宽和密度增高，可明确诊断。

【治疗】 静脉给大剂量广谱抗生素，以及有效抗生素的联合应用。中毒症状明显时同时给大剂量糖皮质激素。其他治疗包括眼眶感染病灶的处理，降低体温和镇静，支持疗法提高机体抵抗力，角膜暴露的保护等。

一旦发现海绵窦感染，应请神经外科、神经内科、感染科、介入科、临床药学等多学科会诊治疗。

五、破伤风

【病因】 眼眶穿孔伤和眼眶异物伤，如混有需氧菌感染，厌氧环境下破伤风芽孢杆菌繁殖，产生对中枢神经系统有高度亲和力的外毒素痉挛毒素而致病。应当强调的是所有开放性眼眶损伤，都有发生破伤风（tetanus）的可能，都应当尽早注射破伤风抗毒素或破伤风免疫球蛋白。

【临床表现】 破伤风的潜伏期平均 6~10 天，亦有短于 24 小时，或长达 20~30 天甚至数月。患者先有乏力、头痛头晕、咀嚼肌紧张酸胀，烦躁不安等前驱症状。12~24 小时后，出现典型的肌肉强烈收缩，最初是咀嚼肌、顺序向面肌、颈项肌、背腹肌、四肢肌群、膈肌和肋间肌发展。患者张口困难，牙关紧闭，苦笑面容，颈项强直，角弓反张。任何轻微刺激，如光线、声响、震动或触碰身体，均可诱发全身肌群痉挛和抽搐。严重者可造成窒息死亡。

【诊断】 眼部开放性损伤病史，数日后出现典型的症状体征。

【预防】 破伤风一旦发病，即有较高的死亡率，关键在于预防。对所有的眼部开放性损伤患者，均应尽早注射破伤风抗毒素 1 500U，伤口污染严重或超过 12 小时，剂量可加倍。

【治疗】

（1）局部清创：彻底清除坏死组织和异物，敞开引流，3% 过氧化氢或 1:1 000 高锰酸钾溶液冲洗湿敷。

（2）抑制细菌繁殖：青霉素、万古霉素全身应用抑制破伤风杆菌生长与繁殖。

（3）中和毒素：破伤风抗毒素 2 万~5 万 U/d 静脉滴注，应用 3~5 天。

（4）控制和解除痉挛：环境防护避免声光刺激；人工冬眠镇静；肌松剂；大剂量糖皮质激素应用。

（5）支持疗法：纠正水电解质紊乱，胃管鼻饲高热量易消化食物。

（6）气管切开呼吸机维持呼吸等。

六、气性坏疽

【病因】 眼部开放性损伤合并产气荚膜杆菌污染，在厌氧环境中生长繁殖，分解组织产生气体造成眶气性坏疽（orbital gas gangrene）。与伤口严重污染有关，多见于战伤和爆炸伤。

【临床表现】　特征是眼睑肿胀呈棕黑色，组织间有气体存在，触之有捻发音。轻压眼睑，有气泡从伤口逸出，并有稀薄恶臭、血性或咖啡色分泌物流出。全身中毒症状有头痛、恶心、呕吐、出冷汗、烦躁不安、高热寒战、脉搏快速、呼吸急促，并有进行性贫血。

【诊断】　外伤后眼睑呈黑色和皮下组织捻发音，伤口分泌物涂片大量革兰氏染色阳性杆菌而血细胞计数不升高或降低，CT显示眶组织中气体存在，是诊断气性坏疽的3个重要依据。

【治疗】

（1）局部处理：眼睑气性坏疽，彻底清除坏死组织，敞开引流；眼眶气性坏疽，需行眶内容摘除术。术中和术后使用氧化剂冲洗和湿敷，敞开伤口。病情控制后晚期修复。

（2）高压氧疗法：3kPa纯氧，每日2～3次，每次2小时，或局部持续给氧，提高局部和周围组织的含氧量，抑制气性坏疽杆菌的生长繁殖。

（3）抗生素：青霉素、红霉素、甲硝唑及头孢类抗生素均有良好的抑制产气荚膜杆菌生长作用。

（4）全身支持疗法。

七、眼眶外伤瘘管形成

【病因】　眼眶外伤和手术后瘘管形成（fistulization），主要原因是死骨、填充物感染、或植物性异物滞留。眼眶植物性异物滞留多在一个月后形成瘘管，文献报道有60%眼眶植物性异物有瘘管形成（部分仅形成异物肉芽肿）。眼眶修复手术使用的植入物如羟基磷灰石、硅胶等材料，如果发生感染，亦可形成瘘管。临床上常可见眶外伤后发生眶骨膜炎（orbital periostitis）和眶骨髓炎（orbital osteomyelitis），长期不愈而形成瘘管者。

【临床表现】

（1）眼眶局部反复发作炎症反应：外伤或手术一段时间后，发生局部反复发作的急性或慢性炎症反应。可引起眼睑肿胀、结膜充血水肿、眼球突出、眼球运动受限，部分患者可触及局部硬结。

（2）瘘管形成：瘘管形成可在眼睑皮肤或结膜囊的穹隆部，局部持续或间断流出脓性物质（见图17-3-3），有时可有异物碎屑排出。瘘管口亦可有肉芽肿形成。

【诊断】

（1）外伤史：眼眶外伤病史，尤其是植物杆刺伤病史极其重要。

（2）反复发作的炎症和瘘管形成。

（3）影像学检查：CT检查植物性异物滞留较长时间往往形成高密度病变影，周围较高密的肉芽肿样病变，瘘管可形成较高密度条形影（见图17-3-3）。MRI检查可良好显示植物性异物的存在及瘘管在眶内的走形情况。

【治疗】　瘘管的治疗主要是去除病因。彻底取出滞留的异物、适当清除周围的肉芽肿组织、彻底切除瘘管是关键。一般多采用沿瘘管周围切除追踪到异物所在位置。如果病变位置深，采用眼眶肿瘤摘除的原则开眶手术。对外伤性眶骨髓炎所形成的瘘管，可进行刮除术（curettage），刮除瘘管壁，彻底刮除病变骨膜和骨的组织，并置引流条，局部及全身用抗生素。

（朱　豫　王兴淼　郑嵩山）

参 考 文 献

1. 张效房，杨进献. 眼外伤学. 郑州：河南医科大学出版社，1997：200-230.

2. 宋国祥. 眼眶病学. 2版. 北京：人民卫生出版社，2012：436-479.

3. 李凤鸣，谢立信. 中华眼科学. 3版. 北京：人民卫生出版社，2014：3273-3291.

4. 范先群. 眼整形外科学. 北京：北京科学技术出版社，2009：606-664.

5. 李志刚，朱豫. 280例眼眶病门诊病例临床分析. 中原医刊，2004，31：19-20.

6. 薛晓芳，丁慰祖，刘嫣. 上海徐汇区西南地段眼外伤成因的流行病学调查研究. 眼外伤职业眼病杂志，2008，30（1）：13-16.

7. 徐建锋，刘圣国. 福建省泉州沿海地区住院眼外伤2 316例流行病学分析. 国际眼科杂志，2010. 10（12）：2328-2329.

8. 马敏旺，杨柳，张文静. 车祸所致眼外伤的特点分析及急救处理. 中国急救复苏与灾害医学杂志，2010，5（5）：426-427.

9. 王佳妮，朱豫，张珂，等. 眼外伤合并凝血功能障碍五例分析. 中华眼视光学与视觉科学杂志，2016，18（6）：373-376.

10. 倪建新，唐东润，李乐平，等. 眼眶爆裂性骨折并发眼眶气肿1例. 温州医学院报，2005，35（3）：210.

11. 王飞，王振常，鲜军舫. 眼眶骨膜下间隙血肿的CT、MRI表现. 临床放射学杂志，2006，25（12）：1115-1118.

12. 林茂昌. 下睑袋手术并发眶内出血致视力下降或失明原因分析及预防处理. 中国美容医学，2008，17（9）：1396-1398.

13. 朱豫，李志刚，张效房. 眼眶异物诊断和治疗中存在的问题—24例分析. 中华眼科杂志，2008，44（8）：676-80.

14. 林婷婷，何彦津，朱利民，等. 眼眶瘘管形成的病因及诊疗分析. 中华医学杂志，2009，89（25）：1774-1778.

15. 张虹，宋国祥. 眼眶植物性异物的诊断和治疗. 眼外伤职业眼病杂志，2002，24（1）：36-38.

16. 彭瑞华，王晋昌，徐成. 儿童全身挤压伤致明显眼部表现11例报告. 中国斜视与小儿眼科杂志，1998，6（1）：32-33.

17. 马莲芳，王玲. 挤压伤致眼球脱出1例. 眼外伤与职业眼病杂志，1998，20（4）：304.

18. 马效工，王黎波，牛建军，等. 外伤致眼球脱垂2例3只眼. 临床眼科杂志，2013，21（3）：204.

19. 孙丰源，宋国祥，潘叶，等. 眼眶爆裂性骨折患者的手术疗效分析. 中华眼科杂志，2002，38：648-650.

20. Shere JL，Boole JR，Holtel MR，et al. An analysis of 3599 midfacial and 1141 orbital blowout fractures among 4426 United States Army Soldiers，1980-2000. Otolaryngol Head Neck Surg，2004，130：164-170.

21. Garcia TA，McGetrick BA，Janik JS. Spectrum of Ocular Injuries in Children with Major Trauma. J Trauma，2005，59：169-174.

22. Cao H，Li LP，Zhang MZ. Epidemiology of Patiengts Hospital for Ocular Trauma in the Chaoshan Region of China，2001-2010. Plas One，2012，7（10）：e48377.

23. Soare S，Foletti JM，Gallucci A，et al. Update on orbital decompression as emergency treatment of traumatic blindness. Journal of Cranio-Maxillo-Facial Surgery，2015，43：1000-1003.

24. Lin CY，Tsai CC，Kao SC，et al. Needle decompression in a patient with vision-threatening orbital emphysema. Taiwan Journal of Ophthalmology，2016，6：93-95.

25. Voss JA，Hartwig S，Doll C，et al. The "tight orbit"：incidence and management of the orbital compartment syndrome. Journal of Cranio-Maxillo-Facial Surgery，2016，44：1-7.

26. Rowh AD，Ufberg JW，Chan TC，et al. Lateral canthotomy and cantholysis：Emergency management of orbital compartment syndrome. The Journal of Emergency Medision，2015，48（3）：325-330.

27. Lin CY， Tsai CC， Kao SC， et al. Needle decompression in a patient with vision-threatening orbital emphysema. Taiwan J Ophthalmol， 2016，6（2）：93-95.

28. Shelsta HN，Bilyk JR，Rubin PA，et al. Wooden intraorbital foreign body injuries：clinical characteristics and outcomes of 23 patients. Ophthal Plast Reconstr Surg，2010，26（4）：238-244.

29. Pinto A，Brunase L，Daniele S，et al. The Role of Computed Tomography in the Assensement of Intraorbital Foreign Bodies. Semin Ultrosound CT MRI，2012，33：392-395.

30. Ellis E，Tan Y. Assessment of internal orbital reconstructions for pure blowout fractures：cranial bone grafts versus titanium mesh. J Oral Maxillofac Surg，2003，61：442-453.

31. Go JL，Vu VN，Lee KJ，et al. Orbital trauma. Neuroimaging Clin N Am，2002，12：311-324.

32. Mukherjee B，Pagad H，Agarkar H. Restrictive strabismus：an unusual presentation of an orbital foreign body. Can J Ophthalmol，2013，48：e1-e3.

33. Gewalli F，Sahlin P，Guimaraes FJ，et al. Orbital fractures in craniofacial trauma in Goteborg：trauma scoring，operative techniques，and outcome. Scand J Plast Reconstr Surg Hand Surg，2003，37：69-74.

34. Fini G，Frontero L，Cascino F，et al. Fronto-orbito-zygomatic trauma with eyelid involvement. J Craniofac Surg，2011，22（4）：1287-1293.

35. He D，Li Z，Shi W，et al. Orbitozygomatic fractures with enophthalmos：analysis of 64 cases treated late. J Oral Maxillofac

Surg，2012，70（3）：562-576.

36. Rosado P，de Vicente JC. Retrospective analysis of 314 orbital fractures.Oral Surg Oral Med Oral Pathol Oral Radiol，2012，113（2）：168-171.

37. Yamanaka Y，Watanabe A，Sotozono C，Kinoshita S. Impact of surgical timing of postoperative ocular motility in orbital blowout fracture. Br J Ophthalmol，2017，0：1-6.

38. Garcia BG，Ferrer AD. Surgical indication of orbital fracture depending on the size of fault area of determined by Computed Tomography：a systematic review. Rev Esp Cir Oral Macilofac，2016，38（1）：42-48.

39. Théaudin M，Saint-Maurice JP，Chapot R，et al. Diagnosis and treatment of dural carotid-cavernous fistulas：a consecutive series of 27 patients. J Neurol Neurosurg Psychiatry，2007，78（2）：174-179.

40. Phan K，Xu J，leung V，et al. Orbital Approaches for Treatment of Carotid Cavernous Fistulas：an systematic review. World Neurosurg，2016，96：243-251.

第十八章　外伤性眼球脱位

外伤性眼球脱位（traumatic luxation of eyeball）常由于眼眶突然遭受暴力撞击或有粗大异物作用于眼球和眼眶之间，从而使眼球脱出于眶口之外，或压迫眼球使之进入上颌窦（maxillary sinus）或筛窦（ethmoid sinus）。致伤原因以车祸伤最为常见（50% 以上），其他外伤如严重摔伤、刺伤、击伤、挤压伤亦可引起。眼球脱位患者常出现视力急剧下降或丧失，为眼科急症之一。根据其脱位的部位可分为眼球睑裂外脱位、眼球上颌窦脱位及眼球筛窦脱位。

第一节　眼球睑裂外脱位

眼球睑裂外脱位常由于眶部受到直接钝性外力撞击所致。根据眼球脱位的程度可分为不全脱位（subluxation）和全脱位（complete luxation）。眼球不全脱位是指眼球部分夹在睑裂，全脱位为眼球整体脱出于眶缘外。

【病因及发病机制】　外伤性眼球脱位发生常有以下诸多因素：

（1）当眼眶突然遭受暴力打击或有粗大异物作用于眼球和眼眶之间，眶压突然升高，挤压作用使眼球处于向前加速状态，加上头部反射性突然地反方向运动，导致限制眼球运动的肌肉、神经及眶内韧带、筋膜等组织突然断裂或失去张力，致使眼球向眶口脱出从而使眼球向眶口脱出，造成眼球脱位。

（2）当眼眶外侧壁突然遭受暴力打击时，亦可造成眶腔内的压力剧增，使眼球向外脱出。

（3）眼面部严重的撕裂伤可致眼外肌断裂甚至视神经断裂或撕脱，使眼球脱位。

（4）外伤造成眶内大量出血，眶压急剧升高，出血的顶压作用使眼球向前突出甚至发生脱位。

【临床表现】　外伤性眼球脱位后患者常表现为明显的眼球突出并嵌顿于睑裂之外，上、下眼睑可出现反射性痉挛使眼球难以自行还纳（图 18-1-1）。眼球脱位时暴露的角膜及结膜干燥失去光泽，巩膜暴露时可呈黑色，眼球运动明显受限或完全固定不动，常伴有结膜撕裂，一条或数条眼外肌断裂，甚至发生视神经断裂或撕脱，患者视力多数光感消失，部分病人可有光感或手动视力。严重的外伤有时可致眼球完全脱位游离（图 18-1-2）。另外眼球脱位患者常伴有眼睑及面部皮肤撕裂伤、眼睑肿胀、皮下淤血、眼球破裂、眼内出血、眶内出血、眶壁骨折等，部分病人可伴有颅脑及身体其他部位的外伤。

【影像学检查】

1. CT 检查　术前应常规进行 CT 检查，以便了解眼球与眶腔的位置关系、眼球壁有无破裂、眼球内及眶内有无积血、眶壁有无骨折，以及视神经及眼外肌的解剖变化等。眼球睑裂外脱位时，CT 显示眼球突出，眼外肌及视神经拉直，严重的眼球脱位眼外肌及视神经可断裂（图 18-1-3）。

2. 超声波检查　由于患者眼球外露，眼睑不能保护角膜，故眼部超声波检查应慎重选择。

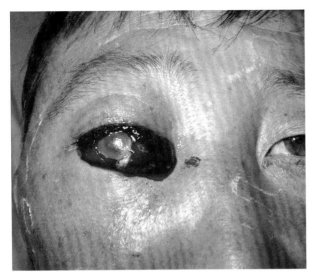

图 18-1-1　眼球睑裂外不全脱位

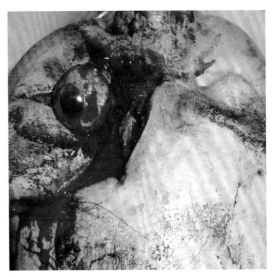

图 18-1-2　眼球完全脱位于睑裂外

【治疗】　首先应对患者生命体征进行评估，判断除眼球脱位之外是否合并颅脑外伤及内脏外伤，必要时请相应专业医生会诊及联合救治。眼球脱位是眼科急症，特别是有光感或手动以上视力者，应尽早进行眼球复位，部分患者可得到一定的视力恢复。伴有视神经及眼内组织损伤者，尽管成功将眼球复位，患眼的视力常仍难以恢复。严重的眼球破裂眼球无任何保留价值者、多条眼外肌断裂同时伴有视神经撕脱眼球游离者，可考虑行眼球摘除手术。

眼球复位手术方法及技巧：

1. 麻醉　为了争取时间尽早手术，故一般局

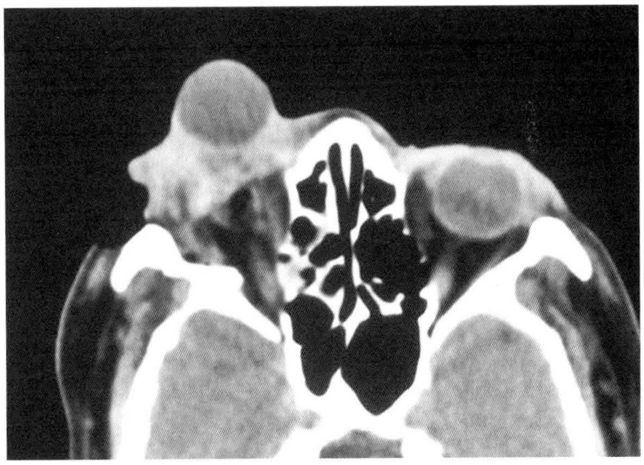

图 18-1-3　眼球完全脱位于睑裂外的 CT 表现

部麻醉即可。眼球向睑裂外脱位时视神经被拉直，活动范围受限，故可行球周麻醉以免损伤视神经，麻醉药物不宜注射过多以免影响眼球复位，一般 1～1.5ml 即可；眼球被痉挛的眼睑夹持复位困难者，可加用眼轮匝肌麻醉。

2. 开睑　可用直肌钩拉开眼睑或缝线开睑。如果眼球复位仍有困难，可以行外眦切开，然后复位眼球。

3. 复位眼球　用黏弹剂，如玻璃酸钠（sodium hyaluronate）保护角膜组织，助手用直肌钩或眼睑缝线充分开睑，术者用手指或手掌均匀用力压迫角膜及巩膜，使眼球复位。压迫眼球时压力不宜过大，以免损伤眼内组织。如眶内大量积血影响眼球复位时，术中可经外侧结膜伤口进入眼眶排出部分积血，降低眶内压力后，复位眼球。

4. 修复眼部损伤的组织　眼球脱位同时常伴有眼部其他组织的损伤，如眼球破裂、眼外肌损伤和结膜撕裂伤等，在眼球脱位复位后应进行相应处理。

5. 临时性睑裂缝合　眼球复位后常有明显的眼球突出及再次球脱位的倾向，因此应做临时性睑裂缝合术（temporary blepharorrhaphy）。结膜囊涂抗生素眼膏，将上下睑缘缝线进行结扎即可。术毕用绷带加压包扎术眼。

6. 术后处理　眼球脱位一般常伴有眶内的出血，故术后应给予止血药物 1～2 天，以减少继续出血及术中出血；应常规应用高渗剂，以降低眶内压力；由于视神经的牵引及损伤，术后应给予神经营养药物及维生素 B 族药物，改善微循环药物，并可给予活血化瘀药物等。

第二节 眼球上颌窦及筛窦脱位

眼眶四壁中眶内壁及眶下壁最为薄弱,眶内壁筛骨纸板厚度仅 0.2～0.4mm,其内对应筛窦;眶下壁骨质厚度仅为 0.5mm,其下方对应上颌窦。当眼球受到较强的外力作用时,可脱位于筛窦或上颌窦之内。

【病因及发病机制】 眼球上颌窦及筛窦脱位发病机制可能是当眼球受到较强的外力作用时眶压急剧升高,可引起眶内壁、眶下壁爆裂性骨折,眶内组织向骨折部位移位。如持续的外部压力作用于眼球时,眼球亦可向骨折部位移位而脱位嵌顿于筛窦或上颌窦之内。

【临床表现】 患者常表现为眼睑肿胀、皮下淤血,眼睑由于失去眼球的支持而难以睁大。开睑后见眼球明显内陷,严重者看不到眼球。患者常仅存留光感及手动视力,甚至光感消失。眼球被挤压至筛窦或上颌窦的过程中,骨折碎片可能划伤角膜、巩膜及眼外肌,另外挤压作用可造成眼球破裂、眼内组织损伤等。

【影像学检查】 应常规进行 CT 检查,了解眼球的位置及眼部的损伤程度。向筛窦脱位者常表现为眼球内陷,视神经扭曲变形,眼球及内直肌向筛窦脱位(图 18-2-1)。向上颌窦脱位者,常表现为眼球内陷,视神经扭曲变形,眼球及下直肌向上颌窦脱位,甚至眼球完全脱位于上颌窦内(18-2-2)。

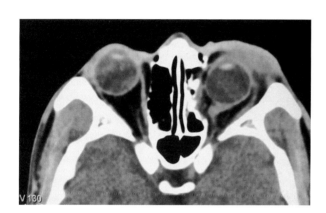

图 18-2-1 眼球筛窦脱位 CT 表现

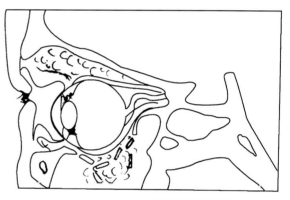

图 18-2-2 眼球上颌窦脱位示意图

【治疗】 眼球脱位于上颌窦或筛窦者,应尽早进行眼球复位手术,同时应进行骨折修复。其手术方法及技巧如下:

1.麻醉 应尽量选择全身麻醉。患者开睑后一般均能看到脱位的球结膜,做结膜下浸润麻醉即可。一般不做球后麻醉,如患者疼痛难忍时可做眶内组织麻醉,但要注意眼球位置以免刺伤眼球。

2.开睑 缝线或开睑器开睑。

3.球结膜切开 沿角膜缘 360° 剪开球结膜,轻轻向后分离。由于眼球内陷及球结膜水肿难以发现角膜缘,此时可沿结膜向眼眶内仔细寻找直至发现角膜组织。

4.松解眼球 发现眼球后,首先应观察其活动幅度,有时眼球脱位后可能嵌顿而固定不动,此时应首先将眼球与周围组织进行松解,必要时可将骨孔扩大及碎骨片清除,使眼球彻底松动。

5.拉出眼球 用眼肌钩拉于肌肉附着点部位,做眼

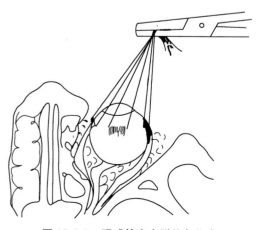

图 18-2-3 眼球筛窦内脱位复位术
在直肌附着点处做牵引缝线,向前牵引眼球

球直肌牵引缝线,缝线不宜过细,以免牵引时缝线断裂,将其向前牵引眼球(图18-2-3)。牵引过程中不要过度用力,以免损伤眼外肌及眼球组织,如遇阻力,应找出阻力部位再次进行松解后方可牵引,手术过程中应注意保护角膜,以免将其损伤。

6.修复骨折眶壁 眼球拉出后仍自动向骨折部位移位,因此必须将骨折部位进行修复。一般常选择结膜切口(眶下壁骨折亦可选择睑缘下2mm处切口),切开骨膜暴露骨折部位,将嵌顿的组织还纳于眶内,用钛质眶底板或Medpor板将骨折部位覆盖。

7.伴有球结膜裂伤、眼外肌裂伤及眼球破裂者应予以缝合。对于眼球复位后眼球仍内陷者,可将直肌缝线固定于面部皮肤,以对抗眼球内陷。

8.术后处理 同眼球睑裂外脱位。

第三节 眼球脱位的预后

外伤性眼球脱位的预后(prognosis)与致伤原因、就诊时间、脱位的严重程度及视神经损伤情况密切相关。外伤性眼球不全脱位者通过积极治疗,多可获得有用视力。外伤性眼球全脱位甚至视神经断裂或撕脱的患者预后不良。但对于没有巩膜裂伤者,即使视力无光感,保留眼球对于患者的外观和心理,特别是对于儿童眼眶的发育也都有重要意义,所以不要轻易摘除眼球,应先尽可能将眼球复位。

外伤性眼球不全脱位,如脱位时间较短,不伴有眼球破裂、眼内出血及视神经的损伤者,若尚有光感、手动或以上视力者,经立即手术复位,术后辅以神经营养类药物,患者有时可恢复一定的视力,甚至完全恢复。

部分患者眼球脱位的同时出现眼内组织的损伤甚至眼球部分破裂,经治疗后恢复了光感或手动的视力。如还伴有晶状体脱位、玻璃体积血或视网膜脱离等,为了保护患者的眼球,防止眼球萎缩,可于外伤后10~14天行玻璃体视网膜手术。部分患者不仅保留了眼球,而且还可能恢复了一定的视力。

外伤性眼球全脱位甚至视神经断裂或撕脱的患者预后不良。临床上应根据情况尽量保留患者的眼球,复位眼外肌及缝合结膜以恢复眼球血供,保留眼球对于患者的外观和心理、对于儿童眼眶的发育也都有重要意义。对于四条直肌及视神经均断裂眼球完全脱位者,有时尽管实施了直肌及球结膜的复位,但亦常发生眼前段缺血,造成角膜及前部巩膜缺血坏死而使眼球无法保留(图18-3-1,图18-3-2)。

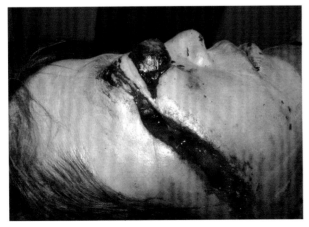

图18-3-1 眼球脱位复位术前

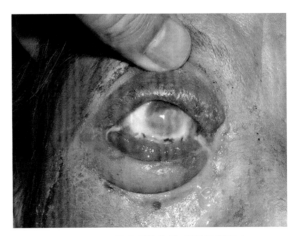

图18-3-2 眼球脱位复位后眼前段缺血

(贾金辰 程勉征)

参 考 文 献

1. 李凤鸣,谢立信. 中华眼科学. 3 版. 北京:人民卫生出版社,2014.

2. 李绍珍. 眼科手术学. 北京:人民卫生出版社,1997:938.

3. 贾金辰. 眼外伤手术实践与思考. 北京:人民卫生出版社,2013:292-298.

4. 刘兴德,吴小利,万俊梅,等. 外伤性眼球脱位病例报告及文献复习. 中华眼外伤职业眼病杂志,2012,34(2):116-119.

5. 卢亚梅. 外伤性眼球脱位及其还纳方法的探讨. 眼外伤职业眼病杂志,2001,23(4):392-393.

6. 张永鹏,庞秀琴. 外伤性眼球脱白临床分析. 眼外伤职业眼病杂志,2008,30:764-766.

7. 岳红云,孙熠,张百红. 外伤性眼球脱位至筛窦手术复位一例. 中华眼科杂志,2015,51(10):787-788.

8. Bajaj MS,Pushker N,Nainiwal SK,et al. Traumatic luxation of the globe with optic nerve avulsion. Clin Exp Ophthalmol,2003,31(4):362-363.

9. Hsu HC,Lai JP. Surgical management of traumatic luxation of the ruptured eyeball. Injury. 2004,35(10):1055-1058.

10. Zhou SW,Ayc P,Ewt P,et al. Traumatic globe luxation with chiasmal avulsion. J Neuroophthalmol,2018.

11. Alp B,Yanyali A,Elibol O,et al. A case of traumatic globe luxation. Eur J Emerg Med,2001,8(4):331-332.

12. Hindman HB,Srikumaran D,Halfpenny C,et al. Traumatic globe luxation and enucleation caused by a human bite injury. Ophthalmic Plast Reconstr Surg,2007,23(5):422-423.

13. Pereira FJ,Bettega RB,Velasco eCAA. Management of globe luxation followed by traumatic liquoric fistula:case report. Arq Bras Oftalmol,2011,74(1):58-60.

14. Kumari E,Chakraborty S,Ray B. Traumatic globe luxation:A case report. Indian J Ophthalmol,2015,63(8):682-684.

15. de Saint Sardos A,Hamel P. Traumatic globe luxation in a 6-year-old girl playing with a tube of wrapping paper. J AAPOS,2007,11(4):406-407.

16. Kosaki Y,Yumoto T,Naito H,et al. Traumatic globe luxation with complete optic nerve transection caused by heavy object compression. Acta Med Okayama,2018,72(1):85-88.

第十九章 结膜外伤

结膜外伤主要包括结膜挫伤、结膜异物伤和结膜撕裂伤。

第一节 结膜的应用解剖

结膜（conjunctiva）为薄而透明的黏膜，覆盖在眼睑后面和前部巩膜表面，按其解剖部位不同分为 3 部分，即睑结膜、球结膜及穹隆部结膜（图 19-1-1）。结膜以上下睑缘为其外口，形成一囊，称结膜囊（conjunctival sac，saccus conjunctiva）。

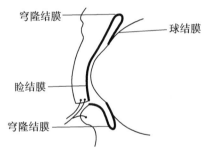

图 19-1-1 各部结膜矢状切面

一、结膜各部分特点

1. 睑结膜 睑结膜（palpebral conjunctiva）紧贴于睑板内面，与睑板紧密连接，是眼睑的最内层，其平坦光滑，但不能推动，在睑缘部与皮肤移行处形成一条灰色线，称灰线（grey line）或缘间线（intra-marginal line）。距上睑缘后唇约 2mm 处，有一与睑缘平行的浅沟，称睑板下沟（subtarsal sulcus），异物易存留于此。

2. 球结膜 球结膜（bulbar conjunctiva）覆盖在眼球前部巩膜表面，与巩膜间以疏松结膜下组织（眼球筋膜）相连，故极易推动，易发生水肿或出血。

3. 穹隆结膜 穹隆结膜（fornix conjunctivae）是睑结膜和球结膜相连接的移行部分，该部结膜最松弛，多皱褶，使眼球在眼眶内运动自如。

4. 结膜缘 结膜缘（limbus conjunctivae）是球结膜接近角膜之处。也是角膜与巩膜连接处，一般称角膜缘（limbus corneae）。

二、结膜血液供应及神经支配

供应眼睑的血管来自眼睑动脉弓和睫状前动脉。睑缘动脉弓穿过睑板分布于睑结膜，周围动脉弓发出下行及上行支供给睑结膜、穹隆结膜及距角膜缘 4mm 以外的球结膜，此动脉称结膜后动脉。睫状前动脉的肌支沿 4 条直肌前行，其深支构成角膜周围的血管网，浅支即结膜前动脉，向后和结膜后动脉吻合。结膜感觉为第 V 对脑神经分支所支配。

三、结膜外伤的检查

应详细询问受伤时间、地点、过程、处理步骤及致伤物性质；另外应询问既往史、家族史及个人眼部患病史，询问患者是否佩戴角膜接触镜（corneal contact lens）。当怀疑化学烧伤时应立即用大量无菌生理盐水冲洗结膜囊。如怀疑异物进入眼内，应询问患者受伤时是否佩戴安全防护眼镜，并仔细检查排除结膜及眼内异物（intraocular foreign body）。当存在结膜下出血（subconjunctival hemorrhage）时，注意排除隐匿性眼球穿孔伤（occult perforation of eyeball）。

结膜外伤患者进行临床检查时，可应用肉眼直接观察，手电筒照明观察及裂隙灯显微镜检查。暴露在外的球结膜部分在肉眼即可大致判断伤情。在进行睑结膜及穹隆部结膜检查之前，需要先排除开放性眼球外伤。一般嘱患者先向上注视，向下牵引下睑，以暴露并检查下睑结膜及下穹隆结膜，而后嘱患者向下方注视，向上方提拉并翻转上睑，暴露上睑结膜并观察上睑穹隆部结膜。检查时，注意结膜有无上皮缺损、破裂、异物等异常，必要时可应用荧光素等染色剂帮助判断损伤情况。

第二节 结膜挫伤

结膜是眼球最前面的防御组织，直接与外界接触，在眼球和眼眶的挫伤中结膜最容易受到损伤。结膜挫伤（conjunctival contusion）临床上常见有结膜下出血、结膜水肿和结膜下气肿。

一、结膜下出血

结膜下出血（subconjunctival hemorrhage）常由钝器击伤以及揉搓等引起，造成结膜下血管破裂，血液淤积在球结膜下，量少者仅见于局部，量大者可弥漫到整个球结膜下，眼眶骨折时所形成的大量积血也常向球结膜蔓延。结膜下出血虽然会引起患者的恐慌，但其本身无严重后果，最好的治疗是长时间安心地休养，轻者约 2 周可以自行吸收，不需要作任何处理，只有在继续出血的情况下，需要局部冷敷，出血停止 1 天以后，可改用热敷以促进吸收。

前已述及，出现结膜下出血时，应注意有无隐匿的眼球穿孔伤。

二、结膜水肿

结膜水肿（conjunctival edema）是挫伤的常见表现，一般起病急，有时合并有球结膜出血。结膜水肿也可见于眶内异物、眼眶骨折、巩膜裂伤、动静脉瘘等。

三、结膜下气肿

结膜下气肿（subconjunctival emphysema）临床表现为气样的囊肿，用手触之可在结膜实质中移动。这一表现继发于眶骨缝骨折，多见于筛骨非常薄弱的纸板和眶底的较大骨缝处的骨折。虽然一些临床表现往往指示是轻微的损伤而无眼内损伤，但仍应注意有无眼球穿孔伤和异物的存留。

第三节 结膜异物

结膜异物（conjunctival foreign body）是最常见的眼外伤。异物性质可以是飞扬的砂石、动物的虫毛、谷物壳以及金属或玻璃碎屑等。这些异物可单发，也可多发。多见于职业事故，也可见于车祸或爆炸等等。虽然常见为单纯结膜异物伤，但要注意检查有无眼内和眶内异物伤，特别是在未戴防护眼镜的情况下有金属锤或其他金属物体敲击金属时，这一检查很重要。如果是高速度的外伤，必须进行全眼球检查。检查包括对球结膜的检查以及翻眼睑对睑结膜表面的检查，并用裂隙灯显微镜仔细检查前房的深度及炎性反应、虹膜的反应、晶状体的透明度和玻璃体的炎性反应,并测量眼压、散瞳检查眼底等以确定有无眼球穿孔伤。

结膜异物的临床症状随异物所在位置而异,位于睑板下沟者,瞬目动作时,可以摩擦角膜,而引起严重的刺激症状;而位于穹隆部或半月皱襞及结膜下的异物,由于不接触角膜,可以不出现明显的症状而被忽视,有的直至引起感染化脓。植物性异物位于结膜内,不仅可引起刺激性炎症反应,局部水肿,分泌物增多,而且可产生异物性肉芽肿,形成一个鸡冠状肿块。大多数结膜异物在局部麻醉下可用盐水冲洗或用湿棉签或镊子摘出,局部涂抗生素药膏以预防感染。对位于结膜内的金属异物,因日久逐渐被氧化而引起组织刺激症状,应予及时摘出。在滴用 1% 丁卡因表面麻醉后,在异物存留处,用剪刀将球结膜剪一小口,再用镊子将异物夹出,如其周围有增生组织或结膜下组织粘连难以分离时,可一同剪除之。对于火药爆炸所致的结膜多发细小异物,除将突出表面的异物摘出外,对无明显刺激症状的异物,无需全部摘出,以免多发异物的摘出对结膜造成广泛的瘢痕形成。

第四节 结膜撕裂伤

结膜撕裂伤(conjunctival laceration),可由表浅的异物、锐器及破碎的眼镜刺伤引起,临床上外部及裂隙灯显微镜检查,可查见结膜破口,有时可见到眼球筋膜组织或眶脂肪脱出。结膜撕裂伤时经常可见结膜下出血,荧光素染色可更好地显示受伤的结膜表面。当有异物存在时,要完全了解受伤环境,并进行彻底的眼科检查,排除眼球穿孔伤及眼内异物的存在。应用表面麻醉,在结膜破损处仔细检查巩膜有无破口。另外,对赤道后损伤要进行散瞳检眼镜检查。如果眼球无穿孔伤,小的结膜撕裂伤不需要手术缝合,大的撕裂伤(大于 10mm)要进行手术缝合,可用可吸收缝线缝合,缝合时要仔细正确地对合裂伤边缘,在伤口之间不要嵌入眼球筋膜组织,并要注意泪阜和半月皱襞的解剖关系,结膜撕裂伤后无论缝合与否,在 1 周内均应涂抗生素药膏,包扎 2~3 天。

第五节 结膜化学伤

化学性损伤轻者仅引起结膜上皮损伤,重者可导致结膜广泛缺血及坏死。结膜上皮损伤引起的疼痛感显著低于角膜上皮损伤,愈合迅速。化学烧伤引起的大面积结膜上皮缺失常同时伴有角膜缘血管网缺血及严重的角膜化学性损伤。化学伤后均需立即应用大量生理盐水进行冲洗。化学性损伤引起疼痛时,抗生素眼膏可作为润滑剂使用。结膜下注射自家血清对严重的结膜化学伤有一定的治疗效果。具体内容详见化学伤相关章节。

(赵东卿 王新月 丁相奇 肖 迎)

参 考 文 献

1. 蔡用舒. 创伤眼科学. 北京:人民军医出版社,1988:201-2032.

2. 杨钧. 现代眼科手册. 北京:人民卫生出版社,1993:68-88.

3. Yardley AE, Hoskin AK, Hanman K, et al. Paediatric ocular and adnexal injuries requiring hospitalisation in Western Australia. Clin Exp Optom. 2017,100(3):227-233.

4. Sobol EK, Rosenberg JB. Strabismus After Ocular Surgery. J Pediatr Ophthalmol Strabismus. 2017,54(5):272-281.

5. Panahi Y1, Rajaee SM1, Sahebkar A2. Ocular Effects of Sulfur Mustard and Therapeutic Approaches. J Cell Biochem. 2017,118(11):3549-3560.

第二十章　角膜与巩膜外伤

　　角膜位于眼球最前部,暴露于外界,因而易遭受各种外伤,如擦伤、挫伤、穿孔伤、切裂伤、化学伤、烧灼伤等。严重外伤往往同时波及巩膜,形成角巩膜联合伤。部分巩膜外伤可能不伴有角膜外伤,单纯的眼球破裂多为后部巩膜或角膜缘破裂,而无角膜破裂。穿孔性角膜和巩膜外伤可伴有虹膜、晶状体、玻璃体、睫状体、脉络膜和视网膜的外伤,甚至造成眼内容的脱出或嵌顿,严重者可导致眼球萎缩而至失明。

　　角膜外伤愈合后可能形成不同程度的瘢痕而导致角膜透明度下降,或角膜散光,将严重影响视力。巩膜是眼球壁的最外层,保护眼内神经血管组织,容易发生外伤的位置多位于眼外伤分区的2、3区。角膜和巩膜的外伤应进行及时处理,将角膜瘢痕和散光减少到最低限度,避免眼内容物的嵌顿和脱出,为进一步的眼内其他组织修复手术提供最好的条件。

第一节　角膜与巩膜的应用解剖学及组织学

一、角膜

（一）角膜的应用解剖学

　　角膜(cornea)与巩膜(sclera)共同组成眼球外壁的最坚韧部分,角膜占眼球外壁面积的1/6。成年人的角膜水平径一般为11.5～12mm,垂直径为10.5～11mm;新生儿角膜直径一般为9～10mm,至1岁时才接近成年人的大小。

　　角膜中央厚度约为0.52mm,周边部厚度约为0.67mm。老年人比青年人稍薄,中度以上近视者也有变薄的趋势,3岁以下的婴幼儿稍厚,6岁以后接近成人。

　　角膜缘(limbus)是透明的角膜与不透明的巩膜的环形移行区,宽约1～1.5mm。前界为透明角膜与半透明角膜区的分界,后界为半透明角膜与不透明巩膜的分界。

　　角膜缘分布有丰富的血管丛,来自眼动脉(ophthalmic artery)分出的睫状前动脉(ciliary anterior artery)。角膜无血管,角膜所需营养靠角膜缘血管网、房水和泪液供应。

　　角膜的感觉神经来自眼神经(ophthalmic nerve)的睫状神经(ciliary nerve),该神经在距角膜缘

0.3～0.5mm 处脱去髓鞘（myelin sheath），进入角膜后再逐级分支，然后分布于角膜表层上皮细胞之间，在角膜中央部密度最高，角膜上皮神经末梢的密度是皮肤的 300～600 倍，因而感觉非常灵敏，这也是外伤损伤角膜上皮后疼痛感明显的原因。

（二）角膜的应用组织学

角膜纤维排列规则，故有良好的透光性。角膜从组织学上可分为 5 层，从前到后依次是：上皮层、前弹力层、基质层、后弹力层和内皮层。

1. 上皮层（epithelial layer）　厚 50～90μm，分为 4 个带。表面带表层细胞有微绒毛和微皱褶，以保持角膜前泪膜的完整，并有促进泪液内营养和代谢物质的吸收、交换的作用。中间带由多面翼细胞构成，深层的柱状上皮细胞分裂后，产生子细胞，被挤入表层。基底带是单层柱状上皮细胞，与基底膜连接紧密，是上皮细胞的分化中心。基底膜（basement membrane）厚 10～30μm。其深层纤维多突入前弹力层内，与其紧密粘连。轻微的擦伤，基底膜上的半桥粒常被留下，自然修复时，再生的上皮利用这些残迹修复缺损。小的损伤可造成此膜结构的损害从而导致与实质层的不良粘合，造成复发性剥脱。炎症（inflammation）和水肿（edema）可使之与前弹力层分离。完整健康的角膜上皮对维持角膜正常的含水量起重要作用，上皮缺失时，实质层发生水肿，实质层损伤的修复亦变迟缓。

2. 前弹力层（anterior elastic layer，Bowman's membrane）　是一层胶原纤维膜（collagen fiber membrane），厚 10～16μm，前弹力层的胶原纤维损伤后不能再生，而由瘢痕组织代替。此层有 70 个左右的孔眼，是视神经纤维通过此层到达上皮层的孔道。前弹力层对外伤和病原微生物有极强的抵抗力。

3. 基质层（stroma）　又名实质层，占角膜厚度的 90%，纤细的胶原纤维束（collagen fiber bundle）形成 200～250 个纤维薄板，均与角膜平面平行，每层纤维板又由许多平行排列、均匀一致的胶原纤维组成，胶原纤维与纤维板层之间有黏多糖（mucopolysaccharide）充填。基质层的后 2/3 胶原纤维板层排列较前 1/3 更为整齐，所以在临床上进行板层移植剥离时，深层更易剥离。

4. 后弹力层（posterior elastic layer，Descemet's membrane）　是内皮细胞分泌的产物，易由基质层分离。基质层出生时厚 3～4μm，成年时厚 10～12μm。该层具有四个特点：

1）有弹性：当基质层水肿时，该层向后扩张，形成后弹力层皱褶；当基质层缺损时，该层向前自缺损处突出，可形成后弹力层膨出（descemetocele）。

2）可以再生：后弹力层破坏后很快再生，成年人仍保存在胎儿时期的重建（分泌）功能。

3）阻止新生血管和细胞穿透。

4）抵抗自溶：后弹力层对蛋白溶解酶、胰蛋白酶、糜蛋白酶均有较强的抵抗能力，对胶原酶也有一定的抵抗性。但真菌和白细胞酶可破坏后弹力层导致其穿孔。此外，铜、类脂质、黏多糖和银等物质可在此层沉着。

5. 内皮层（endothelium layer）　由单层六角形内皮细胞相互镶嵌而成。内皮细胞总数在成年人约 65 万个左右，内皮细胞形态随着年龄而变化，其细胞密度随年龄的增长而减少。幼儿角膜内皮细胞密度约 4 450 个 /mm²。青年角膜内皮细胞呈典型的六角形，核较小，细胞密度约 2 850 个 /mm²。60 岁以后，角膜内皮细胞呈多形性，细胞密度差异较大。角膜内皮细胞损伤后不能再生，只能靠邻近细胞的移行和扩展而修复。当角膜内皮细胞密度低于 300 个 /mm² 时（临界细胞密度），则可引起角膜内皮细胞失代偿（corneal endothelial cells decompensated），而产生角膜水肿。角膜内皮细胞靠机械性屏障作用和主动性水转运而维持角膜的正常含水量。

二、角膜缘

角膜缘（limbus）是指透明角膜与结膜及不透明的巩膜的移行区，角膜缘平均宽约 1.0mm，上方最宽。角膜缘是角膜、巩膜、巩膜表层组织（episclera）、眼球筋膜（Tenon's capsule）、球结膜的集中区，并与小梁网（trabecular meshwork）和 Schlemm 管关系密切，是内眼手术切口解剖位置的标记。

眼科医师所谓的角膜缘是指剪开球结膜后向角膜翻转时裸露出的一个带状灰蓝色的移行区，宽约

1.0～1.5mm。

组织病理学角度上认为角膜缘的前界是前弹力层和后弹力层末端的连线，后界是巩膜内缘与前界的平行线，即从前弹力层末端向后约1.5mm，垂直于眼球壁的一条垂线（图20-1-1）。

角膜缘部较角膜中央厚约50%以上，上皮细胞层明显变厚，可达10～20层，且排列不规则。上皮基底膜呈波浪状，基质胶原纤维失去原有的板层结构，排列不规则，粗细不均，因此基质层逐渐失去了透明性。角膜缘外侧2/3，向外放射状排列的指状突起呈栅栏样，称作Vogt栅，其对角膜上皮的再生有着重要的作用。后弹力层在此处明显增厚止于角膜缘深部的Schwalbe线，同时角膜内皮细胞与小梁内皮细胞相连。

角膜缘的表层的毛细血管丛及淋巴管丛，素有眼的淋巴中枢之称。正常角膜无淋巴管，损伤后角膜血管化，淋巴管也伴随血管长入。

研究发现，角膜上皮的愈合是通过上皮细胞移行和增生而完成的，而上皮细胞的增生过程则主要发生并来源于角膜缘部的干细胞（stem cells）。

干细胞首先发生分裂，产生2个子细胞群，其一半成为新的干细胞，另一半分化为瞬间增强细胞（transient amplifying cells，TAC），这是干细胞转化为正常角膜上皮细胞的第1阶段。后者再经数次分化，细胞数大增，即进入第2阶段（分化阶段），所有细胞均为有丝分裂后细胞（post-mitotic cells，PMC），在此阶段细胞继续分化、增生，继而进入第3阶段，细胞发育成熟而具备正常上皮细胞功能，最终表现为终末分化细胞（terminally differentiated cells，TDC）。

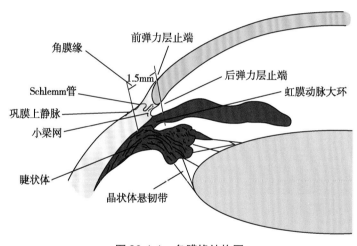

图20-1-1　角膜缘结构图

眼化学伤、接触镜引起的角膜病变以及翼状胬肉（pterygium）等疾病，可导致角膜缘干细胞的缺乏或其功能受损，从而导致角膜的结膜化，并伴有基底膜破坏、炎性细胞浸润及新生血管的生成等。根据干细胞的概念，在治疗角膜接触镜（contact lens）引起的角膜病变以及翼状胬肉等疾病时，可导致角膜缘干细胞缺乏或功能受损，而导致角膜上皮缺损或愈合不良时，采用干细胞移植术可取得较好的效果。

三、巩膜

巩膜（sclera）占眼球外壁的后5/6，是眼球壁除前面透明的角膜之外的不透明部分，呈乳白色，质韧，为致密的胶原纤维结构。

巩膜外面为眼球筋膜，两者之间为巩膜上腔（supra-scleral cavity）。巩膜内侧为脉络膜，两者之间的潜在间隙称为脉络膜上腔（suprachoroide），外伤或炎症的出血及渗出均可聚集在此间隙。巩膜的厚度随部位及年龄的差异而不同。后部巩膜最厚约1mm，向前至赤道部逐渐变薄，赤道部为0.4～0.5mm，赤道前至角膜缘范围内厚度约0.6mm，巩膜壁在肌肉的附着点最薄约0.3mm。由于巩膜各部位厚度的不同，在进行斜视（strabismus）和视网膜脱离（retinal detachment）手术以及外伤缝置巩膜缝线时，应当注意避免穿透巩膜。此外，当眼球受到挫伤时，巩膜壁在直肌的附着点下、赤道部及与着力部位相对的角膜缘部最易发生破裂，最常见的破裂部位是鼻上方角膜缘部及眼外肌的附着点。巩膜外观一般呈白色，儿童因巩膜壁较薄，可透见其脉络膜部分色泽，因此可呈蓝白色，而老年人则由于脂肪的沉着，则可呈淡黄白色。

角膜与巩膜交界处（角膜缘）的内侧面与外侧面分别可见内巩膜沟（internal scleral sulcus）和外巩膜沟（external scleral sulcus）。内巩膜沟是巩膜静脉窦与前房角所在处，内巩膜沟的后缘隆起形成巩膜突（scleral spur），是睫状肌的附着点。后巩膜孔有视神经（optic nerve）通过，此处内 1/3 巩膜与脉络膜共同构成筛板（ethmoid plate），外 2/3 巩膜则延续成为硬脑膜（dura mater of brain，endocranium）。巩膜上还有很多神经血管通过的小孔，其中涡静脉（vortex vein）在巩膜赤道部后方约 4mm 处穿行。

组织学上巩膜可分为 3 层，巩膜外层（episclera），巩膜基质层（scleral stroma）和棕黑层（lamina fusca）。

巩膜外层血管丰富，易感染，巩膜深层除少数穿行血管外，基本上无血管，不易患病。巩膜外层的知觉非常敏感，其感觉神经来源于三叉神经（trigeminal nerve）的眼支，在炎症时疼痛十分明显。

巩膜与角膜、结膜共同构成眼内容的屏障。巩膜及其内侧的葡萄膜可形成暗箱，起到避光的作用，从而保证光线仅通过屈光系统进入眼内而成像。同时巩膜也是眼外肌附着点，改变肌肉附着点可改善眼球位置和运动方向。

四、角巩膜外伤的病理生理学

（一）角膜外伤

角膜外伤（corneal trauma）由浅及深可分为擦伤、基质层损伤、后弹力层皱褶和内皮水肿、以及角膜裂伤，角膜裂伤又分为板层和全层裂伤。挫伤引起的上皮缺失的擦伤多在 24～48 小时由周围结膜或角膜上皮组织移行愈合，不留瘢痕。前弹力层和浅基质层的损伤或缺损，不能自行修复，则是由上皮增生超过正常厚度替代，而形成角膜小凹。角膜内皮在严重挫伤时会出现内皮泵（endothelial pump）暂时性功能障碍，出现角膜内皮水肿和后弹力层皱褶，同时伴有纤维素和白细胞浸润。

角膜穿孔伤（perforation of cornea）和切裂伤（laceration wound of cornea），由于角膜中央没有血管，靠近瞳孔区的角膜愈合缓慢，不会形成肉芽组织。外伤所致的角膜伤口的愈合过程大致如下：因角膜伤口多伴有前房消失，房水流出，所以早期角膜组织吸收水分发生浑浊和肿胀；伤口的基质层先收缩，伤口由纤维蛋白填充，继而白细胞和单核细胞游走至伤口附近；伤口表面的上皮细胞增生，周边角膜上皮细胞向伤口处移行；角膜前弹力层损伤后不能再生。中期角膜基质层细胞增生合成胶原纤维，形成不透明的瘢痕，成纤维细胞（fibroblast）在伤口处形成胶原纤维和黏多糖。角膜内皮细胞扩大移行至损伤区域，填平角膜内皮面后可以再分泌后弹力层。晚期愈合伤口附近的各种增生细胞减少，角膜纤维重新排列，恢复平行状态。

角膜穿孔伤和切裂伤如果合并出血、组织缺失、组织嵌顿及伤口细菌污染等情况，使正常的愈合组织过程受阻，结膜或角膜上皮细胞有可能进入前房形成植入性囊肿（implantation cyst，epithelium downgrowth）。也可沿角膜的内皮面、小梁网及虹膜表面生长，使房水流出受阻，导致内皮失代偿和难以控制的继发性青光眼。有时上皮会经过瞳孔进入后房，覆盖睫状上皮引起低眼压。

（二）角膜缘损伤

角膜缘有丰富的血管网，又因巩膜上组织也参与其修复过程，所以其损伤后愈合过程较快。

（三）巩膜损伤

轻的巩膜挫伤（sclera contusion）多可自愈，严重的挫伤则可引起巩膜破裂，表面的眼球筋膜和结膜因富有延展性，多完整，常见于角膜缘、直肌附着点后和视神经筛板处。巩膜穿孔伤和切裂伤后，伤口处组织收缩、开裂，后部巩膜组织裂伤多伴有玻璃体嵌顿，巩膜组织本身血液供应差，本身形成肉芽组织的能力较差，不利于愈合。巩膜损伤后多由巩膜外层组织或葡萄膜等纤维血管组织参与其增生、修复及形成肉芽组织，最后形成瘢痕。

（四）角巩膜创伤愈合

创伤愈合（wound healing）是生物学的基本问题，眼球开放伤的组织愈合与皮肤组织愈合有很大的相似之处，都要经历炎症期（inflammatory stage）、增生期（proliferative stage）、瘢痕重塑期（scar remodeling stage），但是因为角膜其独特的屈光性质，所以角膜的创伤愈合与皮肤组织又有很大的不同。

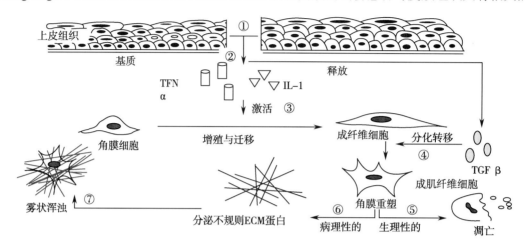

图 20-1-2 角膜的愈合机制示意图

角膜的愈合机制：①基底膜丧失。②炎前因子释放到前基质。③角膜细胞激活。④生长因子/TGF-β 及纤维细胞的转分化（这关系到角膜是否形成浑浊）。⑤组织重塑：mFB（角膜肌成纤维细胞）凋亡、形成角膜雾状浑浊（haze）（图 20-1-2）。

眼球壁创伤愈合的大致时期及各个时期所产生的细胞活化：

①炎症期：a. 急性期：伤后 3～4 天。b. 慢性期：可长于 2 周，产生的细胞活化，诱发和刺激细胞增生。②增生期：伤后 3 天～2 周或更长，产生的细胞活化。③瘢痕重塑期：2 周～4 周或数月以上。

眼球壁愈合的影响因素及并发症：

1. 影响因素 ①细胞增生活性：干细胞的数量、角膜基质的分泌、角膜基质重塑等；②炎症/免疫：感染、出血、坏死、广泛损伤、异物等；③手术缝合：只是给眼球壁提供一个自我修复的环境，不能代替其愈合。

2. 并发症 ①屈光介质：浑浊、膜性白内障（membranous cataract）等；②眼底：瘢痕、新生血管、增生性玻璃体视网膜病变等；③眼压变化：继发性青光眼、角巩膜葡萄肿（corneoscleral staphyloma）、低眼压、眼球萎缩（atrophy of eyeball）等。

（五）眼球开放性外伤的眼球重建

1. 外重建 ①恢复眼球壁的完整性；②解除组织嵌顿；③角膜裂伤修复，屈光性重建及前房重建；④巩膜裂伤修复，从前到后，全层缝合。

2. 内重建 ①保持视网膜的附着；②恢复屈光介质的透明性；③保持眼压正常。

3. 伤后 初期手术后处理，控制炎症和感染。

第二节 角巩膜外伤的评估及检查

角膜因暴露于外界，故易受各种外伤。角膜外伤轻重不一，可有多种临床表现。角膜外伤若得不到及时的处理，可使伤情加剧，甚至招致感染，而使损害进一步加剧，因此，临床上常需急诊处理。而且因为角膜是屈光系统重要的组成部分，即使轻微外伤，也可能造成对视功能的显著影响。随着眼科显微手术的普及和发展，角膜外伤的预后已有所改善，但对视功能的损害有时仍难以完全恢复。伤后对伤情进行及时正确的评估，并进行相应临床检查，对角膜外伤的救治具有重要意义。

一、病史收集及病情评估

大约超过半数严重的眼外伤,都可能涉及角膜。严重的角膜外伤多联合其他眼部的外伤,如结膜和巩膜外伤等。认真细致的病史收集对角巩膜外伤的处理极为重要。受伤相关细节的描述不仅可指导随后进行的实验室检查(laboratory examination)及诊断性临床检查(diagnostic clinical examination),并可帮助检查者判断伤情的严重程度、可能受累的眼部组织,隐匿性眼球破裂伤的风险及其他需要紧急处理的情况。

收集病史及进行病情评估时应关注的重点问题包括:

1. 致伤物性质及力量　多数机械性角膜外伤多涉及锐性致伤物,伤处的深度及长度决定了伤情严重程度、愈合的时间和难度。钝性致伤物需寻找相关体征并快速判断是否存在开放性眼外伤或隐匿性眼球破裂伤(occult rupture of eyeball)。

2. 异物性质　了解磁性异物或非磁性异物,植物性异物或动物性异物等。应重点了解微生物感染的可能性,如植物性角膜外伤时需特别注意真菌性角膜性溃疡的可能。

3. 化学性外伤患者应争分夺秒的进行急救处理　处理前应抓紧时间询问伤情最关键的问题,如致伤物成分、酸碱性质、暴露时间及伤后即刻进行的相关处理等,对判断伤情、预后及指导治疗有重要价值。

4. 既往角膜手术史　各种屈光性角膜激光手术均可导致角膜对外力的抵抗性下降 1/3～1/2,易导致角膜破裂。角膜瓣也易在挫伤时发生移位或缺失。

每一位伤者的情况都是独一无二的,检查者应尽可能获得更加详细准确的病史特征描述。

二、临床检查

在对所有眼外伤患者进行眼科检查之前,应迅速判断是否存在威胁生命体征的伤情及其他系统需要急诊处理的情况。随后可在室光照明、眼科检查灯或笔式手电筒的点状光源照明下,快速检查眼睑及周围皮肤的情况,应特别注意明确是否存在异物颗粒或化学残留物,这些存在的物质提示需排除角膜异物及可能的角膜化学伤。

随后进行眼部检查时,应小心地轻轻拉开眼睑,首先应用点状光源观察角膜的完整性。通过移动点状光源转换照明的角度,可以观察到明显的角膜组织溃疡缺损、瘢痕、水肿、浅层异物、角膜板层或全层伤口、前部巩膜伤口及脱出或崁顿的眼内容。若条件许可,应立即进行裂隙灯显微镜的检查。

裂隙灯显微镜(slit-lamp biomicroscope)检查是判断角巩膜疾病及外伤最有价值、最直接的检查手段。通过灵活应用裂隙灯显微镜检查的多种照明方式来进行角巩膜的仔细放大观察,可精确判断角膜巩膜外伤的部位及严重程度。如裂隙灯弥散照明法可对角巩膜前表面做全面的观察,直接焦点照明法有利于观察和判断角巩膜异物、溃疡或裂伤深度等,后部反光照明法和角膜缘分光照明法均可显示角膜后壁沉着物、角膜深层异物、角膜深层血管、角膜血管翳等异常。在检查时需要高度警惕并排除潜在的眼球破裂。

诊断性的角膜染色(corneal staining)也是临床常用的检查手段,如荧光素钠角膜染色(fluorescein sodium corneal staining)或虎红染色(rose bengal staining),对判断伤情极有帮助(图 20-2-1)。荧光素钠染色需结合钴蓝滤光片(cobalt blue filter),可清晰显示角膜上皮层缺失的范围和程度。另外 Seidel 试验是借助角膜荧光素染色(图 20-2-2)判断房水是否经全层角膜伤口流出的临床检查,是判断角膜瘘及角膜穿孔伤的重要手段。虎红染色则主要用于显示死亡的角膜上皮细胞。

对于后部巩膜破裂,B 超及眼眶 CT 有重要的诊断意义。同时,裂隙灯显微镜下所见到的一些异常体征也高度提示隐匿性巩膜破裂(occult scleral rupture)。如结膜下大量出血、结膜下棕色组织团块、眼球运动不能或运动异常、瞳孔向一侧明显移位、前房及玻璃体内大量积血等。

通过上述临床检查,可对角巩膜外伤伤情进行准确判断并给予恰当的处理和治疗。

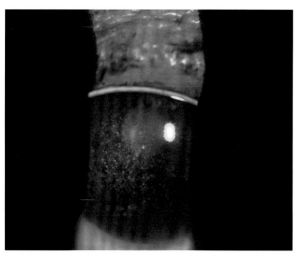

图 20-2-1　角膜荧光素染色

通过荧光素钠角膜染色可见弥漫的点状上皮缺损

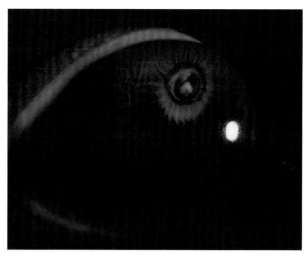

图 20-2-2　Seidel 试验

借助角膜荧光素染色可见房水渗漏

第三节　角 膜 外 伤

（一）角膜浅层损伤

角膜上皮剥脱（epithelial exfoliation）又称角膜擦伤（corneal abrasion），是一种较为常见的角膜浅层外伤。致伤因素多为侧方来的致伤物直接或间接擦伤角膜上皮。常见的致伤物有植物的枝叶、硬纸片、指甲、脱粒机弹起的谷粒及角膜接触镜等，挑取角膜异物时也可引起角膜擦伤。当角膜受到严重擦伤时，除角膜上皮缺损外，其基质层也可能被损伤而缺失。

【临床表现】　角膜上皮缺损导致角膜上皮下丰富的感觉神经末梢暴露，患者常有明显的眼痛、畏光、流泪和眼睑痉挛等刺激症状，异物感明显，在瞬目或眼球转动时症状加剧。在裂隙灯显微镜下可看到角膜上皮呈斜行的条纹状水肿或缺损。荧光素钠染色可见角膜上皮水肿区或缺损处呈新鲜的绿色着染。钴蓝光下检查病变区域则更为清晰。同时还应注意角膜和结膜有无异物存留，翻转上下睑，注意睑板沟和穹窿部容易存留异物的部位，如上睑下沟（superior palpebral sulcus）因为有时结膜囊异物可为角膜擦伤的原因。

伴有浅基质层损伤或缺失的患者，除伴有严重的畏光、流泪、眼痛和眼睑痉挛外，检查时还可发现损伤区角膜变薄，角膜上皮和实质层缺损，基质层水肿、浑浊，相应部位的角膜内皮亦可出现紊乱和水肿，有时缺损区可合并感染及溃疡。

角膜擦伤的致伤物大多携带致病微生物，特别是因佩戴角膜接触镜致伤者，极大可能携带有革兰氏阴性菌或棘阿米巴；植物性致伤物应当高度警惕真菌感染。在受伤后立即就诊的患者中，大部分角膜基质都保持透明，但如损伤时间已超过 12～24 小时，白细胞将会在损伤区域聚集，导致轻度角膜基质浸润（corneal stromal infiltration），还常常伴有前房细胞以及房水闪光等前房反应，这也许是早期感染的指征。因此，当发现角膜基质存在粒状不均匀浑浊或水肿时，则往往表示受伤时间已达数小时，并高度怀疑感染。

当角膜前弹力层未受到损伤，仅发生上皮剥脱时，上皮愈合后将不留瘢痕。但若基质受损，则可遗留白色瘢痕。当角膜缘干细胞受损伤时，角膜上皮将会出现愈合困难或迁延不愈。少数患者，缺损区的上皮愈合后可以反复脱落，长期不愈合，称外伤后持续上皮缺损（posttraumatic persistent corneal epithelial defect），见本节（三）。

【治疗】

1. 有结膜异物者　可尝试用灭菌的湿棉签轻轻拭去，如不能用此法者，按本章第七节角膜异物处理。

2. 无异物者　局部涂广谱抗生素眼膏，覆盖创面，并预防感染。通常情况下，小的局限的角膜上皮剥脱，可在 24 小时内迅速修复，大的上皮剥脱则需要数天才能完成恢复过程。伤后 24 小时复查有无感染，并观察伤口愈合情况，应告知患者如果在 24 小时内突然感到刺激症状加剧，则应及时到医院复诊，此症状即为感染的迹象。在疑似有感染时，应按感染性角膜炎（infectious keratitis）的原则处理，不再包扎，立即取结膜囊内分泌物标本作培养，可频繁滴用高浓度的广谱抗生素滴眼液，如妥布霉素眼液、左氧氟沙星滴眼液等滴眼，并可结膜下注射广谱抗生素如庆大霉素 2mg（40 000U）。

目前，对局部应用抗生素滴眼液治疗角膜上皮剥脱的疗效也存在着争议，因任何药物都可能具有潜在的角膜上皮毒性。但是，角膜上皮缺失是角膜感染的重要易感因素，因此可结合具体的上皮损伤情况，决定用药时间，一旦角膜上皮完整性恢复，则没有必要再进行进一步的抗生素应用。

3. 存在局部前房反应者　可应用短效或中效睫状肌麻痹剂以减轻眼部疼痛，并可短期应用糖皮质激素滴眼液或非甾体激素类抗炎药物抗炎，但在有植物性外伤史的患者治疗过程中需慎用糖皮质激素，必要时应在足量抗真菌药物作用下进行应用。

4. 面积较大的上皮剥脱或愈合延迟者　可应用角膜绷带镜（bandage corneal cataract lens）。角膜绷带镜不会影响角膜上皮的愈合以及氧气的供应，也不影响局部滴眼液或眼膏的治疗效果。

目前已不提倡对角膜上皮剥脱的患者进行加压包扎。加压包扎后，可降低局部氧气的吸收和供应，另外，局部加压包扎可以提高角膜上皮的局部温度，增加了细菌感染或者微生物感染的可能性。在治疗过程中，要注意避免使用表面麻醉剂（topical anesthetic creams），以免延缓上皮的愈合，并且注意保护新生的角膜上皮。若出现持续性角膜上皮缺损，处理见本节（三）。

（二）角膜深层组织缺失

当角膜遭受严重擦伤时，除角膜上皮缺损外，基质层也可被擦伤而缺失。虽然角膜上皮擦伤剥脱非常常见，但角膜上皮擦伤累及角膜基质则相对少见，一般由于有切线方向的力的作用，或见于高速旋转、摩擦或尖锐的致伤物中。有时，角膜深层基质缺失可见于合并眼睑、眉弓和眶缘损伤的严重颜面部外伤患者。

【临床表现】　患者一般除有严重的眼痛，畏光、流泪和眼睑痉挛（blepharospasm）外，裂隙灯显微镜下还可发现角膜变薄，上皮和实质层缺损，部分患者还可出现厚度不均的板层角膜瓣仍由一个较细的蒂附着在角膜表面，部分患者则可能角膜瓣脱失而暴露角膜基质床。角膜基质层层间水肿、浑浊，损伤区相应部位的角膜内皮也可出现水肿，有时缺损区亦可合并有感染及溃疡。

【治疗】　角膜基质缺损的治疗取决于其损伤的范围和深度。当基质损伤较浅时，可考虑佩戴角膜绷带镜，促进上皮层爬行愈合，当残留基质很薄时，穿透性或板层角膜移植术则为首选。当角膜瓣仍存在并附着时，治疗目的为稳定并复位角膜瓣。若角膜瓣组织无明显扭曲水肿，可佩戴角膜绷带镜；若角膜瓣明显扭曲无法正常愈合，则需手术缝合复位。在任何手术治疗前，均应尽量保证上皮愈合及前房反应消失，以利于术后恢复。

（1）一般治疗：局部涂抗生素眼膏或广谱抗生素滴眼液，存在前房炎症时给予局部糖皮质激素或非甾体激素抗炎眼液。也可配合使用人工泪液（artificial tears）和表皮生长因子（epidermal growth factor）等滴眼液。连续佩戴角膜绷带镜或亲水性角膜接触镜（hydrophilic contact lens）1 周。戴镜后，结膜囊内滴抗生素眼液，4～7 次 /d。裂隙灯显微镜下透过角膜接触镜可随时观察角膜愈合的情况。

（2）手术治疗：

1）板层角膜移植术（lamellar keratoplasty）：对于经久不愈的角膜基质缺损，根据缺损的部位和大小，可用新鲜的角膜或保存的角膜对缺损部位进行角膜板层移植。角膜组织缺失较多的伤口缝合采用角膜板层修补术（lamellar keratoplasty）。手术方法参见本章第七节第一部分。

2）结膜掩盖术（conjunctival flap covering surgery）：对于经久不愈的角膜基质缺损，在角膜材料缺乏的医院，也可根据角膜缺损的部位和大小，选择头巾式（Van Lint flap）或桥状结膜瓣掩盖术（bridging conjunctival flap covering）。手术方法参见本章第七节第二部分。

（三）角膜反复性上皮糜烂、持续性上皮缺损、非感染性基质溃疡

由于眼球表面的机械性损伤如异物、结石、倒睫、角膜接触镜、紫外线损伤或硫化氢中毒（hydrogen sulfide poisoning）等，可造成角膜上皮表层细胞部分脱落及细胞间隙破坏，而形成反复性角膜上皮糜烂（recurrent epithelial erosion）、持续性上皮缺损（persistent epithelial defect），可为反复性，亦可为持续性，甚至发展为无菌性基质溃疡（noninfected stromal ulceration）。

【临床表现】 反复性上皮糜烂往往有角膜擦伤史，尤其是树枝或手指甲划伤等应切力损伤时尤易发生。患者有反复发作的剧烈性眼痛、流泪和充血，通常发生在睡眠或醒来时。裂隙灯检查可发现局灶性浅表点状角膜炎、部分上皮坏死脱落或全层上皮缺损。必须认真检查无症状的另一眼的角膜上皮基底膜，判断是否存在营养障碍、上皮内微小囊肿或上皮下地图状及指纹状的纹线。

【治疗】

1. 一般治疗　应避免使用表面麻醉剂，以免延缓上皮的愈合。如果出现持续新上皮缺损，要观察是否有角结膜异物存留，并尽量去除。在排除异物存在后，局部涂广谱抗生素眼膏，敷纱布轻加压包扎。一般2～3天上皮即可愈合。24小时后需复查有无感染，并严密观察愈合情况。应告知患者如果在24小时内突然感到刺激症状明显加剧，则应及时到医院复诊，此症状即为感染的迹象。若怀疑有感染倾向时，立即取结膜囊分泌物标本作培养，并局部应用抗生素治疗。

2. 手术治疗　药物治疗无效或严重上皮坏死脱落并存在细胞脱落碎片时，可局部清创，为健康的上皮生长附着提供光滑的基底膜或前弹力层。开始时涂抗生素眼膏，加压包扎24～72小时，以后改为小牛血清提取物眼用凝胶（deproteinised calf serum eye gel），经8周左右新生上皮可重建基底膜。发现一旦有虹膜刺激症状时，要同时使用睫状肌麻痹剂。如果上述治疗疗效不佳时，可戴治疗性软性角膜接触镜。

（四）角膜异物

外伤使异物存留在角膜表面或嵌于角膜基质层，称为角膜异物（corneal foreign body）。常见原因是飞转的砂轮飞沫，快速飞行的金属碎屑，扬尘及植物碎壳等，爆竹和矿山的爆炸是多发角膜异物的最常见致伤原因。

【临床表现】 角膜异物伤，常表现为极强的畏光、流泪、眼痛和眼睑痉挛等刺激症状。也可因眼睑的挤压或揉搓眼睛造成二次角膜划伤，深层的角膜异物，患者刺激症状不明显者，会造成遗漏，所以必须在裂隙灯显微镜下，仔细判断异物大小、位置、深度和性质。金属异物除可造成机械性损伤外，还可以在角膜组织内产生化学反应。如铜质异物的眼铜质沉着症（ocular chalcosis）表现为铜绿色 K-F 环，晶状体向日葵样浑浊。铁质异物可以产生眼铁质沉着症（ocular siderosis），或棕色铁锈环，瞳孔括约肌损伤导致瞳孔散大，晶状体前囊下棕色颗粒样浑浊等表现；植物性异物可能造成细菌性或真菌性角膜溃疡（fungal corneal ulcer）；化学性质稳定的异物如玻璃、塑料、碎石或煤渣等反应不明显。

【治疗】

（1）一般治疗

1）表浅异物：可以通过结膜囊冲洗去除，也可以在表面麻醉下用无菌棉签轻轻拭去。

2）角膜基质浅层的异物，没有穿透角膜，预计取出后不会造成角膜穿孔者：可以在裂隙灯显微镜下，手持4.5号针头将异物挑出。

3）位于角膜基质深层的较小异物，若无毒性反应、无感染、不引起疼痛及视力下降者：也可不予取出，留置观察。

（2）手术治疗：摘取异物过程中应注意避免将异物捅入基质更深层或将角膜深层基质刺破，造成房水流出；如发生此类情况，应手术将穿孔伤口缝合，并尽可能刮除残留的铁锈，残留的铁锈不宜勉强一次剔除干净，应分次等铁锈外排后剔除。术后涂抗生素眼膏包扎。如果异物贯通角膜，尽量在手术室显微镜下摘取异物，前房内注入黏弹剂后避免异物摘出过程中前房消失，损伤眼内其他组织，一般在角膜缘做切口，用虹膜恢复器伸入前房，从角膜后向前推顶异物将其摘出。如异物已落入前房，注意用黏

弹剂将异物与晶状体囊间分隔一定距离，可经角膜缘切口用囊镊夹出。

（3）术后处理：异物剔除术后，应涂抗生素眼膏，单眼无菌纱布覆盖，深层异物摘出术后应加压包扎，每日需更换敷料及清洁换药，直至角膜创口和上皮愈合。对于表浅异物剔除后，一般24小时内角膜上皮即可修复。较大较深的异物则需要较长时间愈合。若角膜已发生感染，应按照角膜炎的治疗原则治疗。

剔除异物的操作要精准，尽可能避免角膜的二次损伤，要严格无菌操作，所用器械和药品要避免污染导致的角膜感染，高度警惕铜绿假单胞菌（pseudomonas aeruginosa）的污染和感染。力求最大限度地保护和恢复视力。

（五）角膜挫伤

角膜挫伤（contusion of cornea）是指由钝性物体打击、气体冲击或高压液体作用于角膜和巩膜所引起的损害。钝性物体可直接作用于角膜，也可通过眼眶内组织的反作用而影响角膜和巩膜。常见的原因有：拳击伤，球类、土块、砖瓦块击伤，跌倒、头部碰撞、其他头部外伤以及接生时的产钳伤等。

挫伤性角膜水肿：角膜挫伤可引起角膜上皮和内皮的损伤，可引起挫伤性角膜水肿（contused corneal edema）。

【临床表现】 轻度挫伤可仅表现为角膜的丝状、格子状或盘状浑浊；力量大的挫伤则可导致角膜内皮变形，而呈前弹力层或后弹力层皱褶；直接集中的挫伤多表现为环状角膜水肿；严重的挫伤可致后弹力层及内皮细胞屏障破坏，引起急性基质水肿（acute stromal edema）或弥漫性水肿（diffuse edema）、浑浊。患者常有疼痛、畏光、流泪、睫状充血和视力下降等。挫伤引起的角膜破裂易发生于角膜变薄的情况下，如圆锥角膜（keratoconus）、角膜移植术后和放射状角膜切开术（radial keratotomy）后等。

【治疗】 以对症治疗为主。伴有上皮擦伤时，应按角膜擦伤处理。外伤所致的单纯性角膜水肿，随着角膜内皮细胞的修复，可在数日或数周内消退而恢复透明。视力一般在2～3个月恢复。有虹膜刺激症状时，应局部应用睫状肌麻痹剂等。高渗溶液如5%～10%的氯化钠溶液或40%葡萄糖溶液滴眼，可加速水肿的消退。此外，尚可应用局部降眼压药物、亲水性软性角膜接触镜、糖皮质激素等。

（六）角膜层间断裂

角膜层间断裂：严重而突然的挫伤可使角膜剧烈内陷而发生层间或后层的断裂，称为角膜层间断裂（corneal interlamellar rupture）。

【临床表现】 当发生角膜层间断裂时，前层组织可不发生破裂，但角膜后层如内皮层和后弹力层则易发生断裂，随之房水进入角膜基质，进而出现水肿、浑浊，视力有不同程度的下降。严重的角膜挫伤常合并有眼内其他组织的损伤，如虹膜、晶状体的挫伤，甚至视网膜黄斑部的损伤等。

【治疗】 角膜层间断裂一般采取保守疗法，对症处理，待内皮修复后，角膜水肿可随之消退。若有全层断裂者应按角膜裂伤处理。

（七）板层角膜裂伤

板层角膜切裂伤（laminal corneal incised wound，laceration）或非穿孔性角膜撕裂伤（non-perforating corneal laceration）。主要是角膜前层组织遭受挫伤后，部分患者层间撕裂而没有发生角膜穿孔。

【临床表现】 患者常出现明显的疼痛、畏光、流泪和视力下降。由于撕裂的角膜瓣水肿或翘起，刺激患者有明显的异物感。角膜瓣周围卷缩，瓣及周围基质水肿明显，但Seidel试验没有房水渗漏。可同时伴有眼球挫伤的其他临床表现。

【治疗】

（1）一般治疗：

1）单纯角膜板层切裂伤范围小无组织缺失：不必手术治疗，清除瓣下异物后，用无菌湿棉签平复翘起的角膜瓣，恢复正常解剖结构，涂抗生素眼膏，敷纱布轻加压包扎，或戴眼罩，卧床休息。

2）戴亲水角膜接触镜：含水量55%的亲水性角膜接触镜可以连续戴3～6周。结膜囊内滴抗生素滴眼液。透过角膜接触镜可随时观察角膜愈合情况。

（2）手术治疗：如果角膜层间撕裂的范围较大，角膜瓣对位不良时则应进行手术修复治疗。手术方法参见本章第七节第三部分。

（八）全层角膜切裂伤

外界物体直接作用于角膜，导致角膜全层切裂伤（corneal incised wound of whole layer），又称角膜穿孔伤（corneal perforating injury）。致伤物多为锐器直接刺伤或割伤，爆炸伤和快速飞溅的金属或非金属异物冲击，造成的角膜穿孔伤多伴有眼内异物（intraocular foreign body）。而暴力钝挫伤致使眼内压力突然急剧升高，造成角膜破裂（rupture of cornea），易发生于圆锥角膜、角膜屈光手术后，或发生于薄弱的角膜缘处。

【临床表现】 患者外伤时可出现一过性疼痛或伤后的持续疼痛，房水自伤口流出时患者会感到一股热泪自伤眼流出。角膜损伤同时出现疼痛、畏光、流泪和视力下降等症状。可采用 Seidel 试验判断房水有无渗漏及伤口闭合情况。较大的切裂伤或不规则伤口，随着房水流出，导致前房变浅，瞳孔变形移位，常可见虹膜组织嵌顿在角膜伤口处。与角膜伤口相对应的虹膜也可能有穿孔、出血及虹膜根部断离。较深的伤道可以造成晶状体损伤，如有晶状体前囊破裂、晶状体皮质浑浊或溢出前房，也可能晶状体后囊破裂甚至晶状体脱位，向前脱入前房或结膜下，向后坠入玻璃体。由于外伤力量大，甚至脱出至眼外，伤口处嵌顿组织可为玻璃体甚至视网膜，应在裂隙灯下仔细检查辨认。

【治疗】

（1）一般治疗：小于 3mm 的整齐伤口大多可自行闭合，不需手术缝合。但要密切观察前房形态和房水，防止角膜伤口再次开放造成的二次损伤和感染。为防止眼球遭受新的挤压和伤口愈合，亲水角膜接触镜可以连续戴 3～6 周。同时结膜囊内滴抗生素滴眼液，4～7 次 /d。裂隙灯显微镜下透过角膜接触镜可随时观察角膜愈合情况。

（2）手术治疗：对于伤口不能闭合，或有眼内组织嵌顿以及脱出，眼压低的开放性角膜伤口，原则上立即急诊行 I 期角膜裂伤缝合手术，以及时恢复眼压，完成眼前房重建。手术方法参见本章第七节第四部分。

第四节 外伤性感染性角膜溃疡

外伤性感染性角膜溃疡（traumatic infected corneal ulcer）往往继发于角膜上皮的外伤。随着角膜接触镜的广泛应用，尤其是夜间佩戴角膜接触镜，已经成为感染性角膜炎的病因之一。

【临床表现】 感染性角膜溃疡患者一般常表现为眼痛、流泪、畏光及视力下降，常见的体征为结膜混合性充血（conjunctival mixed congestion）或睫状充血（ciliary congestion），角膜可见基质层浸润、上皮层缺损甚至基质层坏死（stromal necrosis），引起角膜后弹力层膨出（descemetocele）和角膜穿孔（corneal perforation）。重者合并有葡萄膜反应而出现角膜后沉着物（keratic precipitates，KP）、房水闪光、前房积脓（hypopyon）和虹膜后粘连（posterior synechia of iris）。眼外伤引起的感染性角膜炎多为细菌性，但植物引起的外伤可能为真菌性角膜炎，而佩戴角膜接触镜者则可能为棘阿米巴性角膜炎（acanthamoeba keratitis，AK）。细菌性角膜炎基质浸润、溃疡和前房反应较重，多伴有脓性分泌物。真菌性角膜炎病程长，主觉症状轻，裂隙灯显微镜检查呈灰白色浸润、羽毛状边缘，可能存在免疫环及卫星灶，多种抗生素治疗无效。棘阿米巴角膜炎有与临床体征不相符的剧烈眼痛、畏光症状，病程长，具有典型的角膜基质环形或放射状浸润，抗生素及抗病毒药物治疗无效。

【诊断】 凡遇角膜基质浸润伴有上皮缺损者，必须详细询问病史，查找感染的因素，裂隙灯显微镜检查确定溃疡的深浅和范围。受损角膜和结膜作涂片、刮片和培养，寻找并明确致病菌。对佩戴角膜接触镜的患者，还应对其使用的角膜接触镜和清洗液进行培养和涂片检查。

溃疡部的涂片和刮片用革兰氏染色（Gram staining）和吉姆萨染色（Giemsa staining），GMS- 银和

cakofluor white 染色则用于真菌和棘阿米巴。亦可用 10%～20% 的氢氧化钾溶解刮片中的非真菌杂质而使真菌菌丝显现,其检出率约为 33%,且方法简便易行。刮片时注意刮取病灶边缘组织,而非溃疡中心的坏死组织,可提高检出率。

常规培养有血琼脂(blood agar)(培养细菌)、巯基醋酸盐液体培养基(培养厌氧菌,thioglycollate)、巧克力琼脂(chocolate agar)(培养淋球菌)、萨布罗培养基(Sabouraud medium)(培养真菌)、勒文斯坦 -晏森培养基(Lewenstein-Jensen medium)(培养分枝杆菌)以及含大肠杆菌的无营养琼脂(non-nutrient AGAR containing e. Coli)(培养棘阿米巴)。

对角膜涂片、刮片和培养阴性而顽固不愈的患者,可作角膜活检(corneal biopsy)。角膜激光共聚焦显微镜(confocal laser corneal microscope)检查可帮助寻找真菌菌丝及棘阿米巴包涵体,有非常重要的诊断价值。

【治疗】 对无明显基质浸润和前房炎症反应的上皮擦伤或上皮缺损,局部应用广谱抗生素眼膏,对使用角膜接触镜而可能引起革兰氏阴性杆菌感染者,需加用氨基甙类抗生素(aminoglycosides)如妥布霉素(tobramycin)滴眼液或喹诺酮类抗生素如左氧氟沙星滴眼液。有基质浸润和前房炎症反应或脓性分泌物时,应加强抗生素治疗,高浓度抗生素滴眼液联合用药,每半小时一次,交替滴眼。必要时局部可给予庆大霉素针 40 000U 球结膜下注射。

当临床上怀疑为真菌性角膜炎时,可应用四烯类抗真菌类(那他霉素滴眼液,natamycin,pimaricin)、多烯类抗真菌药如二性霉素 B、三唑类如氟康唑滴眼液等。对于临床上的重症患者也可配合口服抗真菌药物。对药物治疗无效、角膜即将穿孔或已穿孔的病例应行穿透性角膜移植术(penetrating keratoplasty)。

对于棘阿米巴性角膜炎,目前尚无确定疗效的治疗方法。早期可试行刮除病灶区角膜上皮和病变组织。药物治疗可采用 0.15% 羟乙醛酸双溴苯脒(dibromphenamidine hydroxyglyoxalate)、咪康唑(miconazole)、杆菌肽(bacitracin)或强化新霉素(enhanced neomycin)。亦可同时口服酮胍嗯咪唑(ketoguanidine ummizole),每日 40mg。近来也有报道应用 0.01%～0.02% 聚六亚甲基双胍(polyhexamethylene biguanidine hydrochloride)和 0.02% 氯己定(chlorhexidine)治疗。治疗初期可用上述滴眼液频繁滴眼或 1 次 /h,若症状可得以控制,逐渐减少至 4～6 次 /d,疗程需达到 4～6 个月以上,直至感染完全控制,恢复期停药易导致病情反复或恶化。糖皮质激素有使病变加重的风险,因此一般不主张应用。

对药物治疗疗效差或无效的严重棘阿米巴性角膜炎,唯一有效的治疗方法是穿透性角膜移植手术治疗。对手术的最佳时机尚有争论,目前多倾向于早期手术,以防病变恶化,手术较晚对恢复视力不利,且术后有较高的复发率。

第五节　角巩膜外伤

角巩膜切裂伤(corneoscleral incised wound, laceration):角巩膜缘是角膜和巩膜的移行区,是前房角及房水引流的所在部位。由于解剖上此处部位较薄弱,外伤时易发生破裂,常常同时伴有角膜和巩膜的裂伤。角巩膜裂伤很容易导致虹膜、睫状体、玻璃体甚至视网膜等眼内组织的脱出,可产生睫状体葡萄肿,交感性眼炎。穿透伤亦可造成晶状体的破裂。

【临床表现】 患者自述有明显的头痛、眼痛、畏光、流泪和视力下降。角巩膜切裂伤者常伴有局部球结膜水肿及结膜下出血,如果伤口较大和裂开,前房会变浅或消失,眼压降低。若虹膜睫状体嵌顿在伤口处,前房可能仅仅变浅,瞳孔变形。当伤口位于睫状体之后时,则前房变深,虹膜反转,脉络膜及玻璃体脱出,前者呈黑色膜,后者呈透明小珠。随后二者变成灰色雾状浑浊,当伤口较大时,晶状体及玻璃体也可能脱出。

【治疗】 主要是手术修复。手术方法参见本章第七节第四部分。

第六节　巩 膜 外 伤

（一）巩膜穿孔伤

分为前部巩膜穿通伤和后部巩膜穿孔伤（scleral perforating wound）。前部巩膜穿孔伤多见，多因锐器刺穿巩膜引起，致伤物可能为刀、剪、针、锥、玻璃、树枝、竹刺及劈柴等，亦可由爆炸伤的碎片穿破巩膜所造成，常常累及相邻的睫状体和玻璃体，晶状体也可能损伤。后部巩膜穿孔伤多由于高速飞行的金属片引起，或是眼球贯通伤的出口部位，或作为大的角巩膜裂伤的一部分。这类穿孔伤总是伴有玻璃体、脉络膜和视网膜的损伤。医源性的巩膜穿孔伤也可能发生在视网膜脱离手术中，球后注射或结膜下注射也偶有发生，硬而紧的巩膜环扎带也可能穿破巩膜进入眼内。

【临床表现】　患者自诉有伤眼疼痛、红肿、怕光、流泪，视力有不同程度的下降。前部巩膜包括角巩膜的穿孔伤可能直接查见伤口，伤口部位结膜出血、裂开及水肿，睫状充血，角膜变形或裂开，前房变浅或消失，前房积血，葡萄膜嵌顿或脱出。伤口较小的巩膜穿孔伤或后部巩膜穿孔伤不易直接查见伤口，尤其是较小的伤口，可能仅见局部结膜下出血及水肿；在较大的裂伤，由于较多的出血和眼内容物脱出，可有较多间接的表现，如结膜下出血，前房积血、眼压下降，眼球运动受限、视力严重损害等。应仔细询问病史，明确致伤原因充分估计穿孔伤的可能性；认真检查穿孔伤的体征，如局限的结膜下出血，视网膜周边部的出血，前房和玻璃体内炎症表现如房水闪光、细胞等，避免漏诊。锐器刺入较深和高速飞行的金属片可在眼球后极部造成出口，即眼球贯通伤（penetrating injury of eyeball）；除以上表现外，还可伴有眼睑及其附属器的损伤。就诊较晚的患者还可表现不同的并发症，如外伤性感染性眼内炎、继发性青光眼、眼球萎缩（atrophy of eyeball）、交感性眼炎（sympathetic ophthalmia）等。

对怀疑有眼内异物存留者，应结合外伤史进行 X 线摄片、CT 和磁共振成像检查，了解眼内有无异物以及异物大小、性质和损伤部位等。在屈光间质浑浊的眼，B 型超声波检查对了解眼内伤情，尤其是眼底病情的变化，指导手术处理有重要作用。一般应在初期修复巩膜伤口以后及时进行。对拟进行玻璃体手术的伤眼，B 型超声波应列为常规检查，在合并玻璃体积血者，一般在伤后 1 周左右即可出现玻璃体的后脱离，此时也可出现视网膜牵引征，应注意仔细鉴别。

【治疗】　对于此类伤眼急诊手术仍以恢复眼球重建、降低感染率为主。后期多需要行玻璃体手术处理。

（二）巩膜破裂

巩膜破裂（rupture of sclera）分为开放性巩膜破裂（直接性破裂）和隐匿性巩膜破裂（间接性破裂）。当眼球受到较强的钝力打击时或高压气流冲击眼球时致眼内压力骤然升高，可在撞击部位或远离撞击点的部位由内向外的力量造成眼球破裂。致伤物可为拳头、球类、玩具、砖头及木棍等。事实上，直接的破裂相对少见，临床上多表现为开放性破裂伤；而间接性破裂，即远离撞击点部位的破裂。巩膜破裂伤实际上是眼球的爆裂。巩膜一旦裂开，眼球立即降低了眼压，由于球结膜的弹性较大临床时常发现球结膜几乎不发生破裂，表现为隐匿性巩膜破裂伤。

【临床表现】　严重的结膜水肿与充血，结膜下出血，前房积血，视力光感或以下，低眼压。但因巩膜破裂处也可能密不漏水，患者的眼压亦可能是升高的。在巩膜破裂的所在象限，眼球的运动是受限的。在前房大量积血时，前房深度则不易判断；前房亦可能变深。眼睑常会出现肿胀、皮下瘀血。由于球结膜完整，隐匿性巩膜破裂伤较开放性巩膜裂伤眼内感染的机率低。

由于间接性巩膜破裂的部位靠后，或因球结膜完整，结膜下大量的出血掩盖了破裂部位，临床上不能直接观察到巩膜破裂，对由于此种情况称之为隐匿性巩膜破裂，应高度警惕误诊和漏诊。眼挫伤后初诊巩膜破裂的指征应包括：①视力光感或以下；②球结膜水肿和球结膜下血肿；③眼压低；④前房积血；⑤眼球运动某一方向受限。但是由于患者来医院就诊的时间不一，在伤后最初的几天内，前房积血多见，巩膜裂口因血块及组织嵌顿、眼球内出血往往造成眼压正常的假象；2 周后来诊者，前房积血多已吸收,眼压很低。在一些病例,还可见到角膜轻度变形和横的皱纹。眼科 A/B 超和其他影像学检查如(CT 和 MRI)等、视觉电生理检查对一些病例的诊断可有帮助。

【治疗】 当符合上述临床表现 3～4 种时,应高度怀疑巩膜破裂伤,需立即急诊行手术探查。手术方法参见本章第七节第五部分。

第七节　角膜与巩膜外伤的手术操作

一、角膜板层修补术、异体板层角膜移植术

【适应证】 经久不愈的角膜浅板层的缺损;角膜缺损面积较大的角膜深板层损伤。

【麻醉方法】 局部麻醉包括表面麻醉(topical anesthesia)、面神经阻滞麻醉(anesthesia for facial nerve block)、球周麻醉(peribulbar anesthesia)和球后麻醉(retrobulbar anesthesia)。对于单纯局限在角膜部位的伤口可考虑表面麻醉或联合面神经阻滞麻醉。也可行球后麻醉,一般球后注射 2% 利多卡因和 0.75% 布比卡因(1:1 混合)2.5～3ml,对于儿童或不能配合手术的患者应在全麻下施行手术。

【术前准备】

(1)手术野消毒:贴无菌贴膜,注意轻压眼睑,应用庆大霉素冲洗液冲洗结膜囊,并在显微镜下取出表面异物。

(2)手术野暴露:主张用 1-0 丝线缝线开睑,尽可能减少开睑器对眼球的压迫作用。眼球需要稳定时,可在与伤口垂直的角膜缘处用 6-0 线作为支持缝线,但在缝合和牵引时不要压迫眼球。

【手术方法】

(1)角膜组织缺失较少的伤口缝合:如果角膜组织缺失较少时,可在缺损区角膜缘一侧做水平板层松解切口(relaxant incision),形成一移行角膜瓣,间断缝合伤口,如果松解程度不够,则可以在另一侧做同样的松解切口,即做双侧松弛切口(bilateral relaxant incision)。应当注意的是,移形角膜瓣的上皮必须刮除,松弛切口的长度应比伤口的长度稍长。如果缝合后仍不能闭合伤口,则可行单蒂结膜瓣转位遮盖术(covering surgery with single pedicle transposed conjunctival flap)。

(2)角膜组织缺失较多的伤口缝合:由于角膜缺损面积较大,因结膜覆盖会因眼压使伤口处结膜组织膨出,而最终形成角膜瘘(corneal fistula),因此,必须应用一定张力的异体角膜材料进行修补。

1)角膜板层移植术(lamellar keratoplasty):当缺损区位于位于角膜周边部时,多采用板层角膜移植手术。自伤口向前房内注入黏弹剂,用角膜环钻在受体角膜缺损区转切板层角膜,厚度应超过角膜厚度的 2/3,然后,用尖刀片板层分离并剪除分离的角膜组织。供体角膜先去除上皮,在角膜缘一侧板层分离,厚度应与受体板层一致,直径比植床大 0.5mm,边缘应垂直整齐。如果植床的缺损为不规则形,植片可根据植床的形状、大小制作。将角膜移植片用 10-0 线间断缝合到植床上,缝线跨度在角膜植片侧约为 0.5mm,在植床一侧约为 1mm。缝合后并将线结埋藏于受体角膜一侧的层间。

2)角膜全层修补术:缺损区位于角膜中央部或旁中央部多采用穿透性角膜移植手术(penetrating keratoplasty)。在角膜缺损区用环钻或依据缺损区的大小、形状全层切开角膜,未切开处用角膜剪或尖刀片切开剩余角膜组织,修剪边界,使其垂直整齐。供体角膜依据受体缺损区的大小、形状钻取角膜,供体植片一般较植床大 0.25～0.5mm,10-0 线间断或连续缝合。线结埋藏于受体角膜一侧,通过伤口或在角膜缘另做穿刺口,吸出前房黏弹剂,并恢复前房。

二、结膜瓣掩盖术

【适应证】 角膜中央部穿破口合并组织缺损,或角膜中央部溃疡穿孔及长期不愈合的角膜基质缺损而又无角膜材料修补者。

【麻醉方法】 表面麻醉,结膜下浸润麻醉。

【术前准备】

（1）手术野消毒：常规术区消毒后，术区贴无菌贴膜，应用稀释的庆大霉素冲洗液冲洗结膜囊。

（2）手术野暴露：开睑器开睑，眼球需要稳定时，可在与伤口垂直的角膜缘处用 6-0 线作为支持缝线，但在缝合和牵引时不要压迫眼球。

【手术方法】

（1）桥状结膜瓣掩盖术（conjunctival bridging covering）

1）沿角膜缘上方或下方剪开球结膜，根据角膜病变区域的大小决定角膜缘后剪开球结膜的宽度，一般应较病变区大 2～3mm，并平行于角膜缘。

2）分离球结膜下组织，将结膜切开区域游离成桥状或带状。

3）清除病变区域的坏死组织以利创面与结膜愈合，然后将桥状结膜瓣掩盖病变区域，用 8-0 或 10-0 线在角膜缘处将结膜瓣缝合固定于巩膜及角膜表层。缝合固定要牢靠，防止结膜瓣移动或脱落。暴露区域的结膜可不缝合（图 20-7-1）。

（2）头巾式结膜瓣掩盖术（Van Lin conjunctival coving）

1）在近角膜伤口或溃疡的一侧，沿角膜缘剪开结膜，并分离结膜下组织，分离之范围以结膜瓣能够覆盖角膜病变区域为限。

2）去除病变区域的坏死组织，形成新的创面，便于结膜瓣与角膜愈合，不致从遮盖面上滑脱。牵引结膜瓣，覆盖角膜病变区域，结膜瓣两端用 8-0 或 10-0 线与浅层巩膜及角膜缝合、结扎固定。

3）如结扎后结膜瓣过度紧张，向后移动，可于结膜瓣的后部切开松解，务必使结膜瓣掩盖超过病损区 2～3mm（图 20-7-2）。

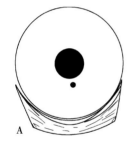 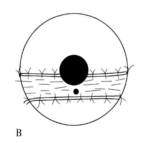

图 20-7-1　桥状球结膜瓣掩盖术

A. 沿角膜缘上下方剪开球结膜，将结膜切开区域游离成桥状；B. 用桥状结膜瓣掩盖病变区域，并缝合固定

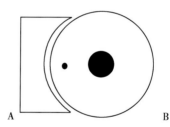 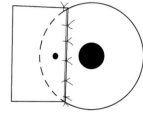

图 20-7-2　头巾式结膜瓣掩盖术

A. 近角膜伤口或溃疡的一侧，沿角膜缘剪开结膜，并分离结膜下组织；B. 牵引结膜瓣，覆盖角膜病变区域，并缝合固定

【术后处理】

（1）术毕结膜囊涂抗生素眼膏，双眼制动包扎。

（2）隔日换药 1 次，6 天后暴露健眼，根据结膜瓣愈合情况 7～8 天拆除固定缝线。

（3）半年后剪除结膜囊，行角膜移植术。

三、角膜全层切裂伤修补术

【适应证】　角膜全层切裂伤是眼球开放性损伤，或伴有眼内容物脱出和嵌顿，眼压极低，必须关闭伤口，恢复和重建眼内结构，防止感染，最大限度保存和恢复视功能。

【麻醉方法】　包括表面麻醉、球周麻醉或球后麻醉和面神经阻滞麻醉。单纯局限在角膜的伤口可考虑局部表面麻醉或联合面神经阻滞麻醉。儿童、不能配合的患者联合后巩膜破裂伤的患者应在全麻下进行手术。

【术前准备】

（1）手术野消毒：贴无菌贴膜，注意轻压眼睑，应用庆大霉素冲洗液冲洗结膜囊。

（2）手术野暴露：主张用 1-0 丝线缝线开睑，尽可能减少开睑器对眼球的压迫作用。眼球需要稳定时，可在与伤口垂直的角巩膜缘处用6-0线作为支持缝线，但在缝合和牵引时不要压迫眼球。

间接性巩膜破裂，伤口比较隐匿；只要临床上可疑巩膜破裂时，需立即进行巩膜裂伤探查手术；在可疑巩膜破裂的象限内做180°范围以上的环形球结膜切开。若无明确的定位体征，应首先切开上方两个象限的球结膜。若在预想的区域内没有发现破裂，可继续扩大结膜切开范围。一般认为巩膜破裂多为一处，但也有两处巩膜破裂口的病例报道，因此，应仔细探查伤口及伤口周围。当找到破裂处后，必须找到破裂的止端，冲洗，还纳已脱出的眼内容物，缝合巩膜裂口。沿裂伤边缘做冷凝或电凝，也可考虑破裂部位做巩膜扣带术（scleral buckling）以预防视网膜脱离。绝大多数病例做初期缝合而不是眼球摘除（enucleation of eyeball），应尽一切可能保留那些最严重破裂的眼球。以往报道的间接性巩膜破裂的病例中，大多数受伤眼视力都很差，尤其在受伤后未能及时做出诊断和进行初期修复。如在伤后1周左右，此期受伤眼无光感，疼痛炎症很明显，往往是导致初期摘除眼球的原因。因此，受伤后眼外伤初期修复的时间是影响视力恢复的一个重要因素。

【手术方法】

（1）线型伤口（linear wound）的缝合：在前房已形成的角膜切裂伤可直接用10-0线间断缝合。如果前房浅或者无前房，则应从距离伤口较远的角膜缘用15°穿刺刀穿刺，并向前房内注入黏弹剂，以便维持前房深度，保护晶状体、虹膜组织和角膜内皮（图20-7-3）。角膜缝合应遵循以下原则：水密性好，减少瘢痕和减少散光。用角膜镊或者显微有齿镊轻轻扶住角膜伤口的边缘，在距边缘1～1.5mm处垂直于角膜表面进针，深达角膜厚度的90%，即接近后弹力层处，线距约2mm。如局部角膜水肿明显，可适当增加缝线的边距，使伤口对位更加稳固。当缝线过浅时，靠近角膜内皮一侧的伤口可能张开，导致角膜水肿，伤口不易愈合；当缝线过深时，角膜被缝线穿透可能导致渗水和内外交通而造成感染。为减少术后散光，缝线应按照先周边后中央的顺序，并且周边缝线的跨距大些，缝线深些，越向瞳孔区跨距越小缝线的深度也要浅些，这样可以减轻瘢痕形成（图20-7-4）。前房注入的黏弹剂在缝合完毕后，用接有眼用平衡盐液的注吸针头自伤口进入前房，并将黏弹剂置换出来。转线时将线结转到远离伤口的一侧，缝线松紧程度以将角膜轻轻拉紧即可，用干棉签按压伤口没有渗水即达到水密效果（图20-7-5）。对于已愈合的角膜伤口，出现缝线松脱或者缝线长入新生血管，应及时拆线。

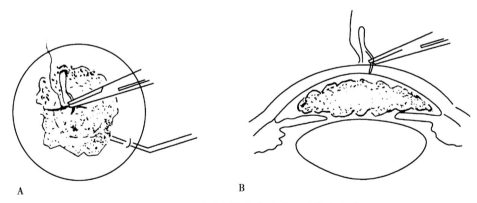

图20-7-3　用黏弹剂恢复前房后开始缝合角膜

A. 从距离伤口较远的角膜缘穿刺，并向前房内注入黏弹剂；B. 维持前房深度，前房恢复后开始缝合角膜

（2）成角伤口（angular wound）的缝合：对有成角的角膜裂伤，应先缝合对角膜的解剖对合起主要作用的成角部分，再缝合其余部分。对于三角形裂伤伤口，应先缝合三角瓣的尖端，使缝线朝向尖端方向并拉紧，如果三角瓣的前端角膜组织缺失，可在缺失角膜的前端做深层基质切口，从切口一端深板层进针，顺时针将游离的三角瓣层间缝合，再经过缺损的深层角膜基质进针，从前端的切口出针，拉紧并将线结结扎在角膜切口内。

（3）星形伤口（star wound）的缝合：这类伤口的缝合，因角膜多处成角，形态不规则，角膜组织水肿严重，缝合游离端角膜时容易破碎、撕脱，甚至有部分组织缺失，因此，要达到伤口水密状态通常比较困难。用于星形伤口的缝合方法包括多针的间断缝合、桥状缝合及荷包缝合法。多针间断缝合转线一旦断裂，游离的角膜组织容易撕裂、缺失，并且由于作用力分散，裂口不容易密闭，采用荷包缝合是对此类伤口的有效方法。以角膜星形损伤的中心为圆心，依次从各游离瓣的基质层间进针，做一近似圆形的基质内"荷包"式缝合，收紧缝线后使各半向中心聚拢，线结埋在基质层内，达到水密的效果。如果采用多针间断缝合，角膜缝线可以不转线，防止转线线断后，角膜撕裂、破碎，很难在有机会进行第二次缝合（图20-7-6～图20-7-8）。

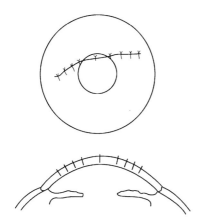

图20-7-4　近中央光轴区的角膜伤口的缝合
角膜伤口靠近中央光轴区域应该缩小跨度，降低密度，以减少瘢痕，提高视力（实际上线头是埋在角膜层间的）

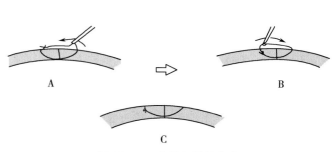

图20-7-5　角膜埋线的方式
A. 转线时将线结转到远离伤口的一侧；B. 缝线松紧程度以将角膜轻轻拉紧即可；C. 用干棉签按压伤口没有渗水即达到水密效果

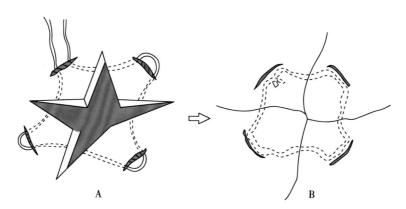

图20-7-6　星形角膜裂伤荷包式缝合
A. 以角膜星形损伤的中心为圆心，依次从各游离瓣的基质层间进针；
B. 收紧缝线后使各瓣向中心聚拢，线结埋在基质层内

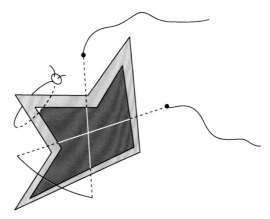

图20-7-7　T形角膜裂伤8字缝合

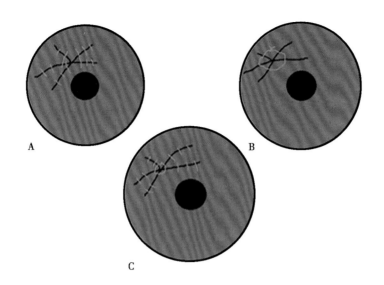

图 20-7-8　星形角膜裂伤的几种缝合方式

（4）斜形伤口（oblique wound）的缝合：在角膜有水肿及斜行撕裂伤口时，如果缝合太浅容易使角膜变平，深层组织对合不良。正确的缝合跨度应适当加大加深，斜行伤口锐角缘缝针跨度要大一些，否则伤口深层不能闭合。如果裂伤既有斜形伤口又有垂直伤口，应先缝合垂直伤口，后缝合斜形伤口（图 20-7-9）。

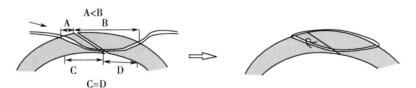

图 20-7-9　角膜斜形裂伤缝合

倾斜伤口的钝角缘进针要比锐角缘进针更近伤口缘。A. 为钝角侧；B. 为锐角侧，斜行伤口瓣锐角缘的一侧跨度大些，以免深层不能闭合。如一部分垂直，一部分斜行，应先缝合垂直部分。水肿时易缝得过宽或过浅，造成日后角膜扁平，深层对合不良，应跨度适当加大加深

（一）伴虹膜脱出的角膜伤口的缝合

角膜全层裂伤常伴有虹膜脱出，脱出的虹膜原则上应尽可能还纳。如果将脱出的虹膜切除，则会造成大瞳孔或双瞳孔，患者则出现畏光和复视症状。

（1）虹膜还纳的条件：对于脱出时间较长失去活性、污染较重的虹膜，在决定行虹膜切除还是还纳之前必须详细检查。以下情况应剪除。

1）伤口污染较严重，尤其是有特殊病原菌感染的可能。

2）脱出时间超过 24 小时，而且虹膜伴有出血、萎缩和坏死的表现。

3）脱出的虹膜组织内有多数无法清除的细小异物。

4）怀疑有上皮长入脱出的虹膜，还纳可能引起植入性囊肿和前房角上皮化。但从我们的临床观察，虹膜脱出的时间不是虹膜剪除的条件，只要虹膜表面有一层纤维素样渗出物包裹，虹膜没有出现异常的出血和水肿表现，预计还纳后还会有一定的功能，在显微镜下将渗出膜剥除，则虹膜可以考虑恢复。

（2）手术方法：抗生素冲洗液冲洗伤口和虹膜，显微镜下用显微镊将虹膜表面的异物、纤维素样渗出物剥离干净，剪除需要剪除的虹膜后，再次冲洗后用虹膜恢复器经伤口直接向前房内送还。也可在对侧角膜缘做切口，将黏弹剂从嵌塞的一侧注入，借助黏弹剂推压使虹膜恢复，也可以用注入黏弹剂针

头或者虹膜恢复器推拨嵌塞的虹膜。对于较大的伤口，可以先将没有嵌塞虹膜的伤口部分间断缝合，当推拨嵌塞的虹膜有阻力而不能恢复时，应拆除嵌塞处缝线将虹膜恢复后再缝合角膜伤口。

（二）伴玻璃体脱出的角膜伤口的缝合

玻璃体脱出的角膜裂伤常常伴有晶状体不全脱位的损伤，或由挫伤造成角膜缘破裂伤引起。手术中必须切除疝入角膜伤口的玻璃体或者嵌塞在角巩膜缘处的玻璃体，以免因玻璃体的收缩、机化、牵引造成视网膜脱离等严重并发症。同时，去除前房的玻璃体对减少玻璃体对角膜内皮的损害也具有重要意义。去除前房和伤口处的玻璃体可以采用剪除和玻璃体切除器切除两种方法。

（1）显微镜下剪除玻璃体：在显微镜下沿角膜伤口表面剪断嵌塞于角膜裂伤伤口处的玻璃体，并用无菌棉签去除。对于前房内的玻璃体用黏弹剂将玻璃体推离伤口并压住，间断缝合角膜伤口后，再用黏弹剂自周边向中央推挤玻璃体。然后，自角膜缘将囊剪深入前房沿虹膜表面剪断玻璃体，再用注吸针头将剪断的玻璃体吸出。将小的睫状体分离器伸入前房，沿虹膜表面反复横扫，如果没有虹膜牵引，表明前房玻璃体已剪除干净。

（2）以玻璃体切除器切除玻璃体：对于嵌塞于角膜裂伤伤口处的玻璃体，用前部玻璃体切除器沿伤口表面将伤口内嵌塞的玻璃体切除，间断缝合伤口。自角膜缘穿刺做两处切口，一个切口接眼内灌注液，另一个切口将玻璃体切除器头伸进前房，沿虹膜表面和一周前房角切除疝入的玻璃体。检查伤口处有无玻璃体，应用缩瞳药瞳孔迅速缩小，并且呈圆形，表明玻璃体切除彻底。如果缩瞳时瞳孔成角，说明有残存玻璃体牵引。

（三）注意事项

1. 角膜缝合一定要注意角膜基质及内皮层的对合

图 20-7-10 所示的是初学者常见的缝合问题，通过眼前段 OCT 或 UBM 观察，不难发现这种单纯的角膜闭合，其形成的角膜浑浊带很宽，并且其角膜基质及内皮也是缺损的，这说明并没有提供给角膜一个很好的愈合机会。所以缝合角膜时，要注意每一层的对合，特别是内皮层的对合。

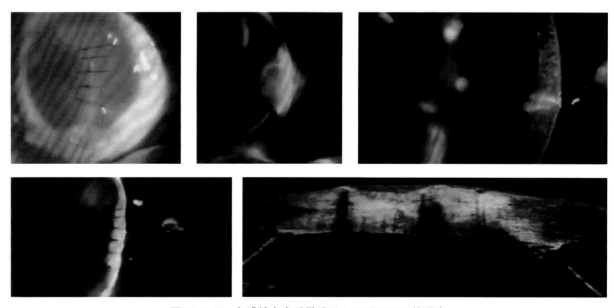

图 20-7-10 角膜缝合术后借助于 OCT 和 UBM 的观察
通过眼前段 OCT 或 UBM 观察，其形成的角膜浑浊带很宽，并且其角膜基质及内皮也是缺损的

2. 角膜缝合的深度

伤口不对合形成的"台阶"与角膜瘢痕形成有关：内皮/后基质后层对合对伤口愈合非常重要。（图 20-7-11，图 20-7-12）

3. 角膜裂伤的缝合目标 ①密不漏水；②全层对合，尤其是内皮层；③维持其屈光性（曲率）及透明度；④前房形成；⑤无组织嵌顿；⑥减少添加新的创伤。

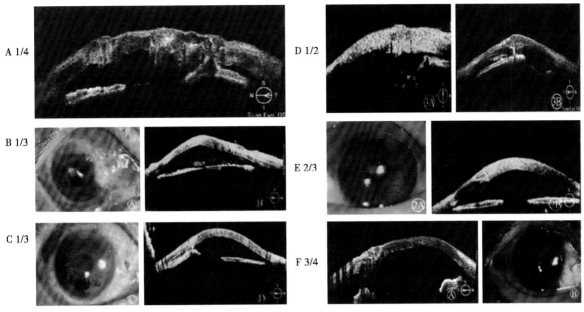

图 20-7-11 缝线深浅对伤口愈合影响的观察

A. 1/4:缝线深度达 1/4 角膜厚度组前段全景 OCT 图像;B. 1/3:缝线深度达 1/3 角膜厚度组图像,左示眼部外观,伤口对合可,缝线在位,周边角膜陈旧性浑浊,右示前段全景 OCT 图像,伤口后方未见虹膜嵌顿,鼻侧角膜后弹力层脱离;C. 1/3:缝线深度达 1/3 角膜厚度组图像,左示眼部外观,颞侧角膜伤口对合好,缝线在位,鼻侧及下方前房见凝血块,右示前段全景 OCT 图像,伤口内口见裂伤伴虹膜贴附;D. 1/2:缝线深度达 1/2 角膜厚度组前段全景 OCT 图像,左示伤口内口裂开,角膜弥漫性水肿,右示伤口下方虹膜贴附;E. 2/3:缝线深度达 2/3 角膜厚度组图像,左示眼部外观,右示前段全景 OCT;F. 3/4:缝线深度达 3/4 角膜厚度组图像,左示前段全景 OCT 图像,右示角膜穿孔伤缝合术后外观

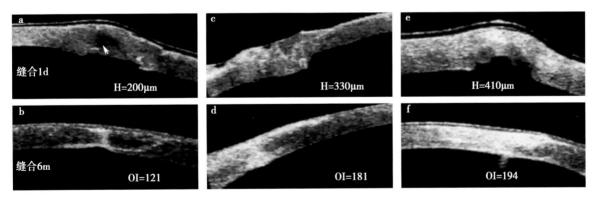

◆ "台阶"高度与角膜瘢痕混浊程度的关系
◆ 角膜缝线的安置与伤口对合:部分厚度的缝合或水肿厚度不一致,造成内皮不对合

图 20-7-12 缝线深浅对伤口愈合影响的观察

4. 角膜裂伤缝合的一些要点 ①显微条件:10/0 铲针 /"无创"/"解剖"对位;②缝合前:伤口清洁,保存创缘,不修剪;③清除伤口内嵌顿:通过角膜缘切口"拉回"虹膜,用辅助切口切除晶状体囊或皮质;④缝线深度:>2/3,内皮层的对合;⑤规则裂伤:垂直 / 斜行的创口,要间断缝合;⑥不规则创口:Y 形创口可以选择交叉点缝合;花瓣状创口可以选择荷包缝合;⑦组织缺损的处理:可以加缝针,也可以使用粘合剂,绷带式接触镜、植片遮盖,必要时可采取角膜移植;⑧缝合结束前要调整缝线:重缝不牢固的缝线,最后还要将线头埋入角膜内;⑨拆除缝线:儿童:6~8 周,成人:数月。

5. 角膜缝合的一些技巧 ①普通规则伤口缝合时,缝线要够深,>2/3 角膜厚度,出入要均等,创口对合要整齐,缝线结扎适当,线结最后应调整到远端,并位于角膜浅基质层内;②斜形创口缝合时,要以内口为中心(图 20-7-13)。

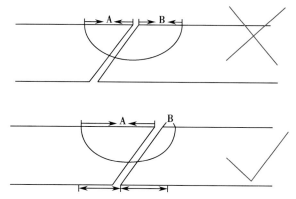

图 20-7-13 角膜缝合的技巧(斜形创口缝合时,要以内口为中心)

四、角巩膜外伤的手术

【适应证】 伤道涉及角膜、巩膜及交界部位的全层裂伤,常伴有眼内容物脱出和嵌顿。

【麻醉方法】 包括表面麻醉、球后麻醉和面神经阻滞麻醉。嘱患者轻轻睁开双眼,切不可对眼球施加任何压力。眼睑有水肿、痉挛或撕裂时,可滴 0.5% 丁卡因,以开睑钩轻轻分开上、下眼睑。如果是婴幼儿或者儿童,在检查之前口服水合氯醛或肌注氯胺酮,剂量按体重计算。如果已经确定眼球有角巩膜裂伤并需进行手术缝合,详细的检查可在手术台上麻醉后进行,以免造成眼内容物的进一步脱出。

【术前准备】 同角膜外伤,怀疑有后巩膜裂伤可先采用局部眼球筋膜囊下麻醉或全麻下手术,术中进一步探查。

【手术方法】 首先用抗生素冲洗脱出的虹膜及结膜囊,轻轻擦净虹膜表面的分泌物,在伤口部位做球结膜环行切开术,分离球结膜,暴露巩膜伤口。将伤口处脱出的虹膜睫状体与伤口分开,如果脱出虹膜没有坏死和碎裂,可以考虑彻底冲洗清洁后还纳以恢复瞳孔的正常形态,若脱出的虹膜组织污染严重可予以剪除,当角巩膜裂伤向后延续至巩膜裂伤,首先在巩膜一侧的角膜缘处用 8-0 缝线准确对位缝合具有解剖标志的角膜缘,如果角膜缘对合不良,术后将引起严重散光。其次,用 10-0 缝线缝合角膜伤口,再剪开球结膜,用 8-0 缝线向后缝合巩膜伤口,必要时再行直肌的分离和牵引。在巩膜伤口前端脱出之睫状体,一般可以从原伤口复位,尽可能不切除,以免出血。如果不能复位,则应仔细检查有无外在因素阻止其复位。找不到原因时,可在睫状体表面轻轻电凝或冷冻,使组织收缩,此时提起巩膜裂口边缘,睫状体即可自动回退到眼内,不做睫状体切除即可缝合巩膜。若上述措施都不能使睫状体还纳,或者睫状体早已碎裂,并伴有玻璃体脱出时,可将脱出的睫状体剪除,在剪除之前,轻轻电凝或冷冻伤口两侧的巩膜。对脱出之玻璃体,用海绵拭子将其略略提起剪去。最后缝合巩膜和结膜。术后结膜下注射抗生素、糖皮质激素及散瞳合剂,轻轻加压包扎伤眼。

角巩膜切裂伤合并晶状体破裂时,组织损伤严重,晶状体前囊破裂或晶状体前、后囊同时破裂,皮质浑浊并溢入前房及玻璃体,前房发生严重的炎症反应,甚至发生眼内炎。手术时,不仅要缝合角巩膜裂口,对浑浊的晶状体亦应酌情处理。

五、巩膜外伤的手术

【适应证】 直接性巩膜全层裂伤及间接性巩膜全层裂伤,高度怀疑隐匿性巩膜全层破裂者应手术探查。恢复眼球结构的完整性以及防治外伤后的并发症,是巩膜切裂伤临床处理的两项基本原则。

【麻醉方法】　同角巩膜裂伤。

【术前准备】　同角巩膜裂伤，伤口过大或位置靠后时，牵引眼球不可过度，以避免更多的眼内容物脱出。

【手术方法】

（一）巩膜穿孔伤

巩膜伤口不易自行闭合，大于 2mm 的不规则伤口可能有组织嵌顿，应手术清理、缝合。此时，用生理盐水和稀释的抗生素溶液（如庆大霉素）冲洗结膜囊。剪开球结膜，充分暴露伤口；也可先清理缝合前部的伤口部分，然后再向后探查，应看到伤口的最后端。缝合时应注意使巩膜伤口良好对合密闭，缝针应进入巩膜 1/2 深度，不能过深（避免穿透巩膜进入眼内）或过浅（对合不好或缝线撕脱），可用 6-0 或8-0 缝线，进出针部位距伤口边缘 1.5mm，伤口中不可嵌顿组织或血块。对脱出和嵌顿在伤口的眼内组织如葡萄膜和视网膜，用抗生素充分冲洗，尽可能地游离并送回眼球内，但对脱出的晶状体和玻璃体应予以剪除。对接近后极部的较小伤口，由于暴露时难免挤压眼球，可能致使更多的眼内容物脱出，也可在初期手术时暂不处理。7～14 天后可根据超声波等检查结果考虑是否再行玻璃体切除术，以防止玻璃体内纤维组织增生造成牵引性视网膜脱离。初期修复伤口的最主要目的是恢复眼球的完整性，在许多情况下不能完全解决眼内结构紊乱和屈光间质浑浊问题。这些问题可在初期修复后进行详细的检查，包括 B 型超声波和电生理检查及 X 线检查等，然后决定进一步治疗或手术方案。巩膜缺损可大致按角膜移植术的方法，用异体巩膜修补术。

（二）间接性巩膜破裂

只要临床上怀疑巩膜破裂，应立即行手术探查；在怀疑破裂的象限内做 180°以上的球结膜环形切开。若无定位体征，应首先切开上方两个象限。若在预想的区域内没有发现破裂，可扩大结膜切开。一般认为，巩膜破裂多为一处，但最近也有两处破裂口的病例报道，因此，探查应仔细。找到破裂处后，必须找到破裂的止端，冲洗，切除已脱出的眼内容物，缝合巩膜裂口。沿裂伤边缘做冷凝或电凝，以预防视网膜脱离。也可考虑破裂部位做巩膜外加压巩膜扣带术。应尽一切可能保留那些最严重破裂的眼球。绝大多数病例做初期缝合而不是摘除眼球。以往文献报道间接性巩膜破裂的病例，大多数视力结果都很差。尤其在受伤后未能及时做出诊断和初期修复，如在伤后 1 周左右，此期受伤眼无光感，疼痛炎症很明显，往往导致初期摘除眼球的决定。因此，受伤后初期修复的时间是影响视力恢复的一个重要因素。

巩膜外伤初期缝合术要点：

（1）角巩膜裂伤：要先缝合角巩膜缘，再由外向内缝合角膜，最后由内而外缝合巩膜（图 20-7-14）。

（2）巩膜裂伤：全层缝合，自前向后。

（3）嵌顿组织的处理：除非坏死，尽量还纳。

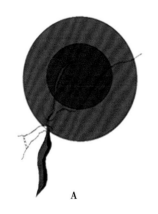
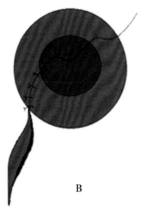

A　　　　　　　　　　B　　　　　　　　　　C

图 20-7-14　角巩膜裂伤缝合术要点

缝合顺序：先角膜缘，再角膜，最后巩膜

（4）辨认脉络膜爆发性出血：视网膜冲出、伤口嵌顿、出血多。

（5）眼压保持：灌注／黏弹剂应用。

第八节 角巩膜缝合性屈光手术

准分子角膜屈光手术已成为公认的矫正屈光不正效果良好精密可靠的手术方式，受到医患双方的青睐，已在世界各地广泛开展。但众所周知，准分子角膜屈光手术是一种锦上添花的手术操作，也就是说这种手术不是每个患者所必需的。而角巩膜穿孔伤的缝合手术，是恢复眼球的完整结构，使开放伤口变为闭合性伤口的雪中送炭手术；同时角巩膜伤口的急诊缝合，应尽可能地保持角膜的正常屈光状态，避免影响视力。缝合角膜的技术及理论要求很高。仅为恢复眼球结构的缝合手术，会严重影响视力，甚至影响伤眼的命运。也就是说，角巩膜伤口缝合不仅是一次必需的、恢复角巩膜接近正常解剖结构的手术，也是尽可能保持角膜良好屈光状态的屈光手术。

角巩膜缝合要求的关键是伤口愈合后的远期屈光状态，可以形成规则的角膜屈光界面，尽可能减少不规则散光的发生。本节所讨论的主要是角巩膜的全层穿孔伤口的缝合与愈合过程。其过程是在伤口缝合后，上皮覆盖，实质层基质细胞增生，瘢痕愈合，并由内界膜、内皮层的覆盖完成。在每一个阶段皆可影响角膜的屈光状态，而影响这一角膜屈光手术的效果。

一、角膜伤口的愈合过程

（一）角膜上皮损伤

角膜上皮损伤后，其愈合过程包括两方面的作用，即存留的上皮细胞的迁徙和这些细胞的分裂增生恢复上皮的覆盖。伤口缝合后，伤口中的空间，首先由上皮增生，充填到伤口内，形成上皮栓（图 20-8-1）。伤口边缘的上皮层基底细胞变得扁平，并开始向缺损区滑行。这种滑行由细胞间的肌动蛋白（actin）细丝起作用。纤维连接蛋白（fibronectin，FN）是第二个促细胞迁徙成分。角膜完全覆盖后，FN 即消失。

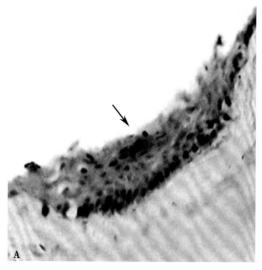
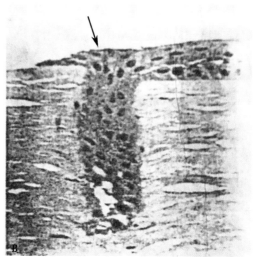

图 20-8-1 角膜伤口内早期由上皮栓填充

上皮损伤后很短时间内上皮基底细胞变扁平，并开始向缺损区滑行。这种滑动由细胞间的肌动蛋白细丝起作用调节其滑动。A. 仅有上皮缺损，上皮细胞分裂滑行覆盖基质表面（黑色箭头）；B. 显示放射状角膜切开术后切口内上皮栓形成（黑色箭头）

角膜实质层存在上皮生长因子（epithelial growth factor，EGF）和成纤维细胞生长因子（fibroblast growth factor，FGF）有强大的促上皮分裂作用。损伤了 Bowman 层和上皮基底膜，上皮将愈合缓慢，或形成复发性上皮糜烂。

对于角膜实质层的伤口，早期上皮细胞有覆盖裸露面的趋势，是我们希望的。但大量上皮细胞迁徙到倾斜的伤口内实质层下，上皮细胞增生填塞缝隙，形成前房内上皮性囊肿（上皮下生，epithelium downgrowth，图20-8-2）是角膜伤口愈合的灾难性结果，这一区域将形成灰白浑浊，影响视力。

（二）角膜实质层的愈合

实验研究显示，角膜实质层的切口，伤口在几小时内实质细胞就有激活表现。实质细胞的细胞器增多，吞噬细胞活性出现。DNA合成有丝分裂在伤后24小时内出现，巨噬细胞也从泪液膜进入实质层，并向成纤维细胞转化。在几天内伤口内羟脯氨酸吸收增加，促使新胶原及基质形成。

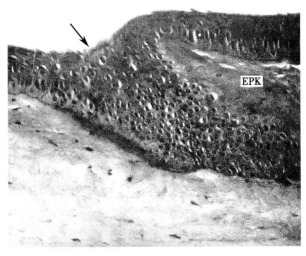

图20-8-2 角膜接触镜镜片下的上皮下生
EPK为角膜接触镜片游离的边缘，上皮已覆盖裸露伤口表面及镜片组织下方，箭头所示为增生的上皮细胞

伤口内很快由纤维蛋白凝块堵塞。可溶性成分纤维蛋白和纤维连接蛋白FN及其他凝固成分参与填塞。缺损处存储的纤维蛋白可起到支架作用，有利于上皮的迁徙，引导上皮覆盖缺损处，还可以作为基质使增生的成纤维细胞通过它运动附着。

对合好的伤口仅留下小的空隙使纤维蛋白存留，这少量的纤维蛋白可起到重要的化学催化作用。若伤口空腔存留大量的纤维蛋白，则作用相反，因上皮栓常在前部伤口内形成，影响伤口愈合。大量的FN也由实质细胞分泌形成，它起黏附作用，并有利于成纤维细胞和上皮细胞的迁徙。

伤口表面的细胞表现为坏死变性，刺激上皮细胞及角膜实质细胞增生及白细胞侵入。人角膜伤口的愈合并非实质层的对接吻合。伤口中产生的新胶原纤维结合存储在一起，然后插入到临近实质板层中，使愈合牢固。伤口常常不是垂直角膜面的，而呈不规则或S形创面。缝合伤口中会嵌顿一些上皮、前弹力层和后弹力层，如此肯定会减弱伤口愈合后的抗张力，并留下角膜散光。全层伤口基质层与后弹力层缝合错位，造成愈合不良。即使伤口愈合很"完全"，它的抗张强度也减弱很多。

实验显示，兔角膜缝合后40天抗张力为正常的36%。40～100天抗张力缓慢增长，渐为正常的36%～50%，抗张力大于50%的可能性不大。不同位置伤口愈合后的抗张力亦不同，近角膜缘的伤口同样方法缝合比角膜中央的抗张力强。内皮可使后弹力层形成有限的增生加长，而内皮本身难以有丝分裂增生。

角膜全层愈合后，由于瘢痕收缩，引起瘢痕部变平，屈光力下降。

二、穿孔性角膜伤口的缝合

（一）缝线选择

理想的角膜缝线应具备抗张力强，组织相容性好，有一致的吸收率，打结可靠便于操作。缝线的不良反应主要表现为炎症反应，线孔处可出现新生血管。缝线反应的原因一是缝线对角膜的损伤，并致细菌的入侵；再者系因组织相容性差，产生新生血管，引起过度愈合。丝线的反应最重，细的9-0～10-0尼龙线反应最轻。虽有报告可用生物粘合剂、可调节粘合器具或记忆合金角膜缝合钉（stitch），但未见大组病例报告。

（二）缝线对角膜曲率的影响

一般纬线方向的穿孔伤口，与角膜伤口平行方向变陡峭，经线方向的伤口使角膜中央变平坦。伤口缝线使角膜在缝线处变平坦，远离缝线的方向变陡峭。近角膜周边区缝合后常常使中央变陡峭。缝线结扎后可对抗伤口的张力，其抗张作用范围相当于缝线跨度的长。

（三）角巩膜穿孔伤缝合的适应证

角巩膜伤口较大，创缘对合不佳，不能自行闭合，前房不能形成；角巩膜伤口较小而整齐，经包扎观察，伤口仍有渗漏；角膜伤口内有虹膜等眼内组织嵌顿，或角膜组织缺损，此时应在角膜缘内穿刺，前房注入黏弹剂形成较深前房，分离嵌顿组织，保护角膜内皮以利进行缝合；角膜板层裂伤伤口较深，范围较大，形成板层游离瓣的应当进行角膜缝合（图20-8-3）。角膜组织缺损无法对合者，应寻找异体角膜片或生物角膜修补缝合。化脓性眼内炎为缝合的相对禁忌证。

（四）具体缝合操作及注意事项

1. 角膜伤口缝合顺序的选择　角膜伤口采用10-0缝线（若有水肿可采用9-0~8-0），缝合深度达

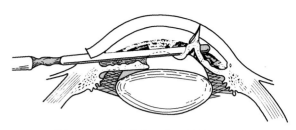

图 20-8-3　角膜全层伤口的缝合原则
整齐清洁伤口，距伤口 1.5mm 进出针，深度达 2/3~3/4 角膜厚度。缝合时对合准确。缝线结扎松紧以角膜对合为度，不可太紧太松。可应用 Placido 盘观察指导结扎。尽量避免在瞳孔区缝合。有脱出虹膜时尽可能还纳

角膜厚度的 2/3~4/5，距离创缘 1.5~2mm，可行连续、间断、8 字形或 Eisner 荷包式等方法缝合。正确选择缝合的起始部位是影响愈合状态的关键，如：应先对合角膜缘部、不规则伤口的拐角处应先进行缝合，避免错位。周边部缝线跨度应较大，实质层缝线应更深些。星形裂伤应在尖端实质内连续穿行做荷包状缝合，注意缝合深度一致，使角膜面平滑。倾斜伤口应选择钝角缘进针，要比锐角缘进针更近伤口缘（图20-7-9）。不整齐的伤口，首先缝合垂直伤口部分，后缝倾斜部分。拐角处先缝，不用连续缝合。水肿的角膜用较粗的缝线，否则组织易碎不易缝合。缝合完成应当把线结埋入实质层内，减轻刺激症状。

2. 成角及"Z"形伤口的缝合　先对合尖端伤口，缝合深度一致，使表面平滑。

3. 缝合线环　角膜实质层内部分使创缘外翻，表面的缝线使创缘内翻。垂直于创缘缝线的两侧压力互相抵消，不产生内外翻效应。与创缘倾斜的缝线，若不对称，可使创缘错位，影响伤口愈合。垂直伤口缝合时若叠合错位，可使创缘不对称。

4. 瞳孔区缝合跨度要小而浅　如角膜伤口能自行对合，前房深度可自行维持，则角膜中央 3mm 区域内的伤口尽量不缝或少缝，缝合时跨度要小而浅。

5. 缝合打结时使伤口对合良好紧密　使缝合后的曲率接近要求，术中不断以 Placido 盘观察（图20-8-4），使角膜反光呈近圆形。

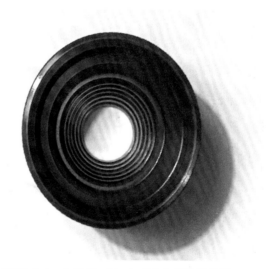

图 20-8-4　应用 Placido 盘观察角膜缝线松紧

三、角膜缝合后的管理与屈光状态的观察

角膜缝合后的管理与屈光状态的观察，总结起来主要有以下 5 点：

1. 缝合理想后力求使角膜 Placido 映像近圆形　术后常规应用抗生素、糖皮质激素结膜下注射或全身应用3～5天，预防眼内炎发生。黏弹剂或生理盐水适当填充前房，并滴1%阿托品眼膏，防止虹膜粘连。

2. 观察角膜愈合及屈光状态　术后每半月复查一次角膜地形图，对于较紧的缝线，应尽早拆除，力求角膜前表面呈圆滑的曲率半径。及时复查观察屈光状态的变化规律。角膜完全愈合后，应尽早拆除缝线。角膜真正愈合可以拆线的指标是一个较难决定的问题。伤口愈合时因胶原纤维增生引起不透明的瘢痕，浓密的瓷白瘢痕是充分愈合的指征，通常瘢痕随时间延长会更加明显。儿童愈合仅需要几周时间，而相应的成人角膜伤口要几个月或几年才完全愈合。一般观察到伤口愈合时，伤口因瘢痕形成而收缩，缝线松动，伤口呈不透明瘢痕，实质层可有新生血管长入。过度的瘢痕增生严重影响屈光状态，致视力低下。

3. 影响伤口愈合快慢的因素　缝线可使组织精确对合，减少死腔，减少成纤维细胞迁徙距离与增生量，促进愈合，避免错位对合。但缝合错位可引起实质层过长及角膜后膜形成。早期缝线起到抗张作用，并提供相同细胞进入深基质层完成愈合。

糖皮质激素可降低愈合强度。多数滴眼剂含有防腐剂，频频滴眼抑制上皮覆盖则抑制伤口愈合，减弱伤口张力。一些抗生素，如先锋霉素、新霉素及多黏菌素轻度延缓伤口愈合，氨基糖苷类明显降低愈合作用。而一些抗病毒制剂，碘苷（疱疹净）及阿糖胞苷可使抗张力增强。

4. 伤口完全愈合过程中常常残留较大度数的散光　缝合后早期，角膜地形图明显陡峭时可应用加压绷带包扎，或应用硬性透气性角膜接触镜（rigid gas permeable contact lens，RGP）抑制散光。2～3个月后，愈合晚期，可考虑应用在陡峭经线上弧形角膜切开矫正，使散光减轻。

5. 伤口愈合不同时相对角膜屈光力的影响　这一直是角膜手术医生关心的重要课题，角巩膜伤口缝合后，及时观察角膜的屈光状态，随时调整缝线，力求获得远期理想的屈光效果。

（张金嵩　雷　方　崔红平　魏　菁　肖　迎）

参 考 文 献

1. 张效房，杨景存. 机械性眼外伤. 郑州：河南科学技术出版社，1997：477-482.

2. 李凤鸣，谢立信. 中华眼科学. 3版，北京：人民卫生出版社，2014：3235-3239.

3. 张卯年. 眼创伤学. 北京：军事医学科学出版社，2007：63-71.

4. 宋国祥. 眼眶病学. 2版，北京：人民卫生出版社，2010：436-477.

5. 庞秀琴，王文伟. 同仁眼外伤手术治疗学，北京：北京科学技术出版社，2006：1-6.

6. 颜华. 实用眼外伤手册，北京：科学出版社，2016：184-200.

7. 张金嵩，张效房. 角膜伤口愈合与角膜屈光手术. 国外医学眼科学分册，1994，18（4）：234-240.

8. Gabriel van Rij，Waring Ⅲ G O. Changes in corneal curvature induced by sutures and incisions. Amer J Ophthalmol，1984，98（6）：773-783.

9. Ljubimov AV，Saghizadeh M. Progress in corneal wound healing. Prog Retin Eye Res. 2015，49：17-45.

10. Miyagi H，Thomasy S M，Russell P，et al. The role of hepatocyte growth factor in corneal wound healing. Experimental eye research，2018，166：49-55.

11. Yan L，Jiang D，He J，et al. Limbal stem cells and corneal epithelial regeneration：current status and prospectives. Journal of Ocular Biology，2014.

12. Peterson J L，Phelps E D，Doll M A，et al. The role of endogenous epidermal growth factor receptor ligands in mediating corneal epithelial homeostasis. Investigative ophthalmology & visual science，2014，55（5）：2870-2880.

第二十一章 晶状体外伤

晶状体外伤是眼外伤的常见并发症,包括由外伤引起的晶状体浑浊和晶状体脱位。本章仅就有关晶状体的解剖和生理,外伤性白内障和外伤性晶状体脱位的临床表现、治疗及手术方法做相关介绍。

第一节 晶状体的应用解剖与生理

一、晶状体的应用解剖学

晶状体(lens)为一双凸透镜样、无血管、无色的透明体,中心厚4~6mm,直径9~10mm。其前后表面曲率半径分别为10mm和6mm。晶状体前表面的顶点为前极,后表面的顶点为后极,前后面交界处为赤道部。借助于晶状体悬韧带(suspensory ligament)悬于虹膜和玻璃体之间,赋予虹膜以有力的支持(图21-1-1)。

晶状体由晶状体囊、晶状体上皮和晶状体纤维组成。

(一)晶状体囊

晶状体囊(lens capsule)是在胚胎期由晶状体上皮细胞分泌的具有基底膜特质的胶原弹性半透膜,主要由Ⅳ型胶原和黏多糖组成,水和电解质可以透过。晶状体囊厚度为2~28μm,其中前囊较后囊厚,邻近赤道部最厚。囊对化学物质及各种病变具有很强的抵抗力,受到机械性损伤或受到热能和放射能损伤时,则容易破裂卷起。晶状体囊的一个重要作用是可以拉伸或收缩晶状体使光线聚焦在视网膜上。

(二)晶状体上皮

晶状体的前囊下及赤道部有一层立方上皮细胞(epithelial cells),是晶状体代谢、合成及转运的关键部位,其最主要作用即维持晶状体自身的稳态。晶状体上皮细胞具有高度的代谢活性,它可以利用Na^+/K^+-ATP酶以维持晶状体的渗透浓度和体积。另外,近赤道部的上皮细胞逐渐伸长变成柱状,最后形成晶状体纤维。前囊上皮在受到刺激后可有增生和化生。外伤致囊破裂后,伤口附近的前囊上皮向伤口处增生,形成结缔组织,以封闭伤口。晶状体外伤或囊外摘出后,残存的上皮细胞增生,可形成许多透明小泡,称为Elshnig珍珠样体。后发性白内障也是这样由前囊上皮细胞增生形成的。

(三)晶状体纤维

晶状体纤维(lens fibers)是长而密集的细胞,从周边伸展到前后极呈同心排列,是构成晶状体的主

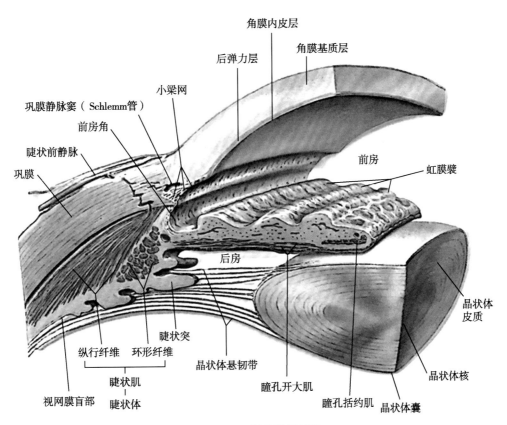

图 21-1-1 眼前段解剖图

要成分并且为晶状体提供稳定性。它由赤道部上皮细胞分化产生,在外部形成新的纤维,把老的纤维挤向中央,使晶状体纤维呈板状结构,其纤维在前面和后面终止处形成"Y"字缝。由于晶状体纤维终生不断产生,旧的纤维在中央部脱水硬化形成晶状体核(lens nucleus)。后来形成的新纤维包在外面即晶状体皮质(lens cortex)。在外伤性白内障中,其皮质原为柔软而透明的晶状体纤维,一旦囊破裂,房水进入,晶状体纤维吸水肿胀,其内的蛋白质变性,在临床上即形成白内障。在青少年,尚无硬化的核形成,软性而浑浊的晶状体皮质可经过蛋白酶的消化作用以及吞噬细胞的清理作用完全吸收。若年龄较大,一般超过 30 岁,已有硬化的核形成,不能完成溶解和吸收,只有通过手术摘出方法才能将其除去。

(四)晶状体悬韧带

晶状体悬韧带(suspensory ligament of lens)又称睫状小带(ciliary zonule),由一系列的纤维小带组成,是连接晶状体囊和睫状体的纤维组织。起于锯齿缘(ora serrata)、睫状体平坦部(pars plana ciliaris)及睫状突(ciliary process),止于晶状体赤道部及其附近,起到固定晶状体的作用,并且同睫状肌(ciliary muscle)一起作用于晶状体,完成调节作用。外伤可使悬韧带断裂而引起晶状体脱位(lens dislocation)。白内障摘出或使用强缩瞳剂可因过度用力牵引晶状体悬韧带而造成锯齿缘部视网膜撕脱断离。

二、晶状体的生理功能

晶状体是眼内重要的屈光间质之一,同时参与眼的调节(accommodation)。晶状体将光线聚焦到视网膜上,使成像清晰。眼的调节机制原理为由于睫状肌收缩使晶状体悬韧带松弛,晶状体依靠本身的弹性和囊的张力而增厚,使眼的总屈光力增加。随着年龄的增加,调节功能逐渐减弱,出现老视。晶状体不含血管,其营养主要来源于房水。晶状体亦有滤去部分紫外线的作用,对视网膜起到一定的保护作用。

第二节 外伤性白内障

眼外伤引起的晶状体浑浊，称为外伤性白内障（traumatic cataract）。外伤性白内障是眼外伤的主要并发症，占 27%～65%。此种白内障在眼外伤发生后可表现为急性、亚急性或晚期发生，是眼外伤后立即或长期视力丧失的主要原因之一，男女比例约为 9:1。外伤性白内障可发生于眼球穿孔伤或挫伤之后，异物伤所致眼内异物可位于晶状体内或穿过晶状体从而导致白内障的发生。另外，化学烧伤、电击伤以及辐射伤也可导致晶状体浑浊，从而发生白内障。其中以穿孔伤造成的外伤性白内障较多见。

【病理生理学】 钝挫伤为作用力与反作用力对眼球的损伤。作用于晶状体的冲击力和反冲击力可引起快速的前后径缩短，导致晶状体囊擦伤或破裂，随后白内障形成。直接的前后方向的力量引起晶状体赤道部扩张，导致赤道部囊破裂和悬韧带断裂。赤道部囊破裂进一步加速白内障的形成，根据悬韧带断裂范围，引起晶状体脱位或晶状体半脱位。典型的挫伤通常引起星状或玫瑰状晶状体浑浊，即中轴部可保持稳定或进行性浑浊。在穿孔性眼外伤中，致伤物直接接触晶状体囊导致接触位点的晶状体皮质发生浑浊。若囊撕裂较大，整个晶状体可迅速浑浊，若引起白内障的为细小物体的穿孔伤，破裂处可自闭，则只发生局灶性的浑浊。

【临床表现】

（一）穿孔性外伤性白内障

眼球穿孔伤常常伴随着晶状体囊的破裂，使得房水进入晶状体内引起晶状体纤维的肿胀、分解和浑浊，称穿孔伤性白内障（perforating traumatic cataract）。如晶状体囊破孔较小，有自行闭合的可能。因为囊的破损可由晶状体上皮细胞进行修复，或被虹膜组织覆盖粘连而闭合，晶状体浑浊较局限，这种情况较为少见。多数情况为晶状体囊破损后，晶状体皮质迅速浑浊，穿孔大者可迅速出现皮质的大量膨胀、溶解，或部分进入前房，有的甚至从角膜伤口处挤出（图 21-2-1）。此种情况的后果：角膜内皮细胞的代谢受到影响，角膜发生水肿浑浊；进入前房的晶状体皮质阻塞房水流出通道引起眼压升高继而形成继发性青光眼；脱出的晶状体皮质可刺激葡萄膜，引起葡萄膜炎。晶状体物质为眼内一种特殊的隐蔽抗原，可引起晶状体过敏性葡萄膜炎，此种炎症反应可刺激眼内细胞增生。

由于晶状体囊的破裂导致房水的进入，晶状体皮质逐渐被分解吸收，残留的晶状体囊与渗出机化物形成不透明的膜状物；或由于晶状体皮质吸收不

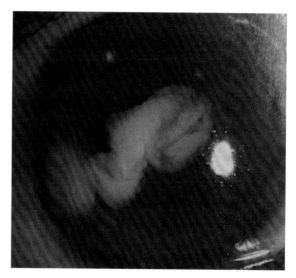

图 21-2-1 晶状体前囊破裂皮质溢入前房

完全残留于囊内，形成膜样白内障；或由于晶状体囊下上皮细胞增生，形成后发性白内障。

眼球穿孔伤伴有异物进入晶状体，若异物存留在晶状体内，其所导致的晶状体浑浊除具有上述穿孔伤性白内障的特点外，还有由于异物本身的物理性和化学性损伤所导致的晶状体浑浊的特征（图 21-2-2）。如为铁质异物或其他化学性质较活泼的物质，尽管晶状体囊的伤口较小并可以自行闭合，但晶状体皮质的浑浊仍然会继续发展，最终晶状全部浑浊。

（二）挫伤性白内障

由于外力间接通过房水传导作用而影响晶状体囊所致的晶状体浑浊，称为挫伤性白内障（contused cataract）。挫伤的程度不同，晶状体浑浊的类型和范围也各不相同。

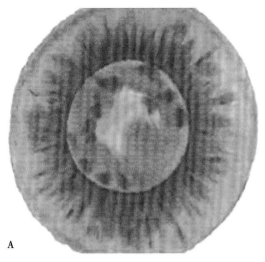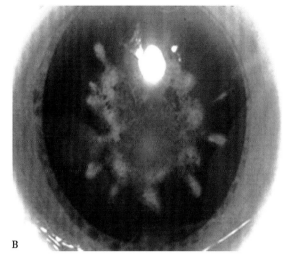

图21-2-2 外伤性白内障

A. 眼铁质沉着症并发白内障; B. 眼铜质沉着症并发白内障

1. 虹膜印环(Vossius 环)　轻度的挫伤常见的表现为虹膜印环。眼球正前方的冲击性外力,可将与瞳孔相对应的虹膜色素印记在晶状体前囊表面,称为Vossius 环。其大小、形状与当时的瞳孔状态相同,通常宽 1mm,由虹膜脱落的色素颗粒组成。这些色素点有些可于数日或数月后消失,有些则永远存留。一般对视力影响不大。

2. 玫瑰花样白内障位于晶状体皮质呈放射状浑浊,如玫瑰花样(图 21-2-3),是钝挫伤时晶状体纤维和缝隙结构被破坏所致。也可形成板层浑浊称板层白内障。

3. 全白内障整个晶状体完全浑浊呈白色或灰白色(图 21-2-4)。

4. 膜性白内障晶状体囊和组织物质融合在一起并形成密度不均一的膜性结构,称为膜性白内障(图 21-2-5)。

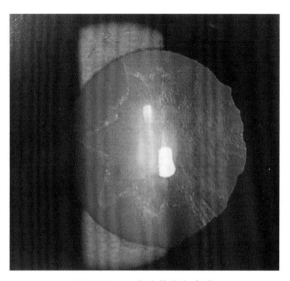

图21-2-3 玫瑰花状白内障

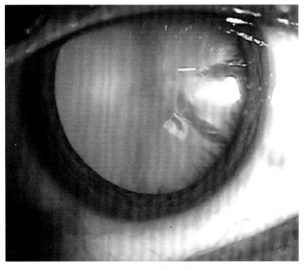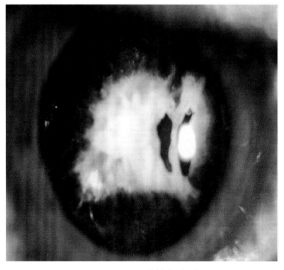

图21-2-4 全白内障　　　图21-2-5 膜性白内障

385

（三）电击性白内障

发生于雷击或触电后。导致白内障的电压为 500~3 000V。雷击引起的白内障多为双侧性，而触电引起的白内障多为单侧性，其潜伏期为数日至数周，也有长达数年者。雷击者病变部位多位于晶状体前后囊及其下的皮质，触电者多累及前囊及其下的皮质。晶状体浑浊多为静止性的，也有的持续发展致严重影响视力需行手术摘出。

（四）辐射性白内障

晶状体在未加保护情况下长期接触或一次性大量接触射线后可导致辐射性白内障（radiational cataract）。晶状体赤道部的前囊下上皮细胞对电离辐射极为敏感，受损伤的晶状体上皮细胞可产生颗粒样浑浊，潜伏期数月至数年。

1. 电离辐射性白内障（ionizing radiation cataract） 主要指 X 射线、γ 射线、中子及 β 射线等照射晶状体后所致的白内障。多由于工业上防护不当或眼部附近进行放射治疗所引起。X 射线、γ 射线所致者最初晶状体后囊出现颗粒状浑浊，后皮质有空泡，前后双层浑浊在边缘部融合形成环形，前囊下也可有点、线状浑浊及空泡，逐渐发展为完全浑浊。中子对晶状体损害较 X 射线及 γ 射线强，白内障形态相同。

2. 红外线性白内障（infra-red cataract） 长期暴露在红外线照射下，可诱发白内障。浑浊常从后极部皮质外层开始，呈金黄色结晶样光泽，由不规则网状渐形成盘形浑浊，逐渐向皮质伸展或发展为板层浑浊，最后形成完全性白内障。有时前囊下也发生轻微浑浊。

3. 其他电磁辐射、紫外线和微波辐射等也可引起白内障。

【治疗】 外伤性白内障的治疗主要是手术摘出，但有些局限性浑浊对视力影响不大者，可以观察。有些损伤如速度极快的细小异物进入或穿过晶状体后，晶状体囊可迅速愈合，或与虹膜发生粘连而致晶状体囊的伤口封闭的、静止的局限性浑浊，也可暂不手术而观察。如晶状体囊破裂、皮质溢出进入前房者，应及早进行手术。因晶状体囊的破裂而引起的晶状体过敏性葡萄膜炎和继发性青光眼，应用糖皮质激素、非甾体抗炎药及降眼压药物，以减轻炎症反应，降低眼压。

第三节 外伤性晶状体脱位

眼球受到钝性物体、高压气体或液体的打击后，房水和玻璃体受挤压，眼球赤道部迅速膨胀，外力去除后，由于反弹力，晶状体前后震荡，晶状体悬韧带可被拉断，使晶状体脱离原来的正常位置，即晶状体脱位（lens luxation）。

【临床表现】 由于打击力量和受力方向不同，晶状体悬韧带断裂的部位和范围不同，晶状体脱位的方向也不相同。脱位可分为晶状体不全脱位（subluxation of lens）和全脱位（complete luxation of lens）。

（一）晶状体不全脱位

晶状体悬韧带发生部分断裂，使晶状体向侧方或向上、下方移位。脱位的方向与悬韧带断裂的方向相反。因晶状体本身的弹性，尤其是青少年，晶状体变成球状，屈光力增大从而导致高度近视（图 21-3-1）。由于悬韧带不全断裂，晶状体赤道部凹凸不平，故常同时伴有散光。因晶状体移位，虹膜失去支撑，前房深浅不一，且可见虹膜震颤。虹膜震颤是判断是否存在晶状体不全脱位的可靠的客观指征。玻璃体可由悬韧带断裂处向前突

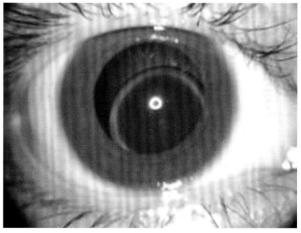

图 21-3-1 晶状体不全脱位

出,甚至进入前房。可在瞳孔区看到赤道部,晶状体区呈灰色,无晶状体区呈新月形的暗黑色。检查眼底时,因瞳孔区的有晶状体和无晶状体两个部分的屈光力不同,可以看成两个视盘和眼底像,即双眼底现象。有的患者诉有单眼复视(monodiplopia),有些患者可出现继发性青光眼(secondary glaucoma)和虹膜睫状体炎(iridocyclitis)等并发症。

(二)晶状体全脱位

晶状体悬韧带全部断裂时,晶状体可脱位于前房或玻璃体,极少数病例可脱位于视网膜下或巩膜与睫状体之间,眼球破裂者可脱位于眼球筋膜和球结膜下,甚至脱出眼外而丢失。

1. 晶状体脱入前房　当眼球受到挫伤时,虹膜被挤压向后,悬韧带断裂,同时由于玻璃体的反作用力使晶状体向前脱位于前房,晶状体因失去悬韧带的牵引变成球形,挤压角膜内皮,导致角膜损害。脱入前房的晶状体由于重力的关系,一般位于前房的下部(图21-3-2A,图21-3-3A)。用斜照法或裂隙灯显微镜检查,可见到前房内有一油滴状透明体,边缘呈金黄色。可由于晶状体阻塞瞳孔,前后房交通受阻,后房房水增多,将虹膜根部推向前而堵塞前房角,引起眼压急骤升高,患者往往有难以忍受的眼球胀痛和头痛。脱位晶状体的后面直接接触虹膜表面,从而易引起刺激症状。

2. 晶状体嵌顿于瞳孔　有时晶状体向前脱位嵌顿于瞳孔(图21-3-2B,图21-3-3B),可阻断房水的通路,可能出现急性继发性青光眼。

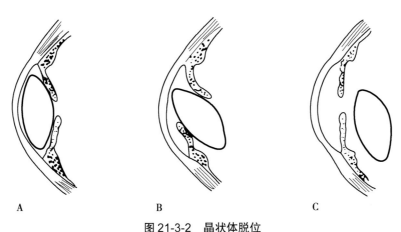

图21-3-2　晶状体脱位
A. 脱位于前房;B. 嵌顿于瞳孔;C. 脱位于玻璃体腔

3. 晶状体脱入玻璃体　由于钝力来自前方,晶状体脱入玻璃体腔者较脱入前房者多见(图21-3-2C,图21-3-3C)。此时前房变深,虹膜震颤,高度远视。脱入玻璃体内的晶状体呈透明或半透明的球状,因重力的关系,沉于眼球内的下方,且可随体位改变而移动。时间较久,晶状体可变浑浊并可固定于某一部位。晶状体脱入玻璃体者其刺激症状远较脱入前房者轻,但也可引起虹膜睫状体炎和继发性青光眼等并发症。

4. 晶状体脱出眼外　严重外伤时角膜缘破裂,晶状体可脱位至球结膜下(图21-3-3D)或结膜囊,甚至丢失。

【治疗】

(1)晶状体不全脱位

1)如脱位的晶状体透明,无严重视力障碍、无虹膜睫状体炎或继发性青光眼等并发症,可不必手术,所引起的屈光改变可试用镜片矫正。也有报道,用缩瞳剂减轻因晶状体偏中心或晶状体边缘在视轴所致的散光或单眼复视。但缩瞳能促进不全脱位的晶状体进一步脱位,也可发生前房变浅。

2)如晶状体不全脱位明显或所引起的高度屈光不正镜片不能矫正者,也可考虑手术摘出晶状体。

(2)晶状体全脱位

1)脱入前房及嵌顿于瞳孔区者应立即手术摘出。

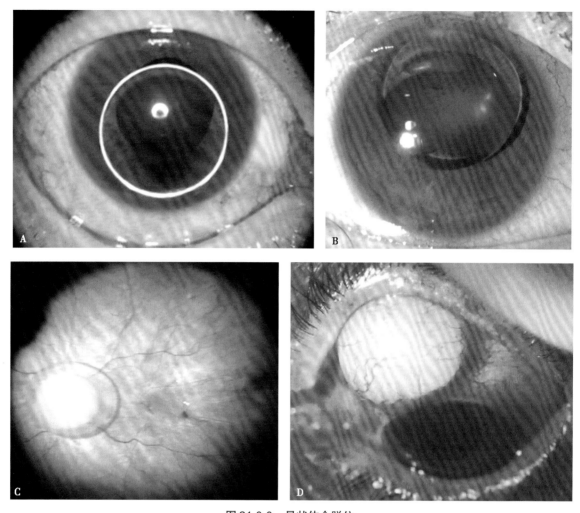

图 21-3-3　晶状体全脱位

A. 晶状体脱位于前房；B. 晶状体嵌顿于瞳孔；C. 晶状体脱位于玻璃体；D. 晶状体脱位于结膜下

2）脱入玻璃体者，如无并发症者可观察；如引起葡萄膜炎、继发性青光眼或视网膜脱离，则需及时将晶状体摘出。

3）脱位于结膜下者，可行手术摘出晶状体并缝合巩膜伤口。伤口接近或超过角膜缘后 6mm 者，应在伤口周围作电凝或冷凝，以防发生视网膜脱离。

 ## 第四节　外伤性白内障手术

外伤性白内障应在伤后密切观察治疗，以避免后期的并发症。

（一）手术时机

外伤性白内障的预后与外伤发生的年龄、外伤与手术治疗的间期有关。外伤性白内障手术一般不具有一期手术指征，除一些特殊情形外，外伤和一期修复后可以等 3～4 周再行白内障手术，这样才有足够的时间控制术前炎症反应。

（1）低龄儿童的外伤性白内障应早期行手术治疗，甚至有的在眼部反应尚未静止时即需手术，以免引起弱视（amblyopia）。

（2）如果晶状体囊破裂较大，外伤后数小时或数天内，皮质迅速浑浊，甚至溢至前房或出现并发症时，需在处理眼外伤的同时摘出损伤的晶状体。否则，晶状体皮质吸收水分迅速膨胀，同伤口发生粘连或引起角膜内皮损害，甚至引起晶状体过敏性葡萄膜炎（phacoanaphylactic uveitis）或继发性青光眼等。

（3）在挫伤、电击伤或晶状体伤口甚小、可以很快自行闭合的穿孔伤，短期内不一定形成全白内障，则可进行二期摘出术。

（4）在一些晶状体穿孔伤中，若未得到及时处理，晶状体皮质大部分已自行吸收，而形成膜性白内障，亦应行二期手术。

（二）术前检查

在行外伤性白内障手术之前，需进行详细的术前检查，以辨识可能有碍术后视力恢复的其他病理变化，如角膜病变（keratopathy）、虹膜断离（iridodiastasis）、相对性瞳孔传入障碍（relative afferent pupillary defect）、黄斑瘢痕（macular scar）、视网膜脱离（retinal detachment）及视神经萎缩（optic atrophy）等，预示着术后视力不佳，这些病理变化的发现也可帮助手术方式的制定。

（1）裂隙灯显微镜检查：详细检查角膜有无伤口，角膜内皮有无明显的病变，前房的深浅，瞳孔的大小，虹膜有无撕裂及前后粘连，晶状体浑浊程度及有无脱位。

（2）视功能检查：外伤性白内障有时可能伴有视网膜挫伤（retinal contusion）、视网膜脱离（retinal detachment）、黄斑孔（macular hole）或视神经挫伤（optic nerve contusion）等，因此术前视功能检查非常重要，若术前视功能不佳，预计术后视力恢复差。必要时行 ERG 和 VEP 检查。

（3）眼压检查：低眼压时，要排除能引起低眼压的外伤性眼部疾病如外伤性睫状体断离（traumatic cyclodialysis）、脉络膜脱离（choroidal detachment）、视网膜脱离等，必要时行前房角镜（gonioscope）、UBM 及前段 OCT 检查。高眼压时，常由于外伤早期小梁网水肿（trabecular meshwork edema）、前房角后退（anterior chamber angle recession）等因素所致，术前要仔细记录外伤后眼压升高的时间、程度、所用药物的种类及对药物的反应。

（4）泪道检查：患者术前均应行泪道冲洗，若合并泪道感染，则应先抗感染治疗或行泪道手术，白内障手术暂缓。

（5）散瞳检查：检查瞳孔可散大的程度，虹膜有无前、后粘连，晶状体前、后囊有无破裂，瞳孔边缘有无玻璃体纤维，膜性白内障的厚薄，并估计其坚韧程度。有玻璃体疝时，则提示相应钟点位置存在晶状体悬韧带断离，需要在撕囊和吸出皮质时格外小心。

（6）眼球穿孔伤缝合后二期手术前 B 超检查：晶状体有无异物存留（必要时摄 CT 或 X 射线片），有无玻璃体浑浊、积血及视网膜脱离。

（7）角膜内皮计数检测：有条件的医院术前尽量做检测，特别是角膜损伤及眼球多次手术的患者，具有重要的临床意义。

（8）所需人工晶状体度数检测：外伤性白内障由于角膜的损伤及变形，如无法用伤眼测量人工晶状体屈光度，此时可通过对健眼的检测来确定伤眼所需人工晶状体的屈光度数。

（9）X 线或 CT 检查：穿孔伤所致的白内障，术前应仔细检查眼内有无异物，若发现异物，则需要联合做异物摘出手术。

（三）术前准备

（1）术前充分散大瞳孔：拟植入人工晶状体者用短效散瞳剂如复方托吡卡胺或 5%～10% 去氧肾上腺素（新福林），不植入人工晶状体者可用 1% 阿托品滴眼散瞳。滴双氯芬酸钠眼液可减轻或防止术中瞳孔缩小。

（2）眼内灌注液：最好用平衡盐溶液（balanced salt solution），也可临时配制，用 500ml 复方氯化钠溶液加 50% 葡萄糖 0.9ml，5% 碳酸氢钠 14ml，庆大霉素 4 000U。为使手术中瞳孔始终保持散大状态，可在灌注液中加入肾上腺素溶液（500ml 灌注液中加入 0.1% 肾上腺素 0.5～1.0ml）。

（四）手术方式

晶状体超声乳化及人工晶状体植入术

【适应证】　各种外伤性白内障，伴有晶状体皮质释放、膨胀或瞳孔阻滞继发青光眼，晶状体异物需要手术取出者且手术前估计后囊完整或后囊破裂小的患者。

【手术步骤】

（1）球后麻醉（retrobulbar anaesthesia）或表面麻醉（topical anesthesia）。

（2）透明角膜切口或巩膜隧道切口（sclera tunnel incision）。前者的优点是手术过程简单。后者主要针对术中后囊破裂较大，并且难以选择折叠型 IOL 的情形。另外，部分角膜上方有严重瘢痕者也可选择巩膜隧道切口，以避免上方角膜进一步损伤。巩膜隧道切口的制作同小切口白内障囊外摘出术。穿刺刀开放巩膜隧道内口。

（3）前房内注入黏弹剂（viscoelastic agents）。连续环形撕囊（continuous curvilinear capsulorrhexis），水分离（hydrodissection）。

（4）超声乳化晶状体核。以注/吸手柄吸除残留晶状体皮质，前房内再次注入黏弹剂。

（5）囊袋内（或睫状沟内）植入折叠式 IOL。或扩大植入 5.5～6mm，植入硬性 IOL。吸除残余黏弹剂。

（6）若瞳孔大者，可前房内注入缩瞳剂（0.03% 卡巴胆碱 0.3ml）。

（7）水闭角膜切口，巩膜隧道切口可用 10-0 尼龙线缝合或自闭，结膜烧灼复位。必要时结膜下注射地塞米松 3mg，术眼单眼包扎。

【术中并发症及处理】 同小切口白内障囊外摘出术，其中需要注意的是如果发生后囊破裂，对于硬核病例，难以单纯吸出，则需及时改行白内障现代囊外摘出术或预先在睫状体平坦部插入灌注头按玻璃体切除准备。

小切口手法白内障囊外摘出及人工晶状体植入术

【适应证】 各种外伤后晶状体明显浑浊及膜性白内障。

【手术步骤】

（1）球后麻醉或表面麻醉。

（2）上直接牵引缝线，选择鼻上或颞上象限做以穹隆为基底的结膜瓣，长约 6mm，并电凝或烧灼止血。

（3）上方角膜缘后 2mm 做 1/2 巩膜厚度的板层巩膜隧道，根据核的硬度和患者年龄决定切口长度（5～6mm）。穿刺刀由隧道底部穿刺进入前房。前房内注入黏弹剂。

（4）晶状体前囊破裂者可截囊或部分撕囊，前囊完整者可行连续环形撕囊。如有虹膜后粘连，一般使用黏弹剂针头将其钝性分开。若虹膜后有致密的灰白色机化膜且不易钝性分开时，可用囊剪将机化膜剪开。放置晶状体襻的部位，要彻底分离虹膜后粘连，以免人工晶状体植入后明显偏位。

（5）当有硬核时（大多系原有老年性白内障者）：使用带水的钝针头转动晶状体核，使其脱位到前房内后，用晶状体圈匙又称 匙（wire lens spoon）将其娩出。郑州大学第一附属医院眼科通常采用下述两种方法娩出硬核。

1）劈核法（Momose 劈核法）：以特制的劈核钳（图 21-4-1）经隧道切口进入前房。张开钳的两叶，将后叶（窄的垫板）伸入核的后方，前叶（劈核刀）沿核的前表面前进。两叶的前端直达核的对侧边缘，将核夹于垫板与劈核刀之间，一次用力，捏紧劈核钳，即可将核劈为两半。必要时可由侧孔进入辅助器械推抵晶状体核，以免在劈核时滑脱。也可分两次劈切，当劈核钳前端越过核的前后极时，先劈切核的一半，然后继续向前达核的对侧，再切一次。劈开后退出劈核钳，以宽 3.5mm 或 4mm 的小型晶状体圈匙，先托出核的一半，再托出另一半。虽然器械反复进入前房，但在大量黏弹剂的保护下，也是安全的。劈核钳是百濑皓（Akira Momose）教授设计的，单手操作，较为方便、安全。

2）象限咬切法（Akura 法）：也可使用象限咬切法（Akura 法），"半径摘出法"。方法是以日本眼科专家饱浦淳介（Junsuke Akura）教授设计的三角形钳式核咬切器，我们又稍作改进（图 21-4-2），经隧道切口进入前房。钳的后叶（三角形垫板）伸入核的后方，前叶（空三角形，下方有刃）沿核的前表面前进，达前表面中心（核前极），即可把核的 1/4 夹于咬切器的两叶之间。在两叶夹持下，核的 1/4 被咬掉。退出咬切器，往往可将此核的 1/4 带出来，否则可注水将其冲出。此时，晶状体核缺少了 1 个象限。所余的 3 个象限可用晶状体圈匙托起缓缓退出切口。在退出的同时向后压巩膜切口后唇。当只剩 3 个象限的晶状体核经过隧道切口时，自行旋转而顺利地经 5.5mm 的切口娩出（图 21-4-3A～D）。实际上，切口只要等于晶状体核的半径即可。所以此方法又称为"半径摘出法"。由于咬切器只需进入核的一半距离，不须到达核的对侧，所以更加安全和方便。

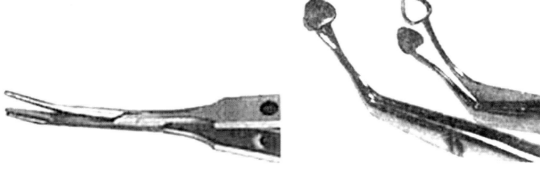

图 21-4-1　Akira Momose 劈核钳　　　　　　　图 21-4-2　Akura 核咬切器

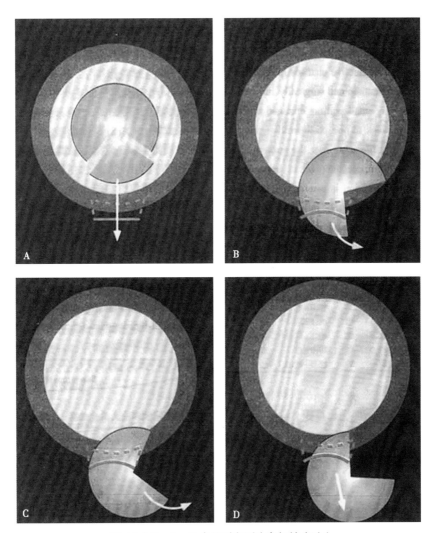

图 21-4-3　A～D 象限咬切法（半径摘出法）

（6）外伤性白内障与老年性白内障不同，无论穿孔伤还是挫伤，浑浊的晶状体常常没有硬核，一般只用注吸法就可以完成手术，直接使用传统的注吸针头或 McEntire 双腔针头注吸皮质。不必使用超声乳化功能,减少超声对虹膜睫状体的影响,方便经济,快捷有效。此过程要注意保护角膜内皮。

（7）囊袋内（或睫状沟内）植入折叠式人工晶状体。吸除黏弹剂。瞳孔大者可向前房内注入少量缩瞳剂（0.01% 卡巴胆碱 0.3ml），使瞳孔缩小。

（8）隧道切口可根据其闭合情况选择 10-0 尼龙线缝合或任其自闭。

（9）结膜烧灼复位。结膜下注射地塞米松 3mg,术眼单眼包扎。

【术中并发症及处理】

（1）后囊破裂和玻璃体脱出的处理:在晶状体摘出过程中,若晶状体后囊破裂,玻璃体进入前房,使残留的晶状体皮质吸出困难,此时可用注吸针头绕过脱出的玻璃体进入虹膜后方,通过左右摆动及前后移动将晶状体皮质吸出。少量的玻璃体脱出无瞳孔变形者可不予处理。若玻璃体脱出造成前房加深及瞳孔变形者,晶状体皮质与玻璃体粘连在一起应行前部玻璃体切除术,若暂无玻切机,可使用显微剪剪除玻璃体,用干棉棒在切口处轻轻蘸起玻璃体,分次剪除,直至切口处不再有玻璃体嵌顿,并用囊剪进入前房内继续剪断瞳孔区和虹膜表面的玻璃体纤维,前房内玻璃体处理干净的标志是瞳孔恢复圆形,外观能缩小或没有成角畸形。

（2）晶状体核下沉的处理:手术过程中如果发现晶状体核开始或已有部分下沉,切忌在前房内继续操作,应迅速在角膜缘后 3.5mm 处经平坦部做一穿刺口,然后将黏弹剂针头由此口进入玻璃体,先在核后注入部分黏弹剂,防止晶状体核进一步下沉,然后使用黏弹剂和针头的有效配合,将下沉的核推回到前房内,用晶状体圈匙娩出晶状体核。

【术后并发症及处理】

（1）切口渗漏:采用散瞳并局部加压包扎,若伴有虹膜嵌顿,则需要再次手术进行伤口修补。

（2）前房积血:轻者可酌情给予止血药物,嘱咐患者少活动,大多在数日内即可吸收。出血严重、继发青光眼者酌情考虑前房穿刺术。

（3）术后高眼压:多是由于黏弹剂残留导致,一般对症处理,可在 1~2 天内缓解,早期及时进行前房穿刺是有效方法。

（4）前房渗出反应:反应轻微的可以局部给予散瞳,糖皮质激素或非甾体抗炎药类滴眼液,一般数日可吸收。如渗出较多伴膜形成（图 21-4-4）,可给予结膜下注射透明质酸钠。如前房内出现灰白色积脓,形成液平面,则要警惕眼内炎的可能,应及时全身及局部应用抗生素,必要时行前房穿刺冲洗、玻璃体注药或玻璃体切除术。

（5）IOL 位置倾斜或偏位:若有瞳孔夹持（图 21-4-5）,可先给予散瞳后缩瞳的方法,解除夹持。如发现 IOL 光学部明显下沉或上移,远离瞳孔区,则需再次手术进行复位。

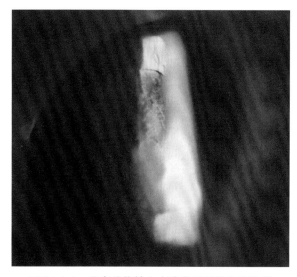

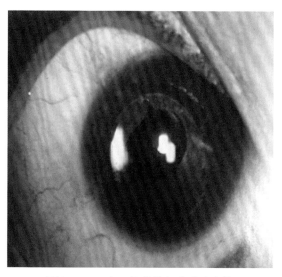

图 21-4-4　儿童外伤性白内障术后纤维素性渗出　　　　图 21-4-5　人工晶状体部分瞳孔夹持

（6）后囊浑浊：后囊浑浊（posterior capsular opacification，PCO），亦称后发性白内障（after-cataract）（图21-4-6），是最为常见的视力损害的相关并发症，在儿童白内障手术中尤其如此。后囊浑浊的发生率为21%～100%。一些学者报道，在外伤性白内障患者中，PCO发生率更高。儿童年龄越小，PCO发生率越高，发生越早。在计划对容易形成弱视的年龄组患者进行后囊处理时，首要考虑的应该是保证视轴的清晰。为防止儿童患者视力变差和预防弱视形成，必须尽早进行YAG激光或后囊切开术，以恢复清晰的视轴。尽管有各种防止PCO形成的办法，但没有哪一种是万无一失的。大多数医生认为，在低龄儿童外伤性白内障摘除术中一期进行后囊处理联合前段玻璃体切除十分重要。

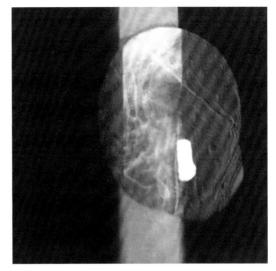

图21-4-6　儿童外伤性白内障术后后囊浑浊

白内障摘出联合玻璃体切除术

【适应证】　晶状体损伤合并囊破裂时，晶状体皮质与玻璃体甚至血液混在一起。合并有眼内异物的外伤性白内障。

【手术步骤】

（1）球后麻醉后：做一小的巩膜或角膜隧道切口，行白内障摘出术，手术方法如前所述。

（2）玻璃体切除：用玻璃体切除器头进入前房，切除前房内及瞳孔区的玻璃体，使虹膜可以活动，瞳孔居中并恢复圆形。原则上应先清除残留的晶状体后再行玻璃体切除，以免晶状体皮质坠入玻璃体内。如果晶状体后囊破裂口不大，应尽量保留，以便植入后房型IOL。需要切除后部玻璃体者，应做标准的三通道平坦部玻璃体切除术，切除浑浊的玻璃体。如果玻璃体内有异物，可在直视下用接力磁棒（conducting pin）或异物镊摘出。异物位于视网膜时，需进行眼内激光或冷冻处理异物周围的视网膜。

（3）人工晶状体植入：根据伤眼情况决定行一期或二期人工晶状体植入术。如果晶状体后囊保留充分，可行囊袋内植入。若后囊不足以支撑人工晶状体但前囊完整，可行睫状沟植入术。若外伤所致晶状体前后囊均大部分缺失或破裂，则需行悬吊或虹膜夹型IOL，具体方法见外伤性晶状体脱位手术一节。

后照法撕囊：晶状体玻璃体联合手术。

外伤性白内障并有外伤性玻璃体积血浑浊，瞳孔无红光反射时，在进行晶状体超声乳化（切除）人工晶状体植入联合玻璃体切除术时，可采用晶状体后照法前囊撕囊术。

手术步骤是：

（1）做右上方角膜主切口（图21-4-7A）。

（2）前房内注黏弹剂。

（3）右下方平坦部穿刺并置入23G套管（图21-4-7B）。

（4）助手插入导光纤维至晶状体后极部，并向前照明。此时晶状体被照亮，虽非红光反射，但晶状体前囊清晰可辨（图21-4-7C）。

（5）进行常规前囊撕囊手术，一般可易于做到居中连续环形撕囊手术（图21-4-7D）。

（6）退出导光纤维，以套管塞暂时封闭此套管。

（7）常规晶状体超声乳化吸出或以玻璃体切除器自后方切除晶状体，术中尽量保持较完整的后囊和周边前囊。

（8）囊袋内植入人工晶状体；或行玻璃体切除术完成后再植入。

（9）借助非接触广角观察系统，进行常规三通量平坦部玻璃体切除术。

（10）必要时联合进行视网膜激光光凝及剥膜等手术操作。

郑州大学第一附属医院眼科运用这一手术方式，取得良好的效果。人工晶状体位正，术后反应小，无重要并发症。

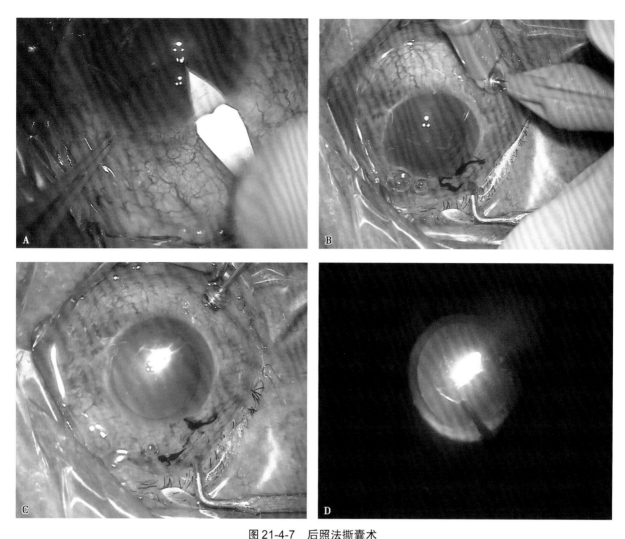

图 21-4-7 后照法撕囊术

A. 右上方角膜主切口；B. 右下方睫状体平坦部穿刺置入 23G 套管；C. 导光纤维后照明；D. 居中连续环形撕囊

 第五节 外伤性晶状体脱位手术

　　外伤性晶状体脱位由于外伤性质及作用方式不同，晶状体脱入的位置也不一样。临床多见的为进入前房和玻璃体，罕见的还有嵌顿于瞳孔、脱入睫状体上腔或脱出眼球进入结膜下者。进入睫状体上腔常合并广泛的睫状体脱离，导致低眼压；相反，如嵌顿于瞳孔，则可因瞳孔阻滞导致青光眼。一般说来，对于轻度不全脱位或全脱位于玻璃体而无刺激症状者，可暂不予处理，密切观察，择期手术。除此之外的晶状体脱位往往伴发其他并发症，而应予以摘出。

【适应证】

（1）晶状体脱位严重损害视力，尤其是伴有白内障者。

（2）脱位于前房内和嵌顿于瞳孔的晶状体。

（3）瞳孔阻滞性青光眼，保守治疗或单纯青光眼手术不能降低眼压者。

（4）脱位于球结膜下和眼球筋膜囊内及嵌顿于眼球壁的晶状体。

（5）脱位的晶状体为过熟期或成熟期白内障者。

（6）晶状体全脱位或不全脱位并发葡萄膜炎、视网膜脱离或继发性青光眼者时。

（一）晶状体超声乳化吸出联合囊袋张力环植入及人工晶状体植入术

主要适用于轻度晶状体不全脱位，仅有局限性晶状体悬韧带断裂（断裂范围小于90°）。对于伴有不全脱位或悬韧带撕裂范围在90°以上者，也可以选用特殊的带缝合孔的张力环。

【囊袋张力环的类型】 硅胶材料封闭环和PMMA材料开放环。前者因直径固定，不能适应直径大小不同的囊袋，且材料柔软不能有效防止囊袋收缩，其发展前景不被看好；后者克服了前者的缺点，直径在闭合时为10mm，开放时为12mm，边缘较薄，支撑了囊袋近360°的赤道，维持了基本的圆形轮廓（图21-5-1）。在此基础上，Cionni发明一种改良的囊袋张力环，其特点是张力环襻上另加一个PMMA固定钩，可绕过撕囊口边缘，指向睫状沟的方向（图21-5-2，图21-5-3）。另外虹膜缺损者可选择虹膜型囊袋张力环（图21-5-4，图21-5-5）。

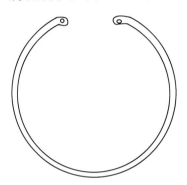

图21-5-1 普通囊袋张力环

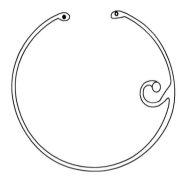

图21-5-2 单侧缝线固定的囊袋张力环

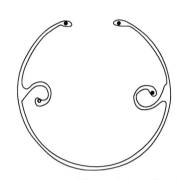

图21-5-3 双侧缝线固定的囊袋张力环

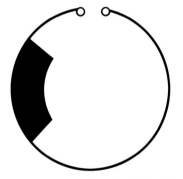

图21-5-4 996G型虹膜型囊袋张力环

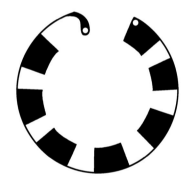

图21-5-5 50C型虹膜型囊袋张力环

【囊袋张力环的作用】

（1）维持囊袋张力和圆形轮廓，使囊袋的赤道部向外伸展，并使其受力均匀分布在全周的悬韧带上。

（2）减少悬韧带离断的继续扩大，增加手术的安全性、避免玻璃体溢出。

（3）减少术后人工晶状体的倾斜和偏心。

（4）抑制晶状体上皮细胞向后囊增生，减少后发障的形成（特别是边缘直角设计的囊袋张力环）。

（5）减轻手术后前囊的收缩，预防术后前囊收缩综合征的发生。

【手术步骤】

（1）术前根据晶状体脱位情况，选择好植入张力环的种类和大小。如虹膜缺损，可选择虹膜型张力环。

（2）透明角膜切口及辅切口同超声乳化术。

（3）前房内注入黏弹剂，将脱入前房的玻璃体压至后房，前囊环形撕囊，直径约5mm，太小不利于摘除晶状体及植入张力环，太大则影响张力环支撑的稳定性。

（4）水分离及水分层，采用缓慢超声乳化的方法吸出晶状体核。术中要控制好眼内灌注压力，如果灌注压力太高，可压迫玻璃体而致脱出，使晶状体脱位进一步加重；如果灌注压太低，前房压力小于玻璃体压力,同样导致前房变浅,晶状体虹膜隔前移,玻璃体脱出。

(5) 植入张力环:植入前先用黏弹剂扩张囊袋,一般逆时针旋转张力环进入,前襻放在悬韧带薄弱之处,以防止悬韧带断离的进一步加重和玻璃体溢出,后襻用无齿镊植入。也可以使用张力环推注器植入。然后吸出皮质和植入人工晶状体。

根据晶状体脱位的程度及超声乳化过程中晶状体的稳定性,决定张力环植入的时机,要有一个适当的空间方可顺利植入,如外伤已存在悬韧带撕裂,张力环植入通常是在水分离之后进行。由于手术中的悬韧带撕裂随时可能发生,因此张力环的植入也可以在手术的任何步骤插入。例如晶状体核部分吸出后,植入张力环增加晶状体的稳定性。

(6) 缝合张力环:对于晶状体脱位明显者(大于180°)应选用带缝合孔的张力环。根据脱位的位置制作板层巩膜瓣。将黏弹剂注入固定部位侧的虹膜下和前囊之间,用带有缝针的聚丙烯线末端系牢张力环的固定孔,缝针由主切口进入,经瞳孔至对侧虹膜下,在前囊前(切勿经囊袋内穿刺)向前穿刺,经前房角巩膜壁由角膜缘后1.5mm处板层巩膜瓣下穿出。拉紧缝线至张力环囊袋处于正位,巩膜瓣下将缝线临时打结。如果单侧固定,囊袋与张力环处于中心位置后,将缝线自身在巩膜瓣下打结。如为双固定孔缝线,两板层巩膜瓣对应180°位置,第二针以同样方法由对侧巩膜瓣下穿出,调整缝线松紧度至张力环囊袋处于正位,巩膜瓣下将缝线临时打结。人工晶状体植入囊袋内后,松解临时结,调整缝线使囊袋和人工晶状体居中,结扎缝线,缝合板层巩膜瓣以覆盖线结。

【并发症及处理】

(1) 张力环直径过大,在环的开口处可见过多的折叠,若无其他问题可不予处理。

(2) 在张力环植入过程中若发现后囊破裂,应终止植入,取出张力环,改行其他手术方式。

(3) 术后若发现IOL仍然偏位,可采取张力环连同IOL睫状沟缝合固定术。

(二)晶状体超声乳化吸出联合人工晶状体囊袋内固定术

晶状体不全脱位范围小于180°且晶状体囊完整。

【手术步骤】

(1) 球后麻醉后,上直肌缝线固定,预先在悬韧带断裂或松弛的方位的中部角膜缘后2mm处做一三角形板层巩膜瓣。若脱位位于上方,则可直接做上方巩膜隧道切口。

(2) 前房内注入黏弹剂。

(3) 连续环形撕囊:由于晶状体不全脱位,晶状体变形,环形撕囊有一定的困难,可借助撕囊镊完成。撕囊口不宜过大,以免放射状撕裂至后囊。水分离及水分层。

(4) 超声乳化吸出核,灌注抽吸吸出皮质,灌注瓶高度应适当降低,以免灌注压过大损伤悬韧带及将晶状体冲到玻璃体内。

(5) 以长短针的长针针头经三角形巩膜瓣的对侧透明角膜、环形撕囊口、穿过悬韧带松弛或断裂处相应的囊袋赤道部,绕过虹膜后方从巩膜瓣下或板层巩膜隧道(脱位位于上方)穿出,从巩膜隧道内进入前房将缝线拉出剪断,一端结扎在人工晶状体一襻(此襻为固定于脱位出中点的襻)(图21-5-6)。

(6) 将人工晶状体植入囊袋内并拉至正位,聚丙烯缝线结扎固定在巩膜瓣或板层巩膜隧道内。巩膜瓣复位。

(7) 巩膜隧道缝合1针。

【并发症】 固定缝线穿过囊袋赤道部时,易引起囊放射状撕裂,缝线固定巩膜瓣时,有可能引起睫状突的损伤和出血,术中一定要谨慎操作。

(三)晶状体摘出联合人工晶状体悬吊固定术

需行白内障囊内摘出术或囊外摘出术中囊损伤严重不足以支撑IOL。

【手术分类】 有巩膜固定人工晶状体悬吊术和虹膜固定人工晶状体悬吊术两种手术方式。巩膜固定悬吊术又包括:经典的两点巩膜瓣固定悬吊术、改良的三点巩膜瓣固定悬吊术、四点巩膜瓣固定悬吊术、无巩膜瓣固定悬吊术和无结膜切口经巩膜固定人工晶状体悬吊术。在此将重点介绍经典的两点巩膜瓣固定悬吊术。

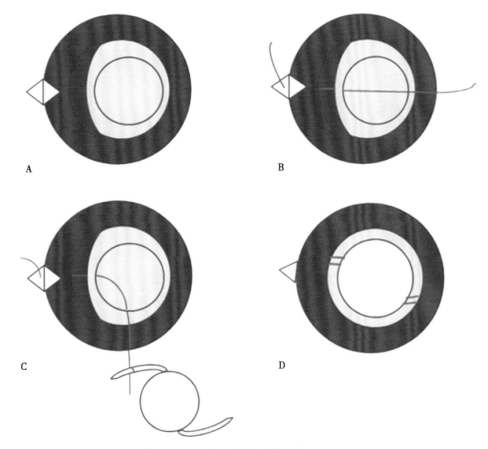

图 21-5-6 人工晶状体单襻囊袋内固定

A. 脱位范围中点处对应的角膜缘后 2mm 做一三角形板层巩膜瓣；B. IOL 固定线（两针一线）的长针从巩膜瓣对侧的透明角膜进针，通过撕囊口穿过囊袋赤道部由巩膜瓣下穿出；C. 主切口引出 IOL 固定线并剪断，将长针一侧的聚丙烯线结扎 IOL 的一侧襻；D. 将 IOL 植入囊袋内，并牵引至位正，巩膜瓣下结扎固定长针线，复位巩膜瓣

两点巩膜瓣固定人工晶状体悬吊术

【手术步骤】

（1）球后麻醉，在选定的固定位置上剪开球结膜，于角膜缘后 1mm 做三角形巩膜瓣，两个巩膜瓣的中点位于通过角膜中央的一条直线上（图 21-5-7）。

（2）上方制作巩膜隧道切口或角膜缘切口。

（3）晶状体超声乳化（图 21-5-8）。

（4）前房内注入黏弹剂，长短针的长针自一侧巩膜瓣下角膜缘后 1.5～2mm 的位置刺入，由对侧巩膜瓣下相应位置穿出，由主切口拉出前房内的悬吊线并剪断，并固定于人工晶状体的两襻（图 21-5-9）。

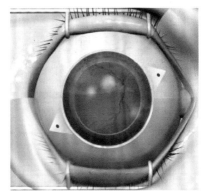

图 21-5-7 制作两个对称巩膜瓣

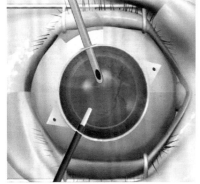

图 21-5-8 晶状体超声乳化

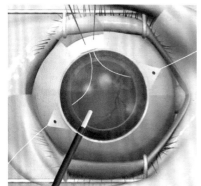

图 21-5-9 预置悬吊线

（5）将人工晶状体植入睫状沟（图21-5-10）。拉紧缝线并调整之，使人工晶状体处于正位（图21-5-11）。

（6）将巩膜瓣下的缝线做固定性结节，复位巩膜瓣（图21-5-12）

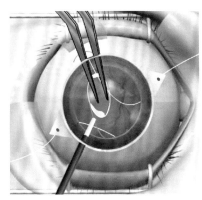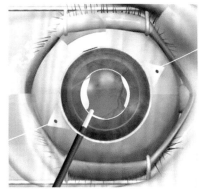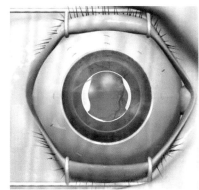

图21-5-10　缝线固定IOL并植入　　图21-5-11　拉紧缝线，调整IOL位正　　图21-5-12　结扎缝线并缝合巩膜瓣

【术中并发症及处理】

（1）术中眼内出血：常见原因为缝线时刺破睫状体血管所引起，如果为少量出血，可用加有肾上腺素的平衡盐溶液冲洗止血，出血量较大时，可用前玻璃体切除的方法，不断将血吸除，防止其充填于玻璃体内。如发现有脉络膜大出血的表现，应尽快终止人工晶状体的植入，关闭切口。

（2）术中缝线在眼内缠绕：较多见于小切口折叠式人工晶状体植入时，上下襻缝线在眼内被襻牵拉而缠绕。如不能在眼内理清缝线，应将人工晶状体取出后清理。因此，在人工晶状体送入眼内前，一定要分清缝线的走向，折叠式人工晶状体在眼内展开时要注意襻有无牵挂缝线。

（3）人工晶状体偏位：常见原因为玻璃体嵌顿，将人工晶状体推挤向对侧，此时应进行彻底的前段玻璃体切除；另一原因是两襻的张力不对称，此时应用调位钩和无齿镊将变形的襻进行修复，同时调整缝线的松紧。

改良的三点IOL缝合固定术

【手术步骤】

（1）制作巩膜瓣，白内障摘出后，将缝针由一侧巩膜瓣下刺入对侧巩膜瓣下穿出（图21-5-13A）。

（2）将引出的缝针再由巩膜瓣下端刺入眼内（图21-5-13B）。

（3）将眼内的缝线及缝合分别从上方切口中引出（图21-5-13C）。

（4）将缝线剪断，两个断端分别打结固定于人工晶状体两襻上，其中一襻固定一处，另一襻固定两处（图21-5-13D）。

（5）余步骤同两点固定人工晶状体悬吊术。

无缝线后房人工晶状体巩膜层间固定术

【手术步骤】

（1）于3点及9点方向沿角膜缘剪开球结膜，各做一个三角形巩膜瓣。

（2）上方12点位做透明角膜切口，晶状体摘出后，前房内注入黏弹剂。

（3）将三片式"C"形襻折叠人工晶状体自上方角膜切口缓慢推入眼内（可由助手辅助推注），术者左手持1ml注射器针头自3点方向巩膜瓣下角膜缘后1.5～2mm处穿刺进入眼内。人工晶状体前襻在眼内缓慢插入1ml注射器针头针孔内，针头退出眼外，同时带出人工晶状体前襻。将全部人工晶状体由推注器推入眼内，并将后襻暂时放置于角膜缘切口处（图21-5-14A）。

（4）术者一只手将1ml注射器针头自9点方向巩膜下角膜缘后1.5～2mm处进入眼内，另一只手将人工晶状体后襻送入眼内，同样插入1ml注射器针头针孔内，针头退出眼外，同时带出人工晶状体后襻。

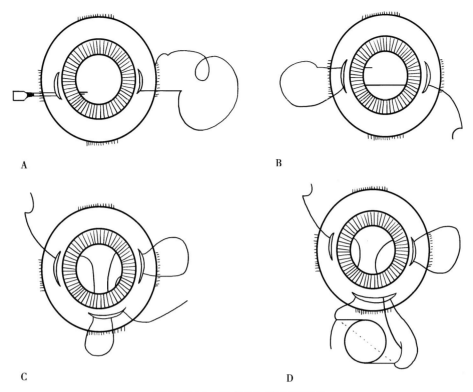

图 21-5-13　三点 IOL 缝合固定术

A. 缝针由一侧巩膜瓣下刺入对侧巩膜瓣下穿出，制作巩膜瓣；B. 将引出的缝针再由巩膜瓣下端刺入眼内。C. 将眼内的缝线及缝合分别从上方切口中引出；D. 缝线剪断，两个断端分别打结固定于人工晶状体两襻上，其中一襻固定一处，另一襻固定两处

（5）尽量在瞳孔大于 6mm 的状态时，显微镜直视下将人工晶状体位置调整至正位，以确定术后两侧人工晶状体襻于巩膜层间的固定位置。然后用 1ml 注射器针头在两侧巩膜瓣下相应位置，深层巩膜边缘凹槽处做大致平行角膜缘的巩膜层间隧道，长约 2～3mm（图 21-5-14B）。

（6）将两侧人工晶状体襻分别插入两侧巩膜层间隧道内，使人工晶状体位正（图 21-5-14C）。复位巩膜瓣。必要时缝合角膜缘切口。缝合球结膜。

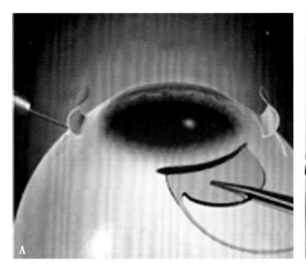

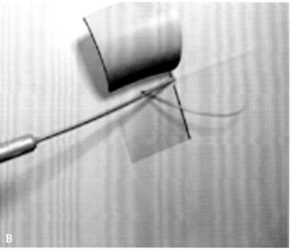

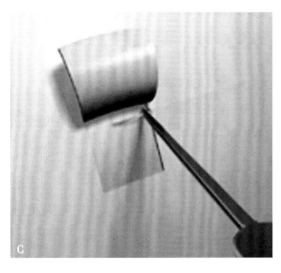

图 21-5-14 无缝线后房 IOL 巩膜层间固定术
A. 制作巩膜瓣，植入 IOL，并将 IOL 两襻从巩膜瓣下引出；B. 制作巩膜层间隧道；C. 将 IOL 襻插入巩膜层间隧道内

此外还有四点巩膜瓣固定术（适用于襻有四个孔的人工晶状体），方法大致同三点固定术。无巩膜瓣固定人工晶状体悬吊术，常用的有锯齿弯形（zig-zag）缝合（图 21-5-15），研究者发现在巩膜面反折穿行 5 次，其固定的力量与线结固定相同。另外还有虹膜固定人工晶状体悬吊固定术，手术操作类似虹膜缝合术，先将人工晶状体植入前房，襻置于睫状沟，人工晶状体光学部瞳孔区夹持，经虹膜缝合固定两个襻，再将光学部推入后房。

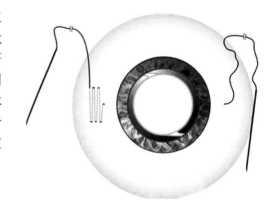

图 21-5-15 锯齿形缝合（zig-zag 缝合）

无结膜切口经巩膜固定人工晶状体悬吊术
【手术步骤】（视频 1）

（1）在角膜缘处标记两点，两点位于通过角膜中央的一条直线上（图 21-5-16A）。

（2）用巩膜隧道刀做长约 2mm 的巩膜隧道，无需切开结膜（图 21-5-16B 和 C）。

（3）将连有 10-0 的聚丙烯线的长针在角膜缘后 1.5mm 处通过巩膜隧道进入后房，由对应的巩膜隧道处穿出（图 21-5-16D）。

（4）制作 2.8mm 的透明角膜切口。由角膜切口处勾出后房内的聚丙烯线并剪断，将一断端固定于人工晶状体的前襻，然后将折叠人工晶状体植入眼内，后襻留在角膜切口外。将聚丙烯线的另一断端固定于人工晶状体的后襻（图 21-5-16E）。

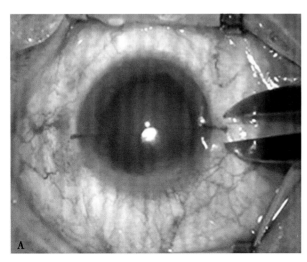

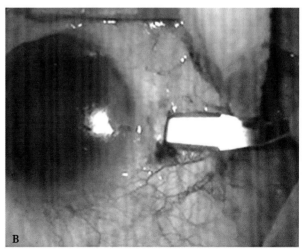

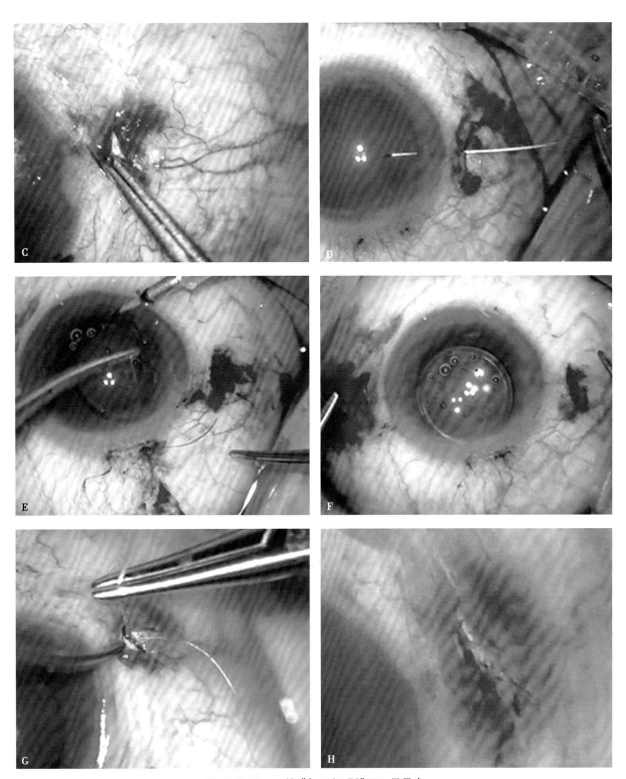

图 21-5-16　无结膜切口经巩膜 IOL 悬吊术

（5）将人工晶状体植入前房，然后拉紧悬吊线，使人工晶状体襻位于睫状沟，调整人工晶状体位正，巩膜隧道内结扎聚丙烯线（图 21-5-16F 和 G）。

（6）将线结埋藏于巩膜隧道内（图 21-5-16H）。水闭角膜切口。

虹膜夹型人工晶状体植入术

【手术步骤】

（1）术前 1 小时使用 1% 毛果芸香碱滴眼液缩瞳。

（2）做上方角膜缘隧道切口，鼻上、颞上分别做辅助角膜切口。

（3）于上方周边虹膜做一小的周边切孔，以利于前后房房水沟通，防止因瞳孔阻滞造成的眼压波动及继发性青光眼。注意此切孔应切透虹膜的全层。

（4）对于瞳孔散大、虹膜撕裂及虹膜部分缺损者，可用聚丙烯线对虹膜进行缝合，使瞳孔恢复圆形并缩小，以有利于人工晶状体的固定。

（5）前房内注入黏弹剂，用晶状体植入镊将人工晶状体植入前房。调整晶状体襻至水平位，晶状体光学面居中。通过角膜隧道切口及辅助切口采用双手操作法，伸入虹膜镊抓牢根部虹膜。

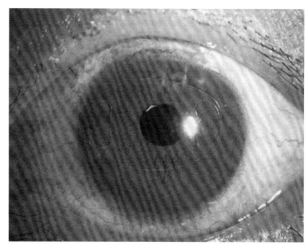

图 21-5-17　虹膜夹型 IOL

将人工晶状体轻轻下压，使晶状体两侧襻中间开口部位夹持住 3：00 及 9：00 部位的虹膜（图 21-5-17）。晶状体固定应可靠，晶状体面无倾斜。

（四）晶状体前房脱位角膜缘切口摘出术

晶状体全脱位进入前房或晶状体嵌顿于瞳孔部分位于前房者。

【手术步骤】

（1）结膜瓣上方角膜缘做以穹隆为基底的结膜瓣。必要时先做上直肌牵引缝线。

（2）角膜缘切口于上方角膜缘后 1mm 做 160°～170°巩膜切口，以利于晶状体完整顺利取出。晶状体不全脱位者可选择悬韧带离断的部位做角膜缘切口，以利于晶状体圈匙进入晶状体后将其拖住，以助其娩出。

（3）取出脱位的晶状体。首先将黏弹剂注入于虹膜前以防止晶状体向后脱位及保护虹膜，再注入适量黏弹剂于晶状体与角膜之间以保护角膜内皮。可采用以下方法取出晶状体：

1）晶状体圈匙法：对于晶状体脱位进入前房，或部分已坠入玻璃体内者，为了防止手术过程中晶状体完全坠入玻璃体内，可于角膜缘后做一较大的切口，用晶状体圈匙伸于晶状体后面将晶状体娩出眼外（图 21-5-18），然后将前房内的玻璃体切除，晶状体娩出时应注意避免损伤虹膜及角膜内皮。

2）压迫切口后唇法：对于晶状体完全脱位于前房者，应扩大角膜缘切口，压迫切口后唇娩出晶状体，必要时亦可用斜视钩或虹膜复位器在角膜切口的对侧轻轻压迫角膜，帮助晶状体娩出（图 21-5-19）。

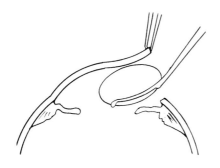

图 21-5-18　晶状体圈匙法帮助晶状体娩出

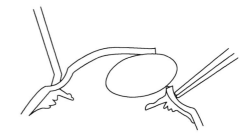

图 21-5-19　切口后唇压迫法娩出晶状体

3）晶状体冷冻法：对于不全脱位的晶状体或晶状体脱入前房者，掀起角膜瓣，用冷冻器（常用 CO_2 冷冻器）小冷冻头放置于脱位的晶状体表面，发生冷冻粘连后将晶状体取出。然后将前房内的玻璃体切除。

4）晶状体注吸法：对于无硬核者可用穿刺刀切开晶状体囊，注吸针头绕开玻璃体进入囊袋内吸出晶状体组织，此手术方法手术切口小，术中眼压不会骤然降低，使手术更加安全，可作为晶状体脱位

（无硬核者）首选的手术方法。

（4）玻璃体切除脱出于前房及角膜缘切口外的玻璃体可采用囊剪进行剪除,有条件时最好用玻切头切除进入前房及瞳孔区的玻璃体,直至瞳孔恢复圆形。

（5）人工晶状体缝线固定术:方法详见本章第五节。

（6）关闭角膜缘切口用平衡盐溶液恢复眼压,未植入人工晶状体者可向前房内注入适量消毒空气以压迫玻璃体,然后复位缝合球结膜,包扎术眼。

（五）晶状体玻璃体内脱位切除手术

【适应证】 晶状体脱位于玻璃体内且随体位改变而变化者。晶状体已破裂,大量的皮质或晶状体核进入玻璃体者。晶状体脱位伴有玻璃体浑浊者。如果晶状体脱位后在玻璃体内位置比较固定,无明显的不良反应,特别是老龄患者,可定期观察,不必急于手术摘出。

【手术步骤】

（1）建立巩膜三通道:一般采用睫状体平坦部三切口、闭合式玻璃体切除手术方法。切口可适当靠前,一般选择角膜缘后 3.5mm。

（2）玻璃体切除:首先切除中轴部玻璃体直达脱位的晶状体部位,晶状体后视网膜前及周边部玻璃体可暂不切除,以便在晶状体切除时保护视网膜。

（3）晶状体切除:

1）直接切除法:对于软性晶状体及核相对较软者可用玻切头直接将其切除,首先用玻切头将晶状体吸引至眼球的中央部,立即转换模式进行切除,此方法可反复进行,直至将晶状体完全切除,较大的晶状体核可通过眼内器械的挤压方法将其分成小碎片后再进行切除。

2）超声乳化法:对于较硬的晶状体核（Ⅲ级以上）,单纯的晶状体切除可能需要较长时间,反复操作有增加视网膜损伤的危险,故应选择超声乳化切除晶状体,手术时在光导纤维的协助下将晶状体吸引至眼球中央后进行超声乳化吸出。亦可眼内注入全氟化碳液体 1～2ml,将晶状体浮起后再行超声乳化吸出。

3）角膜切口娩出法:如晶状体核坚硬（Ⅴ级核）,粉碎困难,可向玻璃体内注入全氟化碳使晶状体浮起达虹膜平面,巩膜穿刺口塞入巩膜塞,做角膜缘切口用晶状体圈匙将晶状体圈出。以 10-0 尼龙线缝合角膜缘切口。

4）玻璃体切除:晶状体切除后,切除残留的周边部玻璃体,详细检查视网膜有无裂孔及变性区,特别是注意锯齿缘部位,必要时行眼内激光封闭、气液交换及眼内膨胀气体或硅油充填。

5）人工晶状体植入:应慎重选择。如眼部情况良好,估计术后能有较满意的矫正视力,且不会发生视网膜脱离时,可根据情况同期植入人工晶状体。此时人工晶状体需行睫状沟缝合固定,亦可植入虹膜夹型人工晶状体。

总之,各种眼部外伤后的外伤性白内障很常见。全面的术前眼部检查对正确评估合并外伤性白内障的伤眼病情十分重要。手术方法、适当的囊袋张力环辅助装置、人工晶状体的选择对于处理悬韧带断裂、囊不完整及眼前段其他不稳定的情况均有帮助。排除其他引起视功能损害的因素,外伤性白内障的治疗是可行的且极具有潜力,能明显提高术后视力。

（吕　勇　高莎莎　杨小笛）

参 考 文 献

1. 李凤鸣,谢立信. 中华眼科学. 3 版. 北京:人民卫生出版社,2014.

2. 张效房,杨进献. 眼外伤学. 郑州:河南医科大学出版社. 1997.

3. 姚克. 复杂病例白内障手术学. 北京:北京科学技术出版社,2004.

4. 张效房,吕勇,马静,等. 介绍一种小切口非超声乳化人工晶状体植入手术. 眼外伤职业眼病杂志,2000,22（5）:501-506.

5. 吕勇,杨小笛,高莎莎,等. 人工晶状体囊袋内单襻缝线固定术治疗晶状体半脱位的临床观察. 郑州大学学报（医学版），2016，51（2）：282-284.

6. Smith Michael P，Colyer Marcus H，Weichel Eric D，et al. Traumatic cataracts secondary to combat ocular trauma. J Cataract Refract Surg, 2015, 41（8）: 1693-8.

7. Shah Mehul A，Shah Shreya M，Shah Shashank B，et al. Morphology of traumatic cataract: does it play a role in final visual outcome? BMJ Open, 2011, 1（1）: e000060.

8. RumeltShimon，Rehany Uri. The influence of surgery and intraocular lens implantation timing on visual outcome in traumatic cataract. Graefes Arch. Clin. Exp. Ophthalmol., 2010, 248（9）: 1293-7.

9. Shah Mehul A，Shah Shreya M，ApplewareAdway H，et al. Visual outcome of traumatic cataract in pediatric age group. Eur J Ophthalmol, 2012, 22（6）: 956-63.

10. Antoniuk S V.［Phacoemulsification of traumatic cataracts］. VestnOftalmol, 2002, 118（6）: 22-5.

11. Imai M，Iijima H，Takeda N. Intravitreal phacoemulsification with pars plana vitrectomy and posterior chamber intraocular lens suture fixation for dislocated crystalline lenses. J Cataract Refract Surg, 2001, 27（11）: 1724-8.

12. Oshika T. Transscleral suture fixation of a subluxated posterior chamber lens within the capsular bag. J Cataract Refract Surg, 1997, 23（9）: 1421-4.

13. Das Gupta BK，Basu RK. Bilateral dislocation of lens under complete voluntary control in Marfan's syndrome with cardiovascular anomaly. Br J Ophthalmol, 1955, 39（9）: 566-8.

14. Oh Jaeryung，Smiddy William E. Pars plana lensectomy combined with pars plana vitrectomy for dislocated cataract. J Cataract Refract Surg, 2010, 36（7）: 1189-94.

15. Cionni R J，Osher R H. Endocapsular ring approach to the subluxedcataractous lens. J Cataract Refract Surg, 1995, 21（3）: 245-9.

16. Menapace R，Findl O，Georgopoulos M，et al. The capsular tension ring: designs, applications, and techniques. J Cataract Refract Surg, 2000, 26（6）: 898-912.

17. Hoffman Richard S，Snyder Michael E，DevganUday，et al. Management of the subluxated crystalline lens. J Cataract Refract Surg, 2013, 39（12）: 1904-15.

18. Agarwal Amar，Kumar DhivyaAshok，Jacob Soosan，et al. Fibrin glue-assisted sutureless posterior chamber intraocular lens implantation in eyes with deficient posterior capsules. J Cataract Refract Surg, 2008, 34（9）: 1433-8.

第二十二章　虹膜睫状体外伤

虹膜（iris）和睫状体（ciliary body）位于眼前段（anterior segment of eyeball），眼外伤（ocular injury）通常容易直接或间接造成虹膜和睫状体的外伤。眼球穿孔伤（perforating injury of eyeball）通常伴有虹膜脱出、瞳孔括约肌断裂；眼球挫伤（contusion of eyeball）常伴有虹膜根部断离（iridodialysis）及睫状体损伤，轻者仅表现为瞳孔缩小、散大或变形，重者则表现为虹膜睫状体的炎症反应、瞳孔括约肌断裂、虹膜根部断离、虹膜劈裂（基质层分开）、虹膜萎缩、睫状体脱离、睫状体断离及前房角后退等。由于虹膜及睫状体血液丰富，这类损伤常伴有前房积血（hyphema）；由于睫状体上腔与脉络膜上腔相沟通，因此睫状体断离常伴有持续低眼压（persistent ocular hypotension）等表现。

第一节　虹膜外伤及修复

虹膜是葡萄膜（uvea）的最前部分，像圆盘一样悬挂在前后房之间。虹膜基质有环形排列的瞳孔括约肌（pupil sphincter muscle），较厚，位于瞳孔缘；和放射状排列的瞳孔开大肌（pupil dilatator muscle），较薄，位于虹膜中周部。以致虹膜组织厚薄不一，瞳孔缘处最厚，中周部次之，虹膜根部最薄，而且只有一层色素上皮，故虹膜根部特别脆弱。虹膜组织富含血管，但因正常的虹膜血管壁具有很厚的平滑肌层，能够收缩止血，因此虹膜裂伤及缝合时并不引起出血。眼外伤的前房积血往往由于虹膜根部断离所致。虹膜因浸泡于房水中，穿孔伤和裂伤的伤口，以及虹膜切除术（iridectomy）的切口，终生不愈合。

一、眼穿孔伤引起的虹膜组织损伤

角膜穿孔伤和切裂伤常伴有虹膜组织损伤。锐器穿过角膜或角膜缘可以直接造成虹膜穿孔伤；由于房水（aqueous humor）流出推动虹膜堵塞和嵌顿于伤口，使前房（anterior chamber）变浅甚至完全消失。常同时损伤晶状体前囊，使瞳孔变形移位和晶状体浑浊。较小的伤口，尤其位于周边时，脱出或嵌顿的虹膜组织往往堵塞伤口，因而仅造成浅前房而非前房消失，且不伴有晶状体囊的损伤。

（一）虹膜脱出或嵌顿

【临床表现】　角膜伤口内虹膜组织部分嵌顿于伤口内或部分脱出于伤口外，同时伴有前房变浅或消失（图 22-1-1）。如同时有晶状体前囊损伤，往往伴有晶状体浑浊和皮质溢入前房，眼压升高。

【治疗方法】　虹膜脱出（prolaspse of iris）一般不超过 72 小时者应仔细检查虹膜上有无异物存留，清除异物及表面渗出膜，用抗生素溶液反复冲洗后，分离虹膜组织与角膜伤口的粘连，将虹膜组织还纳入前房，再缝合角膜伤口，并用 BSS 液重建前房；待前房炎症消退后，Ⅱ期再行虹膜瞳孔成形术（iridoplasty），手术方法详见本节第三部分虹膜损伤修复。如同时伴有晶状体前囊破裂、皮质溢入前房，应在角膜伤口缝合后，于上方角膜缘另做隧道切口行白内障囊外摘出术（extracapsular cataract extraction）。

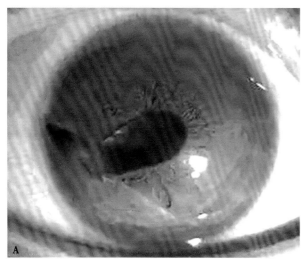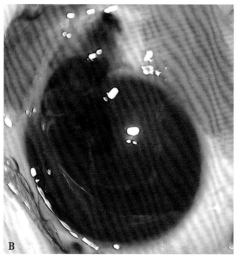

图 22-1-1　虹膜脱出或嵌顿

A. 虹膜组织部分嵌顿于伤口内；B. 虹膜组织部分脱出于伤口外

（二）虹膜穿孔伤

虹膜穿孔伤常见于细小而尖锐的利器刺伤眼前段或眼内异物（intraocular foreign body）穿入眼球内。

【临床表现】

主要为角膜（cornea）或角膜缘（limbus）处细小的自闭的穿孔伤口，可有前房闪辉（aqueous flare，Tyndall phenomenon），虹膜上可见与角膜伤口一致的穿孔，伴或不伴有后粘连，晶状体前囊（anterior lens capsule）可见对应的伤口，甚至发生晶状体浑浊。虹膜穿孔伤，终生不能愈合。

【早期处理】　若虹膜无后粘连，仅需散瞳（mydriasis）、抗炎、预防感染的滴眼液局部滴眼治疗；若虹膜穿孔与晶状体前囊粘连，不需散瞳，使虹膜后粘连（posterior synechia）堵塞晶状体前囊上的裂口，防止晶状体迅速发生浑浊；同时进行眼 B 超、CT 或 MRI 检查，排除眼内异物存留；如眼前段炎症较重则须全身应用抗炎和预防感染药物。

【后期处理】　若虹膜穿孔小，对视功能无明显影响，无需特殊处理；若合并眼内炎（endophthalmitis）或伴有眼内异物时，应进行相应治疗和手术。

（三）虹膜及瞳孔的切裂伤

【临床表现】　较大的虹膜切裂伤（incised wound of iris）可以表现有单纯瞳孔括约肌切裂伤或括约肌切裂伤伴虹膜切裂伤，主要表现为瞳孔变形（discoria）、中等散大、水滴状改变（water droplet change）、瞳孔对光反应（reaction of pupil to light）迟钝或消失（图 22-1-2）。

【治疗方法】　往往需进行瞳孔括约肌断端对位缝合，手术方法详见本节第三部分虹膜损伤修复。

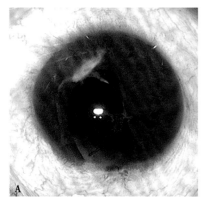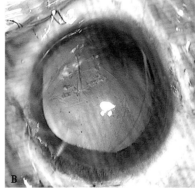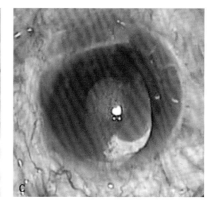

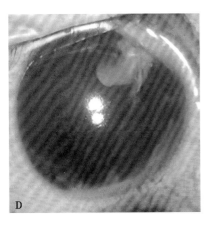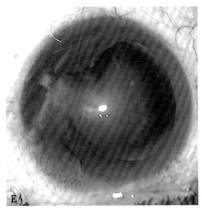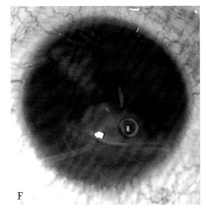

图 22-1-2　虹膜裂伤

A. 水滴状瞳孔；B. 大瞳孔，对光反应消失；C. 瞳孔括约肌裂伤；D. 角膜缘裂伤造成虹膜括约肌裂伤并与角膜缘瘢痕粘连导致瞳孔变形移位；E. 虹膜切裂伤，虹膜根部离断，虹膜后粘连；F. 虹膜脱出，瞳孔变形移位

二、眼挫伤引起的虹膜组织损伤

当眼球受到挫伤后，眼前段的压力通过房水迫使虹膜撞击晶状体；同时前房内的压力向前房角（anterior chamber angle）或抵抗力最小的组织部位扩散，从而造成虹膜睫状体炎（iridocyclitis）、挫伤性瞳孔异常（contusive anomaly of pupil）、瞳孔括约肌撕裂、虹膜根部离断、外伤性无虹膜（traumatic aniridia）以及小梁损伤及前房角后退（angle recession）等。

（一）挫伤性虹膜睫状体炎

【临床表现】　眼球的挫伤可引起虹膜睫状体的毛细血管急剧痉挛收缩，局部缺血缺氧，虹膜组织受刺激后释放出炎性介质使毛细血管扩张、通透性增高，血浆渗出。轻度的挫伤仅导致血管的通透性增强，房水蛋白（aqueous humor protein）增加，出现前房水闪光、角膜后沉着物（keratic precipitates，KP）等；重度的挫伤可导致虹膜、睫状体组织撕裂、破碎，伤后几小时或几天可发生挫伤性虹膜睫状体炎（contusive iridocyclitis），并因之出现眼压（intraocular pressure，IOP）的降低或升高；严重挫伤者，发生虹膜及睫状体急性坏死（acute necrosis），随后出现萎缩（atrophy）。挫伤性虹膜睫状体炎的临床表现与一般虹膜睫状体炎的症状大致相同，但本病除有明显的外伤原因外，无反复发作史。

【治疗方法】　可用阿托品（atropine）散瞳及结膜下注射（subconjunctival injection）抗生素及糖皮质激素，或局部糖皮质激素滴眼液及非甾体类抗炎滴眼液频繁点眼，以抑制前房炎症反应。还应同时高度关注未受伤眼也可能发生同样的炎症反应，预防交感性眼炎（sympathetic ophthalmia）的发生。

（二）瞳孔异常

挫伤性瞳孔异常

【临床表现】　眼球的轻度挫伤使瞳孔括约肌受到刺激，受伤组织释放前列腺素（prostaglandin），导致瞳孔立即缩小，瞳孔括约肌短暂的痉挛消失后，瞳孔恢复正常大小或散大。受伤较轻者，散大的瞳孔滴缩瞳剂（miotic）尚有效果；受伤较重者，由于瞳孔括约肌与瞳孔开大肌同时麻痹出现瞳孔完全强直性散大（ankylosing dilatation），对光反应（light reaction）及调节反应（accommodative reaction）均消失或极为迟钝，因瞳孔各部分麻痹程度不一致，瞳孔呈不规则形，对光反射消失。若视神经纤维受到损伤，瞳孔会立即散大，一般为中度大小，对光反应迟钝或消失。同时眼球挫伤也可因调节痉挛（spasm of accommodation）表现为暂时性的假性近视（pseudomyopia），滴阿托品滴眼液后症状消失。瞳孔散大（mydriasis）伴睫状肌损伤的患者由于调节麻痹可表现为近视力障碍（near vision disorder）。

【治疗方法】　轻度的单纯挫伤性瞳孔异常，一般不需特殊处理，可自行恢复，迁延性瞳孔缩小（persistent miosis），可滴用阿托品滴眼液；瞳孔散大和变形多较顽固，少部分患者可通过滴缩瞳剂如1%毛果芸香碱（pilocarpine）恢复正常视力，若药物治疗无效，对于伴有视力障碍的患者可行虹膜瞳孔成形术治疗，对于伴有睫状肌损伤引起的调节麻痹者手术后还需验光并长期配戴矫正镜片。

瞳孔括约肌撕裂

【临床表现】 瞳孔括约肌撕裂(sphincter laceration)较轻时,表现为双侧瞳孔不等大(anisocoria),而对光反应存在,重者可有明显的瞳孔散大,对光反应消失,缩瞳剂无效。局部的瞳孔括约肌撕裂,可引起瞳孔"泪滴样"(tear drop)变形或更严重的节段性萎缩(segmental atrophy)变形。

【治疗方法】 手术治疗,手术方法详见本节第三部分虹膜损伤修复。

虹膜根部断离(iridodialysis)

虹膜组织根部最薄弱,只有一层色素上皮,与睫状体连接处也比较薄弱,且张力较大,故虹膜根部特别脆弱,当眼球前部受挫伤时,前部房水向后挤压,使虹膜向后房(posterior chamber)压陷,因而容易发生虹膜根部断离(图 22-1-3)。断离可发生一处,也可发生多处,且范围、大小不一致。

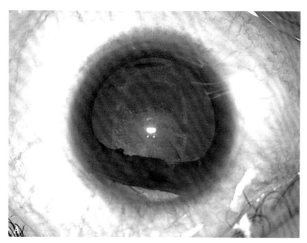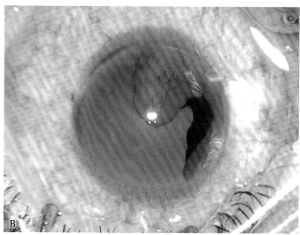

图 22-1-3　虹膜根部断离
A. 下方虹膜根部断离伴括约肌裂伤；B. 接近三个象限的虹膜根部断离

【临床表现】 较小的虹膜根部断离,患者可无自觉症状,裂隙灯显微镜(slit-lamp microscope)下亦无特殊表现,须在前房角镜(gonioscope)下才能看到,虹膜周边呈现一个新月形黑色裂缝,通过断裂处能看到晶状体周边部或睫状突,甚至有玻璃体疝(vitreous hernia);较大的虹膜根部断离,用一般斜照法即可看到周边部的半月形黑色空隙,可通过此空隙用检眼镜(ophthalmoscope)看到眼底。断离侧的瞳孔缘变直,瞳孔呈"D"形,可产生或单眼复视(monocular diplopia)。虹膜根部断离常伴有前房积血,积血量多时须在积血吸收后方可发现离断的部位。

【治疗方法】 上方范围较小的断裂由于眼睑的覆盖多不发生视力障碍,可不必处理;若发生在其他部位或断裂较大时,可出现视觉混乱或单眼复视(monocular diplopia),需手术治疗,手术方法见本节第三部分虹膜损伤修复。

(三)外伤性无虹膜症(traumatic aniridia)

【临床表现】 挫伤较重时,巨大的外力使得虹膜根部与睫状体连接处 360°圆周全部完全分离,即形成外伤性无虹膜(traumatic aniridia)。见于伴有眼球破裂(rupture of eyeball)的严重挫伤,也可见于穿孔伤。临床表现不一,如角膜较大不规则伤口、角膜层间裂伤、前房积血、眼压升高;待前房积血吸收后,断裂分离的虹膜组织也融解吸收,其原因不明,可能由于虹膜组织断裂后缺血坏死,而前房积血又激活了体内的纤维蛋白溶解系统及巨噬细胞系统,在吸收前房积血和血块的同时将虹膜组织一同溶解吸收。此时眼内呈黑色,一旦屈光间质变清澈,眼底将呈红色反射。

【治疗方法】 严重畏光(photophobia)时,可配戴小孔镜或变色框架镜。

三、虹膜损伤修复

(一)外伤性虹膜穿孔伤及脱出的早期修复

虹膜损伤处理的原则是,早期尽可能保留虹膜组织及其结构,以便为Ⅱ期虹膜瞳孔成形术(iridoplasty)

奠定基础。嵌顿而没有脱出的虹膜组织不要轻易切除丢弃；角膜锐器伤清创缝合时，开始时应避开嵌顿处，缝针要锐利，以免伤口进一步张开导致更多的虹膜组织脱出嵌顿。早期的缝合主要是为闭合伤口，预防感染，便于整复虹膜。恢复嵌顿虹膜最安全的方法是首先用抗生素溶液冲洗脱出的虹膜组织，小心地清除虹膜组织表面的渗出膜，再分离虹膜组织与角巩膜伤口的粘连，最后用黏弹剂（viscoelastics），从伤口注入前房，加深前房，同时将虹膜组织压入前房远离角膜（见第二十章角膜与巩膜外伤），最好使用高分子量内聚型的黏弹剂（如硫酸软骨素或透明质酸钠），不易从伤口处反流。如果没有黏弹剂，从周边部注入空气泡可能也有帮助。如果经这些处理，虹膜仍有嵌顿，应检查伤口处是否有缝线穿过了嵌顿的虹膜，然后用一细的睫状体分离器（cyclodialysis spatula）通过角膜周边侧切孔口进入前房轻轻分离，以游离嵌顿的虹膜，如确认有缝线穿过虹膜，应将该缝线拆除，用黏弹剂将虹膜压入前房后再缝合角膜伤口。

对脱出的虹膜应仔细检查，以决定是否复位或切除。长时间脱出可导致虹膜组织缺血坏死。暴露的虹膜可被病原体污染，在这些情况下，复位虹膜有可能引起长期炎症及眼内炎的危险。多数医生认为嵌顿超过 72 小时应切除，或虹膜表现出污秽、坏死时也应切除。我们认为，虹膜组织血运丰富，即便脱出嵌顿超过 72 小时也不一定会发生缺血坏死，而且虹膜组织脱出后往往很快被渗出膜包裹，因此隔绝了外部的进一步污染，最好是将脱出的虹膜表面用抗生素溶液冲洗后仔细地分离渗出膜及虹膜与伤口的粘连后还纳入前房，为Ⅱ期虹膜瞳孔成形术保存修复的组织，即便是虹膜组织萎缩，也比完全无虹膜术后获得的视觉效果好。临床上曾遇虹膜脱出超出 72 小时者，经妥善处理还纳，术后瞳孔恢复圆形，对光反应正常。

（二）虹膜瞳孔成形术

正常情况下虹膜组织存在一定的生理性张力，像圆盘一样悬挂在前房和后房之间，不发生前粘连及后粘连。在病理情况下，如炎症和外伤使虹膜组织的生理性张力遭到破坏，其漂移性增大，不发生前粘连就易发生后粘连。因此，实施虹膜瞳孔成形术旨在重建虹膜隔的张力，避免其发生前、后粘连，使前、后房解剖复位；修复瞳孔至直径 3～4mm，近似圆形，居中，恢复其光学性能，消除术后的畏光、眩光和单眼复视，改善视觉质量。这对于防止远期并发症和稳定术后视功能至关重要。修复方法及操作要点：根据损伤的部位、形状和程度不同采用不同的修复方法。

1. 瞳孔括约肌或虹膜裂伤无组织缺损者　应用 10-0 单长针聚丙烯缝线，将断离的瞳孔括约肌和（或）虹膜断端对位缝合（图 22-1-4）。

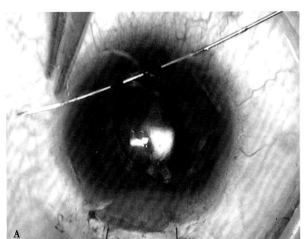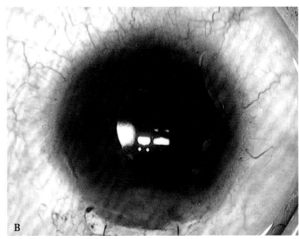

图 22-1-4　瞳孔括约肌断端对位缝合
A. 断端对位；B. 缝合术后

2. 瞳孔括约肌和（或）虹膜的裂伤　有较多组织缺损，断端不能对位缝合者，可将两断端对位缝合在缺损处周边机化（organization）的晶状体前囊上（图 22-1-5）。

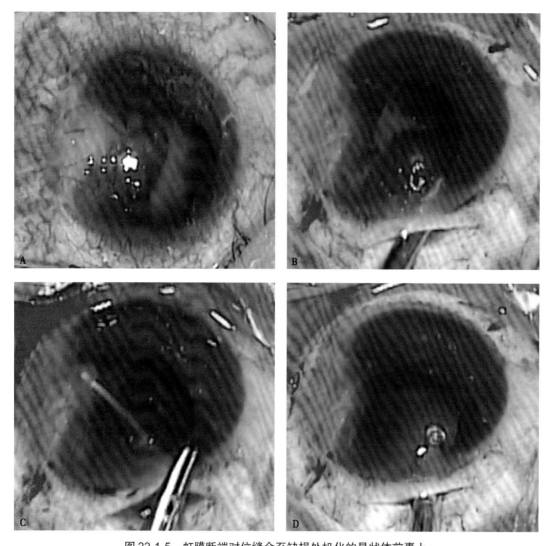

图 22-1-5 虹膜断端对位缝合至缺损处机化的晶状体前囊上
A. 术前；B. 清除浑浊的晶状体；C. 两断端对位缝合在缺损处周边机化的晶状体前囊上；D. 术后

3. 瞳孔括约肌和（或）虹膜的裂伤，伴有较多组织缺损，断端不能对位缝合而又未机化的晶状体囊存在者，应用 10-0 的聚丙烯线将离断的虹膜断端联系起来，再用 10-0 的聚丙烯线将牵引虹膜断端的连接线缝合在缺损处的巩膜突（scleral spur）对应的角膜缘部位（图 22-1-6）。

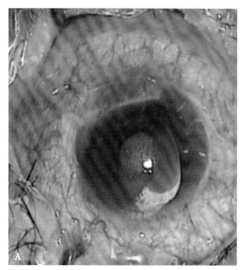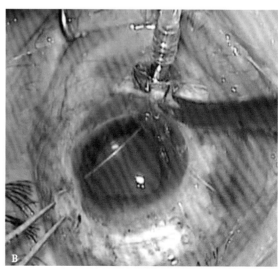

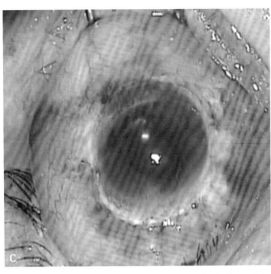
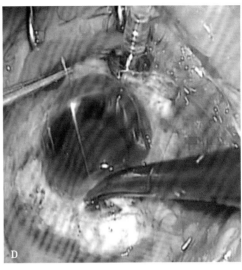

图 22-1-6 断离的虹膜断端缝合至缺损处角膜缘

A. 缝合术前；B. 10-0 聚丙烯线将虹膜断端联系起来；C. 牵引缝合在缺损处的巩膜突对应的角膜缘部位；D. 缝合术后

4. 眼挫伤伴有虹膜后粘连的大瞳孔 眼球挫伤所致的大瞳孔，往往伴有虹膜的后粘连，瞳孔不圆，对光反应消失。分离虹膜后粘连之后，可能发现括约肌多处损伤的切迹，应用 10-0 聚丙烯缝线将切迹处一一对位缝合（图 22-1-7）。

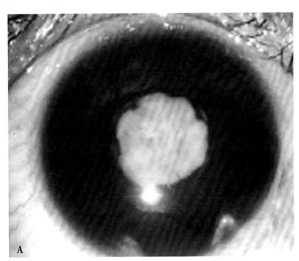
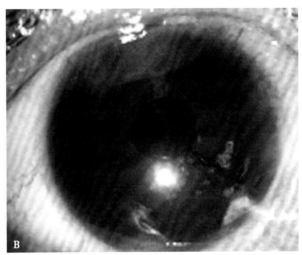

图 22-1-7 眼挫伤伴有虹膜后粘连大瞳孔的修复

A. 瞳孔不圆、虹膜后粘连；B. 对位缝合瞳孔缘 3 点、4 点

5. 眼挫伤不伴虹膜后粘连和括约肌损伤的大瞳孔 眼球挫伤所致的前房积血，吸收后可见由于虹膜根部的出血和渗出而形成的机化条索，但有时隐藏于前房角而不易发现。机化条索收缩牵引所致前房角粘连（goniosynechia）、浅前房和眼压升高。需应用虹膜钩伸入前房角处分离并探察，可发现灰白色机化条索呈蛛网状伸向虹膜面，使虹膜牵引皱缩和瞳孔散大。此时则可牵引并撕脱机化条索以使虹膜皱缩展开，则可使瞳孔缩小并复位（图 22-1-8）。

6. 瞳孔括约肌麻痹所致大瞳孔的修复 眼球挫伤所致的瞳孔括约肌麻痹或虹膜阶段性萎缩所致的大瞳孔，应用 10-0 聚丙烯缝线将瞳孔缘 3 点或 4 点位缝合，或将虹膜节段性萎缩处缝合 1～2 针（图 22-1-9）。

7. 角膜缘裂伤瞳孔移位的修复 角膜缘裂伤往往造成虹膜括约肌裂伤并与角膜缘瘢痕粘连导致瞳孔变形移位，修复方法：从角膜缘瘢痕的一侧做一角膜缘隧道切口，黏弹剂加深前房，钝性分离虹膜和离断的瞳孔括约肌与角膜缘瘢痕的粘连，后将断端对位缝合（图 22-1-10）。

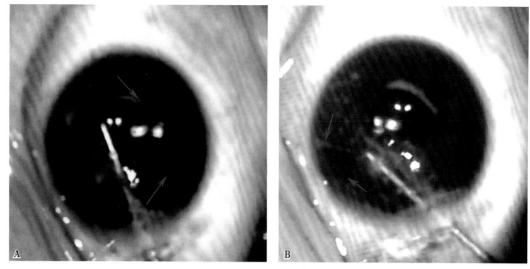

图 22-1-8　牵引并撕脱前房角内的机化条索

A. 虹膜钩伸入前房角处分离并探察；B. 牵引并撕脱机化条索

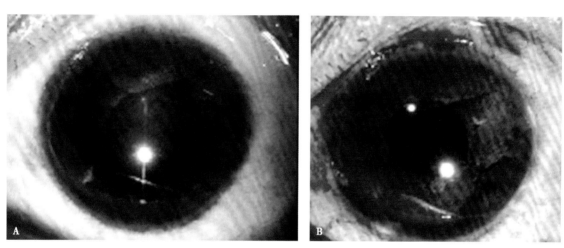

图 22-1-9　瞳孔括约肌麻痹所致大瞳孔的修复示意图

A. 修复术前；B. 修复术后

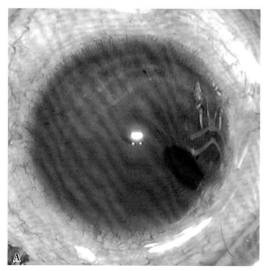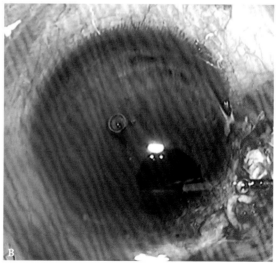

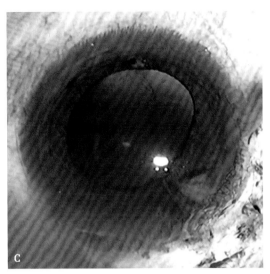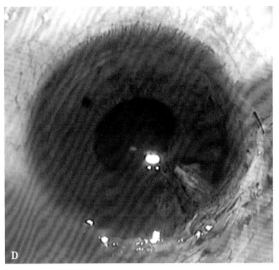

图 22-1-10 角膜缘裂伤瞳孔移位的修复

A. 虹膜括约肌裂伤并与角膜缘瘢痕粘连导致瞳孔变形移位；B. 以黏弹剂加深前房；C. 钝性分离虹膜和断离的瞳孔括约肌与角膜缘瘢痕的粘连；D. 断端对位缝合

8. 虹膜根部断离的修复　眼球挫伤所致的虹膜根部断离，应用 10-0 双长针聚丙烯缝线将断离的虹膜根部褥式缝合在断离处的巩膜突部，这样既可使损伤的虹膜隔解剖复位，又减少了对前房角组织进一步损害（图 22-1-11～图 22-1-13）。

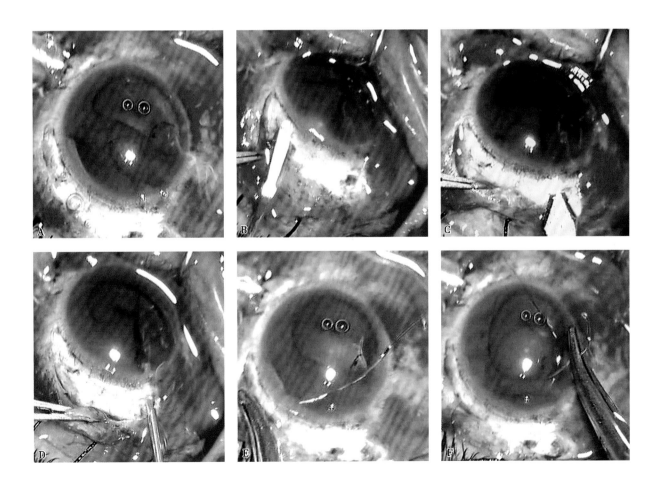

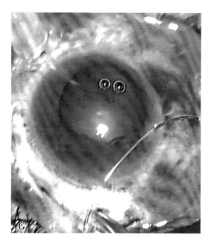
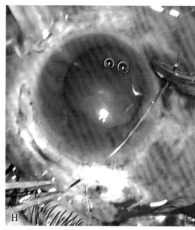
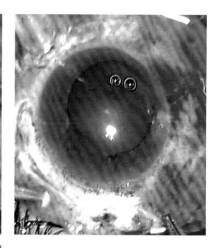

图 22-1-11　虹膜根部断离的修复过程

A. 术前；B、C. 分别于 10 点、2 点位角膜缘后 1mm 做长 2mm 的角巩膜缘隧道切口；D. 分离后粘的虹膜并切除前房内的血膜；E、F. 于 2 点位褥式缝合断离的虹膜根部一针并将线结埋藏在巩膜板层切口内；G、H. 于 10 点位褥式缝合第二针；I. 术后

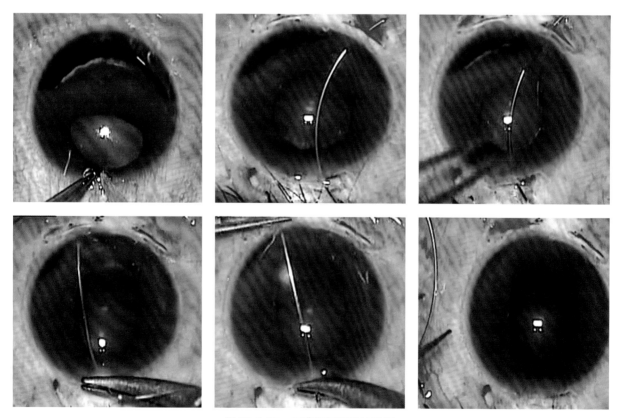

图 22-1-12　虹膜根部断离的修复

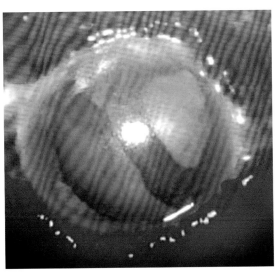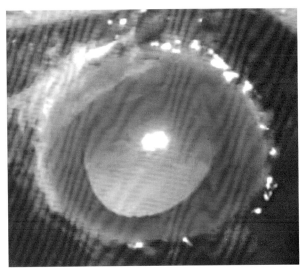

图 22-1-13　虹膜根部断离的修复示意图

 第二节　睫状体外伤及修复

　　睫状体外伤包括睫状体脱离和睫状体断离,但在传统的临床观念中,很多临床医生不易很好地区分这两种不同的情况。

　　睫状体脱离(ciliary body detachment)是指在病因作用下,睫状体与部分巩膜(不包含巩膜突)分开,即睫状体体部与巩膜分离致睫状体上腔有间隙并积液,引发的一系列临床病理改变。

　　睫状体断离(cyclodialysis cleft)是指在病因作用下,睫状体纵形肌的肌腱断裂,与巩膜突及巩膜完全分开后,前房与睫状体上腔直接沟通,房水直接进入睫状体-脉络膜上腔(superior ciliary choroidal cavity)而引发的以低眼压(ocular hypotension)为主的一系列临床病理改变,又被称为睫状体解离、截离或分离。本章节中统一称其为睫状体断离(图 22-2-1)。

　　前房角后退(angle recession)是指睫状体自身肌肉的撕裂,通常为睫状体纵形肌与环形肌的分离,而纵形肌与巩膜突并未分离,造成虹膜根部向后移位,睫状体带增大,周边前房深度加大的一系列临床病理改变。

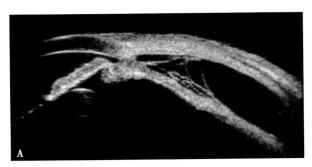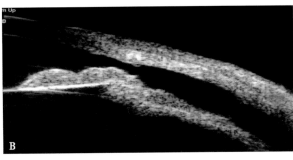

图 22-2-1　睫状体损伤
A. 睫状体脱离;B. 睫状体断离

(一)睫状体外伤的常见病因

1. 眼外伤　包括挫伤、累及角膜缘的较大的切裂伤。

2. 葡萄膜炎(uveitis)

3. 内眼手术　包括小梁切除术(trabeculectomy)、角膜缘切口的白内障囊内摘除术(intracapsular

cataract extraction，ICCE)、玻璃体切除术（vitrectomy）及其他眼前后段手术。

（二）睫状体外伤的鉴别诊断

见表 22-2-1。

表 22-2-1 睫状体外伤的鉴别诊断

	睫状体脱离	睫状体断离
睫状体与巩膜突	未分开	分开
睫状体与巩膜	部分分开	完全分开
脉络膜上腔与前房	未相通	相通
机制	炎症渗出、出血、视网膜脱离增生膜牵引	眼球挫伤、小梁切除位置过于靠后、ICCE 手术娩核时玻璃体脱出眼压突然降低
主要体征	睫状体 - 脉络膜上腔积液、积血	前房角镜下见巩膜突后巩膜裸露，UBM 见前房角与巩膜下腔交通，眼压持续低于 9 ～10mmHg（表层巩膜静脉压）
首选诊断手段	B 超、UBM	前房角镜检、UBM

（三）睫状体外伤的治疗

睫状体脱离的治疗有药物治疗、激光光凝（laser coagulation）、冷凝（cryocoagulation）以及手术治疗。睫状体脱离治疗方案的选择取决于睫状体脱离的病因、范围以及是否存在离断口。对于外伤性睫状体脱离伴断离的患者，离断范围小，可以采取药物保守治疗，给予抗炎以及睫状肌麻痹剂（cycloplegic）。不伴断离的外伤性睫状体脱离者，大部分通过保守治疗睫状体能够复位。无效者如低眼压已对视功能造成损害，应行睫状体缝合术（ciliary body suture）或内填充术（internal filling），以提高眼压，保存残余视功能。非外伤性睫状体脱离者（不会伴有睫状体断离）主要是保守治疗或因原发病而行手术治疗。硅油眼睫状体脱离患者可能存在前段 PVR 或者睫状体功能低下，所以对于前段 PVR 形成长期低眼压睫状体脱离者，睫状体缝合无法取得良好的效果。

1. 睫状体外伤根据是否伴有睫状体断离选择手术时机及方式

（1）伴有睫状体断离者：因前房与脉络膜上腔（epichoroidal space）之间相连通，大量房水直接流入睫状体 - 脉络膜上腔，眼压持续较低，睫状体无法复位贴合至巩膜壁，因此保守治疗大多无效。保守治疗 2 周无效者，需尽早行睫状体缝合术。

（2）单纯睫状体脱离者：保守治疗大多效果良好，极少部分患者保守治疗 3 个月至半年仍无效后，再考虑行睫状体缝合术或联合填充术（C_3F_8 填充）。

（3）对于本身损伤需行眼后段手术，即无需保守治疗睫状体脱离，根据有无睫状体断离以及其范围行睫状体缝合或内填充术。也有临床医生在行玻璃体手术时进行内窥镜下直视缝合。

（4）睫状体缝合术：根据 UBM 提示睫状体断离范围，缝合范围超过断离口 1-2 个钟点。睫状体缝合术后，最好让其眼压中度升高 2～3 天，有利于睫状体断离的愈合。

（5）伴有外伤性白内障的睫状体脱离并断离者：行白内障超声乳化术后，囊袋内植入张力环，并用 10-0 聚丙烯线在断离处将张力环缝合至角膜缘后 1 至 2mm 的巩膜隧道切口内，一并将断离口缝合，线结埋藏于隧道切口的层间，然后在囊袋内植入人工晶状体。

2. 睫状体缝合手术部位的选择

（1）在睫状体 - 脉络膜上腔积液最多处；

（2）在睫状体断离对应处；

（3）缝合至角膜缘后 3mm 处的巩膜面；

（4）尽量避开 3 点和 9 点位，并需避开以后可能将要进行玻璃体手术的巩膜穿刺口位置；

（5）巩膜切口须与角膜缘平行。

3. 常见的手术方法

（1）单纯巩膜切开放液术：目前已经很少选择此术式，多在施行经巩膜睫状体冷凝、眼内光凝、睫状体缝合等手术时进行放液。

（2）睫状体缝合复位术：分为巩膜全层切口睫状体缝合复位术和巩膜板层下切口睫状体缝合复位术（图22-2-2）。

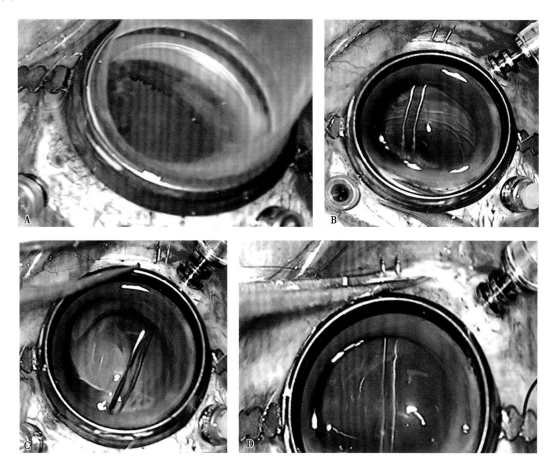

图22-2-2　巩膜板层下切口睫状体缝合复位术

A. 术前见睫状体断离；B. 于7点位褥式缝合离断的睫状体一针并将线结埋藏在巩膜板层切口内；
C. 于8点位褥式缝合第二针；D. 于6点位褥式缝合第三针

4. 巩膜全层切口睫状体缝合复位术手术步骤

（1）术前准确定位，确定断离范围。

（2）术前充分缩瞳。

（3）作以穹隆为基底的结膜瓣，暴露巩膜，止血。

（4）避开3点和9点方位，超出断离范围1～2个钟点，距离角膜缘后3mm作平行于角膜缘的巩膜切口深达脉络膜上腔，每端越过睫状体断离区5mm，可见积液从切口流出。

（5）以虹膜恢复器（iris repositor）轻压切口后唇，睫状体与虹膜根部少量组织脱入切口，10-0聚丙烯线穿过切口前唇深达1/2～2/3深度，再用缝针穿过少许睫状体组织，从巩膜后唇对应前唇的深度穿出，结扎缝线，关闭睫状体与巩膜突间的裂隙，间断缝合数针，每端越过睫状体断离区5mm，埋藏线结，术中指测眼压达到Tn。

（6）轻轻透热凝固手术区睫状体表面，使睫状体与巩膜发生炎性粘连。

（7）以10-0尼龙线缝合结膜切口，常规结膜下注射抗生素＋地塞米松；涂抗生素眼膏＋1%阿托品眼膏，包盖双眼。

5. 冷凝和光凝　包括经巩膜表面行睫状体冷凝术（cyclocryocoagulation）和经眼内或眼外行睫状体光凝术（cyclophotocoagulation），目的是通过对睫状体施加冷、热能量，使睫状体发生炎症反应，从而使其与巩膜粘合复位。眼内光凝术（endophotocoagulation）多在玻璃体手术中一起实施。这两种术式术后术眼疼痛剧烈,且复位粘合不如缝合复位术可靠,一般不单独进行。

【术后处理】

(1)每日换药更换敷料,抗生素、糖皮质激素滴眼液和阿托品眼膏局部应用。

(2)全身抗炎、预防感染药物及糖皮质激素应用。

(3)对症处理。

(4)术后6天拆除结膜缝线,去除敷料,巩膜缝线可永久保留。

【并发症】

(1)术后一过性高眼压、继发性青光眼(secondary glaucoma):可对症处理。

(2)术后持续性低眼压:多由于漏口未完全封闭或前段PVR牵引使睫状体不能与巩膜相贴所致,查明原因实施相应治疗或手术处理。

(3)葡萄膜炎性反应:可进行保守治疗。

(郑广瑛　王华君　杨子冰)

参 考 文 献

1. 张效房,杨进献. 眼外伤学. 郑州:河南医科大学出版社,1997.

2. 刘家琦,李凤鸣. 实用眼科学. 3版. 北京:人民卫生出版社,2010.

3. 李秋明,郑广瑛. 眼科应用解剖学. 2版. 郑州:郑州大学出版社,2010.

4. 蔡用舒. 创伤眼科学. 北京:人民军医出版社,1988.

5. 李凤鸣,谢立信. 中华眼科学. 3版. 北京:人民卫生出版社,2014.

6. 肖天林,吴文灿,王勤美. 眼外伤临床精粹. 武汉:湖北科学技术出版社,2013.

7. 王小强. 外伤性睫状体脱离的临床研究及睫状上腔渗液中炎性因子的实验研究. 天津医科大学,2014.

8. 吴敏,李娟娟,胡竹林,等. 眼前节光学相干断层扫描在外伤性睫状体脱离的应用. 临床眼科杂志,2009,17(05):404-405.

9. Okamoto Y,Okamoto F,Nakano S,et al. Morphometric assessment of normal human ciliary body using ultrasound biomicroscopy. Graefe's Archive for Clinical and Experimental Ophthalmology. 2017/12/01 2017;255:2437-2442.

10. Ji JD,Ding YZ,Hu ZZ,et al. Extracting intraocular foreign body at or near the ciliary body with scleral indentation in direct visualization. International Journal of Ophthalmology. 03/1801/08/received 10/11/accepted 2018;11:533-535.

11. Karatepe Haşhaş AS,Arifoğlu HB,Yüce Y,et al. Evaluations of Corneas in Eyes with Isolated Iris Coloboma. Current Eye Research. 2017;42:41-46.

12. L. Shannon M,M Fame R,Chau F,et al. Mice Expressing c-MYC in Neural Precursors Develop Choroid Plexus and Ciliary Body Tumors. Vol 1882018.

13. Scharioth GB. Iris capture and reverse pupillary block in eyes with scleral-fixated posterior chamber intraocular lenses. Journal of Cataract & Refractive Surgery. 2018;44.

14. Tweedy JH,Pralits JO,Repetto R,et al. Flow in the anterior chamber of the eye with an implanted iris-fixated artificial lens. Mathematical Medicine and Biology:A Journal of the IMA. 2018;35:363-385.

15. Wong M,Lee WB,Halpern RL,et al. Ciliary body metastasis from renal cell carcinoma successfully treated with intravitreal bevacizumab. American Journal of Ophthalmology Case Reports. 03/14 10/01/received 01/09/revised 01/09/accepted 2017;6:61-63.

第二十三章 外伤性前房积血

外伤性前房积血(traumatic hyphema)是眼球挫伤(contusion of eyeball)常见的表现。虽然大多数患者的前房积血能够完全吸收,但伤后近期和远期仍可发生一些并发症,威胁视力。因此,必须认真对待前房积血。

第一节 外伤性前房积血的分类与分级

(一)外伤性前房积血的分类

(1)按受伤种类分类:眼球挫伤(contusion of eyeball)、穿孔伤(perforating injury of eyeball)或眼球破裂(rupture of eyeball)所致的前房积血。

(2)按积血来源分类:来源于虹膜括约肌或虹膜基质损伤、虹膜根部断离(iridodialysis cleft)、睫状体损伤、睫状体断离(cyclodialysis cleft),血管异常或新生血管形成(neovascularization),或由玻璃体积血(vitreous hemorrhage)溢入前房。

(3)按积血性质分类:原发性(primary)、继发性(secondary)、连续性前房积血(continuous hyphema)。

(4)按积血持续时间分类:急性期(1~7天)、亚急性期(8~14天)和慢性期(>14天)。受伤时立即发生的前房积血为原发性前房积血,受伤后2~5天发生的前房积血为继发性前房积血。

(5)按积血特点分类:液化(红色)、凝血块(棕色或黑色)、混合机化血块(黄褐色、灰色或白色)。

(6)按患者的全身情况分类:正常、凝血功能障碍、镰状细胞血红蛋白病(sickle cell-hemoglobin disease)。

(二)外伤性前房积血的分级

外伤性前房积血的根据积血量分为少量及1~4级。少量出血是指前房内只存在循环的血液而无凝血块(表23-1-1,图23-1-1。)

表23-1-1 外伤性前房积血的分级

类型	血液沉积占前房的容积
少量	无血液沉积层
I 级	<1/3

类型	血液沉积占前房的容积
Ⅱ级	1/3～1/2
Ⅲ级	1/2～接近全部
Ⅳ级	全部（充满前房）

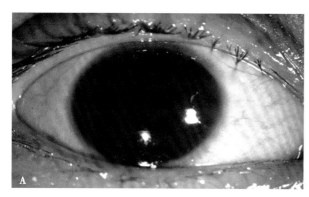 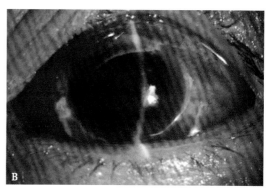

图 23-1-1 前房积血分级
A. Ⅰ级；B. Ⅲ级

第二节 外伤性前房积血的流行病学和预防

据北美调查：估计前房积血的发生率每年 10 万人口中出现 17～20 例，即 0.017%～0.020%。大多数为 20 岁以下的年轻人。男性多于女性，男女发生比率大约为 3∶1。致伤原因多种，如拳头击伤、石块击伤或棍棒打伤、碰撞及跌倒等。最常见的致伤种类为挫伤（contusion）。Schein 等认为儿童玩耍可能是儿童致伤的主要原因。年轻人中 60% 为运动后受伤所致。美国机械性眼外伤登记系统（United States Eye Injury Registry，USEIR）发现：33% 的严重眼外伤发生前房积血。前房积血在开放性眼外伤中约占 31%，在闭合性眼外伤中约占 35%。46% 的前房积血发生于开放性眼外伤。患者 75% 为男性。外伤的平均年龄为（29±5）岁（中位数：30 岁）。

佩戴适宜的防护眼镜，如有牢固框架、聚碳酸酯镜片和后部固定带（图 23-2-1），能显著减少外伤性前房积血。

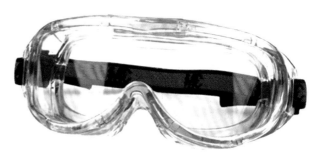

图 23-2-1 眼外伤防护眼镜示意图

前房积血的发生率，Ⅰ级积血者占初次受伤的 50%～60%；Ⅱ级积血占 20%～30%；Ⅲ级积血占 15%；5%～10% 为全前房积血（Ⅳ级），如果将继发性积血的患眼计算在内，全前房积血发生率可高达 15%。

第三节 外伤性前房积血的病理生理

一、外伤性前房积血的机制

眼前段组织中，角膜（cornea）和晶状体（lens）都没有血管，而虹膜（iris）和睫状体（ciliary body）不仅含有丰富的血管，而且结构细致。其血管分布，在睫状肌（ciliary muscle）的环状纤维之前。由睫状后长动脉与睫状前动脉吻合形成虹膜动脉大环（greater arterial circle of iris），再由此大环发出的细支分布到虹膜和睫状体。其中一部分走向虹膜者，在与睫状突（ciliary processes）附着处的虹膜根部，沿虹膜基质（iris stroma）前行呈放射状直达瞳孔缘（pupillary margin），在距离瞳孔缘约 1.5mm 处与相对的静脉支吻合，形成不完整的环，即虹膜小环（lesser ring of iris）。虹膜小环由动脉和静脉合成，所以不应称之为动脉环。由此再分为细支。其中瞳孔括约肌（sphincter pupillae）四周的毛细血管网最密，瞳孔开大肌（dilator pupillae）则较稀疏。在二者之间的基质内形成丰富的毛细血管网。因此，瞳孔缘受伤时，常可产生小的出血。由虹膜环分出的另一部分，走向睫状体者，在睫状肌内形成睫状肌动脉环。其血管呈分叉状，分支后形成致密的毛细血管网，穿过睫状肌进入睫状突前部。在此又分成许多分支，互相吻合，其所构成的毛细血管网，是睫状突的主要组成部分，这些部位受伤时常可形成较大量的出血。

眼球挫伤时，钝力往往来自眼球正前方，轻者压力垂直向后，迫使角膜内陷，房水（aqueous humor）冲击虹膜及晶状体。晶状体质硬，不易变形，压力反跳时，能使虹膜前面及后面都承受打击。如果力量不大，虹膜的毛细血管虽无破裂，但生理功能紊乱，主要表现在最初血管收缩，局部组织水肿、充血或出血。如果环行肌、瞳孔缘或虹膜基质出现撕裂，虹膜小环及毛细血管发生破裂，则出血较多。

严重挫伤时，眼球前后径受压，角膜中央凹陷，眼球赤道部扩张，瞳孔括约肌反射性收缩，虹膜根部受牵引，在角膜压陷的同时，房水被挤到周边，直接冲击虹膜根部。此外，晶状体波动及反跳，可使睫状体悬韧带张力突然增加，虹膜及睫状体前表面发生撕裂，引起出血。同时睫状体斜行肌和纵行肌出现反射性收缩，环行肌与纵行肌分离，或睫状体与巩膜突分离，这一系列的改变，使受伤组织由最初的麻痹性血管扩张发展为组织坏死，甚至出现明显的组织撕裂、移位及血管破裂。眼球受外力后眼内压力急剧升高，导致虹膜小环、或虹膜动脉大环、睫状体血管破裂，出血聚集于前房，引起前房积血（图 23-3-1）。大多数前房积血是由于撕裂睫状体前表面，导致动脉环主干及分支破裂和反复发生睫状体静脉及脉络膜破裂引起；大约 15% 前房积血由于虹膜血管破裂、睫状体断离和虹膜根部断离引起；少数前房积血来源于虹膜新生血管、玻璃体积血、隐性穿孔性损伤、赘生物（vegetation）如视网膜母细胞瘤（retinoblastoma）、恶性黑色素瘤（malignant melanoma）、转移性肿瘤（metastatic tumors）和青少年性肉芽肿（juvenile granuloma）等。自发虹膜出血很少发生于存在异常凝血机制因素的患者。

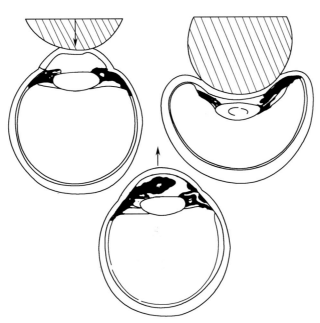

图 23-3-1　闭合性眼外伤前房积血机制示意图
赤道部扩张伴有晶状体/虹膜隔向后移位和血管破裂

二、前房积血相关的眼部损伤

外伤性前房积血相关的眼球前段改变最重要的是前房角后退（recession of anterior chamber angle），一般发生于挫伤所致的闭合性眼外伤，表现为睫状肌纵行肌和环形肌之间分离（图 23-3-2）。前房角后退的范围与前房积血的量或急性眼压升高并不一定相关。前房角后退发生前房积血者占 30%～85%，早期或后期出现的青光眼与此有关。较广泛的前房角后退常伴有高发生率的迟发性青光眼，前房积血患者有 6%～10% 发生前房角后退性青光眼。睫状体从巩膜突上分离造成睫状体断离，很少发生前房积血，而睫状体断离是低眼压的重要原因。

外伤性前房积血均伴有外伤性虹膜炎，前房积血中可见前房中炎性细胞，即使在出血已被清除后仍可见虹膜释放的色素导致色素上皮弥散和在小梁网（trabecular meshwork）上沉积。在某一区域出现虹膜萎缩环及前囊的色素沉着很常见，可以在晶状体前囊上产生明显的瞳孔缘压印（即 Vossius 环）。

由瞳孔括约肌不全麻痹或麻痹引起外伤性瞳孔散大的发生率大约为 10%；相反，严重的外伤性虹膜炎常伴有瞳孔缩小。虹膜根部断离发生率低于 10%。

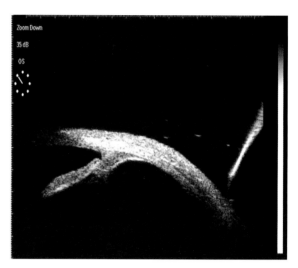

图 23-3-2　UBM 示前房角后退

眼球挫伤引起角膜擦伤比较常见。对于外伤性前房积血的伤眼需考虑到存在隐性眼球破裂的可能，角、巩膜破裂大部分发生在接近角膜缘平面到眼球赤道部之间，或直肌附着部下面。若发现球结膜水肿、结膜下出血、前房深度改变、低眼压（ocular hypotension），间接检眼镜或全视网膜镜观察巩膜（sclera）有异常者，均预示有眼球破裂的可能。眼球挫伤，可损伤角膜内皮细胞，导致早期或晚期角膜水肿（corneal edema），特别当眼压增高时，可发生角膜血染（blood staining of cornea）。眼球挫伤并发白内障发生率为 5%～15%。晶状体不全脱位（subluxation of lens）较少发生。

眼球后段损伤是外伤性前房积血清除干净后视力减退（visual deterioration）的常见原因。显著的玻璃体积血，视网膜水肿（retinal edema）、裂孔、出血和脉络膜破裂发生率高于 33%。视神经外伤或显著高眼压可导致视神经萎缩（optic atrophy）。外伤性前房积血的伤眼并发的这些损伤，是视力丧失或不可恢复的主要原因（图 23-3-3）。

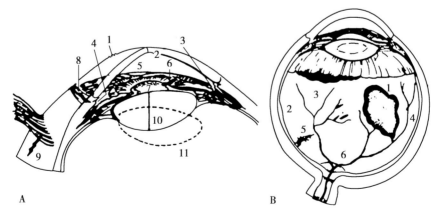

图 23-3-3　外伤性前房积血相关眼部损伤

A. 1：角膜擦伤；2：角膜内皮细胞损伤，可伴角膜血染；3：前房角后退；4：睫状体分离；5：虹膜根部断离；6：虹膜括约肌破裂；7：晶状体前囊 Vossius 环；8：角巩膜破裂；9：巩膜破裂；10：白内障；11：晶状体不全脱位；B. 1：玻璃体积血；2：视网膜水肿；3：视网膜锯齿缘截离；4：视网膜裂孔；5：脉络膜破裂；6：视神经损伤

三、外伤性前房积血的吸收

外伤性前房积血不论多少均可吸收。初发性前房积血之所以能很快消散，其原因有三：①虹膜组织能自动收缩，停止出血；②血管内压力能与眼压（intraocular pressure，IOP）达到平衡；③前房积血能与房水相混合，防止血液凝结，帮助血液溶解吸收。但吸收的时间因病情而异，量少者1～5天，量多者5～7天。吸收的途径主要是通过虹膜表面的隐窝。早年Wolff组织切片就发现伤后24小时，大量红细胞进入隐窝内的毛细血管。但Cahn持不同意见，认为红细胞直径为7μm，不能通过虹膜吸收。Sinsky等发现红细胞是经过小梁网及巩膜静脉窦（sinus venosus sclerae）组织的通道，从前房排出的。Mithater利用^{32}P标记红细胞注入家兔眼前房，也证明未损害的红细胞是通过前房角滤过系统排出的。

四、凝血块的形成与分解

外伤性前房积血是由于血管破裂引起出血，出血停止是由于眼压升高、压迫血管、血管痉挛（vasospasm）和纤维素（血小板）凝血块形成。病理研究显示前房积血凝固形成纤维素或凝血块，凝血块的外面有一层被膜牢固附着。整个前房积血可以前、后形成一个二叶状结构，在伤后4～7天能形成最大完整的凝血块。

前房内有纤维蛋白溶解活动，纤维蛋白溶解原转换为纤维蛋白溶解素，接着纤维蛋白溶解素分解为纤维蛋白，导致凝血块溶解。前房内活动的血细胞和纤维蛋白降解产物，随着房水循环经小梁网外流出去，少部分被虹膜血管吸收。

第四节 外伤性前房积血的诊断

（一）病史

前房积血的患者通常主诉视力减退和眼痛，儿童常表现嗜睡状态。确定病情，包括致伤物的致伤力量、速度、类型、作用方向、受伤的确切时间、视力下降的时间和程度以及是否戴防护眼镜。通常受伤当时即出现视力损害。如果视力逐渐下降，表明有再出血或出血仍在持续。是否用过抗凝药物，如阿司匹林、非甾体抗炎药、华法林和氯吡格雷等；患者是否患有镰状细胞贫血（sickle cell anemia）或有镰状细胞贫血家族史。患者有无凝血功能异常，如血性鼻涕、刷牙时有牙龈出血、容易擦伤以及血便。

（二）全面的眼科检查

首先确定有无开放性眼球外伤。检查外眼和球周有无其他外伤。记录前房积血或凝血块的范围（如积血的高度、充满前房百分数或几时范围）。凝血块应与非凝血相区别，循环红细胞尽可能以定量表示（＋～＋＋＋＋）。早期检查可以辨别出血位置。再出血则不容易分辨，但可以通过观察陈旧性血凝块上有无新鲜出血和前房积血体积是否增加来判断。以后每次检查都要记录视力并测量眼压。高放大倍数的裂隙灯显微镜（slit-lamp microscope）可以评价角膜血染情况，前房角镜检查能及时观察到活动性出血的位置，伤后1个月待出血吸收后可了解前房角后退情况，散瞳检查视网膜（retina），检查时勿压迫巩膜。应推迟压迫巩膜，直到外伤1个月后。若无法窥清眼底，可行B超检查，注意勿用力压迫眼球。除非出现难以控制的眼压升高，勿用前房角镜检查。若必须使用前房角镜时，注意勿用力压迫眼球。若疑有晶状体囊破裂、眼内异物或其他眼前段病变，但无法窥清时，可行超声生物显微镜检查眼前段。

对于疑有眶骨骨折、眼内异物（intraocular foreign body）或意识丧失（unconsciousness）的患者，需行眼眶和颅脑CT检查，矢状位和冠状位扫描，眶部扫描层面厚1～3mm。血液检查进行镰状细胞遗传特性检查或镰状细胞贫血病检查，使用血红蛋白S溶解度测试试剂盒（Sickledex）筛查，必要时做血红蛋白电泳。

第五节 外伤性前房积血的治疗

在详细了解伤者的患眼和全身情况后,应系统治疗外伤性前房积血。治疗在许多方面仍存在争议,如是否需要住院治疗、是否需要绝对卧床休息,但必须脱离致伤环境是肯定的。对不遵守医嘱的患者、有出血体质或血液恶病质的患者、合并其他严重眼球或眼眶损伤的患者,以及合并眼压显著升高和镰状细胞贫血病的患者,均应住院治疗。此外,儿童有造成弱视(amblyopia)危险,尤其是7~10岁或以下的儿童,不配合检查以及疑有被虐的儿童,应住院并积极治疗。门诊治疗和住院治疗在继发性出血和临床结果上没有显著差别,住院治疗的优点是便于定期检查,及时发现药物依赖和可能早期发现并发症。

外伤性前房积血的治疗分为保守治疗(conservative treatment)和手术治疗(operative treatment)。

一、保守治疗

量少时多能自行吸收。积血量大或多次继发性出血者则难吸收且容易出现继发性青光眼(secondary glaucoma),使角膜内皮(corneal endothelium)损害。或出现角膜血染,出血吸收后,角膜渐变黄白色,长期难以消退,影响视力。故应积极进行治疗。保守治疗的方法包括以下各项。

1. 体位 受伤早期应予半卧位,抬高床头30°,促使血液下沉,限制眼球运动,可洗澡。防止便秘和剧烈咳嗽,避免对眼球施加压力,禁止弯腰和抬重物。以金属或透明塑料眼罩全天遮盖患眼。不可包扎,以便及时发现再次出血造成的视力丧失。

2. 止血药(hemostatics) 止血敏(酚磺乙胺,etamsylate)、安络血(卡巴克洛,adrenosin)、立芷雪(巴曲酶)等及中药云南白药等。对于老年患者慎用止血药,因为有诱发身体其他脏器栓塞的可能。云南白药是以三七为主要成分的中成药,既可止血,亦可活血化瘀。

3. 糖皮质激素(glucocorticoid) 可减轻组织炎性反应,减少纤维渗出,消除小梁网组织水肿,利于房水引流。以滴眼液滴眼治疗虹膜炎(iritis)、晶状体前囊破裂或当前房内有纤维蛋白或白细胞时。症状和体征好转后应立即减少滴眼的频率,以降低糖皮质激素性青光眼的发病风险。目前没有明确的证据证实应用糖皮质激素能够提高前房积血的预后,对药物的副作用要有充分的认识,在儿童局部使用糖皮质激素要特别注意。儿童的眼压升高迅速,而且长期使用会使白内障的发病风险明显升高。如果必须使用时,须密切观察眼压变化,一旦病情好转马上开始逐渐减量。

4. 降眼压药物(ocular hypotensive drug) 当前房内有较多出血时,不论眼压有无升高,为了预防青光眼或角膜血染,如果24小时无吸收征象,可应用降眼压药物,控制眼压。局部使用β受体阻滞剂(β-blocker),如0.5%噻吗洛尔(timolol)(每日2次,但须注意患者是否患有哮喘或慢性阻塞性肺疾病)、盐酸倍他洛尔滴眼液(betaxolol hydrochloride eye drops,贝特舒)、盐酸左布诺洛尔滴眼液(levobunolol hydrochloride ophthalmic solution,贝他根)、盐酸卡替洛尔(carteolol,美开朗)等,或使用α受体激动剂(α-receptor agonist)——酒石酸溴莫尼定滴眼液(brimonidine tartrate eye drops,阿法根,每日2次或每日3次),碳酸酐酶抑制剂(carbonicanhydrase inhibitor)滴眼液——布林佐胺滴眼液(brinzolamide eye drops,派立明,每日3次);前列腺素类药物(prostaglandins):拉坦前列素滴眼液(latanoprost eye drops,适利达)、曲伏前列素滴眼液(travoprost eye drops,苏为坦)、贝美前列素滴眼液[bimatoprost ophthalmic solution(lumigan),卢美根]等。全身用碳酸酐酶抑制剂(carbonicanhydrase inhibitor)[醋甲唑胺(methazolamide)25~50mg,每日2次或每日3次,乙酰唑胺(acetazolamide)50mg,每日2次]。如果没有禁忌证。需要时可使用高渗脱水药物[20%甘露醇(mannital)每千克体重1~2g,45分钟内输完],甘露醇可使组织脱水,减轻虹膜及小梁水肿,同时使玻璃体容积缩小、前房加深、房角增宽,加速房水循环,从而降低眼压,促进积血吸收,减少角膜血染和视神经损害的发生。

5. 缩瞳与散瞳 目前仍存在争议,多数人主张使瞳孔处于自然状态,不散瞳也不缩瞳。如出现虹膜睫状体炎（iridocyclitis），表现为畏光、眼痛、睫状充血及虹膜后粘连（posterior synechia）时，使用短效散瞳剂防治虹膜后粘连，同时联合糖皮质激素类［如 1% 醋酸泼尼松龙（prednisolone acetate）滴眼，每1～6 小时 1 次］。1% 阿托品（atropine）滴眼液滴眼，每日 2～3 次；或 0.25% 东莨菪碱（scopolamine）滴眼，每日 2～3 次。

6. 纤溶酶剂（fibrinolytic agents） 组织纤溶酶原激活剂（tissue plasminogen activator，t-PA）可以激活纤溶酶原（plasminogen），是目前引起关注的治疗前房积血和玻璃体积血的药物，理论上可以应用于前房长期存在大的凝血块、引起前房角关闭和角膜血染的患者。

7. 观察眼压情况 眼压升高，尤其是外伤后迅速升高，可能只是暂时现象，是由于继发于急性机械性小梁网阻塞。抬高患者头部可促使红细胞下沉凝结，可使眼压降低。对高眼压的治疗包括以下各项：

（1）非镰状细胞贫血或镰状细胞遗传特性患者（眼压≥30mmHg）：

①首选 β 受体阻滞剂滴眼液滴眼，如 0.5% 噻吗洛尔或贝他根，每日 2 次，如果效果不佳，加用 α 受体激动剂滴眼液，如 0.5% 阿可乐定（apraclonidine，爱必定）或 0.2% 阿法根，每日 3 次；或加用碳酸酐酶抑制剂滴眼液滴眼，如 2% 多佐胺（dorzolamide 舒净露）或 1% 派立明，每日 3 次；不要使用能增强炎症反应的前列腺素类药物或缩瞳剂；5 岁以下的儿童禁用 α 受体激动剂；②如果局部治疗无效，则加用乙酰唑胺：成人 500mg 口服，每 12 小时 1 次；儿童每日 20mg/kg，分 3 次口服；或静脉滴注甘露醇 1～2g/kg，45 分钟内滴完，每日 1 次。如果需要甘露醇以控制眼压，要考虑行外引流手术。

（2）镰状细胞贫血（sickle cell anemia）或镰状细胞遗传特性（sick cell hereditary atopic）患者（眼压≥24mmHg）：①首选 β 受体阻滞剂滴眼液滴眼，如 0.5% 噻吗洛尔或贝他根，每日 2 次；②使用其他药物时必须高度注意：局部使用多佐胺（舒净露）和派立明能降低前房的 pH，并能导致产生更多的镰状细胞；局部应用 α 受体激动剂滴眼液，如阿可乐定（爱必定）或阿法根，能够影响虹膜血管扩张；缩瞳药物和前列腺素药物，能增强炎症反应。

（3）避免全身使用利尿剂（diuretics）：因其能通过减少体液容量，促进酸中毒，从而增加镰状细胞。如果必须应用碳酸酐酶抑制剂，选择醋甲唑胺（methazolamide）50mg 口服，每 8 小时 1 次，代替乙酰唑胺，虽然这样做有争议。如果需要甘露醇控制眼压，要考虑行外引流手术。

（4）若药物治疗不能控制眼压：行前房穿刺术既安全又有效。但这种治疗手段通常只是权宜之计，要考虑行外引流手术。

8. 应用轻度止痛的药物 如对乙酰氨基酚（paracetamol），勿用镇静药。

9. 抗纤维蛋白溶解剂（antifibrinolytic agents） 抗纤维蛋白溶解剂如氨基己酸（aminocaproic-acid）和凝血酸（氨甲环酸，tranexamic acid）已应用到前房积血的伤眼以减少继发性出血。应用这些药物的基本原理是因其具有分解纤维蛋白活性和降低血液凝集作用。抗纤维蛋白溶解剂理论上可稳定凝血块，因此，能促使损伤血管愈合。

10. 对住院后严重恶心呕吐的患者 必要时可使用止吐药（antiemetic drugs），如丙氯拉嗪（prochlorperazine）10mg，肌内注射，每 8 小时 1 次，或 2mg 每 12 小时 1 次。12 岁以下的儿童必要时使用曲美苄胺（trimethobenzamide）栓剂 100mg，每 6 小时 1 次。

原则上外伤性前房积血的患者应当住院系统治疗（表 23-5-1）。患者使用金属眼罩保护伤眼，允许中度活动，卧床时头抬高 30°，避免使用阿司匹林类药物，局部用药包括 1% 阿托品每日滴眼 2 次，糖皮质激素滴眼液每日滴眼 4 次，口服氨基己酸（aminocaproic Acid），每 4 小时服 50mg/kg，每日最大剂量可达 30g，共用 5 天。如果患者能较好耐受，没有继发性出血和其他并发症的征象，又有较好家庭支持疗法条件的患者，2 天后可出院治疗，但在治疗 5 天内要求每日复查。

表 23-5-1 外伤性前房积血系统治疗原则

支持疗法
　1. 治疗全部体征
　2. 中度活动，可以坐和行走

3. 半卧位,卧床时头抬高 30°

4. 戴保护性金属眼罩

5. 查全血细胞计数,血浆凝血酶原时间,凝血激活酶时间,血小板计数,血尿素氮,肌酐和电解质

药物治疗

1. 需要时口服解热镇痛药

2. 不用含有阿司匹林的药物

3. 选择轻泻药

4. 需要时服用镇静利眠药物

5. 1% 阿托品每日滴眼 2 次

6. 1% 醋酸可的松眼液每日滴眼 4 次

7. 口服氨基己酸,每 4 小时服 1 次,每次 50mg/kg,每日最大量 30g,共用 5 天

二、手术治疗

大多数外伤性前房积血经过保守治疗,能够治愈。但仍有约 5% 的患者需要手术治疗。如长时间前房积血不吸收,并伴有高眼压、角膜血染征象者应行前房穿刺灌洗术。目前对手术时机的选择尚有不同的看法。

1. 手术适应证　要考虑积血量、时间及并发症等因素。伤后 24 小时内不宜手术。有继发性出血者要慎重。①眼压≥60mmHg,最大量使用降眼压药持续 48 小时以上(手术目的为防止视神经萎缩);②眼压 50mmHg,持续 5 天不降;③裂隙灯显微镜下,角膜水肿和角膜血染征象;严重视力下降;④眼压≥25mmHg,前房积血Ⅲ级,持续 5 天(手术目的防止角膜血染);⑤前房积血为Ⅱ级,持续 9 天;⑥前房积血 8 天内减少的量少于 50%(手术的目的是防止虹膜前核对粘连);⑦眼压 24mmHg 超过 24 小时或眼压一过性升高>30mmHg 的有镰状细胞遗传性状或镰状细胞贫血患者;⑧对于有造成弱视风险的儿童患者,应尽早手术;出现以上情况之一者,可考虑行前房冲洗或前房血凝块取出术。

2. 前房穿刺术(paracentesis of anterior chamber)和前房冲洗术(anterior chamber irrigation)　是一种简单和安全的手术,为首选术式,适用于液态前房积血者。它能有效清除前房内红细胞,降低眼压。如果发生再出血或眼压升高,也很容易再次进行。估计前房内无大量血凝块时,可采取此术式。手术方法:①术前常规准备,缩小瞳孔,常规表面麻醉(topic anesthesia),儿童及不合作者全身麻醉;②前房穿刺术:在角膜缘颞下方,于角膜缘内界以尖刀朝向中央斜行穿刺,内口 1～2mm,用虹膜恢复器轻压切口后唇,缓慢放出前房积血,达到降眼压的效果即可。切口自闭不须缝合,必要时可于术后再次放出前房积血;③前房穿刺术冲洗术:在前房穿刺的基础上,用弯针头向前房内注入生理盐水。使前房略饱满,然后再用虹膜恢复器轻压切口后唇,缓慢放出前房液体,如此可重复操作 2～3 次,达到前房液基本清亮及降低眼压的效果。

3. 前房注吸术(irrigation and aspiration)　全前房积血 5 天不吸收,血液凝缩,眼压升高或角膜有血染征象时,适应行此手术。手术步骤:于 12 点方向角膜缘后界做 3mm 的切口,用白内障注吸针头伸入前房,用平衡盐溶液灌洗置换至前房干净,房水清亮为止。遇有前房活动出血时,可升高灌注压止血。遇有较大纤维血块,可扩大切口取出。手术结束时以 10-0 尼龙线间断缝合切口。

4. 尿激酶(urokinase,UK)的应用　对于前房内较大、时间较长的难以吸收的血凝块,可配制尿激酶液进行前房冲洗。即生理盐水 5ml,加入尿激酶 5 000～10 000U,用弯针头注入前房,每次 0.2～0.3ml,静置 2～3 分钟,再用生理盐水或平衡盐溶液(balanced salt solution,BSS)将之冲洗出,可如此反复 2～3 次。活动的小血块,往往可顺着冲洗液引流至切口,或嵌塞于切口,可用显微镊将其夹出。亦可采用玻璃体切除法清除血凝块,但晶状体表面的血凝块只用吸出法,不能用切除法,以免造成晶状体的损伤。

5. 其他　有研究认为,对前房积血超过 4 天,凝血块已牢固地凝缩在前房,单纯冲洗不易除去,此

时可按白内障手术方式作切口清除前房积血。术前软化眼球，使眼压降低。在 12 点位作一角膜大切口长达 120°～160°，在 6 点位角膜缘内轻轻按摩，将凝血块排出（图 23-5-1）。应当注意此时凝血块与虹膜不易鉴别，而且易与虹膜及晶状体粘连，手术时要特别小心。也可配合前房冲洗，周边虹膜切除术（peripheral iridectomy）。缺点是切口波及角膜结构，影响以后进行滤过性手术（filtration surgery），此外有可能带出粘连的葡萄膜组织、晶状体或玻璃体。

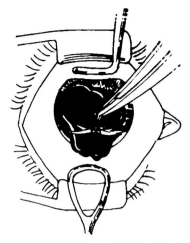

6. 出血点的处理　有出血点的前房反复出血，往往合并有虹膜根部断离，应在出血点相应的睫状体部位作穿刺透热凝固术。用长 2.5mm 针形透热电极在角膜缘后 2～4mm 处作电凝点 1～2 排，使出血区血管凝固。此时还可由该处角膜作一小切口，用虹膜钩将撕脱的虹膜拉至切口处。用 10-0 尼龙线缝合角膜缘切口的前唇、虹膜根部和切口后唇，以修复断离的虹膜。若出血点位于虹膜表面，经药物治

图 23-5-1　角膜缘切口出凝血块

疗不能停止者，可用水下透热器或双极电凝器直接烧灼止血。该法适用于无晶状体或人工晶状体植入眼。

7. 其他必要的手术　包括：青光眼周边虹膜切除术（peripheral iridectomy）和小梁切除术（trabeculectomy）、瞳孔阻滞（pupillary block）者进行周边虹膜切除术加或不加小梁切除术、睫状体透热术（cyclodiathermy）及晶状体超声乳化吸出术。

8. 手术结束时　前房内注入生理盐水或空气，恢复前房深度。术毕，结膜下注射地塞米松 2mg，涂 1% 阿托品眼膏、抗生素眼膏，敷眼垫遮盖及绷带包扎术眼。

9. 术后常规处理　①全身应用抗生素、糖皮质激素和止血剂；②高枕、半卧位，减少活动；③第 2 日复查换药，并可滴抗生素及糖皮质激素滴眼液，每日 4～6 次。每日用短效散瞳剂活动瞳孔 1 次。术后观察眼内出血情况，感染征象，切口闭合情况，眼压变化，晶状体、虹膜是否异常。

第六节　外伤性前房积血手术的并发症

一、术中并发症及其处理

1. 术中活动性出血　不必急于停止手术，可升高灌注液瓶，适当提高眼压，观察出血情况。若继续出血，则在尽可能清除前房纤维血块后结束手术。在手术结束时，勿使眼压降低。若出血停止，可继续行必要的操作。对于术前眼 B 超检查疑有玻璃体积血者，不应追求前房液置换清亮，仅清除血块，缓解高眼压即可。

2. 与虹膜粘连的纤维凝血块　不必强求清除干净。特别是在用白内障注吸针头注吸时，用力牵引或剥离血块，可能造成或加重虹膜根部断离。

3. 虹膜脱出　应用虹膜复位器（iris repositor）或弯针头进行还纳。必要时前房内注入生理盐水或空气，防止虹膜粘连于切口内面。

二、术后并发症及处理

1. 继发性前房积血（secondary hyphema）　其发生率为 3.5%～38%，大多数发现于伤后 2～5 天，可以由凝血块分解和凝缩引起，凝血块凝缩使未完全闭合的血管开放。再出血可以引起全前房积血（total hyphema）（30%～40%）或眼压升高（>50%），或两者均发生的比例显著增多，因此，预后较差。Eduards 和 Layden 报道，再积血的患眼约 58% 发生其他并发症，而无再出血的患眼只有约 22% 发生并发症。在一项研究中，25 例再积血的患眼有 7 例需要手术治疗，而 131 例未发生再积血者只有 1 例需要手术

治疗。

大多数研究者认为，原发性前房积血量越多，再积血发生率越高，但这种观点并不被所有的研究者所支持。服用阿司匹林是导致再出血的一个因素，但有人对这种危险因素提出质疑；年轻人可能更容易发生再积血；种族差别也是高发再出血的一种因素。Fong 对引起再积血的因素用多元回归方程进行分析，存在有低视力（≤0.1）、初次前房积血量超过 1/3 前房容积，伤后延迟药物治疗一天以上和眼压升高者，这些因素中任何一项的患眼，再积血发生率为 55%，而不存在这些因素的患眼，再积血率只有 5%，在年龄、伤后虹膜异常和服用阿司匹林方面无统计学差异。

再积血治疗，应根据是否发生高眼压、角膜血染和周边前粘连而定。

2. 继发性青光眼（secondary glaucoma） 是最常见及重要的并发症，患者可较早或较晚出现。外伤性前房积血的早期和晚期均可发生眼压升高，眼压急骤升高>25mmHg 的发生率为 25%，眼压>35mmHg 的发生率为 10%～15%。急性眼压升高是由于红细胞、血小板和纤维蛋白阻塞小梁网和直接挫伤房水排出通道所引起。应用糖皮质激素也可引起眼压升高。健康年轻人的前房积血，眼压在中度以下，无神经损伤，不需要抗青光眼治疗。对于眼压急性升高>40mmHg 或眼压>30mmHg 持续 2 周以上者才需要治疗。房水生成抑制剂、β 受体阻滞剂和碳酸酐酶抑制剂是主要治疗药物，如 0.5% 噻吗洛尔眼液滴眼每日 2 次和口服乙酰唑胺 250mg，每日 4 次。在眼压升高的峰值时，通常应用口服或静脉注射高渗剂，如口服异山梨醇（isosorbide）（2ml/kg）或静脉注射 20% 甘露醇注射液 2ml/kg。应当避免使用缩瞳剂和肾上腺素激活剂。对于有镰刀状细胞血症、既往有青光眼伴视盘损伤或前房内有凝血块同时存在角膜内皮细胞功能不良的患者，药物治疗无效时，应早期手术治疗。

前房积血量大者，多伴有高眼压，大多数瞳孔阻滞亦发生在前房积血量大的患眼。频繁再积血伴显著眼压升高，通常需手术治疗。

晚期青光眼发生在前房积血后的数周到数年，发生原因有虹膜后粘连、虹膜周边前粘连、血影细胞性青光眼和前房角后退。

3. 角膜血染（blood staining of cornea） 外伤性前房积血角膜血染的发生率约 5%，易发生于严重的前房积血、再积血、凝血块长期存在，眼压升高和角膜内皮细胞功能失代偿者。病理学显示角膜血染是由于红细胞降解产物和含铁血黄素进入角膜细胞。早期临床症状很难发现，用高强度裂隙灯发现角膜实质层后半部分黄色颗粒沉着和纤维细丝结构减少。如果发现了角膜血染，应该进行前房穿刺冲洗，清除积血。已发生角膜血染者，应用 0.5% 依地酸钙钠（calcium disodium edetate，EDTA Ca-Na）滴眼，每日 3 次。

角膜血染数月或数年可恢复透明，首先是周边部和后半部恢复透明。一般不需用穿透性角膜移植治疗。只有对那些严重角膜血染者，经保守治疗仍有角膜严重浑浊，可能发生弱视的患者（儿童）或伴有其他适应证的患者，才考虑进行穿透性角膜移植术。

第七节 儿童外伤性前房积血

儿童外伤性前房积血的发生率与成人类似，6 岁以下的儿童预后较差。儿童口服抗纤溶酶药物治疗效果仍有争论，促凝血药（与氨基己酸不同）可减少再出血的比例。

第八节 外伤性前房积血的预后与结局

外伤性前房积血少量和 Ⅰ、Ⅱ 级前房积血预后良好，特别是儿童，有时安静睡眠一晚，积血可完全吸收，视力不受影响。而大量积血者，75% 的患者最终视力优于 0.4。虽然传统报道预后不良，但大量前房积血不一定有较差的预后。再积血伴有眼压升高、角膜血染、多次手术治疗者预后较差。前房积血患者视力的减退多与眼后段的病理损害有关，尤其是视网膜的损害。手术治疗者较仅需药物治疗者预后差，但需要手术治疗的患眼多伴有眼球其他组织严重损伤。大多数持续的视力下降往往由白内障、眼后极部损伤或视神经萎缩引起。

（董敬民　周　晶）

参 考 文 献

1. 张效房，杨进献. 眼外伤学. 郑州：河南医科大学出版社，1997.

2. 李凤鸣，谢立信. 中华眼科学. 3 版. 北京：人民卫生出版社，2014 年.

3. 苏九妹，刘金茹，高军，等. B 型超声在挫伤性前房积血患者诊断中的应用. 中国实用眼科杂志，2012，30（8）：983-985. DOI：10.3760/cma.j.issn.1006-4442.2012.08.025.

4. 王艳，青王新，刘平. 眼挫伤继发青光眼的临床研究. 中华眼外伤职业眼病杂志，2013，35（11）：845-847. DOI：10.3760/cma.j.issn.2095-1477.2013.11.015.

5. 黄雪芹，宋利华. 眼外伤所致继发性青光眼的临床分析. 眼外伤职业眼病杂志，2010，32（8）：589-591.

6. 赵堪兴，杨培增. 眼科学. 7 版. 北京：人民卫生出版社，2008：281-285.

7. 孙晓萍，王新，朱冬梅. 挫伤性前房积血 56 例临床分析. 眼科新进展，2010，30（5）：472-474.

8. 刘杰，皮裕琍，郭青，等. 严重眼外伤的治疗. 中华眼外伤职业眼病杂志，2014，36（1）：16-18. DOI：10.3760/cma.j.issn.2095-1477.2014.01.005.

9. Ghafari AB，Siamian H，Aligolbandi K，et al. Hyphema caused by trauma. Med Arch，2013，67（5）：354-356. DOI：10.5455/medarh. 2013.67.354-356.

10. Contemporary aspects in the prognosis of traumatic hyphemas. Clin Ophthalmol，2009，3（6）：287-290.

11. Walton W，Von Hagen S，Grigorian R，et al. Management of tra-umatic hyphema. Surv Ophthalmol，2002，47（4）：297-334. DOI：10.1002/14651858.CD005431.

12. Bai HQ，Yao L，Wang DB，et al. Causes and treatments of traum-atic secondary glaucoma. Eur J Ophthalmol，2009，19（2）：201-206.

13. Shingleton BJ，Mead MD. Handbook of Eye Emergencies.Thorofare，NJ：Slack；1998.

14. Kuhn F，mester V. Anterior globe injuries with vitreous prolapse and/or incarceration. In：Stirpe M，ed.Anterior and Posterior Se-gment Surgery：Mutual Problemsand Common Interests. New Yo-rk：Ophthalmic Communications Society，1998：252-257.

15. Farber MD，Fiscellar，Goldberg MF. Aminocaproic acid versus p-rednisone for the treatment of traumatic hyphema. Ophthalmolo-gy，1991；98：279-286.

16. Volpe NJ，Larrison WI，Hersh PT，et al. Seco-ndary hemorrhage in traumatic hyphema. Am J Ophthalmol，1991；112：507-513.

17. Campbell DG. Traumatic glaucoma. In：Shingleton BJ，Hersh P-S，kenyon KR，eds. Eye Trauma. St. Louis：Mosby Year Book；1991：112-125.

第二十四章　眼外伤继发青光眼

 第一节　概　　论

1962 年中华医学会在郑州举行我国第一次全国性的眼科学术会议（第一次郑州眼科学术会议），张效房用大量数据统计发表了我国国人的正常眼压是 10～21mmHg，大于 24mmHg（1mmHg＝0.133kPa）是病理状态，这个数字很快被全体与会专家接受，至今仍在广泛应用。张效房等同时测定了房水流畅系数 C 值，房水生成量 F 值，压/畅比（P_o/C），眼球壁硬度系数 E 值，这些数据在诊断青光眼，探讨发病机制上至今都有非常重要的意义。

眼外伤继发青光眼包括眼球穿孔伤、眼挫伤、化学伤、眼科手术、激光及眼外伤用药等所致的青光眼。其表现比较复杂，可以是即发性，也可以迟发性。作者曾报告外伤后所发生的新生血管性青光眼及迟发性青光眼等。张效房非常重视眼外伤继发青光眼的研究，1962 年眼科学术上，他讲到"角膜血染是由于眼外伤所致前房积血，急性高眼压破坏角膜内皮，含铁血黄素进入角膜实质层所致。预防和治疗应从控制高眼压入手。"我国著名眼科专家申尊茂主任将外伤后继发的无前房高眼压称为逆药性青光眼（药物指毛果芸香碱）。我国第一任青光眼学组组长周文炳教授主张此类青光眼称为睫状环阻塞性青光眼（ciliary block glaucoma，旧称恶性青光眼，malignant glaucoma），周文炳教授（张效房的师弟）和他的博士研究生葛坚教授、王宁利教授，都对我国青光眼事业做出重要贡献。

对于每一个眼外伤继发青光眼的患者都应仔细询问病史，确定外伤性质，做好常规检查，包括视力、眼压、视野、裂隙灯、前房角镜、UBM、眼前段 OCT 及眼底检查等，以提示确切诊断，确定青光眼的类型是非常重要的。

眼外伤及其合并的早期和晚期并发症可影响最终视力，是导致视力残疾的重要原因。眼外伤又是最主要的单眼致盲原因。外伤性青光眼（traumatic glaucoma）是眼外伤后继发于多种病理生理和修复机制的疾病过程，而其共同的最终结果是眼压升高所致的青光眼性视神经病变。这类青光眼的治疗具有挑战性，通常需要药物治疗和手术以恢复正常的眼部解剖结构和控制眼压。外伤性青光眼是一种潜在的极具破坏性的并发症，在眼外伤患者中可表现为急性发作（acute attack），也可为延迟发生（delayed occurrence），有时为隐匿性的（occultness）而使医生和患者容易忽视，从而失去了控制眼压升高和防止视力丧失的机会。需要眼科医师对各种眼外伤全面评估病情，并进行细致的随访。

一、外伤性青光眼的流行病学

国外一项研究显示，钝性外伤后发生青光眼的风险为 19.0%，而在另一项研究中则称穿孔性眼外伤（perforating ocular trauma）后发生青光眼的风险仅为3%。外伤是3岁以上青少年青光眼最常见的致盲病因之一（35.9%），考虑到这个年龄组的外伤发生率较高（58.0%），尤其是男性。大多数眼外伤患者是年轻人，其中儿童占眼外伤人群总数的27.0%～48.0%，男性患者多于女性。环境因素导致外伤的情况差异较大，且受其他很多因素影响，地理、社会经济、文化等影响眼外伤的发病率。运动和日常生活中眼外伤所占比例较高，约67.0%，其他原因多为工业劳动意外和恶意伤害。

二、外伤性青光眼的分类

眼外伤后，早期可以出现眼压升高或者降低。眼压降低可能有多种机制（表24-1-1）。低眼压（ocular hypotension）与睫状体挫伤和炎症反应造成的房水分泌减少有关；或者是睫状体脱离（cyclodialysis cleft）导致葡萄膜巩膜、涡静脉引流增加引起，也可能因小梁网至 Schlemm 管撕裂和眼球完整性遭到破坏所致。这些低眼压经治疗或者自然痊愈，以及眼外伤本身对小梁网长期外引流的影响，可变为高眼压症（ocular hypertension），最终形成外伤性青光眼，属于继发性青光眼（secondary glaucoma）。

表24-1-1　外伤后低眼压分类

外伤后低眼压的类型：
　　睫状体挫伤导致的房水分泌减少
　　睫状体分离导致葡萄膜和涡静脉引流增加
　　角膜或巩膜全层裂伤

外伤性青光眼可根据外伤机制（眼挫伤和穿孔伤）、外伤后青光眼的发病时间（早发和晚发）和前房角状态（开角型和闭角型）进行分类。如图24-1-1中总结的分类。在开角型青光眼（open-angle

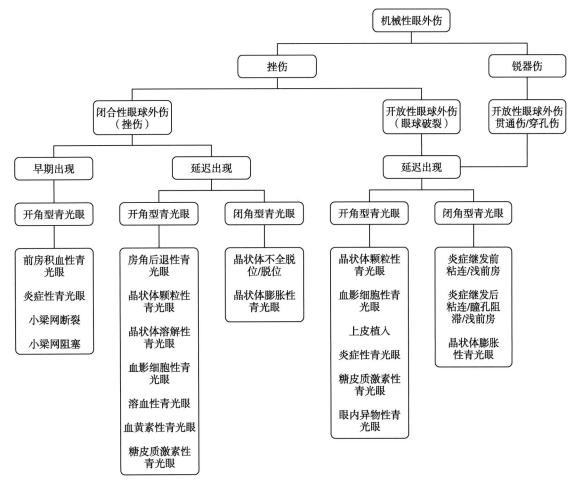

图24-1-1　外伤性青光眼的分类

glaucoma）中，房水外流阻力可来自小梁之前（上皮植入性囊肿，epithelial implantation cysts）、小梁网（前房积血和血影细胞性青光眼）或小梁网之后（因颈动脉海绵窦瘘引起的表层巩膜静脉压升高）。闭角型青光眼通常为周边虹膜前粘连（虹膜根部粘连于至小梁网或周边部角膜）而引起。

眼前段外伤引起的青光眼最常见于眼挫伤（ocular contusion）。眼挫伤为突然的压力冲击导致眼球压缩变形。角膜和巩膜向后挤压移位、眼球赤道部代偿性扩张（图 24-1-2）。

眼压升高的原因很多，但总体上反映了房水由小梁网外引流减少。眼外伤引起的青光眼为立即发作还是延迟发作有助于对其进行分类。根据青光眼发生的时间进行分类，分为外伤速发型青光眼和外伤迟发型青光眼（表 24-1-2）。

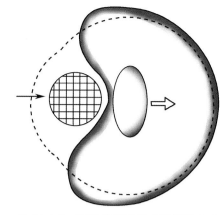

图 24-1-2　眼挫伤所致眼球代偿性赤道部扩张示意图

表 24-1-2　外伤性青光眼分类

速发型	迟发型
挫伤	前房角退缩
小梁网的损伤	前房角粘连
前房积血	晶状体源性
外伤性葡萄膜炎	睫状体脱离的闭合
化学伤（碱）	眼内异物存留

三、外伤性青光眼的治疗

眼压升高是造成各种类型青光眼的危险因素。所以，青光眼的治疗目标是降低眼压，保护视功能。在大多数情况下，药物治疗是降低眼压的首选方法。虽然药物治疗比激光治疗或手术治疗简单得多，但是，如果不能很好地掌握用药原则，反而造成医源性不良反应。药物治疗的基本原则是：应该使用最少种类、最低浓度、最轻反应的药物来达到目标眼压，以确保视功能不发生进行性损害。药物治疗不仅要有充足的药源、具备定期复查的就诊条件，而且患者的依从性也非常重要，否则应该早期手术治疗。

（一）药物治疗

外伤性青光眼的药物治疗包括全身用药应用高渗剂如甘露醇、甘油和利尿剂，碳酸肝酶抑制剂乙酰唑胺及醋甲酰胺（商品名：尼目克司）。若持续高眼压状态，建议多次前房穿刺，可很快缓解。

局部用药包括拟胆碱药毛果芸香碱，对于外伤性继发性青光眼，可以用较稀释浓度的缩瞳剂（miotic），患者若有充血和炎症反应，可联合应用糖皮质激素类滴眼液。使用 β 受体阻滞剂（β-receptor blocker）如 0.5% 噻吗洛尔、盐酸倍他洛尔滴眼液（贝特舒）（betaxolol hydrochloride eye drops）、盐酸左布诺洛尔滴眼液（贝他根）（levobunolol hydrochloride ophthalmic solution）、盐酸卡替洛尔滴眼液（美开朗）（carteolol hydrochloride eye drops）等；或使用 α 受体激动剂（α-receptor agonist）——酒石酸溴莫尼定滴眼液（阿法根）（brimonidine tartrate eye drops）；碳酸酐酶抑制剂（carbonic anhydrase inhibitors）滴眼液——布林佐胺滴眼液（派立明）（brinzolamide eye drops）；前列腺素类药物（prostaglandins）如拉坦前列素滴眼液（适利达）（latanoprost eye drops）、曲伏前列素滴眼液（苏为坦）（travoprost eye drops）、贝美前列素滴眼液（卢美根）（bimatoprost eye drops）等。

药物治疗原则：

1. 乙酰唑胺（diamox）　又称乙酰唑胺，是碳酸酐酶抑制剂口服药的代表，可直接降低睫状上皮的碳酸酐酶，抑制房水生成量。1955 年陈耀真教授首先应用于临床抗青光眼治疗，它效果可靠，并可和其他药物联合应用，但其副作用较大，有些病人不能耐受，临床可短期应用，并以小量开始，如半片（125mg）或 1 片（250mg），加用苏打碱化尿液，同时补钾。因其有损伤肾脏功能的可能，不建议长期应用。目前临床上最常用的口服碳酸酐酶抑制剂还有醋甲唑胺（methazolamide），商品名尼目克司，作用是乙酰唑胺的 4 倍，所以用量较少，副作用也轻，肾毒性也轻，但仍有 5% 以上的人不能耐受。此药常用于青光眼急性发作，其副作用与剂量相关，有手指和足趾麻木、乏力、食欲减退、腹部不适、腹泻、肾结石等，亦可出现严重的精神抑郁及低钾现象，与磺胺类药物有交叉过敏。

2. 高渗剂　甘油和甘露醇应用时要注意心血管健康，快速扩容可使血压一过性升高，有发生心脑血管意外的可能。

3. 毛果芸香碱缩瞳剂　一百多年的临床实践证明，它是最安全有效的抗青光眼局部用药，但禁用于外伤性房水逆向性青光眼（traumatic aqueous anisotropic glaucoma，是睫状环阻塞性青光眼的一种），不能用于外伤性新血管形成性青光眼，因其毒副作用也不用于婴幼儿外伤性继发性青光眼，因其易激惹葡萄膜，故也不能用于炎症反应重的病例，如外伤性葡萄膜炎继发性青光眼，外伤性眼内感染继发性青光眼等。

4. 外伤继发青光眼应重视局部用药　从单一药物开始，若控制不理想，可增加用药频率或再加用一种或多种药物联合应用。

5. 毛果芸香碱不能和前列腺素类药联合应用，因为二者是相互拮抗的，而且会影响脉络膜上腔的异流。

6. 毛果芸香碱不能和拟肾上腺素药联合　如地匹福林滴眼液，后者可能散瞳。

7. 同类药物不能同时重复用在同一眼上　如噻吗洛尔滴眼液、贝他根滴眼液、贝塔舒滴眼液、适利达滴眼液、苏为坦滴眼液等。因为重叠只会加重副作用，并不能增加疗效。

8. 炎症重的病例　用类固醇类制剂如妥布霉素地塞米松滴眼液（典必殊）、普拉洛芬联合控制是重要的。

9. 多数病例单纯药物难以治愈是需要手术的。

（二）手术治疗

手术治疗原则：

1. 外伤性青光眼　不是单一的眼病，而是一组眼病。其共性是眼外伤所致不同眼组织病变，影响了房水的生成和排出。全面了解临床表现意义重大，认识每个青光眼病例，做出正确确切的诊断，是手术成功的第一步。

2. 术前估计预后　手术前要根据早期或晚期患者的表现及医生的经验选择何种手术并做好手术设计。手术能否成功术前就应有所估计，对某些困难病例采取何种措施，如小梁切除不易形成滤过，应做三角形巩膜瓣比梯形、方形要好，另外也可以选用抗代谢药物加强滤过作用。

3. 滤过手术前控制眼压　滤过手术时眼压 30mmHg，一般认为相对安全，理想的眼压应该是在正常范围，眼压愈平稳，手术后炎症反应愈轻，手术效果愈好。眼压 40mmHg 以上就要特别慎重，可先行前房穿刺放出少许房水，此过程要很慢，使眼压缓慢下降。高眼压快速下降时的最常见、最严重的并发症是眼内出血，甚至脉络膜上腔出血，国内外均有报道，由于检查设备的进步和超声波的普及，这种病例已较多被认识，轻者出血可自行吸收，重者视力丧失，甚至眼球萎缩。

4. 滤过手术后保持前房深度　滤过手术后最常见的并发症是浅前房，也就是前房不形成。术后 3 天前房不形成要查清原因，原因一般有两类 5 种：

（1）高眼压前房不形成：这就是睫状环阻塞性青光眼，现在国外部分资料仍用"恶性青光眼"，部分资料称为房水逆向导流综合征（reverse aqueous diversion syndrome）。

（2）低眼压前房不形成的原因：包括以下 4 种情况

1）结膜切口渗漏：渗漏多在结膜缝线处，滴荧光素可见溪流试验（brook test）阳性。

2）滤过过强：滤过泡太大，范围太广。

3）炎症反应过重。

4）脉络膜或睫状体脱离：可用检眼镜、超声波、UBM 协助诊断。

无论何种原因，处理的第一步就是散瞳，用 1% 阿托品滴眼液、眼药膏，有时也可结膜下注射阿托品,也可加用托吡卡胺滴眼液,只要瞳孔能散开,前房恢复指日可待。用阿托品的目的在于解除睫状肌痉挛。用甘露醇静脉滴注以浓缩玻璃体加深前房。不可交替散瞳缩瞳,只要前房不恢复,散瞳就不能停止。若术后5～7天前房不恢复就应做前房重建,以消毒空气、黏弹剂、膨胀气体填充前房。做前房重建的目的也是保护角膜及晶状体,长期无前房的危害很大,前房充气可于角膜缘后3mm处进针,以防气体外溢。一次充气要使360°虹膜和角膜分开,操作后仍需散瞳,否则就不一定成功。

对出现长期(数月)前房不恢复的病例,可行晶状体摘出和眼前段玻璃体切除术,无论晶状体透明与否均应摘出,腾出空间加深前房。可以植入人工晶状体,亦可不植入。前房恢复是极为重要,前房不恢复治疗不能停止。

5. 晚期青光眼手术与否 青光眼晚期应进行手术治疗,以挽救暂时失明患者的视力。晚期青光眼患者的手术治疗是有风险的,一方面要敢于担当,另一方面要足够重视,一旦患者视力丧失要查找原因,有时因为眼压太低,滤过太强,给予保护视神经和扩血管解痉药物,待眼压回升,视力有可能恢复。

6. 手术后感染的防治 青光眼手术后感染的病例并不少见,特别是迟发性感染,手术前结膜囊的清洁,充分冲洗,无菌操作都非常重要。手术后滤过泡太大,苍白、菲薄、无血管的结膜下是一个大的房水蓄水池,致病菌易于浸入,这种滤过泡也易于渗漏和破损,所以化脓性眼内炎的病例,临床上时有发生,一旦确诊要积极治疗。不可轻易进行眼球摘除,因为大多都能转危为安。措施是玻璃体培养及眼内注射抗生素。在角膜缘后3.5mm(无晶状体眼或人工晶状体眼)或4.0mm(有晶状体眼)抽吸0.2ml玻璃体标本培养,同时注入一定量稀释后的抗生素和地塞米松(或其他类固醇类制剂)。抗生素过去常用庆大霉素,因对黄斑及视网膜毒性作用现已禁用。目前临床上常用万古霉素和阿米卡星,任何药物注入玻璃体量均需严格控制的。

眼内感染确诊后需要立即行眼前段玻璃体切除术或常规玻璃体切除术。多数病例都能成功转危为安。

(1)药物治疗:万古霉素(vancomycin,1mg/0.1ml)玻璃体内注射,从每支500mg中稀释后取用;阿米卡星(amikacin,400μg/0.1ml)玻璃体内注射,从每支100mg中稀释;头孢他啶(ceftazidime,2.2mg/0.1ml)玻璃体内注射;头孢唑啉钠(cefazolin,2.25mg/0.1ml)玻璃体内注射,任选其一。

(2)手术治疗:

1)前房穿刺:急性高眼压药物不能缓解时,进行前房穿刺。

2)周边虹膜切除:在有前房变浅、眼压偏高和瞳孔阻滞的可能性时,建议尽早进行周边虹膜切除术(peripheral iridectomy),这种手术方法操作简单,效果确切。国外多主张采用激光切除虹膜,但是激光切除后色素存留前房,易诱发葡萄膜炎,首选手术切除,基本上可以达到了无并发症。

3)Scheie灼瘘术:在巩膜瓣下或不在巩膜瓣下烧灼切口。该手术方法操作简单,效果可靠。缺点是发生浅前房的比率较高及加速晶状体浑浊,目前逐渐被小梁切除所取代。

4)小梁切除及其改良手术:一般采用局麻,球旁麻醉优于球后麻醉,因为避免了眼心反射和药物注射后所致的短期视力丧失。以穹隆部为基底的结膜瓣已被多数医生接受,因为暴露好,做上直肌牵引缝线,也可切开结膜后进行。采用何种巩膜瓣,要从手术的目的考虑,为避免滤过过强,做方形或桥形较好,为避免眼压回升太快,用三角形较好。部分病例可应用抗代谢药,如丝裂霉素,应稀释5倍后放置巩膜瓣3～5分钟,随后用200ml生理盐水充分冲洗,以防止巩膜瓣溶解。

该手术最常见的并发症是术后浅前房,若发生应检查有无渗漏,坚持散瞳。持续浅前房超过5天,应立即行前房重建术,以保护角膜和晶状体。另一个并发症为滤过过强,滤过泡过大,应防止感染。

5)Ahmed青光眼阀植入术:该手术能解决多数难治性青光眼。周文炳教授曾将外伤继发性青光眼归为难治性青光眼,青光眼阀的植入,多数病例都能达到较好效果。

Ahmed青光眼阀并发症是导流管穿破结膜暴露于眼外,而使手术失败。戴涛和赵钰将引流管穿入颞侧于巩膜层间的隧道内,自角膜缘后8mm开始,角膜缘后3mm穿出,经第二个隧道进前房,该法牢牢固定了引流管,通过大量临床实践,再无引流管穿出的并发症,眼压控制平稳。手术结束时以黏弹剂恢复前房,对每一病例根据需要是否行玻璃体切除和人工晶状体植入。Ahmed青光眼阀植入是个很有前景的治疗方法，现在在国外做这个手术的医生也越来越多，有取代小梁切除术之势。其他类型的青光眼引流装置亦在临床应用，其效果各家评论不一。

6）睫状体穿刺透热：这是早年采用的手术方法，用透热器的针形电极做穿刺透热，放出后房部分房水，手术方法简单而安全。现在仍有在临床应用的。

7）超声睫状体成形术（ultrasound cycloplasty，UCP）：这是近几年所应用的新的手术。该设备是由法国 Eye Tech Care 公司于 2008 年开始研制的，2011 年 UCP 在欧洲进入临床应用。2017 年 UCP 通过中国食品药品监督管理总局审评后开始在国内应用。它优于睫状体冷凝和睫状体透热。该手术是将高强度聚焦超声技术应用于眼科领域，通过热效应治疗青光眼，超声能够到达深层组织，采用无创治疗方法，无需手术切口，不进入眼内，减少了手术并发症的风险，避免发生眼内感染、出血、低眼压或眼表异常等各种并发症。

8）玻璃体切除治疗外伤青光眼：切除病变组织，控制眼压是有帮助的。

9）巩膜成形术（非穿透小梁切除）：对于部分病例有实用性，其最大的特点是安全，对于眼压控制不良者选用，几乎无并发症出现。对于每个病例采取何种措施，要进行分析，作为一个医生，应要求安全效果好，操作简单，时间短，恢复快的方法。

由于外伤性青光眼常由多种机制共同参与所致，在选择进行抗青光眼手术之前应充分排除可逆性致病因素的影响，以避免不必要的手术及相应并发症的发生。如前房角阻滞，一类为血块、血影细胞、炎症细胞、晶状体皮质等造成的小梁阻塞，此类损害为机械性（mechanical）；另一类为创伤造成小梁水肿、小梁硬化、小梁撕裂，以及炎症所造成的虹膜周边前粘连，此为组织学改变（histologic change）。第一类损害多为可逆性，药物控制眼压为主要治疗措施，药物控制不良者可考虑前冲洗以解除前房角阻塞。一旦发生前房角组织学改变则往往是不可逆的。损伤范围较小，可以代偿者，眼压正常；无法完全代偿者，眼压升高，需药物治疗；药物治疗仍无法控制者需行抗青光眼手术（anti-glaucoma operation）。无论何种原因所导致的青光眼，手术治疗的目的都是为了降低眼压、保护视功能，解除患者的痛苦。

降低眼压手术的机制主要是，促进房水的排出或减少房水的生成。促进房水排出的手术主要由复合式小梁切除术（compound trabeculectomy）和青光眼引流阀（如 Krupin 或 Ahmed valve）植入术等。减少房水生成的手术有经巩膜或内镜下透巩膜睫状体光凝术（transscleral cyclophotocoagulation）、睫状体冷凝术（cyclocryosurgery）。对于保守治疗药物不能控制的青光眼，应该尽快采用手术治疗以遏制高眼压。

抗青光眼的手术方法很多，但是没有一种方法适用于所有的青光眼。因此，在选择抗青光眼术式时，应该根据患者青光眼类型、发病的不同机制、眼部条件等来选择不同的手术方法。目前，复合式小梁切除联合抗代谢药物或生物羊膜仍是治疗原发性青光眼的首选术式。如复杂的眼外伤、前房角结构完全破坏、广泛的虹膜组织损伤、因眼外伤后已行多次手术者等，若结膜条件允许，也可采用玻璃体切除术（vitrectomy）联合引流植入术。

（三）外伤性青光眼的主要引流手术步骤简述

1. 复合式小梁切除手术

（1）置上直肌牵引线或角膜缘牵引线固定眼球。

（2）制作以角膜缘（limbus corneae）或以穹隆部（fornix）为基底的结膜瓣（conjunctival flap）。

（3）结膜下组织分离干净，暴露出巩膜，充分止血，制作矩形巩膜瓣：巩膜瓣大小一般为 3mm×4mm，巩膜瓣的厚度为巩膜的 1/3～1/2，也可制作梯形或三角形瓣。巩膜瓣向角膜缘方向剥离，要达到角膜缘内前弹力层止端。

（4）抗瘢痕药物的应用：用大于巩膜瓣的干棉片浸透丝裂霉素 C（mitomycin C）MMC（0.4mg/ml）或 5- 氟尿嘧啶（5-fluorouracil，5-Fu）（5mg），放置在巩膜瓣及结膜瓣下。留置时间的长短应该根据结膜厚薄、手术次数和年龄大小来定，一般为 1～3 分钟。取出棉片后，要用大量生理盐水充分冲洗。

（5）在角膜缘灰白线交界处偏前切除约 1.5mm×2mm 深层巩膜、小梁组织及少许透明角膜组织，形成滤过通道。

（6）在虹膜切除前，先将滤过口膨出的虹膜剪一个小口，放出部分房水，使前房缓慢变浅，以避免晶状体虹膜隔突然前移，造成人为的睫状环阻塞性青光眼（ciliary block glaucoma）。然后将虹膜轻轻夹起，进行周边虹膜切除术（peripheral iridectomy）。

（7）植入羊膜或生物羊膜（biological amniotic membrane）：方法是羊膜或复水后的生物羊膜，取2mm×4mm大小置入巩膜瓣下，部分羊膜延伸结膜瓣下。

（8）科学的缝合巩膜瓣：依据患者术前眼压控制程度、眼部炎症程度及结膜充血程度而选择缝合方式，如可调整缝线的数目和缝线的松紧度。巩膜调整缝线的方法：自结膜瓣的远端（避开巩膜瓣的切口位置）距角膜缘7～8mm处，反向从结膜面进针，穿过全层结膜，再做常规缝合巩膜瓣。结扎时绕3个环打个活结，最后将结膜外的线头打结，以备术后调节眼压时能随时拆线。

（9）结膜瓣的缝合：以穹隆为基底的结膜瓣用10-0尼龙线间断缝合，固定在浅层巩膜上。角膜缘切口与结膜瓣切口对合好，要保持结膜瓣边缘不卷边，切口的松紧度要适中。

2．青光眼引流阀植入术　常用植入物：Ahmed青光眼阀（Ahmed glaucoma valve）为一体性带调节阀门的眼内植入引流物，可以调节眼压并形成较大的滤过泡，使房水滤过弥散。手术方法：

（1）麻醉及置上直肌或角膜缘牵引线，同小梁切除术。

（2）选择结膜条件好，能充分放置引流物的部位。所选部位应该位于两条直肌之间，做以穹隆为基底的结膜瓣，充分剥离结膜下组织，暴露两条直肌的巩膜至赤道部。

（3）在结膜瓣下近赤道部两条直肌间放置浸有0.4% MMC的棉片，酌情在3～5分钟后将其取出并用生理盐水充分冲洗结膜下。需行后玻璃体切除术者放置灌注头。

（4）将无菌的青光眼内植入引流阀，以6-0尼龙线将硅胶盘固定于角膜缘后7～9mm巩膜浅层。

（5）制作角膜缘内辅助口。

（6）以自体或异体巩膜制作约4mm×6mm，1/2巩膜厚度的巩膜瓣，以便覆盖进液管的插入口。

（7）对于前房及瞳孔有成形玻璃体者，要进行前玻璃体切除术；

（8）植入进液管前，估计好插入前房的理想长度，将进液管剪一个开口朝上的斜面。用7号针头在角膜缘后穿刺进入前房，再将进液管通过穿刺口插入前房内。

（9）将巩膜瓣覆盖在进液管表面，以10-0尼龙线间断缝合。

3．青光眼引流钉植入术　ExPRESS®青光眼引流钉是长约3mm的不锈钢植入物，将房水从前房引流至浅层巩膜下空间（图24-1-3）。手术操作不需要剪除小梁组织，植入巩膜瓣下，术后房水流出受ExPRESS®内径及巩膜瓣影响。手术方法：

（1）置上直肌牵引线或角膜缘牵引线固定眼球。

（2）制作以角膜缘或以穹隆为基底的结膜瓣。

（3）结膜下组织分离干净，暴露出巩膜，充分止血，制作矩形巩膜瓣。巩膜瓣大小为3mm×4mm，巩膜瓣的厚度为巩膜的1/3～1/2，可制作梯形。

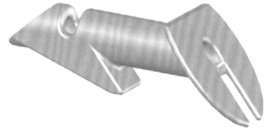

图24-1-3　ExPRESS®青光眼引流钉

（4）抗瘢痕药物的应用同小梁切除术。

（5）以25～27G针头做预切口，植入点略低于蓝-灰线后缘，始终平行于虹膜穿刺平面。

（6）用BSS湿润ExPRESS®，引流器顶端略向下倾斜植入预切口，另一只手用0.12镊子固定巩膜。

（7）缝合巩膜瓣及结膜瓣，方法同小梁切除术角膜缘切口与结膜瓣切口对合好，结膜瓣边缘不卷边，伤口的松紧度要适中。

（四）外伤性青光眼主要的睫状体破坏性手术步骤简述

通过各种方法（冷凝、超声、激光等）破坏部分睫状体上皮，从而使房水生成减少。

1．睫状体冷凝术　冷凝使睫状上皮细胞细胞质浓缩，并在细胞内形成冰晶，从而导致细胞坏死。冷凝源为液氮或二氧化碳，冷凝头温度达-80～-60℃。由于巩膜的热绝缘作用及睫状体血管内血流的缓冲作用，睫状突（ciliary processes）表面的温度为-10℃，这也是造成睫状上皮破坏的所必需的温度。

冷凝即刻出现色素上皮层（pigment epithelial layer）与非色素上皮（nonpigmented epithelium）分离，睫状肌（ciliary muscle）水肿。手术步骤：球后麻醉。手术无需打开结膜，经结膜和巩膜进行睫状体冷凝，以有齿镊夹住手术区域对侧角膜缘以帮助固定眼球。冷凝头置于角膜缘后1.5～2mm，冷凝时间持续60秒，形成一直径3～4mm的冷凝斑。冷凝范围一般为180°，各点冷凝一遍后再重复冷凝一遍。冷凝过程中会出现明显的结膜水肿（chemosis），致使冷凝效果下降。冷凝时冷凝头压紧巩膜；缩短两次冷凝的间隔；每次冷凝前用干棉棒碾压手术区，减少冷凝水分；每次冷凝后自然解冻，而不用水冲洗解冻；第二遍重复冷凝时冷凝时间适当延长。以上处理可使冷凝效果更确切。

2. 透巩膜睫状体光凝术　睫状体光凝术通过激光所携带的能量被睫状体内色素所吸收，产生光 - 热和光 - 化学作业破坏睫状体组织。光凝即刻可见睫状体充血、基质水肿，而睫状体色素上皮层仍完整。72小时后才出现明显的色素上皮组织学改变。此后睫状突逐渐萎缩、扁平和纤维化。

经巩膜二极管半导体激光睫状体光凝术手术方法：球后麻醉；将激光手柄置于眼球表面，角膜缘后0.5～1.0mm，激光头弧度与眼球表面弧度相吻合。此时光纤维接触点位于角膜缘后2.5mm，对应于眼内睫状体冠部。一般可先将能量设定为：功率1 500mW、持续时间2秒钟。此后根据光凝反应调整输出功率大小，以50mW或100mW为一个单位，逐步增加功率，当听到细微爆破音后即为适当的能量。光凝范围一般不超过270°，光凝20～40点，注意避开3点、9点位置，以免损伤睫状后长动脉（ciliary posterior long artery）和睫状长神经（long ciliary nerves）。

经巩膜Nd：YAG激光睫状体光凝术手术步骤：表面麻醉或球后麻醉；激光治疗可为接触性或非接触性。能量依据具体情况2～6J，光凝位置为角膜缘后2～3mm，光凝范围、点数同二极管睫状体光凝术。

3. 眼内镜下睫状突光凝术　是针对难治性青光眼的又一选择。1992年，Uram介绍了一种新型眼内镜E2眼内镜进行睫状突光凝，并提出两种基本手术方法：一种是经角膜缘切口插入探头，探头经前房和瞳孔对睫状突进行照射；第二种方法为经睫状体平坦部插入探头，探头于玻璃体腔内对睫状突进行照射。但两种方法均需结合晶状体摘出术（extraction of lens），后者还需要同时进行前玻璃体切除术。该术式的优点在于激光头集照明、摄像、激光于一体，只需一个切口。内镜下手术安全精确，术后并发症少。

4. 超声睫状体成形术　使用法国Eye Tech Care公司生产的手术系统，包括触摸屏、按钮、主电源电缆、背后链接（用于连接治疗探头和定位环的抽吸管）、电缆、积液器挂架、打印机、双功能踏板（方形大踏板＝触发踏板，圆形小踏板＝抽吸）、治疗探头和一套定位环和积液器。其中治疗探头由六个电压式换能器组成，治疗期间探头通过定位环定位在眼上，并通过电缆与控制台连接，控制台能转换电信号产生超声波束。此手术系统包含四种尺寸（10mm、11mm、12mm和13mm），以适应患者不同睑裂大小。其次，治疗时需要将治疗探头插入定位环内，定位环直接与眼睛接触，以确保探头能够准确定位在眼睛上。另外，定位环内包含一个负压倒吸环，从而使手术医生能够激活控制台内的真空系统，将定位环牢牢吸附于眼球正中央（图24-1-4）。由脚踏开关控制超声波的激发，通过监视器的屏幕观察手术野并进行手术操作。

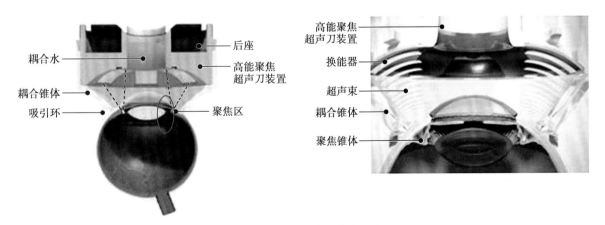

图24-1-4　超声睫状体成形术

手术步骤：①球周麻醉后根据术前角膜白到白的距离选择合适的探头；②以探头均匀压陷于术眼角膜周边、保持探头与手术床相平行；③手术系统界面完善上个人信息，定位环固定，探头衔接，负压测试；④综合患者术前眼压、视力及视神经萎缩程度决定 UCP 扇区的范围（图 24-1-5）；⑤踩住控制脚踏直至扇区 UCP 自动完成，每个扇区超声探头作用睫状体持续时间 8 秒，间隔 20 秒后进入下一扇区操作。有文献报道统计八个扇区手术操作时间约 204 秒；十扇区手术操作时间约 290 秒。手术操作可在 5 分钟内完成。该手术是一种全新的降眼压技术，手术不需要切口、不进入眼内，减少了手术并发症的风险。另外该术式中超声的能量可控制，超声效应不受患者眼球黑色素个体差异的影响，是一种温和、有效的治疗方式。

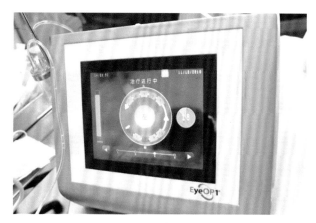

图 24-1-5　UCP 扇区工作时图像

第二节　外伤性继发性开角型青光眼

眼挫伤和穿孔伤均可能发生血管损坏造成眼内出血，并发生一系列的眼组织病变，包括角膜损伤、水肿、前房积血（hyphema）、虹膜根部断离、瞳孔括约肌断裂、小梁损伤、睫状肌分离、晶状体脱位（luxation of lens）及视网膜损伤等。其损伤的程度，决定于致伤物的性质与大小、致伤的部位与力度等多方面因素。这些损伤都有可能影响眼压甚至发生外伤性继发性开角型青光眼（traumatic secondary open-angle glaucoma）。

如何早期诊断外伤性继发性开角型青光眼：

1. 眼压　正常眼压是 10～21mmHg，>24mmHg 是病理性高眼压，但眼球壁硬度系数（正常值 0.021 5）和角膜中央厚度（central corneal thickness）其正常值（552±36）μm 对眼压测量均有影响。

2. 视野　外伤继发开角型青光眼的视野损伤是根据视网膜视神经纤维的走向，使于 Bjurrem 区（起自生理盲点，止于对侧水平）所出现的相对暗点、旁中心暗点、Renne 鼻侧阶梯状暗点、弓形暗点、环形暗点、鼻侧视野缺损、管状视野等。而生理盲点扩大，血管暗点，Seidle 暗点，周边等视线缩小等，因不是视网膜视神经纤维损伤的表现，故没有作青光眼的诊断价值。

3. C/D 及 R/D 比率　C/D 比率即杯 / 盘比作为青光眼特征指标已沿用多年，C/D≤0.3 是正常人，C/D≥0.6 是青光眼的指征。但人们也发现一些正常人可出现大生理杯，而非青光眼，这些生理性大杯有以下特点：①杯沿无切迹（notch）；②杯虽大而是静止的，不会再扩大；③眼压正常；④无对应视野改变；⑤无视网膜神经纤维束损伤；⑥有家族史和遗传倾向。

近年来国外学者提出应用 R/D 取代 C/D 比率，也就是用盘沿的丢失值和视盘直径比，R 取其所剩盘沿值，一般最窄处位于视盘鼻上方，等于 0 可能是青光眼，等于 0 后再看超出的范围，视盘直径平均 1.5～2mm（表 24-2-1）。

4. 视网膜神经纤维束萎缩　早期青光眼视网膜神经纤维束呈条状萎缩或局限性萎缩,晚期呈弥漫性萎缩,整个视网膜变薄。

表 24-2-1　视盘损伤分期

	（视盘损伤分期法）期别	盘沿宽度（盘沿/视盘）（平均视盘直径：1.50～2.00mm）	示意图
有风险	1	≥0.40	
	2	0.30～0.39	
	3	0.20～0.29	
	4	0.10～0.19	
有损伤	5	<0.1	
	6	0 （残存盘沿角度：≤45°）	
	7	0 （残存盘沿角度：46°～90°）	
致残	8	0（残存盘沿角度：91°～180°）	
	9	0（残存盘沿角度：181°～270°）	
	10	0（残存盘沿角度：≥270°）	

注：视盘损伤分期法（disc damage likelihood scale，DDLS）是 2002 年国外提出的一种评估青光眼导致的视神经损伤的新方法。DDLS 法的测量基于盘沿宽度和视盘直径。引自 Spaeth GL. Henderer J，Liu C，Kesen M，Altangerel U，Bayer A，et al. The disc damage likelihood scale: reproducibility of a new method of estimating the amount of optic nerve damage caused by glaucoma[J]. Transact Am Ophthalmol Soc，2002，100：181-185.

一、外伤性前房积血继发开角型青光眼

外伤所致的前房积血是眼外伤常见的体征,主要见于眼挫伤,由于虹膜含有丰富的血管,特别是大小动脉环及其分支,故出血多来自虹膜。受损的部位、程度不同,其出血量多少不一,有时突然大量出血,造成前房容积的突然增加,前房呈黑球状凝血块,眼压急骤升高,形成外伤性前房积血继发性开角型青光眼（secondary open-angle glaucoma due to traumatic hyphema）。

前房大量出血,可使眼压明显升高。若积血少于前房 1/2 容积,一般眼压在 30mmHg 以下,这么高幅度的眼压,不一定造成明显的视功能损害。经过治疗,多数可以完全恢复。前房积血在治疗吸收的过程中,伤后 5 天内,约 20% 的患眼可再积血,积血量增加,颜色变得鲜红,这使继发性青光眼的比例

明显增加。患眼再出血的原因：①虹膜损伤较重，特别是动脉环受损，出血难以停止；②可能是睫状体的损伤，出血来自后房或玻璃体，使积血在吸收过程中反复再出现于前房，由后房、玻璃体流至前房；③虹膜或睫状体损伤的伤口愈合过程中新生血管破裂。

前房积血所发生的青光眼按性质分两类：①血液及凝血块填塞小梁网；②红细胞破坏产生的含铁血黄素（hemosiderin）所继发的青光眼。

正常的红细胞呈双凹，近球形，可塑性较大，直径约 8μm，小梁的间隙约 3μm。一般情况下红细胞的可塑性大，通过小梁进入 Schlemm 管并不困难。而当出血量大，红细胞堆积时，则通过小梁困难。房水流出系数下降。由于血液在房水中凝固，一团团的凝固血块使房水导流更困难，甚至前房角（angle of anterior chamber）机化粘连，这时青光眼则成为继发性闭角型青光眼。

前房的反复积血，1/2 以上都将继发青光眼。眼压升高的幅度取决于病变损伤的程度和出血量，高时可至 60mmHg，此时混合充血明显，角膜水肿（corneal edema）加重，并可有轻重不等的眼痛、头痛等症状。高眼压造成的视神经损伤往往是不可逆的。前房积血继发青光眼常见的并发症是角膜血染（blood staining of cornea），它的发病条件是急性、持续的高眼压。高眼压破坏角膜内皮（corneal endothelium），使含铁血黄素进入角膜实质层。角膜实质层呈棕灰色圆盘状浑浊，可持续数十年，消退缓慢，严重影响视力。在角膜内皮受到严重破坏时，正常眼压、低眼压或眼球萎缩（atrophy of eyeball）的患者也可能出现角膜血染。这类病例早在 1961 年张效房做过报告认为角膜血染是前房积血急性高眼压所致。继发性青光眼的另一并发症是形成和加重晶状体浑浊。在严重眼挫伤的患者中，晶状体浑浊通常认为系挫伤所致，但继发性青光眼有可能加重晶状体浑浊。

（一）一般治疗

1. 双眼包扎　半卧位休息这是多年来常规的治疗方法。安静卧床可使出血趋向静止，有助于吸收，特别对防止再出血有一定意义。但是近年来许多研究者对是否双眼包扎及绝对卧床提出疑义，对比观察表明：不需绝对卧床和双眼包扎，立位反而有助于血液吸收。

2. 全身用药控制眼压　包括乙酰唑胺（acetamide）、甘油（glycerine）、甘露醇（mannitol）等。甘露醇用药方便，可促使血液排出，防止角膜血染。

3. 散瞳或缩瞳　有学者主张对前房积血者散瞳（mydriasis）可以止血和防止再出血，但有促使前房角粘连、眼压升高之忧；有学者认为缩瞳（myosis）滴毛果芸香碱有利控制眼压，促使血液吸收等作用，但有激惹葡萄膜炎或促使再出血之可能。故多数学者主张不缩瞳亦不散瞳。

4. 局部滴用抗生素及糖皮质激素减少炎症反应　根据眼压可选用左旋肾上腺素、噻吗洛尔、贝他根、保目明（地匹福林）、可乐定、布林佐胺滴眼液、酒石酸溴莫尼定滴眼液、前列腺素类滴眼液等。可协同控制眼压，减少全身用药量。

5. 用止血剂帮助吸收的药物　出血的早期应用止血药物，如卡巴克洛（carbazochrome）、仙鹤草素（agrimonine）、钙剂、6- 氨基乙酸（6-aminocaproic acid）等。6- 氨基乙酸不仅能止血，而且能防止再出血。

（二）手术治疗

1. 前房穿刺及前房冲洗　若前房出血量较多，如前房呈黑球状，长期不吸收，或新鲜出血已停止但吸收困难，或已经出现眼压升高，或有角膜血染者，则可做前房穿刺术（paracentesis of anterior chamber）及冲洗（irrigation）。方法：在手术显微镜下由角膜缘划切，渐加深至前房，用平衡盐溶液冲洗之，但注意不要损伤晶状体及虹膜，也不要求彻底洗净凝血块。可反复冲洗。亦可用蒸馏水溶解 500～1 000U 尿激酶 0.2ml，或用蒸馏水溶解 200U 纤溶酶 0.2ml 注入前房，3 分钟后冲洗前房可促使血凝块排出、吸收及溶解。

2. 睫状体透热凝固术　在怀疑有睫状体部出血时，可进行透热凝固术（diathermy）。但由于出血区难以确定，故效果不易评估。

二、含铁血黄素继发性青光眼

含铁血黄素性继发性青光眼（hemosiderotic secondary glaucoma）属继发性开角型青光眼。系由前房、玻璃体及视网膜反复出血，出血溶解释放的含铁血黄素引起的小梁硬化及阻塞所致；另一种类型是眼内铁质异物长期存留引起眼内铁质沉着症（ocular siderosis），二者的致病因素一致。

该类青光眼发病隐蔽，进展缓慢。角膜基质层、晶状体及视网膜上均可见棕色的铁质微粒沉着。虹膜异色、小梁、Schlemm 管及睫状体上皮均可见细胞变性铁染。患者的眼压、眼底及视野均和原发性开角型青光眼（primary open-angle glaucoma）表现相似。眼部尚可有晶状体浑浊及视网膜变性等。

治疗：同开角型青光眼，但需与原发性开角型青光眼相鉴别。若有异物尚需作异物摘出。

三、溶血性青光眼

眼球穿孔伤（perforating injury of eyeball）、眼球挫伤（contusion of eyeball）、眼内异物（intraocular foreign body）及内眼手术（intraocular surgery）所致的玻璃体积血（vitreous hemorrhage），积血的红细胞离开血管进入玻璃体，在氧及二氧化碳的作用下红细胞破坏，血红蛋白被巨噬细胞吞噬，阻塞小梁，房水导流障碍，眼压突然升高，称溶血性青光眼（hemolytic glaucoma）。

患者多在玻璃体积血后 1 周左右，突然感到眼痛、头痛、恶心及呕吐。眼压急剧升高至 40～60mmHg。眼部混合充血加重，角膜水肿，房水浑浊。这是一种继发急性开角型青光眼，玻璃体内的血液及其破坏产物经破坏的玻璃体前界膜进入前房，前房角为色素及巨噬细胞堆积。患者的临床表现与晶状体溶解性青光眼相似，应注意鉴别。还应与新生血管性青光眼（neovascular glaucoma）和血影细胞性青光眼（ghost cell glaucoma）相鉴别。

溶血性青光眼的诊断依据：①外伤后玻璃体积血史；②玻璃体积血后 1 周左右眼压突然急剧升高；③房水内可见大量含色素的巨噬细胞。

【治疗】 局部及全身药物治疗。噻吗洛尔或可乐定滴眼液，布林佐胺滴眼液（派立明）、酒石酸溴莫尼定滴眼液（阿法根）、前列腺素类滴眼液、碳酸酐酶抑制剂、50% 甘油盐水及 20% 甘露醇等高渗剂可根据眼压选用。药物效果不佳者，考虑角膜缘作前房穿刺冲洗，并可反复进行。

四、血影细胞性青光眼

血影细胞性青光眼（ghost cell glaucoma）为外伤所致的前房积血、玻璃体积血及视网膜出血性疾病、晶状体摘出、玻璃体切除等原因所致的玻璃体积血时玻璃体前界膜破裂并且玻璃体内有血细胞聚集的现象（图 24-2-1）。但玻璃体前界膜破裂不是形成血影细胞性青光眼的先决条件。

Campbell 等首次描述了血影细胞性青光眼，他们发现随着玻璃体积血的形成，新鲜的血红细胞通常在 1～2 周内变性成血影细胞（ghost），继发引起眼压升高。此情况通常为玻璃体的红细胞引起，但偶尔也会因长期的前房积血引起。血液进入玻璃体，红细胞肿胀且脆性增加，血细胞在玻璃体中分解或进入房水，红细胞的顺应性变差、易碎，血红蛋白从细胞内逸出，氧化成高铁血红蛋白，沉淀后成珠蛋白，海因茨小体（Heinz body）。这种不含血红蛋白的变性的中空的红细胞，呈柿红色，称为血影细胞，球形或近似球形，直径 4～8μm，半透明，坚硬有脆性，可塑性差，无法通过小梁网，从而阻塞房水外流，引起眼压升高。

患者除玻璃体内有积血史外，还有眼压升高。眼压升高的幅度决定于前房内血影细胞的数量。若大量前房内血影细胞存在，眼压可至 50mmHg 以上。并可伴有睫状充血（ciliary congestion）及角膜水肿。若治疗不当可致失明，且长期眼球疼痛。患者裂隙灯检查（slit-lamp examination）可观察到玻璃体内和角膜内皮上出现特征性的黄褐色细胞，偶尔可见其沉积于下方退缩的前房角，形似"假性前房积脓"。外伤后青光眼的形成可在出血后 2 周～3 个月内任何时间发生，但通常为伤后 1 个月发生。前房细胞取样在相差显微镜（phase contrast microscope）下可观察到特征性的干瘪皱缩外观。在一些血影细胞中可观察到海因茨小体，其代表了变性的血红蛋白。

血影细胞的实验室检查方法：早年用湿标本相差显微镜观察，后来李志辉用普通显微镜观察。钟国庆等用 1% 甲紫以 1∶1 房水标本染色，用普通显微镜观察，红细胞不着色，血影细胞呈紫红色，极易辨认和区别。

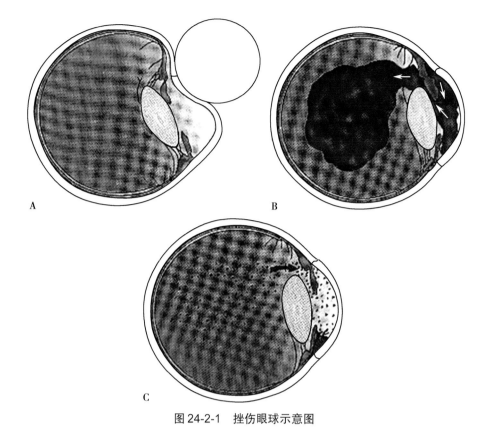

图 24-2-1　挫伤眼球示意图

A. 眼挫伤，赤道部扩张；B. 前房积血、玻璃体积血、玻璃体前界膜破裂；C. 血影细胞进入前房阻塞小梁网

　　血影细胞性青光眼临床表现与溶血性青光眼在许多方面相似，但房水内容不同，可资鉴别。

　　【治疗】　常规的药物治疗：包括 β 受体阻滞剂、α_2 受体激动剂和碳酸酐酶抑制剂，必要时可口服碳酸酐酶抑制剂和全身静滴高渗剂。缩瞳剂无明显降眼压作用。药物治疗无效时可行手术治疗，前房穿刺及前房冲洗清除血影细胞是治疗的主要措施。可临时控制眼压。若冲洗后血影细胞残留过多，眼压可再次升高。有时可能需要行平坦部玻璃体切除术，以确保完全清除玻璃体中所有的血液成分。若眼压仍无法控制，可考虑行滤过性手术治疗。血影细胞性青光眼需特别关注。

五、前房角退缩继发性青光眼

　　前房角退缩继发性青光眼（secondary glaucoma due to recessed anterior angle）的发病机制是眼球挫伤后前房积血，睫状体的撕裂导致前房角退缩（angle-recession glaucoma）。典型的撕裂发生于睫状肌环形和纵行肌纤维分离，环形纤维挛缩牵引导致虹膜根部向后移位，前房角加深加宽，纵行纤维仍附着在巩膜上，小梁透明变性及被吸收等，临床上出现睫状体带不规则边界。Collins 于 1892 年首次描述前房角退缩的病理特征。Wolff 和 Zimmerman 于 1962 年描述了外伤性青光眼与前房角退缩的经典联系。

　　前房角退缩常见于眼球挫伤，在外伤性前房积血患者中，前房角退缩发生率约为 71%～100%。但前房角退缩患者并不一定都进展为青光眼，只有 7%～9% 成为青光眼。Alper 认为若前房角退缩范围超过 240°，则可能形成青光眼。有资料显示前房角退缩范围超过 180° 者发生青光眼的概率增加。青光眼的发生率与前房角退缩的程度相关，如前房角退缩大于 180° 发生青光眼的危险增加。此型青光眼表现隐蔽，可无明显自觉症状，眼压缓慢升高，生理杯扩大，视野改变和原发性开角型青光眼无明显区别。初次受伤后，眼压的升高可在数月或数十年后发生。Blanton 发现青光眼会在第 1 年或 10 年后发生，呈双峰型。早期发生高眼压组的前房角退缩常常范围较小，而且眼压升高时间短。

　　前房角退缩性青光眼发生机制根据受伤后眼压上升的时机有所不同。早期眼压的升高为小梁网炎症反应及血细胞的堆积和炎症产物引起。此情况常在数周至数月内缓解，患者可能进入眼压正常的"平稳期"。眼科医生必须警惕，此阶段的正常眼压维持时间会很短。此类患者需要密切随访，至少半年1次。

前房角退缩（recession of anterior chamber angle）又称前房角劈裂（splitting of anterior chamber angle），可通过前房角镜（gonioscope）及 UBM 检查发现，睫状体带在部分区域呈现增宽趋势，可能发生睫突的脱离，巩膜突明显，可表现为不同程度的发白，灰白色膜覆盖前房角（图 24-2-2）。前房加深，虹膜末卷后移。在原虹膜附着处可见虹膜组织残留。不同患眼间差异非常微妙。最为有用的观察前房角退缩的方法为：对

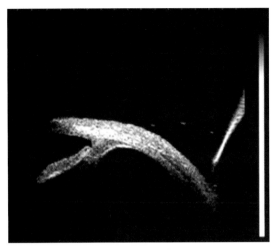

图24-2-2 前房角退缩

比患者未受伤眼与受伤眼各象限的前房角情况。对于单眼的原发性开角型青光眼一定要注意询问有无外伤和前房积血史。前房角镜检查（gonioscopy）及 UMB 检查可做辨别诊断。

【治疗】 遵循开角型青光眼（open-angle glaucoma）治疗原则。可选药物有：β 受体阻滞剂；α 受体激动剂；局部或口服碳酸酐酶抑制剂。临床上不建议使用毛果芸香碱滴眼液，因其可能引起眼压升高；前列腺素类滴眼液不建议在急性期使用，因其可能加重炎症。局部和口服用药控制不理想的患者可考虑行激光小梁成形术。但这种氩激光小梁成形术仅在 23%～27% 的患者中有效，且可能引起急性眼压升高。迟发性房角退缩性青光眼多由小梁网上形成的一层"玻璃样膜"引起，此膜为狄氏膜（descemet's membrane）。这与此类前房角退缩性青光眼患者对药物和激光治疗效果差有关。最后可考虑行手术治疗，术中使用抗代谢类药物可提高手术成功率。

（1）滤过手术：在前房角退缩的患者中成功率较开角型青光眼患者低。不使用抗代谢药物的小梁切除 1 年成功率 74%，3 年成功率 53%，5 年成功率 29%。使用丝裂霉素 C 后的临床报告成功率明显提高：成功率由 1 年时的 39% 提高到 58%，2 年时的 26% 提高到 58%。

（2）青光眼阀：植入效果也不理想，1 年成功率 56%，3 年成功率 41%，5 年成功率 27%。

（3）Nd：YAG 激光打孔的效果报道不一，在一些患者中有效率 42%，另一些患者 12 个月有效率为 91%。

（4）前房角镜辅助透照下小梁切开术（gonioscopy assisted transluminal trabeculotomy）：由于前房角退缩性青光眼患者年轻人居多，术后增生性反应较明显，外引流手术并发症较多，远期效果甚差。所以最好施行微创青光眼手术（minimally invasive glaucoma surgery）中的小梁切开术（trabculotomy）。此术切开了小梁网，开放了 Schlemm 管内壁，重建了防水自然引流通道，可使眼压降低。目前此种 Schlemm 管成形术已由外路手术改为内路手术，则不仅更加微创，而且手术更加简单和快捷。内路手术利用前房角镜辅助，透照法照明，直视下进行小梁切开，即前房角镜辅助透照下小梁切除术（gonioscopy assisted transluminal trabeculotomy，GATT），标准式需要用特殊的导光纤维（itrak 光纤）进行引导，但此种光纤及其光源主机非常昂贵，我们加以改进，采用 5-0 聚丙烯缝线代替 itrak 光纤，进行手术，也取得良好的效果。方法是将 5-0 聚丙烯线插入 Schlemm 管一周（360°），利用此缝线切开 Schlemm 管内壁（小梁网），开放 Schlemm 管。

手术步骤：

术前缩小瞳孔。自患者颞侧进行手术。患者仰卧位，头向手术者的对侧倾斜 35°，手术显微镜向术者侧倾斜 35°，置 Volk 手术前房角镜，前房内注黏弹剂，以 MVR 刀进入前房直达对侧（鼻侧）Schlemm 管内壁，切开内壁约 2mm，以显微镊夹持 5-0 聚丙烯缝线，将线的一端自切口插入 Schlemm 管内，继续在管内穿行 360° 后，线头由切口穿出。用显微镊夹住线的两端，撕开 Schlemm 管一周（360°）（图 24-2-3）。

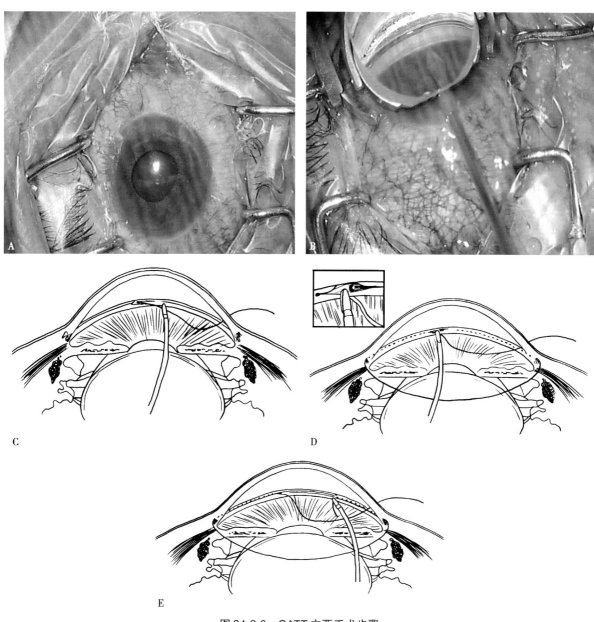

图 24-2-3　GATT 主要手术步骤

六、外伤性晶状体源性青光眼

　　晶状体源性青光眼是指晶状体因素导致的眼压升高的一类多种继发性青光眼。每种类型的青光眼均可因眼外伤引起（表 24-2-2）。此类青光眼患者前房角可开放或者关闭，包括 4 种类型：①晶状体脱位继发性青光眼（图 24-2-4）；②晶状体肿胀继发青光眼（图 24-2-5）；③晶状体溶解性青光眼（phacolytic glaucoma）；④晶状体颗粒性青光眼（lens partical glaucoma）。

表 24-2-2　外伤性晶状体源性的青光眼发生机制

原因	表现
晶状体形态	晶状体严重肿胀直接导致机械性前房角关闭或瞳孔阻滞性青光眼
晶状体位置	晶状体全脱位或不全脱位，导致瞳孔阻滞继发前房角关闭，直接机械性前房角关闭或玻璃体阻滞性青光眼
晶状体物质	前房角开放，晶状体物质（高分子量蛋白）阻塞小梁网、炎性物质阻塞小梁网

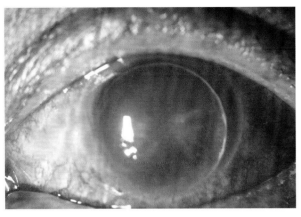

图 24-2-4　晶状体脱位继发性青光眼

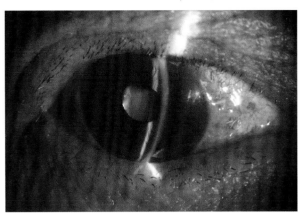

图 24-2-5　晶状体肿胀继发青光眼

（一）晶状体脱位继发性开角型青光眼

挫伤所致的晶状体脱位，可分为全脱位和不全脱位或嵌顿于瞳孔，常合并有眼前段损伤。悬韧带（suspensory ligament）的断裂可导致晶状体向前或向后移位。晶状体可以向前脱入前房，向后可以脱入玻璃体（图 24-2-6）。其中部分病例继发青光眼。多数病例所继发的青光眼为闭角，仅有少数病例继发开角型青光眼。有两种情况继发为开角型：一是合并有前房角损伤者，二是晶状体刺激睫状体使房水生成量增加。后者继发分泌型青光眼。晶状体全脱位时，使玻璃体前移填充前房，导致玻璃体阻滞性青光眼。

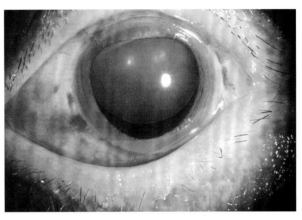

图 24-2-6　晶状体不全脱位继发性开角型青光眼

晶状体脱入玻璃体合并有前房角损伤所继发的开角型青光眼，发病隐蔽，可无明显自觉症状。房水流畅系数（coefficient of outflow facility，C 值）下降，眼压缓慢升高，患者多能耐受。眼底视盘生理杯扩大，与原发性开角型青光眼同样的视野改变。患者的表现和晶状体在玻璃体内所继发的开角型青光眼相似。是否为分泌性青光眼需要重复进行眼压描记。若眼压高，房水流畅系数正常，房水生成量高，多次检查证明无误方可诊断。

【治疗】　药物常采用 β 受体阻滞剂，如 0.5% 噻吗洛尔、盐酸倍他洛尔滴眼液（贝特舒）、盐酸左布诺洛尔滴眼液（贝他根）、盐酸卡替洛尔（美开朗）等，或使用 α 受体激动剂：酒石酸溴莫尼定滴眼液（阿法根），碳酸酐酶抑制剂滴眼液：布林佐胺滴眼液（派立明）；前列腺素类药物：拉坦前列素滴眼液（适利达）、曲伏前列素滴眼液（苏为坦）、贝美前列素滴眼液（卢美根）等。乙酰唑胺口服对控制眼压有较好作用。毛果芸香碱滴眼液作用效果稍差。药物治疗效果不理想时，临床上多采用摘出脱位的晶状体，可采用晶状体囊内摘出术（intracapsular extraction of lens）或其他技术。根据晶状体不同位置、药物控制眼压情况及眼部其他并发症等进行晶状体切除联合前段玻璃体切除术或全部玻璃体切除术；晶状体不全脱位玻璃体透明者行晶状体摘出术或晶状体切除术（lensectomy）及前段玻璃体切除术，晶状体核较硬者角膜缘隧道式切口娩出晶状体核，玻切头切除晶状体皮质及前段玻璃体，核较软或晶状体膨胀者采用睫状体平坦部三通道闭合式晶状体玻璃体切除术，首先切除前房内玻璃体及眼轴部位玻璃体，玻切头抵达脱位晶状体切开晶状体囊（lens capsule），深入囊内以负压吸住晶状体引至前房，光导纤维辅助下首先切除晶状体核（lens nucleus），然后负压吸切晶状体皮质（lens cortex）及囊，最后切除后段及基底部玻璃体；切莫先切除囊和晶状体皮质，以免晶状体核下沉至视网膜前，手术在视网膜前操作易伤及视网膜。术前应用降眼压药物控制眼压接近正常，无明显眼部充血，晶状体切除及前段玻璃体切除术后，角膜及后段玻璃体透明者，行 I 期聚丙烯缝线睫状沟人工晶状体悬吊固定术；晶状体脱入玻璃体内进行全玻璃体切除术，视视网膜情况而定是否眼内充填，玻璃体全部切除者随访3～6个月，无视网膜脱离，矫正视力>0.1的单眼无晶状体眼，眼压正常者可进行Ⅱ期人工晶状体悬吊固定植入。

（二）晶状体膨胀继发性青光眼

挫伤或开放性眼外伤可伤及至晶状体纤维和囊，可导致晶状体膨胀，或晶状体水化而后形成"成熟"的白内障，导致晶状体形态异常，引起瞳孔阻滞（pupillary block），继而引起前房角关闭（图24-2-7）。眼外伤史和临床检查发现不对称前房深度对于确诊晶状体膨胀性青光眼很重要。

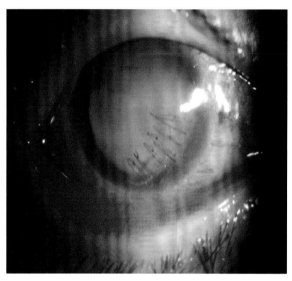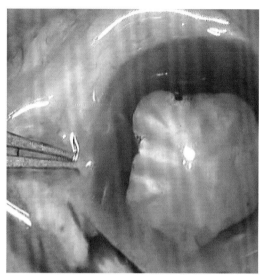

图24-2-7 晶状体膨胀继发性青光眼

【治疗】 药物治疗首先抑制房水生成包括局部应用β受体阻滞剂；α受体激动剂和碳酸酐酶抑制剂。若无摘出晶状体必要可考虑行周边虹膜切除术，考虑提高视力和膨胀较重时则行晶状体摘出术。对于局限于Ⅰ区及Ⅱ区的眼外伤，在角膜、晶状体囊、悬韧带以及虹膜条件良好，且手术医生经验丰富的情况下，可考虑选择Ⅰ期IOL植入。但由于不能得到伤眼准确的角膜曲率（corneal curvature）和眼轴长度等数据，往往需参考对侧眼的参数以确定IOL的度数，从而导致IOL度数不准确。对于累及Ⅲ区的眼后段损伤，由于IOL植入会影响眼后段手术观察和操作，所以不建议选择Ⅰ期IOL植入。开放性眼外伤玻璃体切除术后若眼部组织组织充血严重，Ⅱ期IOL植入手术更安全可靠，更能获得满意的临床效果。

（三）晶状体溶解性青光眼

晶状体溶解性青光眼（phacolytic glaucoma）见于眼外伤后的及老年性成熟期或过熟期白内障（图24-2-8）。高分子蛋白经由完整囊溢出，大分子的蛋白质被巨噬细胞吞噬，阻塞小梁网，形成开角型青光眼。患者可出现眼疼和眼红，眼压极度升高，角膜上皮弥漫性水肿。前囊可见小块的白色附着物，角膜内皮面可出现或者不出现炎症产物沉积，即角膜后沉着物（keratic precipitates，KP）。有些病例中前房细胞反应较轻，但更为常见的为中等程度反应，少数病例可伴有前房积脓（hypopyon）。

【治疗】 晶状体摘出术被认为是治疗溶解性青光眼有效的治疗方式。术前首先药物治疗控制眼压和炎症反应，存在严重葡萄膜反应时应延迟手术并给予足量的局部糖皮质激素治疗。需每日对患者进行病情评估。过度的应用糖皮质激素会延迟晶状体皮质的吸收。眼压可在白内障手术后数天恢复正常。在药物不能控制眼压时可以手术去除晶状体皮质。可考虑选择Ⅰ期或Ⅱ期IOL植入手术（图28-2-9）。

（四）晶状体颗粒性青光眼

穿孔性眼外伤所致的晶状体直接破损，以及极少眼球挫伤时晶状体物质进入前房。可在眼外伤初期及晶状体手术后数天至数年后发生继发性青光眼，但很少延迟发生，需根据相关检查结果做出手术决策。大多数病例合并有需要一期修复的角巩膜裂伤。晶状体物质性青光眼主要是肿胀的吞噬细胞和

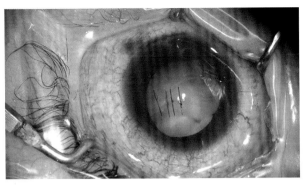

图 24-2-8　晶状体溶解性青光眼

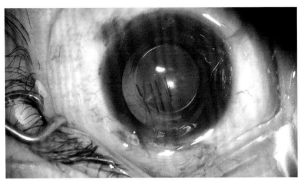

图 24-2-9　晶状体溶解性青光眼 IOL 植入术后

晶状体碎片组成。不同于晶状体诱发的葡萄膜炎中的严重的肉芽肿性葡萄膜炎。青光眼的严重程度与房水中游离皮质量呈正比。如同晶状体溶解性青光眼一样，在晶状体颗粒性青光眼中，晶状体蛋白是引起房水外流能力障碍的主要因素。患者可出现眼疼、眼红和视力下降，有些患者表现不明显。房水中可见浮游细胞和白色颗粒。

【治疗】　若延迟治疗，可形成周边部虹膜前粘连（anterior synechia）和虹膜后粘连（posterior synechia）。对于少量至中等量的游离皮质成分，药物治疗是有效的。房水生成抑制剂、睫状肌麻痹剂和局部糖皮质激素的使用需足量，直至残留的晶状体物质被吸收。过量的糖皮质激素治疗会引起晶状体蛋白（phakinin）吸收延迟，应避免。药物不能控制眼压时采用手术去除晶状体皮质。还可考虑选择Ⅰ期或Ⅱ期 IOL 植入手术。

（五）晶状体源性葡萄膜炎性青光眼

晶状体源性葡萄膜炎性青光眼（phacogenic uveitic glaucoma）又称晶状体过敏性青光眼（phacoanaphylactic glaucoma）。此病发生在眼球穿孔伤后晶状体囊破裂者，亦可发生于白内障囊外摘出术后及超声乳化吸出术后，可合并或不合并玻璃体脱出。其病理生理学特征为外伤或随着年龄增大晶状体过熟导致晶状体蛋白溢出，刺激形成肉芽肿性炎症（晶状体源性葡萄膜炎），当第二次接触晶状体蛋白时可发生迟发反应。从晶状体蛋白溢出到引起肉芽肿性葡萄膜炎的过程机制尚不清楚。外伤性晶状体源性葡萄膜炎常出现在外伤后 1～14 天，有时可从数小时到数月不等。组织病理学检查显示损伤的晶状体中有广泛的多形核粒细胞浸润，以及被淋巴细胞、上皮样细胞及巨细胞形成的肉芽肿炎症带包绕。偶然炎症可波及小梁网而引起眼压升高。临床上前房的炎症表现为：角膜内皮上羊脂样 KP 和偶尔出现前房积脓。有可能最先出现前房积脓，然后周边虹膜前粘连或后粘连引起继发性青光眼。该病的确定诊断需要组织病理标本，应与眼内炎（endophthalmitis）、交感性眼炎（sympathetic ophthalmia）相鉴别。

诊断晶状体过敏性青光眼必备的两条标准：

（1）在房水或玻璃体标本中，必须存在多形核粒细胞。

（2）房水中有一定量的晶状体蛋白质或晶状体物质，可解释青光眼的发生，因而晶状体过敏症伴有眼压升高，方可称为晶状体过敏性青光眼。

【治疗】　晶状体过敏性青光眼需要采用糖皮质激素及房水生成抑制剂治疗，以减轻炎症及降低眼压。如药物治疗未获成功，残留的皮质应通过手术予以清除。

第三节　外伤性继发性闭角型青光眼

外伤性继发性闭角型青光眼（traumatic secondary angle-closure glaucoma）包括外伤性眼部炎症继发性青光眼（secondary angle-closure glaucoma due to traumatic ocular inflammation）、外伤性晶状体脱位

继发性闭角型青光眼（secondary angle-closure glaucoma due to dislocation of lens）、前房内上皮植入性囊肿继发性青光眼（secondary glaucoma due to epithelial downgrowth cyst in anterior chamber）、外伤性睫状环阻塞性青光眼（traumatic ciliary block glaucoma）、外伤性虹膜缺失继发性闭角型青光眼（secondary angle-closure glaucoma due to traumatic iridosteresis）和角膜穿孔伤继发性闭角型青光眼（secondary angle-closure glaucoma due to cornea perforation），分述如下。

一、外伤性眼部炎症继发性闭角型青光眼

眼球挫伤、穿孔伤及化学伤都会造成重症葡萄膜炎，改变房水的性质，引起一系列虹膜睫状体炎性改变，可致虹膜周边前粘连、虹膜后粘连、瞳孔膜闭（occlusion of pupil）、瞳孔闭锁（seclusion of pupil）、虹膜膨隆（iris bombé）等。常发生于：①各种原因所致的外伤；②外伤后眼内感染；③外伤所致的前房消失、前房形成迟缓、伤口愈合不良及伤口渗漏等，都可造成虹膜周边前粘连，继发闭角型青光眼（图 24-3-1）；④眼外伤所致的晶状体破裂及晶状体摘出术后皮质残留；⑤化学性眼外伤。

患者在眼外伤后突然感到眼胀及视力下降、眼部充血加重、不同程度的角膜水肿、前房变浅、虹膜膨隆、虹膜在不同范围内周边前粘连及高眼压。

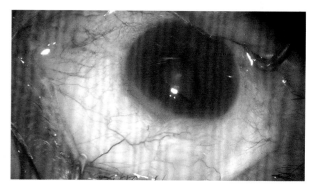

图 24-3-1 外伤性眼部炎症继发性闭角型青光眼

【治疗】 一般药物治疗采用阿托品散瞳及糖皮质激素局部或全身应用，以减轻炎症反应，减少渗出。β受体阻滞剂，如 0.5% 噻吗洛尔、盐酸倍他洛尔滴眼液（贝特舒）及盐酸左布诺洛尔滴眼液（贝他根）、盐酸卡替洛尔（美开朗）等，或使用 α 受体激动剂：酒石酸溴莫尼定滴眼液（阿法根），碳酸酐酶抑制剂滴眼液：布林佐胺滴眼液（派立明）；前列腺素类药物：拉坦前列素滴眼液（适利达）、曲伏前列素滴眼液（苏为坦）、贝美前列素滴眼液（卢美根）等控制眼压。一般不用缩瞳剂。50% 甘油盐水或乙酰唑胺口服。根据患者情况选用前房穿刺或虹膜切除。滤过手术要慎重，如眼内感染继发急性高眼压，做滤过手术容易导致早期眼球萎缩。

二、外伤性晶状体脱位继发性闭角型青光眼

晶状体脱位（luxation of lens）在眼外伤时常见，自发性脱位者可见于先天性青光眼（congenital glaucoma）、高度近视（high myopia）和过熟期白内障等。全身病者常见于 Marfan 综合征。继发性闭角型青光眼的机制为：①晶状体脱位引起的瞳孔阻滞；②晶状体与玻璃体同时所致的瞳孔阻滞；③玻璃体所致瞳孔阻滞；④虹膜周边前粘连（peripheral anterior synechia）。

由于晶状体的位置及玻璃体的状态，晶状体向前或向后脱位时均会引起瞳孔阻滞和前房角关闭，瞳孔阻滞可引起前房角关闭，导致眼压急剧升高。前房角逐渐关闭会以亚急性或慢性的形式发展，导致迟发型青光眼（图 24-3-2）。

晶状体脱位的主要症状为视力下降，眼部的典型体征为虹膜震颤（iridodonesis）。若晶状体完全进入前房，则前房加深，虹膜后倾，晶状体如油滴状，并常有玻璃体嵌入瞳孔而致高血压，其临床表现和原发性急性闭角型青光眼发作期表现相似。

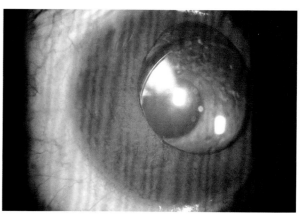

图 24-3-2 外伤性晶状体脱位继发性新生血管型青光眼

【治疗】 晶状体源性闭角型青光眼的治疗方

法因青光眼的类型而异。要判断是否存在瞳孔阻滞，详细的检查至关重要。若存在瞳孔阻滞，则可选择激光虹膜切开术或手术虹膜切开术。对于反复发生瞳孔阻滞或考虑视功能因素时，可选择晶状体切除术。晶状体切除术的选择取决于晶状体脱位的程度。可行囊内或囊外摘出术，或超声乳化术，或以玻璃体切除器头进行经平坦部晶状体切除术（lensectomy），这取决于晶状体脱位的程度和晶状体核的硬度。目前临床上不建议选择Ⅰ期 IOL 植入。若眼部组织充血水肿严重，Ⅱ期 IOL 植入手术更安全可靠，更能获得满意的临床效果。适用于反复发生瞳孔阻滞或者考虑提高视功能因素的患者。该病的治疗一般应散瞳而不缩瞳，特别是晶状体嵌于瞳孔者应禁用缩瞳剂。

三、前房上皮植入性虹膜囊肿继发性闭角型青光眼

在眼球穿孔性外伤和眼前段手术后，可能会形成由眼外至前房的伤道，这就为上皮进入眼前段提供通路。偶尔将结膜上皮带入前房，植入虹膜。前房内可见上皮植入所发生的虹膜囊肿，称前房内上皮植入性囊肿（implantic epithelial cyst, epithelial downgrowth）。在组织学上可分为：虹膜珍珠瘤型、上皮囊肿型和上皮增生型，还有一类是前房内纤维组织增生。上皮植入性囊肿前房内可见虹膜上一稍灰白透明的囊性肿物，常与穿孔伤部位相连，诊断一般并不困难。上皮植入性囊肿有 50% 发生青光眼。发病时眼部充血、眼压升高、角膜水肿等。若不能控制其囊肿的发展，则可引起较重的炎症反应，最后导致眼球萎缩。上皮植入在裂隙灯下特征性表现为圆齿状的上皮膜。用氩激光可在受累的虹膜上形成白色圆点样改变。具备此两项即可确立诊断，一些病例也可采用虹膜组织活检进行组织病理学确诊。

【治疗】 对上皮植入性囊肿可用化学烧灼、透热电凝、冷凝、激光、电解（electrolytic method）或手术切除或用玻璃体切除器切除，需切除所有受累的虹膜。若有人工晶状体，则取出之。对于受累的睫状体和角膜以冷冻治疗。纤维组织增生所继发的青光眼，首先用药物控制，眼压不能控制者使用玻璃体切除器切除病变的虹膜或进行睫状体冷凝术。作者的临床经验是，上皮植入性囊肿很小者，电解术有效，此法简单而安全，但较大的囊肿则以手术切除为佳。

四、外伤性新生血管性青光眼

新生血管性青光眼（neovascular glaucoma）可由眼外伤所致，也见于糖尿病性视网膜病变、视网膜静脉阻塞和 Eales 病等。发病机制多由新生血管组织促使周边虹膜前粘连形成，并将虹膜向角膜牵引，有时可见新生血管膜覆盖在角膜后面，而阻塞前房角。该病发病时间较晚，为外伤晚期的并发症，但外伤性葡萄膜炎较重时发病时间可提前。可见于较重的血管损伤、反复眼底出血及难以控制的外伤性葡萄膜炎后，亦见于晶状体损伤和较多皮质残留后。该病的诊断依据除眼外伤史、顽固的高眼压及虹膜红变（rubeosis of iris）外，前房角检查可见前房角粘连与血管膜形成（图 24-3-3）。其他类型的新生血管性青光眼多有瞳孔缘色素层外翻，而外伤性者瞳孔缘多为虹膜的前粘连或后粘连。发病时间短的患者可出现眼压高、角膜水肿、剧烈头痛及眼胀等，持续时间长者视功能多已完全丧失，自觉症状消失，角膜水肿消退，眼压下降及睫状体功能破坏。

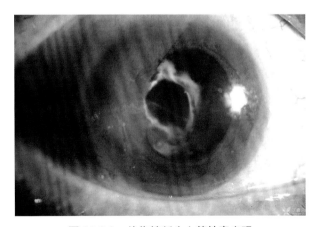

图 24-3-3 外伤性新生血管性青光眼

【治疗】 同其他原因的新生血管性青光眼相似。主要有：

（1）减轻炎症和疼痛：局部用糖皮质激素（1% 醋酸泼尼龙滴眼液滴眼，每 1～6 小时 1 次）和睫状体麻痹剂（1% 阿托品滴眼，每日 3 次）。当前房角完全关闭时，阿托品可能会使房水通过葡萄膜巩膜通道外流降低眼压。

（2）降低眼压：如果眼底正常，靶眼压（target intraocular pressure）可定为 30mmHg，如果视功能尚

可，视杯扩大，则需要把靶眼压降得更低。治疗时可使用以下一种或多种药物：①局部药物治疗包括β受体阻断剂（如 0.5% 噻吗洛尔滴眼液滴眼，每日 2 次，但是要注意患者是否有哮喘或慢性阻塞性肺疾病）；②α₂受体激动剂（0.1%～0.2% 酒石酸溴莫尼定滴眼液滴眼，每日 2 次或每日 3 次）；③局部应用碳酸酐酶抑制剂滴眼或口服碳酸酐酶抑制剂滴眼（醋甲唑胺 25～50mg，每日 2 次或每日 3 次，乙酰唑胺 50mg，每日 2 次）。④前列腺类衍生剂可能有降眼压的作用，但是在急性眼压升高期可能会加重眼内炎症反应。

（3）视网膜光凝术：如果确定视网膜缺血是新生血管产生的原因，可以行广泛视网膜光凝术（panretinal photocoagulation）。

（4）如药物不能控制眼压：虹膜新生血管不活跃的情况下，可以行复合式小梁切除术，术中将生理盐水浸泡过的生物羊膜缝合于巩膜瓣下，缝合巩膜瓣和结膜瓣。在某些新生血管活跃的患者，可选择青光眼阀植入术，但是术后可能出现前房积血。如果眼球已经没有视功能了，可以选择内路或外路睫状体光凝术，特别注意术前需要告知患者睫状体光凝术可能会产生的严重术后并发症，如眼球痨（phthisis bulbi）和交感性眼炎等。

（5）玻璃体内注药：在行广泛视网膜光凝或复合式小梁切除术前 1 周左右，可以玻璃体内注射抗新生血管生长因子（如雷珠单抗和贝伐单抗），以促进新生血管消退。但是这些药物的作用时间有限，并且用于新生血管性青光眼是超适应证用药。在新生血管性青光眼Ⅰ期到Ⅱ期时，前房角还是开放的时候使用抗新生血管生长因子药物对于治疗是非常有帮助的，这样可以使新生血管膜暂时消退，阻止前房角进一步关闭，为广泛视网膜光凝治疗发挥作用提供时间。需要注意的是，如果由于各种原因，视网膜不能观察到的时候使用此类药物要慎重。

（6）对于前房角有大量新生血管，但尚未形成前房角关闭的患者：除了以上治疗方法以外，有的学者使用前房角新生血管光凝治疗方法。前房角新生血管光凝可以阻止前房角进一步关闭，为广泛视网膜光凝治疗发挥作用提供时间。但是目前尚无循证证据证明此方法有效，临床上使用较少。

（7）对于无视功能的新生血管性青光眼：局部用糖皮质激素和睫状体麻痹剂可以缓解眼部疼痛。新生血管性青光眼的眼部疼痛并不只是和眼压相关，如果仅仅为了缓解患者疼痛，并不一定需要降低眼压。但在急性期，眼压急剧升高和眼部疼痛相关，为了缓解疼痛，可以行前房穿刺降低眼压。对于疼痛严重，无视功能的眼球，药物治疗无效，可球后注射氯丙嗪或酒精缓解疼痛，更严重者可行眼球摘除术。

五、外伤性睫状环阻塞性青光眼

1869 年，Von Graefe 首次将抗青光眼术后所发生的无前房、浅前房、高眼压称为睫状肌阻塞性青光眼（ciliary block glaucoma），旧称恶性青光眼（malignant glaucoma）。这一类型的青光眼引发原因有 4 种：眼外伤、抗青光眼术后、应用缩瞳剂及葡萄膜炎。

眼外伤促使睫状环阻塞性青光眼发病的原因：

（1）外伤致晶状体脱位及悬韧带断裂，使晶状体虹膜隔前移，前房的中轴及周边前房均变浅。

（2）眼化学伤、眼球挫伤及穿孔伤。伤后致反复的炎症反应，使睫状体水肿、痉挛，从而使睫状体和晶状体粘连。在无晶状体眼时睫状环和玻璃体粘连，房水在玻璃体内蓄积。

（3）外伤性玻璃体积血、浑浊、液化，是房水在玻璃体内蓄积的条件之一。

该病患者两侧眼球常有解剖结构异常，如眼轴短、前房浅、晶状体较厚、晶状体悬韧带松弛、晶状体位置相对偏前，以及虹膜高度膨隆等。前房普遍变浅是该病的重要体征，也是与瞳孔阻滞性青光眼相鉴别的主要依据，后者周边虹膜膨隆。顽固性的高眼压是睫状环阻塞性青光眼的基本体征之一，缩瞳剂不仅不能降眼压，反而使眼压升高，故亦称逆药性青光眼又称反相性青光眼（inverse glaucoma）之一。

【治疗】

（1）药物治疗：多采用阿托品类药物散瞳或用高渗剂、碳酸酐酶抑制剂和糖皮质激素等。

（2）前房重建术：若前房不能回恢复，则应尽早行前房重建术：颞下方切开球结膜，暴露巩膜，于角膜缘后 3.5mm 处行巩膜半切开，长 2～3mm。用锐利的 18 号针头由巩膜半切开处刺入玻璃体，通过散大的瞳孔在手术显微镜下观察，针头指向视盘，进入 12mm，然后稍前后移动，液体自动流出或抽出 1～1.5ml 液体，拔出针头。然后，用钝针头向前房内注入消毒空气泡，形成前房，关闭切口。术后继续应用阿托品治疗。

（3）前段玻璃切除术：经睫状体平坦部切除前段玻璃体有一定疗效，但可能出现严重并发症，应慎用。

（4）晶状体摘出术：当患眼晶状体已浑浊或对侧眼为无晶状体眼时，可行晶状体摘出术，术中将玻璃体前界膜切开，多数病例前房可形成。

（5）激光治疗：以激光在玻璃体前界膜切孔，用于无晶状体眼。在有晶状体眼通过虹膜切除孔进行睫状突光凝，可解除睫状体晶状体阻滞，不需行前段玻璃体切除亦可收到满意效果。

六、外伤性虹膜缺损继发性闭角型青光眼

眼球挫伤和穿孔伤，均可发生虹膜缺损（coloboma of iris）。如眼球穿孔伤后虹膜大部分脱出于眼球外而难以还纳，手术切除或严重的虹膜破碎均可致本病。虹膜根部断离（iridodialysis）超过 180°常卷曲成一团，下沉于前房角。这种无血液供应的虹膜，常发生组织坏死、分解、吸收。角膜后呈黑色反光，普通法难以查见虹膜，临床上称外伤性无虹膜（traumatic aniridia）。但前房角镜下每个病例均可见残缺不全的虹膜根部，所以称虹膜缺损较为合适。该病的发病机制是浮游于房水中的虹膜残根缺少弹性和张力，易于和小梁粘连，因而，虹膜缺损可继发急性闭角型青光眼。患者突然发病，头痛、眼胀、恶心、呕吐。结膜水肿或混合充血，角膜水肿，继之而来的是顽固性难以控制的高眼压。

【治疗】 药物多采用毛果芸香碱滴眼液、0.5%噻吗洛尔滴眼液、盐酸倍他洛尔滴眼液（贝特舒）、盐酸左布诺洛尔滴眼液（贝他根）、或盐酸卡替洛尔（美开朗）等。乙酰唑胺、甘露醇及其他高渗剂亦可酌情选用。手术可选用前房角切开、睫状体冷凝等。

七、角膜穿孔伤继发性闭角型青光眼

角膜穿孔伤（corneal perforating injury）伴有严重的虹膜炎（iritis）者易发生周边虹膜前粘连，角膜穿孔伤虹膜脱出若处理不当，可致粘连性角膜白斑（adherent leukoma of cornea）。二者均可阻塞前房角引起继发性闭角型青光眼。患者眼部充血加重，眼胀痛，同侧偏头痛，可伴恶心、呕吐，类似急性闭角型青光眼发作的表现。高眼压，伴角膜水肿，角膜有角膜白斑（corneal leukoma）时，角膜瘢痕影响眼压测量的结果。裂隙灯显微镜或 UBM 可见周边部虹膜粘连及前房角闭塞。

【治疗】 首先进行药物治疗，局部使用 β 受体阻滞剂，如 0.5%噻吗洛尔、盐酸倍他洛尔滴眼液（贝特舒）、盐酸左布诺洛尔滴眼液（贝他根）、盐酸卡替洛尔（美开朗）等，或使用 α 受体激动剂：酒石酸溴莫尼定滴眼液（阿法根），碳酸酐酶抑制剂滴眼液：布林佐胺滴眼液（派立明）；前列腺素类药物：拉坦前列素滴眼液（适利达）、曲伏前列素滴眼液（苏为坦）、贝美前列素滴眼液（卢美根）等。

药物治疗效果不理想时，根据虹膜粘连情况选择部分虹膜切除或滤过性手术。

第四节 外伤性速发型青光眼

一、挫伤合并眼内炎症所致的青光眼

（见本章第二节）

二、小梁网损伤所致的青光眼

研究表明，眼钝挫伤后 48 小时内导致的小梁网变化可用前房角镜观察到。小梁网区域的损伤，可

表现为小梁网骨架的撕裂以及破损处形成的小梁网碎瓣。Schlemm 管内界限清楚的出血。睫状体脱离（当睫状体脱离引起低眼压时，关闭裂孔可以迅速提升眼压）。炎症细胞在损伤处聚集，从而出现损伤处的炎症反应。此种情况可出现眼压升高或者降低，这取决于房水生成量的多少。临床上早期眼压可正常偏低，这是因为房水可以直接经由损伤的小梁网进入 Schlemm 管。偶尔可观察到来自 Schlemm 管的出血凝聚在小梁网撕裂处。

三、外伤性前房积血所致的青光眼

（见本章第二节）

四、化学伤性青光眼

碱性物质具有穿透眼部组织的能力，可导致外伤性青光眼。与酸烧伤不同。有关碱性物质暴露后眼压升高情况的研究发现，眼压升高过程呈现出特征性眼压变化——"二重"压力变化，在受伤的初期（伤后 10 分钟内）出现眼压快速上升至 40～50mmHg，然后短暂地恢复到正常或者低于正常眼压值，接着是缓慢的、持续性眼压升高。人们认为初期的眼压升高是继发于眼球外层胶原组织（角膜和巩膜）的收缩。前列腺素的释放刺激葡萄膜血流增加为第二阶段的眼压升高的主要因素。眼压升高可能与周边虹膜前粘连导致的前房角关闭有关。若碱烧伤导致睫状体存在严重损伤，可因房水生成过少形成早期的低眼压。严重的碱烧伤患者可能无法从此低眼压期中恢复。

【治疗】　立即用大量的生理盐水冲洗结膜囊，去除角膜和穹隆部残留物质。由于化学烧伤可引起角膜改变，眼压升高可能会被忽视。若有需要，眼压升高的治疗应集中于全身及局部用药的方式抑制房水的生成，如 β 受体阻滞剂；α 受体激动剂；碳酸酐酶抑制剂以及高渗脱水剂等。由于化学烧伤相关剧烈的炎症反应，治疗过程避免使用缩瞳剂，因烧伤可引起局部剧烈炎症反应，早期可使用糖皮质激素治疗。

酸性化学物质可引起组织蛋白凝固，限制酸性物质的穿透，会引起广泛的浅表损伤，除非酸的浓度很高或长时间接触。在兔眼中可以观察到酸烧伤致眼压升高。眼压急剧升高，持续 3 小时。如同碱烧伤，角膜和巩膜组织收缩可能为初期眼压升高的原因。持续的高眼压可能为前列腺素释放的结果。酸烧伤导致的青光眼治疗方法同碱烧伤的治疗。

五、代偿性房水分泌过强所致的青光眼

这是一种特殊类型的外伤性继发性青光眼。长期外伤性角膜瘘（traumatic corneal fistula），房水分泌代偿性增强，一旦瘘孔自行闭合或手术封闭，则眼压急剧升高形成继发性急性开角型青光眼，称为代偿性房水分泌性青光眼（compensatory secreting glaucoma）。

作者 20 世纪 50 年代初曾遇 1 例，左眼外伤后，经常流泪，6 个月余。近 3 天来，眼疼时轻时重。检查见左眼角膜鼻下象限有一 2mm 左右的白色瘢痕性浑浊，其正中有一黑色小泡样隆起，眼压指触为 T_{+3}。进一步询问病史，得知 3 天前突然左眼胀痛，流泪减轻，数小时后，突然大量流泪，胀痛缓解。不久又发生眼胀痛，大量流泪后又缓解，反复数次。遂以针尖刺破隆起的小泡，即见泪液涌出，胀痛消失，指触眼压正常。但 1～2 小时后又出现眼胀痛，刺破小泡后又缓解。于是进行手术，以自体结膜瓣封闭切口，同时进行青光眼环钻术（20 世纪五六十年代盛行的滤过性手术，方法是用巩膜环钻在球结膜下角膜缘处钻一圆孔，切除角膜和巩膜全层，并切除周边虹膜和小梁网。后来此术被小梁切除术代替）。术后眼压平稳，眼胀痛未再复发。兹后于 1955 年又遇角膜瘘 1 例，病史 3 个月，经角膜移植封闭角膜瘘，考虑病史不长，未联合滤过性手术。术后眼压升高至 26mmHg（论文发表于《中华眼科杂志》1956 年第 6 卷第 2 期）。以后凡外伤性角膜瘘封闭手术均联合滤过性手术，未再出现此类继发性青光眼。

第五节　眼外伤迟发型青光眼

一、前房角退缩继发性青光眼

（见本章第二节）

二、血影细胞性青光眼

（见本章第二节）

三、晶状体源性青光眼

（见本章第二节）

四、周边虹膜前粘连

眼外伤导致的炎症反应和前房内的血液可引起周边虹膜前粘连（peripheral anterior synechia），加重虹膜角膜的贴附及形成瞳孔阻滞。在明显的炎症反应下长时间持续存在的前房积血是挫伤中虹膜周边部前粘连的最常见原因。眼球穿孔伤中，特别是伤口跨越角膜缘区域的通常会形成周边前粘连。

五、睫状体脱离的延迟闭合

睫状体脱离（cyclodialysis cleft）为睫状体从巩膜突的分离。可发生于眼挫伤或手术干预后，此时可出现暂时性或永久性低眼压。Goldmann 认为，经过小梁网的正常房水外流减少导致小梁网对房水外流的渗透压降低。当睫状体分离闭合后可出现显著的急性眼压升高。该病诊断较困难，眼压极度升高，常伴有明显眼疼。眼外伤史应引起检查者的关注。

【治疗】　抑制房水生成，口服或静脉使用高渗剂及 α 受体激动剂。当怀疑为睫状体裂口闭合时，应用缩瞳剂和去氧肾上腺素可有限地开放裂口，降低眼压，此时再次行前房角镜检查可明确诊断。

六、上皮植入（见本章第二节）

七、眼内异物存留

穿孔性眼外伤应时刻高度怀疑眼内异物（intraocular foreign body）存留可能。所有穿孔性眼外伤患者应当行放射影像学检查以排除眼异物的可能。由于创口开放，穿孔性眼外伤通常眼压偏低，但在手术修复后穿孔性外伤诱导的眼内结构变化，可导致青光眼。在受伤后早期，眼压升高可继发于前房积血、炎症或晶状体外伤导致的前房角关闭。在这些因素协同下，炎症反应可形成慢性改变。前房可形成睫状体炎症渗出膜，而牵引晶状体虹膜隔，导致继发前房角关闭或瞳孔阻滞而引起虹膜膨隆。由于慢性炎症反应或长期浅前房，也可形成周边虹膜前粘连，导致前房角关闭。

【治疗】　立即使用局部抗炎抑制剂和睫状肌麻痹剂可阻止前粘连的形成并减轻激烈的炎症反应。此外，早期使前房成形，对阻止周边前粘连也很重要。

眼内异物存留的患者眼压升高的机制如同之前阐述的单纯穿孔性眼外伤一样，但也可因眼内金属异物存留的晚期并发症形成青光眼。眼内存留的铁异物释放的铁离子形成眼铁质沉着症（ocular siderosis）对小梁网上皮细胞有毒性，可引起房水外流减少和眼压升高。眼内存留的铜异物发生氧化形成眼铜质沉着症（ocular chalcosis）导致严重的组织损害，引起类似于眼铁质沉着症的小梁网损伤，但发生青光眼的概率较低。

诊断根据患者有明确的眼外伤史和眼内异物存留依据，或者在受伤后数月或数年才表现出轻微的症状，如单眼白内障、慢性炎症、青光眼或视网膜功能异常。眼部检查以针对相关穿孔性外伤证据为主，如虹膜透光照明发现的不完整区域、微小的晶状体破损或角膜、巩膜伤口。

八、热烧伤

热烧伤（thermal burn）通常局限在眼球表面。处理角膜表面热烧伤。而眼球是完整的。对严重热烧伤的患者大量的补液可以引起眼压升高，表现为明显的眼眶充血和眶周肿胀。

九、电击伤

事故和医源性电击伤后常引起眼压升高。眼压升高常表现为：虹膜色素上皮脱失、静脉怒张和眼外肌收缩。由于电击后眼部改变可以是直接被热火电解作用所损伤，也可以是具有冲击力量的钝挫伤。眼压的升高是暂时的，一般不需要治疗。

（孔令训　董敬民　周　晶　孔祥斌）

参 考 文 献

1. 张效房，杨进献. 眼外伤学. 郑州：河南医科大学出版社，1997：11.
2. 孔令训. 外伤性新生血管性青光眼. 眼外伤职业眼病杂志，1985，7：133.
3. 孔令训. 外伤性恶性青光眼. 眼外伤职业眼病杂志，1986，8：9.
4. 孔令训. 外伤性虹膜缺损继发青光眼. 眼外伤职业眼病杂志，1986，8：212.
5. 周文炳. 临床青光眼. 北京：人民卫生出版社，1982：181-207.
6. 董敬民. 晶状体玻璃体切除治疗晶状体脱位继发青光眼. 医药论坛杂志 2008，29（8）：8-9.
7. 董敬民，张效房，马跃伟，等. 曲伏前列素治疗原发性开角青光眼的临床研究. 眼科新进展 2012，32（12）：1174-1178.
8. 董敬民. 聚丙烯线前房植入联合巩膜切除术治疗新生血管性青光眼的研究. 眼外伤职业眼病杂志 2008，30（3）：173-175.
9. 董敬民，张英. 小梁切除联合球筋膜切除术治疗慢性闭角型青光眼的临床研究. 医药论坛杂志 2008，29（15）：11-12.
10. 董敬民，张金嵩，孔令训. 小梁联合球筋膜切除术治疗开角型青光眼临床研究. 山东医药 2009，49（10）：89-90.
11. Uram M. 眼科内镜手术学. 张效房，主译. 郑州：河南科学技术出版社，2007：1.
12. Kuhn F，Pieramici DJ.眼外伤——理论与实践. 张卯年，译. 北京：人民军医出版社，2010：7.
13. 杨丛丛，姜涛，王大博. 超声睫状体成形术治疗难治性青光眼的临床疗效及安全性. 眼科新进展，2018，38（8）：982-985.
14. Mehta DK.眼外伤学. 解正高，译. 北京：化学工业出版社，2016：12.
15. Thylefors B.Epidemiological patterns of ocular trauma. Aust N Z J Ophthalmol，1992，20：95-98.
16. Negrel AD，Thylefors B.The global impact of eye injuries.Ophthalmic Epidemiol，1998，5：143-169.
17. Klopfer J，Tielsch JM，Vitale S，et al. Ocular trauma in the United States. Eye injuries resulting in hospitalization，1984-1987. Arch Ophthalmol，1992，110：838-842.
18. De Leon-Ortega JE，Girkin CA.Ocular trauma-related glaucoma. Ophthalmol Clin North Am. 2002；15（2）：215-223.
19. Girkin CA，McGwin Jr G，Morris R，Kuhn F.Glaucoma floulowing penetrating ocular trauma: a cohort sutdy of the United States Eye Injury Registry.Am J Ophthalmol.2005；139（1）：100-105.
20. Sihota R，Sood NN，Agarwal HC.Traumatic glaucoma.Acta Ophthalmol. 1995；73（3）：252-254.
21. May DR，Kuhn FP，Morris RE，et al.The epidemiology of serious eye injuries from the United States Eye injury Registry. Graefes Arch Clin Exp Ophthalmol.2000；238（2）：153-157.
22. Lesher MP，Durrie DA，Stiles MC: Corneal edema，hyphema，and angle recession after air bag inflation. Arch Ophthalmol，1993，111：1320-1322.
23. Nirmalan PK，Katz J，Tielsch JM，et al. Ocular trauma in a rural south Indian population: the Aravind Comprehensive Eye Survey.Ophthalmology，2004，111（9）：1778-1781.
24. Krishnaiah S，Nirmalan PK，Shamanna BR，et al.Ocular trauma in a rural population of southern India: the Andhra Pradesh

Eye Disease Study. Ophthalmoloy, 2006, 113 (7): 1159-1164.

25. Dandona L, Dandona R, Srinivas M, et al.Ocular trauma in an urban population in southern India: The Andhra Pradesh Eye Disease Study. Clin Experiment Ophthalmol, 2000, 28: 350-356.

26. Matsuo N, Takabatake M, Ureno II, et al. Photoreceptor outer segment in the aqueous humor in rhegmatogenous retinal detachment.Am J Ophthalmol, 1986, 101: 673.

27. B Campbell DG.Traumatic glaucoma. In: Edited by Shingleton BJ, Hersh PS, Kenyon KR eds Eye Trauma. St.Louis Mosby Year Book, Inc., 1991: 117-125.

28. Klopfer J, Tielch JM, Vitale S, et al.Ocular trauma in the United States.Eye injuries resulting in hospitalization. 1984 through 1987. Arch Ophthalmol.1992; 110 (6): 838-842.

29. Haring RS, Canner JK, Haider AH, Schneider EB.Ocular injury in the United States: emergency department visits from 2006-2011.Injury.2016; 47: 104-108.

30. Collins ET. On the pathologic examination of three eyes lost from concussion. Trans Ophthalmol Soc UK, 1992, 12: 180.

31. Jain SS, Rao P, Nayak P, et al. Posterior capsular dehiscence following blunt injury causing delayed onset lens particle glaucoma. Indian J Ophthalmol, 2004, 52: 325.

32. Tonjum AM.Gonioscopy in traumatic hyphema. Acta Ophthalmol, 1966; 44: 650-654.

33. Spaeth GL, Henderer J, Liu C, et al.The disc damage likelihood scale: reproducibility of a new method of estimating the amount of optic nerve damage caused by glaucoma.Trans Am Ophthalmol Soc, 2002, 100: 181-186.

34. Henderer JD, Liu C, Kesen M, et al. Reliability of the disc damage likelihood scale.Am J Ophthalmol, 2003, 135 (1): 44-48.

35. Quigley HA, Broman AT. The number of people with glaucoma worldwide in 2010 and 2020. Br J Ophthalmol, 2006, 90: 262-267. DOI: 10.1136/bjo.2005.081224.

36. Holló G. Wound healing and glaucoma surgery: Modulating the scarring process with conventional antimetabolites and new molecules. Dev Ophthalmol, 2017, 59: 80-89. DOI: 10.1159/000458488.

37. Liu PK, Tseng HY, Wu KY. Management of hypotony after glaucoma filtering surgery. Taiwan J Ophthalmol, 2015, 5 (1): 44-47. DOI: 10.1016/j.tjo.2014.05.003.

38. Masoumpour MB, Nowroozzadeh MH, Razeghinejad MR. Current and future techniques in wound healing modulation after glaucoma filtering surgeries. Open Ophthalmol J, 2016, 10: 68-85. DOI: 10.2174/1874364101610010068.

39. Pakravan M, Esfandiari H, Yazdani S, et al. Mitomycin C-augmented trabeculectomy: subtenon injection versus soaked sponges: a randomised clinical trial. Br J Ophthalmol, 2017, 101 (9): 1275-1280. DOI: 10.1136/bjophthalmol-2016-309671.

40. El-Sayyad F, Hma E, Mase A. Trabeculectomy with ologen versus mitomycin C in juvenile open-angle glaucoma: A 1-year study. Ophthalmic Res, 2017, 57 (4): 230-238. DOI: 10.1159/000456719.

41. Melamed S, Goldenfeld M, Cotlear D, et al. High-intensity focused ultrasound treatment in refractory glaucoma patients: results at 1 year of prospective clinical study. Eur J Ophthalmol, 2015, 25 (6): 483-489. DOI: 10.5301/ejo.5000620.

42. Denis P, Aptel F, Rouland JF, et al. Cyclocoagulation of the ciliary bodies by high-intensity focused ultrasound: a 12-month multicenter study. Invest Ophthalmol Vis Sci, 2015, 56 (2): 1089-1096. DOI: 10.1167/iovs.14-14973.

43. Giannaccare G, Vagge A, Gizzi C, et al. High-intensity focused ultrasound treatment in patients with refractory glaucoma. Graefes Arch Clin Exp Ophthalmol, 2017, 255 (3): 599-605. DOI: 10.1007/s00417-016-3563-z.

44. Aptel F, Dupuy C, Rouland JF. Treatment of refractory open-angle glaucoma using ultrasonic circular cyclocoagulation: a prospective case series. Curr Med Res Opinion, 2014, 30 (8): 1599-1605. DOI: 10.1185/03007995.2014.910509.

45. Aptel F, Denis P, Rouland JF, et al. Multicenter clinical trial of high-intensity focused ultrasound treatment in glaucoma patients without previous filtering surgery. Acta Ophthalmol, 2016, 94 (5): e268-277. DOI: 10.1111/aos.12913.

46. Giannaccare G, Vagge A, Sebastiani S, et al. Ultrasound Cyclo-Plasty in patients with glaucoma: 1-year results from a MulticentreProspective Study. Ophthalmic Res, 2018: 1-6. DOI 10.1007/s00417-016-3563-z.

第二十五章 脉络膜外伤

 第一节 脉络膜破裂

脉络膜破裂（choroidal rupture）由 Von Graefe 在 1854 年首次描述，是指发生脉络膜、Bruch 膜和视网膜色素上皮细胞的组织撕裂。

【病因】

脉络膜破裂常发生于眼球挫伤（contusion of eyeball）后，其发生率占眼球挫伤的 5%～10%，宋绣雯报道为 17.6%。也可发生在穿透性眼外伤（眼球贯通伤，penetrating injury of eyeball）或穿孔性眼外伤（perforating injury of eyeball）中，Ament 等在对一组 111 例脉络膜破裂的研究中，发现 28% 是由于开放性眼球外伤，72% 是由于闭合性眼球外伤造成的。事实上任何致伤原因的眼外伤都会导致脉络膜破裂。文献报道以运动损伤为主，包括在空手道中受伤，或各种球类体育运动中受伤，如冰球、足球、板球、篮球、网球、高尔夫球、棒球、彩弹球。其他受伤形式包括攻击或被石头、砖块、冰球、香槟酒的软木塞、有弹性的绳子或其他杂物砸伤。也有报道被马蹄踢伤或汽车安全气囊弹伤者。还有分娩时被产钳损伤者。

【发病机制】

和视网膜比较，脉络膜虽较厚但弹性较差；与巩膜比较，脉络膜更显薄弱。因此当外来钝力冲击眼球时，容易导致脉络破裂。而视网膜常因其弹性、巩膜则因其强度较高，一般情况下可免于破裂。但严重眼外伤引起视网膜与 Bruch 膜和脉络膜一起破裂，则形成弹伤性脉络膜视网膜炎（chorioretinitis sclopetaria），其从本质上不同于脉络膜破裂。

脉络膜破裂可分为直接和间接两种，直接性脉络膜破裂（direct choroidal rupture）发生在挫伤位置，是外力作用于眼球某一部位，致受力处眼球壁内陷，由于脉络膜弹性小，不能耐受这一瞬间强大的压力引起的脉络膜极度扩张而产生破裂，亦被认为是组织压迫性坏死。直接性脉络膜破裂，多发生在前部或周边部与锯齿缘平行的位置。眼底表现为中心明亮而周围有细微的裂纹，呈分支状或多角形裂伤，尖端可达黄斑部附近。间接性脉络膜破裂（indirect choroidal rupture），是从眼球前方来的冲击力使眼球变形，并通过眼球壁或通过玻璃体将冲击力传递至相对的眼球壁而造成的。该处脉络膜既要承受剧烈的冲击力，又要经受坚硬的巩膜受到冲击后产生的反弹力，故产生了脉络膜破裂。除此之外，眼球受到冲击后变形，眼外肌、视神经、睫状后动脉进入眼球之处，都将使眼球壁局部的压力增加，而导致局部脉络膜的破裂或撕裂。冲击力虽使眼球广泛受到冲击，但因眶上缘的保护，破裂仅限于视盘周围，并多见于视盘颞侧或下方。

【临床表现】

(1) 眼底检查：若破裂仅累及视网膜色素上皮层(rctinal pigment epithelium, RPE)或 Bruch 膜，则不伴有出血；若破裂达深层，损伤脉络膜血管，则往往合并脉络膜出血(choroidal hemorrhage)，在眼底留下永久性的痕迹。脉络膜破裂若位于黄斑部，则造成严重的视力障碍。脉络膜破裂常见的并发症有急性视网膜下出血(acute subretinal hemorrhage)、迟发性脉络膜视网膜血管吻合、视网膜新生血管形成及视神经萎缩(optic atrophy)。明显的脉络膜破裂易于诊断，若合并出血或细小的破裂往往难以发现，荧光素眼底血管造影可最后作出诊断。

脉络膜破裂多呈弧形或新月形，凹面对视盘，与视盘呈同心圆(图 25-1-1A1, A2)，亦有少数破裂末端分叉，或呈"V"形、"Y"形、点状、斜形、菱形及不规则形。早期可呈棕黄色条纹，有时被出血水肿的视网膜覆盖而边界不清，或不易发现，待视网膜出血吸收后可见到黑白相间的条纹。晚期可出现色素沉着或新生血管，常和增生性病变相混淆。破裂可以在一处或多处发生，常位于视盘周围，以颞侧多见；位于黄斑部者，多单发，常呈弧形；位于视盘鼻侧者，常为多发，呈放射状。破裂最长可达 8PD，最短约 3/5PD，有时可围绕视盘一周；破裂的弧宽最大可达 1PD，窄者仅呈线状或裂隙状。脉络膜破裂处可见视网膜血管延续并通过其上。通过黄斑部尤其是通过黄斑中央凹的破裂会严重影响视力，位于视盘颞侧或颞下的破裂，其尖端可达黄斑部，位于视盘颞侧者约有 1/2 穿过黄斑部，并常常发生新生血管，故视盘颞侧的破裂比鼻侧者对视力危害要大。

脉络膜破裂时损伤的层次各不相同，可仅为内层破裂，也可为全层破裂，或同时伤及玻璃膜和色素上皮层。全层破裂者晚期眼底可透见白色巩膜，破裂的边缘可有色素，亦可因纤维机化而出现永久性的瘢痕；若伤及毛细血管层则在破裂处常发生脉络膜出血；若累及视网膜色素上皮层和 Bruch 膜时，可致视网膜外屏障受到破坏，以致破裂处的视网膜可出现渗出、积液。随着时间的推移，脉络膜破裂处及其周围可萎缩变性，视网膜外层营养障碍，色素上皮及视细胞亦发生变性、萎缩等一系列病理改变，使视功能遭受损害。

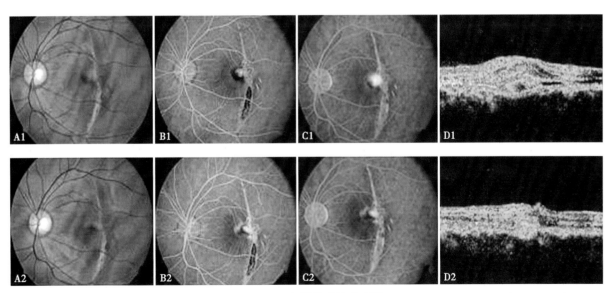

图 25-1-1　眼挫伤脉络膜破裂

上方图所显示的分别为治疗前的眼底照相(A1)，FFA(B1, C1)和 OCT(D1)结果，治疗前视力 0.1，黄斑中心视网膜厚度 330μm；下方图显示的是同一位患者玻璃体内注射抗 VEGF 药物治疗后 4 周的眼底照相(A2)，FFA(B2, C2)和 OCT(D2)结果，治疗后视力 0.4，黄斑中心视网膜厚度 221μm

(2) OCT 检查：由于 OCT 为断层扫描，因此脉络膜破裂表现为色素上皮局限性团块高反射(图 25-1-1D1, D2)，伴或不伴其周的出血高反射信号。不同的扫描面呈现的影像有所不同。炫彩眼底成像可以观察脉络膜破裂的走行方向,例如新月形或者弧形的深红色病灶。

(3)荧光素眼底血管造影检查:荧光素眼底血管造影(fluorescein fundus angiography,FFA)的表现根据脉络膜破裂的层次不一而有所不同。脉络膜全层破裂(choroid full-thickness rupture),由于缺乏脉络膜血管及毛细血管,故表现为充盈缺损而呈现暗区,暴露出的白色巩膜因晚期周围荧光素从破裂的边缘向中间渗漏,使巩膜着色而呈现高荧光。脉络膜板层破裂(choroid partial-thickness rupture),因脉络膜毛细血管及 Bruch 膜层缺如,视网膜色素上皮亦受累,故造影时因缺乏毛细血管的背景荧光,在动脉前期呈现弱荧光区,可见到脉络膜大血管充盈;动脉期和动静脉期,染料向破裂处渗漏(图25-1-1C1,C2),使巩膜着色呈现高荧光;晚期动静脉荧光撤退后,脉络膜破裂处所暴露的巩膜仍为强荧光。有时破裂仅在视网膜色素上皮层,而脉络膜各层完整,此时,眼底可见黄白色的纹理或较大的黄白色新月形的改变,眼底荧光血管造影表现为透见荧光。黄斑部的脉络膜破裂易发生新生血管膜,它分为两种形式:一种是位于视盘颞侧破裂,大多为部分层破裂,少数为全层破裂,可通过黄斑中央凹,新生血管膜可在破裂的任何部位发生;另一种形式为视盘上方和下方的脉络膜破裂,其尖端终止在黄斑中央凹或其附近,破裂多为宽大的全层破裂,新生血管膜多发生在破裂尖端所在的黄斑部。血管造影早期,可见新生血管膜的位置和形状,晚期均有荧光渗漏。

(4)吲哚氰绿血管造影检查:在诊断脉络膜破裂时吲哚氰绿血管造影(indocyanine green angiography,ICGA)有几个方面优于 FFA,包括被脉络膜破裂的早期经常出现的覆盖在破裂上方的出血的干扰较少,以及由于从脉络膜毛细血管泄漏减少,可改善脉络膜的清晰度。ICGA 的各个阶段在脉络膜破裂部位均表现为典型的低荧光。ICGA 能够识别临床或通过 FFA 不能觉察的脉络膜破裂。

(5)眼底自发荧光检查:眼底自发荧光(fundus autofluorescence,FAF)指的是视网膜的自然荧光,这主要是由于 RPE 内脂褐素的积累。因此,它正在成为一种简单、无损伤的用来评估视网膜疾病中 RPE 的形态和功能状态的方法。在脉络膜破裂区由于 RPE 组织损失,眼底自发荧光显示为低自体荧光,以及视网膜下出血处则为阻塞荧光。相应地在破裂边缘处可出现高自发荧光,可能是由于 RPE 在破裂边缘增生的导致,这种增生已经得到了临床和组织学的证实。在某些情况下,近红外荧光可以透过出血而更好地显示破裂。

【并发症】

主要并发症是脉络膜新生血管。1966 年,Maumenee 研究认为眼脉络膜破裂的创伤可能会在一个时期内有视网膜下出血,Gass 报告了第一个脉络膜破裂后出现脉络膜新血管形成(choroidal neovascularization,CNV)的病例;随后陆续有脉络膜破裂的脉络膜新血管形成病例报告。此后,脉络膜新血管形成被公认为是脉络膜破裂的一种罕见但可对视力产生显著影响的并发症。

视网膜血管弓内的破裂和年龄较大也增加脉络膜新血管形成的发展风险;这可能反映黄斑部与周边部在氧供、血流、代谢活性和生化状态上的不同。破裂到中心凹无血管区的距离和发生 CNV 的风险没有联系。另一项回顾性病例研究提示脉络膜破裂后发生 CNV 的风险较高(20%),破裂越长风险越高,破裂越接近中心凹风险也越高。破裂宽度和风险 CNV 之间没有相关性。研究发现 81.2% 脉络膜破裂后 CNV 出现在伤后第一年内。

黄斑中央凹周围脉络膜破裂的发生率各家报道不一,约为 5%～16%。郑州大学第一附属医院的资料为 13.9%。

黄斑部以外脉络膜破裂时出现 CNV。但位于黄斑部的脉络膜破裂,却容易发生 CNV 膜。因通过黄斑部的破裂多为脉络膜全层破裂,视网膜色素上皮受到损害,故眼球挫伤后,Bruch 膜的损伤及外屏障的破坏,为 CNV 形成提供了条件。组织病理学研究发现,伤后脉络膜新生血管是修复过程的一部分,通常在伤后早期完全消失。但视网膜色素上皮下这种正常修复性的脉络膜新生血管过度生长,或者处于静止状态而保存下来,在一定条件下则产生 CNV。外伤后黄斑部易产生 CNV 的因素有如下几方面:

(1)脉络膜破裂后的 CNV 好发在黄斑部,这是由于视网膜色素上皮有抑制新生血管的能力,但在黄斑中央凹周围的视网膜色素上皮这种能力最小,并随年龄而减低,因此,当黄斑部玻璃体膜和视网膜色素上皮损害后，比视网膜其他处更易发生CNV。

（2）大多数眼外伤均发生在健康的年轻人，具有健康的视网膜色素上皮。通过黄斑中央凹的脉络膜破裂，被正常的有抑制血管功能的色素上皮所包围，这种平衡存在的区域所产生的新生血管，虽然区域内色素上皮亦受损害，由于周围抑制视网膜下新生血管的功能也足以阻止新生血管的生长，但脉络膜毛细血管损害和Bruch膜损害后，就不能阻止增生的新生血管通过裂缝而生长。

（3）其他因素：如脉络膜破裂患者患有糖尿病、视网膜病变激光光凝后、视网膜脱离、低眼压等，都可能是促进新生血管生长的因素。黄斑部脉络膜破裂，若在局部有圆形或类圆形、灰白或黄白色病灶，周围有青灰色或棕色晕轮，则提示有CNV存在，并有深层的出血，有时可伴有局部视网膜扁平隆起，故应与中心性浆液性脉络膜视网膜病变（central serous chorioretinopathy，CSC）相鉴别。

【治疗】

脉络膜破裂不需要治疗。若合并视网膜水肿及脉络膜出血时，可服用维生素C、芦丁或高渗疗法，酌情应用糖皮质激素。晚期可应用血管扩张剂及碘剂。

应密切关注CNV的发展并及时治疗。CNV的治疗方法主要有：

（1）激光光凝（laser photocoagulation）：激光光凝治疗脉络膜破裂后发生的黄斑中心凹外或近中心凹CNV可促进视网膜下液和出血的早期吸收，但随后复发率很高。对视力良好者要慎用激光治疗，尤其是黄斑部，不适当的光凝反而促进更多的新血管发生及新鲜出血。

（2）光动力疗法（photodynamic therapy，PDT）：PDT最初试图在CNV患者，因为他们不是激光光凝的适应证。数个病例报告和少量病例分析均提示PDT可在短期内使渗漏消失和CNV退化，但随后还会产生复发性CNV，随着时间延长常导致视力丧失。与此相似，PDT联合ICGA引导下的滋养血管光凝也只能使渗漏短暂消失，最终又产生新的滋养血管和新的CNV。

（3）药物治疗：抗血管内皮生长因子（vascular endothelial growth factor，VEGF）在眼科的出现为脉络膜破裂相关CNV的治疗提供了新的途径，很多个案报道分别介绍了，应用抗VEGF药（报道为贝伐单抗，其他抗VEGF药效果相似）玻璃体内注射治疗位于黄斑中心凹下、近中心凹和中心凹旁的CNV，可使泄漏吸收（图25-1），视力改善。维持稳定的时间在1月至数月。

（4）手术治疗：少数病例报告通过玻璃体切除术（vitrectomy）、视网膜切开术（retinotomy），成功取出黄斑下CNV膜，可获得了较好的视力。对这些CNV膜进行组织病理学检查，显示视网膜色素上皮位于其一个表面上，但无任何Bruch膜或感光细胞。用电子显微镜观察CNV膜，同样发现膜的一面为多层RPE细胞，而另一面为感光细胞。无Bruch组织混入其中。这些组织病理学的研究结果表明，脉络膜破裂可出现视网膜下CNV（2型CNV），2型CNV倾向于发生在年龄较轻的脉络膜破裂患者。与脉络膜破裂相关的CNV（2型CNV）可获得良好的手术效果，提示预后较好。但1型CNV却与此不同，1型CNV生长在RPE下和RPE融为一体，手术取出CNV时可导中心凹下色素上皮丧失而预后很差。

【视力预后】

伤后可预测视力改善或稳定的指标包括基线视力在0.5或以上，黄斑中心凹以外的破裂，单个破裂。虽然没有统计学意义，但并发CNV患者也提示视力有恶化的趋势。

第二节　外伤性视网膜色素上皮撕裂孔

视网膜色素上皮撕裂孔（tear of retinal pigment epithelium）可由眼挫伤、老年黄斑变性、中浆、脉络膜新生血管、激光术后、外伤等引起，近年来报道老年黄斑变性的行抗VEGF治疗后引起者较多。在眼挫伤时可以发生，但较少见。所以少见是因为如挫伤力量强时，视网膜色素上皮和玻璃膜都发生破裂，即为脉络膜破裂；力量小时，则无组织破裂发生。只有力量足够撕裂视网膜色素上皮，而又不破坏玻璃膜时，才引起这种损伤。

外伤性视网膜色素上皮层撕裂孔最早于1981年Hoskin等首次报道，近年国内外不断有个例报道。

在眼部受挫伤后,在视盘颞侧和黄斑区可见视网膜水肿,色素上皮撕裂呈新月状,凹面向视盘。视力呈不同程度下降严重的可造成中心视力丧失。根据临床表现,认为造成视网膜色素上皮撕裂的原因是眼球后极部有急性切线方向的牵引。撕裂呈水平方向,与常见的脉络膜破裂不同。这类裂伤少见的原因可能是引起视网膜色素上皮撕裂的力量范围很窄。对外伤性色素上皮撕裂目前暂无有效的治疗办法,重在预防。因这类病例较少见,尚无大量病例可总结规律。国内涂峰在《中华眼外伤职业眼病杂志》报道了一例外伤性视网膜色素上皮撕裂孔患者。右眼因拳击伤视力下降至0.25。房水闪光(+),瞳孔稍散大,黄斑区可见约3PD类圆形水肿区,中心凹反射消失,视网膜无出血(图25-2-1)。治疗4天后症状减轻。

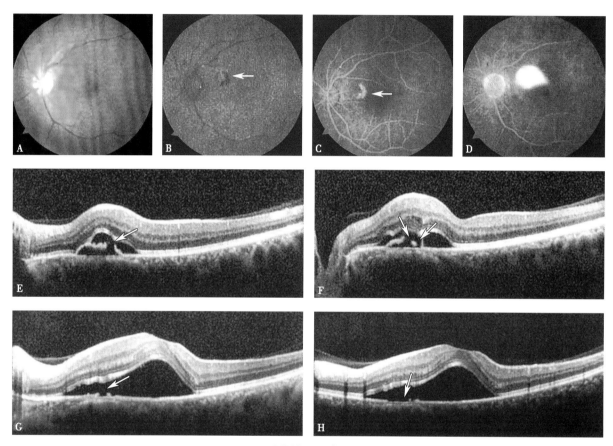

图25-2-1 外伤性视网膜色素上皮撕裂

A. 眼底照相图;B. 自发荧光显示撕裂灶呈新月形低荧光;C. FFA早期,撕裂灶呈新月形背景荧光;D,FFA晚期,视网膜下出现荧光素积存,波及黄斑中心凹;E、F. 外伤后第1次OCT检查,色素上皮层光带可见两处中断,色素上皮和神经上皮层均有脱离,脉络膜光带反射完整;G、H. 经4天治疗,受伤眼视力从0.25上升至0.6。第2次OCT检查可见色素上皮层光带已平复但不连续,神经上皮层脱离比第一次检查更明显,脉络膜光带反射完整

 ## 第三节 外伤性脉络膜出血

【病因】

外伤性脉络膜出血(traumatic choroid hemorrhage)系眼球挫伤后,由于外力传导至后极部,造成脉络膜血管的破裂而引起,常伴有脉络膜破裂。若受伤数月或半年以后发生脉络膜出血,除全身疾病的因素外,多因外伤后视网膜下新生血管膜形成所致。

【临床表现】

脉络膜血管分为大血管、中血管及毛细血管,外伤后因血管损伤的层次不一,临床表现亦有所不同。

(一)脉络膜毛细血管层出血

外伤后由于脉络膜的 Bruch 膜破裂,脉络膜毛细血管层的出血(choroidal capillary hemorrhage)通过 Bruch 膜破口,流入视网膜色素上皮层下,形成出血性色素上皮的脱离。组织学上视网膜色素上皮和脉络膜粘连紧密,阻止了这种出血的扩散,使出血有一定的局限性。眼底检查时可见出血区呈棕灰色或暗红色(图 25-3-1A),相当于视盘大小,圆形或类圆形,轻度隆起,视网膜血管爬行其上,裂隙灯显微镜加前置镜或三面镜观察,可见出血表面视网膜隆起的光带。黄斑部的脉络膜出血则因该部位色素上皮较厚,含色素亦较多,故不能清楚地看到出血的鲜红颜色,出血常呈黄白色,周围视网膜水肿可见出血环绕。在出血区常见到弧形的脉络膜破裂,若破裂小且仅在出血范围内,待出血吸收后才能清楚视及。

OCT 检查表现为色素上皮高反射条带之下的片状中等后者高反射,其下信号迅速衰减,为信号遮蔽现象,深层的脉络膜出血 OCT 可能观察不到,但可以通过色素上皮的反射条带间接反映脉络膜出血的可能。炫彩眼底成像(multicolor imaging technology)表现为出血部位的红色或深红色病灶,提示病灶的部位较深,并可以观察出血的范围。

荧光素眼底血管造影可显示出血性色素上皮脱离的清楚轮廓,呈圆形的遮蔽荧光区,较眼底所见的范围稍大(图 25-3-1B)。若出血性色素上皮脱离并有外屏障功能的破坏,出血渗出可抵达神经上皮层下,同时发生神经上皮的脱离,此时可见遮蔽荧光区的中央出现荧光渗漏,并逐渐扩散到整个出血区。

脉络膜毛细血管出血所发生的色素上皮脱离,一般预后良好,出血吸收后视力可有不同程度的恢复。若合并黄斑中心凹的脉络膜破裂和黄斑穿孔,则中心视力往往不能恢复。

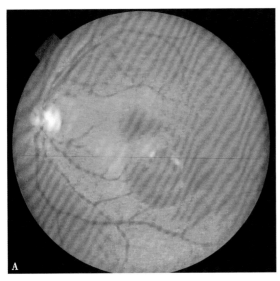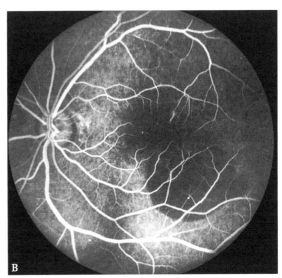

图 25-3-1　挫伤性脉络膜出血眼底表现

A. 眼底照相可见左眼颞下方一出血区,其中有黄白色病变,;B. FFA 示黄斑颞下方有一边界清晰的遮蔽荧光

(二)脉络膜大血管出血

强力的挫伤可引起脉络膜大血管破裂,而至脉络膜大血管出血。血液流入并积存在血管周围的间隙内,造成脉络膜出血性脱离(hemorrhagic choroidal detachment)。眼底可见出血区呈棕黑色的扁平隆起,若出血范围较大,由于血管之间的间隔限制,可见出血隆起的表面有凹陷之处,表面视网膜光滑污浊,出血多限于脉络膜;若 Bruch 膜和色素上皮层受到损伤,屏障功能破坏,出血可渗出到视网膜下或视网膜内,形成视网膜下或视网膜的出血。

脉络膜大血管出血还可引起脉络膜上腔出血和爆发性脉络膜上腔出血:

1. 脉络膜上腔出血(suprachoroidal hemorrhage)　无论是钝挫伤或锐器伤均可引起脉络膜上腔出

血,常见的有:①直接损伤睫状动脉、涡静脉或后极部大的脉络膜血管;②损伤睫状体或虹膜大动脉环;③睫状体脱离或睫状体血管的撕裂;④低眼压或伤口浸润造成的睫状动脉或涡静脉的破裂。眼底检查可见形态不规则暗红色脉络膜隆起;B超检查可见典型的圆顶型脉络膜脱离,一个或多个联合(图 25-3-2)。脉络膜上腔出血时视力大多急剧下降。

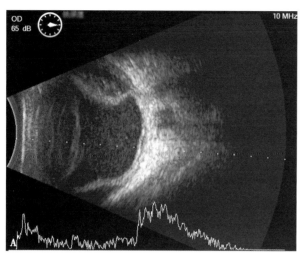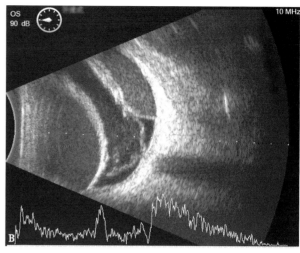

图 25-3-2 脉络膜上腔出血
A. B超显示脉络膜向玻璃体内呈局限性隆起;B. B超显示脉络膜呈两个圆顶状隆起

2. 暴发性脉络膜上腔出血(suprachoroidal expulsive hemorrhage) 多见于重症眼球破裂伤。当眼挫伤引起眼内压力急剧升高,发生眼球壁破裂时导致脉络膜大血管或涡静脉的破裂,由于出血较多,可发生 360°出血性睫状体-脉络膜脱离,破裂口较大时可同时伴有晶状体、虹膜、玻璃体及视网膜的脱出,视力多无光感或光感不确。B超检查表现可多种多样,玻璃体腔结构紊乱,积血与眼球壁界限不清,A超呈不规则反射波;闭合伤引起的广泛脉络膜上腔积血有时可见环形花瓣外观(图 25-3-3)。

(三)晚期脉络膜出血

晚期脉络膜出血(delayed suprachoroidal hemorrhage)多发生在受伤 6 个月以后,由于脉络膜破裂,Bruch 膜及视网膜色素上皮屏障功能破坏,加之在受伤早期脉络膜修复性新生血管未能萎缩消退,以后这种新生血管又过度生长,通过 Bruch 膜到视网膜色素上皮下而发生出血,亦可通过破坏的屏障而进入视网膜,引起视网膜出血。

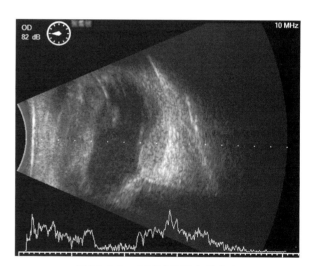

图 25-3-3 广泛脉络膜上腔出血
B超提示脉络膜呈环行隆起,A超可见回声增强

【鉴别诊断】

出血性视网膜色素上皮脱离及出血性脉络膜脱离应与脉络膜黑色素瘤(choroidal melanoma)、脉络膜血管瘤(choroidal hemangioma)及视网膜脱离(retinal detachment)相鉴别。前者有明确的外伤史,黄斑部及视网膜其他处可有视网膜水肿、黄斑裂孔及脉络膜破裂等外伤表现。荧光素眼底血管造影,出血处显示遮蔽荧光。脉络膜黑色素瘤及血管瘤,无明显的外伤史,局部视网膜呈黄色或棕黄色,隆起明显,尤其是脉络膜黑色素瘤隆起顶部的视网膜有色素或出血,巩膜透照法检查时不透光,B超可见实质性病变组织,荧光素眼底血管造影出现斑驳样荧光。若为脉络膜血管瘤,则在动脉前期可见脉络膜的

大血管充盈。

【治疗】 脉络膜毛细血管出血无需手术,可口服卵磷脂络合碘等促其吸收。脉络膜上腔出血可在出血1~2周后,待血呈现液化暗区时通过手术清除脉络膜下腔的积血。

第四节 外伤性三角综合征

外伤性三角综合征(traumatic triangular syndrome)是眼球挫伤后脉络膜缺血而引起以后极部为顶点的三角形或扇形的视网膜脉络膜病变,故称之为外伤性三角综合征。由Amalric于1971年首先提出。其原因有先天性、全身性及外伤性,但以后的文献多记载由外伤引起,特别是眼球挫伤引起的脉络膜循环障碍,可出现典型的表现。青少年多见,常为单眼。

脉络膜血循环是由眼动脉发出的睫状后动脉供给。睫状后动脉1~5支,多为2~3支,分内、外侧睫状后动脉,内侧的睫状后动脉供给黄斑中心凹水平以内的整个鼻侧脉络膜,包括视盘在内,也可能终止于近视盘鼻侧的脉络膜,或者恰好终止于视盘中心。外侧睫状后动脉供应内侧(即鼻侧)睫状后动脉所未达到的区域。睫状后动脉又分为睫状后短动脉和睫状后长动脉。睫状后短动脉常有10~20支,在视盘或黄斑附近穿过巩膜进入脉络膜,除黄斑颞侧以水平为主外,其余血管均呈人字形,分支从后向前呈节段性分布供应赤道部以内的后极部脉络膜。睫状后长动脉分为鼻侧支和颞侧支,在睫状后短动脉穿入巩膜之前方进入巩膜,在脉络膜周边间隙中沿眼球两侧水平经线方向前行,供应前部脉络膜血液。脉络膜血管分为大、中血管层及毛细血管层,脉络膜毛细血管呈小叶分布,小叶由毛细血管前小动脉、毛细血管及毛细血管后小静脉组成。每个毛细血管小叶是一个独立单位,彼此间无交通支,并呈明显的分区供应。由于这一特殊的脉络膜血管的解剖结构,当循环发生障碍时,眼底呈现三角形的缺血区。其范围大小视其受累血管的多少而定。

【病因及发病机制】

眼球挫伤后,眼球遭到从前方来的冲力,传至脉络膜,并把脉络膜、软组织抵向坚硬的巩膜,引起脉络膜血循环障碍而致视盘及黄斑部附近的视网膜和脉络膜萎缩。另外,眼球挫伤后,睫状后短动脉的某些分支发生痉挛或产生血栓,使所辖区形成扇形或三角形视网膜脉络膜萎缩区。轻度痉挛仅呈现视网膜震荡表现,治愈后不留痕迹。

脉络膜缺血分两种类型,睫状后短动脉的阻塞及毛细血管引起的缺血。外伤性的三角综合征多因睫状后动脉的损伤所致,而毛细血管引起的缺血往往不易发现。外伤性脉络膜缺血所引起的三角综合征,可并发中心性浆液性视网膜病变(central serous chorioretinopathy)、黄斑变性(macular degeneration)、视网膜中央动脉阻塞(central retinal artery occlusion)及视神经萎缩(optic atrophy)。

【临床表现】

外伤性三角综合征多位于眼底后极部,伤后早期视网膜呈灰白色的三角形水肿,并以顶端为重,越向周边病灶越宽,色泽亦越淡,边界不清(图25-4-1A),达赤道部即消失。有时伴有视网膜出血,视网膜血管迂曲扩张。随着时间的推移,水肿消退,出血吸收后,视网膜、脉络膜出现三角形的萎缩区(图25-4-1B)。尖端指向视盘或黄斑,基底向周边展开,其上可见色素迁徙。视野检查可出现视野缺损并与病灶部位一致。荧光素眼底血管造影,初期视网膜水肿处可显示荧光渗漏及血管扩张,晚期表现为斑驳样荧光(图25-4-1C),三角形的色素上皮萎缩区呈现界限清楚的透见荧光,色素增生处呈现遮蔽荧光。根据荧光素眼底血管造影所见可将三角形病灶分为3类:第1类即三角形视网膜脉络膜萎缩灶顶点在黄斑附近;第2类三角形的顶点位于视盘附近;第3类其顶点在脉络膜破裂处。萎缩病灶均呈垂直方向向周边部延伸。未见到向3时或9时水平方向延伸者,这与脉络膜缺血多发生在睫状后短动脉,较少发生在水平方向分布的睫状后长动脉有关。外伤性三角综合征除了可见脉络膜视网膜萎缩外,有的病例还有视网膜下新生血管及视网膜血管通透性增加,并在萎缩区及其边缘可见视网膜静脉闭塞，血管呈白线状；视网膜毛细血管消失，荧光素眼底血管造影时表现为视网膜血管通透性增加。由此可见重症的外伤性三角综合征，不仅脉络膜毛细血管循环障碍，相应的视网膜亦有血液循环障碍。

眼底相干光层析血管成像术（optical coherence tomography angiography，OCTA）检查可见视网膜局灶性的萎缩，视网膜外层特别是外核层和椭圆体带信号的缺失或不连续，色素上皮粗糙。炫彩眼底成像（multicolor imaging technology）可以观察到深红色萎缩灶的范围。

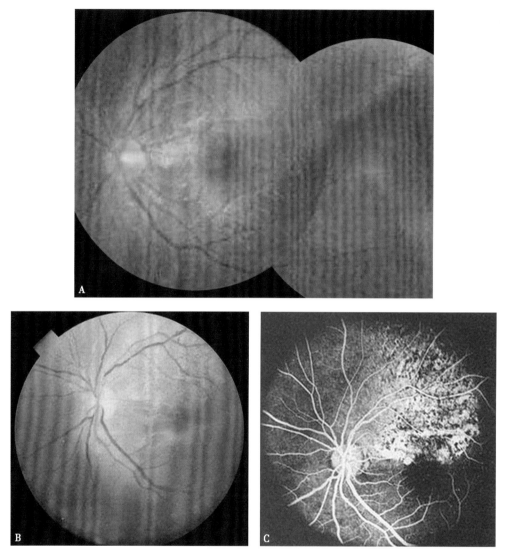

图 25-4-1　外伤性三角综合征

A. 病例 1，左眼挫伤 5 小时，视力 0.6，眼底照相显示黄白色三角形水肿区的尖端指向黄斑；B. 病例 2，左眼挫伤 13 天，视力眼前数指，眼底照相显示视盘色淡，黄白色三角形萎缩区的尖端指向视盘；C. 病例 2 的 FFA 检查显示三角形病变呈斑点状阻挡及透见荧光

【治疗及预后】

外伤性三角综合征早期视网膜水肿时，应用血管扩张剂及维生素类药物，亦可应用脱水剂及糖皮质激素。对视力的影响依据受伤的程度及部位而定。对黄斑部发生严重的脉络膜、视网膜缺血者，应积极治疗并随访观察，若多次荧光素眼底血管造影发现新生血管可疑者，应进行激光治疗，以免视力受到严重损害。外伤性三角综合征伴发外伤性黄斑孔（macular hole）及脉络膜破裂者，则视力预后较差；若合并视网膜中央动脉阻塞或并发黄斑变性，则可造成永久性视力损害。

第五节　弹伤性脉络膜视网膜病变

弹伤性脉络膜视网膜病变（chorioretinopathia sclopetaria），亦称弹伤性脉络膜视网膜炎（chorioretinitis sclopetaria）系高速飞行的投射物伤及眼眶或邻近组织，并在近眼球的部位通过，造成眼球非穿孔性的脉络膜特殊变化或破裂。投射物多系子弹、弹片等，其冲击力所造成的震荡波对眼的损害和一般眼底挫伤不同，因其变化多样，故难作定型的描述。

【病因及发病机制】

子弹及弹片或其他高速飞来的物体，可使眼眶、面部及颅骨损伤，并穿过眼眶组织或与眼球成切线，但未穿通巩膜壁，停留在眼眶附近。这种冲击波所产生的压力经过眶组织使眼球局部或黄斑产生震荡性外伤。另外，枪弹高速运动所产生的爆发性冲击力，通过组织所产生的强烈震荡的冲击作用，较普通外力大得多，故除了弹丸通过时对眼球造成机械损伤外，其爆发性冲击波可造成眼球局部"休克"，使眼球局部缺血，脉络膜动脉收缩、栓塞及断裂而造成脉络膜和视网膜坏死性变化。其损害的程度和投射物与眼球的距离及它的速度有关。

【临床表现】

有明确的射击伤史，伤后视力下降。根据受伤程度的轻重，眼底表现亦有所不同，轻者眼底局部呈乳白色浑浊，可有细小的出血点；重者后极部视网膜呈乳白色浑浊，有时可见脉络膜视网膜破裂；更严重者视网膜呈广泛乳白色改变及大片出血，血管变细，随后眼底可见大片白色病灶，此种病灶并非巩膜的暴露，而是脉络膜视网膜因缺血坏死后神经胶质增生及出血吸收后广泛的视网膜机化（retinal organization），脉络膜和视网膜之间形成瘢痕融合（scar fusion）所致。病灶边缘不规则，伴有形状各异的色素。由于视网膜脉络膜粘连融合多不发生视网膜脱离，病变多在后部，故视力严重受损。致密白色瘢痕不进入玻璃体，玻璃体透明。若发生视网膜、脉络膜、玻璃体广泛出血，亦会引起玻璃体的改变。荧光素眼底血管造影早期病变处呈现弱荧光，出血处呈遮蔽荧光，病变区边缘可见荧光渗漏，晚期病灶处因有色素可见遮蔽荧光及透见荧光，广泛的白色致密组织可着色。

OCT检查可见后极部视网膜片状高反射出血影像伴均质高反射增殖影像，同样的不同的扫描切面可能表现不同的影像甚至表现视网膜下的高反射增生。炫彩眼底成像绿色影提示水肿和增生，深红色病灶提示视网膜出血的存在。

【诊断及鉴别诊断】

该病有明确的外伤史，巩膜壁无破裂，眼底尤其是后极部出现白色病灶，常伴有出血，合并或不合并脉络膜视网膜的破裂，由于神经胶质及结缔组织增生而形成广泛的瘢痕，且有色素，一般玻璃体无改变，不产生视网膜脱离。

本病应与增生性玻璃体视网膜病变相鉴别，后者是大量玻璃体积血机化的结果，无射击伤史，视网膜与玻璃体有膜样或囊样的、透明的或不透明的结缔组织增生，无广泛的色素机化、牵引，常产生视网膜脱离。

【治疗与预后】

射击伤多有颅脑损伤，故应首先进行全身治疗和抢救。多有骨及软组织的穿孔伤，全身应用抗生素，注射破伤风抗毒素，眼部清创包扎。在眼底改变早期应解除痉挛，改善微循环，促使渗出及出血吸收，可给予维生素C、维生素B$_1$、维生素P、维生素K、烟酸、地巴唑、泼尼松、肌苷、碘剂，一般在伤后1个月渗出及出血可吸收，而遗留点状色素及灰白色斑点。轻者视力可以恢复，重者局部可形成大片白色瘢痕及视神经萎缩，则对视力造成严重损害。有报道用高压氧治疗该病者。

第六节　外伤性脉络膜脱离

外伤性脉络膜脱离（traumatic choroidal detachment）是因眼球挫伤后房水进入脉络膜上腔而产生脉

络膜和巩膜之间的分离。正常脉络膜上腔是脉络膜和巩膜之间的潜在性腔隙,在病理情况下充满血液或液体时,则形成真正的空腔。其前界为巩膜突,后界为视盘。在涡静脉(vortex vein)壶腹口处,脉络膜和巩膜紧密粘连,故大范围脉络膜脱离时呈象限性分叶状,脉络膜和睫状体外表面有细的胶原纤维和巩膜相连,调节时脉络膜可在巩膜内滑动。正常脉络膜上腔约有10ul液体,可作为脉络膜在巩膜内面滑动的润滑剂。

【发病机制】

脉络膜脱离可发生在眼挫伤及内眼手术术后,还可见于孔源性视网膜脱离及其手术之后,小眼球、脉络膜渗漏、巩膜外层炎(episcleritis)、巩膜炎(scleritis)、眼球筋膜炎(ocular tenonitis)、交感性眼炎(sympathetic ophthalmia)、原田病(Vogt-Koyanagi-Harada disease,VKH disease)及高血压、糖尿病等,其发生脉络膜脱离的关键为低眼压,眼球挫伤或内眼手术发生睫状体脱离时房水进入脉络膜上腔使之产生低眼压,特别是急性眼压降低易使脉络膜血管失去支持而扩张,同时血管内血压与眼压之间压差加大,毛细血管渗漏产生的液体进入到脉络膜上腔;加之睫状体分泌房水减少,在低眼压时脉络膜上腔液体经巩膜血管的排出率减少,导致脉络膜上腔的胶体浓度增加,血浆的胶体吸收渗透压减少,造成液体在脉络膜上腔迅速积聚。

【临床表现】

脱离的脉络膜在检眼镜下呈棕红色或褐色隆起,表面光滑,边界清楚,类似脉络膜肿瘤,可见正常脉络膜血管。在其上的视网膜色泽正常或同时脱离,一般来说,脉络膜脱离的形态多样,隆起程度不一。由于赤道前脉络膜表层较后极部疏松,故脉络膜脱离多发生于赤道部前方,但也可伸达视盘边缘。常呈大泡状隆起,可累及2个或2个以上象限。由于涡静脉处脉络膜与巩膜结合较紧密,球形隆起往往被分割数个,呈分叶状。亦可呈环状脱离,此种脱离不易发现,在三面镜下才可清楚视及。有的位于锯齿缘之后,脉络膜液体量少,在1个象限内,可呈广泛扁平脱离,亦可呈球状隆起。

外伤性脉络膜脱离可发生于眼球非穿孔伤,亦可发生于眼球前段或后段穿孔伤。脉络膜出血性脱离,可能由于眼球穿孔伤引起1个或几个涡静脉的撕裂所致;若为非穿孔伤,可能是由于睫状后长静脉或涡静脉的出血引起。

外伤性脉络膜脱离常见3种情况:

(1)伴有深前房的脉络膜脱离:偶尔发生在伴有玻璃体损害或丢失的眼后段外伤。此时,可能由于房水渗出、蛋白增加而产生房水闪光,房水中可能查不出细胞成分。虹膜开始缺血,随后产生长时期的充血反应。晶状体下沉,眼底可看到脉络膜脱离,眼压低,为前脉络膜血管淤滞而产生渗透压改变的指征。

(2)由出血产生的脉络膜脱离:可能是后睫状长动脉的破裂所致,通常发生在动脉进入脉络膜上腔入口处。

(3)外伤引起严重脉络膜组织破坏:则脉络膜脱离可能是炎症渗出的结果。在外伤的眼底,有时可看到脉络膜血管样条纹,这往往是脉络膜脱离的先兆。此条纹是由于Bruch膜的弹力膜的撕裂造成的,检眼镜检查可见不规则的明亮或暗的线纹。

【鉴别诊断】

脉络膜脱离需与脉络膜肿瘤相鉴别,脉络膜肿瘤多占据1个或多个象限,单个局限隆起,不被涡静脉所隔离,不呈分叶状,眼压正常或增高,巩膜透照眼底无红光反射,B超、CT和MRI检查均可见实质性占位性病变,荧光素眼底血管造影呈现多湖状荧光渗漏,后期呈强荧光,可同时显示视网膜血管肿瘤的荧光。

此病还应与视网膜脱离相鉴别,后者视网膜色青灰,呈波浪或球形隆起,可见裂孔(tear),若合并脉络膜脱离则眼压极低,可存在虹膜炎。

【治疗及预后】

一般脉络膜脱离后数日内可自行消失,无需手术处理。若合并炎症,则可局部或全身应用糖皮质激素治疗,以降低脉络膜血管的渗透性。长期不吸收者可放出脉络膜上腔液体,以恢复眼压与脉络膜毛细血管内血压之间的正常平衡关系，并制止渗漏。

（宋绣雯　李秋明）

参 考 文 献

1. 张效房，杨进献. 眼外伤学. 郑州：郑州大学出版社，1997.

2. 李凤鸣，谢立信. 中华眼科学. 3版. 北京：人民卫生出版社，2014.

3. 宋绣雯. 眼底病图谱. 郑州：河南科学技术出版社，1995.

4. 张卯年. 眼创伤学. 北京：军事医学科学出版社，2007.

5. 李秋明，郑广瑛. 眼科应用解剖学. 2版. 郑州大学出版社，2010.

6. 黄振平译. 埃德勒眼科生理学. 北京：北京大学医学出版社，2013.

7. 张卯年，姜彩辉. 中华战创伤学. 第4卷 眼部战创伤. 北京：人民卫生出版社，2016.

8. 宋绣雯，王元芳，尤毅. 眼挫伤的组织损害（附204例报告）. 眼外伤职业眼病杂志，1992，14（5）：269-271.

9. 王开文，杨树楦，董永章. 挫伤性脉络膜破裂出血，实用眼科杂志，1994，12（5）：291-294.

10. 宋绣雯，王元芳，尤毅. 眼挫伤眼底荧光血管造影（附69例报告）. 眼外伤职业眼病杂志，1990，12（5）：292-294.

11. 申维勇，脉络膜微循环及其障碍（一），眼科新进展，1994，14（1）：50-52.

12. 黄建纲. 外伤性三角综合征，国外医学·眼科分册，1982，（1）：8-9.

13. 王光璐. 脉络膜缺血（附2例报告）. 眼底病，1987，3：238.

14. 杨树楦，王开文，董永章. 眼挫伤脉络膜循环障碍，中国实用眼科杂志，1994，12（8）：483-485.

15. 涂峰. 外伤性视网膜色素上皮层撕裂一例. 中华眼外伤职业眼病杂志，2015，37（9）：720.

16. 柏春伟，薛文翠，李宏岩. 外伤性三角综合征一例. 中国实用眼科杂志，2017，35（2）：212-213.

17. Ament CS，Zacks DN，Lane AM，et al. predictors of visual outcome and choroidal neovascular membrane formation after traumatic choroidal rupture. Arch Ophthalmol. 2006；124（7）：957-966.

18. Hilton GF. late serosanguineous detachment of the macula after traumatic choroidal rupture. Am J ophthalmol. 1975；79（6）：997-1000.

19. Glazer LC，Han DP，Grottlieb MS. Choroidal rupture and optic atrophy. Br J Ophthalmol，1993，77（1）：33-35.

20. Wood CM，Richardson J.Indirect choroidal ruptures：aetiological factors，patterns of ocular damage and final visual outcome. Br J Ophthalm01，1990，74（4）：208-211.

21. Hart JCD，Natsikos VE，Raistrick ER，et al.. Indirect choroidal tears at the posterior pole: a fluorescein angiographic and perimetric study. Br J Ophthalm01，1980，64（1）：59-67.

22. Fuller B，Gitter KA，Orleans N. Traumatic choroidal rupture with late serious detachment of macula. Arch Ophthalmol，1973，89（4）：354-355.

23. Smith RE，Klley JS，Harbin TS. Late macular complications of choroidal rupture.Am J Ophthalmol，1974，77（5）：650-658.

24. Bressler NM，Bressler SB，Gragoudas ES. Clinical characteristics of choroidal neovascular mambrane. Arch Ophthalmol 1987.105（2）：209-213.

25. Gass JDM. Stereoscopic atlas of macular diseases：diagnosis and treatment. ed3. St Louis: C. V. Mosby Co，1987. 560.

26. Hayreh SS. Recent advances in fluorescein fundus angiography. Br J Ophthalmol，1974，58（4）：391-412.

27. Kist K，Rudolph P，Daly LJ，et al. Eye trauma，ST Louis: Mosby Year-Book，Inc. 1991：192.

28. Hoskin A，Bird AC，Sehnu K. Tears of detached retinal pigment epithelium. Br J Ophthalmol，1981，65（6）：417-422.

29. Yeh B，Ferrucci S.Retinal pigment epithelium tears after bevacizumab injection. Optometry. 2011，82（3）：152-157.

30. Moreira CA Jr，Arana LA，Zago RJ.Long-term results of repeated anti-vascular endothelial growth factor therapy in eyes with retinalpigment epithelial tears.Retina. 2013，33（2）：277-281.

31. Ersoz MG，Karacorlu M，Arf S，et，al.Retinal pigment epithelium tears：Classification，pathogenesis，predictors，andmanagement. SurvOphthalmol. 2017，62（4）：493-505.

32. Chanana B，Azad RV，Kumar N.Intravitreal bevacizumab for subfoveal choroidal neovascularization secondary to traumaticchoroidal rupture.Eye（Lond）. 2009 Nov；23（11）：2125-2126.

33. Wlliams DF，Mieler WF，Williams GA. posterior segment manifestations of ocular trauma. Retina. 1990；10：（suppl 1）：s35-s44.

34. Wood CM，Richardson J. Chorioretinal neovascular membranes complicating contusional eye injuries with indirect choroidal ruptures. Br J Ophthalmol，1990，74（2）：93-96.

35. Paul Riordan-Eva，Emmett Cunningha.mVaughan & Asbury's General Ophthalmology，18th Edition.NewYork：McGraw-Hill Education，2011. ISBN：978007163420593.

第二十六章 视网膜外伤

眼球挫伤(contusion of globe)是常见的眼外伤之一,约占眼外伤的1/3。一般眼前部的挫伤多能恢复,对视力影响不大,眼后部的损害则造成严重影响。眼球挫伤造成视网膜病理改变者占75.7%,其中62.3%的患者有两种以上的损害,1/3的患者视力低于0.05,致盲率占33.33%。眼球挫伤对眼的危害仅次于眼球穿孔伤。

致伤原因以生活中致伤为多,约占81.4%,多因拳击伤,砖石、土块、木棍、竹棍或皮鞭击伤,踢伤,球类、弹弓、彩弹,香槟酒软木塞、爆炸、碰撞及跌倒致伤等。工作中致伤者仅占18.7%,多因工具、高压液体冲击、喷气及电弧光致伤。20~29岁年龄组发生率最高,30岁以下占62.3%,多发生于青少年。

眼球挫伤常引起眼底多种损害,主要为视网膜震荡、视网膜脉络膜出血、黄斑孔、脉络膜破裂、视网膜脱离、视神经病变以及视网膜血管性病变。

第一节　视网膜震荡

视网膜震荡(commotio retinae)是眼球挫伤中常见的视网膜挫伤之一,以视网膜水肿(retinal edema)为主要特征,系由Berlin于1873年首次描述,故又称为Berlin水肿。可以发生在黄斑部或视网膜其他部位。当眼球受到钝力打击后,产生冲击伤和对冲击伤,视网膜的各种病理改变主要由对冲击伤引起,表现为视力突然减退,后极部视网膜水肿。由于钝力的大小不同和个体对钝力的反应不同,所产生的损害严重程度也不同,根据临床和病理研究,分为轻度挫伤性视网膜水肿和重度挫伤性视网膜水肿,前者即视网膜震荡。视网膜水肿数周可消退,眼底检查无明显形态学的改变,大多数伤后视力可以恢复正常,仅为近期功能性改变。重度挫伤性视网膜水肿,又称视网膜挫伤性坏死(contusive necrosis of retina)或挫伤后色素性视网膜病变(retinitis pigmentosa after contusion)。视网膜发生器质性改变,视网膜色素上皮紊乱,视网膜变性萎缩,也称外伤性黄斑变性(traumatic macular degeneration),可形成视功能永久性损害。检眼镜对以上两种早期改变不易鉴别,很难对预后进行正确的判断,荧光素眼底血管造影能更准确地了解眼底组织受损害的层次、范围和程度,并可提示挫伤性眼底病变的机制,为治疗及判断预后提供有价值的依据。

【病因】

视网膜震荡多见于黄斑部,由于外来的钝力作用于眼球,经过闭合的眼睑打击角膜或巩膜,经过眼内容的压力波或整体运动传导至视网膜上,则眼球后极部正是着力点,是冲击力作用之处;另外,颜面部受伤时，压力波通过翼上颌缝（pterygomaxillary fissure）传入眶部，通过软组织首先打击到眼球后极部，故视网膜震荡多发生在眼球后极的黄斑部。

【发病机制】

对发病机制尚无一致的认识，根据目前研究的结果，可从 3 个方面解释。

（1）血管功能紊乱：轻度挫伤早期脉络膜毛细血管扩张充血，血流量增加；在重度挫伤中，脉络膜毛细血管内皮细胞损伤，毛细血管层大部消失，这就刺激了分布在血管上的交感神经末梢，通过轴突反射，小血管产生痉挛，使局部组织细胞缺氧，进而产生代谢紊乱，组织细胞坏死。另外，脉络膜血管内皮细胞损伤，释放组胺、激肽及前列腺素等物质，使小血管扩张，通透性增加，产生组织水肿和渗出，而引起视网膜水肿。脉络膜浆液性渗出，可使视网膜产生扁平脱离，静脉毛细血管血流缓慢，亦可导致组织缺氧，组织内酸性代谢产物激活酶引起自身组织消化、溶解、坏死。这种脉络膜毛细血管的损害不能恢复，再生能力受限，故在严重损害区，亦可使视细胞变性坏死，而产生永久性视功能损害。

（2）色素上皮损害：视网膜色素上皮作为屏障，对维持视功能起到很重要的作用。在视网膜震荡中色素上皮屏障损害，可能导致视网膜水肿。Friberg 用单色眼底照相和荧光素血管造影，证明伤后视网膜色素上皮急性水肿，可见进行性斑状荧光着色。Belight 在轻度挫伤实验研究中发现视网膜色素上皮水肿，顶部细胞膜破裂。Bunt-Milam 等实验研究发现伤后色素上皮层发生变性、增生等屏障的破坏，但 2 周内可恢复。Greger 实验发现伤后 3 天，辣根过氧化酶经色素上皮细胞断裂处进入视网膜外层，从而产生细胞外水肿。吴永强等应用示踪剂研究发现重度挫伤后视网膜色素上皮部分破坏并丧失连续性，1 周后视网膜外层完全由混有色素的上皮细胞的神经胶质瘢痕所代替，证明了外屏障的破坏。视网膜色素上皮损害及屏障功能的破坏，可能是由于直接受伤的结果，亦可因脉络膜循环障碍促使视网膜色素上皮细胞破坏，不管色素上皮细胞内或细胞外水肿，均可引起屏障功能的失调，进而影响到视细胞代谢障碍，产生细胞变性、坏死。

（3）视网膜直接机械性损伤：眼球受到强力的冲击后，视网膜被压向巩膜，使视网膜外层的细胞破坏，伤后早期光感受器外段盘膜破坏，细胞裂开，内外段分离，外段丧失，有实验证明在外伤后 1 分钟即出现视网膜神经纤维束紊乱，轴突内线粒体和胶质细胞的肿胀。

总之，视网膜挫伤后水肿的原因复杂，并且彼此相互关联，视网膜直接损伤、伤后脉络膜血管的一系列反应以及视网膜色素上皮功能屏障的破坏，均可影响到视网膜光感受器的损害及视网膜神经胶质细胞的水肿。

【病理改变】

轻度视网膜震荡，伤后脉络膜血管充盈扩张，血流量增加，液体渗出，24 小时充血最为明显，72 小时脉络膜充血可消失。色素上皮层一般无明显改变，有关实验报道，视网膜色素上皮细胞线粒体肿胀，细胞器变性，微绒毛模糊不清；但细胞膜未见破裂，2 周后可恢复，6 周后线粒体肿胀完全消退。视网膜外层轻度水肿，Müller 细胞突肿胀，光感受器外段细胞结构破坏，盘膜结构紊乱，但 2 周后结构可恢复，外段可再生。视网膜神经胶质细胞纤维轴索肿胀并排列紊乱，轴浆内线粒体明显肿胀，胶质细胞膜明显破坏，视网膜内界膜肿胀模糊，一般 1 周内可完全恢复。

重度视网膜挫伤后脉络膜血流量减少，毛细血管内皮变性闭塞，大部分消失和纤维化。血管铸型研究发现，脉络膜毛细血管层有片状缺损，但大血管层完好。Bruch 膜外层胶原纤维和脉络膜毛细血管基底膜破裂及消失。色素上皮细胞早期破裂，但细胞间连接复合体完整，细胞内水肿明显，病变区的色素上皮破坏溶解。伤后 1 周，视网膜色素上皮细胞黑色素颗粒向细胞外弥散，色素上皮游离增生。Bruch 膜上出现双层或多层视网膜色素上皮，且充满色素，而病变区中央色素上皮缺乏，并可由混有色素上皮细胞的神经胶质瘢痕代替。光感受器细胞在伤后即出现外段破碎，其顶端与视网膜色素上皮失去接触，随之光感受器细胞核增多，排列紊乱，细胞膜破裂，盘膜破坏更重，且部分外段消失，部分光感受器核固缩，核数目减少，胞核稀疏，内核层细胞内及间隙水肿；伤后 Müller 细胞突肿胀，细胞器破坏。伤后 4 周核外层消失，并由增生的神经胶质细胞所代替。伤后 2 个月，光感受器外段可完全再生。视网膜神经纤维层伤后 1 天可见肿胀，出现空泡状间隙，内丛状层神经纤维胞突肿胀，但内核层 Müller 细胞完整；2天可见内核层核固缩，胞浆内可见多数空泡及细胞崩解；1周后内核层中核数目明显减少；伤后1个月，神经轴突肿胀消失。

由此可见，眼球挫伤后，轻度视网膜水肿可在数日内消失，视功能不受损害；但重度视网膜水肿，由于脉络膜血供减少，色素上皮屏障功能破坏，光感受器细胞严重破坏，进而造成视功能永久性损害。

【临床表现】

（1）眼底改变：

1）视网膜水肿：多在伤后24小时内发生，剧烈外伤可在伤后0.5小时内发生，亦可在伤后数分钟出现，24小时达高峰。黄斑部出现乳白色的浑浊，先为多个白色斑块，迅速融合成片，并可扩张至视盘周围，由于乳白色背景上衬托出黄斑中央部脉络膜的红色，而酷似视网膜中央动脉阻塞时黄斑樱桃红（cherry red spot）表现（图26-1-1）。水肿的视网膜无明显隆起，境界模糊，视力明显减退。单纯水肿可于1～2周消退，视网膜不留痕迹，视力可恢复正常。

有些轻微的病例，后极部乳白色浑浊水肿不甚明显，如黄斑色略暗；中央凹反射消失，其外围可见小的反光晕轮；有时黄斑部可见放射状皱纹，亦应视为水肿表现，视力可以减退亦可正常。重者因发生视网膜坏死萎缩等，视网膜水肿消退后，黄斑部遗留色素紊乱，视网膜脉络膜萎缩（retinochoroidal atrophy）或囊样变性（cystoid degeneration），进而产生黄斑孔（macular hole），引起视力严重减退或中心视力的永久丧失。

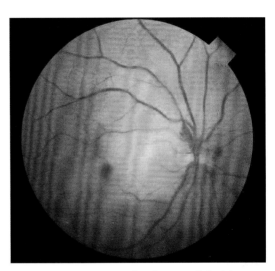

图 26-1-1　视网膜震荡（视网膜水肿）
示右眼钝挫伤后黄斑区乳白色浑浊水肿

2）视网膜血管改变：一般黄斑部血管无明显改变，少数病例黄斑部小血管痉挛、弯曲或扩张，有时视网膜乳白色水肿区内伴有视网膜出血（retinal hemorrhage）或视网膜前的出血，或者是视网膜出血和脉络膜破裂（choroidal rupture）。

3）视网膜色素紊乱：为视网膜震荡常见的体征，黄斑部色素多呈棕色或黄褐色，可呈点片状或地图样，可以在伤后迅速出现，亦可在水肿消退后出现，大多可渐消失，亦可数月不退或永久存留。

（2）荧光素眼底血管造影的表现：多数病例中视网膜震荡后，轻度急性水肿，荧光素眼底血管造影不出现异常荧光（abnormal fluorescence），血管末端亦看不见荧光渗漏（fluorescein leakage）。有时浑浊的视网膜可阻挡脉络膜背景荧光（background fluorescence）。有的病例，尤其是重度挫伤，由于伤后引起了血管的反应，黄斑部小血管痉挛，末端充盈不良，晚期管壁着色。视网膜色素上皮损伤后，早期一般荧光素眼底血管造影不显示异常，Friberg用单色照相和荧光血管造影，显示水肿的视网膜色素上皮有进行性斑状着色。水肿消退后，色素上皮脱色素，眼底出现黄白色点片状或纹状改变，此时荧光素眼底血管造影可出现透见荧光（transmitted fluorescence）。视网膜色素上皮屏障功能遭到损害后，早期黄斑部有多个荧光渗漏点，晚期荧光逐渐呈墨渍样或喷出样扩大，类似中心性浆液性脉络膜视网膜病变样改变。亦可见脉络膜充盈迟缓，视网膜、脉络膜充盈时间倒置，脉络膜相对充盈缺损。继发于颅脑外伤的视网膜水肿，则可见视网膜动脉变细、充盈迟缓、黄斑周围小动脉充盈缺损、视网膜静脉呈节段状。

（3）OCT改变：轻微的视网膜震荡在OCT上表现为视网膜内表面欠光滑，可以为波浪状欠光滑，也可以表现为锯齿状欠光滑（图26-1-2C），提示黄斑水肿的存在；还可以有视网膜外层信号的改变，如外核层信号局灶性缺失，椭圆体带信号不连续或局部色素上皮的粗糙。炫彩眼底成像（multicolor imaging）可以观察到视网膜表面绿色深浅不一的皱襞或者深红色不规则的深层病灶。

（4）红外反射率照相：Nicholas等报道了一例亚临床表现患者经用红外反射率照相显示图像异常的情况。一位68岁的男性在钝性眼外伤后突然发生严重的中心视力丧失。他报告说，他看到了一个巨大、密集、中央的暗点（central scotoma），在伤后1小时，暗点开始消退。他是正视眼有晶状体眼，无明显的眼科病史。检查是在伤后 24 小时，最佳矫正视力（BCVA）从 0.8 下降到 0.5。有眼周瘀血和结膜下出血，但未见明确的视网膜损伤。黄斑 OCT 显示光感受器外节层的异常高反射率和结节性改变。病史、检查及 OCT 表现与亚临床黄斑病变一致。有趣的是，使用光谱 OCT 的红外反射模式发现患者的红外成像有明显的异常（图 26-1-2B）。眼底的红外成像显示出漫反射的红外低反射率，点缀有极低像素值的暗斑点，产生一个粗糙的外观。红外图像与 OCT 图像的光谱点对点相关。有研究证明，红外黑点与 5 线光栅 OCT 上增厚的外节的焦点相关。分别用无赤光反射、眼底自发荧光（autofluorescence）和增强深度成像检测未发现浅层视网膜、视网膜色素上皮或脉络膜病理改变。患者没有接受任何治疗。伤后 30 天及 8 个月时，左眼视力在 0.8，用红外反射成像率、5 线光栅 OCT、眼底自发荧光等检查，未见视网膜异常（图 26-1-3）。

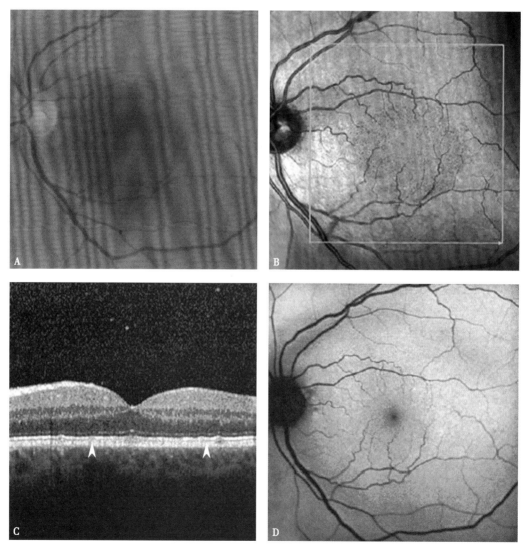

图 26-1-2 左眼钝伤后第 1 天后，左眼底图像

A. 彩色眼底照片；B. 红外共焦扫描激光眼底图像，显示黄斑处有点状低反射；C. OCT；D. 眼底自发荧光

（5）视觉电生理改变：眼球挫伤产生一系列眼部损伤，由于作用力的强弱、视网膜受累的范围和层次及程度不一，视功能的损害及其恢复的程度亦不同，尤其是屈光间质浑浊而不能直接观察到眼底改变时，视网膜电图（electroretinography，ERG）作为视功能的客观指标，可反映出早期受伤的程度及范围。它和 FFA 一样，对预后的估计有一定价值。

眼球挫伤后即刻表现出 ERG a 波、b 波振幅下降，明显低于健眼。a 波、b 波分别反映了视网膜外层和内层的功能，a 波降低可能与光感受器细胞的外段损害及脉络膜血液循环障碍有关。ERG 异常的

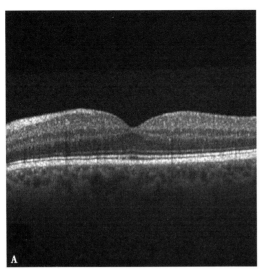
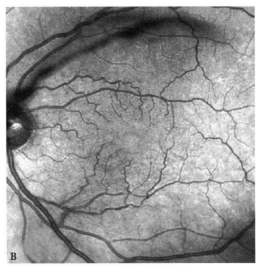

图 26-1-3　伤后 30 天时左眼底图像

A. 光学相干断层扫描显示正常视网膜外部结构的恢复。外节层现在已经清晰可见了。B. 红外共焦激光扫描检眼镜眼底图像显示分辨率正常

不同类型，实际上是视网膜损伤部位及程度的不同表现。b 波表现尤为突出，波幅下降与视网膜损伤的程度和视力有关。损伤越重，b 波下降幅度越大；轻度损伤（视网膜轻度水肿，少量出血）b 波平均下降 21.9%；视网膜水肿伴有视网膜多量出血、渗出或视网膜色素上皮及脉络膜损伤时，b 波下降 35.7%；若视网膜有以上改变并伴有晶状体脱位、玻璃体积血机化或继发性青光眼，b 波下降可达 70.34%。b 波下降与视力有明显的负相关，b 波下降小于 20%，视力预后良好；若大于 60% 则预后差。应该注意的是损害范围大而远离黄斑部，则视力可能良好；损害若在黄斑部，虽然损害范围小，ERG 改变小，但视力损害可以较重。

Hart 等经实验提出，挫伤后 ERG 立即消失，10～15 秒开始恢复，但波幅仅为伤前一半，这说明除水肿的视功能受到损害外，正常视网膜的功能亦受到损害，但恢复较快。眼电生理改变在眼底恢复正常后仍可持续一段时间，故视网膜形态学上已恢复，但功能尚未完全恢复，仍需进行治疗。

视觉诱发电位（visual evoked potential, VEP）反映了视觉冲动自视网膜的神经节细胞至视皮质的传导功能。眼球挫伤后，表现为峰潜时延长、波幅低、双眼绝对峰潜时差大于图形分化差等。VEP 峰潜时延长，可能为视锥细胞及与其联系的节细胞病理损害所致，它亦提示轴索病损致轴索数目减少。眼球挫伤后 VEP 异常者，眼底未能发生病变，这可能反映视盘黄斑束受损，因诱发电位主要反映视网膜 10° 范围区的信息，故为了早期诊断眼球挫伤，应作常规检查和 VEP 检查。

【治疗】　应用血管扩张剂、维生素，视网膜急性水肿时可给糖皮质激素，并可应用碘剂及钙剂。

第二节　外伤性视网膜出血

外伤性视网膜出血（traumatic retinal hemorrhage）系眼球挫伤后，视网膜受到钝力的作用，引起视网膜血管的破裂而产生出血。常见的是视网膜毛细血管和静脉出血，视网膜动脉出血较少见，一般数日内可以吸收。受伤的晚期亦可见黄斑部新生血管膜形成后的出血。外伤后视网膜出血，根据出血的部位，又可分为视网膜内出血、视网膜前出血和玻璃体下出血、新生血管膜出血。

一、视网膜内出血

视网膜内毛细血管分为浅层毛细血管和深层毛细血管，根据深浅毛细血管不同，出血又可分为浅

层出血及深层出血,其形态亦不同。

(一)视网膜浅层出血

视网膜浅层出血(superficial retinal hemorrhage)是由于位于视网膜神经纤维层的浅层毛细血管的出血,血液位于神经纤维束之间和外丛状层。出血色鲜红,呈火焰状、线状或毛刷状,可遮蔽部分视网膜血管,并沿神经纤维分布方向行走(图26-2-1)。在视盘附近的出血,呈放射状分布,在视盘颞侧的出血,则沿着颞侧神经纤维束,呈弧形到达黄斑部,并在黄斑颞侧中缝处相遇。因神经纤维束在周边部,则彼此分开,逐渐形成网状,故在周边的浅层出血为不规则形状。

(二)视网膜深层出血

视网膜深层出血(deep retinal hemorrhage)为视网膜常见的出血,由于外丛状层无血管,其血管来自内丛状层外缘毛细血管丛,故出血多位于外丛状层内侧的中界膜的毛细血管网。该层由视细胞和双极细胞的神经纤维突及Müller纤维所组成,是由纤细膜状纤维构成,组织疏松,血液进入此层后不受约束,故出血呈圆滴状。眼底所见的视网膜深层出血呈圆形斑点,暗红色,大小不一(图26-2-1)。此种出血应和微动脉瘤(microaneurysm)相鉴别,前者可以吸收,荧光素眼底血管造影为遮蔽荧光,而后者边界清晰,大小较为均一,多位于后极部,荧光素眼底血管造影呈现高荧光(图26-2-2)。

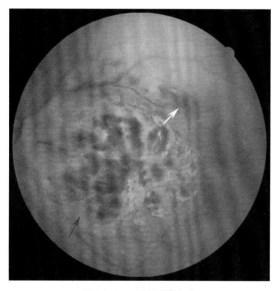

图26-2-1 视网膜出血

浅层出血沿神经纤维分布方向行走,呈线状(红色箭头);深层出血呈圆形斑点状,暗红色

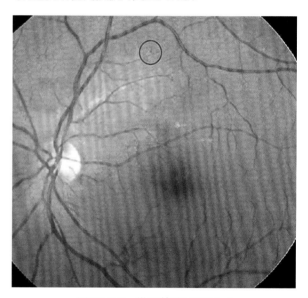

图26-2-2 微血管瘤(圆圈内)

二、视网膜前出血和玻璃体下出血

视网膜前出血是神经纤维层和内界膜之间出血或视网膜内界膜和玻璃体之间出血的统称。眼底可见出血位于视网膜血管之前,呈舟状或半月状,上方有一液平面,边界清楚。出血的上部分呈黄色,系血浆存留,下部分暗红,为红细胞积存所致。液平面可随头部位置变化而改变,一般出血吸收后不留痕迹。

在正常情况下,视网膜神经纤维层和内界膜贴近,两层之间有Müller纤维和神经胶质或结缔组织的纤细网状结构,出血时血液将内界膜顶起,但又受到纤细网状结构的限制,故出血多呈盘状,液平面不易随头位而变。数日后出血可呈舟状,若出血量大,压迫神经纤维可出现相应的视野改变。

视网膜内界膜和玻璃体膜之间的出血,又称为玻璃体下出血,该出血为真正视网膜前出血。多位于后极部,遮蔽黄斑影响视力,视野检查可出现实性中心暗点(positive central scotoma,图26-2-3)。出血早期呈圆形,暗红色,边界清晰,稍有隆起。出血逐渐出现液平面可随头位而变。若出血突破玻璃体后界膜,出血进入玻璃体,则形成玻璃体积血。

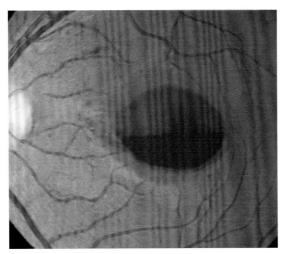

图 26-2-3　视网膜前出血
呈半月状,上方有一液平面,边界清楚

三、新生血管膜出血

眼球挫伤后,黄斑部视网膜在受伤当时如未见出血,在一段时间后发生出血,则多是视网膜下新生血管膜的形成而引起的出血。眼底检查可见黄斑中心凹或中心凹旁有圆形或类圆形的病灶,呈灰白色或黄白色,稍隆起,边界模糊,病灶周围可见环形或新月形及不规则的出血。出血可位于视网膜内或视网膜色素上皮下,位于色素上皮下的出血,则呈青灰色或暗红色,有时不易发现。荧光素眼底血管造影,可显示出血的遮蔽荧光的范围及新生血管膜的形态和大小。

四、视网膜出血的过程

外伤性视网膜出血较易吸收,若伴有局部循环障碍和血管病变,则吸收较难。一般视网膜浅层出血,吸收后不留痕迹,而深层的出血吸收较慢;视网膜内的大出血,可突破支持组织而向周围扩散,血液可凝固,故吸收亦慢;而视网膜前出血,由于血液不易凝固,故容易吸收,对视网膜几乎不产生任何损害。但视网膜前出血,可突破玻璃体膜进入玻璃体内,视网膜前部或后部血管或睫状体血管出血,亦可进入玻璃体而形成玻璃体积血。轻者使玻璃体轻度浑浊,视力减退,眼底尚可视及;重者或出血时间不长,玻璃体内有大量鲜红的凝血块飘动,或整个玻璃体呈红色反光;较陈旧的出血,玻璃体呈黄色絮状或尘状浑浊,眼底不可视及,视力仅有光感或数指;玻璃体大量致密的积血,在眼底检查时,可无红光反射。出血后 3～6 天,红细胞溶解,其碎屑被巨噬细胞吞噬,纤维蛋白沉积。一般近血管的部分和后部玻璃体积血先吸收,致密的凝血块吸收较慢,加之成纤维细胞及神经胶质组织侵入和包绕,使之机化而成机化膜或机化条索,并在玻璃体膜破裂之处与视网膜粘连附着,形成增生性玻璃体视网膜病变(proliferative vitreoretinopathy,PVR),日久可牵引视网膜引起继发性视网膜脱离(secondary retinal detachment)。

外伤性视网膜出血,虽吸收较快,但视力的恢复与受伤的性质、部位和程度有关,外伤性黄斑部的出血常伴有脉络膜破裂、黄斑孔等损害,出血虽然吸收,中心视力多不能恢复。若大量的黄斑出血及玻璃体积血不能很快吸收,可引起黄斑部视网膜变性,亦影响到中心视力的恢复。

OCT 可以定位外伤性视网膜出血的层次。特别是可以利用色素上皮的高反射条带来区别神经上皮下出血和色素上皮下的出血,给传统的视网膜下出血加以鉴别。炫彩眼底成像(multicolor fundus imaging)根据颜色不同,绿色提示视网膜内界膜附近病变,蓝色提示视网膜浅层病变,红色提示视网膜深层病变,可以把出血的层次和深度加以鉴别。

五、治疗

外伤初期应安静休息,可应用止血药物,如云南白药、三七片、维生素 K 等,并可服用维生素 C。

3～7 天后可用血管扩张剂、碘剂（卵磷脂络合碘等）、透明质酸酶，亦可应用尿激酶（urokinase）结膜下注射或玻璃体内注射。若玻璃体浑浊吸收不明显或浑浊明显影响视力者可行玻璃体切除术

第三节　外伤性黄斑孔

外伤性黄斑孔（traumatic macular hole）是眼球挫伤的常见并发症。1869 年 Knapp 描述了眼球挫伤后发生黄斑孔，发生率为 5%～22%，常和脉络膜破裂、视网膜脉络膜出血同时存在。

【发病机制】　外伤性黄斑孔的发生和黄斑的特殊结构有关，黄斑中心凹的视网膜无 Müller 纤维和神经节细胞，亦无神经纤维层。内外丛状层和内核层逐渐移行而成薄膜，外核层在中心凹处只有单层细胞核，故中央凹的视网膜较别处视网膜为薄。中心凹周围外核层较厚，节细胞多，外丛状层亦比其他处厚，并形成放射状行走的 Henle 纤维层。黄斑位于眼球的后极部，是视轴所对应之处，该处视网膜和玻璃体粘连，并在中心凹处粘连最为明显。眼球挫伤后，该处发生突然的完全性或部分性玻璃体后脱离，由于玻璃体牵引而发生黄斑孔。

眼球挫伤后，黄斑部视网膜常发生水肿，一般 1 周后水肿消退，不留痕迹，但亦可在水肿后发生囊样黄斑水肿。因黄斑中心凹无血管，其接受脉络膜血供，该处脉络膜血管极为丰富，挫伤后血管舒缩紊乱，而产生浆液性渗出。渗出液可积存于外丛状层及内核层的组织间隙内，加之黄斑有众多的 Henle 纤维，极易吸收大量液体，而产生囊样黄斑水肿（cystoid macular edema）。当水肿消退时，囊腔形成，由于变性样改变，囊壁内层破裂溶解消失，而形成板层孔或假囊肿。若外层亦发生萎缩变性消失，则出现黄斑全层孔。囊样黄斑水肿发展为全层孔需要数月或数年。黄斑处于眼球后极，其中心凹处视网膜很薄，从前方来的钝力使眼球壁变形伸展，冲力可沿视轴方向传到黄斑，黄斑受到冲击即产生了玻璃体对黄斑部视网膜的牵引而形成黄斑孔。这类孔多发生在伤后不久，孔大，周围视网膜多有水肿。因黄斑部 Henle 纤维呈放射状行走，当眼球挫伤后引起视网膜破裂，Henle 纤维向周围收缩使孔多呈圆形或椭圆形。

如上所述，眼球挫伤后，产生黄斑孔，其原因可能是 1 个或多个因素的联合，如挫伤性的组织坏死可导致囊样黄斑水肿、黄斑中央凹下的出血及玻璃体牵引。裂孔可能在眼球挫伤的开始就产生，亦可因严重的 Berlin 水肿、脉络膜破裂引起视网膜下出血或者是头部撞伤时，玻璃体从视网膜上分离等原因而产生。

【临床表现】　黄斑孔主要表现为中心视力减退或丧失，视野检查可出现绝对性中心暗点（absolute central scotoma）。眼底可见黄斑中央凹处有一圆形或椭圆形红色区，1/4～1/3 视盘直径，亦可如视盘大小，边缘锐利清晰，稍隆起，如打孔机打的孔一样整齐（图 26-3-1A，B）。若为中心凹旁的孔，则较大，呈半圆形，边缘不整齐。孔基底部有时有散在的白点及色素，周围可有视网膜皱褶及黄白色病灶，检查时应和囊样黄斑变性相鉴别。囊样黄斑变性亦为红色圆形，但呈蜂窝状，裂隙灯显微镜加前置镜检查，经过囊样变性的光带连续不断，且轻度向前隆起，并随光束移动而光带变位。黄斑孔裂隙灯光带中断，边缘视网膜光带和裂孔处的脉络膜光带不在一个平面上（图 26-3-2）。有时黄斑孔较小，加之孔处出血和眼底模糊，黄斑孔不易看出，但 OCT 检查可以查出（图 26-3-1C，D）

OCT 检查是确诊外伤性黄斑孔的金标准。表现为边缘不规则的神经上皮的断裂，孔的游离端不是钝型而可能是锐角，还常常伴随视网膜的神经上皮的脱离和视网膜出血的影像（图 26-3-1B，D）。尤其当孔较小，伴有孔处少量出血或眼底模糊，以致眼底检查或眼底照相无法判断有无黄斑断孔时，通过OCT 检查发现黄斑孔更有价值（图 26-3-1C，D）。眼底炫彩成像可以观察到红色的孔边缘以及绿色的水肿区域或者脱离的视网膜。

荧光素眼底血管造影表现：黄斑孔可分为板层孔和全层孔，检眼镜下不易鉴别，FFA 可显示损伤的层次。黄斑全层孔时，因孔的底部色素上皮萎缩，色素脱失，外颗粒层与外丛状层中大量叶黄素醇消失，孔区有粗大的黄白色点或色素，故在 FFA 时，穿孔处显示透见荧光，有时透见荧光中亦可见点状遮蔽

荧光。FFA 晚期孔周围环绕荧光素晕，若合并视网膜脱离，孔的边缘可见荧光渗漏。板层孔因外界膜感光层及色素上皮完整，在荧光素眼底血管造影时，阻挡了脉络膜荧光，故不显示荧光斑点。

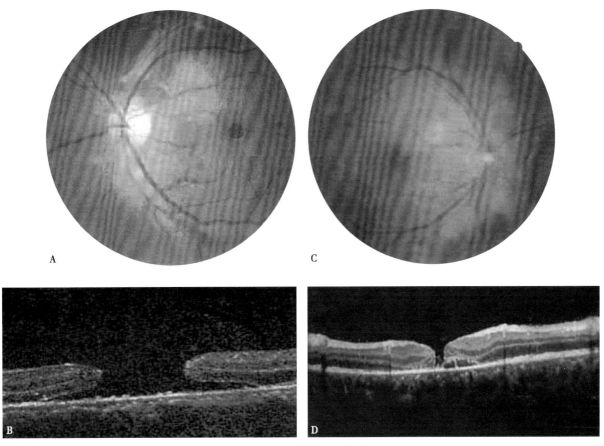

图 26-3-1 外伤性黄斑孔

A. 病例 1，男，25 岁，左眼挫伤后 1 月，视力 0.05，左眼底彩照，示较大而容易分辨的黄斑孔；B，病例 1 的 OCT 检查结果。C. 病例 2，男，24 岁，右眼挫伤后 1 周，右眼底彩照，黄斑孔很小，仅靠眼底检查和照相不易分辨。D. 病例 2 的 OCT 检查，明确提示存在黄斑孔

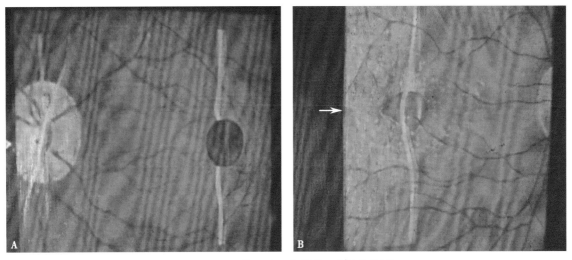

图 26-3-2 黄斑孔和囊样黄斑变性的鉴别

A. 裂隙灯显微镜加前置镜检查，黄斑孔裂隙灯光带中断，边缘视网膜光带和裂孔处的脉络膜光带不在一个平面。B. 经过囊样变性的光带连续不断，且轻度向前隆起，并随光束移动而光带变位

【预后及治疗】 对于外伤性黄斑孔,是否行手术治疗有一些争议。由于外伤性黄斑孔很少导致视网膜脱离,因玻璃体很少退行性改变,故不需手术处理,而且部分患者外伤后 4 个月内自行闭合。因此,一般情况下外伤性黄斑孔以观察为主。若合并视网膜脱离,少量视网膜下液,又无玻璃体视网膜变性改变,亦不需紧急处理。只有发现有玻璃体牵引或视网膜脱离危险时才考虑玻璃体手术治疗。若黄斑孔合并无晶状体眼或高度近视,并有玻璃体后脱离、玻璃体液化及浓缩等视网膜脱离的危险因素时,应密切观察或应用光凝治疗,但对黄斑孔处应慎用,因光凝有可能损伤孔周围视细胞,而导致中心视力损失得更多。

然而也有众多报道,外伤性黄斑孔手术治疗裂孔闭合率为 92%~93% 或更高,视力提高。有学者进行的外伤性黄斑孔的前瞻性对照观察报道,早期手术治疗者裂孔闭合率高,视力改善更明显。

黄斑孔合并孔周围视网膜浅脱离,可行后极部视网膜内界膜剥除(或联合黄斑孔填塞,或黄斑孔覆盖)联合玻璃体内注气术。黄斑孔伴有视网膜脱离及玻璃体内有机化条索牵引的复杂病例,应行后极部视网膜剥除联合黄斑孔填塞术和硅油填充术。

外伤性黄斑孔的视网膜脱离多合并外伤性眼底病变,故手术仅能达解剖复位,扩大视野,维持残余视力,其恢复程度与孔的大小、视网膜脱离的严重程度及玻璃体视网膜的机化条索密切相关。黄斑孔合并视网膜出血及视网膜水肿明显者,可进行对症治疗。

第四节 远达性视网膜病变

远达性视网膜病变是身体其他部位外伤后或疾病(如颅脑外伤、躯干挤压伤、长骨骨折、急速减速伤及急性胰腺炎、慢性肾功能衰竭、红斑狼疮、皮肌炎、空气栓塞、硬皮病、羊水栓塞,以及眼科流体压综合征等),视网膜发生以渗出、出血为主的病变,由 Purtscher 于 1910 年首次报道,故又称为 Purtscher 视网膜病变、普尔夏视网膜病变(Purtscher retinopathy)或外伤性血管性视网膜病(traumatic angiopathic retinopathy)。可单眼或双眼发病,多发生在伤后 2~4d,也可在伤后立即出现,或更长时间后出现。视网膜渗出和出血可在数周至数月吸收,根据视网膜损害的严重程度不同,视力可有不同程度的恢复,但严重者可造成视力永久性损害,或仅为中心视力损害,晚期常发生不同程度的视神经萎缩。

【发病机制】 远达性视网膜病变的发病机制尚不完全清楚,可能与下列因素有关:

(1)颅脑淋巴淤滞,颅内压突然增高,脑脊液沿蛛网膜下腔进入视神经中央血管周围的淋巴间隙,然后经视盘进入视网膜血管周围淋巴间隙,进而破裂,淋巴外溢。

(2)静脉内流体压力增加,此种情况多见于压迫性青紫或外伤性发绀(traumatic cyanosis),由于胸、颈、面部及上肢受压青紫,因静脉瓣的功能不全,突然增高的胸膜腔内压力传递至头和颈静脉,以致脑静脉压力增大,可能使毛细血管破裂,因而产生大量的结膜下和视网膜出血。

(3)栓塞:可由各类栓子阻塞视网膜小动脉而影响到视网膜微循环,如长骨骨折其骨髓内脂肪栓子的释放,栓子可进入静脉,并经肺循环及心脏达视网膜血管。有时眼底可看到黄白色脂肪栓子。

(4)微循环障碍,随着颅内压及血管内压增高,小静脉及周围循环淤滞,加之视网膜小动脉反射性血管痉挛反应引起闭塞,进而产生组织缺氧,眼底出现棉絮状渗出(cotton-wool spot exudate)。

【临床表现与诊断】 除有相应外伤和疾病的临床表现外,其眼底典型改变为广泛视网膜水肿及黄斑水肿,视盘边界模糊,可出现水肿,其周围视网膜可见大量片状、乳白色棉絮样渗出斑,1/6~1PD 大小,近似圆形,可呈散在分布,亦可融合成片(图 26-4-1)。渗出一般不达黄斑中心凹,若黄斑受累,则可呈樱桃红(cherry red)外观,此种渗出为神经纤维层大片梗死,故多位于浅层,沿血管分布可遮盖部分血管,在后极及视盘周围可见大量出血。视网膜内出血,多呈圆形(图 26-4-1),亦可见视网膜浅层火焰状出血或视网膜前出血。出血和渗出,可将内界膜顶起或突破内界膜进入玻璃体。一般渗出在 1 个月左右吸收,亦可在黄斑部遗留硬性渗出(hard exudate)或色素不均,晚期可出现视网膜血管变细及视神经萎缩,视野可有旁中心暗点(paracentral scotoma)或中心暗点(central scotoma),环形或象限形暗点。

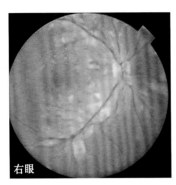
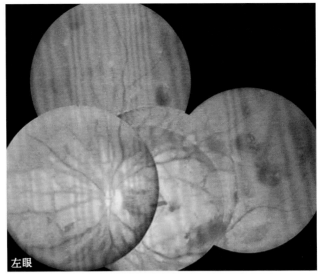

图 26-4-1　远距离外伤性视网膜病变

8 岁女孩半个月前被汽车撞伤,右侧胸部凹陷,7 根肋骨骨折,眼部未直接受伤。视力:右眼 0.4,左眼眼前数指

荧光素眼底血管造影:可以无改变,一般在急性期脉络膜充盈正常,出血处显示遮蔽荧光,棉絮样斑处可出现视网膜小动脉闭塞及毛细血管无灌注,无灌注区内视网膜小血管可呈瘤样扩张并有荧光渗漏,晚期着色,少数可见视网膜静脉扩张,若因脂肪栓塞引起,视网膜改变系高脂血症引起的缺血性改变,故荧光素眼底血管造影可不出现渗漏。

【预后与治疗】 视网膜渗出和出血可在数周至数月吸收,根据视网膜损害的严重程度不同,视力可有不同程度的恢复,但严重者可造成视力永久性损害,或仅为中心视力损害,晚期常发生不同程度的视神经萎缩。

治疗应进行全身治疗,卧床休息,注意脑、肺、胸部及长骨的伤情和变化。眼部治疗可应用糖皮质激素、血管扩张剂和碘剂,促进渗出吸收。

(又见第六篇第六十章节)

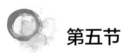 第五节　眼部挤压伤的视网膜脉络膜病变

眼部挤压伤的视网膜脉络膜病变(chorioretinopathy of ocular crush injury)多发生在地震、房屋倒塌等意外事故,亦可由于全麻手术俯卧位以手为枕压迫眼球者。在意外事故中均为大批人员头颅、颜面被泥土掩埋,此时眼球受挤压且持续负重,产生缺血而引起特有的眼底改变。无眼球破裂,但眶内组织明显水肿,早期伴有动眼、滑车、外展及视神经损伤。约有 60% 伴有视网膜和脉络膜的改变。由于伤情复杂,伴有颅脑外伤及颌面骨折,眼眶各组织、眼血管神经多处被挤压,由于长期缺血,视功能严重损伤,多不可逆转,预后不佳。

【临床表现与诊断】 有外伤史及相应外伤的临床症状和体征。

眼部挤压伤眼底表现以后极部为主,周边部轻。轻者视盘色淡,视网膜小血管先有痉挛,后出现麻痹性扩张,血流缓慢,管壁渗透性增强,眼底可见视网膜水肿及轻度变性样改变。严重者视盘苍白,视网膜动脉变细后闭塞可呈银丝状,视网膜睫状血管亦闭塞呈白线状,静脉亦变细。早期视网膜浑浊及点状出血,后见视网膜色污秽,可见游离的色素及视网膜脉络膜萎缩,偶尔见玻璃体积血及继发视网膜脱离,晚期可出现低眼压及眼球萎缩。无光感者 ERG 无波型,有残余视力者 a 波、b 波均降低,眼血流图的波幅亦显著降低。

眼底缺血系眼球受挤压时,眼压增高,并超过视网膜中央动脉收缩压,眼底动脉不能灌注而缺血。

其缺血程度依据眼部受压的程度及时间而定，从受压开始到失明，眼球处于对压力的耐受阶段，如及时抢救，眼底及视功能可能有不同程度的改善，故应在早期尽力救治。由于多合并眶骨骨折及脑神经损害，情况各有不同，分为 3 型：Ⅰ型：仅有眶尖综合征（orbital apex syndrome），眼底基本正常。Ⅱ型：视盘色变浅，颞侧色淡至苍白而萎缩，合并闭合性颅脑损伤。Ⅲ型：眼底改变明显，轻者视盘苍白，血管变细，色素改变。重者视盘极度苍白，筛板可见。动脉闭塞呈银丝状，视网膜颜色紊乱，呈污秽、色素游离、萎缩，加之眶尖部损害，称为"眼部挤压综合征"（ocular crush syndrome）。

【治疗】　治疗包括相应外伤的针对性治疗。眼部治疗可应用糖皮质激素、血管扩张剂、能量合剂和维生素，20% 甘露醇静脉滴注，以降低眶内压，促进渗出吸收，改善循环、脱水消肿，促进代谢，尽可能多的恢复眼部功能。

第六节　外伤性视网膜撕裂与视网膜脱离

【概述】　各种不同类型的外伤均可产生视网膜裂孔（retinal tear）和视网膜脱离（retinal detachment），但大多数是由眼球或眼部直接外伤引起的，而由头部或身体的间接外伤产生者较少见。外伤性视网膜脱离（traumatic retinal detachment）以挫伤最为常见，而挫伤引起的视网膜脱离以 30 岁以下的者为多，男多于女。一般视网膜脱离有外伤史者占 10%～13%，30 岁以下者为 40%。其中眼球穿孔伤占 27%，挫伤占 73%。眼挫伤引起视网膜脱离的裂孔可见于眼底任何部位（图 26-6-1，图 26-6-2），但多见于颞下方锯齿缘断离（ora serrata dialysis）（图 26-6-3）。外伤所产生的视网膜穿孔可立即产生视网膜脱离，亦可在伤后数月或数年发生。故有外伤史，尤其是眼部或头面部挫伤者，应对眼底做全面检查，以便及时发现裂孔，早期治疗。

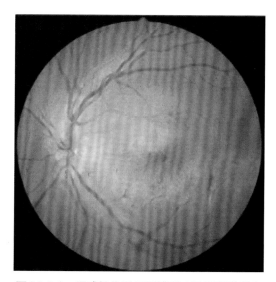

图 26-6-1　眼球挫伤后视网膜裂孔及视网膜脱离

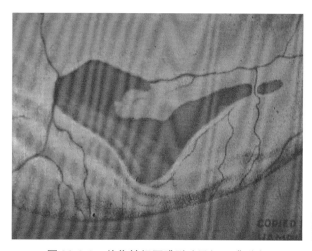

图 26-6-2　外伤性视网膜裂孔及视网膜脱离

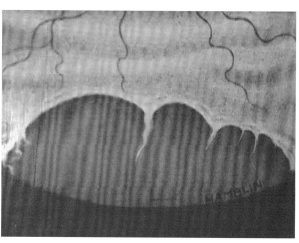

图 26-6-3　外伤性锯齿缘断离

视网膜来源于视杯外胚层，组织学上视网膜分 10 层，内 9 层为神经上皮层，来源于眼杯的内层，最外层为色素上皮层，来源于视杯外层，与脉络膜粘连紧密，有共同的玻璃膜。视网膜内 9 层和色素上皮层之间存在潜在性间隙，在病理情况下两者分离，则称之为视网膜脱离，故临床视网膜脱离并非视网膜与脉络膜的分离，而是视网膜神经上皮层与色素上皮层的分离。视网膜在视盘边缘及黄斑部周围最厚，锯齿缘和黄斑中心凹最薄，锯齿缘及周边视网膜的毛细血管均为单层，并在此由动脉移行为静脉，故营养差，易产生变性和萎缩，是视网膜裂孔好发部位。

钝挫伤引起的视网膜裂孔较复杂，裂孔的数目可以是单孔也可以是多发性，裂孔的部位有锯齿缘离断、巨大视网膜裂孔、赤道前马蹄形裂孔等。外伤性视网膜裂孔分为7种，分别为：①玻璃体前部边界断离；②玻璃体基底部撕裂；③黄斑孔；④玻璃体基底部后边界马蹄形撕裂；⑤子午线皱褶后端马蹄形裂孔；⑥赤道部马蹄形裂孔；⑦视网膜裂孔盖膜位于玻璃体前部的裂孔和锯齿缘离断。视网膜裂孔以锯齿缘离断和位于鼻上及颞下象限周边部多见，其中玻璃体前部边界离断容易形成巨大视网膜裂孔（图26-6-4）。

眼球受到强力的挫伤后，引起眼球变形，因巩膜和角膜相对无弹性，故在外伤后眼球不能伸展以适应眼球形状的改变。眼球体积及眼内容基本保持恒定，眼内液体流出速度和数量亦不能满足突然眼球变形后体积的变化，故在相对封闭的眼球内，对眼组织产生牵引力量，尤其是玻璃体基底部。在正常情况下基底部玻璃体与视网膜周边部紧贴，挫伤常引起玻璃体基底部牵引，而产生锯齿缘视网膜断离或玻璃体基底部附着的后缘的周边视网膜撕裂（图26-6-5）。

Delori 等用高速投射物造成动物实验模型，并用高速电影摄影技术解释了和人相似的对被高速小型弹丸击中后眼球变形的4个阶段（图26-6-6）。其观察到小型弹丸作用于角膜中央常引起晶状体损害，可嵌入周边部视网膜和鼻侧平坦部，可能伴有鼻侧视网膜断离，若小型弹丸作用于颞侧角膜缘可引起颞侧视网膜断离。由此可见，视网膜断离和周边视网膜撕裂可能是因受到外力后，眼球赤道直径的增加使玻璃体基底部对周边视网膜的牵引力引起。

外伤后常引起锯齿缘断离，尤其是好发于年轻人，可能有如下原因：

（1）其和外伤有密切关系，眼球挫伤后眼球变形，伴随着对玻璃体基底部继发的牵引，这种牵引力传至视网膜而引起玻璃体基底部前缘或后缘的视网膜撕裂（图26-6-7），视网膜的裂孔也可发生在病灶性视网膜玻璃体附着的位置，如格子样变性的视网膜和脉络膜瘢痕处。由于巩膜直接外伤处的视网膜撕裂和坏死多发生在颞侧视网膜，常合并视网膜出血、水肿，导致一个大的和不规则的视网膜裂孔。颞下巩膜暴露较多，缺乏保护，当闭眼时由于 Bell 现象眼球向上转而受伤的机遇多，故锯齿缘断离多发生于颞下方。

（2）视网膜周边部特别是颞侧血液供应较差，又缺乏神经纤维层，较其他处视网膜更为脆弱，易受玻璃体的牵拉而撕裂。

（3）视网膜颞下象限周边部常发生囊样变性，故发生视网膜裂孔的可能性亦大。

【临床表现与诊断】

1. 临床表现　当视网膜发生部分脱离时，患者在脱离对侧的视野中出现固定的云雾状阴影。如

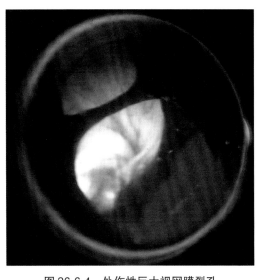

图 26-6-4　外伤性巨大视网膜裂孔

眼球硅油填充眼再次被碰伤致硅油进入视网膜下，周边视网膜断离形成巨大视网膜裂孔，视网膜呈花束状。6点位虹膜根切孔明显

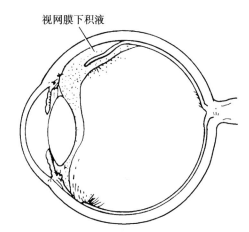

图 26-6-5　玻璃体基底部从锯齿缘处撕裂（锯齿缘断裂）

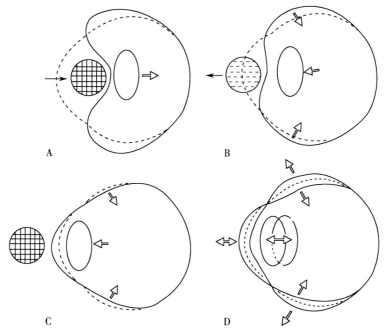

图 26-6-6 眼受高速小型弹丸击中后变形的 4 个阶段
A. 压缩：眼球中轴（矢状轴）缩短，赤道部直径扩展；B. 减压：中轴恢复至正常水平，赤道部直径变小；C. 超越：当压力完全解除后，由于反弹而眼球中轴增加超出正常，当向前突出时，赤道部直径变小；D. 振荡：眼球中轴和赤道部直径轻度地周期性地增加和减小，直到眼球静止

果发生黄斑区脱离时，中心视力急剧下降。脱离之前往往有先兆症状，在眼球运动时出现闪光。由于玻璃体浑浊，视野内常有黑影飘动。如果视网膜全脱离，视力减至光感或完全丧失。在视力减退前也常有视物变形，眼球运动时有物象震颤的感觉，由于眼内液更多地通过色素上皮进入脉络膜致使眼压偏低。脱离范围广和时间愈久，眼压愈低。偶尔也有眼压偏高的病例。脱离较久的视网膜后面可见白色沉着小点。当视网膜复位，视网膜下液吸收，眼压可恢复。眼外伤后可出现不同类型的视网膜裂孔和视网膜脱离，其临床表现如下。

（1）玻璃体基底部的撕脱：玻璃体基底部的撕脱（脱离）较少见，眼挫伤、爆炸伤可产生玻璃体基底部的撕脱，高度近视眼和Marfan 综合征可自发产生。玻璃体基底部撕脱是眼外伤的特殊病征，症状轻微，患者眼前可出现漂浮物，因基底部前后缘同时断离，局部可见弓形的色素带盖于周边部视网膜。检查时似有条带悬吊在玻璃体中，残留的边缘参差不齐。孔底有时可伴有不同程度的血块及血细胞，撕脱的后缘折叠，前后缘有萎缩性病灶和色素分界线。若不伴锯齿缘断离或周边视网膜的撕裂或脱离，则

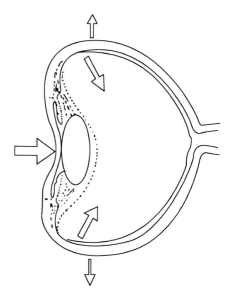

图 26-6-7 外伤引起锯齿缘断离的原因
伤后眼球变形玻璃体基底部牵引力作用于周边视网膜上

不需治疗，但必须随访和详细检查视网膜有否撕裂及脱离，有无前房角后退及晶状体不全脱位等。

（2）锯齿缘断离和视网膜脱离

1）锯齿缘断离（dialysis of ora serrata）：系视网膜从锯齿缘无色素的平坦部上皮边缘分离，除外伤者外，亦与眼的发育异常或遗传因素有关（图 26-6-3）。锯齿缘断离后，可无症状，暂不发生视网膜脱离。一般锯齿缘断离后视物模糊，眼前有漂浮物或闪光感，在充分散瞳后大的断离可用检眼镜视及，但小的裂隙样的断离仍不能用检眼镜清楚视及。锯齿缘断离一般可在伤后立即发生，亦可在伤后数日或

数月发生。一般单眼发病，常伴有眼部其他外伤体征，故对挫伤患者应对眼部全面检查，并在眼球安全的情况下，充分散瞳，应用三面镜或通过巩膜压迫器对视网膜周边部及锯齿缘部进行详细检查。

2）锯齿缘断离合并视网膜脱离的特征：①其进展缓慢，多于数月或数年后偶然发现，故此类视网膜脱离大多不是新鲜的，可出现视物模糊、复视、漂浮物、闪光感。若视网膜脱离扩展至赤道部后部位，可出现视野缺损；若波及黄斑部，则视力严重下降。故症状轻重与脱离的位置和范围密切相关；②玻璃体无广泛脱离和液化者，锯齿缘断离后的脱离多呈局限性的扁平隆起，当玻璃体有广泛牵引尤其是后部玻璃体牵引，玻璃体基底部撕脱，可产生巨大锯齿缘断离和大面积的视网膜脱离，上部的断离或脱离最终发展成泡状或垂帘状的视网膜脱离。由于锯齿缘断离发生的视网膜脱离较晚，往往视力严重丧失才发现视网膜脱离，故在锯齿缘断离的视网膜脱离中发展成视网膜全脱者亦不鲜见；③可见 1 个或多个界线存在，外伤性的锯齿缘断离的视网膜脱离中约有 46% 存在此线；④视网膜脱离合并视网膜囊肿，囊肿可能是锯齿缘断离先兆的表现，一般囊肿呈圆形或椭圆形，囊肿 2～8PD 大小，境界清楚；液体透明无波动，不随体位变动；内壁薄而透明；可位于断离中央后缘 1～2PD 或位于断离两侧边缘附近，亦可位于其他象限脱离的视网膜；可以单个亦可多发。囊肿的发生可能是视网膜营养障碍的结果，故视网膜脱离术后可自行消失，不需特殊处理。

锯齿缘断离后的视网膜脱离虽然为陈旧性，但术后疗效较好，一次手术的复位率高，而术后视力取决于术前黄斑部视网膜是否脱离，若黄斑部合并视网膜震荡、黄斑孔或脉络膜破裂等，则视力较差。

（3）外伤性视网膜撕裂：直接眼外伤引起视网膜撕裂的基本类型，由挫伤引起玻璃体视网膜粘连处的视网膜坏死和牵引而产生的外伤性视网膜撕裂或裂孔，比外伤性锯齿缘断离少，其基本类型如下：①圆形裂孔；②黄斑孔；③马蹄形裂孔（图 26-6-8）。

眼球挫伤可见到以上形式的裂孔，但牵引性的视网膜裂孔是否与外伤有关则很难确定，除非有明确外伤史，或眼部存在与之相关的外伤迹象。外伤性视网膜撕裂比锯齿缘断离更易发生视网膜脱离，因为视网膜与玻璃体粘连收缩牵引，外伤后视网膜脉络膜水肿、出血、渗出及纤维色素增生，均可引起玻璃体视网膜粘连，机化牵引条索形成后可将视网膜拉起，产生裂孔后，裂孔缘可因牵引而翘起更易发生视网膜脱离，故可针

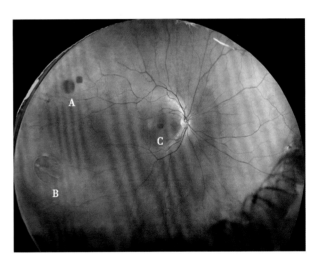

图 26-6-8　眼球挫伤后各类型视网膜裂孔
A. 圆形裂孔；B. 马蹄形裂孔；C. 黄斑孔

对不同情况进行预防性治疗。由于伤后屈光间质浑浊，不能看到眼底，可能数周数月后屈光间质清晰后发现裂孔。如果外伤性视网膜裂孔在受伤后 1 个月以上发现，周围视网膜脉络膜已有瘢痕粘连，则不需治疗；若在随访中发现裂孔处玻璃体视网膜牵引并有进展，则有视网膜脱离发生的可能，应行预防性手术。

（4）外伤性裂孔源性视网膜脱离（traumatic rhegmatogenous retinal detachment）：外伤性视网膜裂孔比锯齿缘断离更易更快发生视网膜脱离。视网膜裂孔处若有持续性而坚固的玻璃体视网膜牵引，很可能变成大泡形的视网膜脱离。脱离进一步发展，视野可出现缺损，若波及黄斑，则视力严重受损。视网膜脱离的形状是由视网膜裂孔的位置、后部玻璃体是否脱离以及裂孔处视网膜玻璃体的牵引所决定。外伤性视网膜撕裂伴有和不伴有明显的玻璃体视网膜牵引，伴有牵引的裂孔以颞上为多，不伴牵引的裂孔以鼻上为多。一般发生视网膜脱离后，均应视眼部情况行手术治疗。

（5）巨大视网膜裂孔和视网膜脱离

1）巨大视网膜裂孔（giant retinal break，GRB）：是指视网膜裂孔范围达眼球圆周 90° 或以上（图 26-6-4）。巨大视网膜裂孔常发生在玻璃体基底部边缘，呈环形，亦可呈放射状向后发展，应和锯齿缘断离相鉴

别。由于眼球挫伤巩膜直接受伤处的视网膜坏死、分解而产生的巨大裂孔，多发生于颞下象限。巨大裂孔若不伴视网膜脱离，可用冷凝激光封闭裂孔，但一般均产生视网膜脱离，因为在光凝、冷凝而产生视网膜脉络膜粘连以前巨大裂孔多有较高的盖，另外，由于巨大裂孔大片视网膜色素上皮暴露和弥散极易产生增生性玻璃体视网膜病变（proliferative vitreoretinopathy，PVR）。

2）巨大裂孔视网膜脱离特点：①视网膜脱离发展快、范围大、多累及黄斑；②裂孔大，其后缘视网膜内卷或外卷，并有玻璃体纤维条索牵引，孔前缘视网膜可有变性改变；③玻璃体液化，广泛或局限浓缩，伴有色素颗粒及出血，活动度中等，有时可伴有玻璃体后孔和后脱离；④视网膜有时翻转，遮盖视盘及黄斑，此时裂孔处呈现大片红色，脉络膜血管暴露，其后缘为圆钝的翻转的视网膜。

2. 临床检查

（1）了解病史及全身检查

1）详细询问病史：①视力减退是逐渐还是突然，有无飞蚊症、闪光现象，并问清最早出现的象限，视野有无异常缺损；②既往有无全身性疾病，近视、青光眼、白内障、斜视及手术史；③眼部及头部外伤史及其眼部受伤时间、种类、性质。

2）全身检查：如血压、血尿常规、血糖、心电图、肝功能检查等，必要时请内科或神经科医生会诊。

（2）眼部检查

1）视力及屈光状态：裸眼视力和矫正视力，光感、光定位。

2）视野：视野对视网膜脱离程度和部位的标记及术后对此均很重要，因术后视网膜复位常与中心视力无关，但能改善视野，并且能行定量测定，可用 2/330，5/330 及 10/330 视标测定视野。

3）眼压：视网膜脱离通常眼压较低，手术成功后眼压可恢复至正常，青光眼手术与强力缩瞳可引起或诱发视网膜脱离。

4）裂隙灯显微镜检查：其目的是尽可能了解外眼有无外伤及手术痕迹，结膜有无外伤瘢痕，了解角膜浑浊、新生血管及内皮皱褶，房水有无闪光、浑浊、渗出；虹膜有无穿孔后粘连，根部断离、萎缩，新生血管及虹膜缺损；瞳孔大小及瞳孔缘的缺裂；晶状体有无脱位、缺失、囊破裂、皮质局限及后囊浑浊，或角膜、晶状体、玻璃体有无粘连。

5）前房角检查：了解前房角有无后退及粘连，挫伤性视网膜撕裂往往合并前房角后退，并了解前房角宽窄，以便观察术后眼压变化及前房角宽窄改变，从而发现有无青光眼、高眼压和评估视网膜复位情况。

6）眼球：有无内陷，运动及眼位正常与否，附属器有无伤痕及异常。

7）眼底检查：全部视网膜裂孔的封闭是视网膜脱离手术成功的关键。在术前应仔细查找裂孔，不使其遗漏至关重要。查找裂孔有直接检眼镜、间接检眼镜、三面镜加巩膜压迫器检查等方法。应用直接与间接检眼镜、巩膜压迫器、三面镜及全视网膜镜由后极部向周边或由周边向后极部按经线方向逐一寻找裂孔，观察视网膜脱离情况，检查眼时应注意：①视网膜脱离部位、范围、形态、隆起度；②视网膜变性区的部位、类型、范围和脱离与裂孔的关系；③视网膜活动度，有无固定皱襞及其部位和范围；④裂孔形状、大小、数目及部位，裂孔边缘视网膜是否卷曲、翻转，和玻璃体有无粘连，裂孔有无盖，裂孔的标记附近有无出血、血管、色素等。

检查前要充分散大瞳孔，以间接检眼镜结合巩膜压陷或用裂隙灯和接触镜可检查出现网膜周边的情况。眼底检查可见脱离区的视网膜失去了正常的红色反光而呈灰色或青灰色。轻微震颤。表面有暗红色的血管爬行。隆起的视网膜宛如山冈起伏。隆起高而范围广者可遮蔽视盘。并有皱襞。扁平的脱离。如果不详细检查常易漏诊。黄斑区脱离时。黄斑中心凹呈一红点。与附近灰白色脱离的视网膜形成鲜明对比。区分孔源性视网膜脱离和继发性视网膜脱离的关键是详细检查眼底，寻找可能存在或者被掩盖的视网膜裂孔，疑难病例需要多次寻找裂孔。裂孔多位于赤道部附近，颞上最常见，其次是颞下。鼻侧最少见。锯齿缘部的裂孔。多在颞下或下方。裂孔常位于视网膜脱离最高处或者脱离的周边部。裂孔可以为圆形、椭圆形、马蹄状或者不规则形状，有盖或无盖，其前瓣多有玻璃体黏附和牵引。裂孔也可发生于黄斑区，是视网膜脱离的类型之一。

8）玻璃体检查：观察有无液化、炎症细胞、积血、浓缩、萎缩、玻璃体后脱离，有无机化条索及牵引性视网膜脱离。无晶状体眼中观察玻璃体前界膜是否平滑，玻璃体是否脱入前房，是否与角膜粘连。对侧眼亦要仔细检查，以便发现有无视网膜脱离及裂孔、变性或炎症，常为患眼提供诊断和鉴别诊断的依据。

9）其他检查：为了判断视功能及鉴别诊断，可行视网膜电图、超声波、眼底照相及荧光素眼底血管造影。对有外伤史尤其是穿孔伤者，应行 X 射线拍片排除眼内及眶内异物，必要时应行眼部 OCT、MRI、透照试验等检查。

3．诊断与鉴别诊断　　在明确的外伤史、眼底检查有视网膜撕裂与视网膜脱离时，诊断不困难。OCT 检查对诊断与鉴别诊断有重要价值。在间质浑浊时，B 超检查有助于视网膜脱离的发现与诊断。

【治疗】

（1）玻璃体基底部的撕脱：若不伴锯齿缘断离或周边部视网膜的撕裂和脱离则不需手术治疗。但必须随访和详细检查视网膜有无撕裂和脱离，有无前房角后退和晶状体半脱位。

（2）外伤性锯齿缘断离及其引起的视网膜脱离：外伤性锯齿缘断离如尚未引起视网膜脱离或仅有局限于周边的较小范围的视网膜脱离可行激光光凝断离区或脱离区周围的视网膜，以阻止视网膜脱离的发生或发展。如已发生较大范围的视网膜脱离则必须手术治疗。

（3）外伤性视网膜裂孔：视网膜挫伤引发视网膜裂孔者，若尚未发生视网膜脱离可用激光封闭裂孔；若已发生视网膜脱离则应尽早行手术治疗。

（4）外伤性视网膜脱离：外伤性视网膜脱离和孔源性视网膜脱离的发生经过相同，也是先发生视网膜裂孔后出现视网膜脱离，所以在急性眼外伤后不容易发生视网膜脱离。因此，对于眼球挫伤的病例应进行细致的周边部视网膜检查，发现视网膜裂孔及时进行激光凝固治疗可预防视网膜脱离的发生。

外伤性视网膜脱离的治疗原则基本与原发性孔源性视网膜脱离相同，在外伤性增生性玻璃体视网膜病变不明显的病例尽量选择巩膜扣带术式，否则应考虑玻璃体手术治疗。迄今为止，孔源性视网膜脱离仍以手术治疗为唯一手段。手术原则为封闭裂孔及解除或缓解病变玻璃体对视网膜的牵引。在与裂孔相应处巩膜面加以冷凝或电凝，从而引起局部脉络膜反应性炎症，放出视网膜下积液，使视网膜神经上皮层与脉络膜等邻接组织发生局限性粘连以封闭裂孔。为了达到这一目的，还要设法缓解或消除玻璃体对视网膜的牵引。如巩膜扣带术、环扎术等球壁手术，以及玻璃体切除术、玻璃体腔内注入填充物等，都是围绕着这一目标设计的。随着玻璃体手术及激光光凝术的日益进步，使原来难以治疗的视网膜脱离有了治愈的可能。

必须提出，孔源性视网膜脱离是视网膜变性与玻璃体变性综合作用的结果。因此，从这一观点来说，手术治疗仅属对症治疗，并非病因治疗，为了在手术治愈后防止视网膜和玻璃体变性继续发展而再次发生视网膜脱离，选用一些抗组织退行性病变及改善脉络膜、视网膜微循环药物还是需要的。

（5）巨大视网膜裂孔性视网膜脱离：巨大视网膜裂孔的后瓣脱离，不伴视网膜卷曲翻转，多见于颞下，由挫伤引起，预后较好，较少发生增生性玻璃体视网膜病变（PVR）。对 90°～120° 内者可用冷凝封闭裂孔，并加宽的巩膜外扣带术联合环扎，外加压长度应超过裂孔两端 2 个时位。没有巩膜外加压的环扎带处及裂孔前周边视网膜及裂孔的两侧都必须冷凝，以免液体从此向后扩展造成手术失败。放视网膜下液体时一定要避开裂孔以免玻璃体进入裂孔处而排出，并从玻璃体内注射气体行气 / 液交换。术后保持有效体位使气体顶压裂孔处视网膜。

伴有视网膜牵引或视网膜翻转的巨大裂孔，由于该类视网膜脱离多有 PVR，故治疗多采用玻璃体切除术。其目的是清除浑浊、变性及增生的玻璃体。必要时还需切除晶状体，以便建立一个大的液体空腔，以保证气体 / 液体、硅油 / 气体或硅油 / 液体交换。另外，还可清除视网膜前及视网膜下增生组织，恢复后瓣的活动性，并使后瓣展平复位。

【预后】　眼球挫伤的预后决定于钝挫的力度、着力点及方向、损伤的部位及是否伴发并发症。单纯玻璃体积血，轻度的视网膜震荡及周边部的脉络膜破裂伤则预后较好，但若力度大，损伤部位在黄斑区或视神经，则视力预后将很差。有视网膜脱离者是否得到及时适当的治疗也将影响其预后。

　　视网膜脱离范围越小、裂孔数越少、裂孔面积越小、玻璃体膜形成程度越轻，手术成功率也越大，反之则小。术前或术中未能找到裂孔、玻璃体与视网膜有广泛粘连术中未能给予解除、变性近视视网膜与玻璃体均有严重退行性变性、高龄患者，则手术成功率小。脱离时间在 2 个月之内的成功率高，时间拖得越长，成功率也就越低。

　　手术之成败以视网膜是否复位为标准。但视网膜复位，并不一定有相应的视功能恢复。病程超过 6 个月的陈旧性脱离，因感光细胞已发生不可逆性损害，即使视网膜术后得到复位，视功能亦不能改善，视野的绝对性缺损依然存在。中心视力的预后，主要因黄斑中心凹是否受害及受损害时间的长短而异。

　　外伤性巨大视网膜裂孔手术成功率随着玻璃体视网膜手术技巧的提高而逐渐增加，但成功率以裂孔大小、视网膜脱离程度及 PVR 存在而定，总之，多数患者可达解剖复位，但视功能的恢复更主要是由视网膜损伤的程度而不是视网膜裂孔和视网膜脱离本身决定的。许多裂孔在伤后数月或数年才发现，如何提高对伤后可能产生的视网膜并发症的认识，及时全面地对视网膜进行检查，对尽早发现和治疗至关重要。

（宋绣雯　李秋明　吴苗琴）

参 考 文 献

1. 张效房，杨进献. 眼外伤学. 郑州：郑州大学出版社，1997.

2. 李凤鸣，谢立信. 中华眼科学（中册）.3 版. 北京：人民卫生出版社，2014.

3. 葛坚，王宁利. 眼科学. 3 版. 北京：人民卫生出版社，2015.

4. 宋绣雯. 眼底病图谱. 郑州：河南科学技术出版社，1995.

5. 张卯年. 眼创伤学. 北京：军事医学科学出版社，2007.

6. 李秋明，郑广瑛. 眼科应用解剖学. 2 版. 郑州大学出版社，2010.

7. 黄振平译. 埃德勒眼科生理学. 北京：北京大学医学出版社，2013.

8. 张卯年，姜彩辉. 中华战创伤学. 第 4 卷 眼部战创伤. 北京：人民卫生出版社，2016.

9. 倪卓. 眼科解剖组织学及其临床应用. 上海：上海医科大学出版社，1993.

10. 魏文斌. OCT 血流成像图谱. 北京：人民卫生出版社，2016.

11. 宋绣雯，王元芳，尤毅. 眼挫伤的组织损害（附 204 例报告）. 眼外伤职业眼病杂志，1992，14（5）：269-271.

12. 宋绣雯，王元芳，尤毅. 眼挫伤眼底荧光血管造影（附 69 例报告）. 眼外伤职业眼病杂志，1990，12：292-294.

13. 王雨生，惠延年，钝挫伤性视网膜病变的临床与实验研究. 国外医学•眼科学分册，1988，（12）：293-297.

14. 李一丁，张效房，施如红，等，视网膜震荡的实验研究. 眼外伤职业眼病杂志，1990，12（1）：3-5.

15. 王琳，惠延年，胡丹，等. 重度眼球钝挫伤的脉络膜血管改变，眼底病，1993，9（1）：5-7.

16. Friberg TR. Traumatic retinal pigment epithelial edema. Am J Ophthalmol，1979，88（1）：18-21.

17. Gregor Z，Ryan SJ. Blood-retinal barrier after blunt trauma to the eye. Graef's Arch Clin Exp Ophthalmol，1982，219（5）：205-208.

18. Belight R，Hart JCD. Structural changes on the outer retinal layers following blunt mechanical nonperforing trauma to the globe，An experimental study. Br J Ophthalmol，1977，61（9）：573-587.

19. Sipperley JO. Quigley HA. Gass JDM. Traumatic retinopathy in primates：the explanation of commotio retinae. Arch Ophthalmol，1978，96（12）：2267-2273.

20. Beckingsale AB. Roscenthal AR. Early fundus fluorescein angiographic findings and sequelae in traumatic retinopathy case report. Br J Ophthalmol，1983，67（2）：119-123.

21. Behrens-Baumann W，Scheurer G，Schroer H. Pathogenesis of purtscher's retinopathy an experimental study. Graefe's Archive Clin Exp Ophthalmol，1992，230：286-291.

22. Delori F，Pomerantzeff O，Cox MS. Deformation of the globe under high-speed impact：its relation to contusion injuries. Invest Ophthalmol，1969，8（3）：290-301.

23. Keith CG, Retinal cyst and retinoschisis. Br J Ophthalmol, 1966, 50 (11): 617-628.

24. Richardson J.Juvenile retinoschisis anterior retinal dialysis and retinal detachment. Br J Ophthalmol, 1973, 57 (1): 34-40.

25. Misko, Melissa. Ocular contusion with microhyphema and commotio retinae. Optometry, 2012, 83 (5): 161-166.

26. Scruggs Dawn, Scruggs Ryan, Stukenborg George, et al. Ocular injuries in trauma patients: an analysis of 28, 340trauma admissions in the 2003-2007 National Trauma Data Bank National Sample Program. J trauma Acute Care Surg, 2012, 73 (5): 1308-1312.

27. Szurman P, Jaissle G. Artificial iris. Ophthalmologe, 2011, 108 (8): 720-727.

28. Erdurman FC, Sobaci G, Acikel CH, et al.Anatomical and functional outcomes in contusion injuries of posterior segment. Eye, 2011, 25 (8): 1050-1056.

29. Erdurman CF, Ceylan MO, Acikel CH, et al. Outcomes of vitreoretinal surgery in patients with closed-globe injury. Eur J Ophthalmol, 2011, 21 (3): 296-302.

30. Paul Riordan-Eva, Emmett Cunningha.mVaughan & Asbury's General Ophthalmology, 18th Edition.NewYork: McGraw-Hill Education, 2011. ISBN: 9780071634205.

31. Andrew NH, Slattery JA, Gilhotra JS. Infrared reflectance as a diagnostic adjunct for subclinical commotio retinae.Indian J Ophthalmol. 2014, 62 (8): 879-880.

第二十七章　玻璃体外伤

玻璃体是一种特殊的黏液性胶样组织，其中 99% 是水，其他成分为少量Ⅱ型胶原纤维网（collagen-fiber network）支架和交织在其中的透明质酸（hyaluronic acid）分子等。正常的玻璃体为无色透明胶状体，充满晶状体后面的玻璃体腔里，具有屈光及固定视网膜的作用。玻璃体占据眼球后部 4/5，前方与晶状体及悬韧带相接，侧面支持着睫状体及视网膜，并与晶状体、黄斑及视网膜血管紧密接触，在锯齿缘及视盘周围，视网膜与玻璃体牢固附着。按其结构与密度不同分为玻璃体后皮质（posterior vitreous cortex）（靠近视网膜）、中央皮质（central cortex）及中央管（central canal），又称 Cloquet 管（Cloquet's canal）。玻璃体后皮质厚 2～3mm，由致密的薄膜组成，薄膜与玻璃体后皮质表面平行，该部位的玻璃体皮质中有低密度区，此区是玻璃体皮质薄弱处，易产生玻璃体裂洞，根据部位有视盘前裂洞、中心小窝前裂洞、锯齿缘处裂洞、视网膜血管前裂洞。玻璃体膜（vitreous membrane）实际上是表层皮质浓缩增厚的部分，并非真正的膜，但习惯上称为玻璃体膜或玻璃体面，有重要的临床意义。以基底部为界，基底部以前称为前玻璃体面或前玻璃体，以后的则称为后玻璃体面或后玻璃体，两者之间为玻璃体基底部（vitreous base）。

玻璃体基底部宽 3～4mm，呈环形，其范围为锯齿缘前 1～2mm，锯齿缘后 2～3mm，与睫状体平坦部及锯齿缘粘连紧密。此处随年龄的增长向后扩展，年龄越大，向后与视网膜粘连越紧，眼内一般牵引力量不能使其分离，即使严重眼外伤也不会脱离，若严重眼外伤或手术强大拉力的作用使基底部撕脱，睫状体上皮及视网膜可同时被撕破而造成锯齿缘断离或视网膜脱离。玻璃体对视网膜有一定的支撑能力，外伤后会出现玻璃体液化或者脱失，容易导致视网膜脱离，留下的空隙由房水填充。

玻璃体外伤（vitreous trauma），根据致伤的原因可将其分为挫伤（contusion）和锐器伤（sharp injury）；根据眼球伤后的状况又可将其分为开放性外伤（open injury）和闭合性外伤（closed injury）两类。

闭合性玻璃体外伤（closed vitreous trauma）常见于拳击、碰撞、较大的飞行物击伤、运动伤等钝挫性损伤，由于作用力在眼内的全方位传导，严重的眼球挫伤常导致比较复杂的眼部复合性损伤，常见的损伤有玻璃体疝入前房和玻璃体脱出、以及角膜严重水肿、虹膜根部断离、睫状体断离、晶状体脱位或不全脱位、视网膜挫裂伤等。

开放性玻璃体外伤（open vitreous trauma）常发生在锐器造成的眼球裂伤和暴力作用造成的眼球破裂（ocular rupture），前一种外伤在伤口位于角膜缘后 5mm 以后时造成玻璃体脱出的机会较多；后一种伤造成的玻璃体外伤情况较复杂。挫伤造成的眼球破裂，其伤口通常在眼球壁较薄弱的部位，如角膜缘和直肌附着点处，而且伤口常依暴力作用的大小向后有不同程度的延伸。角膜缘破裂时易发生眼内容物的脱出，一旦有玻璃体脱出发生，容易牵引视网膜造成锯齿缘断离，严重时视网膜随之脱出并嵌塞于伤口。直肌附着处的巩膜破裂伤口易向后或两端延伸，对视网膜的损伤一是直接撕裂，二是视网膜随玻璃体脱出并嵌塞于伤口。眼球穿孔伤和眼球破裂时，因眼压的瞬间降低，易引发脉络膜暴发性出血，进一步引起严重的玻璃体及视网膜脱出。

第一节　外伤性玻璃体液化

玻璃体液化（synchysis）是玻璃体的一种变性过程。表现为玻璃体凝胶结构的崩解，玻璃体溶解成液体。产生年龄相关性玻璃体变性的原因不甚明了，可能与多种因素有关，如长期的眼球运动使透明质酸与胶原纤维相分离，胶原纤维与透明质酸随年龄而发生的生化改变；长期光照损伤及视网膜代谢产生的自由基（free radical），以及内分泌等因素都可导致玻璃体液化。

除年龄因素和高度近视外，眼外伤可致玻璃体改变，眼内异物、无晶状体眼、玻璃体丢失、血液、炎症及超声波均可使玻璃体内的透明质酸分子退化或沉着、胶原纤维的改变和聚集，导致玻璃体形成空隙并被房水充填而形成玻璃体液化。任何损伤反应的结果，都可引起玻璃体液化。

正常情况下婴儿出生后玻璃体是一种均匀的凝胶（gel），在童年时期，玻璃体随眼球的发育而显著增长，新生儿的玻璃长度为10.5mm，到13岁时，男性玻璃体的长度增至16.1mm，成人的平均玻璃体长度为16.5mm。玻璃体的液化从生命早期即开始，随着年龄的增长，玻璃体液化的体积呈线性增加。年龄相关性玻璃体液化常从中央部开始，首先表现为第一玻璃体的Cloquet管逐渐由直线状变为弯曲的"S"形。由于透明质酸的解聚、浓缩及水的析出，开始有数个液化腔。随着透明质酸解聚过程继续进行，液化腔逐渐扩大，或小的液化腔合并，形成中央大的液化腔（图27-1-1）。轻者仅在玻璃体中央液化，严重和广泛液化时，除可形成不规则的空腔外，有时仅在视网膜面残留胶体状玻璃体的薄层，最后，正常玻璃体结构完全消失。玻璃体液化亦可从后部分开始，以致玻璃体向前收缩，而产生玻璃体后脱离。玻璃体液化的同时，玻璃体胶原纤维也发生变化，聚集浓缩而形成玻璃体浑浊（vitreous opacity）。

眼内异物穿入眼球的途中和周围的玻璃体可产生液化带，裂隙灯检查，可见异物的入口至异物存留处有一退化的玻璃体液化区域。在手术中，有的非磁性异物未被纤维机化包裹时，切开眼球壁，异物可随液化的玻璃体溢出，而成形的玻璃体可被推回（图27-1-2）。

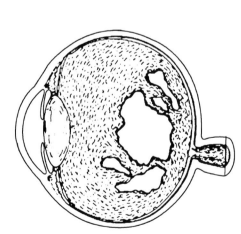

图27-1-1　玻璃体液化

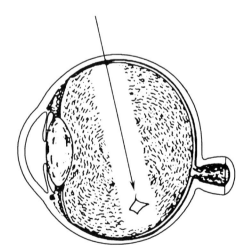

图27-1-2　异物通过玻璃体周围液化区

严重的眼外伤可产生胆固醇结晶沉着症，又称闪光性玻璃体液化（synchysis scintillans）。外伤后大量或反复出血，玻璃体内充满较多彩色的胆固醇结晶，由于玻璃体正常结构完全丧失，玻璃体高度液化，其结晶因重力关系而沉积于玻璃体下方，可随眼球运动而浮起，待眼球静止后又沉于下方。结晶还可进入前房，量多时可阻塞前房角而导致继发性青光眼（secondary glaucoma）。

单纯的玻璃体液化一般不会引起明显视觉改变。如伴有玻璃体浑浊或玻璃体后脱离致视盘周围撕脱的胶原组织漂到视轴区，或引起视网膜出血、裂孔或脱离时则可能引起飞蚊症（floaters）、眼前闪烁感或视力减退等。

检眼镜或裂隙灯显微镜检查时，可见玻璃体内有光学空隙（optic empty），附近有点状白色浑浊或膜状物飘浮和（或）视盘前下方玻璃体中有环形的、絮状或片状的浑浊物。B超检查及OCT检查也可提示玻璃体液化的存在。

检查眼底如无异常无须特殊治疗。

第二节　外伤性玻璃体脱离

玻璃体与其周围组织的分离称为玻璃体脱离（detachment of the vitreous）。玻璃体脱离分为玻璃体上脱离、玻璃体前脱离和玻璃体后脱离3种，临床上以玻璃体后脱离为多见。

1. 玻璃体上脱离（superior detachment of the vitreous）　是指由于重力作用眼球上部的玻璃体胶原纤维向下，形成玻璃体与上部视网膜的分离（图27-2-1）。应用前置镜在裂隙灯显微镜下可见到玻璃体上方呈均一的"U"形液化腔，腔缘可见到灰白色玻璃体膜，可随眼球运动而活动，偶尔玻璃体上脱离可以广泛扩展，甚至从锯齿缘至视盘上方，整个玻璃体塌陷而落入玻璃体腔前下方。

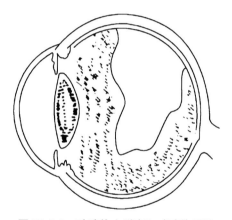

图27-2-1　玻璃体上脱离和玻璃体塌陷

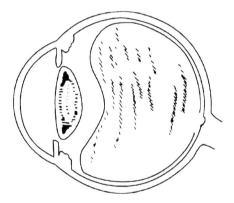

图27-2-2　玻璃体前脱离

2. 玻璃体前脱离（anterior detachment of the vitreous）　是指玻璃体与其前面相邻组织（晶状体、悬韧带、睫状体、周边部视网膜）的分离。眼球挫伤所致的眼球突然凹陷、虹膜睫状体炎及老年人均可发生玻璃体前脱离。年轻人严重的眼球穿孔伤亦常可引起。裂隙灯显微镜检查，可见玻璃体板层分离，在晶状体与玻璃体之间有一光学的空隙（optic empty）（图27-2-2）。有一些外伤性晶状体全脱位及不全脱位患者，可发生玻璃体及玻璃体基底部的前脱离，此时可见前部玻璃体视网膜不完全脱离，玻璃体前脱离可能是外伤或者炎症后玻璃体变性、假膜牵引所致。

3. 玻璃体后脱离（posterior detachment of the vitreous）　是指玻璃体基底部以后的玻璃体与视网膜的分离。玻璃体后脱离常见于外伤后玻璃体变性，也见于年龄相关性玻璃体变性。其形成过程首先是玻璃体中出现小的液化腔，液化腔逐渐扩大或相邻的多个小腔合并成大的液化腔（图27-2-3A）。在靠近玻璃体膜处可穿破，液化的玻璃体可达玻璃体后面而形成玻璃体后脱离，亦可经视盘前方的皮质裂洞进入玻璃体膜的后方而使玻璃体膜与视网膜分离。另外，玻璃体变性、出血、炎症及玻璃体增生、玻璃体表面"缩短"，加之基底部玻璃体附着牢固，玻璃体收缩时，将玻璃体后表面拉向前而使之与视网膜分离，液化玻璃体可突破后皮质进入玻璃体后间隙而产生玻璃体后脱离。玻璃体与视盘周围视网膜粘连紧密，它附着在视网膜的内界膜上，玻璃体发生后脱离时此处往往最后脱离。

玻璃体后脱离有3种类型：

（1）完全玻璃体后脱离合并或不合并玻璃体的塌陷（collapse），合并玻璃体塌陷者常见，裂隙灯显微镜检查可见晶状体后及前上方玻璃体向下、后塌陷,玻璃体后上方为液体充填(图 27-2-3B),有时其容积比下方剩余的玻璃体还大,无塌陷者玻璃体后脱离少见。玻璃体后脱离呈半球状与视网膜分离(图 27-2-3C),多见于老年人眼部外伤、出血、炎症。

(2)不完全玻璃体后脱离,合并塌陷者,脱离的玻璃体皮质围绕一个大的腔,多发生在上部,此类脱离常较稳定,不易扩大。后脱离无塌陷者,脱离的玻璃体皮质仍向外凸,但与视网膜平行。

(3)非典型后脱离,由于玻璃体在视盘前仍与视网膜粘连,故玻璃体呈漏斗状脱离(图 27-2-3D)。穿孔伤后玻璃体嵌入巩膜伤口呈圆丘或小丘状,玻璃体后皮质裂开,开口正对玻璃体后区域。

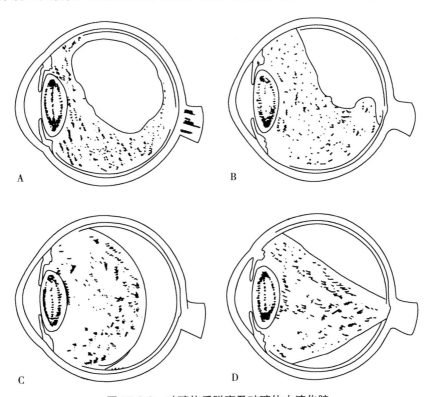

图 27-2-3　玻璃体后脱离及玻璃体内液化腔

A. 玻璃体内的液化腔;B. 前上方玻璃体向下、后塌陷,玻璃体后上方为液体充填;C. 玻璃体后脱离呈半球状与视网膜分离;D. 玻璃体呈漏斗状脱离

玻璃体后脱离的发生率随年龄的增长而增加,据统计年龄在 50 岁以上者发生率为 53%,65 岁以上者增至 65%。机械性眼外伤可加速原来存在的玻璃体视网膜老化现象。少数由于后玻璃体在视网膜及视盘粘连松弛的情况下,穿孔伤后可产生玻璃体全脱离或漏斗状的玻璃体后脱离。另外,眼球穿孔伤合并玻璃体丢失者,可发生不典型的完全性或不典型的部分玻璃体后脱离。

玻璃体后脱离多突然发生。对伴有积血的玻璃体后脱离,应考虑到是否有视网膜撕裂;而局限性玻璃体膜下积血可能合并玻璃体部分脱离。如果积血累及眼底下半部分,则积血通常呈袋状沉积;如果出血累及眼底上半部分,则出血可在脱离玻璃体部分的表面扩展。玻璃体附着视网膜时,无法看到玻璃体后膜,只有玻璃体后脱离时才可看到。后膜上有裂孔者为裂孔性玻璃体后脱离,此种后脱离可迅速发展成完全性脱离,造成视网膜裂孔(retinal tear);无裂孔性玻璃体后脱离因无玻璃体液化而进展缓慢,玻璃体后膜可分裂成为数层,难以辨别玻璃体之界限,此种脱离可引起视网膜皱褶、牵引性或孔源性视网膜脱离。

玻璃体后脱离时,患者可有飞蚊症(muscae volitantes,又称飞蝇幻视,visus muscarum)眼前闪烁感或视力减退。患者常可描述"飞蚊"的具体形态。飞蚊症的产生原因有:①脱离的后玻璃体皮质上附着的、从视盘周围撕脱的胶原组织在视网膜上的投影;②与玻璃体粘连的血管被撕破而发生的出血。闪光感是由于脱离的玻璃体随眼球运动后牵引视网膜或是脱离的玻璃体对视网膜撞击后的一种刺激症状。严重玻璃体液化会牵引视网膜造成视网膜裂孔或黄斑孔（macular hole），导致视力严重下降其至失明。检眼镜或裂隙灯显微镜检查时，可见视盘前下方玻璃体中有环形的浑浊物（Weiss 环），此环也可不完整，或呈絮状、点状或片状。

玻璃体后脱离常伴有视网膜裂孔形成，眼外伤后常由于玻璃体积血而不能清楚视及，应做 B 超检查或待积血吸收后应用直接检眼镜、间接检眼镜、三面镜或全视网膜镜详细检查眼底，尤应注意周边视网膜有无裂孔及视网膜脱离，以便及时行视网膜光凝治疗或手术。

仅有玻璃体后脱离的患者无须特殊治疗，对有危害视力的病变如视网膜裂孔等，按有关治疗原则处理。

第三节　玻璃体疝

【概述】

玻璃体疝（vitreous herniation）亦称玻璃体内脱出（internal vitreous prolapse），是由于暴力使晶状体悬韧带断裂、玻璃体前界膜破裂，玻璃体经瞳孔进入前房。亦常见于白内障囊内摘出、无晶状体眼、晶状体囊切开术、晶状体全脱位或不全脱位、白内障针吸术及白内障囊外摘出术等。由于外伤或白内障手术，前后房压力失去平衡，以致玻璃体前界面失去支持，其前面原有的凹陷消失，玻璃体前移经瞳孔向前凸出达前房并成为前房塞，嵌入瞳孔中间，形成玻璃体疝（图 27-3-1）。

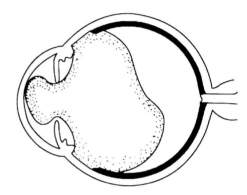

图 27-3-1　玻璃体疝
无晶状体眼前房玻璃体疝的颈部与后部玻璃体相连，并伴有玻璃体后脱离

【临床表现与诊断】

玻璃体疝时可出现视力下降、眼痛等表现。当出现并发症时症状更明显。

裂隙灯显微镜检查在瞳孔区、前房或虹膜根部断离处可见到凝胶样的玻璃体呈囊状或珠状疝出。玻璃体疝入前房时若前玻璃体膜完整，可见瞳孔区及前房有囊状透明的胶样体，表面光滑，界限清晰，有时表面可见散在色素颗粒或红色的血细胞，并随眼球运动而颤动。若为小瞳孔，则在瞳孔处可见前房玻璃体疝，狭窄的颈部与后部玻璃体相连（图 27-3-1），而前房玻璃体呈圆形或不规则的透明珠。若玻璃体前膜已破，可见一玻璃体塞穿过玻璃体膜，或有絮状纤细或透明薄膜样的玻璃体在前房内飘动，此类玻璃体是退变了的玻璃体与房水的混合物，由于无玻璃体膜包裹，故接触角膜后对角膜内皮层及后弹力层均无害，不必手术处理。

玻璃体疝最常见的并发症有：

（1）瞳孔阻滞（pupillary block）：当玻璃体疝嵌于瞳孔并与瞳孔缘紧贴时，玻璃体与虹膜后粘连，前后房水流通阻断，房水在后房蓄积，眼压升高而产生无晶状体眼瞳孔阻滞性青光眼（aphakic pupillary-block glaucoma）。

（2）玻璃体角膜粘连（vitreous corneal adhesion）：玻璃体疝入前房较多或浅前房时，玻璃体可与角膜内皮发生粘连。初发生时，经对玻璃体疝进行处理可促使玻璃体后退，粘连可以解除；如果玻璃体和角膜粘连时间较久，角膜内皮细胞将发生变性，其正常功能将被破坏，由于角膜和玻璃体之间的渗透压差，使玻璃体中的水分渗入角膜基质引起角膜水肿、浑浊，后弹力层皱缩，新生血管形成。由于角膜渗透压增加，角膜上皮局部隆起，形成大泡性角膜病变，同时角膜内皮也消失，使玻璃体与角膜后面牢固粘连。

（3）囊样黄斑水肿（cystoid macular edema）及视网膜裂孔形成：玻璃体疝可引起玻璃体前移而发生玻璃体后脱离。玻璃体疝还可产生玻璃体的颤动，引起玻璃体对黄斑部视网膜牵引以致产生黄斑囊样水肿，玻璃体对周边部视网膜牵引可形成视网膜裂孔，进而发生视网膜脱离。

依据有明确的外伤或手术史及典型的临床表现即可做作出诊断。但要注意的是对伤眼的其他伤情应做出全面和正确的诊断，有睫状体断离者前房变浅，虹膜根部可有程度不同的离断及前房积血，晶状体有程度不同的脱位。特别要重视的是对周边视网膜的检查，因为在玻璃体脱出的过程中有将周边视网膜牵引而形成裂孔或视网膜受损伤而出现裂孔的可能。

【治疗】

1. 无症状的玻璃体疝，前房深度正常，玻璃体未和角膜接触，眼压正常，可不进行特殊处理。

2. 若发生瞳孔阻滞性青光眼，可行强力散瞳剂结膜下注射，结膜下注射糖皮质激素以减轻炎症反应，亦可用 0.25%～0.5% 噻吗洛尔等滴眼，口服乙酰唑胺或静脉滴注甘露醇等以降低眼压。药物不能奏效而有瞳孔缘玻璃体粘连者可行手术。

3. 手术：玻璃体切除术是解除玻璃体疝的最有效方法。当玻璃体疝引起瞳孔阻滞性青光眼，或玻璃体角膜内皮粘连等并发症时，应适时进行玻璃体切除术，避免过多耽误时间而造成继发性损害。确定囊样黄斑水肿是由玻璃体疝引起者也应及时做玻切术。选用何种玻切方式需依据病情而定，如仅为玻璃体疝入前房或瞳孔区而不伴有其他损伤或眼病者宜选用微创玻切术，以 25G 或 27G 较好，经睫状体平坦部的玻切可较彻底地处理从简单到复杂的各种情况，且对角膜内皮影响很小。如认为疝入前房的玻璃体更适合从前房切除也可采用自带灌注的前段玻切头或另置前房灌注使用后段玻切头（微创或非微创玻切头均可）从前房切除疝入的玻璃体；疝入较少者也可试用干切法。出现其他并发症者可行相应手术处理，如青光眼可行周边虹膜切除术（peripheral iridectomy）和（或）小梁切除术（trabeculectomy）；角膜浑浊及角膜失代偿时可行前部玻璃体切除联合角膜移植术（combined anterior vitrectomy and keratoplasty）；视网膜裂孔或脱离时可行激光光凝（laser photocoagulation）、巩膜扣带术（scleral buckling）或玻璃体切除联合填充术。合并有虹膜、晶状体、睫状体及视网膜等部位损伤时要做相应处理。

第四节　玻璃体脱出

【概述】

玻璃体脱出（prolapse of vitreous）常见于眼球穿孔伤及晶状体、虹膜、角膜及青光眼手术，亦可见于斜视、视网膜脱离及眼内异物后径摘出手术。小量的玻璃体脱出可见有圆形黑珠样突起，大量玻璃体脱出可使眼球塌陷，若未发现或未行处理以闭合伤口，则可发生玻璃体的嵌顿。

【临床表现与诊断】

视力的变化主要与晶状体悬韧带断裂和晶状体曲率的改变有关。由于晶状体悬韧带的断裂，晶状体的曲率变大，患者出现近视或原有的近视度数加深。伴有睫状体断离的患者除上述视力变化外，还会出现视物变小变形、低眼压、视神经盘水肿及视网膜水肿等。

玻璃体脱出嵌顿可产生一系列的并发症：

（1）伤口愈合延缓：在角膜穿孔伤缝合术及白内障及青光眼手术时，玻璃体嵌顿于切口中，形成一条眼内到伤口的通道，经常受刺激，反复发炎则使伤口愈合延缓。

（2）瞳孔移位：玻璃体脱出后瞳孔则向脱出的方向移位，轻者瞳孔可偏离中心，重者移位方向的虹膜不可视及，瞳孔呈"U"形或梨形，更重者瞳孔下缘被拉到 12:00 时位处角膜缘以致不能视及瞳孔。

（3）眼内炎症反应：玻璃体嵌顿后常产生慢性炎症，可产生前玻璃体浑浊、玻璃体收缩、机化条索，重者可产生玻璃体炎；

（4）前房角闭锁（anterior chamber angle closure）：玻璃体脱出或嵌顿使瞳孔上移，虹膜被挤向前房角，因炎症而使前房角闭锁，并可由局部发展为严重的环形前房角粘连，最终由于继发性青光眼导致视力丧失。

（5）角膜水肿浑浊：嵌顿的玻璃体常与角膜内皮粘连，加之炎症的刺激，使角膜失代偿，可在术后24～48小时发生角膜水肿，后弹力层皱褶及角膜浑浊。

（6）视网膜撕裂及脱离：玻璃体嵌顿于伤口时，裂隙灯显微镜检查可见玻璃体呈扇形牵引及机化条索形成，最后可导致视网膜的撕裂及脱离。

依据临床表现及出现的并发症可作出诊断。

【治疗】

（1）外伤性玻璃体脱出的处理：眼球外伤后，不论是眼球前段、后段的穿孔伤或是眼球贯通伤及眼球挫伤，常合并玻璃体的嵌顿、脱出、积血，葡萄膜及晶状体损伤，穿孔伤常有异物存留，尤其是眼球穿孔伤后，不论伤口在角膜或巩膜上，若伴有前房消失，眼内容嵌顿，均须急诊缝合伤口，其目的是密切对合伤口，促进愈合，最大限度地减少瘢痕形成，恢复伤眼的视功能。

如若只是剪除脱出的眼内组织，缝合裂开的伤口，常因对损伤的晶状体和玻璃体处理不当而使伤眼产生慢性眼内炎（chronic endophthalmitis）、晶状体过敏性葡萄膜炎（phacolytic uveitis）、反应性出血（reactionary hemorrhage）、睫状膜形成（ciliary membrane formation）、玻璃体增生条索形成（vitreous strands formation）、青光眼、视网膜脱离和眼球痨（phthisis of eye）等并发症。因此，在处理严重眼外伤时要充分暴露受伤组织，切除受伤的晶状体和玻璃体组织，以清除易造成眼内炎症、纤维增生或产生新血管形成的因素，使具有生命力的组织进行重建，这是眼外伤处理的一个重要原则。

对角巩膜裂伤合并玻璃体脱出的紧急处理，主张从原伤口或从角膜缘或平坦部切口，行前段玻璃体切除术，以减少并发症的发生。若伴有巩膜后段的裂伤，在裂伤缝合前将脱出的玻璃体剪除或切除，无玻璃体嵌顿时才可缝合伤口。当玻璃体脱入前房时，如晶状体尚完整、虹膜尚大部分存在，可向前房注入甲基纤维素将玻璃体压回玻璃体腔，脱入较多者可伸入显微眼科剪或晶状体囊剪剪除一部分脱出的玻璃体后再注甲基纤维素。晶状体已破损者可行前段玻璃体切除术清除之。无玻璃体切除术条件时可用显微眼科剪剪除脱出的玻璃体。使用快速缩瞳剂，观察瞳孔的收缩情况及瞳孔缘是否有锐角变形或前房内注无菌空气观察气体是否完全充满前房，如有未充满处提示该处有玻璃体束，或者用曲安奈德行玻璃体染色，可清晰看到玻璃体条索的存在，予以补充玻璃体切除，直至瞳孔变圆及正常收缩为止。使用玻璃体切除器切除玻璃体时时若有出血可滴用1:1 000肾上腺素或去氧肾上腺素（phenylephrine）止血，切除完毕后缝合角膜缘伤口，球结膜下注射地塞米松0.3ml，亦可用玻璃体切除器行玻璃体前段切除。术后全身应用糖皮质激素及抗生素。

（2）白内障术中后囊膜破裂致玻璃体脱出的处理：可根据情况采用前段玻璃体切除术（晶状体物质未落入玻璃体者）或后段玻璃体切除术（晶状体物质落入玻璃体者）。对疝出较少者也可用囊剪将脱出切口部分剪除，前房内注入甲基纤维素类的黏弹剂（透明质酸类粘弹剂残留易引起严重眼压升高），将进入前房的玻璃体压回玻璃体腔。束状玻璃体嵌顿于手术切口使瞳孔变形时可在前房注入黏弹剂的情况下从侧切口伸入眼内剪将玻璃体剪断，瞳孔变形即可消失。

第五节　外伤性玻璃体积血

【概述】

眼球穿孔伤或挫伤致睫状体、视网膜或脉络膜血管破裂，血液流入玻璃体内，称为玻璃体积血（vitreous hemorrhage）。外伤性玻璃体积血是危害视力的严重并发症，占各种原因玻璃体积血（18.3%）的第二位，占眼外伤的32%，占眼后段挫伤的25%～45%，占眼内异物伤的25.3%，故眼外伤是玻璃体积血的主要原因，且多伴有低眼压及视网膜脱离，常造成一定程度的视力残疾。

【病因】

外伤性玻璃体积血可有以下原因：挫伤后睫状体出血，此种出血多不伴有前房积血；严重的前房积血，除了前房充满积血外，血液还进入玻璃体内；视网膜血管的破裂，出血进入玻璃体内；眼球穿孔伤引起巩膜、葡萄膜、视网膜等破裂,可引起玻璃体大量积血。

【临床表现与诊断】

(1)临床表现

1)症状、体征:伤眼的视力下降程度与玻璃体内积血的严重程度有关,合并眼前黑影或眼前闪光。轻度玻璃体积血时视力下降较轻,上方视网膜血管受损出血时,有时可观察到出血的过程,玻璃体积血较重时视力可能会下降至光感,有明显脉络膜出血时视力可降至无光感。

2)眼科检查:可用前置镜、直接检眼镜、间接检眼镜、三面镜或全视网膜镜检查。玻璃体积血若来自视网膜血管的出血,则积血常局限于视网膜和玻璃体之间,为前界膜下出血,也称为视网膜前出血(preretinal hemorrhage)。此种出血多不凝固,呈舟状,有一液平面,并可随头位改变其液平面,出血量增多后可向前浸延,但不超过玻璃体基底部后缘,眼底检查时周边眼底多能视及。这种出血也可突破前界膜而进入玻璃体。少量玻璃体积血者,有时可看到视网膜的出血部位。直接检眼镜不能看到眼底的玻璃体积血,用前置镜或间接检眼镜检查时可能会看到视盘或视网膜大血管。严重的玻璃体积血,眼底检查时红光反射消失。早期积血呈红色;陈旧性积血呈棕色团状、片状、泥沙状浑浊沉积于下方,眼底视网膜和血管部分被遮蔽。重度玻璃体积血呈红色或棕褐色,观察不到视网膜及视盘,前部玻璃体内可见棕色血细胞。长期大量积血者,玻璃体内发生增生,可导致牵引性视网膜脱离。

3)辅助检查:以眼科B超的检查结果最有参考价值(图27-5-1),不仅可以反映玻璃体积血的程度,也可提供有无玻璃体后脱离、视网膜脱离和脉络膜出血的证据。

(2)诊断:玻璃体积血的诊断不困难,在能看到眼底的病例应注意对视网膜和其他眼组织的外伤做出全面正确的诊断;无法看见眼底的病例应结合眼科B超检查的结果,排除视网膜脱离和脉络膜出血。

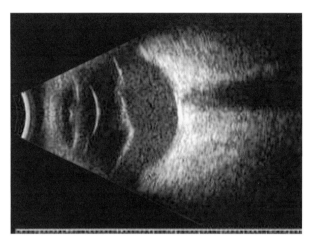

图 27-5-1　眼球钝挫伤后玻璃体积血B超图
B超示玻璃体内均匀一致的细小点状中低回声

【治疗】

(1)处理原则

1)首先应恰当处理眼球外伤,卧床休息使眼球安静。

2)同时关注伤眼其他部位损伤的恢复,特别是视网膜、视神经挫伤对日后视力的影响。

3)轻度玻璃体积血可口服云南白药、卵磷脂络合碘等治疗。

4)较重的玻璃体积血,在超声检查未发现视网膜脱离或脉络膜出血的情况下可先观察,观察期间应每2周检查眼底并做眼部B超检查,4~6周后出血无明显吸收,浑浊严重影响视力者应考虑行玻璃体切除术。

5)伤后或观察期间发现视网膜脱离或脉络膜出血者可及时行玻璃体切除术。单纯外伤性玻璃体积血的一般可在伤后2周~1个月行玻璃体切除手术。尽可能避免伤后1周内手术,以减少术中动脉性出血及脉络膜渗漏的发生。

(2)药物治疗

1)对新鲜的、时间较短的玻璃体积血给予止血药(云南白药(Yunnan Baiyao)等)及维生素C、维生素P或维生素K。

2)促进积血吸收可使用碘制剂,以口服卵磷脂络合碘(iodized lecithin)(沃丽汀等)较常用。其他碘制剂还有普罗碘(安妥碘)注射液,碘化钾口服液(目前已少用)等。

3)活血化瘀中成药:如复方丹参滴丸、复方血栓通胶囊、复方樟柳碱等,可择其一种使用,可改善微循环,促进积血吸收。

4）酶制剂：因玻璃体切除技术的进展，此疗法目前使用较少。尿激酶、透明质酸酶等可激活血中的纤溶酶原，使血块溶解破碎而利于吸收，其还可增加毛细血管的通透性，促进血液吸收。使用方法：尿激酶（urokinase）50U，结膜下注射每日 1 次，1 000～6 000U 玻璃体内注射，1 个月后积血仍不吸收者可重复 1 次。其副作用是注射后眼压增高，可服用乙酰唑胺降眼压；还可引起前房积脓（hypopyon），此种积脓往往于 1 周内吸收。尿激酶还可做眼球旁、眼球后及静脉注射。

（3）玻璃体切除术：玻璃体切除术是治疗外伤性玻璃体积血的有效方法（详见第二十八章）。

（4）玻璃体再次积血：术后再次发生玻璃体积血而不伴有其他严重并发症时可先保守治疗。一般经过 1～2 个月可自行吸收。对于积血不能吸收、眼压明显升高者，应行玻璃体腔灌洗术或再次玻璃体切除术。

（陈彬川　李秋明）

参 考 文 献

1. 张效房，杨进献. 眼外伤学. 郑州：郑州大学出版社，1997.

2. 李凤鸣，谢立信. 中华眼科学（中册）. 3 版. 北京：人民卫生出版社，2014.

3. 葛坚，王宁利. 眼科学. 3 版. 北京：人民卫生出版社，2015.

4. 张卯年. 眼创伤诊疗指南. 北京：军事医学科学出版社，2009.

5. 李秋明，郑广瑛. 眼科应用解剖学. 2 版. 郑州：郑州大学出版社，2010.

6. 倪卓. 眼科解剖组织学及其临床应用. 上海：上海医科大学出版社，1993.

7. 张卯年. 眼创伤学. 北京：军事医学科学出版社，2007.

8. 黄振平译. 埃德勒眼科生理学. 北京：北京大学医学出版社，2013.

9. 张卯年，姜彩辉. 中华战创伤学. 第 4 卷 眼部战创伤. 北京：人民卫生出版社，2016.

10. 谢莹，李秋明. 严重眼外伤一期玻璃体切割术的临床研究. 中华眼外伤职业眼病杂志，2012，32（4）：252-255.

11. 李洋，李秋明. 飞蚊症的研究进展及治疗现状. 国际眼科综览 2016，40（3）：182-186.

12. 刘鸿飞. 完全性玻璃体后脱离及其药物诱导的研究进展. 国外医学眼科学分册 2004，28（3）：202-205.

13. Akiba J，Ueno N，Chakrabarti B. Mechanisms of photo-induced vitreous liquefaction.Curr Eye Res.1994 Jul；13（7）：505-512.

14. Soni NG，Bauza AM，Son JH，et al. Open globe ocular trauma: functional outcome of eyes with no light perception at initial presentation. Retina，2013，33（2）：380-386.

15. Falavarjani KG，Hashemi M，Modarres M，et al. Vitrectomy for posterior segment intraocular foreign bodies，visual and anatomical outcomes. Middle East Afr J of ophthalmol.2013，20（3）：244-247.

16. Andreoli MT，Andreoli CM. Surgical rehabilitation of the open globe injury patient.Am J Ophthalmol，2012，153（5）：856-860.

17. Erdurman CF，Ceylan MO，Acikel CH，et al. Outcomes of vitreoretinal surgery in patients with closed-globe injury. European J Ophthalmol.2011，21：296-302.

18. Rao LG，Ninan A，Rao KA. Descriptive study on ocular survival，visual outcome and prognostic factors in open globe injuries.Indian J Ophthalmol，2010，58：321-323.

19. Akiba J，Ueno N，Chakrabarti B，Age-related changes in the molecular properties of vitreous collagen. Curr Eye Res 1993；12（10）：951-954.

20. Paul Riordan-Eva，Emmett Cunningha.mVaughan & Asbury's General Ophthalmology，18th Edition.NewYork：McGraw-Hill Education，2011.

第二十八章 玻璃体切除手术在眼外伤中的应用

 ## 第一节 概　　述

玻璃体切除术（vitrectomy）是非常精细而复杂的眼科常规显微手术，广泛用于眼外伤、玻璃体浑浊、增生性玻璃体视网膜病变及复杂的视网膜脱离等治疗。玻璃体手术虽对许多严重眼内疾病的治疗起到很大的作用，但掌握不好，手术的并发症亦会造成严重后果，故玻璃体手术的成功要求一定的条件，手术自始至终均需在手术显微镜下应用精密的眼内器械操作，包括性能优良的玻璃体切除器（vitrectomy unit）、精密的全功能（电动控制的）手术显微镜（operating microscope）及许多辅助眼内显微器械，还要有熟练的内眼显微手术技术，必须各种条件具备才能开展此项手术。

一、适应证

眼外伤尤其是眼球穿孔伤的玻璃体手术，适应证（indication）选择有一定的困难，因外伤所致眼球损害的程度和位置、有无并发症（包括伤前即有者）、继发改变的种类等因素均影响到手术的疗效。手术的目的主要是减少伤后并发症和提高复明率，故手术应在眼内结构损害引起永久性继发改变之前进行。选择经常规手术处理估计预后不良或晚期有进行性并发症的病例。

其适应证如下：①角巩膜裂伤玻璃体脱出、巩膜裂伤深达玻璃体者，或有明显玻璃体、虹膜或晶状体物质嵌顿于角膜伤口；②穿孔伤玻璃体积血或玻璃体浑浊及玻璃体嵌顿；③眼外伤所致晶状体破裂、晶状体物质和玻璃体混杂、白内障伴有玻璃体浑浊、晶状体脱位、前房积血、牵引性视网膜撕裂及视网膜脱离、眼内炎、瞳孔闭锁、视网膜嵌塞、植入性虹膜囊肿、葡萄膜炎及交感性眼炎；④有玻璃体脱出或严重玻璃体积血的眼后段穿孔伤及眼球贯通伤；⑤眼外伤后增生性玻璃体视网膜病变；⑥玻璃体非磁性异物或磁性异物。

二、手术时机

（一）手术时机的选择

眼球穿孔伤，尤其是严重的穿孔伤，晶状体及玻璃体多同时受伤，伤后晶状体及玻璃体结构破坏，对视网膜与睫状体上皮产生一种潜在性不均衡的拉力；外伤后的出血可刺激产生炎症，并激发眼内细胞和纤维增生。眼外伤后眼内细胞增生主要是睫状体非色素上皮细胞、视网膜色素上皮细胞、神经胶质细胞及成纤维细胞。在伤后1周玻璃体内即出现纤维增生，1~2周视网膜前膜及视网膜后膜形成，6周左右睫状体膜形成。玻璃体手术的目的是减少伤后并发症，提高复明率。手术时机的选择须考虑下述情况：

（1）伤后数小时至3天：此为外伤后炎症反应之前，手术仅切除破裂的晶状体、血液和部分玻璃体，操作简单，手术效果良好。

（2）伤后7~10天：此时炎症控制，破裂血管已愈合，纤维增生尚未完全形成，此期需要行完全性玻璃体切除，大多认为这是伤眼最好的手术时机。

（3）伤后30天左右：此时出血和炎症消退，伤口牢固愈合，伤眼相对平静，手术出血概率低，但此时由于机化膜收缩，产生牵引性视网膜脱离的可能性增加，黄斑常受累，故中心视力恢复的可能性减少。

一般不伴有眼后段损伤的晶状体损伤宜早期手术，因早期手术可减少眼内炎及青光眼等并发症。早期手术有利于角膜伤口的愈合。但严重的眼外伤，由于大量玻璃体的丢失，伤口血管充血，脉络膜肿胀，虹膜睫状体刺激性炎症等，不宜行急诊或过早手术，一般在伤后7~14天行玻璃体手术为宜，因此时手术可避免术中严重出血。但近来也有报道伤后2~4天进行玻璃体手术而取得良好效果的。

（二）影响因素

对眼外伤玻璃体手术疗效的影响除手术时间外，还与玻璃体切除的范围有关。完全性玻璃体切除比视轴部分的玻璃体切除疗效为好，因残存的病态玻璃体积存的血块是产生炎症反应的重要因素。另外，如玻璃体积血、术前视网膜脱离、巩膜裂伤及眼内异物等，均直接影响到玻璃体切除的疗效。所以，在行玻璃体切除前，应全面地进行眼部检查，了解眼球穿孔伤所产生的并发症，以便对手术预后做出估计。在做好单纯玻璃体切除的同时，还应做好联合其他手术的器械准备。

三、手术原则

对外伤眼而言，外伤本身给眼球的结构和功能造成了很大的伤害，一期显微手术缝合也会造成一定的损伤，二期玻璃体手术涉及的眼内结构更多，组织创伤范围大，这些均会对视功能的恢复造成不利影响。因此，行玻璃体手术时应当全面考虑，制定周密的手术方案，同时应遵循以下手术原则。

（1）前后段组织修复争取一次完成：对前后段联合伤的伤眼，如虹膜及晶状体损伤，或伴睫状体损伤，同时伴有玻璃体积血，视网膜或脉络膜损伤者，玻璃体手术应一次完成，而且应当解决眼内的所有问题，尽可能避免再次手术，造成不必要的继发损伤。

（2）以术中视网膜复位为目标：对有外伤性视网膜脱离者视网膜复位是恢复视功能的前提，如果手术中不能使视网膜复位，术后不可能有满意的视力，因此，术中应创造一切条件使视网膜达到解剖复位，达不到完全复位时要首先保证后极部视网膜及黄斑部视网膜复位。

（3）外伤后无光感眼的手术原则：国内外文献资料表明：外伤后无光感的原因是多方面因素造成的，如为玻璃体视网膜或脉络膜出血等原因造成的无光感眼，大约1/4的无光感眼可以通过玻璃体手术恢复光感以上的视力，10%~15%可获得0.02以上视力。因此，如无手术禁忌证的外伤无光感眼不要轻易放弃玻璃体手术的机会。

（4）眼内填充物选择原则：眼外伤玻璃体手术与其他眼病的玻璃体手术一样，在选择填充物时应遵循空气→膨胀性气体→硅油的原则，但在儿童眼外伤，伴有视网膜脱离时应当首选硅油为填充物。

四、术前准备

（一）手术方式的选择

玻璃体切除术有闭合式玻璃体切除术（closed vitrectomy）、开放式玻璃体切除术（open-sky vitrectomy）、次全开放式玻璃体切除术（subtotal open-sky vitrectomy）及玻璃体切除术联合其他手术。

眼球穿孔伤一般采用闭合式玻璃体切除术。可经前路手术，即从角膜缘切口进入；亦可经后路进入，即从睫状体平坦部切口进入。而后一种是眼球穿孔伤后处理受伤的晶状体和玻璃体较理想的方法。因外伤后常合并眼后段玻璃体视网膜增生性病变及视网膜脱离，经后路手术便于后部玻璃体切除及裂孔封闭、巩膜扣带术（scleral buckling）及巩膜环扎术（scleral encircling），亦有利于施行气体的注入及气／液交换术。眼前部外伤可能行单纯玻璃体切除术即可，而后部裂伤或眼球前后均有裂伤，往往需要玻璃体切除术联合其他手术。术中有时出现一些意外的情况，亦需要充分估计，以便在术中做出恰当的处理，保证手术顺利完成。

（二）术前散瞳

一般情况下，于术前 1 小时用复方托吡卡胺滴眼，5～10 分钟至瞳孔充分散大。对于瞳孔不易散大的患者，可联合滴用 1%～3% 阿托品滴眼液，甚至结膜下注射去氧肾上腺素或混合散瞳剂 0.1～0.3ml。理想的瞳孔应是直径 8mm 大小，瞳孔的大小，直接关系到手术可见的范围和手术效果。但眼外伤的瞳孔由于虹膜粘连，或多种眼组织外伤后的畸形愈合及并发症和后遗症，瞳孔很难散大，往往需要在手术中用玻璃体切除器咬切瞳孔区的增生组织和虹膜，使瞳孔开大，以便手术时有一个清晰的视野。

（三）器械准备

包括导光纤维照明系统及手术显微镜、角膜接触镜（或非接触广角观察系统，non-contact wide-angle viewing system）和进入眼内的器械（如玻璃体剪、异物钳、显微镊、视网膜切开刀、膜分离器等），同时要检查玻璃体切除器、灌注和吸引系统是否正常。行开放式或次全开放式玻璃体切除术时，应准备巩膜支撑器、大直径的角膜环钻和人工角膜，以及水下透热、电凝、冷凝、眼内激光及巩膜环扎手术的器械。

（四）配制灌注液

灌注液的种类很多，如生理盐水、林格液、BBS 或复方林格液等。临床常采用的是复方林格液，即 500ml 林格液中加 50% 葡萄糖 0.9ml，加 5% 碳酸氢钠 14ml，或加 5% 葡萄糖 9ml、加 5% 碳酸氢钠 10ml。若有眼内炎，则根据细菌的种类加入敏感的、对视网膜无损害的抗生素或抗真菌药物，必要时灌注液中还可加入地塞米松。

第二节 玻璃体切除手术的基本方法

目前玻璃体切除术已以套管玻璃体切除术（23G 及更细）为主流，但传统的 20G 玻璃体切除术的基本操作是进行本手术的基础。故本节仍以 20G 闭合式玻璃体切除术为例介绍其基本方法。另对 23G 玻璃体切除术的一些特殊操作进行介绍。

一、眼外操作部分

（1）麻醉：一般采用局部麻醉，常用 0.5% 罗哌卡因（ropivacaine）（1% 罗哌卡因与生理盐水各半）或 2% 利多卡因（lidocaine）加入 0.75% 布比卡因（bupivacaine）（2∶1 或 3∶2）球后注射 3ml，并行结膜下麻醉。对需行联合手术、手术时间较长或儿童及体弱者，可用全身麻醉。

（2）开睑：开睑器开睑，一般宜选用张性较大的可固定的开睑器。特殊需要时可用眼睑牵引缝线牵开眼睑。

（3）结膜切开：

1）一般于角膜缘外 2mm 剪开结膜，切口大小根据手术需要，仅做玻璃体切除可剪开结膜 3 个象限，右眼可从 7∶30 时至 2∶00 时位包括颞下、颞上及鼻上象限，切口两端可做放射状切开，左眼则相反。

2）若计划除玻璃体切除外还要行巩膜外垫压或环扎术，则做结膜环形切开，并在 3∶00 时及 9∶00 时部位做结膜水平切开以使结膜切口松弛。也可做鼻侧与颞侧的梯形切开（图 28-2-1）。

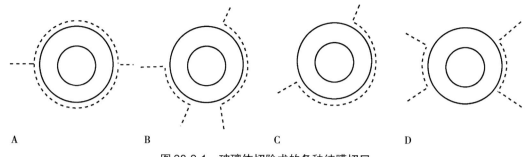

图 28-2-1 玻璃体切除术的各种结膜切口

（4）分离眼球筋膜：用眼科显微剪沿巩膜表面分离眼球筋膜（bulbar fascia, Tenon's capsule）达赤道部，并暴露 4 条直肌，在分离时不要穿破结膜，亦勿伤及肌纤维以免发生出血。

（5）牵引直肌：仅做玻璃体切除及眼内操作者一般不需直肌牵引缝线。若联合视网膜脱离外路手术，应做 4 条直肌牵引线。先用斜视钩按上、内、外及下直肌顺序钩出直肌，然后用 1 号丝线从直肌下穿过。

（6）确定眼内灌注巩膜穿刺口的位置：一般灌注口置于颞下象限，位于外直肌下缘，右眼为 8：30 时、左眼为 3：30 时位。有晶状体眼距角膜缘 3.5～4.0mm 切开巩膜，无晶状体眼或拟行晶状体切除时可距角膜缘 3.0～3.5mm 处切开（图 28-2-2）。切口应和角膜缘平行。

虽然一般灌注口置于颞下象限，但外伤眼还应视巩膜伤情而定，若颞下巩膜有伤口时，应选择健康的巩膜而避开最初的伤口缝合处，因原巩膜伤口处可能有玻璃体嵌顿，若在该处置放灌注头，由于对嵌顿玻璃体加压而产生视网膜的撕裂。

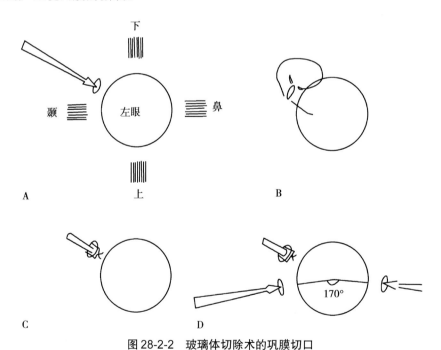

图 28-2-2 玻璃体切除术的巩膜切口

A. 颞下灌注切口；B. 灌注口缝线；C. 灌注针插入切口并结扎缝线固定；D. 颞上及鼻上巩膜切口相距 170°

（7）预置缝线及置放灌注头：对玻璃体无明显液化或硅油填充眼者，可在巩膜穿刺口做好之后或之前做预置缝线。对玻璃体液化严重或术前已做过玻切者应在做巩膜穿刺口之前做行预置缝线，传统的平行于穿刺口的褥式缝合，这种方法缝合术毕不能直接打结关闭穿刺口，而需重新缝合穿刺口，缝合过程中由于灌注液外漏，易造成低眼压，不推荐使用。建议选用在穿刺口两端做垂直于穿刺口的 8 字缝合，这种缝合方式在术毕可直接打结关闭穿刺口，较方便和安全（图 28-2-2B）。做巩膜穿刺口时用巩膜刀垂直巩膜向玻璃体腔中心方向刺穿巩膜（图 28-2-2A），如前段玻璃体透明时可看到穿刺刀前端。穿刺口做好后将蝶形灌注针头插入切口之中（图28-2-3A），并从瞳孔区可见针头进入玻璃体（图28-2-3B），而不是在脉络膜上腔。若灌注针将平坦部葡萄膜顶起（图28-2-3C），则从对侧切口进入巩膜刀，将其切开。此时结扎预置缝线。常用灌注针头长4mm。6mm或更长者仅用于玻璃体基底部广泛增生、视网膜全脱离及锯齿缘断离者；2.5mm长的针头仅偶用于少数单纯玻璃体浑浊者。一般情况下针的斜面应尽量朝向瞳孔区，但在取硅油取出术时针的斜面向后可减少灌注液流对硅油泡上移的影响。眼外伤重度玻璃体浑浊、晶状体浑浊者，用6mm长灌注针头更能确保其在玻璃体腔中。当屈光间质浑浊看不见灌注针时，可将灌注针头缝合固定好后先不灌注，从角膜缘先置一个30°弯的针头于前房内灌注（图28-2-3D），并将浑浊的晶状体切除后，确认巩膜灌注针头在玻璃体腔中后，开始灌注，并将角膜缘灌注针撤去（图28-2-3E）。

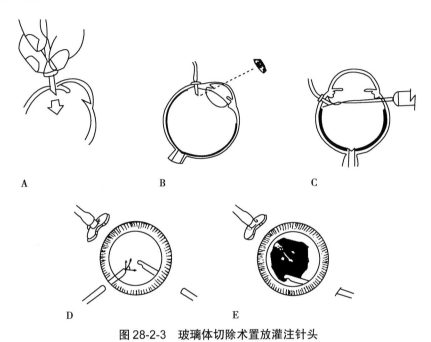

A　　　　　　　　　　B　　　　　　　　　　C

D　　　　　　　　　　E

图28-2-3　玻璃体切除术置放灌注针头

（8）缝合角膜接触镜支架环：晶状体及前段玻璃体切除术，不需角膜接触镜（corneal contact lens），但后段玻璃体切除术，一般须置放角膜接触镜才能在清楚的直视下手术。使用角膜接触式棱镜或全视网膜镜时，须缝置角膜接触镜支架环（镜环、金属环）；使用非接触全视网膜镜时则不需此步骤。支架环有2个柄，可用7-0可吸收缝线，于3：00时及9：00时位置角膜缘后1.5mm处平行角膜缘做浅层巩膜缝线一对，跨距1～1.5mm，分别固定支架环的两个翼（图28-2-4），亦可固定在6：00时及12：00时近角膜缘的巩膜上。注意使角膜位于支架环的中央，缝线结气扎松紧适度，避免产生角膜皱褶或支架松动。

（9）做导光纤维及玻切头穿刺口：按医生为右利手习惯设计，一般导光纤维置穿刺口置于左手操作象限，玻切头穿刺口置于右手操作象限，一般在外直肌与内直肌上缘即9：30时与2：30时位，两切口相距150°～170°。术中需要时导光纤维与玻切头可交换切口进行操作。穿刺口距角膜缘距离和穿刺方法同灌注口的制作。

（10）置玻璃体切除器头及导光纤维：一般右手持玻璃体切除器头，左手持导光纤维（图28-2-5），但在左眼手术时，右手持玻璃体切除器头在切除对侧周边玻璃体时，往往因眼眶及鼻梁阻挡而影响操作，可采取巩膜顶压技术或导光纤维与玻切头交换切口的办法解决。手持玻切头及导光纤维多采取执笔式（图28-2-5），先进入导光纤维，后进入玻切头。

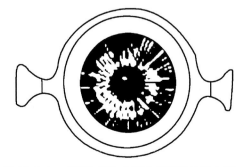

图28-2-4　玻璃体切除术缝合角膜接触镜支架环

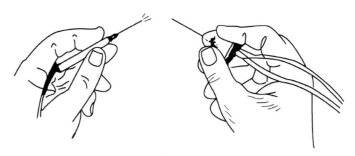

图 28-2-5　玻璃体切除术执笔式握器械

一般为右手持玻璃体切除器头,左手持导光纤维

（11）巩膜塞的应用:玻璃体手术中,有时需要行交换器械、扩大切口、另作切口、前段操作、外路操作、等待器械或耗材等,这时要撤出导光纤维或玻璃体切除器头,为了防止玻璃体或眼内液体外流,可置放巩膜塞(scleral plug)堵塞切口。具体操作采用反弹巩膜塞夹子(或用眼科显微持针器、显微有齿镊)夹住巩膜塞置放于切口中。操作时要轻柔、适当,避免塞子滑落。需要时再撤出巩膜塞置放所需要的器械。

（12）闭合巩膜及结膜切口:玻璃体切除结束后,按顺序先撤出玻璃体切除器头,并用巩膜塞堵塞切口,再撤出导光纤维,最后撤出灌注头。缝合切口时应观察巩膜切口是否有玻璃体嵌顿,若有,可用玻璃体切除器头或显微剪清除切口周围的玻璃体。用 7-0 或 8-0 线可吸收缝线行"8"字缝合穿刺口(图 28-2-6),跨距 1mm,间距 1mm,深度为 1/2～4/5 巩膜厚度。如巩膜较薄,可在穿刺口两端进针缝合,可减少切口缘损伤及漏水现象。

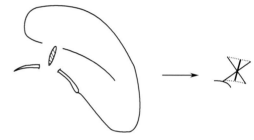

图 28-2-6　玻璃体切除术巩膜切口缝合

结膜切口可行间断或连续缝合或在 3:00 时及 9:00 时位置将结膜闭合并固定在浅层巩膜上,以免术后结膜滑动。

（13）套管(以 23G 为例)玻璃体切除术眼外操作特点:和 20G 常规玻切器械比,套管玻璃体切除术的手术器械最主要改变是增加了三个带套管的穿刺刀(图 28-2-7),23G 玻璃体切除术不用切开结膜。

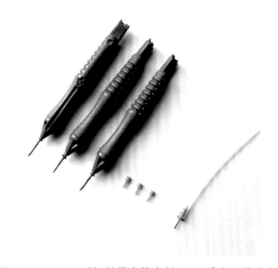

图 28-2-7　23G 玻切的带套管穿刺刀、巩膜塞和灌注头

操作步骤:①巩膜穿刺口位置同 20G,通常选择在眼球颞上、鼻上及颞下方距角膜缘 3.5～4.0mm处,注意球结膜和巩膜穿刺口错位;②穿刺针呈 20°～30°角两步法进入巩膜,拔针后巩膜穿刺口呈斜

行自闭口（图 28-2-8）；③注意导光纤维与切除刀头的角度及位置（图 28-2-9）；④基底部玻璃体尽可能残留少许，以防拔针后漏液；⑤拔针前调整灌注瓶高度；⑥拔针后穿刺口轻轻按摩，必要时也可缝合 1 针。

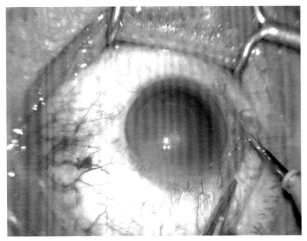
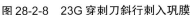

图 28-2-8 23G 穿刺刀斜行刺入巩膜

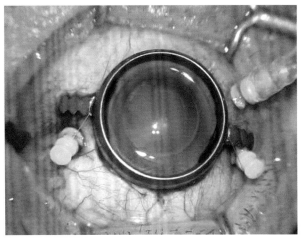

图 28-2-9 23G 套管植入后情况

二、眼内操作部分

1. 基本切除方式 在具体操作时应注意以下几项。

（1）玻璃体切除器头必须在导光纤维照明引导下移动（图 28-2-10），动作不能过大。

（2）玻璃体切除器头移动的基本方式有 4 种：

1）以玻璃体切除器头为轴心自身旋转，并不断改变玻璃体切除器头切口方向（图 28-2-11A）。

2）内外移动，即前进和后退进行玻璃体切除（图 28-2-11B）。

3）倾斜移动则是以巩膜切口为支点，玻璃体切除器头上下摆动（图 28-2-11C）。

4）旋转运动，即利用玻璃体切除器头使眼球向内或向外旋转移动以及环绕眼中心轴在水平位向左右旋转移动，进行切除。

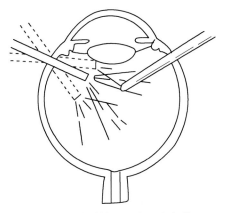

图 28-2-10 玻璃体切除术导光纤维照明的各种方式

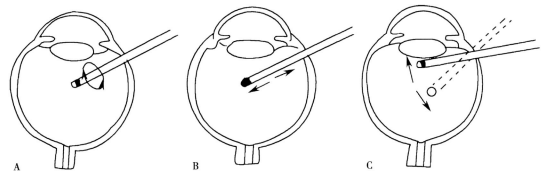

图 28-2-11 玻璃体切除术玻璃体切除器头在眼内运动的基本方式
A. 自身旋转；B. 内外移动；C. 以切口为支点的摆动

（3）玻璃体切除常以下述顺序施行，一般先切除前部玻璃体再切除视轴上的中部及后部玻璃体，然后吸出玻璃体后间隙积血，最后切除脱离的玻璃体后表面、周边玻璃体和基底部玻璃体。并由点到面，由浅入深，边看边切，切口应朝前或朝侧方，以免误切视网膜。术中需暂时取出导光纤维或玻璃体切除器头而行其他操作时，如行间接检眼镜检查、交换器械、扩大切口、另做切口等操作时，切口需用巩膜塞暂时堵塞，以防眼内液或玻璃体外溢。需要时拔去巩膜塞再放入所需的器械。

2. 眼内光凝、电凝、冷凝技术

（1）眼内光凝（photocoagulation）：

1）常用眼内光凝有 532nm 激光和 810nm 激光，用眼内激光纤维经巩膜切口进入，距视网膜 3～5mm 进行光凝。光凝参数设置可参考下述范围并根据疾病不同及光斑反应情况进行调整。输出功率为 100～300mW（因激光机而不同），时间为 0.2～0.3 秒，间隔时间为 0.2～0.4 秒，光斑直径为 200～500μm。

2）封闭裂孔时在其周围行 2～3 排光凝。对后极部应注意光凝与黄斑距离。术中光凝不够者，术后可用 100μm 光凝斑补充光凝。

3）光凝时手术显微镜放大倍率调至最低倍，并调整好焦距，使光斑大小及间距均匀。光凝新生血管时，先光凝无血管区，最后光凝新生血管区，以免出血影响手术操作。

（2）眼内透热电凝（electrocoagulation, diathermy）：

1）主要用于术中新生血管的出血或预防出血及视网膜裂孔边缘的电凝，尤其适用于视网膜巨大裂孔。

2）术前调整好机器，并在结膜血管测试电凝量，以刚好使血管凝缩为准，一般常用能量为 0.5W。

3）眼内电凝时，电凝针接近而不接触视网膜或新生血管，时间约 0.2 秒，以视网膜裂孔边缘轻微变白为度，时间过长会导致视网膜坏死或电凝针与视网膜粘连而加重视网膜损伤。如果与视网膜发生粘连，不可即时取出，可通过电凝针孔向玻璃体内注入 BSS 液，使粘连分离，或用导光纤维进行分离。

（3）眼内冷凝（cryocoagulation）：目前已较少使用。

1）用于后极部视网膜裂孔或因多种原因无法从巩膜外冷凝者。

2）应用直的眼内显微冷凝头，直径 0.6～1.0mm，应用 CO_2 或 NO_2，温度为 −80～−65℃冷凝时形成冰球后不超过 5 秒，待冰球解冻后取出冷冻头。

3）操作时先用冷冻头抵紧视网膜使之与色素上皮接触，然后轻轻抬起待冰球形成，色素上皮一结冻就立即停止冷凝，解冻后再撤出冷凝头，否则会导致脉络膜暴发出血。亦可在玻璃体中先让冷冻头形成冰球，再接触视网膜裂孔缘，并抵紧视网膜使之与色素上皮接触。待色素上皮与脉络膜呈淡黄色时立即停止。冰球解冻后缓慢撤出冷冻头。

3. 气/液交换　气/液交换（gas-liquid exchange）即玻璃体内的液体换为一定压力过滤空气。其目的：

1）排出玻璃体腔内的液体，进行气体或硅油（silicone oil）填充。

2）排出视网膜下的液体，促进视网膜复位。

3）暂时排出玻璃体腔内的液体，利用气体的表面张力解除视网膜的张力和残留的牵引。

气/液交换方法如下：

1）无视网膜脱离者：将笛形针（flute needle）头端置于玻璃体腔内，然后打开气体阀门让气体进入眼内，置换出眼内的液体。

2）有视网膜脱离者：应首先交换针头置于裂孔（tear）处引流视网膜下液（图 28-2-12），然后再排出玻璃体腔液。利用气/液交换引流视网膜下液时，应尽量选用位于后极部的原有的视网膜裂孔，必要时可进行视网膜造孔放液。交换过程中随时观察视网膜复位情况，以便及时发现残留的牵引。

4. 长效气体（long-standing gas）的注入

1）混合气体交换法：用 50ml 注射器按照拟定的混合气体（gas mixture）比例（浓度）抽取相应体积的纯膨胀性气体，再抽取消毒空气至相应体积，将此混合气体通过灌注口缓慢注入眼内，同时打开一侧巩膜切口，使眼内气体不断排出眼外。待注射器内剩约 20ml 混合气体时，关闭巩膜口，最后在

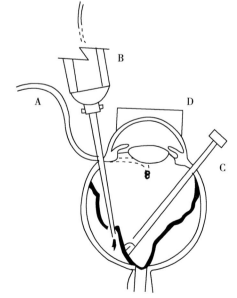

图 28-2-12　玻璃体切除术气/液交换排出视网膜下液体

A. 注入空气；B. 吸出视网膜下液体；C. 眼内照明；D. 角膜接触镜

预定的眼压下一边继续注入气体,一边取出灌注头,封闭灌注口。

2)纯气体交换法:此法是在气/液后关闭所有切口。用 5ml 注射器抽取一定量的膨胀性气体(其量按该气体与眼球内空气混合后达到要求浓度),换上 1ml 注射器针头从上方角膜缘后 4mm 进针,然后通过与眼内空气的抽吸和注入交换(每次约 1ml,共 3 次),将膨胀气体与眼内空气混匀。此法更简便安全,缺点是精确性稍差。

5. 硅油/空气交换

1)完成眼内对玻璃体的切除、机化膜的剥离、视网膜裂孔的封闭、视网膜下液排出、气/液交换以及巩膜环扎后再行硅油眼内注射。

2)气/液交换后经灌注口通过玻切机提供的恒定气压(一般注硅油时 20mmHg 即可)使玻璃体腔处于充气状态,导光纤维仍维持眼内照明和观察,由玻切头进入口注入硅油。因硅油黏度大,向玻璃体腔内注射时需较大推力,新型的玻切系统一般装配有硅油注入系统,可通过玻切机提供的压力交换硅油注入玻璃体腔。为图简便,也可仍用手推注射器将硅油注入,为减少推注时的压力,可先将硅油推注到 5ml 注射器中,注射器前接 20G 麻醉用套管针,套管针长度剪至 4～5mm,通过 20G 玻切头穿刺口注入(图 28-2-13)。如为 23G 或更细规格玻切头,则需将玻切口套管拔掉,将穿刺口扩大至 20G 再注入。

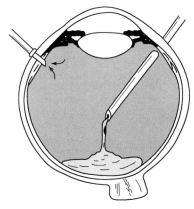

图 28-2-13 气/液交换后注入硅油

6. "重水"的使用 "重水"(heavy water)(全氟化碳液体 perfluorocarbon liquids)具有低黏度、高比重的特性,将其从后极部注入后可将视网膜下液推向周边部而从周边部裂孔排出,压平视网膜,从而便于进行玻璃基底部切除,或实施眼内光凝;或将脱位于玻璃体腔内的晶状体核或人工晶状体推离后极部视网膜表面,有利于安全进行取出或复位操作。其应用前提是重水拟压平范围内所有视网膜牵拉均已解除,尤其在视网膜裂孔附近不能残留任何牵拉,否则重水有可能进入视网膜下。当为切除基底部玻璃体时,在后极部注入适量重水,使后部视网膜不向前飘浮即可。当为压平视网膜进行眼内光凝操作时,重水注入量应尽量充分,使视网膜下液全部排出,然后进行充分的眼内光凝;最后通过气体-"重水"交换或硅油-"重水"交换全部取出眼内注入的重水。如视网膜下液排除不干净,在气体-"重水"交换后残留液体将流回后极部,量多时会影响手术效果。

7. 硅油-"重水"交换 在重水压平视网膜后,通过灌注口直接注入硅油,可避免气体置换出重水时可能造成巨大裂孔视网膜后瓣向后坠滑的并发症。注入开始后,用眼内笛针首先引流重水上方的液体,然后再将针头置于硅油下方的重水中,注意始终保持针头位于重水内,并随重水残留量的减少向后极部最低处移动。最后极少量重水小滴可通过将笛针头或一次性球后针头去针尖后接于玻切头吸力管上,伸入眼内接触重水小滴,通过吸力将其吸除干净(图 28-2-14)。

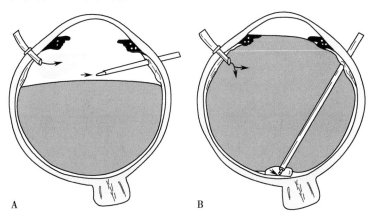

图 28-2-14 玻璃体切除术中硅油-"重水"交换
A. 引流"重水"上方的液体;B. 笛针吸出残留的"重水"小滴

三、微型LED吊顶灯的应用

玻璃体切除术中如需切除极周边的玻璃体基底部，则需顶压巩膜以便于达到锯齿缘。通常系由手术助手进行顶压。但助手与术者配合进行手术易于造成医源性视网膜裂孔。文献报道此类裂孔发生率可达11.7%～16.7%。为此，可采用吊顶灯照明技术，则术者腾出另一只手，术者自己顶压巩膜，以免助手顶压与术者配合失当而增加医源性裂孔的发生率。鉴于国外吊顶灯十分昂贵而且使用不便，郑州大学第一附属医院眼科王文战教授设计了一种小巧灵便的23G直径的微型发光二极管（LED）吊顶灯。

（一）微型LED吊顶灯的设计

整体设计比较小巧灵便，可低温消毒重复使用。前端照明部分直径0.6mm（23G直径），长度为4mm（图28-2-15A～C）。设计者：王文战教授。

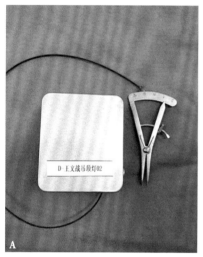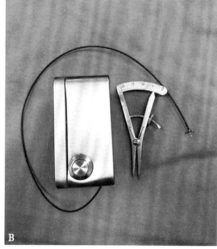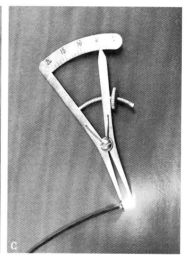

图28-2-15　23G微型LED吊顶灯
A、B. 整体较为小巧；C. 前端照明部分直径0.6mm（23G直径），长度为4mm

（二）微型LED吊顶灯的应用

手术中于下方6点钟方位角膜缘后3.5mm处做巩膜穿刺，置入微型LED吊顶灯（图28-2-16）。借助非接触广角照明观察系统，由术者自己顶压巩膜，进行玻璃体基底部切除手术。由于术者可以双手操作，进行复杂的视网膜手术，也能达到更为精准，减少医源性裂孔的发生，并可节省手术时间。

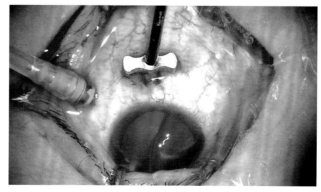

图28-2-16　微型LED吊顶灯
自下方6点钟方位23G巩膜穿刺口置入

第三节　眼前段外伤的玻璃体手术

眼球穿孔伤常合并晶状体、玻璃体损伤，前段外伤也常常需用玻璃体切除器进行处理。晶状体和虹膜外伤用玻璃体切除器处理的方法将相关章节叙述。本节仅介绍玻璃体疝和玻璃体脱出的玻璃体切除术。

一、玻璃体疝的处理

玻璃体疝（vitreous prolapse）常由眼球穿孔伤、外伤性晶状体脱位、白内障手术等原因引起，玻璃体可从瞳孔区或周边虹膜切除处脱入前房。从瞳孔脱入前房，常产生瞳孔阻滞而使眼压增高，玻璃体可与角膜接触而产生角膜水肿、大泡性角膜炎、内皮消失及玻璃体后脱离等并发症。早期前玻璃体切除术效果良好，若角膜水肿、浑浊、内皮损伤后，切除前部玻璃体亦无效果。若无晶状体眼玻璃体嵌顿于瞳孔引起阻滞性青光眼，应在周边虹膜未粘连、角膜未水肿时进行手术。具体方法为常规经平坦部入口，采用30°弯形灌注针，从平坦部灌注（图28-3-1），这样可避免术中损伤角膜内皮。平坦部进入玻璃体切除器头切除玻璃体，可先伸入前房由前向后慢慢切除玻璃体，亦可从瞳孔平面先切再向前切，若玻璃体未和组织粘连，把玻璃体切除器头置于瞳孔平面切除时，嵌顿的玻璃体随着切除时的拉力可慢慢退回。若有粘连则应细心地、一点一点地切除。

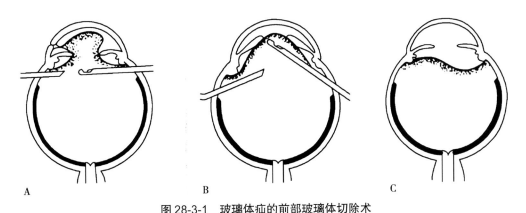

图28-3-1　玻璃体疝的前部玻璃体切除术
A. 玻璃体疝的切除；B. 玻璃体疝引起的阻滞性青光眼；C. 前部玻璃体已切除

二、玻璃体脱出及嵌顿的处理

玻璃体脱出（vitreous prolapse）及玻璃体嵌顿（vitreous incarceration）常见于眼球穿孔伤及内眼手术以后，它可引起伤口延迟愈合、瞳孔移位、炎症反应、角膜水肿、前房角粘连关闭、囊样黄斑水肿、视网膜撕裂及脱离，故应尽早处理。玻璃体切除术是行之有效的治疗方法。另外，在行青光眼手术及穿通性角膜移植术时，为了预防玻璃体嵌塞滤过口及玻璃体和角膜接触，可行预防性的前玻璃体切除术。方法如下。

1. 玻璃体嵌顿于角膜缘伤口之中　常见于眼球穿孔伤和白内障及青光眼手术中玻璃体脱出。嵌顿的玻璃体呈扇形牵引，虹膜周边部粘连，前房消失。手术方法如下：

1）前房注入空气或少量黏弹剂。

2）从玻璃体嵌顿处的对侧角膜缘进入睫状体分离器，并伸入到嵌顿处分离玻璃体（图28-3-2），若嵌顿的玻璃体机化变硬，则很难把玻璃体从伤口处分开，若强行分离，可使悬韧带断离，并可造成玻璃体对视网膜牵引，故应选择前段玻璃体切除。

3）前段玻璃体切除，其方法是在角膜缘置弯 30°的灌注针，从另一侧角膜缘进入玻璃体切除器头，切除牵引嵌顿的玻璃体及前段玻璃体。亦可从后路或前后路结合进行玻璃体切除。

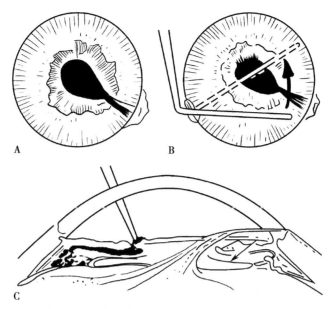

图 28-3-2 玻璃体脱出的处理 - 分离嵌顿的玻璃体
A. 玻璃体嵌顿牵引瞳孔变形；B. 用睫状体分离器分离；C. 嵌顿玻璃体呈扇形牵引，睫状体分离器在其下方分离

2. 玻璃体嵌顿合并角膜、虹膜、晶状体损伤（图 28-3-3） 此种情况在眼球穿孔伤中常见。玻璃体嵌顿晶状体破裂，有时晶状体玻璃体混合物嵌顿于角膜伤口，致虹膜和角膜粘连。

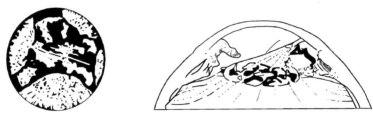

图 28-3-3 眼前段外伤玻璃体脱出

手术方法如下：

1）从前路手术，即从角膜缘做一较大切口，前房内注入黏弹剂，分离虹膜与角膜粘连，并行前段玻璃体切除，再缝合破裂的虹膜。冲洗出黏弹剂，缝合角膜切口（图 28-3-4）。

2）从后路手术，行常规巩膜三切口，先切除晶状体和前段玻璃体，再行虹膜粘连的分离。后路手术的缺点是缝合虹膜时，仍要行角膜缘切口。

3）开放式玻璃体切除（图 28-3-5）。

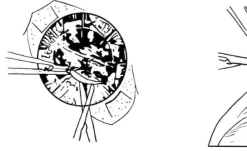
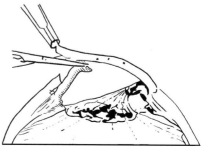

图 28-3-4 玻璃体脱出的手术 - 前路行虹膜分离缝合及玻璃体、晶状体切除

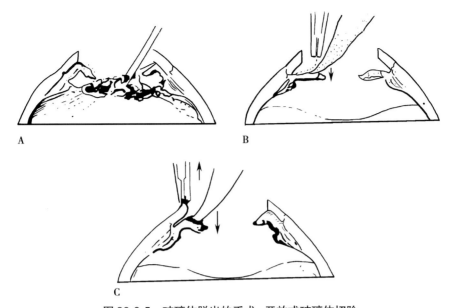

图 28-3-5 玻璃体脱出的手术 - 开放式玻璃体切除
A. 玻璃体切除；B. 分离虹膜前粘连；C. 虹膜粘连完全分离，前段玻璃体已切除

 ## 第四节 眼后段外伤的玻璃体手术

　　由于现代显微手术的开展及抗生素的应用，使眼前段外伤的预后有了很大的改善，大多数伤员能恢复有用视力，但眼后段严重外伤的预后仍不乐观，玻璃体切除术及多种技术应用于临床后，约有 1/2 伤员可获功能性视力。视力丧失的原因主要是外伤后增生性玻璃体视网膜病变，引起复杂性视网膜脱离和睫状体破坏后的低眼压。

　　后段眼外伤包括眼球挫伤和眼球穿孔伤，眼球挫伤主要是伤后复杂的眼球变形，产生急性玻璃体视网膜的牵引，引起视网膜撕裂、玻璃体积血及脉络膜出血，而发生复杂的视网膜脱离。眼球穿孔伤口较小时，即使伴有玻璃体、葡萄膜的脱出或嵌顿，预后亦较好，若为巨大的眼球穿孔伤，常伴有大量的眼内容脱出、脉络膜下爆发性出血，眼压急剧降低，则视力恢复的可能性很小。眼球穿孔伤或挫伤后机械性视网膜破裂、纤维向伤口内生长、玻璃体内血块及炎性细胞等，均可引起玻璃体增生、视网膜前或下膜的形成及睫状膜的产生，可使伤眼发生严重的、复杂的视网膜脱离。虽然部分伤员通过手术可使视网膜解剖复位，但很难恢复有用视力，严重者最后往往形成眼球萎缩。

一、外伤性玻璃体积血的玻璃体手术

　　玻璃体积血（vitreous hemorrhage）是眼球穿孔伤常见的并发症，由于玻璃体浓缩、凝聚、液化和后脱离，同时对视网膜的支撑功能减弱或丧失，一旦发生则严重影响视力，而玻璃体切除、玻璃体液化可加速血液的吸收。眼外伤玻璃体积血的手术时间一般主张在伤后 7～14 天为宜。此时手术可避开炎症反应与纤维组织增生，手术清除了血块，既除去了纤维细胞增生的支架组织，又可防止产生牵引性视网膜脱离；而此时葡萄膜组织已不充血，可减少术中出血的并发症。另外，玻璃体多已发生后脱离，亦便于同时切除玻璃体。外伤后单纯玻璃体积血，玻璃体未受损伤，仅切除视轴部分玻璃体即可。若合并玻璃体损伤产生了前膜、机化条索及视网膜脱离等，应采用玻璃体切除联合其他手术。在手术时亦有 2 种情况：

　　（1）对无晶状体眼：行玻璃体积血去除，应注意瞳孔区及前部玻璃体有无机化或条索，若有，则应先用玻璃体切除器与玻璃体剪清除机化组织，再行视轴的玻璃体切除。

（2）对透明晶状体，在手术时应用导光纤维行眼内照明联合角膜接触镜，使之在显微镜下手术时，能清楚地看到后部玻璃体。

在切除视轴玻璃体时，使视盘和黄斑裸露即可，其余未切除的玻璃体可以很快吸收。

外伤性玻璃体积血，玻璃体多呈红色、淡黄或淡绿色，且模糊不清；陈旧的积血常呈褐色，时间较长者玻璃体则呈沙尘状，随眼球转动而飘动，当眼球静止后均沉于眼球下方，其中可见视网膜前白色机化组织。手术时，有时可见陈旧性的疏松的血囊、束状模糊的浑浊物质，使视野极不清晰。为了防止术中玻璃体切除器头损伤视网膜，玻璃体切除器头的口应对前方，使术者在可见玻璃体切除器头口的情况下采取低抽吸，使浑浊的玻璃体缓慢进入玻璃体切除器头的口进行切除，并由前部向后切除，有时前部多为浑浊的玻璃体，而后部视网膜表面可见积血（图28-4-1）。如果术中见新鲜出血，即抬高灌注液瓶，升高眼内压后出血可停止；或行快速的气/液交换，通过气泡即可看清后部结构；若出血持续并可见到出血点，则可在出血的视网膜处行眼内电凝止血。出血数天或数周手术时，后部视网膜表面可见瘀血。可通过笛针吸出。出血数周后手术后部玻璃体可能脱离，清除浑浊的玻璃体尤其是视网膜前的玻璃体较为容易，赤道前尤其是周边部玻璃体的清除亦很重要，可将该处巩膜压陷进行玻璃体切除（图28-4-2）。但要彻底清除事实上是不可能的，故术中一定要注意眼球下方的玻璃体积血及浑浊。

为了不误切视网膜，玻璃体切除器头口朝向前方，术者在看到玻璃体切除器头口情况下切除玻璃体

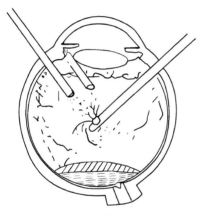

图28-4-1　玻璃体浑浊切除术

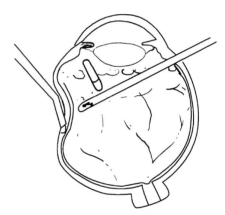

图28-4-2　压陷巩膜行周边残余玻璃体切除

二、外伤性视网膜下出血的玻璃体手术

眼外伤常伴发视网膜下出血（subretinal hemorrhage），如果在黄斑部并伴有视网膜孔，则称黄斑孔（macular hole），应小心地将血液清除，因血液对视网膜及视网膜色素上皮有毒性损害，大量的血块可使视力降低；视网膜下的凝血块则妨碍裂孔处视网膜和视网膜色素上皮及脉络膜的粘连，故过大的视网膜血块应进行手术清除。首先切除隆起的视网膜下血块前面的玻璃体，当该处有视网膜裂孔（retinal tear）时，可用笛针通过裂孔置于凝血块表面将其吸出，若裂孔远离出血处，可用套有硅胶软管的吸针慢慢从裂孔处插入，通过视网膜下间隙达出血处，并清除血液。若视网膜下出血处或附近无裂孔（图28-4-3A），将血块表面及周围的玻璃体切除后，用眼内透热法将血块表面的视网膜切一小口，通过切口将血液吸出（图28-4-3B，C）。若血液凝集成块并和视网膜、视网膜色素上皮粘连，可用笛针或玻璃体切除器头吸住血块，提起并轻轻地摆动松解血块的粘连，待血块完全游离后慢慢地自视网膜切口处取出，有时需要用眼内钳夹紧血块从视网膜下拉出（图28-4-3D）。血块过大时，取出后可将其置于视网膜表面，然用玻璃体切除器头清除（图28-4-3E）。待血液完全清除，可行眼内注气，利用气泡展平隆起的视网膜，并在视网膜平复后在视网膜切开处或裂孔处行视网膜光凝或眼内电凝（图28-4-3F，G），使该处视网膜色素上皮及脉络膜粘连而封闭裂孔。一般行视网膜切开处，应于颞侧血管弓外用眼内电凝施行。

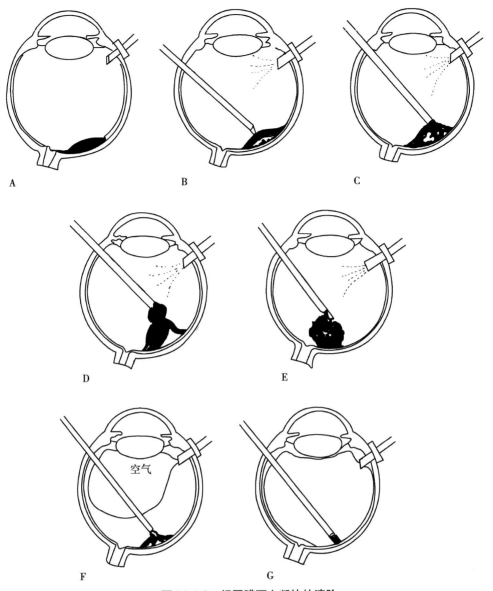

图 28-4-3 视网膜下血凝块的清除

A. 视网膜下血块隆起视网膜无裂孔；B. 在视网膜血管弓外用眼内电凝器切开视网膜；C. 抽吸血液、松动血块和视网膜及视网膜色素上皮的粘连；D. 用眼内钳通过视网膜切口夹住血块，轻轻拉出；E. 将较大的血块置于视网膜表面用玻璃体切除器头清除；F. 用气/液交换展平视网膜；G. 视网膜展平后，行眼内光凝封闭视网膜切口缘及其他处裂孔

三、外伤性单纯视网膜裂孔或视网膜脱离的玻璃体视网膜手术

由于尖锐的致伤物刺伤眼球，深达视网膜表面，可能引起视网膜的穿孔（retinal perforation），而屈光间质浑浊较轻或不浑浊，增生情况不重，裂孔周围可见视网膜水肿或视网膜浅脱离，此类情况可在裂孔周围光凝，以封闭裂孔，预防视网膜脱离。光凝后有轻度视网膜脱离者可重新贴附，而不需行玻璃体切除术、巩膜扣带术或环扎术。但须嘱伤者定期复诊，以观察病情变化。若视网膜脱离进展，裂孔未能封闭，或有玻璃体视网膜增生，应及时给予处理。单纯视网膜脱离，多发生于挫伤，由于外力使眼球变形，玻璃体对视网膜产生了牵引而使视网膜脱离，可以在伤后立即发生，亦可发生于伤后数月或数年。脱离部位多在周边，因早期未波及黄斑，故视力良好，不易及时发现。此种视网膜脱离可以有视网膜裂孔，多位于锯齿缘（ora serrata）附近，不易发现。故此种视网膜脱离，应做巩膜环扎术，将可疑的裂孔拦截在巩膜嵴之外。术后应随访，以观察其变化。

511

四、外伤性玻璃体视网膜机化条索

常见于高速细小的金属物穿通眼球壁，可以是穿孔伤或眼球贯通伤，亦可由尖细物从角膜或巩膜刺伤。前者多伴随眼内异物，异物进入眼的通道上的玻璃体开始液化，随后变性增生，此类机化条索一端附着在入口的眼球壁上，另一端则在对侧眼球壁外口处。若为刺伤，则多因异物进入玻璃体时引起玻璃体结构改变，在异物退出时，带出的玻璃体嵌顿于伤口。眼球壁的伤口多较小，亦可较大。而内眼手术在角膜缘切口处的玻璃体牵引嵌顿，则是因术中玻璃体脱出未能清理干净，或是术后伤口处玻璃体粘连所致。

其临床表现亦因伤口的位置不同而有所差异。于角膜伤口处形成玻璃体条索，则瞳孔变形，虹膜可见穿孔，晶状体多有局限浑浊。机化条索在伤口，可经过瞳孔向眼内放射状扩展（图28-4-4A）。巩膜伤口形成的机化条索，使玻璃体在伤口粘连，并呈扇形向眼内延伸，眼前段常无异常改变。急性的玻璃体条索较软，呈白色，稍透明，很易被切断或剪断。若有细胞增生，条带变厚、致密且有弹性，是视网膜撕裂和脱离的原因。随后致密的条带呈白色且坚韧，很难在玻璃体切除时被吸入玻璃体切除器头的吸孔内。若视网膜暂时未发生脱离，伤口处由于炎症反应，视网膜和脉络膜粘连，亦可不出现裂孔。若此时手术，预后较好。若条索产生牵引及收缩，则会引起外伤性增生性玻璃体视网膜病变及牵引性视网膜脱离。

手术可选择闭合式玻璃体切除术，较软的牵引条索可用玻璃体切除器头至条带最细处吸引切断，若条带坚硬，则先用玻璃体剪剪断（图28-4-4B）。然后用玻璃体切除器头从游离一端慢慢咬切至条带附着处。若条带沿视网膜表面延伸，则可用膜钩将其轻轻钩起并切除。有时在嵌顿处或视网膜伤口处，机化条索相当厚，此时亦应紧贴眼球壁剪除。因视网膜表面剩余组织收缩无牵引持续存在，则很少出现并发症。对于角膜缘的机化条索，可将玻璃体切除器头伸向前房将条带附着处切断（图28-4-4C），或先将前部玻璃体切除，慢慢向前方切除。

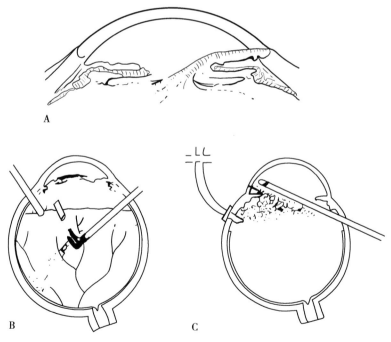

图 28-4-4 玻璃体条索切除
A. 角膜缘条索牵引；B. 剪断条索；C. 角膜缘条索切除

五、外伤性牵引性视网膜脱离的玻璃体视网膜手术

外伤性牵引性视网膜脱离（traumatic tractional retinal detachment）是眼球穿孔伤的严重并发症，临

床情况复杂,手术难度大,视网膜手术复位率较非外伤者要低。多因屈光间质浑浊,即使了解到有视网膜脱离,也无法手术,而待屈光间质清晰后,却丧失了手术时机。穿孔伤不仅可造成视网膜穿孔、异物存留、玻璃体积血,还可引起玻璃体变性、液化,成纤维细胞亦沿伤口进入玻璃体,这些因素均可使玻璃体产生机化条索或形成机化膜,久之可产生牵引性视网膜脱离(图28-4-5)。

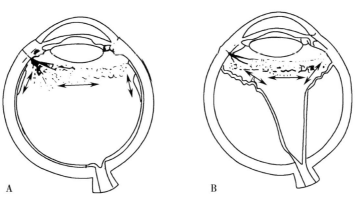

图28-4-5 牵引性视网膜脱离

A.玻璃体嵌顿处纤维沿着嵌顿处形成的玻璃体支架向内生长,牵引而致视网膜脱离;B.向后延伸的视网膜前膜收缩,使视网膜变短而产生后部视网膜脱离

巩膜穿孔伤发生在直肌附着点以前,容易发现,并发症亦少;而位于直肌附着点后的穿孔伤不易发现,并发症较多,发生牵引性视网膜脱离的可能性大。其原因主要是这类巩膜穿孔伤常伴有玻璃体积血,伤口处成纤维细胞(fibroblast)进入和增生,可发生牵引性视网膜脱离(图28-4-6)。另外,睫状体平坦部(pars plana of ciliary body)以后的伤口,可直接使脉络膜脱离或视网膜撕裂,亦可因渗出、积血而使视网膜脱离,所以,处理好后段巩膜穿孔伤,对视力恢复、减少并发症的产生非常重要。

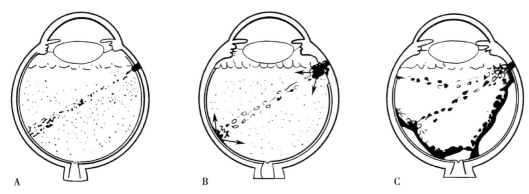

图28-4-6 外伤性牵引性视网膜脱离病理过程

A.穿孔伤引起玻璃体积血及结构改变形成支架;B.细胞由伤口附近开始增生,并沿支架组织生长;C.细胞膜收缩牵引产生牵引性视网膜脱离

1. **手术时机及适应证** 若在伤后48～72小时内手术可减轻眼内增生的危险,防止严重并发症的发展,同时玻璃体切除术后屈光间质清晰,可以进行眼底检查,遇有视网膜脱离或撕裂,可立即手术。但此时脉络膜充血较重,术中易出血。晚期,各类并发症均已产生,视功能严重受损,手术难度增加,视力恢复可能性小。故伤后5～14天手术为宜,因此时伤眼急性期已过,脉络膜急性充血基本消退,手术出血的可能性减少,同时可以进行一些术前检查,以便更好地选择适应证。术前光定位良好,视网膜电图(electroretinogram,ERG)能正常出现波形,说明视网膜功能尚存。但严重的玻璃体积血并有视网膜或脉络膜脱离时,视网膜电图常不能出现波形,超声检查可了解玻璃体浑浊的程度和视网膜脱离的情况。在选择手术适应证时应考虑到以上情况,以便正确进行手术选择和判断预后。

2. **基本手术方法** 一般选择闭合式玻璃体切除联合巩膜环扎术。

1）眼局部麻醉后置开睑器，于角膜缘环形切开球结膜，并于 3：00 时和 9：00 时处水平剪开结膜，分离结膜下组织。

2）用 0 号黑丝线牵拉 4 条直肌，并于直肌附着点后或眼球赤道部，缝置环扎硅胶带（图 28-4-7）。

3）按闭合式玻璃体切除术常规做 3 个巩膜切口，以便置放灌注头、导光纤维及玻璃体切除器头。在放置灌注针头时，应选择较长的针头，因为后巩膜裂伤常合并玻璃体大量出血和脉络膜出血，灌注针太短不易达玻璃体腔。

大量出血时看不清针头，若灌注针头未达玻璃体腔，灌注液可进入脉络膜上腔，造成脉络膜脱离，而且达不到灌注的目的。

3．玻璃体晶状体切除技术　眼外伤合并晶状体浑浊时，应在玻璃体切除术前，先施行晶状体切除术（lensectomy）将晶状体切除干净，以便术中能看清玻璃体。晶状体切除，应由中心到周边依次进行。闭合式玻璃体切除术，基底部附近的前玻璃体常不能完全切除，残存的玻璃体可增生收缩，残留混杂积血的玻璃体亦可增生，产生牵引性视网膜脱离。玻璃体积血因体位和重力关系，常沉积于眼球下方玻璃体内，手术时应注意切除此处病变玻璃体，术中可用顶压器或斜视钩在巩膜外压迫，把此处玻璃体压向中心部，以便彻底切除（图 28-4-8）。玻璃体切除的过程中，有时可见到部分或全部视网膜脱离，亦可见到玻璃体内的牵引条索和视网膜表面的机化膜，此时应用玻璃体切除器头切断条索，并一点一点地切除。有的机化条索很坚韧，在切除时对视网膜可产生牵拉且不易切断，此时可用玻璃体剪先剪断后再切除（图 28-4-9）。对视网膜表面膜，应小心地剥离后再切除。只有将牵引条索和膜除去后，视网膜才能有复位的希望，并可减少视网膜脱离的复发率。

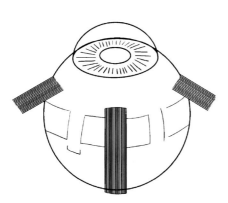

图 28-4-7　巩膜环扎带

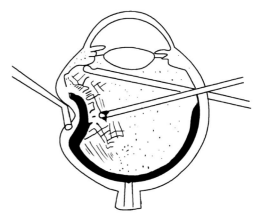

图 28-4-8　眼球下部玻璃体积血浑浊的处理

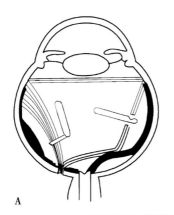

A

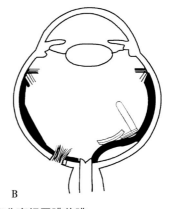

B

图 28-4-9　剪断机化条索分离视网膜前膜

A. 剪断机化条索；B. 分离视网膜前膜

4．排除视网膜下液体及裂孔封闭　玻璃体切除后，屈光间质清晰时，应仔细查找裂孔，若发现裂孔，应用水下透热器或从巩膜外冷凝行封闭。有时视网膜下液体很多，应先放液再行裂孔封闭。排除视网膜下液体,可用笛针从裂孔处慢慢将视网膜下液体抽出(图 28-4-10),亦可行巩膜切口排除液体。同时做气体注射,即气/液交换术,借用气体膨胀作用,排除视网膜下液,使视网膜复位。

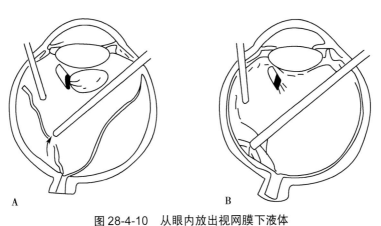

图 28-4-10 从眼内放出视网膜下液体
A. 用笛针从裂孔处慢慢将视网膜下液体抽出;B. 视网膜下液已排净

5. 预防性巩膜环扎术 有可能减少不易发现的周边视网膜裂孔在术后引起视网膜脱离或残留的玻璃体术后增生引起视网膜脱离,目前已较少使用。

六、外伤性视网膜嵌塞的玻璃体视网膜手术

外伤性视网膜嵌塞(traumatic retinal incarceration)多见于眼球贯通伤,常伴有严重的眼球前后部撕裂及严重的玻璃体积血,预后不良。根据嵌塞部位可分为 3 级。Ⅰ类:后部嵌塞,即从后极至涡静脉壶腹部,Ia 为黄斑部 2PD 以内,Ib 为黄斑部 2PD 以外;Ⅱ类:赤道部嵌塞,即从涡静脉壶腹部至锯齿缘;Ⅲ类:前部嵌塞,即锯齿缘以前。大多数眼球贯通伤所引起的视网膜嵌塞,多因纤维增生而产生牵引性视网膜脱离,一般手术难以复位,经平坦部玻璃体切除术治疗可使伤员视网膜复位或视功能有所提高。

手术方法:可先行巩膜伤口的缝合,待巩膜伤口修复愈合后再手术。伤后 7～14 天为玻璃体切除术的最佳时间,术中应尽量切除嵌塞部位的所有玻璃体,同时除去视网膜前膜、后膜及后部玻璃体。对赤道部到锯齿缘部位的嵌塞,除行玻璃体切除外,应联合巩膜外放射状或环状垫压或环扎,即可以松解增生条索对视网膜的牵引。严重者仅靠玻璃体切除和环扎是不能解除牵引的,故应行松解性视网膜切开术,即在嵌塞边缘之后方或周围行松解性视网膜切开。在切开视网膜前,先在嵌顿周围用水下电凝器做两排电凝,或用激光做两排光凝,以便在切开视网膜时不出血。然后用眼内剪或玻切头在透热点中间做视网膜环形切开,以解除嵌顿处对视网膜的牵引力。视网膜切开时既要使嵌塞的视网膜完全松解,又要使视网膜的损伤减少到最低程度。需大面积视网膜切开时,切开的视网膜边缘可用钛钉固定后,再行眼内光凝或电凝,最后眼内注入气体或硅油充填。

七、眼内异物伤的玻璃体视网膜手术

对合并玻璃体积血、浑浊或伴有创伤性白内障或角膜浑浊,而影像检查提示存在眼内异物(intraocular foreign body)的患者,可采取玻璃体切除术联合眼内异物摘出术。若同时伴有创伤性白内障,则术中先将浑浊的晶状体切除。若伴有角膜白斑影响手术时,则采用临时人工角膜(temporary keratoprosthesis)的方法进行手术。特别注意异物所在部位的浑浊的玻璃体或陈旧性积血,都要尽可能切除干净,以便暴露异物。异物游离后再行摘除。非磁性异物可用异物钳夹出;磁性异物一般用接力磁棒将其吸出,也可用异物钳夹出。位于玻璃体内或视网膜表面的异物,游离后可直接吸出或夹出。部分或全部嵌在视网膜内的异物,则先在异物周围进行光凝。再用穿刺刀等器械小心将异物自其附着处剥离,然后吸出或夹出。若异物较大,又为无晶状体眼时,则夹持异物,送至前房,再自角膜缘切口摘出。若异物刺入巩膜或被大量机化组织牢固固定于眼球壁,则可采取后径(外路)摘出法摘出。睫状

体异物亦可采用后径摘出法摘出。

详细方法参见"第四十六章 眼内异物摘出"

第五节 外伤性增生性玻璃体视网膜病变的手术治疗

【概述】 增生性玻璃体视网膜病变(proliferative vitreoretinopathy,PVR)是一些眼底疾病、眼外伤及某些眼内手术的并发症,常见于眼外伤、孔源性视网膜脱离、糖尿病性视网膜病变及视网膜静脉阻塞等。由眼外伤引起的 PVR 称外伤性增生性视网膜病变(traumatic proliferative vitreoretinopathy)。PVR在孔源性视网膜脱离的发生率为 5%～10%,巨大裂孔者为 50%,裂孔大于 3PD 者为 24%,明显玻璃体积血者则为 30%。眼球穿孔伤常致牵引性视网膜脱离。PVR 由细胞膜的形成和胶原收缩所引起牵引性视网膜脱离,最后可发展成视网膜全脱离,以致眼球萎缩。严重眼球穿孔伤,因眼内 PVR 引起牵引性视网膜脱离至眼球萎缩而失明者为 42%～70%。

1. PVR 的分级

A 级:玻璃体雾朦,玻璃体色素团块,下方视网膜表面色素簇集。

B 级:视网膜内表层皱褶,视网膜僵硬,血管扭曲,视网膜裂孔卷边或边缘不规则,玻璃体活动度降低。

C 级:CP1～12 位于赤道后:限局、弥漫或环形全厚皱襞,视网膜下条索。CA1～12 位于赤道前:限局、弥漫或环形全厚皱襞,视网膜下条索,前移位,浓缩的玻璃体伴有条索。

2. 手术的原则 凡属于 A 级与 B 级的 PVR,通常采用常规视网膜脱离手术,而 C 级的 PVR 需行玻璃体手术。手术的原则是封闭裂孔,解除牵引,减少复发因素。其具体手术步骤为麻醉后沿角膜缘环形结膜切开,并于 3:00 时和 9:00 时处水平剪开结膜,分离眼球筋膜,做 4 个直肌的牵引线,常规距角膜缘 3.5～4.0mm 处做巩膜三切口,并在角膜缘缝置金属环以便手术中置放角膜接触镜。

【手术操作要点】

1. 预置巩膜环扎带 玻璃体切除术的趋势是较少联合巩膜环扎术。环扎带的作用是机械性地固定玻璃体基底部的视网膜和封闭顶压该处可能存在的裂孔,减少或预防未能切净的横过玻璃体腔的膜和在赤道后有环形的牵引或赤道后有广泛的视网膜前膜的牵引。环扎带在每个象限做 2 根褥式缝线,环扎带前缘为直肌附着点之后。缝线跨度较环扎带宽度多出 2～3mm,可获得中等高度的巩膜嵴。若不行玻璃体切除,可在预置环扎带后行裂孔或可疑裂孔处冷凝或巩膜透热并行巩膜外放出视网膜下液体,结扎巩膜缝线。若要行眼内联合手术,则在眼内手术完毕,再缩紧环扎带(图 28-5-1)。

2. 玻璃体切除 尽量将玻璃体全部切除,一般先切除中央部分的玻璃体,并由前到后从玻璃体前表面及玻璃体腔的膜切至与视网膜粘连处。当后部皮质切除干净后,周边可留下残余的玻璃体称为"玻璃体裙"(图 28-5-2)。切除周边部、基底部玻璃体时,应将该处巩膜压向眼球中心部,在直视下尽量将一些成形的玻璃体切除干净。

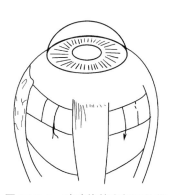

图 28-5-1 玻璃体基底部环扎带

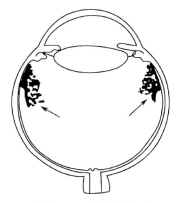

图 28-5-2 "玻璃体裙"

3. 视网膜膜的处理

（1）视网膜前膜的剥离法：玻璃体视网膜粘连处细胞可沿玻璃体后表面增生，此为前膜形成。视网膜前膜的处理是后部玻璃体切除的本质部分。对于粘连松弛的前膜可行膜剥离，但要求不损伤视网膜内界膜，不发生裂孔和出血。若把膜轻轻提起，在膜与视网膜之间可见白色纤维被拉起，则为表面前膜和内界膜粘连，分离时要特别小心，剥离膜时一般应由后向前剥离，因后极部视网膜较厚，但在黄斑部及赤道部视网膜变薄易撕裂，故要特别小心。若膜和视网膜紧密粘连，则应停止分离。分离前膜的有下列几种方法。

1）视网膜钩剥离法（图 28-5-3）：小钩要求短而钝，若无此钩，可用一次性球后注射针头，将尖端弯成 90° 即可。将小钩从膜边缘插入，或用微型玻璃体视网膜刀（micro vitreoretinal blades, MVR）在膜上造成裂缝，再将小钩从缝中插入到膜和视网膜之间，将膜向上提起，使之从视网膜表面分离。

2）眼内镊剥离法（图 28-5-4）：膜镊可分为直镊和弯镊。在膜的一边分离或翘起后，用膜镊夹住膜的边缘，慢慢进行分离，注意尽量避免撕破膜下的视网膜。

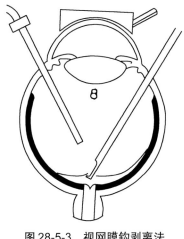

图 28-5-3　视网膜钩剥离法

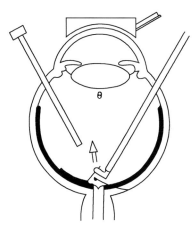

图 28-5-4　眼内钳剥离法

（2）前膜剪碎法（图 28-5-5）：常用于 PVR 病例，其作用是松解对视网膜切线牵引，消除视网膜固定皱褶。适用于粘连牢固的桥状视网膜前膜，采用直角剪将其一叶插入膜下，把前膜剪成多个碎片，然后再逐个剥离。

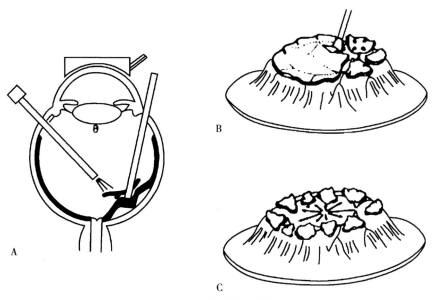

图 28-5-5　视网膜前膜剪碎法

A. 用直角剪将其一叶插入膜下；B、C. 把前膜剪成多个碎片

（3）前膜层间分离法（图 28-5-6）：此法要用与视网膜平行的剪，剪两叶合并时进入膜与视网膜之间，然后再分开，这样使膜与视网膜分开，并可完整去除前膜。在剥前膜时，视网膜可能飘动而增加膜剥离困难，且不安全，可应用全氟化碳液体，压平并稳定后部视网膜，再进行剥膜。

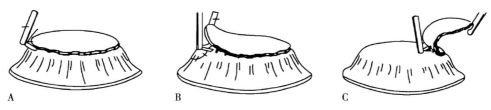

A　　　　　　　　　　B　　　　　　　　　　C

图 28-5-6　视网膜前膜层间分离法

A. 用剪从膜层间剪开；B. 用剪从膜层间分离；C. 用玻璃体切除器头切除剥离的膜

（4）玻切头切膜术：当视网膜前膜与视网膜之间有间隙时，可将玻切头切口正对前膜进行切除或切断，可形容为"E"字切除，E 字的中间一横相当于前膜，E 字的其余部分相当于玻切口，此切法在 23G 及更细规格的玻切头更为实用（图 28-5-7）。

（5）视网膜后膜的剥离（图 28-5-8）：难度较大，若后膜仅限于裂孔附近可将直角的玻璃体剪通过视网膜裂孔进入到视网膜下，把增生膜剪除或取出。若膜不在裂孔附近，可切开视网膜进入视网膜下，将后膜剪断。若为广泛的视网膜后膜，则需做 90°范围以上的视网膜切开，暴露视网膜后间隙，然后去除后膜。切开前可行眼内电凝以减少出血，切开的视网膜处应行光凝，再行硅油填充。若视网膜前及视网膜下均有膜，可先行前膜的分离剪碎，然后再行视网膜下膜的取出。

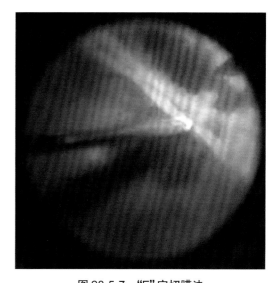

图 28-5-7　"E"字切膜法

玻切头切口前唇伸至前膜与视网膜之间，切口正对前膜进行切除

（6）前部周边 PVR 的处理：周边的视网膜前膜可以是局限的，并可产生一个孤立的皱褶，也可是广泛的，呈环形，引起经线的牵引，使周边视网膜被拉向前。增生膜亦可跨越锯齿缘，与玻璃体基底部粘连，或到达睫状突及虹膜后表面，甚至到达瞳孔缘。在膜切除前应先切除晶状体，并用斜视钩在巩膜外进行顶压，在视野清晰的情况下彻底清除基底部及周边玻璃体，以便能清楚地观察到增生的情况。然后用玻璃体切除头或玻璃体剪剪开或剪断增生膜，待牵拉松解后再用玻璃体切除器切除之（图 28-5-9）。若膜

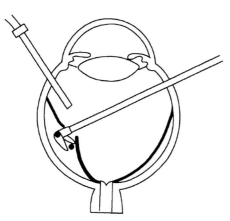

图 28-5-8　视网膜后膜的剥离剪除

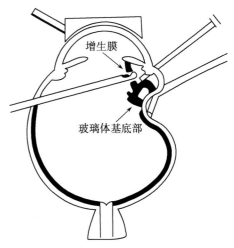

图 28-5-9　前段 PVR 切除法

粘连牢固，又发生了明显的视网膜皱褶，则应从皱褶之间将膜用玻切头切断或用眼内剪剪碎再行切除（图28-5-10）。有时在穿孔性外伤后前部产生严重的PVR，使周边视网膜浑浊、增厚、僵硬，膜和增生条索粘连十分紧密，用一般方法无法除去前膜以松解视网膜的牵拉，此时应行视网膜切除。切除的范围应达到视网膜光滑处。在切除视网膜前应先行切除边缘视网膜，光凝或水下透热，切除后行眼内硅油或长效气体填充。

若眼内前后部及视网膜前后广泛增生，应先处理前段增生，后处理后段增生。

4. 视网膜切开和切除　视网膜切开是为了达到视网膜下腔或松解巨大的周边牵引，前者仅在视网膜切一个小孔，后者则可能是一个大的或360°的切口。视网膜切除是指局限性切除视网膜僵硬的边缘或清除周边纤维化的视网膜，是使PVR引起的复杂性视网膜脱离复位最后采用的一种手段。

（1）适应证：

1）排除视网膜下液和积血。

2）摘出视网膜下或嵌顿于视网膜内的异物。

3）外伤性视网膜嵌顿导致视网膜缩短。

4）广泛视网膜下增生膜及条索，呈典型"晾衣杆"和"餐巾环"样改变，而其他手术无法使其复位者。

5）眼球穿孔伤，累及玻璃体基底部，周边视网膜增厚、膜增生等引起视网膜皱缩而产生漏斗状脱离。

6）视网膜下肿瘤的活检、切除或取出寄生虫。

（2）手术要点：视网膜切开及切除前应在彻底清除前膜后，视网膜仍不能复位才考虑行此手术。

1）眼内排液应选择眼球上半部180°以内，距视盘至少1.5PD。

2）在切口两侧做两排电凝，并在两排电凝之间用电凝针穿破视网膜；若需一个较大的视网膜切开，可应用玻璃体剪在两排电凝之间剪开视网膜。但要避开血管，掌握深度，勿损伤脉络膜。切开部位要远离黄斑部，一般选择鼻上或鼻下象限。若需翻转视网膜去除视网膜下增生时，术毕可应用全氟化碳液，把翻转的视网膜推回原位。

3）视网膜切除通常用玻璃体切除器头切除，若切除困难时，可用玻璃体剪剪除。

4）手术切口两侧可行3排眼内激光光凝。

5）术后眼内填充，采取合适体位，促使视网膜贴覆于脉络膜上。

5. 气／液交换及眼内放液　若有视网膜裂孔，可将笛针进入裂孔边缘，将视网膜下液吸出，亦可用玻璃体切除器头吸出（效率更高）。若无裂孔，可用水下透热针将视网膜切开后行气／液交换。使眼内充满气体，将视网膜下液排净。

6. 其他操作

（1）视网膜裂孔用光凝、冷凝或电凝将其边缘固定并使其和色素上皮、脉络膜粘连。

（2）眼内注入长效气体C_3F_8、SF_6或硅油，此时应用长效气体／空气交换，或硅油／空气交换。术后采取有效体位，使气体或硅油顶压裂孔和视网膜。

7. 药物在防治PVR时的应用　利用现在玻璃体视网膜手术，可使大多数PVR患者得以治疗成功，但仍有少病例因视网膜表面的细胞再次增生、收缩而致手术失败。药物防治PVR在配合手术治疗，提高手术成功率上有一定意义。药物防治主要是利用药物在不同环节抑制PVR形成。可应用于临床的药物如下。

（1）糖皮质激素（glucocorticoid）：主要为抑制细胞增生，干扰增生细胞有丝分裂，阻止细胞演变为

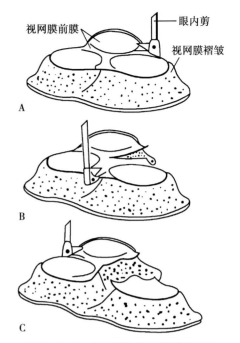

图28-5-10　视网膜皱褶间的膜剪开法
A. 剪开前；B. 已剪开三分之一；C. 已剪开三分之二

结缔组织。低浓度时促进增生，高浓度时抑制增生，玻璃体切除术后大量短期使用糖皮质激素对早期 PVR 有效，对晚期 PVR 无效。以玻切术中和术后使曲安奈得（triamcinolone acetonide，TA）较为有效，非硅油填充眼可在玻切手术结束时注入 TA2～4mg；硅油填充时只能注入微量（0.02～0.05m），因 TA 在硅油填充眼内吸收较慢，注入多了会引起激素性青光眼。

（2）其他药物：其他抑制增生药物目前尚未真正用于临床。主要研究药物有：

1）肝素（heparin）：可减少玻璃体切除术后纤维生成，玻璃体切除灌注液中加入肝素 5～10IU/ml 可明显减少渗出，但出血增加。

2）组织纤溶酶原激活物（tissue plasminogen activator，t-PA）可通过激活纤维蛋白溶酶原来溶解所形成的纤维，在玻璃体切除早期，眼内注入 t-PA 后，可溶解形成的纤维素，提高视网膜脱离手术的成功率。

3）5- 氟尿嘧啶（5-fluorouracil，5-Fu）可以间接抑制 DNA 合成，干扰 DNA 合成作用于分裂期细胞最为明显，对增生迅速的成纤维细胞作用强，而对正常组织毒性低。临床一次性应用 5-Fu10mg 结膜下、玻璃体内注射，提高了视网膜脱离的复位率。

4）阿司匹林可抑制 PVR 中细胞增生。

5）吲哚美辛（indometacin）与 5- 氟尿嘧啶（*fluorouracil*（5-FU））联合局部使用，可增强 5-Fu 抑制 PVR 的效果。

6）秋水仙碱（colchicine）、道诺霉素（daunomycin）、高山尖杉酯碱（homoharringtonine）对 PVR 也有较好疗效。

第六节 外伤性眼内炎的玻璃体手术

玻璃体手术治疗眼内炎的优点是 ①可以得到适量的玻璃体以供微生物培养，以明确诊断；②减少眼内致病微生物的数量及减少赖以繁殖的玻璃体培养基；③除去了感染的玻璃体，代之以黏度低的液体，使抗生素容易通过血液 - 玻璃体屏障，并增强了抗生素在玻璃体的浓度及其在眼内的弥散渗透；④清除眼内炎症坏死组织、微生物及炎症毒性产物，防止炎性膜形成，以减少玻璃体视网膜瘢痕形成及牵引，使屈光间质清晰；⑤硅油填充后不利致病微生物生存和毒性产物在眼内的扩散，多数情况下可使眼内炎迅速得到控制。

一、适应证及手术时机

（1）眼内炎合并前房积脓及结膜水肿，在 6～12 小时内全身或局部用抗生素，症状仍恶化者。

（2）玻璃体出现脓肿，需清除含有病原微生物及其毒性代谢产物。

（3）B 超及 ERG 提示毒素累及视网膜，并有导致视网膜脱离的玻璃体条索牵引者。

（4）眼内液培养阳性或临床确诊为眼内炎，疑为真菌性眼内炎。

对急性或亚急性眼内炎，一旦确诊，应在 24 小时内进行玻璃体切除术。疑为真菌性眼内炎，或玻璃体广泛液化及脓肿形成者，应尽快进行玻璃体切除术。对慢性眼内炎，可择期行玻璃体切除术。

二、手术要点

切除前先在炎症严重区抽取玻璃体做培养、药敏及涂片。

（1）切口：常规行巩膜三切口，并置角膜接触镜。

（2）晶状体切除：晶状体浑浊或已有外伤性白内障者，需先行晶状体切除，但勿伤及虹膜，此时虹膜脆弱，易破碎并撕裂。

（3）玻璃体切除：先切除前段玻璃体再切除后段玻璃体。切除时应在导光纤维照明下进行，并在眼内核心部位切除，玻璃体切除器头可向前后、左右摆动，使其容易吸进玻璃体及脓液，以利于切除。切除时距视网膜数毫米,因眼内炎的视网膜已很脆弱,甚至已坏死溶解,手术骚扰后,极易产生裂孔。

(4)硅油填充:当炎症侵及视网膜,有视网膜坏死或溶解现象时建议行硅油填充,大多数可迅速控制炎症。在视网膜坏死尚局限于赤道部以前,而后部视网膜尚受累较轻时行玻切联合硅油填充效果最好。

(5)巩膜环扎:目前趋向于较少使用巩膜环扎。需要时可根据情况使用。可在玻璃体切除前于赤道部预置环扎带,玻璃体切除手术完毕后再收紧环扎带。

(6)玻璃体腔用药:近年来眼内或结膜下注射氨基糖苷类抗生素(如庆大霉素(gentamicin)、妥布霉素(tobramycin))易致视网膜毒性的问题已引起重视,所以普通玻璃体切除手术及其他眼内灌注液中已不再加这类抗生素。在眼内炎玻切灌注液中加入时也要在品种、剂量等方面严加注意。

玻璃体切除术时灌注液中建议的药物浓度为:克林霉素(clindamycin)90μg/ml,阿米卡星(amikacin)10μg/ml,妥布霉素10μg/ml,庆大霉素8μg/ml,头孢噻甲羧肟(ceftazidime pentahydrate)40μg/ml,万古霉素(vancomycin)20μg/ml,两性霉素B(amphotericin B)0.5μg/ml,地塞米松(dexamethasone)200μg/ml。

如为混合感染,可在灌注液中加入庆大霉素8μg/ml及克林霉素90μg/ml。

也可玻璃体注入广谱或细菌敏感的抗生素。注射时将巩膜切口缝合结扎,用4号半针头于平坦部注入。玻璃体腔内注射抗生素种类及剂量参见"外伤性眼内炎"章节。

第七节 眼外伤玻璃体手术中的一些特殊操作技术

一、脉络膜切开技术

脉络膜裂伤(*choroidal* rupture)、广泛脉络膜上腔出血(extensive suprachoroidal hemorrhage)[暴发性脉络膜出血(expulsive subchoroidal hemorrhage)]及脉络膜短缩是处理重症眼外伤中十分棘手的问题,尤其是脉络膜短缩或睫状体-脉络膜脱离(*detachment of ciliary body* and *choroid*),甚至广泛虹膜根部离断(*extensive iridodialysis*),伴随睫状体脉络膜脱离,处理起来相当困难。脉络膜富含色素及血管,离断后如"地毯样"游离于玻璃体腔中,边缘向巩膜侧卷曲,如不进行松解性切开,术中或术后则无法使其复位,往往会发生全氟化碳液或硅油进入脉络膜上腔的情况。

(1)松解性脉络膜切开:局限性或小于90°的脉络膜或睫状体裂伤,做平行于睫状体的脉络膜切开即可。注意应用电凝针代替切开刀或玻璃体剪刀,电凝量应较视网膜切开时大1倍。因脉络膜组织较厚,要反复电凝,防止出血。

(2)广泛脉络膜切开:常应用于广泛脉络膜短缩、卷曲、无法复位时,其方法是做垂直于睫状体的脉络膜切开,有时要行"Y"形切开,远端达后极部视盘附近,脉络膜复位后常呈"V"字形缺损,

(3)多余的视网膜尽量保留:脉络膜短缩切开复位后,视网膜相对富余,术中应用全氟化碳液将视网膜平整复位,在脉络膜复位的边缘行3~4排激光光凝,眼内填充硅油。

二、"防火道"式隔离技术

在开放性眼外伤中,巩膜伤口附近眼内瘢痕的处理是玻璃体手术成功的关键。张卯年等提出在术中切除巩膜伤口周围部分视网膜,制造一个人为的"防火道"式隔断可防止术后瘢痕对视网膜的牵引,防止术后视网膜脱离的发生(图28-7-1)。方法为:

(1)对坚硬的巩膜或脉络膜瘢痕可不予处理,也不可能切除,处理的重点是将瘢痕周围的玻璃体或牵拉条索切除干净。

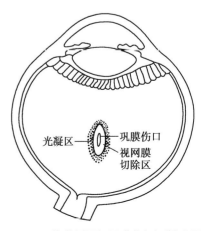

图28-7-1 伤道周围视网膜"防火道"式隔断

（2）瘢痕和视网膜附着处应做宽2.0mm左右的"防火道"式视网膜切除，必要时将"防火道"内的视网膜色素上皮剥除。

（3）瘢痕牵引松解，视网膜切开的范围要足够大。

（4）切开的视网膜边缘行激光光凝3～4排。

（5）术毕眼内注入膨胀性气体或硅油。

三、视网膜扭曲处理技术

1. 视网膜扭曲的形态　视网膜扭曲呈"花茎样"，在开放性眼外伤中并不罕见，处理十分困难，常见的视网膜扭曲可分为3种形态：①扇形；②火炬形；③葫芦形。

2. 处理操作步骤　①清除视网膜下积血，以保证术中视野清晰；②360°剥除视网膜下膜，尤其是葫芦形扭曲，应将环形的"裤腰带"式的视网膜下膜彻底剥除；③由近锯齿缘处开始，行180°视网膜切开。在视网膜僵硬或水肿时，应保留一处先不切开，做撑口袋状，以免重水注入视网膜前时扭曲的花茎坍塌，使视网膜皱缩成团，无法打开；④从视盘表面开始彻底剥除视网膜前膜，恢复视网膜的活动性；⑤视网膜前注入重水，使视网膜呈喇叭花状，再次剥除重水平面上方的视网膜前膜；⑥切开另外180°视网膜，（这时视网膜已360°切开）并再次注入重水，使花茎样或喇叭花样视网膜展平，用带硅胶头的笛针整复切开的视网膜边缘，使其尽可能平整；⑦视网膜切开的边缘行360°激光光凝；⑧眼内注入硅油或膨胀性气体。

第八节　玻璃体手术的并发症

一、术中并发症

（一）眼内出血

1. 原因　眼内器械直接损伤视网膜或葡萄膜组织；剥膜操作时牵引视网膜血管或损伤脉络膜血管；分离纤维血管膜时致新生血管破裂；巩膜切口位于原手术瘢痕处，损伤该处的肉芽组织或纤维血管膜；罕见的脉络膜上腔出血。

2. 预防　有出血倾向者术前或术中全身应用止血剂，控制血压和血糖；巩膜切口位置尽量避开原切口或贯通伤部位；术中保持眼压稳定和术野清晰，确保直视下轻巧、审慎操作。视网膜切开时对可能出血处（特别是可见的血管）充分电凝。用笛形针在视网膜裂孔内进行放液时应避免用力接触脉络膜。切除或分离血管性视网膜前膜时应暂时升高灌注压，数分钟后再将灌注压恢复正常。

3. 处理　迅速暂时升高眼压，可有效控制出血。少量的出血往往迅速凝聚，可用笛形针反流液体将其冲散和吸出；出血块较大时可用切除器切吸去除，也可用笛针吸出或笛镊夹出；尽量避免视网膜周围大的血块形成；出血控制不稳定时可同时全身应用注射用凝血酶（hemocoagulase）；出血暂停后立即查找出血源，并进行电凝处理；较大血管的出血可用玻切头顶压局部进行止血。出血止住后恢复眼压至正常以防角膜水肿或视神经损伤。驱逐性脉络膜上腔出血时应立即暂时闭合所有巩膜切口，升高灌注压，以制止继续大量出血；术后2周左右出血停止后根据眼内情况进行后部巩膜切开术或联合玻璃体手术，放出脉络膜上腔积血。

（二）医源性视网膜裂孔

1. 原因　眼内器械意外损伤视网膜，可伴少量出血发生；剥离粘连紧密的视网膜前膜时牵引形成医源性视网膜裂孔（iatrogenic retinal tear），多见于视网膜血管性病变造成的牵引性脱离或长期视网膜脱离造成视网膜变薄萎缩者；器械出入巩膜切口时牵引玻璃体基底部造成周边部视网膜裂孔；玻璃体切除器刀头贴近视网膜操作时意外切除视网膜。

2. 预防　确保术野清晰，操作轻巧准确；器械进入眼内时方向准确，避免强行穿过未切开的前皮质；切除头贴近视网膜时切除时应采用高切速，低吸引方式进行切除；先切除周边部玻璃体，以利用后部未松解的视网膜张力来减少周边部视网膜的动度；剥离视网膜前膜时用力适度，随时通过调整用力方向来避免视网膜受牵引破裂。

3．处理 暂停操作，有出血时通过升高灌注压止血，需要时可电凝视网膜出血点；牢记所有裂孔，或用眼内电凝标记视网膜小裂孔以防视网膜复位后因看不清而遗漏。处理方法同一般裂孔。

（三）灌注液进入视网膜下腔

1．原因 前部 PVR 致周边部视网膜前移位；合并睫状体脉络膜脱离；灌注头过短；术中眼压过低、眼球变形或视网膜动度过大；或固定缝线欠牢，致灌注头滑脱入视网膜下腔形成灌注迷流（infusion misdirection）。

2．预防 术前详细确认周边部视网膜及脉络膜脱离情况，选择合适长度的灌注头；眼贯通伤后睫状体附近严重机化者选用 6mm 长灌注头；避开视网膜前移位明显的方位，脉络膜脱离严重时先放出适量的脉络膜上腔液体再插入灌注头；屈光间质透明者先通过瞳孔区观察确认灌注头进入眼内之后再开始灌注；术中保持灌注头位置稳定，无晶状体时使灌注头适当朝向瞳孔区；处理视网膜前膜时避免向瞳孔区方向过度牵拉周边部视网膜。

3．处理 暂时关闭灌注，查看灌注头前端视网膜情况，睫状体上皮或其他组织覆盖灌注头时，一手持灌注头末端，另手从上方巩膜切口入 MVR 刀小心分离或刺开灌注头前端的膜组织，重新暴露灌注头；灌注头前端为视网膜覆盖时，若同时伴睫状体上皮脱离，则可试用光导纤维头向后轻压该部位视网膜，进而协助暴露并固定对应灌注头的睫状体上皮，使灌注头穿破睫状体上皮进入眼内；若视网膜严重前移位，则可利用光导纤维头向后钝性分离灌注头前端的视网膜，使灌注头从该部位视网膜穿孔中退出；上述方法无效时，则将另一灌注针暂时从上方巩膜切口进入眼内保持眼压，退出原灌注头，以 MVR 刀再次穿刺原巩膜切口，确认无膜组织阻挡后再重新安置灌注头。

（四）晶状体损伤

1．原因 主要为眼内器械直接损伤，多发生于处理玻璃体基底部或巨大视网膜裂孔后唇卷边时。

2．预防 欲保留晶状体时巩膜切口位置不宜靠前；术中调整好显微镜焦点以看清晶状体后囊；术中稳持器械操作；切除对侧基底部玻璃体时应用巩膜压迫法充分暴露基底部，从而避免切除刀过度前伸；切除同侧基底部时，则应注意光导纤维与晶状体的位置关系，必要时应用后映照法代替直接照明法。

3．处理 判断晶状体损伤的程度及其对手术的影响，轻者仅后囊下局限条块状浑浊，年轻患者可保守处理。影响液体、气体交换时采用"重水"注入法压平视网膜，可避免液体、气体交换时后囊出现斑驳状反光干扰观察眼底，否则需术中切除晶状体。

（五）脉络膜脱离

1．原因 灌注液进入脉络膜上腔；罕见的脉络膜上腔出血。

2．预防 术前控制眼压、血压；使用适当长度的灌注头，确保灌注头稳定位于眼内；避免术中眼压过低或明显波动。

3．处理 暂时关闭灌注，同时用另一灌注针从上方巩膜切口维持眼内灌注，然后退出原灌注头，以 MVR 刀再次穿刺该巩膜切口，并使脉络膜上腔的液体从该切口流出，脉络膜脱离消除后重新安置灌注头；脉络膜上腔出血的处理时见相关章节。

二、术后并发症

（一）角膜浑浊或上皮愈合不良

1．原因 术中角膜过度变形、刮除上皮过深或刮除角膜缘上皮损伤干细胞（stem cells）；角膜内皮机械性损伤；术后眼压高。

2．预防 术中保持眼压平稳，避免角膜过度变形及器械损伤角膜；上皮水肿时用干棉棒轻轻碾压上皮或局部点滴高浓度葡萄糖液，仅在角膜上皮已松动时方可予以刮除，糖尿病患者尽量不刮除上皮；

术后防止眼压升高。

3．处理　控制眼压正常，应用多种维生素及角膜上皮保护剂或表皮生长因子等，避免任何再次对角膜的损害。戴角膜接触镜（corneal contact lens）。

（二）白内障

1．原因　术中器械碰伤晶状体；术后眼内气体或硅油长期接触；也可能与晶状体长期失去了正常玻璃体的支持和营养有关。晶状体浑浊以后囊和后皮质为主，气体造成者出现于术后近期，大多为可逆性；硅油引起者多见于术后数月至一年左右。

2．预防　术中勿使器械前端或体部接触晶状体；或术中暂时保留玻璃体前皮质以保护晶状体后囊受器械的直接接触；眼内气体填充时勿发生术后眼压高并保持俯卧体位；眼内硅油填充术后保持俯卧位并适时取出硅油。

3．处理　晶状体浑浊轻者保守处理，控制眼压和炎症；视网膜复位稳定者早日取出硅油，晶状体浑浊明显者择时在硅油取出术之前或同时行白内障摘除手术。

（三）高眼压

1．原因　术后近期发生者可见于：长期视网膜脱离，视网膜复位后房水生成与排出的平衡尚未建立；患眼原有前房角闭塞或小梁网阻塞的病变；眼内气体或硅油注入量过多；术后脉络膜睫状体脱离致睫状环扭转继发前房角闭塞；硅油进入前房内；长期玻璃体积血的变性红细胞术后堵塞前房角（血影细胞性青光眼（ghost cell glaucoma））。术后晚期发生者可见于：糖尿病视网膜病变等严重视网膜血管性疾患玻璃体切除术后特别是晶状体切除术后，眼内新生血管因子进入前房，发生虹膜和前房角新生血管（新生血管性青光眼，neovascular glaucoma）；硅油乳化继发开角型青光眼。

2．预防　术毕眼压维持于正常水平，膨胀气体的使用勿超过规定的浓度，硅油注入应满而不过量；无晶状体眼注入硅油应在6：00方位作周边虹膜切除术（peripheral iridectomy）；长期玻璃体积血者应充分清除积血；糖尿病患者尽量术中充分光凝治疗无灌注区；术后应用降眼压药物、糖皮质激素及消炎药物。糖尿病患者尽量保留晶状体或其囊。

3．处理　积极进行药物降压；眼内气体或硅油量过多时可考虑手术取出少量；睫状体脉络膜脱离时可手术放出脉络膜上腔液体；虹膜周边切口闭合时可应用Nd：YAG激光或手术切开，术后严格俯卧位；血影细胞引起者可考虑玻璃体腔灌洗术；术后眼压居高不下时则应根据具体情况考虑行少量硅油取出、硅油取出术、睫状体光凝或冷冻降压术等。

（四）眼内出血

1．原因　术中未彻底止血致术后再次出血；糖尿病视网膜病变的新生血管于术后自发出血；术后剧烈呕吐或活动致新生血管出血。

2．预防　术中充分彻底止血；术后避免剧烈全身活动或眼压波动；有出血倾向者术后近期应用止血药物；糖尿病视网膜病变者术中或术后早日光凝。

3．处理　积极应用止血药物治疗，控制眼压；出血量多时避免平卧位；稳定数日出血仍不吸收时，眼内气体填充者可行气体／液体交换术置换出眼内血性液体；出血量大、视力严重下降者可行B型超声波检查了解视网膜复位情况，若伴视网膜脱离则再次行玻璃体视网膜手术。

（五）视网膜脱离

1．原因　术前无视网膜脱离，术中操作造成玻璃体牵引周边部视网膜，形成裂孔，例如特发性黄斑孔玻璃体手术中可发生周边部小裂孔，感染性眼内炎玻璃体手术中可发生周边部较大的裂孔，导致术后视网膜脱离。此时裂孔常见于上方巩膜切口方位及下方6：00方位的周边部，多与器械反复进入眼内或玻切头牵引玻璃体有关。

2．预防　术前屈光间质透明者详查周边部眼底以发现可能存在的视网膜病变；术中使用锋利的MVR刀，器械进出眼内时应动作轻巧，避免反复进出；切除器刀应锋利，高切速、低吸引；术毕复查周边部视网膜，对可疑病变及时光凝或冷冻处理。

3．处理　散瞳查眼底，了解视网膜脱离全貌及裂孔情况，按照孔源性视网膜脱离的治疗原则进行手术。

（六）感染性眼内炎

1．原因　手术过程中污染造成病原菌进入眼内。常见有污染环节有：术前未充分预防性应用抗生素眼药，洗眼不充分，术中器械、灌注液及手术室环境有污染等。发生率约为 0.2%，临床表现可与其他感染性眼内炎（infectious endophthalmitis）类似。

2．预防　严格执行手术科室各项消毒和抗感染措施，严格无菌操作，术后近期应用广谱抗生素。术后加强眼部检查，及时发现感染迹象并尽早处理。

3．处理　积极局部及全身应用抗生素，玻璃体内炎症明显时行玻璃体注药及玻璃体液微生物培养和药敏试验，根据病情变化和药敏试验结果及时调整用药；感染后视力严重下降或经积极抗感染药物治疗病情不见好转或恶化时，应考虑再次玻璃体手术或联合硅油填充术。适时的硅油填充对治疗眼内炎有重要意义。

（七）视网膜脱离复发

1．原因　术前视网膜脱离术后再次反复的原因有三方面：一是术中未将全部视网膜裂孔牢固封闭，特别是遗漏下方小的裂孔，致术后近期（1～2 周）视网膜再次脱离；术中过强的光凝击穿视网膜造成多发微小裂孔形成，也是术后近期视网膜脱离复发的常见原因之一。二是裂孔处不能形成有效的视网膜 - 色素上皮粘连，取出硅油之后裂孔再开，常见于伴严重高度近视眼底病变的黄斑"白孔"视网膜脱离手术后。三是术后复发或新发视视网膜增生收缩，牵引视网膜，有硅油填充时则在硅油的抵抗作用下形成视网膜薄弱部位新的裂孔；此类视网膜脱离多发生于术后晚期（3 个月左右），多见于前部PVR 手术、视网膜切开 / 切除不充分、眼内硅油长期填充等。

2．预防　术中充分光凝促进视网膜色素上皮粘连，封闭所有视网膜裂孔；充分去除所有视网膜前膜和影响复位的下膜；彻底切除玻璃体基底部；正确应用视网膜切开 / 切除术松解视网膜收缩；避免术中、术后眼内出血；术后应用糖皮质激素和非甾体抗炎药控制纤维蛋白形成；视网膜复位稳定者适时取出眼内硅油，复位不稳定者认真查找原因，及时采取有效措施。

3．处理　查明造成视网膜再脱离的增生牵引和裂孔情况，确定再次手术方案；由赤道部之前的裂孔造成局部视网膜脱离、不伴明显增生牵引者，可行巩膜扣带术冷凝和加压处理；增生明显者则需再次玻璃体视网膜手术。

（八）术后低眼压

1．原因　视网膜或脉络膜过度光凝破坏；多次手术或前部增生性病变造成睫状体损伤；大范围的视网膜切开、切除；术后睫状体、脉络膜或视网膜脱离。晶状体切除、硅油填充也可能与术后低眼压的发生有关。

2．预防　及时正确修复眼内病变（特别是前部 PVR）对睫状体组织的损伤，避免手术造成不必要的睫状体、脉络膜及视网膜等眼组织的损伤；术后合理应用糖皮质激素控制眼内炎症反应；避免发生严重手术并发症。

3．处理　应用糖皮质激素控制眼内炎症，去除睫状体表面膜组织，确保睫状体、脉络膜及视网膜复位。适时取出眼内硅油。严重低眼压可考虑硅油长期填充以避免眼球萎缩。

（九）眼球萎缩

1．原因　严重、广泛的眼外伤，葡萄膜组织损伤无法修复；严重的急性感染性眼内炎（例如铜绿假单胞菌感染），或已发生眼外转移；玻璃体手术发生严重并发症如眼内出血、感染，或术后视网膜再次脱离而未及时治疗等。

2．预防　合理选择手术病例，准确把握手术时机，提高技术操作水平，正确处理手术并发症。

3．处理　应用糖皮质激素控制眼内炎症反应，选择敏感抗生素治疗眼部感染，辅以多种维生素、非激素类消炎药和止血或活血化瘀药物。眼球保留无望或眼内感染有扩散可能者适时行眼内容物摘除或眼球摘除手术。

（李秋明　王文战　吴苗琴　王　帅）

参 考 文 献

1. 张效房,杨进献. 眼外伤学. 郑州:郑州大学出版社,1997.

2. 李凤鸣,谢立信. 中华眼科学(中册).3 版. 北京:人民卫生出版社,2014.

3. 葛坚,王宁利. 眼科学. 3 版. 北京:人民卫生出版社,2015.

4. 倪卓. 眼科解剖组织学及其临床应用. 上海:上海医科大学出版社,1993.

5. 张卯年. 眼创伤学. 北京:军事医学科学出版社,2007.

6. 李秋明,郑广瑛. 眼科应用解剖学. 2 版. 郑州大学出版社,2010.

7. 黄振平译. 埃德勒眼科生理学. 北京:北京大学医学出版社,2013.

8. 黎晓新,王景昭. 玻璃体视网膜手术学. 2 版. 北京:人民卫生出版社,2014.

9. 刘文. 视网膜脱离显微手术学. 北京:人民卫生出版社,2007.

10. 张卯年,姜彩辉. 中华战创伤学. 第 4 卷 眼部战创伤. 北京:人民卫生出版社,2016.

11. 李筱荣. 微创玻璃体切除手术学. 天津:天津科技翻译出版公司,2012.

12. 杨进献,郑广瑛,张素芳. 复杂性眼外伤的眼前段多联手术. 眼外伤职业病杂志 2001,23(4):370-371.

13. 谢莹,李秋明. 严重眼外伤一期玻璃体切除术的临床研究. 中华眼外伤职业眼病杂志,2012,32(4):252-255.

14. 张效房,季林纾,石珊,等. 玻璃体切除与眼内异物摘出联合手术. 中华眼科杂志,1989,25(1):6-8.

15. 李秋明,宋绣雯,陈美兰,等. 硅油在外伤性视网膜脱离治疗中的应用. 中华眼底病杂志,2001,17(3):239-239.

16. 李秋明,宋绣雯,刘欣华,等. 维拉帕米抗人巩膜成纤维细胞增殖的实验研究. 中华眼底病杂志,1996,12(2):98-100.

17. 李秋明,宋绣雯. 维拉帕米对人巩膜成纤维细胞增殖和胶原合成的影响. 河南医科大学学报,1996,31(3):42-44.

18. 李秋明,郑广瑛,宋绣雯,等. 调整头位油液交换法外伤性巨大视网膜裂孔. 中国实用眼科杂志,2002,19(4):274-275.

19. 蔡瑞珍,李秋明. 罗哌卡因与利多-布比卡因在眼科手术中作为球后麻醉剂的对比. 中国实用眼科杂志,2013,31(5):631-634.

20. 王向华,李秋明. 曲马多术前肌注用于眼科局麻手术镇痛的研究. 眼外伤职业眼病杂志 2008,30(2):102-105.

21. 王婧,李秋明. 玻璃体切除术中玻璃体内注射曲安奈德的意义. 眼外伤职业眼病杂志 2009,31(3):193-195.

22. 李文焘,李秋明. 玻璃体切除联合 C_3F_8 填充治疗黄斑裂孔的疗效分析. 河南医学研究,2011.20(1):48-49,52.

23. 南安超,李秋明. 外伤性眼内炎 122 例临床分析研究. 中华眼外伤职业眼病杂志,2011,33(3):206-208.

24. 蔡瑞珍,李秋明. 硅油填充联合曲安奈德注射在复杂眼外伤治疗中的应用. 中国实用医刊,2013,40(11):43-45.

25. 李秋明,李洋,陈霞,等. 视网膜脱离复位术后硅油取出时机及效果临床研究. 中国实用眼科杂志,2016,34(8):797-800.

26. 李秋明,王文战,郑广瑛,等. 玻璃体切除术后睫状沟缝线固定人工晶状体植入术疗效探讨. 眼科研究 2001,19(2)173-175.

27. Cornut PL,Youssef el B,Bron A,et al. A multicentre prospective study of post-traumatic endophthalmitis. Acta ophthalmologica,2013,91(5):475-482.

28. Durand ML. Endophthalmitis. Clinical microbiology and infection,2013,19(3):227-234.

29. Soni NG,Bauza AM,Son JH,et al. Open globe ocular trauma:functional outcome of eyes with no light perception at initial presentation. Retina,2013,33(2):380-386.

30. Falavarjani KG,Hashemi M,Modarres M,et al. Vitrectomy for posterior segment intraocular foreign bodies,visual and anatomical outcomes. Middle East African journal of ophthalmology,2013,20:244-247.

31. Ozdek S,Hasanreisoglu M,Yuksel E. Chorioretinectomy for perforating eye injuries. Eye,2013,27:722-727.

32. Boiko EV,Churashov SV,Haritonova NN,et al. Vitreoretinal surgery in the management of war-related open-globe injuries. Graefe's archive for clinical and experimental ophthalmology,2013,251:637-644.

33. Parke DW 3rd,Flynn HW Jr,Fisher YL. Management of intraocular foreign bodies:a clinical flight plan. Canadian journal

of ophthalmology，2013，48：8-12.

34. De Benedetto U，Battaglia Parodi M，Knutsson KA，et al. Intravitreal bevacizumab for extrafoveal choroidal neovascularization after ocular trauma. Journal of ocular pharmacology and therapeutics，2012，28（5）：550-552.

35. Andreoli MT，Andreoli CM. Surgical rehabilitation of the open globe injury patient. American journal of ophthalmology，2012，153（5）：856-860.

36. Pinto A，Brunese L，Daniele S，et al. Role of computed tomography in the assessment of intraorbital foreign bodies. Semin Ultrasound CT MR，2012，33（5）：392-395.

37. Kobayashi A，Yokogawa H，Sugiyama K. Management of a small paracentral cormeal perforation using iatrogenic iris incarceration and tissue adhesive. Case Rep Ophthalmol，2012，3（2）：226，229.

38. Misko M. Ocular contusion with microhyphema and commotio retinae. Optometry，2012，83（5）：161-166.

39. Scruggs D，Scruggs R，Stukenborg G，et al. Ocular injuries in trauma patients：an analysis of 28，340trauma admissions in the 2003-2007 National Trauma Data Bank National Sample Program. The journal of trauma and acute care surgery，2012，73（5）：1308-1312.

40. Agarwal T，Singh D，Panda A. Guide needle-assisted iridodialysis repair. J Cataract Refract Surg，2011，37（10）：1918-1919.

41. Erdurman FC，Sobaci G，Acikel CH，et al. Anatomical and functional outcomes in contusion injuries of posterior segment. Eye，2011，25（8）：1050-1056.

42. Erdurman CF，Ceylan MO，Acikel CH，et al. Outcomes of vitreoretinal surgery in patients with closed-globe injury. Eur J Ophthalmol，2011，21（3）：296-302.

43. Agrawal R，Rao G，Naigaonkar R，et al. Prognostic factors for vision outcome after surgical repair of open globe injuries. Indian J Ophthalmol，2011，59（6）：465-470.

44. Jovanović M，Stefanović I. Mechanical injuries of the eye：incidence，structure and possibilities for prevention. Military-medical and pharmaceutical review，2010，67（12）：983-990.

45. Wisse RPL，Bijlsma WR，Stilma JS. Ocular firework trauma：a systematic review on incidence，severity，outcome and prevention. Br J Ophthalmol，2010，94：1586-1591.

46. Rao LG，Ninan A，Rao KA. Descriptive study on ocular survival，visual outcome and prognostic factors in open globe injuries. Indian J Ophthalmol，2010，58：321-323.

47. Fujii GY，De juan E. A new 25-gauge instrument system for transconjunctival sutureless vitrectomy surgery. Ophthalmology，2002，109（10）：1807-1812.

48. Paul Riordan-Eva，Emmett Cunningha.mVaughan & Asbury's General Ophthalmology，18th Edition.NewYork：McGraw-Hill Education，2011. ISBN：9780071634205.

第二十九章　外伤性视网膜脱离

第一节　外伤性视网膜脱离的概念与特点

外伤性视网膜脱离（traumatic retinal detachment）是眼外伤的常见并发症，也是外伤后视力丧失的一个重要原因。虽然有部分病例与常规的视网膜脱离，尤其是孔源性脱离有共同的基础与表现，但具有很多不同点。

（一）外伤性视网膜脱离的概念

视网膜脱离是指视网膜神经感觉层与其下的视网膜色素上皮细胞层之间的分离。根据视网膜脱离发生的原因，传统的分类法将其分为三类，即孔源性、渗出性和牵引性视网膜脱离（rhegmatogenous，exudative and tractional retinal detachment）。实际上，在多数情况下，这些原因还有原发性与继发性之分。例如，原发性视网膜裂孔的形成，是由于玻璃体液化和不完全的后脱离，玻璃体视网膜粘连或在玻璃体和视网膜界面上紧密附着的玻璃体条索，牵引视网膜形成视网膜裂孔（retinal tear），液化的玻璃体通过裂孔进入视网膜感觉层之下，形成视网膜脱离。眼球转动、视网膜原有的格子状变性（lattice degeneration）等都是裂孔发生的因素。促进玻璃体液化的因素，如年龄增加、近视、外伤、既往的眼内手术、炎症和血管性病变，都是其危险因素。继发性视网膜裂孔（secondary retinal tear）的形成可以由眼内其他病变形成的机化条索牵引所致，如在缺血型视网膜分支静脉阻塞发生的新生血管膜牵引、在静脉血管附近形成的视网膜裂孔。

眼外伤是视网膜脱离的重要发病因素。近年国外文献报告 5 组 628 例，在 8～12 岁以上儿童的视网膜脱离中有 34%～65%（平均 42.5%）由眼外伤引起。眼外伤的视网膜脱离可以由以上一种或多种复合因素引起。迄今很少读到文献中对外伤性视网膜脱离的确切定义。似可认为，由眼外伤诱发或外伤直接造成的视网膜脱离，均可称为外伤性视网膜脱离。其中的要点是"外伤"与"视网膜脱离"之间的因果关系及其关联程度。一些明显的眼外伤，并不都引起视网膜脱离；而在像存在原发性视网膜脱离背景的眼，经历比较轻微的外伤之后，却发生了视网膜脱离。在后者的情况，外伤可视为"诱发"因素。确定两者之间的因果关系，在一些病例并非易事，尤其是在需要医学鉴定的场合。作者提出，确定外伤性视网膜脱离应该考虑以下条件：

（1）明确的外伤史：通常近期发生的外伤容易记录清楚，而远期的外伤史可能模糊。

（2）眼部存在某些额外的外伤体征：例如，眼睑瘢痕或眶部的损伤；挫伤引起的眼前段损伤，如在裂隙灯下可以检查到的瞳孔缘裂口、虹膜基质裂口、外伤性瞳孔散大、晶状体悬韧带断裂、晶状体不全脱位、眼底的脉络膜板层或全层破裂，以及其他原因的陈旧玻璃体积血等。这对于外伤时间久远的病例更有意义（以上两条主要涉及外伤性孔源性脱离）。

（3）多种类型的视网膜脱离，多发生在开放性眼外伤。由此，诊断外伤性视网膜脱离，还应包括其详细的原因与分类（见本章第二节）。

（二）外伤性视网膜脱离的特点

与非外伤的视网膜脱离或不同外伤引起的脱离相比，其累及人群、表现形式和严重程度有很大的不同。首先是累及人群与暴露与外伤的高风险有关，中青年与儿童常常是受累。其次，外伤类型、发病机制的不同。视网膜脱离的原因或单一，或多种因素混杂在一起。再者，其发生和发展的快慢进程与表现也不同。随伤情不同，视网膜脱离可以立即发生，也可能缓慢至数月或更长时间才发生。因此，在对视网膜脱离患者的诊治中，仔细询问外伤史、详细的临床检查是重要的。在治疗方法的选择上，其中一些孔源性，或者简单的牵引性脱离可能通过巩膜外垫压的巩膜扣带术（scleral buckling）进行成功的修复。这是本章讨论的重点。而一些复杂眼外伤的视网膜脱离，可以同时或先后由裂孔、出血及牵引等多种原因共同作用所致，需要各自选择最佳时机进行玻璃体手术修复，甚至需要多次手术。虽然大多数外伤眼经过适时恰当的治疗可以获得一定的视力恢复，但仍有部分眼球的解剖和功能预后很差。

第二节　外伤性视网膜脱离的原因与类型

眼外伤，尤其是各种机械性眼外伤（mechanical ocular injury），发生的条件和损伤类型多种多样，引起视网膜脱离的原因也包括了孔源性、渗出性（或出血性）和牵引性的一种或多种。按其致伤性质、视网膜脱离原因和常见类型等可以有不同的分类法，以详细界定各例外伤性视网膜脱离的性质、程度和临床表现，这对精确诊断、治疗和判断预后都有重要意义。

一、按视网膜脱离原因分类

即外伤性视网膜脱离的原因分别包含了孔源性、渗出（或出血）及牵引性的一种或多种复合的因素。

1. 外伤性孔源性视网膜脱离　孔源性视网膜脱离（rhegmatogenous retinal detachment）定义为由于视网膜裂孔的存在和源于玻璃体液化的视网膜下液的积聚，引起视网膜神经感觉层从视网膜色素上皮层的分离，脱离的视网膜是凸起的，可飘动。其中，裂孔的存在是必要的，但视网膜下液来自液化的玻璃体也是必要条件。根据这个定义，如果眼外伤加速了视网膜裂孔的形成，而且存在玻璃体液化，就符合这个概念。在年轻患者，玻璃体几乎没有液化，即使强力的撞击引起后部视网膜裂孔（retinal tear）或黄斑孔（macular hole），也不会很快发生孔源性脱离，只有在局部玻璃体液化后，才会有液体进入视网膜神经感觉层下。这就是外伤性黄斑孔（traumatic macular hole）较少发生视网膜脱离的原因。因此，有学者提出，围绕黄斑孔或跨越高度近视后葡萄肿的中央型视网膜脱离，不属于孔源性脱离的范畴。锐器或异物直接刺入视网膜造成破裂，往往是在瘢痕形成中对周围视网膜的牵引而引起脱离，而不是孔源性的原因所致。

2. 外伤性牵引性视网膜脱离　牵引性视网膜脱离（tractional retinal detachment）定义为没有视网膜裂孔存在、视网膜神经感觉层从视网膜色素上皮层分离伴视网膜下液体积聚；其原因是一个力（矢量）牵引视网膜与色素上皮层分离，而静止的力阻止脱离的视网膜飘动，表面是凹陷的。外伤性牵引性视网膜脱离多见于开放性眼外伤（眼球穿孔伤和眼内异物伤），在眼球壁的创伤修复过程中发生向眼内的纤维血管增生，增生条索附着并牵引视网膜所致。这种病变也称外伤性增生性玻璃体视网膜病变（traumatic proliferative vitreoretinopathy，外伤性PVR）。

3. 外伤性渗出性或（及）出血性视网膜脱离　渗出性视网膜脱离（exudative retinal detachment）定义为由于液体的产生（分泌），而不是从玻璃体腔进入液体，引起视网膜神经感觉层从视网膜色素上皮层的分离。也没有牵引力或视网膜裂孔的存在；如果有一样存在，就是继发性的而不是引起的原因。类似地，出血性视网膜脱离（hemorrhagic retinal detachment）定义为由于视网膜下间隙的血液积聚引起的分离。外伤性渗出性及（或）出血性视网膜脱离，多见于眼球挫伤（contusion of eyeball）、脉络膜的损伤或血管层破裂造成血浆渗出或出血，引起视网膜脱离。如果渗出液或出血较少，随时间会缓慢地自行吸收。在眼球破裂时，也能引起大量的脉络膜出血和渗出，但会同时存在视网膜破裂以及后继的瘢痕修复牵引等多种因素。

4. 外伤性复合性视网膜脱离　指在外伤后以上 2 种或 3 种引起视网膜脱离的原因都存在。

二、按致伤性质分类

1. 闭合性眼球外伤所致的外伤性视网膜脱离　闭合性眼球外伤（closed injury of the globe）是指眼球壁没有全层破裂的外伤，常常由各种钝力撞击眼球所致。眼球挫伤可以引起多种形态的视网膜裂孔，发生孔源性视网膜脱离。眼球瞬时的剧烈震荡或形变以及玻璃体的快速移位，都可引起急性玻璃体视网膜牵引，也可直接造成视网膜裂孔，在伤后立即出现。

眼球挫伤相关的视网膜裂孔有几种类型，包括玻璃体基底部前边界或后边界的锯齿缘离断（dialysis of ora serrata），玻璃体基底部之后或子午线皱襞之后的马蹄形裂孔，赤道部的马蹄形裂孔（horseshoe tear）或带盖的裂孔，黄斑孔等。

由于外伤以中青年人居多，按玻璃体的状态可分为两大类。一类是较年轻的患者包括儿童，其玻璃体没有液化，发生锯齿缘离断或周边裂孔后，不具备液化的玻璃体进入视网膜下的条件，因此不会发生立即的视网膜脱离。经数月，局部出现玻璃体液化，液化的玻璃体进入视网膜神经感觉层之下，视网膜脱离随之出现。另一类是已存在部分玻璃体液化的中年人或伴有近视等情况，外伤引起的裂孔常出现在玻璃体视网膜附着线上，如赤道部，也包括黄斑，视网膜脱离会较快发生。

脉络膜破裂可引发局限性的渗出性或出血性视网膜脱离。若同时发生前房角后退（angle recession）及睫状体断离（cyclodialysis cleft），会出现持久的外伤性低眼压，黄斑水肿（macular edema）和视盘水肿（papilloedema）。眼轴缩短引发远视性变化。严重的眼球撞击，如车祸时，虽然眼球壁没有全层裂开，但可发生脉络膜出血、玻璃体积血、视网膜破裂脱离，其严重程度甚至超过一般的眼球开放伤。

2. 开放性眼球外伤所致的外伤性视网膜脱离　开放性眼球外伤（open global injury），指锐器或钝器、爆炸、车祸或坠落时对眼球的剧烈撞击，造成眼球壁的全层裂伤。波士顿眼耳医院有一项统计，893 只眼开放性外伤中，255 只眼（29%）诊断视网膜脱离；其中 27% 发生在初期修复术后 24 小时，47% 在 1 周内，72% 在 1 个月内。85% 伴有玻璃体积血，视力多为光感～0.05。由于致伤物体与作用方式的不同，眼球开放伤的位置和程度也有很大差别。凡是累及眼后段眼球壁的损伤，可以直接引起即时的视网膜破裂、视网膜组织在伤口的嵌顿、脉络膜爆发性出血、出血性视网膜脱离等严重多发性损害。在眼球壁的创伤修复愈合过程中，还可引起纤维血管组织的眼内增生，即外伤性增生性玻璃体视网膜病变（traumatic proliferative vitreoretinopathy，PVR）增生瘢痕附着于视网膜并收缩，造成牵引性视网膜脱离。

眼球壁穿破的范围，可以小到缝针或细小异物造成的穿孔，相应地引起微小的瘢痕愈合；也可以有超过眼球半周以上的全层破裂，以及眼内容物脱出，伴脉络膜出血或脱离。后者即使在严密缝合后，眼球壁的创伤修复中会产生广泛瘢痕以及牵引性视网膜脱离，需要玻璃体手术治疗（图 29-2-1）。

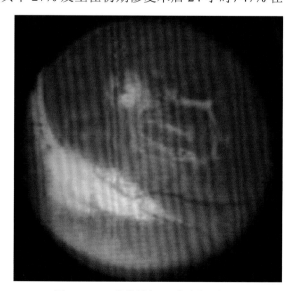

图 29-2-1　外伤性视网膜脱离（术后）
成人眼球裂伤引起的眼后壁巨大瘢痕、玻璃体大量积血及视网膜脱离经玻璃体手术后。硅油尚未取出

需要指出的是，睫状体平坦部的穿孔伤，虽然没有直接造成视网膜裂伤，但在愈合的瘢痕化过程中，眼内增生与玻璃体基底部粘连，可以引起前部的环形牵引，造成外伤性前部 PVR。这种情况往往在早期不易发现，做 A/B 型超声检查时，后部视网膜是附着的，但眼压偏低、眼轴缩短，提示周边部病变。晚期病变明显时，后部已经受累。还有，眼前段的穿孔伤，也可能引起睫状膜形成，继而发生前部 PVR（图 29-2-2）。

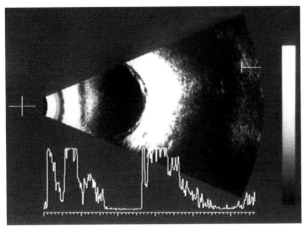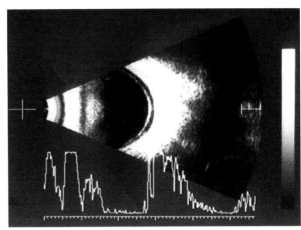

图 29-2-2　儿童迟发的外伤性视网膜脱离

8 岁男童，右眼玻璃划伤 7 小时，右眼视力：数指 /20cm，自角膜中央至 3 点位角膜缘外 1mm 的角巩膜穿孔伤，伤口长 6mm，虹膜及玻璃体嵌顿。伤后 24 小时行角巩膜伤缝合术，7 天出院（视力 0.3，小孔 0.5），眼压 5mmHg，A/B 型超声：未见视网膜脱离。出院 10 个月后，视力下降，右眼视力：0.12，加小孔镜 0.2，鼻下方视网膜浅脱离（下图 A 和 B 型扫描），有较多僵硬的视网膜下膜。行巩膜外环扎术，术后视力 0.25，视网膜复位

三、外伤性视网膜脱离的常见类型

在此列举一些常见的外伤性视网膜脱离的类型。

1. 锯齿缘断离　锯齿缘断离（dialysis of ora serrata）锯齿缘断离多发生在眼外侧受打击的挫伤。由于 Bell 现象，受伤时眼球上转，将眼球的颞下象限暴露在外力之下，发生锯齿缘的视网膜撕裂。裂孔的前缘可能残留一条视网膜组织。断离的范围可以达到一个象限或更宽，伴有颞下周边部的视网膜下积液。拖延时间较长的病例，因视网膜下液处于反复吸收的消长状态，可出现脱离区与非脱离区之间的"分界线"。由于玻璃体液化较少，黄斑区可不受累。在临床上，锯齿缘断离大多数具有外伤史。少数发生在青少年、无外伤史的锯齿缘断离，可能有遗传因素。

2. 圆形裂孔及马蹄形裂孔　位于赤道前或周边部，可以是单个或相邻的一组小裂孔，或相对远离的几个裂孔。在原发性孔源性脱离中常见。外伤起到诱发的作用。

3. **外伤性黄斑孔**　外伤性黄斑孔（traumatic macular hole）是临床上最早认识到的黄斑孔类型。对其发生机制仍未确定。黄斑是玻璃体后皮质紧密附着的部位，玻璃体的急剧运动与牵动在黄斑孔形成中起重要作用。但也可由黄斑出血水肿后发生。作者曾观察到一青年女性，在被铁勺直接打击眼球后 1 天，黄斑中心凹出血，8 天后出现 1/3PD 大小的全层孔。在一组外伤性黄斑孔的随访中，发生局限性视网膜脱离者不足 1/10。这可能与玻璃体没有明显液化有关。

4. 视网膜巨大裂孔　视网膜裂孔超过 90° 称为巨大裂孔（giant retinal tear）。多见于相对年轻的中年人的中、高度近视眼。由于仅有部分玻璃体液化，在玻璃体基底部与周边视网膜的粘连相当紧密，但发生激烈的眼球转动或碰撞时，急速的玻璃体运动可造成大范围的周边部视网膜撕裂，形成巨大裂孔。如果没有及时治疗，由于血 - 视网膜屏障破坏、视网膜色素上皮细胞广泛暴露，发生 PVR 的比率可高达 45%。

5. 青少年的外伤性 PVR　特征是视网膜浅脱离伴广泛的视网膜下膜，存在周边部小裂孔或瘢痕。

因为玻璃体液化很少，一般没有明显的视网膜前膜形成。但长期的浅脱离诱发广泛的视网膜下膜。这些下膜呈条索状、网格状或片状。眼压多偏低，视力明显丧失。若黄斑部累及不甚严重（如无黄斑下膜）时，视力可在0.1的水平。

6. 开放性外伤的复杂视网膜脱离 常伴有角巩膜裂伤和瘢痕、玻璃体积血、炎症与感染、伤道及玻璃体和视网膜的纤维组织增生，牵引性、渗出性与出血性视网膜脱离，脉络膜脱离，合并异物存留，组织缺损，黄斑或视盘损伤。组织损伤与视网膜脱离的严重程度有很大差异。

第三节 外伤性视网膜脱离的诊断与检查

从前述外伤性视网膜脱离的原因和类型可知，致伤的原因不同，引起的视网膜脱离也包括了孔源性、渗出性、牵引性和复合型等多样类型。这些与原发性或继发性视网膜脱离的表现均有所不同。在检查这类患者时，应关注以下方面。

（一）关注玻璃体液化与后脱离状态

玻璃体的液化（synchysis）是孔源性脱离的先决条件，对于裂孔形成和脱离的发生起主要作用。没有玻璃体液化和牵引，就不会有视网膜脱离，即使有视网膜撕裂孔（tear，音 teə）或萎缩性裂孔的存在。有许多证据支持玻璃体液化在视网膜脱离发病中的作用。例如，对尸体眼的检查发现，约5%～10%的眼有视网膜裂孔而没有明显的脱离。当儿童受到眼挫伤、发生颞下象限的锯齿缘断离时，不会立即发生视网膜脱离；经过3～6个月，此区域出现局部的玻璃体液化，才会发展成为下方的脱离（图29-3-1）。除了年龄、近视程度增加、遗传因素、眼内玻璃体凝胶被扰动（如，白内障摘出手术）、炎症或积血等因素之外，眼外伤是促进玻璃体液化和发生视网膜脱离的常见危险因素。如外伤引起的玻璃体扰动、眼内出血、血-眼屏障（blood-ocular barrier）损害、炎症反应等。在应用裂隙灯显微镜检查、三面镜检查、OCT检查，以及眼部A/B型超声检查时，都应关注到玻璃体的改变，玻璃体后脱离（posterior vitreous detachment）的存在，或液化玻璃体的附着线位置。眼外伤可能覆盖各种年龄的患者，但青壮年是主要的受累人群。后者玻璃体没有或仅有少许液化。这是外伤性视网膜脱离与原发性孔源性视网膜脱离（主要发生在中老年、近视眼等）的一个主要区别点。

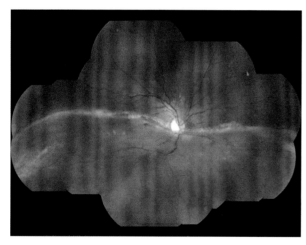
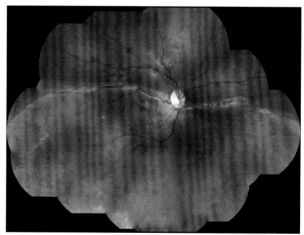

图 29-3-1 颞下象限锯齿缘离断引起的下方视网膜脱离

可见通过黄斑的脱离区于未脱离区之间的分界线及色素脱失、沉着与视网膜萎缩。经颞下象限的节段性环形外垫压（硅胶轮胎），视网膜复位，垫压嵴明显，视网膜下液吸收。图中未显示锯齿缘离断边缘

（二）关注外伤性孔源性视网膜脱离的临床特征及查找裂孔

由于巩膜扣带术（scleral buckling）在外伤后视网膜脱离的主要适应证是孔源性脱离，因此确定属

于孔源性脱离史是重要的。在有钝挫伤病史的患者，常规眼底检查也可发现孔源性脱离的一般性特征：①视网膜脱离具有凸起的表面和边界，而牵引性脱离表现为凹的表面；②脱离的边界会扩展，自锯齿缘开始，向视盘发展，以后依赖性地环绕视盘；③由于重力对直立身体的作用，起源于上方裂孔（2/3的视网膜裂孔发生在颞上象限）的脱离具有迅速依赖性发展的特征；④源于下方裂孔的脱离进展很慢，更可能形成色素性分界线；⑤此外，玻璃体液化、玻璃体内"烟尘"样颗粒、先驱症状飞蚊症（又称飞蝇幻视，muscae volitantes）与闪光感、慢性病例的增生性改变等，有助于确定脱离属于孔源性。这些眼底表现均具有诊断性价值。

孔源性视网膜脱离的手术原则是封闭所有的裂孔，而且治疗仅需要处理裂孔，而不是治疗脱离的所有区域。因此，术前应查出所有的裂孔。这是一项费时而且辛苦的劳动，有时需要反复或多次的在三面镜下、间接检眼镜下或全视网膜镜下查找。当前更多地采用玻璃体手术的一个原因，就是不用手术前这么花费时间和精力，直接在眼内寻找裂孔会方便得多。

（三）查找原发性视网膜裂孔的4个规则

由 Lincoff 等根据上千病例的观察而提出。这些原则同样适用于外伤性孔源性视网膜脱离。

（1）规则1：颞上或鼻上象限脱离，98%的原发性裂孔位于脱离最高边缘的1个半钟点内。

（2）规则2：跨过12点钟子午线的完全性或上方脱离，93%的原发性裂孔位于12点。或在一个三角区内，三角的顶点在锯齿缘、两个边各向12点两侧伸展1个半钟点。

（3）规则3：下方脱离，95%脱离的较高侧指示该侧有下方裂孔。

（4）规则4：下方"球状"脱离，孔源性脱离呈下方球状脱离，系由上方裂孔所引起。

查找裂孔按以下步骤进行。首先，用双目间接检眼镜检查患者。患者仰卧在检查床为宜。这为确定正确的脱离边界提供最佳条件，如需要，患者头部可向任一侧倾斜。确定脱离的（上和下）边界对指示在哪里寻找原发性裂孔（仅此裂孔就会引起该脱离的形态）极其重要。直到锯齿缘的整个视网膜都必须检查；必须用顶压器通过眼睑压陷周边视网膜。下一步是用各种接触镜在裂隙灯下、联合顶压周边视网膜检查患者。顶压是必需的，因为这样可将裂孔与无害的视网膜病变鉴别（图29-3-2）。纤细而微弯的顶压器适合应用。当用在有接触镜时，通过眼睑，它可提供前部视网膜的动态检查。不要忘记找到一个符合脱离规则的裂孔之外，还可能存在的其他裂孔，50%的脱离有1个裂孔，30%有2个裂孔，还有20%有3个或更多的裂孔。并且它们大半数位于1个象限内。在检查中，精确地绘制眼底图和裂孔位置，作为手术时机的指导。在视网膜脱离较高的患者，检查前包扎双眼、卧床休息，有助于视网膜下液的吸收、眼底检查和手术。特别是上方视网膜且脱离较高者，在下直肌附着点置一缝线，牵引眼球上转，缝线贴于额部，双眼覆盖，仰卧24小时，则可使视网膜下液吸收很多。

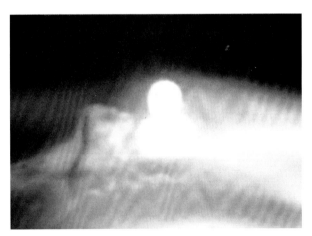

图29-3-2 周边部顶压下的视网膜裂孔

手术前没有找到裂孔怎么办？据不同的报告，约1%～5%的孔源性视网膜脱离病例在手术前未能找到裂孔。此时首先要确认属于孔源性脱离，即具备孔源性脱离的眼底表现特征。可采取的步骤包括：脱离的边界确定后，用顶压检查可能区域的视网膜周边部；根据寻找裂孔的规则，95%的裂孔应在那里找到。如果裂孔在此区未找到，在手术中用顶压再次检查该区，确定前玻璃体附着线，用点状凝固查找在可疑区的裂孔。如果在可疑区仍未找到裂孔，应用预期的节段性垫压，放置在可能区域的前玻璃体附着处（在距锯齿缘13mm处）。要慎重避免过量的外眼或内眼手术，包括过度冷凝。

（四）鉴别渗出性及牵引性视网膜脱离

除了因视网膜裂孔形成引起的外伤性脱离之外，还应鉴别渗出性脱离及牵引性脱离。外伤性渗出性视网膜脱离常见于眼球挫伤，往往伴有眼前段的一种或多种损伤表现，如虹膜根部断离、前房角后退、晶状体不全脱位、前房玻璃体疝，眼内压降低；眼后段可见视盘水肿、黄斑中心凹水肿，或者脉络膜视网膜出血。A/B 型超声检查，可以发现眼轴变短，脉络膜增厚及视网膜水肿或浅脱离。不伴有视网膜裂孔。

对可能经过巩膜外垫压治疗的外伤性视网膜脱离，通过仔细的眼底检查，大多数能够确定裂孔的部位、大小和数目，为手术设计提供足够信息。A/B 超声检查、视觉电生理检查也是重要的。近年超广角眼底照相技术的推广，为眼底检查和资料保存提供了方便。

第四节 外伤性视网膜脱离的巩膜外手术

一、外伤性视网膜脱离巩膜扣带术的手术适应证

近 20 年来，微创玻璃体视网膜手术设备和技术迅速发展。许多手术医生，尤其是年轻的医生，倾向于用玻璃体手术处理各类视网膜脱离。采用眼外手术处理的病例数量一路走低。即便如此，巩膜扣带术（scleral buckling）术仍然有其存在的空间，尤其在年轻人、没有玻璃体后脱离、很少玻璃体液化的伤眼，因没有眼内的骚扰，巩膜外垫压手术处理孔源性视网膜脱离，更能显示出其优越性，对长期保存或恢复视功能的效果更好。

巩膜扣带术、伴或不伴巩膜外引流及视网膜凝固术（retinal coagulation）和注气性视网膜固定术（gas injection retinopexy），仍能有效地修复相对简单的视网膜脱离。对每个患者的术式选择，应考虑 4 个基本要求，即：①一次手术复位率最高；②最小的复发率；③恢复并长期保存视功能，并发症少；④花费少、局麻下手术等。在"微创"玻璃体手术的时代，巩膜外手术仍是视网膜脱离的基本术式，尤其适用于不复杂的年轻患者。视网膜手术医生应掌握其适应证、手术技术和并发症的处理。有关眼内或眼外手术的效果与并发症的比较、手术操作的改进等，仍是近年临床研究的一个关注点。

1. 锯齿缘断离　通常玻璃体较少液化，脱离区限于颞下象限或下方 2 个象限，黄斑区可不受累。做节段性巩膜扣带术，垫压范围超过离断区两端，即可获得长期稳定的疗效。

2. 圆形裂孔及马蹄形裂孔　与多数单纯的原发性视网膜脱离类似，可以采用一个或多个放射状、或环形节段性扣带术。这类病例巩膜扣带术的成功率可以高达 90% 以上。

3. 青少年的视网膜浅脱离伴视网膜下膜，有周边部裂孔或瘢痕　因为玻璃体液化很少，一般没有明显的视网膜前膜形成。如果采取玻璃体手术处理，不仅难以做到玻璃体完全性切除，也需要视网膜切开解决视网膜下膜的局部牵引［如"晾衣杆"（clotheshorse）］，以及硅油充填。这样的手术创伤往往引起 PVR 复发，视网膜前膜形成，原有裂孔因受瘢痕牵引而扩大，甚至硅油进入视网膜下腔，导致多次手术，最终难以完善处理。而采取巩膜环扎术（scleral encircling, cerclage）、加上局部巩膜扣带术，可以使视网膜复位并长期稳定。作者早年曾收治一位 12 岁儿童，双眼出现严重程度相似的此类病变。左眼采用玻璃体手术，先后经 4 次手术，5 年后失明。而右眼经过巩膜环扎术，视网膜平伏，视力 0.1，仅一次手术，随访一直稳定。近十余年来，这类适应证都不再首选眼内手术，而是选用巩膜外手术，效果明显。

4. 开放性眼外伤的"预防性"巩膜扣带手术　这是一个有争议的话题。在 20 多年前，曾有人主张对前部巩膜穿孔伤、在初期缝合伤口后做预防性扣带或环扎术，目的是缓解伤口愈合可能引起的环形牵引，但没有随机临床试验证实其有效性，也没有形成共识。作者认为，如果没有二期玻璃体手术的适应证，在一些经选择的病例，预防性扣带术也许可减少再次眼内手术的需要。但目前已经认识到，伤后 1~2 周采用玻璃体手术，清除伤口内面的增生和玻璃体嵌顿，对防治由此发生的对视网膜的牵引、即外伤性 PVR 是关键性的，此时"预防性外垫压"的理由已不存在。在 2016 年的眼底病学术会议上，一位日本医生报告，对此类病例做玻璃体手术，同时做巩膜环扎术，但没有证据显示联合环扎术是必需

的。作者认为，既然做了玻璃体手术，尽量完全切除玻璃体以及游离视网膜伤口、消除其牵引因素，联合巩膜外环扎术就没有更多理由上的支持。就像近年玻璃体手术治疗复杂视网膜脱离一样，联合环扎术的越来越少了。有些医生仅在考虑 PVR 复发风险较大时采用联合环扎手术。

5. 外伤性视网膜脱离术后"硅油"眼的局限性脱离　尤其是下方的脱离，可以考虑以巩膜扣带术作为补救的措施。但其前提是，局部脱离是由于单纯的裂孔未闭合引起的。未闭合的原因，可能与几种因素有关，如：在玻璃体手术后，激光斑尚未形成牢固的脉络膜视网膜融合之前裂孔又开放，或者玻璃体基底部切除不完全，或硅油充填不足，或术后体位保持不良等。如果裂孔开放是因为增生复发、牵引因素存在致裂孔扩大，或硅油进入视网膜下，则不能单纯再用巩膜扣带术解决，需要再次做玻璃体手术，先取出硅油，切除增生膜，彻底解除对视网膜的牵引，激光封闭裂孔，再次注入硅油。

6. 不适合巩膜扣带术的外伤性视网膜脱离类型　因挫伤引起的渗出性视网膜脱离，一般不需要手术处理。脉络膜的渗出、视网膜水肿和浅脱离可经糖皮质激素短期治疗，逐渐消退。出现长期慢性的外伤性低眼压会影响黄斑功能恢复，应针对存在的睫状体分离采取缝合手术等。外伤后的牵引性视网膜脱离多发生在眼球开放性外伤，属于外伤性 PVR 的范围，多数需要玻璃体手术处理。

二、巩膜扣带手术时机的选择

黄斑状态是决定手术急缓和复位后视力恢复的关键因素。对未累及黄斑的孔源性脱离，手术时机似不必严格限定。上方视网膜的泡状脱离会向下扩展并危及黄斑，但在很短时间内造成黄斑脱离的情况并不多见，24 小时内手术与 24 小时后手术或者 3 天内手术的复位率和视力，在文献报告中没有明显的差别。对累及黄斑的脱离，手术时机的把握也不一致。但目前的趋势是，视网膜脱离的急诊手术是不必要的，在几天内手术对视力预后没有显著影响；但脱离时间超过 1 周以上，手术效果可受到影响。因此，在彻底检查所有存在的视网膜裂孔、做好手术准备的基础上，及早施行手术是适宜的。目前存在的情况是，一些患者不能及时就诊手术；手术医生在手术前对眼底检查不够完善，这些因素影响手术质量和术后视力后果。

三、巩膜扣带手术方式的选择

巩膜扣带术，英文为"scleral buckling"，译为"巩膜扣带术"。"buckle"的英文原意，作名词是皮带的搭扣或搭钩，是为结紧两个分离断端的装置；作动词是扣紧和扣住的意思。这个术式从命名至今包含了多种手术方式与技术。严格意义上的两个分离断端的结紧，即"扣带"，只在"巩膜环扎术"中实现，即环形的全周垫压或加上放液。此技术是由 Arruga 和 Schepens 在 20 世纪 50 年代建立的。追溯其根源，是环形的巩膜切开缩短术、屏障透热术，以及 Jess 和 Custodis 施行的垫压术。因此，从这一术语的历史和现状看，实际上包括了以下术式：

（1）巩膜缩短术（scleral resection）：全层，或层间，以及层间垫压，这类技术现已被淘汰。

（2）节段性扣带术（segmental buckling）：垫压块可呈放射状或环形放置，用褥式缝线压陷裂孔对应的巩膜并打结。此技术为目前使用最多的眼外手术治疗视网膜脱离的模式，而且引入了"最小量"或"微创"的概念。在 30 年前，德国 Kreissig 在 Lincoff 的硅胶植入物术式上进一步完善，采用不放液的节段性垫压技术，形成所谓的"视网膜脱离最小量手术"。目前的术式改良为仅打开裂孔对应区的原位球结膜，不做外直肌牵引缝线等，从而减少了对球结膜和球筋膜囊的创伤和瘢痕形成（图 29-4-1）。

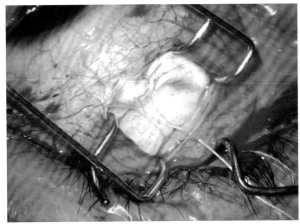

图 29-4-1　仅在视网膜裂孔对应部位做原位结膜切开的节段性巩膜扣带术

此例应用了环状硅胶海绵垫压

（3）巩膜环扎术（scleral encircling operation，cerclage）：即全周的硅胶带垫压，两端扣紧，或加上局部外垫压。

（4）以上术式，加上裂孔对应部位的视网膜凝固术（电灼、透热、激光、或冷凝，其中前两种已被淘汰），或者引流视网膜下液（外放液），或不放液。而视网膜下液引流术可追溯到反复的巩膜穿刺以平复视网膜隆起（巩膜打孔）和 Gonin 的火烙针穿刺技术。

（5）或者加上眼内注入气体填塞裂孔。

因此，在实际应用中，视网膜脱离的眼外手术方式，作者建议可通称为"巩膜外垫压术"，但应标明具体的手术方式或技术，如：节段性放射状外垫压、巩膜环扎术、环扎术加环形外垫压术等。这些具体术式的选择有如下考虑。

1. 节段性扣带术　常用于新近发生的孔源性脱离、单个裂孔、或分布较集中的成簇多个裂孔，无明显的玻璃体牵引及增生性病变。一些术者对多个裂孔的脱离，甚至伴有 PVR C1～C2 级的脱离，都采用节段性垫压治疗而不放液。节段性垫压可以由放射状、短环形、或二者联合，但不采用环扎。省去透巩膜的视网膜下液引流，可减轻对血房水屏障的破坏，仅进行冷凝和最小量创伤的垫压，可能阻止 PVR 的进展。

2. 巩膜环扎术　已较少选用。此种术式不太需要对所有裂孔在子午线上的精确定位，比较容易做些，也是有效的；但有近期出血和远期脉络膜缺血的风险，对眼表的骚扰范围很大。在原发性孔源性脱离，以往认为，环扎手术和放液对卧床休息无反应的高度泡状脱离、近似纬度的多个裂孔、早期前部 PVR、需要较高的和更持久的垫压以及薄巩膜妨碍缝合的病例，仍有价值。但这些状况，更趋向于采用玻璃体手术处理。不过，在儿童或青少年的超过 2 个象限以上的外伤性视网膜脱离，尤其伴有广泛视网膜下膜的外伤性 PVR，采用环扎术明显有益。

3. 对于陈旧性外伤、晚期病例、眼球已明显萎缩或眼内结构紊乱等不能获得明显疗效的，或系统性状况不允许的，不宜尝试手术。

四、巩膜扣带术的技术要点

1. 手术主要步骤　充分散大瞳孔，局部麻醉，暴露裂孔所在象限的巩膜（外直肌牵引线），间接检眼镜下裂孔定位，直视下冷凝（condensation，cryocoagulation），裂孔边缘变白即停，放置及缝合结扎硅胶海绵（片），检查裂孔在不在垫压嵴前坡上、中央动脉是否开放，仔细关闭眼球筋膜及结膜切口。一般情况下不放液；但过高的泡状脱离，影响裂孔准确定位，需要少量放液。

2. 在间接检眼镜观察下的视网膜裂孔冷凝　据动物实验研究，冷凝手术的剂量可分为轻、中、重度。轻度冷凝仅引起脉络膜变白，去除冷凝头后，冷凝灶几乎不能辨认。中度冷凝则是冷冻保持到视网膜开始变白；去除冷凝头后，视网膜变白消退，留下淡灰色区，代表视网膜内水肿。重度冷凝为视网膜变白后，冷冻保持 3 秒钟；冷凝头去除后，浑浊灶持续。冷凝后，粘连力逐渐增加，在 12 天达到最大值。在临床实践中，推荐轻度冷凝用于圆形裂孔和变性区的预防性处理；中度冷凝用于有盖膜的裂孔和明显脱离的裂孔（图 29-4-2）；应避免重度冷凝，因为其残留的视网膜脆弱，容易撕裂。另外，多个冷凝点应间隔半个冷凝头的直径，不可融合，不可过量。

3. 是否引流视网膜下液　大多数情况下不需要引流视网膜下液（外放液）。在裂孔封闭之后，视网膜下液会很快吸收。Kreissig 等由此强调不放液的好处之一是作为裂孔封闭良好的一种检验；如果裂孔垫压不当或遗留裂孔为处理，视网膜下液就不能很快消失。放液与多种手术中并发症有关，不放液也就完全避免了这些并发症，尤其是在浅脱离的情况下。需要放液的情况主要是因为过高的泡状视网膜脱离，裂孔的实际位置会产生错位，影响裂孔定位。放液能促使裂孔准确定位。但只需要少量放液即可达到这一目的。

4. 对马蹄形裂孔的放射状垫压　因为视网膜在锯齿缘和视盘是固定的，当脱离发生时，它倾向于形成放射状皱褶。环形方向的垫压将增大或至少保留放射状皱褶，因为它使眼球的周径缩短，在环形方向会造成视网膜富余。由此引起放射状皱褶加重，并与视网膜裂孔排列在一条线上，产生所谓的"鱼

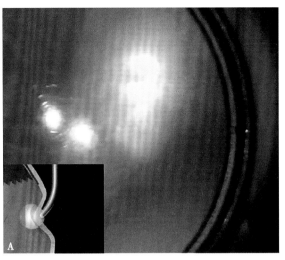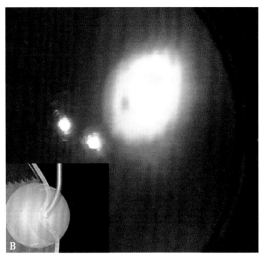

图 29-4-2 在间接检眼镜观察下的冷凝手术

冷凝头置于裂孔边缘的对应部位,开启后看到脉络膜变白即移去冷凝头(A 图),属于轻度冷凝,用于处理圆形裂孔。冷冻保持到视网膜开始变白再立即移去冷凝头(B 图),属于中度冷凝,用于处理马蹄形裂孔或明显脱离的裂孔

嘴样"(fish mouth sample)视网膜裂孔。"鱼嘴"为玻璃体液体进入视网膜下间隙提供了通道,造成垫压失败。充填马蹄形裂孔后缘、避免皱褶的合理方法是用一个放射状垫压块。

放射状安置垫压块的明显好处是:

(1)将整个裂孔放置在垫压嵴上。

(2)抵消了裂孔的鱼嘴形成和后缘漏水的危险。

(3)对盖膜提供支持,对抗将来的牵引和前缘漏水的危险。

因此,只要可能,海绵的长轴方向应放置在裂孔的放射状方向。如果多个裂孔相隔约 1.5 个钟点,可采用多个放射状垫压。当需要一个环形垫压时,垫压物越长,就越容易造成放射状皱褶。所以环形垫压带越短越好(图 29-4-3)。

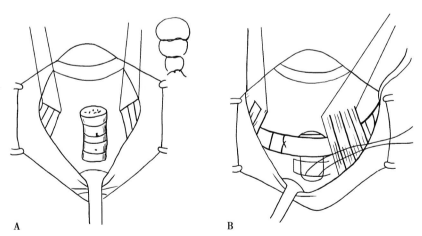

图 29-4-3 在间接检眼镜观察下的冷凝手术

冷凝头置于裂孔边缘的对应部位,开启后看到脉络膜变白即移去冷凝头(A 图),属于轻度冷凝,用于处理圆形裂孔。冷冻保持到视网膜开始变白再立即移去冷凝头(B 图),属于中度冷凝,用于处理马蹄形裂孔或明显脱离的裂孔

5.垫压块的大小及褥式缝线宽度 由视网膜裂孔的大小而不是脱离的范围决定垫压块的大小。大约 90% 的裂孔不大于 1 个视盘直径(1.5mm)。用铲针穿过巩膜纤维层 2/3 厚度安置褥式缝线。

根据裂孔的大小，选择垫压块与缝线宽度的规则如下：当裂孔宽度为 2mm、3mm、5mm 和 8mm 时，硅胶海绵的直径则分别为 4mm、5mm、7.5mm 和 7.5mm（2 个），而褥式缝线的宽度则分别为 6mm、8mm、10mm 和 14mm（图 29-4-4，图 29-4-5）。

两个或 3 个位于不同钟点裂孔的各自垫压在各裂孔之间超过 1.5 钟点时，可分别进行节段性巩膜外垫压，硅胶海绵块呈放射状安置（图 29-4-6）。

6. 节段性环形垫压　如果有多个视网膜裂孔彼此很近，需要将硅胶带或海绵条环形放置。因为两个放射状垫压块的间距至少要 1 个半钟点位，这种情况不能进行分别的放射状垫压。做环形垫压时，在达到对裂孔适当垫压的情况下，环形垫压短些更安全。环形垫压也可以在外直肌下穿过。

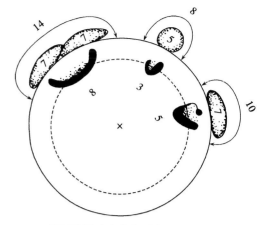

图 29-4-4　视网膜裂孔大小分别为 3mm、5mm 和 8mm 时的硅胶海绵块大小及褥式缝线宽度示意图

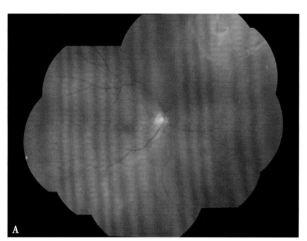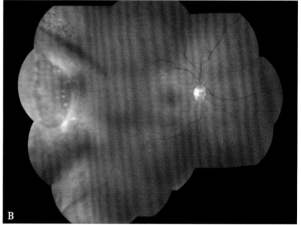

图 29-4-5　视网膜脱离巩膜节段性外垫压后的眼底照相拼图
A. 位于鼻上象限约 1：30 位置的 2mm 大小的视网膜裂孔，经放射状节段性硅胶海绵块（5mm）垫压复位；B. 颞侧约 6mm 大小的视网膜裂孔采用了 7.5mm 的硅胶海绵块

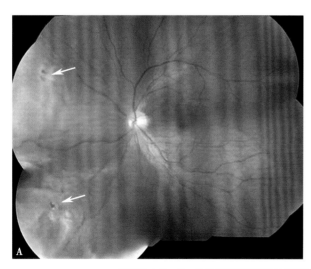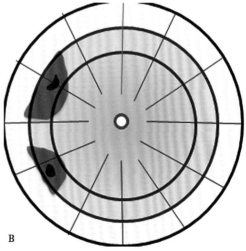

图 29-4-6　2～3 个视网膜裂孔的节段性巩膜外垫压后的眼底照相
A. 鼻上象限 10 点钟 2 个紧邻的小裂孔，以及一个位于 8 点钟的裂孔，分别被垫压；B. 示意图显示裂孔及垫压位置

7. 放射状垫压与环形垫压的联合应用 适合于既有带盖膜的马蹄形裂孔,又有格子状变性区及萎缩性圆孔。但环形垫压与放射状垫压的结合部应避开裂孔位置(图 29-4-7,图 29-4-8)。

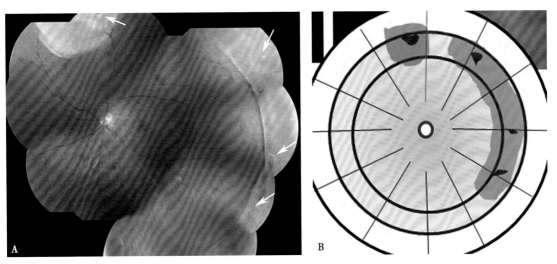

图 29-4-7 节段性巩膜外环形垫压以及单独的放射状垫压

A. 眼底照相拼图,显示颞侧 3 个钟点的环形垫压(3 个分开的裂孔,白箭号)以及 11:30 马蹄形裂孔(长的白箭号)的放射状垫压;B. 示意图显示视网膜裂孔及垫压范围

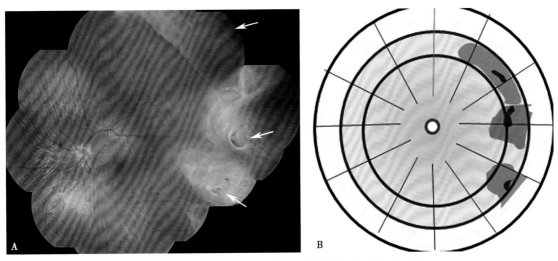

图 29-4-8 节段性巩膜外环形垫压以及分离的 2 个放射状垫压

A. 眼底照相拼图,显示颞侧 1:00 至 2:30 视网膜裂孔及格子状变性区的环形垫压(右上方白箭号)以及 3:00 和 4:00 附近 2 个马蹄形裂孔各自的放射状垫压;B. 示意图显示视网膜裂孔及垫压范围

8. 巩膜环扎术 如前所述,巩膜环扎术(scleral encircling operation,cerclage)尤其适用于儿童和青少年的外伤性视网膜脱离,包括陈旧性脱离,以及合并外伤性 PVR。这些伤眼一般没有眼底后部的裂孔;由于玻璃体很少液化,眼内增生的主要表现为视网膜下膜形成。尽管这些下膜可以比较广泛,但较少有"餐巾环"(napkin ring)或"晾衣杆"(clotheshorse)改变。应用巩膜环扎术往往能够获得长久稳定的复位效果,比施行玻璃体手术的风险减小。而玻璃体手术后常发生比成年人严重得多的眼内增生,需要多次手术,有时也难于挽回失败的结局。硅胶条带一般安置在眼球赤道前后,裂孔或牵引明显的相应部位可加用硅胶轮胎。袖套置于鼻上象限。不可将条带结扎过短过紧,以免造成眼球明显变形或缺血(图 29-4-9,图 29-4-10)。

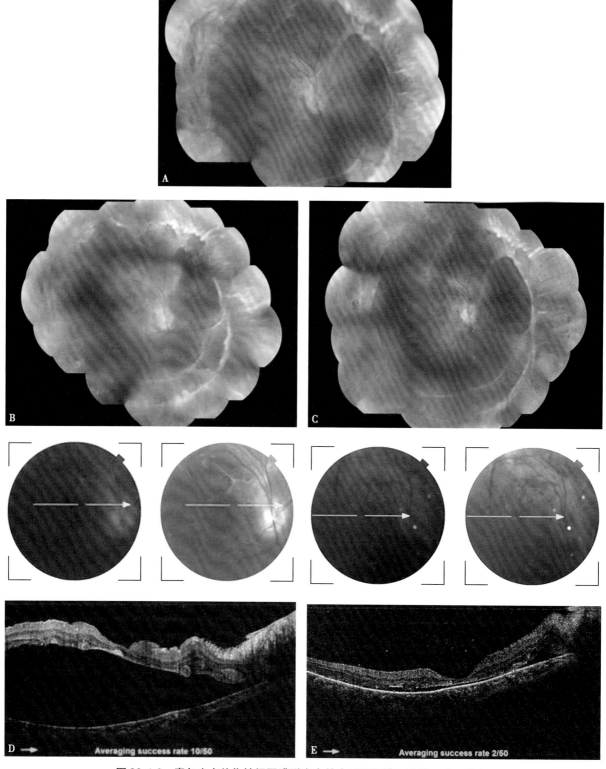

图 29-4-9 青年患者外伤性视网膜脱离合并广泛视网膜下膜的巩膜环扎术

A~C，3 张眼底拼图分别显示巩膜环扎术后 1、6 和 20 天后的视网膜复位状态。巩膜嵴逐渐明显可见，巩膜嵴后视网膜下膜没有显著影响视网膜复位，周边视网膜下液减少；D 和 E，手术前与手术后 5 天的 SD-OCT 影像，显示黄斑中心区视网膜下液迅速吸收

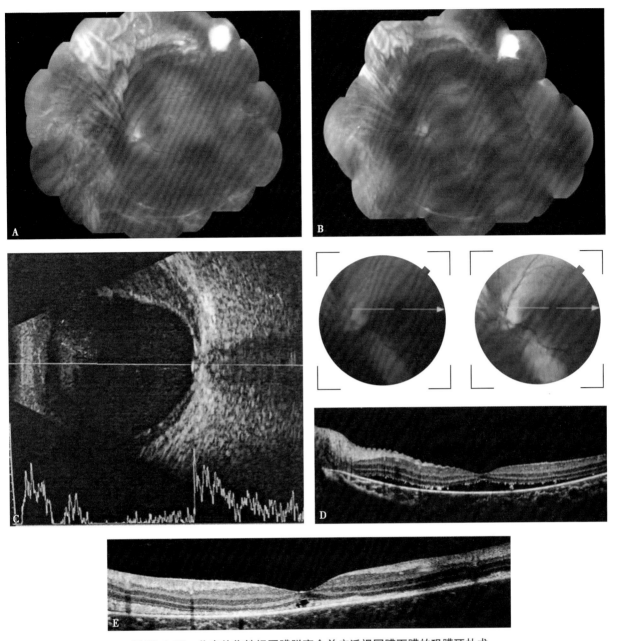

图 29-4-10 儿童外伤性视网膜脱离合并广泛视网膜下膜的巩膜环扎术

A 和 B. 眼底拼图分别显示巩膜环扎术前和手术后 19 天的视网膜复位状态。注意颞上象限 1∶30 钟点位置的白色陈旧瘢痕，直径约 3mm，为外伤所致。B 图中颞侧巩膜嵴显现，白色瘢痕没有影响视网膜复位。鼻侧周边部宽阔的视网膜脱离及多条下膜部位变窄，视网膜下液减少；C. 手术前的 A/B 型超声影像显示鼻侧视网膜有较高的脱离；D 和 E. 手术前与手术后 1 天的 SD-OCT 影像，显示黄斑中心区视网膜下液已有明显减少

9．褥式缝线 在巩膜上标记出裂孔位置，对称安置缝线。缝线深度应在巩膜纤维层层间 2/3 深度。缝线应避开涡静脉、睫状后长动脉、睫状长神经、以及巩膜变薄的部位如瘢痕等。在加压下结扎缝线，硅胶海绵将被压缩一半体积，此后会继续膨胀，造成更深的压陷，促使裂孔闭合。

10．分双层缝合球筋膜囊和结膜 仔细分层缝合可减少瘢痕形成，术后不适感轻微，愈合后对结膜的干扰小。这对多次手术。

11．是否眼内注入气体 只要确认视网膜裂孔得到适当而确切的垫压，通常不需要向玻璃体腔注入消毒空气（经滤菌的过滤器除菌，或空气过火抽取）或长效气体。在以上列举的几类巩膜扣带术治疗外伤性视网膜脱离的手术适应证中，例如锯齿缘断离（颞下象限多见）等，无须另外的眼内填塞；而且，在年轻患者少有玻璃体液化的条件下，气体注入不仅无效，而且可能有害。如扰动玻璃体、诱发新裂

孔及眼压升高等。如果因为大量放液致使眼压偏低,或者在玻璃体液化眼发生视网膜裂孔的"鱼嘴"现象,应权衡利弊判断是否做短效的气体注入。

五、巩膜扣带的手术并发症及其处理

1. 术中并发症 在巩膜外手术中,若严格按照操作规程进行,相对安全度高,较少出现明显的并发症。初学者或控制欠佳时,可能发生出血、巩膜穿透、视网膜损伤、眼压升高,偶尔也可能引起视盘中央动脉关闭等严重并发症。这些并发症多在引流视网膜下液、安置巩膜缝线时发生。如放液或缝合时引起涡静脉损伤而出血、脉络膜脱离、视网膜嵌顿、医源性视网膜裂孔和感染。环扎或过宽的加垫带、或结扎过紧致眼压升高,眼内注入气体过量等。

近年发现,在视网膜下大量积液的情况下,快速放液可引起视网膜"滑坡"(landslide),形成后极部视网膜皱褶(retinal fold),需要玻璃体手术纠正。另外,放液时脱离的视网膜立即复位,可能发生类似"缺血再灌注损伤"(Ischemic reperfusion injury),对视功能恢复不利。因此,在需要放液时,要缓慢引流,而且不求完全排除视网膜下液。残留的视网膜下液通常会较快自行吸收。

2. 术后并发症 主要包括手术后视网膜不复位、视网膜脱离复发、垫压物感染、复视及眼缺血等。严格规范操作可以减少这些并发症。

手术后不复位的原因主要有两种最常见的原因:一是遗漏了视网膜裂孔,需再次手术。再一是垫压不适当,原视网膜裂孔还在漏水,可行修正手术,移动或增大垫压物矫正。脉络膜渗漏在初期失败和最终失败原因中约占 0.3%。

视网膜脱离复发的主要原因仍是 PVR,可占 3% 或更多。及时手术封闭视网膜裂孔、避免对裂孔的过度冷凝可能有预防作用。因 PVR 造成的裂孔开放或增生膜形成,则需要玻璃体手术治疗。

不放液的节段性扣带手术之后,仅有少于 0.5% 的病例可能发生垫压物感染或突出,约 1% 可能发生复视。拆除垫压块可解除感染或复视。近年已有报告采用 2 个月内可吸收缝线做褥式缝合,在裂孔闭合后缝线吸收、自然松解,能不再手术缓解垫压块引起的眼肌或缺血问题。

巩膜扣带术对眼球几何学可产生一定的影响或其他效应。这些影响或效应与垫压材料、垫压位置与范围、缝线张力和环扎的紧张度有关。可引起眼轴改变(伸长或缩短)、近视增加、斜视、眼容积减少、硬度增加,以及眼内血流减少。特别是环扎术,控制不当的过度结扎和勒紧可引起多种并发症:前段缺血、高眼压或低眼压、葡萄膜炎、视网膜脉络膜血流减少,以及最后单眼色素性营养不良(pigment malnutrition)、视野缩小、两点分辨率降低,视网膜活性减低或视网膜电图幅值降低,以及眼内侵蚀或"细绳综合征"(cord syndrome)等。初学者或对于早期萎缩的眼球,常存在过度扎紧的倾向,应该高度重视加以避免。发现过紧的结扎后,应剪开环扎带(图 29-4-11)。

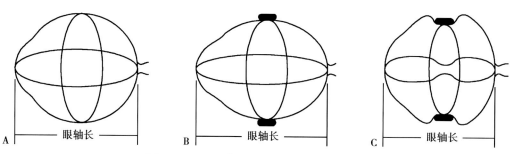

图 29-4-11 巩膜外垫压对眼球形态的影响

A. 手术前眼球状态;B. 巩膜外环扎术中,轻度的垫压使眼轴增加,近视加深;C. 过度垫压使眼轴缩短

结膜瘢痕和慢性干眼(chronic dry eye)也是以往巩膜外手术的并发症。近年重视了眼表的保护,情况有所好转。应尽量减少对结膜的骚扰。在环扎术中,间断切开球结膜的条件下可以完成。应仔细小心地进行球筋膜囊操作和分双层缝合,可减轻结膜瘢痕和干眼。仔细处理眶的组织和牵引肌肉、选择小的而不是大的垫压物,可减少斜视。手术后眼球的锻炼可改善眼的活动度。把眼球的缩小限制在

10% 之内,可避免侵蚀和细绳综合征。在后来剪断环扎条带可纠正过分的收缩。但更困难的术后判断是隐匿的脉络膜缺血和搏动幅度减小。

3. 手术后视功能恢复的评估　手术最终目的在于恢复视力。但视网膜脱离的治疗效果有好有差。好的结果的体征包括:裂孔数少、脱离范围小、浅脱离和有晶状体状态。差的结果指征包括:许多裂孔、未查到裂孔、大面积的脱离、泡状脱离、无晶状体眼或人工晶状体眼状态,伴脉络膜脱离,以及PVR。

手术前视力、黄斑脱离高度和范围,是视力预后的主要预测指标。手术方式与时机等也是其影响因素。在一些眼,视力的恢复并不满意,尤其是外伤同时造成黄斑或视神经的损害。近年 SD-OCT 可检测手术前后黄斑的结构改变。光感受器(视网膜外层)恢复状态在 OCT 呈现 4 个条带,其中,椭圆体区(原称 IS/OS 连接)与外界膜的完整性、视网膜下残留液体、黄斑微结构改变,如囊样水肿、劈裂、黄斑前膜形成、视网膜增厚或萎缩变薄,与视力恢复密切相关。

总之,巩膜扣带手术是治疗经选择的外伤性视网膜脱离的一种必要的选择,在合适的病例能达到一次复位、安全稳定恢复一定视功能的结果。这些病例包括玻璃体附着,年轻患者,锯齿缘离断,新近的 1 个或多个裂孔,局限性脱离,合并视网膜下膜的浅脱离,以及术者有把握复位的病例。在 2～4 个象限合并视网膜下膜的浅脱离,或多个象限多发性裂孔的高度近视眼,可慎重选择。年轻术者应掌握这种手术,学会熟练掌握双目间接检眼镜、手术方式的选择和操作技术。只要病例选择适当,能以最小量的创伤、有效垫压所有裂孔,采取措施应对可能的并发症,就可能达到预期的效果。

在微创玻璃体手术时代,有关巩膜扣带术的临床研究也在进行中。例如,国际上几个单中心研究和少数多中心研究,比较巩膜外手术与玻璃体手术的效果,迄今没有证明“在所有病例中玻璃体切除术更好”的假设。这些试验证明,两种术式达到的功能和解剖结果是可比的。在复杂的有晶状体眼,巩膜外手术更有优势。有适合巩膜外手术的病例,施行玻璃体手术可能带来负面结果。最后,有研究提出,巩膜扣带术联合玻璃体手术与单独玻璃体手术治疗孔源性脱离时,其复位率、视力后果及 PVR 发生率均无明显差异。由此表明,在玻璃体手术中一般无须联合巩膜扣带术。

第五节　外伤性视网膜脱离的玻璃体手术

1. 外伤性视网膜脱离玻璃体手术的适应证和手术时机　复杂眼外伤引起的视网膜脱离,通常都是玻璃体手术的适应证。包括前后段累及、合并玻璃体积血或异物存留、合并眼内感染、较大的视网膜撕裂、出血性脱离、视网膜巨大裂孔、黄斑孔、眼球贯通伤、外伤性 PVR 等。

眼球穿孔伤伴玻璃体积血,是玻璃体手术的主要适应证。关于手术时机仍有不同意见。但大多数研究者提倡早期手术。在伤口初期修复时就进行玻璃体手术者,主要限于有感染性眼内炎或存在毒性反应较快的眼内异物的病例。其他病例可在伤后 4～14 天以内实行。在此时间内手术,能最有效地控制眼内细胞增生,防止牵引性视网膜脱离。而且,可以有足够的时间作进一步检查,如超声波、视觉电生理、影像检查等,并有充裕的时间作术前准备。此期可有自发性的玻璃体后脱离形成,便于进行玻璃体切除术。在伤后 1 周内,葡萄膜充血明显,也可能伴有出血性脉络膜脱离,给玻璃体手术带来较大的操作困难,眼内出血不易控制,容易损伤视网膜等。相对地说,大量出血性脱离或脉络膜爆发性出血病例,需要根据凝血块大部分液化后才有利于手术。判断积血液化的表现包括,眼球表面呈现黄色,B 型超声检查积血的反射密度降低,或改变头位时液面有明显变化。这通常需要 1～2 周或稍长时间。

2. 外伤性视网膜脱离玻璃体手术的目的与技术要点　玻璃体手术应用于复杂眼球外伤的目的是:

(1) 切除损伤的玻璃体及其后皮质层,形成完全性玻璃体后脱离,以减少细胞增生的支架结构。

(2) 切除玻璃体积血及炎性产物,清除可能存在的致病微生物。减少刺激细胞增生的因子;同时使眼的屈光间质保持透明,便于处理视网膜的或其他的并发症。也能促进视力的恢复。

(3) 必要时向玻璃体内灌注抗生素和糖皮质激素,以利于控制眼内的感染、炎症和细胞增生。玻璃体凝胶被切除后，药物在眼内的扩散加快。

（4）切除已增生形成的细胞性膜，彻底解除对视网膜的牵引，促使视网膜复位。

（5）切除和松解视网膜嵌顿。处理视网膜裂孔和破裂，在游离裂口边缘后，做光凝封闭。

（6）通常采用长效气体或硅油填充，使视网膜保持长期附着，维持眼压。

手术可在局麻或全身麻醉下进行。对于已经缝合的角膜或巩膜伤口，要首先进行检查，必要时重新或加强缝合，使眼球密不漏水。然后，根据术前超声波检查，确定是否存在出血性脉络膜脱离。如果存在，可作巩膜切开，引流脉络膜上腔的血液。引流时，可通过角膜缘切口（在无晶状体眼）或睫状体平坦部切口（在有晶状体眼）向眼内灌注平衡盐液或空气，以保持眼压，迫使脉络膜上腔血液流出。在血液引流完毕后，通过睫状体平坦部巩膜切口插入较长（6mm）的灌注导管。经检查确认导管内端位于玻璃体后，再开始灌注。每个巩膜切口都要足够深，使器械能进入玻璃体。如果存在前房积血的话，应先作角膜切口处理前房内的血液，以便能够看清后部的结构。在眼球穿孔伤中，晶状体往往已累及，可能已破裂，或已发生浑浊或不全脱位，需要摘出；晶状体前或后表面有血液或浑浊影响眼后段的视线，或存在睫状膜，在这些情况下都需要摘出晶状体，否则难以达到主要的手术目的。在多数情况下，可以通过睫状体平坦部切口切除晶状体。

在眼前段变得透明之后，即可自前向后作玻璃体切除。很重要的一点是，要切除后部玻璃体皮质层，这样能防止视网膜前膜形成和复发性视网膜脱离。在已存在玻璃体后脱离的情况下，切除后皮质层一般无困难。

在完成玻璃体切除之后，需要仔细地检查有无视网膜裂孔和脱离。如果存在视网膜脱离，应切断或剥离所有对视网膜有切线牵引、或有前后玻璃体视网膜牵引的膜结构。对存在的视网膜下液，可采用气液交换，通过视网膜裂孔或视网膜切开处引流这些液体。

较大的巩膜裂伤往往造成视网膜在伤口的嵌顿，由此形成的视网膜脱离很难复位。在多数情况下，可以进行嵌顿区的环形视网膜切开术。在视网膜切开前，用眼内电凝或激光光凝以防止出血。

3. 手术并发症及其处理 常见的术中并发症是眼内出血。有时出血很多，难以控制。发生率约在2%或稍多些。处理的方法包括，提高灌注液瓶的高度，以增加眼压；用眼内光凝（photocoagulation）或透热电凝（diathermy）活动出血区；或用气液交换（fluid-air exchange）的方法填压止血。在适合的情况下使用全氟化碳（perfluorocarbon）液体（重水）。手术中角膜浑浊可使眼后段看不清，这是手术的另一个难题。如果是角膜上皮浑浊，可以用手术刀刮去角膜上皮；若为后弹力层皱褶，可向前房内角膜内皮的后表面注射一层透明质酸钠。如果因为外伤裂口和缝线的原因使整个角膜浑浊，或有角膜组织缺损，可以使用暂时性的人工角膜。

手术后并发症与通常的视网膜脱离手术类似，但还有外伤的特殊影响，出现的机会较多。例如，视网膜不复位可能与玻璃体后脱离制作不完全、牵引没有完全解除、裂孔不闭合或出现新裂孔等因素有关。视网膜毁损严重，或伴有脉络膜分离，手术中出血多无法彻底处理病变，也是重要的原因。因此，手术前应有充分的评估，把握好手术时机。例如，等待玻璃体后脱离形成；或脉络膜大出血后需要1～2周出血块液化。术中试用气液交换，检查牵引力是否完全解除。如果气体进入视网膜下，提示仍存在牵引或视网膜短缺，需要继续解除牵引或做视网膜切开。复发性视网膜脱离的比例也较大，多因眼内增生膜形成所致。在病情相对稳定后，需要再次手术。眼压升高，与多种因素有关，如炎症、出血、瞳孔阻滞和充填物过多等。因睫状体损伤也可能出现低眼压。在中晚期常出现硅油并发症等。

4. 玻璃体手术治疗外伤性视网膜脱离的效果评估 对严重的眼球穿孔伤伴视网膜脱离，玻璃体切除术的成功率大约为60%。在已经报告的一些病例组统计中，获得0.02以上视力者从50%到75%不等。多数研究者认为，玻璃体手术对这类伤眼的治疗效果是可以肯定的，但是由于最初外伤的程度、部位和合并视网膜损伤等情况的变异在各例都非常大，难以进行确切的比较。研究证实，复杂眼外伤的预后与外伤性质、部位和最初损伤的程度有关。严重的视网膜毁损、睫状体损伤、视盘和黄斑损伤、感染，会造成伤眼永久性的功能丧失。外伤后治疗不及时、例如病情已发展到外伤性 PVR 的晚期，预后会很差。

（惠延年）

参 考 文 献

1. 惠延年. 眼后段外伤 // 李凤鸣, 谢立信. 中华眼科学. 3 版. 北京: 人民卫生出版社, 2014: 3304-3341.

2. 克雷西格 (Kreissig I), 著. 视网膜脱离最小量手术治疗实用指南, 惠延年, 译. 北京: 北京科学技术出版社, 2004: 2-189.

3. 侯慧媛, 惠延年. 视网膜脱离复位手术后视功能恢复及其影响因素. 国际眼科纵览, 2011; 35: 271-276.

4. 惠延年. 关注视网膜脱离手术后的视功能恢复. 中华眼视光学与视觉科学杂志, 2012; 14: 385-387.

5. 惠延年. 值得重视的眼底病研究热点和难点: 原发性视网膜脱离的治疗和手术后视力恢复. 中华眼底病杂志, 2013; 29: 117-120.

6. Wong D, Sandri L, Steel DHW. Scleral buckling versus vitrectomy: can the trend be reversed suprachoroidally? Graefes Arch Clin Exp Ophthalmol, 2017, 255: 15-16.

7. Ryan EHJ, Mittra RA. Scleral buckling vs vitrectomy: the continued role for scleral buckling in the vitrectomy era. Arch Ophthalmol. 2010, 128: 1202-1205.

8. Wong CW, Yeo IYS, Loh BK, et al (2015) Scleral buckling versus vitrectomy in the management of macula-off primary rhegmatogenous retinal detachment: a comparison of visual outcomes. Retina, 2015, 35: 2552-2557.

9. Ung T, Comer MB, Ang AJS, et al (2005) Clinical features and surgical management of retinal detachment secondary to round retinal holes. Eye (Lond), 2005, 19: 665-669.

10. Errera M-H, Liyanage SE, Moya R, et al. Primary scleral buckling for pediatric rhegmatogenous retinal detachment. Retina, 2015, 35: 1441-1449.

11. Storey P, Md MPH, Alshareef R, et al. Pars plana vitrectomy and scleral buckle versus pars plana vitrectomy alone for patients with rhegmatogenous retinal detachment at high risk for proliferative vitreoretinopathy. Retina, 2014, 34: 1945-1951.

12. Jin H, Zhang Q, Zhao P. Minimal in situ conjunctival incision for segmental scleral buckling surgery. Ophthalmic Surg Lasers Imaging Retina, 2014; 45: 574-576.

13. Heimann H, Bartz-Schmidt KU, Bornfeld N, et al. Scleral buckling versus primary vitrectomy in rhegmatogenous retinal detachment: a prospective randomized multicenter clinical study. Ophthalmology. 2007; 114: 2142-2154.

14. Soni C, Hainsworth DP, Almony A. Surgical management of rhegmatogenous retinal detachment: a meta-analysis of randomized controlled trials. Ophthalmology. 2013, 120: 1440-1447.

15. Lindsell LB, Sisk RA, Miller DM, et al. Comparison of outcomes: scleral buckling and pars plana vitrectomy versus vitrectomy alone for primary repair of rhegmatogenous retinal detachment. Clin Ophthalmol. 2016, 11: 47-54.

16. Kuhn F, Aylward B. Rhegmatogenous retinal detachment: A reappraisal of its pathophysiology and treatment. Ophthalmic Res 2014; 51: 15-31.

17. McElnea E, Stephenson K, Gilmore S, et al. Paediatric retinal detachment: aetiology, characteristics and outcomes. Int J Ophthalmol 2018; 11: 262-266.

18. Stryjewski TP, Andreoli CM, Eliott D. Retinal detachment after open globe injury. Ophthalmology. 2014; 121 (1): 10.1016/j.ophtha.2013.06.045.

19. Chang JS, Marra K, Flynn HW, et al. Scleral buckling in the treatment of retinal detachment due to retinal dialysis. Ophthalmic Surg Lasers Imaging Retina. 2016; 47: 336-340.

第三十章 外伤性葡萄膜炎(眼内炎)

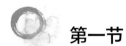

第一节 概 述

一、外伤性葡萄膜炎的病理学基础和分类

葡萄膜(uvea)位于眼球壁中层,包括虹膜、睫状体和脉络膜三部分。在组织结构上,三者均含有丰富的血管和大量的色素细胞,在其基质层的疏松结缔组织支架内,还含有纤维细胞、淋巴细胞、肥大细胞、巨噬细胞等。除了行使各自的生理功能以外,当眼球受到外伤和刺激时,虹膜、睫状体和脉络膜作为最主要的应答组织,产生非特异性免疫反应或特异性免疫反应。

眼球受到外伤后,除了机械性损伤外,常伴发组织的缺血缺氧、化学刺激、抗原暴露及致病微生物的侵袭等多种损伤因素,葡萄膜的炎症反应也表现各异。通常将外伤性葡萄膜炎(traumatic uveitis)分为外伤性感染性葡萄膜炎(traumatic infectious uveitis)和外伤性非感染性葡萄膜炎(traumatic noninfectious uveitis)。外伤性感染性葡萄膜炎是病原微生物所致的眼化脓性炎症,又称外伤性感染性眼内炎(traumatic infectious endophthalmitis)、外伤性化脓性眼内炎(traumatic suppurative endophthalmitis)或化脓性眼内炎(suppurative endophthalmitis)。外伤性非感染性葡萄膜炎,又称外伤性非感染性眼内炎(noninfectious endophthalmitis),包括非特异性葡萄膜炎和特异性葡萄膜炎两种。前者为外伤后的非特异的血管渗漏、炎性介质和炎性细胞释放等反应。后者系外伤所致特异的自身免疫反应。

二、外伤性葡萄膜炎的发病机制

(一)外伤性非特异性葡萄膜炎

眼球外伤带来的机械损伤、缺血缺氧、理化刺激、异物反应、生物毒素,以及组织细胞坏死崩解产物等,均可刺激葡萄膜产生非特异性炎症反应。使葡萄膜组织发生炎性充血、血管扩张、微循环血管壁通透性增加、血管渗漏并释放炎性介质。同时,炎症细胞自血管腔内向外游出,吞噬异物及坏死的细胞等,使之降解。血浆、组织细胞和炎症细胞释放的炎性介质包括激肽系统、补体系统和凝血系统等,参与组织的损伤、修复和炎症反应过程。可观察到房水蛋白增加、前房内渗出、瞳孔缩小,玻璃体浑浊等虹膜睫状体炎或脉络膜炎的表现,临床上称为外伤性非特异性葡萄膜炎(traumatic nonspecific uveitis)。

(二)外伤性特异性葡萄膜炎

正常情况下,眼球内存在抗原或半抗原,包括视网膜 S 抗原、光感受器间维生素结合蛋白、视网膜 A 抗原、P 抗原、S-100 蛋白质、葡萄膜黑色素抗原及晶状体抗原等。由于血 - 眼屏障的隔离,眼内的抗原与血液循环不接触。一旦机械性损伤或外伤后反复炎症发作，血-眼屏障破坏，隐蔽的自身抗原暴露于免疫系统，或外来抗原与自身抗原产生交叉反应，均可激活抗原提呈细胞，诱导自身免疫反应。这一类由抗原抗体反应主导的自身免疫性葡萄膜炎，为外伤性特异性葡萄膜炎（traumatic specific uveitis）。临床工作中常见的外伤性特异性葡萄膜炎主要是晶状体过敏性眼内炎（phacoanaphylactic endophthalmitis）和交感性眼炎（sympathetic ophthalmia）。

（三）外伤性感染性眼内炎

外伤性感染性眼内炎是致病病原体引起的眼内化脓性炎症反应。开放性眼外伤发生后，致伤物直接将微生物带入眼内，或者结膜囊内的细菌经由伤口侵入眼内。由于眼内腔（前房、后房、玻璃体腔）缺乏血管组织，而含有丰富的蛋白质等，病原微生物极易在眼内生存并繁殖，释放内毒素等毒性物质，导致眼内组织坏死融解。眼内的血管组织则迅速释放大量的白细胞，中性粒细胞大量吞噬病原体和坏死物质，转变为脓细胞。大量的脓细胞、坏死组织及病原微生物等在眼内积存，表现为前房积脓和玻璃体积脓。

若感染性眼内炎未得到有效控制，进一步发展为全眼球炎（panophthalmitis）和眶蜂窝织炎（orbital phlegmon），有颅内感染的风险。

三、外伤性感染性眼内炎的发病率

外伤性感染性眼内炎在感染性眼内炎中占有较大比例。据国外报道，在感染性眼内炎中，继发于开放性眼外伤者占 25%～31%。在开放性眼外伤中，据国内报道，外伤性感染性眼内炎的发生率约为 2.96%～13.48%（表 30-1-1）。国外报道其发生率为 0～16.5%。而继发于内眼手术后的感染性眼内炎发生率约为 0.093%。

表 30-1-1　国内报道的开放性眼外伤中感染性眼内炎的发生率

发表时间/年	作者	统计时间/年	感染性眼内炎/例	穿孔伤/例	发生率/%
1987	杨方耀	1981—1985	4	135	2.96
1987	候维勤	1972—1984	19	253	7.51
1993	刘醇铸	1981—1991	28	592	4.73
1998	朱　豫	1992—1996	21	191	10.99
2001	罗兴中	1991—2000	38	422	9.00
2003	傅振和	1990—2000	179	5 337	3.35
2011	王化峰	2003—2010	30	434	6.90
2016	潘东艳	2011—2015	12	89	13.48

引自：杨方耀. 外伤后眼内炎. 眼科新进展，1987，7（1）：19-22.

候维勤. 穿通伤性眼内炎（附 19 例报告）. 陕西医学杂志，1987，16（8）：32-34.

刘醇铸. 外伤感染性眼内炎 31 例疗效分析. 眼外伤职业眼病杂志，1993，15（3）：188-190.

朱豫，刘向玲，陆丽红，等. 开放性眼球损伤眼内炎发生的易患因素. 新乡医学院学报，1998，15（1）：18-19.

罗兴中，杨爱维，谢世华，等. 眼球穿孔伤发生眼内炎的危险因素探讨. 眼外伤职业眼病杂志，2001，23（5）：488-489.

傅振和，郭黎娅，郑曰忠，等. 细小眼球穿孔伤致眼内炎的临床分析. 中华眼科杂志，2003，39（12）：743-745.

王化峰，于强，刘永民，等. 外伤性眼内炎发病危险因素分析. 中国实用眼科杂志，2011，29（7）：689-691.

潘东艳，孙伟峰，顾操，等. 外伤性感染性眼内炎的临床观察. 中华眼外伤职业眼病杂志 2016，38（7）：481-484.

第二节　外伤性感染性眼内炎

【病因】

外伤性感染性眼内炎是受伤眼被病原微生物感染，引起的眼内化脓性炎症反应。在开放性眼外伤中,病原微生物有两种感染途径。其一,致伤物将微生物直接带入眼内,产生原发性感染;其二,在伤口愈合前,结膜囊内存在的细菌侵入眼内,形成继发性感染。致病病原体主要是细菌和真菌。通常革兰阳性菌约占 80%,革兰阴性菌约占 10%,真菌约占 7%。

有文献报道,外伤性眼内炎的致病菌中,在革兰阳性球菌以链球菌属(26.5%)和表皮葡萄球菌(21.2%)为多见。在革兰阳性杆菌以芽孢杆菌(17.7%)和枯草杆菌多见,其中蜡样芽孢杆菌占 26%～46%。革兰阴性菌以铜绿假单胞菌(8.8%)和大肠埃希菌(3.5%)为主。

真菌感染一般发生于植物性眼外伤。白色念珠菌、曲霉菌属、拟青霉菌、镰刀菌及毛霉菌等引起的外伤性眼内炎均有报道。

【临床表现】

1. 起病情况　影响外伤性感染性眼内炎的起病快慢的因素包括:所沾染细菌的毒力、数量、机体的抵抗力、就诊时间早晚及是否预防用药等。一般起病急者细菌毒力较强,而起病缓着细菌毒力较弱,或为真菌感染。多数情况下,外伤性眼内炎于受伤后 2～7 天开始发病,起病较急,很快发展为较严重的状态。据临床观察,最早可与受伤后 12 小时,形成明显的前房积脓。而一些慢性隐匿性者,可于受伤后 15 天以后有眼内炎表现。

2. 症状　最常见的症状为疼痛、进行性视力下降。伴随畏光、流泪、眼红等刺激症状。在开放性眼外伤中,这些症状并非特异表现。因此,在疾病早期,眼内炎的症状常常被眼外伤的伤情所掩盖。

眼内炎患者的特点是:在原有症状的基础上,眼痛加剧,视力明显下降,严重者甚至光感不确或视力完全丧失。患者常常主诉在凌晨时有明显的疼痛,并伴随眼周疼痛或眼球转动疼。同时,患者视力下降的程度重于同等伤情者,或患者出现超出常规的突然显著视力下降。

3. 体征

(1) 细菌性眼内炎:多数外伤性眼内炎为细菌性化脓性眼内炎。在外伤性眼内炎早期,临床体征不典型,包括结膜水肿,角膜水肿、内皮皱褶、前房渗出及玻璃体浑浊等现象。常常被认为是外伤后局部组织反应重,容易被忽略。但细菌性眼内炎病情发展迅速。细菌在眼内大量繁殖扩散,释放毒素和各种侵袭性酶类,破坏眼内组织,并刺激眼内组织产生强烈的组织血管反应和免疫应答,很快就进入快速发展期。典型的临床体征如下:

1) 角膜:最初角膜因眼内严重的组织反应,角膜水肿、内皮出现皱褶,角膜透明度下降,呈现污浊样外观。细菌毒力强者,角膜层间呈现灰白的组织浸润,表现为角膜增厚,透明度严重下降,通过高渗剂脱水后,不能恢复其透明度。病情进一步发展,角膜呈乳白色坏死表现,角膜融解。伴随有角膜伤口感染的眼内炎,早期即可见到沿着伤口处角膜灰白浸润现象及感染病灶的扩散。真菌感染者,常常在角膜的伤口处观察到角膜感染病灶,虽发展缓慢,但迁延不愈。

2) 前房:前房积脓是感染性眼内炎的典型体征之一。可于外伤后 12 小时即出现,部分患者在就诊时已发生前房积脓。早期前房积脓表现为下方前房角处新月形的黄白色或白色的脓性渗出物积存。当脓液增加时,可观察到脓液形成的液平面。根据液平面的高度占角膜直径的比例,划分为四级。当脓液平面低于 1/4 角膜直径时,记录为“＋”,当脓液平面的高度处于 1/4～1/2 角膜直径时,记录为“＋＋”,当脓液平面高度超过 1/2 至达到 3/4 角膜直径时,记录为“＋＋＋”,当脓液平面高度超出 3/4 角膜直径时,记录为“＋＋＋＋”。

感染细菌种类不同,前房内渗出物的黏稠度不同。前房渗出物可含有大量纤维素性成分,表现为凝固样改变,附着于虹膜和晶状体的表面。

3) 虹膜和瞳孔:外伤性眼内炎者虹膜充血并有渗出,表现为虹膜纹理不清,瞳孔缩小(miosis)、瞳孔闭锁(seclusion of pupil)或瞳孔膜闭(occlusion of pupil)。

4) 玻璃体:外伤性眼内炎的另一典型体征是玻璃体浑浊。早期角膜和前房的透光度尚好时,透过瞳孔观察眼底反光,因玻璃体的炎症性浑浊,呈现较为污浊的黄色反光。

5) 视网膜:波及后段的眼外伤,常伴随晶状体的破裂,外伤性白内障(traumatic cataracta)迅速形成,影响对视网膜的观察。因此,很难发现早期外伤性眼内炎的视网膜改变。

眼后段开放性外伤所致的眼内炎，其早期感染常发生于视网膜。在急诊手术中观察到视网膜感染表现如下：由于细菌最早沿着外伤的通道，接触伤口处视网膜，并以此伤口处为中心，沿着视网膜向周围浸润扩散，呈圆形的伴随视网膜血管炎症的灰白病灶（图30-2-1）。细菌大量迅速繁殖，可在视网膜表面形成大小不等的类圆形菌落（图30-2-2A）。在细菌毒素的刺激下，视网膜血管和视网膜组织受到侵袭，形成视网膜血管炎（retinal vasculitis），表现为视网膜血管白鞘，视盘边界模糊，视网膜静脉扩张等（图30-2-2）。视网膜高度水肿，严重时，视网膜血管隐藏于水肿的视网膜内，不易分辨。严重的眼内感染，常常在后极部视网膜前形成灰白色脓性渗出膜，该渗出膜下积存大量的脓液，使黄斑区组织严重破坏，导致视力预后不良（图30-2-3）。

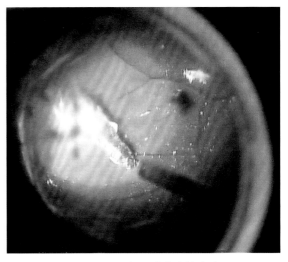

图30-2-1 视网膜炎症性水肿
图中示以眼内异物嵌顿处为中心的圆形视网膜灰白水肿病灶

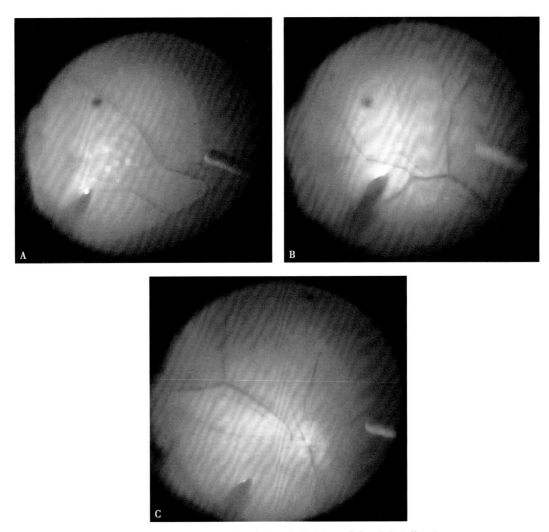

图30-2-2 轻度外伤性感染性眼内炎的视网膜表现（术中截图）
A. 视网膜表面菌落样小胀团；B. 局部视网膜动脉白鞘，管壁不均匀；C. 视盘局部边界不清，视网膜动脉管壁粗细不均伴白鞘，视网膜静脉扩张

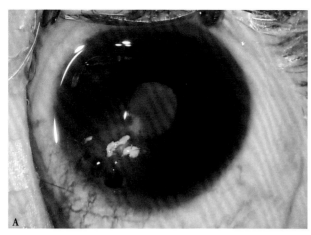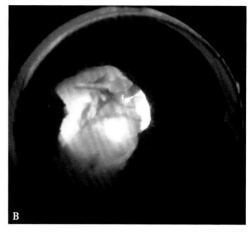

图 30-2-3 儿童外伤性感染性眼内炎

A. 近角膜缘处穿通伤口部位角膜溶解，缝线松动，局部虹膜嵌顿；B. 玻璃体内充满白色积脓，部分积脓清除区域暴露脱离的视网膜。视网膜水肿，呈灰白色，视网膜血管扩张，管壁模糊

6）全眼球炎：当外伤性眼内炎进一步发展，细菌在眼内大量繁殖，在眼内产生蛋白酶和大量脓性渗出物，引起高眼压和脉络膜内脓肿，压迫睫状后长神经。上述情况使患者有剧烈的眼痛及头痛，此时患者视力严重障碍，多数患者视力丧失。当细菌沿着巩膜导水管向巩膜组织、眼球筋膜和眼眶扩散，则形成全眼球炎。此时眼睑高度肿胀，结膜高度充血水肿，可突出睑裂外。眼球向正前方突出，眼球运动受限制。严重者可出现头痛、恶心、呕吐、全身不适、高热及昏迷等症状。感染性炎症向颅内蔓延，可导致海绵窦炎（cavernous sinusitis）及海绵窦综合征（cavernous sinus syndrome），有生命危险。如果眼内结构已被坏死组织、脓性渗出物所充填，角膜或巩膜出现坏死穿孔，脓液排出，此时疼痛症状可减轻。

在细菌性感染性眼内炎中，芽孢杆菌感染的特征突出。发病非常急，可在几小时内发展为前房积脓和角膜浸润。常在受伤后 24 小时内出现眼睑瘀斑、眼眶肿胀、眼球明显突出、低热和白细胞增多，病情凶险（图 30-2-4）。

（2）真菌性眼内炎：真菌性眼内炎（mycotic endophthalmitis）发病缓慢，在外伤或手术后 1～5 周出现症状，多见于 3 周时。其早期症状轻，睫状充血不明显，房水闪光（aqueous flare, Tyndall phenomenon）可呈阳性，玻璃体和（或）前房可见感染灶，呈毛绒球状、雪球状或串珠状。病情加重时这些丝状的黏性纤维向周围扩散形成新的病灶，最终形成眼内积脓。

【诊断】

1. 外伤史　外伤史询问内容应当包括受伤时间、致伤环境、致伤物的性质、外伤性质、已经进行的检查和治疗等。对于儿童等不合作的患者，要询问注射器刺伤的可能性。开放性眼外伤合并外伤性白内障和眼内异物（intraocular foreign body），伤口较脏，致伤物沾染泥土、食品和机油等。致伤物为植物，眼内容物脱出以及受伤后治疗延迟等情况者，要警惕眼内炎的发生。

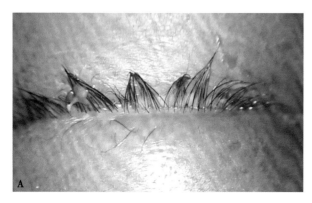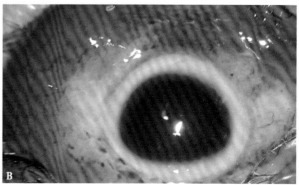

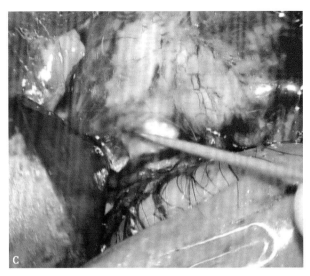
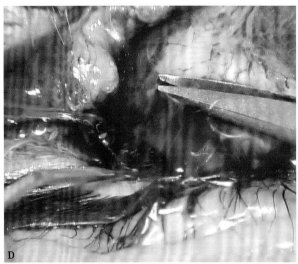
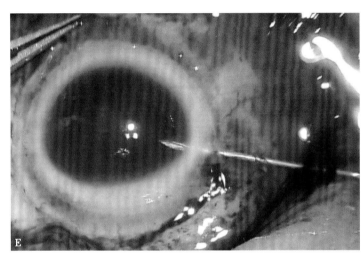
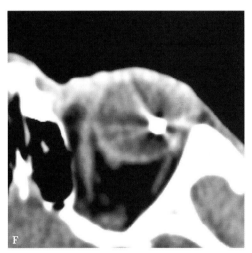

图 30-2-4 蜡样芽孢杆菌所致外伤性感染性眼内炎

男性,修理农具时异物溅入眼内。12 小时后眼红、眼痛、视力急剧下降。于 15 小时后就诊,无光感,眼睑肿胀,结膜水肿,角膜浑浊,眼压 T+3,眼球转动略受限。给予急诊手术摘出眼内异物、眼内注射抗生素。病情未控制,次日行眼内容摘除术。眼内液培养:蜡样芽孢杆菌阳性。A. 眼睑肿胀,脓性分泌物;B. 角膜缘内环形乳白色浑浊,前房浑浊;C. 后径摘出眼内异物;D. 切口处流出混杂有色素和脓液的坏死物质;E. 前房冲洗,液化坏死组织流出;F. CT 示眼内异物

2. **症状和体征的判断** 当患者在原有疾病的基础上,加剧的眼痛、头痛、前房积脓和玻璃体炎症等症状和体征,是感染性眼内炎的特点。由于患者原有病情掩盖,或者感染性眼内炎表现轻微,可能会被忽略,对开放性眼外伤,时刻想到眼内炎的可能性,密切观察病情变化,方可减少漏诊。

3. **微生物学检查** 主要进行房水和玻璃体液的采集和培养。房水取材方法:用 25 号针穿刺前房,取液 0.1～0.2mL,立即送检。玻璃体液取材:直接玻璃体穿刺活检或在玻璃体手术时获得玻璃体液 0.3～0.4mL 进行培养。检查项目包括:直接涂片染色、细菌培养和药物敏感试验。怀疑真菌感染者做真菌培养和药物敏感试验。据报道,玻璃体液培养阳性率往往高于房水。房水阳性率为 22.5%,玻璃体穿刺活检阳性率为 54.9%,若两者合用可使阳性率提高到 80%。值得注意的是,临床上微生物检查与临床表现并不完全同步。由于培养条件限制,以及取材前已经应用抗生素等原因,部分感染性眼内炎者的培养结果呈阴性。因此,培养结果阴性者并不能完全排除眼内炎。

4. **聚合酶链反应技术** 聚合酶链反应技术(polymerase chain reaction,PCR)通过基因扩增技术,检测取材组织的微生物 DNA。Therese 等利用 PCR 进行细菌学诊断,培养阳性者 PCR 阳性率为 100%,培养阴性者 PCR 阳性率为 44.7%,使眼内炎病原学检查阳性率提高到 75.8%。但假阳性率为 5%。

5. 其他辅助检查 在屈光间质浑浊的情况下，眼 B 超检查是了解眼后段的重要手段。眼内炎的 B 超特点是：玻璃体内均匀分布的细小密集的点状或细小线状浑浊。常伴随视网膜脉络膜增厚和渗出等（图 30-2-5，图 30-2-6）。

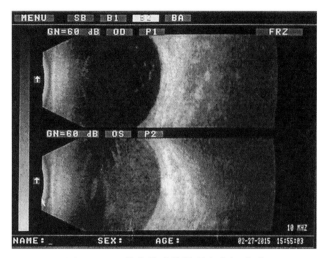

图 30-2-5 外伤性感染性眼内炎（B 超）
示玻璃体内均匀一致的浑浊

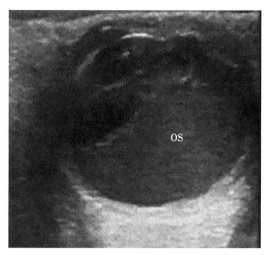

图 30-2-6 外伤性感染性眼内炎（彩超）
示玻璃体内均匀一致的浑浊

此外，X 线、CT 可帮助了解眼后段情况。如：玻璃体炎症和浑浊等情况、眼内异物是否存留、眼内异物性质、视网膜脱离与否、脉络膜情况，以及是否存在贯通伤等。眼电生理检查可以判断视网膜功能损害程度。排除了眼内磁性异物的存在时，MRI 检查也可提供一定的帮助。

【治疗】

1. 治疗原则 应首选眼内通透性强的广谱抗生素，合理选择用药途径，适当应用糖皮质激素，必要时及时手术。对临床上肯定有早期感染性眼内炎，但致病菌尚不明确者，可先应用广谱抗生素，不必等待培养结果。但在治疗前应先取材，以完成必要的实验室检查，否则抗生素治疗后会明显降低细菌培养阳性率。

2. 治疗方法 药物治疗途径包括：滴眼液滴眼、结膜下注射、静脉注射或滴注、玻璃体内注射等。治疗过程中要密切观察病情，必要时及早进行玻璃体切除联合眼内注射抗生素。

（1）滴眼：开放性伤口已闭合者，均可局部滴眼治疗。常用的滴眼液包括抗生素滴眼液、非甾体类激素、糖皮质激素、睫状肌麻痹剂等，均有助于减轻炎症，控制感染。

（2）静脉注射或滴注：经静脉给药是治疗外伤性眼内炎的常用方式。鉴于开放性眼外伤可能沾染细菌种类的复杂性，及其较高的眼内炎发生率，通常采用广谱抗生素，联合用药，以预防眼内炎的发生。正常情况下，由于血 - 眼屏障的存在，经由静脉给药，到达眼内的药物浓度较低。但在眼球受伤后，血 - 眼屏障被破坏，药物更容易进入受伤区域。据观察，静脉输入抗生素后，受伤眼玻璃体内药物浓度显著高于对侧眼。

（3）结膜下或眼球筋膜（Tenon 囊）下注射：结膜下注射（subconjunctival injection）或 Tenon 囊下注射（Tenon space injection）是最基础的给药途径之一。在炎症或外伤的情况下，结膜下注射后，药物在眼内（特别是前房）可达到有效的浓度。局部用药可以减小全身用药剂量，在帮助维持眼内的有效药物浓度的同时，减少副作用。常见的静脉用药和玻璃体内用药，均可用于结膜下注射。常用的结膜下注射药物有：万古霉素 25mg（0.5mL）联合头孢他啶 100mg（0.5mL），或头孢他啶 100mg（0.5mL）联合庆大霉素 40mg。此外，结膜下注射药物还可以联合地塞米松 5～10mg。需要注意的是，结膜下注射药物浓度远远高于眼内注射的浓度，注射时要小心，避免操作失误使药物直接进入眼内。再者，眼球有开放性伤口时，要等到伤口闭合后再进行结膜下注射。

（4）玻璃体内注射：玻璃体内注射（intravitreal injection）是治疗眼内炎最有效的给药途径。1944

年，VonSallman 第一次应用眼内注射治疗眼内炎。但直到 20 世纪 70 年代，人们才开始广泛接受应用玻璃体内注射。无论是确诊的眼内炎，还是高度可疑的眼内炎，均可进行玻璃体内注射药物。可进行玻璃体内注射的药物达几十种。玻璃体内注射后，需密切观察药物对眼内炎的控制效果，必要时 48 小时后可重复注射。目前常用于玻璃体内注射的抗生素为：万古霉素 1~2mg，头孢他啶 2.25mg。常用抗真菌药为伏立康唑 100μg，两性霉素 B 5~10μg。

（5）玻璃体切除术：玻璃体切除术（vitrectomy）联合玻璃体内注入抗生素是治疗外伤性眼内炎的最有效的手段。虽然通常采用经平坦部三通道的玻璃体切除术，但由于眼部各种外伤的复杂状况，同时还有眼内炎所造成的破坏，其玻璃体切除术有别于普通的玻璃体切除术。具体如下：

1）眼内灌注的放置：由于眼内大量纤维素性渗出物或积脓，直接经平坦部穿刺，放置灌注头时，通常不能直视到灌注头进入玻璃体内。这有可能存在眼内灌注被放置在视网膜下的风险。因此，在打开灌注前，需要确认灌注头已经进入玻璃体内。可先在角膜缘做穿刺口，在前房灌注下，清除前房内的纤维渗出物及浑浊的晶状体，然后直视下打开平坦部灌注。或通过另一平坦部穿刺口，以玻璃体切除头或光导纤维探查灌注头，确认灌注头内口已进入玻璃体内，再打开灌注。

如若外伤性眼内炎伴随着睫状体脱离和脉络膜脱离。自平坦部放置灌注头，确有误入视网膜或脉络膜下的风险时，也可选择自角膜缘穿刺，相应部位做周边虹膜切除术（peripheral iridectomy），将灌注头经"角膜缘 - 前房角 - 虹膜"放置。对于无须保留晶状体的患者，这样的眼内灌注安全可靠。

2）角膜水肿和浑浊的处理：玻璃体切除时要求屈光间质透明，方能在水肿的视网膜表面做较为精细的操作。由于外伤性眼内炎的角膜水肿或浑浊，需要做出相应的处理，改善角膜透明度，利于手术操作。

角膜上皮水肿最为常见，外伤、炎症和术中高眼压等都可导致角膜上皮水肿，对眼内手术操作视野的图像清晰度影响较大。通常只需直接刮除角膜上皮即可，一般于术后 3 天内上皮即可修复。

对于角膜基质水肿，术中可应用高渗剂或黏弹剂，对角膜脱水处理，即可改善因水肿导致的角膜浑浊，使手术野清晰度改善。

若角膜基质浑浊，上述方法不能改善其透明度，而严重影响手术操作者，可以角膜环钻暂时切除中央区域角膜，在人工角膜下行玻璃体切除，或直接进行开窗式玻璃体切除，以挽救眼球。

3）前房和虹膜的处理：外伤性眼内炎的前房内常常有大量的纤维素性渗出物，或前房积脓（hypopyon）。术中需要全部清除，包括虹膜表面和前房角处的渗出膜。临床上，部分渗出膜较薄，与虹膜表面黏附紧密，不易分辨，可在显微镜直接焦点照明下，以眼内镊夹住其虹膜根部位置的纤维膜，予以剥除。

由于炎症刺激和渗出膜的包裹，外伤性眼内炎的虹膜一般较为僵硬，瞳孔不易散大，特别是剥除虹膜表面增生膜，可能刺激瞳孔括约肌收缩，使瞳孔进一步缩小，影响后段手术操作。据一般经验，术中瞳孔维持在直径 6mm 以上，后段手术操作才能顺畅。此时，尽量避免切除虹膜，可用虹膜拉钩牵引虹膜，以满足手术要求。

4）晶状体的处理：外伤性眼内炎的患者，多数为穿孔伤，晶状体完整性已经被破坏，外伤性白内障已经形成。即使晶状体未破裂，但由于炎症刺激，晶状体的透明度变差。因此，外伤性眼内炎患者的晶状体一般不予保留。切除晶状体，还有利于尽可能完全地清除眼内残留的细菌。如果患眼内已经安装人工晶状体，术中需要切开晶状体囊，保证含有抗生素的灌注液对囊袋内充分冲洗。

由于眼内炎的存在，一般不主张联合人工晶状体植入，以免增加眼内损伤，或对眼内炎的控制增加不利因素。

5）玻璃体切除和视网膜表面膜的处理：由于术前屈光间质浑浊，对视网膜的情况了解较少。在切除玻璃体时，一般不要直接沿着中轴部直接向后切除，以免误伤视网膜。在操作时，采用边探查、边切除的方法。可选择于靠近中轴侧的瞳孔缘以内 1mm 处（以瞳孔直径 6mm 为例），避开中轴部，判断该处并非视网膜后，小心切除玻璃体或渗出膜，达一定深度，确定安全后，在该深度清除周边玻璃体，如此由浅入深，小心地逐步向后极推进。

在接近视网膜时，玻璃体切除要格外谨慎。由于炎症、缺血和细菌毒素的作用，视网膜常常高度水肿，失去正常颜色和纹理，很难与灰白的渗出和玻璃体分辨，特别是伴随视网膜坏死或视网膜脱离时。术中寻找视网膜血管，是判断视网膜的重要方法。

严重的眼内炎，常在后极部形成较厚的视网膜前纤维渗出膜，覆盖整个上下血管弓之间的视网膜。在该渗出膜下，积存大量的脓液，对黄斑区造成较大的毒性。手术中必须清除该处的渗出膜和脓液，减少黄斑区的损伤。一般情况下，该渗出膜在血管弓处黏附较为紧密，而在黄斑区有潜在的腔隙，脓液常常积存于此处。对于血管弓处黏附过于紧密的渗出膜，术中应用组织型纤溶酶原激活物（tissue-type plasminogen activator, tPA）有助于剥膜。若强行剥除有造成视网膜大血管破裂风险时，可在尽可能多的清除该渗出膜的情况下，保留一部分残端。

由于炎症刺激，周边锯齿缘附近的视网膜，多处于水肿和松弛的状态，而与周边的玻璃体则黏附紧密，且不易分辨。切除周边部玻璃体时，易形成医源性视网膜裂孔（iatrogenic retinal tear），或锯齿缘断离（dialysis of ora serrata）。因此，对周边玻璃体要尽可能切除，但不要过度操作，避免医源性损伤（iatrogenic lesion）。

6）眼内填充：在玻璃体切除前，眼内炎症已经很好地控制，术中视网膜色泽、纹理等均接近正常者，不需要眼内填充（intraocular tamponade）。眼内炎感染明显、严重视网膜水肿、视网膜裂孔形成或视网膜脱离等，均是硅油（silicone oil）填充的适应证。Kuhn 等认为硅油填充有助于眼内炎的控制，一方面，病原微生物在硅油内难以生存。另一方面，硅油填充眼的屈光间质更加清晰透明，利于术后观察眼内炎的控制情况。再者，硅油有助于保持视网膜的复位状态。

【危险因素】

1. 眼内异物　眼内异物（intraocular foreign body）增加眼内感染的风险：其一，眼内异物直接表面可能沾染大量病原体，直接将病原体带入，种植到眼内组织。其二，眼内异物的化学成分构成，也是眼内炎发生的原因之一。例如铜质异物，可引起迅速的伴随积脓眼内炎症反应。

当开放性眼外伤伴随眼内异物存留时，感染性眼内炎的风险增加。国内报道其发生率为 4.69%～20%。伴随眼内异物的外伤性感染性眼内炎，占全部外伤性眼内炎的 15.8%～47.62%。国外报道在眼内异物存留的开放性眼外伤中，感染性眼内炎的发生率为 4.7%～16.5%，其占比可高达 43%。

虽然眼内异物可以增加感染性眼内炎的风险，但各家报道不一。并非所有的眼内异物均可导致眼内炎。由于多数眼内异物都是由于敲击或自高速旋转的机械表面飞溅出来的碎片，在异物进入眼内之前，异物在空气中高速飞行，与空气摩擦产生大量热量，该热量可直接杀死异物表面的病原体。临床上，易导致眼内炎的异物主要是植物性异物，或沾染泥土、唾液、玩具碎片和机油等的较脏的异物，或者异物较大，携带的病原体未完全被飞行中的热能杀灭。

2. 一期缝合延迟　细菌一般以二分裂的方式进行无性繁殖，其繁殖速度极快，多数细菌倍增所需时间为 20～30 分钟。眼球的开放性伤口延迟缝合，将大大增加眼内感染的风险，特别是延迟时间超过 24 小时者。据报道，外伤伤口如果超过 24 小时不被缝合，产生感染性眼内炎的概率将增加 4 倍。

一期缝合延迟多发生于儿童，儿童在外伤后常常因对病情不自觉或因惧怕家长责骂而隐瞒病情。而且，一部分儿童感染性眼内炎呈隐匿性眼内炎（occult endophthalmitis）表现，虽然有眼后段严重的化脓性病变，但眼前段炎症较轻，延误了对病情的判断（图 30-2-7）。

3. 晶状体破裂　尽管有不同意见，但仍有许多研究显示，晶状体破裂可导致眼内炎的风险增加。Thompson 等认为，晶状体破裂导致病原体直接进入玻璃体。同时，晶状体破裂使房水的流动动力发生异常，降低了前房内病原体的清除速度。此外，破裂的晶状体成分还为病原菌的繁殖提供了营养物质。

4. 外伤性质　不同类型眼外伤所导致的感染性眼内炎发生率有明显差异。感染性眼内炎在眼球破裂伤和贯通伤中发生率较低，在眼穿孔伤（不含眼内异物）和眼内异物伤中发生率较高。

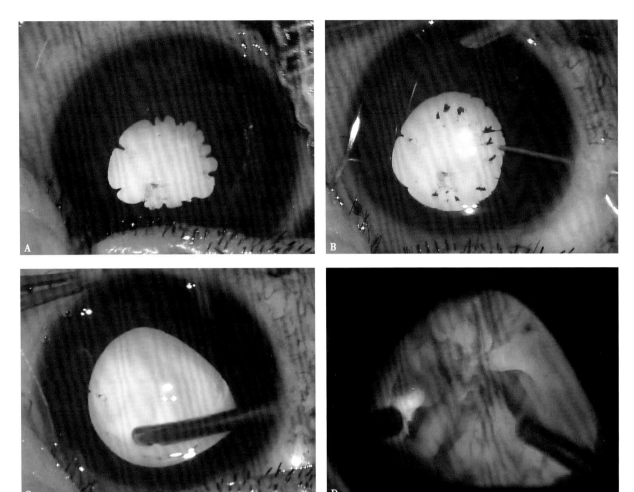

图 30-2-7　儿童隐匿的外伤性感染性眼内炎

女童，有外伤史，未告知家长，发现白瞳后就诊。A～D 为术中截图。A. 角膜透明，前房内无渗出，虹膜部分后粘连，晶状体乳白色浑浊；B. 分离虹膜后粘连；C. 切除晶状体后，见玻璃体内为均匀一致的乳白色积脓；D. 切除积脓，见视网膜色泽苍白，宽漏斗状视网膜脱离，形成以视盘为中心的巨大星形皱襞

5. 细菌毒力和患者的抵抗力　由于眼球内具有丰富的蛋白和相对较少的血液循环，使得局部的免疫防御较为薄弱，为外伤所带入的细菌提供了良好的生长环境。一般说来，细菌的侵袭力越强，发生感染性眼内炎的速度越快，如金黄色葡萄球菌、蜡样芽孢杆菌等。一些机会致病菌所致眼内炎则发展相对缓慢。若患者体质差，如老人、儿童、免疫力低下者，则促进感染性眼内炎的发生和发展。

6. 致伤物　同样类型的眼外伤，因致伤物的不同，发生感染性眼内炎的概率也不同。致伤物携带的细菌不同，发生感染的概率也不同。沾染泥土的致伤物更易导致感染性眼内炎的发生，如在花园、田野等环境的劳动用具、缝地膜的针和固定帐篷等的铁钉等。其他易造成眼内感染的致伤物有：沾染了油污或蛋白等的餐具、竹签，沾染机油的碎屑（如修车、特殊矿井作业时造成的眼内异物），植物类刺伤，使用过的注射器，以及沾染了较多杂物的"较脏"的伤口等。这些致伤物常造成混合性的眼内感染，使治疗更为棘手。

【预后】

与同等伤情的眼外伤相比，外伤性眼内炎的预后较差。在眼外伤评分系统（ocular trauma score，OTS）中，眼内炎是视力预后不良的重要因素。伴随感染性眼内炎的预后不良因素还包括：视网膜脱离、视网膜血管炎症、外伤所致的损害、治疗延迟、致病菌的毒力强，以及患者的抵抗力弱等。

为改善外伤性眼内炎的预后，需要临床医生对开放性眼外伤患者病情密切观察，及时并针对性用

药,特别是针对有上述危险因素的患者。近年来报道显示,预防性的用药可使预后明显改善,及时用药和手术有可能挽救眼球,甚至保存一定的有用视力。

第三节 外伤性非感染性葡萄膜炎

一、非特异性葡萄膜炎

非特异性葡萄膜炎(non-specific uveitis)是一种无菌性葡萄膜炎反应,外伤后眼球受到外力所产生的机械刺激、组织缺血缺氧、外来物质进入眼内产生的化学性和生物性刺激等,产生非特异性葡萄膜炎反应。

非特异性葡萄膜炎具有炎症的一般特点。急性炎症期主要是血管的改变、血管扩张和通透性增加,而产生组织水肿、血浆蛋白渗出、炎性介质释放和炎性细胞浸润等。当炎症因素控制,损伤组织被清除时,组织的纤维增生和愈合过程也随之进行,直至损伤修复。

【临床表现】

临床上表现为急性葡萄膜炎。患者有眼痛、畏光和流泪等症状。眼部检查可见睫状充血和角膜后沉着物。前房内可观察到蛋白渗出、细胞甚至纤维蛋白性渗出,还有虹膜水肿,瞳孔缩小,瞳孔对光反应迟钝或消失,以及前部玻璃体渗出等。严重者可引起睫状体、脉络膜的渗出、出血及脱离。

若炎症反应长期持续,大量纤维素性渗出在睫状体表面形成睫状膜,可导致低眼压和眼球萎缩。

【诊断与治疗】

根据外伤史、急性葡萄膜炎的症状和体征,一般可明确诊断。采用治疗急性葡萄膜炎的方案治疗,给予散瞳、糖皮质激素及非甾体抗炎药等。外伤后反复发作的非特异性炎症,可能导致交感性眼炎的发生,需特别注意防范和早期治疗。

二、晶状体过敏性眼内炎

晶状体过敏性眼内炎(phacoanaphylactic endophthalmitis)是一类与外伤性白内障关系密切的特殊的葡萄膜炎。当晶状体囊受到挫伤或破裂时,晶状体皮质溢出,诱导产生机体的自身免疫反应,引起晶状体过敏性眼内炎,又称为晶状体诱发性葡萄膜炎(lens-induced uveitis)。

正常情况下,晶状体蛋白被晶状体囊包裹,但仍有少量晶状体蛋白渗漏于房水内,进入血液循环,约50%正常人血清中存在抗α-晶状体蛋白抗体。少量的晶状体蛋白可维持T细胞的耐受性,不引起免疫应答。但在晶状体外伤时,当大量晶状体蛋白释出后,T细胞水平的免疫耐受性受到破坏,外漏的晶状体蛋白就会刺激T细胞辅助B细胞产生抗晶状体抗体,产生免疫复合物介导的炎症反应。

【临床表现】

一般单眼发病,可于晶状体囊破裂后一天至数月发生,取决于机体是否已被晶状体蛋白致敏。已致敏的个体外伤后发病早,而未致敏的个体发病迟。

病变以前部葡萄膜炎为主。轻度晶状体过敏性眼内炎表现为:轻度睫状充血或无睫状充血,房水闪光阳性,细小灰白色角膜后沉着物(keratic precipitates, KP)。病程长者,有虹膜后粘连。重度晶状体过敏性眼内炎表现为:眼睑及球结膜水肿。房水浑浊、大量炎性渗出、细胞及白内障碎片。大量羊脂状KP,可融合成斑片状。角膜缘部的内皮层先发生皱褶,继之向心性扩展,形成全内皮皱褶。角膜深层浑浊水肿,呈灰黄色或灰白色毛玻璃样。可有前房积脓、瞳孔膜闭或瞳孔后黄色反光。

当晶状体蛋白释放到玻璃体内,还可引起眼后部炎症,出现严重的玻璃体浑浊,甚至导致视网膜脱离。病程迁延者,可产生继发青光眼或眼球萎缩。

【诊断与治疗】

根据晶状体外伤史或手术史和典型的临床表现,一般可考虑晶状体过敏性眼内炎诊断。为了进一步确诊可做晶状体蛋白皮内试验，或测定房水、血清中的抗晶状体蛋白抗体，以及细胞病理学检查。

双侧晶状体过敏性眼内炎应与交感性眼炎鉴别。后者双眼同时发病，一般在外伤2周至数十年间出现，超声检查显示脉络膜增厚。而晶状体过敏性眼内炎双眼发病时间不同，一般无脉络膜反应。即使严重型晶状体过敏性眼内炎，也只有极轻微脉络膜炎症。

重度晶状体过敏性眼内炎需与感染性眼内炎鉴别，后者病情发展迅速，视力显著卜降，预后差。

晶状体过敏性眼内炎一旦发生，首先需要全身及局部应用糖皮质激素，联合局部散瞳及非甾体类抗炎类滴眼液局部滴眼，以控制葡萄膜炎症。

但由于晶状体过敏性眼内炎是对晶状体蛋白作产生的自身免疫反应，从而产生的葡萄膜及玻璃体炎症，单纯药物治疗效果较差。应尽早做晶状体摘出手术，彻底去除晶状体皮质及晶状体核，这是治疗的关键。

对于出现玻璃体炎症和浑浊者，还应做玻璃体切除术。一方面可以清除玻璃体内炎性物质，有利于控制炎症。另一方面直接清除了玻璃体浑浊，改善屈光间质的透明度，从而改善术后视力。

对于药物难以控制的继发性青光眼，可在眼部炎症稳定后进行抗青光眼滤过性手术。

此外，如果一眼发生了晶状体过敏性眼内炎，要密切观察另一眼的情况，以便及早期发现对侧眼可能出现的晶状体过敏性眼内炎，及时治疗。

三、交感性眼炎

（详见第三十一章"交感性眼炎"，在此仅简略述之。）

交感性眼炎（sympathetic ophthalmia，SO）是一眼发生开放性眼球外伤或内眼手术后引起的双眼非化脓性肉芽肿性葡萄膜炎。这种炎症出现于受伤或手术后的不同时期，该眼被称为"激发眼（exiting eye）"。对侧眼随后发生同样类型的葡萄膜炎，称为"交感眼（sympathizing eye）"。

【临床表现】

交感性眼炎的潜伏期最短几天，最长数十年。激发眼有外伤或手术史，特别是睫状体部位的穿孔伤或眼球破裂病史。受伤后眼部炎症持续存在，有或轻或重的眼部刺激症状。当交感性眼炎发生前，一般自觉症状加重，视力进一步下降，伴随眼痛。体检可见结膜的睫状充血或混合性充血，角膜羊脂状或尘状KP，房水浑浊，虹膜水肿、色泽晦暗，虹膜结节，虹膜后粘连，瞳孔对光反应迟钝或消失。有时，受伤眼表现不典型，仅表现为炎症反复发作，眼压下降，眼球逐渐萎缩。

有作者将交感眼分为前段型、后段型和全葡萄膜炎型。据杨进献统计，分别占12.90%、61.29%、25.81%。前段型交感性眼炎发生时，有视力下降，伴随眼痛、畏光、流泪等刺激症状。体检可见类似急性虹膜睫状体炎表现：轻者角膜少许细小或羊脂状KP，房水或前段玻璃体少量细胞漂浮。病情加重后，角膜后大量羊脂状KP，房水和玻璃体浑浊加重，虹膜增厚并出现虹膜结节。经治疗病情不能控制者，发生虹膜后粘连、瞳孔闭锁、瞳孔膜闭、继发青光眼、并发性白内障等，最终眼球萎缩。后段型交感性眼炎的主要症状是视力下降。早期视网膜呈灰白色水肿，黄斑水肿，后极部呈放射状条纹。病情发展，眼底可见大小不一的黄白色渗出病灶，视网膜水肿加重，发展为渗出性视网膜脱离。炎症反复发作和消退，最终视网膜色素上皮层被破坏，呈"晚霞样眼底"。

【诊断与治疗】

由于交感性眼炎是可能引起双眼盲的疾病，据报道，未经治疗者约半数患者失明。其早期诊断尤为重要，主要依靠病史、患者的症状和体征。对交感性眼炎的治疗应遵循葡萄膜炎的治疗原则。

（马　静　张陆希）

参 考 文 献

1. 李凤鸣，谢立信. 中华眼科学. 3版. 北京：人民卫生出版社，2014.

2. 张效房，杨进献. 眼外伤学. 郑州：河南医科大学出版社，1997.

3. 张效房. 眼内异物的定位与摘出. 3版. 北京：科学出版社，2009.

4. 罗益文，汪振芳，闻祥根. 外伤性化脓性眼内炎的综合治疗. 眼外伤职业眼病杂志，1998，20（6）：523-524.

5. 罗怡，孙兴怀. 儿童外伤性眼内炎. 眼外伤职业眼病杂志，2000，22（3）：268-269.

6. Al-Omran AM，Abboud EB，Abu El-Asrar AM. Microbiologic spectrum and visual outcome of post-traumatic endophthalmitis. Retina，2007，27：236-242.

7. Chaudhry IA，Shamsi FA，Al-Harthi E，et al. Incidence and visual outcome of endophthalmitis associated with intraocular foreign bodies. Graefe's Arch Clin Exp Ophthalmol，2008，246（2）：181-186.

8. Palioura S，Eliott D. Traumatic Endophthalmitis，Retinal Detachment，and Metallosis After Intraocular Foreign Body Injuries. International Ophthalmology Clinics，2013，53（4）：93-104.

9. Cebulla CM，Flynn HW Jr. Endophthalmitis after open globe injuries. Am J Ophthalmol，2009，147（4）：567-568.

10. Teweldemedhin M，Gebreyesus H，Atsbaha AH，et al. Bacterial profile of ocular infections-a systematic review. BMC Ophthalmology，2017，7：212.

11. Long CD，Liu BQ，Xu CC，et al. Causative organisms of post-traumatic endophthalmitis：a 20-year retrospective study. BMC Ophthalmology，2014，14：34.

12. Ozdek S，Ozmen MC. Traumatic Endophthalmitis. In：Yan H（ed.）. Mechanical Ocular Trauma. Singapore：Springer Science，2017.

13. Kuhn F. Vitreoretinal Surgery：Strategies and Tactics. 1st ed. Switzerland：Springer International Publishing，2016.

14. Wu HX，Ding XY，Zhang M，et al. Pediatric posttraumatic endophthalmitis. Graefes Arch Clin Exp Ophthalmol，2016，254：1919-1922.

15. Busbee BG. Advances in knowledge and treatment：an update on endophthalmitis. Curr Opin Ophthalmol，2004，15（3）：232-237.

16. Therese KL，Anand AR，Madhavan HN. Polymerase chain reaction in the diagnosis of bacterial endophthalmitis. Br J Ophthalmol，1998，82：1078-1082.

17. Kresloff MS，Castellarin AA，Zarbin MA. Endophthalmitis. Surv Ophthalmol，1998，43：193-224.

18. Roth DB，Flynn HW. Antibiotic selection in the treatment of endophthalmitis. Surv Ophthalmol，1997，41：395-401.

19. Ahmed Y，Schimel AM，Pathengay A，et al. Endophthalmitis following open-globe injuries. Eye，2012，26：212-217.

20. Zhang Y，Zhang M，Jiang C，et al. Endophthalmitis following open globe injury. Br J Ophthalmol，2010，94：111-114.

21. Bhagat N，Nagori S，Zarbin M. Post-traumatic infectious endophthalmitis. Surv Ophthalmol，2011，56：214-251.

第三十一章 交感性眼炎

第一节 概　述

【定义】 交感性眼炎（sympathetic ophthalmia）是指发生于单侧眼球穿孔伤或内眼手术后的双侧肉芽肿性葡萄膜炎。

受伤眼称激发眼（exciting eye），对侧眼称交感眼（sympathizing eye）。

交感性眼炎的临床表现与伏格特 - 小柳 - 原田综合征（Vogt-Koyanagi-Harada Syndrome）相似，在不同阶段、不同患者表现为不同的炎症，如脉络膜炎（choroiditis）、前葡萄膜炎（anterior uveitis）、虹膜睫状体炎（iridocyclitis）和全葡萄膜炎（panuveitis）。

【流行病学】 交感性眼炎是发生于眼外伤或内眼手术后的炎症性疾病，文献报道的多是受伤者或内眼手术者发生交感性眼炎的比例，并不是真正意义上的发病率或患病率。

有关交感性眼炎在受伤者或内眼手术者中发生的比例，在不同时期、不同作者的报道中有很大不同。早年报道发生比例较高，之后发病比例明显下降，新发病例越来越少，但近年报道的发生于内眼手术后的病例则较为常见。

眼球穿孔伤（ocular-perforating injury）后交感性眼炎的发生比例在 19 世纪美国国内战争时期为 3.4%～16%，在德法战争时期为 50%～60%，在第一次世界大战时期为 0.02%～0.125%，在第二次世界大战时期为 0.3%。近年来国外学者统计眼外伤后交感性眼炎的发生比例为 0.28%～1.9%，国内为 0.23%～0.33%，郑州大学第一附属医院内眼手术后是 0.005 5%（表 31-1-1）。据一项报道，在 2 340 例伊朗眼球穿孔伤中，交感性眼炎的发生率为 0.08%。

表 31-1-1 眼外伤及手术后交感性眼炎发病情况

资料来源	眼外伤后 /%	内眼手术后 /%
国外学者 50 年统计	0.28～1.9	0.007～0.05
国内学者统计资料	0.27～0.33	0.01～0.03
郑州大学一附院		0.005 5

注：数十年来眼外伤后发病数逐渐减少；随着手术量增加术后发病数逐渐增加。

近年来有关内眼手术后交感性眼炎的报道有所增多，据报道，手术后发生交感性眼炎的比例为 0.0%～0.125%，英国及爱尔兰 5 900 万人口中 15 个月发生交感性眼炎 23 人（2000 年），新加坡为 0.026/10 万人（2006 年）。能够引起交感性眼炎的手术包括白内障囊内摘出术、囊外摘出术、白内障超声乳化联合人工晶状体植入术、青光眼滤过手术、视网膜脱离复位手术、前房穿刺术、周边虹膜切除术、虹膜粘连松解术、睫状体分离术、睫状体平坦部玻璃体切除术、睫状体冷凝术、眼内容摘除术、治疗虹膜黑色素瘤时所用的钌近距离放射治疗及治疗脉络膜黑瘤时所用的质子束放疗和氢离子疗法等。

交感性眼炎多发生于成年男性，可能与他们从事的劳动易于发生眼外伤有关，但在内眼手术后发生的交感性眼炎患者中，并未发现男性多于女性，此或许说明交感性眼炎的发病在男女之间并无差异。

交感性眼炎总体而言在葡萄膜炎中所占比例较低，据不同国家的报道，其所占比例为 0% 至 2%，作者早年的报道中，1 214 例患者中，交感性眼炎有 21 例，占 1.72%，在最近 10 年作者诊治的 15 000 余例葡萄膜炎或巩膜炎患者中，发现交感性眼炎有 140 余例，接近患者总数的 1%。

第二节　临床诊断与治疗

【病因及发病机制】　有关交感性眼炎的确切病因和发病机制目前尚不完全清楚，已经知道以下因素与交感性眼炎发生有关（表 31-2-1）。

表 31-2-1　交感性眼炎的易发诱发因素

| 外伤后交感性眼炎 |
| 眼球穿孔伤 |
| 巩膜睫状区和角膜缘外伤 |
| 眼内异物存留 |
| 伤口有虹膜、睫状体或晶状体囊嵌顿 |
| 受伤后伤口缝合时间超过 48 小时 |
| 伤口大于 5mm |
| 伤口发生感染 |
| 激发眼通常有严重的炎症 |
| 糖皮质激素于损伤一周后才开始应用 |
| 损伤时患者年龄较小 |
| 手术后交感性眼炎 |
| 多次的视网膜脱离复位手术（尤其是联合应用冷凝、透热和激光光凝） |
| 多次的抗青光眼手术 |
| 手术后术眼有严重的眼内炎症 |
| 手术时患者年龄较小 |
| 脉络膜黑色素瘤质子束放疗和氢离子疗法 |
| 虹膜黑色素瘤钌疗法 |

早年研究认为，病毒、支原体等感染可能参与了交感性眼炎的发生，但以后的结果并未证实这种观点。污染的伤口，未及时处理的伤口易于诱发此病，似乎说明感染可能参与其发生。

目前比较接受的观点是，自身免疫反应（autoimmune response）对本病发生起着重要的作用。视网膜 S 抗原（retinal S-antigen）、光感受器间维生素 A 类结合蛋白（interphotoreceptor retinoid-binding protein，IRBP）、葡萄膜黑色素相关抗原（uveal melanin associated antigen）均可在敏感的动物诱导出实验性自身免疫性葡萄膜视网膜炎（experimental autoimmune uveoretinitis，EAU）。推测这些抗原引起的免疫反应可能在交感性眼炎及其他类型葡萄膜炎发生中起着重要作用。

至于上述抗原引起自身免疫反应及疾病发生的确切机制目前尚不完全清楚。近年来研究表明，眼外伤或内眼手术所引起的眼球结构和功能完整性的破坏可能引发了自身免疫反应。

很早以前，人们即发现眼内有一种独特的现象，即将抗原或异体物质引入前房后，可以诱导出抗原特异性非补体结合抗体和细胞毒性 T 细胞的前体细胞，但迟发型过敏反应（delayed type hypersensitivity，DTH）缺如，此种现象或机制被称为前房相关的免疫偏离（anterior chamber associated immune deviation，ACAID），特异性抗体的出现往往对机体具有保护作用，而迟发型过敏反应受抑制则可使眼组织避免特异性或非特异性炎症损伤，从而维持正常眼组织结构和功能的完整性。前房相关的免疫偏离是机体的重要防御机制，眼组织中的多种抗原进入房水后不引发自身免疫反应，从而可避免其所致的炎症损伤和破坏。有关前房相关的免疫偏离形成的确切机制目前尚不完全清楚，有研究表明，房水中一些细胞因子（如 β- 转化生长因子、IL-10 等）和前房周围组织的完整性与其形成有密切关系。一般认为，抗原进入前房后，经过某种尚未完全清楚的机制，转化为抑制性信号，并传入脾脏，在脾脏诱导出调节性 T 细胞（regulatory T cells）和一些免疫性调节分子，从而引起迟发型过敏反应抑制，对进入房水的抗原形成耐受。

眼球穿孔伤或内眼手术后眼内的抗原不但进入房水，也可能通过伤口进入结膜下，到达区域性淋巴结，并诱导迟发型过敏反应，当进入前房的抗原不能诱导前房相关的免疫偏离或诱导的抑制信号不足以抑制迟发型过敏反应时，即发生自身免疫反应，并引起交感性眼炎的发生。

Lei 等的实验也证明了前房相关的免疫偏离的破坏与迟发型过敏反应发生之间的关系。实验将 5μl 卵白蛋白注入雌性小鼠的前房内，然后于不同时间给小鼠造成眼球穿孔伤模型，发现在前房注射卵白蛋白后 72 小时和 120 小时造成眼球穿孔伤模型的小鼠，迟发型过敏反应显著受抑制，脾细胞产生的 TGF-β_1 和 IL-10 水平也显著升高，$CD4^+CD25^+Foxp3^+T$ 细胞的比例明显上升，而 γ- 干扰素（γ-interferon）的产生则明显受抑制，在前房注射卵白蛋白后 24 小时、48 小时造成眼球穿孔伤模型的小鼠，则迟发型过敏反应与正常鼠相同，TGF-β_1 和 IL-10 产生水平、$CD4^+CD25^+Foxp3^+T$ 细胞比例与在正常小鼠眼球穿孔伤模型相比无明显差别。该实验说明，在抗原进入房水的早期施以眼球穿孔伤，由于此时前房相关的免疫偏离信号尚未完全形成，眼外伤可以诱导迟发型过敏反应，但在前房注入抗原的后期（72 小时和 120 小时），前房相关的免疫偏离信号已经形成，可足以抑制眼球穿孔伤所致的迟发型过敏反应，由此可以看出，前房相关的免疫偏离的形成在维持眼内免疫微环境稳定性及预防迟发型过敏反应发生及随之而来的免疫损伤中发挥着重要作用。

有关遗传因素在此病发生中的作用目前了解甚少，最重要的原因是此类患者数量少，难以积累到足够大的生物样本资源进行遗传学研究。早年研究发现 HLA-A11、HLA-B40、HLA-DRB1*04、HLA-DQA1*03 和 QA10D3 等与交感性眼炎有密切相关。Atan 等的研究发现细胞因子基因多态性是疾病严重程度的标志，IL-10 细胞因子 rs1800896 位点与已稳定的交感性眼炎的复发和控制炎症活动所需的类固醇治疗有关，另外，发现 GCC IL-10 启动子单体型（IL-10-1082G，-819C，-592C）可预防疾病复发。

由于交感性眼炎与伏格特 - 小柳 - 原田综合征在临床表现及组织学上有很大相似性，二者是否也有相似的遗传背景？为了回答这一问题，作者对已发现的与伏格特 - 小柳 - 原田综合征相关的 *PDCD1* 基因 rs2227981 位点、*TRAF5* 基因 rs6540679 位点、*TRAF3IP2* 基因 rs13210247 位点、*ADO*，*ZNF365*，*EGR3* 基因 rs224058 位点、*CLEC16A* 基因 rs6498169 位点、*AGT10* 基因 rs4703863 等 24 个基因位点，用质谱平台和 iPLEX Gold 分析方法在 114 例交感性眼炎患者中进行验证，仅发现 *PDCD1* 基因 rs2227981 位点与其有弱的相关性，这一结果提示，虽然两种疾病有很大的相似性，虽然我们的试验所用的交感性眼炎标本量较小，但似乎可以肯定，两种疾病的遗传背景不尽相同。

【病理】 除了创伤引起的组织学改变外，激发眼和交感眼的组织病理学表现基本相同，其基本改变是葡萄膜的弥漫性非坏死性肉芽肿性炎症，其特征为大量淋巴细胞浸润、伴有巨噬细胞、类上皮细胞的聚集，巨噬细胞和类上皮细胞内可见吞噬的色素。葡萄膜尤其是后极部脉络膜通常有显著增厚，常伴有巩膜血管周围的慢性或肉芽肿性炎症细胞浸润，还可能看到嗜酸性粒细胞和浆细胞浸润。

Dalen-Fuchs 结节（Dalen-Fuchs nodules）是一种主要由类上皮细胞、巨噬细胞组成的肉芽肿，其中也常见到视网膜色素上皮细胞和 T 淋巴细胞。此种结节位于 Bruch 膜和视网膜色素上皮之间，出现频率为 25%～35%。其他改变尚有葡萄膜的非肉芽肿性炎症、视网膜和脉络膜毛细血管受累、视神经萎缩等。

免疫组织化学研究发现，患者脉络膜浸润的炎症细胞主要为 T 淋巴细胞，疾病的早期主要为辅助性 T 细胞（$CD4^+T$ 细胞），在疾病晚期主要为细胞毒性 T 细胞（$CD8^+T$ 细胞），在少数患者尚可看到 B 淋巴细胞浸润，此种结果支持细胞免疫反应在交感性眼炎发生中起着决定作用的观点。

【临床表现】

1. 潜伏期 有关交感性眼炎的潜伏期有很大不同，最短者可发生于眼外伤后 5 天，最长者可达 66 年，但多数患者（65%）的潜伏期为 2 周至 2 个月，3 个月以内者占 80%，90% 的患者潜伏期为 1 年之内。但北京同仁医院 1 例眼外伤后 3 天发生交感性眼炎。

2. 激发眼的表现 激发眼在伤后或内眼手术后往往出现慢性前房炎症反应的症状，如眼红、痛、畏光、流泪及视力下降，眼科检查可发现睫状充血、尘状或羊脂状 KP、房水闪光、前房炎症细胞、虹膜后粘连、前粘连、Koeppe 结节、Bussaca 结节、玻璃体浑浊、晚霞状眼底（sunset-glow fundus）、视网膜下新生血管以及眼球穿孔伤所遗留下的瘢痕等改变。

3. 交感眼的表现 交感眼的表现在不同患者可有很大不同，轻者可有畏光、流泪，视物模糊或轻度视力下降，重者可有明显眼红、眼痛、闪光、视物变形、严重视力下降或视力完全丧失。

（1）葡萄膜炎可表现为肉芽肿性（granulomatous）或非肉芽肿性（non-granulomatous）炎症：虽然多数表现为全葡萄膜炎，但在疾病的不同时期、不同患者可表现为前葡萄膜炎、后葡萄膜炎甚至个别患者可表现为中间葡萄膜炎。作者已发现与交感性眼炎有很大相似性的伏格特 - 小柳 - 原田综合征有独特的临床进展规律，即炎症的位置从后段蔓延至眼前段，炎症的性质从非肉芽肿性演变成肉芽肿性，但在交感性眼炎患者中，由于病例少和患者一般就诊时间较晚，尚难以判断是否有此种进展规律。

（2）眼前段改变：眼科检查前段可发现睫状充血或混合充血，尘状或羊脂状 KP（图 31-2-1），房水闪光 ++～+++，前房细胞 ++～+++，虹膜 Koeppe 结节（Koeppe's nodules）、Bussaca 结节（Bussaca's nodules）（图 31-2-2）、虹膜后粘连（图 31-2-3，图 31-2-4）或前粘连，少数患者可出现前房纤维素性渗出。慢性或反复发作的前葡萄膜炎患者可出现角膜带状变性（band-shaped degeneration of cornea）（图 31-2-5）。

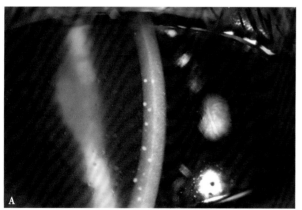
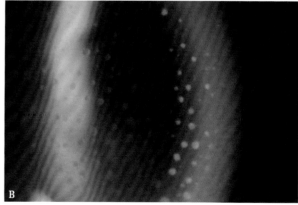

图 31-2-1 交感性眼炎患者的羊脂状 KP（A、B）

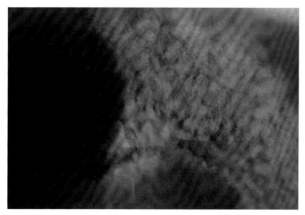
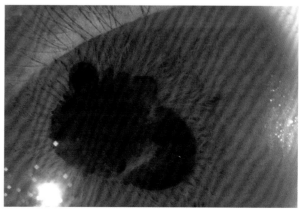

图 31-2-2 交感性眼炎患者的虹膜多发性 Bussaca 结节　　　图 31-2-3 交感性眼炎患者的虹膜后粘连

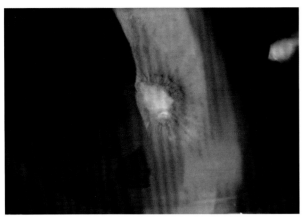

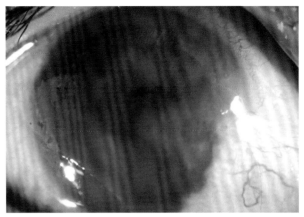

图 31-2-4 交感性眼炎患者的瞳孔闭锁 　图 31-2-5 交感性眼炎患者的虹膜前粘连、后粘连及带状角膜病变

（3）眼底：眼底检查可发现以下改变：

1）类似伏格特 - 小柳 - 原田综合征的弥漫性脉络膜炎（diffuse choroiditis），呈高低不平的"丘陵状"外观（图 31-2-6）。

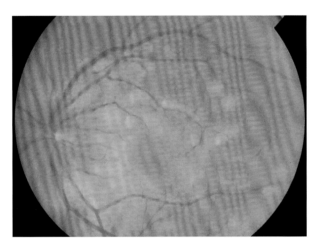

图 31-2-6　交感性眼炎患者的眼底改变，表现为多发性黄白色境界不清楚的视网膜下病灶

2）黄斑区及附近渗出，有时呈星芒状排列（图 31-2-7）。

3）黄斑皱褶（macular pucker）（图 31-2-8）。

4）渗出性视网膜脱离（exudative retinal detachment），多发生于下方，也可发生于后极部（图 31-2-9）。

5）视盘肿胀（optic disc swelling）。

6）视网膜血管炎：可出现血管鞘，视网膜出血，在国外文献中，此种改变发生率较高，可达 50%，但在作者诊治的患者中，临床可见的视网膜血管炎则相当少见。

7）Dalen-Fuchs 结节（图 31-2-10）：位于视网膜色素上皮水平，多发生于中周部，也可见于后极部，活动性结节呈黄白色圆形，有凸起感，而静止期则显得扁平和皱缩，周围有色素环绕（图 31-2-11）。

8）晚霞状眼底改变（图 31-2-12）：多见于病程较长的患者和炎症反复发作的患者。此种改变在伏格特 - 小柳 - 原田综合征患者中更为常见。

9）玻璃体炎症反应：主要表现为玻璃体炎症细胞、玻璃体浑浊，交感性眼炎玻璃体浑浊通常较伏格特 - 小柳 - 原田综合征为重，个别患者尚可出现雪球状浑浊。一些患者尚可出现玻璃体增生改变，引起牵引性视网膜脱离。

10）视盘旁脉络膜视网膜萎缩（peripapillary chorioretinal atrophy）（图 31-2-13）：此种改变也常见于伏格特 - 小柳 - 原田综合征。

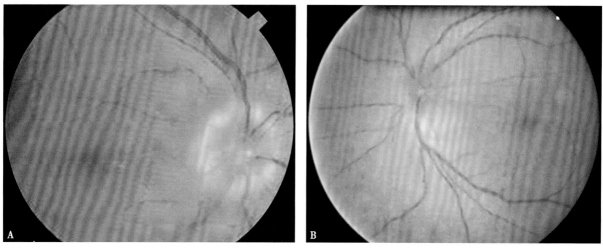

图 31-2-7　交感性眼炎患者黄斑区放射状皱褶,伴有明显的视盘肿胀(A、B)

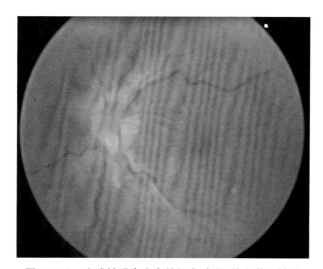

图 31-2-8　交感性眼炎患者的视盘肿胀,伴有黄斑皱褶

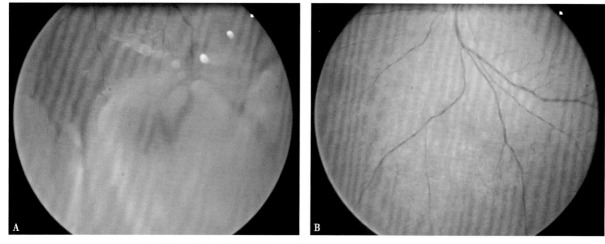

图 31-2-9　交感性眼炎患者的浆液性视网膜脱离(A),经免疫抑制剂治疗后完全消失(B)

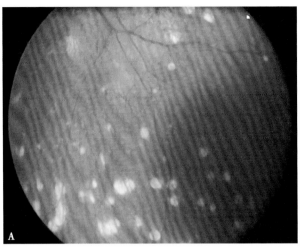
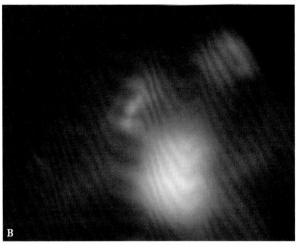

图 31-2-10　交感性眼炎患者的中周部眼底出现多发性黄白色病变，通常被称为 Dalen-Fuchs 结节或脉络膜视网膜萎缩(A、B)

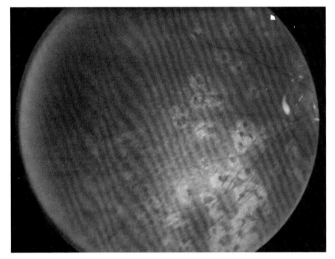
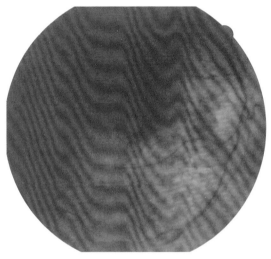

图 31-2-11　交感性眼炎患者的多发性脉络膜视网膜萎缩病灶，位于中周部

图 31-2-12　交感性眼炎患者的晚霞状眼底

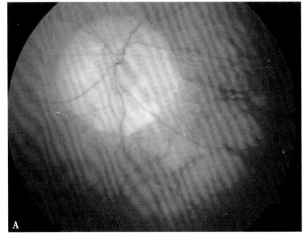
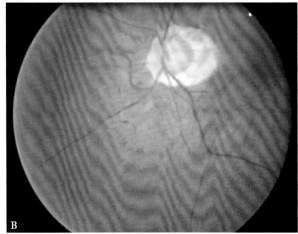

图 31-2-13　交感性眼炎患者的视盘旁脉络膜视网膜萎缩(A、B)

4. 全身表现 交感性眼炎也可引起一些全身改变，如脱发（12.9%）、毛发变白（10.7%）、头皮过敏（3.8%）、白癜风（5.3%）、耳鸣（25.1%）、听力下降（19.8%）及中枢神经系统受累的改变如假性脑膜炎（24.4%），但这些表现远不如在伏格特 - 小柳 - 原田综合征患者中那么常见（P<0.001）（表31-2-2）。

表31-2-2　交感性眼炎和伏格特 - 小柳 - 原田综合征患者出现全身表现的百分率的对比

	假性脑膜炎	耳鸣	听力下降	脱发	毛发变白	头皮过敏	白癜风
交感性眼炎患者（$n=131$）	24.4%	25.1%	19.8%	12.9%	10.7%	3.8%	5.3%
伏格特 - 小柳 - 原田综合征患者（$n=500$）	77%	57.2%	46%	48.6%	49.8%	26.2%	19.8%
P 值	0.000	0.000	0.000	0.000	0.000	0.000	0.000

注：参考自 Yang P，Liu S，Zhong Z，et al. Comparison of clinical features and visual outcome between Sympathetic ophthalmia and Vogt-Koyanagi-Harada disease in Chinese Patients. Ophthalmology 2019 Apr 5. pii: S0161-6420（19）30025-9.

5. 并发症 并发性白内障是最常见的并发症，慢性复发性炎症易引起此种并发症；继发性青光眼或眼压升高多见于慢性前段炎症患者，可继发于广泛虹膜周边前粘连和完全性虹膜后粘连（瞳孔闭锁）；眼后段炎症可引起黄斑水肿、瘢痕形成、黄斑前膜、黄斑孔、脉络膜新生血管、牵引性视网膜脱离或裂孔源性视网膜脱离；炎症反复发作可导致眼球萎缩。相较于伏格特 - 小柳 - 原田综合征，交感性眼炎更容易发生黄斑水肿。

【诊断】 交感性眼炎的诊断主要根据眼外伤和内眼手术病史、双眼肉芽肿性葡萄膜炎、浆液性视网膜脱离、Dalen-Fuchs 结节和晚霞状眼底等，这些对诊断有重要帮助，虽然全身表现有助于诊断，但全身表现往往不存在。目前尚无实验室检查可用于此病的诊断。

荧光素眼底血管造影（fundus fluorescein angiography，FFA）对疾病诊断有一定帮助。在活动性脉络膜炎的患者，造影早期可见视网膜色素上皮水平出现多发性高荧光点状渗漏，后期可形成多湖状高荧光（图31-2-14），有视盘肿胀者可见视盘高荧光（图31-2-15）；在疾病慢性或复发期，典型的造影改变为窗样荧光缺损（window defect）（图31-2-16），Dalen-Fuchs 结节早期呈弱荧光，晚期着色。有视网膜血管炎者可出现血管壁着色及荧光素渗漏（图31-2-17）等改变。

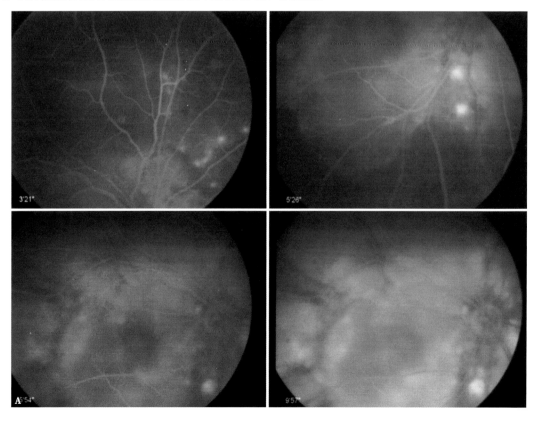

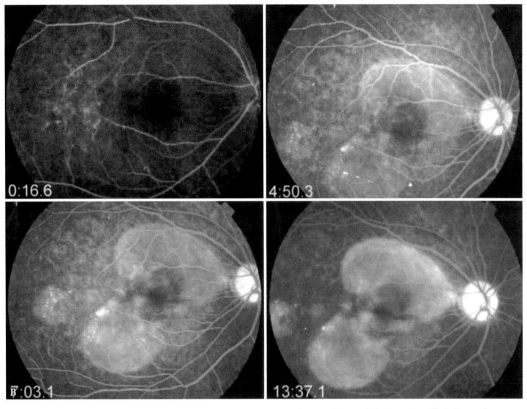

图 31-2-14　交感性眼炎患者 FFA 检查，显示早期点状强荧光，晚期多湖状强荧光（A、B）

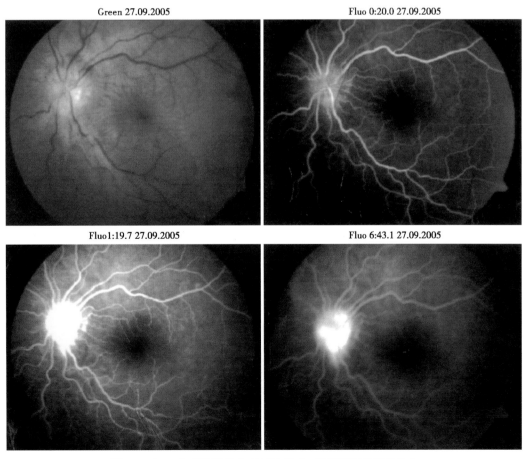

图 31-2-15　交感性眼炎患者 FFA 检查，发现明显的视盘着色

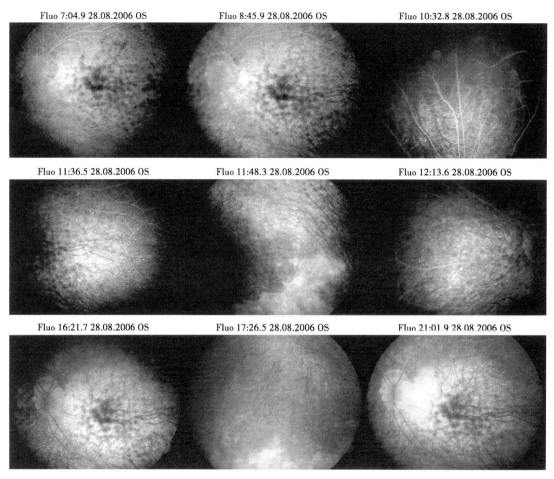

图31-2-16 交感性眼炎患者FFA检查,显示广泛的视网膜色素上皮损害和色素遮蔽荧光

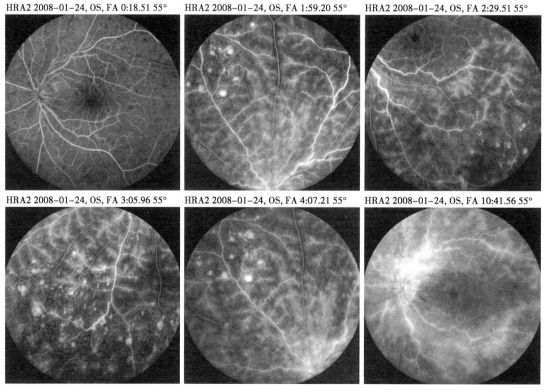

图31-2-17 交感性眼炎患者FFA检查,显示多发性强荧光点、视网膜微血管渗漏和管壁染色

吲哚氰绿血管造影（indocyanine green angiography）对诊断也有一定的帮助，活动性脉络膜炎可出现多发性弱荧光点或暗区，随着疾病的好转这些暗区可随之消失，在复发性或慢性患者，可见到与检眼镜下所见 Dalen-Fuchs 结节相对应的弱荧光暗区。

OCT 对检测后极部及附近视网膜及视盘改变有重要价值，在交感性眼炎患者可发现视网膜神经上皮脱离（图 31-2-18）、黄斑水肿、黄斑孔、视盘肿胀及视网膜增生改变。但这些改变不具有特异性。

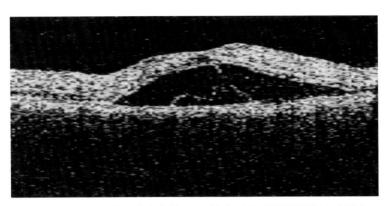

图 31-2-18 交感性眼炎患者的 OCT 检查，显示视网膜神经上皮脱离

B 超可发现患者脉络膜增厚、视网膜脱离（图 31-2-19）、玻璃体视网膜增生改变，对诊断交感性眼炎的眼后段改变有一定意义。

【鉴别诊断】 交感性眼炎主要引起双侧肉芽肿性葡萄膜炎，其他能够引起此种炎症的疾病譬如伏格特 - 小柳 - 原田综合征、结节病性葡萄膜炎、晶状体相关的葡萄膜炎、多发性易消散性白点综合征、结核性葡萄膜炎、梅毒性葡萄膜炎、眼内淋巴瘤，以及恶性肿瘤眼内转移等，均应予以鉴别。

（1）伏格特 - 小柳 - 原田综合征：交感性眼炎与伏格特 - 小柳 - 原田综合征鉴别的最重要方面是交感性眼炎有眼球穿孔伤或内眼手术病史，双眼患病往往有一定的间隔，虽然也可出现一些全身改变，但这些表现较伏格特 - 小柳 - 原田综

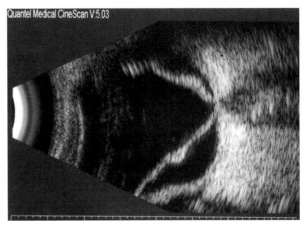

图 31-2-19 交感性眼炎患者 B 超检查，显示视网膜脱离

合征发生率低。在发病时间小于两周的患者中，交感性眼炎患者出现脉络膜炎（68.8%）、视网膜脱离（37.5%）、视盘充血（12.5%）没有伏格特 - 小柳 - 原田综合征那么常见（P<0.001），在发病时间大于两个月的交感性眼炎患者中，出现前房细胞（27.3%）、尘状或羊脂状 KP（15.9%/11.4%）、虹膜 Koeppe 结节或 Bussaca 结节（3.4%）、虹膜粘连（43.2%）及晚霞状眼底（51.2%）的概率较该综合征为低（P<0.001），渗出性视网膜脱离、Dalen-Fuchs 结节和肉芽肿性炎症也没有该综合征典型。此外，疾病的进展规律对二者鉴别也有重要价值，伏格特 - 小柳 - 原田综合征的炎症开始于脉络膜，逐渐蔓延至眼前段，炎症最初是非肉芽肿，后期则表现为肉芽肿性炎症，但在交感性眼炎患者中，尚难以判断是否有此种进展规律。

（2）眼结节病：眼结节病（ocular sarcoidosis）患者无眼球穿孔伤或内眼手术史，最常见的表现为肉芽肿性前葡萄膜炎、脉络膜肉芽肿和伴有"蜡烛泪斑"（candle wax dripping）的视网膜血管炎，患者多有肺部受累，表现为肺门淋巴结肿大和肺野浸润病灶，常有淋巴腺病、关节炎及中枢神经系统受累等多种全身表现，患者不出现晚霞状眼底改变，这些方面都有助于二者的鉴别。

（3）晶状体相关葡萄膜炎：晶状体相关葡萄膜炎（lens-associated uveitis）又被称为晶状体过敏性眼内炎、晶状体溶解性葡萄膜炎、晶状体源性葡萄膜炎及晶状体诱导的葡萄膜炎，是晶状体受伤或白内障

囊外摘出术后残留的晶状体皮质进入房水所引起的一种肉芽肿性炎症。它多发生于伤后 1～14 天,表现为受伤眼、手术眼的葡萄膜炎,也可引起双眼的葡萄膜炎,表现为轻度的前葡萄膜炎,如轻度房水闪光和前房少量炎症细胞、灰白色尘状 KP,少数患者可出现严重的炎症反应,如睫状充血、前房积脓及虹膜后粘连等。文献中曾报道此病与交感性眼炎可同时存在,实际上近年来此种相关性已显著下降,主要是因为手术技术的进步,在修复眼球创口时易于将晶状体物质清除,避免了此种炎症的发生。晶状体过敏性眼内炎的特征是围绕破裂晶状体的带状分布的肉芽肿性炎症,在破裂的晶状体边缘出现中性粒细胞和细胞碎屑,外围以巨噬细胞、类上皮细胞和巨细胞,最外层为淋巴细胞和浆细胞。此种炎症主要位于晶状体附近,前房炎症较重,但一般不出现眼底病变,用糖皮质激素治疗效果不甚明显,清除残存的晶状体皮质可使炎症迅速消退。此外,晶状体诱发的葡萄膜炎在未受伤眼或未手术眼发生炎症时,受伤眼和手术眼的炎症往往消退或完全静止,而交感性眼炎则不同,交感眼的葡萄膜炎往往发生于受伤眼(激发眼)的炎症加重时。这些方面都有助于两种疾病的鉴别诊断。

(4)多发性易消散性白点综合征(multiple evanescent white spot syndrome):患者为单眼发病,症状典型的患者出现急性视力下降或视物模糊,视网膜色素上皮水平出现多发性白点状改变,多发生于血管旁和视盘周围,黄斑区常出现多发性颗粒状改变,还可出现视盘肿胀及玻璃体炎,眼底病变多于数周内自行消退,不出现肉芽肿性前葡萄膜炎、渗出性视网膜脱离、晚霞状眼底改变或 Dalen-Fuchs 结节等病变。根据这些特点,一般易于与交感性眼炎相鉴别。

【预防】 前已述及,交感性眼炎的发生有很多诱发因素,采用合理的预防措施可以降低此病的发生率。

目前采用的预防措施主要有以下几个方面。

(1)摘除受伤眼:有关摘除受伤眼在预防交感性眼炎发生中的作用仍有很大争议,文献中的报道多是非随机的未对照性研究,所以得出的结论尚显得令人难以信服。目前的观点大致有以下几种。

1)在受伤后 2 日内(48 小时内)摘除受伤眼可能有预防作用(表 31-2-3)。持此种观点的学者虽然尚不能提出令人信服的证据,但是它似乎是合理的。但也有人指出,眼球内容物摘除术似乎对此病无预防作用。

表 31-2-3　交感性眼炎的预防和治疗

预防	
及时正确地清创缝合	
全身抗生素和糖皮质激素应用,预防感染和减轻炎症反应	
尽可能避免非必要的重复性内眼手术	
在伤后 2 日内(或 2 周内)摘除无视力恢复希望的受伤眼	
治疗	
内眼手术后可疑交感性眼炎	
非手术眼用 2% 后马托品眼膏滴眼	
内眼手术后交感性眼炎	
泼尼松口服,0.5～0.8mg/(kg·d)	
眼球穿孔伤后可疑交感性眼炎	
糖皮质激素、非甾体抗炎药和睫状肌麻痹剂滴眼剂	
滴眼(非受伤眼)	
眼球穿孔伤后交感性眼炎	
泼尼松口服 0.8mg/(kg·d)	
复发性交感性眼炎	
泼尼松联合以下免疫抑制剂	
苯丁酸氮芥	0.05～0.1mg/(kg·d)
环孢素	3～5mg/(kg·d)
环磷酰胺	1～2mg/(kg·d)
硫唑嘌呤	1～2mg/(kg·d)

2）在受伤后 2 周内摘除受伤眼可能对交感性眼炎有预防作用。

3）交感性眼炎发生后 2 周内摘除受伤眼对交感性眼炎的发生无预防作用，但可能对视力预后有帮助。

4）在交感性眼炎发生后摘除受伤眼可能使交感眼的葡萄膜炎加重。

5）在交感性眼炎发生后摘除受伤眼对交感眼的葡萄膜炎无任何影响。

6）眼球摘除术抑或眼内容摘除术：虽有报道眼内容摘除术与眼球摘除术同样有预防作用，但近年来报道持相反意见，国内外施行眼球摘除者仍占多数，只有身体条件差者，方可施行眼内容摘除术。

根据文献资料和本章作者的临床体会，我们认为对于眼球穿孔伤后已无希望恢复视力和外观的眼球应立即摘除，对于那些受伤后葡萄膜炎反复发作且视力下降为无光感者也应摘除受伤眼球，对仍有一定视力（包括光定位良好）的患者，不论是否有交感性眼炎的发生都应尽量保存眼球，目前的显微技术及治疗水平，可以使以往许多认为无法恢复视力的伤眼，获得一定的视力，因此不要轻易摘除眼球。

（2）及时正确处理伤口：眼球穿孔伤后应及时清创缝合，虹膜睫状体的伤口嵌顿是诱发交感性眼炎的一个重要因素，所以清创缝合时应注意避免眼内组织嵌顿于伤口，此外还应尽可能在显微镜下缝合伤口，避免过多的组织损伤。伤口污染和感染可能通过佐剂的作用诱发免疫反应，是交感性眼炎发生的一个诱发因素，因此清创缝合后应全身使用广谱抗生素和糖皮质激素，减少伤后感染的机会和减轻组织炎症反应。

（3）尽可能避免在同一眼反复进行内眼手术：由于反复的内眼手术（如多次进行视网膜复位术）可能导致交感性眼炎的发生，所以，对无恢复视力可能性或可能性很小的内眼手术应尽可能避免重复进行，确有必要进行此种手术时，应术前和术后给予糖皮质激素治疗，必要时可联合其他免疫抑制剂治疗。

【治疗】

（1）对内眼手术后可疑交感性眼炎的治疗：对于多次内眼手术后术眼出现明显的眼内炎症反应，未手术眼出现畏光、流泪、间断性眼红及眼痛的患者，应使用糖皮质激素滴眼剂和非甾体抗炎药滴眼剂滴眼治疗手术眼，未手术眼应给予 2% 后马托品（homatropine）眼膏滴眼治疗，如治疗 3～7 天后患者的症状仍无改善，应加用糖皮质激素滴眼剂治疗非手术眼，每日滴眼 3～4 次，在治疗过程中应进行密切观察，并在症状消失后逐渐停用糖皮质激素滴眼剂。

（2）对内眼手术后发生的交感性眼炎的治疗：内眼手术后术眼出现明显的眼内炎症，未手术眼出现显著的畏光、流泪、眼痛及视物模糊等表现，检查发现未手术眼出现房水闪光、前房炎症细胞，或患者出现眼后段炎症改变，对这些患者，不管炎症是否严重均应给予糖皮质激素全身治疗，一般选用泼尼松（prednisone）口服，剂量为 0.5～0.8mg/（kg·d），治疗时间应根据病人的具体情况而定。

（3）眼球穿孔伤后可疑交感性眼炎的治疗：一眼发生眼球穿孔伤，另一眼出现畏光、流泪，临床检查即使未发现眼内炎症的体征（但需排除是否有角膜损伤或炎症），也应给予立即治疗。通常给予糖皮质激素滴眼剂和睫状肌麻痹剂（如后马托品眼膏）滴眼治疗（受伤眼）并应密切观察，如发现未受伤眼确实发生了葡萄膜炎即应按下列方法治疗。

（4）眼球穿孔伤后交感性眼炎的治疗：一眼穿孔伤后，另一眼出现显著的畏光、流泪。视物模糊或视力下降，检查发现未受伤眼有房水闪光、前房炎症细胞、玻璃体炎症反应、脉络膜炎、视网膜水肿等葡萄膜炎的确凿证据时，则应立即给予积极治疗。首选药物为糖皮质激素，剂量为 0.8～1.0mg/（kg·d），维持剂量为 15～20mg/d，治疗时间通常需在 1 年以上，有些甚至需更长时间。

（5）复发性交感性眼炎或慢性交感性眼炎的治疗：交感性眼炎未经规范的糖皮质激素治疗，或患者对糖皮质激素治疗不敏感，葡萄膜炎可反复发作或慢性化，并且这些患者往往出现并发性白内障和继发性青光眼等并发症，对这些患者，往往需选用其他免疫抑制剂，如苯丁酸氮芥、环磷酰胺、环孢素、硫唑嘌呤、氨甲蝶呤及他克莫司（FK506）等药物，小剂量糖皮质激素联合一种或两种免疫抑制剂，常可获得比单独应用更好的临床效果。

1）苯丁酸氮芥：苯丁酸氮芥（chlorambucil）是一种作用温和、持久、副作用相对较小的氮芥类药物，常用口服剂量为 0.05～0.1mg/(kg•d)，治疗时间一般在 1 年以上。此药可能引起骨髓抑制、无精子、月经不调及肝肾功能障碍等副作用，治疗过程中应定期进行有关方面的检查。

2) 环磷酰胺：环磷酰胺(cyclophosphamide)与苯丁酸氮芥属同类药物，也是治疗交感性眼炎的有效药物，作用快于和强于苯丁酸氮芥，但副作用也较大，特别是易引起膀胱炎、血尿、骨髓抑制及肝肾功能损害，在治疗中应定期进行有关方面检查。常用的初始剂量为 1～2mg/(kg•d)，联合适当的中药可以增强疗效和减少副作用。

3) 环孢素：环孢素(cyclosporine)是治疗交感性眼炎的一种有效药物，使用剂量为 3～5mg/(kg•d)，待炎症得到控制后逐渐减量至维持剂量(2.0mg/(kg•d))，整个治疗时间一般在 1 年或 1 年以上，可与糖皮质激素、苯丁酸氮芥、环磷酰胺或硫唑嘌呤等药物联合使用。此药有多种副作用，特别是具有严重的肾脏毒性、肝脏毒性、心血管毒性和神经毒性，在治疗过程中应定期进行肝、肾功能检测，并注意神经、精神方面和血压等的变化，根据临床效果和副作用调整药物剂量或联合其他免疫抑制剂治疗。

4) 硫唑嘌呤：在用上述药物治疗后效果不佳或不能耐受某些副作用时，可考虑选用硫唑嘌呤(azathioprine)。单独使用此药一般难以彻底控制炎症，往往需与苯丁酸氮芥、环孢素或环磷酰胺等联合使用。所用剂量为 1～2mg/(kg•d)，随着炎症的控制，逐渐减少用量，在与其他免疫抑制剂合用时，可适当减少此药用量。

5) 生物制剂治疗：对于炎症反复发作和难以控制的交感性眼炎患者以及受伤眼已无视力的患者，多种药物联合应用在多数患者能够控制炎症，但也有个别患者对治疗无反应，此时可考虑使用生物制剂治疗。Gupta 等曾用抗肿瘤坏死因子抗体(anti-TNF antibody)治疗一例顽固性儿童交感性眼炎患者，发现有较好的效果。作者也曾遇到一例交感性眼炎患者，炎症反复发作，持续进展，应用糖皮质激素、环孢素、环磷酰胺及吗替麦考酚酯等多种药物，炎症仍不能控制，最后应用抗肿瘤坏死因子抗体治疗，并联合糖皮质激素和环孢素治疗，炎症最终得到控制。

(6) 中医治疗：交感性眼炎发生于外伤或手术后，多因气滞血瘀、目络阻滞所致，或间杂肝胆湿热、肝经风火、阴虚火旺、痰湿内阻及气阴两虚等症，所以治疗时应在辩证的基础上加入行气活血、祛瘀止痛等中药，如桃仁 10g，红花 12g，赤芍 12g，丹参 15g 和三七参 6g 等。

【预后】 交感性眼炎的自然恢复是罕见的，其疾病本身也要比与之相似的伏格特 - 小柳 - 原田综合征更加顽固，炎症更加易于慢性化和复发。作者研究表明，经过一年余的规律治疗，伏格特 - 小柳 - 原田综合征患者视力(log MAR)由 0.67±0.79 改善至 0.24±0.53，提示视力明显好转，而交感性眼炎患者视力由 0.68±0.86 改善至 0.47±0.78，提示视力预后较差。此外，由于伤眼多数已被严重破坏，积极治疗、坚持合理用药和联合用药对大多数患者而言是非常必要的。

慢性囊样黄斑水肿、继发性青光眼和黄斑区脉络膜新生血管是导致视力丧失的重要因素。交感眼表现为弥漫性脉络膜炎可出现明显的浆液性视网膜脱离，可导致视力急性丧失，作者曾遇到一位来自河北省的患者，在发病数天后视力完全丧失(无光感)，并持续无光感 10 余日，经作者用糖皮质激素联合其他免疫抑制剂治疗后，视力最终达到 0.8。因此对于这些患者不要轻言放弃，积极治疗有可能使患者恢复视力。当然由眼球萎缩(eyeball atrophy)和眼球痨(phthisis bulbi)或视神经萎缩(optic atrophy)等所引起的视力丧失则无法挽救。

(杨培增　黄凡凡)

参 考 文 献

1. 杨培增. 临床葡萄膜炎. 北京：人民卫生出版社，2004：449-458.

2. Yang P，Liu S，Zhong Z，et al. Comparison of clinical features and visual outcome between Sympathetic ophthalmia and Vogt-Koyanagi-Harada disease in Chinese Patients.Ophthalmology 2019 Apr 5. pii: S0161-6420(19)30025-9.

3. Albert D. A historical review of sympathetic ophthalmia and its epidemiology. Surv Ophthalmol，1989，4：1-14.

4. Mansouri M，Faghihi H，Hajizadeh F，et al. Epidemiology of open-globe injuries in Iran：analysis of 2，340 cases in 5 years. Retina，2009，29：1141-1149.

三
十
一
章

交
感
性
眼
炎

5. Lam S，Tessler HH，Lam BL，et al. High incidence of sympathetic ophthalmia after contact and noncontact neodymium：YAG cyclotherapy. Ophthalmology，1992，99：1818-1822.

6. Margo C，Pautler SE. Granulomatous uveitis after treatment of a choroidal melanoma with proton-beam irradiation. Retina，1990，10：140-143.

7. Ahmad N，Soong TK，Salvi S，et al. Sympathetic ophthalmia after ruthenium plaque brachytherapy. Br J Ophthalmol，2007，91：399-401.

8. El-Asrar AM，Al-Obeidan SA Sympathetic ophthalmia after complicated cataract surgery and intraocular lens implantation. Eur I Ophthalmol，2001，11：193-196.

9. Birnbaum AD，Tessler HH，Goldstein DA. Sympathetic ophthalmia in operation iraqi freedom. Am J Ophthalmol，2010，150：758-759.

10. Shankar V，Roberts E，Ramaesh K. Histopathological changes of cornea in long-term sympathetic ophthalmitis. Cornea，2010，29：1287-1290.

11. Kilmartin DI，Dick AD，Forrester /V Sympathetic ophthalmia risk following vitrectomy：should we counsel patients? Br J Ophthalmol，2000，84：448-449.

12. Bernasconi O，Auer C，Zografos L，et al. Indocyanine green angiographic findings in sympatheic ophthalmia. Greafes Arch Clin Exp Ophthalmol，1998，236：635-638.

13. Jakobiec FA，Marboe CC，Knowles DM. Human sympathetic ophthalmia. An analysis of the inflammatory infiltrate by hybridoma monoclonal antibodies，immunochemistry，and correlative electron microscopy. Ophthalmology，1983，90：76-95.

14. Chan CC，Benezra D，Rodrigues MM. Immunohistochemistry and electron microscopy of choroidal infiltrates and Dalen-Fuchs nodules in sympathetic ophthalmia. Ophthalmology，1985，92：580-590.

15. Chan CC，Palestine AG，Nussenblatt RB. anti-retinal auto-antibodies in vogt-koyanagi-harada syndrome，Behcets disease and Sympathetic ophthalmia. Ophthalmology，1985，92：1025-1028.

16. Atan D，Turner SI，Kilmartin DI，et al. Cytokine gene polymorphism in sympathetic ophthalmia. Invest Ophthalmol Vis Sci，2005，46：4245-4250.

17. Reynard M，Riffenburgh RS，Maes EE. Effect of corticosteroid treatment and enucleation on the visual prognosis of sympathetic ophthalmia. Am J Ophthalmol，1983，96：290-294.

18. Hakin K，Pearson RV，Lightman SL. Sympathetic ophthalmia：visual results with modern immunosuppressive therapy. Eye（Lond），1992，6：453-455.

19. Gupta SR，Phan IT，Suhler EB. Successful treatment of refractory sympathetic ophthalmitis in a child with infliximab. Arch Ophthalmol，2011，129：250-252.

20. Galor A，Davis JL，Flynn HW，et al. Sympathetic ophthalmia：incidence of ocular complications and vision loss in the sympathizing eye. Am J Ophthalmol，2009，148：704-710.

21. Deng J，Hu J，Yang P，et al. Association of a PDCD1 Polymorphism With Sympathetic Ophthalmia in Han Chinese. Invest OphthalmolVis Sci，2017，58：4218-4222.

22. Ni Dhubhghail S，Power WJ.Sympathetic ophthalmia.In：Foster CS，Vitale AT.eds：Diagnosis and Treatment of Uveitis. Philadelphia：W.B.Saunders Company，2013：1005-1012.

23. Lei F，Zhang J，Yang P，et al. A penetrating ocular injury can affect the induction of anterior chamber-associated immune deviation. Mol Vis，2008，14：327-333.

第三十二章 视 路 外 伤

第一节 视路的应用解剖

视路(visual pathway)是指从视网膜接受视觉信号到大脑皮层视觉中枢形成视觉的整个神经冲动传递的径路。视神经(optic nerve)是由来自视网膜神经节细胞(retinal ganglial cells)的神经纤维,通过眼球筛板汇集而成。在视神经内,来自视网膜鼻、颞侧的神经纤维同行,到视交叉(chiasma opticum)部位,双眼视网膜鼻侧的神经纤维交叉到对侧,与对侧视神经未交叉的视网膜颞侧的神经纤维构成视束,一直伸展到外侧膝状体(corpora geniculatum externum),在此交换神经元后进入颞叶和顶叶视放射(optic radiation)再到大脑枕叶的视皮层(visual cortex)。

一、视纤维在视路中的分布

1. 视网膜(retina) 从黄斑部发出的视网膜神经节细胞的视纤维以水平线区分上下,呈弧状排列到达视盘(optic disc),旧称视乳头(optic papilla)或视神经乳头(papilla nervi optici)。颞侧周边部纤维亦分成上下两部分,在黄斑纤维的上下到达视盘,鼻侧纤维则自各方向向视盘汇集(图32-1-1)。

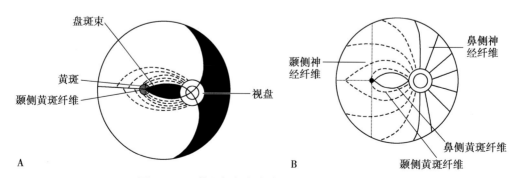

图 32-1-1 黄斑部发出的神经纤维到视盘的投射

A. 黑色区,鼻侧 RGC 纤维(交叉纤维);白色区,颞侧 RGC 纤维(不交叉纤维)B. 实线条,鼻侧 RGC 纤维(交叉纤维);弧形虚线,颞侧 RGC 纤维(不交叉纤维);垂直虚线,黄斑鼻侧与颞侧分界线

2．视神经（optic nerve）　在近眼球端，黄斑纤维居于视神经颞侧，鼻侧纤维在鼻侧，颞侧纤维在中间，到距球后 10～15mm 处，黄斑纤维转入视神经中央，鼻侧和颞侧纤维又分别处于鼻侧和颞侧。

3．视交叉（optic chiasm）　位于蝶鞍上方，交叉纤维来自两眼视网膜的鼻侧纤维和鼻侧的盘斑束，不交叉纤维来自视网膜的颞侧。视网膜上部的交叉纤维在视交叉的上层，下部的交叉纤维则在下层。不交叉的纤维则分为上部与下部，进入同侧视束。临床意义：如果视交叉的上部受到伤害导致上部的交叉纤维损伤，通常引起双眼颞下方的视野缺损。

视交叉与其周围组织的解剖联系：前上方是大脑动脉及前交通动脉，两侧是颈内动脉，下方是脑垂体（pituitary gland），后上方是第三脑室（third ventricle）。这些部位的外伤和病变都可能造成视交叉的损害从而导致不同形状的视野缺损。

4．视束（optic tract）　视交叉后视纤维重新组成的一段，视束包含同侧眼的视网膜颞侧的不交叉纤维及对侧眼的视网膜鼻侧的交叉纤维。

5．外侧膝状体（lateral geniculate body）　位于大脑脚的外侧，属间脑。视束的纤维止于外侧膝状体，换神经元后再形成视放射。

6．视放射（optic radiation）　分为颞叶和顶叶视放射，颞叶的神经纤维散开呈扇形，在大脑颞叶视放射区的腹部纤维形成 Meyer 环（Meyer's loop）。

7．视皮质（visual cortex）　每侧的视皮质和双眼同侧一半的视网膜相关联，例如左眼颞侧视网膜及右眼鼻侧视网膜与左侧视皮质相关联。上部的纤维终止于距状裂（calcarine fissure）的上唇，下部的纤维终止于距状裂的下唇，黄斑纤维终止于后极部。由于视觉传递在视路的不同段，与神经纤维的分布位置有关，如在某部位或某段发生损伤，则可表现为特定的视野异常（图 32-1-2）。因此，准确测到的视野缺损，就具有视路损伤或相应部位病变的定位诊断意义。

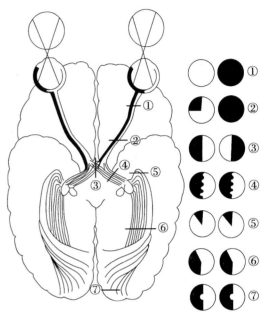

图 32-1-2　视路损伤及其特定的视野异常
①视神经→同侧失明；②视神经与视交叉交接处→同侧眼失明与对侧眼颞侧偏盲；③视交叉正中部位→完全双眼颞侧偏盲；④视束→不对称的同侧偏盲；⑤颞侧视放射→同侧上象限盲，通常不对称和不一致；⑥顶叶视放射→不对称的下象限盲；⑦距状裂（枕叶后极部）：对称的同侧性偏盲，伴有黄斑回避

二、视神经的应用解剖

视网膜神经节细胞发出的神经纤维（约 120 万神经节细胞的轴突）向眼球后极部集中，汇集成视盘，其神经纤维穿过巩膜筛板形成视神经（optic nerve），视神经是指自视盘起至视交叉前脚止，全长40～50mm。共分 4 段：（图 32-1-3）

1．眼内段　在巩膜内包括视盘和筛板部分，长 1mm。筛板前的神经纤维无髓鞘（medullary sheath），筛板后的神经纤维有髓鞘，因而变粗。

2．眶内段　这一段在肌圆锥（muscle cone）内，直径 3～4mm，长 25mm，呈"S"状弯曲，以利于眼球自如转动。其外有来自颅内硬脑膜（dura mater）、蛛网膜（arachnoid）与软脑膜（pia mater）3 层延续而构成的视神经纤维鞘膜，视神经的蛛网膜下腔和硬脑膜下腔与颅内的相应腔隙连通，蛛网膜下腔充满脑脊液。在进入视神经管前，视神经穿过 Zinn 环。眶内段在眼眶内的活动范围较大，且受到脂肪和眼外肌的保护，不容易受到外伤。

3．管内段　位于骨性视神经管内，长 9mm，其鞘膜与骨膜相连，该处视神经因而被固定，眼动脉在其下面一起穿过视神经管。这一段视神经最易受到外伤。

4．颅内段　长约 16mm，止于视交叉的前角。从管内段到颅内段的转变处，视神经从硬脑膜褶皱镰状韧带（falciform ligament）下方穿过。视神经的颅内段没有硬膜鞘，它被周围的软组织和骨组织保护得较好。

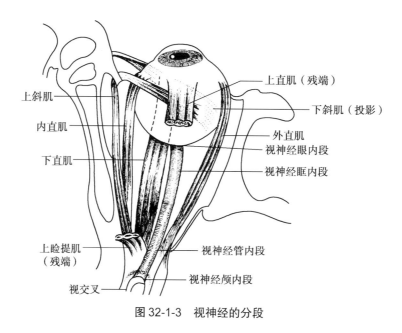

图 32-1-3　视神经的分段

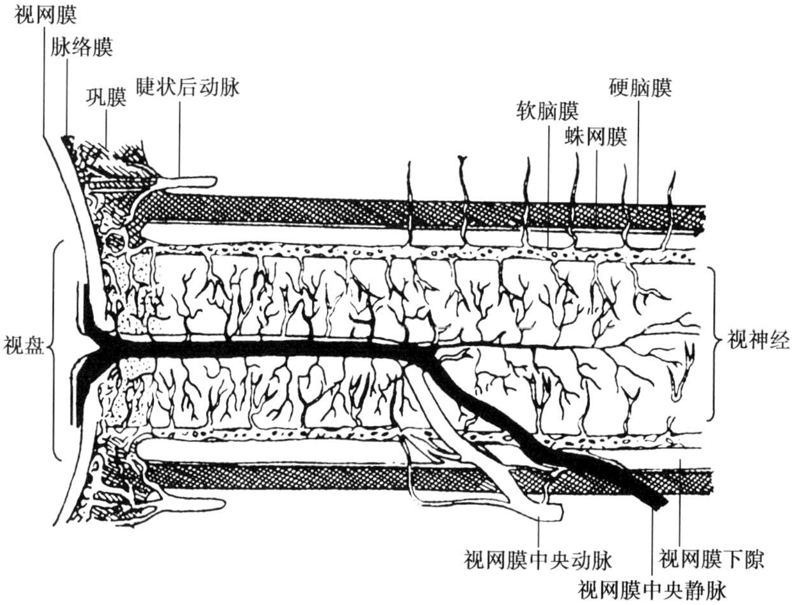

图 32-1-4　视神经的血供

　　视神经的血供：视盘的血供来自眼动脉的分支睫状后短动脉。睫状后短动脉的吻合支很少，因此视盘容易缺血。其余大部分视神经的血供来源于软脑膜血管网。软脑膜血管网的血源来自眼动脉的分支睫状后动脉。视网膜中央动脉和静脉在视神经前段 10～12mm 内走行（见图 32-1-4）。

三、视神经管的显微解剖

　　视神经损伤的最常见部位是管内段。一项研究发现，71% 损伤发生在这一段。视神经管（canales opticus）位于蝶骨小翼（alae minor ossis sphenoridalis）的两根部之间。视神经的周围致密的鞘膜与骨膜连接固定在视神经管内。它很容易因组织肿胀的压迫、剪切和牵引等而受损伤。头部挫伤中的冲击和反冲击伤可以导致视神经活动段和固定段转折处严重受伤。

视神经管近端颅内开口的上面是由硬脑膜的薄皱襞（镰状突起）所形成。视神经被硬脑膜皱襞遮盖的长度平均为 3mm。这一镰状突起的形状像一尖锐的条带覆盖在神经上面。当有闭合性头颅外伤（closed head trauma）时能潜在地损伤视神经。在挫伤中，镰状韧带可能冲击视神经并产生剪切力。颅内段因有周围软组织和颅骨的保护而相对较少受伤。如果手术医生不注意这个仅有薄薄的硬脑膜皱襞而没有骨质遮盖的解剖特点，就特别容易在手术时损伤视神经。视神经管的近端开口处呈椭圆形，其宽度大于高度。从视神经管的水平切面观察，可发现两个特点：临近眶部的管远端狭窄，管远侧段的内壁较其近端致密。

视神经管远端较厚的部分为视环（visual cycle），其内侧部由分开筛窦（ethmoidal sinus）与蝶窦（sphenoid sinus）的骨质隔板所形成，内侧管壁厚平均为 0.21mm，而视环部平均为 0.57mm。所以，视神经管的远端部分（水平切面）既是最狭窄的又是最致密的剖面。这些解剖特点具有重要的临床意义：①要使视神经管内的视神经减压完全而且足够，必须包括管远端的狭窄段；②可能需要特殊的器械（如金钢微型钻）才能去除这致密的骨环从而进行视环部减压。

视神经管最厚的部分是外侧壁、顶部和视环。有 1/4 筛骨气室（ethmoidal aircell）完全包围着视神经管，使整个管壁均匀而薄弱。了解这个解剖变异对做视神经管颅内减压术较重要，因为手术时必须去除 2 层薄骨以代替单层的正常管顶部。

在视神经管内，眼动脉（arteriae ophthalmica）走行于视神经的下方，一直到达眼眶。眼动脉逐渐穿过包绕在眼眶内视神经周围的硬脑膜而达到硬膜下腔。因此，在视神经管内，眼动脉和视神经被硬脑膜隔开。视神经管内的眼动脉发出小分支穿过连接硬脑膜和视神经的纤维带到达视神经。对视神经管的外伤可以撕裂这些纤维带，阻断供给视神经的血供（软脑膜血管）而引起缺血性损伤。骨折伴有的软组织肿胀也可引起管内的视神经受到压迫性损伤。

第二节　视路外伤的检查

在病情许可的情况下，对视路外伤的患者进行准确而细致的眼部常规检查很重要，可为损伤部位的诊断提供依据。

一、视敏度检查

视敏度（visual acuity）即视力，精确测量视力是最基本的检查项目。如眼外伤有中心暗点（central scotoma）者，则视力显著减退。一般前部视路的外伤，视力明显发生障碍，如视神经断裂，伤后即刻出现视力丧失。

二、色觉检查

色觉（color vision）是眼在明亮处视网膜锥细胞所产生的主要功能之一。视神经外伤时色觉往往受到影响。通过色觉检查，可对视神经损伤的程度给予评价。目前常用的方法有：

1. 假同色图（pseudoisochromatic plates，Ishihara）　是用亮度相等易混淆的颜色斑点构成图形、数字等，正常人以颜色来辨之，色盲者则只能以明暗来判断。检查在自然光线下，30cm 距离。

2. 色觉对照试验　让患者分别用左右眼交替看一个瓶子的红色盖子，试比较红色的强度。

三、视野检查

视野（visual field）是当眼球向正前方固视不动时，所见的空间范围。视野分为周边视野及中心视野（中央 30° 以内范围的视野）。视野检查对视路外伤有重要的诊断定位价值。

视路从视网膜开始，经视神经、视交叉、视束、外侧膝状体、视放射而终止于枕叶内侧面的距状裂，在颅腔和脑内的路径较长，故颅脑各种外伤均可引起不同的视力和视野的改变。正常视野的范围在鼻侧及上方约达 60°，下方约 70°，颞侧约 90°。视网膜鼻侧部分司颞侧视野的视觉，其颞侧部分司鼻侧视野的视觉，其上半部司视野下半部的视觉，其下半部司视野上半部的视觉，其周围部分司视野周边部的视觉，其中央部司视野中心部的视觉。自注视点向周围扩展约 15°的范围为黄斑部的视野。视盘在视野中所引起的生理盲点呈垂直的卵圆形，宽 5°~6°，高 7°~8°，在颞侧跨水平经线上，其内侧距注视点 13.5°~15°。生理盲点扩大和盲点以外的视野缺损皆为病理性。视野中心部的缺损称为暗点（scotoma），位于中心注视区的暗点为中心暗点（central scotoma），接近注视区者为旁中心暗点（paracentral scotoma），视野周边部分的缺损为视野缩小（contraction of visual field），累及两眼视野的缺损称为偏盲（hemianopsia），可分为同向及异向，其范围及形状因视路外伤的部位及程度而异（图 5）。临床上我们常用 Humphrey 视野计来检测中心 30°视野，Goldman 视野计很少应用，但它对于一些视神经疾病患者或者视力较差不能用 Humphrey 视野计检查患者的周边视野检查很有用。

四、瞳孔检查

1. 对光反应路径　神经支配的上行路径起始于视网膜的视杆细胞（rod cells）和视锥细胞（cone cells），其纤维在视神经中上行并通过视交叉（一半交叉到对侧）进入两侧视束，再经上丘到达顶盖前核。其核后纤维的一半绕过大脑导水管而终止于同侧的 Edinger-Westphal 核，另一半则经后联合交叉到对侧而终止于对侧的 Edinger-Westphal 核。自后者发出的下行纤维加入动眼神经（oculomotor nerve）进入眼眶而止于睫状神经节（ciliary ganglia），其节后纤维形成若干睫状短神经（nervi ciliares breves），分布于瞳孔括约肌及睫状体。当通过颅中窝时，支配瞳孔的纤维位于动眼神经的上部（图 32-2-1）。

2. 瞳孔（pupils）的正常对光反应　以强光经瞳孔照射眼内即引起眼的瞳孔收缩称为直接对光反应。照射一眼时对侧眼出现相等的瞳孔收缩，称为间接对光反应。

3. 视路外伤时的瞳孔反应　一侧视网膜及视神经的外伤致完全失明时，引起患侧瞳孔散大。直接对光反应消失和健眼瞳孔的间接对光反应消失，患侧的间接对光反应存在。视神经外伤所致的轻度视力减退，于一般室内光线下两瞳孔可以等大，因此患眼相对性传入性瞳孔障碍（relative afferent pupillary defect，RAPD 或 Marcus Gunn pupil），对判断视神经的轻中度损伤很有价值。RAPD 是指当手电交替双眼照射时，光线照到正常眼时瞳孔缩小，照到患眼时瞳孔散大，这与直接对光反应或间接对光反应不同。这是单眼视神经病变最可靠的客观检查。轻中度的视神经病变瞳孔直接或间接对光反应可能是正常的。

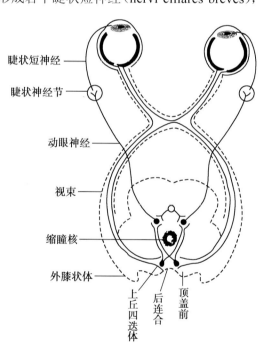

睫状短神经
睫状神经节
动眼神经
视束
缩瞳核
外膝状体
上丘四叠体
后连合
顶盖前

图 32-2-1　对光反应路径和反射路径

五、眼底检查

视盘为视神经的眼内段，视路外伤时可引起视盘的改变，常规检查视盘具有重要的诊断意义。

1. 视盘水肿（optic disc edema，papilloedema）　颅脑外伤致使颅内压升高时，可发生视盘水肿。早期视盘水肿的检眼镜所见：视盘充血，颜色稍红，视盘边界模糊。一般先见于鼻侧或上、下方，在颞侧出现较晚或较轻；视网膜静脉扩张，搏动消失，轻压眼球亦不引起静脉搏动；生理凹陷消失。晚期，视盘隆起，边缘模糊。

2. 视神经萎缩（optic atrophy）　视神经、视交叉及视束外伤时，均可引起视盘萎缩性改变。视盘呈白色，稍凹陷，边缘锐利清晰。如视神经外伤早期出现视盘水肿者，则出现继发性视神经萎缩，主要表现为视盘苍白，边缘轻度模糊，生理凹陷不明显，血管细小。

六、视觉诱发电位

视觉诱发电位（visual evoked potential，VEP）是由大脑皮质枕区对视刺激发生的电反应，代表从视网膜第三神经元，即节细胞以上的视觉通路的视信息传递状况。VEP是视路外伤患者的必备检查。

七、CT扫描

CT扫描对于眼球、眼眶、蝶鞍区、视放射直至枕叶各个部位的外伤都有较大的诊断价值。最佳扫描层面为在眶下缘与外耳道作连线（Reid线），在此线上方由前向后呈15°角的直线上扫描，则眼球、视神经、视交叉均可清晰显示。CT对于诊断眼眶或颅骨骨折和早期的出血或血肿很重要。但是磁共振成像检查在眼眶和头颅的软组织成像方面要明显优于CT。

八、磁共振成像

磁共振成像（magnetic resonance image，MRI）用于眼内、眶内及有关的颅内病变的诊断。因其穿透力强，又能利用质子密度、质子流动情况以及T_1，T_2等多种因素获得丰富的信息，所以在发现病变、确定病变性质、判定病变的位置及其与周围的组织关系上，其灵敏度均优于CT，特别适合于检测各段视神经及与眼有关的颅脑的病变。但不能检测骨组织或外伤引起的骨折。体内有磁性异物或磁性金属物植入时不能进行检查，以防检查中体内磁性物体移动，造成进一步损害。

第三节 外伤性视神经病变

视神经由眼内段、眶内段、管内段和颅内段四部分组成。眶内段周围有脂肪保护，且有活动余地，不易受到损伤。管内段位于视神经管内，包围视神经的三层脑膜在上方互相融合，紧密相连于上方的骨膜，故视神经管内段固定于骨管内，没有活动余地，当头部受伤时，该处视神经易于损伤。颅内段为视交叉至视神经管近端部分。有颅骨和脑组织的保护，除严重的颅底中央部骨折，一般不易损伤。颅面部外伤可造成视神经病变（traumatic optic neuropathy）的发病率为2%～5%。

一、病因

（一）直接外伤

1. 子弹、雷管等爆炸产生的碎片侵入眼内而伤及视神经。
2. 锐器直接刺入眼眶内伤及视神经，偶尔见颅内手术或眶内手术误伤视神经。
3. 眼球严重挤压伤使视神经撕脱、扭转。
4. 视神经管骨折直接伤及视神经。

（二）间接外伤（由于缺血或组织水肿压迫视神经）

1. 闭合性颅脑外伤，通过视神经管的视神经受到冲击波作用，压迫和牵引视神经，挫伤后继发性的出血水肿压迫管内的视神经。例如额部的外伤引起管内的视神经受伤。通过眼球和眼眶传递的外力是对视神经的最初损伤。

2. 眼眶部挫伤引起视神经缺血性损伤，是由于视神经血液循环障碍所致。

视神经外伤的预后在某种程度上取决于是直接还是间接损伤。间接性视神经损伤比直接损伤常见。直接损伤常导致视力立即丧失或严重受损，几乎没有恢复的机会。间接损伤有时视力能自行恢复，或视力也可能在受伤后数小时到数天后出现迟发性下降。

二、临床表现

视神经外伤的原因和部位不同，临床表现各异。机动车和自行车事故是最常见的原因。轻度的外伤例如跌落（也可能由于自行车事故）是第二个常见原因，特别是在前额部撞击事故中。其次是医源性损伤，特别是鼻窦手术和眼眶手术后。在儿童患者中，更常见的原因是跌落，机动车事故和与运动相关的损伤。

（一）视神经眼内段外伤

多见于眶缘附近外伤后，眼球与视神经之间发生急剧挫伤（contusion），或眼内异物（intraocular foreign body）直接伤及视神经等。伤后视力下降，视野有神经纤维束改变，以盲点为中心出现弓形暗点（arcuate scotoma）。眼底检查：围绕视盘边缘可见弓状出血（arcuate haemorrhage），一般 2～4 周左右视盘颜色逐渐变淡。

（二）视神经眶内段外伤

此段视神经外伤较少，可见于严重的颅脑外伤、严重的眼眶外伤或眼球挤压伤（crush injury of eyeball）造成此段视神经扭转，或眼眶出血和血肿等。视力急骤减退或丧失，瞳孔散大，对光反应消失。眼底检查：视网膜中央动脉有暂时性痉挛或血栓形成或视网膜中央静脉阻塞（如果损伤在离眼球 10mm 以内，视网膜中央血管穿入视神经的位置）。如果视力下降是由于没有任何眼底改变的后段视神经损伤引起的，则单眼相对性传入性瞳孔障碍是视力受损的唯一客观发现。

（三）视神经管内段外伤

视神经管内段外伤多发生于额叶区或额颞区颅脑外伤，尤其是眉弓外侧的挫伤，可伴有额筛眶复合体骨折、颅面分离性骨折及头皮撕裂。这些患者中有一半人视力丧失。如果有视神经管骨折（fracture of optic canal）的影像学证据则可能是视神经的直接损伤。对视神经管的外伤性损伤可以撕裂脑膜血管纤维带，阻断视神经的血供而引起缺血性损伤。眼眶骨折移位或相关的水肿也可以直接损伤视神经。视力损失通常是很严重。但可见的视神经管骨折与视力损失的严重程度没有很好的相关性。检查可以发现相对性传入性瞳孔障碍，影像学检查能显示视神经管骨折，软组织水肿和视神经鞘血肿。治疗方法有争议，包括早期糖皮质激素的应用，对糖皮质激素无反应者可用视神经管减压术。如果视神经完全横断，则目前尚无良好的治疗方法，患者失明大多是必然的。曾遇一例，步枪子弹由颞侧射入，双侧视神经外伤，致双眼无光感。治疗无效。

1. 视力 大多数患者于受伤时视力立即丧失，半数的患者视力低于 0.05，少数患者视力可在伤后数小时迅速下降，此种继发性视力减退，若及时减压，视力预后较佳。但由于多数患者伴有昏迷，往往难以肯定失明时间。

2. 视野 呈不典型缺损，可呈中心暗点、旁中心暗点、上半部及下半部缺损或楔状缺损等，因此临床上很难用视野缺损来定位。上方视神经鞘和骨性视神经管连接紧密，在外伤时最易被撕裂，所以外伤时下方视野缺损应该更常见。

3. 瞳孔 瞳孔改变因伤情而异，轻度损伤双侧瞳孔大小相同，伤侧有相对性传入性瞳孔障碍；重度损伤患侧呈外伤性瞳孔散大，瞳孔对光反应消失。相对性传入性瞳孔障碍对于无意识的患者尤其重要。如果不是双侧和对称性的损伤，相对性传入性瞳孔障碍就会出现。

4. 眼底 视盘在伤后初期大多数正常，大约受伤后第 3 周开始萎缩，最早者伤后 1 周出现轻度的视神经萎缩，晚者 3 个月后方出现。初发时，视盘颜色变淡，毛细血管变细，晚期视盘苍白，边界清晰，动脉变狭窄。

5. CT 扫描 可显示视神经管骨折的部位，能显示并发的眶内血肿、异物、眶骨骨折以及筛窦、蝶窦的情况。大约 50% 外伤性视神经病变的患者有视神经管骨折。骨折不在视神经管内也预示损伤严重。MRI 对于视神经和视神经鞘的少量出血比较敏感，但必须先做 CT 检查以排除是否有磁性异物。影像学检查对于视力预后的临床价值尚不确定。视神经管骨折和视力丧失的严重程度无一致的相关性。

（四）视神经鞘膜下出血

一般分为硬脑膜下出血及蛛网膜下出血两种。

1. 外伤性硬脑膜下出血（traumatic subdural hemorrhage） 血液使硬脑膜膨胀，蛛网膜下充满清亮的脑脊液。常见于较轻的头部外伤。临床上很难进行早期诊断。视力改变不明显,视野改变多不规则,有向心性视野缺损、象限性缺损、中心暗点,甚至全盲。

2.外伤性蛛网膜下出血(traumatic subarachnoid hemorrhage)合并眼内出血(Terson 综合征):因颅底骨折或颅脑手术时,脑膜血管破裂所引起。

(1)全身症状:轻者有阵发性头痛,重者突然昏迷,脑膜有刺激症状,出现谵妄、烦躁、不安、呕吐、剧烈头痛。

(2)眼部症状:视力下降,眼球运动受限,眼球突出。眼底检查:可见视盘水肿、视网膜前或视网膜下出血,重者可致玻璃体积血。如果患者是在急诊抢救室,在散瞳检查眼底之前必须先咨询神经外科医生,并且只能用短效散瞳药。

(五)视神经撕脱或断裂

由视神经直接受伤所致。相对很少见,常见于:眼球严重挤压或扭转伤(即使是轻度外伤)使视神经撕脱(avulsion),视神经眶内段和眼球分离(图 32-3-1)。打篮球或拳击时对眼球的直接损伤可使视神经断裂(transection),或发生于弹片直接切断视神经,视神经管碎骨片直接损伤视神经等。

1.视力 伤后视力立即丧失。

2.眼底检查

(1)视神经部分撕脱:此时视盘似乎分为两部分,撕脱区凹陷发暗,神经鞘像有一个很深的缺损,血管在距视盘很远处即中断,有的卷曲,有的倾斜入洞。未撕脱部分视网膜血管基本正常,撕脱部分则血管消失(图 32-3-1)。有时如果有玻璃体积血,B 超对早期诊断视神经撕脱伤有帮助。

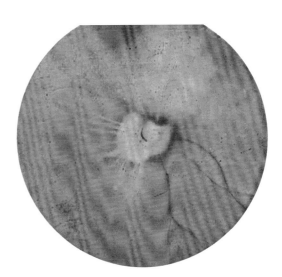

图 32-3-1　视神经撕脱

(2)视神经完全撕脱:视盘像一个无底的洞穴,周围有严重挫伤改变,血管几乎完全看不见。

(3)视神经断裂:最常见原因是面中部严重的外伤力使视神经管骨折或眼眶骨折的碎片切断视神经。或者子弹片损伤眼球。视盘在受伤早期可正常,伤后数日内出现视神经萎缩。

三、治疗

外伤性视神经病变患者最初和最终的视力关系:外伤后立即无光感的患者不管是用药物、手术还是其他保守治疗方法很难使视力提高,但还应该尽力治疗。如果 48 小时后视力无提高,则视力预后很差。患者越年轻视力恢复的希望越大。研究表明:伤后意识丧失和眼眶骨折的患者预后较差。后部较前部眼眶骨折的患者预后差。最初 VEP 反应差的患者预后差。所有的视神经直接损伤均预后较差。CT 检查通常能显示直接损伤视神经的因素如骨折片、穿透性异物或膨胀血肿块的占位效应等。

(一)药物治疗

在视神经损伤的早期,若无颅内出血,应尽早使用血管扩张剂、脱水剂以改善视神经的血液供应,缓解视神经水肿,同时给予神经营养药物。关于外伤性视神经病变糖皮质激素的应用尚无 I 期临床试验的指导原则。48 小时内应用传统大剂量地塞米松 2～3mg/(kg·d)或 1g 甲泼尼龙对一些患者可能有助于视力的恢复。但是有些患者可自行恢复视力。但是对于合并脊髓损伤者不要用超大剂量的糖皮质激素,因最近的一项头部外伤的研究表明,它可能增加死亡率,对合并头部外伤的严重损伤患者应尽量避免应用类固醇激素。

(二)手术治疗

如果由于眶内血肿引起急性眶压升高,严重情况下应行眼眶眦部切开术或下方眦部切开术以排除骨膜下的血肿。视神经管减压术适于经 CT 扫描显示视神经管骨折或有碎骨片压迫视神经者;用大量糖皮质激素 12 小时，虽有视力改善但不久又恶化者。或者 48 小时后对类固醇激素没有反应者。对于视神经撕脱或断裂者不适用于手术治疗。视神经管减压术有 5 种。然而，国际上一个非随机的视神经损伤的研究表明，无论是类固醇激素还是视神经管减压术均对视神经功能的恢复无明确的益处。手术的适应证和类固醇的应用应该个体化。

（1）开颅减压术：经前颅需将大脑额叶向后牵引，暴露患侧前床突，于视神经近端，除去其上壁骨质，进行减压。此方法的优点可同时处理脑外伤，缺点是减压不够充分。

（2）鼻内筛窦、蝶窦视神经减压术：常规开放鼻内筛窦后，进入蝶窦，在蝶窦外上壁处寻找视神经隆起，神经隆起常为丘状的或半管状，该处骨壁较薄（0.2～0.3mm），恰在蝶窦上壁与外侧壁之间的移行部。在隆起的上方和下方用细骨凿轻轻凿开，用刮匙去除余下的隆起部分，就可见灰白色的视神经鞘膜。为达到治疗目的，应尽量彻底去除管壁骨质，充分暴露视神经。若视神经隆起部不明显，可在距隆起部 10mm 处从纸样板处将骨壁钳除，即可暴露视神经管。此法的优点是手术路径短，面部不会留下瘢痕，但手术难度较大。

（3）经上颌窦开放筛窦视神经减压术：在手术显微镜下，经上颌窦清除筛窦纸样板后部，保存眶内壁骨膜，向外侧推眶内容，沿着筛前孔和筛后孔的连线方向向后寻找视神经孔，该孔位于最后一个筛窦气房的上外侧壁、或蝶窦外侧壁的骨隆起处。然后挑去该处碎骨片，刮除视神经管的内侧壁，即完成减压术。此方法面部不留瘢痕，但术式路径长，不易明确掌握解剖标志，难度较大。

（4）眶内进路视神经管减压术：切断内眦韧带，剥离眶内侧壁骨膜和上斜肌的滑车，牵引眼球向外侧并向深部剥离，沿筛前后动脉孔的连线方向向后剥离，在距内眦 4.5～5cm 即可见视神经管内侧缘的隆起部，在手术显微镜下将骨折碎骨片取出，并以刮匙去除视神经管内侧壁。此种术式进路短，视野清晰，能适应解剖变异。

（5）鼻内窥镜下视神经管减压术：沿中鼻甲前缘和下缘的鼻腔外侧壁作弯形切口，分离筛泡表面的黏膜，开放筛泡，清除全部中后组筛房，充分暴露蝶窦前壁，用刮匙小心剔除视神经管隆突的骨质。开放视神经隆突并向内侧扩大蝶窦前壁至 10mm 直径，寻找骨折部位，判定骨折性质和程度，沿开放的视神经管隆突依次向内取出碎骨片，视神经完全暴露在蝶窦内，并用小镰状刀切开视神经的鞘膜和前端的总腱环，对已经水肿或嵌顿的视神经完全减压。

第四节　外伤性视盘水肿

20%～30% 的严重颅脑损伤的患者，无论是否合并骨折，会发生外伤性视盘水肿（traumatic optic disc edema），旧称外伤性视乳头水肿（traumatic optic papilloedema）。但在外伤性视神经病变的患者中，视盘水肿不常见。大多数患者的颅内压增高是由于严重的蛛网膜下腔出血，或大脑、硬脑膜下或硬脑膜外的血肿，脑静脉血栓或脑水肿。通常发生在外伤后 2 周，50% 的慢性硬脑膜下血肿和视盘水肿有关。迟发性的颅内压增高是由于脑脊液吸收障碍，后来可能发展成交通性脑积水。视盘水肿表现为视盘隆起，边界模糊，出入视盘边缘的血管模糊不清，严重者看不到视盘边缘的血管甚至看不到视盘。其治疗主要是使用降颅内压的药物，如果视力受到损害，可以同时短期使用糖皮质激素类药物。

第五节　视交叉外伤

视交叉外伤（chiasmal trauma）多由闭合性或开放性颅脑外伤引起。一般情况下，颅脑外伤颅底骨折合并视交叉损伤时，常常波及视交叉区域的许多重要组织，伤者生命垂危。有时颅脑轻度外伤，颅底没有明显骨折线，视交叉则可出现改变。最常见的原因是头部钝挫伤。视交叉外伤的眼部典型表现为双眼颞侧视野缺损，常常是完全性，非进展性，即双颞侧偏盲（bi-temporal hemianopia）。有时有阳性

MRI 的发现。有时有跷跷板样眼球震颤（seesaw nystagmus）。

由于视交叉为两眼鼻侧的交叉神经纤维和颞侧的不交叉神经纤维组成。来自两眼鼻侧的视网膜及黄斑纤维互相交错，形成复杂的排列，下部鼻侧视网膜纤维进入视交叉后即位于其腹面并走向对侧，上部纤维则混杂在同侧的不交叉纤维之中后行，沿视交叉的后部越过中线，进入对侧视束的上部而继续后行。交叉的黄斑纤维在视交叉后部交叉。在视交叉外伤时，根据视交叉神经纤维分布的特异性，不同范围、不同位置的损伤，其临床表现各异。典型的鼻侧交叉纤维损伤引起的对侧视神经萎缩是领结样。

1. 视交叉前外伤　可先出现双颞上象限盲或双颞侧偏盲（图 32-1-2），视盘双颞侧苍白，继而呈原发性视神经萎缩（primary optic atrophy）。

2. 视交叉前上外伤　双颞下象限盲，单侧中心视力显著减退，最后引起下行性视神经萎缩（descending optic atrophy）。

3. 视交叉前下外伤　早期视野可出现单侧中心暗点、双颞上象限盲。该处外伤可使一侧视神经受累，引起下行性视神经萎缩。

4. 视交叉中部外伤　可能破坏所有交叉纤维而引起双颞侧偏盲（bitemporal hemianopsia）。如外伤部位偏向一侧，视野缺损多不对称或一眼失明，另眼有颞侧偏盲（temporal hemianopsia）。

5. 视交叉后部外伤　由于包绕黄斑部的纤维受伤引起双眼视力减退，双颞侧偏盲（bitemporal hemianopia）。

6. 视交叉外侧外伤　可伤及不交叉的纤维，视野出现鼻侧偏盲（nasal hemianopsia）。其与视网膜疾病及青光眼的颞侧视野缺损，不同的是外伤所致或同时有相对性传入性瞳孔障碍（relative afferent pupil disorder）。

7. 外伤后视交叉蛛网膜炎　由于颅脑外伤，蛛网膜下腔有较多出血时，可环绕视神经及视交叉产生蛛网膜炎，由此形成粘连或瘢痕逐渐损伤视神经及视交叉，中心视力进行性减退，最后视神经萎缩，视野改变为不规则的双颞侧偏盲及中心暗点。

第六节　中枢视路外伤

视交叉以后的视路包括视束（ophthalmic tract）、外侧膝状体（corpora geniculatum externum）、视放射（optic radiation）及视觉皮质中枢（visual cortex center）（纹状区 area striata，距状裂 calcarine fissure）4 部分。自视交叉至外侧膝状体构成视路的颅底部路径。离开外侧膝状体后，神经纤维呈扇形分散，形成视放射区纤维。神经纤维通过顶叶、颞叶终止于枕叶纹状区皮质。中枢视路外伤时，除引起一定的视野改变外，常伴有一定的脑部症状。最常见的是机动车事故引起的弥漫性视神经损伤，有时合并外伤性同侧偏盲。常规 MRI 检查可能正常，需要用功能成像技术如正电子发射型计算机断层显像或单光子发射型计算机断层成像做进一步检查。大范围的硬膜下和硬膜外血肿可能压迫视放射。儿童头部受到外伤后可能出现一过性的视力丧失，24 小时后视力恢复，头部 MRI 检查正常，可能是由于血管痉挛所致。

（一）视束外伤

两侧的视束介于视交叉与外侧膝状体之间，长 4～5mm。来自视交叉的颞侧不交叉纤维及鼻侧交叉纤维进入视束后，仍各占一定位置，彼此不混合，这两部分纤维在正常情况下，颞侧纤维比对侧眼的鼻半侧纤维略少，一般约 47:53。这两种纤维同时外伤时，一般引起对侧同向偏盲（codirectional hemianopia）。黄斑部纤维常与视网膜周围纤维紧密聚集在一起，遭受外伤时，致使偏盲扩及中心视野的一半，即偏盲部分呈垂直线通过中心视野的中点，称为黄斑分裂（macular splitting），和枕叶损伤引起的黄斑回避（sparing of macula）不同。视束外伤的位置不同则临床表现各异。

1. 视野改变

（1）视束前端外伤：同侧眼失明，对侧眼颞侧偏盲（图 32-1-2）。

（2）视束中段外伤：视野产生不完全的同侧偏盲和黄斑分裂（图 32-1-2）。

2．瞳孔改变　由于前 2/3 视束有瞳孔纤维并行，故视束前 2/3 部位外伤时出现偏盲性瞳孔强直，即光线照射无功能的一半视网膜时，无瞳孔对光反应，而照射有功能的一半视网膜时则有瞳孔对光反应，此现象亦称为 Wernicke 偏盲性瞳孔对光反应（hemiblind pupil response to light）。在视束后段外伤时，同侧偏盲则不影响瞳孔对光反应。

3．眼底改变　视束的外伤，一般在 3～4 个月内引起下行性视神经萎缩，外伤部位距眼球越远，视盘出现苍白的时间越晚，其苍白改变可能与偏盲相适应，仅限于偏盲同侧视盘的一半。

4．并发症　视束外伤有时合并对侧肢体偏瘫和第Ⅲ，Ⅳ，Ⅴ，Ⅵ脑神经的不全麻痹。

（二）外侧膝状体外伤

外侧膝状体的内侧为视网膜上半部的纤维，外侧为视网膜下半部的纤维，故内侧外伤引起对侧下象限同向偏盲，外侧外伤引起对侧上象限同向偏盲，完全的损伤则引起对侧同向偏盲。单独的外侧膝状体外伤较少见，常伴有视束的终末端或视放射的起始部的创伤。多伴有深部脑组织同时受伤，临床诊断较难。

（三）视放射外伤

视觉纤维在外侧膝状体更换神经元后，向中枢发出新的纤维构成视放射，有两个大的分支，通过顶叶视放射（上部）、颞叶视放射（下部）终止于枕叶纹状区皮质。由于视放射分布广泛，视放射外伤（optic radiation injury）损伤通常是部分同侧的，上方分支的损伤引起下方视野缺损，而下方分支的损伤引起上方视野缺损。

视放射外伤时的临床表现如下：

1．视野改变　①同侧偏盲或同侧象限盲：两眼视野缺损的部位、大小及方向均相同，前者见于视放射起始部位受伤，后者为视放射扇形部位受外伤所致；②黄斑回避（sparing of macula）：即在同侧偏盲缺损中，保留黄斑视野（注视点周围）2°～6°。

2．瞳孔光反应　正常，无偏盲性瞳孔对光反应。

3．眼底改变　与视束外伤相反，一般不出现视神经萎缩。但最近的 OCT 研究表明即使是视放射和视皮质的损伤一段时间后也能引起视神经萎缩。

4．伴随相应的脑部损伤的症状　①视放射前部合并内囊外伤时，除引起同向偏盲以外，还有对侧半身运动和感觉的障碍，称为"三偏"症状；②颞叶及该处视放射外伤时，可引起对侧视野上方扇形或象限性缺损，伴有癫痫（epilepsia）发作，有幻视（visual hallucination）、幻嗅（olfactory hallucination）或幻听（auditory hallucination）；③顶叶及该处视放射外伤时，可引起对侧视野下象限性缺损或不完全性同侧偏盲，即下部缺损较重，上部较轻，且两侧比较一致，可伴有感觉性癫痫（sensory epilepsia）发作，对侧肢体麻木及位置觉和形体觉消失。

（四）视觉皮质中枢外伤

视觉皮质中枢位于两侧大脑半球枕叶皮质的纹状区距状裂。每一侧的纹状区司对侧一半的视野，视网膜上半部的纤维位于距状裂上唇，下半部的纤维位于下唇。视觉皮质中枢外伤（visual cortex injury）时因该区外伤的部位不同，而出现不同类型的临床表现。

1．视野改变　视觉皮质的损害引起对侧同向偏盲并伴有黄斑回避，但损伤部位不同可引起不同的视野缺损。①距状裂前部外伤：对侧眼颞侧视野出现新月形缺损；②距状裂中部外伤：对称的同侧性偏盲，带有黄斑回避和颞侧新月形回避（图 32-6-1）；③距状裂后部外伤：两眼视野的同侧出现对称的中心偏盲，但周边视野正常。

2．视功能障碍　①视觉性认识不能（optical agnosia），即不能认识物体的形态和性质、不能辨别颜色或不能认识字母及符号；②视觉性失语症（optic aphasia）；③空间视觉障碍（spatial visual impairment）；④皮质性失读症（cortical dyslexia）；⑤多数枕叶外伤者，可伴有精神症状如视幻觉及举动失常等。

3．其他　瞳孔的对光反应及调节反应、视盘均可正常。

（五）皮质盲

皮质盲（cortical blindness）：大脑皮质盲可见于双侧枕叶皮质外伤导致的功能失调。解剖上这类损

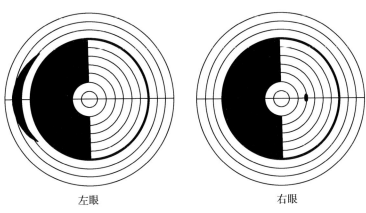

左眼　　　　　　　　　　　　　　右眼

图 32-6-1　距状裂中部外伤引起的视野改变
左侧同侧偏盲伴有黄斑回避，左眼颞侧新月形回避

伤可以在双侧枕叶，呈对称性，也可以是整个距状裂的损伤。其临床特点如下：①枕叶皮质遭受外伤后完全失明；②视觉反射丧失，由距状裂传导的视觉反射如融合动作（fusion action）、瞬目反射（blink reflex）、集合（convergence）、调节（accommodation）及视动性眼球震颤（optokinetic nystagmus）等均丧失；③眼球运动保持正常，瞳孔对光反应正常；④ Anton 综合征：患者不承认自己失明，虽看不见任何物体，仍阔步前进或随意抓物；⑤预后据视皮质损伤的严重程度而异，视功能可以部分恢复。

第七节　外伤性霍纳（Horner）综合征

　　颈面部外伤后引起的颈内动脉夹层常伴有急性霍纳综合征（Horner's syndrome）（图 32-7-1）和面颈部疼痛。发病特点：男性和女性发病率一样，常发生于青年人和中年人，多见于车祸伤、乘坐过山车发生意外、颈部骨折或不适当的按摩针灸等。这些病人需要急诊神经影像学检查包括脑部和颈部磁共振成像和颈部的磁共振血管造影，以排除一个非常严重的疾病 - 颈内动脉夹层。Horner 综合征眼部表现为轻度上睑下垂，当双眼平视正前方时患侧的睑裂比对侧稍窄，患侧的瞳孔也略小于对侧。

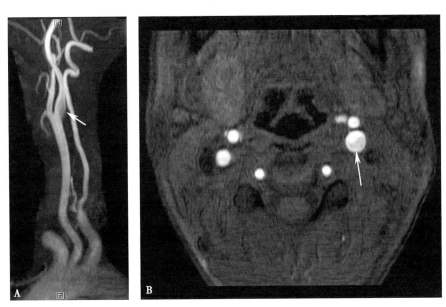

图 32-7-1　颈内动脉夹层伴有左侧 Horner 综合征
A. 颈部的磁共振血管造影显示颈内动脉窦部的夹层；B. 箭头指向左侧颈内动脉夹层

（张　成　戴淑真）

参 考 文 献

1. Andrew G Lee，Paul W Brazis. Clinical pathways in neuro-ophthalmology. Second edition. New York：Thieme Medical Publishers，INC. 2003.

2. Anthon Pane，Micheal Burdon，Neil R Miller. Neuro-ophthalmology survival guide. New York：Thieme Medical Publishers，INC，2006.

3. Guy WM，Soparkar CN，Alford EL，et al. Traumatic optic neuropathy and second optic nerve injuries，2014，132：567.

4. Grant T Liu，Nicholas J Volpe，Steven L Galetta. Neuro-ophthalmology. Diagnosis and management. 2nd edition. New York：Thieme Medical Publishers，INC，2010.

5. Lai IL，Liao HT. Risk Factor Analysis for the Outcomes of Indirect Traumatic Optic Neuropathy with No Light Perception at Initial Visual Acuity Testing. World Neurosurg，2018 Jul；115：e620-e628.

6. Neil R Miller，Prem S Subramanian，Vivek R Patel. Walsh and Hoyt's Clinical Neuro-Ophthalmology. The essentials. 3rd edition. New York：Wolters Kluwer Publisher，2016.

7. Valerie Biousse，Nancy J Newman. Neuro-Ophthalmology Illustrated. 2nd edition. New York：Thieme Medical Publishers，INC，2016.

8. Wu SW1，Chiu TL. Dissecting aneurysm at the A1 segment of the anterior cerebral artery presenting as visual loss and visual field defect. Br J Neurosurg，2013，27：822.

第三十三章　眼球运动神经系统外伤

眼球的运动功能由动眼神经（oculomotor nerve）、滑车神经（trochlear nerve）及展神经（abducens nerve）所支配。动眼神经支配上直肌（superior rectus）、内直肌（medial rectus）、下直肌（inferior rectus）及下斜肌（inferior oblique）；滑车神经支配上斜肌（superior oblique）；展神经支配外直肌（lateral rectus）。通过各神经的核上联系而构成眼球运动的核上性神经支配（supranuclear innervation），以协调两眼的同向运动。当眼眶及头部外伤时，可引起动眼神经核、滑车神经核和展神经核的大脑传导通路及一条或几条眼球运动神经损伤，造成眼球运动障碍（ocular motility disorder）。有关眼球运动的检查，详见第十六章眼外肌外伤。

第一节　核上性眼球运动麻痹

一、应用解剖学

双眼眼球共同转动分为同向运动（version）（侧方和垂直运动）和异向运动（vergence）（集合和分开运动）。其皮质中枢主要位于额中回的后部（Brodmann 第 8 区），该处发出的冲动引起不依靠视觉刺激的眼球侧视的随意运动（voluntary movement）或按照他人的指示而向左或向右看的命令性运动（imperative movement）。在脑枕叶（occipital lobe）也有支配眼球运动的视动中枢，但主要使眼球跟随一个移动物体转动，即跟随运动（pursuit movement），且部位比较广泛。皮质中枢的下行纤维通过内囊后，侧方同向运动的纤维经基底节到达脑桥并交叉到对侧的皮质下中枢，再进而中止于展神经核。而支配垂直和异向运动的纤维是经过内囊后，即经上丘臂和上丘而进入动眼神经核。内侧纵束（medial longitudinal fasciculus，MLF）为联系于各眼球运动神经核之间的纤维束，并与脑干中的其他神经核相联系，故也是眼球运动的核上支配机构。此外，额叶皮质第 6 区与第 8 区紧密相连，刺激第 6 区时，头即转向对侧，这些部位的外伤引起头及两眼同时转向对侧。该两区各借浅层的联合纤维与同侧枕叶相联系。由于眼球运动诸神经受两侧大脑皮质支配，故一侧皮质中枢及其下行纤维的损害不引起动眼、滑车或展神经的麻痹，并且由于眼球运动的核上支配系同等地作用于两眼，故核上性外伤也同等地影响两眼，因而不出现复视。

二、不同类型的核上性眼球运动障碍

（一）侧方同向运动障碍

眼眶外伤或头部外伤时，可引起不同的眼球运动障碍，较多的是侧方同向运动障碍（水平注视麻

痹，horizontal gaze paralysis）。

1. 额叶动眼区外伤　两眼转向病变的同侧，患者多有明显的意识障碍及偏瘫。如患者有足够的意识存在，则眼球保存向两侧的跟随运动。如迅速将头转向患侧，则可反射性地将两眼转向健侧（娃娃头试验阳性），表示脑干中朝向健侧的同向运动中枢未受损害。此现象当跟随运动中枢亦受损害时，具有重要的定位价值。在一侧大脑半球外伤时，上述眼球偏斜为暂时性的，一般在7～10天内消失；两侧性外伤时，多为长期性或永久性的，并且引起眼球向两侧转动功能丧失，甚至向任何方向皆不能转动，但可能保存跟随运动。

2. 顶枕叶视觉联合区外伤　引起暂时性两眼向外伤同侧偏斜，常伴有对侧同向偏盲。一侧顶枕叶损伤还引起朝向病侧的跟随运动障碍，而保存朝向健侧的跟随运动和朝向两侧的随意运动。如两侧广泛性损伤，可引起跟随运动的速度减慢，致使两眼落后于移动的物体。

3. 脑桥皮质下中枢外伤　所致的核上性眼球侧方运动麻痹多见，则两眼偏向病变的对侧。脑桥性动眼障碍常伴有其他脑神经病变的表现，如同时侵犯展神经的核上纤维时，引起两眼向病侧的同向运动麻痹和对侧偏瘫。

（二）垂直同向运动障碍

垂直同向运动障碍（垂直注视麻痹，vertical gaze palsy）多见于脑干皮质下中枢的外伤。表现为垂直性动眼危象，两眼球固定于上转位置，也可表现为向上或向下运动的麻痹，常伴有瞳孔散大和对光反射消失。因动眼神经核常同时受累，故可出现眼外肌麻痹及复视。

因垂直同向运动的麻痹多伴有核性眼外肌麻痹，故需加以鉴别。利用注视反射可使不能随意垂直运动的两眼发生上转或下转。检查时嘱患者注视一光亮，并将其头前屈或后仰，同时保持眼球的注视，如两眼能上转或下转（vertical pursuits）即表示为单纯的核上性麻痹。有时嘱患者注视一个向上或向下缓慢移动的物体，也可使眼球上转或下转。第四脑室及小脑的外伤也可引起垂直运动的麻痹，但瞳孔反射功能正常，且有眼球震颤，故可借以鉴别。

（三）集合运动麻痹

集合运动由两侧大脑皮质所支配，其中枢位于额叶及枕叶，前者司随意地集合，后者司视觉反射性不随意地集合。集合运动麻痹（convergence palsy）的特点为患者注视1 m以内的物体时两眼不能集合，并发生复视，但无内直肌麻痹。头部外伤的患者看远和看近时常有头疼和视疲劳，这些症状常在外伤后数周或数月后出现。这些症状持续数月到数年，常常是患者要求赔偿而无器质性病变。

（四）分开运动麻痹

分开运动麻痹（divergence palsy）较少见，临床特点为看近时两眼视轴正常，看远时出现集合性内斜视，凡物体远于30cm以上时即出现复视，但向侧方注视时，无明显的外直肌麻痹。

第二节　核间性眼球运动麻痹

核间性眼球运动麻痹（internuclear ophthalmoplegia, INO）系脑桥中部和动眼神经之间的内侧纵束（medial longitudinal fasciculus）外伤引起。典型表现是损伤侧的内转麻痹和损伤对侧外展性眼球震颤（abducent nystagmus），眼球震颤简称眼震，这种分离性眼震（incongruent nystagmus）是内侧纵束外伤的特征之一。向外伤对侧注视时，两眼的运动速度不同，内转性急动慢于外展性急动，视觉症状较少，可有复视、视物模糊和幻视等。一般认为，内转麻痹是单侧性损伤阻断了该侧脑桥旁正中网状结构和同侧内直肌亚核的联系所致。外展性眼震是因内侧纵束中包含眼肌收缩的兴奋性和抑制性2种纤维，其损伤除阻断支配同侧内直肌的兴奋性纤维外，也阻断支配对侧内直肌的抑制性纤维而使之释放，结果产生外伤对侧的外展性眼震。外展性眼震也可能是当试图增加较弱的对侧内收眼的神经支配时的一个适应现象。内侧纵束的部分性外伤则表现为不完全型核间性眼肌麻痹。一般内转麻痹不明显，但有水平凝视诱发的眼震。

双侧性外伤亦常见。主要为两侧内直肌麻痹，两眼极度外斜（外斜性双侧核间性眼肌麻痹综合征，wall-eyes bilateral INO，WEBINO）。一般有向上凝视的诱发性眼震。集合功能正常，但松弛缓慢，常需2min左右，严重者集合功能完全丧失，损伤可能靠近第三对脑神经核。

第三节　眼球运动神经系统麻痹

眼球运动神经为动眼神经、滑车神经及展神经，自脑干发出后、走行于颅底，进入海绵窦，经眶上裂进入眶内。由于眼眶或头颅的外伤，可使1条或几条眼球运动神经遭受直接或间接的损伤，造成眼外肌麻痹，典型的临床症状为：复视、眼球运动受限及头位倾斜。滑车神经是最细小且在颅内行程最长的神经，当发生闭合性颅脑外伤时，滑车神经最易受到伤害，其次是展神经，轻度的头部外伤可能导致滑车神经和展神经受伤，而动眼神经常常在严重头部外伤时受累（图33-3-1）。

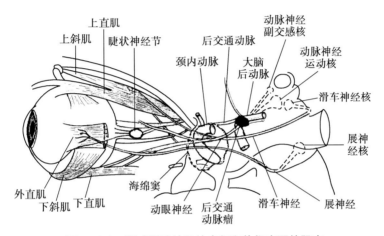

图33-3-1　眼球运动神经的走行和他们支配的肌肉

一、动眼神经麻痹

（一）动眼神经的纤维成分

动眼神经（第三对脑神经）起源于中脑导水管上丘水平的动眼神经核，神经束经过中脑向前投射，经过红核和大脑脚向外侧投射。从中脑发出经脚间窝-蛛网膜下腔（后交通动脉的下方，大脑后动脉和小脑上动脉的中间）及海绵窦，到达眶上裂之前分为上下2支。

1. 动眼神经的运动传出纤维（oculomotor nerve efferent fiber）　是动眼神经最主要的成分，起于中脑的动眼神经核。此核位于大脑导水管腹侧的中央灰质内，全长10mm，前端为第三脑室底的后部，后端与滑车神经核相连。动眼神经核发出纤维自外侧核离开核区，行至大脑导水管的腹面，通过红核及黑质由中脑的动眼神经沟进入脑底的蛛网膜下腔，在大脑后动脉与小脑上动脉之间前进约25mm，在蝶鞍后床突的外侧穿出颅中窝的硬脑膜而进入海绵窦中，再由该窦的前部穿出后经眶上裂进入眶内。分为上、下支，上支分支到上睑提肌和上直肌，下支分支到内直肌、下直肌和下斜肌。

2. 副交感传出纤维（parasympathetic efferent fiber）　起于爱-韦核（Edinger-Westphal nucleus）。它位于动眼神经核头端的背侧，其轴突组成动眼神经的副交感节前纤维，节前纤维位于动眼神经外周的上方，很容易受到后交通动脉瘤的压迫性损伤。然后和动眼神经的下支一起走行，在睫状神经节内形成睫状神经节的短根（运动根），由此发出的节后纤维，经睫状短神经支配瞳孔括约肌和睫状肌，完成瞳孔对光反应和调节作用。由于动眼神经在颅底经过较长且和邻近关系复杂，外伤时的临床表现也因部位的不同而异。

（二）动眼神经麻痹

动眼神经麻痹（oculomotor palsy）通常由比较严重的眼眶和头部外伤引起。常见于机动车事故。核性或束性损伤常见于脑干剪切伤或出血。外周性损伤常常由于压迫、挫伤、牵引伤或颅底骨折所致。动眼神经外伤的预后往往比较好，经常伴有异常再生。动眼神经的异常再生只发生在外伤性和压迫性神经损伤，而缺血性动眼神经损伤不会发生异常再生。

1. 核性麻痹（nuclear palsy） 因动眼神经核在中脑占据的范围较大，故核性外伤多引起不完全麻痹，下直肌核、下斜肌核和内直肌核支配同侧。只有提上睑肌核支配双侧。上直肌核支配对侧眼，但经过另一只眼，因此动眼神经核性损伤可以累及双侧上直肌。核性损伤发生在由于小脑幕切迹受伤或其他严重外伤引起的中脑背侧受伤。

2. 神经束性麻痹（fascicular palsy） 中脑内部的束性外伤多引起一侧动眼神经麻痹，表现为同侧上睑下垂、瞳孔中度散大、对光反射消失，眼球偏向外下方，向上、下、内方向的运动受限。束性外伤可同时累及脑干中其他神经核或纤维束，例如 Weber 综合征（由于皮质脊髓束外伤引起对侧偏瘫）和 Benedict 综合征（由于红核外伤引起对侧震颤），这些外伤较常见于中风的患者。

3. 周围性麻痹（peripheric palsy） 多见于颅底骨折的患者，动眼神经完全损伤后的症状有：

（1）眼外肌麻痹，伤侧上睑下垂，眼呈外下斜视状态，不能向内、上、下方运动。

（2）患侧瞳孔散大，对光反应消失，调节反射消失。

（3）复视、近视力模糊等。瞳孔纤维在动眼神经离开中脑后的上部，离后交通动脉很近。

因此，临床上当病人有外伤性的后交通动脉动脉瘤时常常累及瞳孔。动眼神经对牵引伤和挫伤很敏感。它在海绵窦的后方与硬脑膜相连，并与鞍状突的后部相邻。当有严重的颅脑外伤合并硬脑膜下出血，硬脑膜下血肿或蛛网膜下腔出血，可能引起沟回疝，损伤动眼神经，引起瞳孔散大，患者常处于昏迷状态。在这种情况下要和神经科医生合作诊治患者瞳孔散大的情况，并密切监测患者的生命体征。在海绵窦，动眼神经麻痹可能是由于外伤性海绵窦瘘（traumatic carotid-cavernous fistula, TCCF）所致。直接和间接的海绵窦瘘都可导致眼肌麻痹，包括第Ⅲ、第Ⅳ、第Ⅵ对脑神经。通常眼部还有其他表现，比如结膜血管螺旋状扩张、水肿，眼球突出。

二、滑车神经麻痹

滑车神经（trochlear nerve）起至中脑下丘水平，在中脑和脑桥连接处附近的滑车神经核。从神经核的后下方走行，在出中脑之前交叉到对侧。滑车神经是唯一从中脑背侧出脑的，这使得它在脑内的行程最长，并且靠近小脑幕切迹，它对小脑幕切迹的撕脱和压迫很敏感，在颅脑外伤和颅底骨折中最易累及。

（1）滑车神经的纤维成分：滑车神经主要含有支配上斜肌的运动传出纤维，它的始核是滑车神经核，滑车神经由前髓帆出脑，先绕大脑脚和中脑侧面，再向前行至蝶鞍，穿过海绵窦，行至动眼神经的外上方，并经总腱环的外侧，与额神经等一起经眶上裂入眶。在眼眶内，滑车神经越过上直肌和上睑提肌，从上斜肌的眶面进入该肌。它主要使眼球内旋。和动眼神经不同，动脉瘤很少累及滑车神经。但滑车神经可较易受到外伤性椎动脉夹层动脉瘤的影响。

（2）滑车神经麻痹（trochlear nerve palsy）：闭合性颅脑外伤引起前髓帆挫伤或出血，可产生双侧滑车神经麻痹，表现为下视受限和垂直复视，下楼和阅读均感困难。头部外伤也可引起单侧滑车神经损伤、引起患侧上斜肌麻痹，眼位偏斜主要为外旋、上斜及轻度内斜。眼球运动时，表现出向下转，尤其向鼻下转功能不足和伤眼内转时的异常上转（下斜肌亢进）。为避免复视，头部向健眼肩倾斜，面部转向健侧，下颌内收，以尽量少用麻痹的上斜肌，而使视线注视麻痹眼侧的颞上方，以保持双眼单视。诊断用 Park 氏三步法和双马氏杆法测量旋转。

三、展神经麻痹

（一）解剖特征

展神经核靠近内侧纵束和脑桥旁正中网状结构，在脑桥的下方，面神经束包绕展神经核（图33-3-2）。

展神经主要含有支配外直肌的躯体运动传出纤维。由位于脑桥下部的展神经核发出后，从桥延沟中部出脑，沿斜坡在蛛网膜下腔内向外上方行至颞骨岩部的上缘，它在蛛网膜下腔内的行程最长，对引起颅内压增高的蛛网膜下腔的疾病很敏感。再前行至颞骨岩部尖端，在 Gruber 韧带的下方进入 Dorello 管。在 Dorello 管内，闭合性颅脑外伤可以扭曲和牵引展神经而致其损伤。再穿入海绵窦内，然后穿出海绵窦从总腱环内入眶，行至外直肌的内面。

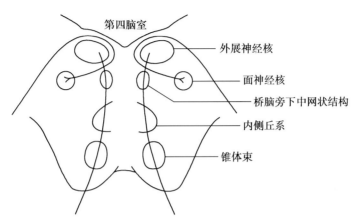

图 33-3-2 展神经核及其神经纤维投射

（二）展神经麻痹

1. 展神经麻痹（abducens nerve palsy）的原因 展神经的间接损伤是在岩嵴处被拉伸所致（由于展神经在 Dorello 管内被固定，当大脑向后移动时，基底动脉或斜坡的压迫和牵引也很容易损伤展神经），颅内压增高可引起展神经在 Dorello 管内和在海绵窦区受压迫。动眼神经和滑车神经受海绵窦壁保护。直接外伤可能是由于斜坡硬脑膜外血肿或组织水肿（车祸）引起的压迫所致，少数患者是由于骨折和展神经的横切伤引起。展神经在颅底的行程较长，在颅内接近颞骨岩部尖端，临床上当颅底发生骨折时，常易受损伤，导致外直肌麻痹，也常合并第Ⅶ和第Ⅷ对脑神经麻痹。另外，展神经在海绵窦的中部，不像动眼神经和滑车神经有海绵窦壁的保护，在闭合性颅脑外伤时容易受到伤害。

2. 展神经麻痹的临床表现 展神经完全麻痹时，眼球呈明显的内斜状态，不能外展，出现水平同侧复视，向患眼侧注视时，复像的水平距离增大，代偿头位为面向患侧偏转。颞骨岩部尖端外伤或感染所致的 Gradenigo 综合征临床表现为：①患侧展神经麻痹；②三叉神经眼支支配区域严重疼痛，畏光流泪，角膜知觉减退；③可能出现面部轻瘫。④第Ⅷ对脑神经受伤，听力下降。

3. 展神经核不仅支配展神经，同时还分出内侧纵束交叉到对侧上行加入动眼神经核，支配对侧眼内直肌。如果单纯一侧内侧纵束受损伤临床上称为核间麻痹（internuclear palsy）。如果损伤面积较大，同时损伤第六神经和对侧交叉过来的内侧纵束，临床上称为一个半综合征（one and a half syndrome）。表现为双眼不能向一侧注视，再加上一只眼不能内转。

四、与多支眼球运动神经损伤有关的综合征

1. 眶上裂综合征（superior orbital fissure syndrome） 眶上裂位于眶上壁与眶外壁之间（图 33-3-3），为蝶骨大小两翼间的裂隙，与颅中窝相通，长约 22mm。眶上裂中有第Ⅲ，Ⅳ，Ⅵ脑神经，第Ⅴ脑神经第一支、眼静脉、交感神经纤维、睫状神经节的交感根及感觉根通过。眶上裂受损伤时，临床症状有：①由于第Ⅲ、Ⅳ、Ⅵ脑神经受伤，眼球运动障碍，严重者眼球固定不动；瞳孔散大，对光反射消失；上睑下垂；②三叉神经第一支分布区感觉障碍，可发生神经麻痹性角膜炎；③眼球可轻度突出。

2. 眶尖综合征（orbital apex syndrome） 因眶尖部骨折，压迫眶上裂部位的神经，同时损伤视神经。医源性的损伤也相当常见，一项研究发现，由于鼻窦和眼眶深部手术引起的并发症占眶尖综合征的 1/3。临床症状为：①眼球可向正前方突出，伴有眼睑和球结膜水肿；②因动眼、滑车、展神经麻痹，

引起相应的眼外肌麻痹及眼球运动性障碍；③因三叉神经第一支受损伤，出现相应的面部皮肤、黏膜及角膜感觉丧失；④由于视神经也受到外伤，视力突然下降或失明，后期视盘萎缩。

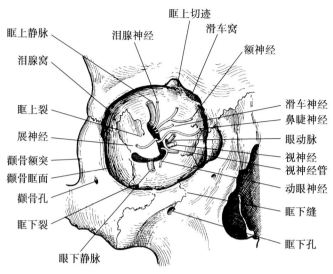

图 33-3-3 眼眶及眶上裂的神经和血管

3. 海绵窦综合征（cavernous sinus syndrome） 颅脑外伤或蝶骨骨折造成海绵窦损伤，严重的车事故可以导致海绵窦瘘（cavernous sinus fistula）。临床表现与眶上裂综合征相似：①眼球突出；②动眼、滑车、展神经及三叉神经第一支不全麻痹或完全麻痹，眼球运动受限，Horner 综合征，二叉神经痛；③眼睑、结膜水肿；④自颞部或额部听诊，可闻吹风样杂音，有时患者亦可闻及此杂音。

第四节 眼球运动神经系统损伤的治疗

眼球运动神经系统包括支配眼外肌运动的神经核、脑干神经束和周围神经 3 部分，其外伤多累及头颅和眼眶，重者可有生命危险，所以，治疗时应首先抢救生命，待生命体征稳定后，再进一步查清损伤的部位，进行治疗。外伤治愈后，眼球运动神经系统的功能恢复往往比较缓慢，恢复期要比缺血性损伤时间长，一般为 3~6 个月，甚至难以恢复。尽管如此，在外伤的初期，仍应积极给予治疗，随着炎症反应和水肿的消退，一些患者其功能有可能部分或全部恢复。后期治疗往往需要多种措施互相配合。

1. 治疗外伤 眼球运动神经系统受伤伴有颅脑、颅底和眼眶的外伤时，应给予及时治疗，必要时请有关科室会诊。

2. 预防感染、减少炎症反应 有伤口者给予抗生素预防感染，同时给予破伤风抗毒素以预防破伤风的发生。应用糖皮质激素以减轻受伤部位的炎症反应和水肿。

3. 恢复神经功能 口服或注射 B 族维生素、能量合剂，如维生素 B_1、维生素 B_{12} 和三磷酸腺苷等，以助神经病变的恢复。

4. 辅助治疗 针刺疗法或理疗。对展神经或外直肌麻痹的患者等待恢复期间，内直肌注射肉毒杆菌毒素 A 可暂时解除复视的干扰，又可防止或治疗内直肌挛缩。如外直肌麻痹不恢复须行手术治疗时，内直肌注射肉毒杆菌毒素 A，可替代内直肌后退，减少因一次手术过多切断眼外肌而引起眼前段缺血的可能性。

5. 光学疗法 对于 $10^{\triangle}$ 的斜视，可试用三棱镜中和法消除复视，主要矫正阅读眼位既位于正前方及正下方的复视。

6. 手术疗法 在发病后经药物治疗 6~8 个月，或于患眼拮抗肌开始发生挛缩时手术。对不全麻痹，可通过加强受累肌本身，或减弱其拮抗肌或（和）配偶肌以使眼外肌产生新的平衡协调。如眼外肌完全麻痹，则手术较为复杂，为帮助麻痹肌的运动，可行肌肉联合术或肌肉转位术。

（张　成　戴淑真）

参 考 文 献

1. 李凤鸣. 中华眼科学. 3 版. 北京: 人民卫生出版社, 2014.

2. Dhaliwal A, West AL, Trobe JD, et al.Third, fourth, and sixth cranial nerve palsies following closed head injury.J Neuroophthalmol, 2006, 26: 4.

3. Jacquesson T, Frindel C, Cotton F.Diffusion Tensor Imaging Tractography Detecting Isolated Oculomotor Nerve Damage After Traumatic Brain Injury.World Neurosurg, 2017, 100: 707.

4. Marín MI, Tejero TR, Dominguez FM, et al.Ocular injuries in midfacial fractures. Orbit, 1998, 17: 41.

5. Yadav NK, Thiagarajan P, Ciuffreda KJ. Effect of oculomotor vision rehabilitation on the visual-evoked potential and visual attention in mild traumatic brain injury. Brain Inj, 2014, 28: 922.

6. Zhou HH, Liu Q, Yang RT, et al.Ocular trauma in patients with maxillofacial fractures. J Craniofac Surg, 2014, 25: 519.

7. Thömke F1, Hopf HC. Abduction nystagmus in internuclear ophthalmoplegia. Acta Neurol Scand, 1992, 86: 365.

第三十四章　眼爆炸伤及眼枪弹伤

眼爆炸伤（explosive injury）和眼枪弹伤（gunshot injury）统称为火器伤，是眼外伤中最为严重且复杂的损伤。火器伤是指以火药作为动力，投射物作为主要致伤因子作用于机体导致的创伤。全世界火器伤的发生率日益增多，除战争时期外，平时的火器伤也不少见，如烟花爆竹等。在一些西方国家，火器伤已上升为仅次于交通伤的第二位的创伤原因。

火器伤由其特殊的致伤机制而形成了与其他类型创伤显著不同的致伤特点。虽然随着武器性能的不断改进，火器伤的致伤特点也随之发生变化，但高速投射物致伤的基本特点仍是普遍存在的。火器伤伤道可分为原发伤道（永久伤道）、挫伤区和震荡区 3 个部分。广泛的组织外伤可形成大面积的血液循环系统的破坏，对感染的防治和组织的修复极为不利。

第一节　眼　爆　炸　伤

近年来，随着我国社会生产力水平的提高以及工业化程度的进展，眼爆炸伤呈逐年上升的趋势。在战时以炸弹、炮弹及地雷炸伤为主，和平时期致伤物可见于燃放鞭炮烟花，也见于炸药、锅炉、碳酸饮料瓶、啤酒瓶、汽油、化学试剂、天然气等。致伤原因多为违规燃放烟花爆竹，缺乏安全意识，尤其是儿童燃放烟花爆竹，是眼爆炸伤常见的原因。

爆炸致伤包括爆炸物直接致伤和冲击波间接致伤。在冲击波作用下，快速飞溅的碎粒击中眼部，产生类似弹片或其他爆炸物所致的外伤。另外，爆炸发生时，现场的温度较高，距离较近，可导致烧伤（burn injury）；若有化学物质的喷射，则会导致化学烧伤。

爆炸伤在眼外伤中所占比例较高，郑州大学第一附属医院（原河南医科大学一附院）早年的一项统计，住院眼外伤 4 210 例中爆炸眼外伤（包括烟花爆竹伤）1 089 例，占 25.87%。

一、眼爆炸伤特点

爆炸伤可以分为初级、次级、三级和四级创伤。初级创伤发生在离爆炸点较近的区域，由超压造成，多累及空腔器官；次级创伤由爆炸产生的弹射物造成；三级创伤指爆炸时眼部被抛出后撞击的外物形成；四级创伤由建筑物倒塌等其他原因造成。

1. 烟花爆竹伤（firework injury）　在非战争时期，烟花爆竹伤是我国眼爆炸伤主要原因之一。我国烟花爆竹的燃放有明显的时间特征，这和中国几千年的传统文化密切相关。烟花爆竹所致眼外伤是爆炸性眼外伤的一种，既有爆炸时的热烧伤和化学伤，又有高压气流所致的冲击伤和挫裂伤，还可能造成眼内异物。农村患儿明显较多，可能与农村儿童户外活动多，家长管理较松，燃放烟花爆竹机会多有关，春节期间一些城市限放或禁放烟花爆竹政策也降低了城市儿童烟花爆竹伤的风险。

美国烟花导致眼外伤发病率约 1.43/10 万人，澳大利亚新南威尔士发病率 0.18/10 万人，荷兰发病率约 6.7/10 万人。通过立法限制烟花的国家眼外伤发生率可降低 87%。美国允许燃放烟花的州与使用限制性法律的州相比，烟花相关伤害发生率高 7.3 倍。荷兰消费者和安全基金会（2007 年）报告称，在荷兰最大允许爆炸性粉末从 250 克增加到 500 克后，烟花创伤发病率从 4.0/10 万增加到 6.7/10 万。

在发展中国家及发达国家，烟花造成的眼外伤占眼外伤的比例约 22%，世界卫生组织已建议禁止生产烟花以减少其引起的外伤。郑州大学第一附属医院统计爆炸伤在眼外伤中发生率较高，在 2006 年—2011 年眼外伤 5 799 例患者中（5 964 眼）（2006 年 958 例，2007 年 925 例，2008 年 941 例，2009 年 975 例，1 003 例，2010 年，2011 年有 997 例），所有病例中最常见的伤害是烟花相关（24.5%），道路交通相关（24.2%）和工作相关（15.0%）。对于男性患者烟花相关外伤占 24.6%，女性患者烟花相关外伤占 24.4%。患者年龄范围为 2 个月至 86 岁，平均年龄和标准差为（35.5±21.8）岁。在该患者群体中，4285 例为男性（73.9%），1514 例为女性（26.1%）。男女比例为 2.8∶1。最常见的患者年龄为 45～59 岁（26.2%），30～44 岁（23.7%）和 0～14 岁（20.2%）。2 岁以下的患者 317 只眼（5.3%）。右眼外伤 2 894 例，左眼外伤 2 740 例，双侧眼外伤 165 例。

2. 常合并全身多部位外伤　严重爆炸伤患者伤势紧急，发展迅速，可产生一系列的全身反应，如休克、昏迷，若不及时抢救，重者可致死亡。因此，接诊医生应全面系统地检查生命体征及伤员全身各部位，必要时请有关科室医师会诊。

3. 眼外伤多样化　外伤部位多样化，包括眼睑伤、角膜伤、角巩膜伤、巩膜伤、眼球破裂、泪小管断裂等；外伤性质的多样化，包括挫伤、挤压伤、穿孔伤及异物伤等。Kong 报道天津医科大学 99 例烟花爆竹眼外伤患者中，35.4% 为开放性眼外伤，64.6% 为闭合性眼外伤，临床表现以前房积血（41.5%）和玻璃体积血（44.5%）最常见。

4. 造成远隔部位的组织外伤　高速投射物致伤头颅，可在脊髓、远隔部位的内脏器官如肺、心内膜等处见到不同程度的点、片状出血；致伤下肢或胸腹腔时，也可见到颅内，尤其脑底部、脑干部的点片状出血。压力波对生物体的致伤机制极为复杂，造成远隔损伤的原理可能是较强的压力波作用于血液循环管路系统，致使血液急剧扰动，从而引起多处内脏器官微小血管破裂出血。

5. 爆炸致伤可以是爆炸物直接致伤，也可以由冲击波间接致伤，在冲击波作用下，快速飞溅的碎粒击中人体，产生类似弹片或其他爆炸物所致的外伤。

6. 伤情复杂多发伤、复合伤多见　同一致伤因素造成两个以上部位的创伤，称为多发伤。如爆炸造成眼部外伤，合并头颅、颌面部外伤。两种及以上的致伤因素同时或相继造成各个部位的创伤，称为复合伤。如机械性外伤与烧伤并存。

二、致伤原因

非战争时期爆炸伤以烟花爆竹、雷管、炸药炸伤为主，而受伤者大部分眼部距爆炸点较近。当爆炸物爆炸时释放出的巨大的能量可以导致爆心处的压力和温度急剧上升，引起周围介质（土、石、煤等致伤微粒）向四周传播，进而形成一种高压和高速的冲击波击伤眼部。爆炸物的强度与双眼受伤可能成正相关，与眼外伤的严重程度成正相关。眼外伤的程度与爆炸伤的性质、强度及眼部与爆炸物的距离有关，强度越大、距离越近，外伤也就越重。

在战争时期，眼爆炸伤主要原因以从第一次世界大战的火炮、坦克炮弹碎片炸伤变为简易炸弹装置、地雷等，见表 34-1-1。

表 34-1-1　20 世纪以来不同战争中眼外伤致伤原因占比

战争	火炮或坦克炸弹碎片 /%	手榴弹 /%	子弹 /%	地雷、饵雷陷阱 /%	航空炸弹 /%	样本量 / 例
一战	39.3	—	60.0			165
	51.8	11.7	27.4	—	9.0	698
	70.6	—	16.9	0	12.5	—

续表

战争	火炮或坦克炸弹碎片/%	手榴弹/%	子弹/%	地雷、饵雷陷阱/%	航空炸弹/%	样本量/例
二战	36.8	11.5	6.8	32.1	7.0	585
	46.7	11.1	4.7	24.4	2.0	440
	31.3	25.0	11.3	12.3	5.3	301
	16.3	63.5	12.1	6.8	0.0	382
	57.9	5.0	11.3	8	—	300
	56.8	7.1	7.7	12.7	—	—
朝鲜战争	49.0	11.0	4.5	12	—	—
阿-以冲突	62.3	3.3	8.9	13.1	4.8	140
赎罪日战争	85.9	4.2	4.2	4.2	—	—
越南战争	61.9	4.3	5.5	16	3.7	163
黎巴嫩战争	65.5	3.2	9.7	6.5	—	—
沙漠风暴行动	56.8	2.5	0	13.1	1.8	160
伊拉克战争	9.0	2.0	10.0	51.0[a]	9.0	207

注：a 包含简易爆炸装置引起的眼爆炸伤。

一战：第一次世界大战；二战：第二次世界大战。

本表摘自 Mader TH，Carroll RD，et.al. Ocular war injuries of the Iraqi Insurgency，January-September 2004. Ophthalmology. 2006，113（1）：97-104.

三、临床表现

1. 常合并全身组织外伤　由于爆炸时波及面较大，常可伤及全身各处组织，严重者可出现休克、昏迷，若抢救不及时，甚至可以死亡。因此，对眼爆炸伤伤员，必须注意全身情况，及时进行紧急处理。

2. 多为复合性眼外伤　由于爆炸时眼睑迅速反应闭合及 Bell 现象通常可使眼球免于火焰的烧伤，但产生的冲击力可造成眼组织挫伤、挤压伤，产生的碎粒可致眼球穿孔伤，碎粒存留在眼组织中又可造成异物伤，产生的热能可引起眼睑皮肤、结膜、角膜烧灼伤。核辐射可致眼部组织的辐射伤。

3. 常致眼部多种组织外伤　爆炸伤常累及双眼，但两眼的受伤程度可不完全一致。爆炸伤可引起角膜穿孔，外伤性白内障，眼内异物，虹膜根部离断，玻璃体积血等多种眼部组织外伤（图 34-1-1～图 34-1-3）。结膜及角膜，特别是睑裂区，可见大量或散在的黑色煤渣、灰色泥沙碎石或金黄色炸药粉等各种与爆炸物材料有关的成分，有时可扩大到整个角膜及整个结膜囊。结膜囊的异物可与分泌物混合或被其包裹。角膜异物露出角膜表面者可导致眼部疼痛、异物感、畏光流泪等刺激症状。若创伤较大，可伴眼内异物，最严重者，眼睑及眼球有巨大裂伤，眼内爆发性出血，眼内容物大量脱出。

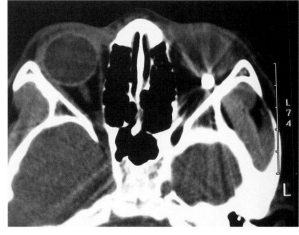

图 34-1-1　外伤性眼内异物
眼眶CT示左眼眶金属异物

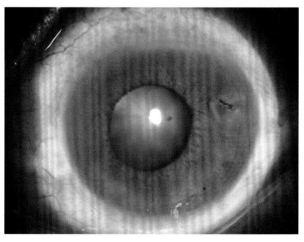

图 34-1-2　角膜穿孔伤，外伤性白内障，可见角膜穿孔伤口及虹膜异物击穿口

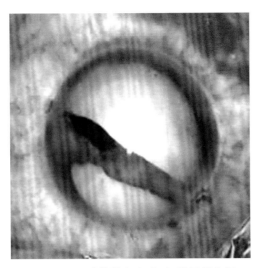

图 34-1-3　外伤性白内障，虹膜根部离断

四、急救和处理

（一）初步处理

对每一个眼爆炸伤患者，都必须进行紧急处理。尤其要注意全身生命体征，伴有休克患者，应立即请相关科室会诊，输液纠正，给予止痛剂。并给以破伤风免疫球蛋白或破伤风抗毒素，局部及全身应用抗感染药物。

眼爆炸伤患者，由于异物较多，刺激症状往往较重，眼睑高度水肿痉挛，检查可能较困难，进行检查前可滴表面麻醉药，对于检查不合作的儿童，可给予镇静药或表面麻醉药后检查，也可在全麻后检查。

患者可进行 X 线、B 超、CT 及眼电生理检查，已明确玻璃体视网膜情况，对于排除眼内磁性金属异物患者，还可进行磁共振成像检查。

眼科处理多采用分期处理，一期行清创缝合，对于眼睑和颜面伤口及周围皮肤异物，可用生理盐水冲洗。对于较深的创面，特别是有撕裂处，应用过氧化氢溶液（双氧水）冲洗伤口，仔细清洗伤口，取出异物，避免伤口感染。

对于结膜囊异物和角膜浅层异物，可用大量生理盐水或湿棉签洗净眼睑，部分异物可直接冲洗出或用显微镊取出结膜囊异物。对角膜上的表浅异物可暂不处理，待其自行排出，也可显微镜下取出异物。如果只是眼睑撕裂，可及时对位缝合，清创时切忌切除撕裂的睑皮，这是因为眼睑血运丰富，存活力强，即使撕裂皮肤，24 小时内多数情况下可存活。还应仔细检查眼球，如果发现眼球有穿孔伤，应先行清创缝合。清创完毕，涂阿托品眼膏和抗生素眼膏，双眼包扎。

（二）眼球裂伤处理

眼球裂伤合并眼睑裂伤者，应尽可能行一期清创缝合术，尽快恢复眼球壁的完整性，再缝合眼睑皮肤伤口。在眼球结构、功能和外观等方面做较全面的考虑。对眼球裂伤，眼球壁不规则裂开或有很长裂口，眼内容物尤其是脉络膜、视网膜组织大部分脱出，眼球结构和功能的确无望恢复时，可考虑眼内容摘除术或眼球摘除术。近年，随着显微手术及玻璃体手术的进一步发展，一些严重的眼球裂伤也可最终得到挽救，应尝试给予眼球重建，包括内外重建。外重建通过修复眼球壁，解除眼内组织嵌顿，缝合角膜及巩膜裂伤，达到眼球壁的完整。内重建通过行玻璃体切除术等方式尽量保留眼球。

眼内异物可作 B 超、X 线、眼眶 CT，择期进行玻璃体切除联合异物摘出术，对于怀疑磁性金属异物者，禁用磁共振检查。

五、预防

应加强对炸药、雷管、燃放烟花爆竹等易燃易爆物的限制，对爆炸力强，危险性大的易燃易爆物应作明确提示，并限制燃放。学校和社会应开展必要的宣传教育活动，使家长和儿童充分了解燃放烟花爆竹的危险性，提前采取适当的防护措施。学校教师、家长要加强对孩子的看管，安排他们多做其他安全有益的活动，尽量减少燃放烟花爆竹的机会。生产企业也应从安全角度进行考虑，研制更安全的烟花爆竹。通过多种方法降低爆炸性眼外伤的发生率。对于危险工种，佩戴护目镜也是预防眼爆炸伤的一种有效方法。

 第二节 眼枪弹伤

眼部枪弹伤（gunshot wound/bullet wound）在战争时期发生较多，但在和平年代的日常生活中也较为常见，多由气枪、猎枪和土枪等引起，目前由儿童玩具枪、激光枪/笔导致的儿童眼部创伤有所增加。不同类型枪弹伤在不同战争的所占的比例见表34-1-1。

一、枪弹伤分类

1. **枪弹** 包括民用枪支和军用制式武器。枪弹的弹头是直接致伤目标的致伤原因，子弹由镀有铜锌合金的钢皮和弹芯组成，弹芯可以是铅质、钢质，或者是合金。常见枪弹包括以下几类。

（1）气枪：发生气枪击伤的多为男性或儿童，偏远农村多见，随着国家对民用枪支的管理，气枪外伤已较为少见。

（2）猎枪：多为打猎或装火药时发生爆炸引起。由于该类枪装有许多铅丸或铁粒，伤眼和眼眶多存在多发异物。

（3）手枪：弹头多为圆头、平底、铅心结构。弹头直径一般为7～12mm，初始速度200～500m/s，可有效地杀伤射程范围内的目标，属于低速火器伤。

（4）步枪：弹头一般为尖头、船尾形，钢质、铅质或钢铅混合材质。弹头直径常见的有5.56mm和7.62mm两种，初始速度多为700～1 000m/s，有效射程一般为300～500m，属高速火器伤。

（5）机枪：弹头一般直径为12mm以上，供特制机枪发射使用，平时罕见。

2. **爆破弹** 爆破武器可形成眼部的爆炸伤，比如手雷、榴弹等。根据其杀伤原理分为两种类型：一种主要依赖强大的冲击波效应，可造成严重的震伤；另一种可产生大量高速飞行的破片（弹片），常引起眼部多发异物。

3. **霰弹** 霰弹（也称散弹），枪弹由弹壳、底火、发射药、弹托、弹丸（弹头）和封口等结构组成。霰弹枪弹丸初始速度约为400m/s，属低速火器伤。但因其发射多枚弹丸，总计质量较大，所以总动能较大，因此又是高能量火器伤。其致伤特点包括以下几点。

（1）致伤程度与射击距离关系较大：远距离射击时，组织外伤较轻，但近距离射击时，由于弹丸密度高，速度快，创伤面积及程度均较严重。

（2）霰弹枪弹外伤面积大：可造成组织外伤面积较大。由于大范围的肌肉组织外伤和血液循环的破坏。

（3）非贯通伤多，伤道复杂：霰弹枪近距离射击时，其聚集的弹丸可协同作用形成很大的伤道入口，因其弹丸速度较低，一般不能穿透靶体，故形成了入口很大，没有出口的倒喇叭形非贯通伤。由于霰弹枪弹丸会在不同密度界面发生不规则散射，因此形成的伤道复杂，不易预测组织内弹道轨迹和弹丸位置。

（4）伤道污染范围用大，有害异物存留：霰弹枪大面积的组织创伤造成广泛的组织污染。其形成的倒喇叭形非贯通伤使各种异物容易进入伤道并存留于内。除弹丸、衣物等异物外，特别应注意其弹托可随弹丸行进约30m，近距离射击（6m距离内）时弹托容易进入伤道。这些有机物质（弹托可由塑料、兽毛、麻丝、帆布和黏胶等制成）不易被X线检查所发现，而对伤道感染防治和组织修复极其有害。

（5）个体差异明显：霰弹枪伤不仅因射击距离等因素的变化而表现出显著的个体差异，而且，其武器种类繁多，弹丸材料、大小、质量等千差万别，有些自制"土枪"性能差别很大，造成了霰弹枪伤明显的个体差异，治疗方法须因人而异。

4. 橡皮弹　属防暴武器，特点是不致命、不致残，只使伤者丧失活动能力。可以利用毒气、声能、光能和电能等多种理化效应，种类多样，致伤效应各不相同。其弹丸形状可为球形、圆柱形、锥形或不规则形。大小为 2～37mm，重量为 0.1～10.0g。初始速度通常为 300m/s，属低速火器伤。其致伤特点包括以下几点。

（1）多发性：橡皮弹常装入榴弹中，榴弹爆炸时，往往有多个弹丸同时击中人体，尤其靠近炸点者，常为多部位致伤。

（2）浅表性：橡皮弹丸致伤均为非贯通伤，其质量较轻，动能较小，伤口表浅，主要造成体表部位的局部外伤。

（3）伤口较小橡皮弹碰击人体时动能较小，伤道周围无明显坏死组织。

（4）创面易修复橡皮弹创伤较轻，一般取出异物后 3～5 天伤口即可愈合。

（5）阻隔物的防护效果明显，衣物等可明显减轻甚至避免被橡皮弹致伤，因此橡皮弹击中人体的致伤通常见于暴露部位，如眼睑、头、面部。

对于眼部枪弹伤，弹道方向直指眼球的子弹，在触及眼球前瞬间，前冲力的高压气浪即可将眼球撕裂，未能挤破者则在前冲力作用下穿破眼球，同时，侧冲力则使眼球从内部胀裂。伤道不触及眼球，即伤道与眼球相分离的枪道伤，则借侧冲力造成眼球外伤。当眼球受到外力压迫时其内容物将以同样大小的力反作用于球壁，可引起严重的眼外伤，即使眼球不破裂，也会引起脉络膜及视网膜的撕裂、出血、挫伤，继而水肿、渗出、变性、萎缩。而部分眼球外形完整而视功能严重障碍的主要原因就是弹伤性脉络膜、视网膜病变表现。伤道与眼球成切线时，其对眼球的损伤介于前两者之间，一般较后者重而较前者轻。眼附属器的外伤亦因枪弹伤的能量及挫伤部位的不同而不同。

枪弹伤除对伤道组织的损伤外，还造成伤道附近甚至远离组织的损伤。损伤常为撕裂性，断面不整齐，组织挫伤严重、活力差、反应重、易坏死、修复慢。枪弹伤以其前、侧冲力相互作用，既能造成直接损伤，又能造成间接伤害。直接伤中，贯通伤多，眼球裂伤多很重。间接伤时，眼球受到的是眶内组织传导而来的压力，由于解剖方面的原因眼球侧面和后方所受到的压力比前部大（垂直于视轴的前部切线伤除外），眼后段组织的损伤多较前段重，眼底损害发生率很高。悬浮于眼内的晶状体，受到的是液体传导的均衡压力，不像挫伤有直接受到压迫、撞击之可能，故间接投射伤中晶状体的损伤比挫伤时少，为伤眼后段检查带来便利。

由于子弹能量造成眼毗邻组织的外伤，且其可被连续产生、接踵而来（如枪弹）或集群飞散（如炸弹片）而造成多处外伤，因此，枪弹伤中复合伤、多发伤的发生率在机械伤中较高。

侵入眼部的枪弹，除少数穿入毗邻组织外多数滞留于眼部。有的在组织内爆炸裂成更小的残留物，有的触及眶骨壁后造成反弹转向，若致眶壁骨折破裂时，则碎骨片还可造成二次外伤，使伤情更趋复杂。因此，异物残留情况远较机械性眼外伤多且复杂。眼内异物的需手术摘出，部分眶内异物即使不触及眼球也不造成感染，但其所引起的急慢性炎症反应也能造成血运障碍、组织坏死、纤维增生等一系列严重的后果，必要时需行眶内异物摘出术。有些枪弹伤还可在组织内不断释放出毒性物质，其慢性毒害作用可使残留之视功能丧失殆尽。

5. 射钉枪　随着现代房屋装修事业的发展，射钉枪成为眼球穿孔伤和眼内异物的又一新的致病因素，多为射钉反弹伤及眼球。由于应用射钉枪工作时，多处于注视状态，伤口多位于角膜或角膜缘 5mm 以内巩膜，若钉冲击力过大，也可引起贯通伤。

二、治疗

（一）急诊处理

眼爆炸伤和枪弹伤患者到达医院后，首先是抢救生命，应立即检查生命体征，包括血压、脉搏、体温、呼吸等，还应观察伤侧有无瞳孔散大和固定，眼球能否转动等，是否伴有颅内压增高等体征。对合并有头部外伤者,应请神经外科、口腔和耳鼻喉科医师会诊,查清各部创伤情况及眼眶骨折程度,眶骨有无错位,眶内有无异物存留。

眼科清创缝合必须严格遵守无菌技术。为了减少感染及并发症,清创术最好能在伤后 6～8 小时以内进行,但是眼睑及颌面部血运丰富,侧支循环多,因此,这些组织的生命能力和抗感染力均较身体其他部位强,伤口较易愈合,所以缝合时间要求不像外科那么严格,伤后 24 小时内也可进行,但清创必须彻底。

清创时,应注意将断裂的眶骨复位。眶骨粉碎无复位可能者,应及时夹出,以免刺伤眼球。必须尽量保留软组织,除了确已失活的组织外,对缺血的组织,或大部分游离而仅残留少量组织相连者,都应保存,用刀片将创缘刮削,让创面显出渗血点,随即对准缝合。眉弓区的撕裂伤,一般情况下,清洗后即可缝合。如创缘出现水肿或化脓感染时,则缝合时间可以延迟。有关整形,可等待完全康复后进行。

枪击伤后,如果眶内出现血肿,为了防止眼球突出等并发症,可立即作穿刺或切开引流,如无效,可作外眦切开减压术。眼球裂伤,应及时清创缝合,若同时合并眼内或眶内异物者,在眼球清创缝合后再行眼内或眶内异物摘出术,也可择期再行异物摘出术。不要轻易作眼内容摘除术或眼球摘除术;

(二)眼内和眶内异物摘出术

对于异物较大且有疼痛或神经血管受累症状者,均应考虑予以手术摘出。不过,近来有学者进行实验研究,证明眼球壁外的眶内铁质异物,仍然可致眼球内明显的铁离子浓度增高。因此,对于较小的近眼球的铁质眶内异物,仍以考虑摘出为宜。

眶内异物摘出手术,一般采用局部浸润麻醉即可;儿童或异物位置过深者应考虑全麻下手术。手术切口有两种,即结膜切口或皮肤切口,究竟采取哪种切口为好,要根据具体情况进行选择。结膜切口的主要优点是:不造成皮肤瘢痕和不影响外观,并能避免切断泪小管、内眦韧带以及上睑提肌等;其缺点主要是暴露较差。而皮肤切口的主要优、缺点与结膜切口者相反。此外,部分异物可采取由原伤口取出,这主要适用于无眼球裂伤的新鲜眶内异物或未形成瘘管者。采取由眶外壁开眶即 Krönlein 手术行眶内异物摘出的情况不多,绝大多数可由前部经眶口进行手术。当切口完成后,将眼球向对侧牵开,分离软组织,若是气枪铅弹,可用小手指伸入眶内,直接探知异物;若为磁性异物,可借助磁铁吸出异物。

若异物位置较深(如眶尖部铅弹)或其他原因不易探知者,须在 X 线透视下寻找和摘出异物。两相透视较易准确观察和判断异物位置,如为单相透视时,采取让患者转动头位的方法,亦可较准确地判断异物的前后位置。不过,在 X 线透视下手术,术者直接遭受 X 线的照射量较大。为了减少 X 线的直接照射,采取在 X 线电视下手术,较为安全。术中当夹取异物时,往往会遇到器械不能接近异物的现象,即当器械的前端向异物前进时,异物亦随之前移,此种情况多是由于软组织分离不够充分,或者异物被包裹较重,致使器械不能接近或到达异物。因而,手术时应充分分离异物前面或其周围的软组织或机化包裹,若包裹异物的机化团坚韧不易分离时,可将机化团和异物一并夹住牵至切口处,仔细检查,然后将异物分离摘出。异物摘出后,缝合皮肤或结膜切口,加压包扎,术后给予抗生素和止血药物(详见第 17 章眼眶外伤和第 46 章眼内异物的治疗)。

(三)药物治疗

对于眼爆炸伤和弹伤性视网膜脉络膜炎应积极治疗,虽然伤情不尽相同,但只要治疗正确、及时,多数患者能挽救部分视力。应根据病情及其演变用药。如止血、活血及血管扩张剂,神经营养药,酶制剂,糖皮质激素,维生素类药以及活血化瘀、清肝明目等中药。

(四)预防

除眼战伤外,眼爆炸伤、枪弹伤多数可以预防。首先应加强对枪支弹药尤其是对民用枪弹的管理和限制。事实表明,即使像气枪弹那样小的弹丸击中眼部也可造成严重伤害,更不用说其他能量更大的枪弹。而社会上各种游玩或体育用枪有不断增多之势,放任自流是危险的。其次,应加强法纪教育及玩弄枪弹危害性的宣传,尤应加强对青少年的教育,因为平时的伤者中以青少年居多。此外,也应做好对持枪用枪者的技术训练与安全知识教育,避免技术性事故的发生。

(彭广华　周朋义)

参 考 文 献

1. 付小兵. 中华战创伤学. 郑州：郑州大学出版社，2016.

2. 李松峰，卢海. 春节烟花爆竹急症伤情及特征. 眼科新进展，2010，30（9）：876-877，880.

3. 刘雅婷，吴志鸿. 眼部爆炸伤的研究进展. 中国急救复苏与灾害医学杂志，2015，（5）：480-483.

4. 何薇，黄棋，田敏，等. 25G 玻璃体切除手术治疗眼外伤后无光感眼的临床观察. 国际眼科杂志，2018，18（2）：382-385.

5. 王欢，何久智，陈孝储，等. 特别重大火灾爆炸事故眼耳部损伤伤员伤情分析. 解放军预防医学杂志，2017，35（4）：317-319，323.

6. 杨晓英，张大勤. 眼爆炸伤 86 例临床分析. 眼外伤职业眼病杂志，2002，24（6）：658-659.

7. 张莉，孙云云，刘玲玲，等. 射钉枪致眼外伤 19 例分析. 中华眼外伤职业眼病杂志，2012，34（3）：199-200.

8. 张效房，杨进献. 眼外伤学. 郑州：河南医科大学出版社，1997.

9. 赵龙君，李秋明，董洪涛. 春节期间烟花爆竹致儿童眼外伤的临床分析. 中华眼外伤职业眼病杂志，2013，35（7）：510-512.

10. Ben Simon GJ, Moisseiev J, Rosen N, et.al. Gunshot wound to the eye and orbit: a descriptive case series and literature review. J Trauma. 2011, 71（3）：771-778.

11. Gundogan FC, Akay F, Yolcu U, et.al. Ocular blast injuries related to explosive military ammunition. J R Army Med Corps. 2016, 162（1）：39-43.

12. Kong Y, Tang X, Kong B, et.al. Six-year clinical study of firework-related eye injuries in North China. Postgrad Med J. 2015, 91（1071）：26-29.

13. Mader TH, Carroll RD, Slade CS, et.al. Ocular war injuries of the Iraqi Insurgency, January-September 2004. Ophthalmology. 2006, 113（1）：97-104.

14. Qi Y, Zhang FY, Peng GH, et.al. Characteristics and visual outcomes of patients hospitalized for ocular trauma in central China: 2006-2011. Int J Ophthalmol. 2015, 18, 8（1）：162-168.

15. Qi Y, Zhu Y. Prognostic value of an ocular trauma score in ocular firecracker trauma. J Burn Care Res. 2013；34（3）：e183-186.

16. Thach AB, Johnson AJ, Carroll RB, et.al. Severe eye injuries in the war in Iraq, 2003-2005. Ophthalmology. 2008, 115（2）：377-382.

17. Wisse RP, Bijlsma WR, Stilma JS. Ocular firework trauma: a systematic review on incidence, severity, outcome and prevention. Br J Ophthalmol. 2010, 94（12）：1586-1591.

第三十五章 动物所致眼外伤

动物性眼外伤(animal ocular injury)是指由动物或动物肢体的某一部分、动物毒素或由动物携带原病菌与眼部接触所引起的机械性(mechanical)、中毒性(toxic)、生物性(biotic)、变态反应性(allergic)和感染(infectious)所致的眼外伤。此类眼外伤在眼科临床上并非罕见,且近年来随着人们生活水平的提高及卫生条件的改善,动物所致眼外伤因不同的种类、不同的季节、不同的地区发病情况也发生着改变,如寄生虫所致的眼外伤明显减少,宠物所致眼外伤的比例明显增加。部分动物性眼外伤除可引起眼部的直接损伤外,尚可导致全身严重性疾病,如狂犬病(hydrophobia)、破伤风(tetanus),以及剧毒动物的叮咬伤所致的中毒性疾病,均可危及患者的生命,故应引起高度重视。

 第一节 概 述

一、常见动物性眼外伤的病因

常见致眼外伤的动物种类繁多,大的如牛马,小的如跳蚤,不同种动物引起眼部的损害不同。根据所造成眼部损害的性质不同,可分为3类。

造成机械性损伤和感染为主的动物

1. 造成机械性损伤(mechanical injury)和感染(infection)为主的动物　①脊椎动物(vertebrate)包括马、驴、骡、牛、猪、狗、猫、狼、野兔等,主要是通过踢、咬、骶、抓造成机械性损伤和感染;②鸟纲类(birds,ornithic)动物包括鸭、鸡、鹅、白鹤、白鹭、鹰、猫头鹰等,利用其锋利长喙损伤人的眼睛;③昆虫纲目(insecta)动物如蚊、虱、蝇、臭虫、跳蚤等叮刺、吸血造成眼损伤;④寄生虫(parasite)中的裂头蚴和结膜吸吮线虫、蝇蛆在眼睑皮肤及结膜囊(conjunctival sac)内寄生致异物刺激并造成角膜和结膜感染。

2. 造成中毒效应(toxic effect)的动物　包括以下几类:①昆虫纲目中的蜂类,包括山蜜蜂、家蜜蜂、中华蜂、意大利蜂、大胡蜂、小胡蜂、黑尾胡蜂、斑胡蜂、长脚黄蜂、华黄蜂等,通过蜇伤眼部并注入毒素;②爬行软体动物毒蛇咬伤眼部并注入毒素;③脊索动物蝎子、蜈蚣、斑蝥、松毛虫、隐翅虫、"痒痒辣"等都是通过释放毒素引起眼部的伤害;④蟾蜍产生毒液亦可致伤人的眼睛。

3. 以生物组织反应损害为主的动物,以某些动物的皮毛引起变态反应(allergic reaction),还有毛毛虫的毛,鱼鳞片、海生动物壳碎片及泥土等滞留于眼表(ocular surface)或结膜囊(conjunctival sac)内会发生不同类型、不同程度的生物组织反应。

二、动物性眼外伤的病理改变和临床表现

(一)机械性损伤

脊椎动物如狗、猫、猪、兔、老鼠等动物的抓伤及咬伤,常可造成眼睑、面部及其他部位皮肤的撕裂和缺损、泪小管断裂(laceration of lacrimal canaliculus)等,较少发生眼球破裂(rupture of eyeball);马、驴、骡、牛、羊的蹄伤和牛角、羊角等抵伤,可造成眼球破裂伤、眼睑及面部软组织挫裂伤以及眶骨骨折(orbital fracture),严重影响患者的视力;其中马、驴、骡、牛等动物踢伤除造成眼球破裂伤外,有时可伴有颅内及内脏的出血,应引起重视。鸡及长喙鸟纲类动物抓伤及啄伤,除可造成眼睑损伤外,尚可造成角、巩膜穿孔伤及眼内容物脱出,并可继发感染引起化脓性眼内炎(suppurative endophthalmitis)而影响患者的视功能。昆虫类、动物皮毛、硬壳碎片落入眼睑或眼球表面造成角膜及结膜擦伤,出现眼前节刺激症状。动物毛刺或肢体一部分、蜂刺、蝎尾、蝇蛆等动物毛刺或肢体可作为异物存留于眼睑(eyelid)、结膜囊、角膜内和眼内,引起感染和葡萄膜炎(uveitis)。

(二)感染

动物性眼外伤造成的感染可分为特异性和非特异性 2 类。特异性感染(specific infection)常见有啮齿类动物(rodents),如犬、猫、猪、羊咬伤后使狂犬病毒(rabies)侵入体内所致的狂犬病;长喙鸟类啄伤可使鹦鹉热衣原体侵入体内引起鹦鹉热肺炎(psittacosis pneumonia);黑线姬鼠咬伤可传播流行性出血热(epidemic hemorrhagic fever,EHF);许多种动物咬伤皮肤、黏膜可感染破伤风等。非特异性感染(nonspecific infection)见于各类动物致伤后引起的伤口化脓性感染(purulent infection)。

(三)动物毒素中毒

多种动物的体液和毒液中含有毒素(toxin),均可发生中毒效应。动物毒素尽管种类繁多,但根据其毒性作用可归纳为如下几种:神经毒、血液毒、血管毒、心脏毒、细胞毒,以及某些生化酶活性物质,如磷酸酯酶(phosphatidase)、粘肽酶(mucopeptidase)、透明质酸酶(hyaluronidase)等。某些毒素还具备变应原性。中毒所造成的眼部损害包括以下几方面:

1. 眼睑、结膜和角膜对昆虫、蠕虫类及其他动物体液、毒素直接接触的表面反应 引起组织充血、水肿,渗出,严重者出现眶内组织炎症、水肿,眼球突出(exophthalmos)、运动障碍(dyskinesia);造成眼球运动障碍的因素包括:①昆虫、蠕虫叮咬眼睑及周围皮肤可造成眶内炎症水肿;②毒素的局部和全身反应致眼外肌箭毒样麻痹;③与超敏反应有关的脑神经病变;④中枢神经中毒反应或过敏性脑病。

2. 眼及其他部位被叮咬、刺伤后的过敏及神经毒效应。

3. 视路和脑神经毒超敏性和血管反应 毒性损害可以是局部的或全身性的,中毒的眼、眶和中枢神经系统表现可以是轻微的,短暂的,也可以是严重的和持久性的,可致视觉功能减低或丧失,甚至死亡。

(四)生物组织反应

动物皮毛、毛虫毛(刺)或动物肢体的某一部分作为异物滞留于眼表面或眼球内,可引起严重的生物组织反应。其病理过程为异物周围首先出现炎症反应,淋巴细胞浸润。急性期可出现过敏性滤泡性结膜炎、角膜炎(keratitis)、急性渗出性虹膜睫状体炎(acute exudative iridocyclitis),甚至眼内炎(endophthalmitis)和全眼球炎(panophthalmitis)。经过一段时间后转归为异物周围被机化组织包裹而形成结节,严重者引起组织坏死(necrosis),甚至感染形成局部脓肿(abscess)。临床表现各种各样。

(五)变态反应

引起第 I 型变态反应(allergy)(过敏反应)的抗原物质主要是动物皮屑、羽毛和昆虫。对动物皮屑过敏者,主要是对皮屑的可溶性成分而不是兽毛本身的角蛋白(keratin),一般对某种动物的皮屑敏感,亦对该动物的血清蛋白(serum proteins)敏感。昆虫纲的各种蜂类其毒液中含的 5- 羟色胺(serotonin)、乙酰胆碱(acetylcholine)、神经毒肽(neurotoxic peptide)、激肽(kinin)、蚁酸(formic acid)、溶血磷脂

酶（phospholipase）AB 和透明质酸酶，其中磷酸酯酶是主要的变应原（allergen）。因此，由于动物皮毛多滞留结膜囊，故多造成过敏性结膜炎（allergic conjunctivitis）；而昆虫的叮咬、刺蜇可引起荨麻疹（urticaria）、哮喘（asthma），严重者出现过敏性休克。

引起Ⅱ型变态反应即细胞溶解型或细胞毒型变态反应。蛇、蝎、蜈蚣、蜘蛛及各种蜂类毒液中某些成分可造成溶血（hemolysis）、组织细胞的坏死溶解、血管内皮损害等，严重者全身多发性出血、肾功能衰竭（renal failure）和休克。

三、动物性眼外伤的治疗原则

动物性眼外伤应根据不同致伤原因和临床表现采用不同的治疗方法。治疗不仅要注意眼局部损害，同时应注意全身其他部位的损害及生命体征，进行综合考虑而制定治疗方案。

（一）病情全身情况评估

动物性眼外伤情况较为复杂，有时可伴有全身其他部位的复合型损伤。医生接诊病人在进行眼科专科检查之前，要对患者的全身一般情况做出总体评价。如胡蜂多部位蜇伤、毒蛇咬伤等应观察患者的精神状态，有无全身中毒症状。马、驴等大动物踢伤后应观察患者有无危及生命的损伤，如严重的颅脑损伤（craniocerebral injury）、肺气（血）肿（emphysema）、内脏出血（visceral hemorrhage）、休克等。遇见这类情况要有高度的敏感性，应迅速做出诊断，给予一定的治疗措施，同时转入相应的科室或医院进行抢救治疗。

（二）减轻中毒效应

动物的毒液进入眼部后，应积极采取相应的治疗措施清除毒素，减轻中毒效应。

1. 彻底清除未吸收的毒素 ①眼部有毒刺者应将其及时取出，用大量无菌生理盐水反复冲洗眼睑及结膜囊，然后可用 2% 碳酸氢钠或 1∶5 000 高锰酸钾溶液中和冲洗；冲洗量不少于 1 500ml；②尽快行前房穿刺（paracentesis of anterior chamber）放出含毒液的房水；③结膜下注射（subconjunctival injection）糖皮质激素、鲜血或血清每日或隔日 1 次，每次 2～3ml，分 3 点注射于球结膜下；④球结膜放射状切开或切开皮肤抽吸毒液冲洗清理毒素，伤口位于眼睑及面部皮肤上者，可按皮纹方向切开伤口，抽吸和冲洗毒液。

2. 解毒 特异性解毒药或抗毒素的应用。

3. 糖皮质激素（corticosteroid）的应用 糖皮质激素局部或全身应用，以减轻炎症反应及过敏反应，提高机体抗毒能力。特别是大剂量糖皮质激素联合非甾体类抗炎药物。局部或（和）全身应用，效果良好。

4. 促进毒素的排泄 对伴有全身中毒反应者可大量静脉输液，促进毒素的排泄。

（三）抗过敏性休克

除局部和全身应用糖皮质激素和抗组胺（antihistamine）药物以外，抗过敏性休克应加用儿茶酚胺类药物，如肾上腺素和异丙肾上腺素等，静脉推注钙制剂。吸氧，改善和保持呼吸道通畅。

（四）防治中毒性脑病，可在确诊的情况下，立即采用以下措施

1. 高渗脱水剂 20% 甘露醇 1～2g/kg，快速静脉滴注。4～6 小时滴一次。或与 50% 葡萄糖溶液 60ml 静脉注射 4～6 小时交替应用。

2. 低温冬眠疗法。

3. 吸氧并保持呼吸道畅通。

（五）机械性损伤的处理

凡眼睑、眼球及其附属器的破裂伤口，均应在没有危及生命体征的情况下尽早清创缝合。清创时应注意以下几点：

1. 注意上睑提肌，眶隔，内、外眦韧带和眼睑的解剖复位；泪小管断离应放入支撑物（stent）（如硅胶泪管）后断端对位吻合。

2. 对眼睑及颜面部的皮肤破裂伤 无论皮肤何等的破碎，也不要轻易切除，清洁后一定从底层开始进行逐层缝合，千万不能留死腔；缝合皮肤时一定对合整齐、严密无缝。面部的皮肤经过恰当处理，只要没有异物存留一般都能Ⅰ期愈合。如组织缺损或感染，不能达到Ⅰ期愈合者，应为二次整复手术创造良好条件。

3. 缝合切口前，在手术显微镜下认真查找伤口内有无异物，如动物皮毛，昆虫毛虫的毛刺，蜂刺等，完全清除之后再缝合伤口。如果是眼球有伤口，应先闭合伤口，然后再择期行玻璃体切除（vitrectomy）联合眼内异物摘除术（extration of intraocular foreign body）。

（六）预防和治疗感染

眼部有开放性伤口者，如马驴踢伤、牛角觝伤、猪狗咬伤、猫抓伤、鸡啄伤等，由于伤口污染严重，伴有眼球穿孔（perforating injury of eyeball）者尚可发生感染性眼内炎（infectious endophthalmitis），故外伤后应尽早应用大剂量广谱抗生素防治感染，同时在 24 小时之内应用破伤风抗毒素（tetanus antitoxin, TAT），对破伤风抗毒素过敏者，应用脱敏注射法（desensitization injection）也要注射；对猫犬咬伤者应及时注射狂犬病毒疫苗（hydrophobia vaccine）预防特异性感染；对蛇咬伤，蜂蜇伤等，可用季德胜蛇药片血清等。如无明显的伤口者，如蜂蜇伤、蛇毒液或蟾蜍毒液溅入眼部者，由于毒素本身有抑菌作用，可不全身应用抗生素。

第二节　蜂 类 蜇 伤

蜂蜇伤（apisination, bee sting）是指蜂的尾部毒刺刺入人体，释放毒液而引起的局部或全身反应，多见于全身暴露部位。眼部蜂蜇伤以角膜及眼睑相对多见。

我国常见的蜂类为昆虫纲、膜翅目（hymenoptera），是动物界种类最多，数量最大的目，也是与人类生活密切相关的昆虫。其中蜜蜂科常见的有山蜜蜂、家蜜蜂、中华蜂、意大利蜂等；胡蜂科中有小胡蜂（即狗屎虫）、大胡蜂（大马蜂）（图 35-2-1）、长脚黄蜂、华黄蜂、黑尾胡蜂、斑胡蜂等。一般是蜂的体型越大，蜇伤力就越强。蜂的尾部都有蜇刺腺体和蜇针相通，形状呈弯钩状，长约 2.5mm，中间直径 0.2mm，尖部有开口，如注射器一样，在蜇针刺入人体的同时注入毒液，蜇针遗留于伤处。显微镜下用镊子夹挤蜇针时，仍可见毒液从开口溢出。蜜蜂蜇人后，其毒刺留于刺伤处后不久即死亡，而黄蜂蜇伤人后其毒刺可收回，继续蜇人。蜂类若没有受到侵犯，一般不伤及人类，若是受到激惹，整个蜂群会群起而攻之，不惜牺牲自己的生命。

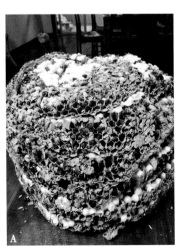
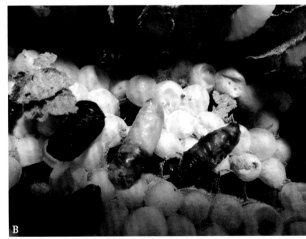
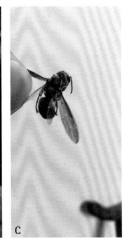

图 35-2-1　大胡蜂巢、大胡蜂蛹及大胡蜂
A. 大胡蜂巢；B. 大胡蜂蛹；C. 大胡蜂。标本采集于河南省栾川县深山区。

【蜂毒及毒理】

蜂毒（bee venom）是公蜂毒腺和副腺分泌出的具有芳香气味的一种透明液体，贮存在毒囊中，蜇刺时由蜇针排出。蜂毒金蜂毒素（apitoxin）为微黄而透明的液体，微苦，有刺激性，pH 值为 5.0～5.5，呈酸性。蜂毒是一种成分复杂的毒性混合物，其中水分占 80%～88%，还含有若干种蛋白质多肽类（蜂毒多肽等）、酶类（激肽）、溶血磷脂酶 A、B、透明质酸酶、粘肽酶、组胺、5- 羟色胺、酸类（蚁酸）、乙酰胆碱、植物细胞分裂素（phytocytomine）、氨基酸及微量元素等。在多肽类物质中，蜂毒肽（melittin）约占干蜂毒的 50%，蜂毒神经肽占干蜂毒的 3%。蜂毒中的酶类多达 55 种以上，磷脂酶 A 含量占干蜂毒的12%，透明质酸酶含量约占干蜂毒的 2%～3%。

蜂毒的毒性反应：细胞毒性，神经毒性，溶血疼痛毒性，毛细血管通透亢进，从而发生局部刺激症状和全身症状，包括：

（1）神经系统：可以发生视神经炎（optic neuritis）、皮质盲（cortical blindness）、中毒性脑病（toxic encephalopathy）、阵发性强直性肌痉挛，严重者出现呼吸衰竭（respiratory failure）而死亡。

（2）溶血和致出血作用：可致血压下降，甚至虚脱和休克。

（3）过敏反应：对蜂毒过敏者，可致严重的过敏性休克甚至死亡。

（4）局部刺激造成红、肿、痛、灼热、出血及直接溶血。

局部及全身中毒的轻重根据蜂的种类、受伤的季节、受伤的部位、刺伤的深度、蜂毒的量、受伤者的敏感性、治疗的及时性等与视力预后有很大关系，大胡蜂毒性最大，受伤多在夏秋季，若受伤的时间在晚秋，其毒性也就最强。

【临床表现】

蜂蜇伤后根据蜂毒毒性的大小、蜇伤的部位、数目以及病人的体质强壮程度，可有不同的临床表现。眼部蜂蜇伤以角膜为多，眼睑及球结膜（bulbar conjunctiva）次之。

1. 全身反应　蜂蜇伤轻度者仅表现为蜇伤局部红肿、疼痛、瘙痒、少数有水疱（blister）或皮肤坏死。一般来说，轻者数小时后症状即可消失、自愈。严重者可出现全身中毒症状，有发热、头痛、呕吐、腹痛、腹泻、烦躁不安等，特别是多发蜇伤者有时可发生肌肉痉挛、昏迷、休克、肺水肿（pulmonary edema）及急性肾功能衰竭，最后可因心脏、呼吸麻痹而死亡。

2. 眼部表现

（1）急性期（acute period）：被蜇伤眼立即出现眼部剧烈刺痛，畏光（photophobia）流泪，异物感（foreign body sensation），视力急剧下降，检查所见：颜面部及眼睑肿胀，眼睑痉挛（blepharospasm），球结膜水肿、混合性充血，角膜以蜇伤部位为中心呈局限性水肿或弥漫性灰白色水肿浑浊，角膜上皮呈线条状或点片状剥脱，荧光素染色着色，内皮呈格子状浑浊，蜂刺多滞留于角膜实质层或突入前房内；同时可伴有葡萄膜反应，睫状区压痛，角膜后 KP，房水闪光（aqueous flare，Tyndall phenomenon）及渗出物，虹膜纹理不清，瞳孔缩小对光反应迟钝，严重者前房无菌性积脓及全眼球炎或内眼炎、继发性青光眼（secondary glaucoma）、球后视神经炎（retrobulbar optic neuritis）、皮质性黑矇（cortical amaurosis）等。

（2）慢性期（chronic period）：若急性期时处理不当或处理不及时，蜇针存留在眼睑者可致反复的红肿、肉芽肿；蜇针存留在角膜者可致溃疡（ulcer）及大泡性角膜病变（bullous keratopathy），角膜 Wessely 环（抗原 - 抗体反应）。晶状体前囊（anterior lens capsule）被刺破或中毒反应，可出现前极性或全白内障（anterior polar or total cataract）。

【治疗】

目前尚无特异性抗蜂毒制剂，治疗以中和毒素，促进排泄，控制炎症反应和提高机体的抗毒能力为主。眼部蜂蜇伤病人，首先应观察病人的全身情况，如伴有发热、头痛、呕吐、烦躁不安、肌肉痉挛、昏迷等症状者，应及时请急诊科、内科协助治疗。对于无明显全身症状的蜂蜇伤病人，治疗以缓解病人疼痛、中和蜂毒毒素、促进排泄和提高机体的抗毒能力为主，伤口残留毒刺应立即拔出或用针挑出。

1. 局部治疗

（1）发现并取出蜇针：蜇针内往往还有蜂毒残留，故应尽早将其取出，以免毒素持续作用于眼部。应用裂隙灯显微镜（slit-lamp microscope）或手术显微镜仔细寻找位于眼睑、结膜及角膜的蜇针，用针头或眼科显微镊将其取出。有人观察黄蜂刺长约 2.5mm，略弯，中部直径 0.2～0.3mm，尖部有开口。

（2）中和剂和氧化剂：用弱碱性液体，如 1% 碳酸氢钠、5% 磺胺嘧啶、1∶5 000 高锰酸钾溶液等反复冲洗，中和毒素，降低毒性。可用 5% 磺胺嘧啶结膜下注射或眼睑局部封闭。如为蜜蜂蜇伤，因其毒液为酸性,可用肥皂水、3% 氨水或 5% 碳酸氢钠液涂敷蜇伤局部;黄蜂蜂毒与蜜蜂蜂毒不一样,为弱碱性,所以局部可用食醋或 1% 醋酸擦洗伤处。

(3)前房穿刺:眼内反应严重者,可行前房穿刺放出毒素,并用 BSS 液反复冲洗;如晶状体前囊破裂,皮质溢出者,可行白内障囊外摘除(extracapsular cataract extraction,ECCE)同时行前房灌注冲洗。

(4)散瞳(mydriasis):有葡萄膜反应者,应用 1% 阿托品或复方托吡卡胺(tropicamide)散瞳,以缓解症状,预防并发症。

(5)糖皮质激素应用:糖皮质激素具有抗炎、抗毒、抗过敏、抑制蜂毒反应的作用。可滴眼、结膜下注射,同时联合局部或全身应用非甾体抗炎药,如吲哚美辛、双氯芬酸钠、普拉洛芬等。

2. 全身用药

(1)早期全身应用大剂量维生素 C 及糖皮质激素药物可增强机体的抗毒能力;

(2)大剂量静脉输液加速体内毒素的排泄;

(3)B 族维生素及能量制剂的应用可促进神经功能恢复;

(4)对症处理:出现过敏性休克、中毒性脑病、呼吸衰竭者,需请内科相关专家会诊抢救,应积极采取相应的急救措施;

(5)口服抗蛇毒药物:如南通蛇片,根据症状轻重,每次 5~15 片,每 6 小时口服 1 次,至症状缓解。

【预后】

蜂蜇伤的预后取决于蜇伤的部位、蜂的种类、数目及患者对蜂毒的敏感性。一般来说,仅蜇伤眼睑及角膜者,视力损害较轻。角膜蜇伤治愈后遗留局限性白斑,大多视力可恢复正常或接近正常,虹膜蜇伤后可形成萎缩灶。蜇针刺入眼球壁而排毒于眼内者,视力损害严重,可发生葡萄膜炎、晶状体浑浊、继发性青光眼三联征,预后差,但较少发生眼内炎和眼球萎缩。蜜蜂蜇伤轻,胡蜂蜇伤重,但也有蜜蜂蜇伤致儿童死亡的报道。蜂针滞留于眼睑者晚期可形成嗜酸性肉芽肿(eosinophilic granuloma);滞留于角膜者晚期可形成大疱性角膜病变,长期不愈。偶尔也会发生交感性眼炎(sympathetic ophthalmia),以及对侧眼视神经炎。

第三节 蛛形纲动物所致眼外伤

蛛形纲(Arachnida)的特征是虫体分头胸部及腹部两节,或头胸腹为一体,无触角,无复眼,无翅,成虫有四对,以气管呼吸,与眼外伤有关的种类分布于蝎亚纲(scorpionae)和蜘蛛亚纲(araneae),本节将蝎蜇伤和毒蜘蛛咬伤分别进行阐述。

一、蝎蜇伤

蝎子(scorpion)致伤人者主要为钳蝎,大多分布于温带地区,如山东、河南、湖北、山西、陕西等地。

蝎体分为近方形的头胸和较长而分节的腹部。头端有一对短小的螯肢,及一对粗长钳状的须肢,头胸部背面有一对中眼和 2~5 对侧眼。腹部分节明显,前 7 节粗大,后 6 节窄长,末端有一钩状的尖刺,内有毒腺。当蝎子蜇人时,尾刺刺入人体并注入毒素,每次排毒量约 1mg,蝎子不同于蜂类蜇人把刺留于人体内,而是像注射针头一样,可多次蜇人,而尾刺终身保留。

【蝎毒及毒理】

蝎的毒液蝎毒(scorpion venom)中含有神经毒素(neurotoxin)和溶血毒素(hematotoxin)、三甲胺甜菜碱(trimethylamine betaine)、牛磺酸(taurine)、透明质酸酶、磷脂酶 A、磷酸单酯酶(phosphomonoesterase)等。其毒素能同时阻断乙酰胆碱和去甲肾上腺素的传递作用,以及心肌细胞膜钙离子转运和神经轴素去极化过程离子转运,可致心脏传导阻滞(heart block)。全身性反应有全身神经麻痹,及全身出血、溶血。肌细胞变性以及内分泌功能紊乱并可导致高血压(hypertension)、高血糖(hyperglycemia),据报道,6 岁以内儿童蝎蜇伤后致死率可达 10% 以上。

【临床表现】

蝎子蜇伤眼睑可致局部疼痛、水肿、麻木或皮肤出血、坏死，水疱形成，蜇伤角结膜者可引起角膜炎、角膜溃疡、角膜肉芽肿等，但在临床上蝎子蜇伤多在身体的其他部位，蜇伤眼的极为少见。

【治疗原则】

（1）及时排毒：尽量减少毒素的吸收，局部可切开抽取毒液，球结膜伤者放射状切开，并用 1∶5 000 高锰酸钾溶液冲洗。

（2）抑制毒素扩散：伤口周围涂抗蛇毒药物。

（3）缓解中毒症状：局部及全身应用大剂量糖皮质激素剂。如妥布毒素地塞米松眼药水滴眼，全身应用地塞米松 10mg，氢化可的松 100～200mg 静脉滴注。

（4）大剂量输液促进体内毒素排泄。

【预后】

经过治疗，一般在 24～48 小时内缓解而治愈，如果多次蜇伤毒液量大，3 天内病情迅速加重，预后不良。神经系统症状可持续 1 周以上。

二、毒蜘蛛咬伤

蜘蛛（spider）属于蛛形纲，蜘蛛亚纲，身体分胸部和腹部两部分，以一细柄相连。头前方背部有 1～6 对单眼，多数有 4 对。头端有一对短小的螯肢，毒腺管开口于螯肢的尖端的螯牙，及一对脚状的较长须肢。腹部呈球形，多不分节，末端通常有 3 对纺器。蛛毒（spider venom）含有神经毒素、溶血毒素和细胞因子毒素，其毒素类型因虫种而异。神经毒素可使全身的肌肉痉挛、强直（rigidity）。溶血毒素可引起局部组织坏死。少数毒蜘蛛可侵入人体及眼睛。一些毒蜘蛛如红蜘蛛，由于毒性特别强，可使咬伤局部及全身发生严重反应，甚至死亡。其特征是腹部呈乌黑发亮的圆球形，其上面散布有红色斑点，螯肢的尖端有螯牙，当蜘蛛咬人时，螯牙刺入皮肤，将毒液注入人体。

【毒液及毒理】

红蜘蛛毒液是一种毒蛋白，有神经毒、细胞毒、溶血毒和透明质酸酶等，其毒力不亚于蛇毒，对体重 15 公斤以下儿童有致命危险。

【临床表现】

红蜘蛛咬伤眼部根据损伤的部位和范围分眼睑型、眼面型和眼睑角膜型。

（1）眼部表现：咬伤局部呈灼热痛、异物感，畏光流泪，眼睑肿胀痉挛，检查：咬伤处可见 2 个小红点，周围皮肤红肿，眼睑皮肤上弥漫着大小不等的粟粒状小疱，小疱破溃后渗液，球结膜充血水肿，角膜以咬伤点为中心呈弥漫性雾状浑浊，内皮层呈波纹状水肿，上皮呈点片状脱落，严重者可出现虹膜睫状体炎（iridocyclitis）。

（2）全身反应：精神不振，乏力、头晕、头痛，恶心呕吐，畏寒发热，盗汗，头足痉挛，胸背腹部肌肉强直，胸痛、呼吸困难，皮肤麻木，发绀（cyanosis），反射迟钝，意识不清，烦躁不安，更严重者发生休克。

【治疗】

（1）首先抢救生命：呼吸肌麻痹者行气管切开、气管插管等。

（2）大量静脉输液：促进毒素排泄。

（3）缓解肌肉痉挛：① 10% 葡萄糖酸钙 1 支加 25% 葡萄糖 20ml 静脉注射；② 1% 普鲁卡因局部封闭；③甲基硫酸新斯的明 0.5～1mg 或阿托品针 0.5mg 肌肉注射；④角膜反应严重者用 1∶5 000 高锰酸钾溶液频繁滴眼。

第四节　脊索动物毒蛇所致眼外伤

蛇类属于脊索动物门（chordata），爬行纲（reptilia），分有毒蛇和无毒蛇。常见的毒蛇有眼镜蛇科

（elapidase），包括眼镜蛇、眼镜王蛇、金环蛇和银环蛇，蝰蛇科（viperidae）又分为蝰亚蛇科（viperinae）即蝰蛇，蝮亚蛇科（crotalinae）包括光吻蝮、铬铁头、竹叶青和蝮蛇，还有海蛇科（hydrophidae）中的海蛇。全世界毒蛇种类约 650 种，我国约有 50 种。毒蛇的特征是都长有毒牙和毒腺，毒腺通过排毒管与毒牙相连，当蛇咬人或动物时，毒腺通过收缩，使其产生的毒液—蛇毒经过排毒管进入牙齿，通过伤口快速注入人体组织内。蛇咬伤人多见于人的上下肢，咬伤眼部极为罕见，对眼的损伤多半为蛇毒喷入或溅入眼部组织所引起。

【蛇毒及毒理】

蛇毒（snake venom, venine）是毒蛇的毒腺产生的一种黏稠、淡黄色或琥珀色、白色或无色的液体。具有特殊的腥臭味，呈酸性。蛇毒的成分含有多种生物活性物质，其中包括：

（1）神经毒素：内有毒性多肽或蛋白质；

（2）心脏毒素：这是一种膜活性多肽；

（3）蛇毒蛋白酶：包括磷脂酶 A、透明质酸酶和胆碱酯酶等。

一种毒蛇可含有多种毒素，不同种类毒蛇含蛇毒成分及其毒性大小也不同。

蛇毒的局部作用：蛇毒中含有蛋白水解酶（proteolytic enzyme）和透明质酸酶，能溶解蛋白质和透明质酸，故而使局部组织坏死。同时能释放 5-羟色胺，缓激肽（bradtkinin）等，使组织发生水肿。蛇毒中的磷脂酶 A，可促进磷脂—前列腺素，产生自由基，促使组织分解损害。

蛇毒全身作用：由于各种毒蛇的蛇毒成分不同，因此，对全身的损害轻重差别很大，一般眼镜蛇科的蛇毒以神经毒素为主，蝰蛇科和蝮亚蛇科的蛇毒以心脏毒素和凝血障碍溶血为明显，而海蛇科（hydrophiidae）的蛇毒以肌肉毒素为突出。神经毒素可使延髓中枢和肌肉瘫痪，导致外周性呼吸肌麻痹（peripheral respiratory paralysis）和中枢性呼吸抑制（central respiratory inhibition）。血液毒素可导致出血、溶血，并使血管舒缩功能瘫痪。心脏毒素可致心肌损害，严重者可出现心衰及肾功能衰竭和 DIC。河南省山区有一种蛇叫土谷蛇，又叫七寸蛇，夏秋季隐藏草丛中，被人打扰后立即向人扑去，咬伤下肢较多，被咬伤后下肢立即发黑并严重水肿，发生组织坏死。如果治疗不及时，1～2 天会发生全身中毒而死亡。

【临床表现】

蛇毒喷入或溅及眼部后，局部立即产生灼热感，畏光流泪，眼睑水肿痉挛，同时同侧头痛，检查可见局部水肿，睁眼困难，球结膜混合性充血、水肿、角膜水肿、雾状浑浊，上皮剥脱，内皮水肿、皱褶，瞳孔散大，对光反射消失。

【治疗】

1. 毒蛇咬伤人之后，应立即进行抢救，局部排出毒素，结扎回流血管，并立即应用南通蛇片，全身大量输液排毒。

2. 对眼部用 1∶5 000 高锰酸钾溶液及生理盐水反复大量冲洗，结膜囊尽量清除毒液。应用抗生素和糖皮质激素滴眼，以预防感染，减轻炎症反应。

3. 促进角膜上皮组织修复，应用小牛血去蛋白提取物眼用凝胶涂眼，并应用玻璃酸钠、贝复舒滴眼液滴眼。

4. 也可用 1∶10 000 高锰酸钾液及 1∶5 000 a-糜蛋白酶滴眼，每 30 分钟滴一次。

【预后】

毒蛇毒液喷入眼部一般无生命危险，如果咬伤人的四肢，大量的毒液进入人体，死亡率很高。

第五节　脊椎动物所致眼外伤

脊椎动物种类繁多，其中与人密切相关且易引起眼外伤的有马、驴、骡、牛、羊、猪、狗、猫等，常发生马驴骡踢伤，牛羊骶伤，猪咬伤，狗咬伤，狗抓伤和猫抓伤等，现进行分别阐述。

一、牛角骶伤眼

牛角骶伤，常发生于农村放牧的儿童。牛把角作为防卫和进攻的武器。特别是公牛，攻击能力很强，力量巨大，故损害严重。牛骶伤眼部，多发生眼球、眼附属器，颜面部皮肤、眶骨、鼻窦及颅脑的复合性损伤，眼球损伤可发生眼球破裂伤，眼内容物脱出，甚至眼球脱位，且会发生视神经的撕脱伤。

发生视神经撕脱（evulsion of optic nerve）的机械作用。

（1）视神经直接外伤：视神经全长为 50mm，眶内部为 30～35mm，在肌肉和脂肪等软组织包裹中，外有眶骨保护，呈 S 形弯曲，运动灵活，不易受伤。视神经向后延续则为颧骨视神经管部，其包膜与骨膜互相紧密连接于骨壁，为视神经固定最坚固部分。而视神经球内段则为视神经各部分之中最短者，仅 0.7mm，浅而脆弱，若有外力直接施加于眶内，使眶部视神经受到牵引，则脆弱的视神经球内部最易脱出。

（2）眼前撞击致眼球挫伤：视神经的直径为 3mm，入球内时因神经纤维失去髓鞘，直径减小为 1.5mm，视神经进入眼球内通过的这一段巩膜组织，称为巩膜管（scleral canal）。巩膜管依 Woltf 分型可分为三型：①锥体型，入口宽，深入眼球后逐渐狭窄，最狭窄处为脉络膜（choroid）上的玻璃膜（Bruch membrane）处；②管状型，入口及出口直径相当；③双漏斗型，两端宽而中间狭窄。

在结构上巩膜管如瓶口，视神经球内段则恰如瓶塞，眼前撞击或挫伤，眼球内压力急剧增加，视神经可被压力逼出而引起视神经撕脱。

（3）眼球过度扭转：Frieidmam 认为眼球正位时，眼球后极与颧骨神经孔的距离约 29mm，眶部视神经长度为 34mm，则有 5mm 以上的松动，故呈 S 形弯曲，使在正常状态下眼球向各方向运动自如，极度内转时，可转至 50°，则球后极与视神经孔之距离增至 35.25mm，视神经将受牵引伸长 1.25mm，极度外转时，亦可转至 50 度，球后极与视神经孔之距离为 34.75mm，则视神经将受牵引伸长 0.75mm，超过此极限，视神经受到过度牵引将被撕脱。眼球过度内转时视神经所受牵引力最强，故外力加之颞侧，使眼球极度发生内转而致视神经撕脱的可能性也最大。

至于视神经受过度牵引撕脱而不致引起视网膜同时发生撕脱，是因为视神经纤维与视网膜神经纤维之间，有一神经胶样组织为之间隔（昆特中间组织，intermediate tissue of Kuhnt），使两者容易折断，而不至于牵引视网膜。

【诊断要点】

（1）首先有牛角骶伤眼睛病史。

（2）神志是否清醒，有无意识丧失史。

（3）有无颅底骨折，颅脑损伤。

（4）有无眼眶骨折，眼球脱出、破裂。

【处理要点】

（1）首先检查有无生命危险，抢救生命。

（2）然后处理眼部伤口，尽可能减少感染并预防破伤风的发生，伤后 24 小时内注射破伤风免疫球蛋白或破伤风抗毒素。

（3）若有眼球破裂伤，立即严格处理脱出嵌顿于伤口外的葡萄膜组织，如果没有严重污染，尽可能清洗后还纳，严密缝合破裂伤口。

（4）眼球修复后同时进行眼前段重建，清理前房积血，BSS 液充填或前房注气。

（5）如果眼球严重破裂，眼内容物脱出较多，且无光感者，患者不同意眼球摘除者，应严密缝合破裂伤口，术后观察一段时间再做决定。

（6）软组织的缝合修复：①睑板睑缘内外眦韧带、上睑提肌、眼外肌、骨膜眶隔，尽力达到解剖复位。尽量减少畸形愈合。②皮肤碎片一定尽量保留，在显微镜下仔细对位缝合。争取 I 期愈合，不能 I 期愈合的，应为二次手术创造条件。③泪腺脱垂（dislocation of lacrimal gland）者，应复位加压包扎或缝线固定，切不可切除，泪囊损伤者，尽量修复而不摘除，泪小管断裂者，应做吻合手术。

（7）预防感染：全身应用大剂量广谱抗生素，以预防化脓性感染，污染严重者还应考虑同时应用甲硝唑、替硝唑以防厌氧菌感染。

（8）全身及局部应用大剂量糖皮质激素，控制炎症反应。

（9）时刻注意伤眼，并严密观察健眼，预防交感性眼炎的发生。

（10）加强全身营养，增强抵抗力，全身应用能量合剂。

二、马驴骡踢伤

马驴骡踢伤在农村喂养此类牲畜时经常发生，因为都是草食性动物，它主要依靠后腿后踢防御。而且多数马和驴骡的蹄子上钉有半圆形铁掌，所以踢起来损伤更为严重，往往会造成眼球破裂或眼内容物脱出，并常合并有颜面、眼睑、眼附属器及眼眶、鼻骨、颧骨、鼻窦甚至颅脑等组织的损伤，软组织撕裂大出血，眶骨骨折，再加上污染严重，很容易发生化脓性感染及破伤风等。

【诊断要点】

（1）首先注意有无颅脑损伤、颅底骨折，神志是否清醒，是否危及生命。

（2）其次检查眼球损伤程度，有无眼球破裂。

（3）注意有无眶内异物（intraorbital foreign body）。

（4）及时对局部进行 CT 及 MRI 扫描，检查有无头颅、眼眶及鼻窦骨折。

【处理原则】

因为清创缝合对伤眼的预后有决定意义，清创缝合时必须严格遵守急救原则：

（1）患者意识不清，除眼部损伤外，若有颅脑损伤及全身损伤，应以抢救生命为首要任务，应先处理危及生命的损伤，待无生命危险后，再做眼部手术。

（2）颅脑或眼和身体其他部位都有损伤时，处理需要全麻，眼部伤也应争取在全麻下同时进行手术。

（3）对眼部开放性伤口，应在 24 小时内肌肉注射破伤风免疫球蛋白或破伤风抗毒素。

（4）为预防感染，伤后全身应用大剂量的广谱抗生素。

（5）对各种动物所致眼外伤，术前了解是什么动物所伤，伤的部位、性质、视力，对视力严重下降的患者应检查有无光感，详细判断患者的视功能。

（6）眼球和眼睑同时破裂者，应在全麻或局麻下，首先处理眼球破裂伤，后处理眼睑裂伤。处理时用新配的 0.4% 庆大霉素滴眼液滴数次，用大量的生理盐水彻底冲洗创面，再用 1‰氯己定（洗必泰，chlorhexidine）溶液，及 3% 过氧化氢溶液（双氧水）清洁皮肤伤口，并清除干净结膜囊内所有异物。

（7）对角巩膜破裂伤，应在显微镜下先找到角膜和巩膜缘（limbus）的解剖标志，予以严密对位缝合，然后再缝巩膜及角膜，对巩膜裂伤一定要探查至破裂伤口的末端，尤其是在直肌下面，切勿遗漏巩膜裂伤。

（8）球结膜水肿，结膜下出血（subconjunctival hemorrhage），局部呈暗紫色者，应切开球结膜，进行认真探查，寻找巩膜裂伤并予以缝合。

（9）对眼球破裂脱出的虹膜、睫状体、脉络膜，应先用庆大霉素生理盐水大量冲洗，然后进行复位，缝合巩膜。对脱出球外的虹膜仍完整且在伤后 12 小时以内者，可先用庆大霉素生理盐水大量冲洗后复位，脱出的玻璃体一定要切除干净，直到伤口内完全无玻璃体嵌顿为止。

（10）无玻璃体脱出的角膜裂伤，缝合后向前房内注入消毒空气或 BSS 液，这样既可验证伤口是否达到水密状态不漏气，又可重建前房，若无角膜伤口，仅将破裂的巩膜缝合，玻璃体切除，自睫状体扁平部向玻璃体腔内注入消毒空气或 BSS 液。

（11）对眼球破裂，眼内容物脱出，并有视网膜脱出，伤眼无光感，眼球完全变形，不成形，视功能无恢复希望者，在征求患者及家属同意及签字的情况下，将破碎的眼球摘除，同时可根据条件考虑植入义眼座。

（12）动物引起的眼睑全层裂伤，必须逐层分别对位缝合，即皮肤、眼轮匝肌对位缝合，睑板、结膜对位缝合，睑缘内外眦韧带，上睑提肌，眶隔和骨膜等力争解剖复位。

（13）眼部组织损伤与普通外科损伤的清创缝合原则不同，由于眼睑血运丰富，伤后尽管组织已呈暗紫色，只要能对位缝合，皮肤均可成活，且必须十分珍惜眼睑的细小损伤组织，尽一切努力保留予以缝合，切记不要轻易切除皮肤。

（14）局部及全身应用大剂量的糖皮质激素制剂，以控制炎性反应，同时观察健眼，以防止交感性眼炎的发生。

三、猫抓伤与猫抓伤病

猫抓病（cat-scratch disease），是人被猫抓伤或被咬伤后，感染一种特殊的革兰阴性杆菌——汉赛巴尔通体（bartonella henselae）引起的一种亚急性自限性传染病，以局部皮肤损害、引流区域浅表淋巴结肿大，伴随轻、中度流感样症状为主要特征。眼部猫抓伤，又称为拟眼巴尔通体病（presumed ocular bartonellosis）。眼部表现为帕里诺眼-腺综合征（Parinaud's oculoglandular syndrome，POGS）、Leber 视神经视网膜炎（Leber neuroretinopathy）、全葡萄膜炎等。

【病因与发病机制】

猫抓伤病最早见于 1931 年法国巴黎大学儿科医师 Rober Debre 的描述，并于 1950 年对这种猫抓伤后出现的区域性浅表淋巴结肿大性疾病，命名为猫抓病。1983 年，Wear 等从猫抓病患者的病变淋巴结、皮肤组织或结膜组织中分离到病原体，并命名为罗卡利马体（rochalimaea），后又重新命名为巴尔通体（bartonella）。巴尔通体有 22 种亚种，迄今发现导致猫抓病的有两种，即汉赛巴尔通体和克氏巴尔通体，其中汉赛巴尔通体感染最普遍，它是一种纤细、多形态的棒状小杆菌，$(0.3\sim1.0)\,\mu m \times (0.6\sim3.0)\,\mu m$ 大小，革兰染色阴性、氧化酶阴性，是一种营养条件要求苛刻的需氧杆菌，在培养基中生长缓慢。汉赛巴尔通体存在于猫等动物的口咽部，跳蚤是猫群的传播媒介。人通过猫或其他动物的抓伤、咬伤或人与猫或其他动物密切接触而转移到人体，引起人体感染。

猫抓病的发病机制为病原体从受损皮肤进入人体，有巨噬细胞将其吞噬，并转移到血管内皮及管腔，入侵红细胞，通过淋巴系统和血液播散，引起全身多器官损害。研究表明，汉塞巴尔通体感染的靶细胞是内皮细胞，并在细胞内和细胞外繁殖生长，在体内产生血管内皮生长因子（VEGF），可抑制内皮细胞凋亡，激活转录因子，并刺激宿主的旁分泌通路，从而促进病理性血管生成，在黄斑中心凹（fovea centralis）周围形成特征性的星芒状改变。

【流行病学】

从流行病学角度讲，猫抓病是属于全球性疾病。随着人们生活水平的提高，饲养宠物猫狗的人越来越多，很多国家对猫生育不限制，同时也不准无故伤害，因此流浪猫日益增多，猫抓病发生的概率也日益增加，据报道，在美国每年猫抓病的发病人数约为 2 000 人，其中 10% 住院治疗。在全球每年猫抓病发病人数超过 4 万例之多，其中猫是主要传染源，尤其是 1 岁以内的幼猫传染性更强。患者以 18 岁以下少年儿童居多，90% 以上患者都与猫有密切接触史，57%～87% 的患者有多次被猫抓伤史。随着宠物猫和流浪猫的增多，该病在全世界的发病率呈上升趋势。

【临床表现】

猫抓病潜伏期一般为 2～6 周。

（1）原发皮肤损害：被猫抓、咬后局部出现一至数个 3～4mm 的红斑性丘疹（erythema papulatum），疼痛不显著；少数丘疹转为水疱或脓疱，偶可穿破形成小溃疡，经 1～3 周留下短暂色素沉着或结痂而愈。皮损多见于手、前臂、足、小腿、颜面、眼部等处，可因症状轻微而被忽视。

（2）局部淋巴结肿大：抓伤感染后 1～2 周，引流区淋巴结肿大，以头颈部、腋窝、腹股沟等处常见。初期质地较坚，有轻触痛，大小 1～8cm，淋巴结化脓、偶尔穿破形成窦道或瘘管。肿大淋巴结一般在 2～4 个月内自行消退，少数持续数月；邻近甚至全身淋巴结也见肿大。淋巴结肿大>5cm 时，肿大常可持续 1～2 年。

（3）全身症状：大多轻微有发热、疲乏；厌食、恶心、呕吐、腹痛等胃肠道症状伴体重减轻；头痛、脾肿大、咽喉痛及结膜炎。结膜炎伴耳前淋巴结肿大是猫抓病的重要特征之一。

（4）少见的临床表现和并发症：少见的临床表现及并发症有脑病、慢性严重的脏器损害、关节病等。其他尚有短暂性斑丘疹、多形红斑、血小板减少性紫癜（idiopathic thrombocytopenic purpura，ITP）、腮腺肿大、多发性血管瘤（angiomatosis）和内脏紫癜等均属偶见。

脑病在临床上常表现为脑炎（encephalitis）或脑膜脑炎（meningoencephalitis），发生于淋巴结肿大后1～6周，病情一般较轻，很快恢复。脑脊液中淋巴细胞及蛋白质正常或轻度增加。重症患者的症状常持续数周，可伴昏迷及抽搐，但多数于1～6个月完全恢复，偶尔致残或致死，病死率<1%。

【猫抓病眼部病变】

（1）Leber 视神经视网膜炎：是猫抓病最典型的眼部病变。约占 1%～2%，常出现在全身感染症状后 2～3 周，单眼发病，表现急性无痛性视力下降（visual deterioration），可出现相对性瞳孔传入缺陷（relative afferent pupillary defect，RAPD）。50% 患者玻璃体内可出现炎性浑浊，常表现局限性或多灶性，边界清楚的白色视网膜和脉络膜病灶。其次是视盘水肿（papilloedema）和黄斑星芒状渗出，常伴有视盘周围浆液性视网膜脱离（serous detachment of retina），可与前段缺血性视神经病变相区别。黄斑星芒状渗出，一般发生在视盘水肿之后 2～3 周，完全吸收需要 8～12 周。视野检查，可出现生理盲点（physiological blind spot）扩大，中心暗点（central scotoma）或旁中心暗点（paracentral scotoma），经过治疗之后，多数患者会恢复大部分视力，少数患者遗留视盘萎缩、黄斑部星芒状渗出，并有不同程度的视功能损害，有时患者表现出单纯的视盘炎，或不伴有视力下降的视盘水肿。

（2）Parinaud 眼 - 腺综合征：约占猫抓病患者的 5%～10%。表现为结膜红肿，异物感并伴有分泌物（secretion），主要表现为单侧滤泡性结膜炎（unilateral follicular conjunctivitis），同侧耳前或颌下淋巴结肿大、低热三联征。结膜活检可见结膜上皮坏死或溃疡形成。随病变进展，可形成炎性肉芽肿（inflammatory granuloma），结膜和淋巴结内均可查到病原体，此综合征可由多种致病微生物感染引起，其中猫抓病是主要病因。

（3）其他并发症：动静脉阻塞、葡萄膜炎、玻璃体积血（vitreous hemorrhage）、视神经肉芽肿（granuloma of optic nerve）和黄斑水肿（macular edema）、黄斑部浆液性视网膜脱离（serous macular retinal detachment）等。

【辅助检查】

（1）FFA 检查：静脉中期及晚期可见视神经盘高荧光渗漏。高荧光染色可局部、阶段性，浆液性视网膜脱离的渗出来源于视盘血管，局灶性或多灶性。视网膜脉络膜造影晚期，可见单个或多个孤立针尖样渗出。

（2）吲哚氰绿脉络膜血管造影（indocyanine green angiography，ICGA）：无明显特异性，脉络膜炎（choroiditis）者可见局灶性高荧光区，玻璃体积血等，屈光间质浑浊的患者，可作为辅助诊断。

（3）光学相干断层扫描（optical coherence tomography，OCT）：视网膜增厚、黄斑中心凹消失，视网膜下积液，星芒状物在外丛状层有点状高反射信号。在视神经网膜炎尚未出现黄斑区星芒状渗出时，即可探测到浆液性视网膜脱离，有助于早期诊断。

（4）眼科 B 超检查：可用于排除后巩膜炎或者视盘玻璃疣等引起的视盘水肿。

（5）涂片检查：采集病变皮肤、淋巴结或结膜组织活检标本，制成涂片，用 Warthin-starry 银染色方法进行染色，在显微镜下，可清晰地观察到黑色短小杆菌即巴尔通体。

（6）病原体培养：巴尔通体是一种生长缓慢的微生物，要求条件高，时间长，在培养皿中为一种灰白色、不透明的细小粘聚性菌落，培养 60 天无生长可报阴性。

（7）血清学检查：这是目前诊断猫抓病的主要方法，具有方便快捷，创伤小等优点，间接免疫荧光抗体（indirect fluorescent antibody，IFA）试验进行血清巴尔通体抗体检测，敏感性为 88%，特异性为 94%，一般在检查时，IgG 抗体升高≥1∶64 为阳性，双份血清 IgG 抗体效价升高 4 倍以上可确诊。

（8）分子生物学检测：最有效的实验室诊断方法是体外 DNA 扩增，在大部分猫抓病患者淋巴结中均可检测到汉塞巴尔通体 DNA，阳性率可达 96%，目前，聚合酶链式反应（PCR）技术已应用于早期诊断。

（9）血常规：病程早期白细胞总数减少，当淋巴结化脓时轻度升高，中性粒细胞增多，血沉加快。

（10）病理组织学检查：对于活检组织作 Warthin-Starry 和 Brown-Hopps 组织染色或组织电镜检查，在组织细胞中发现多形性革兰阴性的病原体有助诊断。但组织染色不能区别巴通体的不同菌型或其他病原体。

【诊断依据】

（1）有猫抓伤或咬伤史，或与猫有密切接触史。

（2）临床表现：①全身发热，乏力，局部浅表淋巴结肿大；② Leber 视神经网膜炎，视力下降，视盘水肿和黄斑部星芒状渗出；③ Parinaud 眼 - 腺综合征。单侧滤泡性结膜炎、同侧耳前和颌下淋巴结肿大、低热三联征。

（3）实验室检查：病变淋巴结活检，病原体培养，血清学检查，标本 PGB 检测等特征性检查阳性，以及其他原因引起的淋巴结肿大的实验室检查都为阴性。

【鉴别诊断】

（1）多灶性脉络膜炎眼底：类似猫抓病，但无猫抓的历史。

（2）单灶性日光性脉络膜炎：可在眼底出现单个的黄白色病灶，但无猫抓史，不同时出现双侧眼内炎症和视盘炎。

（3）多发性一过性白点综合征（multiple evanescent white dot syndrome，MEWDS）：可见许多白色点状病灶位于视网膜深层，以及视网膜色素上皮层，但不像猫抓病那样视网膜脉络膜白色病灶边界清楚。

（4）弓形体病（toxoplasmosis）：由弓形体原虫感染，在视网膜中，可见弓形体包囊及细胞内滋养体（trophozoite）感染导致视网膜坏死，玻璃体浑浊（vitreous opacity），形成条索，检查弓形体抗体阳性。

（5）鸟枪弹样视网膜病变（birdshot retinopathy）：是一种慢性双侧性脉络膜视网膜炎，其特征为视网膜下多发性奶油状病灶和视网膜血管炎（retinal vasculitis），常伴有囊样黄斑水肿（cystoid macular edema）、视神经盘水肿和玻璃体炎症性浑浊。

【治疗】

猫抓病多为自限性，一般 2～4 个月内自愈，目前尚无特效疗法，一般对症处理，重症者需要给患者用敏感性抗生素治疗。一般疗法，发热时卧床休息。给予退热、镇痛、补液，及支持疗法，淋巴结热敷。淋巴结化脓者可穿刺抽脓，但不宜切开防止瘘管形成。有急性脑病表现者，按神经科常规处理。

抗感染治疗：在全身播散到眼部时，用阿奇霉素、庆大霉素、环丙沙星或复方新诺明等抗生素治疗。应用 3 天可有效缓解发热、头痛、乏力等症状。

应用肾上腺糖皮质激素，以缓解眼局部的炎症反应。因猫抓病属于自限性疾病，多数在 2～3 个月内自愈，病后有持续的免疫能力，大多数病例视力能有一定的恢复。

淋巴结肿大 1 年以上未见缩小者可考虑进行手术摘除。

【预防措施】

由于各种宠物猫的数量日渐增多，所以被猫抓伤的人数也在增加。要大力宣传猫狗给人类带来的危害，让人类主动限制猫的喂养，减少青少年接触猫狗，并且加强管理，减少流浪猫数量，从而可以减少猫抓病的发生。

四、眼部的犬咬伤

犬的种类繁多，都属于肉食性脊椎动物，由于它的本性决定，所以无论大狗、小狗都会咬人。随着人类生活水平的提高，作为宠物饲养家犬的人也日益增多，随之而来的犬咬伤的患者也越来越多。某些地方已造成对人类正常生活的威胁，犬咬伤和抓伤由罕见变为常见。

【临床特点】

犬所致眼外伤是通过犬的牙齿特别是犬齿咬伤，更多的是通过犬的前爪抓伤人的眼睛。无论儿童或成人都较常见，无论是咬伤或是抓伤，其伤势都较严重。多为眼球破裂伤及眼内容脱出、眼球半脱位（subluxation of eyeball）或者全脱位，并多伴有眼睑及颜面部撕裂伤、泪小管断裂、皮肤及眼眶软组织大面积撕裂并且污染严重，出血较多，甚至可致失血性休克发生。

【处理要点】

犬咬伤或抓伤者,伤口局部用大量的生理盐水冲洗,用 2.5% 碘伏涂抹及 3% 过氧化氢溶液(双氧水)反复冲洗。具体按马蹄伤及牛角骶伤的处理原则。由于狂犬病发病后致死率 100%,故最重要的一条就是在伤后 24 小时注射狂犬疫苗,并依次按顺序注射其后的几针狂犬疫苗。

五、眼部的鼠咬伤

鼠咬伤发生于无反应能力的婴儿及反应能力差的老年人,临床上较为少见。

临床特征:多咬伤眼睑、鼻翼及周围的皮肤软组织。会造成眼睑及周围大面积的皮肤缺损,往往出血较多。

处理原则:按照脊椎动物所致眼外伤的 14 条原则,主要是局部消炎、止血、防止创面感染。必要时行植皮手术,尽量减少瘢痕形成,同时预防鼠类各种传染。

六、蟾蜍所致眼外伤

蟾蜍(toad)也属于脊椎动物门,两栖纲(amphibia),通过体内产生毒液喷溅入眼内而致眼外伤。

【毒液及毒理】

蟾蜍耳下腺及皮肤腺体均能分泌毒素蟾酥(venenum bufonis)等,其干体均有剧毒。进食煮熟的蟾蜍(特别是头和皮)、服用过量的蟾蜍制剂,或伤口遭其毒液污染均可引起中毒,毒液过量可致死。蟾蜍毒的主要成分:蟾蜍二烯醇化合物(包括蟾蜍毒素和蟾蜍配基),作用类似洋地黄,可兴奋迷走神经,直接影响心肌,引起心律失常,此外,尚有刺激胃肠道、抗惊厥和局麻的作用;儿茶酚胺类化合物,有缩血管和升压作用;吲哚烷基类化合物,可引起幻觉,对周围神经有类似菸碱样作用。蟾蜍伤眼部较为罕见,多数情况下是被蟾蜍毒液溅入眼部所引起。其毒液进入眼部,其损伤的性质类似于化学性损伤及异性蛋白过敏性伤,一般不引起全身症状。

【临床表现】

剧烈眼痛(ophthalmalgia),畏光、流泪,眼睑肿胀,痉挛,球结膜充血水肿,角膜上皮剥脱,角膜水肿(corneal edema),甚至形成溃疡,造成视力严重障碍。

【治疗】

(1)清除毒液:对眼局部用 3% 硼酸水或生理盐水反复冲洗结膜囊及眼睑皮肤。

(2)促进角膜上皮修复:应用多种维生素:如维生素 B_2、维生素 AD、维生素 B_1 等口服,局部滴用玻璃酸钠、重组人表皮生长因子滴眼液、小牛血去蛋白提取物眼用凝胶等。

(3)预防感染、抗炎:局部应用左氧氟沙星滴眼液、妥布霉素地塞米松滴眼液,早期每 30 分钟~1 小时滴眼一次,6 小时后改为 2 小时一次,24 小时后改为一日 3 次;0.1% 普拉洛芬或双氯芬酸钠滴眼液滴眼一日 4 次,以减轻眼部炎症和缓解疼痛;同时按公斤体重,1mg/kg 泼尼松口服,每日 1 次,症状缓解后改为泼尼松 20mg,每日一次维持。

(4)对症处理。

七、鸟纲类动物所致眼外伤

鸟纲动物包括家禽中的鸡、鸭、鹅和长喙鸟类如白天鹅、仙鹤、猫头鹰、鱼鹰等,在鸟纲类动物中损伤人眼睛最多的是公鸡,其次是孵化期的母鸡。从眼科临床所见,发生于少年儿童、农村饲养家禽的家庭和养鸡场工作人员的较多。随着人们生活水平的提高,观赏并饲养斗鸡的人逐渐增多。也有斗鸡损伤人眼的情况。

【临床特点】

因为眼角膜看上去是黑色的,鸡和长喙鸟类以及鹅多啄伤角膜,可能是与公鸡等善于攻击黑色反光的物体有关。鸡、鸭、鹅和长喙鸟类啄伤眼部的临床表现多为角膜穿孔(perforating of cornea)或合并眼内容物脱出、晶状体破裂。往往会因为啄伤造成的污染而继发角膜化脓性感染,甚至会发生化脓性眼内炎而失明。

【治疗要点】

对眼部进行详细检查之后,诊断伤眼有无眼球穿孔之后立即确定治疗方案。

(1)无角膜穿通伤者:应立即在表麻下用生理盐水或1:5 000的高锰酸钾溶液反复冲洗,再用抗生素滴眼液及玻璃酸钠滴眼液、频繁滴眼,应用重组人表皮生长因子(rhEGF)滴眼液、小牛血去蛋白提取物眼用凝胶促进伤口的愈合等,单眼包扎,全身应用抗生素及糖皮质激素制剂。

(2)有角膜穿通伤者:用生理盐水反复冲洗之后立即在局麻下实施清创缝合,行眼前段重建,同时散瞳,前房注入BBS液或消毒空气,促使前房尽快形成。术后重要的注意事项有如下几点:①全身应用大剂量的抗生素及糖皮质激素静脉滴注,预防感染、控制炎症反应;②应用多种维生素及能量合剂,促进伤口愈合;③受伤24小时之内一定肌肉注射破伤风抗毒素1 500单位;④时刻警惕对侧健眼有无交感性眼炎的发生;⑤时刻注意有无鸟纲类动物各种传染病的发生。

第六节 昆虫所致眼外伤

昆虫(insect)属于节肢动物门(arthropoda)昆虫科,是动物界种类最多,数量最大的一个类群,已知的有80余万种,占整个动物界种类的80%,其中生活中最常见的昆虫包括蚊、蝇、跳蚤、虱、臭虫,都会致人受伤,除这些常见昆虫,还有一些甲虫毒液、动物毛发、毛虫毛刺等等也会造成一些不太常见的眼外伤,所以本节对这些昆虫致眼外伤分别进行阐述。

一、常见昆虫眼外伤

(一)蚊子叮咬

蚊子(mosquito)是最重要的一类医学昆虫,其发育过程完全变态,种类复杂,和人类关系密切的有按蚊属(anopheles)、库蚊属(culex)和伊蚊属(aedes),蚊除骚扰、叮刺吸血外,还会传染各种疾病。

【结构与分类】

蚊子为体长约1.6~12.6mm的小型昆虫,分头、胸、腹3部分,口器为刺吸式,足细长,体表色泽各异。蚊有消化、呼吸、排泄、循环、神经和生殖系统。生活史分卵、幼虫、蛹、成虫4个阶段。雌蚊产卵于水中,28℃环境下两天即可孵出幼虫,再经7~8天经4次蜕皮化成蛹,又经2~3天羽化成为成虫。成虫羽化1~2天即行交配,雄蚊交配后数天死亡,雌蚊经吸血促进卵巢发育,雌蚊交配后可多次产卵,一般可存活20余天。我国主要蚊种有嗜人按蚊、微小按蚊、大劣按蚊、淡色库蚊、白纹伊蚊等,分布于我国南起海南岛北至辽宁的20多个省市自治区。

【临床表现】

蚊子主要叮咬皮肤并吸血,眼部主要是叮咬人的上下眼睑,由于眼睑部皮肤疏松,蚊子叮咬之后,立即起红丘疹、奇痒、眼睑水肿,直接影响人的正常生活,更为严重的是蚊子可传播疟疾(malaria)、登革热(dengue fever)、流行性乙型肝炎(epidemic hepatitis)、丝虫病(filariasis)等传染病。

【防治原则】

(1)以环境防治为主:控制和消除蚊子滋生地,填平死水洼地;

(2)物理与化学防治:安装纱门和纱窗,点燃蚊香,用含有倍硫磷、辛硫磷杀螟松和溴氰菊酯制成灭虫喷雾杀虫剂毒杀成虫;

(3)生物防治:放养多种鱼类,捕食幼虫;

(4)遗传防治:利用分子生物学技术,进行基因转化,培育对疟疾不易感和传播能力下降的新型转基因蚊,然后放于自然中,现已取得重要进展。

(二)睫毛阴虱症

虱(louse)为不完全变态昆虫,为哺乳动物和鸟类的体外永久寄生虫。人体寄生的有人虱(pediculus

humanus)和耻阴虱(phthirus pubis)两种,人虱分体虱和头虱,可叮咬皮肤并引起局部继发感染,体虱能传播流行性斑疹伤寒(typhus)等病症。耻阴虱多寄生于阴毛,通过性接触传播,也容易寄生于眼部。耻阴虱体形短宽呈灰白色,中后足有爪,腹部第3～5节融为1节,上有3对气门,第5～8节侧缘有腹侧突起四对,上有刚毛。其生活史分卵、幼虫和成虫。耻阴虱成虫每次产卵50个,成虫寿命约一个月。

随着社会的文明发展,人们生活水平的提高,卫生条件的改善,人体寄生虱已非常少见,但并没有完全绝迹。

【临床表现】

虱叮咬后,局部皮肤可出现丘疹,有时导致继发性感染。传染性疾病包括流行性斑疹伤寒、回归热和战壕热(五月热)等。

耻阴虱寄生于睫毛根部,可导致睫毛阴虱症,可见双眼上下睫毛根部有异物附着,呈针尖大小,个别增至粟米粒大,睑缘(palpebral margin)颜色加深变灰暗,常出现红肿、渗液,伴奇痒。查体:双眼上下睑缘皮肤色红,表面不光滑伴水肿,睑缘表面孤立一个或数个针尖至粟粒大小不一的灰白色圆形隆起,附着于睫毛根部,睑缘皮肤毛细血管充血,部分表皮缺损、浅层溃疡,其间有淡黄色渗出,并可见细小抓痕。取附着物的睫毛于显微镜下观察,可见睫毛附着物为耻阴虱,并可见其沿毛干爬行,同时睫毛上还可见透明的阴耻虱卵,即可诊断睫毛阴虱症。

【防治原则】

(1)个人防护:以预防为主,首先应注意个人卫生,勤洗澡、洗头、换内衣和被褥,洁身自好。

(2)化学和物理防治:剃毛发可去除头虱和耻阴虱,不便剃头者用10%二二三滑石粉撒入毛发,半小时后冲洗干净,一周后再清除一次。

(3)睫毛阴虱症可用睫毛镊将成虫和虫卵去除干净,碘伏棉签每日擦拭睫毛及睫毛根部消毒。

(三)眼睑跳蚤伤

跳蚤(flea),属蚤目,是一种完全变态的小型昆虫,目前全世界有229属,约2 500种,致痒蚤即人蚤是常见的蚤种,与人类关系密切。人蚤体长3mm,体侧扁,深褐色,体表有很多鬃毛生长,分头胸腹3部分,头部三角形,触角1对,眼1对,口器刺吸式,胸部分前中后3部分,3对足,后足特别发达,可跳跃30cm以上,故又名跳蚤。

跳蚤生活史分卵、幼虫、蛹及成虫4个阶段。雌虫交配后产0.4mm椭圆形乳白色卵粒,经5～15天孵出幼虫,幼虫经9～15天化成蛹,2～3周由蛹变为成虫,羽化后雌雄交配,1～3天即可产卵。雌虫一生可产卵数百个,跳蚤的寿命为1～2年。跳蚤寄生于恒温动物,雌雄跳蚤均以吸血为生,并且边吸血边排便,该习性与传播疾病关系密切。跳蚤耐饥力超强,不进食能存活10个月以上。我国传病蚤有10种,其中以印鼠客蚤、大蚤和致痒蚤最为重要,对人类的危害有骚扰叮刺、传播疾病和寄生3方面,可传播鼠疫(plague)、地方性斑疹伤寒(endemic typhus)等疾病。

【临床表现】

跳蚤可叮咬眼睑及全身皮肤引起局部红色丘疹,表面可出现黄色小水泡,伴剧烈瘙痒、疼痛,因抓挠患处可引起皮肤继发细菌感染。

【防治原则】

环境防治,防鼠灭鼠,加强狗猫管理,以清除蚤的滋生地。化学防治,用二二三,敌百虫喷洒。个人防护,避免被蚤叮刺吸血。

(四)臭虫叮刺眼睑伤

臭虫(bedbug),属半翅目(hemiptera)臭虫科(cimcidae),与人类关系密切的是温带臭虫和热带臭虫,以嗜吸人血为生。臭虫体长4～5mm,头部宽阔扁平,两侧有复眼一对,口器刺吸式,较粗短,从头部前下端发出,前胸宽度约为长度的3倍,在中后足基部间有新月形臭腺孔一对,腹部宽阔,由10节组成,其中后两节为外生殖器。

臭虫为不完全变态昆虫,生活史有卵、若虫、成虫三期。卵为椭圆形,长约1mm,常黏附于成虫经常活动的家具缝隙里,雌虫每次产卵2～8粒,一生可产卵75～200粒。在28～32℃环境下,约1周即可孵化出若虫,若虫约3~4周发育为成虫,每年可繁殖4~6代,成虫寿命为1年。

臭虫有群居习性,白天藏匿于床板等缝隙中,晚间出来吸血觅食。其爬行迅速,防御性强,夏季室温在15~35℃时活动频繁,雌雄虫及若虫均可吸血。臭虫耐饥力强,不吸血能生存半年。

【临床表现】

臭虫可叮咬眼睑并吸血,致局部皮肤发红、出现丘疹、红肿,伴剧烈瘙痒,特别是幼儿眼睑被臭虫叮咬后,由于皮肤薄嫩,可表现为全眼睑红肿,患儿哭闹不安,由于患处剧烈瘙痒,手抓破后易造成继发细菌感染。

臭虫可传播多种传染病,如贝氏立克次、体普氏立克次体、枯氏椎虫病原体和乙型肝炎等。

【防治原则】

臭虫的繁殖和传播能力很强,一旦泛滥,需用杀虫剂集体杀灭。

（五）人眼结膜蝇蛆病

蝇(fly)属于双翅目(diptera),是一类重要的医学昆虫,完全变态,与疾病关系密切的种类多属蝇科(muscidae)、丽蝇科(calliphoridae)、麻蝇科(sarcophagidae)和狂蝇科(oestridae)。生活史上有卵、幼虫、蛹和成虫四个阶段。其传播疾病分机械传播和生物传播。

蝇蛆病(myiasis)是由蝇类幼虫寄生于组织和器官中,而引起蝇蛆病,临床上常以蝇蛆的寄生部位命名,以眼蝇蛆病最多,其次是皮肤蝇蛆病。人眼结膜蝇蛆病,是由于羊狂蝇的蛆通过不同途径进入结膜囊内而引起的一种炎症性疾病。

【临床表现】

发病季节以夏秋两季为主,以7~8月份最多。在我国多流行于西北、内蒙古牧区。感染者多为牧区周围的农牧民,在感染群体中又以野外工作及户外活动的人群为主。

人眼结膜蝇蛆病主要表现为眼摩擦感、异物感、眼痛、眼痒、流泪等症状,多单眼发病。蝇蛆进入眼后附着部位多见于角膜、结膜,其次是穹隆部结膜(fornical conjunctiva)。

眼部检查,可见球结膜充血、水肿,在结膜及角膜上可以看到蝇蛆呈片状排列,见幼虫以口钩附着于眼球表面,并可在结膜囊内快速蠕动,有时也钻进泪道(lacrimal passages)内。

【治疗方法】

用0.4%奥布卡因表面麻醉3次后,可使结膜囊内及泪道内的幼虫麻醉,使其失去口钩的吸附力,然后用生理盐水冲洗结膜囊,再涂红霉素眼膏即可治愈,一般无后遗症。

【防治原则】

（1）预防工作的重点在牧区周围的城市及农村,注意环境卫生,及时清除粪便,垃圾等,加强粪便管理,消除蝇的滋生地。

（2）灭蝇用各种方法消灭成虫和蛹,包括人工扑打、粘蝇纸、诱蝇笼诱捕成虫,杀虫剂杀灭成虫和蝇蛹。在滋生地及周围砸实地面,用寄生蜂寄生灭蛹等。

（3）安装纱窗、纱门,食物加盖纱罩等,另外发现感染多为不戴眼镜在野外工作者,故尽量普及牧区野外工作者戴镜的防护常识,阻止幼虫进入眼内。

二、甲虫及其他昆虫所致的眼外伤

【动物的种类】

甲虫种类繁多,形态各异,均带有节肢和硬甲,其体液中含有斑蝥素(cantharidin)及其他各种刺激性物质。如各种蛾类、蝗虫、蚂蚁、蟋蟀、蝼蛄、隐翅虫、萤火虫、荔枝蝽、斑背安、缘蝽、老水牛、甲壳虫等等。有的用口器直接叮咬,各种蛾类则可散发大量飞毛损伤人眼。蝽象类昆虫的胸腹部及足的基部有臭腺开口,受激惹后会放出臭液,臭液喷入眼部即可造成损伤。隐翅虫为黑色蚊形,在夏秋季节的夜晚有趋光性,自卫时会喷出毒液,直接或通过人手抚摸再接触眼而发病。

【毒素及毒理】

在各种昆虫的血和软体部都存在一种毒素——斑蝥素。斑蝥素是一种结晶酐,进入人体可引起心、肝、肾等实质脏器的病理性改变。如心肌纤维肿胀、肝大，肾小球变性。严重者全身可出现高热、肌肉痉挛，肾功能衰竭及休克而危及生命。对局部皮肤黏膜会产生强烈刺激作用，致使局部皮肤发炎，甚至坏死。蜻象类昆虫产生臭液的化学成分主要有挥发性醇类、醛类、酮类、羧酸羟基化合物、组胺（histamine）、色胺酸（tryptophan）等，pH6～6.5；隐翅虫体液是一种强酸液体，直接或间接沾染面部或通过用手揉眼后数小时会发生类似酸烧伤的病变。总之，昆虫类对眼部的损害可归纳为 3 大类，即机械性、化学性和变态反应性。

【临床表现】

（1）自觉症状：眼部损伤后会出现畏光、流泪、灼热痛，眼睑痉挛，过敏者有奇痒，侵犯角膜者会使视力发生不同程度的下降。

（2）体征：根据受损伤的昆虫种类不同会出现不同的体征。

1）机械性损伤，多为昆虫本身的节肢、硬甲擦伤眼睑、结膜、角膜所致，或者昆虫的节肢、硬甲及虫体滞留于结膜囊内及眼球的角膜表面，或者是各种蛾类产生的飞毛进入结膜囊内。

2）化学及变态反应性损害，眼睑皮肤水肿糜烂、丘疹、水疱愈合后留有棕色色素沉着斑。球结膜充血水肿，严重者会发生坏死性结膜炎（necrotizing conjunctivitis），后期发生睑球粘连，角膜溃疡。毒素若进入眼内可发生急性渗出性或化脓性眼内炎。全身可出现发热、头痛、乏力、食欲减退等中毒性症状。

【治疗】

（1）立即在表面麻醉下清除结膜囊、结膜、角膜上的异物：必须在裂隙灯显微镜下或手术显微镜下反复查找所有的大小异物。

（2）用中和剂或生理盐水及氧化剂反复冲洗：用 1% 碳酸氢钠或生理盐水及 1:5 000 高锰酸钾液冲洗眼睑及结膜囊，严重者球结膜行放射状切开冲洗。也可自体血清结膜下注射，每日一次，连续注射一周。

（3）眼局部消炎、散瞳：如妥布毒素地塞米松滴眼液、复方硫酸新霉素滴眼液点眼，轻者用托吡卡胺散瞳，重者继发虹膜睫状体炎者用 1% 阿托品眼药散瞳。

（4）抗过敏治疗：全身应用大剂量糖皮质激素制剂、维生素 C 及其他抗过敏性药物。

（5）抗感染：全身和局部用大剂量的广谱抗生素。

（6）预防并发症的发生：发生坏死性结膜炎者，结膜囊内每天除用红霉素眼膏或四环素眼膏，必要时用玻璃棒分离，防止睑球粘连。一旦出现虹膜睫状体炎，立即散瞳，应用糖皮质激素和非甾体抗炎药。

（7）全身静脉输液，促进毒素排泄。

（一）隐翅虫致眼部损伤

隐翅虫（rove beetle）又称为"影子虫""青腰虫"，是鞘翅目隐翅虫科甲虫的通称，属昆虫纲，鞘翅目（coleoptera），隐翅虫科（staphylinidae），鞘翅极短，因该科大多数种类其后翅藏匿于前翅之下而不易察觉而得名。隐翅虫是蚁形甲虫的一种，约有 250 余种。威胁人类健康的是体内有毒素的毒隐翅虫，人体接触隐翅虫体内毒液可引起的急性皮炎，但并不致命。在眼部可引起重度的结膜及角膜炎症。

【毒液及毒理】

隐翅虫体外没有毒腺，不会蜇人，但是体内有毒液"隐翅素"（pederin）（强酸性，pH1～2），被打死后毒液流出，患者在睡眠时用手拍死隐翅虫后再用手揉眼将毒素带入眼部，致眼睑、结膜及角膜损伤是其引起眼部损害的直接原因。

【临床表现】

发病时间为夏秋季夜间，有面部被虫子爬过或拍打虫子史。隐翅虫皮炎的发生为接触隐翅虫体液，接触 10～15 秒即感到剧烈疼痛，皮肤起泡、溃烂，痊愈后伤口颜色与周围皮肤可有差异。

眼部表现为剧烈的疼痛、畏光、流泪。检查时可见眼睑水肿，眼睑及其周围皮肤有条状、片状红色或红褐色斑块，与正常皮肤分界清晰，有时皮肤损害区域有水疱或小脓疱。患眼结膜混合充血，角膜有斑片状上皮缺损，分布于睑裂区。严重者伴有发热、耳前及颌下淋巴结肿大。

【治疗】

（1）冲洗：伤后用生理盐水清洗眼睑的痂皮、渗液及睑缘分泌物，仔细冲洗结膜囊及角膜表面，以清除眼睑、结膜囊及角膜表面残余毒素。

（2）预防感染及抗炎：常用抗生素滴眼液及眼膏局部应用以预防感染；普拉洛芬或双氯芬酸钠滴眼水点眼，每日 4 次，以减轻眼部炎症和缓解疼痛；必要时给以适量的糖皮质激素如 0.1% 氟米龙滴眼液点眼，每日 2～3 次，地塞米松 5mg，静脉点滴，每日 1 次，应用 2～3 日。

（3）促进角膜上皮修复：重组人表皮生长因子滴眼液滴眼，小牛血去蛋白提取物眼用凝胶滴眼，维生素 B$_2$、维生素 AD 口服等。角膜上皮缺损者可佩戴绷带镜促进上皮修复。对病程长（超过 10 天），角膜病损迁延不愈者，在药物治疗的基础上，可采用羊膜覆盖手术。

（二）斑蝥所致的眼外伤

斑蝥（cantharis）又称斑蚝、花斑毛、斑猫、芫青、花壳虫、章瓦及黄豆虫等，为鞘翅目的胆科甲虫。带有节肢和硬甲，同时体液中含有斑蝥素及其他刺激性产物。另外亦有加工中药斑蝥时造成眼部损伤的报道。

【毒液及毒理】

斑蝥素是一种结晶酐，昆虫的血和软体部都含有它，数百种甲虫含有类似毒素。斑蝥素能引起各实质脏器的病理改变，如心肌纤维肿胀、肝脏及肾小球变性，严重者引起高热、痉挛、休克及肾衰竭而死亡，对皮肤黏膜则引起强烈刺激作用，致炎症及坏死。对眼部的损害可分为机械性、化学性和变态反应性 3 类。

【临床表现】

（1）全身反应：头痛、乏力、全身不适和畏寒发烧等。

（2）眼部表现：斑蝥素进入眼部后，出现结膜出血、眼部刺痒、畏光流泪、视力下降、眼睑痉挛，分泌物增多等症状，对其过敏者可有奇痒。眼部检查，可见眼睑、角膜和结膜擦伤或裂伤，可有动物节肢及硬甲片、小昆虫虫体滞留于结膜囊和眼球表面。化学性和过敏反应性损害表现：眼睑水肿、皮肤浅层发红、丘疹、水疱和糜烂，结膜充血、水肿，严重者出现剧烈的坏死性结膜炎、角膜浑浊和虹膜炎（iris），继发角膜溃疡及睑球粘连（symblepharon）；毒素进入眼内则发生急性渗出性或化脓性眼内炎。

【治疗】

（1）中和剂冲洗：1% 碳酸氢钠或 1∶5 000 高锰酸钾液冲洗中和毒素，角、结膜反应严重者可作放射状结膜切开冲洗。亦可结膜下注射自体血清，每日 1 次，每次 2～3ml，分 3 点注射，连用 5～7 天。

（2）有异物残留者：应在裂隙灯或手术显微镜下寻找和取出异物。

（3）结膜囊滴抗生素滴眼液预防感染：一般情况局部抗生素点眼即可，有眼内感染应静脉应用大剂量有效抗生素。

（4）局部用四环素可的松眼膏，口服抗过敏或异丙嗪等药物。

（5）抗炎及散瞳：妥布霉素地塞米松滴眼液滴眼或地塞米松 0.75mg 每日 3 次口服。有虹膜反应者用 1% 阿托品散瞳。

（6）预防并发症：发生坏死性结膜炎者，结膜囊内每天涂抗生素眼膏、玻璃棒分离，或行羊膜移植术，防止睑球粘连。

三、动物皮毛、毛虫毛刺等所致眼外伤

（一）动物皮毛、毛虫刺所致眼外伤

动物的皮毛、毛毛虫毛刺、"痒痒辣"毛刺接触或深入眼部，将会引起以下几方面的损害：

【病因及发病机制】

（1）动物的毛皮、纤毛、毛刺可作为异物在结膜内滞留：特别是毛毛虫、"痒痒辣"的毛刺多刺入角膜，会造成剧烈的角膜炎症反应，在裂隙灯显微镜下，也很难清除干净，刺入结膜囊的更难取出，晚期会发生机化，形成结节样物长期不愈。

（2）纤毛和毛刺刺入角结膜后会发生一系列的毒性反应、化学反应、过敏反应。

（3）纤毛、毛刺上所携带的病原微生物会引起角膜、结膜的感染，不过这在临床上较为少见。

【临床表现】

（1）临床特征：损伤早期即出现急性化脓性、过敏性、滤泡性结膜炎，经 3～5 天的静止期后再复发，静止期长者有一周至数周。复发者多以各种角膜炎和剧烈的急性虹膜睫状体炎为特征，经过 1～2 月后至晚期，形成结节，长期不愈。

（2）症状：畏光流泪、异物感、灼热痛、刺痛、眼睑疼挛、呈痛苦面容，并伴视力障碍。

（3）体征：眼睑充血肿胀，球结膜混合性充血，结膜下出血，角膜水肿、浑浊，甚至形成溃疡。引起虹膜睫状体炎，角膜 KP（＋），房水闪光（＋），虹膜肿胀纹理不清，瞳孔缩小，由于渗出房水蛋白含量增加，造成虹膜后粘连（posterior synechia），甚至发生前房积脓（hypopyon）。早期在裂隙灯显微镜下可见眼睑结膜、角膜、巩膜上的动物纤毛或毛刺，晚期可见结膜上扁平的圆形、卵圆形直径约 1～2mm 的灰黄色半透明状结节，也可以发生在穹窿结膜，虹膜面甚至前房角等。角膜上经过数月，可长入新生血管。

【治疗】

（1）尽早在裂隙灯下认真仔细寻找所有刺入结膜角膜上的纤毛、毛刺：对进入前房内及虹膜面上的纤毛、毛刺应在手术显微镜下摘出。

（2）晚期对所有形成的结节，包括眼睑、结膜、巩膜表面的应尽早切除，对前房角、虹膜面上的结节，有复发倾向的亦应尽早切除。

（3）对伤眼进行消炎、散瞳、热敷，预防各种感染，按一般常规治疗。

【预后】

非角膜光学区的损伤，视力多可恢复。虹膜结节将留下疤痕化的萎缩灶，极少引起眼内炎致视力丧失。

（二）松毛虫所致眼部损伤

松毛虫（dendrolimus）属鳞翅目（lepidoptera），枯叶蛾科（lasiocampidea），又名毛虫、火毛虫，古称松蚕，是森林的主要害虫之一。松毛虫的成虫为褐色，前翅中央有一白点，前翅共有五条深色横纹。幼虫体色多种多样，多为黑褐色，中胸部和后胸部长有毒毛，毒毛的毒力随龄期的增长而增长，虫龄愈大，毒力愈强。

【毒液及毒理】

松毛虫产生的毒性物质属蛋白质，主要有球蛋白类和白蛋白类，当人畜被毒毛刺伤时，有毒物质进入皮下或肌肉内。另外，松毛虫的毒性物质进入人畜体内能够引起过敏反应，量大时可刺激肾脏出现蛋白尿，严重时出现过敏性休克。

【临床表现】

人畜被松毛虫刺伤后，全身症状主要是体温升高，精神萎靡，食欲减退，心搏亢进，脉搏增数，出现荨麻疹。局部可出现皮温升高、肿胀、疼痛的症状，皮炎以丘疱疹（papulovesicle）多见，并可累及四肢关节，引起功能障碍，轻者数日内消退，重者可有骨质疏松（osteoporosis）和骨质破坏（destruction of bone），病程长达数月。

松毛虫所致的眼部损伤可分为毒毛性眼部损伤和蜕毛性眼部损伤。

（1）毒毛性眼部损伤：仅见于松毛虫活动季节和有机会接触虫体者，毒毛数量多，炎症反应重，常出现严重的眼部炎症反应，裂隙灯下眼睑、结膜、角膜、前房均可查见虫毛，少则 2～3 根，多则难以计数。角膜可出现局限性水肿、浑浊甚至全浑浊，KP（＋），虹膜渗出、后粘连，视力下降，毒毛进入眼内可致严重的眼内炎而盲。

（2）蜕毛性眼部损伤：由于蜕毛脱离了毒腺且具有一定硬度和韧度，为虫体角化组织，所以可在自然界存留一定时间，随气流飘入人眼结膜囊致眼部损伤，故数量较少。蜕毛进入结膜囊和角膜者有眼睑疼挛、结膜充血或混合性充血，角膜局限性浑浊、簇状荧光素着色、伴视力减退，蜕毛进入前房者可引起毛刺周围虹膜组织的炎症反应，并可引发以虫刺为中心的虹膜囊肿（iris cyst），囊肿增大堵塞房角时可引起眼压升高。

【治疗】

（1）位于眼睑的松毛虫毒毛：可用胶布粘贴刺伤处并立即剥离，反复多次粘去毒毛。亦可在裂隙灯显微镜仔细寻找并剔除毒毛。

（2）眼睑肿胀及出现过敏反应时：可进行冷敷，表面涂妥布霉素地塞米松眼膏。

（3）结膜囊及角膜的毒刺：应在裂隙灯下仔细寻找并将其剔除，局部给以抗生素滴眼液、非甾体类抗炎药物，必要时应用糖皮质激素滴眼液及散瞳。

（4）出现虹膜囊肿时可手术切除。

（5）全身出现过敏反应时：可用肾上腺素、地塞米松、氯苯那敏（扑尔敏）、氯雷他啶等进行治疗。过敏反应严重时，请内科进行治疗。疼痛症状明显者可口服吲哚美辛、芬必得等药物。

第七节　海蜇蜇伤

海蜇（jellyfish）为热带水母类腔肠动物，在海洋中广泛分布，每年夏秋季节，海蜇常以群栖方式浮游在海面，当人下海游泳时，海蜇接触人体后就会防御性释放毒液，引起强烈的过敏反应，严重者出现全身病变，甚至危及生命。若毒液接触眼睑及角膜，可引起严重的眼部反应。海蜇毒液为酸性，有时还可引起眼部的化学腐蚀伤。

【毒液及毒理】

海蜇的触手上有很多刺胞，其中含有毒液，具有麻醉、致痛作用。海蜇毒素内除蛋白质外，还含有四氨络合物如四甲铵吡氯氧（强麻醉剂）、5-羟色胺（致痛剂）、组织胺（histamine）及多肽类物质，可造成较强的组织胺反应。海蜇毒素扩张血管及增强毛细血管通透性作用较 5-羟色胺分别大 10 及 15 倍，还可使平滑肌收缩，或发生超敏反应，导致严重的肺水肿及过敏性休克，人被海蜇蜇伤后因毒性大小和毒素多少以及个体敏感程度不同而症状各异。

【临床表现】

肢体被海蜇蜇伤后会感到刺痛、刺痒或灼痛感，之后会出现条状排列的红斑、丘疹，还有可能出现水疱。通常被蜇后 1～2 天可以消退，但大多数患者需要 1～2 周的时间皮疹才可结痂而愈。如果被大型水母或毒性极强的海蜇蜇伤，便会在 1～4 小时内出现发热、腹痛、冷汗、畏寒等情况，严重者会出现血压降低、口吐白沫、喉头水肿、呼吸困难、休克甚至死亡。

海蜇蜇伤眼部后，患者当即感眼痛、畏光流泪、视力下降。检查发现视力中度下降，眼睑肿胀显著，并有水疱，球结膜充血水肿，角膜水肿浑浊、上皮点状或片状剥脱，严重者还可出现视网膜片状出血，黄斑部水肿、渗出等病变，有些可导致出现严重并发症而造成失明。

【治疗】

（1）一旦被蜇伤要尽快去除粘在皮肤上的刺胞：以防刺胞进一步释放毒素而加重病情。可以用干毛巾或者其他轻柔的衣物沿一个方向擦拭伤口，以清除吸附在皮肤上的毒液和海蜇触须。切勿用淡水冲洗，因淡水可促使刺胞释放毒液，可用碱性液体如碳酸氢钠溶液或海水冲洗。

（2）可在伤口处涂抹碱性溶液中和毒素：如明矾水或 1% 碳酸氢钠液（或肥皂水）。如出现伤口快速扩大，呼吸不畅或其他明显不适症状时，则应迅速前往医院就诊，避免延误病情，危及生命。

（3）皮损面积大、全身反应严重者（一般在蜇伤后 2～4 小时内反应达高峰）：要及时给予抗组胺药和糖皮质激素，并给予输液以加快毒素的排泄，以及对症处理。

（4）眼部海蜇蜇伤：以 3% 碳酸氢钠溶液反复冲洗眼睑和结膜囊，以中和毒液。

（5）结膜囊滴抗生素滴眼液预防感染：应用重组人表皮生长因子滴眼液以促进角膜上皮的修复。另外，局部及全身应用糖皮质激素和吲哚美辛药物。

（6）眼底改变：可同时应用血管扩张剂、B 族维生素和能量制剂等综合治疗。

第八节　寄生虫所致眼外伤

（一）眼裂头蚴病

眼裂头蚴病（sparganosis）是裂头绦虫的幼虫（裂头蚴）寄生于眼组织的一种寄生虫引起的眼外伤病，本病多发生于眼睑及眼眶组织和结膜，其中以发生于眼睑者最多，其发病人群在我国多分布丁东南沿海一带，如福建、浙江、广东等省，与南方各省的一种土法治疗习惯有关，即当地人眼睑上出现睑腺炎（hordeolum）及睑板腺囊肿（chalazion）等疾病后，传统用青蛙肉捣碎成糊状贴敷于炎症区或伤口处，用于消炎和止痛，因裂头蚴多寄生于青蛙的肌肉间隙中，这时裂头蚴就钻入伤口或皮肤内致人感染。

【临床表现】

多数患者眼睑或眼眶出现包块，并逐渐增大为主诉来院治疗。查体：视力正常，可见眼睑或眼眶肿物，边界清楚，表面皮肤光滑，按之会移动，囊肿一般无明显压痛，皮肤或结膜下充血，个别患者会看到白色线状虫体游出皮肤或结膜表面。询问病史，多有青蛙肉贴敷过眼睑的经历。

【治疗】

手术治疗：在眼睑局麻下，沿着皮肤高起的地方水平切开眼睑皮肤后，钝性分离组织，即可见一个结缔组织增生的虫窝，虫窝分离开即可见一团白色虫体在动，手术者用细棉签慢慢把虫体卷出后，一定要检查头节是否完整取出，若头节未取出，很快又会长成裂头蚴，待头节完整取出后，缝合伤口。

病理检查：病灶内有坏死腔隙，如虫体寄居较久，周围结缔组织纤维增生呈囊状，内充满液体或坏死组织，边缘以淋巴细胞浆细胞浸润为主，形成典型的带状嗜酸性肉芽肿。

【防治措施】

加强宣传，一旦出现眼睑皮肤损伤或发炎时，一定到正规眼科医院治疗，不能用青蛙肉等土法贴敷治疗。

（二）结膜吸吮线虫

结膜吸吮线虫（thelazia callipaeda）是一种动物源性寄生虫，常寄生于犬猫牛兔等动物的眼部，也可寄生于人眼，从而引起结膜吸吮线虫病。1910 年，我国重庆首次发现本虫寄生于狗的结膜囊内，1917年，北京最早发现人眼结膜吸吮线虫病，同年福州也有发现。以后国内外陆续开始报道。2008 年我国已报道 380 余例，以后在日本、韩国、泰国、印度尼西亚、俄罗斯等都有报道，因本病多发生于亚洲，因而该病又称"东方眼虫病"，我国学者王增贤教授对该虫的生物学和流行病学做了系统的研究，阐明了结膜吸吮线虫生活史及不同发育时期虫体形态，确认了中间宿主种类。

虫体形态：成虫细长呈线状，在结膜囊内呈淡红色，离体后白色半透明，头端钝圆，无唇瓣，有内环乳突 6 个。位于头端中央的口孔，光镜下呈圆形、或椭圆形的角质口囊，且发达。口孔呈六边形，其外环有乳头四对，圆孔状的咽，下接囊管及肠道，体表密布微细环纹，雄虫大小为（4.5～17.07）mm×（0.2～0.8）mm，尾端弯曲，腹侧有交合刺两根。雌虫大小（6.2～23）mm×（0.3～0.82）mm，有一对与雄虫相似的尾感器，生殖器官呈双管型，生殖方法为卵胎生，雌虫子宫内充满虫卵，产出的幼虫叫初产蚴，幼虫呈盘曲状，其大小为（350～414）μm×（13～19）μm。一旦果蝇被初产蚴感染后，经过 14～17 天完成两次脱皮后，即发育为幼虫。幼虫蜷曲在虫泡囊内，最后钻入果蝇血腔，然后经胸部头部到达口（器）腔。完成整个生活史需要经历终宿主（猫狗等哺乳动物）和中间宿主——果蝇。人是偶然的终宿主，成虫主要在宿主结膜及泪道内寄生，雌虫在眼眶内排出具有鞘膜的初产蚴，初产蚴经过眼的分泌物进入蝇的消化道，穿过中肠进入血腔，经过 2 次脱皮发育为感染期幼虫，并进入蝇的头部口器，当该蝇在舔舐其他宿主眼部时，感染期幼虫进入终宿主眼部，在 5～20 天内，幼虫再经两次脱皮发育成成虫，再经35～37 天，雌虫便可产初产蚴，成虫寿命两年半，生殖期 2 年。

【临床表现】

诊断依据：成虫在人体多只侵犯一只眼，少数有双眼感染，感染人群以婴幼儿及少年儿童多见，其部位主要在上下睑结膜及穹隆处，也寄生于泪腺、结膜囊内，也有报告在前房和玻璃体内的。患者眼部出现刺激症状，为虫体排泄物的刺激作用而引起，导致炎症反应或肉芽肿形成。早期症状不明显，后期出现眼部异物感、痒感、畏光、流泪、分泌物增多等，临床表现为婴幼儿不敢睁眼、频繁揉眼，常因家长发现患儿眼内有白色小线状虫爬行而就诊，取出虫之后很快症状消失。严重者结膜充血，角膜浑浊，眼睑外翻等，寄生于前房内者，可出现眼前移动阴影，可出现瞳孔散大，继发表光眼，视力严重下降，症状体征与虫体的多少、部位及个体反应有关。

诊断本病，根据病史，眼部不适，超过 40 天以上者，可取眼内眦部分泌物，滴上生理盐水，压片镜检，查到卷曲的初产蚴即可确诊。一般暴露出上下穹窿结膜囊，查到虫体便可确诊。

【流行病学】

该病的流行与果蝇繁殖活动季节有关，故高峰多发生在 6~9 月份，感染者多见于农村以婴幼儿为主，也有部分成年患者，部分患者家庭有喂养的猫、狗、羊等动物。可见，人类受感染可能与饲养动物有关，随着人们生活水平的提高，饲养宠物——狗、猫之类的家庭日渐增多，同时传播媒介果蝇分布广泛，再加上一部分人卫生习惯不良，是感染结膜吸吮线虫的主要因素。

【防治措施】

加强宠物养狗和猫之类的动物的卫生管理，消除传染源，是控制本病流行传播的最有效措施，加强个人眼部卫生，保持眼部清洁是预防的关键。

防治方面用 0.4% 奥布卡因，虫体受到刺激从内外眦爬出时用镊子取出，然后用 3% 硼酸水，冲洗结膜囊，同时让家长用左氧氟沙星滴眼液或妥布霉素地塞米松滴眼液连滴 3 天，术后一定按时复查。

（杨朝山　贾金辰　郑广瑛　王华君　杨子冰）

参 考 文 献

1. 张效房，杨进献. 眼外伤学. 郑州：河南医科大学出版社，1997：465-476.
2. 朱豫（综述）. 动物性眼外伤. 中国实用眼科杂志. 1995，13（10）：587-594.
3. 詹希美. 人体寄生虫学. 2 版. 北京：人民卫生出版社，2010：253-334.
4. 顾向荣. 动物毒素与有害植物. 2 版. 北京：化学工业出版社，2004：45-63.
5. 张谟瑞. 有毒有害动物伤害的防治. 北京：人民卫生出版社，2002：32-64.
6. 文峰，易长贤. 临床眼底病. 内科卷. 北京：人民卫生出版社，2015：931-934.
7. 黄娟，李甘地. 猫抓病的临床病理学研究进展. 临床与实验病理学杂志，2011，27（3）：293-297.
8. 刘江，施柏年，徐炜. 猫抓病 26 例临床分析. 中国实用内科杂志，2004，24（1）：46-47.
9. 张长顺. 角膜蜂蜇伤 5 例报告. 眼外伤职业眼病杂志，1996，18（5）：122.
10. 黎波，刘杰成，吴清波. 药物及手术治疗隐翅虫所致重症角膜结膜炎的观察. 中华眼外伤职业眼病杂志，2016，38（8）：622-624.
11. 郭树彬. 蝎子蜇伤（文献综述）. 中国急救医学，2015，35（6）：568-570.
12. 王寅威，姜素贞，郑春. 松毛虫所致眼部损伤的研究. 眼外伤职业眼病杂志，1999，21（3）：187-188.
13. 周详涛. 蛇毒喷射入眼致角膜损害 1 例. 眼外伤职业眼病杂志，1988，10（3）：186.
14. 王生英. 儿童眼部狗咬伤 16 例临床治疗体会. 眼外伤职业眼病杂志，2003，25（10）：707.
15. 仇伟涛，卞保芝. 海蜇眼部蜇伤二例. 眼外伤职业眼病杂志，2005，27（1）：13.
16. 姚刚. 眼部鸟啄伤临床分析. 中华眼外伤职业眼病杂志，2012，34（7）：488-490.
17. 葛章强. "天屁虫"性眼外伤. 眼外伤职业眼病杂志，1996，18（5）：107.
18. 黄成祥. 松毛虫眼病. 眼外伤职业眼病杂志，1996，18（1）：107.
19. Kitagawa K，Hayasaka S，Setagawa T.Wasp Sting Induced Retinal Dsmage. Ann Ophehalmol，1993，25（4）：157-158.
20. Aye May Thet Hnin，Naing Thet，Myint Kay Thi，Unusual ocular manifestations following viper bite. BMJ Case Reports 2018；2018：bcr-2018-225040.
21. Toledo Luana Ferreira Martins de，Moore Daniella Campelo Batalha Cox，Caixeta Daniella Mancino da Luz，et al. Multiple

bee stings, multiple organs involved: a case report. Rev. Soc. Bras. Med.Trop, 2018, 51（5）: 560-562.

22. Naik Adarsh S, Ranjan Ratnesh, Manayath George J.Transient central retinal artery occlusion following viperine snake bite. Can. J. Ophthalmol, 2017, 52（6）: 205-208.

23. Katibi Oludolapo Sherifat, Adepoju Feyiyemi Grace, Olorunsola Benedict Oluwasesan, et al. Blindness and scalp haematoma in a child following a snakebite.Afr Health Sci, 2015, 15（3）: 1041-1044.

24. Silva Anjana, Maduwage Kalana, Sedgwick Michael, et al. Neurotoxicity in Russell's viper（Daboia russelii）envenoming in Sri Lanka: a clinical and neurophysiological study. Clin Toxicol（Phila）, 2016, 54（5）: 411-419.

25. Martins Bianca C, Plummer Caryn E, Gelatt Kirk N, et al. Ophthalmic abnormalities secondary to periocular or ocular snakebite（pit vipers）in dogs-11 cases（2012-2014）.Vet Ophthalmol, 2016, 19（2）: 149-160.

26. Prospero Ponce Claudia M, Malik Amina I, Vickers Aroucha, et al. Orbital Inflammatory Syndrome Secondary to Flea Bite. Ophthalmic Plast Reconstr Surg, 2018, 34: 115-118.

27. Dogra Mohit, Narang Subina, Sood Sunandan, et al. Successful management of bee sting induced endophthalmitis and scleritis. Indian J Ophthalmol, 2018, 66（3）: 461-463.

28. Ono Takashi, Iida Masaharu, Mori Yosai, et al. Outcomes of bee sting injury: comparison of hornet and paper wasp. Jpn. J. Ophthalmol, 2018, 62（2）: 221-225.

29. Gudiseva Hemalatha, Uddaraju Madhu, Pradhan Sayali, et al.Ocular manifestations of isolated corneal bee sting injury, management strategies, and clinical outcomes. Indian J Ophthalmol, 2018, 66（2）: 262-268.

第三十六章　微波眼损伤

第一节　微波概述

一、微波的基本概念

微波（microwave）是电磁波（electromagnetic wave）中的部分频段。

电磁波存在于宇宙空间。19世纪德国 Maxwell 提出了存在电磁波的理论。数年以后，1888年 Heinrich Rudolf Hertz（1857—1894）用实验证实了电磁波的存在，这成为当时的一个重大发现。

电磁波可以用 Maxwell 方程 S＝E×H 表述。S 是电磁波，E 是磁场强度，H 是矢量波。E 和 H 的传播速度相同，相位相同。

自然界物质的分子或原子中电荷的振动，人造天线中的振荡电流等，凡是能加速运动的电荷都是发生电磁波的波源。

电磁波是由相同并互相垂直的电场与磁场以波动形式进行传播，是一种横波。速度为光速。Hertz 1888年实验证实电磁波时指出，电磁波可以被反射、折射和被偏振。

宇宙中存在电磁波。地球环境中凡是能释放能量的自然界物和人造的有些机器、仪器、设备、某种特殊装备及家用电器都有不同频段的电磁波的辐射。太阳光也是电磁波中一特定的频段。电台广播的无线电波也是电磁波低频部分。所以，电磁波无处不在。人类处在电磁波辐射环境中而不可能回避。

科学技术的发展离不开电磁波。现代工业、通信、交通、军事、医学、学校及家庭中日常生活都需要利用电磁波。

按照电磁波频谱，电磁波可分为无线电波、红外线、可见光、紫外线、x 射线及 γ 射线。

微波是无线电波高频（high frequency）频段。是电磁波中一部分。

广播电视系统、移动电话通信系统、应用微波的工厂作业场所、用微波的科研与医疗设备及某些应用微波的特殊装备均会产生人为的微波辐射。

微波一般不为人所能感觉。对人体的影响是微波生物效应（biological effect of microwave）所致。而微波生物效应与微波的特性有关。

（一）微波范围及单位

宇宙中和地球表面存在的微波为自然环境的微波。

人造的各种仪表、机器、电器及其他设备辐射的微波是人为的微波。

微波频率（microwave frequencies）范围是：300M～300GHz，微波波长（microwave wavelength）范围为：1mm～1m。是分米波（decimetric wave）、厘米波（centimeter wave）、毫米波（millimeter wave）的总和。是无线电应用电磁波中频率最高的部分（表 36-1-1）。

表 36-1-1　微波波段和频段名称及范围

微波名称	波长范围 /cm	频段名称
分米波	100～10	特高频（UHF）
厘米波	<10～1	超高频（SHF）
毫米波	<1～0.1	极高频（EHF）

注：特高频（300～3 000MHz），超高频（>3～30GHz），极高频（>30～300GHz）

手机射频辐射是微波。电脑（computer）及一些家用电器辐射的电磁波的频率很低，波长很长，不属于微波频段。

频率（frequency）是每秒钟震动或周期的数量，波长（wave length）是一列波和下列波的距离。

频率与波长可用以下公式换算。

$$\lambda = \frac{C}{f}$$

λ 为波长，C 为光速，f 为频率。

频率单位：1GHz＝1 000MHz，1MHz＝1 000KHz，1KHz＝1 000Hz。

单位名称：GHz（giga Hertz）为千兆赫；MHz（mega Hertz）为兆赫；KHz（kilo Hertz）为千赫；Hz（Hertz）为赫。1Hz＝1/s

频率单位原用 MC。后为纪念实验证实电磁波存在的 H.R.Hertz 而改为 Hz。1MC（兆周）＝1MHz（兆赫）＝1 000KHz（千赫）。

微波场强（microwave field strength）以功率密度（power density）表示。

微波功率强度单位：1W＝1 000mW，1mW＝1 000μW。

微波功率强度名称：W（watt）为瓦；mW（milli watt）为毫瓦；μW（micro watt）为微瓦。

（二）微波为非电离辐射

高频率电磁波的光子携带的能量多。γ 射线、X 射线的电磁波每个光子的能量可以破坏分子间的化学键，此为电离辐射（ionizing radiation）。而微波的光子的能量破坏分子间的化学键的能力相对较弱，一般称微波为非电离辐射（nonionizing radiation）。

（三）微波的穿透与吸收

微波有穿透、吸收、反射三个特性。微波可以穿透玻璃、塑料、陶瓷等绝缘材料。但微波对水、食物、木材、动物和人体组织可穿透某种深度，其中一部分微波被吸收。金属能全反射微波。

微波穿透组织的程度与组织含水量多少有关。含水量较低的皮肤，脂肪易被微波穿透。

眼组织被微波穿透程度及吸收情况与类似厚度的水层相似。

Cutz 认为玻璃体和房水吸收微波能量比含水少组织吸收要多。

组织吸收微波的能量大小与组织的电解常数、导电率、厚度以及微波的波长有关。微波能的吸收与微波在组织内的穿透率有关。而微波的穿透率又与电解常数、电阻率有关。未能穿透的部分微波被吸收。被吸收的微波能量在组织内转为热能。

根据 Grotthuss-Draper 定律，电磁能被组织吸收才可以对组织发生影响。

（四）微波的生物效应

微波有热效应（thermal effect）和非热效应（non-thermal effect）。

微波本身并不会发热。在微波电磁场的作用下，组织内的电解质分子发生电荷的转移。无极分子（nonpolar molecule）被极化为偶极分子（dipole molecule），有极分子（polar molecule）从原来无规律排列变成沿电场方向排列。高频电场方向很快变换,偶极分子很快变换方向,这种极快的运动使分子与周围互相摩擦而产热。这就是微波热效应。

微波热效应与微波频率、脉冲波重频率、微波功率密度、局部空气流通情况、环境散热条件、环境温度、环境湿度、辐照的部位、辐照的体积、受辐照部位的血液循环、被辐照部表面的覆盖物等多种因素有关。

微波影响组织是通过热效应和非热效应。

在低功率密度下,微波热效应很微小或测不出,可能是非热效应起了主要作用。非热效应表现在电磁场干扰人体器官和组织的微弱电磁场,影响稳定和有序。

二、微波模式和电磁场

(一)微波的模式

1. 连续波和脉冲波　微波有连续波(continuous wave)和脉冲波(pulse wave)两种模式。以脉冲调制的微波简称为脉冲波。不用脉冲调制的,连续振荡的微波简称为连续波。脉冲波中间断开。连续波是不间断的,波形在调辐是连续的。Kues(1985)认为在相同的功率密度下,脉冲波对眼的损伤大于连续波。而 Michalson(1987)认为平均功率密度相同的连续波和脉冲波引起的晶状体损伤程度相近。

2. 平面波、球面波和柱面波　平面波(plane wave)是电场与磁场互相垂直,都位于与传播方向垂直的平面。该平面上所有点上电场或磁场的相位都是相同的,等相位。球面波(spherical wave)的波线是自球心引出的一簇射线。球心是波源。球面波从微波源点发射的微波,均向同性媒质中传播。柱面波(plane cylindric wave)是波阵面为同轴柱面的波,和球面波呈对称性。

3. 载波　载波(microwave carrier)通信时用于运载信息的高频波形,如手机。一般通信的时候所用的载波是高频的正弦波。

(二)微波电磁场

1. 近场和远场　电磁波包含电场和磁场。从发射器经由天线发出的信号会产生电磁场,电磁场的特性变化取决于天线的距离。可变的电磁场可分为近场(near field)和远场(far field)。微波作业场所操作人员所在位置和日常使用有微波辐射的电器者多为近场。动物实验有用近场的,也有用远场的。

(1)近场:

近场的电磁场强度比远场大得多。所以近场是防护的重点。

近场的电场强度与磁场强度大小没有确定的比例关系。

(2)远场:

远场的特点是所有电磁能是以电磁波形辐射传播。

远场是弱场,电磁强度小。

2. 近场与远场的划分　近场与远场的划分相当复杂,现有几种划分方法。通常以场源为中心,一般认为在 3 个波长范围内的区域之内称为近场;在以场源为中心,通常以半径为 3 个波长以外的区域称为远场。

近场和远场划分界限与辐射频率(波长)有关。例如频率 300MHz(波长 1m),如按 3 个波长的划分法,则距离辐射源 3m 之处以外可称为远场。

三、电磁辐射吸收单位和标准

(一)比吸收率

比吸收率(specific absorption rate,SAR)为在任意 6 分钟中,平均每千克生物吸收的电磁辐射能量(W)。记录方式是 W/kg。SAR 是用躯体、四肢或头部模型测定。文献报道中提到的 SAR 值大多没有说明其应用的 SAR 是用什么部位模型测定的。一般列举的 SAR 值(包括眼科)可能是用躯体为模型测定的。

SAR 值大,表示辐射被吸收量多。SAR 值小,表示辐射被吸收少。

美国电气和电子工程师协会(Institute of Electrical and Electronics Engineers,IEEE)在 1990 年制定

了终端电磁辐射的衡量技术标准。1998 年国际非电离性照射保护委员会（International Commission for Non-Ionizing Radiation Protection, ICNIRP）也制定了类似的技术标准。标准中都采用 SAR 来度量终端电磁辐射的大小。此得到国际卫生组织（World Health Organization, WHO）的推荐。

（二）我国电磁辐射标准

我国的国家标准《电磁辐射防护规定》（GB 8702-88）中规定：连续波每天 8 小时，任意连续 6 分钟全身平均 SAR 应<0.1W/kg。（其他见 GB-8702-88。）

第二节　微波辐照的影响

微波作业场所工作人员可能会受到不同程度的微波辐照，这种辐照一般是全身的，只有少数特殊情况是眼部受到相对强的微波辐射。

眼部受微波辐照致伤首先被发现并研究最多的是晶状体。这可能是由于晶状体解剖位置、组织结构和生理功能特殊。角膜、房水和晶状体都透明。当晶状体致伤发生浑浊易被发现。

Daily（1948）首先用微波辐射狗眼致白内障。Richardson（1948）用频率 2 450MHz 的微波辐照狗眼和兔眼，发现晶状体后皮质浑浊。Hirsch（1952）报道了 1 例雷达技术人员，暴露在频率 1.5～3GHz 微波下，功率密度 100mW/cm²，1 年后两眼出现白内障。

Osbarne 和 Frederick（1948）用波长 12cm 的微波辐照狗眼，测出眼球内温度升高比眼眶组织温度升高更多。眼眶深部组织温度升高 1.6～6.5℃，而玻璃体温度升高 3.7～14.6℃。Kramart 等（1948）报道以 2 450MHz 微波，功率密度 300mW/cm²，SAR 276W/kg，辐照兔眼 200 分钟，角膜温度升高至 34.5℃，晶状体后玻璃体温度升高至 43.0℃。Carpenter 等（1960）以波长 12.2cm，频率 2 450MC 微波辐照兔眼，功率密度 400mW/cm²，10 分钟，玻璃体温度达到约 54℃。Richardson（1951）报道微波穿透离体牛眼球，他绘图表示 3 种波长的微波在眼球内温度升高热点的位置。从该图显示的图形看：波长 3cm 微波热点在角膜后部及角膜后，波长 8.5cm 的微波热点在晶状体前部，波长 12.25cm 热点在晶状体后部。

孙民德等（1984）报道用波长 12.25cm 微波，功率密度 200mW/cm²，连续波，对兔辐照 15 分钟，兔眼玻璃体温度由 38℃升高至 49℃，在原来基础上升高 11℃（表 36-2-1，表 36-2-2）。

表 36-2-1　微波辐照致动物眼组织温度在原基础上升高程度

报告者	年份	动物	波长/cm	频率/MHz	功率密度/mW•cm⁻²	辐照时间/min	比吸收率/SAR	眼组织温度升高度数/℃
Daily 等	1950—1957	狗	12		300		276	玻璃体 3.7～14.6
								眼眶组织 1.6～10.5
黎勉勤等	1983	兔		2 450	60	7		玻璃体 3
					80	2		玻璃体 3
					80	5		玻璃体 6
					120	1		玻璃体 3
					120	3		玻璃体 10
孙民德等	1984	兔	12.25		5	15		玻璃体 0
					10	15		玻璃体 0
					20	15		玻璃体 0
					30	15		玻璃体 0
					80	30		玻璃体 3
					100	30		玻璃体 4
					200	15		玻璃体 11

表 36-2-2　微波辐照致动物眼组织温度升高至最高度数

报告者	年份	动物	频率 /MHz	功率密度 /mW·cm⁻²	眼组织温度升高最高度数 /℃	辐照时间 /min
Kramart 等	1948	兔	2 450		角膜 34.5	
					晶状体后玻璃体 43	
孙明德 等	1984	兔	2 450	200	玻璃体 49	20
				100	玻璃体 42	30
				80	玻璃体 41	30

Cutz 认为微波对活体组织的影响是通过热效应和非热效应。非热效应也可引起活体组织一系列变化。Carpeter 等认为微波辐照有的损伤有累积（accumulation）作用。也有认为每日微小剂量短时间重复辐照蓄积作用引起的改变在临床上一时难以认定。

高功率大剂量微波的热效应强大，在动物实验中曾见大功率微波辐照可迅速使晶状体凝固，整个晶状体全部白色浑浊。动物实验中，一般较小的剂量多次辐照可在数小时或多天后使晶状体逐渐发生不同部位、不同形态不同程度的浑浊，并在辐照过程中加重。

低功率微波在实验中使动物体温升高的热效应不明显或测不出，但晶状体也发生了局部的细小浑浊，并会逐渐增多、扩大、加重。这可能主要是非热效应起了全面的复杂的损伤作用。近年，有认为应重视非热效应作用。

动物实验中发现低功率微波可致晶状体损伤。李昌吉（1996）报道以 30mW/cm² 低功率微波辐照兔眼，每天 4 小时，连续辐照 1 个月，没有明显热效应。但在电镜下见到晶状体超微结构有改变。

叶娟，姚克，吴仁毅等（2001）报道，以低强度微波 10mW/cm² 辐照兔眼，在透射电镜下发现兔眼晶状体上皮细胞超微结构发生改变。叶娟（2002）报道，以功率密度 10mW/cm² 微波辐照兔眼，在透射电子显微镜下观察到晶状体上皮细胞早期凋亡。所以低功率密度微波的生物效应不可忽视。

在动物实验中发现晶状体受微波损伤在出现裂隙灯显微镜下才可见的浑浊之前，已有只能在电镜下才能发现的超微结构改变。

微波的影响可致白内障和视网膜病变外，还可发生眼睑灼伤、角膜溃疡、房水浑浊、玻璃体浑浊等，但近年的文献报道多是关于晶状体损伤方面的，而视网膜微波伤报道很少，其他如角膜、眼睑等方面微波伤的报道仅偶见于有的动物实验。

第三节　晶状体微波损伤

（一）微波白内障阈值

微波致晶状体损伤发生微波白内障（microwave cataract），微波白内障阈值（microwave cataractogenic threshold）有功率密度方面和温度方面。

1. 功率密度方面的微波白内障阈值　现一般认为微波致白内障的功率密度阈值为：单次微波辐照为功率密度 100mW/cm²。Richardson 等（1948）以 10 000MC，脉冲波，辐照兔眼 5 分钟致白内障。Biddle 和 Clark 以 2 800MC 脉冲波，功率密度 200mW/cm²，辐照兔眼 60 分钟致白内障。Williams 等（1955）以频率 2 450MC，连续波，功率密度 290mW/cm²，辐照兔眼 90 分钟致白内障；另以 590mW/cm² 辐照兔眼 50 分钟致白内障。Hitenings 等（1975）发现 300mW/cm²，15 分钟，兔晶状体出现空泡、浑浊。Kramart（1978）以频率 2 450MHz 微波辐照兔和弥猴（macaque）致急性微波损伤，测出兔眼白内障阈值的功率密度是 180mW/cm²，弥猴眼白内障阈值是 500mW/cm²。Andraw 认为动物实验白内障发生需大于 100mW/cm² 的功率密度。Kramer，Cuy 和 Lin（1975）以功率密度 150mW/cm²，微波辐照动物 100 分钟，在裂隙灯显微镜下发现晶状体有浑浊。Hilton 等（1980）报道，兔眼白内障阈值是 180mW/cm²，

140 分钟。Clegg 和 Lovin（1980）报道微波白内障绝对阈值为 120mW/cm²。Carpenter 认为 2 450MHz 微波连续辐照可致白内障的最低功率是 80mW/cm²。李昌吉等（1988）认为一次辐射引起动物发生微波白内障的阈值为功率密度 100mW/cm²。以上动物实验显示致晶状体浑浊的微波辐照功率密度各有不同。

微波致白内障除与微波功率密度大小相关外，与微波频率、辐照时间也有关。另外，各类动物之间，动物与人之间，及个体之间也可能有差异。

2. 温度方面的微波白内障阈值　Carpeter（1959）发现晶状体浑浊的临界温 50℃。Kramer, Emery, Cuy 和 Lin（1975）认为晶状体温度升高至 41℃是在裂隙灯显微镜下可见晶状体浑浊的阈值（threshold value）。Elder（2003）认为晶状体温度升高达到 41℃可致白内障。

Carpenter 等（1960）认为低于阈值的微波多次重复辐照对晶状体有累积的破坏作用。有关动物实验报道提示，兔和猴致白内障的温度有明显差异。可能与眼的解剖位置不同，对微波的吸收不同。同类动物也有不同，个体间也有差异。周游和钱焕文（2004）认为非灵长类动物实验结果应谨慎地推论及人。

（二）微波白内障发生机制

正常的晶状体除了有规则排列的透明纤维和无血管之外，晶状体正常功能的维护是依赖复杂的新陈代谢。例如晶状体囊的弥散、渗透与房水中一些物质进行交换或平衡，吸取房水中营养物质，排除代谢产物。以上各方面如受到微波辐照的任何扰乱，都可能导致晶状体发生不同形态及不同程度的浑浊。

微波白内障发生机制（mechanism of microwave cataract formation）研究尚不全面，现有以下几方面报道：

Kauffman（1971）认为微波白内障是微波穿透晶状体由微波能量（microwave energy）所致。Cutz 指出是微波的热效应和非热效应对组织的影响。

当微波功率很强大时热效应可使温度迅即升得很高，瞬间使晶状体蛋白质完全凝固。

功率密度低的微波热效应微小或测不出温度升高，但长期辐照晶状体还是可能受损，初始仅是细小点状浑浊，以后逐渐增多、扩大，或出现条状、片状、羽状、弥漫性浑浊。受低剂量微波长期辐照，最后有的晶状体后皮质浑浊更重。可能主要是非热效应所致。

Daily 等认为，晶状体内酶的活性在微波辐照下并不减低。但当眼受到微波严重损伤时，焦磷酸酶（pyrophosphatase）的活性下降。在完全形成白内障时，晶状体中磷酸酶活性几乎完全消失。Jayner 报道，动物在微波辐照下，晶状体皮质中和晶状体核中谷胱甘肽（glutathione）减少，晶状体皮质中羟基肽酶（hydroxyl peptidase）和氨肽酶（aminopeptidase）的活性增加。

Weiter, Finch, Schultz 等报道，微波对培养的兔晶状体辐照可使晶状体内抗坏血酸（ascorbic acid）含量减少。并认为抗坏血酸水平下降是微波白内障早期的特征之一。

Kinoshit 等（1960）报道，以功率密度 280mW/cm² 微波辐照兔眼 8 分钟。18 小时后兔眼晶状体透明，但兔眼晶状体中抗坏血酸显著下降，比没有受微波辐照的兔眼晶状体中抗坏血酸平均水平降低 23%，而谷胱甘肽浓度没有变化。显示晶状体受微波辐照后抗坏血酸降低在晶状体生化改变中是很敏感的，并且抗坏血酸降低发生晶状体出现浑浊之前。

Van Ummerser 等认为微波辐射可影响晶状体上皮细胞，细胞分裂和 DNA 合成受抑制，随后细胞分裂活力增加。

Oosta 等报道用 300mW/cm²，微波辐照兔眼，每天 20 分钟，2 天后，用电泳法检测晶状体可溶性蛋白质分布情况，发现晶状体皮质蛋白质样本有明显地向高分子量成分转移现象。

李昌吉等认为微波可致生物膜渗透性增高。房水渗透入晶状体，晶状体纤维水肿排列混乱，导致晶状体浑浊。还引起晶状体生化和电解质紊乱等系列改变。晶状体上皮损伤是导致晶状体浑浊的重要原因。

Cutz 认为非热效应可引起组织内一系列变化。如钙离子（Ca⁺⁺）的波动。Pall（2015）认为电磁辐射可使细胞内钙通道阻断。Cutz 认为有些致白内障因子（cataract-causing agents），如四氧嘧啶（alloxan），半乳糖（galactose）起了致白内障的协同作用。

王凯军等（2003）报道以频率 2 450MHz 微波，连续波，对体外培养兔眼晶状体连续辐照 8 小时功率密度高于 1mW/cm² 可致体外培养兔晶状体中可溶性蛋白质（water soluble protein）降低，碱溶性蛋白质（alkali soluble protein）比例升高。这可破坏晶状体透明性和屈光性。

王凯军，姚克，鲁德强等（2007）报道，微波辐射 >1.00mW/cm² 时，体外培养晶状体中可溶性蛋白质比例降低等改变可破坏晶状体的透明性。

Lipman 等（1988）对微波白内障形成的过程做出以下的概述。

（1）微波辐照热效应导致以下改变：①不耐热保护性蛋白质和辅助因子（cofactors）的活性下降。进一步发展为蛋白质氧化，晶状体细胞膜 Na⁺/K⁺ 泵活性下降，致 Na⁺/H₂O 流入（influx）细胞，致晶状体细胞肿胀（swelling）；②晶状体细胞蛋白质凝固变性，晶状体蛋白质分布变更；③蛋白质中巯基（sulfhydryl group）转化为双硫键（disulfide bond），蛋白质凝固，蛋白质变更分布，同时晶状体细胞膜 Na⁺/K⁺ 泵破坏。以上最后均导致白内障。

（2）微波辐照热效应改变另一途径：①晶状体蛋白质凝固变性；②晶状体细胞膜破坏，Na⁺/K⁺ 泵活力下降，Na⁺/K⁺ 流入细胞，晶状体细胞肿胀，晶状体细胞蛋白质聚焦改变分布；③不耐热保护性蛋白质及辅助因子，蛋白质重组，自由基形成，谷胱甘肽减少；④晶状体细胞膜破坏，Na⁺/K⁺ 泵活性降低，Na⁺/H₂O 流入细胞，晶状体细胞肿胀，晶状体细胞蛋白质聚集，晶状体细胞蛋白质改变分布。以上几种演化过程最后都导致白内障。此为 Lipman 等从微波热效应方面解析白内障形成的几种过程。

晶状体蛋白质结构中有稳定性较差的双硫键。蛋白质结构中双硫键多少对耐热性有影响。微波辐照的热效应某种程度可能会导致晶状体蛋白质结构发生变化而失去活性。

常温生物可致蛋白质变性的温度约为 56℃。蛋白质有很多种，可致变性的温度有差异。Lipman 等阐述了微波热效应使晶状体蛋白质发生的一系列改变最后均导致形成白内障。Osbarne 和 Frederick 以波长 12cm 微波辐照狗眼，玻璃体温度比常温升高 3.7℃～14.6℃。Kramart 等以 2 450MHz 微波，300mW/cm²，SAR 276W/kg 辐照兔眼 200 分钟，晶状体后玻璃体温度升高到 43.0℃。孙民德以波长 12.5cm 连续波，200mW/cm²，辐照兔眼，15 分钟，兔眼玻璃体温度由 38℃升高至 49℃。至于温度升高到什么程度晶状体蛋白质开始变性？狗、猴、兔等动物和人眼晶状体蛋白质发生变化的临界温度是多少？这尚待进一步研究。但当微波功率密度低，产生的热效应不明显或测不出温度升高时对晶状体有何影响尚不明确。有人以非热效应的影响来解析。

在微波辐照下，组织电解质分子在电磁场作用下极快地变换方向，分子极快地运动产生热。所以，在微波作用下，热效应必然存在。但热效应大小与微波频率、功率密度及辐照距离与时间有关。低功率密度微波辐照下热效应产生的温度低，甚至测不出温度升高，在这种情况下组织细胞的损伤就难以热效应来解析。

关于低功率密度微波导致报道致晶状体上皮细胞（lens epithelial cells，LECs）损伤已有多家实验报告。叶娟，姚克，鲁德强等（2003）报道，5mW/cm² 和 10mW/cm² 低功率微波可使兔眼 LECs 发生不可逆损伤。姚克，王凯军，许健等（2004）报道，频率 2 450MHz 功率密度≥0.5mW/cm² 微波可阻断兔眼 LECs 周期及对相关基因表达发生影响。王凯军，姚克，谭健等（2007）报道，以频率 2 450MHz，功率密度 2.0mW/cm² 和 5.0mW/cm² 微波连续辐照兔眼 LECs 8 小时，晶状体水化程度增加。这些实验结果说明低功率密度微波对 LECs 损伤是明显的。

有报道在动物实验中发现可破坏晶状体上皮细胞 DNA。

Chavdoula 等（2010），以 GSM-900Mhz 手机射频辐照果蝇（drosophila），实验中没有观察眼部，但有别的器官组织细胞 DNA 分裂（fragmentation）。

Yao 等（2008，2009）报道，功率密度 10mW/cm² 低强度微波辐照，可致兔眼的晶状体上皮细胞（lens epithelial cells，LECs）和培养的人眼 LECs 损伤，破坏 DNA。

微波的生物效应对晶状体损伤的机制复杂，是多方面的，有些尚未完全明确，尚有待深入研究。

（三）微波白内障形态

动物实验发生的微波白内障形态（microwave cataract morphology）动物实验中出现的晶状体浑浊形态复杂而多样可能与辐照微波的频率/波长、功率密度、剂量、时间及多次辐照的蓄积作用及被辐照的受体（动物种类不同，同类动物个体不同）等有关。

人眼微波白内障的晶状体浑浊如后期主要出现在后皮质或后皮质浑浊较明显，这可能是由于很多工业等方面应用的微波多是波长 12.5cm、10cm 或近似波长有关，Richardson 等（1950）动物实验中曾测出波长 12.25cm 微波的热点在晶状体后面部分。

动物实验为了能在较短时间内观察到晶状体浑浊的发生，常是对动物致以急性微波辐射或亚急性微波辐射，出现的晶状体浑浊可能多是大片的。如剂量小，在较短时间内分多次辐照，所见到的晶状体浑浊慢慢逐渐出现，起初多是点状，斑状，也有线状、条状、羽毛状、片状，或弥漫性浑浊等各种更多更重的浑浊表现。如剂量微小，长期辐照后可能仅出现晶状体较密集的、大小不一致、白色小点状浑浊。也有仅只有少数白色细点状浑浊散在，或（在放大镜或裂隙灯显微镜下）未见浑浊。

在晶状体浑浊过程中，多伴有空泡、彩虹等。这些是晶状体发生浑浊过程中常伴有的一般改变。Washington 和 Georg（1972）曾对受微波辐照者的晶状体浑浊包括空泡、虹彩进行调查，从其统计的数字对比看来空泡、虹彩不具有特征性，并非微波白内障所特有。

1. 实验性微波白内障形态　曾以微波 100mW/cm²，波长 10cm，连续波辐照兔左眼，观察 39 天，晶状体出现几种形态不同的浑浊，由少增多，由轻转重（图 36-3-1～图 36-3-4）。Dail 等（1948）报道用波长 12cm 微波辐照狗眼，狗眼晶状体出现玫瑰花瓣状（rosette）及其他无定形的大片浑浊。Williams 等（1955）用波长 12.3cm 微波，连续波，辐照兔眼。58 只兔中，有 32 只兔（55.17%）晶状体出现浑浊。这 32 只兔眼的晶状体浑浊有 3 类形态：①微细点状浑浊（minimal opacities）11 只兔（34.37%）；②局限性浑浊（circumscribed opacities）7 只兔（21.88%）；③弥漫性，不规则浑浊（diffuse, irregular opacities）14 只兔（43.75%）。Seth 和 Michaelson（1965）报道，兔眼在 2 800mC/s 连续波，功率密度 160～240mW/cm² 辐照 10～60 分钟。在 220～240mW/cm² 辐照 60 分钟后，兔眼晶状体很快出现几种不同形态的浑浊。其中有的呈不均匀的黑色浑浊（black opacity）。另外有些呈弥漫性浑浊（diffuse opacity），全部晦暗（completely opaque）的浑浊，薄雾状（hazy）浑浊，珍珠样（pearly）浑浊，突起地缝线状小黑色浑浊（prominent sature line and small black opacity），有的黑斑点增多，密集成为新月形（crescent-shaped）。Michaelson（1971）报道以频率 2 800MHz 微波，功率密度 700mW/cm² 辐照狗眼，在辐照开始后的 4、7、26、64、92、210、240 和 330 天观察狗眼晶状体浑浊。发现狗的两眼晶状体浑浊由少增多，浑浊形态有细点状、斑状、细线状、树枝状和半侧羽毛状等 10 多种形态。他绘出 16 个图表达微波辐照不同天数出现的各种不同形态的浑浊。其中有的浑浊在下次观察时已消失（可逆性浑浊）。Kramart（1978）以频率 2 450MHz 微波，功率密度 100mW/cm² 辐照兔眼。先是在晶状体后皮质出现条状乳白色样（milky）浑浊。以后沿着晶状体后缝出现空泡。在继续强辐照下，晶状体皮质浑浊呈渐进性发展。黎勉勤和金锡鹏（1983）报道，用频率 2 450MHz，连续波，直接照射 4 只兔眼球。120mW/cm²，每天 60 分钟，共 15 天。有 3 只兔眼晶状体在 7～10 天出现浑浊。浑浊在晶状体后囊，裂缝周围出现小泡。随继续照射，晶状体浑浊加剧。晶状体后囊浑浊扩大加重，并向皮质扩展。孙民德等（1984）报道以频率 2 450MHz 微波，连续波，以功率密度 110mW/cm²，辐照 5 只兔眼。以功率密度 130mW/cm² 辐照 7 只兔眼。7～14 天兔眼晶状体后皮质出现浑浊。初起是在晶状体后缝及其周围及后皮质有点状浑浊和水泡，并渐增多。有的融合成片，有的分布在后囊周边部。有的前皮质有同样浑浊。有的晶状体前皮质出现花瓣样（三瓣）浑浊。最后晶状体全浑浊。李昌吉（1996）报道，微波白内障形成过程首先是从晶状体后缝和赤道部皮质形成细小颗粒状浑浊，水泡或空泡。并有聚集成纹状，或羽毛状浑浊。逐渐向晶状体后皮质移行，形成蜂窝状浑浊。王凯军等（2003）以频率 2 450MHz 微波，以 5 种不同强度辐照体外培养的兔晶状体，连续波，辐照 8 小时。随微波辐射强度的增加，晶状体透明度逐渐下降。经功率密度 5mW/cm² 辐照者，晶状体出现明显的片状浑浊。Dovrat 等（2005）观察到微波辐照后，随微波的辐照，动物眼沿着晶状体缝线出现微小的水泡。

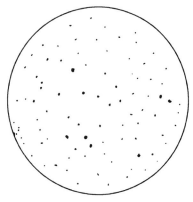

图 36-3-1 微波辐照致兔眼晶状体发生浑浊

微波波长 10cm,连续波。100mW/cm² 每天辐照兔左眼 1 分钟;10 天后,晶状体后皮质和前皮质出现弥漫性细小点状白色浑浊。其中,有 10 多颗稍大的白色浑浊

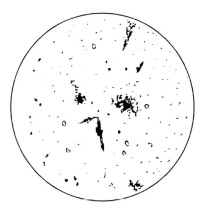

图 36-3-2 微波辐照致兔眼晶状体浑浊

微波波长 10cm,连续波。100mW/cm² 每天辐照兔左眼 1 分钟。18 天后,晶状体后皮质和前皮质除弥漫性细小点状白色浑浊外,还有成片的雾状浑浊、斑状浑浊和白色条状浑浊

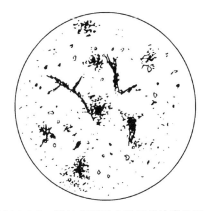

图 36-3-3 微波辐照致兔眼晶状体发生浑浊

微波波长 10cm,连续波。100mW/cm² 每天辐照兔左眼 1 分钟。28 天后,晶状体后皮质和前皮质有较多的片状、雾状、斑状、条状、树枝状浑浊,后皮质浑浊比前皮质浑浊显著

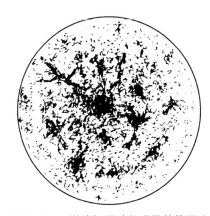

图 36-3-4 微波辐照致兔眼晶状体浑浊

微波波长 10cm,连续波。100mW/cm² 每天辐照兔左眼 1 分钟。39 天后,晶状体前后皮质均明显浑浊,以后皮质为重。后囊下呈浓密的不均匀地,不规则地,似盘状的浑浊。第 40 天兔死亡

2. 人眼微波白内障形态 Zaret 等(1976)报道 1 例 45 岁女性,被非电离辐射致左眼发生囊性白内障,表现为左眼晶状体后囊和囊下附近紧靠的部位发生浑浊。Zaret 等曾对晶状体浑浊照相,1976 年把此非电离辐射白内障照片在期刊上发表。楼苏生(1979)报道某工厂微波作业车间工作人员普遍性两眼晶状体有较密的、大小不一的白色点状浑浊。Aurell 和 Tengroth 在调查微波作业人员中发现晶状体皮质下有密集细小点状浑浊。并认为此浑浊点的直径超过 0.5mm 者应考虑为微波白内障。

丁淑静和朱秀安(1981)报道在微波作业人员 450 人调查中发现了 3 例白内障。其中有 1 例女性,36 岁,工龄 11 年,暴露在波长 3～10cm 的微波下,连续波,功率密度 300～600mW/cm²,左眼晶状体后囊下皮质整个呈灰白色蜂窝状浑浊。戴淑芳(1994)对微波作业人员进行调查。工作场的微波辐射功率密度最大 800μW/cm²,最小 20μW/cm²,通常是 100μW/cm²,300μW/cm²。142 人中有 108 人(76.05%)有细小点状浑浊,雪片状、泡状,另在晶状体前囊下有片状,网状浑浊。孙美珂(1982)对微波作业 107 人调查,工作场功率密度 30～100μW/cm²,无屏蔽,晶状体浑浊的形态有点状、片状、条状、冠状、锅巴状。汤喜成(1983)调查微波作业者晶状体浑浊形态为点状、片状。杨通寿(1990)报道对受微波辐照 191 人检查,晶状体浑浊形态为晶状体皮质中有白色点状,条状浑浊。

微波辐照所致白内障在早期,轻度时多为点状,以后逐步加重过程中可出现片状、条状、羽毛状及

弥漫性等多种形态各异的浑浊，微波白内障从初发到后期形成过程中可出现多种多样形态。晶状体浑浊后期的部位和形态可能与频率/波长有关。

（四）微波白内障的诊断

微波白内障属于职业性眼病。微波白内障诊断处理应遵守国家有关法规。

我国于2010年3月10日发布了中华人民共和国国家职业卫生标准（GBZ 35-2010）《职业性白内障诊断标准》，自2010年10月1日起实施。

此标准负责起草单位：中国疾病预防控制中心职业卫生与中毒控制所、北京大学眼科中心。本标准主要起草人：周安寿、朱秀安和俞文兰等。

标准包括几种职业的白内障诊断与处理原则。文件的附录A中说明，把微波白内障包括在内。其中规定有诊断原则，诊断分期和处理原则。

1. 诊断原则　有受到超过限值的微波辐照史。

2. 诊断分期　依照《职业性白内障诊断标准》（GBZ 35-2010）的规定分为三期：①初发；②发展；③后期。

在微波作业车间调查中发现，受低场强微波长期辐照的人员中的晶状体浑浊多符合此分期的描述和发展过程。

微波白内障的晶状体浑浊在临床发现一般为白色。在动物实验报告中多为白色或没特别指出是什么颜色（只描述晶状体发生各种形态的浑浊）。但是，1965年Seth和Michaelson报道在微波辐照兔眼实验中发现晶状体出现浑浊中有一种是不均匀的黑色浑浊（black opacity）呈线状或黑斑点状，有的黑斑点密集形成新月形。

从动物实验中观察到微波所致晶状体浑浊多种多样，晶状体浑浊形态并无特征性。

微波致晶状体浑浊的部位可能与微波的波长有关。波长12.5～10cm为主的微波热点在晶状体后部，发生的晶状体浑浊可能以后部为主，晚期时晶状体后皮质、后囊下浑浊相对较重，可能出现蜂窝状或锅巴样浑浊。波长8.25cm为主的微波的热点在晶状体前部，所致的晶状体浑浊可能在晶状体前部较重，到晚期这种差别可能较明显。如微波的波长为3～12.25cm，则晶状体浑浊的主要部位和形态可能为混合型。

3. 处理原则　对症治疗，按白内障常规治疗处理。需进行劳动能力鉴定者，按GB/T 16180处理。

微波白内障临床诊断是依据微波辐照史和晶状体浑浊现象。但在晶状体出现浑浊前，有的已可能发生超微结构改变，这在裂隙灯显微镜下是不可能发现的。李昌吉等（1988）以2 450MHz微波，30mW/cm²辐照兔眼。在裂隙灯显微镜下未见晶状体浑浊，但在光镜和电镜下已具有明显的病理改变。叶娟、姚克、鲁德强和姜槐等（2001）报道，用2 450MHz微波，距离33cm，功率密度10mW/cm²辐照兔眼，每天辐照3小时，连续10天，共30小时。兔眼LECs超微结构发生改变。根据以上重要发现，应考虑在裂隙灯显微镜下见到晶状体浑浊之前，可能有在裂隙灯显微镜下尚不能发现的潜在（已有超微改变）过程。因此，对受微波意外大剂量辐照或小剂量长期辐照者，虽在裂隙灯显微镜下未见晶状体浑浊，建议进行较长期的观察。

第四节　视网膜微波损伤

自从发现微波对晶状体损伤，也渐关注到视网膜。有的动物实验在观察晶状体时也同时检查了视网膜。对微波作业者的晶状体浑浊检查时，有的也检查了眼底，发现了一些视网膜损伤的表现。

1. 视网膜微波损伤动物实验所见　Paulsson等（1979）报道，以3.0GHz微波，脉冲波，SAR 30W/kg，距离3cm，辐照兔眼视网膜。视网膜温度升高至40℃。眼底检查无明显改变。组织切片光镜未见明显改变。但电镜下见视网膜神经元退行性变。

Yee（1983）报道，以3.0GHz微波，脉冲波，平均功率密度70mW/cm²，一次性辐照3～4小时。即刻暗适应 ERG 的 b 波辐值降低，C 波值升高。30 分钟恢复（可逆的功能性改变）。

李昌吉（1988）报道，以 27mW/cm²，高强度微波一次性辐照兔眼 2 小时。视网膜神经纤维层和节细胞层局灶性崩解，色素上皮消失（此兔眼同时发现角膜溃疡和白内障）。

Kues 等（1992）用微波脉冲波辐照弥猴眼黄斑部，发生视网膜脱离。组织切片，光镜见视网膜感光细胞核融解，感光细胞外节退行性变，色素上皮固定，视网膜外层血管增生。

Lu 等（2000）报道，用 1.25GHz 微波，脉冲波，用 4.3W/kg、8.4W/kg、20.2W/kg 3 种不同剂量近距离辐照猴眼。以检眼镜和荧光造影观察眼底无异常。8.4W/kg、20.2W/kg 两组的闪光 ERG 的 b 波幅值升高。提示这 2 种剂量辐照下，有可逆的视网膜功能改变。

杨瑞华等（2000）报道，以频率 2.856×10⁹Hz 微波，平均功率 80mW/cm²，脉冲波，辐照家兔培养细胞。培养 72 小时，辐照时间分别 0、10、30、45 分钟。结果是视网膜神经节细胞脂质过氧化损伤，认为脂质过氧化反应可能是视网膜损伤的作用机制之一。

陈鹏等（2001）报道以高功率微波，平均功率密度 100mW/cm²，峰值功率密度 200mW/cm²，时间 20 分钟，辐照大鼠。引起大鼠视网膜视杆细胞外节蛋白质的二级结构改变。

魏爱民（2012）报道，以平均功率 90mW/cm² 微波，脉冲波对培养的大鼠细胞辐照 20 分钟，SAR 为 6.2W/kg，见视网膜节细胞凋亡明显增多。

在动物实验中，当微波强度尚未致晶状体浑浊的情况下，视网膜已有功能性或器质性损伤。若仅是功能性损伤眼底检查无异常，如 ERG 有改变在短期可恢复。当视网膜受到大剂量微波辐射致视网膜严重损伤者，可导致视网膜退行性变。微波对视网膜的损伤与微波的功率密度大小及暴露时间长短有相应的时效关系。

从动物实验中发现，在检眼镜可见的眼底发生改变之前，已有在电镜下才可发现的超微结构改变。

2. 人眼视网膜微波损伤所见　Zaret 等（1976）报告 1 例非电离辐射致视网膜病变。患者男性，55 岁。受非电离辐射致左眼损伤，左眼视盘与黄斑之间视网膜有一色素退行性病改变（pigmentary degenerative change）。

曾有微波作业车间一电工（男，33 岁）在调试设备的离子器时，人与机相距约 100cm，忘记用微波防护镜。设备的微波源频率（915±25）MHz。他正在朝离子器观察时，突发意外，波导（waveguide）上一个部件脱落，当时有瓦（W/cm²）级的微波泄漏。受到时间约半分钟辐射，他顿时眼花、心慌。正在现场（考察眼部微波安全）站在他左侧边上的眼科医生楼苏生，在约 2 分钟内即用随身携带的手持裂隙灯显微镜和检眼镜对他进行检查，发现右眼视盘发红，边缘模糊，视网膜动脉静脉稍扩张，在检眼镜下未发现其他改变；而左眼底正常。事后追问病史，无眼外伤或其他眼病史，无颅脑疾病史。此为微波作业车间设备偶发意外致微波辐照人眼当场即时发现眼底改变的个例。

孙美珂（1982）调查微波作业者工作场所，场强 30～300μW/cm²，无屏蔽。在 107 人中，有 21 人的眼底有改变，以视网膜小血管痉挛及小出血点为主。

汤喜成（1983）报道对接触 1～15μW/cm² 的人员（每日工作 8 小时）发现视网膜动脉变细，及陈旧性黄斑部渗出斑。

陈则行（1993）等对在低强度（10mW/cm²）微波辐照下长期工作 413 名微波作业人员进行检查，发现有的视网膜黄斑部有色素改变。

长期暴露在低强度微波下的工作者，眼底检查常有部分人有视网膜各种病变。但临床上对这类调查中发现的视网膜病变的致病因素很难界定。

第五节　微波眼损伤的防护

微波眼损伤的预防关键是做好预防保护，避免或减少被过量的微波辐照。

微波防护（protection of microwave）要有整体观念，首先应从整体进行防护，眼部防护仅是整体防护的一个部分。但是，当在眼部可能受到微波照射或眼部受到照射微波功率密度较大时，应重点对眼部进行妥善的防护。一般情况下受微波辐射，位在人身体上方前面的眼部首当其冲，必同时被辐射。

眼部的防护要根据当时的环境、条件的具体情况，采取以下的综合措施。

（一）控制微波辐射

屏蔽微波源。减少微波辐射强度。根据具体情况采取相应的措施。

（二）对躯体的防护

防止微波对人体的损害要有整体观念。有需要时，应穿微波防护服（microwave protective clothing）。防护服要有合格的屏蔽能力（屏蔽能力是指对各种频率的屏蔽能力），并要有良好的舒适性和耐用性。

（三）对眼的防护

1. 铜丝网眼罩（copper wire gauze patch）　是用直径 0.07～0.14mm 的黄铜丝网制成。网眼为 560～180 目 /cm²，要求可衰减微波 -30db.

当 $d=\dfrac{1}{4}$ 时，屏蔽效果最好。

d 为铜丝网眼孔长，l 为波长。

此种防护微波的铜丝网眼罩不会明显影响视线，不妨碍操作。且可防止和缓冲眼部被撞击或异物飞溅，还有机械性防护作用。此种微波防护眼罩虽较原始，但防护微波效果可靠，且耐用不易损坏。

汪峰（2014）用高功率微波，频率 9.37GHz，波长 3.2cm，辐照用铜丝网屏蔽的家兔眼部 15 分钟。兔眼用网眼密度 480 目 /cm²，网眼边长 0.45mm，对角线长度为 0.6mm 的铜丝网屏蔽。微波辐照后，兔眼视网膜病理切片，在光镜下未见明显的病理改变。此实验证明铜丝网屏蔽防护微波辐射有一定的效果。

2. 微波防护眼镜（microwave safety goggles）　镜片用玻璃或树脂制成，内侧表面喷涂二氧化亚锡或别的金属薄膜。在镜片表面形成多层导电膜以屏蔽微波。也有用硅元素和贵金属氧化物合成者。

此种眼镜采用可吸收微波的塑料制成宽边的框架，框架加有铜丝网。要求对波长 3～5cm 波段微波衰减不少于 -30db。镜框四周也应屏蔽。如镜框四周不屏蔽，反射的微波可能从侧方射入眼，或射至镜片后表面再反射至眼。

3. 多功能防护眼镜（multifunction protection goggles）　是可用于防微波、防激光有多种用途的防护眼镜。

罗振坤等（2011）设计出可以防激光、防微波并可探测激光报警的复合式防护眼镜。

此防护镜分前、后两组：前面一组镜片用于防可见光和紫外线段激光；后面一组镜片用于防红外波段激光、微波。可以分开使用，也可双镜组合使用。此镜防微波部分是采用金属导电材料对微波高性能屏蔽作用的原理，在玻璃基质材料上镀上高透明的特种金属膜。其镀层热压在组合镜片的夹层内。

此防护镜体积小，重量轻，有几种功能。适合在某些相关工作和特殊环境中应用。

4. 微波防护面罩（microwave protection mask）　用有机玻璃镀铝或其他金属的微波防护面罩，可衰减微波 -15db～-30db。

5. 眼部防微波用具对衰减微波的要求　用于防微波的眼罩或眼镜，要求衰减微波 -30db

$$-\mathrm{db}=10\,{}^{\lg\frac{\rho_2}{\rho_1}}$$

ρ_1 为原来功率密度，ρ_2 为衰减后功率密度。

由此以上公式算出：$-30\mathrm{db}=10^{-3}$

即：微波衰减 -30db，表示可将微波的原来功率密度衰减至原来的 1/1 000。这是相当有效的衰减（表 36-5-1）。

表 36-5-1　微波功率密度衰减程度

衰减 /db	微波衰减至原来功率密度
−20	1/100
−30	1/1 000
−40	1/10 000
−50	1/100 000
−60	1/1 000 000

（四）微波防护中容易疏漏的问题

1. 平时易发生的防护疏漏　在日常生活、学习及工作中常有微波辐射的电器。有的通信部门、工厂、研究所及某种特殊部门的微波设备有的有较强的微波辐射。这些微波辐照在工作和生活中是不可避免的，辐射功率大，非近距离接触、受微波辐照时间不长者，一般不会对人体产生不良影响。但辐射功率大、距离近、受微波辐照时间长或短时间频繁多次密切接触，是可能对人体发生不良影响。但因有的人不了解微波的特性与生物效应，而未能加以预防。所以，进行微波安全的卫生宣传教育非常重要。

2. 常查设备的泄漏　现代的微波作业主要设备一般屏蔽良好，微波泄漏（microwave leak）很小，一般在 $10\sim40\mu W /cm^2$ 之间。但有些个别部位如偶有泄漏且功率密度较大，而这种部位平时不大会去检查（用仪器测定），这种泄漏无形中会影响人体。在工厂微波作业车间及研究室等有关部门最易发生较大的微波泄漏的部位有以下几种：

（1）波道的泄漏：波导（waveguide）是磁控管（magnetron）发射出的微波输送到微波设备的通道。是用金属管道，开机时波道中有正在输送的大功率微波。如在不引人注意的部位泄漏出大功率微波，当有人走过或站立附近就会无形中被辐射。所以，对有关车间、实验室的微波设备的波道要常定期用仪器检测有无泄漏。

（2）屏蔽室的门：有的实验室或工厂微波作业车间有电磁屏蔽室（electromagnetic shielded room）。屏蔽室是防止微波辐射对人体伤害或隔离外界电磁干扰以保证屏蔽室的电子设备正常工作，提高检测结果的准确性。有的是为了确保信息安全，防信息泄露。屏蔽室由磁性材料制成。屏蔽室的金属外壳一般用金属平板、带孔金属板、金属丝网、金属板与金属丝复合或蜂巢形金属网等制成。屏蔽室的门一般用 0.4mm 厚镀锌铁皮制成。门扇与门框搭接处用外包紫铜丝的泡沫塑料压缝条以阻止电磁波出入。如屏蔽室内有功率密度大的电磁波在辐射，则要防止微波从门里向外泄漏而伤人。以下两种情况最容易发生微波泄漏。①屏蔽室门没关紧。当屏蔽室内有大功率微波辐射时如屏蔽门不能自动关紧密闭时，进出的人把门随手一撞没把门关紧而留有一条不为人注意的窄缝。这小小的窄缝对微波来讲是宽敞的大道，以致微波大量泄漏。②门扇与门框搭接处的压缝条部分被损或脱落，看似很小的缺口却可使微波泄漏。以上两种情况很易发生且常被疏忽。此是在场工作人员应多加注意的。

（五）手机的辐射

手机射频辐射是微波，因此本章也把有关手机辐射包括在内。1902 年美国 Nathan Stubblefield 制成无线电话。1938 年美国贝尔实验室（Bell Laboratory）制造出移动电话（mobile telephone）。1972 年美国摩托罗拉公司（Motorola lnc）的 Martin Cooper 制造出便携的移动电话。1983 年摩托罗拉生产出"大哥大"（Dyna TAC 8000X）。当时的"大哥大"体积大，质量重，价很贵。仅极少数人能拥有。经不断创新改进，生产出了多种多样的，较小较轻的手机。但这个阶段的手机只能应用 1G（1 generation）模拟通信，仅能传输语音（打电话）。所以在那个时代，用手机的人只是少数，用手机的人开机的频次低、时间短，人体受到射频辐射少，受微波辐照的影响很小。

大约在 1991 年进入 2G，可以传输文字（发短信）。2001 年前后进入 3G，进入了互联网时代（可传输图片）。约 2008 年开启了 4G，实现了视频化，最大的特点是速率显著提高。2019 年，5G 突起。一种新型的，高频段带宽（bandwidth），基站支持海量链接，传输速率极快，低延时。密集网络，设备之间直接通信,进入了物联网时代。

美国1911年创立的全球最大的主要从事信息技术的国际商业机器公司（International Business Machines Corporation，IBM）在1993年与美国最大Bell South合作首创了智能手机（smart phone）。经多年创新发展改进,智能手机功能越来越丰富和强大,而且产品越来越轻巧、美观。有的价格也大众化。现在很多人拥有智能手机。

因为智能手机除打电话、发短信外。我国用户当今平时用得最多是微信、视频,扫二维码。拍照、摄像、导航、游戏,阅读资讯和小说也是被常用的,其他功能应用也多。由于智能手机运用4G,使用者每日被手机微波辐照的频次和时间就很多,受到微波辐照的量就大。移动通信越先进,人类使用与接触越多。人受微波辐照的机会越多。

所以,现在并非只有在工厂应用微波能的车间或其他装备操作人员才会被微波辐照。实际上,在社会上,由于广泛、频繁和长时间使用智能手机而使人体受到微波辐照的人数更多。

1. 手机SAR限值　　现在以SAR来表达手机辐射的限值。SAR可具体地表达人体吸收电磁波的程度。

国际非电离辐射保护委员会（International Commission on Non-Ionizing Radiation Protection，ICNIRP）规定手机安全容许SAR为2.0W/kg。欧洲规定手机SAR不超过2.0W/kg。日本规定手机SAR值不超过2.0W/kg（非强制标准）。

美国联邦通讯委员会（Federal Communication Commission，FCC）规定手机SAR标准为1.6W/kg. 韩国规定手机SAR值为1.6W/kg（非强制性标准）。澳大利亚规定手机SAR值为1.6W/kg（手机辐射测试需强制执行）。印度规定手机SAR限值为1.6W/kg。

我国YD/T 1644规定靠近耳边使用的手持式无线通信设备的SAR值（300MHz～3GHz频段）限值为2.0W/kg。

中华人民共和国国家质量监督检验检疫总局,中国国家标准化管理委员会在2007-11-14发布了《移动电话电磁辐射局部暴露限值》（GB 21288-2007）,2008-08-01实施。规定30MHz～6GHz范围内的移动电话不得超过2.0W/kg。

SAR值计算方法各有不同。美国、韩国、澳大利亚、印度是以1g为单位计算峰值（peak）。欧洲部分国家、日本的SAR值是取10g的平均数（10g average）。我国SAR值是以10g为单位的平均值。

2. 手机的微波辐射方式　　手机GSM系统是脉冲方式传送,手机CDMA系统是连续发射。由于基站的调制,功率会有些变动。

手机在使用时受各种因素的影响其射频辐射强度会有显著变化。例如:手机在使用时辐射大小和基站之间的距离有关,与基站距离近时手机辐射相对小,距离远时辐射相对大。另外与基站的设施有关。使用手机时所在的地理环境与某些建筑也有关系。信号不良时手机射频辐射会增强。医院有些工作室及病室内由于屏蔽或其他影响手机无信号或信号很弱,手机射频辐射也会显著增强。

3. 手机射频辐射对人体的影响　　多年来有各种不同的说法,一种是认为手机辐射对人体无害。另一种说法是手机辐射可致脑癌及对身体其他部位产生不良影响。还有说使用手机的人易发生脉络膜黑色素瘤。但目前未见伤害人身的实验报告或临床病例报道。近年国外曾有人以数千只鼠在射频辐射下（近场或远场）2年左右,发现这些实验鼠中有一些发生几种不同的癌症。认为这些鼠发生癌症其中有的可能与射频辐射有不确定关系。但射频辐射的这种生物效应对人类是否有同样风险尚无证据。

4. 手机辐射对人眼晶状体影响的实验报告　　孙丽霞,姚克,姜槐等（2006）报道,以1.8GHz手机微波短期急性辐照体外培养的人眼LECs。发现4.0W/kg辐照剂量可致培养的人眼LECs的DNA发生不可逆性损伤,此实验的发现在预防和临床上有重要意义。LECs损伤的后果是可能导致晶状体浑浊。此种LECs损伤是在裂隙灯显微镜下看不见的早期改变。

5. 手机的安全防护　　我国GB 21288-2007规定30MHz～6GHz手机不得超过2.0W/kg。生产的手机SAR值应符合国家标准。但是手机应用者也应有自我防护意识。手机应用的过程中如能自己注意

减少对人体的辐射无疑是有益的。因此,建议:

(1)减少被手机辐射:手机在拨号至接通瞬间辐射大。在拨号时,先把手机放在稍远距离(约30～50cm),当接通后,再把手机放至耳边接听。微波的衰减与距离平方成反比,增大手机与人体(特别是头部和眼部)的距离会显著减少被辐射。

(2)减少次数或缩短通话时间。

(3)手机存放:不用时不要放置在上衣或裤袋中,不要挂胸前。外出时宜放在手包中。睡觉时不要将手机放在枕头边。手机不要给儿童把玩。

(六)基站的辐射

手机进行信息传递必须要有基站。基站是交换中心,是手机之间进行信息传递的无线收发电台。

基站在地面覆盖的范围,也就是说相距多远距离设置一个基站,这取决于移动通信的载波频率。另外和地面的自然环境及用户的密度有关。

移动通信载波频率越高,其基站覆盖的范围越小。例如:4G基站地面覆盖半径约数千米,而5G基站覆盖半径仅有百米计。所以,在同样的面积里,5G的基站设置要比4G基站更多更密。

5G网络升级到三维,使网络开辟了新天地。5G强大的网速,超低的时延,将为各种智能提供支持,有些方面将发生巨大的革新。仅从医学范围内估量,将会开拓全新的空间。特别是在远程手术及急救中将会达到前所未有的及时、迅速及精准的效果。

美国对移动通信基站辐射标准是$600\mu W/cm^2$。我国对此控制很严,规定基站辐射是$40\mu W/cm^2$(GB 8702-2014)。我国的基站辐射很小,是美国的十五分之一。这数值比家用的路由器辐射还小。比手机通话时手机的辐射小很多很多。

当手机在通话时,用户所在位置与基站较近时,手机信号好,手机辐射较小;如与基站较远时,手机信号不好,手机辐射会增强很多。

(七)医院微波治疗仪器应用安全

现在临床医疗中有用于理疗和治疗肿瘤的应用微波能的仪器。在医院使用的有多功能微波治疗仪、多功能康复治疗仪、电磁波治疗仪、微波消解仪以及深部热疗仪等多种。主要在外科、妇科、泌尿科、肿瘤科、内科和口腔科等科室应用,眼科偶有用于治疗泪囊炎。

医院中有的把这类微波治疗仪器临时拉到病室的患者床旁开机使用,使用时间较长,常为5～15分钟。被治疗的患者、操作的护士及旁边病床的患者有的没有采取防护措施。

因此建议:(1)使用微波医疗仪器的医院各级管理者及工作人员要了解微波的特性、对人体的损伤及防护等有关知识。了解微波防护的必要性。(2)微波理疗及特殊治疗(如治疗肿瘤)均应在专设的治疗室中进行,且治疗室中只能设置一台治疗台(椅),不能有数台微波治疗仪器在一个治疗室内同时开机治疗。治疗室的门及壁应采用薄的金属板屏蔽。(3)不能在病室的病床边开机治疗。(4)操作人员应穿戴微波屏蔽服和微波防护眼镜。(5)要合理选择微波治疗的适应证。辐射部位要避开或屏蔽脑、眼、心脏、肝脏、胰、睾丸和卵巢等对微波伤敏感的部位。(6)要了解应用仪器的参数,测定微波泄漏的功率密度。(7)微波治疗仪器开机使用时边上不能有人看。

(八)微波防护标准

我国最早有姜槐等对微波卫生和防护标准进行了研究及报道。

我国在1989年2月24日发布了《作业场所微波辐射卫生标准》(GB 10436-89),1989年10月1日起实行。此标准中规定了卫生标准限量值。

作业人员操作位容许微波辐射的平均功率密度应符合此规定。其中连续波:一天8小时暴露为$50\mu W/cm^2$。(其他有关规定详见GB 10436-89。)

微波场强一般可用电磁辐射测量仪(1MHz～9.4GHz,10MHz～6GHz)及专业用的电磁辐射测量仪(1Hz～9.4GHz,1KHz～6GHz)等测试。

只要严格执行《作业场所微波辐射卫生标准》(GB 10436-89),适当地控制人为的辐射微波功率和辐照时间,减少被辐照就不会伤害人体健康。预防为主是最重要的。

第六节　电磁波污染

各种电子产品辐射的电磁波可对环境形成污染。

导致环境电磁波污染的人为来源并非单一的，常由于多种电器辐射的不同频率电磁波混合形成，辐射源是多样性的。

各种工作及日常生活中应用的电子产品众多。电器通电就会产生电磁波。各种电器辐射电磁波功率不同，频率不同。

在微波作业场所，除了可能有泄漏的微波，同一个环境中各种别的电器也可能辐射不同频率的电磁波。在设备配制中最常用，当中辐射较强的是电脑。

电脑辐射为低频电磁波。常和高频微波辐照的环境同时存在。

当代电脑（computer）使用非常广泛。很多人在工作、学习和生活中都需要使用电脑。

一直认为电脑主要是易致眼疲劳（eye fatigue）/视疲劳（asthenopia），已有众多文献报道。

Toomingas 等（2014）认为视疲劳的眼症状的发生率与使用电脑的工作有关。Gowvisan Karan 和 Sheedy（2015）把使用电脑所引起的电脑视觉综合征（computer vision syndrome，CVS）分为三个方面：①眼症状（ocular symptoms）：表现有眼紧张、视疲劳、眼干、眼内及眼周围痛。②视觉症状（visual symptoms）：眼看近处，中等距离或看远距离时视物模糊（调节疲劳）。③肌肉骨骼症状（musculo skeletal symptom）：表现为颈痛、背痛、肩痛及腕关节痛、指痛。

王家琦等（2018）报道在 2016-2017 年向全国一些省份（除台湾、青海、西藏、宁夏、新疆）127 所大学的学生收取有效问卷 4 848 份进行统计，男生 2 259 人，视疲劳患病率 50.2%；女生 2 589 人，视疲劳患病率 56.4 %。33.8% 学生对电子设备已产生依赖。每天使用手机、平板、电脑等 4 小时以上的达 38.3 %。舒丹（2018）在 2018 年调查杭州大学生 622 人，有视疲劳者 581 人，占 93.40%。均与长时间操作电脑有密切关系。Maducdoc 等（2017）认为电子阅读器和普通台式电脑一样也可致视疲劳。

但是还要考虑到电磁波辐射的影响。

（一）电脑的辐射

电脑辐射的电磁波频率大约 200KHz，波长大约 1 500m，频率很低，波长很长。电脑辐射的低频与微波同为电磁波。

电脑除台式电脑（desktop computer），还有笔记本电脑（notebook computer）或手提电脑（laptop computer）及平板电脑（tablet computer）等。

电脑的屏幕（computer display screen）、键盘（key board）和鼠标（mouse）都有辐射。

屏幕向前方辐射随距离的增大而迅速减弱。在屏幕前 5cm 处其辐射强度很小，在 30cm 处已几乎测不出。屏幕的侧面和后面的辐射强度比屏幕前面大。

液晶显示屏（liquid crystal display，LCD）的辐射很小，可忽略不计。

各种电脑辐射有所不同。同一品牌，同一型号的电脑辐射也可能有差异。旧的电脑比新的电脑辐射强。

电流的大小对电脑辐射强度有影响。

电脑的阴极射线管显示器（CRT monitor）、高频电子枪（high frequency electron gun）、偏转线圈（deflection yoke）、高压包（high voltage package）及周边线路都会产生电离辐射和非电离辐射、静电电场及光辐射等多种射线及电磁波。

另外，光驱（CD drive）、软驱（floppy drive）、硬盘（hard disk drive）、中央处理器冷却器（CPU cooler）、变压器均可发生低频电磁辐射。

（二）电脑辐射对眼影响

电脑对人体有几方面的不良影响：

1. 眼疲劳　视频终端（video display terminal，VDT）包括各种电脑（computer）、电子阅读器（e-reader）、3D 显示器（3D displays）及智能手机（smart phone）等多种。但日常工作及大学生中应用最多是电脑。长时间频繁操作电脑和注视屏幕不停变换的图像可致眼疲劳，此已成共识。但此非辐射伤。

2. 视网膜损伤　世界卫生组织爱眼协会（World Health Organization Eye Loving Association）在 2008 年曾发出报告说蓝光辐射会损害视力，严重者可导致失明。

电脑显示器，智能手机，辐射出的光中包含有短波蓝光。液晶显示器（liquid crystal display，LCD）一般用蓝光发光二极管（light emitting diode，LED）与黄色荧光粉混合而激发出有白色光效果的背景。所以 LCD 有短波蓝光。平板电脑是 LCD 屏，智能手机多为 LCD 屏。LED 背光源液晶电视也用发光二极管（LED）。

蓝光对眼有损伤早已有报道。近年 Grimm 等（2001），Kemt 等（2009）和多位学者提出蓝光对鼠等动物视网膜有损伤。但在工作或生活中常被忽视。LED 发出的光的效果看来是白色，并没看出有蓝光。

我们人眼看见 LED 发出是白色光。这是 LED 蓝光（450～470nm）与淡黄色荧光粉涂层发生变化而发出以黄色光为主的较广光谱。并和蓝光混合变成看起来像白色的光。所以，不要以为 LED 发出的光看来是白色的，而误以为没有蓝光。

蓝光波长各文献报道有差异。一般蓝光是指 380～500nm，其中 440～470nm 对视网膜有损害。Yuko Seko 等（2001）报道蓝光使视网膜细胞自由基形成而致视网膜细胞死亡。Algvere 等（2006）报道高能短波的蓝光（400～500nm）高强度在短时间辐照可致鼠视网膜损伤。Lin 等（2017）报道以智能手机低亮度（low-luminance）蓝光连续、不连续或周期地辐照鼠 28 天。导致鼠眼视网膜光感受细胞凋亡，视网膜变薄。Jin Ah Song 和 Cheol Young Choi（2018）报道，二极管发射的蓝光（波长 460nm）以 0.5、1.0 和 1.5W/m² 三种不同强度辐照金鱼（goldfish）视网膜 1 周，导致金鱼视网膜细胞凋亡。Lin 等（2019）报道在以棕色挪威鼠的动物实验中，发现二极管发射的蓝光对鼠视网膜变性有积累性风险。蓝光是鼠视网膜损伤的原因。孟昭君等（2013）报道，以波长 460～480nm 蓝光辐照 SD 大鼠视网膜。当辐照强度为 0.6W/m² 时在 12 小时内视网膜细胞无损伤；辐照强度为 1.5W/m² 时在 3 小时内无损伤，12 小时视网膜各层细胞均有损伤，主要表现为细胞凋亡。

Gianluca Tosini 等（2016）报道 LED 发出的蓝光波长是 400～490nm。但比室外自然光中的蓝光弱很多。Seiler 等（2000）报道，鼠暴露在低强度蓝光下对鼠眼视网膜细胞没有显著的影响。是否会损伤视网膜与蓝光的辐照强度、距离及时间密切相关。

Leung 等（2017）认为蓝光过滤镜片可以过滤部分高能短波蓝光，防止蓝光对视网膜的潜在危害。

3. 电磁辐射不良影响　电脑辐射是低频电磁波，不是微波。接触不多时，它的影响可忽略。但如长期过多被电脑辐射要考虑对身体是否可能有不良影响。

（三）减少被电脑电磁波辐射及个人保健

电脑通电就有辐射。接触时间短，此种辐射可忽略。但长时间频繁使用电脑者要注意尽量减少被电脑辐射。一般宜注意以下方面。

1. 电脑设备

（1）换用新电脑：旧电脑辐射比新电脑辐射强。如电脑已很旧，最好换用新电脑。

（2）换用液晶屏电脑：液晶屏电脑辐射微小，尽量采用液晶屏电脑。

2. 电脑摆放位置

（1）电脑朝向：电视机屏幕背后的朝向不可对着别人的座位以免伤害旁人。因屏幕后面的辐射比前面强。自己也不要坐在或站立在别人电脑的背后。

（2）电脑周边设备：电脑周边设备（如路由器、WIFI、摄像头、打印机、扫描机等）都有辐射。除必要者外，尽量不要放置离人体近处。

（3）避免被反射：电脑辐射的电磁波遇金属物会反射。所以电脑工作周围尽量少放可能反射电磁波的物件（外表金属的），减少电脑辐射出的电磁波反射回来到人体。

3．电脑工作室环境

（1）室内照明：室内照明勿太亮或过暗。在电脑屏幕及键盘上应无干扰的光线。

（2）室内空气：要求室内通风良好，空气清新。

（3）室内温度湿度：室内温度一般宜在25℃～26℃，相对湿度45％～65％。

4．操作电脑注意事项

（1）人的坐位：坐的位置高低要合适，双眼要比屏幕略高，使双眼略向下正视前方电脑屏幕。Park等（2017）提出在操作台式电脑时，眼与电脑屏幕应保持50cm。我们建议一般在实际场合可根据可能的条件和不同的情况，在操作电脑时眼与屏幕（坐位时）保持40～60cm，但不能<30cm。

（2）防护眼镜：个人如有条件可以选用能过滤蓝光的，防电脑辐射的防护眼镜。

（3）身体姿势：身体（胸部）勿离键盘太近。疲劳时或暂时休息时，上身或手臂不可搁在键盘上（键盘辐射比屏幕大）。

（4）及时关机：电脑不用时应关机并断电。如未断电只关屏幕，仍有辐射。

（5）适当休息：如整天工作7～8小时，则上下午中间各有半小时左右休息。最好电脑工作每约1小时能休息大约10分钟。休息时并起立活动，到窗边、走廊走动走动，活动四肢及头颈。Ren等（2018）强调在长时间使用电脑要有间断的休息。

（6）个人卫生：因操作电脑会使身体表面带电荷，空中的微尘及细菌大量吸附在面部、颈部、手部的皮肤上。早晚都要洗手洗脸，保持皮肤清洁。

（7）饮茶：茶叶中含有可抗辐射的茶多酚（tea polyphenol）。茶多酚是茶树中含有的一种多元酚混合物。这些混合物的分子量与结构差异很大。这些多酚类及其衍生物主要有儿茶素（catechuic acid）、黄酮醇（flavonal）、花色素（anthocyanidin）、酚酸（phenolic acid）及缩酚酸（depsid）等多种。茶多酚中主要的成分是儿茶素，儿茶素中有一种特殊的成分是表没食子儿茶素没食子酸酯（epigallocatechin gallate，EGCG）对人体有益。

宜饮用绿茶。因为红茶茶叶在加工过程中茶多酚有的被氧化。成熟一些的茶叶所含的茶多酚类物比嫩尖茶叶为多。

一杯茶液中含有微量茶多酚类物，这样茶多酚的量比较合适。不能用提纯的茶多酚类物冲茶。因为过量的茶叶酚类要损害肝脏或神经。

（四）防护规定

国际MPRI防辐射安全（Radiation Safety of International）规定辐射暴露50cm≤25V/m

国际辐射防护协会和国际劳工组织（International Radiation Protection Association and International Labour Organization）规定24小时接触电脑电磁场防护的电场安全强度是0.11～0.3微特拉（1微特拉＝10毫高斯）。我国有《电磁辐射防护规定》（GB-8702-88）。

如受视频终端（VDTs）辐射不多，对人体不会有什么不良影响。但如长期每天过多的频次被辐射，建议适当注意防护，减少被辐射有益于身体健康。

由于电子技术的广泛应用，某些环境下电磁辐射较强形成电磁波污染。

1998年国际非电离辐射保护委员会（ICNIRP）创立了《交变电场、磁场和电磁场限制暴露导则（至300GHz）》被WHO和世界多国接受。国际癌症研究机构（International Agency for Research on Cancer，IARC）关于极低频电磁场（2002年）3和射频辐射（2011年）4的分类中规定电磁辐射是人类可疑致癌原，提出要减低暴露的限值。但WHO认为没有足够的证明要降低现有的暴露限值。

我们认为，虽然现在尚没有确切证据确定电磁波对人类可致癌。但对于处在强电磁波辐射环境或受辐照时间长还是应加以防护。最基本的防护原则是：①屏蔽强大的辐射源；②对辐射源加大距离；③缩短被辐照时间。

随着科学技术迅猛发展与提高，对电磁波的生物效应及防护的认知必会进一步提高和完善。在实践中要关注我国及国际上这方面新的防护标准和我国有关的法规贯彻执行。

（楼苏生　舒　丹）

参 考 文 献

1. 陈鹏,梁洁,马萍,等. S波段高频微波对眼组织和功能影响的实验研究. 激光生物学报,2007,16(1):1-5.

2. 戴淑芳,吴岚英,李丽,等. 微波作业人员眼部损害—六年动态观察. 眼外伤职业眼病杂志,1994,16(2):87-89.

3. 丁淑静,朱秀安. 微波对眼的损伤. 眼外伤职业眼病杂志,1981,3(2):71-74.

4. 黎勉勤,金锡鹏. 微波对眼的影响. 眼外伤职业眼病杂志,1981,3(1):6-8.

5. 李昌吉,詹承烈,龙云芳,等. 急性大强度微波对兔眼损伤的实验研究. 眼外伤职业眼病杂志,1995,17(4):256-257.

6. 楼苏生. 微波性视盘炎. 眼外伤职业眼病杂志,1980,2(2):81-82.

7. 孙丽霞,姚克,姜槐,等. 手机微波辐射对人晶状体上皮细胞DNA的损伤作用及其对细胞增殖活性的影响。中华眼科杂志,2006,42(12):1084-1088.

8. 孙民德,余宝珍,吉志清,等. 从动物实验观察微波对眼的影响. 眼外伤职业眼病杂志,1984,6(3):129-133.

9. 王凯军,姚克,鲁德强. 低强度微波辐射抑制体外培养上皮细胞增殖的研究. 中华劳动卫生职业病杂志,2003,21(5):346-349.

10. 杨瑞华,陈景元,黄文华,等. 高功率微波对视网膜神经节细胞脂质过氧化作用的实验研究. 中华眼底病杂志,2000,16(1):32-34.

11. 叶娟,姚克,吴仁毅,等. 低强度微波辐射致兔晶状体上皮细胞超微结构的早期改变. 中华眼科杂志,2001,37(1):56-58.

12. 周游,钱焕文. 微波对视网膜的损伤. 中国职业医学,2004,31(6):52-54.

13. Castren J,Lauteala L,Antere E,et al. On the microwave exposure. Acta Ophthalmologica,1982,60:647-654.

14. Cleary SF,Pastermack BS.Lenticular changes in microwave workers.Arch Environ Health,1996,12:23-29.

15. Creighton M O,Larsen LE,Stewart PJ,et al. In vitro studies of microwave-induced Ⅱ.Comparison of damage observed for continuous wave and pulsed microwaves. Exp Eye Res,1987,45:357-373.

16. Hardell L,Carlberg M,Mild K H,et al. Case-control study on the use of mobile and coreless phones and the risk for malignant melanoma in the head and neck region. Pathophysiology,2011,18:325-333.

17. Kramar P,Harris C,Emery AF,et al.Acute microwave irradiation and cataract formation in rabbits and monkeys.Journal of Microwave Power,1978,13:3,239-249.

18. Lipman RM,Tripathi BJ,Tripathi RC. Cataracts induced by microwave and ionizing radiation. Survey of Ophthalmology,1988,33(3):200-210.

19. Lu ST,Mathur SP,Stuck B,et al.Effects of high peak power microwaves on the retina of the rhesus monkey. Bioelectromagnetics,2000,21(6):439-454.

20. OIZUMI Takaya,LAAKSO Iikka,HIRATA Akimasa. FDTD analysis of temperature elevation in the lens of human and rabbit models duo to near-field and far-field exposures at 2.45 GHz.Radiation Protection Dosimetry,2013,155(3):284-291.

21. Yao K,Wu W,Wang K J,et al.Electromagnetic noise inhibits radiofreguency radiation induced DNA damage and reaction oxygen species increase in human lens epithelial cells. Moleculur Vision,2008,14:964-969.

22. Yao K,Wu W,Yu Yi B,et al.Effect of supenposed electromagnetic noise on DNA damage of lens epithelial cells induced by microwave radiation. Investigtive Ophthalmology & Visual Science,2008,49:2009-2015.

23. Zaret MM,Snyder WZ,Birenbaum L. Cataract after exposure to non-ionizing radiant energy. Brit J Ophthal,1976,60:632-641.

24. Toomingas A,Hagberg M,Heiden M,et al.Risk factors,incidence and persistence of symptoms from the eyes among professional computer users.Work,2014.47:291-301.

25. Han CC,Liu R,Liu RR,et al.Prevalense of asthenopia and its risk factors in Chines college students.Int Journal Ophthalmology,2013,6(5):718-722.

26. Maducdoc MM,Haider A,Nalbandian A,et al.Visual consequence of electronic renderuse:a pilot study.Int

Ophthalmology，2017，32（2）：433-439.

27. Antona B，Barrio AR，Gasco A，et al.Symptoms associated with reading from a smartphone in conditions of light and dark. Applied Ergonomics，2018，68：12-17.

28. Ren Y，Chen J，Zheng Q，et al.Short-term effect of a developed warming moist chamber goggle for video display terminal-associated dry eye.BMC Ophthalmology，2018，18：33-41.

第三十七章　眼外伤患者的术前准备

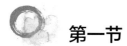

第一节　概　　述

眼外伤(ocular trauma)是所有眼科医生面临的需要迅速判断病情并进行及时处理的急症,根据病情的轻重缓急和患者就诊时的全身情况,术前准备应在不延误治疗,不增加损伤,尽量避免痛苦的前提下分步骤有重点的进行。目前按照眼外伤的分类:一级急症应在到达医院后立即进行抢救,二级急症需要详询病史,明确病情后立即给予手术治疗,三级急症可在诊断后适当处理并择期手术。当然在这个过程中眼科医生必须警惕可能同时存在全身复合伤,如果全身伤情很重,危及生命者应优先处理,待生命体征(vital signs)平稳后再治疗眼外伤。如果全身外伤和眼外伤均严重,在抢救的同时或其稍后,尽快处理眼外伤。全身伤情较轻,眼部外伤严重者应急诊处理眼外伤。

严重眼外伤具有复杂多变和不稳定性,化学伤(chemical injury)和热烧伤(thermal burns)有严格的手术时间限制,与外伤相关的全身损伤或基础疾病,以及可能引起的医疗纠纷等问题必须综合考虑。在综合医院,要求眼科医生必须进行多学科、多方面系统的术前准备。

眼外伤复杂多变表现在外伤可发生于眼的任何部位,如眼球(bulbus oculi, eyeball)及眼附属器(adnexa oculi, appendages of eye),术前准备就涉及与眼科有关的多方面知识。手术前对损伤的范围和程度进行精确估计十分重要,有时需要请相关科室会诊。

眼外伤的不稳定性是眼外伤患者的另一个特点,出现不可避免的眼外伤后,一个漫不经心的喷嚏、挤压、咳嗽或揉眼动作有时可能对伤眼造成灾难性损伤。积极的宣传教育应在容易发生眼外伤区域进行,患者在等待手术时也应积极进行适当的保护和处理,使眼部保持稳定以避免伤情进一步发展。对于眼外伤不稳定,病情变化发展较快的患者,应在伤后短时间内接受有一定处理经验医师的沟通和指导。明确及制定眼外伤患者的急救原则和常规术前准备程序表,对那些经验不多的年轻眼科医生处理眼外伤将很有帮助。此程序表将在本章的最后列出。

某些眼外伤者往往牵涉到法律纠纷,所以处理眼外伤时必须谨慎,特别应详细记载检查情况,患者护理情况。术前与患者家属和患者本人进行术前谈话,并取得患者和家属的理解。然后签订由医生和家属(或患者本人)同意手术的协议书。

第二节　眼外伤患者术前准备

一、术前准备的目的

眼外伤患者术前准备(preoperative preparation)的主要目的是:

(1)在等待手术期间尽可能减少或终止加重损伤的危险。

(2)为充分的专科治疗准备较好的手术条件,提高手术成功率。

(3)减少感染的危险性及危及患者全身健康的因素。

(4)缓解患者精神压力,减少对患者的精神创伤并使其术中尽可能配合。

(5)尽可能减少和避免因沟通不足而引起的法律纠纷。

二、术前准备应注意的问题

受伤眼在等待手术期间由于多种原因可能进一步受到损伤,其原因包括机械因素和感染因素,这些情况必须事先预料到并加以避免。

(一)避免机械性因素的进一步损伤

角巩膜切裂伤(laceration, incised wound, of cornea and sclera)的眼球,眼内组织有经伤口被挤出的危险,从而进一步加重损伤。如外部压迫眼球、眼压增加及牵引眼内脱出的组织均可促进眼内组织进一步脱出。应用硬质眼罩(hard eye mask)保护眼球,可防止切裂伤的眼球受压而至眼内容进一步脱出。此外,还应注意:

(1)眼科医生必要时亲自陪伴患者进行相关影像学检查(ophthalmic radiology),以防止去除眼罩时由于疏忽而挤压眼球。

(2)术前眼部准备要细心,尽量减少对眼球施加压力。

(3)眼球大穿孔伤和眼球破裂的手术应用眼睑缝线或钢丝开睑器开睑。

(4)必要时应用全身麻醉以防止球后出血和由于麻醉药物本身造成的眶压升高而压迫眼球。

除上述原因外,亦可因脉络膜上腔出血或因操作不当本身引起的脉络膜出血量增加而致眼球内容脱出风险的增加。为防止这种情况发生,可适当使用止痛、镇静或抗高血压药物来控制血压,使患者安静,适当应用药物控制呕吐或咳嗽。止痛和镇静药物应在同意手术后进行,并详细记录。需要全身麻醉者,也应让患者及家属签字同意,由专业麻醉医师进行。

采用局部麻醉(local anesthesia)者,应进行面神经阻滞以消除闭睑对眼球的挤压并消除瞬目,同时应防止眼内容进一步脱出。面神经阻滞,可在下颌骨颈突前注射2%利多卡因2～3ml或在眶外缘行堤状注射,以避免沿眶缘浸润麻醉方法引起的眼睑水肿及由眼睑的不随意运动对眼球的挤压。

尽管已应用了所有上述预防方法,在等待手术期间,伤眼仍有可能遭受进一步损伤,尤其小儿患者或神志不清的成年人,有时无意识中将手指插到防护眼罩下,以致压迫眼球使眼内容物自伤口进一步脱出。所以必须及时手术修补伤口。一般来说,急诊手术应在24小时内对伤口进行处理是最合理的时限。除神志不清的患者,均应尽可能早地进行处理。

(二)广谱抗生素的应用

广谱抗生素(broad-spectrum antibiotics)的应用可降低术后感染概率。眼外伤后,眼内炎(endtophthalmia)是穿孔性眼外伤(perforating wound of eyeball)最严重的并发症(complication)。眼眶穿孔伤(perforating injury of orbit),眶内异物(intraorbital foreign body)等由于异物存留和细菌感染引起眼眶蜂窝织炎(orbital cellulitis)导致的败血症(septicemia)和颅内感染严重者也可危及生命。尤其在患糖尿病(diabetes mellitus)及其他抵抗力下降的基础病的患者。不同的研究表明,外伤后眼内炎的发生率为2%~17.4%。发生眼内炎的外伤眼的预后(prognosis)极差,所以可以按照手术切口分级对所有穿孔性眼外伤及开放性眼眶损伤患者术前进行预防性抗生素治疗（prophylactic antibiotic therapy）。根据学者们上一个 5 年的研究，外伤眼内眼炎的主要致病菌最多见为凝固酶阴性葡萄球菌（staphylococcus），其次为金黄色葡萄球菌（staphylococcus aureus）和肺炎链球菌（streptococcus pneumoniae），而流感嗜血杆菌（haemophilus influenzae）和铜绿假单胞菌（pseudomonas aeruginosa）仍然为严重感染患者的常见菌株。目前抗生素耐药比例较高，金葡菌对万古霉素的耐药比例最低；肺炎链球菌对莫西沙星的耐药比例最低，其次是氯霉素；铜绿假单胞菌对多粘菌素 B 耐药比例最低，其次是妥布霉素。但要注意的是，某些特殊场所的感染菌株有其特异性，也要同时警惕。如：农田中受伤或有眼内异物存在，可能为蜡样芽孢杆菌感染。

但未见报道明确表明预防性应用抗生素究竟起多大作用，也没有资料显示静脉注射、局部或结膜下用药哪一种方法最好。结膜下注射应该尽可能避免，因为结膜下注射可导致压迫眼球，亦可导致高浓度药物渗入眼内造成损害。预防性应用抗生素的主要依据是对眼外伤后常见病原菌的分析，抗生素的毒副作用，包括对眼和全身的毒副作用，以及常规治疗原则。

（三）预防破伤风

眼外伤患者所面临的另一种威胁生命的潜在因素是感染破伤风芽孢杆菌（bacillus tetanus）。尽管没有单纯由眼外伤引起破伤风（tetanus）的病例报道，对眼外伤患者常规预防性注射破伤风抗毒素（tetanus antitoxin，TAT）1 500～3 000IU 或破伤风免疫球蛋白（tetanus immunoglobulin）250IU 是必要的。此外，动物咬伤（animal bites）的患者也要在规定时间内接受相应的疫苗或免疫血清的注射。

三、制定手术方案

术前应制定详尽的手术方案，以提高手术成功率。传统的外伤处理包括：修复伤口、防止感染、摘出异物、预防交感性眼炎（sympathetic ophthalmia）等。自 20 世纪 80 年代，临床眼外伤的手术治疗开始有了飞跃性的进展，彻底改变了传统眼外伤的急诊处理和后续治疗方案。从 1998 年至 2012 年我国开始的眼外伤玻璃体切除术（vitrectomy）研究取得重要结论，目前对眼外伤处理的新理念主要在以下几个表现：外伤眼一期手术摘除眼球（enucleation of eyeball）的概率已被严格控制，无光感眼（no light perception eye）不再是放弃治疗的指征。重度机械性眼前段外伤（severe mechanical injury of anterior segment）的治疗拓宽了传统治疗中后续治疗的内涵，早期采用前部玻璃体手术（anterior vitreous surgery）可以有效阻止眼前段并发症的发生。开放性眼后段外伤（open wound of posterior segment）的玻璃体手术目的在于清理伤道，阻止增生性玻璃体视网膜病变（proliferative vitreoretinopathy）的发生和发展。玻璃体手术的适宜时间为伤后 1 至 2 周。但是在一些急危重症的患者，如合并晶状体破裂脱入玻璃体、眼内炎、有毒性的玻璃体腔或视网膜异物（retinal foreign body）等，部分专家主张伤口修复初期行玻璃体视网膜手术，为下一步视网膜功能恢复创造可行的解剖组织复位及防止视网膜再脱离，也取得了良好效果。

眼外伤手术成功的关键在于处理眼外伤的医生的专业知识和所使用的设备，专业分工很细的眼科医生很少能熟练处理各种类型的眼外伤，基层医院也很少能提供各种手术设备，随时提供新鲜的角巩膜材料，而这些条件和设备在处理眼外伤时又极为重要，所以，各级医院平时积极配备各种手术设备和材料，在患者进入手术室之前应准备好各种手术设备。对手术可能发生的问题及注意事项，也应和助手进行深入研究，使助手能主动配合，减少医源性术中损伤。

大部分穿孔性或破裂性眼外伤（perforation or rupture of the eye）可由训练有素的眼前段医生修复。随着眼外伤前段处理理念的变化，严重患者需要在一期进行前部玻璃体手术或角膜移植手术。如果 24 小时内不能够得到相关专业手术医生的协助或板层及全层角膜材料备用，应先进行眼球修补（repair），尽快转往能够处理复杂眼外伤的上级医院进一步治疗。眼睑和眼眶修复可推迟。

四、减少影响患者全身状况的因素

在进行眼外伤患者手术前准备时，麻醉与潜在性严重的全身复合性外伤一样可以使生命遭受威胁。为了减少手术前的准备时间，对全身麻醉（general anesthesia）患者必须令其禁食、禁饮，有时术前6小时内进食或饮水的眼外伤患者勉强进行全身麻醉，术后吸入性肺炎的发生率明显增加。

局部麻醉（local anesthesia）的危险性虽然较全身麻醉小，但也有死亡或出现严重并发症的可能。特别是术前存在心肺疾病的患者。所以术前应进行全身常规检查，并对可能影响手术的危险因素及时进行处理。一般要求①血、尿、常规，血小板计数（PLT）、出凝血时间（PT，APTT）及血沉（ESR）均应在正常范围；②心电图（ECG）、胸部透视（chest X-ray）、血压（BP）均应正常；③肝功能（liver function）、血糖（GLU）、尿素氮（BUN）值均应正常；④心电图严重异常而患者又急需进行手术者，手术必须在内科医生或麻醉师心电监护（ECG monitoring）下进行。如有系统性疾病，如重度糖尿病（severe diabetes）、肾功能障碍（renal dysfunction）、慢性心衰（chronic heart failure）、肺气肿（pneumonectasis）、咳嗽（cough）、过敏体质（allergic constitution）或精神异常（mental disorder）等，只要术前措施得当，患者及家属理解，术者操作熟练，选择损伤较轻并且时间较短的手术方法，在内科医生监护（monitoring）下，一般能顺利完成。前列腺肥大（prostatic hyperplasia）患者，由于术前或术后有时要用阿托品（atropine）滴眼，术后有可能发生尿潴留（uroschesis），若不及时导尿，有发生尿毒症（uremia）和心衰（heart failure）而危及生命的可能。对注射胰岛素（insulin）的糖尿病患者，因手术日进食或禁食，用胰岛素或降糖药物的剂量应适当调整或术日晨停用，以免出现低血糖（hypoglycemia）。高血压患者，术前收缩压控150mmHg（1mmHg＝0.133kPa）以下手术才安全，否则术中、术后易出血。

五、减少精神创伤

眼外伤患者对骤然视力丧失的恐惧，在精神上将造成极大的创伤。突然发生的眼外伤患者无更多的时间去考虑接受这种残酷的现实，若患者和家属不理解，要面对现实就更加困难，有些医生过分强调眼外伤的严重程度，以致患者在未得到合理必要的治疗之前进行了眼球摘除术（ophthalmectomy），将导致患者恼怒和压抑，这是产生医疗纠纷的一种潜在因素。所以对严重眼外伤需要进行眼球摘除者，第一次就诊时，患者及家属心理上没有准备，遇此情况，术者手术时亦应精心修复，不可草率行事，有时术后恢复的结果出乎手术者意料。另外，在手术时也尽量不要讲话，尤其不要讲有碍患者情绪的话，因为局麻手术下，患者意识清醒，可能增加患者的不安和猜疑。但是，手术方案选择上，如果过分谨慎，而推迟严重不可逆眼外伤眼的摘除，以致并发症，如交感性眼炎的发生，加重眼外伤患者的心理创伤。所以，不论什么样的临床情况，接诊医生要做到心里有数，处理节奏适当，对待病情处理要节奏快，沟通病情是要节奏慢，谈话时注意患者及家属的接受能力，给伤者以信任的基础，从而最大程度地缓解焦虑及紧张情绪。

六、减少引起法律纠纷的可能性

眼外伤很容易引起医疗纠纷，国外文献报道，在一组被定为医疗事故的眼科病例中26%的病例与眼外伤有关。有些医生在接诊即时过分强调眼外伤的严重程度，以致患者在未得到心理缓冲和合理必要的治疗之前摘除了眼球，这是产生医疗纠纷的一种潜在因素。

为了减少医疗事故诉讼，处理眼外伤时应详细记载检查结果，未受伤眼也应详细检查并记录。也应告诉患者及家属发生交感性眼炎的可能性。如果有可能尽量在不加重病情和患者痛苦的情况下保存影像资料。

有关手术的谈话签字应该在应用止痛药（antalgic）、镇静药物（sedative drugs）前进行，如果有可能应要求情绪平稳的家庭成员和证人在场，术前应向患者讲清手术的目的、效果、预后和可能出现的问题，以及需要患者配合的关键步骤，取得患者的理解和支持。对可能出现的问题和不利因素应与患者充分讨论，以求取得共识。对未成年者，取得家长的信任和理解，由其合法监护人签字。在手术签字书的重点内容应包括：①麻醉意外（anesthetic accident）（包括呼吸、心搏骤停，respiratory cardiac arrest）；②手术后视力恢复情况；③手术中发现新情况时再次沟通，可能修改手术方案；④术中严重出血（bleeding）等并发症，可能会中断手术；⑤术后可能出现的早期和晚期并发症，尤其是需要二期或三期手术处理的可能性及原因。签字书的内容还应包括进行眼球修补的各种措施及眼球摘除的替代治疗方案。

七、眼外伤急救原则

1. 眼外伤患者有颅脑及全身性损伤者：应以抢救生命为主，待无生命危险时再做眼部手术。生命体征平稳者也要先处理重要脏器的损伤，排除可能出现病情恶化的危险后再行眼部手术。

2. 颅脑或全身其他部位损伤的处理需要全身麻醉者：眼部外伤也应争取在全麻下同时或在其后进行手术。

3. 对眼外伤患者：术前应先全面评价病情，了解伤情、部位、性质、视力。对不能行动的患者，可使用近视力表检查，如不能用视力表检查，可查数指、手动或辨别有无光感来判断伤者有无视功能。睁眼困难者可使用表麻药物帮助。无论是否双眼受累，一定要检查双眼视力。视力非常差者需辨别是否伪盲，视力正常者也要排除眼部损伤的可能。

4. 立即手术者：包括眼内炎、引起眼内感染的眼内异物、引起直接视神经损伤的眶骨骨折（orbital fracture）以及外伤性球后出血（retrobulbar hemorrhage）导致的光感丧失等。24 小时内完成的急诊手术包括：眼球开放性眼外伤（open ocular trauma）、开放性眼眶合并眼睑及附属器外伤、眼内异物、药物不能控制的外伤性眼内炎，以及外伤导致的前房积血（hyphema）引起眼压升高至一定水平等。

 第三节 术前准备程序表

眼外伤术前要制定术前准备程序表，程序表应合理可行，而且条理分明，以便有步骤地进行，术前准备程序表包括以下各项：

（1）安放硬质保护眼罩。

（2）检查全身情况如体温、呼吸、脉搏及血压等情况。

（3）如果有必要应用镇吐药物。

（4）需要时进行面神经阻滞，以减轻眼睑痉挛。

（5）静脉和局部应用广谱抗生素。

（6）常规肌肉注射。

（7）进行手术前实验室检查。

（8）进行手术前的眼部影像学检查。

（9）同意手术和麻醉签字（包括眼球摘除术）。

（10）如有必要可应用止痛和镇静药物。

（11）预防性注射破伤风抗毒素或免疫球蛋白。

（12）评价身体情况，必要时进行会诊。

（13）通知麻醉科和手术室。

（14）如需要，应通知其他科医生会诊。

（15）安排手术室特殊设备，如：①手术显微镜、标准白内障器械、黏弹剂、眼内用的乙酰胆碱、玻璃体切除器及合适的缝线等；②泪道外伤者，需硅胶支撑管及插管器械；③角膜裂伤者，备组织粘合剂、角膜材料、治疗性角膜接触镜；④眼内异物患者，需电磁铁、恒磁铁、接力磁棒、眼内异物爪、眼内钳或镊；⑤晶状体外伤需注吸针头、晶状体超声乳化设备、人工晶状体。⑥玻璃体视网膜外伤者需玻璃体切除器系统，玻璃体手术特殊器械，硅油、重水等眼内填充物。⑦眼眶外伤者除眼科一般常用器械，还需眼眶手术器械及深部操作器械。

（雷 方 魏 菁）

参 考 文 献

1. 李凤鸣,谢立信. 中华眼科学. 3版. 北京:人民卫生出版社,2014.3235-3239.

2. 张卯年. 眼创伤学. 北京:军事医学科学出版社,2007.63-71.

3. 宋国祥. 眼眶病学. 2版. 北京:人民卫生出版社,2010.436-477.

4. 庞秀琴,卢海,王海燕. 同仁眼外伤手术学. 2版. 北京科学出版社,2016.

5. 颜华. 实用眼外伤手册. 北京:科学出版社,2016.184-200.

6. 李仕永,高瑞莹,陈晖. 复杂眼外伤患者分期手术的疗效观察. 中华眼外伤职业眼病杂志,2017,39(3):177-181.

7. 高旭辉,刘铁成,代艾艾,等. 玻璃体切割治疗复杂眼外伤的临床疗效分析. 解放军医学院学报,2016,37(2):133-140.

8. 李凤鸣,刘家琦. 实用眼科学. 3版. 北京:人民卫生出版社,2010.

9. DK梅塔. 眼外伤学. 北京:化学工业出版社,2017.

10. 颜华,于金国. 机械性眼外伤颜华2018观点. 北京:科学技术文献出版社,2018.

11. Ferenc Kuhn[美],著. 眼外伤-理论与实践. 张卯年,译. 北京:人民军医出版社,2010.

12. 贾金辰. 眼外伤手术实践与思考. 北京:人民卫生出版社,2013.

13. Knox FA,Best RM,Kinsella F,et al. Management of endoph thalmitis with retained intraocular foreign body. Eye,2004,18:179-182.

14. Feng K,Hu YT,Ma ZZ. Prognostic indication for no light perception after open-globe injury:Eye Injury Vitrectomy Study. Am J Ophthamol,2011,152:654-662.

15. Feng K,Wang CG,Hu YT,et al. Risk factors,anatomical and visual outcomes of injured eyes with proliferative vitreous-retinopathy:Eye Injury Vitrectomy Study. Retina,2013,33(8):1512-1518.

16. Asbell PA,Mah FS. Sanfilippo CM.et al. Antibiotic susceptibility of bacterial pathogens isolated from the aqueous and vitreous humor in the Antibiotic Resistance Monitoring in Ocular Microorganisms(ARMOR)survelliances study. Cataract Refract Surg.2016,42(12)1841-1843.

17. Asbell PA,Sanfilippo CM,Pillar CM,et al.Antibiotic Resistance Among Ocular Pathogens in the United States:Five-Year Results From the Antibiotic Resistance Monitoring in Ocular Microorganisms(ARMOR)Surveillance Study. JAMA Ophthalmol,2015,133(12):1445-1454.

18. Grzybowski A,Brona P,Kim SJ.Microbial flora and resistance in ophthalmology:a review. Graefes Arch Clin Exp Ophthalmol,2017,255(5):851-862.

第三十八章 眼外伤患者的麻醉

眼压和眼心反射分别是内眼和外眼手术所涉及的两个重要问题,与麻醉关系极为密切。眼科围手术期一些用药常干扰病人的正常生理功能,需特别引起重视。

本章将讨论局部麻醉和全身麻醉在眼外伤手术及检查治疗中的应用。

第一节 眼科手术麻醉特点

一、眼压与麻醉

眼压(intraocular pressure,IOP)为眼球内容物作用于眼壁的超过大气的压力。正常值为 $10\sim21mmHg$。眼压无性别差异,40 岁以上者眼压略高于 40 岁以下者。双眼眼压差最高限在 3mmHg 以内。眼压的脉搏性和呼吸性波动亦在 3mmHg 以内。正常眼压是保持眼内液体循环和维持晶状体代谢所必需的。正常情况下,房水生成与排出率及眶内容物(晶状体、玻璃体、房水和血液)的容积处于动态平衡。凡影响房水循环、眼脉络膜血容量、中心静脉压、血压、眼外肌张力等因素均可影响眼压。术中眼压突然急剧升高可影响眼内血供,且有发生眼内容物脱出、压迫视神经的危险,而眼压降低则增加视网膜脱离和玻璃体积血的发生率。

麻醉药和肌松药通过改变房水生成,影响房水流出道,改变眼内血容量,影响中枢神经系统(尤其是间脑)对眼外肌张力的调节或眼内血管平滑肌张力均能使眼压改变。氯胺酮使眼外肌张力增高,升高眼压和颅内压,并引起眼球震颤。去极化肌松药琥珀胆碱作用开始时可致眼外肌收缩,使眼压急剧升高。安定类镇静药使房水流出同道受阻,升高眼压。胆碱能阻滞药及交感胺类血管活性药均有散瞳作用,也可升高眼压。含氟吸入麻醉药通过抑制中枢神经系统改善房水循环,松弛眼外肌,降低眼压。大多数静脉全麻药和镇静药、麻醉性镇痛药、神经安定药等均有不同程度的降低眼压作用。静脉注射异丙酚 1mg/kg 降低眼压作用显著,尤其对已有眼压增高者。

麻醉中的操作和管理也直接影响眼压。全身麻醉时,患者经历由清醒至麻醉与术毕由麻醉转至清醒,保护性反射由抑制至恢复的过程。其中使眼压增高的要素有麻醉过浅、呛咳、躁动、血压升高、呼吸道不通畅、呼吸阻力增大、动脉血二氧化碳分压升高、头低位以及任何使颅内压增高的因素。

为保持眼压平稳,避免其升高或降低,麻醉的实施应有周到的设计和精心的管理。

二、眼心反射与麻醉

眼心反射(oculocardiac reflex,OCR)是在压迫和刺激眼球或眼眶,牵引眼外肌引起的由迷走神经中介的心动过缓或心律失常。此反射弧的传入支为三叉神经的睫状长、短神经,传出支为迷走神经心支和心内神经节。眼心反射产生心动过缓的个体差异较大,有的患者可在心电图上无明显变化,而严重者心率减慢可达基础值的50%,甚至心搏骤停。有报道认为某些患者有所谓"眼心反射倾向性",对所有迷走神经刺激会发生强烈心血管反应。眼心反射在小儿斜视手术中最易发生,视网膜手术、眶内手术及眼球摘除术也时有发生。需要特别注意的是首次刺激引起的眼心反射最显著,且刺激强度越大,越易发生。全麻与局麻均可发生,小儿较老年人常见。浅麻醉、缺氧或二氧化碳蓄积以及迷走张力增加时,眼心反射加重。

术前应用阿托品可减少儿童眼心反射的程度,但对年长者则不明显。球后阻滞有预防作用,但其本身也可引发眼心反射。当出现眼心反射时应暂停手术刺激,加深麻醉,静脉注射阿托品。如伴低血压,应加用血管收缩药,可选麻黄碱静脉注射。

三、眼科用药与麻醉

注意眼科用药的全身作用,眼科围术期用药常干扰病人正常生理状况。如散瞳与缩瞳药不仅具有局部效果,且作用于自主神经,对全身循环、呼吸系统功能产生影响,与麻醉药和(或)肌松药可产生相互作用。其中拟胆碱药毛果芸香碱和乙酰胆碱可引起心动过缓、支气管痉挛。胆碱酯酶抑制药依可碘酯、新斯的明、毒扁豆碱滴眼可延长琥珀胆碱肌松时间,并可抑制酯类局麻药代谢,易发生毒性反应。抗胆碱药阿托品、后马托品与丁酰苯类、吩噻嗪类和三环类抗精神病药物合用,使受体部位的抗胆碱作用增加。去氧肾上腺素用于散瞳,可升高血压。β受体阻滞剂噻吗洛尔(timolol)、盐酸左布诺洛尔(贝他根,betagan)用于控制眼压,全身吸收后可引起心动过缓,心功能不全和哮喘者禁用。局部用药经鼻泪管流入鼻腔,经鼻黏膜迅速吸收入血。为减少药物吸收,在表面滴药后闭目压迫鼻泪管入口处1~2分钟。

青光眼患者为了降低眼压而长期服用乙酰唑胺(diamox),可引起低血钾和代谢性酸中毒,围手术期需注意纠正。甘露醇使血浆胶体渗透压升高,组织脱水,降低眼压,心功能不全者慎用。

麻醉前用药的目的除了使患者镇静,抑制呼吸道黏膜腺体和唾液分泌外,还要考虑减少麻醉中自主神经反射,减少恶心呕吐,维持稳定的眼压。麻醉前常规剂量的抗胆碱药不会对眼压产生明显影响。阿托品不仅可有效地抑制呼吸道分泌物,还可在一定程度上预防术中眼心反射。小儿麻醉前阿托品的剂量要足,一般剂量为0.02mg/kg肌肉注射。1岁以内婴儿可只用阿托品。安定有抗焦虑和遗忘作用,并能对抗氯胺酮的兴奋作用,如控制其用量在0.1mg/kg以内,一般不会使眼压升高。咪达唑仑起效快,半衰期短,肌肉注射剂量0.07~0.1mg/kg,效果满意。杜冷丁和吗啡有镇静镇痛作用,但易致恶心呕吐,仅用于剧痛者,如与氟哌啶合用则有加强镇痛、减少呕吐的作用。

四、眼科麻醉的基本要求

1. 不同的眼科手术对麻醉的要求不同 外眼手术麻醉的重点在于完善的止痛、预防眼心反射,内眼手术则为防止眼压升高和保持眼压稳定。

2. 随着显微外科技术的发展,眼科手术已较前更为精细和复杂 对于合作的成年患者虽然相当部分手术可以在局部麻醉下施行,但局部麻醉难以克服患者的紧张焦虑心理,还由于局麻止痛范围有限,对于时间长、刺激较强的手术,患者常感觉不同程度的疼痛和不适。所以近年镇静止痛合用局麻受到欢迎和重视。

3. 眼科浅表手术的全麻 不要求术中控制呼吸,但要求麻醉清醒快而完全,无呛咳和躁动,尤其是复杂的眼底手术在清醒期要平顺。

4. 对于复位困难的视网膜脱离手术 术毕要求立即或尽可能短的时间内改为俯卧位,以提高复位手术的成功率。常规全麻似乎难以达到此要求,而镇静止痛术在一定程度上可显示其优越性。

第二节 局 部 麻 醉

一、眼外伤应用解剖学与生理学

眼球（bulbus oculi，eyeball）是被眼外肌、血管和其他结缔组织形成的软组织所包绕。眼球与眼眶（orbit）的间隙被眶脂肪所填充，后者宛如眼球的弹性软垫。脂肪组织与眼球之间隔以一致密的纤维膜，即眼球筋膜（bulbar fascia），又称 Tenon 囊（Tenon's capsule）包绕各个眼肌。筋膜的前面与眼球仅借一些细丝相连，这些细丝不妨碍眼球在眶内运动，因此眼球筋膜仿佛是眼球运动的一个关节窝，它们可阻挡眼球和眼球后间隙的相互感染和出血的蔓延。

眼球的神经包括：

1）运动神经（motor nerve）：第Ⅲ、Ⅳ、Ⅵ脑神经，即动眼神经（oculomotor nerve）、滑车神经（trochlear nerve）及展神经（abducens nerve）。

2）感觉神经（sensory nerve）：第Ⅴ脑神经即三叉神经（trigeminal nerve）的第一支和第二支的一部分，眼神经（ophthalmic nerve）是三叉神经的第一支，通过眶上裂进入眼眶，它是单纯感觉神经，传导整个眼部感觉（视觉除外）及头皮前三分之二的感觉。与动眼神经、滑车神经及展神经均有吻合支，并有自海绵窦（cavernous sinus）来的交感神经加入。在眶上裂处分为三支：泪腺神经（lacrimal nerve）、额神经（frontal nerve，又分为眶上神经与滑车上神经）和鼻睫神经（nasociliary nerve）。

3）交感神经（sympathetic nerve）：由颈动脉上的交感神经网发出。

对于眼部麻醉十分重要的是睫状神经节（ciliary ganglion）。它是一个约 2mm×1mm 长方形的红灰色的小结节。在外直肌与视神经的外上方，距眼球后极约 10～16mm，由感觉性长根、运动性短根及交感神经根所组成。从睫状神经节分出睫状短神经（ciliary short nerve），穿过眼球后部的巩膜进入眼内。

此外，还要对眼眶的解剖有所了解。眼眶的容积约 30ml，而眼球占据其中的五分之一。眼眶形如尖部朝后内侧，底部朝前外方的金字塔（pyramid）。眼球在眼眶内，其外侧赤道部略位于眼眶外缘的前后。眼球与眼眶上壁的距离较近，而与眼眶下壁的间隙较宽。眼眶缘的上缘较下缘向前突出，类似 C 型，而非 V 型，这有利于眼球免受外伤。眼眶内除了有眼球，还有眼眶脂肪，以及其所保护的神经、血管及眼外肌肉。眼球后极至眶尖的距离为 18mm，视神经（optic nerve）出眶尖并与眼球相连处的直径为 4mm，长度约 25mm，这种长度有利于眼球灵活运动。

二、常用局部麻醉药

1860 年 Nieman 发现了可卡因，1884 年 Koller 用于眼部手术，而后 Atkinson 将透明质酸酶加入麻醉剂中，利用该酶促进扩散利于吸收之功效，力求将足以阻滞局部神经的药量注射到眶内而不明显增加眼眶的压力。目前在临床上应用的局部麻醉（local anesthesia）药物达十多种。许多学者仍然在继续探索更加理想的局部麻醉药物，使其不但起效快，还能满足多种手术的麻醉时间的需要，而且全身毒性低，既可应用于神经阻滞（nerve block），又可应用于黏膜表面麻醉（topical anesthesia），而且麻醉效果可逆。

（一）表面麻醉

表面麻醉（topical anesthesia）的常用药物有：

1. 丁卡因（地卡因、tetracaine、dicaine、pantocaine、amethocaine）属于酯类局麻药，是一种长效局麻药。其盐酸盐水溶液有制菌作用，但不稳定，不适于多次高压灭菌。起效时间需 10～15 分钟，作用时效可长达 3 小时以上，而且个体差异小。0.5%～1.0% 等渗液，表面麻醉很完全，无球结膜苍白、血管收缩、瞳孔散大或角膜损伤等不良反应。但如药液浓度过高用量大，超过了 1% 浓度 1ml（10mg），能使角膜再生减缓。

2. 倍诺喜（benoxil） 是一种以盐酸奥布卡因（oxybuprocaine）为主要成分的眼表面麻醉剂。具有起效快、作用可靠、不影响眼压也不影响瞳孔调节功能等特点，对角膜无不良反应。

（二）局部浸润麻醉及神经阻滞麻醉

局部浸润麻醉（local infiltration anesthesia）及神经阻滞麻醉（nerve block anesthesia）的常用药物有：

1. 利多卡因（赛罗卡因 lidocaine、xylocaine） 为氨酰基酰胺类中效局麻药，其盐酸盐溶液性质稳定。具有起效快、穿透性强、弥散范围广、局部血管扩张作用不明显及对组织无刺激性等特点。除了用于麻醉的目的外，可以静脉注射或静脉滴注利多卡因以治疗室性心律失常。其过敏反应的发生率比普鲁卡因低，但毒性反应发生的机会比普鲁卡因高。因此使用时要严格控制总量，表面麻醉成人用量不超过 200mg；神经阻滞成人用量不超过 400mg，加用肾上腺素时极量可达 500mg。

2. 布比卡因（丁吡卡因、bupivacaine、marcaine） 化学结构与甲哌卡因相似，不过在其氮己环上加 3 个甲基侧链，使其脂溶性与蛋白结合力增加。其盐酸盐水溶液稳定，脂溶性高，为长效局麻药。镇痛作用强于利多卡因，无血管扩张作用。自布比卡因用于临床后，引起人们对局麻药心脏毒性反应的注意，一般局麻药中枢神经系统毒性（惊厥）多先于心脏毒性，而布比卡因则与此相反。它会产生不可逆的心血管虚脱，引起室性心律失常和致死性室颤，由它所引起的心血管意外复苏困难；孕妇比不怀孕的人对布比卡因的心脏毒性更为敏感；酸中毒和缺氧可显著强化其心脏毒性。市售的布比卡因为消旋体型，值得关注的是目前左旋布比卡因已付诸临床应用，其安全性更高。成人最大剂量以不超过 150mg 为宜。

3. 普鲁卡因（奴佛卡因、procaine、novocaine） 为短效局麻药，其盐酸盐水溶液不是很稳定，曝光、久存或受热后逐渐泛黄，深黄色的药液麻醉效果下降。对组织无刺激性；弥散和穿透性都较差，表面麻醉效能差故滴眼无效；具有血管扩张作用，能从注射部位迅速吸收，临床上一般都采用注射法给药；小剂量对中枢神经表现为抑制状态，呈思睡和对痛觉迟钝，所以可与静脉全麻药、吸入全麻药或麻醉性镇痛药合用施行复合麻醉。成人用量不可超过 1 000mg。

4. 罗哌卡因（ropivacame） 为长效局麻药，与多数酰胺类局麻药所不同的是它不是左消旋混合物而是单一对映结构体（左旋）。其盐酸盐水溶液脂溶性高于利多卡因而低于布比卡因，神经阻滞效能强于利多卡因而弱于布比卡因，心脏安全性高于布比卡因。成人最大剂量不超过 200mg。

5. 混合液 2% 利多卡因与 0.75% 布比卡因麻醉剂 1∶1 混合后使用，分别取利多卡因作用快弥散广和布比卡因作用持久的优点，使麻醉效果更满意。因布比卡因的心脏毒性目前多用 0.5% 罗哌卡因替代布比卡因。

（三）达到神经阻滞所需条件

局麻药想要达到神经阻滞的效果必须满足下列要素：①必须达到一定的药物浓度。②局麻药物分子到达神经膜上的作用部位的时间充分。③神经纤维的长度要能够与局麻药直接接触，必须有 3 个以上朗飞结（ranvier node）受到阻滞才能起到完全阻滞神经传导的作用。

（四）最低麻醉浓度

在一定时间内能起到阻滞神经纤维传导冲动所需的局麻药的最低浓度，称为最低麻醉浓度（minimum anesthetic concentration）。最低麻醉浓度不仅受电解质浓度的影响，而且受下列诸因素影响：①神经纤维轴突的粗细：粗轴径纤维需较高浓度的局麻药，因此最低麻醉浓度相对较高。② pH 值：某些局麻药在高 pH 值条件下所需最低麻醉浓度要比低 pH 值相对低。③钙浓度：局麻药效能与抑制钙和酰酯的结合有关，大多数局麻药作用与钙离子的浓度呈负相关。④神经兴奋的频率：个别局麻药与神经兴奋的频率成正相关。因此最低麻醉浓度又指该浓度下局麻药能在最短的时间内以最短距离阻滞 3 个以上的朗飞结。

（五）作用原理

局部麻醉药必须同时具有阳离子（cation）和不带电荷的碱基（base）时才能发生较好的麻醉效能。其生理学效应作用机制与钠钾的膜通透性有关，靠抑制动作电位的去极化及复极化的速率和程度，对神经纤维的兴奋及传导产生抑制作用。

三、局部麻醉方法

(一)表面麻醉

1. 适应证 表面麻醉(topical anesthesia)适用于眼外伤的检查、治疗和手术。如结膜或巩膜伤口的探查、角膜异物的剔除、角膜化学烧伤处理及眼表及眼前段外伤的简单手术等。

2. 常用的表面麻醉药物 目前临床上常用的表面麻醉药有丁卡因、丙氧苯卡因和可卡因。它们对黏膜组织具有快速且有效的麻醉效果。因药物毒性相对较大,不宜作注射用。大量使用可对眼球表面产生一定的副作用,并可能引起危及生命的全身性中毒反应。

3. 常用的表面麻醉方法 滴眼法、棉签法、棉片法以及注入法,其中最常用的为滴眼法,患者一般处于仰卧姿势,个别手术可采取坐式。因手术目的不同,所选用的表麻方法也不尽相同。一般情况下,患者向正前方注视,或微闭眼球上转,轻拉下眼睑,将药液滴入下穹窿结膜囊内,在未放开下睑时,先轻提上睑,使上睑结膜离开眼球以便整个结膜囊内充满药液。目前常用的药物为0.5%盐酸丙美卡因和0.5%盐酸奥布卡因,2~3分钟滴眼1次,一般滴3~4次。滴眼后可以闭上眼睑并转动眼球,使药液均匀弥散,从而达到最佳的麻醉效果。行泪道相关手术时,除以上麻醉方法外,还采取甲氧唑啉喷雾或滴鼻,以及用浸有1%丁卡因和1:1 000肾上腺素(或1%麻黄碱)纱条或棉片填塞于中鼻道前端行鼻腔黏膜表面麻醉。

(二)结膜下注射

1. 适应证 结膜下注射(subconjunctival injection)用于结膜伤口的探查、非穿孔性角膜异物的去除及结膜伤口的缝合。

2. 药物 须具备起效速度快,结膜毒性小和维持各种手术所需的时间。常用的局麻药物有利多卡因、普鲁卡因、布比卡因和依替卡因。利多卡因和布比卡因最为常用。

3. 方法 先在结膜囊内滴1~2滴表面麻醉药物,表面麻醉后,嘱患者将眼球转向注射部位的相反方向,暴露注射部位的球结膜,用镊子轻轻提起结膜或用针头避开血管轻轻挑起球结膜,注射针头背着角膜或偏离角膜方向,针体与结膜面约成45°角,刺入球结膜下,注入药物。结膜隆起后再继续向前进针继续注射,注入药量为0.5~1.0ml(图38-2-1)。注射药物后可用棉签轻压结膜表面使局麻药均匀分布在需麻醉区域。进针时针尖斜面向巩膜,以免刺伤巩膜浅层血管,造成结膜下血肿。注射时尽量观察到针头,避免眼球穿孔的发生。现常用的麻醉药物为2%利多卡因,如需减少手术时结膜出血,可联合肾上腺素的使用。

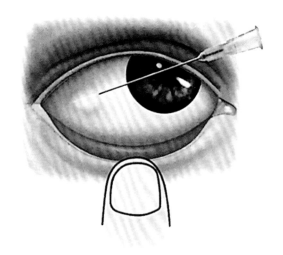

图38-2-1 球结膜下注射

4. 并发症及禁忌证 并发症有结膜下出血和眼球穿孔。由于肾上腺素可产生血管收缩及瘀斑,通常不用于结膜下注射。如果怀疑有眼球切裂伤口或眼球破裂(rupture of eyeball),则尽可能不用结膜下注药,以防药物进入眼内而达到毒性剂量。必须注意注射技术及计算用量,应有必要的复苏(recovery)设备,应有熟练的麻醉医生随时给予帮助。

(三)眼睑皮下注射

适用于眼睑裂伤等的缝合。可自眼睑皮肤注入,注入时先在注射点注入少量局麻药,而后进针向远处注药,可边进针边注药;也可先推针前进,而后边退针边注药。注药后可用棉签或纱布于注射部位按摩,使局麻药均匀分布并促进原物的吸收。为使麻醉效果更好,且减少出血,常在局麻药物内加入肾上腺素(图38-2-2)。

（四）眼直肌鞘浸润麻醉

先用有齿镊固定直肌止端，注射针头穿过结膜及眼球筋膜囊后，将局麻药直接注入眼肌鞘内，可以达到眼球制动或是麻醉肌肉的效果。注射时尽量不要穿透眼肌，以免发生血肿（图38-2-3）。

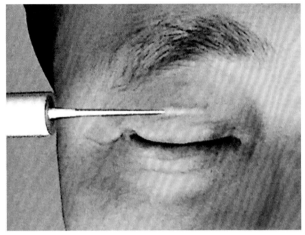

图 38-2-2　眼睑皮下注射

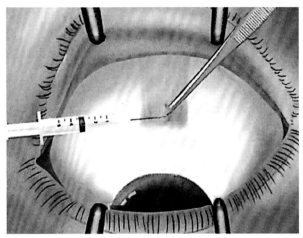

图 38-2-3　眼直肌鞘注射

（五）球周麻醉

1. 适应证　外伤性白内障手术以及其他眼前段复杂外伤手术，仅用表面麻醉是不够的，需用球周麻醉（peribulbar anesthesia），此外在外伤性青光眼绝对期需行睫状体冷凝术（cyclocryosurgery）及光凝术（photocoagulation）中，也是一种极有效的麻醉方法。

2. 药物　常用 0.5% 或 0.75% 布比卡因与 2% 利多卡因等量混合。

3. 方法　麻醉时嘱患者睁眼不动，用 25mm 长的针头，分别于眶上缘内 1/3 与中外 2/3 交界处及眶下缘外 1/3 与中内 2/3 交界处为注射点（图38-2-4 和 38-2-5）。先作皮下注射少许局麻药浅表浸润，以防进一步操作引起疼痛，接下来将针尖斜面朝向眼球，从注射点垂直进针，沿着眶缘刺入约 25mm 至接近眶底，回抽无回血后，上下注射点缓慢注入局麻药各 2~4ml，注药后 10~15 分钟即可发挥麻醉作用。该麻醉方法将局麻药注入肌锥外（图38-2-6），自肌锥外浸润到肌锥（muscle pyramid）内，以麻醉眼外肌、眼轮匝肌及第Ⅲ、Ⅳ、Ⅴ、Ⅵ对脑神经及睫状神经节。不但能起到球后神经阻滞的麻醉效果，而且可避免球后出血，避免视网膜中央动脉、睫状动脉和脉络膜血管阻塞，避免眼球穿孔，视神经损伤以及颅内损害等并发症。

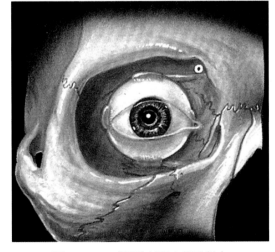

图 38-2-4　球周注射眶上缘注射点

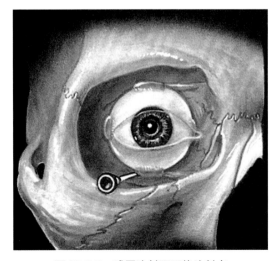

图 38-2-5　球周注射眶下缘注射点

4．并发症　一般尚未发现有严重的并发症。由于注入的局麻药量较大，可引起球结膜水肿、皮肤瘀血、早期上睑下垂、眼外肌麻痹等。

5．球周麻醉的优点　①不易损伤眼外肌及附近组织，注射针距离眼球、视神经、视神经鞘膜及视神经孔较远，较球后麻醉安全；②减少刺破血管出血的机会；③注射时疼痛不适较轻；④不易引起后部眶压增高；⑤一般不会发生黑矇现象。

（六）球后阻滞麻醉

球后麻醉（retrobulbar anesthesia）是一种将麻醉剂直接注入肌锥内，以阻滞睫状神经节和睫状神经的麻醉方法。此方法不仅可使眼球完全麻醉，眼外肌松弛，而且还能降低眼压。睫状神经节（ganglion ciliare）位于眶尖，距视神经孔约10mm处，在眼动脉外侧，外直肌和

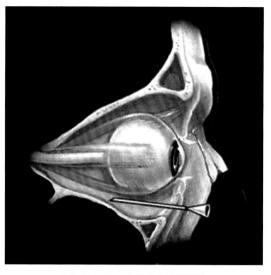

图38-2-6　球周注射侧面观

视神经之间，并紧贴视神经。睫状神经节为灰红色略呈四边形的小体，大小约2mm×1mm。节后有3个根：长根为感觉根；短根为运动根，含有至虹膜的括约肌和睫状肌的纤维；交感根来自颈内动脉的交感神经丛，并与长根合并，含有至瞳孔开大肌与收缩眼血管的纤维。睫状神经节向前发出睫状短神经，约6～10支，在视神经周围穿过巩膜，在巩膜与脉络膜之间向前分支至虹膜、睫状体和角膜。

1．适应证　球后麻醉可应用于对全身麻醉有禁忌证的眼外伤患者。但如怀疑有眼球破裂，最好不用球后麻醉。球后麻醉可引起或加重眼球破裂患者的眼内容脱出。

2．药物　常用2%利多卡因与0.5%或0.75%布比卡因等量混合液。不可加用肾上腺素，因为肾上腺素会引起视网膜中央动脉痉挛，从而导致视网膜缺血损害视力。

3．球后麻醉方法　一般使用专用的球后注射针头，自眶下缘中外1/3交界处进针。在进针点皮肤先注入少许局麻药，而后嘱患者向鼻上方注视，术者用左手示指在眼球与眼眶间按压，使眼眶颞下区成一"空白"安全区，针尖垂直进入眶内通过眼球赤道部后，对眼球无任何危险，可边进针边少量注药。当针触及眶壁时，稍回退，略向球后方向继续进针，进针达球后时有一种落空感，进针深度不得超过35mm，当回抽无回血时，嘱患者转动眼球无异常后再注入局麻药，一般注入2.5～3ml（图38-2-7）。退针时，手指轻按注射处，一方面抽针时不牵引组织，另一方面可以防止继发出血。出针后嘱患者闭合眼睑，并轻轻下压眼球片刻，可预防出血，也有利于局麻药扩散及降低眼压。

球后麻醉成功的体征：上睑下垂，眼球固定，轻度外斜，角膜知觉消失，瞳孔扩大，虹膜、睫状体及眼球深部组织均无痛觉，而且由于眼外肌张力的减低，使眼压也相应地降低。

4．球后麻醉的并发症

（1）眼内容脱出：在眼球有伤口时，球后阻滞和Van Lint面神经阻滞麻醉可使眼压增高而发生眼内容脱出。这种情况，有些国家竟然禁止使用球后麻醉，未免有些过分；在我国并无明令禁止，多数医院仍在谨慎应用球后麻醉。

（2）眼心反射（oculocardiac reflex，OCR）：球后麻醉引起的眼心反射由压迫眼球引起。这是三叉神经-迷走神经反射。临床表现为心率减慢、期前收缩、二联律、交替性心律、房室传导阻滞，甚至引起心搏骤停（cardiac arrest）。手术前，

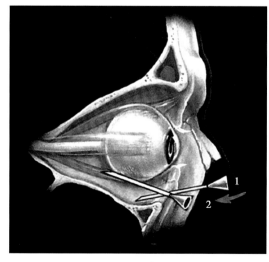

图38-2-7　球后注射

1. 第一步 针头垂直刺入眶内；2. 第二步 略向球后方向进针

患者情绪焦虑、缺氧、高碳酸血症及应用拟胆碱药等，使迷走神经的紧张性增强，则容易反复或持续出现眼心反射。一般认为，一旦发生立即停止操作并监测生命体征，必要时静脉推注阿托品，也有学者认为发生眼心反射后可根据反应轻重而采取相应处理措施，Mirakhur 等认为心率在 70 次/分以下者需处理。

（3）球后出血（retrobulbar hemorrhage）：其发生率多报道为 1%～3%，因球后注射损伤血管所致。根据出血的来源不同，分为动脉及静脉出血。若为动脉出血表现为眶压迅速上升，眼球突出，眼球固定，眼睑皮肤张力增大，眼睑及结膜下淤血。预防球后出血的措施：①不要用很尖锐的针头，但也不能用钝的针头，太钝的针头当经过血管附近时可能将血管撕破；②进针不要过深；③注射过程中回抽注射器；④注射药物后压迫眼球。如果发现明显的球后出血，当立即暂停所有操作，闭合眼睑并用手掌按压纱布间断压迫眶部进行止血，同时密切观察眼底视网膜的血液循环状况，如有视网膜中央动脉闭塞的情况发生，即应行外眦切开或前房穿刺。

（4）眼球穿孔伤：球后麻醉针误伤眼球壁所致，尤其是对于高度近视患者，常并发视网膜脱离或玻璃体积血，同时麻醉药物注入眼球内后会导致球内感染及球内药物毒性反应，严重时要进行玻璃体切除手术治疗。处理：激光治疗、玻璃体切除、玻璃体硅油替代术及其他手术。眼球穿孔伤的预防是：①熟练的操作技术；②不用很尖锐的针头；③术前了解是否有后巩膜葡萄肿及超长的眼轴；④进针过程中有明显阻力时可稍改变方向再继续进针，勿强制性进针。

（5）误入眼内注射：产生原因：①眼球穿孔未被发现；②原巩膜有伤口，注射针或药物由原伤口进入眼内。误入眼内可引起麻药对视网膜的毒性作用、或造成眼球裂伤、或眼压增高。

（6）局麻药所致暂时性黑矇：可发生于球后注射局麻药后即刻或数分钟内。先出现眼前发黑，然后黑矇。眼部可见上睑下垂，瞳孔开大，眼底正常或出现视网膜中央动脉痉挛，视神经和视网膜缺血等表现。发生的原因可能是局麻药的直接作用，造成视网膜中央动脉或视神经动脉分支痉挛。对于青光眼晚期视野已呈管状者，更易出现以上症状。一旦发生黑矇应立即按视网膜中央动脉阻塞处理，吸入亚硝酸异戊酯 0.2ml，3～5 分钟后便可出现光感。若不加处理，约 30～60 分钟左右也可出现光感，约数小时后随麻醉作用消失，视力逐渐恢复。

（7）中枢神经系统症状：球后麻醉可导致局麻药进入血管内，首先引起中枢神经系统兴奋，紧接着产生中枢抑制和心血管系统抑制。虽然这种情况多见于将局麻药注入静脉，但是动脉内注入局麻药更易在低于常规剂量下产生中枢神经系统毒性反应。仅 1.8ml 2% 利多卡因注入头部及颈部区域的动脉，即可产生明显的毒性反应。这些毒性反应包括将局麻药注入眼动脉引起的急性癫痫发作。

（8）其他并发症：包括眼外肌损伤、视神经刺伤、硬膜下血肿和脑干麻醉等。尤其是脑干麻醉，患者会出现呼吸停止和意识丧失，进而心跳停止，情况危急，是比眼球穿孔还严重的并发症。其发生机制为视神经鞘内注射，注射针头太锋利、穿刺太深可损伤视神经鞘，部分局麻药进入硬膜下腔或蛛网膜下腔产生脑干麻醉。关键要及时发现，控制气道。

（七）面神经阻滞

面神经阻滞（facial nerve block）通过阻断支配眼轮匝肌的面神经分支或其主干，从而使眼轮匝肌麻痹，眼睑不能闭合，抑制由于瞬目反应引起的眼压升高。常用方法有 Van Lint 眼轮匝肌麻醉和 O'Brien 眼轮匝肌麻醉。

（1）Van Lint 法：注射部位在下眶缘向颞侧的延长线和外侧眶缘向下的延长线交叉处向后 10mm；具体操作是在注射点进针达眶骨骨面，注入少量局麻药，然后沿眶外上缘推进到略越过眶上缘中央部，在进针和退针时注入局麻药 2ml。退针到原刺入点皮下时，将针转向眶外下缘，沿骨面推进直到眶下缘中央处，同样注入局麻药 2ml，出针后加压按摩。注意在注射局麻药时，针尖需深达骨膜，勿接近睑缘，否则麻醉剂会扩散到眼睑皮下，引起弥漫性肿胀，使睑裂变窄，不仅影响麻醉效果，而且影响手术操作。这种方法可有效地阻断第 Ⅶ 神经（面神经）的末梢分支（图 38-2-8）。

（2）O'Brien 法：用手按在耳屏前面，嘱患者张口，这时可感觉到下颌髁状突向前下方移动。由下颌髁状突上面的皮肤处垂直刺入 10mm 深处触及髁状突时，注射少许的局麻药，在退针的过程中注入

1～2ml 的局麻药,然后按摩注射部位。注意不可将局麻药注入关节腔内。这种方法是在下颌髁状突处阻断面神经主干的上支(图38-2-9)。

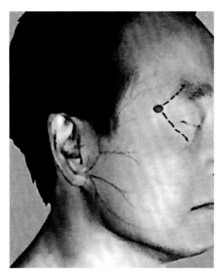

图 38-2-8　Van Lint 面神经阻滞法

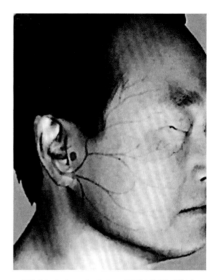

图 38-2-9　O'Brien 面神经阻滞法

(3) Atkinson 法:注射点在 Van Lint 和 O'Brein 进针点中间。具体操作为,于经过外眦稍后的垂直线与颧骨下缘交界(即眶下角)处进针,深达骨膜后向顶端方向平行于眶外缘,越过颧骨弓,直达耳郭上方,边进针边注射局麻药2ml,直至眶下缘中部。注意不要将局麻药注入耳前血管内。

(4) Nadbath 法:注射部位是面神经出颅的部位(耳下方茎乳孔处)。让患者张口,于乳突前缘和胸锁乳突肌附着点上缘交界处进针,然后针平行外耳道,进针 10～15mm,注射局麻药物 2～3ml,按摩面部。

在这 4 种方法中,Van Lint 法易引起眼睑肿胀。Nadbath 和 O'Brein 可产生面神经下干阻滞,出现鼻唇沟变平坦,发笑时口角偏向对侧,不能鼓腮,说话时口液常从口角淌出。Atkinson 法注射点靠近面神经干或神经颞面干从而增加了神经损伤的风险或导致严重的神经系统并发症。面神经阻滞所用局麻药同结膜下注射麻醉。

(八)眼睑外伤局部阻滞麻醉

1. 适应证　眼球及眼眶外伤的检查,眼睑裂伤的修复,眼睑异物摘出和眼眶探查。

2. 方法　许多措施可完成眼睑麻醉。支配眼附属器的运动神经,是面神经的颞支和颧支。这些神经支可用前面所述的 Van lint 法、Nadbalh 法、O'Brien 法和 Atkinson 法阻断。事实上组织肿胀是直接浸润麻醉的明显缺陷。对于眼睑外伤的修复,同等量的利多卡因(1%～2%)和布比卡因(0.5%～0.75%)混合后加入肾上腺素(1:20 万～1:10 万),可预防早期和后期的疼痛并减少出血,改善止血状况,使伤口解剖结构清晰,修复后结构平整。当做上睑下垂手术时,手术医生宁愿不用肾上腺素,以防对 Müller 肌的兴奋作用。这便于手术医生将上睑提肌及肌腱缝合至睑板时来判断睑缘的高度。

附属器的感觉神经支配来自三叉神经第 1 支和第 2 支。眶上神经、泪腺神经和滑车上神经来自眼神经的分支,眶下神经来自上颌神经。

眶上神经接受上睑皮肤及睑结膜的感觉和前额下方皮肤感觉,适用于上睑下垂及其他上睑手术,可避免眼睑部肿胀。在眶上缘中、内 1/3 交界处(眶上切迹)注射 1.0～1.5ml 局麻药溶液,将起到麻醉该支神经的效果。注射药物前,回抽注射器看有无回血,以防局麻药进入眶上血管。

泪腺神经接受外侧上方和下方眼睑皮肤及睑结膜的感觉,这支神经从外侧眶壁和眶顶交界处出来。在眶顶和外眶壁交界处进针约 25mm,注射 1～2ml 局麻药溶液至骨膜,从而阻滞泪腺神经。

眶下神经:其感觉纤维进入整个下睑和上睑外侧部分和中间。除此之外,它接受泪囊鼻侧面、上唇和颧区的感觉。眶下神经阻滞麻醉适用于下睑内眦、泪囊及睑面部整形手术。眶下神经由眶下孔出来，眶下孔位于眶下缘中点下方 15mm 处，距鼻中线 30mm 处为进针点。向外上方刺入 5~10mm 深，出现落空感，即表明针进入眶下孔内，此时患者出现放射至上唇异常感，回抽无回血，注射 2% 利多卡因 0.5~1ml 即可。

第三节 全 身 麻 醉

全身麻醉（general anesthesia）适用于眼球裂伤、不明原因的眼球外伤需探查者、复合伤、儿童及不配合局麻手术的患者。

一、眼外伤患者全麻特点

眼球穿孔伤及眼内异物（intraocular foreign body），包括前房异物、后房异物、晶状体异物及眼后段异物、角膜或巩膜切裂伤。因穿孔伤时易于发生眼内容脱出，麻醉医生的主要目标是防止增加眼压，如果眼压增高可能进一步引起眼内容脱出和丢失。咳嗽、恶心、呕吐、紧闭眼睑、哭闹及揉眼，均可产生不良后果。咳嗽可使眼压升至 50mmHg（1mmHg＝0.133kPa）。

眼科手术选用全麻，应考虑全麻药种类和对眼压的影响。不同的全麻药对眼压的影响各不相同。凡作用于间脑的全麻药，均有可能降低眼压，如硫喷妥钠及其他巴比妥类药物，作用于间脑并松弛眼外肌，改善房水排出使眼压降低。中枢神经抑制药中的吩噻嗪类药（phenothiazine）、神经安定类药和镇静药，均具有降低眼压的作用。氯胺酮（ketamine）可增强眼外肌肌张力，升高眼压，还可引起眼球震和增加交感神经张力。吸入性麻醉药如氟烷（fluothane）和安氟烷（enflurane），降低眼压的幅度与中枢抑制深度、血压下降和眼外肌松弛等多种因素有关。静脉注射去极化肌松药琥珀胆碱（suxamethonium），可使眼压升高 7mmHg，持续约 5 分钟。在注射琥珀胆碱前，先注射非去极化肌松药物，可减弱或消除肌纤维成束收缩，从而减轻和防止眼压升高。在保持气道通气良好的情况下，泮库溴铵、右旋筒箭毒碱（dextrotubocurarine）和三碘季铵酚（triio-oquaternary ammonium phenol）一般均可使眼压降低。

另外，全麻术前禁食水时间不同年龄有所不同：小于 6 个月的婴儿，母乳 4 小时，清水 2 小时；6 个月至 3 岁，母乳 4 小时，奶粉 6 小时，清水 2 小时；大于 3 岁患儿及成人，术前 6 小时禁食，术前 3 小时禁水；急诊患者由于外伤后胃排空缓慢，应适当延长禁食和禁水时间。如果患者刚吃饭不久而必须手术，必要时用止吐药和抑制胃酸分泌药物。

二、全身麻醉的分类

（一）基础麻醉

基础麻醉（basic anesthesia）是麻醉前在病室内使患者感觉消失的方法。基础麻醉无镇痛功效，仅使患者处于深睡状态，故必须配合其他麻醉镇痛方法才能施行手术。此方法多用于儿童。现常用硫喷妥钠作为基础麻醉药，其他有水合氯醛等。

硫喷妥钠（thiopental sodium）的基础麻醉主要用于 3 个月~6 岁的小儿，它可使局麻手术顺利进行。可进行直肠灌注基础麻醉和肌肉注射基础麻醉。肌肉注射基础麻醉，一般用 2.5% 硫喷妥钠溶液，按 15~20mg/kg 应用；体弱者或 3~12 个月婴儿，剂量减至 10~15mg/kg，浓度也改为 1.5%~2%，一次用量不超过 0.5g。小于 3 个月婴儿易发生呼吸抑制，最好不用。一般用药 5 分钟后入睡，持续 45~60 分钟。如果注药 20 分钟不入睡，可再追加半量。手术时间长者，在首次用药 45 分钟后补注半量。注药后如果患儿于 1~2 分钟内即已深睡或对刺痛无反应，提示药已过量，须密切注意呼吸变化，酌情处理。肌肉注射部位应在臀部上方肌肉深层，禁忌注入皮下，更不能注于坐骨神经部位。

氯胺酮（ketamine）作为眼科麻醉常用药，既可作为基础麻醉又可产生全麻效果。氯胺酮应用于临床麻醉后，由于其在良好止痛作用的同时，咽部的保护性反射依然大部分存在，自主呼吸仍保留，特别适用于手术时间较短，要求止痛作用好，但又不需控制呼吸的病例，所以较常用于眼科全麻气管内不插管的儿童。为保持其呼吸道通畅,必须加强呼吸管理,密切观察通气氧合效果,及时排除潜在问题。应用氯胺酮时首次剂量1～2mg/kg,术中要注意临床体征的多样化和清醒期的并发症。其明显的缺点是升高眼压、颅内压和血压、噩梦及精神症状,目前已较少单独应用。禁忌单纯氯胺酮用于内眼手术。为克服氯胺酮的缺点,近年将静脉麻醉剂丙泊酚(disoprofol)与氯胺酮合用,后者仅使用亚临床麻醉剂量,可以抑制眼压升高及梦幻发生。此外,氯胺酮与利多卡因合用或与咪达唑仑(mi-dazolam)合用也在临床应用。以上还需进一步临床观察总结。

(二)全凭静脉麻醉

全凭静脉麻醉(systemic intravenous anesthesia)是全麻药通过静脉进人体内发挥作用。最常用药物为丙泊酚(disoprofol)和瑞芬太尼(remifentanil),因两药的作用时间较短、麻醉深度易于调节、术后苏醒迅速,已成为目前临床的最佳配伍,与中短效非去极化肌松剂联合应用,构成一组较为理想的全身静脉麻醉药物组合,再与气管插管和喉罩通气配合,适用于所需较短手术时间的内眼手术及非住院眼科手术。与吸入麻醉相比,全凭静脉麻醉诱导迅速、舒适,苏醒平稳、安全,术后恶心呕吐少见。术中监测脑电双频指数,可以更精确地了解麻醉深度,防止术中知晓。丙泊酚还具有降低眼压的作用,尤其对于已有眼压增高的患者,有利于术者的操作。

伴随精准麻醉技术的发展,目标控制输注(target controlled infusion TCI)已应用于临床,使静脉全身麻醉可控性更强。TCI技术是根据药代动力学和药效学设计出的持续静脉输注的给药方案,并建立计算机管理系统,可实现血药浓度与效应室浓度的动态平衡。TCI系统通过药代动力学(pharmacokinetics)模型及其参数控制药物的输注速率,从而快速输注药物或停止输注,直到两者相等后输入维持。维持过程中,不断计算维持中央室浓度所需的维持速率,以补偿药物的清除和再分布。可快速达到并维持目标血药浓度,维持稳定的麻醉状态。

(三)吸入麻醉

吸入麻醉(inhalation anesthesia)是指挥发性麻醉药或麻醉气体经呼吸系统吸收入血,抑制中枢神经系统而产生全身麻醉的方法。这类药物均为气体,特点是苏醒快。婴幼儿外周静脉穿刺较困难,既往常选用氯胺酮基础麻醉,但存在术中麻醉偏浅,术后睡眠时间较长的缺陷。随着喉罩和七氟烷(sevoflurane)的使用,使婴幼儿眼科麻醉的安全性和有效性大大提高。七氟烷为无刺激性气味,血气分配系数低的卤族(halogen)麻醉气体,诱导苏醒迅速,已成为目前吸入诱导的首选药物,特别适用于小儿手术麻醉的诱导和维持。

患儿入手术间后面罩吸入高浓度七氟烷,待患儿入睡后开放静脉,之后维持较深麻醉2分钟左右,患儿呼吸减弱、下颌松弛时,置入恰当型号的喉罩,到位后套囊充气,妥善固定。七氟烷吸入诱导可采用浓度递增法或高浓度法。新鲜气体流量4～6L/min,可单纯选用氧气(oxygen)或氧化亚氮(nitrous oxide)1:1的混合气体,婴儿吸入诱导建议单纯吸入纯氧。诱导过程中,患儿常会出现体动等兴奋性表现,注意妥善固定患儿,以免受伤或坠床。

术中继续吸入麻醉维持,减小新鲜气体流量(不低于2L/min)和七氟烷吸入浓度,术中根据手术刺激大小及患儿反应随时调节麻醉深度。术毕停止吸入麻醉气体,不宜过早停药,以免肢体活动影响手术或术后包扎。适当清理口内分泌物,如自主呼吸良好,生命特征平稳,即可拔除喉罩,拔出时保持喉罩内充气,可带出口腔内深部的分泌物。避免拔出时因麻醉深度掌握不当或分泌物刺激喉部,诱发喉痉挛。拔除喉罩后建议侧卧位送至麻醉后恢复室进行观察直至完全清醒,在此期间尽量减少人为刺激和声光刺激,让患儿自然苏醒以减少术后躁动。

(四)静脉吸入麻醉维持

简称为静吸复合全麻。常用的麻醉诱导用药为起效迅速的静脉麻醉药、强效止痛药和肌肉松弛剂。巴比妥类(barbiturates)镇静催眠药、麻醉性镇痛药均可使眼内压下降10%～15%。丙泊酚(propofol)降眼压效果明显大于硫喷妥钠(thiopental),尤其对已有眼压增高的病人,降眼压的效果更为显著。肌肉松弛剂首选非去极化类,如维库溴铵(vecuronium)、阿曲库铵(atracurium)。去极化肌松剂琥珀胆碱(suxamethonium)升高眼内压,注射该药前先用小量非去极化肌松剂防止或减轻肌颤,但不能确切预防眼内压升高。挥发性吸入麻醉药氟烷(fluothane)、安氟烷(enflurane)、异氟烷(isoflurane)及七氟烷(sevoflurane)均有降低眼压作用。静 - 吸复合麻醉的优点是可控性强,诱导及苏醒迅速。麻醉诱导及维持要力求平稳,无呛咳及躁动,使用面罩位置得当,不压迫眼球。麻醉管理中应注意全麻深度不宜太浅。对于气管内插管病例应将气管内导管妥善固定,防止手术操作中将其推入气管内过深,诱发呛咳,也不宜于术毕麻醉过浅时刺激气管引发剧烈呛咳。

(五)右美托咪定滴鼻镇静

有报道称右美托咪定(dexmedetomidine)滴鼻镇静在婴幼儿泪道探通术中取得满意麻醉效果。右美托咪定滴鼻吸收快,生物利用度高,具有良好的镇静、镇痛、抗焦虑作用且不影响患儿呼吸及吞咽功能。

患儿入手术室前30分钟由一人陪伴进入术前准备间,患儿平卧头后仰,经鼻滴入右美托咪定2.0μg/kg,药物等量滴入双侧鼻孔,并在滴药后轻按两侧鼻翼2~3次。该给药方式为非侵入式减轻了患儿术前的恐惧心理,体现了舒适化医疗理念。

三、眼外伤患者一些特殊情况的麻醉管理

(一)小儿眼外伤合并上呼吸道感染的麻醉处理

小儿眼科急诊手术以眼外伤最常见。发病突然,病情急。为使创伤得到及时处理减少继发感染,宜及早手术。然而据统计,小儿眼外伤合并上呼吸道感染者约占半数以上。其中5岁以下的儿童及转诊待手术时间一天以上者,合并上呼吸道感染者达80%。其原因为:

(1)小儿全身免疫功能和呼吸道局部免疫功能不足,1岁时IgA仅为成人的5%,IgG与呼吸道分泌的其他抗微生物物质也较成人低。而眼外伤可致机体暂时性免疫抑制,使患儿更易发生呼吸道感染;

(2)小儿呼吸系统发育尚不完全,鼻道狭窄,缺乏鼻毛,局部黏膜的屏障作用弱。气管、支气管膜腺体分泌不足,表面干燥,影响纤毛运动,分泌物清除困难,使呼吸道感染容易发生;

(3)眼部伤口未及时处理而发生感染。病原菌随分泌物从鼻泪管流入眼部引发上呼吸道感染。国外一组报告认为合并上呼吸道感染的小儿若行气管插管麻醉,呼吸道并发症比不行插管者高11倍。在麻醉期间出现与呼吸道有关的异常情况者要比呼吸道无感染者多2~7倍。婴幼儿由于气管内径增生速度快于支气管和细支气管,当上呼吸道感染使黏膜充血肿胀容易发生气道梗阻。为了早期处理控制感染,手术不宜拖延,要综合眼局部和全身的情况决定麻醉时机。此类患儿麻醉前用药阿托品不宜减量,剂量0.02mg/kg肌注或静注。麻醉诱导力求平顺,避免患儿哭闹。术中注意气道管理,及时清除分泌物,避免频繁吞咽。若行气管内麻醉,术后应在恢复室或病房看护,不宜早离院。

(二)饱胃病人的麻醉处理

眼外伤急诊与其他外伤急诊一样,病人多为饱胃。全麻诱导前至少禁食6小时,禁饮2小时,而创伤、疼痛、焦虑、孕妇胃排空时间还要延长。眼外伤急诊病人多未禁食,如病情许可,可延迟数小时再行全麻手术。而婴幼儿禁食时间不宜过长,否则易发生酮症(ketosis)。即便如此,仍不能保证胃内容全部排空。全麻诱导仍要注意防止呕吐和误吸。呕吐还可使眼压增高,对眼球穿通伤合并眼内容脱出病例极其危险。

饱胃病人麻醉行快速诱导气管内插管需由富有经验的麻醉科医师实施。术前1小时肌肉注射或静脉注射甲氧氯普胺(metoclopramide)10mg促进胃排空,但阿托品可拮抗甲氧氯普胺作用,不可同时使用。减少胃液量和提高胃液pH可用竞争性H_2组胺受体拮抗剂雷尼替丁等。预计无气道困难时,诱导前静脉推注阿托品减少分泌,减轻迷走神经张力,充分吸氧去氮,静脉注射维库溴铵(vecuronium)0.2mg/kg。当患者眼睑下垂时,表明肌松作用已发生,此时助手持续压环状软骨,以防胃内容返流。同时立即静脉快速注入硫喷妥钠8mg/kg或丙泊酚(propofol)2.5mg/kg,起效后插入带套囊气管导管。术毕拔管时仍要防止呕吐和误吸。

(三)小儿全麻时体温监测

小儿体表面积相对较大,其体温易受环境温度的影响,所以麻醉期间体温变化大。尤其小儿眼科

急诊合并上呼吸道感染时，由于感染发展、手术创伤，可引发高热，所以必须重视体温监测。术中如出现心动过速，呼吸频率加快，但不能用浅麻醉解释者，应立即测量鼻咽温或肛温。确诊高热后要积极采用降温治疗，以物理降温为主，使体温降至 38.5℃以下。对于体温上升迅速于 15 分钟内增高 0.5℃以上者，必须高度警惕恶性高热。恶性高热越早诊断越好，并立即治疗。首先立即停用所有触发恶性高热药物，用纯氧过度换气，更换麻醉机和钠石灰，立即应用坦屈洛林（dantrolene），该药是逆转恶性高热关键性用药。如 10mg/kg 无反应，可用到 20mg/kg，直到病情稳定，再加上强有力降温措施，碳酸氢钠（$NaHCO_3$）纠正酸中毒，治疗高血钾，维持尿量不少于每小时 1ml/kg。待病情稳定后转送 ICU 继续治疗。

四、眼科麻醉进展

（一）喉罩通气在眼科麻醉中的应用

大多数眼科浅表手术如白内障手术、人工晶状体植入、青光眼手术、角膜移植、眼睑成型、眼肌和虹膜等常见手术不需要术中使用肌松剂控制呼吸，但要求麻醉清醒快而完全。尤其眼底手术恢复期应尽量平顺，手术后需要尽快改为特殊体位（如俯卧位），以提高视网膜复位手术的成功率。气管内插管操作刺激较大，术中需较深的麻醉维持，术毕麻醉转浅、拔管呛咳和头部振动使眼压升高，均不利于内眼手术。喉罩不需使用肌松药，在保留自主呼吸的情况下插入，操作简便，而且不会像气管插管那样引起血流动力学的明显改变。浅麻醉下患者能耐受，轻度变换体位时不会诱发咳嗽反射。

近年来，喉罩为临床麻醉吸入给药和呼吸管理提供了新的手段。与面罩相比，喉罩更接近声门，不受上呼吸道解剖特点的影响，因此对通气的管理更加确实可靠。与气管插管相比，喉罩不会对喉头、气管造成损伤，操作简便。无论患者自主呼吸还是行辅助或控制呼吸均能经喉罩施行。由于对咽喉部刺激轻，因此对循环功能的影响也很小。

由于不需肌松剂，自主呼吸存在，在较浅麻醉下可通过喉罩维持通气，但仍需注意检查通气效果，必要时给予辅助通气及监测呼气末二氧化碳分压、血氧饱和度或血气。由于喉罩不像气管内插管那样使呼吸道完全被隔离，而是依靠充气后的喉罩在喉头形成不耐压的封闭圈与周围组织隔离，所以当通气时气道内压不宜超过 $20cmH_2O$，否则易发生漏气及使气体进入胃内。

使用喉罩时要注意下列问题：①饱胃或胃内容物残余的病人禁忌使用；②严重肥胖或肺顺应低的患者，应用喉罩行辅助或控制呼吸时，由于需要较高（>$20cmH_2O$）的气道压，易发生漏气和气体入胃，诱发呕吐，故应列为禁忌；③有潜在气道梗阻的患者，如气管受压、气管软化、咽喉部肿瘤、脓肿、血肿等禁忌使用喉罩；④特殊体位，如俯卧位手术患者不宜使用；⑤浅麻醉下置入喉罩易发生喉痉挛，应予避免；⑥置入喉罩后不得做托下颌的操作，否则将导致喉痉挛或位置移动，术中应密切注意有无呼吸道梗阻；⑦呼吸道分泌物多的患者，不易经喉罩清除。

（二）监测下麻醉管理（MAC）与镇静术在眼科麻醉中的应用

复杂的内眼手术既往均需在气管插管下完成。术中如不用肌松剂，则须有静脉复合麻醉（intravenous anesthesia）。术毕清醒时间长，潜在危险较多。如采用肌松剂，术毕拔管时也难免引起呛咳，严重者直接影响手术效果。近年来，激光光凝（laser photocoagulation）、玻璃体切除术（vitrectomy）等技术的应用和改进使眼科手术的时间大大缩短，手术刺激也相应减少。因此，相当一部分手术可在局麻下完成。局部麻醉虽可完成手术，但不能消除病人的恐惧和焦虑。局麻辅以镇静术（sedation）既可以减轻恐惧和焦虑的程度，又安全无痛。Scamman 将镇静术的特点概括为 3 个方面：①可与病人保持语言交流；②遗忘，消除焦虑；③止痛。又有学者将其称为镇静止痛术（sedative analgesia）。目前美国麻醉医师协会（ASA）将麻醉科医师参加的从术前评估、制订麻醉计划到指导给药达到所需程度的镇静或对局麻病人监护，随时处理紧急情况称为监测下麻醉管理（monitored anesthesia care MAC），以强调麻醉安全。

镇静止痛术给药必须是渐进性的，在患者舒适和安全之间获得一个满意的平衡点，防止镇静过深，同时对呼吸、循环系统的变化持续监护，否则难以保证患者安全。如需逆转过深镇静，可用相应拮抗药。

部分眼科手术操作在局麻完善的基础上，镇静止痛术（或 MAC）可获得满意效果。成年人可用氟哌利多（droperidol）10μg/kg 加芬太尼（fentanyl）1μg/kg 静脉注射为首次量，此后不再应用氟哌利多，仅以芬太尼 0.008～0.01μg/kg/min 静脉注射维持。该法镇静、镇痛作用较好，但顺行性遗忘欠佳。咪达唑仑（midazolam）首次量 25～60μg/kg 静脉注射，0.25～1.0μg/kg/min 静脉注射维持，或丙泊酚（propofol）首剂量 250～1 000μg/kg 静脉注射，10～50μg/kg/min 静脉注射维持，可维持镇静于 2～3 级。术中与病人保持语言联系，随时了解镇静程度，调整注药速度，可取得完善的镇静遗忘和心理保护作用。

（吕　勇　高莎莎　余　旸）

参 考 文 献

1. 孙瑜勋. 眼球压迫试验与眼心反射. 实用眼科杂志，1989，7：17.

2. 庄心良. 曾因明主编. 现代麻醉学. 3 版. 北京：人民卫生出版社，2009，1145-1158.

3. Mirakhur R K，Jones C J，Dundee J W，et al. I.m. or i.v. atropine or glycopyrrolate for the prevention of oculocardiac reflex in children undergoing squint surgery. Br J Anaesth，1982，54（10）：1059-1063.

4. Hessemer V. Peribulbar anesthesia versus retrobulbar anesthesia with facial nerve block. Techniques，local anesthetics and additives，akinesia and sensory block，complications. Klin Monbl Augenheilkd，1994，204：75-89.

5. Lee Richard M H，Thompson John R，Eke Tom. Severe adverse events associated with local anaesthesia in cataract surgery：1 year national survey of practice and complications in the UK. Br J Ophthalmol，2016，100：772-776.

6. Carneiro Haroldo Maciel，Teixeira Kim Ir Sem Santos，de Ávila Marcos Pereira et al. Comparison of Needle Path，Anesthetic Dispersion，and Quality of Anesthesia in Retrobulbar and Peribulbar Blocks. Reg Anesth Pain Med，2016，41：37-42.

7. Bergman L，Berglin L，Algvere P V et al. Limbal sub-Tenon's administration of retrobulbar anesthesia using a blunt irrigating cannula. Ophthalmic Surg Lasers，1996，27：106-112.

8. Yepez J，Cedeno de Yepez J，Arevalo J F. Topical anesthesia for phacoemulsification，intraocular lens implantation，and posterior vitrectomy. J Cataract Refract Surg，1999，25：1161-1164.

9. Schimek F，Fahle M. Techniques of facial nerve block. Br J Ophthalmol. 1995，79（2）：166-173.

10. Mirakhur RK，Jones CJ，Dundee JW et al. I.m. or i.v. atropine or glycopyrrolate for the prevention of oculocardiac reflex in children undergoing squint surgery. Br J Anaesth. 1982；54（10）：1059-63.

11. Eke Tom，Thompson John R，Serious complications of local anaesthesia for cataract surgery：a 1 year national survey in the United Kingdom. Br J Ophthalmol，2007，91：470-475.

12. Jaichandran Vv，Ophthalmic regional anaesthesia：A review and update. Indian J Anaesth，2013，57：7-13.

13. Iirola Timo，Vilo Sanna，Manner Tuula et al. Bioavailability of dexmedetomidine after intranasal administration. Eur. J. Clin. Pharmacol.，2011，67：825-831.

第三十九章　眼前段重建术

 ## 第一节　眼前段外伤的并发症及继发损害

　　临床上眼前段外伤常发生各种并发症(complication)，造成眼前段解剖结构的紊乱(图 39-1-1)，继之出现一系列的继发损害，导致视功能的进一步下降，常需要进行 Ⅰ 期或 Ⅱ 期的修复重建手术，方能获得良好而稳定的远期疗效。

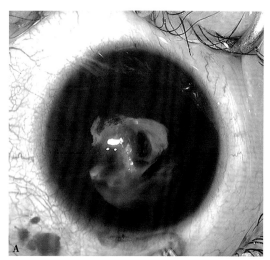

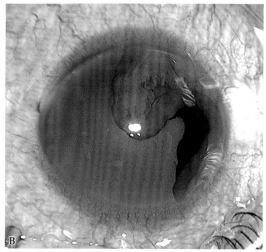

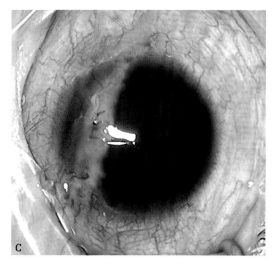

图 39-1-1　眼外伤造成眼前段解剖结构紊乱
A. 后发性白内障伴大瞳孔及虹膜后粘连；B. 大范围虹膜根部断离；C. 角膜巨大瘢痕伴虹膜前粘连及瞳孔移位

眼前段重建术（reconstruction of anterior segment）虽然也用于其他眼病，但主要应用于严重的眼前段外伤，包括机械性眼外伤、化学性眼外伤及眼热灼伤。

眼前段机械性外伤包括眼球穿孔伤（perforation of eyeball）、眼球挫伤（contusion of eyeball）和眼球破裂（rupture of eyeball），由于外伤的性质不同，临床上出现的并发症及继发损害也不尽相同。

一、眼球穿孔伤的并发症

1. 角膜　角膜外伤后的角膜瘢痕使角膜的屈光界面遭到破坏，而造成规则或不规则的角膜散光甚至高度散光（图 39-1-2）。

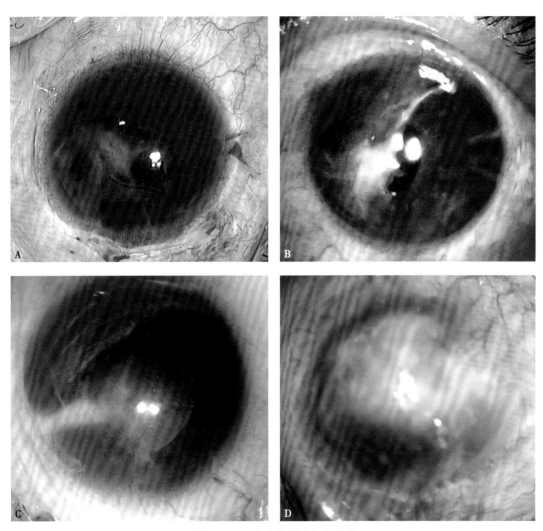

图 39-1-2　穿孔伤所致角膜异常
A、B. 角膜缘瘢痕；C、D. 角膜瘢痕及血管翳

2. 前房和虹膜　虹膜脱出、粘连性白斑、虹膜周边前粘连、前房变浅或消失；虹膜后粘连、瞳孔膜闭或闭锁。继之使前后房交通受阻，眼压升高而形成继发青光眼（secondary glaucoma）（图 39-1-3）。

3. 晶状体　晶状体前囊破裂、皮质浑浊溢出，被虹膜组织吸收，并发葡萄膜炎；或晶状体皮质碎块阻塞前房角，使眼压升高而形成继发青光眼（图 39-1-4）。

晶状体后囊破裂，皮质溢出进入前段玻璃体，被睫状体组织吸收，致中间葡萄膜炎（intermediate uveitis）（图 39-1-5），使虹膜后及睫状体被大面积"雪堤样"渗出覆盖，治疗不及时，可导致大范围的锯齿缘断离（dialysis of ora serrata）和继发性视网膜脱离（secondary retinal detachment）。

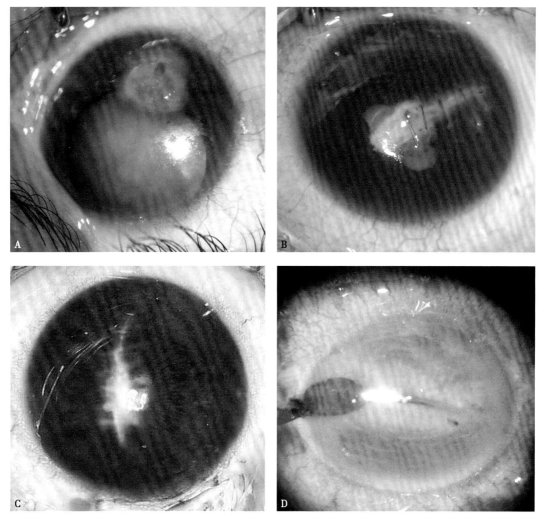

图 39-1-3　眼穿孔伤所致前房、虹膜异常

A、B. 粘连性白斑、前房变浅；C. 虹膜前后粘连、瞳孔闭锁、继发性青光眼；D. 虹膜脱出

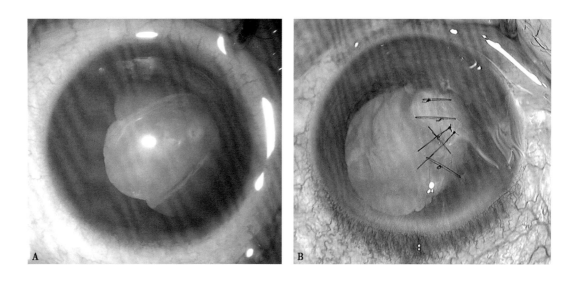

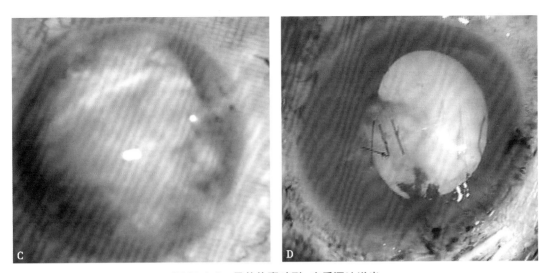

图 39-1-4 晶状体囊破裂、皮质浑浊溢出
A、B. 晶状体囊破裂；C. 晶状体囊破裂、继发性青光眼；D. 晶状体后囊破裂

4. 玻璃体浑浊或眼内异物存留 穿孔伤异物进入眼内，除了引起穿通道的机械性损伤，如角膜伤口，虹膜瞳孔的裂伤，晶状体囊破裂、浑浊等；尚可由眼内异物存留所致的化学性损害，玻璃体的浑浊积血，眼铁质沉着症（ocular siderosis）和眼铜质沉着症（ocular chalcosis）等（图 39-1-5）。

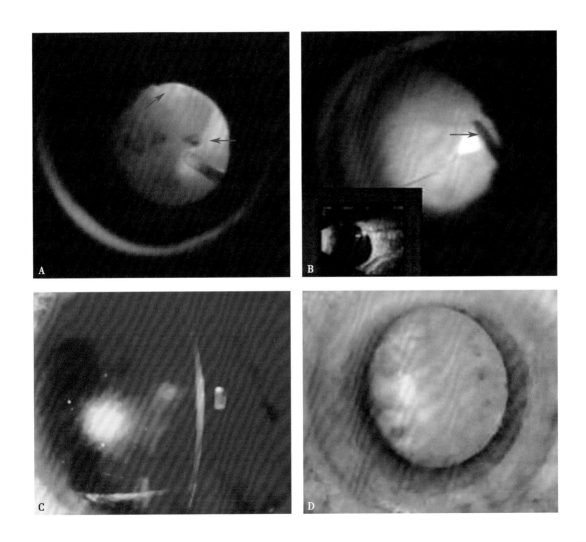

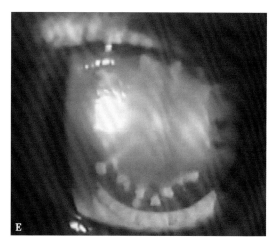

图 39-1-5　中间葡萄膜炎或眼内异物存留

A. 中间葡萄膜炎"雪堤样"渗出；B. 眼内异物存留（铁屑）；C. 玻璃体浑浊积血；D. 眼铜质沉着症；E. 眼铁质沉着症

二、眼球挫伤和破裂伤的并发症

1. 角膜、巩膜和角膜缘的裂伤　眼球锐器伤常造成严重的角膜、巩膜或角膜缘的切裂伤，表现为角膜、巩膜和角膜缘的伤口；挫伤所致的眼球破裂（rupture of eyeball）可造成角膜缘和巩膜的裂伤、虹膜和（或）睫状体脱出、前房积血及眼内容物脱出等。

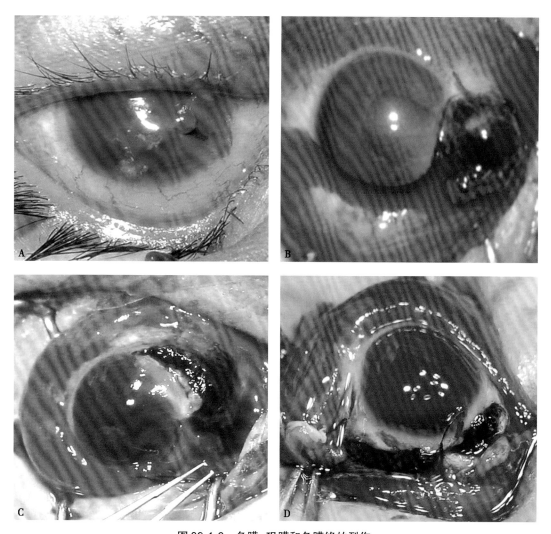

图 39-1-6　角膜、巩膜和角膜缘的裂伤

A. 角膜切裂伤；B～D. 角膜缘破裂所致虹膜、睫状体脱出、前房积血

2. 虹膜　瞳孔括约肌麻痹致瞳孔散大；虹膜裂伤、瞳孔括约肌断裂和（或）虹膜根部断离、虹膜前粘连、虹膜后粘连致瞳孔变形或移位（图39-1-7）。

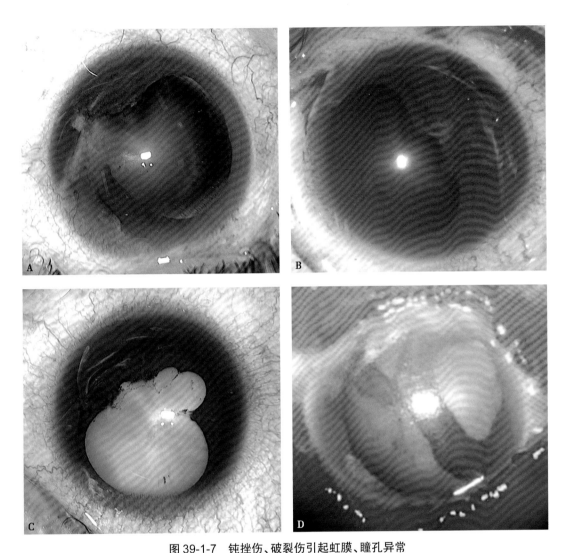

图39-1-7　钝挫伤、破裂伤引起虹膜、瞳孔异常

A. 瞳孔括约肌裂伤伴虹膜根部断离；B、C. 大瞳孔、瞳孔变形移位、虹膜后粘连；D. 大面积虹膜根部断离伴晶状体不全脱位

3. 晶状体　晶状体悬韧带断裂导致晶状体不全脱位或全脱位（脱位于前房、玻璃体）、嵌顿于瞳孔区及脱出眼球外至结膜下，并导致继发性青光眼和慢性葡萄膜炎（图39-1-8）。

晶状体悬韧带部分断离，使晶状体向断离的对侧移位，称晶状体不全脱位（subluxation of lens）。晶状体悬韧带全部断离，使晶状体完全脱离原来的解剖部位，称之为晶状体全脱位（complete luxation of lens）。全脱位根据脱位的方向和部位不同，又分为脱入前房、嵌顿于瞳孔领区、向后脱入玻璃体（图39-1-8）或脱位于结膜下。前两者使前后房不能交通，房水循环阻塞，导致眼压急剧升高；后者晶状体占据玻璃体的空间，使玻璃体前移阻塞瞳孔区，继发青光眼；如果玻璃体已液化，不会引起眼压升高，但是随着活动晶状体在玻璃体腔游离可碰撞视网膜，可引起视网膜炎症、水肿，继而出现玻璃体浑浊，如处理不及时，晶状体囊破裂，皮质溢出，可导致后葡萄膜炎，进而引起玻璃体机化、增生，并可牵引而形成视网膜脱离；脱位于结膜下，常见于上方角膜缘的裂伤，使晶状体脱出，进入结膜下。

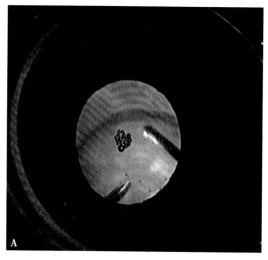
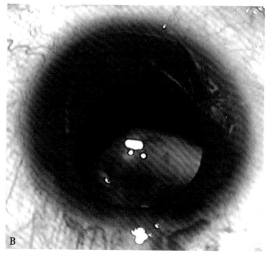
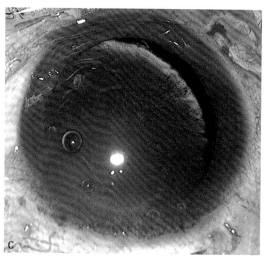

图 39-1-8　晶状体脱位

A. 晶状体全脱位于玻璃体；B、C. 晶状体不全脱位

4. 睫状体　睫状体的损伤分以下几种情况：

1）睫状体脱离（ciliary body detachment）：即睫状体与部分巩膜（不包含巩膜突）分离至睫状体上腔有间隙并积液的临床病理改变。

2）睫状体断离（cyclodialysis cleft）：即睫状体纵形肌的肌腱断裂，与巩膜突和巩膜完全分开，前房与睫状体上腔直接沟通，房水直接进入睫状体 - 脉络膜上腔（superior ciliary choroidal cavity）而引发的以低眼压（ocular hypotension）为主的一系列临床病理改变等。

3）前房角后退（angle recession）：是指睫状体自身肌肉的撕裂，通常为睫状体纵形肌与环形肌的分离，而纵形肌与巩膜突并未分离，造成虹膜根部向后移位，睫状体带增大，周边前房加深。广泛的前房角后退常导致小梁网间隙和巩膜静脉窦的闭锁，使房水排出受阻，导致的眼压升高继发性青光眼（图 39-1-9）。

5. 眼内积血　前房积血（hyphema），即眼外伤后虹膜血管渗透性增加或血管破裂出血，血液积聚在前房称外伤性前房积血。少量的前房积血多可自行吸收，但积血量大时红细胞可堵塞小梁网组织，引起继发性青光眼；当伴有角膜内皮损害和高眼压时，可引起角膜血染（blood staining of cornea, cornea cruenta），角膜基质呈现棕黄色，中央呈盘状浑浊，以后渐变为黄白色，长期不消退。记录前房积血量的记录方法，可分级记录：少于前房高度的 1/3 为 I 级；介于 1/3～2/3 之间为 II 级；多于 2/3 为 III 级；也可记录血平面的实际高度（毫米数）。

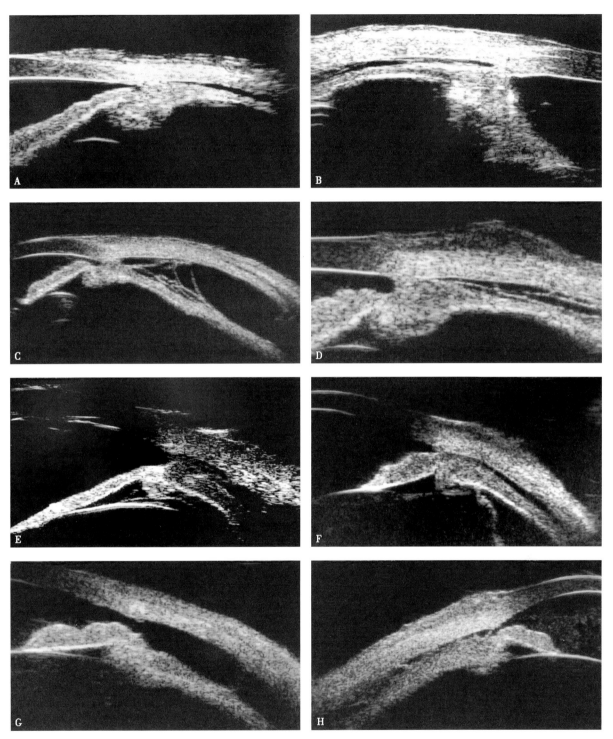

图 39-1-9 睫状体的损伤

A～D. 睫状体脱离；E～H. 睫状体断离

　　玻璃体积血（vitreous hemorrhage），即在角膜、巩膜穿孔伤或眼球挫伤时，睫状体、视网膜及脉络膜血管破裂出血并积存于玻璃体内。大量玻璃体积血的吸收需要 6 个月或一年以上，没有明显的眼底病变时，视力可能完全或大部分恢复，但眼外伤患者往往合并视网膜、视神经的机械损伤。大量的玻璃体积血易形成增生、机化并导致视网膜脱离，因而，需在受伤后 7～14 天时进行手术治疗（图 39-1-10）。

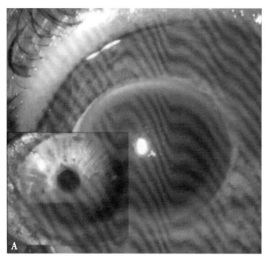
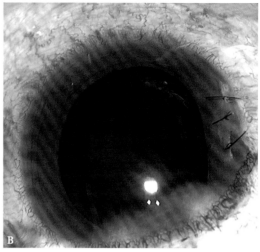

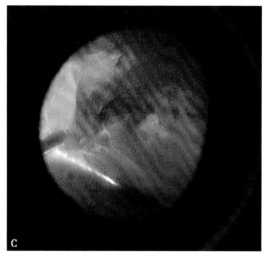

图 39-1-10 眼内积血

A. 前房积血；B. 玻璃体积血；C. 玻璃体积血机化增生

上述并发症和继发损害常导致眼前段的正常解剖结构遭到破坏，若得不到及时修复和重建，将会更进一步加重视功能的损伤，影响患者视力预后。

 ## 第二节　眼前段重建术

眼前段重建术（anterior segment reconstruction）是运用眼科显微手术技术（精细的角膜伤口的缝合、前后房重建及虹膜瞳孔成形等）将受伤的眼前段组织缝合修复、解剖复位。眼前段重建术根据受伤的性质和部位及修复重建的时间不同分为Ⅰ期或Ⅱ期重建术。眼前段重建与伤口清创缝合手术同时进行者称为Ⅰ期眼前段重建术；清创缝合之后与外伤性白内障、晶状体不全脱位、虹膜瞳孔成形或睫状体损伤修复等手术联合进行者称为Ⅱ期眼前段重建术。无论是Ⅰ期或Ⅱ期眼前段重建术，旨在恢复眼前段的解剖结构，恢复其生理功能，减少继发损害，改善预后，提高患者的视功能。

一、Ⅰ期眼前段重建手术处理

【适应证】

（1）角膜、巩膜穿孔伤或眼前段眼球破裂：锐器伤致角膜或巩膜穿孔性伤口；或挫伤所致的角膜、角膜缘或直肌附着部位的巩膜破裂。

（2）虹膜、睫状体、玻璃体等组织脱出、嵌顿于伤口：角膜的穿孔伤或破裂伤口常伴有虹膜组织的脱出嵌顿；角膜缘或伴有巩膜及直肌附着部位的伤口，常伴有睫状体、玻璃体的脱出，并嵌顿于伤口。由于虹膜组织对刺激反应极其敏锐，虹膜脱出后，很快被一层纤维素性渗出膜包裹，可隔绝外界的进一步污染。

（3）前房内有积血、渗出、机化膜：角膜的穿孔伤常损及虹膜组织，导致虹膜血管通透性增加或血管破裂，损伤局部出现出血、渗出反应，并进一步形成机化膜。

（4）虹膜前粘连、虹膜后粘连、瞳孔膜闭、瞳孔变形移位：虹膜前粘连，多是与角膜伤口的粘连，使前房变浅。

（5）虹膜较轻的撕裂伤、范围较小的虹膜根部断离，且不伴有晶状体损伤及前房炎症的破裂伤或钝挫伤。

（6）晶状体囊破裂、皮质浑浊溢出，伴或不伴玻璃体脱出。

（7）眼球挫伤合并晶状体囊破裂。

（8）严重的眼化学性或热烧伤。

（9）对患者的全身情况要求同内眼手术，同时要求患者对术后长期用药及治疗副作用有承受能力。

【禁忌证】

1）眼球挫伤伴前房积血，但无虹膜根部断离或晶状体浑浊脱位，视网膜检查未见明显异常者：暂不考虑手术，而以完善检查、保守治疗为主。

2）眼球挫伤，眼球壁完整同时伴有双眼附属器化脓性炎症：炎症治愈前，暂不宜手术。

【手术处理】

（1）角膜、巩膜裂伤的缝合（详见第20章 角膜与巩膜外伤）

（2）重建前房：前房重建应从以下4个方面进行。

1）分离虹膜与角膜瘢痕的前粘连：如果角膜和虹膜广泛粘连或是粘连性角膜白斑，但晶状体仍完好透明，可先选择角膜尚透明的合适位置做角膜缘隧道切口，注入黏弹剂保护晶状体和角膜内皮，以显微虹膜整复器和高黏度的黏弹剂钝性分离前粘连的虹膜组织，必要时可用囊剪分离虹膜与角膜瘢痕组织的粘连，在分离虹膜组织时要非常小心，尽量减少虹膜组织的进一步损伤，以便于后续进行虹膜瞳孔成形术。整个手术过程中注意应用黏弹剂保护角膜内皮和透明晶状体（图39-2-1）。

2）分离虹膜根部与前房角的前粘连：虹膜根部与前房角的前粘连主要见于浅前房者。分离方法：术前半小时静脉滴注20%甘露醇降低眼压，做角膜缘隧道切口，使用两种黏弹剂，先用弥散型黏弹剂保护角膜内皮，再用内聚型黏弹剂反复地、缓慢地注入前房角，使虹膜根部与角膜周边分离开，使前房加深。全周分离后，用BSS液置换出前房的黏弹剂，重建前房达水密。该方法常与青光眼白内障联合手术或单纯的白内障超声乳化手术联合应用。

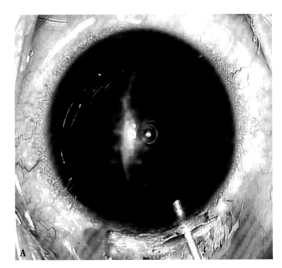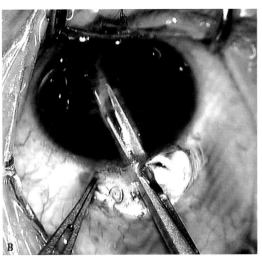

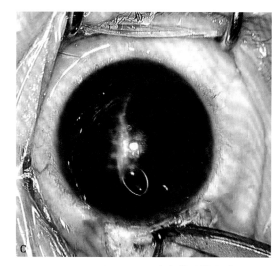 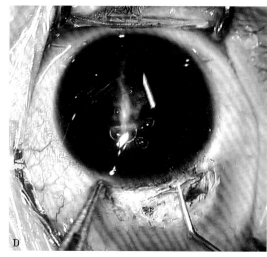

图 39-2-1　分离粘连性角膜白斑、瞳孔膜闭所致的广泛的虹膜前、后粘连

A. 前房注入黏弹剂；B. 用 Vannas 剪分离虹膜前粘连；C. 做周边虹膜切除术；D. 从虹膜周边部切孔分离虹膜后粘连

3）清除前房周边部的纤维素性渗出和陈旧性积血：此情况常见于钝挫伤所致的前房积血，积血吸收后常残存有灰白色纤维性渗出条索及陈旧性血块沉积于前房角，使房水循环受阻、眼压升高，常伴有瞳孔散大，对光反射迟钝或消失。分离方法：术前半小时静脉滴注 20% 甘露醇降低眼压，滴 1% 毛果芸香碱使瞳孔尽可能缩小，做角膜缘隧道切口，应用两种黏弹剂，先注入弥散型黏弹剂保护角膜内皮，再注入内聚型黏弹剂加深前房，用双管助吸针或 I/A 针头先吸出房角陈旧性积血块，再用黏弹剂加深前房，用虹膜钩或晶状体调位钩紧贴虹膜面缓慢地深入房角，钩取并向外牵引出灰白色的纤维条索，沿前房角全周将其彻底清除干净，最后用 BSS 液将置换出前房的黏弹剂，重建前房达水密（图 39-2-2）。

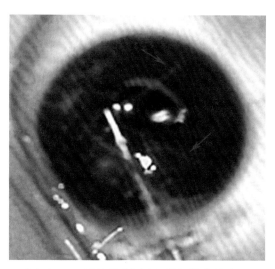

图 39-2-2　清除前房周边部的纤维素性渗出

4）缝合修复断离的瞳孔括约肌和虹膜根部（详见第 22 章 虹膜睫状体外伤）

（3）重建后房：后房消失往往见于外伤、炎症导致的虹膜与晶状体前囊广泛粘连所致，如按以往从前房入路的分离方法，常可导致瞳孔括约肌和虹膜的进一步损伤，如瞳孔括约肌断离、虹膜基质层与色素上皮层分离等，分离的方法如下：

1）分离上方的虹膜后粘连：在上方 12 点先做角巩膜隧道切口，从隧道切口穿刺入前房，做周边虹膜切除术，前房内注入内聚型黏弹剂加深前房，从根切孔处向后房注入弥散型黏弹剂，伸入显微虹膜整复器沿着晶状体前囊和虹膜之间向前钝性扇形分离达瞳孔领区，分开上 1/4 象限的虹膜后粘连（图 39-2-3）。

2）分离下方的虹膜后粘连前房内注入内聚型黏弹剂，用显微虹膜整复器从原隧道切口进入前房，再从上方已分开的后粘连的瞳孔缘处伸入到虹膜和晶状体前囊之间，钝性分离下 3/4 象限的虹膜后粘连。如果虹膜广泛的后粘连，分离时要缓慢、轻柔，不要强行分离，以免损伤虹膜并加重术后葡萄膜炎性反应（图 39-2-3）。

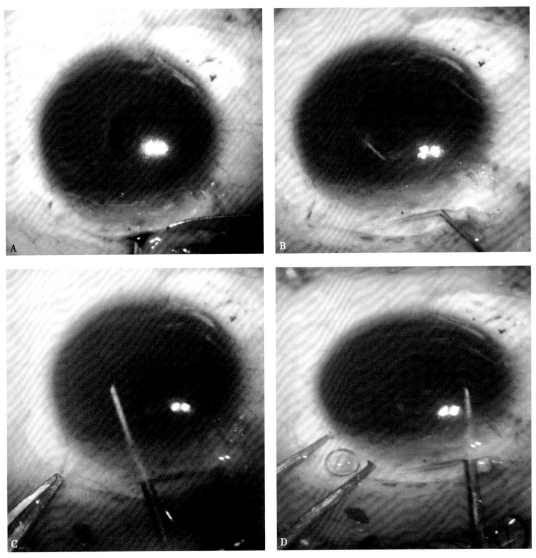

图 39-2-3　重建后房

A. 做周边虹膜切除术；B. 分离上 1/4 象限后粘连；C、D. 依次分离下 3/4 象限后粘连

（4）晶状体囊破裂和悬韧带断离的处理

1）眼球穿孔伤合并晶状体前囊破裂，但后囊完整者：可在清创缝合角膜伤口后，在上方 11 点方位做角膜缘隧道切口，在黏弹剂的辅助下，尽量将破裂的晶状体前囊中央以囊剪修剪成直径约 6mm 的圆形孔，实施晶状体囊外摘出术。待角膜缝线拆除后，再行 II 期人工晶状体植入术。

2）眼球穿孔伤合并晶状体前、后囊同时破裂，并伴有玻璃体脱出者：于清创缝合角膜伤口后，在上方 11 点方位做角膜缘隧道切口，以囊剪或 23G 玻切头将晶状体前囊中央修剪成直径约 6mm 的圆形囊孔，行晶状体囊外摘出术；如有玻璃体干扰，应用曲安奈德颗粒染色后，行角膜缘双通道低流量、低灌注前部玻璃体切除术，然后再行晶状体囊外摘出术，或用 23G 玻切头彻底清除残留的晶状体皮质。之后以玻切头将后囊中央破孔修剪成直径约 4mm 圆形囊孔，切除前段玻璃体，保留完整的双囊环（完整的前后囊周边部），待角膜缝线拆除后，再行 II 期人工晶状体植入术。

　　3）晶状体前囊破裂合并晶状体不全脱位：前囊破裂的处理原则同上，如前囊破孔在中央，可行返折撕囊法完成直径约 5～6mm 的连续环形撕囊（continuous curvilinear capsulorhexis，CCC）；如晶状体不全脱位小于或等于一个象限，可应用超声乳化手术，选择大 C 襻的人工晶状体囊袋内植入，然后将一大 C 襻旋转至脱位的象限，将囊袋展平（图 39-2-4）；对于不全脱位的晶状体，若脱位小于等于 2 个象限，实施前房低流量灌注，双手同步玻切，切除悬韧带离断处脱出的玻璃体，在黏弹剂的辅助下完成 CCC，直径 5～6mm，植入囊袋张力环，可选择囊袋内固位的人工晶状体植入；若脱位大于 2 个象限小于 3 个象限，应实施前房低流量灌注，双手同步玻切，切除悬韧带离断处脱出的玻璃体，在黏弹剂的辅助下完成 CCC，植入囊袋张力环，由于晶状体悬韧带断离范围较大，囊袋张力环不能使晶状体囊袋恢复居中位，此时应用 10-0 双长针聚丙烯线选择在囊袋距睫状沟最远的部位将张力环缝线固定至睫状沟，使晶状体囊袋恢复居中位，然后选择囊袋内固位的晶状体植入（图 39-2-5）；若脱位大于等于 3 个象限，应实施三通道后部玻切，应用 23G 或 25G 玻切头完成晶状体切除和前段玻璃体切除，同时保留悬韧带未断裂处晶状体囊袋的边缘，为人工晶状体睫状沟缝线固定奠定基础，然后选择大 C 襻人工晶状体（角膜直径大于等于 12mm 者）或三襻、四襻人工晶状体（角膜直径 10～11.5mm 者），两襻睫状沟缝线固定，保留晶状体囊袋边缘为晶状体睫状沟固定做依托，防止人工晶状体发生偏心和倾斜（图 39-2-6）。

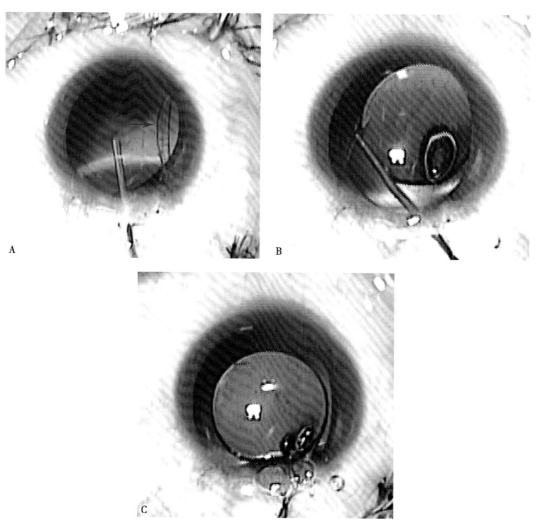

图 39-2-4　晶状体不全脱位小于或等于一个象限的处理

A. 超声乳化术后见 8：00 至 10：30 悬韧带断裂，囊袋反折；B. 囊袋内植入大 C 襻 IOL；C. 旋转一襻至脱位的象限将囊袋展平

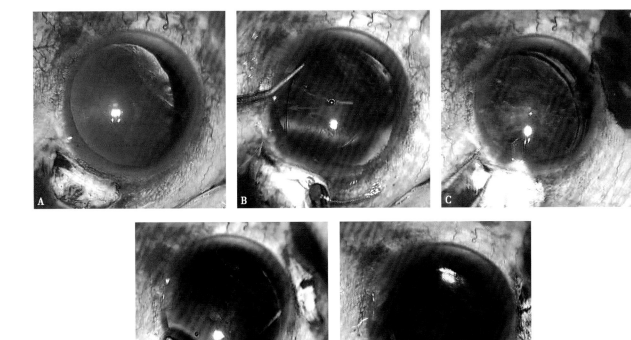

图 39-2-5　晶状体脱位大于 2 个象限小于 3 个象限的处理

A. 术前；B. CCC 后植入囊袋张力环；C. 晶状体囊袋未恢复居中位；D. 在囊袋距睫状沟最远的部位将张力环缝线固定至睫状沟，使囊袋居中；E. IOL 囊袋内居中位

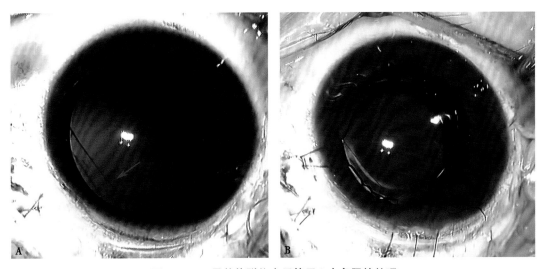

图 39-2-6　晶状体脱位大于等于 3 个象限的处理

A. 晶状体切除后保留未脱位部分前囊的边缘；B. 以囊袋边缘为依托人工晶状体睫状沟固定

　　4）眼球挫伤常合并晶状体后囊破裂，但前囊完整，晶状体皮质溢出进入前段玻璃体者：应在伤后 1 周内实施后段玻璃体切除术，实施晶状体切除＋前段玻璃体切除＋保留晶状体前囊＋人工晶状体植入四联术。避免 2 周后脱出的晶状体皮质被葡萄膜组织吸收引起严重的中间葡萄膜炎，致睫状体平坦部全周"雪堤状"渗出，如手术时机选择不当可致大范围锯齿缘断离（图 39-2-7），加重视功能的损伤。

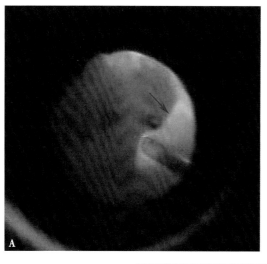
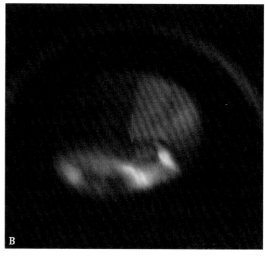
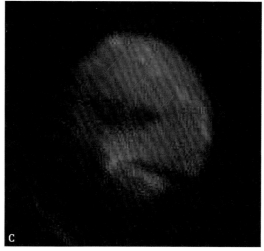

图 39-2-7　晶状体皮质溢出的并发症

A. "雪堤状"渗出；B. 锯齿缘断离；C. 大面积锯齿缘断离

（5）睫状体损伤的修复详见第 22 章虹膜睫状体外伤，虹膜脱出、虹膜根部断离的处理详见第 22 章虹膜睫状体外伤。

（6）Ⅰ期复杂联合手术的处理原则：对于一些较为复杂的眼外伤，Ⅰ期手术需根据不同的情况，选择合适的手术时机、不同的联合术式，恢复紊乱的眼前段结构，减少外伤后的并发症，并为Ⅱ期手术创造条件。复杂的联合手术的一些主要处理原则如下：

1）角膜裂伤：对角膜的层间或全层裂伤，一定要认真细致对位缝合角膜伤口，尽量用黏弹剂升高眼压至指测正常时结扎缝线并埋藏线结。如果伤口较大或为不规则交错的裂伤，眼压无法维持，可先在关键的受力位置暂时对位缝合几针，恢复角膜的形状后，升高眼压仔细对位缝合其余部位，最后将暂时缝线固定处拆除重新在正常眼压下缝合，有条件者可在普拉西多角膜计（Placido's disc）的指导下完成角膜伤口的缝合（图 39-2-8），可保证缝线张力均匀一致，像完成一次屈光手术一样，尽可能减少角膜散光，恢复角

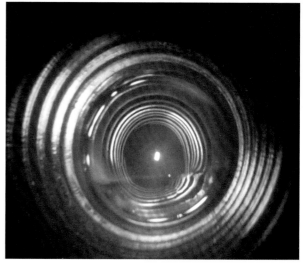

图 39-2-8　普拉西多角膜计（Placido's disc）

膜的光学性能，为Ⅱ期手术术后视力的恢复奠定良好的基础。

2）虹膜组织脱出嵌顿：对于眼球破裂伤脱出或嵌顿的虹膜组织，原则上应尽可能还纳，避免将虹膜组织切除丢弃，造成Ⅱ期手术时因虹膜组织缺失致大瞳孔而无法修复。由于虹膜血供较为丰富，伤后组织表面常有纤维素性渗出膜覆盖，应用抗生素溶液冲洗后，仔细剥离去除渗出膜后将其还纳（图 39-2-9）。虹膜组织丰富的血供使其抵御感染能力较强，因此对于伤后虹膜脱出时间在 48～72 小时者，若无明显的感染或坏死、或其内包裹大量细小异物难以清除者，均应在黏弹剂的辅助下清创还纳，避免进一步损伤虹膜组织。

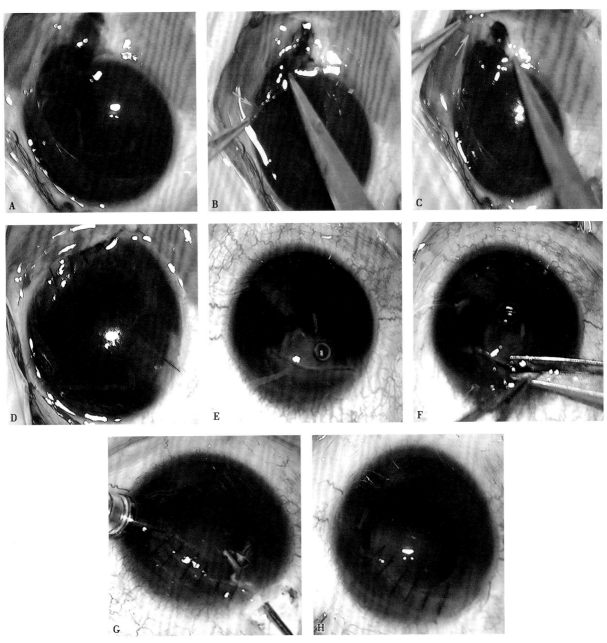

图 39-2-9　虹膜组织脱出嵌顿的处理

A. 虹膜组织脱出嵌顿，表面纤维素性渗出膜；B、C. 仔细剥离去除渗出膜；D. 虹膜还纳后；E. 虹膜组织嵌顿于角膜伤口；F. 剥除虹膜表面渗出膜；G. 缝合角膜伤口并切除浑浊的晶状体；H. 术后

3）睫状体的脱出或损伤：应用抗生素溶液冲洗后将其还纳，其余在Ⅰ期缝合手术中暂不处理，可在术后进行药物保守治疗 2～4 周，大多可自行复位愈合，若仍不能复位者，可行Ⅱ期手术治疗。

4）虹膜裂伤、根部断离：在Ⅰ期手术中，若前房炎症较轻，虹膜裂伤或根部断离范围较小，且晶状体完全透明者,可Ⅰ期手术即行虹膜瞳孔成形术或虹膜根部断离修复术(详见第22章 虹膜睫状体外伤);否则,对瞳孔括约肌裂伤导致的瞳孔变形移位,或虹膜根部断离等均暂时不做处理,待Ⅱ期与晶状体的手术联合进行。

5)前房积血、渗出膜、瞳孔膜闭、前后粘连:需在缝合角膜伤口后,于合适位置做角膜缘穿刺口,分离虹膜的粘连并剥除渗出膜,尽量恢复瞳孔为圆形,并将前房内积血及黏弹剂注吸干净,以BSS液重建前房,避免虹膜组织与角膜伤口粘连形成粘连性角膜白斑及继发青光眼。同时术后重视抗炎、预防瞳孔膜闭及虹膜后粘连导致的瞳孔阻滞,最大限度地减少继发性青光眼的发生,并为Ⅱ期行虹膜瞳孔成形术奠定基础。

6)角膜伤口缝合后看不清前房:若Ⅰ期手术时角膜水肿严重或角膜多处严重破裂,缝合后看不清前房,致晶状体皮质及前段玻璃体未完全处理干净,则需在角膜伤口缝合后5~7天,待角膜恢复透明、前房炎症消失后尽快进行手术处理。具体虹膜、晶状体等处理方法及原则同上。

7)晶状体不全脱位:若晶状体囊完整无破裂,Ⅰ期手术中晶状体暂不处理;若悬韧带断离处有玻璃体脱出于前房者,可行前段玻璃体切除术切除脱出的玻璃体,并重建前房。待炎症消退后Ⅱ期手术再处理晶状体不全脱位。

二、Ⅱ期前段重建手术

对于已完成Ⅰ期手术,但眼前段尚未解剖复位或眼球屈光系统仍未完成修复者,需进行Ⅱ期或Ⅰ、Ⅱ期分阶段的眼前段重建术,以达到解剖复位、减少或避免并发症的继发损害,最大限度地恢复视力、重建和提高患者的视功能。Ⅱ期前段重建术包括穿透性角膜移植、板层角膜移植、前后房重建、虹膜瞳孔成形、睫状体损伤修复、外伤性白内障、晶状体全脱位、不全脱位、玻璃体嵌顿和前段PVR的处理等。现分述如下:

(一)穿透性角膜移植术

外伤引起的角膜瘢痕行穿透性角膜移植术(penetrating keratoplasty),其原则和方法与常规穿透性角膜移植术相同,但外伤患者往往需同时进行眼前段重建,需要一些特殊处理和设备。

【适应证】

(1)角膜白斑:尤其是严重影响视力的较大不规则角膜中央瘢痕及瘢痕性角膜血管翳。

(2)角膜瘢痕引起的不规则散光。

(3)患者的全身情况要求同内眼手术,同时要求患者对术后长期用药及治疗副作用有承受能力。

【禁忌证】

(1)干眼:结角膜实质性干燥影响角膜移植片上皮的愈合,进而可导致角膜移植片的浑浊者。

(2)麻痹性角膜炎。

(3)视网膜和视路功能异常致无光感或光感不明确。

(4)双眼附属器化脓性炎症治愈前暂不宜手术。

【术前准备】

(1)Ⅰ期术后,术眼应局部应用糖皮质激素或非甾体抗炎药控制炎症。穿透性角膜移植术应在非病变区角膜恢复透明、炎症控制后数天至数月进行。

(2)若有眼睑闭合不全、睑球粘连、睫毛乱生、眼睑内翻或外翻,应先予以处理。若行睑球粘连分离术后再实施穿透性角膜移植,应间隔至少半年以上。

(3)若需行穿透性角膜移植术,且角膜浅层有严重的血管翳,应先作血管翳分离术及自体角膜缘干细胞移植术,再行角膜移植,以改善角膜表层的状况及角膜移植片的预后。

(4)若有眼表层上皮损害,如持续性角膜上皮缺损或无菌性角膜基质溃疡时,应用营养剂、绷带或绷带镜,或作自体角膜缘干细胞移植术,改善眼表状况后,再行手术治疗。

(5)对广泛虹膜周边前粘连继发青光眼者,应在施行穿透性角膜移植术前作滤过性手术,待眼压控制后再进行穿透性角膜移植术。只有在极少数的情况下才进行穿透性角膜移植联合小梁切除术。

（6）如有晶状体囊破裂、晶状体皮质残留或炎症持续不退，应先作白内障摘出术，若有后囊破裂者，则应同时实施行前段玻璃体切除术，清除抗原性物质及脱出的玻璃体，以控制炎症，减少继发损害。

【手术方法】

（1）预置后房灌注：于颞下方角膜缘后约 3.5mm 处睫状体平坦部预置后房灌注头（23G 或 25G），行后房灌注。注意制作灌注通道时从瞳孔区观察可见灌注针头（斜面朝向玻璃体）进入玻璃体，避免误入脉络膜上腔。预置灌注以防止钻取角膜后巩膜塌陷，确保眼前段和巩膜不变形。尤其是无晶状体眼、高度近视眼和儿童更应如此。

（2）钻切角膜：根据角膜病变范围选择环钻，一般用直径 6～7.5mm 环钻钻取植床。环钻垂直于角膜上皮面向下钻切至植床厚度的 4/5 时，停用环钻钻切，改用锋利的尖刀片穿刺前房，然后用角膜剪沿环钻切迹剪下病变角膜。较好的环钻为真空环钻或电动环钻，这种环钻在浅前房、角膜穿孔、角膜漏或广泛虹膜前粘连时较为安全。

（3）钻取移植片：

1）直接从供眼取材，可以纱布包绕角膜向上的供体眼球，持环钻从上皮面垂直置于供眼角膜中央，钻透后，用角膜剪剪下角膜植片。

2）从带有巩膜瓣的角膜片取材时，应将角膜片内皮面朝上缝合于切割枕上，以锋利的环钻从内皮面取材压切下角膜植片。如植床小于 7mm 者供体角膜移植片要比植床大 0.25mm；如植床 7mm 及以上者供体角膜移植片需大于植床 0.5mm，以预防术后因浅前房致虹膜周边前粘连而引起继发性青光眼。

（4）固定植片：把植片放置在植床的移植孔上，用 10-0 尼龙缝线分别在 12、6、3、9 点位缝合固定。移植片在 6.5mm 或以下者可连续缝合 22～24 针；移植片 7mm 及以上者需间断缝合 16 针。移植片直径较小时，可连续缝合刺激性小，伤口封闭严，术后可自行调整缝线减少散光，缝合快手术时间短，且缝合部位距离角膜缘较远，不易产生角膜新生血管，可于术后半年左右拆除整根缝线；移植片较大时，应选择间断缝合，因缝线部位接近角膜缘，易刺激形成新生血管，间断缝合后可根据愈合情况和角膜血管翳产生的情况，分期多次拆除缝线。注意缝合深度要达到角膜厚度的 4/5，针距、深度、跨度（3mm 左右）和结扎的松紧度要均匀一致减少散光，植床和植片的边缘要紧密对合，间断缝合者一定要埋藏线结。

（5）重建前房：从植片边缘注入 BSS 液重建前房，以减少虹膜前粘连和植片浑浊，观察调整缝线至前房水密，指测眼压 Tn。

（6）散光检查：使用 Placido 盘在显微镜下，再次调整缝线松紧度。

（7）术毕：结膜下注射抗生素、地塞米松注射液，涂抗生素眼膏，包盖双眼，绷带加压包扎。

【术中注意事项】

（1）选择环钻大小要适当，既要考虑尽可能切除病灶，又要减少术后的并发症，植孔的中心力求在瞳孔中心。植床一般以 6～7.5mm 为宜，如环钻超过 8mm，距角膜缘较近易产生排斥反应；植床太小，光学效果差。

（2）保护好供体角膜内皮，钻切下的植片，要内皮面朝上，内皮面滴一滴 BSS 液或黏弹剂，防止干燥。

（3）钻切植床时，环钻与角膜面要垂直，若植床倾斜将影响移植片愈合，术后形成的瘢痕粗大；钻切时勿用力过猛，否则易伤及虹膜及晶状体，以钻至 4/5～5/6 深度后，先将一部分穿透，然后再用角膜剪沿着环钻的轨迹完成为佳。可在前房内注入少许黏弹剂，更利于手术进行。

（4）注意缝合深度要达到角膜厚度的 4/5，针距、深度、跨度和结扎的松紧度要均匀一致以减少散光，植床和植片的边缘要紧密对合，间断缝合者一定要埋藏线结。

（5）术中重建前房尤为重要，以水密状态为佳，气密次之，如前房不能形成，要找原因，如漏气或漏水要加固缝合。

（6）角膜移植最关键的是要有健康的角膜材料，而同种异体角膜材料必须在 48 小时内进行移植手术，才能提高角膜移植的成功率。

（7）在低眼压、角膜漏或角膜穿孔存在时，进行钻切，可先行后房灌注升高眼压，或在持续低流量后房灌注下进行；封闭的浅前房者可通过角膜缘穿刺口注入黏弹剂，可使钻切较为容易；有持续渗漏且合并浅前房者，需联合应用黏弹剂和后房灌注；应用组织黏合剂封闭伤口替代黏弹剂，亦可起到同样作用。若前房形成不满意或钻切时前房又变浅，可先作浅钻槽。作钻槽时应尽可能避免眼球变形，然后用刀加深环钻沟进入眼内，再用角膜剪剪除有病变的角膜片。

（8）如仅为角膜偏中央视区的瘢痕，可做自体旋转移植术，将病变区瘢痕从视轴上移开，以避免排异反应的发生，这种手术在高危排异的患者中尤为适应。

【复杂角膜移植联合手术的处理】

（1）如果角膜、虹膜广泛粘连甚至前段增殖性玻璃体视网膜病变，但晶状体仍完好透明，可先选择角膜尚透明的合适位置做角膜缘隧道口，注入黏弹剂保护晶状体，以显微虹膜整复器钝性分离前粘连的虹膜组织，必要时可用囊剪分离虹膜与角膜或其他部位的粘连，在分离虹膜组织时要非常小心，尽量减少虹膜组织的进一步损伤，以便后续进行虹膜、瞳孔成形术，之后再行角膜移植术。

（2）如果角膜、虹膜、晶状体均粘连，且伴有晶状体浑浊，分离虹膜的前粘连，必要时从上方隧道切口做虹膜根切孔，从根切孔伸入整复器钝性分离后虹膜粘连；并行 ECCE，保留完整的晶状体囊袋，为角膜移植拆线后行人工晶状体植入做准备，之后再行角膜移植术。

（3）如果角膜、虹膜、晶状体和玻璃体广泛粘连，且伴有晶状体不全脱位或前后囊破裂，仍先选择角膜尚透明的合适位置做角膜缘隧道口，在黏弹剂的保护下分离虹膜的前后粘连（方法同上），以玻切头切除前房内的玻璃体，以防止玻璃体与供体角膜接触和粘连，导致角膜植片失代偿。以晶状体囊外摘出术去除晶状体核及皮质。对于晶状体不全脱位小于 1/2 象限者，保留完整囊袋，植入囊袋张力环；脱位大于 1/2 象限者，植入的囊袋张力环也需缝合固定；脱位如大于 2/3 象限者，应实施三通道后段玻璃体切除术，术中尽量保留未脱位部分的 2mm 宽度的囊的边缘，为人工晶状体睫状沟缝线固定奠定基础；对于前后囊均破裂者，清理干净残留晶状体皮质后，尽量将前囊中央修剪为直径 6mm 囊孔，后囊中央切开 4mm 囊孔，保留完整囊环，为后期人工晶状体植入奠定基础，之后再行角膜移植术。

（4）若移植前角膜几乎完全不透明，且存在上述几种复杂的情况，无法在移植前行上述手术操作时，可先作深度达角膜 3/4 的钻槽，先将其中一个部位钻透，自钻槽处注入黏弹剂，小心分离前粘连，必要时可用囊剪分离虹膜与角膜或其他部位的粘连，分离后小心沿钻槽剪下病变角膜，观察晶状体及玻璃体情况，若不需进一步处理，可直接行角膜移植术；若需进一步处理，则需先应用人工角膜，进行晶状体和玻璃体的处理（方法同上），处理完毕后再行角膜移植术。

（5）对于单纯的无晶状体囊膜支持的无晶状体眼患者需行穿透性角膜移植术，临床上常选择人工晶状体睫状沟缝线固定联合角膜移植术，此手术需在角膜移植前先预制巩膜瓣。首先在角膜缘后 0.75～1.0mm 处的巩膜适当的方位（一般是在 2 点和 8 点位）预制人工晶状体缝线固定切口，沿角膜缘剪开球结膜，作与角膜缘呈放射状板层巩膜切开，或以角膜缘为基底做板层巩膜瓣。2 个巩膜预制切口应对称平分角膜，相距 180°，从睫状沟穿出的缝线距角膜缘后约 0.75～1.0mm。在角膜移植完成前，做角膜缘隧道切口先行人工晶状体睫状沟缝线固定术，然后再完成角膜移植手术，该手术方法可减少长时间灌注液冲刷对供体角膜内皮造成损伤，而导致术后植片不透明、失代偿至移植术失败（图 39-2-10）。为减少上述并发症现多采用角膜移植拆线后，植片透明、内皮数量足够耐受手术者，再行人工晶状体睫状沟缝线固定术。

【术后处理】

（1）术后每天换药，双眼绷带包扎 2～3 天，期间应用抗生素眼膏和小牛血去蛋白提取物眼用凝胶涂眼后包扎，有预防感染、促进角膜上皮再生和角膜内皮修复的作用。待角膜移植片上皮修复后，去除敷料开始滴眼。

（2）开放滴眼后，局部予以抗生素滴眼液滴眼，术后前 2 周每日 4 次，2 周后每日 2 次，术后 1 月后停药。

（3）糖皮质激素滴眼液开始时每 1～2 小时 1 次，以后逐渐减少，待炎症反应控制后改为每日 4 次，持续 1 月。之后每日 3 次持续 2 月，每日 2 次持续 3 月，每日 1 次持续 6 月。若新生血管较多或无晶状体眼，可适当延长滴眼时间；若晶状体透明，则根据眼压和晶状体情况酌情减少滴眼时间及次数，以防止糖皮质激素性青光眼和白内障的发生。

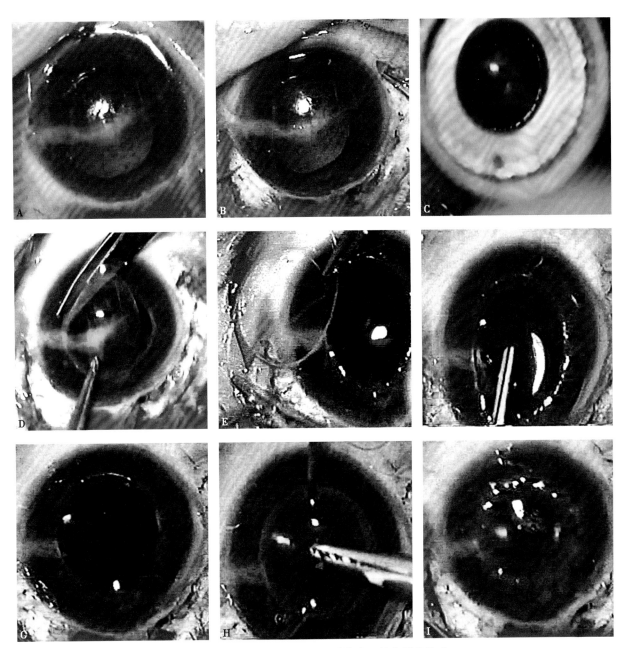

图 39-2-10 人工晶状体植入联合穿透性角膜移植术

A. 术前角膜较大不规则瘢痕的无晶状体眼;B. 在 2 点和 8 点位,角膜缘后 1mm 处做板层巩膜切口;C. 钻切深度达 2/3 角膜厚度;D. 移除整个瘢痕角膜片;E. 预制 IOL 悬吊线;F. 将 IOL 植入后房;G. 睫状沟缝线固定;H. 将植片覆盖于植床上;I. 间断对位缝合植片

（4）免疫抑制剂如他克莫司或环孢素 A 滴眼液,具有选择性地抑制 T 淋巴细胞的作用,可预防或减轻排异反应。开放滴眼后每日 4 次持续 2 月,之后每日 3 次持续 2 月,每日 2 次持续 8 月。

（5）术后常规全身应用抗生素及糖皮质激素 3～5 天,以预防感染及控制炎症反应。

（6）每日滴短效散瞳剂,如复方托吡卡胺或 2.5%～10% 去氧肾上腺素活动瞳孔,防止虹膜前、后粘连,并有利于控制炎症反应。若使用长效散瞳剂,易发生虹膜周边前、后粘连或虹膜与创口粘连,导致继发性青光眼。

（7）术前角膜有感染者应针对不同感染的原发病继续使用有效的抗感染药物。

（8）裂隙灯显微镜每日观察术眼充血情况、缝线、植片透明度、厚度、前房、瞳孔及定时测量眼压。

（9）拆线:成人缝线无刺激症状,无明显新生血管长入,可在半年～1 年间拆线。如角膜散光明显,或部分缝线上可见新生血管长入，或线结已松动，可提早分次拆除部分缝线抑制新生血管进一步生长并避免植片感染和发生排异反应。小儿（2 岁以下）一般在术后 3～6 个月间断拆线。对角膜连续缝线，刺激症状轻微者可于术后半年拆线。

（二）板层角膜移植

板层角膜移植术（Lamellar keratoplasty）是以浅层角膜组织为操作对象进行的手术，只切除有病变的角膜浅层组织，受体深层完好的角膜组织仍然保留作为移植床，然后取同样大小和厚度的供体浅层角膜片，缝合于受体角膜移植床上。板层角膜移植，属于外眼手术，一般不干扰眼内组织，并发症相对较少。

【适应证】 凡角膜中央的外伤瘢痕或病变严重影响视力恢复，但又未侵犯到角膜深层组织，而内皮生理功能健康或可恢复者，均可行板层角膜移植术。

（1）中浅层角膜白斑，尤其是严重影响视力的较大不规则角膜中央瘢痕及瘢痕性角膜血管翳。

（2）外伤引起的角膜浅层变性。

（3）外伤导致的进行性迁延不愈的角膜糜烂或溃疡。

（4）角膜瘢痕虽然达角膜深层，但未侵及后弹力层和角膜内皮层者。

（5）患者全身情况要求同内眼手术，同时患者应具有对术后长期用药及治疗副作用的承受能力。

【禁忌证】 同上述穿透性角膜移植的禁忌证。

【术前准备】 同上述穿透性角膜移植的术前准备。

【手术方法】

（1）植床的制作：根据角膜瘢痕或变性区的大小，选取大小适宜的环钻制作植床孔，根据角膜瘢痕或变性区的深度，植床均匀切至角膜的 1/2～3/4 厚度时，用角膜镊提起环钻切口边缘，锐刀在板层纤维间分离，尽量将角膜混浊区及新生血管剖切干净。如病变深度达后弹力层前，则需做深板层角膜移植，需将受体角膜剖至基质深层，做一小切口插入钝性灌注头，缓慢注入生理盐水或 2% 甲基纤维素，直至角膜基质变白、膨胀变厚为止。用钝刀剖切已分离的基质深层，直至显露出整个瞳孔区光滑的后弹力层。

（2）植片的制作：将保存的板层角膜组织或全眼球取出，用大于植床 0.25mm 的环钻，根据植床的厚度，钻取相应厚度的板层角膜；对行深板层角膜移植者，需用环钻钻透角膜，再用显微镊撕除角膜后弹力层及角膜内皮。

（3）缝合植片：用 10-0 尼龙线将植片间断缝合于相应的植床上，缝合深度达 4/5 以上角膜厚度，间断缝合 16 针。

（4）术毕：结膜下注射抗生素、地塞米松注射液，涂抗生素眼膏，包盖双眼，绷带加压包扎。

【术中注意事项】

（1）较浅的板层角膜移植术：需注意剖切植床和植片时尽量光滑平整，尽可能使移植后及角膜光滑透明，减少术源性散光的发生。

（2）深板层角膜移植术术中易穿破后弹力层进入前房：因此术前必须测量角膜厚度、牢记患眼角膜各部位的厚度及病灶分布的情况。术中如出现后弹力层的微小穿孔，手术可继续进行；如后弹力层出现小穿孔、房水逐渐外溢、前房变浅，可根据角膜植床基质残留厚薄决定方案：

1）如角膜基质残留较多较厚时：可把剖开的角膜板层重新覆盖上并滴少量黏弹剂，减少房水外溢、维持前房深度，同时改从其他部位继续剖切，最后再剖切破口处留取薄层的角膜基质板层片覆盖在穿孔处，为防止层间漏水积液，用 10-0 的尼龙线穿覆盖的薄板层片边缘，展平固定在对侧的角膜缘，待术后观察角膜移植片透明层间无积液后再拆除此缝线。

2）如角膜基质残留较少较薄时：角膜病灶及新生血管已切除干净，则结束植床的剖切。后弹力层的穿孔往往在植片缝合后可自行愈合。

（3）深板层角膜移植术剖切植床：需反复多次进行，剖切浅基质层宜采用锐刀逐层剖切法，即以环钻深切至 3/4 角膜厚度后，以显微有齿镊固定板层角膜瓣，以锐刀在板层纤维间滑动分离基质。往复

2～3轮即可完成板层剖切至深基质层。由于剖切系沿小板间隙进行,使植床剖切平面光滑,且较为安全,不易有穿孔风险。

（4）剖切深基质层时:可在深基质环钻沟槽处作一小切口,沿切口底部角膜层间插入钝性灌注头,注入生理盐水或2%甲基纤维素使残余基质变厚,然后用钝刀沿切口剥离成口袋状,将显微虹膜恢复器伸入袋内完成全周剥离,继而以角膜剪沿环钻钻取的界线剪除剥起的基质片,如此再完成新一轮板层剖切。

（5）对于角膜上多发的新生血管:因角膜后弹力层有很强的弹性和抵抗力,故新生血管不能穿过后弹力层。当基质深层有新生血管时,可在角膜缘找到新生血管根部并电凝。需要注意的是:在剖切深基质层时要将位于基质深层内、角膜后弹力层前的新生血管彻底剖切干净。

（6）暴露后弹力层:当分离至后弹力层与角膜深层基质间的平面时,可将黏弹剂注入后弹力层与基质层间的潜在性间隙内,使后弹力层安全、完整地同基质层分离。判断后弹力层是否完全显露的指征是:在后弹力层本身的张力和眼内压的作用下,后弹力层呈半球状膨隆,由于其表面已无粗糙的基质纤维层存在,故在手术显微镜下光滑透明如水滴状,虹膜纹理清晰可见。

（7）环钻的选取、钻取方向、缝合的注意事项:同上述穿透性角膜移植术的术中注意事项。

【术后处理】 同前文穿透性角膜移植的术后处理。

（三）前后房重建

【适应证】

（1）虹膜周边前粘连:角膜、虹膜广泛粘连甚至形成机化膜,角膜、虹膜、晶状体均粘连,并伴有或不伴有继发性青光眼(图39-2-11)。

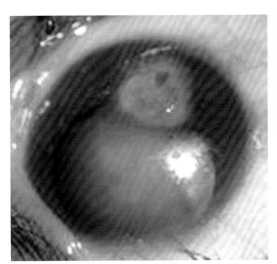
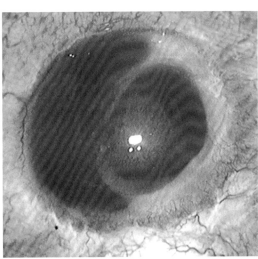
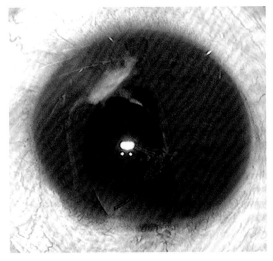

图 39-2-11　虹膜周边前粘连,角膜、虹膜广泛粘连

（2）虹膜、晶状体粘连：形成瞳孔阻滞，并导致前房消失、继发性青光眼（图39-2-12）。

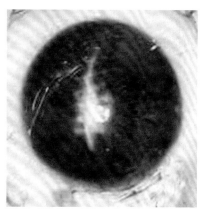
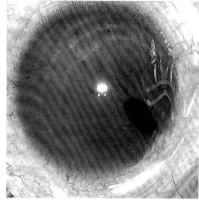
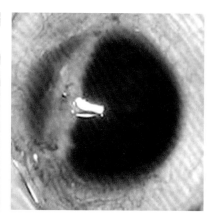

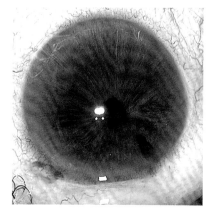
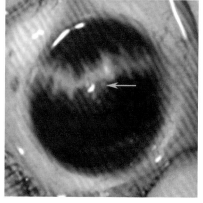

图39-2-12 瞳孔阻滞、前房消失

（3）房角后退所致的深前房、继发性青光眼（图39-2-13）。

（4）晶状体囊破裂、晶状体皮质吸水膨胀、皮质溢出，致前房变浅或消失，并继发青光眼（图39-2-14）。

（5）角膜、虹膜、晶状体和玻璃体广泛粘连，且伴有晶状体不全脱位或前后囊破裂（图39-2-15）。

【禁忌证】 同前文穿透性角膜移植的禁忌证。

【术前准备】

（1）Ⅰ期术后，术眼应局部应用糖皮质激素或非甾体抗炎药控制炎症，前后房重建术一般应待角膜恢复透明、炎症控制数天后进行。

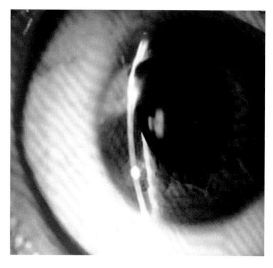
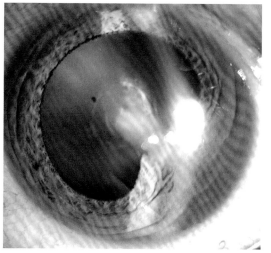

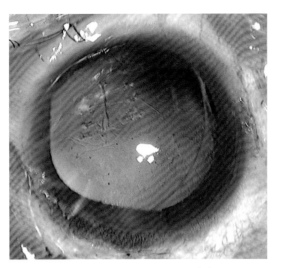

图 39-2-13　房角后退、深前房

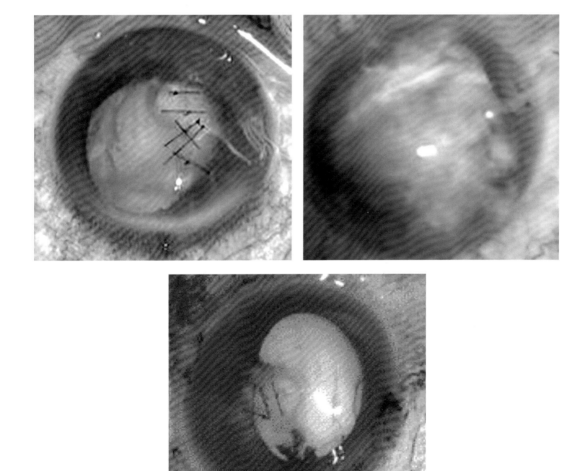

图 39-2-14　晶状体囊破裂、皮质溢出

（2）若有眼睑闭合不全、睑球粘连、睫毛乱生、眼睑内翻或外翻，应先予以处理。若行睑球粘连分离术后再实施眼球前段重建术，应间隔至少半年以上。

（3）若有眼表层上皮损害，如持续性角膜上皮缺损或无菌性角膜基质溃疡时，应用营养剂、或绷带镜，或作自体角膜缘干细胞移植术，改善眼表状况后，再行手术治疗。

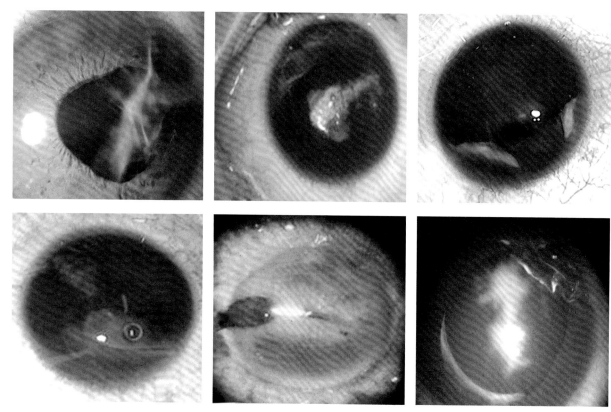

图 39-2-15　角膜、虹膜、晶状体和玻璃体广泛粘连

（4）对继发性青光眼者，需术前全身及局部积极予以降眼压治疗，待眼压恢复正常或接近正常时再行手术治疗，以免术中眼压骤降，导致睫状体脱离或脉络膜脱离等并发症。

【手术方法】

（1）前后房内组织的机化、粘连的处理详见前文复杂角膜移植联合手术的处理。

（2）对于房角后退，可在积极控制眼压后，反复多次行前房穿刺，使眼压降低，前房变浅，房角部位解剖结构复位，大多数外伤时间较短的患者，房角可自行愈合复位，并恢复小梁网功能。对于房角后退、继发性青光眼不能恢复者，需行青光眼滤过手术进行治疗。

【术中注意事项】

（1）对虹膜周边前粘连和继发性青光眼者：术中需反复应用足量的高黏度的黏弹剂分离前房角，注意保护虹膜组织及角膜内皮组织。

（2）若虹膜组织因外伤失去弹性，松弛、卷曲并粘连于房角，则术中分离粘连的虹膜组织后，应尽量将其展平，并行虹膜瞳孔成形术恢复虹膜组织张力，保持房角开放。

【术后处理】

（1）术后每天换药，待眼压恢复正常后，开始开放滴眼。

（2）开放滴眼后，局部给予抗生素滴眼液、糖皮质激素滴眼液和非甾体抗炎药滴眼。

（3）术后根据术中情况，选择是否全身应用抗生素及皮质类固醇3~5天，以预防感染及控制炎症反应。

（4）术后根据术中情况，选择是否应用散瞳剂，以及散瞳剂类型。

（5）裂隙灯显微镜每日观察术眼充血情况、前房、瞳孔、晶状体等眼内情况，并定时测量眼压。

（四）虹膜瞳孔成形、睫状体损伤修复

【适应证】

（1）虹膜周边前粘连、瞳孔阻滞、房角后退和继发性青光眼。

（2）虹膜后粘连、瞳孔膜闭、虹膜根部断离、虹膜严重不规则裂伤、瞳孔变形移位和外伤性大瞳孔等。

（3）挫伤合并虹膜根部断离，晶状体囊完整的患者：经保守治疗1周后眼内炎症反应消失后，可行

虹膜根部断离修复术（详见第 22 章虹膜睫状体外伤）。

（4）挫伤合并睫状体脱离、睫状体截离等经 2～4 周保守治疗仍顽固性低眼压，可行睫状体缝合术。

【禁忌证】 同前文穿透性角膜移植的禁忌证。

【术前准备】、【手术方法】、【术中注意事项】、【术后处理】

详见第 22 章虹膜睫状体外伤。

（五）外伤性白内障、晶状体全脱位或不全脱位

【适应证】

1. 伴外伤性或膜性白内障（图 39-2-16）。

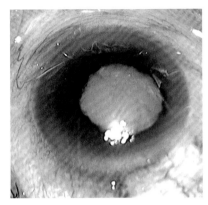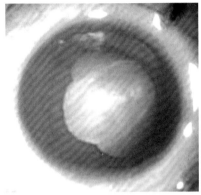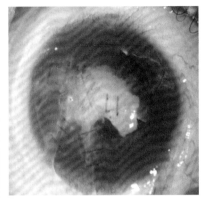

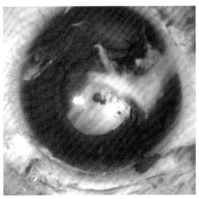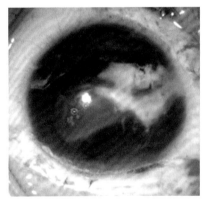

图 39-2-16　外伤性和膜性白内障

2. 晶状体全脱位、不全脱位、伴或不伴有玻璃体脱出于前房（图 39-2-17）。

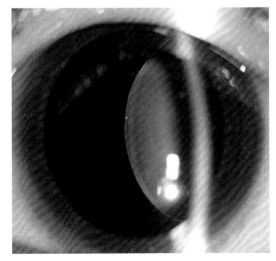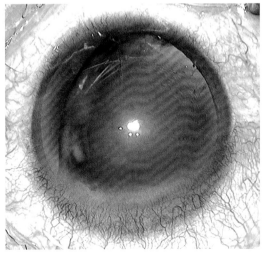

图 39-2-17　晶状体脱位

3．Ⅰ期晶状体囊破裂行晶状体囊外摘出术后需Ⅱ期植入 IOL 者（图 39-2-18）。

【禁忌证】 同前文穿透性角膜移植的禁忌证。

【术前准备】 同前文前后房重建的术前准备。

【手术方法及注意事项】 对于外伤后晶状体的处理，应根据晶状体的不同情况采取不同的处理方法。

（1）手术时机：Ⅱ期手术一般在眼球破裂伤拆线 1～3 个月后进行，此时眼部的屈光状态已较为稳定，人工晶状体屈光度的测量、散光情况的评估都更为准确，术后可获得较好的裸眼视力和视觉质量。

（2）手术方式：

1）对于受伤后晶状体尚透明，伤后 2 天～2 周甚至更久后逐渐浑浊者：可行白内障超声乳化联合人工晶状体植入术。

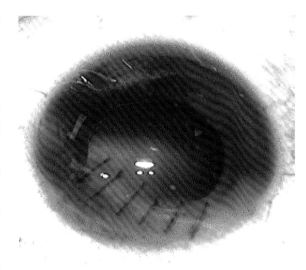

图 39-2-18　晶状体囊外摘出术后无晶状体眼

2）Ⅰ期术中行白内障囊外摘出术者：根据囊袋情况，选择人工晶状体囊袋内或睫状沟植入术。

3）Ⅰ期术中行晶状体囊外摘出＋后囊切开＋前段玻璃体切除术者：根据保留的双囊环情况选择手术方式：若双囊环前囊孔 5～6mm，后囊孔 4mm，均居中完好，可选择人工晶状体囊袋内植入术；若仅前囊环居中完好，可选择三体式大 C 襻人工晶状体睫状沟植入术；若有前囊环，但其宽度小于 1mm，则可以其为依托平面，行后房型人工晶状体睫状沟缝线固定术。

4）对于晶状体不全脱位者：根据脱位的范围，选择不同的手术方式：详见本节一、Ⅰ期眼前段重建手术处理，晶状体囊破裂和悬韧带离断的处理和晶状体前囊破裂合并晶状体不全脱位。

5）对于Ⅰ期已处理过的晶状体囊破裂合并晶状体不全脱位：根据残留的囊袋、双囊环和前囊边缘的情况，选择相应的人工晶状体植入或睫状沟缝线固定术。

【人工晶状体的选择】 在眼前段重建术中是否植入人工晶状体、植入类型、植入方式等，需依据患者个人情况进行选择，如患者的年龄、对侧眼的屈光状况、伤眼的前段情况、眼底情况等。

（1）前房型人工晶状体：前房型人工晶状体常用的有两种类型：前房角固定型和虹膜夹型。其中前房角固定型人工晶状体因其植入后远期对前房角及虹膜根部的损伤，造成虹膜根部脱色素、穿孔、糜烂，晶状体倾斜、偏心，继发浅前房青光眼、角膜失代偿等并发症，目前已淘汰。虹膜夹型人工晶状体，因其夹持于虹膜上，对虹膜有一定的牵张力可防止虹膜前粘连，维持前房角的开放等作用，适用于前房深、虹膜健康、年龄大不能耐受长时间手术、日常活动量较小的患者；不适于儿童、年轻人等活动量较大的患者，因在剧烈活动或弯腰低头腹压增高时易引起虹膜震颤、前房变浅而损伤角膜内皮，甚至使人工晶状体脱位悬挂于虹膜面或脱位于前房，进一步损伤内皮细胞；远期观察其在长期活动后还可造成虹膜局部萎缩、脱色素、慢性葡萄膜炎、囊样黄斑水肿等并发症。因此虹膜夹型人工晶状体只能作为无晶状体眼人工晶状体植入某些特殊情况下的补充选择，不能作为主流的手术方法。

（2）后房型人工晶状体：其优点是对前房角和角膜内皮的影响较小，在临床中应用更为广泛。

1）如果外伤性白内障采用囊外摘出或超声乳化术，均可选择后房型人工晶状体直接植入囊袋内。

2）若Ⅰ期术后保留完整的晶状体囊袋、双囊环或前囊环，均可选择后房型人工晶状体直接植入囊袋内或睫状沟内固位。需要注意的是植入睫状沟时，需术中测量角膜直径，选择襻长与角膜直径相匹配的人工晶状体：若角膜直径≤11mm，可选择四襻或大 C 襻的人工晶状体；若角膜直径≥11.5mm，则只能选择大 C 襻人工晶状体植入。

3）若Ⅰ期术后保留晶状体囊环，且其不全脱位小于 2 个象限，可选择后房型人工晶状体联合张力环植入。

4）对于仅有部分囊环支撑者（囊环狭窄或不全脱位）或无晶状体者，也可选择后房型人工晶状体睫状沟缝线固定术。

5）此外，后房型人工晶状体也可直接缝在虹膜上。在完成部分虹膜成形术后，用双臂10-0聚丙烯线缝针通过人工晶状体的光学部分的孔，或环绕人工晶状体襻的结合处，由虹膜下穿出。每条缝线均在虹膜上打结，剪断缝线时线结残端应靠近线结，不宜过长。需要注意的是，此方法仅适用于虹膜健康、年龄大不能耐受长时间手术、日常活动量较小的患者，是特定情况下后房型人工晶状体缝线固定的一种补充方法，不能作为常规方法选择。此外，植入悬吊后房型人工晶状体均应在虹膜成形术前进行，以方便后房型人工晶状体的植入且居中固位。

【术后处理】 同前文前后房重建的术后处理。

（六）玻璃体嵌顿、前段增殖性玻璃体视网膜病变的处理

【适应证】

（1）晶状体悬韧带部分离断，玻璃体嵌顿于前房。

（2）Ⅰ期晶状体后囊破裂但未行前段玻切者，或仅切除了脱入前房内的玻璃体者。

（3）玻璃体嵌顿于前房，在炎症的作用下，广泛粘连并形成前段增殖性玻璃体视网膜病变。

【禁忌证】 同前文穿透性角膜移植的禁忌证。

【术前准备】 同前文前后房重建的术前准备。

【手术方法及注意事项】

（1）前段玻璃体切除术（anterior vitrectomy）：Ⅰ期术中晶状体囊破裂但未行前段玻切的患者，或仅切除了脱入前房内的玻璃体的患者，Ⅱ期人工晶状体植入时，仍可见到前房或瞳孔区有玻璃体脱出干扰、牵引，其中周边部的玻璃体脱出牵引，远期会造成锯齿缘的变性裂孔甚至发生视网膜脱离；中轴部的玻璃体脱出牵引，远期会造成囊样黄斑水肿。所以为了防止远期并发症，Ⅱ期手术中应做前段玻璃体切除术（图39-2-19）。

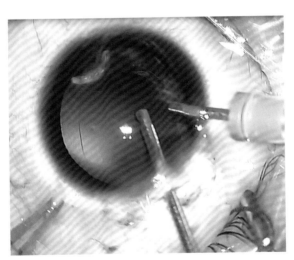

图39-2-19 前段玻璃体切除术

（2）眼前段机化膜切除术（removal of anterior segment membranes）：眼外伤Ⅰ期术后，由于炎症反应的发生，常有纤维机化膜和后弹力膜样膜（Descemet's-like membrane）覆盖于虹膜前、前房角及角膜后，这种膜可进一步纤维化，侵犯前房角；虹膜粘连严重者可引起继发性青光眼、睫状体脱离等，故应尽早行Ⅱ期手术进行分离、切除。分离时，在黏弹剂的保护下，用撕囊镊小心提起机化膜边缘，将其从虹膜表面和前房分离，或以调位钩直接分离，并避免损伤虹膜组织。

【术后处理】 同前文前后房重建的术后处理。

（郑广瑛　王华君　杨子冰）

参 考 文 献

1. 陈佳娜，李学喜. 23G 微创玻璃体切割系统在严重眼外伤 I 期眼前段重建的应用. 国际眼科杂志，2014，14（08）：1529-1530.

2. 陈吉婷，李学喜，王志军. 前段玻璃体切割在复杂眼外伤手术中的应用. 眼科新进展，2011，31（05）：464-467.

3. 陈佳娜，李学喜. 前段玻璃体切除术的临床应用探讨. 眼外伤职业眼病杂志（附眼科手术），2010，32（06）：449-451.

4. 张琦. 多联手术眼前段结构紊乱重建. 锦州医学院学报，2004（02）：5-6.

5. 郝晓艳，屠云松. 18 例眼前段异物的手术治疗. 贵阳医学院学报，2009，34（04）：458-460.

6. 孔云雷，韦裕才，郑立冬. 外伤性青光眼 98 例临床分析. 山西医药杂志，2009，38（S2）：20-21.

7. 崔明伟，林会儒，孟凡玲，许泽骏，武光祥，房兴峰，葛庆曼. 前部玻璃体切除治疗复杂性眼前段外伤. 眼外伤职业眼病杂志（附眼科手术），2009，31（05）：391-393.

8. 唐海霞. 玻璃体手术在复杂眼外伤中的应用及手术并发症分析. 吉林大学，2009.

9. 张晓承，王智彪，石向东，等. 前玻璃体切除手术治疗严重开放性眼外伤. 眼外伤职业眼病杂志（附眼科手术），2008，30（11）：907-908.

10. 刘维扬，邓艳蓉，李苟丽，等. 眼前段结构紊乱的小切口人工晶状体植入. 中国民康医学，2008（01）：5-6+10.

11. 王俊芳，施彩虹，刘存良. 角膜穿通伤急诊显微手术修复 102 例临床分析. 上海交通大学学报（医学版），2007（08）：917-919.

12. 曹燕，郑爱贞，许艺民. 伴有严重眼前段紊乱的复杂眼外伤治疗. 眼外伤职业眼病杂志. 附眼科手术，2006（04）：277-278.

13. 黄伟奇，李瑞庄. 联合眼前段重建的二期后房型人工晶体植入术. 中国基层医药，2005（11）：1561-1562.

14. 郁丽娟，廖奇志，刘若屏，等. 联合手术在复合性眼前段外伤中的应用. 眼外伤职业眼病杂志. 附眼科手术，2005（05）：352-353.

15. 杨姣，孙刚，王瑞华，等. 严重开放性眼损伤的眼前段重建术治疗. 眼外伤职业眼病杂志. 附眼科手术，2002（05）：511-512.

16. 张汉武，霍鸣，席祖莲. 眼前段结构重建与 II 期后房型人工晶状体植入. 眼外伤职业眼病杂志. 附眼科手术，2001（05）：582.

17. 王文清，杨冠. 眼前段重建及后房型人工晶体二期植入术. 眼外伤职业眼病杂志（附眼科手术），1997（02）：108-110.

18. 孙秉基，贺燚，王印其，等. 眼前段重建联合开放式玻璃体切除术治疗严重眼前段感染. 眼科，1996（02）：102-104+127.

19. 孙秉基，贺燚，赵东卿，等. 眼球前段重建术 54 例临床报告. 眼科学报，1994（02）：77-80.

20. Jing Q, Chen J, Chen J, et al. Cionni-modified capsular tension ring for surgical repair of cyclodialysis after trabeculectomy: a case report.BMC Ophthalmol. 2017；17（1）：196. Published 2017 Oct 27.

21. Chen J, Jing Q, Gao W, et al. Cyclodialysis cleft repair and cataract management by phacoemulsification combined with internal tamponade using modified capsular tension ring insertion.Graefes Arch Clin Exp Ophthalmol. 2018；256（12）：2369-2376.

22. Kim SI, Cha YJ, Park SE. A case report on the change of the refractive power after a blunt trauma.Korean J Ophthalmol. 2008；22（1）：53-7.

23. Singh NP, Said DG, Dua HS. Lamellar keratoplasty techniques.Indian J Ophthalmol. 2018；66（9）：1239-1250.

24. Hu S, Wang M, Xiao T, et al. Iris reconstruction combined with iris-claw intraocular lens implantation for the management of iris-lens injured patients.Indian J Ophthalmol. 2016；64（3）：216-21.

第四十章　眼球摘除术、眼内容摘除术与眶内植入物

 ## 第一节　概　　述

玻璃体视网膜手术的开展及技术的不断提高，挽救了无数严重的眼外伤（ocular trauma）患者眼球，并使其恢复了一定的视功能。但在极其严重的眼球破裂（rupture of eyeball）伴眼内容物大量脱出、严重化脓性眼内炎（suppurative endophthalmitis）、眼球萎缩（atrophy of eyeball）、失明伴有疼痛的眼球以及眼内恶性肿瘤等情况下，为了预防交感性眼炎（sympathetic ophthalmia，SO）的发生并消除患者的痛苦、改善患者眼部的美观，需行眼球摘除术（enucleation of eyeball）或眼内容摘除术（evisceration of eyeball）。

【临床治疗思路】

（1）严重的眼球切裂伤（incised wound of eye ball），眼内容物大量脱出，视力完全丧失，眼球的外形和视力毫无恢复希望者应考虑行眼球摘除术或眼内容摘除术，并同时在眶内植入义眼座（pedestal of artifical eye）。

（2）患者年高体弱，特别是伴有全身严重疾病如严重心脏病、肝肾衰竭、瘫痪、癌症晚期等，不能耐受长时间手术，若行玻璃体视网膜手术术后亦不能进行体位配合者，此时应适当放宽眼内容摘除术的适应证，术中一般不放置义眼座，以便尽量缩短手术时间，减少手术刺激。

（3）孤眼（solitary eye）患者（另眼已失明者）的眼球切裂伤，即使非常严重也禁忌行眼球摘除术或眼内容摘除术，应想尽一切办法尽量缝合伤眼，若能恢复光感或数指视力，对患者也极其珍贵。

（4）双眼严重的眼球切裂伤患者，选择眼内容摘除手术应非常谨慎。可根据情况将患者损伤相对较轻的眼球进行精心缝合，而将损伤较为严重的患眼摘除。如双眼均为严重的眼球破裂，视力均无光感，此时应对两眼进行仔细手术缝合，不选择眼球摘除术。双侧眼球摘除是绝对禁忌证。

（5）外伤后眼球已经严重萎缩，视力无光感，但经常出现眼红、眼疼等葡萄膜炎（uveitis）症状，为了预防交感性眼炎的发生应考虑行眼球摘除术。由于眼球萎缩后葡萄膜（uvea）慢性炎症常与巩膜（sclera）组织牢固粘连不易分离，加之自体巩膜已明显变小，故应在眼球摘除术后将义眼座直接植入眶内，或用异体巩膜义眼座包裹后植入眶内。

（6）交感性眼炎已经发生，激发眼（exciting eye）为严重眼外伤眼球已经萎缩，视力无光感，经常出现眼红、眼疼等症状，交感眼（sympathizing eye）有一定的视力，此时应考虑将激发眼眼球摘除。若交感性眼炎已经发生，激发眼尚有一定视力，而交感眼炎症剧烈，此时应积极治疗眼部炎症一般不选择眼球摘除术。

（7）严重化脓性眼内炎，眼内组织严重破坏，炎症甚至可向眶内扩散，引起眶蜂窝织炎（orbital cellulitis）。应尽快行眼内容摘除术，清除眼内化脓组织，缓解眼球疼痛，使炎症尽快得到控制。术中取少许化脓组织进行细菌培养以指导术后用药选择。手术不宜一期植入义眼座，如术后炎症控制良好，2个月后可选择义眼座二期植入术，部分患者自体巩膜仍能展开应用。对于严重化脓性眼内炎宜选择眼内容摘除术而禁忌行眼球摘除手术，禁止做视神经剪断，这是因为眼球摘除手术时需要分离眶内组织及剪断视神经，眼内化脓性炎症有向眶内扩散并可通过视神经断段横断的蛛网膜下腔向颅内扩散的可能。

（8）眼外伤引起的绝对期青光眼（absolute glaucoma）伴有明显疼痛症状者，如伴有明显的角膜白斑（corneal leukoma）影响美观者（图40-1-1、图40-1-2），可考虑行眼内容摘除联合义眼座植入术（图40-1-3）。

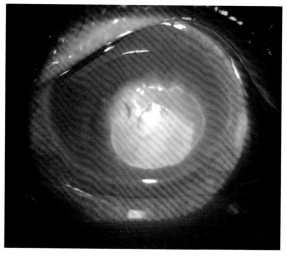

图40-1-1　角膜白斑

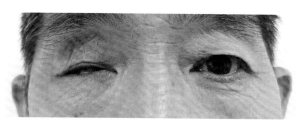

图40-1-2　眼内容摘除联合义眼座植入术后（右眼为患眼）

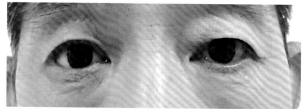

图40-1-3　眼内容摘除联合义眼座植入术后佩戴义眼片（右眼为义眼）

（9）怀疑眼内恶性肿瘤（malignant）者必须做眼球摘除而禁忌行眼内容摘除术，以防肿瘤扩散，剪断视神经尽量要有一定长度。对摘除的眼球做组织病理学检查，并根据情况决定是否放置义眼座。部分眼内恶性肿瘤如视网膜母细胞瘤（retinoblastoma）及睫状体黑色素瘤（ciliary body melanomas），早期可以通过放射治疗及手术治疗等措施达到治愈的目的，而免于眼球摘除。双眼恶性肿瘤，可考虑摘除病情严重一侧眼球而保留病情稍轻的一侧眼球，但潜在的后果应告知患者及家属。

 第二节　眼球摘除术和眼内容摘除术

一、单纯眼球摘除术

（一）手术适应证

（1）眼球突出、因外伤所致角膜炎及巩膜葡萄肿（staphyloma）（图40-2-1）：需要摘除眼球以改善外观。

（2）眼外伤所致的眼球萎缩：眼球已经明显缩小，眼球血管膜与巩膜牢固粘连，伴有葡萄膜炎，眼内有异物。

（3）继发性青光眼（secondary glaucoma）和绝对期青光眼（absolute glaucoma）：视功能完全丧失，眼压（intraocular pressure）无法控制，持续疼痛者。

（4）眼球穿孔伤（perforating injury of eyeball）且伴有葡萄膜嵌顿：未及时妥善处理，预防交感性眼炎出现或进一步发展。

（5）眼挫伤（ocular contusion）导致严重的眼球破裂：完全丧失视力，眼球功能丧失。

（6）由于其他原因（如可疑眼内恶性肿瘤）需要行眼球摘除术者。

（二）手术方法及技巧

（1）麻醉：球后麻醉（retrobulbar anesthesia）及结膜下麻醉（subconjunctival anesthesia）。球后麻醉剂可注射 4～5ml，以减轻剪短视神经时的疼痛。对于儿童及不能配合手术者可行全身麻醉。

（2）剪开球结膜：沿角膜缘（limbus corneae）360°环形剪开球结膜（bulbar conjunctiva），注意边缘要整齐，再向后分离结膜下组织。对于结膜有外伤瘢痕者应尽量保留球结膜，防止术后发生结膜囊狭窄，影响义眼座的安装。

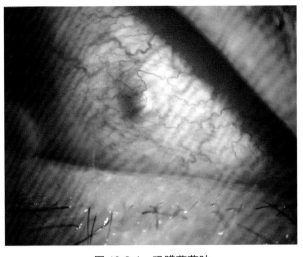

图 40-2-1　巩膜葡萄肿

（3）四条直肌缝线及断腱：紧贴巩膜表面向后将眼球与周围组织分离，直达眼球后部。用直肌钩钩出上直肌（superior rectus），6-0 可吸收缝线距直肌止端 2mm 作双套缝线，在直肌（rectus muscle）附着处剪断上直肌。依同样方法做下直肌（inferior rectus）、外直肌（lateral rectus）、内直肌（medial rectus）双套环缝线及断腱。在做内直肌剪断时应保留少许残端以作牵引眼球之用。

（4）摘除眼球：用血管钳夹住内直肌残端提拉眼球，另一只手将视神经剪闭合，自眼球鼻侧沿巩膜表面伸入球后，用视神经剪在球后触及视神经（optic nerve）后张开剪刀，视神经剪向眶尖部后压，剪断视神经。拉出眼球，迅速剪断附着于眼球后部的上斜肌（superior obliquus）和下斜肌（inferior obliquus）及周围组织，直至眼球与眶内组织完全分离。眼球摘除后应检查眼球是否完整，视神经末端是否正常。如残留部分眼球壁及眼球血管膜，应仔细寻找并将其清除。如考虑为眼球恶性肿瘤应送病理检查。

（5）眶内止血：眼球摘除术后立即用拧干的生理盐水纱布塞入眶内，向眶尖部压迫止血 3～5 分钟。压迫止血要有一定的压力与时间，对防止术后眶内出血极为重要。于视神经剪断前用弯血管钳夹持视神经数秒使其血管闭塞，能够减少视神经剪断后出血。另外，手术前应停用抗凝血药物（阿司匹林、肝素等），术前及术中应很好地控制患者血压。

（6）缝合：将上直肌与下直肌、内直肌与外直肌的缝线进行对合结扎。如选择带缝线义眼座，则可将直肌缝线与义眼座缝线进行结扎。巩膜覆盖义眼座前表面，用 6-0 可吸收线间断缝合结膜下组织，务必使义眼座前有可靠的结膜下组织遮盖，如缝合时张力较大，则应将其松解后再行缝合。然后连续缝合球结膜关闭伤口。

（7）包扎：手术结束后，结膜囊内放置眼模以促进穹隆形成，涂抗生素眼膏，用绷带（或四头带）加压包扎术眼，须有一定的压力，以起到预防出血的目的。对结膜囊缩窄者，暂不放置眼模或放置较小的眼模，以免造成结膜伤口裂开，可待结膜伤口基本愈合后再放置眼模。

（三）手术评价

（1）因结膜囊术后的瘢痕收缩、眶内脂肪萎缩或视神经剪损伤上睑提肌和运动神经等可能出现上睑下垂（ptosis），也可能出现下睑缘下沉、下睑外翻（ectropion of lower eyelid）甚至畸形综合征（dysmorphic syndrome），对面容有较大的影响。

（2）单纯眼球摘除术后经常出现上睑沟凹陷，导致两眼外观改变，不对称。

（3）由于结膜组织丢失较多或眼球萎缩、沙眼瘢痕性粘连等，有时出现结膜囊狭窄的症状。

二、眼内容摘除术

（一）手术适应证

（1）严重眼球裂伤的眼球无任何保留价值，但由于患者年高体弱或有全身严重疾病，为了尽快结束手术应选用单纯眼内容摘除手术,而不植入义眼座。

（2）严重的眼球破裂眶内大量积血及眶压升高,或伴有眶壁骨折眶腔明显缩小,无法放入义眼座者。

（3）严重化脓性眼内炎,眼内组织严重破坏,炎症甚至向眶内扩散,引起眼眶蜂窝织炎（orbital cellulitis）者。

（4）婴幼儿眼球破裂,由于眶腔小,尚处于发育阶段,不适于眶内植入义眼座者。

（二）手术方法及技巧

（1）麻醉:球后阻滞及结膜下浸润麻醉。眼外伤患者,眼部常有明显的炎症反应,手术时及手术后可出现明显的眼部疼痛,故球后麻醉时可用麻醉作用较强、持续时间较强的麻醉药物。

（2）结膜切开:沿角膜缘360°剪开球结膜并沿巩膜面向后分离2～3mm。

（3）剪除角膜:用尖刀在角膜缘刺入眼内,然后伸入弯剪沿角膜缘将角膜完全剪除。

（4）去除眼内容物:以有齿镊夹持切开的角膜缘,用虹膜复位器沿巩膜内壁将睫状体（ciliary body）及脉络膜（choroid）作全周分离。向已分离的脉络膜上腔伸入刮匙,将眼内容物完全挖出。术中注意一定要把眼球内的所有组织彻底刮除干净,特别是视盘（papilla of optic disc）部位要充分刮干净。刮除后,再用血管钳尖卷上纱布块伸入巩膜腔内,把巩膜腔内表面擦摸干净,不要遗留葡萄膜组织。巩膜腔用2%碘酒棉球烧灼及抗生素液冲洗以达到破坏残留的葡萄膜组织及杀菌的目的。对于葡萄膜与巩膜紧密粘连无法分离的情况,可用剪刀或手术刀片将局部作板层巩膜切除。延伸至后部的巩膜裂伤,一定要注意清除干净溢于巩膜外的色素组织。眼内容物去除后巩膜腔有出血者,可用盐水纱布压迫止血。

（5）巩膜处理:用抗生素盐水冲洗结膜囊（conjunctival sac）,用剪刀将巩膜与球结膜分离约6～8mm,平复巩膜,必要时巩膜作2条或4条辅助切口使巩膜表面相对平坦,巩膜瓣不予缝合。化脓性眼内炎患者禁止向后分离,以免眼内炎向眶内扩散。

（6）缝合及包扎:用6-0可吸收线缝合结膜下组织及球结膜。结膜囊内塞入少量凡士林纱布卷,用绷带（双眼带）加压包扎术眼。凡士林纱布卷应将其捏成长扁形,以便放置好能够促进穹隆形成,纱布卷不宜过大以免造成结膜伤口裂开。

（三）手术注意事项

（1）该手术为破坏性手术,一定要严格掌握好手术适应证。

（2）眼球血管膜组织一定要清除干净,特别是要注意清除与巩膜粘连及溢出于巩膜外的色素组织。

（3）严重化脓性眼内炎者,术中要取少许脓液进行细菌培养及药敏试验,以指导术后抗生素的应用。

（4）葡萄膜组织难以清除彻底、眼内肿瘤及极可能患交感性眼炎的患者禁用该手术方法。

第三节　眼球摘除后或眼内容摘除及一期义眼座眶内植入术

义眼座（pedestal of artificial）:义眼座是一种球状或椭球状体,在眼球摘除或眼内容摘除后进行面部整形修复的替代植入体。其构成材料多种多样,包括多孔羟基磷灰石、磷酸钙生物陶瓷、聚甲基丙烯酸甲酯、玻璃陶瓷等。多孔羟基磷灰石具有高度生物相容性,活动度好,构成成分和生化性质与人骨相似,多孔性易于纤维血管组织长入从而更好固定该植入物,是临床上理想的填充物,其大小可根据眶腔的大小选择。

义眼座一期眶内植入术:义眼座眶内植入术与眼球摘除术或眼内容摘除术同时进行称为义眼座一期眶内植入术。需行眼球摘除术或眼内容摘除术并要求进行义眼座植入者或儿童视网膜母细胞瘤眼球摘除如病理检查肿瘤未侵犯视神经可行此手术。

一、眼球摘除联合义眼座植入术

（一）手术适应证

（1）眼外伤所致的眼球萎缩,眼球已经明显缩小,眼球血管膜与巩膜牢固粘连,自体巩膜不能利用者。

（2）由于其他原因（如可疑眼内恶性肿瘤）需要行眼球摘除术,自体巩膜不能使用而又找不到异体巩膜患者。

（二）手术方法及技巧

（1）麻醉：球后及结膜下麻醉。球后麻醉剂可注射4~5ml，以减轻剪短视神经时的疼痛。对于儿童及不能配合手术者可给予全身麻醉。

（2）剪开球结膜：沿角膜缘360°环形剪开球结膜，向后分离结膜下组织。对于结膜有外伤瘢痕者应尽量保留球结膜，防止术后发生结膜囊狭窄，影响义眼座的安装。

（3）四条直肌缝线及断腱：紧贴巩膜表面向后将眼球与周围组织分离，直达眼球后部。用直肌钩钩出上直肌，6-0可吸收缝线距直肌止端2mm作双套缝线，在直肌附着处剪断上直肌。依同样方法做下直肌、外直肌、内直肌双套环缝线及断腱。在做内直肌剪断时应保留少许残端以作牵引眼球之用。

（4）摘除眼球：用血管钳夹住内直肌残端提拉眼球，另一只手将视神经剪闭合，自眼球鼻侧沿巩膜表面伸入球后，用视神经剪在球后触及视神经后张开剪刀，视神经剪向眶尖部后压，剪断视神经。拉出眼球，迅速剪断附着于眼球后部的上下斜肌及周围组织，直至眼球与眶内组织完全分离。眼球摘除后应检查眼球是否完整，视神经末端是否正常。如残留部分眼球壁及眼球血管膜，应仔细寻找并将其清除。如考虑为眼球恶性肿瘤应送病理检查，视神经末端有肿瘤细胞残留眶内者，应放弃植入义眼座，术后进行放疗或化疗。

（5）眶内止血：眼球摘除术后立即用拧干的生理盐水纱布塞入眶内，向眶尖部压迫止血3~5分钟。压迫止血要有一定的压力与时间，对防止术后眶内出血极为重要。于视神经剪断前用弯血管钳夹持视神经数秒使其血管闭塞，能够减少视神经剪断后出血的出现。另外，手术前应停用抗凝血药物（阿司匹林、肝素等），术前及术中应很好的控制患者血压。

（6）眶内放置植入物：将义眼座用庆大霉素及地塞米松注射液冲洗，这样就能除去植入物内的空气，有利于血管长入。然后用塑料薄膜（能够减少植入时的阻力）包裹义眼座后将其放入眼眶肌锥内。抽出塑料薄膜，观察并调整义眼座位置，使之位于眶腔的中央部位，四直肌对称分布。如义眼座位置过深，可用有齿眼科镊将其夹住向前轻轻提拉至正常位置。

（7）缝合：将上直肌与下直肌、内直肌与外直肌的缝线进行结扎。如选择带缝线义眼座，则可将直肌缝线与义眼座缝线进行结扎。巩膜覆盖义眼座前表面，6-0可吸收线间断缝合结膜下组织，务必使义眼座前有可靠的结膜下组织遮盖，如缝合时张力较大，则应将其松解后再行缝合。然后连续缝合球结膜。

（8）包扎：手术结束后，结膜囊内放置眼模以促进穹隆形成，涂抗生素眼膏，用绷带（或双眼带）加压包扎术眼。对结膜囊缩窄者，暂不放置眼模或放置较小的眼模，以免造成结膜伤口裂开，可待结膜伤口基本愈合后再放置眼模。

（三）手术评价

（1）该手术方法简便，义眼座与眶内组织广泛接触，故容易发生义眼座血管化。

（2）术后安放义眼片后义眼转动不是十分理想。主要是由于义眼座血管化后与眶内组织粘连在一起，眼球运动时眶内组织产生阻力，加之四直肌亦与义眼座接触及粘连也限制了眼球的运动。

（3）由于缺少巩膜保护层，故术后义眼座暴露发生率较高，特别是老年人结膜下组织萎缩及结膜囊缩窄者更易发生。

二、眼内容摘除巩膜花瓣切口联合义眼座植入术

巩膜花瓣是指眼内容摘除后于巩膜上做四条切口，形成上方、下方、鼻侧、颞侧四个巩膜瓣，后方巩膜亦做四个切口形成4个巩膜瓣，因前方及后方的巩膜瓣形似花瓣故命名。

（一）手术适应证

适应于眼外伤或其他原因需要眼内容摘除及眶内义眼座植入者。严重的巩膜破裂行眼内容摘除后，将前部巩膜伤口缝合后仍可应用此手术方法。严重的眼球萎缩，因巩膜腔缩小，故不适合此手术方法。

（二）手术方法及技巧

花瓣状切口的眼内容摘除术的手术步骤（图40-3-1）如下：

（1）麻醉：球后阻滞及结膜下浸润麻醉。儿童及不能配合手术者给予全身麻醉。

（2）摘除眼内容：角膜缘360°剪开球结膜（图40-3-1A），去除角膜（图40-3-1B），行常规眼内容摘除手术，彻底清除眼内眼球血管膜组织（图40-3-1C）。

（3）前巩膜切口：分别于巩膜1:30、4:30、7:30、10:30做放射状切口，长度约7～8mm，使前方形成上方、下方、鼻侧、颞侧四个巩膜瓣（前花瓣）（图40-3-1D），巩膜瓣应大小一致，使每个瓣内有1条直肌。如为巩膜破裂伤，将直肌附着点前巩膜伤口缝合后再完成本手术。

（4）后巩膜切口：提起前部巩膜瓣，在巩膜腔内以视盘为中心，分别于12:00、6:00、3:00、9:00各做一个放射状切口。于视盘附近剪断一侧巩膜瓣，自切口内伸入视神经剪至眼球后剪断视神经，立即压迫止血。将巩膜后极部向前拉出使巩膜内面暴露，再次清除巩膜面残留的眼球血管膜组织，可用剪刀或刀片去除含有色素的巩膜内层。将视神经残端剪除，使后方亦形成四个巩膜瓣（后花瓣）。术中注意后巩膜切口每个切口不应小于7～8mm，以使义眼座能够通过巩膜后孔。后巩膜切口与前巩膜切口必须错开位置，以免前后切口相通。

（5）植入义眼座：提起前方4个巩膜瓣，将义眼座用无菌塑料薄膜包裹后植入巩膜壳内，抽出塑料薄膜，调整义眼座前后位置并展平巩膜瓣（图40-3-1E）。义眼座植入前用庆大霉素及地塞米松注射液冲洗，以置换出其内的空气。术中如义眼座放置过深，可一手用有齿镊夹持义眼座的两侧向前牵引，另一手用虹膜复位器将巩膜送向后方，以达到义眼座在眶内的理想位置。

（6）缝合：分别将鼻侧和颞侧、上方和下方巩膜瓣对位缝合（图40-3-1F）。分层分行结膜下组织及球结膜（图40-3-1G）。

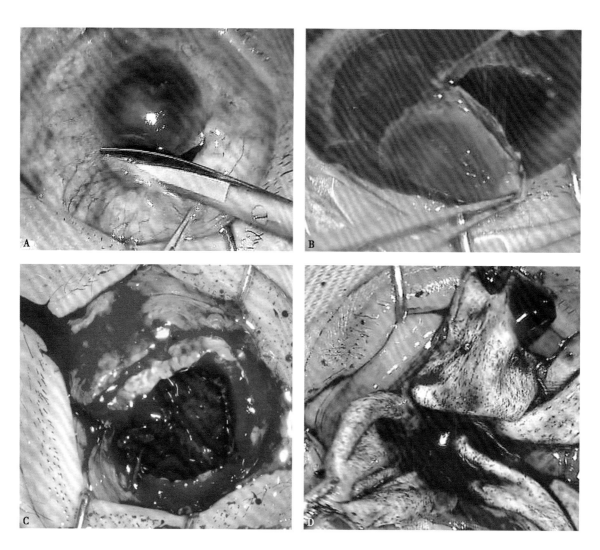

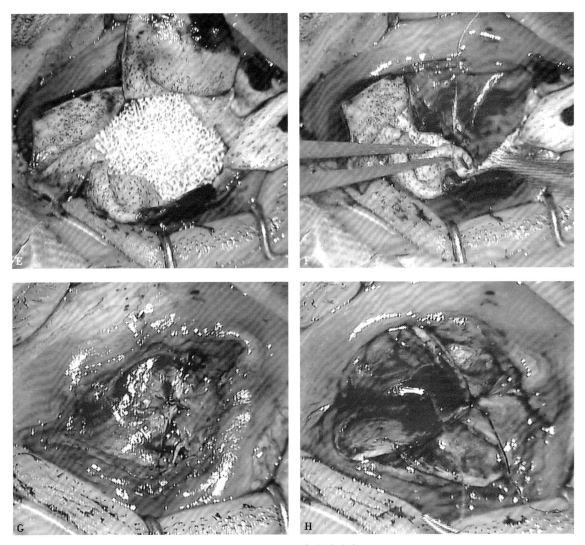

图 40-3-1 眼内容摘除术

A. 剪开球结膜；B. 去除角膜；C. 眼内容摘除；D. 剪开巩膜瓣；E. 植入义眼座；F. 缝合巩膜瓣；G. 缝合巩膜瓣；H. 缝合结膜瓣

（7）包扎：手术完毕后，结膜囊涂抗生素及阿托品眼膏，放置眼模，加压包扎术眼。如结膜囊张力较大，则暂时不要放置眼模，以免再次造成结膜裂开，可待结膜水肿减轻及伤口基本愈合后再放置。

（三）手术评价

（1）手术不改变四条直肌的位置，不干扰和破坏眼外肌，术后安放义眼片后义眼片转动良好。

（2）术中对眶内组织无明显干扰，故术后眶内脂肪吸收少，发生上睑凹陷机会相对较低。

（3）巩膜瓣缝合后，义眼座在前方有双层巩膜保护，四周有巩膜壳保护，一般不会发生义眼座暴露。

（4）由于巩膜瓣缝合后前部巩膜缩短，能够减轻结膜的张力，故结膜切口裂开发生的概率较低。

（5）后部有较大的巩膜切口，能够确保义眼座与眶内组织接触及血管化。

三、眼内容摘除两片状巩膜瓣包裹义眼座植入术

（一）手术适应证

适用于眼外伤或其他原因需要眼内容摘除及眶内义眼座植入者。对于眼球萎缩及以往曾行眼内容摘除手术眶内留有巩膜者，亦可采用此手术方法。

（二）手术方法及技巧

（1）眼内容摘除：角膜缘 360° 剪开球结膜，自角膜缘去除角膜，彻底清除眼内色素组织。

（2）巩膜切口：鼻上、颞下（或鼻下、颞上）相对应 180° 处剪开巩膜垂直向后直至视神经附近，剪断视神经，使之形成两个巩膜瓣，每个瓣有两条直肌。如果巩膜有裂伤，可将伤口作为一条切口，在对侧巩膜再做一条切口来完成手术；倘若伤口位于正上、正下、鼻侧、颞侧与眼直肌对应部位，则应将伤口缝合，另作切口完成手术。

（3）剪除视神经残端：将巩膜进行翻转后再次清除巩膜面残留的眼球血管膜组织，剪除视神经残端。

（4）植入义眼座：将义眼座用塑料薄膜包裹后植入肌锥内，取出塑料薄膜，调整义眼座位置，使之位于眼科的中心部位，并且两侧的巩膜瓣对称。

（5）缝合：将两侧巩膜瓣向中央拉拢使之接近，恢复眼球外形，并一定要注意将四条直肌恢复到正常位置。用 6-0 可吸收线对两侧巩膜瓣进行对位缝合，先缝合角膜缘部位，尽量向两侧延伸缝合。分别缝合结膜下组织及球结膜。

（6）包扎：缝合完毕后，结膜囊涂抗生素眼膏，放置眼模，轻度加压包扎术眼。如结膜囊张力较大，则暂时不要放置眼模，以免再次造成结膜裂开，可待结膜水肿减轻伤口基本愈合后再放置。

（三）手术评价

（1）适应证范围较广、术后义眼片转动较好，也是目前最常用的手术方法之一。

（2）手术方法简便，能在短时间内完成手术，对于患者配合不佳或年高体弱不能较长时间耐受手术者，更适宜选择此手术方法。

（3）术中对眼外肌干扰较小，术后眼球运动较为满意。

（4）术后部分患者发生义眼座暴露，故缝合巩膜时要牢固可靠。

四、巩膜后肌锥内义眼座植入术

（一）手术适应证

适用于除化脓性眼内炎外，其他各种原因需要眼内容摘除及义眼座植入者。但对于严重的眼球萎缩，眼外肌已经手术，肌锥腔隙变小者，不适宜采用此手术方法。

（二）手术方法及技巧

（1）眼内容摘除：360° 剪开球结膜，自角膜缘去除角膜，彻底清除眼内眼球血管膜组织。

（2）剪断视神经：在鼻上或鼻下象限沿巩膜表面向后分离，然后一手用血管钳夹住巩膜边缘，另一手用视神经剪沿巩膜壁进入眼球后肌锥内，张开剪刀将视神经剪断。为了防止剪断视神经后出血，可将其先用弯血管钳夹持数秒后再行剪断。视神经剪断后应立即压迫止血，然后再次清除残留的眼球血管膜组织。

（3）植入义眼座：拉开颞下（颞上）象限两侧直肌，将义眼座用塑料薄膜包裹后通过两直肌之间植入于球后肌锥之内。义眼座植入一般选择颞上或颞下两直肌之间，主要是因为颞侧相对空间较大容易暴露而鼻侧相对空间较小，而且容易损伤鼻上的滑车及鼻下的下斜肌。义眼座植入时操作要轻柔，避免造成直肌撕裂或断裂而影响术后义眼片的活动度。

（4）直肌及巩膜复位：义眼座植入后，务必将两侧的直肌恢复至正常的解剖位置。用手术器械进入巩膜壳内将其展平。调整义眼座位置，使其与巩膜后表面贴附并位于眼眶肌锥的中央部位。

（5）缝合：将角膜切除部位的巩膜口进行对位缝合。间断缝合结膜下组织，连续缝合球结膜。

（6）包扎：缝合完毕后，结膜囊涂抗生素眼膏，放置眼模，轻度加压包扎术眼。

（三）手术评价

手术方法简便，由于有 2 层巩膜保护，故术后义眼座暴露相对较少，安装义眼后眼片转动较为满意。

第四节　眼球摘除术后二期义眼座眶内植入术

二期义眼座植入术,由于各种原因行眼球摘除术或眼内容摘除术,眶内未放置义眼座,而需要再次手术植入者。特别是眼球摘除者,4条直肌由于失去与眼球的附着关系而向眶深部退缩,增加了寻找肌肉的难度。部分患者伴有结膜囊缩窄,需要行眶内义眼座植入联合结膜囊成形术。一般情况下二期义眼座植入较一期植入手术更为复杂,且手术效果相对较差。

一、二期义眼座眶内直接植入术

(一)手术适应证

已行眼球摘除,一期手术时眶内未放置义眼座者。

(二)手术方法

(1)麻醉:眶内深部组织及结膜下麻醉。

(2)剪开结膜:开睑器(eye speculum)开睑,不能放置开睑器者可用缝线开睑。自眼窝(eye socket)中央部水平剪开结膜及结膜下组织并向四周潜在分离,向上方分离时一定注意不要损伤上睑提肌(levator palpebrae superioris)以免术后发生上睑下垂(ptosis)。对于下穹隆变浅结膜囊缩窄者向下分离可达近眶下缘部。

(3)寻找直肌:用直肌钩按照直肌可能的部位进行钩取,令健眼向一侧转动可将肌肉与软组织进行鉴别。分别将四直肌找出,并作四直肌双套环缝线。找不到直肌者可在深层组织作 X 形切口,形成 4 个组织瓣,瓣的大小应一致,使每一个组织瓣内包含一条直肌。

(4)植入义眼座:将义眼座放置于肌锥内或眶腔中央,并将其调整至合适位置。将四直肌缝线与义眼座缝线结扎,或内直肌和外直肌、上直肌和下直肌的缝线进行结扎。未能找到直肌者,将其深层组织瓣对位缝合。

(5)下穹隆成形:对结膜囊缩窄者应行成形手术,下穹隆结膜缝合 2 根褥式缝线自眶下缘穿出并结扎,必要时行结膜减张。结膜缺损可用健眼球结膜或口唇黏膜或羊膜进行移植。

(6)缝合:分别缝合结膜下组织及球结膜,缝合要严密,以防术后义眼座暴露。下穹隆成形手术者应做上、下睑缘临时缝线。

(7)包扎:手术结束后,结膜囊内放置眼模以促进穹窿形成,涂抗生素眼膏,用绷带(或双眼带)加压包扎术眼。

二、异体巩膜翻转义眼座植入术

(一)手术适应证

已行手术摘除,一期手术时眶内未放置义眼座者。

(二)手术方法及技巧

(1)麻醉:作眶内深部组织及结膜下麻醉。

(2)寻找直肌:开睑器开睑或缝线开睑,自眼窝中央部水平剪开结膜及结膜下组织并向四周潜在分离,用直肌钩按照直肌可能的部位进行钩取,分别将四直肌找出,并作四直肌双套环缝线。找不到直肌者可在深层组织做 X 切口,形成 4 个组织瓣,瓣的大小应一致,使每一个组织瓣内应包含一条直肌。

(3)巩膜包裹义眼座及开窗:

1)异体巩膜复水:将保存的异体巩膜充分冲洗,然后放入含有妥布霉素的生理盐水中浸泡 20～30 分钟,清除眼球血管膜及巩膜表面筋膜。

2)义眼座放入巩膜腔:巩膜角膜缺损部位做 2 个侧切口,将义眼座放入巩膜腔内,缝合侧切口。

3)巩膜开窗:以视神经部位为中心,在相当于直肌附着处巩膜上做 4 个 3mm×5mm 的条状巩膜切除，另外亦可异体巩膜其他部位开窗，以有利于血管尽快长入及植入血管化。

4）植入义眼座：将被巩膜包裹的义眼座角膜开口部位朝向眼眶深部植入眶内。使四个开窗部位位于眶口平面，旋转义眼座使四个开窗口与四直肌相对应。注意义眼座深度，过深及过浅均影响术后美观。

5）缝合：将四直肌的预置缝线缝合于巩膜窗的前唇，使直肌止端与义眼座直接接触。用 6-0 可吸收线间断缝合结膜下组织，连续缝合球结膜。

6）放置眼模及包扎：结膜囊涂抗生素眼膏，放置大小适宜的眼模。眼模的放置对球结膜的平复及上、下穹隆的形成有益。如结膜囊缩窄又放置较大的眼模，则可能导致结膜切口裂开及巩膜暴露。然后用绷带（或双眼带）加压包扎术眼。

（三）手术评价

（1）该手术是目前眼球摘除术后二期义眼座植入常用的手术方法之一。

（2）直肌附着点部位无明显变化，术后安放义眼座后义眼片转动良好。

（3）由于异体巩膜短期内不能与眼眶内组织很好建立血液循环，故术后早期部分患者可出现异体巩膜暴露。

（4）少数患者出现异体巩膜溶解及义眼座暴露。

（5）异体巩膜来源比较困难。

三、自体真皮包裹义眼座眶内植入术

眼球摘除术眶内直接放置义眼座，由于没有巩膜的包裹及覆盖，术后常发生义眼座暴露，并可导致继发感染，甚至需要将义眼座取出。如采用异体巩膜包裹，亦常发生异体巩膜暴露及溶解等并发症，另外异体巩膜来源较为困难。

自体真皮包裹义眼座二期眶内植入，手术时将义眼座植入眶内，表面覆盖自体真皮，将四直肌缝合与真皮之上。真皮组织取材方便，来源充足，质地柔软，结构致密，富有弹力纤维及血管循环，在前可营养结膜下组织及球结膜促进切口愈合，在后可使义眼座血管化加强了其在眶内的稳固性。因此，该手术是二期眶内义眼座植入较为理想的手术方法。另外对于义眼座植入术后眼窝凹陷（eye socket）及眼球萎缩拟行结膜遮盖者，亦可在结膜下组织与眼球表面直肌植入 1～2 层自体真皮，以矫正眶内容物不足达到术后更加美观的目的。

皮肤（skin）由表皮（epidermis）、真皮（dermis）和皮下组织（subcutaneous tissue）组成。真皮 95% 为胶原纤维（collagen fiber），有一定的韧度和厚度，据文献报道真皮植入后的吸收率远较脂肪为少，约 20%。

（一）手术适应证

已行眼球摘除，一期手术时眶内未放置义眼座，具有丰富的皮下脂肪者。

（二）手术方法及技巧

（1）剪开结膜：局部麻醉后开睑器开睑或缝线开睑。自眼窝中央部水平剪开结膜及结膜下组织并向四周潜在分离。

（2）制作直肌组织瓣：用直肌钩伸入切口内，按照直肌可能的部位进行钩取，同时令健眼向一侧转动可将肌肉与软组织进行鉴别。分别将四直肌找出，并作四直肌双套环缝线。找不到直肌者可在深层组织作 X 切口，形成 4 个组织瓣，瓣的大小应一致，使每一个组织瓣内包含一条直肌。

（3）真皮植片制作：

1）取皮部位：一般选择下腹部，该部位手术操作容易，术后不影响患者美观，术前 1 天备皮。

2）麻醉：在拟取皮部位常规消毒，局部浸润麻醉。

3）皮肤切开：根据需要真皮的大小小于皮肤表面画线，做 C 形或 L 形皮肤切口，用手术刀片或剪刀将表皮与真皮剥离。皮肤瓣的基底要大，以便复位缝合后成活。

4）切取真皮植片：掀起表面的皮肤瓣，用手术刀片或剪刀切除其深层的真皮组织植片约

5cm×5cm，清除附着于真皮植片的脂肪颗粒。

5）缝合皮肤瓣：将掀起的表层皮肤瓣复位并间断缝合，局部加压包扎。

（4）义眼座眶内植入：根据眶腔的大小选择合适的义眼座，用塑料薄膜包裹后将其植入与眼眶肌锥内，抽出塑料薄膜，调整义眼座位置。对于幼儿时期已行眼球摘除眼眶发育不良者，义眼座不宜过大，以免造成眶内组织循环障碍，术后出现眼睑肿胀、疼痛，甚至发生上睑下垂。

（5）植入真皮植片：将真皮瓣覆盖与义眼座表面，用眼科镊或虹膜复位器（iris repositor）将其尽量展平使其义眼座包裹至赤道部。将四直肌缝合于相当于直肌附着点位置真皮植片上。

（6）缝合：将结膜下组织与球结膜（bulbar conjunctiva）分离，分别缝合结膜下组织及球结膜。

（7）包扎：结膜囊涂抗生素眼膏，放置眼模，轻度加压包扎术眼。如结膜囊张力较大，则暂时不要放置眼模，以免再次造成结膜裂开，可待结膜水肿减轻伤口基本愈合后再放置。对于结膜囊明显缩窄者，可同时进行羊膜移植或口唇黏膜移植，并根据情况行睑缘临时缝线或睑缘融合手术。

（三）手术评价

（1）自体真皮组织取材方便，来源充足，抗感染力强，不发生排斥反应，眶内植入后在较短时期内即可与周围组织建立血液循环，是二期眶内义眼座植入较为理想的手术方法之一。

（2）由于义眼座被真皮组织覆盖范围较大，且真皮组织有一定的韧性，故术后一般不发生义眼座暴露。

（3）直肌缝合后，其附着点部位无明显变化，术后安放义眼座眼片能做一定范围的转动。

（4）对于一期植入的义眼座较小，术后出现上睑凹陷畸形需要手术矫正者，以及眼球萎缩者，结膜遮盖显示眶内容不足者，亦可将自体真皮放置于结膜之下，以增加眶内容物，从而达到更加美观的效果。

第五节　义眼座植入个性化处理

一、义眼座暴露的处理方法

义眼座暴露是义眼座眶内植入常见的并发症之一，主要发生与眼球摘除术后眶内直接放置义眼座者及采用异体巩膜包裹者。眼球筋膜缝合时张力过大不够严密，结膜下组织萎缩不能形成很好的保护层、结膜组织缺损、选择义眼座及眼模直径过大、配义眼片过早等诸多因素均可导致植入物暴露。异体巩膜包裹者，异体巩膜暴露后可很快溶解坏死，而使义眼座暴露。长期义眼座暴露可继发感染，眼部产生大量的分泌物。

义眼座植入术后发生结膜裂开及巩膜暴露后，应首先将结膜囊内的眼模取出。小于3～5mm的巩膜暴露，一般能够自行上皮化，应用药物治疗后即可逐渐愈合。如为异体巩膜暴露，因异体巩膜无血管组织，愈合能力较差，并且暴露的巩膜可发生自行融解而使义眼座暴露，故经保守治疗无效后尽早行伤口修补手术。对于义眼座暴露范围较大及继发感染者，应积极控制眼部炎症，尽早行义眼座取出术。

（一）裂口直接缝合法

适用于义眼座暴露范围较小、结膜组织无缺损者。

（1）清创：首先用含有妥布霉素的生理盐水清洁结膜囊，用手术刀片或剪刀清除暴露的义眼座表面的渗出物及不健康的上皮组织，使其出现新的表面，然后将义眼座碎末冲洗感觉。对结膜边缘不健康组织可做少许剪除，使其呈现新鲜创面。

（2）分离：首先找出暴露部位的边缘，用剪刀在结膜下组织与巩膜或义眼座间向后进行分离，使结膜下组织及球结膜完全松弛。

（3）缝合：用6-0可吸收线首先缝合结膜下组织，然后缝合球结膜。为了减轻张力，有时可将结膜下组织做成舌形瓣，使其能够很好地将暴露的义眼座覆盖。如结膜下组织与球结膜不易分离，此时可将其一并缝合，但分离必须充分，不要有张力，必要时做减张缝合或在周边球结膜做减张切口。

（4）包扎：缝合完毕后，结膜囊涂抗生素眼膏，放置眼模，轻度加压包扎术眼。

（二）义眼座部分切除法

适用于义眼座暴露范围较大但义眼座表面清洁无感染者，术前应用抗生素滴眼液滴眼2～3日以清洁结膜囊。

（1）清洁创面：首先用含有庆大霉素的生理盐水冲洗结膜囊，去除已溶解的巩膜。

（2）分离：将义眼座与巩膜进行分离。

（3）义眼座部分切除：一手提起巩膜边缘，另一手用组织钳将义眼座暴露部分夹碎或用牙科钻磨削，使义眼座前表面扁平，巩膜对合时无明显张力。

（4）缝合：冲去义眼座表面的碎屑，取出坏死的巩膜组织边缘，用6-0可吸收线将巩膜对位缝合。缝合前应彻底松解及分离结膜下组织以减少张力。如去除坏死的巩膜较多或异体巩膜已经溶解，无法将其对位缝合时，可将结膜下组织彻底松解后对位缝合，使其将义眼座覆盖，亦可在确保义眼座无感染的情况下，用自体真皮组织将其覆盖，然后分别缝合结膜下组织及球结膜。

（5）包扎：缝合完毕后，结膜囊涂抗生素眼膏，放置眼模，加压包扎术眼。如结膜囊张力较大，可于2～3天后结膜水肿减轻后再放置眼模。

（三）义眼座取出术

适用与义眼座大部分已经脱出、排斥、继发感染者

（1）清洁结膜囊：术前首先应对分泌物进行细菌培养及药敏试验。应用生理盐水冲洗结膜囊，再用敏感的抗生素药物或滴眼液冲洗结膜囊，每日数次，直至分泌物明显减少。

（2）义眼座取出：局部麻醉后，有齿镊夹住义眼座，用虹膜复位器或眼科弯剪刀将巩膜与其分离，直至将义眼座取出。

（3）清洁巩膜腔：用含抗生素的生理盐水进行彻底冲洗巩膜腔，并用2%碘酒进行烧灼以达到杀灭细菌的目的。巩膜边溶解的部分应予以切除，但不要剪断视神经以免感染向眶内扩散。义眼座取出后一般不同时植入义眼座，可待眼部情况稳定后再次手术植入。

二、儿童及婴幼儿义眼座植入术

眼球的存在和发育，对眼附属器、眼外肌和眼眶的发育至关重要。但在儿童及婴幼儿时期眼球摘除术后是否立即放置植入物有不同的观点。

（1）儿童失去眼球后越早植入义眼座越好。幼时失去眼球或先天性无眼球者，由于失去眼球的刺激，其患侧眶部乃至面部发育迟缓，因此，儿童失去眼球或先天性无眼球者，
应尽早植入义眼座。

（2）也有人主张幼年失去眼球后，不急于手术植入义眼座，但应尽早佩戴义眼，义眼便于不断更新换大，较好刺激眼眶发育，一般可以根据眼窝发育情况每半年到一年加大一次。如需植入义眼座，最好在七八岁以后再做，因此时眼眶发育已达成人的80%，手术中可以植入与成人型号相近的义眼座，并且眼部软组织发育也成熟了许多。

（3）儿童及婴幼儿失去眼球后早期眶内植入适当偏大一些的义眼座，以对眼眶的发育起一定的刺激作用，术后尽早佩戴义眼，并根据眼窝发育情况每半年到一年加大一次。由于儿童及婴幼儿眶腔较小，故植入的义眼座不宜过大，以免发生上睑下垂及眶内组织血液循环障碍。术后应指导患儿及患儿家属义眼佩戴的正确方法和注意事项，防止下穹隆缩窄的发生。待眼眶发育到一定程度后，根据需要可更换较大的义眼座或采用其他相应措施达到增加眼部美容的效果。但对于1岁以内的婴儿眼球摘除术者，及视网膜母细胞瘤眼球摘除术中视神经有肿瘤细胞存在者，术后不放置义眼座。

三、眼睑破碎及部分缺损义眼座植入手术

严重的眼球破裂有时伴有严重的眼睑外伤甚至部分皮肤缺损，眼内容摘除术后，是否同时植入义眼座尚有不同意见。

眼内容摘除术后如不放置义眼座,由于眶内容物不足,使眼睑外伤缝合后,眼睑组织不能附着于眶内组织表面,使其失去支撑而处于游离状态,不利于眼睑外伤愈合。故应对于严重眼睑外伤及眼球外伤患者,如行眼内容摘除术,一定要植入义眼座。

四、眶壁骨折修复义眼座植入联合手术

严重的眼球破裂有时可伴有眼眶骨折,严重的眶壁骨折可致眶腔明显扩大变形,部分患者可伴有眼外肌嵌顿,植入义眼座及安装义眼后常表现为眼窝凹陷、睑裂(palpebral fissure)变小及义眼座转动受限。如一期行眼内容摘除及义眼座植入,二期行眶壁骨折修复,不仅增加患者的痛苦和经济负担,还使眶壁骨折修复及眼外肌嵌顿的松解失去了最佳治疗时机。因此,在行眼内容物摘除及义眼座植入时,对于严重的眶壁爆裂性骨折及眶缘骨折应同期进行处理,尽量恢复眼眶的正常容积、解除眼外肌的嵌顿,以便安装义眼后达到更加美观的效果。但临床上应根据眼部的不同情况而确定是否进行联合手术。

(一)手术适应证

(1)严重眼球破裂患者,术前眼眶 CT 显示有眶壁骨折,眶容积明显增大,预计单纯的义眼座植入术后将会发生眼球内陷者。

(2)眶壁骨折伴有眼外肌嵌顿影响眼球运动者。

(3)眶缘骨折移位、变形者。

(二)不宜联合眶壁骨折修复手术

(1)轻度的眶壁骨折无眶腔的明显改变及眼外肌嵌顿者。

(2)眶内出血、眶内血肿、眶内感染者。

(3)患者年高体弱,不能耐受手术及术后美观要求不高者。

(三)手术方法及技巧

(1)麻醉:球后麻醉及拟行骨折修复手术部位局部麻醉。

(2)眼内容摘除:自角膜缘剪除角膜,彻底清除眼内容物,用碘酒烧灼巩膜腔。注意清除通过巩膜破裂伤口进入眶内的色素组织,对破损的巩膜亦进行缝合以恢复眼外肌的解剖位置。

(3)修复眶壁骨折。

(4)植入义眼座:采用巩膜花瓣法或其他手术方法将义眼座植入巩膜壳内。

(5)缝合及包扎:分别缝合巩膜、结膜下组织及球结膜,结膜囊涂抗生素眼膏,放置眼模,加压包扎术眼。

(董敬民　周　晶)

参 考 文 献

1. 李凤鸣,谢立信. 中华眼科学. 3 版. 北京:人民卫生出版社,2014.

2. 张效房,杨进献. 眼外伤学. 郑州:河南医科大学出版社,1997.

3. 张效房. 眼内异物的定位与摘出. 3 版. 北京:科学出版社,2009.

4. 张卯年. 眼外伤手术 - 实践与思考. 北京:人民卫生出版社,2013.

5. 李绍珍. 眼科手术学. 2 版. 北京:人民卫生出版社,1998.

6. 庞秀琴,王文伟. 同仁眼外伤手术治疗学. 北京:北京科学技术出版社,2006.

7. George L,著. 眼科手术学. 谢立信,译. 北京:人民卫生出版社,2004.

8. Jordan DR. Hydroxyapatite implants.Ophthalmology,2008,115(12):2320-2321.

9. Lee BJ, Lewis CD, Perry JD.Exposed porous orbital implants treated with simultaneous secondary implant and dermis fat graft.Ophthal Plast Reconstr Surg, 2010, 26(4):273-276.

10. Lu L, Shi W, Luo M, et al. Repair of exposed hydroxyapatite orbital implants by subconjunctival tissue flaps. J C Raniofac Surg, 2011, 22(4):1452-1456.

11. Oestreicher JH.Hydroxyapatite orbital implants. Ophthalmology,2008,115(11):2096.

第四十一章　眼前后段联合手术在眼外伤中的应用

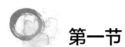

第一节　概　　述

严重的眼外伤通常表现为复合伤，如眼球穿孔伤或挫伤，常引起眼内多种组织结构损害，病情一般较复杂，损伤程度重，眼球受累范围大而且常合并其他严重并发症，如角巩膜损伤、白内障或晶状体脱位、玻璃体积血、眼后段异物存留及继发性青光眼等，从而发展为严重的增生性玻璃体视网膜病变（proliferative vitreoretinopathy，PVR），如未得到及时治疗，外伤眼会出现严重的视力丧失、眼球萎缩或眼球摘除。以往处理此类眼外伤的手术需要分2次或多次才能完成，如对于眼球穿孔伤合并玻璃体视网膜外伤伴有白内障的患者，由于晶状体浑浊无法窥清眼底在急诊清创缝合术后一般先行单纯白内障摘出术，待术后眼部情况稳定后再行玻璃体切除术，最后视病人的视功能恢复程度决定是否植入人工晶状体。然而，这种分期手术往往因白内障术后角膜水肿、后弹力层皱褶，后囊浑浊而造成玻璃体视网膜手术的困难，不得不切除浑浊的后囊，对同时患有糖尿病视网膜病变的患者增加了新生血管性青光眼的发生率，而且手术总时间长，需要眼前段和眼后段的医师分别手术，患者要承受多次手术的痛苦，经济负担相应加重。

在20世纪90年代以前，受眼科设备条件的限制，玻璃体切除器的切速低、手术时间较长，并发症较多，白内障手术以囊外摘出为主，切口大，眼前后段联合手术（combined surgery of the anterior and posterior segments of the eye）难以实施。随着显微眼科手术技术水平的不断提高以及眼科设备的不断改进，眼前段和眼后段手术时间较以往明显缩短，到20世纪末标准切口超声乳化手术和20G玻璃体切除手术已逐渐开展，使同时有眼前段和眼后段外伤的患者一次手术即可得到有效治疗，避免了多次手术带来的困难，但仍存在一次手术需要同时启动多台设备，需要眼前段和眼后段医师的分别配合等诸多不便。近年来眼科设备功能的高度集成化和智能化为眼前后段手术提供了有力的支持，仅需一台设备即可完成眼前后段手术的所有操作，如目前临床上采用的新一代高速玻璃体切除综合手术系统（synthesized high-speed vitrectomy operating system），集玻璃体切除、超声乳化、超声粉碎、照明、眼底激光、自动硅油注入和抽吸等功能于一体，是目前可用于眼前后段手术的主流设备。近来玻璃体切除器头的规格已经发展为23G、25G甚至27G，并已普遍运用于临床。切口直径已到0.5mm以下，可以无须缝合。其中23G玻璃体切除配套器械既具有较高强度同时兼顾玻璃体切除速率，在眼外伤复杂病例中应用非常广泛。其模式可在高效和安全之间切换，在对不同位置的玻璃体进行切除时可控制切除器头的开合比，来保证高效切除玻璃体的同时避免误切视网膜。该设备可对眼压进行智能调控，从而使眼前后段联合手术过程更为安全高效。术中用于观察眼底的非接触式广角镜（图41-1-1）

与传统的角膜接触镜相比，前者优点是免于缝合、观察范围广、术中不需要顶压巩膜、并具有较强立体感（图41-1-2），术中通过调整术眼位置和显微镜焦距即可对任一部位进行观察，较方便地切除周边玻璃体，减少因机械顶压引起的患者疼痛感，与传统的玻璃体手术相比手术效率和操作的安全性明显提高。

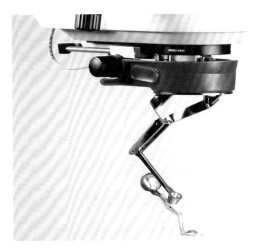

图 41-1-1　RESIGHT 非接触眼底广角观察系统

显示 RESIGHT 非接触眼底广角观察系统组件

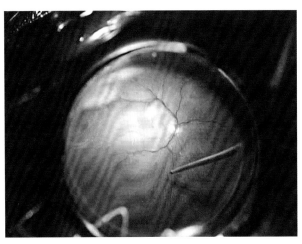

图 41-1-2　RESIGHT 非接触眼底广角观察系统术中眼底图像

采用 RESIGHT 非接触眼底广角观察系统术中所见眼底图像

在眼科设备发展完善的同时，一些能够一人完成眼前段和眼后段的手术医师也应运而生。他们或者从白内障手术医师转为玻璃体视网膜手术医师，或者先从事眼后段专业又掌握了白内障手术，因此对复杂性眼外伤的处理有了更进一步的认识。临床上常见患者已患有白内障或眼后段外伤时又合并晶状体损伤，虽然晶状体浑浊并不明显，但在玻璃体切除术中，仍会严重影响对视网膜的观察和手术的精细操作，术中亦可能出现晶状体浑浊进一步加重，多数患者的晶状体浑浊在玻璃体切除手术后很快形成或加重，其发生率最高可达 80%，发生时间一般是在玻璃体切除手术后 2 年内。其原因主要有外伤眼本身的晶状体浑浊、玻璃体切除术本身可引起眼内环境发生变化、术中所使用的灌注液与晶状体离子成分和温度的差异、手术显微镜光源对晶状体的光毒性、后囊通透性变化引起晶状体蛋白的氧化等均是导致晶状体浑浊的诱发因素；尤其是术中行玻璃体腔内长效气体或硅油等眼内填充物填充者，均是手术后引起白内障的因素，对术后视力的恢复影响较大，给患者手术后的进一步复查和处理带来困难，也增加了再次手术的难度。因此，当术中发现晶状体浑浊对眼后段手术产生影响并预计玻璃体切除术后白内障将迅速进展时，应同时行晶状体摘出手术。因为玻璃体切除术后再行白内障手术，手术风险会明显增大，这是由于玻璃体支撑的缺失导致术中前房稳定性变差，此种状况称为"水眼"（hydrophthalmos），其前后房及玻璃体腔等效沟通，术中前房深度变化大，睫状环支持力下降等导致手术并发症的发生率明显增大，对术者的操作要求较高。此类白内障常为全白过熟期，核硬度较大，晶状体囊和悬韧带均较脆弱，术中容易出现后囊破裂导致晶状体核坠入玻璃体腔，在此种情况下如进行白内障囊外摘出，由于切口较大，娩出晶状体核后，眼压突然降低，可导致脉络膜上腔爆发性出血或玻璃体脱出等其他严重的并发症。所以在一期联合手术中摘出浑浊的晶状体，不仅可为术者提供了良好的手术视野，使视网膜具有较好的可视性，能清晰地检查周边的玻璃体，便于眼后段异物和视网膜裂孔的查找，而且可以免除日后在"水眼"状态下行白内障手术的风险并便于彻底切除基底部玻璃体皮质及增生的纤维血管膜，使眼后段手术操作的便利性明显提高，可减少手术次数和患者的痛苦，并节省医疗资源的使用。在无晶状体眼的情况下，气液交换后亦可对视网膜进行充分光凝，即使周边视网膜外伤也可行顶压光凝，从而减少术后补充激光的次数。另一方面从眼外伤患者的年龄考虑，为了减少患者的手术次数，快速提高视力，即使晶状体未受到损伤，对 ≥ 60 岁、晶状体浑浊分级 ≥Ⅱ级的玻璃体视网膜外伤患者，可优先考虑采用眼前后段联合手术。在眼前后段联合手术完成之后根据眼底情况可以直接将人工晶状体植入囊袋内，避免二期植入时囊袋机化闭合导致无法囊袋内植入人工晶状体，不但有利于术后观察眼底，而且不会由于切除周边的玻璃体病变使晶状体浑浊进一步加重后而不得不行晶状体摘出，此种联合手术后的外伤眼可以早期恢复视力。

当然，联合手术也有不利的方面：由于玻璃体积血等导致无后极部红光反射或反射减弱使晶状体前囊撕囊困难。术中刺激虹膜致瞳孔缩小、眼前段出血、晶状体核较硬术中出现角膜水肿和后弹力层皱褶等对后段手术造成困难。气体或硅油填充后可能发生人工晶状体移位或虹膜夹持等。存在一次手术时间较长，对术者的手术技术要求高，炎症反应重等。这些不利因素随着眼前后段手术医师技术水平的不断提高正在逐渐被克服。对符合手术适应证的眼前后段外伤病人，如手术医师具有丰富的眼前后段手术经验和熟练的手术技巧，可优先考虑眼前后段联合手术。由于眼前后段均采用自闭式隧道微切口，无需缝合，术源性散光小，是真正意义上的微创手术，更是处理复杂眼外伤的首选术式。

第二节　眼前后段联合手术的适应证和术式选择

一、眼前后段联合手术的实施需要以下条件

1. 手术医师条件　同一术者熟练掌握白内障摘出和玻璃体切除技术或者同一科室具有分别熟练完成白内障手术和玻璃体手术的术者。

2. 手术设备条件　具备超声乳化玻璃体切除一体机或者超声乳化机和后段玻璃体切除机。

二、眼前后段联合手术的适应证

一般以下情况的眼外伤可考虑采用联合手术：

1. 眼内异物导致眼前后段复合伤　眼内异物穿过晶状体进入眼后段导致晶状体浑浊、脱位或后囊破裂、皮质溢出进入前房和玻璃体；

2. 玻璃体视网膜外伤合并晶状体浑浊　玻璃体视网膜外伤，晶状体核在Ⅱ级以上，后囊浑浊或周边皮质浑浊妨碍术中观察和操作；

3. 周边部 PVR　外伤导致 PVR，玻璃体增生靠近晶状体，常规玻璃体切除术可能损伤晶状体或难以操作；

4. 眼内填充物　预计外伤眼需填充硅油，术后晶状体浑浊可能会加速发展，从而影响眼底病变的进一步诊治；

5. 一期切除晶状体后囊　外伤眼前房炎症反应明显或患者年龄较小，需要首次手术中即行中央区后囊切除并切除前部玻璃体以预防后发障的发生。

三、术式选择

（一）白内障手术方式的选择

联合手术一般是先行白内障摘出术，常用的手术方式有白内障囊外摘出术（extracapsular cataract extraction，ECCE）和经平坦部晶状体切除术（pars plana lensectomy，PPL）、晶状体超声乳化术（phacoemulsification）等。选择何种手术方式，主要取决于手术医师的经验、可供使用的手术器械、白内障的类型及晶状体囊和悬韧带的损伤程度等情况。

1. 超声乳化术　经透明角膜切口行白内障超声乳化和可折叠人工晶状体植入术，是目前眼前后段联合手术中优先选择的白内障手术方式。这种手术方式的优点有：①晶状体超声乳化吸出手术能够通过大小仅为 1.0～3.2mm 的切口进行操作，术中操作对眼表组织的影响小。其中 1.8mm 同轴微切口手术不改变术者原有的手术习惯，术中前房稳定性更好，活瓣自闭式角膜 / 角巩膜缘切口一般不需缝合，

在进行玻璃体切除手术操作时仍能保持较好的水密性，无切口渗漏发生；②手术过程中，前房能保持稳定，尤其是 1.8mm 微切口超声乳化手术，不需临时缝合切口，进行后段手术时即使顶压巩膜也可完全避免虹膜脱出；③手术切口小、术后散光少且视力恢复快。④最大限度保持后囊的完整，降低发生新生血管性青光眼的可能性；⑤能够确保后房型人工晶状体植入囊袋内，减少其对周围组织的影响，减少色素播散，有利于保持血 - 房水屏障功能，还可降低术后人工晶状体偏心的发生率等。

对于术前已存在后囊破裂而影像学检查视网膜受损伤较轻者，在完成前囊连续环形撕囊后将晶状体核游离出囊袋，在晶状体核后虹膜前放置人工晶状体，在人工晶状体前完成晶状体核的乳化吸除，然后再将人工晶状体调整至囊膜前，这样可避免晶状体核坠入玻璃体腔。

2. 白内障囊外摘出术　这也是既往分次手术中较为常用的手术方式，其优点是所需设备条件简单，对术者操作技术要求相对较低，但手术切口大，在后续的玻璃体切除术中虹膜容易脱出。随着超声乳化手术技术的进步，这种手术方式的应用已越来越少。在白内障超声乳化术中如出现后囊破裂或悬韧带离断，可根据手术医师的技术水平或改行白内障囊外摘出术。

3. 软性晶状体切除　一般 45 岁以下的外伤眼，其晶状体核为软性，可采用切除加抽吸的囊袋内吸除法，先使用巩膜穿刺刀从后囊侧方穿刺进入，将晶状体软核及皮质在囊袋内作纵向划开，然后使用钝针头进行水分离晶状体囊膜与皮质。将玻璃体切除器头插入囊袋内，开口朝向水平方向，将软核及皮质逐渐切除吸出，设定负压 200～300mmHg，切速 500cpm，以保证切除的效率。最后将后囊作环形由中央到外围的切除，尽量不使晶状体核及皮质进入玻璃体腔。如果晶状体皮质脱入玻璃体腔，可先使用高负压将晶状体皮质吸住，然后拖向玻璃体腔中央的方向切除吸出，不要贴近前囊和悬韧带进行切除，以免损伤晶状体前囊和悬韧带。或将软核及皮质拖离晶状体前囊后再使用高负压进行切除，将晶状体核及皮质切吸干净。此法的优点是仅用玻璃体切除器头即可同时完成晶状体手术和玻璃体视网膜手术。缺点是无法保留完整的囊袋，只能将人工晶状体植入在晶状体囊前。值得注意的是有的眼外伤如多年的眼内异物后出现的核性白内障，虽然患者仅 30～40 岁但晶状体核较硬，术前应进行术式评估，采用相应的手术方式。

4. 硬性晶状体切除　对于 45 岁以上，晶状体核硬度≥Ⅲ级，合并眼后段外伤的患者，由于同时需要行玻璃体手术，而硬性的晶状体核较难使用玻璃体切除器头进行切除，而且切除过程中可发生硬核坠入玻璃体腔甚至视网膜表面。为了避免此种情况的发生，可利用光导纤维头和玻璃体切除器头同时挤压将晶状体核分成小的碎片，然后在光导纤维头的协助下将晶状体核碎片挤入玻璃体切除器头口中切除并吸入。但是对棕色硬核，该方法效率低、费时较长。

5. 经平坦部晶状体切除术　对于合并白内障的眼后段外伤患者，以往眼后段医师一般选择经平坦部超声粉碎，即在后房将晶状体粉碎吸出，然后行玻璃体切除及眼内异物取出。有时由于后囊的破裂或切除，超声粉碎过程中晶状体核整块或部分坠入玻璃体腔，需要先将玻璃体切除，然后使用重水将晶状体核浮起，进行超声粉碎，亦可先进行彻底的玻璃体切除，重水填充后切除后囊，用超声粉碎头将晶状体残余核块乳化吸出。超声粉碎的能量设定为 35%～50%，负压 150～200mmHg，脚踏控制负压将晶状体核吸牢，再调至超声粉碎档，将晶状体核粉碎吸出。由于眼后段超声粉碎核过程中有能量产生，超乳针头发热，可能会灼伤巩膜切口，需要助手用灌注液冷却巩膜切口处的超乳针头，以利降温散热，避免巩膜热灼伤。此手术方式是在核粉碎完成后再做白内障手术切口，所以这种术式的优点是极少发生角膜手术切口渗漏或角膜变形。其缺点在于后房型人工晶状体只能植入在睫状沟；因要吸除残余的晶状体皮质，后囊需进行较大的切开，吸除晶状体前囊下的残余皮质时也存在前囊破裂的潜在危险。此外，吸除中等以上硬度的晶状体核较困难；由于将人工晶状体植入睫状沟，此法不适合伴有葡萄膜炎的患者，因为人工晶状体与虹膜之间的摩擦可能会加重葡萄膜炎，出现虹膜与人工晶状体之间的粘连。

（二）联合手术的步骤

1. 切口的选择　切口位置的分布应兼顾眼前段和眼后段手术的操作，同时避免眼后段手术对眼前段手术切口的影响（图 41-2-1）。如果采用 3.0mm 超声乳化手术切口，可先放置玻璃体腔灌注套管，以免摘出白内障后眼压降低导致玻璃体腔穿刺困难并出现前房变浅甚至虹膜脱出。

2. 前房填充物的选择　白内障摘出后前房内可暂时充填透明质酸钠等黏弹剂，有利于眼压的维持，但应注意注入时勿带入气泡影响对眼后段的观察，联合手术结束时清除前房内黏弹剂。亦可采用眼内灌注液填充，但切口需缝合 1 针，否则顶压巩膜时会引起切口渗漏，采用 1.8mm 微切口则无需缝合。

3. 植入人工晶状体　在完成眼后段手术以后根据视网膜受损伤的程度确定是否植入人工晶状体。

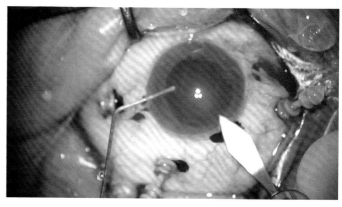

图 41-2-1　眼前后段联合手术切口位置分布
显示超声乳化手术和玻璃体切除手术切口位置

（三）人工晶状体类型及植入时机的选择

1. 植入人工晶状体类型的选择　对于后囊完整的外伤眼，可将后房型人工晶状体植入囊袋内。如后囊破损较小，可行后囊连续环形撕囊并行人工晶状体囊袋内植入。如果后囊破损较大或囊袋已完全闭合无法将人工晶状体植入晶状体囊袋内，可选择三体式人工晶状体植入睫状沟，以增强人工晶状体的稳定性减少偏心的发生率。如后囊破损严重且前囊连续环形撕囊亦不完整，植入后房型人工晶状体困难，可行后房型人工晶状体巩膜缝线固定，但不宜选用前房型人工晶状体，避免由于前房型人工晶状体对前房角的摩擦而诱发或加重青光眼，而巩膜缝线固定植入的人工晶状体不与周边角膜接触，对角膜内皮的影响较小。前房型人工晶状体，因并发症较多，可出现顽固性角膜水肿、眼压持续性升高、囊样黄斑水肿甚至长期眼内炎症反应等，目前已很少使用。绝对不可以把后房型人工晶状体植入前房，否则最终导致前房角广泛粘连、前房消失、继发性青光眼和大泡性角膜病变。

选择人工晶状体要考虑到术后为眼后段病变的检查和治疗提供便利，光学部直径 6mm 的疏水性丙烯酸酯人工晶状体具有较好的优势，如周边视网膜可视度好，发生后发障和后期人工晶状体移位的可能性较小。对于复杂的玻璃体视网膜外伤患者，可考虑选用直径 6.5mm 的折叠式丙烯酸酯人工晶状体，便于术后眼底检查及补充激光治疗。此外，眼前后段联合手术中一般不使用硅凝胶人工晶状体，因为如果需要硅油填充时硅油会黏附于硅凝胶人工晶状体的表面。

2. 人工晶状体一期或二期植入　如眼后段条件尚可，最好采用一期人工晶状体植入。术中前囊连续环形撕囊的直径不宜过小，比所植入的人工晶状体光学部直径略小即可，并对晶状体前、后囊做适当的抛光处理，以减少术后晶状体囊膜的浑浊，同时可避免前囊皱缩影响对眼后段的观察（图 41-2-2）。一期植入人工晶状体还可免除患者二次手术的损伤和可能出现的手术并发症，早期恢复双眼视力。二期植入人工晶状体的优势在于对术后视力较好的可预测性和人工晶状体的可选择性。但是首次手术后保留的后囊极易发生浑浊，并与前囊粘连导致囊膜皱缩，囊袋完全闭合人工晶状体无法植入囊袋内，并对术后眼底的观察有较大程度上的影响（图 41-2-3）。二期植入手术中由于无玻璃体的支持和眼内灌注维持，眼压难以随时调整和控制，特别是一旦发生后囊破裂，眼压会更低，出现眼球塌陷导致手术困难，易引起眼内出血等严重并发症。如果在白内障摘出术中完全切除后囊，则眼内填充物可能接触角膜，对角膜具有潜在威胁。

（1）一期植入人工晶状体的适应证：如进行一期人工晶状体的植入，应根据病史结合术前检查对伤眼前后段外伤情况进行评估，以下情况可考虑一期人工晶状体植入：①如受伤时间较短，异物较小，眼部创伤较轻，晶状体后囊破损较小，激光干涉条纹测试术前视功能较好，角膜中央无严重病变，B 超检查无视网膜脱离，在摘出眼内异物后，应进行全面眼底检查，确定黄斑区及周边视网膜无明显增生性病变；②术中操作顺利，角膜内皮水肿较轻，黄斑部无明显水肿或渗出，无视网膜脱离；并在术前或术中对视网膜进行充分而有效光凝；③外伤所致孔源性视网膜脱离，气液交换后视网膜平复，且裂孔得到充分封闭；④外伤所致黄斑孔，预计术后视力较好，无需硅油填充，术中未发现视网膜活动性出血、视网膜脱离等。

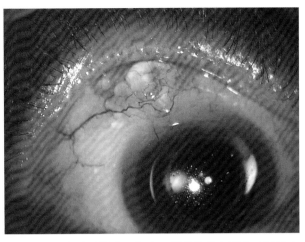

图 41-2-2　白内障摘出一期人工晶状体植入联合硅油填充术后

显示人工晶状体位于囊袋内,后囊平整

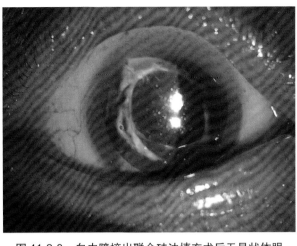

图 41-2-3　白内障摘出联合硅油填充术后无晶状体眼

显示前后囊皱缩,后囊皱褶

（2）二期植入人工晶状体的适应证：①如外伤眼病情复杂且严重，出现严重感染性眼内炎，视网膜功能受到严重影响或有黄斑区外伤，视力预后较差，且术后需进一步补充激光治疗，此时一期人工晶状体的植入会影响对周边部眼底的观察和激光光凝；②虹膜新生血管，严重牵引性视网膜脱离，术中视网膜复位不确定；③外伤后视网膜脱离的时间超过 2 个月，PVRC2 级以上；角膜中央裂伤导致明显的角膜内皮损伤和晶状体前后囊严重破裂。

3. 术中植入人工晶状体的时机　人工晶状体植入时机对联合手术操作有一定影响：①在超声乳化结束后即植入人工晶状体，此时存在玻璃体的支撑操作较为安全，人工晶状体植入后可使后囊伸展绷紧还可以避免玻璃体切除时造成后囊的意外损伤；植入人工晶状体后前房保留黏弹剂或灌注液，然后行玻璃体手术，较符合术者的操作习惯，也便于眼前段和眼后段术者的分别操作，术中前房波动小，可节省手术操作时间。其缺点是即使采用全视网膜镜进行周边部视网膜光凝时，人工晶状体的光学部边缘和周边部囊膜存在屈光差异，影响准确的位置判断和操作；②完成玻璃体切除、气液交换、视网膜光凝后再行人工晶状体植入，对玻璃体切除无影响，但此时前房波动较大可出现虹膜脱出，并且气体或硅油填充后可能出现人工晶状体移位或虹膜夹持。

 ## 第三节　联合手术的并发症

一般情况下联合手术术后并发症发生率较分次手术高，且与眼外伤的严重程度和手术的复杂程度相关。术后并发症主要有：

一、葡萄膜反应

葡萄膜反应（uveal reaction）是联合手术的主要并发症，所有患者术后均有不同程度的葡萄膜反应，重者瞳孔区晶状体表面有纤维素性渗出，主要由于眼外伤病情严重，长时间眼内手术操作和大范围的眼内光凝造成了血-眼屏障的功能紊乱所致。一般经局部及全身应用糖皮质激素治疗，前房和人工晶状体前渗出膜均可吸收。如眼压升高可对症处理。

二、角膜反应

合并角膜损伤的眼外伤均可造成角膜内皮细胞损失，术前即可出现角膜水肿及后弹力层皱褶。由于术中灌注液对角膜内皮的影响、超声乳化时使用较多能量或在前房内完成乳化、手术器械或人工晶状体损伤角膜内皮、术后炎症反应及一过性高眼压等，均导致术中角膜水肿进一步加重。适当控制上述因素，可减少此类并发症的发生，如晶状体核较硬，可采用前房软壳技术保护角膜内皮。联合手术时间较长或术中角膜上皮部分缺损，可引起角膜水肿影响后段手术操作，可行角膜上皮刮除。

三、一过性高眼压

一过性高眼压（transient high intraocular pressure）多发生于术后早期（2～3 天），主要原因是术中脱落的细胞、细小的晶状体碎片、玻璃体残质、炎症渗出物、硅油等阻塞小梁网，以及术后虹膜前后粘连导致房水循环障碍。一般在采用甘露醇快速静滴、醋甲唑胺片口服、局部噻吗洛尔滴眼、调整体位等措施后，眼压可降至正常范围内，如药物控制无效，可行玻璃体放气／油术，如眼压恢复正常，考虑与术中气体填充物浓度或硅油注入过量有关。

四、人工晶状体瞳孔夹持

一般认为玻璃体切除术采用长效气体填充时，人工晶状体瞳孔夹持（intraocular lens pupil capture）的发生率较高。采用适当直径的连续环形撕囊、术后严格俯卧位、严密缝合角膜切口及前房内注入气泡使晶状体—虹膜隔后移等方法可减少此并发症的发生。

五、虹膜后粘连

联合手术术后比分次手术更易出现虹膜后粘连（posterior synechiae），有前房纤维素性渗出的术眼更易出现。考虑与气体膨胀使晶状体 - 虹膜隔前移，纤维蛋白沉积和眼内激光血液凝固等作用有关。术后保持瞳孔处于活动状态、积极抗炎治疗有利于减少虹膜后粘连的发生。

六、囊样黄斑水肿

囊样黄斑水肿（cystoid macular edema）主要由白内障手术所致，并不会因联合手术而加重。术中玻璃体腔内注入低浓度曲安奈德溶液或可减少此并发症的发生率。

第四节 主要的眼外伤联合手术

一、眼球穿孔伤、外伤性白内障合并眼内异物

眼球穿孔伤是最常见的眼外伤类型，多发生于青壮年男性，常合并眼内异物。高速进入眼内的异物可导致眼球壁伤口，眼前后段广泛损伤，如角膜及巩膜切裂伤（incised wound of cornea and sclera）、虹膜切裂伤（incised wound of iris）、前房积血（hyphema）、外伤性白内障（traumatic cataract）、玻璃体积血（vitreous hemorrhage）、视网膜损伤（retinal trauma）及感染性眼内炎（infectious endophthalmitis）等，可造成视功能严重受损。外伤后要及时进行伤口清创缝合，清除伤口内部嵌顿的葡萄膜组织、晶状体和玻璃体组织、以及纤维素渗出物，恢复前房以避免形成较大的粘连性角膜白斑、前房角广泛粘连及瞳孔闭锁，为伴有眼后段损伤的复杂眼外伤行玻璃体切除视网膜复位手术创造条件，处理步骤如下。

（一）一期伤口清创缝合术

伤后急诊行一期伤口清创缝合术，伤口缝合达水密，术中可采用黏弹剂维持前房，尽量还纳嵌顿伤口的葡萄膜组织；

（二）二期联合手术的时机选择

在控制眼内炎症以后，二期联合手术宜在急诊手术 1～2 周左右进行，此时伤眼角膜水肿已明显消退，而尚未发展为增生性玻璃体视网膜病变，便于联合手术的操作。术前进行全面眼科检查，确定眼内异物位置、性质、大小，并评估玻璃体及视网膜受异物影响所发生的病变。如无法测量人工晶状体度

数,可参考对侧眼的测量。

(三)眼前后段联合手术的操作

1. 眼内灌注的安置　应避开角膜/巩膜伤口所在经线,如眼压较低,可造成巩膜穿刺困难,不宜强行穿刺,以免穿刺套管突然进入导致对侧视网膜损伤。可在2～3点位做白内障辅助切口,注入黏弹剂升高眼压,然后再做玻璃体腔穿刺。

2. 白内障手术　眼球穿孔伤由于异物穿过晶状体导致晶状体皮质溢出进入前房和玻璃体,引起晶状体膨胀并进一步引起角膜内皮的损伤,导致晶状体源性炎症反应及眼压升高,应尽快予以手术。

(1)切口:避开角膜伤口用1.8～3.2mm穿刺刀做超声乳化手术主切口,用注/吸手柄冲洗前房积血和溢出的晶状体皮质,前房注入黏弹剂,观察晶状体前囊破损情况,必要时行前囊染色,连续环形撕囊直径5～6mm,如在前囊破损处撕囊困难,可用晶状体囊剪剪去。

(2)水分离:可采用低浓度的曲安奈德溶液,检查前房内是否有玻璃体存在,应少量多点注射,不可一次大量注射,以免使已存在的后囊破口进一步扩大。结合术前B超结果观察后囊破损情况。

(3)核乳化:对于晶状体核有一定硬度者,核乳化的效率远较玻璃体切除器高,如术前后囊已破裂且前房内有玻璃体存在,此种情况下进行核乳化可能发生核坠入玻璃体腔。应先进行玻璃体切除清除前房内玻璃体,采用囊袋内软壳技术在核后方注射黏弹剂将核包裹并用尖端锐利的辅助器械插入核中将其固定,降低灌注瓶高度以蚀刻法逐渐乳化吸出。

3. 眼后段手术　外伤后需尽快切除玻璃体并摘出异物,联合抗生素眼内应用可有效预防及控制眼内感染,伤后早期包裹异物的渗出膜尚未机化、与视网膜之间未形成紧密粘连,较容易切除包膜摘出异物,激光光凝后可进一步避免视网膜脱离。异物大小及进入眼内伤口部位对外伤眼的预后影响较大,一般较大的异物穿过后部巩膜进入眼内往往导致严重的眼组织损伤,预后较差。在气液交换后根据视网膜受损伤程度选择注入惰性气体或硅油填充。嵌顿于眼球壁的异物或部分位于眼球外可采用外路摘出。

4. 植入人工晶状体　如进入眼内的异物较小,而且并未损伤黄斑区,可考虑一期植入人工晶状体。根据晶状体囊受损伤情况,选择囊袋内植入、睫状沟植入、单襻缝合固定植入或双襻缝合固定植入。如眼前段损伤严重、重建困难,炎症反应明显,不宜一期植入人工晶状体,否则可能会出现人工晶状体被渗出机化膜完全包裹,给眼后段损伤的治疗带来困难。眼球穿孔伤二期植入人工晶状体较复杂,因炎症反应较重晶状体残留囊膜往往与虹膜粘连,且玻璃体切除术后,眼球无玻璃体支撑,前后房与玻璃体腔等效沟通,眼压不易维持,附加眼内灌注很重要,否则二期植入人工晶状体容易出现脉络膜脱离、玻璃体积血、甚至脉络膜上腔爆发性出血等严重并发症。

二、外伤性黄斑孔合并白内障

外伤性黄斑孔(traumatic macular hole)系钝性暴力通过眼内液的传导,形成冲击波间接引起黄斑部的损伤。单纯外伤性黄斑孔,仅有黄斑孔无其他部位视网膜的损伤;复合性外伤除黄斑孔外,同时还有其他组织的外伤,如视网膜脱离、睫状体脱离、晶状体浑浊或脱位等。此类外伤多发于青壮年男性,角巩膜未发生裂伤,可有不同程度的玻璃体积血。外伤性黄斑孔患者可以在术前获得较准确的生物学测量,适合眼前后段联合手术一期植入人工晶状体。从而得到一个较准确的人工晶状体度数来矫正术前的屈光不正,这样不仅治疗了黄斑部损伤,同时将复明手术转变为屈光性手术。由于此类患者多数没有并发视网膜脱离,眼压基本正常,术中不容易出现后房压力低而造成的前房涌动,如采用1.8mm微切口可以先行晶状体超声乳化术,然后植入人工晶状体并放置眼后段灌注行玻璃体切除。如果先放置眼后段灌注容易造成液化玻璃体的丢失,引起后房压力低,超声乳化过程中容易出现前房涌动。而在超声乳化术前打开后段灌注,容易造成后房压力过高,前房变浅不利于超声乳化术的进行。如采用3.0mm切口晶状体超声乳化术,可在前房内填充黏弹剂,缝合透明角膜切口1针,玻璃体切除手术和内界膜剥离后再植入人工晶状体。

(陈彬川)

参 考 文 献

1. 张效房，杨进献. 眼外伤学. 郑州：河南医科大学出版社. 1997：396-398.

2. 彭灵，游志鹏. 23G 微创玻璃体切割系统联合 Resight 非接触式广角镜在眼前后节联合手术中应用. 中华眼底病杂志，2013，29（2）：204-206.

3. 李帅飞，陈彬川，李佳佳. 1.8mm 同轴微切口超声乳化白内障手术联合玻璃体切割术的应用. 眼科新进展，2017，37（1）：59-61，64.

4. 李新玉，雷方，陈彬川. 增生性糖尿病视网膜病变手术方式的探讨. 中华眼外伤职业眼病杂志，2011，33（4）：275-278.

5. 韩卫，陈彬川，李佳佳. 囊袋内软壳技术在硬核白内障超声乳化术中的应用效果及安全性. 中华实验眼科杂志，2016，34（3）：239-243.

6. S Sorrentino, Marsella A, Feola V, et al. Penetrating Ocular Trauma with Retained Intraocular Foreign Body: Management, Follow-up and Medico-legal Evaluation. The West Indian medical journal, 2015, 65（2）：391-394.

7. Awwadh, Al-Thowaibi, Mohan, , et al. An overview of penetrating ocular trauma with retained intraocular foreign body. Saudi journal of ophthalmology: official journal of the Saudi Ophthalmological Society, 2011, 25（2）：203-205.

8. Zsuzsanna, Szijártó, Valéria, Gaál, et al. Prognosis of penetrating eye injuries with posterior segment intraocular foreign body. Graefe's archive for clinical and experimental ophthalmology, 2008, 246（1）：161-165.

9. Mete, Güler, Yilmaz, .A case of a retained intralenticular foreign body for two years. Clinical ophthalmology（Auckland, N.Z.）, 2010, 4：955-957.

10. Tian Xia, Alain Bauza, Nishant G, et al. Surgical Management and Outcome of Open Globe Injuries with Posterior Segment Complications: A 10-Year Review. Seminars in ophthalmology, 2016：1-6.

11. Tetsuya, Mutoh, Yukihiro, et al.Use of pars plana vitrectomy with phacoemulsification in vitreous cavity to treat complete posterior dislocation of lens. Clinical ophthalmology（Auckland, N.Z.）, 2011, 5：937-940.

12. Sunir J, Garg R, Gary Lane. Pars plana torsional phacoemulsification for removal of retained lens material during pars plana vitrectomy. Retina（Philadelphia, Pa.）, 2011, 31（4）：804-805.

13. A Raj. Phacoemulsification and intraocular lens implantation following pars plana vitrectomy: a prospective study. Eye（London, England）, 2005, 19（2）：218; author reply 218-219.

14. Ashish, Mitra, Alok Sen. Re: Visual outcomes from pars plana vitrectomy versus combined pars plana vitrectomy, phacoemulsification, and intraocular lens implantation in patients with diabetes. Retina（Philadelphia, Pa.）, 2015, 35（7）：e36-e37.

15. Yu Cheol, Kim. Comment on concurrent removal of intravitreal lens fragments after phacoemulsification with pars plana vitrectomy prevents development of retinal detachment. International journal of ophthalmology, 2016, 9（6）：935-936.

16. Maria, Kmera-Muszyńska, Fryczkowski, et al. Simultaneous phacoemulsification, posterior chamber lens implantation and pars plana vitrectomy. Klinika oczna, 2004, 106（6）：795-797.

17. Wico W, Lai Hoi, Fan Haitao, et al. Combined phacoemulsification and pars plana vitrectomy for macular hole treatment. Acta ophthalmologica Scandinavica, 2006, 84（3）：445-446.

18. Marcin PC, Agata F, Marcin PC. Comparison of 1.8-mm incision versus 2.75-mm incision cataract surgery in combined phacoemulsification and 23-gauge vitrectomy. Int J Clin Exp Med. 2015; 8（3）：4257-4262.

19. C Hurley, P Barry. Combined endocapsular phacoemulsification, pars plana vitrectomy, and intraocular lens implantation. Journal of cataract and refractive surgery, 1996, 22（4）：462-466.

20. P Romero, M Salvat, M Almena, et al. Combined surgery for lens extraction, vitrectomy, and implantation in the diabetic patient using phacoemulsification versus phacofragmentation. Journal francais d'ophtalmologie, 2006, 29（5）：533-541.

21. Alvin K H, Kenneth K W, Timothy Y Y, et al. Pars plana vitrectomy in the management of retained intravitreal lens fragments after cataract surgery. Clinical & experimental ophthalmology, 2002, 30（6）：399-403.

第四篇　眼内异物篇

第四十二章　眼内异物总论

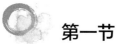

第一节　概　　述

眼外伤种类采用美国伯明翰（Birmingham）眼外伤定义和分类系统，该命名系统已被美国眼科年会、国际眼外伤协会、世界眼外伤注册中心及玻璃体视网膜协会采用。在该命名系统中（图42-1-1），根据致伤物的不同将眼外伤分为钝性（blunt）和锐性（sharp）两大类。钝性致伤物所致眼外伤，根据眼球壁是否全层裂开，可以分为眼球破裂（rupture）和眼球钝挫伤（contusion）。锐性致伤物所致眼外伤，若致伤物未穿透眼球壁全层，则称之为眼球壁非全层撕裂伤（partial thickness laceration）；若致伤物穿透眼球壁全层，进入眼球而未离开眼球，则称之为眼内异物（intraocular foreign body，IOFB）；若致伤物通过原伤口离开眼球，则称之为眼球穿孔伤（penetration），若不是通过原伤口而离开了眼球，则称之为贯通伤（perforation）。关于最后两个词，命名方面是有争议的。我国审定名词就与之不同。我们将眼球穿孔伤称作perforation。因为perforate和perforation是穿孔、打眼之意，这样命名更为合理。而penetrate和penetration意为穿透、贯穿，用于穿透整个眼球的贯通伤较为适合。

致伤物进入并存留于眼球内则称为异物。眼内异物诊断和处理的重点是进入眼内的异物，故通常把这类眼外伤称为眼内异物（intraocular foreign body，IOFB）。实际上"眼内异物"一词是眼球内存留异物而发生的眼球的损伤及其所引起各种病变的总称，不限于具体异物的本身。

眼内异物是特殊而严重的眼外伤，是眼球穿孔伤（perforating injury of eyeball）的一种，除具有眼球穿孔伤的一切症状和体征外，眼内异物还有许多独特之处，与一般眼球穿孔伤不完全相同。由于其损伤的复杂性、并发症的严重性、诊断和治疗的特殊性，以及异物长期存留对视力和眼球的威胁性，眼内异物在眼外伤中常被列为一个单独部分进行讨论。有时眼内异物与机械性眼外伤（mechanical ocular trauma）和职业性眼病（occupational eye disease）三者并列。甚至把眼内异物与眼外伤（ocular trauma）分开，作为两个相对独立的部分进行讨论。

眼球穿孔伤往往是眼科的危重症，而伴有眼内异物存留的眼球穿孔伤大多有更大的危害性。异物进入眼球，不仅可以造成眼球不同部位或多种组织的机械性损伤，而且由于异物的存留增加了眼内感染（intraocular infection）的危险性。敲击或爆炸造成的较小异物因其产生时伴随的高温对异物起

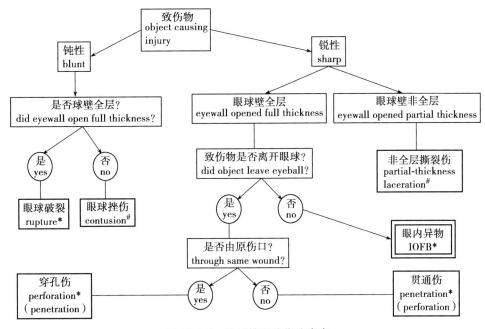

图42-1-1　机械性眼外伤分类表

注：黑框加粗者为临床诊断用语。标 * 者为开放性眼球外伤，标 # 号者为闭合性眼球外伤。此图的原图中眼球穿孔伤称为"penetration"，而同时将眼球贯通伤称"perforation"，但我国现用的审定名词是把眼球穿孔伤称为"perforation"，因而应把眼球贯通伤称"penetration"，我国的用词更为准确合理。

到一定的灭菌作用，并且异物高速飞行与空气摩擦生热的作用，而致感染的可能性较小。但异物稍大，或异物带有较多的污物时，其灭菌作用不充分，往往1～2天内即引起化脓性眼内炎（suppurative endophthalmitis），若治疗不及时将对视功能造成极大损害甚至导致眼球萎缩（atrophy of eyeball）。更有甚者，作者曾遇1例眼内异物合并全眼球炎的患者，虽进行了眼内容摘除术（evisceration of eyeball），但仍发生了破伤风（tetanus），若非及时有效治疗，恐有性命之虞。此外，异物在眼内长期存留将对眼内组织发生持续性刺激，进而可以引起一系列的并发症（complication）。如异物接近睫状体（ciliary body）往往引起经久不愈的虹膜睫状体炎（iridocyclitis），前房（anterior chamber）内异物可引起时轻时重的局限性角膜水肿（localized corneal edema）和虹膜刺激症状（iris irritation），晶状体（lens）内的某些异物可加速白内障（cataract）的形成，玻璃体（vitreous body）内的异物可引起增生性玻璃体视网膜病变（proliferative vitreoretinopathy），而导致可能最终不可挽回的视力丧失（vision loss）。金属异物，如铁和铜异物在眼内长期存留，还可引起化学性损害，导致眼铁质沉着症（ocular siderosis）和眼铜质沉着症（ocular chalcosis），以及其他种类的金属异物多引起眼金属沉着症（ocular metallic deposition）对视功能造成进一步的不可逆性损害；植物性和动物性异物所具有的生物学效应（biological effect），尤其不能为眼球耐受，常引起剧烈的炎症反应，重者可发生前房积脓（hypopyon）、化脓性眼内炎（suppurative endophthalmitis）和全眼球炎（panophthalmitis）。

　　加强安全宣教及劳动保护有助于减少眼内异物发生，伤口早期及时正确处理、合理应用抗生素（antibiotic），以及玻璃体切除术（vitrectomy）可以在一定程度上降低致盲率（blindness rate）。

 ## 第二节　眼内异物的流行病学

　　眼内异物的流行病学（epidemiology）资料，国内外均不多见。随着社会的进步和人们工作生活环境以及交通工具等的变化，眼内异物的流行病学现象也会有所不同。本节除介绍近年来的一些资料外,对以往的资料也予以保留。据郑州大学第一附属医院1976～1979年的眼病普查资料,在大、中、小型机械加工厂和煤矿共6个单位的6 075名工人中,发现眼内异物伤33人,占0.54%。同期在农村21万余人眼病普查中,发现眼内异物伤47人,占0.022%。这两个数字虽是历年受伤的累计总和,但工厂的工人每185人中有一人曾发生眼内异物伤,其发生率是很高的。农民的发生率虽仅为2.2/10 000,但因农村人口众多,眼内异物伤的绝对数也极为庞大。20世纪80年代以后,在改革开放大潮中,随着工业机械化和自动化程度的提高以及预防措施的加强,眼内异物的发生率已有明显的下降,1981～1991年的11年间,郑州大学第一附属医院眼内异物住院患者从每年349例减至290例,呈逐年减少的趋势。这说明我国眼外伤的预防工作已初见成效。当然,这也与眼内异物手术的普及,手术方式的改进,外地患者在当地治疗者增多,转来者随之减少有一定关系。

眼内异物在全国各地均有发生。从郑州大学第一附属医院1981～1991年间,共计接受的来自全国各地的3 070例住院眼内异物(包含222例眶内异物)患者分析,除河南省占50.3%居首位外,其余依次为山东、安徽、江西占15.0%,内蒙古、山西、陕西占8.9%,辽宁、吉林、黑龙江占6.6%,北京、天津、河北占5.3%,湖北、湖南、福建占4.4%,甘肃、宁夏、新疆占3.8%,上海、江苏、浙江占3.1%,四川、贵州、西藏、青海占1.4%,广东、广西、海南、云南占0.9%,中国台湾省占0.03%。其性别分布:据郑州大学第一附属医院资料统计分析,住院眼内异物患者男性占91.0%,女性占9.0%,男女性别比例为约10∶1(图42-2-1)。王立华分析了2006—2011年眼内异物伤住院患者的特点,发现男性明显多于女性。Candice等对香港2001—2014年的眼内异物伤作了回顾性研究,眼内异物占开放性眼外伤的16%,其中90%为男性(图42-2-1)。近年来,女性眼内异物患者所占的比例,随男性发生率的下降而有所上升。

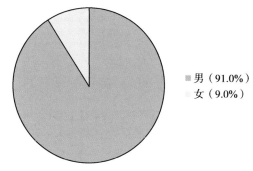

■男(91.0%)
□女(9.0%)

图42-2-1　3 070例眼内异物患者性别分布

受伤年龄以20～50岁青壮年致伤率最高。患者年龄分布以10～29岁组为最高,占78.0%。从10岁以下到60岁以上,每10岁分组依次为9.1%、22.7%、31.1%、24.1%、9.6%、3.1%、0.3%(图42-2-2)。目前,20～40岁的青壮年仍占大多数。

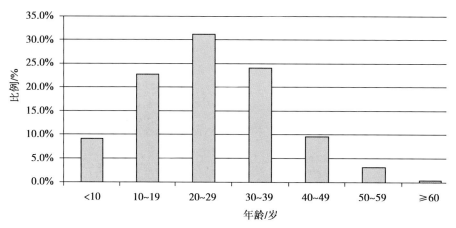

图42-2-2　3 070例眼内异物患者年龄组分布

右眼异物占46.78%,左眼异物占53.22%(图42-2-3)。其中,双眼异物占2.9%。

异物伤受伤的环境场所(图42-2-4)以工矿区为多,占45.2%,其余依次为家庭占29.1%,公共场所占17.1%,农田占2.3%,学校占1.2%,其他5.1%。近些年来,与农业有关的眼内异物有所上升。

从致伤原因来看,以工作时金属敲击飞起的碎屑致伤、爆炸伤最为常见。敲击伤最多,占50.4%,其他依次为爆炸伤占28.2%,玩耍占20.1%,基建施工意外事故占10.5%,家庭修理占3.2%,农活占

1.4%，交通事故占 0.4%，其他占 5.8%。据中山医科大学统计，铁锤敲击占 69%，爆炸占 15.3%，凿石占 10.7%，机床切屑占 3.3%，锻压冲凿占 1.7%。

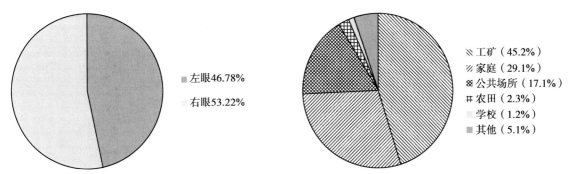

图 42-2-3　3 070 例眼内异物患者眼别分布　　图 42-2-4　3 070 例眼内异物患者受伤环境

眼内异物患者中以工人最多，农民次之。据郑州大学第一附属医院近 35 年来对住院的 5 000 余例眼内异物统计，各种职业患者所占的比例约为工人 57.5%，农民 23.3%，学生 11.0%，儿童 3.3%，其他 5.0%（图 42-2-5）。

异物位于颞下象限者占 36.4%，鼻下象限占 31.0%，颞上象限占 12.4%，鼻上象限占 11.7%，多象限和位于矢状轴者占 8.5%。异物在眼球内的位置各不相同，位于前房者约占 6.0%，后房、睫状体、晶状体和前部玻璃体者约占 14.0%，后部眼球内者占 80.0%（图 42-2-6），其中有些位于不同部位的眼球壁或视盘。

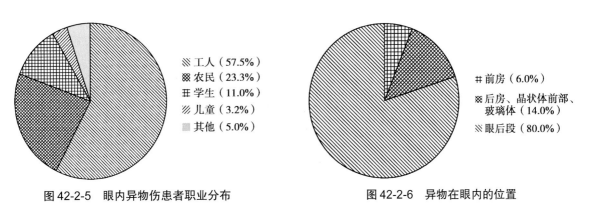

图 42-2-5　眼内异物伤患者职业分布　　图 42-2-6　异物在眼内的位置

第三节　眼内异物的分类

临床上，为了便于手术的选择，习惯上将眼内异物分为磁性异物（magnetic foreign body）和非磁性异物（non-magnetic foreign body）两大类。磁性异物约占 78%，非磁性异物约占 22%。据统计分析，非磁性异物所占的比例逐渐增加，有可能将会达到 40%。非磁性异物中以铜为最多，占全部异物的 14%，占非磁性异物的 64%，其次为石、玻璃、铅，还有铝、锌、竹木、睫毛、指甲、骨、鱼刺、麦芒、豆类、塑料、眼膏、煤、瓷、玉、金、矿渣、水泥、纸屑、铅笔芯和圆珠笔芯等。

如按金属和非金属异物区分，则金属异物占大多数，非金属异物仅占 5%。但非金属异物近年来有逐渐增多的趋势。此外，尚有植物性异物和动物性异物之分。植物性异物有树枝、竹刺、柴秆、麦芒、豆类、纸屑等，动物性异物常见有睫毛、指甲、骨和鱼刺等。虽然植物性和动物性异物的发生率很低，但其生物学效应（biological effect）往往引起剧烈的炎症反应，重者可致化脓性眼内炎，严重危害视功能（表 42-3-1）。

表 42-3-1　眼内异物的分类

金属	非金属
磁性 　铁（钴、镍等）	矿物性 　石、煤、矿渣
非磁性 　铜、铅、铝、锌、汞、金、 　合金	植物性 　树枝、竹刺、柴秆、麦芒、豆类、纸屑
	人工合成化合物 　玻璃、塑料、瓷器、橡胶、水泥、火药、眼药膏等
弱磁性 　某些合金、矿石、炼铁炉渣	动物性 　睫毛、指甲、骨、鱼刺

　　磁性金属主要是铁（iron，ferrum，Fe）（钢，steel，实际上也是铁元素，只是含碳量不同），除铁以外，自然界的磁性金属还有很多，如钴（cobalt，Co）、镍（nickel，Ni）、轧（gadolinium，Gd）、钕（neodymium，Nd）等等。但除铁（钢）质异物外，其他磁性金属罕有进入眼内者，作者中最长 70 余年的眼科临床工作中尚未遇到过。不过今后漫长的岁月中也可能有这类眼内异物发生，也未可知。铁质异物一般为强磁性，但也有弱磁性者。如某些铁合金虽有磁性，而磁性很弱，普通的合金钢的磁性仅为铁的三十分之一；还有某些铁矿石及炼铁炉的炉渣也是弱磁性，这样的异物摘出手术中难以被磁头吸出，需按非磁性异物摘出方法进行手术。

　　非磁性金属异物中除铜（Copper，cuprum，Cu）异物外，其他种类异物均极少。金（gold，aurum，Au）质异物极少见。作者早年曾遇 2 例，均位于玻璃体内近视网膜处。金银首饰加工车间工人不慎外伤所致。均以方格定位摘出法摘出。金质异物在眼内虽不引起化学性损害（chemical damage），但可致视网膜脱离（此 2 例均有局限性视网膜脱离），故也需适时摘出。

　　植物性异物（vegetable foreign body）由于其易携带病原微生物而形成严重危害，而且其生物学效应（biological effect）难以被眼球所耐受，故应及早摘出。作者曾遇数例农场儿童眼前房内绿豆碎瓣异物，炎症反应极为强烈，必须立即摘出。

　　动物性异物极为少见，睫毛（cilia）是被致伤物带入眼内，或随异物一起入眼内，也偶有医源性者，由眼手术时误将睫毛留于眼内。指甲（nail）和指骨（phalanx）是患者手持雷管等爆炸物引爆时进入眼内。作者曾遇鱼刺进入眼内者。系在水边嬉戏时以死鱼投掷同伴所致。这些异物均应尽早摘出。此外，眼内寄生虫，如中华线虫（nematode）系由血行而来，在眼内游走不定。待其出现在前房时易于手术摘出。

　　一般每眼内有 1 枚异物，但也有 2 枚或多枚者。1 眼内有 2 枚及 2 枚以上的异物称为多发异物（multiple foreign bodies）。也有多达 10 余枚，甚至 30 余枚的情况，偶尔异物极多，致使无法定位、计数。作者曾一次由眼内摘出玻璃体内细小磁性异物 35 枚。

　　大多数的眼内异物为单一性质的异物，但极少数病例眼内可同时有不同性质的异物，如铁和铜、铜和睫毛、铁和煤屑、铜和石等。作者早年曾遇一例，术前 X 线诊断为两枚金属异物，考虑为磁性，进行后路磁性异物摘出（自相应的巩膜切口摘取异物）手术，术中第一枚异物顺利被磁铁吸出。而第二枚异物按定位的位置以磁铁反复吸引毫无动静，检查定位的位置，并无偏差，只好终止手术。次日以方格定位摘出法摘出异物，证实其为铜质。再详细询问病史，得知患者以铁锤敲击带有铁和铜的工件而致伤。眼内异物情况错综复杂，处理时不可不慎。

　　异物的形状多种多样，以最常见的金属碎屑为例，异物可为方形、矩形、梯形、三角形、多边形、细长形、近球形及不整形等。异物厚薄不一，从近似正方体到菲薄的片状都有（图 42-3-1）。甚至有整个射钉枪的子弹进入眼内者。细丝状异物多为直线形，或一端稍有弯曲。作者近遇一例。眼内细丝状异物弯曲成环状，超过半圆达 210°，实属罕见（图 42-3-2）。

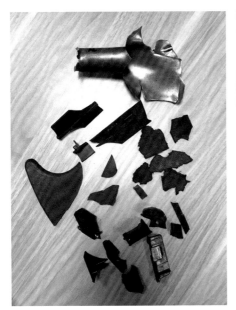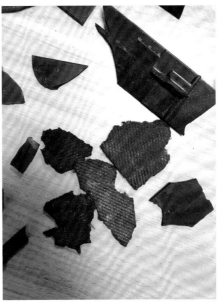

图 42-3-1　眼内金属异物的各种形状

异物的大小差别极大。后部眼球内的金属碎屑，以近似正方体者为例，三个维度（dimension）中最长的径线——长径，多在 1.0～3.0mm 之间，短径多在 0.5～1.0mm 之间，厚度多在 0.1～1.0mm 之间。而长条状异物，其宽度长度差别很大，有长至 5～6mm 者，细丝状异物有长达 10～30mm 及以上者，甚至其一端在眼球之外。通常将最长径线<1.0mm 者称为"微小异物"。

巨大异物的标准：

长≥10mm 或宽≥4mm 或厚≥3mm

（马静. 王文战. 张效房，2020 年）

很多国家和地区在庆祝节目或举行盛大活动的时候都会燃放烟花爆竹。也有某纪念日庆祝时集体受伤者，例如 1956 年河南洛阳一次大型庆祝晚会燃放烟火曾集体发生眼内眶内异物，还有一次河北省某地春节燃放自制大型烟花时发生爆炸，现场围观者数十人眼

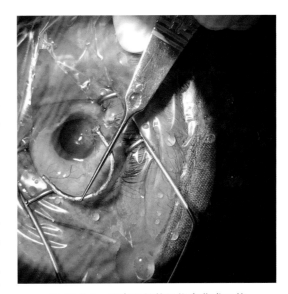

图 42-3-2　眼内细丝状异物弯曲成环状

部受伤，在当地治疗后，转至郑州的疑难性眼内异物患者达 11 人之多。在我国，每年的春节是我们最主要的节日，全国很多地方都会燃放烟花爆竹。随之而来的烟花爆竹伤也会增多。由烟花爆竹所造成的眼外伤在眼外伤中占 18%，在烟花爆竹伤中占 21%。烟花爆竹眼外伤由于爆炸时的巨大冲击力、烧灼伤以及化学药物综合影响所致，其临床特点及视力预后也有别于一般的眼外伤。

国外烟花爆竹眼外伤最常见的临床类型是角膜擦伤，为 24.0%～75.0%，均值为 42.2%。国内的报道中烟花爆竹眼外伤最常见的临床特征是眼球穿孔伤或贯通伤，占 77.8%。Wisse 等的统计结果显示在国外烟花爆竹眼外伤中，眼球穿孔伤或贯通伤仅占 3.0%～32.5%，均值为 13.5%。国内中山眼科中心 2011 年统计数据为 79.2%。外伤性白内障和眼内异物的发生率均为 34.0%～40.7%，高于国外报道的 2.7%～35.0%。

烟花爆竹眼外伤患者术前视力无光感者占 1.1%～10.6%。国外烟花爆竹眼外伤术前矫正视力主要集中于 0.5 以上。其中的原因可能为郑州大学第一附属医院和中山眼科中心收治的眼外伤患者中有不少是转院而来的病情比较严重的眼外伤患者，如穿孔或贯通伤、眼内异物、视网膜脱离等。这样在我们的统计结果中严重病例比例会大大增加。更能体现当地烟花爆竹眼外伤的资料收集应该是各级医院，

包括社区医院,所有的资料汇集后的分析结果。第二个原因可能是,我国关于烟花爆竹的燃放规定,室内烟花及花园烟花是不需要监护人在场的。而这些烟花爆竹很多是小于 14 岁的儿童燃放,自我保护及安全意识薄弱,容易造成严重眼外伤。第三,我国在燃放烟花爆竹的标准上,虽然规定最大重量不能超过 50g。但对于烟花爆竹具体类型未限制,比如各种器械,是否带气动设施等,这些也会加重眼外伤病情。第四,在我们收治患者中了解到,有不少患者是自制爆竹,往往爆炸力很大,造成严重外伤。

第四节　眼内异物的特点

眼内异物的特点有下列各项:

(1)眼内异物患者多为男性,青少年和壮年居多,大多为单眼。可造成青壮年劳动能力的降低和丧失,并给个人、家庭和社会造成各种负担。

(2)眼内异物伤伴有眼球穿孔,可造成屈光间质浑浊和视网膜、视神经的严重损害,引起视力丧失。

(3)爆炸所致者多为双眼,伤情复杂,视力预后差,同时可伴有其他部位如头颅、手等多处外伤,处理应注意全身情况。

(4)伤后并发症多,如眼内炎和眼内增生性病变,可继续危害视力。

(5)异物在眼内存留,可造成金属沉着症,其物理性和化学性损伤,或由生物效应形成不可逆损害,进一步损害视功能。

(6)异物伤是单眼失明的主要原因之一。

(7)眼内异物患者如发生交感性眼炎,可造成双眼视力障碍。

(8)眼内异物正确的初期处理对视力的恢复至关重要。

第五节　眼内异物的并发症

眼内异物的并发症多而且比较严重。兹列出常见的 19 种并发症(表 42-5-1)。

表 42-5-1　常见的眼内异物并发症

并发症	发生率 /%	并发症	发生率 /%
玻璃体浑浊	86.2	角膜白斑	4.3
外伤性白内障	77.8	眼部新生血管	2.6
增生性玻璃体		继发性青光眼	1.5
视网膜病变	39.4	眼内容物脱出	1.3
玻璃体积血	14.9	虹膜脱出	0.9
眼内炎	13.2	眼铁质沉着症	1.6
眼球萎缩	13.0	眼铜质沉着症	0.8
视网膜出血	8.9	晶状体脱位	0.5
视网膜脱离	8.2	斜视	0.4
前房积血	6.5	交感性眼炎	0.25

注:一眼可有一种或多种并发症。

眼内异物伤多伴有眼内多种组织的严重损害,视力预后与致伤原因、伤口大小、异物位置和异物损害严重程度,以及伤口初期处理情况相关。爆炸伤由于其损伤范围及程度较大,比敲击伤视力预后更差。眼前段异物如前房异物和嵌顿于角巩膜伤口处的异物可致角巩膜穿孔伤和外伤性白内障,眼球和视力的影响相对较小。眼后段异物损害包括异物进入眼球时的机械损伤和异物在眼内存留可能导致的感染、化学损伤、纤维素性反应或机械性刺激等，可导致外伤性白内障、玻璃体积血，尤其是眼内炎和视网膜脱离，导致视力严重损害。

第六节　儿童眼内异物的特点

14 岁以下儿童眼内异物患者约占眼内异物患者的 21%。其中主要为男性。男性占 91.5%，女性占 8.5%，男女性别比例约为 11∶1（10.76∶1）。高峰年龄组在 12～13 岁，学龄前儿童占 21.4%，学龄期儿童占 78.6%。12～13 岁的儿童即将进入青春期，生理上、性格上和情绪上常有较大的波动，自我控制能力差，好奇心强，玩耍活动的范围扩大，易于冲动和冒险，生活经验不足，对眼外伤的危害性认识不够，因而该年龄段眼外伤和眼内异物的发生率较高。从预防的角度来说，家庭、学校和社会，对儿童的安全教育，加强对青春前期的健康心理素质的培养都有重要意义。

儿童眼内异物多发生在每年的 1～2 月份，约占全年的 36.4%，其中 2 月份高达 22.5%。显然这与寒假和春节假期有关，在寒假期间，多数儿童没有专门的组织和人员管理。儿童天性好动，加之春节期间我国城乡居民燃放烟花、爆竹，且近年来烟花、爆竹的爆炸力和杀伤力越来越大，有些儿童将雷管作为爆竹燃放，有的将爆竹放入玻璃瓶或塑料瓶内燃放，有的将鞭炮的炸药装入电灯泡的灯芯内燃放等，导致我国儿童眼内异物伤的发生率在春节期间显著升高，而且致盲率亦甚高。多年来，眼科有识之士一再呼吁我国许多城市禁止或限制燃放烟花爆竹，已取得了一定的成效。

在儿童眼内异物的致伤原因中，爆炸伤占第 1 位，其中雷管、爆竹致伤者占 59.7%，其次为敲击玩耍占 38.6%，其他意外事故仅占 1.7%（图 42-6-1）。由此可见禁止或限制燃放烟花爆竹的必要性。

儿童眼内异物的种类以铜、铁和玻璃为多，分别占 34.6%、26.0% 和 14.6%。其次为铅弹（8.3%）、竹木（1.5%）、塑料（1.4%）、石（1.0%），其他（12.6）（图 42-6-2）。儿童眼内异物的特点是以非磁性为主占 74.0%，磁性异物仅占 26.0%。

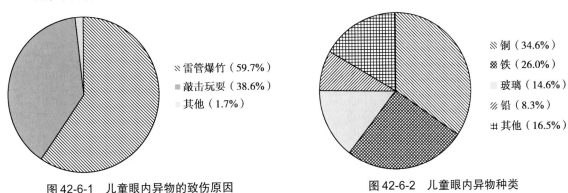

图 42-6-1　儿童眼内异物的致伤原因
- 雷管爆竹（59.7%）
- 敲击玩耍（38.6%）
- 其他（1.7%）

图 42-6-2　儿童眼内异物种类
- 铜（34.6%）
- 铁（26.0%）
- 玻璃（14.6%）
- 铅（8.3%）
- 其他（16.5%）

儿童眼内异物的并发症较多，而且预后差。主要并发症有外伤性白内障（70.1%），玻璃体浑浊（79.1%），PVR（43.4%），其余有玻璃体积血（15.8%），前房积血（10.4%），视网膜脱离（9.8%），视网膜出血（8.5%），眼球萎缩（22.2%），眼内炎（12.6%），继发性青光眼（1.1%），交感性眼炎（0.5%），眼铜质沉着症（0.8%），眼铁质沉着症（0.2%）及斜视（0.3%）等。儿童眼内异物患者治疗后，目盲者仍占 64.3%，致盲率高，恢复和改善视力的难度大。

第七节　眼内异物伤的预防

眼内异物伤是一种特殊类型的眼外伤，是指有眼内异物存留的眼球穿孔伤。所以，眼内异物的预防，关键是眼外伤的预防。眼外伤的致伤原因主要是工农业生产，以及学生或儿童娱乐与玩耍时所造成的意外性损伤。眼外伤的影响是严重的，据国外最新资料统计，眼外伤在视力损伤的发生率中占第二位。在单眼盲中，眼外伤则占第一位。所以，预防眼外伤就显得格外重要。

从理论上说，眼外伤是完全可以预防的，而且做到这些预防措施并不困难。加强劳动中的卫生宣教和劳动保护，了解一些眼科科普知识，就足以预防眼外伤的发生或减轻损伤的程度。

根据目前我国情况应重点做如下工作：

（一）加强宣传教育

利用各种媒体，如电视、广播、通信、网络、报纸和杂志等进行广泛的关于眼外伤的宣传教育；定期到厂矿进行宣传，使广大工人群众，特别是新职工了解眼外伤的危害性和预防眼外伤的重要意义，了解所从事工种容易发生的眼外伤的预防常识和具体预防方法。农村在收割、播种、使用化肥和农药、进行农田和水利基本建设时，也需进行相应的预防眼外伤的宣传教育。对学生和学龄前儿童眼外伤预防的教育更应加强，应与学校、幼儿园和街道组织协同进行。在美国，每年有多达16万学龄儿童遭受眼外伤，眼外伤在儿童单眼盲成因也居首位。我国儿童眼外伤占全部眼外伤患者的30.12%～59.00%，并有增加趋势。每年的1～2月和7～8月为寒暑假时间，各种危险因素明显增多，受伤数量增加。因此，应呼吁社会对儿童眼外伤预防工作加强重视。尽可能使家长、幼师和学校老师管教孩子，培养和增强儿童自我防护意识。对不同年龄段的儿童采取不同的教育方法和预防措施，加强寒暑假期间的宣传教育，尽可能组织集体活动。受伤后尽早就医。

（二）严格执行各种安全制度

各种不同的工种和体育运动项目均应有具体的安全制度、操作规程和防范措施，并定期检查，保证严格执行，甚至强制执行。加拿大由于在业余曲棍球运动中法定使用保护眼镜和头盔，使冰上曲棍球造成的眼外伤大幅度减少（减幅>90%），在欧洲进行的三项研究也表明由于法定使用汽车座位安全带，每年撞车所致的眼损伤的发生率降低了60%～77%。一些国家立法规定高危工种在工作时必须进行眼部防护。所以，根据不同地区、不同特点，从实际情况出发，通过眼科医生、立法者、教育工作者和体育工作者的共同努力，实行健全的安全预防办法，可大大减少某些体育活动和意外损伤所致的眼损害。

（三）改善劳动条件

眼外伤是一种严重的致盲性眼病。无论是发达国家还是发展中国家，工业劳作都是眼外伤的首要原因。机械工作的眼损伤主要发生在手工操作时和快速转动的机器房，故应设置必要的防护设施，如防护屏、防护罩。机械化、管道化、密闭化、无害化、自动化、电子计算机控制和电视遥控管理生产的大规模应用，使劳动条件得到根本改善，不仅可以提高质量、产量，减轻劳动强度，同时也是保障工人健康、预防眼外伤的重要措施。研究显示在发达国家眼内异物的发生率较低，考虑跟工业化的减少，较强的防护意识以及完善的职业安全装备等因素有关。作者曾参观我国多家钢铁冶炼厂，通过电子计算机屏幕监控整个冶炼过程，这是冶炼产业的革命，也是最有效的眼外伤预防措施。

（四）使用眼保护器

虽然现代化可以改善劳动条件，但目前手工操作还不能被完全代替，所以个人眼防护用具如防护眼镜、防护面罩等，有时还是重要的防护手段，不可忽视。曾有研究显示工伤是眼内异物伤的主要原因，占86%，而其中只有10.5%配备了眼部防护装置。尤其在下列情况下，应强调使用眼保护器：①独眼；②受撞击易造成严重后果的眼，如视网膜、巩膜较薄弱的眼，有出血倾向的眼；③工作中易产生飞行颗粒的工种；④从事易导致眼外伤的体育运动等。

普通玻璃和丙烯树脂（acrylic resin）镜片的抗冲击力较小，镜片在受到外力时，容易破碎，导致眼外伤的发生，聚碳酸酯（polycarbonate）镜片的抗击力强，薄而轻，还有很好的紫外线滤过能力，并且耐磨，常用来制作各种眼保护镜。

普通镜框，安装中央厚2mm聚碳酸酯镜片制成的眼保护镜，供人们日常配戴，可减少眼球切裂伤发生的概率，独眼者应经常配戴。体育运动专用镜框，安装中央厚3mm聚碳酸酯镜片制成的眼保护镜（图42-7-1），不仅适于从事有眼外伤危险的体育运动的运动员配戴，而且适合于独眼者从事一般体育运动时配戴。聚碳酸酯体育运动专用眼保护镜,适合于戴接触镜(contact lens)的运动员,特别是眼部做过手术、角膜较薄弱者,更适宜配戴。也可将这种保护镜戴在面罩下面,以增加安全系统。工业用聚碳酸酯眼保护镜,可用于工业生产中有关机械、蓄电池和产生飞行颗粒的工种。两侧带有保护装置的护目镜,比普通样式的眼保护镜具有更好的保护能力,其保护能力要比普通样式的眼保护镜大25%。从事对眼及面部有潜在危险的工程,还要戴上面罩。由于经常要去掉面罩从事一些精细操作,所以面罩下面一定还要戴上防护眼镜。

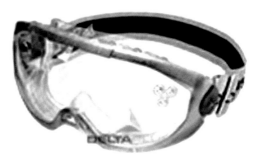

图42-7-1　运动用护目镜

(五)加强对儿童玩具的检测、管理和销售

据杨天娥报道,上海市青少年因玩具手枪子弹致眼外伤者,占同期同年龄眼外伤的30%,平均年龄9岁。青少年儿童自我保护意识差,防卫能力低,好奇心强,好模仿,随着玩具手枪的普及,塑料子弹致眼球挫伤者,在青少年儿童中近年来有增无减。因此,应加强市售儿童玩具的检测、管理,改善其设计和制作。控制射击子弹类、尖锐和边缘锐利等易致伤玩具的销售。在农村兴办幼儿教育机构,使无人看管、任意玩耍的儿童得到妥善的教育和管理,避免持物任意打斗。加强一次性注射器(disposable syringe)的回收和管理,避免儿童玩耍一次性注射器。

(六)开展群众性防治

注意培训基层卫生人员,尤其农村基层卫生人员,使之掌握各种眼外伤的预防和急救措施。在工厂可培养一批青年工人,使之掌握所从事工种多发眼外伤的初步抢救治疗措施和方法。对于易发生眼外伤的车间,应使每个工人都学会伤后的自我救治方法等。

(七)重视战伤的预防

据Drincic等对波黑战争中穿孔性眼外伤治疗的分析,爆炸伤占80%,伤道在角膜者占66.19%,巩膜者21.42%,角膜缘者12.38%。外伤性白内障45.72%,眼内积血53.33%,视网膜脱离40%,眼内异物51.42%,虹膜和葡萄膜脱出36.19%,眼内炎及前房积脓11.42%。术后视力0.1以下者占62.11%。因此,应加强战前战备防护训练,对各种常规武器、化学武器、核武器等所造成的伤害应有防护知识,配备必要的防护装置,以使战伤性眼外伤减少到最小限度。

(八)禁止燃放爆竹,加强爆炸品管理

爆竹的危害是多方面的,致盲率甚高。据高春平(1991)报道24例眼球爆竹伤中5例就诊当天行眼内容摘除术,6例行眼球摘除术,7例缝合数天后因化脓性眼内炎而行眼内容摘除术。其余6例中,除1例眼球萎缩外,另5例最佳矫正视力为0.1。

我国眼科泰斗张晓楼曾于1979年全国眼外伤学术会议上强调指出,眼外伤除战伤外都是可以预防的,并大声疾呼,禁止燃放烟花爆竹。近年随着我国各大中城市禁止或限制燃放烟花爆竹法律和条例的颁布及实施,已使春节期间的眼外伤明显减少。郑州大学第一附属医院近年来春节期间接诊的眼外伤患者几乎全是外地县乡转来的。

矿山、煤矿所使用的爆炸品如雷管亦应加强管理,严格操作规程。

总之,社会各界对眼外伤的重视是减少其发生的前提,有效的预防措施是降低眼外伤发生的根本途径。

 ## 第八节　眼外伤评分表

2002年,Kuhn等作者设计了一种眼外伤预测模式即眼外伤评分表(ocular trauma score,OTS),可以用来预测眼外伤患者可能恢复的视力(表42-8-1,表42-8-2)。Kuhn等的眼外伤研究小组分析了美国

和匈牙利眼外伤注册数据库的 2 500 多例眼外伤,比较了 100 多个可能影响眼外伤患者视力预后的因素,最终确定下来的主要影响因素有 6 个:①伤后患者视力;②眼球破裂伤;③眼内炎;④眼球穿孔伤;⑤视网膜脱离;⑥瞳孔传导阻滞。这些因素分别被赋予不同数值。眼外伤评分是把这些数值相加,根据总和把眼外伤分成 5 类,每一类都有不同的视力恢复可能性。分值越高,可能恢复的视力越好。

表 42-8-1　眼外伤评分表(一)

观察项目	分数值 / 分
初始视力	
无光感	60
光感~手动	70
0.005~0.095	80
0.1~0.4	90
0.5~	100
眼球破裂	−23
眼内炎	−17
穿孔伤	−14
视网膜脱离	−11
瞳孔传导阻滞	−10

表 42-8-2　眼外伤评分表(二)

分数段	种类	无光感	光感 / 手动	0.005~0.095	0.1~0.4	0.5~
0~44	1	74%	15%	7%	3%	1%
45~65	2	27%	26%	18%	15%	15%
66~80	3	2%	11%	15%	31%	41%
81~91	4	1%	2%	3%	22%	73%
92~100	5	0	1%	1%	5%	94%

在该表中,根据视力分数总和分为 5 个等级,每个等级都预测了视力无光感、光感 / 手动、0.005~<0.1、0.1~0.4、≥0.5 的可能性。

(万光明　赵　宏　祁　颖　夏　丹)

参 考 文 献

1. 褚卓云. 眼内异物摘出术后远期效果观察. 眼外伤职业眼病杂志,1984,6:134.
2. 黄凯. 眼外伤标准分类. 眼外伤职业眼病杂志,1997,19:156.
3. 林伟,樊映川. 眼内异物 125 例的临床流行病学调查分析. 眼外伤职业眼病杂志,2005,2:602-603.
4. 刘春平. 眼球爆炸伤 24 例分析. 眼外伤职业眼病杂志,1991,13:195.
5. 刘国军等. 一次性注射器致儿童眼外伤. 眼外伤职业眼病杂志,1995,17:58-59.
6. 卢国华,张虹. 一次性注射器致化脓性眼内炎. 眼外伤职业眼病杂志,1997,19:198-199.
7. 卢燕,黄一飞,董贵安. 眼内异物 246 例视力结果临床分析. 中国实用眼科杂志,1998,16:353.
8. 施光普,张效房. 磁共振成像与 CT 在眼内非磁性异物诊断和定位中的比较. 中华眼科杂志,1997,33:100.
9. 史翔宇,庞秀琴,王绍莉等. 玻璃体切割术治疗眼内异物并发感染性眼内炎. 眼科,2004,13:28-29.
10. 宋琛. 手术学全集·眼科卷. 北京:人民军医出版社,1994:678-679.
11. 宋绣雯,王元芳,李秋明,等. 玻璃体切除术在眼内异物摘出中的应用. 中华眼科杂志,1997,33:283.
12. 王立华,韩英军,梁天蔚. 眼内异物 78 例临床特征及疗效分析. 国际眼科杂志,2013,13:1660-1662.
13. 徐格致,王文吉,陈钦元. 后部视网膜内和视网膜下异物的手术治疗. 眼外伤职业眼病杂志,2002,23:7-8.
14. 杨进献,姜曦,张金嵩等. 交感性眼炎的临床分析. 眼外伤职业眼病杂志,1995,17:177.

15. 杨进献，张效房，张素芳，等. 眼球铁质沉着症临床分析。眼外伤职业眼病杂志，1997，19：97.

16. 杨天蛾. 玩具手枪塑料子弹眼球钝挫伤临床分析. 眼外伤职业眼病杂志，1998，20：280.

17. 张效房，杨进献. 眼外伤学. 郑州：河南医科大学出版社，1997：520-524.

18. 张效房，季林舒，石珊，等. 玻璃体切除与眼内异物摘出联合手术. 中华眼科杂志，1989，25：6.

19. 赵辉. 儿童眼外伤预防探讨（附359例总结分析）. 眼外伤职业眼病杂志，1998，20：360-361.

20. Desai P，MacEwen CJ，Baines P，et al. Incidence of case of ocular trauma admitted to hospital and incidence of blinding outcome. Br J Ophthalmol，1996，80：592-596.

21. Drinci CR. Analysis of treatment of perforating ocular injuries during warefare in Bosnia-Herzegovina. Vonosanit Pregl，1994，51：381-383.

22. Johnston P，Armstrong M. Eye injuries in northern Ireland 2 years after seat belt legislation. Br J Ophthalmol，1996，70：461-466.

23. Lee LR，Briner AM. Intralenticular metallic foreign body. Aust NZJ Ophthalmol，1996，24：361.

24. Liu C，Tong J，Li P，et al. Epidemiology and clinical outcome of intraocular foreign bodies in Hong Kong：a 13-year review. Int Ophthalmol，2017，37：55-61.

25. Scat Y，Liotet S，Bellefqih S. Etiology of enucleations. Apropos of 3246 cases. J Fr Ophthalmol，1996，19：242-247.

26. Schneck M，Weitzman S，Lifshitz T，et al. Penetrating ocular injuries：an epidemiologic and retrospective study. Harefuah，1997，133：423-428，504.

27. Thach AB，Ward TP，Dick JS，et al. Intraocular foreign body injuries operation Iraqi freedom. Ophthalmology，2005，112：1829-1833.

28. Commission UCPS：Estimated firework trauma. National Electronic Injury System www.cpsc.gov/library/neiss.html.

29. Report FA：Fireworks-related deaths，emergency department-treated injuries，and enforcement activities during 2010. www.cpscgov/library/2010fwreportpdf.

30. Qi Y，Zhu Y. Prognostic value of an ocular trauma score in ocular firecracker trauma.J Burn Care Res. 2013，34（3）：e183-6.

31. Kuhn F. Ocular Traumatology.Berlin：Springer，2008：2211-2212.

第四十三章　眼内异物的病理学

 第一节　概　　述

　　眼内异物（intraocular foreign body）对眼的损害程度取决于多种因素，如异物的大小、数目、穿入眼球的部位，在眼内的位置、化学成分、受伤时眼损伤的程度及异物存留时间等。当这些因素的强度和持续时间超过一定限度时，就会引起眼部细胞和组织的损伤。轻度损伤可以恢复，重度损伤将发生不可逆性改变，如坏死（necrosis）。同时，各种损伤因素和途径产生不同的效应，并且相互作用，发生一系列功能和形态改变。这些因素包括机械损伤（mechanical damage）、化学损伤（chemical damage）、缺血缺氧（ischemia and hypoxia）、生物性损伤（biological damage）、免疫损伤（immune injury）等。

　　机械损伤的程度与异物的大小、数目、位置和眼穿孔部位有关，可使组织断裂或细胞破裂，使局部细胞出现变性（degeneration）、坏死或凋亡（apoptosis），产生炎症反应（inflammatory reaction），最终组织代偿或修复。由于眼部组织大多缺乏再生能力，多形成纤维瘢痕修复，将引起功能障碍。如角膜穿孔伤导致角膜白斑（corneal leukoplakia），晶状体穿孔伤导致外伤性白内障（traumatic cataract），玻璃体内的穿孔伤出现沿穿孔伤道的纤维增生，引起增生性玻璃体视网膜病变（proliferative vitreoretinopathy，PVR），严重者导致视网膜脱离（retinal detachment）。异物的化学性质对眼部组织结构产生相应的影响。如铁异物在眼组织内的扩散，引起眼铁质沉着症（ocular siderosis），干扰细胞内的一系列酶反应过程，诱发的脂质过氧化反应（lipid peroxidation，LPO），引起视网膜感光细胞、角膜内皮、晶状体上皮、小梁网等的损伤；铜异物在眼内分解沉淀于许多眼内组织，形成眼铜质沉着症（ocular chalcosis），或引起无菌性化脓性炎症，可导致全眼球炎（panophthalmitis）；植物性异物或动物性异物如竹签、木刺、睫毛、指甲、骨等可引起严重的肉芽肿样反应（granuloma reaction）。

　　异物表面附带的物质可对眼部结构造成损伤。异物往往携带微生物，由于眼球内结构如角膜、前房、玻璃体腔处于无血管状态，病原微生物进入后，极易感染扩散，引起急性或亚急性眼内炎（endophthalmitis）。常见的病原微生物包括葡萄球菌、链球菌、肺炎球菌、奈瑟球菌、肠杆菌、假单胞菌、白喉杆菌、分枝杆菌、需氧芽孢杆菌、梭状芽孢杆菌、白色念珠菌、曲霉菌、镰刀菌、毛霉菌、衣原体、立克次体等，它们造成组织、细胞损伤的机制是多种多样的。最常见的致病菌是葡萄球菌（staphylococcus）。发生铜绿假单胞菌及需氧芽孢杆菌等感染时，病情发展急剧，短时间内即可造成眼内结构的严重破坏。真菌感染者多数病程较长，且易复发。

　　由于眼部结构和功能的特殊性，损伤修复后还可能产生继发性改变。如外伤性睫状膜形成

（traumatic ciliary membrane formation）将导致低眼压（low intraocular pressure）和眼球萎缩（atrophy of eyeball）；外伤晚期发生的增生性玻璃体视网膜病变（PVR）可导致牵引性视网膜脱离（tractional detachment of retina），是眼后段穿孔伤最常见影响视力预后的病理改变；外伤性眼内积血、前房角挫伤、外伤性晶状体脱位可导致继发性青光眼（secondary glaucoma）；外伤性脉络膜破裂可产生视网膜下新生血管等。

此外，眼球穿孔伤（perforating injury of eyeball）后引起眼内屏障的破坏，可使眼内自身免疫性抗原或半抗原释放，产生自身免疫性损伤（autoimmune injury）。如外伤后视网膜 S 抗原等暴露，可产生交感性眼炎；晶状体囊破裂等导致晶状体蛋白暴露，产生晶状体过敏性眼内炎（phacoanaphylactic endophthalmitis）。

一、组织损伤

当内外环境因素的刺激超出了组织细胞所能适应的程度，组织细胞出现损伤。轻者为可逆性，在病因去除后可恢复；重者可引起不可逆性损伤，最终导致细胞死亡。细胞死亡有两种形式即坏死（necrosis）和凋亡（apoptosis）。

眼内异物伤使眼部组织产生一系列的损伤和修复反应。细胞膜（cell membrane）结构和功能的异常在细胞损伤中起着重要作用；细胞膜的通透性增加、线粒体膜的功能丧失、细胞膜超微结构的缺损均可发生在细胞的可复性和不可复性损伤的过程中。细胞膜受损伤的改变：在机械力的作用下，引起细胞膜的破损，通透性增加，同时细胞主动运输障碍，使细胞内外 Na^+、K^+ 倒置，过多的 Na^+ 及 Ca^{2+} 进入细胞内，引起细胞水肿，微绒毛减少或消失，糖萼（glycocalyx）脱落消失，细胞连接破坏，细胞间发生解离进而脱落或死亡。

细胞膜发生异常改变的同时，线粒体膜（mitochondrial membrane）也会损伤。线粒体由双层膜构成，外膜上有单氨羟化酶和脂质代谢的各种转移酶，内膜上有呼吸链和氢化磷酸化酶类，三羧酸循环在此进行。线粒体膜损伤表现为髓鞘样层状结构形成；有时在基质内会出现钙致密颗粒，甚至钙化。线粒体膜的损伤引起细胞内酶系统发生改变，线粒体的氧化磷酸化反应和 ATP 的生成体系是细胞内重要的酶系统之一。各种有害因素（如缺氧、毒素）、脂质的降解产物、氧化应激反应等因素均可引起线粒体的间接或直接损伤。线粒体对损伤极为敏感，早期引起线粒体内膜的高传导性通道形成，使线粒体的通透性发生转换；如果损伤因素持续，严重影响线粒体维持质子运动的功能和氧化磷酸化时，细胞色素 C 漏入细胞质内，线粒体发生不可复性损伤，导致细胞死亡。

细胞内钙离子的失衡、ATP 的耗竭、自由基的破坏作用等也是细胞和组织损伤的重要环节。正常细胞内的 Ca^{2+} 主要贮存在线粒体和内质网中，细胞质内 Ca^{2+} 维持在小于 0.1μ mol 低水平，而细胞外是 1.3mmol 的高水平，这种浓度差别主要由耗能的 Ca^{2+}-Mg^{2+}-ATP 酶进行调节。缺氧和毒素可使细胞膜通透性增加。Ca^{2+} 由细胞外进入细胞质内。线粒体和内质网中的 Ca^{2+} 也释放到细胞质内，细胞质内 Ca^{2+} 增加，激活磷脂酶、蛋白酶、ATP 酶和核酸内切酶，引起细胞膜、细胞骨架、染色质的损伤以及 ATP 酶的减少，最后导致细胞死亡。ATP 中的高能磷酸键对细胞膜的转运、蛋白质合成、脂质合成、磷脂转化中脱酰和再酰化是必需的。ATP 由线粒体内 ADP 的氧化磷酸化和组织内葡萄糖的无氧酵解而产生，细胞损伤时常发生 ATP 的耗竭或减少。在生理状态下，氧自由基（oxygen free radical）的产生和清除处于动态平衡。机体能不断产生氧自由基，参与代谢过程，执行生理功能，同时多余的自由基可及时被清除。自由基主要通过化学键的断裂、单电子氧化和还原反应产生。外伤时，自由基产生过多、而清除能力不足或降低，导致自由基在体内蓄积，对细胞产生过氧化的毒性作用，导致细胞的损伤。研究表明，自由基作用于细胞生物膜上的不饱和脂肪酸，生成过氧化脂质，使细胞生物膜的结构受到破坏，从而导致细胞的损伤，严重时可引起生物膜破裂，导致细胞死亡。自由基还可使细胞内、外蛋白质分子之间发生交联或断裂，从而影响细胞的功能。例如，自由基使酶类蛋白质失去活性，从而干扰细胞的代谢。此外，自由基还对 DNA 造成损伤，自由基与胸腺嘧啶发生反应，使细胞核及线粒体内的 DNA 单链断裂，DNA 发生相互交联，影响蛋白质的合成；或者形成 DNA 蛋白分子复合物，使基因碱基的顺序和修复产生错误，从而导致基因的致畸与突变，引起组织和细胞的损伤。

此外，溶酶体（lysosome）在损伤情况下会因引起溶酶体膜损伤及通透性增高，水解酶逸出，引起细胞广泛自溶，受损细胞的大分子成分被水解酶分解为小分子物质。溶酶体酶释放到细胞间质内，发生破坏作用。

缺血缺氧（ischemia and hypoxia）是眼外伤引起损伤最常见的原因之一。缺氧影响了细胞的有氧呼吸，损害了线粒体的氧化磷酸化过程，使 ATP 的产生减少，甚至停止，从而引起一系列的病理变化。损伤的程度取决于不同类型细胞及缺血缺氧的时间。开始表现为可复性损伤：由于线粒体内氧化磷酸化功能下降，细胞膜的钠泵活性降低，引起细胞内水、钠和钙潴留；由于无氧酵解，细胞内 pH 下降，核糖体从粗面内质网上脱落，蛋白质合成减少。同时电镜下细胞形态也发生一系列改变：细胞微绒毛消失，表面大泡形成，线粒体和内质网肿胀。随着缺血时间的延长，组织的损伤不断加重，细胞出现不可逆性损伤，线粒体遭受破坏，不能合成高能化合物，ATP 耗竭；细胞的基因组、细胞膜遭受严重损伤。表现为线粒体严重肿胀、细胞膜广泛破坏、溶酶体肿胀破裂、内质网溶解，大量钙流入到细胞内激活细胞内蛋白酶类，导致细胞发生坏死，也可通过线粒体途径诱发细胞凋亡。细胞坏死后细胞内酶泄漏到细胞外，细胞外的大分子进入坏死细胞，脂蛋白的解离和磷酸基的暴露，导致细胞内和细胞外髓鞘样结构形成，最终坏死细胞可由大团磷脂构成所取代。所谓髓鞘样结构是指细胞质膜和（或）细胞器膜脂质片段的螺旋状或同心圆层状卷曲，可被其他细菌吞噬或降解为脂肪酸，并钙化形成钙皂（calcium saponification）。

血流再灌注（blood flow reperfusion）时，有可能挽救那些处于可复性损伤阶段的细胞，但是，却不能挽救已经进入不可复性损伤阶段的细胞。血流再灌注的效应取决于缺血的严重程度和持续时间的长短。缺血再灌注可能对缺血组织产生新的损伤，新的细胞损伤的产生可能是由于：①缺血损伤的细胞虽然结构完整，但是生化体系遭受破坏，再灌注后，细胞失去完整性，发生死亡；②再灌注后，实质细胞、内皮细胞和白细胞产生的氧自由基会引起新的细胞损伤；③再灌注后，受损伤的组织释放的细胞因子，引起中性粒细胞等炎症细胞浸润，造成新的细胞损伤。

细胞和组织发生损伤后，产生一系列形态和功能改变。根据损伤轻重程度不同，分为可复性损伤和不可复性损伤两大类。可复性损伤表现为变性，不可复性损伤表现为细胞的坏死和凋亡。

变性（degeneration）是细胞物质代谢障碍所引起的一类形态学变化的总称。具体指在致病因子的作用下，细胞内或细胞间出现了异常物质，或者其内原有正常物质的数量显著增多。轻度变性是可复性改变，当原因消除后，变性细胞的结构和功能仍可能恢复；严重变性，往往不能恢复，并进而发展为坏死。变性可分为二大类：细胞水肿和细胞内物质异常沉积。

细胞水肿（cell edema）几乎是所有细胞损伤最早的表现形式，属于细胞轻度或中度的损伤。常发生于线粒体比较丰富、代谢比较旺盛的细胞中，如视细胞。在机械损伤、感染、缺氧等因素的影响下，细胞的内环境受到干扰，线粒体产能机制受损，ATP 产生减少，细胞膜上的钠泵功能降低，从而导致细胞内钠离子和水分的增加。此外，细胞膜的直接受损也可导致细胞内水分增加，形成细胞水肿。光镜下水肿的细胞，体积增大，胞质透明淡染，细胞核也常增大，染色变淡，整个细胞膨大。电镜下胞浆基质稀薄、疏松，线粒体肿大，嵴变短、变少，多聚核糖体可解聚，内质网广泛解体、离断，核糖体脱失，糖原颗粒减少，肿胀的线粒体和扩张的内质网均可呈空泡状。

细胞内物质异常沉积：在病理情况下，不同的原因可使不同物质在细胞内和间质异常沉积。分为脂肪变性、玻璃样变性、淀粉样变性、黏液样变性、纤维素样变性、病理性色素沉积以及病理性钙化。眼异物伤时，含铁血黄素（hemosiderin）是常见的病理性色素沉积，是铁蛋白微粒集结而成的色素颗粒，呈金黄色或棕黄色，具有折光性，是巨噬细胞吞噬后转化而成的含高铁（Fe^{3+}）的蛋白质，遇铁、氰化钾及盐酸后出现蓝色，称普鲁士蓝或柏林反应。当细胞破裂后，此色素散布于组织中。

损伤的因子作用达到一定的强度或持续一定的时间，使受损组织和细胞的代谢完全停止，引起局部组织和细胞的死亡，表现为坏死，伴随有明显的炎症反应。坏死的病变在光镜下通常要在细胞死亡后自溶性改变相当明显时，才能辨别出来。细胞核的改变是细胞坏死的主要形态学标志，表现为核固缩、核碎裂、核溶解。核的变化可以从核浓缩、核碎裂、核溶解顺序逐渐发生，但如果损伤因子强烈，经过急剧（如眼内炎），则常先发生染色质边集，继而进入核碎裂，甚至也可以从正常的细胞核直接迅速发生核溶解。在溶酶体的作用下，坏死细胞的胞浆发生自溶过程，细胞器如线粒体、内质网崩解，细胞质中出现蛋白、脂质颗粒而呈红染的细颗粒状。有时整个细胞迅速溶解、吸收而消失，称为溶解坏死。坏死的超微结构改变包括细胞和细胞器膜的不连续；线粒体高度肿胀，出现无定形电子致密物；细胞内出现髓鞘样结构和无定型的嗜银碎片；内质网表面核糖体分离散开，并呈小池状扩张或断裂成小囊，细胞质内出现松散的蛋白聚集。

细胞凋亡是指细胞通过细胞内在基因及其产物的调控，而发生的程序性细胞死亡（programmed cell death，PCD）。一般表现为单个细胞的死亡，不伴随炎症反应。细胞凋亡普遍存在于生物界，既发生于生理状态下，也发生于病理状态下。如外伤后的视网膜由于缺血缺氧或机械压迫等因素作用，常常产生细胞凋亡。光镜下凋亡一般累及单个或少数几个细胞，可见其与周围的细胞分离，凋亡细胞呈圆形，胞浆红染，细胞核染色质浓集呈紫蓝色致密的球状，或者染色质重新分布于核膜下，胞质浓缩，嗜酸性增强。由于凋亡细胞迅速被吞噬，又无炎症反应，因此，在常规切片检查时，不易发现。电镜下细胞凋亡的形态学变化是多阶段的，可分为：①细胞质浓缩，内质网变疏松并与胞膜融合，核糖体、线粒体等聚集，细胞体积缩小，结构更加紧密；②染色质逐渐凝聚成新月状位于核膜周边，嗜碱性增强。细胞核固缩呈均一的致密物，进而断裂为大小不一的片段；③细胞膜不断出芽、脱落，细胞变成数个大小不等的由胞膜包裹的凋亡小体，凋亡小体内含细胞质、细胞器和核碎片，有的不含核碎片；④凋亡小体被具有吞噬功能的细胞如巨噬细胞、上皮细胞等吞噬、降解。凋亡的发生过程中，细胞膜一直保持完整，细胞内容物不释放出来，不引起炎症反应。

二、组织修复

眼外伤后细胞和组织的代偿与适应在形态上常表现为萎缩、肥大、增生等改变。萎缩是指发育正常的器官或组织的实质细胞体积缩小，数目减少。肥大是指细胞、组织和器官的体积增大，肥大细胞的线粒体总体积增大，细胞合成功能升高，同时粗面内质网及游离核糖体增多，当细胞的酶合成增加时，滑面内质网也相应增多，此外，细胞核的 DNA 含量增加，导致核增大和多倍体化，核形不规则，功能活跃的细胞溶酶体也增多。增生是由于实质细胞数量增多而形成的组织器官的体积增大，是各种原因引起的细胞分裂增加的结果，发生在炎症和修复的过程中，成纤维细胞、血管和实质细胞的增生是炎症愈合、创伤修复的重要环节。

细胞、组织或脏器损伤后发生缺损时，由周围健康组织的实质细胞再生和（或）纤维结缔组织再生来修补，这个过程称为组织修复（tissue repair）。组织缺损后由相同的细胞分裂增生来完成修复的过程，称为组织再生（tissue regeneration）。创伤愈合以组织再生为主要过程。再生分完全性再生和不完全性再生。前者如角膜上皮擦伤，可由角膜上皮细胞完全修复，而角膜基质层的损伤是由纤维结缔组织增生来代替，属于不完全性再生。各种组织有不同的再生能力。按再生能力的强弱可将人体的组织细胞分为三类。①再生能力较强的组织：再生的组织能完全恢复原来结构和功能，为完全性再生。如结膜、角膜上皮细胞受损后的再生。②再生能力较弱的组织：平滑肌、横纹肌等再生能力较弱，受损后基本上由瘢痕修复。③缺乏再生能力的组织：视网膜神经上皮层细胞受损后均由神经胶质细胞增生来代替。近年来，针对视网膜干细胞（stem cells）的研究是眼科基础研究的一大热点，有研究表明，在视网膜周边部和睫状体上皮部位的细胞，表现出视网膜干细胞特点，如果能够对其进行分离培养并扩增，并使之替代损伤的视网膜细胞，将为外伤以及其他视网膜疾病发生后，视网膜功能的重建带来新的治疗手段。

根据损伤的程度不同及有无感染，创伤愈合可分为三种类型：①一期愈合，见于组织缺损少、创缘整齐、无感染、创面对合严密的伤口，如手术切口，愈合时间短，形成瘢痕少；②二期愈合，见于组织缺损较大、创缘不整的伤口，此种伤口坏死较多，炎症反应明显，愈合时间长，形成瘢痕较大；③痂下愈合，伤口被血液、渗出物或坏死组织覆盖，并形成黑痂，愈合时间较长。

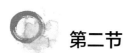

第二节　眼内异物伤后的组织病理改变

眼内异物伤后局部组织发生炎症反应，以对抗外来损伤，其基本病理变化包括局部组织损伤、血管反应和组织增生，通常表现为变质、渗出和增生。变质为损害性改变，渗出和增生是抗损害和组织修复，三者几乎同时发生或交错重叠出现。炎症局部组织产生的变性或坏死称为变质（metamorphism）。炎症局部组织血管内的液体、蛋白质和各种炎性细胞通过血管壁进入组织间质、体腔、黏膜表面和体表的过程称为渗出（exudation）。渗出是眼内炎症的重要标志，表现为局部充血、血流加快，耗氧量增加，氧化过程增强，继而发生循环障碍、氧耗降低、酸性产物增多，引起组织酸水肿，溶酶体崩解，释放出多种炎症介质，引起微循环的改变，促进渗出，如葡萄膜炎时前房水内细胞、蛋白质、组胺等明显增多。渗出的成分在局部具有重要的防御作用，渗出物中的抗体和补体有利于消灭病原体；纤维蛋白原形成的纤维蛋白交织成网，限制病原微生物的扩散，有利于白细胞吞噬消灭病原体，还可成为炎症后期的修复支架；渗出物中的病原微生物和毒素随淋巴液被带到局部淋巴结，有利于产生细胞和体液免疫。但渗出液过多有压迫和阻塞作用，渗出物中的纤维素如果吸收不良可发生机化。

在致炎因子和组织崩解产物等的刺激下，炎症局部的巨噬细胞、血管内皮细胞和成纤维细胞可发生增生（proliferation），包括实质细胞增生（如视网膜色素上皮细胞）和间质增生（包括纤维组织增生和血管的增生）。慢性虹膜睫状体炎时，虹膜表面炎性纤维膜的收缩可牵引虹膜色素上皮自瞳孔缘翻转到虹膜表面，称为色素上皮外翻（pigment epithelial eversion），常伴有色素上皮的增生。

炎症依其病程经过分为两大类：急性炎症和慢性炎症。急性炎症反应迅速，持续时间短，一般不超过一个月，以变质和渗出病变为主，炎症细胞浸润以中性粒细胞为主。急性炎症反应的特征是血管变化和渗出性改变。慢性炎症持续时间较长，为数月到数年，以增生性病变为主，炎症细胞浸润以淋巴细胞和单核细胞为主。慢性炎症包括非特异性慢性炎症和肉芽肿性炎症（granulomatous inflammation）。肉芽肿性炎症是由局部巨噬细胞及其衍生细胞增生构成的境界清楚的结节状病灶，由肉芽肿形成为其基本特点。异物性肉芽肿是由于不易吸收的异物，长期刺激形成的慢性炎症。炎症的结局取决于致炎因子的强弱、机体的抵抗力、治疗措施等。严重病例可发生病原体局部甚至全身性扩散，出现全眼球炎、眶蜂窝织炎和海绵窦栓塞等，病情凶险。

角膜穿孔伤后，前弹力层收缩形成前部三角形缺损，伤口周围有中性粒细胞和单核细胞浸润，上皮细胞移行到伤口处，分裂增生，填补前部缺损。后弹力层收缩形成后部三角形缺损，内皮细胞向缺损处移行，封闭后部缺损。中央基质层肿胀，成纤维细胞产生胶原纤维和黏多糖，使基质层发生瘢痕愈合。由于上皮层细胞可完全再生，故前部三角缺损愈合快，而内皮细胞不能再生，且后弹力层易向前卷曲，故后部三角愈合慢。角膜前弹力层损伤后不能再生，后弹力层由内皮细胞产生。角膜伤口瘢痕愈合处失去原有的胶原纤维排列结构，依据伤口的深浅程度，形成不透明的薄翳（nebula）、斑翳（macula）、白斑（leucoma）。

角膜伤口合并出血、组织嵌顿和细菌污染等时，将产生病理性的伤口愈合。角膜上皮细胞如果自伤口向眼球内生长，可植入在角膜实质层内或角巩膜缘部位，也可增生形成囊肿性病变，称为植入性角膜囊肿（implantable corneal cyst）或角巩膜缘囊肿；此外，上皮细胞可在前房内过度增生，沿角膜内表面、小梁网和虹膜表面生长，形成灰白色膜样结构，如果内生的上皮细胞在虹膜表面、虹膜基质内形成一个较完整的囊肿性病变，则称为植入性虹膜上皮囊肿（implantable iris epithelial cyst）。病理组织学显示，内生的上皮细胞多类似角膜或结膜上皮，厚薄不均，无角化。一般情况下，覆盖于角膜后和前房角区的上皮较薄，而覆盖于虹膜表面的上皮较厚，呈多层。上皮内生或植入性囊肿均可造成小梁网阻塞和变性，引起继发性青光眼（secondary glaucoma）。前房积血合并持续性高眼压时，角膜内皮功能受损，大量点状淡染的血红蛋白及其降解产物颗粒进入角膜层间，导致角膜浑浊，称为角膜血染（corneal bloodstain）。在常规 HE 染色的病理切片中，角膜基质层纤维间有大量细小的血红蛋白颗粒。病变初期因为血红蛋白分子内的铁未游离出来，铁染色呈阴性；后期血红蛋白颗粒被角膜细胞吞噬并转化为含铁血黄素时，普鲁士蓝染色呈现弱阳性。虹膜嵌顿于伤口处时，形成粘连性角膜白斑。虹膜内皮细胞也可沿虹膜、小梁网表面生长，影响房水排出。

巩膜由大量的胶原纤维和少量成纤维细胞构成，其纤维被切断后收缩，使伤口裂开，不利于伤口愈合。如果伤口处玻璃体嵌顿，亦影响其愈合。巩膜上组织和葡萄膜等纤维血管组织可参与巩膜伤口的修复，新生的胶原与原有结构相似。

由于房水对伤口处的持续冲洗，虹膜穿孔伤可不发生愈合；当炎症、出血等因素存在时，可产生瘢痕愈合；虹膜组织也可与角膜或晶状体之间产生粘连；出现自身免疫反应时，可见肉芽肿性虹膜结节。

睫状体富含血管，异物穿通睫状体时，常产生或多或少的眼内出血，并伴随明显的炎症反应。睫状体血管、睫状体上皮和脉络膜上组织均参与其伤口愈合过程。睫状体部大量纤维瘢痕可形成睫状膜（ciliary membrane），该膜收缩可使睫状体脱离，导致眼压严重降低，最终眼球萎缩。如果结膜、角膜上皮组织进入睫状体内，也可产生植入性囊肿。

晶状体仅有前囊下单层上皮细胞，机械损伤或炎症、毒物刺激时，极易发生水肿、浑浊。异物穿通晶状体囊，如果仅有很小的破裂口，可被虹膜组织或增生的上皮组织覆盖，仍可保持晶状体透明，或仅出现局限性浑浊，光镜下可见晶状体囊破口和浅层皮质变性。如果破裂口较大，则晶状体皮质吸水膨胀，迅速形成白内障。组织学上可见晶状体皮质内混有巨噬细胞。有时，晶状体皮质被吸收，上皮细胞在残存的晶状体囊内增生，形成 Elschnig 珠；或者晶状体赤道部残存少量皮质，形成 Sommering 环。吞噬了晶状体皮质的巨噬细胞不能通过小梁网，阻塞前房角，可产生继发性青光眼（secondary glaucoma）。晶状体蛋白被释放后可引起自身免疫性反应，产生晶状体过敏性眼内炎（phacoanaphylactic endophthalmitis），表现为非肉芽肿性葡萄膜炎。

异物机械损伤、出血、炎症等都可导致玻璃体内大量的纤维机化和胶质增生。外伤早期呈现为明显的炎症反应，急性期表现为玻璃体内出现大量中性粒细胞，玻璃体液化，随着炎症累及睫状体或视网膜，血 - 玻璃体屏障破坏，蛋白质成分进入玻璃体中，致局部玻璃体浓缩，形成玻璃体部分液化部分浓缩的不均状态。中性粒细胞常沿着玻璃体胶原纤维方向排列而且在近睫状体及视网膜处常常更为密集。随着病情进展，玻璃体内还可出现淋巴细胞、单核巨噬细胞、浆细胞，以及色素颗粒及吞噬了色素颗粒的巨噬细胞。玻璃体内蛋白渗出，炎性细胞、生长因子等浓度增高，对视网膜色素上皮细胞、巨噬细胞和成纤维细胞等有很强的趋化作用，出现这些增生细胞可通过异物伤道、玻璃体网架结构、血管、凝血块、视网膜表面等迁移到玻璃体腔，分裂增生，产生增生性玻璃体视网膜病变（PVR）。表现为玻璃体内或视网膜表面纤维膜或致密的纤维条带形成，逐渐收缩并对视网膜造成机械牵引，导致牵引性视网膜脱离（tractive retinal detachment）。视网膜下也可产生增生性病变，表现为条状、分枝状、片状或餐巾环样增生结构，组织病理结构与视网膜前增生相同。

玻璃体穿孔伤伤后 1～2 天玻璃体内主要为中性粒细胞浸润，如果创伤严重，眼内异物存留，可刺激细胞沿伤道增生，而导致外伤性增生性玻璃体视网膜病变（traumatic proliferative vitreoretinopathy），这种含有纤维样细胞、色素上皮细胞、视网膜胶质细胞、炎症细胞、巨噬细胞和胶原纤维的增生膜可以收缩导致视网膜产生裂孔（tear）、牵引性视网膜脱离（tractive retinal detachment）及脉络膜脱离（choroidal detachment）。

异物所造成的视网膜裂孔，可直接引起视网膜脱离，或通过 PVR 形成，造成牵引性视网膜脱离，严重影响视网膜功能。通常，如果异物嵌顿于眼球壁者，由于异物周围纤维机化包裹，可达到封闭视网膜裂孔的作用，并不一定产生视网膜脱离。如果视网膜裂伤边缘卷曲，并有玻璃体视网膜牵引，则可引起视网膜脱离。

由于视网膜和脉络膜内有大量的自身免疫抗原，外伤后血 - 视网膜屏障（blood-retinal barrier）被破坏，将导致交感性眼炎（sympathetic ophthalmitis）。其组织学特征为：①脉络膜弥漫性肉芽肿性炎症，结节中心为上皮样细胞及巨噬细胞，周围为淋巴细胞；②脉络膜毛细血管无炎症反应；③上皮样细胞内含有吞噬的色素；④ Dalen-Fuchs 结节形成，表现为上皮样细胞聚集于 Bruch 膜和视网膜色素上皮之间，其表面视网膜正常。

眼内异物周围可形成异物性肉芽肿（foreign body granuloma），组织学上为围绕异物的带状肉芽肿性炎症反应（granulomatous inflammation），植物性异物、睫毛、指甲和骨等可引起严重的肉芽肿样反应。眼内金属异物常有包裹形成，例如，在对铁异物实验研究中发现包裹主要由纤维和纤维细胞组成，还有毛细血管及数量不等的巨噬细胞和铁色素，中晚期的包裹带有较多的含有血管的纤维组织。

化脓性眼内炎（suppurative endophthalmitis）是眼内异物最常见的严重眼部并发症，表现为坏死组织内大量炎性渗出和中性粒细胞、脓细胞及淋巴细胞浸润，附近组织出现非肉芽肿性炎症浸润，大量蛋白及细胞渗出，扩散于眼内。急性炎症表现为角膜后沉着物、房水浑浊或前房积脓、玻璃体内渗出及积脓、眼内结构的水肿、浸润和坏死。最后可遗留角膜变性、虹膜萎缩、虹膜粘连、晶状体浑浊、睫状膜形成、玻璃体机化、视网膜萎缩和视网膜脱离等，严重者最终眼球萎缩。

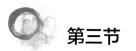

第三节　眼内铁异物伤的病理

在所有的眼内异物中，铁异物最为常见，由于异物的存在，造成铁在组织内的扩散，从而引起眼的特殊改变，临床上称之为眼球铁质沉着症（ocular siderosis）。早在 1890 年，Leber 等人即开始了动物实验研究。现在认为，铁在眼内电解成铁离子，随着眼内液的流动，播散到整个眼球中，而后铁离子进入细胞，游离的铁与蛋白结合形成了不溶性的蛋白化合物，同时过多的游离铁离子干扰细胞内的一系列酶反应过程，很可能是通过铁诱发的脂质过氧化反应（lipid peroxidation，LPO）而引起视网膜变性。

眼部组织对二价铁离子尤其敏感。眼球的上皮组织易摄入铁，如角膜、虹膜、睫状体上皮（包括瞳孔括约肌和瞳孔开大肌）、小梁网、晶状体上皮及视网膜色素上皮等，这些部位可通过特殊组织化学染色剂普鲁士蓝（Prussian blue）而呈现阳性。铁离子可干扰细胞内酶系统而造成损害。棕色铁锈样颗粒沉着于晶状体前囊下，引起的前囊下白内障为晶状体铁质沉着症，小梁网的铁质沉着症及变性和瘢痕可引起继发性慢性开角型青光眼（secondary chronic open angle glaucoma）。此外，二价铁可通过脂质过氧化反应（lipid peroxidation）而造成视网膜感光细胞的损伤。

铁异物在眼内解离后，随着眼内液的流动，进入细胞，干扰细胞的一些酶的活性，尤其通过铁诱发脂质过氧化反应引起视网膜变性。视网膜外层视杆外节盘膜富含多不饱和脂肪酸（polyunsaturated fatty acid，PUFA），又有充分的血液循环，是很易发生脂质过氧化反应的部位。已经证实，在动物视杆细胞外节及内节、色素上皮均有超氧化物歧化酶（superoxide dismutase，SOD）分布，与超氧自由基（superoxide free radical）的存在部位一致。张成等在体外实验的条件下用铁离子诱发了视网膜的脂质过氧化反应。由于生物膜磷脂中富含多不饱和脂肪酸，它们很容易在自由基引发下，发生脂质过氧化反应，铁离子是促进该反应的强诱发剂，人们普遍认为这是通过 Haber-Weiss 反应，形成的羟离子（OH$^-$）具有很强的破坏作用。脂质过氧化反应可以使细胞膜脂质受到破坏，膜功能的完整性丧失，线粒体、微粒体、溶酶体等细胞器被破坏，严重者导致细胞死亡。自由基还对核酸、蛋白质、黏多糖等有损伤。脂质过氧化反应产物丙二醛（Malondialdehyde，MDA）也对机体有害。该实验还发现一些药物对该反应有抑制作用，其中维生素 E 和依地酸（ethylene diamine tetraacetic acid，EDTA）的抑制作用较强，过氧化物歧化酶抑制作用较弱，从而为将来临床应用提供了依据。

平光忠久将铁异物植入兔眼玻璃体后，测定视网膜丙二醛量明显升高，且与玻璃体内铁离子浓度升高及 ERG 波幅下降一致。同时发现 SOD、CAT（过氧化氢酶）、GSH-Px（谷胱甘肽过氧化物酶）活性下降。李燕观察了铁异物植入兔眼后视网膜感光细胞在电镜下的改变，发现线粒体及微粒体等膜性结构的明显损伤。Robert 等将硫酸亚铁注射到蛙眼中，在视杆外节观察到 LPO 反应产物的堆积，目前已知道许多疾病与自由基引起的 LPO 反应有关，如白内障、可见光、激光及各种射线对视网膜的损伤。而玻璃体积血对视网膜的毒性，多认为是由铁通过诱发 LPO 反应造成的，炎症时的损害也与该反应有密切关系。

　　铁质沉着症有以下临床表现：①角膜病变，铁锈样角膜后沉着物（keratic precipitation，KP），角膜实质层内铁锈颗粒沉着（图43-3-1、图43-3-2）。②虹膜改变，虹膜颜色加深。③瞳孔改变，铁异物存留眼内常造成瞳孔散大（单侧），对光反应迟钝。Monteiro等报道2例铁异物存留眼内仅表现为瞳孔散大，患者视力正常，虹膜颜色正常，因而漏诊了眼内异物。有时因异物太小，可完全吸收，但临床上有铁质沉着症的表现。另一组病例中，铁质沉着症的特征有：典型的强直性或Adie瞳孔，瞳孔散大，对1%及0.1%的毛果芸香碱均有反应，但对磷酰胆碱（碘依可酯，一种胆碱酯酶抑制剂）没有反应，说明瞳孔散大是由于铁锈引起的副交感支配神经病变。④晶状体改变，铁颗粒常沉着于晶状体前囊、前囊下及后囊下皮质，有时在瞳孔缘处呈花环状（图43-3-3）。⑤玻璃体病变，玻璃体液化，并有棕褐色颗粒漂浮。⑥视网膜病变，视网膜颜色晦暗，血管变细，可有色素沉着；视盘充血、水肿，可能由于铁对视神经的毒性作用所致；在ERG b波波幅下降40%时摘出异物，仍可恢复正常。⑦继发性青光眼，有报告6例眼内铁异物存留患者，临床上没有明显的铁质沉着症表现，但表现为继发性开角型青光眼，这种特殊的容易被忽略的青光眼，称为"亚临床铁质沉着继发青光眼（subclinical siderosis secondary glaucoma）"。可能由于铁离子沉积于小梁网，引起小梁变性，房水排出受阻引起。

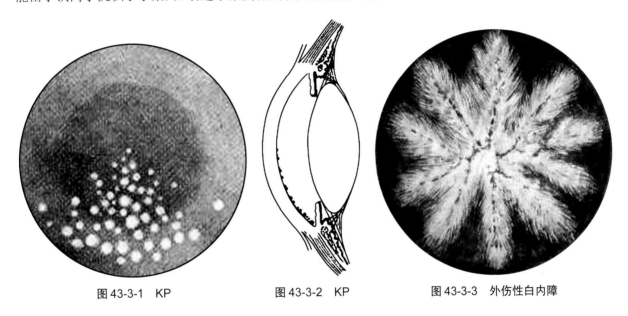

图43-3-1　KP　　　　　　　图43-3-2　KP　　　　　　　图43-3-3　外伤性白内障

　　眼内铁异物所致铁质沉着症及其严重程度受许多因素影响，如异物大小、位置、化学成分、数目、是否有包裹及出血等。异物的大小及重量与铁质沉着症的发生也有密切关系，异物越大，发生氧化作用的表面积越大，释放的铁离子越多，对眼组织的化学性损伤和机械性损伤同时增加。

　　异物位置影响值得注意。一般说来，前房及晶状体的铁异物预后较好，有报道晶状体由铜和铁质异物存留30年甚至40年而视力一直保持良好的病例。Virata等认为，晶状体内异物，只要晶状体保持透明，保守治疗引起永久性视网膜损害的危险性很小；Lee等认为，晶状体可作为眼前段金属异物引起眼底不可逆毒性损伤的一道天然屏障。但是位于眼前段的异物也容易引起青光眼、白内障等并发症。睫状体内及眼后段异物预后较差，容易引起玻璃体视网膜的并发症，并且产生的损害是不可逆的，这可能与金属离子扩散程度有关。

　　晶状体内异物存留所引起的反应因异物大小、成分、撞击力量不同而异。惰性异物可因其对晶状体囊和晶状体细胞的直接物理作用造成晶状体损伤，小惰性颗粒可存留于晶状体皮质或核内而不引起包裹；大的异物常由粘连的虹膜或巨噬细胞化生引起成纤维细胞反应；污染的异物可引起晶状体感染且累及周围组织。活性非感染异物可因其组成不同而引起各种不同的间接细胞损伤。晶状体内铁异物扩散较慢，引起全眼铁锈症的可能性较小。但临床上最常见到的是数日或数周后的外伤性白内障。

一、电生理检查

视网膜电图（ERG）在眼内铁异物患者的诊断中有很重要的意义，通常在未出现铁质沉着症时，即有 ERG 改变，此时为功能性损害，可作为早期诊断指标。同时 ERG 还可以评价铁质沉着症的进展，并作为手术的指征。在并发白内障时，ERG 可以观察到视网膜功能的改变。如果及时手术将异物摘出，则可观察到 ERG 恢复，这在临床及动物实验中都得到了证实。

二、病理变化

金属异物对眼组织的损害机制：由于金属异物铁的化学性质极不稳定，进入眼组织后，在组织内二氧化碳的作用下，变为重碳酸氧化亚铁，再经过氧化而变为氧化铁（铁锈），氧化铁进入组织内，则与组织蛋白结合成一种不溶性含铁蛋白质。Friedenwald 认为，低浓度的铁离子组织内的硫氢根所致的铁锈，对外胚叶来源的组织有特殊的亲和力：①首先表现为慢性虹膜睫状体炎表现，导致房水成分发生改变，较多的不溶性含铁蛋白质沉积在小梁组织上，使小梁纤维发生变性硬化，导致眼压升高；②虹膜由于长期慢性炎症渗出，可产生后粘连，导致前后房交通受阻，引起继发性青光眼；③晶状体及玻璃体则由于房水成分的改变及不溶性含铁蛋白质的直接侵袭而影响到其代谢，发生变性、浑浊；④视网膜铁质沉着主要出现在神经节细胞（ganglion cell）内，引起细胞变性萎缩和神经胶质细胞增生，受铁质沉着侵袭的色素上皮易于增生，导致色素移动至视网膜血管附近，形成一种类似视网膜色素变性（retinitis pigmentosa）的眼底病变，最终导致失明。因此本组病例曾被诊断为视网膜脉络膜炎。

通常，实验造成的急性铁质沉着症同临床上所见的慢性铁质沉着症是有区别的。急性铁质沉着症主要是对感光细胞的选择性损害；慢性铁质沉着症时，虽然早期也为选择性损害，但晚期由于波及血管，可引起视网膜全层损害。因此，这种选择性损害是铁对细胞的直接细胞毒作用，可能是通过 Fe^{2+} 转变为 Fe^{3+} 的氧化过程而造成。而在铁异物进入眼内后，首先解离成 Fe^{2+}，进入组织细胞，在其氧化过程中，组织发生脂质过氧化反应，造成严重损害，最后以 Fe^{3+} 形成铁质颗粒，沉着于细胞内。铁在眼内与上皮细胞的亲和力较强，角膜、虹膜、睫状体、脉络膜、小梁网、晶状体及视网膜等均可有铁质沉着。铁质沉着症的发生与铁异物的成分、大小及在眼球内的部位有关。晶状体上皮细胞是铁质易选择的沉着部位，早期晶状体前面有散在的细小棕黄色小点，随着铁质沉着增多，晶状体囊下上皮中所积聚的铁质颗粒多，使棕黄色的颗粒更加稠密，簇集呈菊花状，也有排列成放射状。病理组织学显示，铁锈颗粒在前囊及囊下皮质中出现不规则和点状沉积，囊下上皮摄取金属离子，普鲁士蓝染色呈阳性反应。在长期铁锈症中晶状体上皮细胞变性或消失，晶状体皮质也可发生变性，普鲁士蓝呈阳性反应。电镜下可见晶状体上皮细胞变性、变粗、排列紊乱，细胞内含有密集的团块状或颗粒状电子密度不同的铁质复合物，上皮细胞下可见层状铁锈沉着。角膜上皮铁质沉着少见。虹膜铁质沉着症，虹膜呈棕黄色，晚期可有虹膜广泛萎缩，基质暴露。前房角铁质沉着症，小梁网有淡棕色的铁质沉着，晚期小梁纤维化及含铁的吞噬细胞堵塞前房角，并发开角型青光眼。玻璃体铁质沉着症，可引起玻璃体液化，支架组织破坏，有棕黄色小点附着其上。视网膜铁质沉着症可引起视网膜脱离及色素变性。

李燕等通过实验造成家兔眼内铁异物伤，并对铁离子浓度、ERG 与光、电镜结果进行比较，发现伤后 24 小时，房水和玻璃体内铁离子浓度明显升高。由于房水不断循环将部分铁离子排出眼外，所以，其铁离子浓度升高的幅度不如玻璃体的大。术后 4 小时，实验组与对照组的 ERG 波幅均下降，但前者下降的幅度明显大于后者。3 天后，对照组波幅恢复正常水平，而实验组直至 1 周时，开始略有恢复，但不能达到正常水平，为正常波幅值的 50%。因此对照组 ERG 的早期改变可能主要是由于手术创伤刺激所致。而实验组 ERG 的改变则可能是铁离子和穿孔伤双重因素影响的结果。而 ERG 的改变出现在组织明显受损伤之前。铁离子解离入玻璃体后，可被玻璃体、房水及视网膜下液内乳铁蛋白和运铁蛋白结合，通过眼循环将铁离子排出眼外。一旦铁离子的含量超过这些保护性蛋白的结合能力，过多的铁离子，一方面通过诱发 Haber-Weiss 反应，另一方面通过抑制视网膜抗氧化酶的活性，使自由基不能得到充分的灭活，就会影响玻璃体的大分子结构，使透明质酸链解聚，引起玻璃体液化和混浊。而且铁离子和 MDA 的升高与视细胞核变性一致，惠延年实验发现很低浓度的亚铁离子溶液即可破坏玻璃体凝胶结构。

近年来，人们进行了许多实验病理学研究。司兆敏等将纯铁片植入 35 只兔眼玻璃体，1 天至 12 周摘出眼球，摘出异物及其附着物（包裹）。光镜观察：包裹为带血管的纤维组织，含炎症细胞及铁质。1 周出现纤维细胞和大量铁质。2～4 周后纤维和纤维细胞逐渐平行排列，毛细血管增多。8 周后纤维排列规整，毛细血管似有减少趋势。正常玻璃体中央无细胞结构，包裹内巨噬细胞可能来源于血液，但经 Fontana 染色证实，许多巨噬细胞内含黑色素，因此部分巨噬细胞可能是由视网膜色素上皮细胞受到铁刺激，游走转化而来。纤维细胞的来源，可能是异物植入时从周围组织带入，或由星形胶质细胞、游走的视网膜色素上皮细胞等转化而来。1 周后异物包裹含淡黄色透亮铁质，4 周后明显增多，与此同时玻璃体内弥漫白色闪亮点状物，推测铁异物溶解后，沉着于包裹内，并持续释放入玻璃体内，因此包裹不能阻止铁的溶解释放。

视网膜色素上皮（retinal pigment epithelium，RPE）的病理修复：一般认为，眼内铁异物伤时，RPE 受到铁刺激，吞噬功能异常增高，可转化为吞噬细胞，向内层移行，同时 RPE 细胞也可变性、坏死，这样造成 RPE 缺损，由邻近 RPE 细胞及 Müller 细胞扩张充填，部分修复。异物摘出早期 RPE 继续变性坏死，铁损害溶酶体膜，水解酶入胞浆，溶解胞浆和细胞器，为细胞变性坏死这一学说提供了佐证。异物摘出后 RPE 吞噬活动逐渐减弱，初期 RPE 细胞仍表现一定的吞噬功能，并移行转化为吞噬细胞，继续吞噬清除铁物质。后期因铁质减少，RPE 细胞吞噬活动减弱，不再移行转化为吞噬细胞，细胞内吞噬溶酶体减少，RPE 可增生修复缺损。光镜下，可以发现 RPE 有波浪状增生外观。也看到数个小细胞聚集或围绕一较大细胞周围，这与激光伤所致 RPE 增生表现类同。可见核常染色质多，有核仁的新生细胞表现。这些现象表明，眼内铁异物致 RPE 缺损，不仅能有邻近细胞延伸充填，且异物存留较久及异物摘出后也可由 RPE 增生修复。存留少于 4 周及取出后 10 周，RPE 基本已无缺损。

眼内铁异物致感光细胞变性坏死，由胶质细胞及 RPE 移行细胞充填，造成了视网膜萎缩。萎缩灶最早见于异物存留 1 天者，距离异物越近及存留时间越长，萎缩的程度越严重。异物摘出后，因存留时间不同，10 周后视网膜状态仍不同：存留时间短（4 周内），视网膜结构已经相对稳定。感光细胞、内核层细胞减少消失后，Müller 细胞充填间隙。存留时间长（8～12 周），视网膜仍有活动性病变。感光细胞胞浆疏松、外节膜盘不整。有吞噬活跃的 RPE 细胞和移行细胞。因此，铁异物存留时间长，异物摘出后铁毒性损害仍持续存在，短期内受损视网膜不能完成病理修复。研究显示，铁异物植入玻璃体后，视网膜感光细胞的死亡可通过凋亡途径，从而在分子水平上进一步阐明了视网膜变性的机制。

第四节 眼内铜异物伤的病理

铜异物可在眼内分解沉淀于许多眼内组织，称眼铜质沉着症（ocular chalcosis）。纯铜（含量>85%）不引起铜质沉着症，而引起无菌性化脓性炎症，可导致全眼球炎，甚至需摘除眼球。使用糖皮质激素有一定疗效。铜合金（含量<85%）引起铜质沉着症（图 43-4-1、图 43-4-2）。铜主要沉着于眼内基底膜组织，如角膜后弹力层，晶状体囊及视网膜内界膜等，其相应的临床表现为 K-F 环（Kayser-Fleischer ring）、葵花样白内障（sunflower cataract）及视网膜变性（有时临床表现视网膜色素变性，但骨细胞样色素沉着不典型）。有时前部玻璃体内出现大量的微小棕色颗粒，后部玻璃体纤维样变性。黄斑区表面有闪辉样斑块沉积物，用 HRT 及 OCT 可详细观察斑块大小及密度，但不能区分其性质。

眼内铜异物较常见，眼部症状和体征随铜含量而变化较大，可以从慢性葡萄膜炎到严重的视力损害（尤其是铜含量超过 85% 的异物），对含铜较少的合金，可以表现为局部的铜质沉着。Billi 曾报道 1 例 10 岁男孩铜丝进入眼内，5 年后出现复发性慢性葡萄膜炎，超声及 CT 显示异物位于晶状体内，X 线能谱诊断仪（diagnostic X-ray spectrometry，DXS）证实异物为铜异物，DXS 被证实为一种新的、可靠的诊断眼内异物性质的工具。

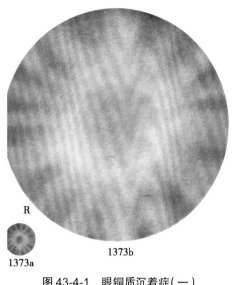

R

1373a

1373b

图 43-4-1　眼铜质沉着症(一)

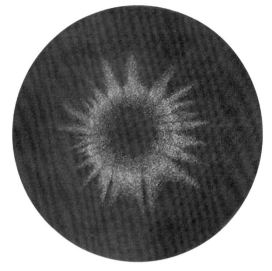

图 43-4-2　眼铜质沉着症(二)

眼铜质沉着症包括一系列眼部症状，常引起严重的视功能损害，由于机制尚不明了，迄今还无满意的治疗方法。眼内铜异物占眼内非磁性异物的首位，近年来因爆炸伤引起的眼内铜异物还有增多趋势。有些玻璃体内铜异物可在眼内停留相当长时间，而不引起或仅引起轻微的损害，并保持良好的视功能，有的则自动吸收。异物位置大约离视网膜 2～3mm 内时，可见铜溶解加速。铜异物的外观变化是由于在眼内长期滞留造成的，而与大量铜溶解无关。纤维包裹可在某种程度上减少铜的溶解及铜对眼内组织的毒性作用。郑州大学第一附属医院眼科的实验发现，铜异物置入家兔玻璃体内，24 小时后房水中可查到铜离子，1 周后离子导出法可证实铜离子可被导出。

一、电生理变化

一般认为，ERG 波幅升高时视网膜铜质沉着症的早期表现，临床上也有一些报道，当出现早期铜溶解和眼铜质沉着症时，ERG 波幅升高。通过使用分离灌注中国蛙视网膜的方法发现在铜离子浓度非常低的情况下，b 波增高，随着铜离子浓度的增加，b 波逐渐降低。有时，当眼内已经出现大量铜溶解时，ERG 却无变化，或持续 4～30 天后方开始下降。Zeimer 等（1978）将家兔眼内置入铜异物时，ERG 变化与组织病理学研究进行比较，发现仅仅在视网膜已受到损害、出现形态改变的情况下，ERG 才出现病理性下降。因此，该作者认为 ERG 不能发现早期铜质沉着症。Rosenthal 等（1975）发现铜异物置入家兔眼玻璃体并存留 1 个月以下者，仅有 8% 可检测到房水中铜离子浓度升高；存留 2～16 个月，升高者达 33%。AAS 法可准确分析玻璃体内铜离子浓度及应用于临床。异物置入玻璃体内 2 天，玻璃体内铜离子浓度可高于正常的 8 倍。患者应定期进行 DXS 检查，当铜离子浓度升高时，应尽早摘出异物，防止发生眼内铜质沉着症。

二、生化研究

眼内铜性异物所引起的损害机制尚不明了。近年来的研究表明，这种损害是溶解铜造成的直接毒性反应。溶解的铜对许多酶系都是很强的抑制剂。铜对葡萄糖代谢中的糖原酶及糖代谢旁路中的许多酶系都有抑制作用。铜是一种氧化还原剂，可使一价或二价的分子氧还原成 O_2^- 和 H_2O_2，进一步形成 OH。OH 具有很强的破坏作用，可引起脂质过氧化反应。铜离子可能是不饱和脂肪酸（PUFA）自动氧化的启动因子。

在铜丝置入兔眼玻璃体腔后，铜离子逐渐解离，玻璃体铜离子浓度升高。同时视网膜 MDA 亦较对照眼显著升高。实验眼玻璃体铜离子浓度与视网膜 MDA 浓度升高密切相关。超微结构观察光感受器外节盘膜、内节线粒体膜和视细胞核膜发生损伤，伴有 ERG a、b 波幅的下降，进而发生组织坏死。因此，认为玻璃体铜离子扩散到视网膜后，引起视网膜脂质过氧化反应增强，同时发生了视网膜组织功能和结构的异常。

三、病理变化

（一）实验研究

1. **巩膜内铜异物可透过巩膜向视网膜逐渐渗透** 动物实验显示，兔眼巩膜层间植入铜片后，早期仅形成典型的异物肉芽肿，随着铜离子的缓慢释放和细胞吞噬铜粒的增多，逐渐形成以细胞坏死和多形核白细胞浸润为特征的急性化脓性炎症反应。植入较大纯铜异物炎症反应明显加剧，且可向巩膜深层发展，并沉积于脉络膜和视网膜。合金铜异物引起有限的慢性炎症反应，包囊外组织无明显铜染色和炎症反应，但视网膜内可探及铜元素。持续的巩膜间纯铜异物存留可引起铜质沉着症和眼内炎症。合金铜异物危害性小于纯铜。此外，在纯铜异物包囊内可见到一种类似"泡沫样细胞"的组织细胞，细胞内可见空泡和色素颗粒。实验研究提示自由基的生成和脂质过氧化反应参与了铜对眼组织损害的发病机制，而吞噬细胞在吞噬异物时可激活细胞膜上的 NAD(P)H 氧化酶，诱导自由基生成，从而改变细胞膜的通透性。因此"泡沫样细胞"很可能是由脂质过氧化反应导致细胞膜通透性改变而水肿、变性的吞噬细胞。

2. **铜异物在家兔眼玻璃体内的位置决定其炎症反应时间** 当异物（纯铜或合金铜）位于前部玻璃体内时，可以长时期不引起炎症反应。当异物靠近或接触眼球壁时，可在24～48小时出现炎症反应，并迅速发生玻璃体脓肿。异物穿破脓肿而进入玻璃体腔者常发生与包裹后3～9个月。合金铜异物发生此种情况的可能性大于纯铜异物。就包裹的速度和炎症的过程而言，纯铜较合金铜反应为重。

3. **视网膜的变化** 多数情况下，视网膜的病理改变出现于靠近异物的部位，而远离异物的部位的视网膜基本正常。其特点为变性、坏死和增生同时存在。早期损害为神经节细胞变性和内核层细胞减少。早期增生为神经节细胞层和内丛状层中神经胶质细胞增生。进一步发展，外核层细胞空泡形成，光感受器外段变性。视网膜结构紊乱，大片萎缩，视网膜色素上皮细胞增生，神经胶质大量增生。目前认为视网膜的胶样变性是溶解的铜造成的直接毒性反应。已经证实铜具有趋化性和细胞毒性，可直接损害细胞膜。铜在视网膜内的沉积表现为 3 种形式：①沉着于内界膜、毛细血管基底膜等膜性结构；②出现于有吞噬功能的细胞内，如巨噬细胞、Müller 细胞和 RPE 细胞；③呈颗粒状聚集成簇，分散于整个视网膜。早期铜广泛沉积于内界膜。进一步发展，铜出现于 Müller 细胞内。铜颗粒不限于细胞核周围的胞体内，在多数情况下，从内界膜到外界膜沿整个全长排列，此段视网膜的其他结构在光镜下观察是正常的。铜颗粒可出现于整个视网膜色素上皮内，其数目和染色强度与异物置入时间的长短有直接关系，并伴有视网膜色素上皮的变性和增生。铜沉积于晶状体的后皮质内。以前组织病学描述的葵花样白内障中，铜颗粒位于晶状体上皮内或晶状体上皮和前囊之间。但动物实验从未在晶状体前部和赤道部发现有铜质沉着，也未发现角膜中有铜质沉积。

4. **晶状体的变化** 铜对晶状体的直接毒性作用是以局部浑浊和正常结构交替形式出现，与铜沉积有关的靠近后极部位的晶状体皮质崩解、液化。含铜异物颗粒可引起瞳孔区晶状体呈灰绿色或棕红色，称铜锈症，散瞳后见在瞳孔区白内障形成具有特征性颜色的中央环并向外扩展成向日葵瓣状，所谓的向日葵白内障是由于细颗粒状的铜呈线样沉积于晶状体囊和囊下上皮细胞所致，并不是异常的晶状体上皮后徙造成。病理组织学显示，HE 染色切片中可见铜颗粒沉积于囊深层及其与上皮之间，呈不连续的线状排列，铜特殊染色呈阳性。电镜下，虽然眼内铜异物存留者晶状体囊内沉积的电子致密物中含铜，但用 X 线能量散射分光法未测出大量铜元素，故这些沉淀可能是由损伤的上皮细胞产生的脂褐质样物质。

对存留眼内的铜异物的毒性作用，有许多不同意见。传统观点认为，比较纯的铜可以产生无菌性化脓性炎症，含铜量少于 85% 的合金铜产生的反应较轻，但可以有铜质沉着症的症状。可是近年来一些文献报道，眼内纯铜异物产生的早期铜质沉着症，临床上并无眼内炎症状。组织化学分析的结果表明，就铜质沉着而言，纯铜比含铜量少于 85% 的合金铜常见。合金铜一般引起局限性铜质沉着，纯铜多引起广泛的铜质沉着。

（二）临床病理研究

铜异物的主要病理改变可分为 4 型：

（1）急性炎症反应：主要在玻璃体腔中，围绕着异物，形成脓肿。

（2）慢性肉芽肿性炎症：见于含铜量少于 85% 的合金铜。

（3）围绕异物的反应性纤维化，形成纤维包裹：纤维包裹之外基本没有铜质沉着。

（4）在眼球各组织内铜质沉着：如角膜后弹力层，相当于临床上所见的 Kayser-Fleischer 环、虹膜实质层、巩膜静脉窦、玻璃体、视网膜内界膜和视网膜各层间的胶质细胞和毛细血管基底膜内均可见到。

（三）病例特点

按 Duke-Elder 意见，异物在眼内不超过 3 周者为急性，超过 1 年者为慢性。病理改变为 4 型：

（1）急性炎症反应：主要在玻璃体腔围绕异物形成脓肿。

（2）慢性非肉芽肿性炎症：见于含铜量少于 85% 的合金铜。

（3）环绕异物的反应性纤维化，形成纤维包裹。

（4）眼球各组织内的铜质沉着症。

据国内兔眼实验研究证实，铜异物存留对眼组织损害最为明显，病理改变分 3 期，即 1～2 周为急性炎症期（球形脓肿），1～3 个月为肉芽肿组织形成期，3～4 个月为纤维化期。眼球中均发现有纤维膜或肉芽组织及脓栓包裹，此外常伴有橙黄色玻璃体液化。

电镜下晶状体前囊可见电子密度较高的直径 80～2 000nm 大小的颗粒，经证实这些颗粒内含有铜。Seland 通过研究认为，葵花样白内障的自行消失，不是由于铜从晶状体囊膜中排出，而是由于正常的囊代替了含有铜颗粒的囊。

四、铜异物的诊断和治疗

铜异物的诊断，由于异物存留部位、大小、存留时间、铜的纯度和纤维组织包裹情况的不同，其炎症反应各异，因而易被漏诊。早期的诊断方法，可行房水、玻璃体铜离子浓度测定、ERG 检查以及 DXS 测定。铜沉着症的发生是临床诊断的可靠依据，如角膜缘出现 K-F 环，晶状体呈葵花状白内障，视网膜伴有绿褐色沉着和变性等。

眼球内铜异物的治疗，目前为止尚无一致意见。持保守疗法观点者认为，铜异物系非磁性异物，难以取出，贸然手术可导致伤眼视功能的损失，且有的异物在眼内可停留较长时间，不引起或仅引起轻微损害，并有自行排出的可能性，为此主张临床观察，只有伤眼受到铜的危害时才可行手术摘出；持积极态度者认为，一旦眼球内有铜异物存留，无论有无影响一律手术摘出，以防止铜异物引起的急性化脓性炎症（前房积脓性虹膜睫状体炎或无菌性玻璃体脓肿）和铜质沉着症的系列化学改变。临床上对眼铜质沉着症，在铜异物摘出前或摘出后，进行铜离子导出术，可使视网膜及玻璃体的铜离子明显减少。原来呈黄绿色的视网膜成苍白色，但已丧失的视功能无法恢复。

第五节　其他金属及非金属眼内异物伤的病理

临床一般认为汞、铝、镍、锌、铅等可引起轻度慢性非肉芽肿反应，通常可被眼耐受，而银、金等则几乎不引起反应，仅在异物通过眼球时或在最终存留部位造成机械性损害，类同非金属异物的还有玻璃、塑料、瓷片及石片等。刘槐安等将铝、玻璃、砂粒和塑料植入玻璃体内并存留 1 周至 2 年零 7 个月，未见引起眼球器质性变化，对这类创伤以控制炎症为主。曾石美等曾对不同种类金属在眼内的溶解度进行了研究，结果发现溶解度较大的有锌、镁、锡，溶解度较小的有铜、铬，难溶解的有锑、铋、镉。郑州大学第一附属医院眼科曾治疗的玻璃体内金属异物，数月之后出现局限性渗出性视网膜脱离，视力减退。异物摘出后，经药物治疗后，视网膜平复，视力均有所改善。

胡明等对兔眼内铅异物进行了研究，发现伤后6～8周，ERG a、b波振幅显著降低，伤后12周，出现广泛的视网膜组织及超微结构的病理改变，提示眼内铅异物可对视网膜具有直接毒性作用。首先是视网膜功能异常，继而出现形态学异常。ERG在伤后8周开始出现异常变化，此时仅部分视网膜细胞出现超微结构的病理改变，而铁、铜异物伤可于伤后数日，甚至数小时出现ERG变化。眼内铅异物伤后12周，视网膜组织超微结构出现明显异常时，则在ERG呈熄灭型。由于眼内铅异物的持续存在，视网膜损伤逐渐加重，ERG振幅不可能恢复。当眼内铅异物持续存在时，一旦出现ERG a、b波振幅降低，则预示视网膜毒性损伤已经达到相当程度。李蕴秀等将铅植入兔眼玻璃体内观察视网膜脂肪酸的变化，发现其改变最早出现于铅植入后2周，随时间延长而愈加明显，因而认为眼内铅异物也应尽早摘出。Kruse等报道二战中一患者晶状体内存留铅异物，50年后晶状体后囊浑浊，ERG正常，行白内障手术及异物摘出术，发现其表面可能是氧化铅等组织其进一步氧化，磷酸钙沉着于包裹异物的囊壁中。因此晶状体内铅异物非常稳定，不引起ERG变化，手术可等待至白内障形成时进行。

玻璃异物的性质及并发症：玻璃98%由中性的硅酸钠盐组成，化学性质比较稳定，与组织接触后不产生有刺激性化学物质。临床上常见虹膜上玻璃异物而患眼无明显变化。Chen报告1例玻璃异物存留眼内45年无反应。刘岩等报道1例前房角及虹膜睫状体内玻璃异物存留25年，无明显视功能异常。另有报道4例前房角玻璃异物存留4年，眼部安静并保持良好视力。但是玻璃异物可引起机械性刺激，异物较大及边缘尖锐则刺激重；圆滑、细小的玻璃刺激较轻。由于异物存留在眼的不同部位，对邻近组织产生机械性刺激、压迫、摩擦，可导致角膜炎、虹膜炎、白内障、继发性青光眼、玻璃体变性、视网膜出血、变性及脱离等。有报道5例异物存留于眼前段，因机械性刺激主要引起复发性虹睫炎、角膜混浊水肿、继发性青光眼、晶状体混浊等。眼对玻璃异物的耐受性：一般认为虹膜、晶状体、玻璃体可以长期耐受较小的玻璃异物。Whitehead报告1例晶状体内玻璃异物，随诊15年，晶状体保持透明，无刺激反应并保持完好的视力。因而眼内玻璃异物视情况而定，活动度及异物大小很重要，对于细小、圆滑或摘出后对视功能可能发生严重影响者，可考虑暂不摘出。较大而尖端锐利的玻璃体内的玻璃异物有时会刺伤视网膜而形成玻璃体积血，经治疗出血吸收后又反复发生积血，此时异物摘出术是必要的。

植物性异物（如竹签、木刺、蔬菜、麦芒、豆类等）、睫毛、指甲、骨等进入眼内可引起严重的肉芽肿样反应。更有甚者，植物性异物常带有病原菌，可造成感染性眼病（化脓性眼内炎及全眼球炎）。尤其是枯草杆菌，为条件性致病菌，存在于土壤、尘埃、水中，偶见于结膜囊中。眼内异物如带有枯草杆菌，由于细菌产生外毒素，可导致剧烈炎症，暴发眼内炎。有人报告眼内绿豆异物存留，引起严重的炎症反应，并在眼内发芽。冯俊才等报告1例晶状体内坚硬木质异物存留48年发生白内障患者，眼部无其他变化。但一般植物性异物在眼内易腐烂。

眼内睫毛异物较为少见，其临床表现可以是急性炎症，或在玻璃体内数年不引起任何反应。刘武装、张军各报道一例前房睫毛异物存留37年，周妍丽报道前房睫毛异物存留5年一例，均反应轻微。但前房内睫毛可引起迟发性炎症反应，颜华等报道眼内睫毛异物引起眼内炎的发生。也有报道玻璃体睫毛可引起孔源性视网膜脱离。Humayun等研究了6例从存留6周到32年的眼内睫毛异物，病理检查发现睫毛已丢失了部分表皮层（cuticle层）。在该层及皮质细胞中可见弥散聚集的小的高电子密度颗粒，皮质细胞膜缺乏连续性，睫毛基本上均完整，因此有的眼内睫毛异物也可能长期被耐受。

（赵　宏　万光明　李晓华　梁申芝）

参 考 文 献

1. 蔡正英，王文吉. 眼铁质沉着症25例报告. 实用眼科杂志. 1991，9：424.

2. 陈钧，周国筠，黄发明，等. 眼球穿破伤83例临床及病理分析. 眼外伤职业眼病杂志. 1996，18：245.

3. 陈倩，徐格致，陈荣家，等. 兔眼巩膜内铜异物的病理学观察. 眼科研究. 2003，21：597.

4. 戴怡康，周行涛，卢奕. 眼铁锈症临床分析. 中华眼科杂志. 2005，41：173.

5. 冯俊才，杨丽霞，杨朝霞，等. 晶状体内木质异物存留48年. 眼外伤. 1996，18：123.

6. 韩燕. 眼球内绿豆发芽2例报告. 眼外伤. 1991，13：45.

7. 胡明，于纯智，郭守一. 球内铅异物伤时 ERG 与视网膜形态变化. 眼科研究. 1992，10：224.

8. 惠延年. 铁离子对玻璃体作用的离体实验. 眼外伤. 1986，8：209.

9. 蒋永强，李占元，刘春玲. 虹膜铁质异物存留 33 年一例. 中华眼科杂志. 2011，47：462.

10. 李光玲，康宛夏，贾变喻，等. 眼内铜异物对血 - 房水屏障影响的实验研究. 眼外伤. 1995，17：196.

11. 李蕴秀，于纯智，许智超，等. 铅对视网膜脂肪酸组成及含量影响的实验研究. 眼科研究. 1994，12：161.

12. 梁克勤. 眼外伤眼球摘除 34 例病理和临床分析. 眼外伤职业病杂志. 1996，18：275.

13. 刘槐安，章兰仙，俞国新，等. 非磁性异物兔眼玻璃体内存留的实验研究. 眼外伤. 1991，13：20.

14. 刘武装，侯维勤. 前房睫毛植入存留 37 年 1 例. 眼外伤职业眼病杂志. 1996，18：37.

15. 刘岩，任群，赵晓惠. 前房角及虹膜睫状体内玻璃异物存留 25 年一例. 解放军医药杂志. 2011，23：99.

16. 庞秀琴，何雷，王文伟，等. 房水铁离子含量测定与眼铁质沉着症相关性的研究. 眼科. 2000，9：158.

17. 彭秀军，于纯智，龚书明，等. 眼内铜异物的微量元素分析. 眼科新进展. 1990，10：5.

18. 彭秀军，于纯智，莫简，等. 眼内铜异物视网膜脂质过氧化损伤的实验研究. 眼科研究. 1990，8：144.

19. 齐压卡尔，嵇训传，孙兴怀. 亚临床型铁质沉着症和继发性青光眼临床分析. 中华眼科杂志. 1994，30：420.

20. 盛迅伦. 眼铜质沉着症的实验与临床研究. 国外医学 眼科学分册. 1990，32：286.

21. 司兆敏，王鸣琴. 实验性球内铁异物包裹组织病理学观察. 眼外伤与职业眼病杂志. 1994，16：90.

22. 司兆敏，王鸣琴，司寿春. 球内铁异物存留与取出后视网膜病理学研究. 眼底病. 1992，8：197.

23. 孙英，孙秋香，苏兆兰，等. 36 例眼内异物细菌培养报告. 眼外伤与职业眼病杂志. 1998，20：130.

24. 田震. 晶状体内不锈钢异物存留 8 年 1 例. 眼外伤与职业眼病杂志. 1997，19：431.

25. 王维兴，孟虹. 眼球内铜异物伤 106 例临床分析. 眼外伤与职业眼病杂志. 1994，16：97.

26. 吴苗琴，张效房，魏华，等. 玻璃体铁异物不同存留时间视网膜电图改变的实验研究. 眼外伤与职业眼病杂志. 1995，17：83.

27. 肖建和，张卯年. 外伤性低眼压视网膜结构的改变. 中国实用眼科杂志. 2004，22：308.

28. 颜华，崔靖，张静楷，等. 眼内睫毛异物迟发性外伤性眼内炎的诊断及治疗. 眼外伤职业眼病杂志. 2007，29：89.

29. 杨进献，张效房，张素芳，等. 眼球铁质沉着症临床分析. 眼外伤与职业眼病杂志. 1997，19：97.

30. 由彩云，于金国，毛春洁，等. 眼内铁质异物漏诊致眼铁质沉着症特点及治疗. 中华眼外伤职业眼病杂志. 2016，38：114.

31. 张军. 前房内睫毛异物存留 37 年 1 例. 眼科. 1996，18：196.

32. 张铭，齐晓荣，温任杰，等. 1994. 晶状体铜质异物眼内铜离子浓度与自由基代谢的实验研究. 眼科研究，12：17.

33. 张效房，杨进献. 眼外伤学. 郑州：河南医科大学出版社. 1997：26-50.

34. 赵桂秋，孙为荣，牛应筠，等. 角膜外伤后眼前段组织的临床病理变化. 眼外伤职业眼病杂志. 2001，23：606.

35. 赵桂秋，孙为荣. 眼科病理学. 北京：人民卫生出版社. 2014：1-23.

36. 周妍丽. 前房睫毛异物存留 5 年 1 例. 临床眼科杂志，17：276.

37. 田中直彦，所敬. 现代の眼科学. 2 版，东京：金原出版株式会社. 1973：344.

38. Billi B，Lesnoni G，Scassa C，et al. Copper intraocular foreign body：diagnosis and treatment. Eur J Ophthalmol. 1995，5：235.

39. Budde WM，Jünemann A. Chacosis oculi. Klin Monatsbl Augenheilkd，212：184.

40. Cazabons S，Dabbs TR. 2002. Intralenticular metallic foreign body. J Cataract Refract Surg. 1998. 28：2233.

41. Hope Ross M，et al. Ocular siderosis. Eye. 1993，7（Pt 3）：419.

42. Kruse FE，Rohrschneider K，Pfau B，et al. Prognosis of intralenticular lead foreign bodies. Klin Monatsbl Augenheilkd. 1993，203：121.

43. Lee LR，Briner AM. Intralenticular metallic foreign body. Aust NZJ Ophthalmol. 1996，24：361.

44. Lee W，Park SY，Park TK，et al. Mature cataract and lens-induced glaucoma associated with an asymptomatic intralenticular foreign body. J Cataract Refract Surg. 2007. 33：550.

45. Monteiro ML，Coppeto JR，Milani JA. Iron mydriasis. Pupillary paresis from occult intraocular foreign body. J Clin

Neuroophthalmol. 1993，13：254.

46. Singerman LJ. An eyelash in the vitreous cavity without apparent etiology. Ophthalmic Surg Lasers. 1996，27：243.

47. Virata SR，Kylstra JA，Peiffer RL. The ocular effects of intralenticular iron foreign bodies in rabbits. Ophthalmic Surg. 1995，26：142.

48. Weiss MJ，Hofeldt AJ，Behrens M，et al. Ocular siderosis. Diagnosis and treatment. Retina. 1997，17：10535.

49. Yagihashi T，Wakabayashi Y，Fujita S，et al. Chalcosis bulbi recognized 22 years after truma. Nippon Canka Cakkai Zasshi. 2006，110：990.

50. Humayun M，de la Cruz Z，Maguire A，et al. Intraocular cilia. Report of six cases of 6 weeks' to 32 years' duration.Arch. Ophthalmol. 1993，111（10）：1396.

第四十四章 眼内异物的诊断

 第一节　概　　述

眼内异物（intraocular foreign body）治疗前，首先要明确诊断，明确的眼内异物诊断及定位对治疗方案的设计及摘出至关重要，甚至事关治疗效果。对于有经验的眼科医生，大多数情况下眼内异物的诊断并不困难，但也不是都很容易。受外伤史、眼部表现、异物性质、异物大小、异物位置等多种因素影响，在有些情况下，即使经验丰富的医生，有时也会漏诊或误诊，并导致治疗延误或失去最佳治疗时机。因此，对每一位眼科医生来说，面对每一位眼外伤患者，除高度警惕有无眼外伤眼内异物存在外，掌握眼内异物伤的特征，熟悉眼外伤眼内异物诊断流程，才可能避免或减少眼内异物的误诊或漏诊。

眼内异物合并外眼外伤时，外眼的外伤在大部分情况下通过肉眼或焦点光照明就能发现，但要了解组织损伤的程度或详细情况，则需借助裂隙灯显微镜或手术显微镜检查，眼球的外伤更是如此。当怀疑眼内异物伤时，需仔细检查眼表组织，包括结膜、角膜、巩膜，同时更要详细检查眼内组织有无损伤，如有无前房积血、虹膜、晶状体、玻璃体、视网膜及视神经等的损伤以及因损伤导致的并发症。

 第二节　眼内异物的临床诊断

在临床工作中，眼内异物的诊断应遵循以下原则。

一、详细的病史询问

任何眼内异物都与外伤有关，而且异物的性质通常由外伤而定。因此，详细了解外伤史对诊断眼内异物、了解异物的种类、大小和性质至关重要。例如临床中常见的眼内金属异物，多发生在金属敲击金属或坚硬物体、爆炸伤、枪击伤等，而爆炸伤、枪击伤也可以导致眼内非磁性异物存留，如烟花爆竹碎屑或碎片、玻璃、石子、塑料等；细长的物体刺伤眼球，如树枝、麦芒、竹签、细木棍、细铁丝等，外伤物尖端折断可留在眼内形成眼内异物；个别外伤，如眼球昆虫蜇伤、板栗砸伤可导致昆虫毒刺或板栗刺在眼球壁存留或进入眼内；眼球穿孔伤、破裂伤，也可以伴有睫毛或其他异物进入眼内。

但是，患者未述眼外伤史，而由眼部的表现怀疑有眼内异物者，应做进一步的检查。曾有患者已从眼内摘出一金属异物，仍回忆不起来曾受外伤。所以不能由于患者坚持无眼外伤而放弃继续进一步检查。

二、眼球伤口的发现

眼球穿孔伤或破裂是异物进入眼球的前提，也是眼内异物诊断的重要依据。因此，当眼内异物存在时，必有眼球伤口的存在，而发现眼球伤口时，要时刻警惕有没有眼内异物存留的可能性。发现伤口及穿孔伤道以及继发改变对眼内异物的诊断均有重要帮助。

眼球伤口形成时可有以下表现：

1. 结膜伤口　结膜伤口的大小受异物大小、外伤时间影响较大，小的结膜异物伤口，自然闭合，不易发现；即使稍大一点的结膜伤口，外伤后可能很快愈合，不仔细检查很难发现。因此，对有外伤史的患者，都要在裂隙灯下仔细检查，以免漏诊。结膜伤口存在，结膜出血或结膜下眼内容脱出者都要警惕是否有眼内异物的可能。

2. 角膜伤口　大的角膜伤口不难发现，往往合并前房变浅、消失、眼内容脱出、出血、视力下降等改变；小的伤口、自行闭合的伤口，尤其角膜缘处小的伤口，患者可能没有明显感觉，须细心检查。陈旧性角膜伤口，多有瘢痕形成。

3. 巩膜伤口　由于巩膜表面被结膜覆盖，小的巩膜伤口容易被漏诊。结膜伤口合并结膜或结膜下出血时也可掩盖巩膜伤口。这些在临床中均需留意。新鲜外伤或外伤早期，有时会有明显的结膜水肿，此时要高度警惕巩膜伤口存在的可能性，必要时行结膜切开探查，以免漏诊。

4. 眼压降低　小的眼球伤口，闭合性好，可以不合并眼压改变。当伤口足够大导致眼内液，如房水或玻璃体流出时，眼压则下降。

5. 前房改变　角膜伤口使房水流出时，则前房变浅或消失；若眼球伤口位于巩膜，玻璃体或葡萄膜脱出则可导致前房变深。不论角膜伤口导致的前房变浅或消失还是巩膜伤口导致的前房加深，此时眼压均降低。

6. 虹膜穿孔　当异物穿过虹膜时，会留下虹膜穿通伤口，虹膜上的穿孔终生不能愈合，但有时可以与晶状体粘连。所以，一旦发现虹膜有穿孔则眼球穿孔伤即可确诊。虹膜上未发现穿孔，也不能完全否定虹膜穿孔伤，因为当伴有虹膜炎症房水内蛋白浓度增高时，虹膜穿孔伤口可以自行粘连闭合。

7. 瞳孔变形　穿孔伤口伤及瞳孔缘或虹膜损伤严重及继发前后粘连改变时，可发生瞳孔变形、移位、前或后粘连等改变。有些角膜的伤口不易被发现，或角膜伤口已自行愈合而且瘢痕不明显，此时瞳孔的改变是角膜穿孔伤的证明。

8. 晶状体浑浊　异物对晶状体的损伤多导致晶状体浑浊，大多情况下外伤后很快出现；也有一些情况下，晶状体伤口和虹膜粘连仅出现局限性晶状体浑浊，甚至个别情况下异物存在晶状体内而晶状体浑浊并不明显，值得注意。

9. 眼内容脱出　眼球伤口较大时，眼内容脱出多在所难免。脱出物可以是虹膜、脉络膜、玻璃体、晶状体或视网膜。

10. 视力改变　可轻可重，轻的可以无明显改变，重的可明显下降或无光感。

上述异物伤的 10 种表现，可以为异物伤的诊断提供依据，但是眼内异物伤时绝非各项表现均具备。有的表现不明显或完全不出现，或已经自行消失，诊断时不可不慎，要综合各种情况进行考虑。

三、异物的发现

借助现有检查手段，明确眼内异物诊断在临床工作中至关重要。

1. 前房异物　前房异物可以位于角膜基质层或异物部分突于前房，用裂隙灯显微镜大多可以发现，也有一些透明异物，如玻璃丝、玻璃碎片、板栗刺等不易发现，须仔细检查。前房异物也可位于虹膜表面或前房角，异物小且位于前房角者不易发现，对可疑患者，可借助前房角镜检查、超声生物显微镜（ultrasound biomicroscopy，UBM）（图 44-2-1）、眼前段光学相干断层扫描（optical coherence tomography，OCT）等手段发现。

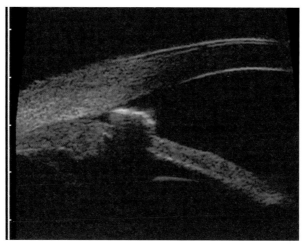

图 44-2-1　UBM 见周边前房近房角处强回声光斑并伴声影

　　2. 晶状体异物　晶状体及其囊上的异物,一般用裂隙灯显微镜易于发现,如晶状体已有轻度浑浊,可用彻照法或裂隙灯的反光照射法检查,晶状体浑浊明显者,UBM、CT、X 线摄片等均可作为检查手段(图 44-2-2～图 44-2-4)。在用 UBM 检查前,眼球伤口应以缝合或闭合良好,以免造成眼内液流失、眼内容脱出及感染等风险。

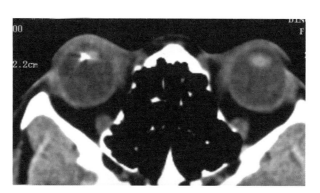

图 44-2-2　右眼晶状体处 CT 高密度影伴放射状伪影,邻近结构观察不清

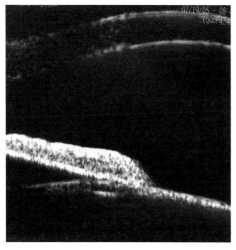

图 44-2-3　图 44-2-2 中异物,UBM 见瞳孔缘后晶状体前囊下强回声光斑

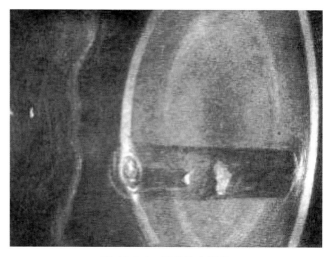

图 44-2-4　晶状体内异物
裂隙灯显微镜下可见异物,其前面为晶状体前囊损伤及异物的通道,其后为异物的阴影

3. 睫状体异物　睫状体前接虹膜根部，后端以锯齿缘为界移行于脉络膜。睫状体分为睫状体冠部（pars plicata corporis ciliaris）和睫状体平坦部（pars plana corporis ciliaris），睫状体冠的前后宽度约2mm，睫状体平坦部宽约4mm。由于睫状体位于眼球内壁周边部且被前部虹膜遮挡，此处的异物很难用常规的检查手段，如裂隙灯显微镜、前置镜、三面镜、检眼镜等发现，此时多需借助UBM、CT、X线等方法诊断（图44-2-5，图44-2-6）；异物位于锯齿缘附近时，间接检眼镜联合巩膜压迫法有可能发现异物。

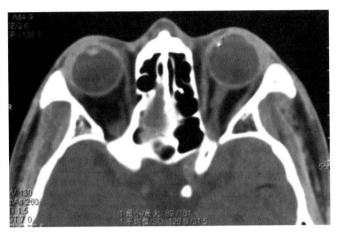

图44-2-5　CT显示左侧眼环内侧点状高密度异物

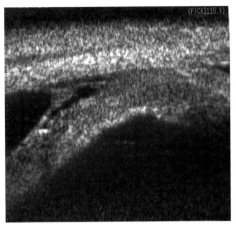

图44-2-6　图44-2-5异物 UBM 见脱离的睫状体外缘强回声光斑并伴声影

4. 前部玻璃体内及球壁异物　位于前部玻璃体内及球壁的异物，在无屈光间质浑浊的情况下，可借助常规的检查手段，如裂隙灯显微镜、前置镜、三面镜、检眼镜等发现有前部屈光间质浑浊时，须借助B超、X线、CT及MRI等检查发现。

5. 眼球后段异物　位于眼球后段的异物，如果屈光间质透明，通常的一些手段，如直接或间接检眼镜、前置镜、三面镜等均容易发现异物（图44-2-7），屈光间质浑浊时，则须借助B超、X线、CT及MRI等检查发现异物。

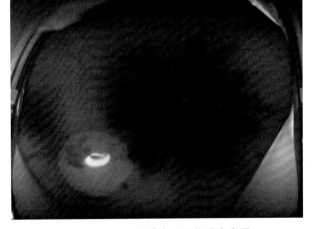

图44-2-7　视网膜表面异物眼底彩照

四、异物通道的发现

对于眼外伤眼内异物患者，受异物性质和检查条件制约，如异物较小、非磁性异物、透明异物等或者必要的检查措施不够全面，也许早期或初步检查没有发现异物，在这些情况下，即使不能看到异物，也不可轻易排除眼内异物的可能性。在很多情况下，注意观察异物通道，对其诊断也有不少帮助。异物进入眼球的通道，常见的有以下情况：

1. 角膜上有全层新伤口，而虹膜、晶状体均无外伤表现　如果病史为碎屑致伤（敲击物体时发生，爆炸伤等），此时的异物可能位于前房或前房角，细小的金属异物更容易下沉至下方前房角。

2. 角膜有伤口和相应的虹膜穿孔，但晶状体并无损伤　应想到后房异物的可能。个别情况下，由于异物很小，尤其外伤早期，晶状体浑浊可以不明显或者仅轻微浑浊容易漏诊，此时要仔细检查，了解晶状体内或晶状体后有无异物存在可能性。

3. 角膜、虹膜有伤口，对应的晶状体部位前囊破裂、局部或大范围的浑浊，异物可能在晶状体内或穿过晶状体到达其以后的部位。有时可在裂隙灯显微镜下直接见到异物穿过虹膜留下的虹膜穿通伤口及异物穿过晶状体留下的晶状体通道(见图 44-2-8A)。

4. 结膜伤口或巩膜伤口　角膜、虹膜、晶状体的伤口,在裂隙灯显微镜下仔细观察多能发现,而结膜、巩膜伤口,尤其很小的金属异物伤口,稍有疏忽,就会漏诊。局部结膜出血、结膜水肿都有可能是异物穿通伤所致,合并巩膜伤口时,眼内异物伤的可能性更大。

5. 玻璃体通道　由于玻璃体均匀透明,大多异物在玻璃体的通道不明显或看不到痕迹。个别情况下,可看到异物经过处有带状或线状浑浊(图 44-2-8B),有时带有大量的色素颗粒,多和异物穿过眼球壁或穿过虹膜或睫状体时出血所致;有时可以为异物诊断提供线索。

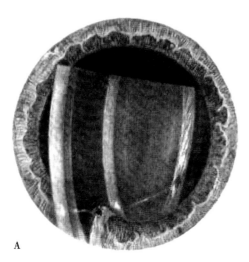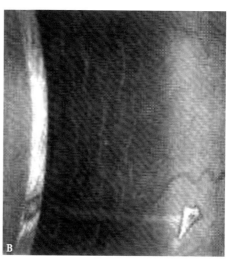

图 44-2-8　虹膜穿通伤口、异物晶状体通道和玻璃体通道

A. 异物穿过虹膜留下的虹膜穿通伤口及异物的晶状体通道;B. 视网膜前的异物及其玻璃体穿通道和晶状体的穿通道

五、视网膜损伤

异物深达视网膜时,可形成视网膜损伤。异物与视网膜的关系可以表现为:位于视网膜表面、嵌入视网膜内、视网膜下、甚至穿出眼球外。一些异物可以在穿入眼后段后沉于视网膜表面,这种情况下,短期对视网膜可无损伤,但伴随时间延长,异物毒性或炎症反应可出现视网膜毒性,如局部视网膜水肿(图 44-2-9)、萎缩或机化包裹等改变;也有一些异物,撞击视网膜后停留在视网膜表面,此时多会形成视网膜水肿或出血。也有一些异物,撞击视网膜及眼球壁后脱入玻璃体,只在视网膜或眼球壁撞击处留下伤痕或出血,个别情况下,可以看到异物对视网膜或眼球壁的切割伤痕。异物嵌入视网膜内、视网膜下或穿出眼球外时,可以仅见异物及伤口而无出血,但大多数情况下会引起视网膜或脉络膜血管破裂,导致玻璃体积血浑浊、异物周围或表面出血。异物长期嵌于视网膜或眼球壁内,可导致机化包裹。

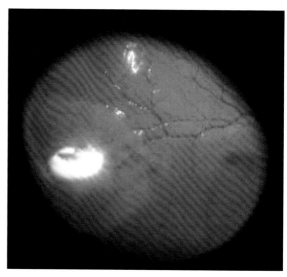

图 44-2-9　视网膜表面异物周围白色渗出物包括,周围视网膜水肿

六、眼内异物并发症的发现

异物进入眼内,可引起急性损伤,也可导致慢性损伤,这些都可作为眼内异物存留和诊断的依据。早期的并发症如组织伤口、白内障、玻璃体浑浊、眼内炎等,长时间异物存留则可出现眼铁质沉着症、眼铜质沉着症、虹膜睫状体炎、白内障、青光眼、视网膜脱离等。

1. 眼铁质沉着症（ocular siderosis） 眼铁质沉着症在临床上并不少见，大多为小的铁质异物。由于异物较小，很多患者在外伤早期并没有视力下降，甚至一些患者就没有确切的外伤史，多数患者在出现铁质沉着症视力下降才就诊，一些患者甚至继发青光眼才被发现。铁异物进入眼内，房水中铁含量 1 天之内即可增高，存留数日或数月可发生临床上的铁质沉着症。铁离子由异物周围扩散到眼球内各组织，呈现棕黄色的细小颗粒。角膜多在基质层，以周边部明显；虹膜呈棕色，久之则有虹膜萎缩、粘连、瞳孔中等度散大伴对光反应迟钝或消失；晶状体先在前囊表面和前囊下出现棕色颗粒，之后晶状体皮质浑浊（图 44-2-10）；玻璃体液化、浑浊并呈弥散的棕黄色；视网膜反光暗淡或萎缩，视网膜电图检查早期就会出现波幅降低，且 a 波下降出现更早。在临床工作中，铁质沉着症多见于眼前段异物，大多位于下方锯齿缘附近。虹膜、晶状体铁质沉着症明显，而且容易发生继发性青光眼。

早期铁质沉着症须与玻璃体长期积血所引起的改变相区别。铁质沉着症患者早期视力大部分较好，而玻璃体积血者在外伤早期视力已严重下降。长期玻璃体积血虽然也可出现玻璃体溶解，玻璃体棕色颗粒状浑浊，并可在晶状体后囊上有较稀疏的点状棕色色素沉着，但这种沉着多为弥散性，很少像铁质沉着症团块样色素。另一重要鉴别方法是荧光检查，在暗室内以荧光灯照射瞳孔区，铁质沉着症时，晶状体正常的荧光现象消失，而出血或其他原因所致的色素沉着时，则晶状体仍呈现正常的荧光反光。

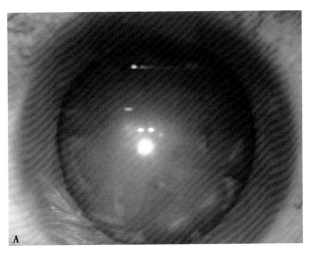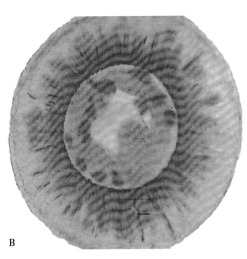

图 44-2-10 眼铁质沉着症

A. 晶状体前囊表面色素沉着和前囊下出现棕色颗粒，晶状体皮质浑浊；B. 虹膜呈棕色，虹膜萎缩、粘连、瞳孔中等度散大伴对光反应迟钝或消失；晶状体前囊上有棕色团块样色素沉着

2. 眼铜质沉着症（ocular chalcosis） 铜质柔软，不易碎，因此，眼内铜异物临床少见。近年来，随着雷管类爆炸物的监管加强，其眼外伤的发生率已显著下降。郑州大学第一附属医院研究证明，铜异物进入眼内数小时，即可在房水中查出铜含量的增高。但临床上出现铜质沉着症的表现，常在伤后数月或更久。异物的含铜量愈高，眼铜质沉着症愈严重。若异物被机化组织包裹时，铜质沉着症则较轻。虹膜表面的细小铜异物常不发生铜质沉着症。角膜的铜质沉着症以周边部的后弹力层最为明显，临床上呈现 Kayser-Fleischer 环的典型表现。虹膜亦呈现黄绿色，瞳孔中等度散大，反射迟钝。晶状体也可在前后囊下皮质及后囊表面呈现黄绿色细点状沉着物。晶状体典型的改变是葵花状白内障，即前囊下的皮质中部有一灰黄色的圆盘状浑浊，周围伸出许多放射状的花瓣形浑浊，日久可发展为全白内障（图 44-2-11）。玻璃体的铜沉着症常发生在晶状体明显浑浊之前。斜照法检查时，可见玻璃体内有一个金黄色明亮的反光团，酷似铜异物本身的反光，无经验的眼科医生常误认为发现了玻璃体内漂浮的铜异物。但随光线照射的方向改变此反光团随之迅速移动。裂隙灯检查时，呈现众多细微深黄绿色颗

粒，随眼球的运动而飘动。视网膜上可见血管的两侧出现金黄色的反光，并常在黄斑部出现灰黄色的病变区。眼铜质沉着症的特点是，进行铜离子导出治疗后，各处的黄绿色颗粒可逐渐消失，黄斑部的病灶成为灰白色的萎缩区，晶状体成为乳白色浑浊。而已丧失的视功能无法恢复。

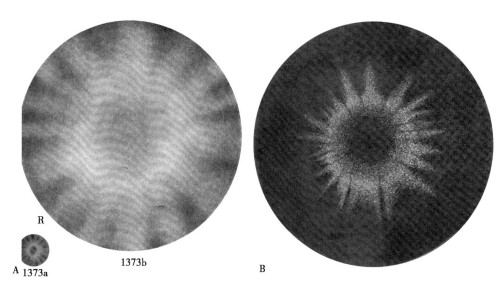

图 44-2-11　眼铜质沉着症

A. 虹膜呈现黄绿色，晶状体呈现黄绿色细点状沉着物，玻璃体呈金黄色明亮的反光团；B. 晶状体典型改变：呈现为葵花状白内障，前囊下的皮质中部有　灰黄色的圆盘状浑浊，周围伸出许多放射状的花瓣形浑浊，进一步发展即为全白内障

有的铜异物（含铜量极高者），可以逐渐前移并形成无菌性化脓，最后在眼球前部自行穿破巩膜而排出眼球外。在二十世纪六七十年代，玻璃体切除手术开展之前，对屈光间质严重浑浊的玻璃体内漂浮异物，作者曾采用密切观察，待异物自行前移后，进行手术。其中有些病例手术成功；有些病例在准备手术时，异物穿破前部巩膜，而自行排出，但此时视功能大多已接近完全丧失。

文献报道晶状体内铜异物，历30年余而无铜质沉着症者数例，实为罕见。

3. 葡萄膜炎　眼外伤后，长期反复发作的不明原因的单眼虹膜睫状体炎或全葡萄膜炎，排除全身因素后，要高度警惕眼内异物存在的可能性。这些异物形形色色，可以是玻璃、塑料、木质、昆虫毒刺、睫毛等等，其中以睫毛最为常见，不少情况下还是多根睫毛并存。对这类患者，应详细询问外伤史，并进行其他相应的检查以证实或排除眼内异物的存在，必要时行诊断性／治疗性玻璃体切除也不为下策。图 44-2-12 为一外伤后反复发作葡萄膜炎玻璃体浑浊患者，玻璃体切除过程中发现多根睫毛，手术后炎症控制，视力恢复正常。

4. 白内障　青壮年不明原因的单眼白内障（cataract），有时可为晶状体内异物或穿过晶状体的异物所致。

5. 其他并发症　不明原因的玻璃体浑浊伴有机化膜或条索，增生性玻璃体视网膜病变（proliferation vitreoretinopathy），单眼继发性视网膜脱离（secondary retinal detachment），单眼原因不明的继发性青光眼（secondary glaucoma），时轻时重的局限性角膜边缘水肿等，也要考虑眼内异物存留的可能性，进行相应的检查以证实或排除。

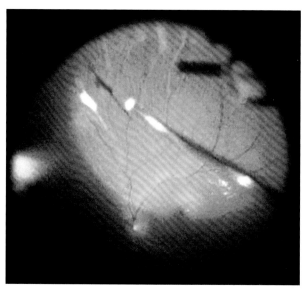

图 44-2-12　玻璃体切除术中所见睫毛异物

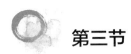

第三节　眼内异物的辅助检查方法

异物进入眼内，能够通过常规的临床眼科检查（裂隙灯显微镜、前置镜、三面镜、检眼镜）发现异物固然简捷、快速、经济、方便。然而，大多眼内异物，由于屈光间质的影响，很难直观看到异物。此时，借助其他仪器设备用于诊断，就显得极为重要。

常用的眼内异物的辅助检查方法有 A/B 超、UBM、X 线、CT、MRI 以及磁性试验法、电感应试验法、化学分析等。很多方法将在眼内异物定位章节中详述，因此，在此仅作简述如下：

1. 磁性试验法　此法对眼前段磁性异物特别有用。前房角、前房、后房、晶状体内、睫状体及睫状体附近异物，在看到异物或辅助检查确诊后，用电磁铁或恒磁铁在异物周围进行试吸，以判断异物有无磁性，为手术方案的制定提供参考。玻璃体或视网膜看到有疑似可疑磁性异物，用此法可以根据其跳动而确定为磁性异物。但是，大的眼内异物，特别是可疑磁性异物时，在看不到的情况下不可盲目试吸，以免造成二次损伤。

2. 电感应试验法　又称电磁定位法，此法在临床上很少应用。所用的仪器为眼科金属探测仪。此仪器与扫雷器的原理相同，在其探头前端所形成的磁场中如有金属物体，即发生感应，经过放大而以指针摆动和音响表示之。此法对较大的异物或眼前部异物的诊断有一定的意义。对铁的感应较灵敏，可在 10 倍于异物直径的范围内探查出异物。对无磁性金属则较差，仅能在其 1～2 倍距离的范围内探出。对非金属异物则完全无效。故临床上多用于手术中的辅助定位，而在术前诊断中则意义不大，仅偶尔用于眼前段异物的检查，以判断有无异物及其性质。

3. 超声探查法　X 线对非金属及低密度异物无法显示，对多发眼内异物亦不能清楚显示；MRI 对磁性异物禁忌；CT 受层面及异物密度限制，细小异物或玻璃、塑料等异物易漏诊。同时，眼内异物伤时屈光间质的透明性大多遭到破坏，了解伤情常需要依靠影像学诊断。A/B 型超声是一种快速、及时、直接、动态、无创伤、可重复的非侵入性影像检查技术，不受屈光介质透明度的限制，是眼及眼眶各种疾病重要的辅助检查手段，熟悉掌握其适应证及检查技巧，可以从中获得大量的疾病信息。临床工作中，A/B 超检查最常应用于屈光间质浑浊患者，如角膜浑浊，前房积血、前房积脓、小瞳孔、瞳孔膜闭、严重白内障、玻璃体浑浊等。在这些情况下，B 超检查能准确地进行眼内组织成像并能从中了解晶状体、玻璃体、视网膜及巩膜的情况。如巩膜或睫状体损伤、睫状体脱离、玻璃体浑浊、机化、增生、牵引、视网膜脱离等改变。由于使用方便，适应范围较广，已在临床上广泛应用。

对大多数眼内异物，A/B 超不仅能明确显示异物的存在、异物的位置、与周围组织的关系，并且不受异物性质的限制，同时还可显示异物引起的眼内继发改变，如出血、视网膜脱离、脉络膜脱离等，术前综合分析评估，对指导手术、预测手术效果具有重要的意义。眼内异物存在时不论何种异物均与眼组织结构有较大的声阻差异，声波到达异物界面时可以引起强反射，眼内出现异常回声光点或光斑（图 44-3-1）。眼内异物与周围组织界面间的声阻差异决定了异物的回声强弱。金属、石屑等高密度异物形成强回声光点或光斑，同时多伴声影；塑料及玻璃等异物，虽然呈较强回声光点或光斑，但多无声影；木质和植物类异物回声不固定，早期呈强回声，当包裹或诱发炎症时回声下降。

A/B 型超声在异物定位中也有其优势。超声

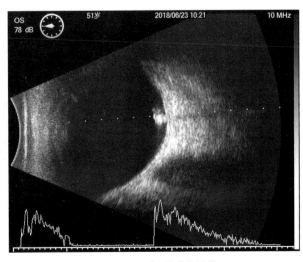

图 44-3-1　视网膜前异物

能将异物与眼球壁置于同一平面，不需附加眼内异物定位环等外部标记，且不受眼球大小的限制，直接清晰显示异物的位置与眼球壁或周围组织的关系，便于判断异物于眼球内、嵌于眼球壁、或位于眼球外。X线不能显示眼球壁及软组织，只能按标准眼球大小测量，受个体差异的影响较大，当X线定位为边界性或眼球壁异物时，结合超声检查，能提供更多帮助。异物位于视网膜表面时，异物呈视网膜光带前强回声光斑，嘱患者轻转眼球，无包裹之异物可活动；嵌于眼球壁之异物，因多伴有周围出血、水肿，呈强回声光斑，周围为弱回声裂隙环绕，且异物后多伴声影。采用图像后处理可进一步确定异物与眼球壁的关系，选择最佳图像冻结，降低增益，当眼球壁回声刚要消失尚未消失时，异物所在位置显示十分清楚。或从低增益开始，逐渐提高增益，在眼球壁回声刚出现时观察。辅以A超，异物呈高波峰，其后眶组织波峰降低。另外在超声下还可采用眼球转动试验或后运动试验观察异物与周围组织关系。出现异物回声时，嘱患者先转动眼球，当停止转动后异物回声仍活动为阳性。玻璃体内无机化包裹异物，后运动试验多为阳性，眼球壁异物则无后运动。

虽然A/B超眼科超声检查在眼内异物诊断、定位、定性等方面有独到之处，能显示各种金属异物，而且对X线无法显示的非金属异物大多也能显示，同时这种检查不受屈光间质浑浊影响。但这种检查也有其局限性，对晶状体后囊平面之前区域内的异物，不易发现异物，而且在外伤早期，特别是眼球伤口未完全闭合前，检查操作有增加眼内感染、眼内容脱出的风险，要慎重采用。同时，A/B型超声对检查者要求较高，对一些特殊的和不典型的图像需仔细分辨，分析判断，必要时结合CT和X线检查，以提高诊断的准确率，更好地指导手术。

4. UBM　UBM是20世纪90年代发展起来的眼科超声影像学检查方法，是一种检查眼前段的高分辨率超声生物显微镜。具有分辨高、实时、非干扰、定量等特点，可在活体上清楚观察到眼前段结构。UBM的频率可以通过更换探头的频率来实现。应用50MHz的换能器，测量精度高达25μm，穿透深度5mm。UBM可以清晰地显示眼前段结构，包括角膜、前部巩膜、前房、房角、虹膜、晶状体、睫状体、前段玻璃体，因此，十分有利于眼前段异物及其并发症的发现，弥补B超不足。对于眼前段及睫状体或近睫状体异物，尤其是裂隙灯和检眼镜下看不到的后房、睫状体部、前段玻璃体的异物，UBM能够及时、准确发现异物，同时了解眼内并发症情况，具有非常重要的临床价值。同时，UBM检查简单、无创伤、可重复、无辐射，不受屈光间质、异物性质的影响。

眼前段异物存在时，UBM检查表现为所在组织内强回声光点和/或光斑，后伴声影。异物大小不同，光点或/和光斑大小也不同，增益降到60dB时光点和光斑仍清晰可见。金属异物多为强回声光斑，其后伴声影；非金属异物为强回声光斑，其后部组织多不显影，表现为阴影状。准确掌握眼内异物UBM超声图像特征，对诊断眼内异物存在与否具有重要的参考价值。

UBM不仅可显示眼前段异物的形态特征，而且对异物的大小可进行精确的测量及定位，UBM最佳适应证是其他检查阴性而怀疑眼前段微小异物的病例（图44-3-2）。UBM可以清晰显示晶状体周边部、睫状体及后房等常规眼科检查无法显示的"盲区"，对眼前段的异物可进行精确的定位和大小测量，指导手术入路和术式。当异物位于后房、睫状体、晶状体赤道部以及玻璃体基底部时，UBM的价值更为明显。但由于UBM穿透力弱，不能检查眼后段结构，且检查时需要多个方向进行，否则容易漏诊。

5. X线摄片法　随着CT的普及，X线摄片法诊断眼内异物的应用越来越少，但在经济落后地区，该方法仍然经济、便捷、实用。用X线摄片法诊断眼内异物，一般拍摄头颅和眼球的侧位片及正位片，从平片上可以确定有无异物及其大

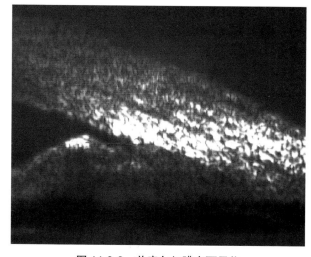

图44-3-2　前房角虹膜表面异物

小、形状和大致的位置。

6. CT检查　CT有较高的分辨力，可查出密度较低的眼内异物，且可同时显示出眼球壁的轮廓，是目前临床工作中应用较多和效果较好的方法。

7. MRI检查　磁共振成像（magnetic resonance imaging，MRI）是断层成像的一种，它利用磁共振现象从人体中获得电磁信号，并重建出人体信息。MRI重建出的人体图像较CT更为清晰。对于眼内植物性异物显示为无信号条块影，而且能与其周围的脓液、肉芽、瘢痕、眶内正常组织清晰区分开，因此，对可疑性植物、塑料异物，首选MRI检查。但是，磁性异物在磁场内会发生移动，造成二次损伤，因此，磁性异物，特别是大的磁性异物，应禁用MRI检查。

8. 化学分析法　临床上很少应用。对可疑异物，用房水的化学分析法确定眼内异物的性质，如利用铁、铜异物进入眼球后可使眼组织和房水中铁、铜含量增高的特点，来判断异物的性质，以确定眼球内有无铁或铜异物。也可用铜离子导出的方法，将导出液作为样本，再用光谱仪测定其铜浓度。

（金学民　万光明　崔红平）

参 考 文 献

1. 张效房. 眼内异物定位与摘出. 北京：人民卫生出版社，1976：4.

2. 张效房，杨景存. 机械性眼外伤. 郑州：河南科学技术出版社，1987.89-240.

3. 闻祥根. 晶体异物56例分析. 中华眼科杂志，1983，19：74.

4. 杨士长. 前房异物122例临床分析. 中华眼科杂志，1985，21：88.

5. 李凤鸣. 眼科全书. 北京：人民卫生出版社，1996，95-99.

6. 张效房，杨进献. 眼外伤学. 郑州，河南医科大学出版社，1997，521-524.

7. 张春杰. X线、B超、CT和MRI在眼内异物诊断中应用价值的评估. 眼外伤职业眼病杂志，2009，31（8）：561-564.

8. 魏炜. 眼内异物B型超声检查临床意义探讨. 眼外伤职业眼病杂志，2009，31（6）：468-469.

9. 林红，周占宇，牛膺筦，等. 眼内异物的B型超声扫描诊断分析. 眼外伤职业眼病杂志，2003，25（1）：10-12.

10. 高翔，李梓敬，曾鹏. 眼内异物的影像学诊断分析. 影像研究与医学应用，2018，2（17）：65-66.

11. 郝晓艳，王鲜. 眼内铁质异物并铁质沉着症的临床分析. 中国临床新医学，2010，3（2）：133-135.

12. 郭娟，郭波，陈晓明. UBM在眼外伤眼前节异物诊断中的应用. 眼科研究，2005，23（1）：99.

13. 蔡小于，林振德，黄晶晶，等. 眼前段异物的超声生物显微镜图像特征及其诊断价值. 中山大学学报（医学科学版），2006，27（z2）：159-161.

14. Thorpe HE. Foreign bodies in the anterior chamber angle. Am J Ophthalmol，1966，61：1339.

15. Duke-Elder S，Mac Faul PA. System of ophthalmology. Vol 14. London：Kimpton，1972. 565-613.

16. Haik GM，Coles WH，Mefetnige EM. Intraocular injuries. Philadelphia：Lea &Febiger，1972.85-115.

17. Singleton BJ，Hersh PS，Kenyon KR. Eye trauma. St Louis：Mosby Co. 1991：226-235.

第四十五章　眼内异物定位

　　眼内异物确诊之后，还要进行眼内异物定位（localization of intraocular foreign body）。约有80%的异物位于眼后段，位于眼后段的异物以及一些位于虹膜后、睫状体平坦部或视网膜极周边部等不易视及的异物，手术摘出较为困难。同时，大多数眼后段异物还合并眼部并发症，如晶状体浑浊及玻璃体浑浊等，使手术治疗更为棘手。要想顺利地摘出上述眼内异物，清除浑浊的屈光间质（如白内障摘出术、玻璃体切除术）或借助一些辅助技术（如眼内窥镜系统）使异物可见是较为理想的方法。然而，当以前这些方法还不很成熟或处于探索初期，大部分眼内异物必须应用后径（外路）摘出法，所以准确的眼内异物定位极为重要。近些年来，随着玻璃体切除手术的广泛开展，以及现代玻璃体切除技术的日臻完善，大多数眼内异物的直视摘出已成为可能，因此，眼内异物的精确定位变得不那么重要。但是，掌握各种不同的术前定位方法，仍是眼科临床医师需要的，何况还有少数眼内异物仍须采用后经摘出法，特别是对于在边远和欠发达地区，玻璃体切除手术开展较少的基层医院，眼后段的异物术前必须进行准确的定位。一些牢固嵌入眼球壁及被机化组织包裹固定的异物，仍须经巩膜摘出，术前和术中定位必须力求准确。

　　准确的定位是异物得以摘出的重要保证，也是手术后保持和恢复视觉功能的必要条件。眼内异物摘出的目的不仅在于将异物摘出，而更重要的是为了在异物摘出后，最大限度地保持和恢复视觉功能。定位愈准确，术中眼球的损伤就愈小，术后视力情况就可能愈好。

　　处理眼内异物的眼科医生，必须熟悉眼内异物的各种必要的定位方法，掌握其适应范围和正确的实施方案。在每次手术之前，应选用一种或数种定位方法，务必得出一个准确的定位结果，才能求得手术的成功和视力的恢复。

　　本章所述的定位方法有检眼镜定位法、X线定位法、CT定位法、磁共振成像定位法、超声定位法等，其中以CT定位法和超声定位法最为常用。均选其中临床上较常用的方法加以介绍。

第一节　检眼镜定位法

　　后部眼球内的异物，凡用检眼镜能看到的都可以用检眼镜定位法（ophthalmoscopic localization of intraocular foreign body）直接测出异物的经线位置和前后位置，以及异物和眼球壁之间的距离。对漂浮于玻璃体内的异物，还可以观察其活动范围。此外，一般说来，检眼镜定位法不受异物性质和体积大小的限制，也是其可取之处。在定位之后可考虑进行磁性试验，以了解异物有无磁性、磁性大小和异物被固定的程度。

但是，眼球外伤后大多发生屈光间质的浑浊，如外伤性白内障、玻璃体积血或浑浊以及角膜浑浊等。浑浊重者常无法用检眼镜看到或看清异物。位于后房或睫状体内的异物，以及埋入眼球壁内的异物，则更不可能为检眼镜所发现。检眼镜所测出的异物的经线和距离，是由计算或对比所得的结果，不是直接量出的数字，其精确性也较 X 线摄片和 CT 定位为差。这些都是其不足之处。不过，检眼镜定位法简单易行，不需特殊设备，省人力，省时间，又不增加患者痛苦，所以在某些病例，作为主要的或辅助的定位方法，还是有其重要意义的。

一、定位方法

眼内异物的检眼镜定位的方法，和视网膜脱离时裂孔的定位方法大致相同。常用的有对比定位法、视野计定位法和玻璃体漂浮异物定位法。分别介绍如下：

（一）对比定位法

对比定位法是以视盘的直径作为测量的尺度，进行对比测量（图45-1-1，图45-1-2）。瞳孔充分扩大后，用检眼镜检查眼底。如异物位于后极附近，则测量其与黄斑中心凹之间的距离相当于几个视盘直径。视盘的直径约为 1.5mm，如异物距锯齿缘较近，则测量与锯齿缘之间的距离。然后还要确定异物所在的经线，以时钟方向表示。检查时以用间接检眼镜或全视网膜镜检查为好，因所见范围较大，常可同时看到异物和视盘，便于对比，而且也易于看到锯齿缘。但对极小的异物，还可用直接检眼镜检查，因放大倍数较大，易于看清异物及其与周围组织的关系。

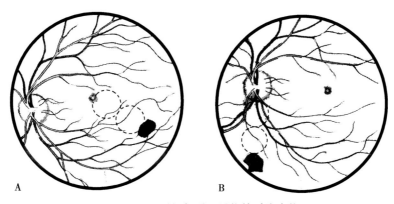

图 45-1-1　后极部附近异物的对比定位

A. 左眼，异物在后极（黄斑）颞下方 2 个视盘直径（约 3mm）处；B. 异物位于视盘下方 2 个视盘直径处

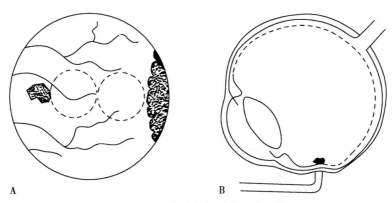

图 45-1-2　周边部异物的对比定位

A. 检眼镜定位：周边部的异物，测量与锯齿缘的距离；B. 巩膜压陷法：通过巩膜压陷可在检眼镜下看到锯齿缘

锯齿缘在检眼镜下通常不易看到。可用巩膜压陷法。锯齿缘附近极细小的异物，也可再用裂隙灯三面镜或全视网膜镜检查，作为辅助的方法。

各象限角膜缘与锯齿缘的距离是（弧线距离，单位为 mm）：

鼻侧 6.6，颞侧 7.9，上方 7.4，下方 6.8。

应将所测得的异物和锯齿缘之间的距离，按不同的象限加上此数字，即为异物与角膜缘间的弧线距离，以便手术时自角膜缘向后测量。

（二）视野计定位法

以手持式小型视野计放在患者眼前，使患眼恰在视野计的圆心，并向弧臂中心的注视点注视。遮盖另眼，检查者以直接检眼镜按通常检查眼底的方法进行检查。看到异物后，将检眼镜移远，继续观察异物，并使异物保持在检眼镜视野的中心。旋转视野计的弧臂，当弧臂恰遮住检查者的视线时，弧臂所在的经线的另一端，即为异物所在的经线。检眼镜灯光所照的弧臂上的刻度则代表异物所在的纬度（图 45-1-3）。

经纬度的换算方法：

经度不需特别换算，左、右眼相同，均以左侧水平方向为 0°，由此开始，逆时钟计算（图 45-1-4）。

经线与时钟方向的关系是：

左侧水平方向	3 点	0°（或 360°）
正上方	12 点	90°
右侧水平方向	9 点	180°
正下方	6 点	270°

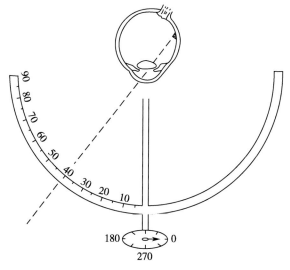

图 45-1-3　检眼镜定位之视野计定位法示意图

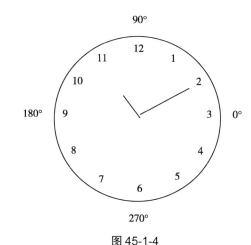

图 45-1-4

经线角与时钟位的关系：以 3 点位为 0°，反时针方向计算

纬度的换算系将角度换算成角膜缘后的距离。换算的方法有多种，其中杨沛霖的换算方法，是参照我国人眼球的常数，充分考虑到眼球表面前后各部分弯曲度的不同，并考虑到结点角的特点。所以此法精确合理，又符合我国的临床实际（表 45-1-1）。

表 45-1-1 中所列出的弧长和弦长，均指垂直经线上的距离。关于 γ 角的校正折算，杨氏也提出了合理的方法。不过为简便起见，可按 γ 角的平均数 5° 计算，即鼻侧水平经线上按实际测得的纬度减 5° 进行换算，颞侧则加 5° 换算。例如鼻侧水平经线上的异物，测得其纬度为 60°，则按 55° 查表；而颞侧的 60°，则按 65° 查表。至于垂直经线和水平经线之间的异物，则可在两数字之间适当增减即可。

此换算方法，是以正视眼为主的，而眼轴的长度常因屈光状态的不同而有变化。尤其是高度近视的眼球，其变化更大，故应进行折算。方法是：

近视 10D，弧长乘以 1.16

近视 15D，弧长乘以 1.25

近视 20D，弧长乘以 1.33

表 45-1-1　维度与距离的关系（ 杨沛霖 设计 ）　　　　　　　　　　长度单位: mm

Ø（交角）	弧长	弦长	垂距（张效房）	轴距（包廷钊）
0°	30.9	22.63	21.94	0
5°	29.47	22.22	21.85	1.43
10°	28.05	21.76	21.59	2.83
15°	26.63	21.21	21.17	4.18
20°	25.21	20.58	20.58	5.46
25°	23.81	19.88	19.85	6.66
30°	22.42	19.12	18.99	7.75
35°	21.05	18.3	18.02	8.72
40°	19.69	17.44	16.96	9.56
45°	18.36	16.52	15.82	10.26
50°	17.05	15.57	14.64	10.82
55°	15.77	14.59	13.42	11.23
60°	14.52	13.6	12.2	11.54
65°	13	12.59	10.99	11.64
70°	12.11	11.57	9.8	11.65
75°	10.96	10.56	8.66	11.55
80°	9.84	9.55	7.56	11.5
85°	8.77	8.56	6.53	10.04
90°	7.73	7.59	5.56	10.66

另有一种折算方法，即按每一屈光度的近视，弧长增加 0.012 倍；每一屈光度的远视，弧长减少 0.012 倍。

（三）漂浮异物的定位

玻璃体内的异物，如未固定在眼球壁上，则有时可随体位的改变或眼球的转动而漂浮移动。这样的异物，如术前未按漂浮异物进行定位，则在手术时异物可能因重力关系而移动位置或远离眼球壁的切口，往往使手术遇到困难。

漂浮异物定位的步骤是：

1. 判断异物和眼球壁之间有无距离　在用直接检眼镜检查时，如发现视网膜上有异物的投影，则说明异物与眼球壁（视网膜）之间有一定的距离；当改变检眼镜的投照方向时，阴影大多随之移动。移动越快，说明异物距眼球壁愈远。这在充分扩大瞳孔后易于看到。

2. 测定异物与眼球壁间距离的大小　用直接检眼镜检查，细心旋转镜片盘，分别观察异物附近的视网膜和异物的表面，均选用所能看清的最低的凹透镜或最高的凸透镜。可由看清视网膜和看清异物时所用的镜片度数之差，计算二者间的距离。按每 3D 之差相当于 1mm 的近似值来计算。例如看清视网膜所用的最低凹透镜为 −2D，看清异物表面的最高的凸透镜为 +4D，则异物的前表面距视网膜为 6D，即大约 2mm。

3. 了解异物活动的幅度　在检眼镜看清异物后，让患者转动眼球，以观察异物是否活动，以及活动的方向和范围。先让眼球转向一侧或上、下方，然后急速转回原位。开始时作小角度的转动，以后再逐渐作大角度的转动。以眼底的标志如视盘、黄斑、血管以及出血点或瘢痕等，作为对照，确定异物向各个方向活动的范围。

4. 了解在何种体位时异物最适于手术　对于活动幅度较大的异物,可改变体位进行检查。分别采取坐位、仰卧位、左侧卧位、右侧卧位、俯卧位、头低位,以及结合眼球向上、下、左、右转动,一一测出异物的位置,以便确定在何种体位时,异物与眼球壁间的距离最远或最近。特别是了解何种体位时异物最接近睫状体平坦部,或接近无晶状体眼的瞳孔区。这样检查的目的是提供在异物摘出术时选择切口位置、体位和眼位的依据。对磁性异物而言,磁铁吸力的大小与异物和磁铁距离的立方成反比,即距离 2mm 时的吸力仅及距离 1mm 时的吸力的 $1/2^3$ 即 1/8。如采用后经摘出术,须使磁性异物与平坦部的切口接近,才易于摘出。对非磁性异物而言,考虑异物钳便于到达,和减少损伤视网膜的可能性。如采用前径摘出术,则考虑采取易看到和易于到达异物的体位。

二、磁性试验

用检眼镜或其他方法直接查到的异物,可进行磁性试验。磁性试验的目的在于:了解异物有无磁性及磁性的大小;了解异物是否固定及固定的程度。

(一)磁性试验的方法

一般眼内异物用间接或直接检眼镜检查,前房角的异物用前房角镜或超声生物显微镜(ultrasound biomicroscope,UBM)检查。检查者看清异物后,助手以电磁铁进行试验。先用平衡微型磁铁试验,磁头尖端正对异物,距眼球 10mm,持续观察异物,如不移动,则磁头逐渐接近眼球,直至异物移动。或手持电磁铁,磁铁尖端指向异物,距眼球 10cm。反复开关 3 次。如在接通或关断电流时异物有移动,则为阳性,应即停止试验。如异物完全不动,则可将电磁铁稍移近,再开关 3 次。如仍为阴性,则再稍移近。每次移近 2~3cm。最后磁头可接触球结膜或眼睑。如异物仍不动,则可暂定为阴性。此时,或可换用巨大电磁铁,如上法由远移近并逐渐加大磁力以试之。磁性试验必须在保持直接观察到异物的情况下进行。当用平衡微型磁铁进行试验时,可采用摆动磁铁头的方法,当磁头正对异物时,相当于电磁铁的开启状态,磁头方向摆向一侧时,相当于电磁铁的关闭状态。

(二)阳性的表现

磁性试验时,异物稍有移动,即为阳性。玻璃体内漂浮的磁性异物,其移动大多极为明显,移动幅度较大。视网膜上的磁性异物,移动的方式有摆头(点头)、旋转、纵向移动等(图 45-1-5)。

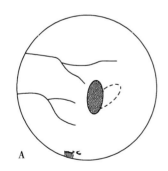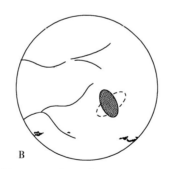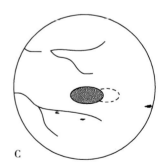

图 45-1-5　视网膜异物的磁性试验
A. 摆动"点头";B. 旋转;C. 纵向移动

(三)阴性结果的判断

异物完全不动,是为阴性。阴性结果有下列几种可能:

1. 异物为非磁性。

2. 异物固定　异物虽为磁性但刺入眼球壁较深且较牢固;或由于存留时间较久由于其周围的组织反应而形成大量的机化物,将异物包绕而固定在巩膜上。这样的异物,可以显示为阴性。

3. 异物体积小或异物为磁性较弱的金属或合金。

凡磁性试验为阴性的异物,手术时均不易被电磁铁吸出,宜采用非磁性异物的手术方法,玻璃体内的异物采用经玻璃体异物钳夹取法,固定于眼球壁的异物采用方格定位摘出法较好。

第二节　X线摄片定位法

眼内异物的X线定位法（X-ray localization）的历史已超过百年，因其定位较为准确可靠，而且不受眼的屈光间质浑浊的影响，所以目前仍有其应用价值。但对能透过X线的异物，常不宜用X线定位，极细小的金属异物也不易显影。

眼内异物的X线摄片定位法，最早的是Davidson（1898年）和Sweet（1897年，1909年）所设计的X线几何学定位法。以后，Norman（1915年）设计了角膜缘标记的直接定位法，系以一金属环固定于角膜缘作为标记。此法测量和计算均较为简单，减少了定位的误差，提高了准确性。此外，Comberg采用接触镜和巴尔金（балтин）采用铝制定位环把金属标记置于角膜缘，也都属于直接定位法。Vogt所用的无骨摄片法，可对眼球前部的异物，特别是其他方法不易显影的过于细小或密度较低的异物进行定位。

我国1949年以来，各地眼科和放射科工作者先后设计应用了许多效果良好的定位方法，其中主要的有接触镜定位法、简易立体定位法、三角函数定位法、薄骨定位法、吸附定位器定位法、方格定位法、以及各种定位校正方法等。我国各地广大眼科和放射科医务工作者运用这些定位方法，不仅增加了应用的便利，减少了患者的痛苦，而且还大大提高了异物定位的准确性，从而提高了摘出手术的成功率，同时也减少了手术所造成的眼球损伤，提高了术后视力恢复的效果。

以下分别介绍几种临床上较常用的X线定位方法。

一、X线直接定位法

眼内异物X线定位方法中，眼科临床上大多采用直接定位法。由正位及侧位照片上直接测量出异物位置的定位方法，称为X线直接定位法（direct method of X-ray localization）。

通常是在角膜缘放置一金属标记，拍摄眼球的正位片及侧位片。在这些照片上直接进行测量。根据异物与角膜缘之间的关系，而确定异物所在的经线、异物与矢状轴之间的距离以及异物与角膜缘之间的距离。

本法的优点是技术简单、易于测量、不需特殊设备，而且误差一般较小，所以一向被广泛采用。但本法系以标准眼球推算异物的位置，不能完全适合不同大小的眼球，为其不足之处。而且正位片上常可出现一些经线误差，侧位片上也可出现距离的误差。必要时还需再摄垂直位片来加以校正或用其他方法进行校正。

在X线直接定位法中常用的是角膜缘环形标记定位法，或称铅环定位法，介绍如下：

（一）角膜缘环形标记定位法（铅环定位法）

1. 标记位置　所用标记即角膜缘定位环，是由铅、银、不锈钢或其他合金的细丝制成的圆环。在环的接口处要有明显的标志或留一缺口，使之在照片上能被认出。为了适应不同大小的角膜，一般可制成直径为10.0mm、10.5mm、11.0mm、11.5mm、12.0mm等数个，以11.0mm者最为常用。

放置定位环时，先按一般外眼手术常规消毒。患眼滴表面麻醉剂滴眼液。将定位环缝合于角膜缘处的球结膜上。缝时使环的接口处位于左下象限。通常在3时和9时两个部位各缝1针。结扎要稍紧，务必使定位环牢固固定，并使环的各部紧密地贴附于角膜缘。必要时可于6时处加缝1针。

若眼球有新鲜外伤不适于缝合定位环时，可采用手持定位环法。为避免缝线所造成的痛苦，亦可采用接触镜、吸附接触镜、或其他放置定位环的方法。郑州大学第一附属医院眼科设计了一种带有指示杆的吸附接触镜式定位器，定位器由有机玻璃制成，相当于角膜缘处嵌入了一个细金丝的定位环，既可以吸附于角膜，也可以缝合于角膜缘，其正中有一金属指示杆，与定位环平面垂直，杆长20mm，直径2mm，此杆在投照时和读片时均甚有用（图45-2-1）。

2. 投照方法　投照方法的正确与否，直接关系到异物定位的准确性，故应加以注意。通常只摄正位片和侧位片即可，有时还需要再摄垂直位片才能准确地测量出异物的位置。

（1）正位：正位投照一般采用后前位。患者俯卧于检查台上，头颅矢状面与台面（或片匣）垂直，头稍上仰，使听眦线与台面成45°角，以避免颞骨岩部和眼眶投影重叠。患者向台面垂直注视（图45-2-2），即眼球矢状轴位于垂直方向。如用带有指示杆的定位器时,则观察指示杆的方向,指示杆垂直于台面时,则说明患眼位置是正确的。

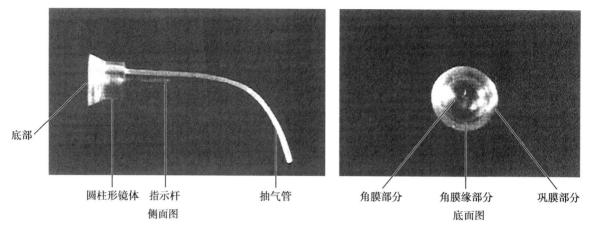

底部

圆柱形镜体　指示杆
侧面图

抽气管

角膜部分　角膜缘部分
底面图

巩膜部分

图 45-2-1　吸附接触镜式定位器
（抽气用橡皮球图中未显示）

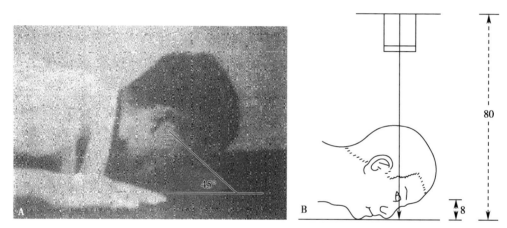

图 45-2-2　正位（后前位）投照方法

A. 患者俯卧,头稍上仰,听眦线与台面成 45° 角,患者向下方垂直注视;B. X 线中心线与患眼的矢状轴一致,与胶片垂直,靶 - 片距离与眼 - 片距离之比为 10∶1

　　X 线球管垂直放置,即由上向下垂直投照。使 X 线中心线与患眼的矢状轴一致。球管的距离也很重要。应使靶 - 片距离与眼 - 片距离之比为 10∶1。当患者的头和眼的位置摆好后,测量患眼（角膜缘）与胶片的距离。按此距离的 10 倍安置球管与胶片的距离。投照时最好通过滤线器,以使异物形象较为清晰。

　　前后位投照。有时为了易于使眼球保持正确位置,可作前后位投照。患者俯卧于检查台上,头颅矢状面与台面垂直,头稍后仰,下颌抬起,使听眦线与台面成 45° 角。让患者垂直向正上方注视,即矢状轴位于垂直方向。位置摆好后,测量眼 - 片距离。球管自上方向下垂直投照,使 X 线中心线与患眼的矢状轴一致。距离的安排是靶 - 片距离与眼 - 片距离之比为 5∶1 或 4∶1（图 45-2-3）。

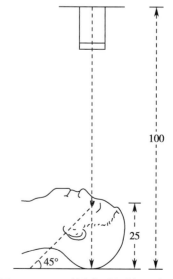

图 45-2-3　正位（前后位）投照方法

患者仰卧,头稍后仰,听眦线与台面成 45° 角,X 线中心线与患眼的矢状轴一致,与胶片垂直,靶片距离与眼片距离之比为 4∶1

投照时,眼球的位置和球管投照的方向均极重要,拍摄正位片时,常因眼球的少许偏斜而造成明显的定位误差。所以必须保持眼球的正确位置,不使发生偏斜。并使 X 线中心线通过眼球的中心,并与其矢状轴一致。

（2）侧位：患者侧卧于检查台上,头侧放,患侧贴近台面（或片匣）,头颅矢状面与台面平行（图 45-2-4）。双眼水平注视,即使角膜缘平面与台面垂直。如用带指示杆的定位器,则由患者头侧观察,使指示杆与台面平行即可。位置摆好后,测量眼球（角膜中心）与胶片的距离。

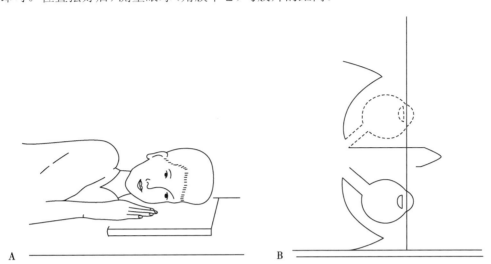

图 45-2-4　侧位片投照方法
A. 向患侧侧卧,患眼向前方水平注视；B. X 线中心线与角膜平面一致,与眼球横轴平行,靶片距离与眼片距离之比为 10:1

X 线球管垂直放置,使 X 线中心线与角膜缘平面相一致,与眼球的横轴相平行。按理 X 线应通过异物或眼球的中心,但在摄片时,只能看到角膜缘,由于靶片距长达 100cm 左右,偏斜角很小,影响不大。调整球管距离使靶片距离与眼片距离之比为 10:1。

（3）垂直位：由于拍正位片时,特别是后前位投照时,眼球位置易发生偏斜而在定位片上出现经线的误差,尤其是近后极部的异物,往往出现较大的经线误差和异物与矢状轴距离的误差,故必要时可加拍垂直位片,以便用侧位片和垂直位片来校正正位片上的误差。投照方法如下：

患者俯卧于检查台上,头向上仰,颏部前伸且紧靠台面（或片匣）,使听眦线与台面约成 30° 角。双眼向前平视（图 45-2-5）。此时,如用带指示杆的定位器,则可由患者颞侧观察,使指示杆与台面平行。然后测量患眼与胶片的距离。

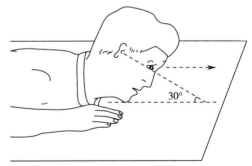

图 45-2-5　垂直位投照方法
患者俯卧,头尽量上仰,听眦线与台面成 30° 角,向正前方水平注视,X 线中心线与患眼垂直轴一致

X 线球管垂直放置,使 X 线中心线通过角膜缘平面,与眼球垂直轴平行,调整球管距离使靶片距离与眼片距离之比为 10:1,也可为 5:1 或 4:1。

摄片完毕,立即冲洗胶片阅读。如投照结果满意,不需重拍时,可将定位环或定位器拆除。

3. 测量方法　为了确定异物在眼球内的具体位置,除了拍摄准确的定位片外,还必须应用正确的测量技术。兹介绍两种不同的测量方法：

（1）定位测量器测量法：定位测量法系使用眼内异物定位测量器测量异物的位置。可在正位、侧位和垂直位照片上测量。此法简单易行,便于掌握,而且也比较准确,是临床上常用的方法。所用的眼内异物定位测量器有各种类型,各有其所长。郑州大学第一附属医院（原河南医科大学一附院、河南医学院一附院）于 1965 年设计了一种测量器,由透明胶片制成,测量时只需与 X 线片重叠即可,临床应用比较方便。

此定位测量器包括三个部分，以便分别测量正位、侧位片，其中间部分用以测量不同比例的照片（图45-2-6）。测量器已将放大率包含在内，如左侧每一个环之间的间隔和右侧每一方格的长宽，均代表1mm，实际上是1.11mm，已把放大率包含在内，所以测量时不必考虑放大率的问题。

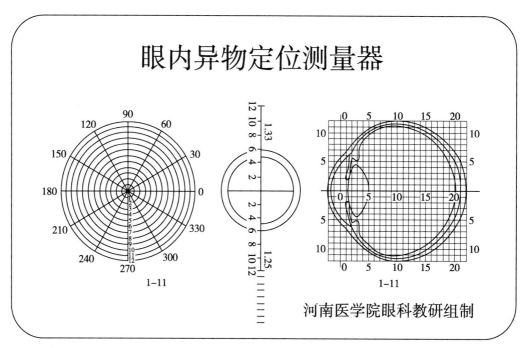

图45-2-6　眼内异物定位测量器

定位测量器由透明胶片制成，测量时将其与X线片重叠即可。右图用以测量侧位片。两环之间的距离和小方格值代表1mm，实际上均为1.11mm，即已将靶片距离与眼底距离的10∶1放大率包含在内，中间的图用以测量5∶1和4∶1的X线片

1) 正位片的测量：如投照时位置正确，则X线正位片上定位环的投影应居于眼眶影的中心，且为正圆形（图45-2-7）。指示杆的投影为一直径2mm的正圆形点，位于定位环投影的中心。测量时，将异物定位测量器重合于照片上，使测量器的正面图的圆环与照片上的定位环投影相一致。即可测出异物所在的经线和异物与矢状轴的距离。

经线的测量，可由异物所在处测量器经线所标的数字直接读出，并计算出相当于时钟几点几分的位置。

异物与矢状轴的距离，可由异物所在处测量器圆环所标的数字直接读出。测量器正面图的每一圆环代表1mm，最外的一个圆环代表12mm，此图是按1.11倍的放大率绘制的（校正因数为0.9），所以测量靶片距离与眼片距离之比为10∶1的照片，就不必再行换算，直接读出数字即可。

如前后位照片的靶片距离与眼片距离之比不是10∶1，而是5∶1或4∶1时，则其放大率分别为1.25倍和1.33倍，校正因数分别为0.8和0.75。测量时则须用测量器中间的竖标尺。方法是：先将竖标尺的圆环重合于定位环的投影，然后使竖标尺有相应的放大率的一端通过异物，即可测出。

对较小的异物，由异物的中心测量即可；如异物较大，则应测量其长径的两端，以便全面地考虑异物的位置。在侧位片和垂直位片的测量时，亦应如此。

2) 侧位片的测量：如投照时位置正确，则侧位片上定位环的投影应成一条直线（图45-2-8）。此直线即代表角膜缘平面。用异物定位测量器直接测量异物至该直线的垂直距离，即为异物距角膜缘平面的垂距。其方法是：将测量器的侧面图重合于照片上，使图中相当于角膜缘的直线（零线）与定位环投影相重合，则由异物所在的位置，看出异物与角膜缘平面的垂直距离。测量器的侧面图中每一小方格的长、宽均代表1mm。此图也是按1∶11倍的放大率绘制的，所以也不必再进行任何换算，直接读出数字即可。

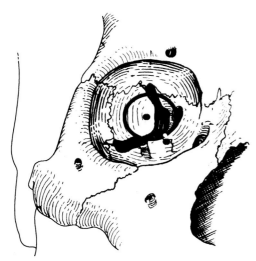

图 45-2-7　应用接触镜式定位器所拍的正位片
投照时眼球无偏斜，指示杆投影为一圆点

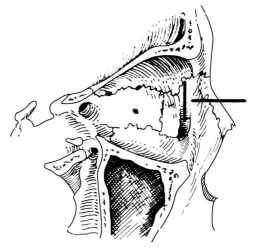

图 45-2-8　应用接触镜式定位器所拍的侧位片
指示杆投影与眼球水平面一致

　　此外，为了校正正位片之用，还应测量侧位片上异物与眼球水平面的垂距。为此目的，还要测量异物位于眼球水平面的上方或下方，以及与水平面的距离。

　　3）垂直位片的测量：如投照时位置正确，则垂直位片上定位环的投影应成一条横的直线（图 45-2-9）。垂直位片上的测量方法，基本上与侧位片的测量方法相同，亦用测量器的侧面图进行测量。

　　由垂直位片上所测得的异物与角膜缘平面的垂直距离，可与由侧位片上所测得的该距离互相对照，两者应完全相等。这是拍摄垂直位片的一个次要目的，但是主要目的并不在此，而在于测量出异物与眼球矢状面的关系，即测量异物位于矢状面的颞侧或鼻侧，及其与矢状面的距离。

　　在拍摄垂直位片时，如果靶 - 片距离与眼 - 片距离之比为5：1 或 4：1，则其放大率为 1：33 或 1：25。与正位片的测量方法相同，要用测量器中间的竖标尺进行测量。

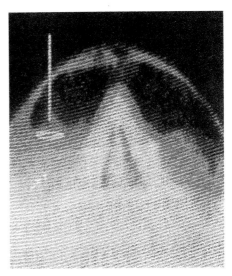

图 45-2-9　接触镜式定位器的垂直位片
指示杆投影与眼球矢状轴一致

　　（2）作图测量法：如手边无眼内异物定位测量器，也可通过在 X 线片上的几何学作图，然后用量角器和直尺直接测量出异物的位置。具体方法介绍如下：

　　正位片的作图，通过额骨鸡冠和鼻中隔（注意鼻中隔是否弯曲）画一直线，以此线作为垂直基线，作垂直基线的垂线，使之通过定位环投影的圆心，即为该圆的横径，连接异物和圆心作一直线（CF），即为异物所在的经线（图 45-2-10）。

　　异物与矢状轴的距离，即图中 CF 的长度，可用直尺直接量出，然后按照照片的放大率进行换算，即为其实际距离。例如照片的放大率为 1.11 倍时，所量出的距离为 11mm，其实际距离应为 10mm，即乘以 0.9；所量出的距离为 5mm，其实际距离应为 4.5mm。又如照片放大率为 1.25 倍时，所量出的距离为 10mm，其实际距离应为 8mm。

　　侧位片（垂直位片）的作图，先作定位环投影的中垂线，此中垂线在侧位片上相当于眼球的水平面（在垂直位片上相当于眼球的矢状面），再作异物至此中垂线的垂线，即可用直尺量出异物至角膜缘平面的距离和异物与水平面（在垂直位片上则为矢状面）的距离（图 45-2-11），然后如上法按照片的放大率进行换算，即得实际距离。

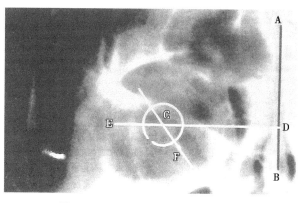

图 45-2-10　正位片的测量（作图法）

AB 为垂直基线，通过额骨鸡冠和鼻中隔的直线；DE 为 AB 的垂线通过圆心；F 为异物；∠DCF 为异物所在的经线（图中为 310°）；CF 为异物与矢状轴的距离

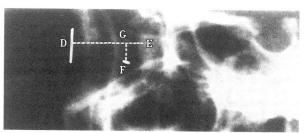

图 45-2-11　侧位片的测量（作图法）

DE 为定位环投影的中垂线；FG 为自异物（下）向 DE 的垂线；DG 为异物与角膜缘平面的距离；GF 为异物与水平面的距离

4. 记载方法　在正、侧位或垂直位片上测量之后，除用文字记载异物所在的经线、异物与矢状轴的距离和异物与角膜缘平面的距离这三个主要数字外，最好把异物在各片上的位置绘于眼内异物记录图（图 45-2-12）。

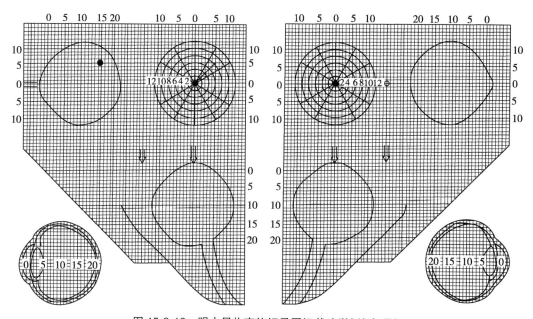

图 45-2-12　眼内异物定位记录图记载法举例（右眼）

（1）正位图上，异物位于 45°经线距矢状轴 8.5mm 处　（2）侧位图上，异物位于角膜缘后 16mm，水平面上 6mm　（3）垂直位图上，异物位于角膜缘后 16mm，矢状面鼻侧 6mm，以上各点可用直线相连接　（4）将角膜缘后 16mm，距矢状轴 8.5mm 的异物位置移绘于异物所在经线切面图上，则见异物恰位于眼球壁的内表面

此记录图由于同时供几何学定位的绘图和记录之用，所以系按 1∶1 绘制，即未计算放大率。所以记录时，还需先用异物定位测量器在 X 线胶片上测量，或用直尺测量并加以换算后方可标绘与此记录图上。

（二）定位校正方法——垂直位校正法

在定位片上有时可出现不同程度的误差。正位片的误差可由指示杆的投影不呈圆形点而为一椭圆形或长形而看出。此时，定位环的投影也不呈正圆而为一椭圆形，且不在眶缘投影的中心，而偏于一边；侧位片或垂直位片的误差，表现为定位环的投影不是一条直线，而为一或窄或宽的椭圆形。发生的原因，大多是由于摄片时患者不能充分合作，眼球位置不正，以致 X 线中心线未能与眼球矢状轴保持一致（正位片），或未能与角膜缘平面保持一致（侧位片或垂直位片）。

定位的误差是后径摘出手术失败的主要原因。为使手术易于成功，并把手术创伤减至最小限度，则必须对有误差的定位片加以校正。定位校正的方法甚多，择其简单而实用的方法，介绍如下：

垂直位校正法实施方法　是利用侧位和垂直位片来校正正位片误差的一种简单的方法。

在直接定位法的正位片上，容易出现经线位置的误差。这是由于摄片时各种原因所形成的眼球向上、下或向左、右的偏斜所致。异物距角膜缘愈远，误差愈大。后极部附近的异物，当投照时眼球有5°的偏斜，就将出现约2mm的误差。投照时眼球向上、下偏斜所造成的误差，通常用侧位片加以校正。而要校正眼球向左、右偏斜所致的误差，则须用垂直位片校正。

（1）垂直位校正法举例（一）计算法（图45-2-13）：

如果投照准确，正位片、侧位片、和垂直位片上异物位置的关系应为 $BC^2 + AC^2 = AB^2$。BC 为侧位片上异物距眼球水平面的距离，AC 为垂直位上异物距矢状面的距离。反之，如果知道异物在侧位片和垂直位片上的位置，即可推出异物在正位片上所处的位置。如图中所示，异物距矢状轴的距离为 AB，异物所在经线则为 $180° - \angle A$，$\angle A$ 可通过正切函数算出。

左眼正位片测量结果，异物 B_1 位于鼻上象限约165°经线，距矢状轴约13.5mm，异物似应在眼球外。通过定位环投影的中心 A，绘一水平线 XX' 和垂直线 YY'，分别表示眼球的水平面和矢状面，则可见异物在照片上的位置是水平面的上方3mm，矢状面的鼻侧13mm。这样的位置与侧位片和垂直位片上异物的位置都不一致。侧位片上异物 B_2 在水平面上方4mm，垂直位片上异物 B_3 在矢状面的鼻侧7mm。这说明当拍摄正位片时，眼球向颞侧并向上方偏斜，出现了较大的误差。经过用侧位和垂直位片校正的结果，异物在正位片上的正确位置应在图中 B 处，即水平面的上方4mm，矢状面的鼻侧7mm。

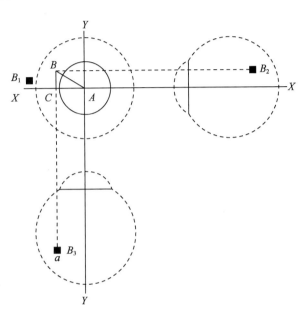

图45-2-13　校正方法举例（绘图法）

B_1：未校正时异物在正位片上的位置；B_2：侧位片上测出的异物位置；B_3：垂直位片上测出的异物位置；B：校正后异物在正位片上的位置

为了异物摘出手术的需要，还必须从正位片上了解异物所在的经线位置和异物与矢状轴的距离。这两个数字经过简单的计算即可求出：

在图45-2-13的三角形 ABC 中，已知 $BC = 4$，$AC = 7$，$\angle C = 90°$

按勾股弦定律 $a^2 + b^2 = c^2$ 计算

则：$AB = \sqrt{4^2 + 7^2} = \sqrt{65} \approx 8$

按正切函数　$\mathrm{tg}\, A = \dfrac{BC}{AC} = \dfrac{4}{7} = 0.517\,4$

查正切表：$\angle A = 29°45' \approx 30°$

由此可知，异物位于180°减30°，即150°经线，异物距矢状轴约8mm。再由侧位和垂直位片上均量出异物在角膜缘后17mm，故可知异物位于眼球壁的内表面，右上象限10时处。

（2）垂直位矫正法举例（二）作图法：

更为简单的方法是在异物定位记录图上直接绘图（图45-2-14），例如侧位片和垂直位片显示异物于角膜缘平面后17mm，水平面上4mm，矢状面鼻侧7mm。分别作经过异物平行矢状轴的直线，两者交叉于正位图上的位置即为异物在正位片上的投影。

由上例可以看出，用侧位和垂直位片校正正位片，可以获得异物在正位片上的正确位置。因而，拍摄正位片并非完全必要。特别是那些不能很好配合或正位片上异物显示不清的患者，可省去正位片，而只摄侧位片和垂直位片即可。但正位片也有其意义，即正位片上可以直观地显示异物在冠状面上的位置。

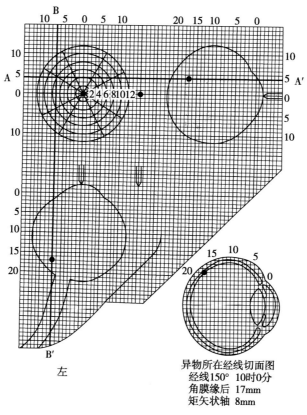

异物所在经线切面图
经线150° 10时0分
角膜缘后 17mm
矩矢状轴 8mm

图 45-2-14　矫正方法举例(异物记录图校正法)

侧位片上异物位于水平面上 4mm、角膜缘后 17mm，过此点作一水平线。垂直位片上异物位于矢状面鼻侧 7mm，过此点作一垂线。两线相交处即为正位片上的异物位置。即 150°经线，距矢状轴 8mm

　　并非每一眼内异物患者都要进行校正。对于锯齿缘以前的异物或赤道部前后较大且存留时间不久的异物，一般只拍摄正、侧位片即可。而对于近后极部的细小而较久的异物，则校正就颇为必要。当然，正、侧位片都完全标准的片子，无校正的必要。

（三）电子计算机校正计算法

　　为了使校正更为准确和迅速，设计了电子计算机校正法（localization corrected with computer）。一次运算可同时求出所需的 3 个数据，并在几秒钟之内准确无误把结果打印出来。

　　进行 X 线定位时，可采用定位环。如摄片时眼球未发生偏斜，则在正位片上除可见一异物和一圆环；在侧位片上可见一异物及一条线段即定位环的侧面投影（图 45-2-15A）。此时，异物的经向角 θ，异物与眼球矢状轴的距离 f，异物与角膜缘的距离 p，均可直接由片上量出，即可对眼内异物三维定位。

　　但是，如摄片时眼球发生了偏斜，则在正位片上出现一异物和一椭圆；在侧位片上亦出现一异物和一椭圆（图 45-2-15B）。此时，上述的 θ、f、p 三值均无法直接量出，无法于眼内三维定位异物的具体位置。为此，张效房、吴文凯和张嵩英于 1977 年创新性地设计了计算机校正的计算方法（论文发表在眼外伤职业眼病杂志 1979 年第 1 期），只需量出下述数值，眼科医师把所测的数据填入申请单中，电子计算机工作人员根据数据即可迅速而准确的计算出校正的结果[图 45-2-16（1）和图 45-2-16（2）]。

　　需要测量的数据有：

在正位片上测量：①椭圆长轴的长度 ι_1，（即定位环的直径）；②椭圆短轴的长度 ι_2；③异物 S_1 至椭圆中心的距离，即线段 O_1S_1 的长度 f_1；④ S_1 所在的经向角 Ψ（$\angle S_1O_1U$）；⑤椭圆短轴延长线的经向角 φ（$\angle OO_1U$）。

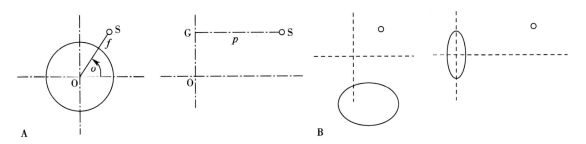

图 45-2-15　正、侧位片示意图

A. 眼位正；B. 眼位偏斜（θ 为异物所在的径向角；f 为异物与眼球矢状轴的距离；p 为异物与角膜缘平面后的垂直距离）

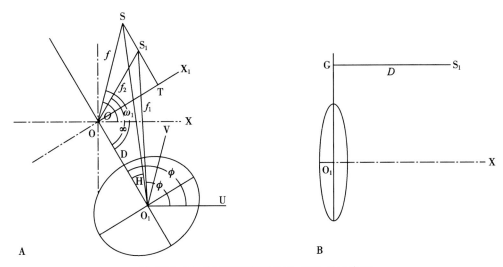

图 45-2-16　（1）眼球偏斜的正、侧位片示意图

A. 眼球偏斜的正位片；B. 眼球偏斜的侧位片

在侧位片上测量：①椭圆长轴的直径 h_1（即定位环的直径）；② 椭圆短轴的直径 h_2；③ 异物 S_1 至椭圆长轴（或共延长线）的垂直距 p_1。

所测量 ι_1、ι_2、f_1、h_1、h_2、p_1 各数值，均按 X 线片的放大率折算还原。

根据上述数值即可按已设计的程序进行计算（采用多次迭代法运算），即可求出 θ、f、p 值，准确定位异物。

计算原理简述如下：

如图 45-2-16（1），在正位片上，异物所在的额状面上矢状轴投影点，必位于椭圆的短轴（或者其延长线）上，设为 O 点。过 O 点作长轴的平行线 OX_1，此时在正位片上所见的影像 S_1，即为异物 S 在过 O 点的额状面上绕 OX_1 轴旋转 α 角后的投影，并可知 $\cos\alpha = \iota_2/\iota_1$。

从 S_1 向 OX_1 作垂线，相较于 T，延长 TS_1 至 S，使 $ST : S_1T = \iota_1/\iota_2$，则 S 即为以 O 为原点的异物在眼球偏斜的位置（即异物的实际位置）。

设：

（1）$SO = f$，$O_1S_1 = f_1$，$OS_1 = f_2$，$\angle S_1OO_1 = \omega$（$\omega > 0°$），$\angle SOO_1 = \omega_1$（$\omega_1 < 180°$）；

（2）异物与角膜缘的距离为 p，$OO_1 = d$；

（3）过 O_1 作 OS 的平行线 O_1V，设异物所在的经向角为 θ；

计算原理推演如下：

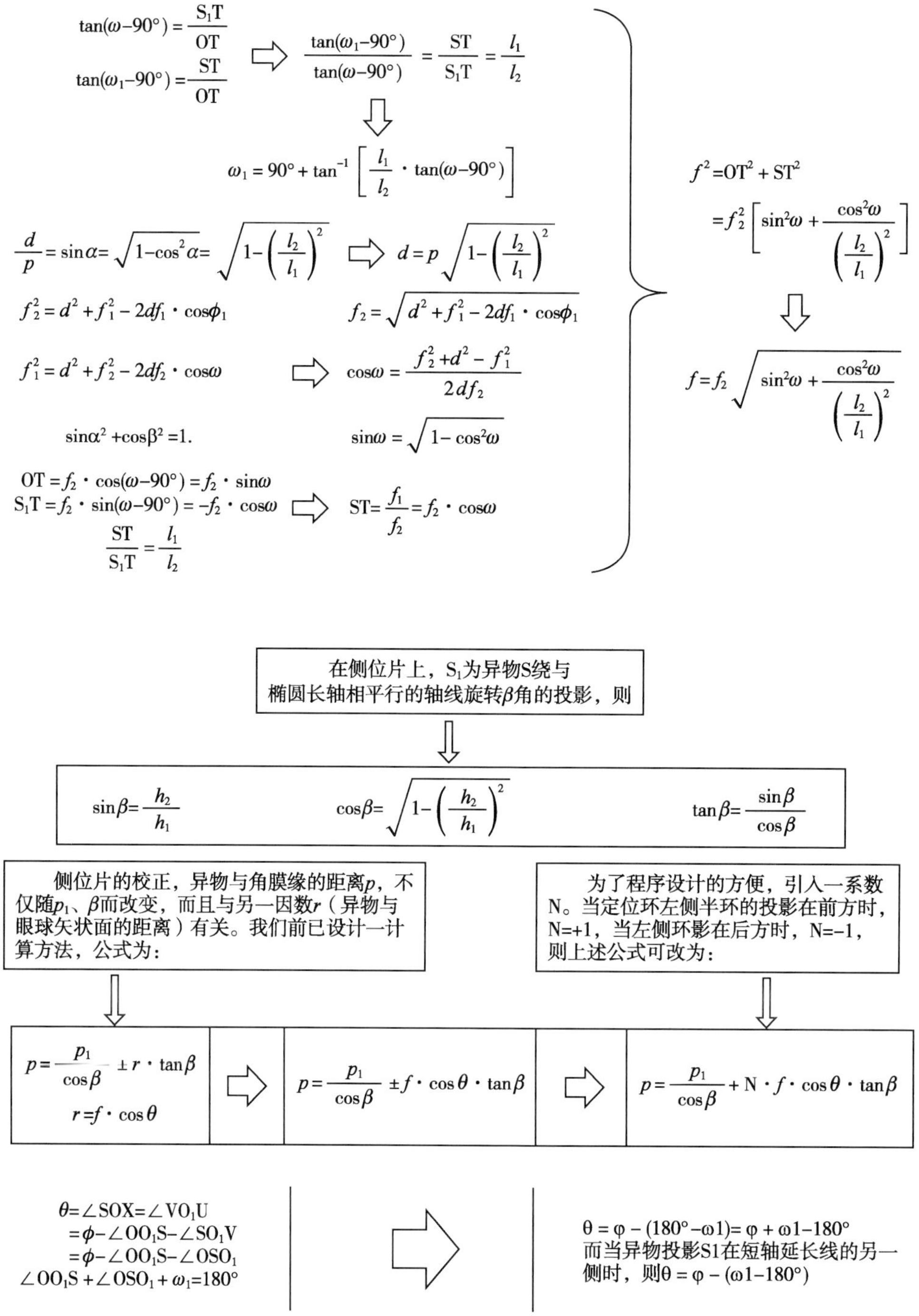

$$\tan(\omega-90°) = \frac{S_1T}{OT}$$
$$\tan(\omega_1-90°) = \frac{ST}{OT}$$
⟹
$$\frac{\tan(\omega_1-90°)}{\tan(\omega-90°)} = \frac{ST}{S_1T} = \frac{l_1}{l_2}$$

$$\omega_1 = 90° + \tan^{-1}\left[\frac{l_1}{l_2} \cdot \tan(\omega-90°)\right]$$

$$f^2 = OT^2 + ST^2$$
$$= f_2^2\left[\sin^2\omega + \frac{\cos^2\omega}{\left(\dfrac{l_2}{l_1}\right)^2}\right]$$

$$f = f_2\sqrt{\sin^2\omega + \frac{\cos^2\omega}{\left(\dfrac{l_2}{l_1}\right)^2}}$$

$$\frac{d}{p} = \sin\alpha = \sqrt{1-\cos^2\alpha} = \sqrt{1-\left(\frac{l_2}{l_1}\right)^2}$$ ⟹ $$d = p\sqrt{1-\left(\frac{l_2}{l_1}\right)^2}$$

$$f_2^2 = d^2 + f_1^2 - 2df_1\cdot\cos\phi_1 \qquad f_2 = \sqrt{d^2+f_1^2-2df_1\cdot\cos\phi_1}$$

$$f_1^2 = d^2 + f_2^2 - 2df_2\cdot\cos\omega$$ ⟹ $$\cos\omega = \frac{f_2^2+d^2-f_1^2}{2df_2}$$

$$\sin\alpha^2 + \cos\beta^2 = 1.$$
$$\sin\omega = \sqrt{1-\cos^2\omega}$$

$$OT = f_2\cdot\cos(\omega-90°) = f_2\cdot\sin\omega$$
$$S_1T = f_2\cdot\sin(\omega-90°) = -f_2\cdot\cos\omega$$ ⟹ $$ST = \frac{f_1}{f_2} = f_2\cdot\cos\omega$$

$$\frac{ST}{S_1T} = \frac{l_1}{l_2}$$

在侧位片上，S_1为异物S绕与椭圆长轴相平行的轴线旋转β角的投影，则

$$\sin\beta = \frac{h_2}{h_1} \qquad \cos\beta = \sqrt{1-\left(\frac{h_2}{h_1}\right)^2} \qquad \tan\beta = \frac{\sin\beta}{\cos\beta}$$

侧位片的校正，异物与角膜缘的距离p，不仅随p_1、β而改变，而且与另一因数r（异物与眼球矢状面的距离）有关。我们前已设计一计算方法，公式为：

为了程序设计的方便，引入一系数N。当定位环左侧半环的投影在前方时，N=+1，当左环影在后方时，N=-1，则上述公式可改为：

$$p = \frac{p_1}{\cos\beta} \pm r\cdot\tan\beta$$
$$r = f\cdot\cos\theta$$

⟹ $$p = \frac{p_1}{\cos\beta} \pm f\cdot\cos\theta\cdot\tan\beta$$

⟹ $$p = \frac{p_1}{\cos\beta} + N\cdot f\cdot\cos\theta\cdot\tan\beta$$

$$\theta = \angle SOX = \angle VO_1U$$
$$= \phi - \angle OO_1S - \angle SO_1V$$
$$= \phi - \angle OO_1S - \angle OSO_1$$
$$\angle OO_1S + \angle OSO_1 + \omega_1 = 180°$$

$$\theta = \varphi - (180°-\omega1) = \varphi + \omega1 - 180°$$
而当异物投影S1在短轴延长线的另一侧时，则$\theta = \varphi - (\omega1-180°)$

图45-2-16 （2）计算原理简图

　　校正了误差之后得到异物实际位置的数据，是眼内异物摘出手术成功的必要条件。该方法之前的措施，有的不甚精准，有的计算绘图复杂而费时，有时甚至需要几个小时的时间，并且计算过程容易出错。该方法的特点是有偏斜的正侧位片上仍按照通常的方法进行测量，不过需要多量几个数据而已。况且若用"眼内异物定位测量器"测量，则以上数据亦可以快速得出。该方法于当时条件下非常准确，并且可操作性强，易于推广。这是该方法的实际作用，另外医学工作者在开发此方法过程中用到数学运算，并结合当时世界上最先进的计算机技术进行程序编排，跨学科交叉融合来解决工作过程中的实际问题，符合今日习近平总书记提出的科学研究四大属性之一："共性导向、交叉融通"。这使我们在工作中思维必须合理发散并融合，不能拘泥局限，其指导思想影响意义更是重大。

二、电子计算机绘图定位法

眼内异物的 X 线直接定位法,再加定位校正法,大大提高了定位的准确性,但还有一不足之处,即 X 线不能同时显示眼球壁。当患者眼球的实际大小与平均大小有较大差异时(最大的差异可达 5mm 以上),以直径 24mm 的标准眼球进行测量,显然是不妥的,特别是眼球壁附近异物时,判断异物在眼球内、眼球壁或眼球外,容易出现错误。

为此,张效房与朱豫,于 1988 年设计了这一定位方法(论文发表于《中华眼科杂志》,1992 年第 1 期),方法简介如下:

借助于电子计算机绘出每一患者的眼球轮廓图,可解决这一问题。此方法称为电子计算机绘图定位法。方法是:以 A 型或 B 型超声扫描技术,准确测量眼球的矢状轴以及各经线的曲率半径和长度,以此为变量按照矢状轴与眼球各经线和各曲率半径等其他参数之间的关系,以计算机再现这一患者的眼球实际大小的模型图,并按从 X 射线定位片上所测得的 θ、f、p 各值,自动将异物标绘于此模型图上(图 45-2-17)。如定位片有误差,则计算机先行校正而后标绘。同时打印出异物的三维定位数据,距眼球壁的深度和最佳切口位置等 5 个数据,即异物所在径线角 θ、异物与矢状轴的距离 f、异物到角膜缘平面的垂直距离 p、异物的深度与巩膜外表面的距离 t,以及最佳切口位置 v(即图中的 A、F、P、T、V)。快速地绘制眼球的正位、侧位和垂直位图像,形象地显示异物与眼球壁及其他眼内结构的关系。

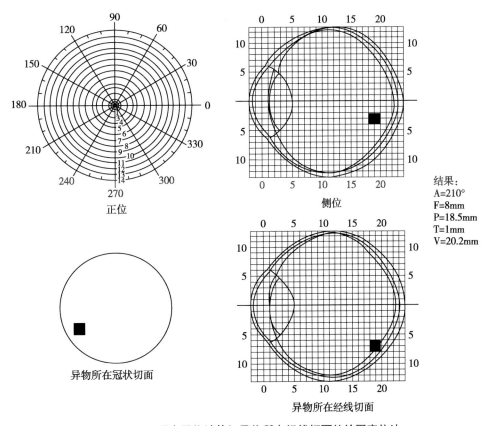

结果:
A=210°
F=8mm
P=18.5mm
T=1mm
V=20.2mm

图 45-2-17　眼内异物计算机异物所在经线切面处绘图定位法

A. 异物所在径线角;F. 异物与矢状轴的距离;P. 异物在角膜缘平面的垂直距离;T. 异物的深度与巩膜外表面的距离;V. 以及最佳切口位置

电子计算机按眼周长绘出 4 个图,依次为正面图、侧面图、异物所在的冠状切面图和异物所在的经线切面图,并自动标出各图上异物的位置。此例眼轴长为 23.8mm,电子计算机自动计算出异物位置的 5 个数据是:经线 210°(8 时方位),距矢状轴 8mm,角膜缘后 18.5mm,异物距巩膜外表面(深度)1mm,最佳切口位置是角膜缘后 20.2mm。

临床实践表明,张效房、朱豫设计应用该技术方法较一般的直接定位法定位更准确,数据误差更小,而且更为直观而形象。特别是不受眼球大小的影响,适用各种大小的眼球,包括高度远视和高度近视。

三、几何学定位法

几何学定位法(geometric localization),乃依靠球管从不同角度投照的两张照片上测量异物位置的方法。是最早的定位方法。我国的三角函数计算定位法是这个方法的简化和改进。临床上还有一更为简单的方法,是在直接定位法的基础上改进的。

(一)定位投照方法

第 1 片:与直接定位的侧位片一样,放置带有指示杆的接触镜式定位器,但使患眼尽量贴近片匣,眼 - 片距离 4cm 左右。球管尽量升高,靶 - 眼距离 100cm(图 45-2-18)。患者注视正前方的目标、使指示杆保持水平方向,如用不带指示杆的定位器,则应使角膜缘定位环保持垂直的方向。

第 2 片:利用特制的快速换片匣(图 45-2-19)进行快速换片(或不换片而采用二次曝光法),保持患者头和眼完全不动,向患者足侧移动球管,移动距离为靶 - 眼距离的一半(即 50cm)。倾斜球管,瞄准眼球,摄第 2 张侧位片。球管的倾斜角度应为 26°34'。可用距离和角度同时保证 X 射线的中心线通过眼球的矢状轴。还应注意,在 2 次摄片之间,必须保持患者头和眼完全不动,以免发生误差。

(二)测量及计算方法

在 2 张侧位片上各绘出指示杆投影的延长线或定位环的中垂线。此线在第 1 片上可代表眼球的水平切面,在第 2 片上代表通过矢状轴的眼球斜切面。分别量出异物在 2 片上与各自切面间的投影距离。由第 1 片上量出者为 ±a,由第 2 片上量出者为 ±a';均以异物在水平面上者为" + ",在水平面下者为"−",代入公式(式中 2 代表 cot26°34'):

$$b=[(\pm a')-(\pm a)]\times 2$$

由式中求出的 b 值,即为异物在眼球矢状面的鼻侧或颞侧的距离。b 为" + "时异物在鼻侧,b 为"−"时异物在颞侧。可按 ±a 和 ±b 标于眼内异物定位记录图上,并标出异物在角膜缘后的距离,则异物在眼球内的三维空间位置即可准确表示出来。

几何学定位法也可不用计算法,而用绘图法确定异物在眼球内的三维空间位置。即利用前述的眼内异物定位记录图,把两片上所量出的距离直接标于眼球正面图的正中垂线上,然后绘一 26°34' 的斜线即可(图 45-2-20)。

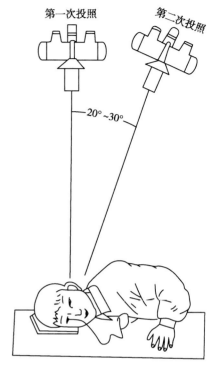

图 45-2-18　简化几何学定位法

患者向患侧侧卧,两眼水平向前注视,患眼安放带有指示杆的两用接触镜式定位器

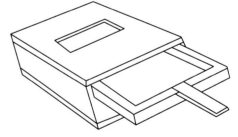

图 45-2-19　快速换片盒

$$A=-1.5,\ a'=-5$$

绘图使 AO = 1.5, A'O = 5

过 A 作水平线 MN,过 A' 作 26°34' 斜线变 MN 于 B,AB 在图上长 7mm,B 即异物所在。

几何学定位法摄片时,由于靶 - 眼距离甚大,而眼 - 片距离甚小,所以放大率可以忽略不计。眼内异物定位记录图是按 1:1 绘制的,也未放大。所以从 X 射线片上,用量角规量出距离,直接标于图上即可,不必用直尺量出具体数字。这也是本法的一个方便之处。

为了更易于说明本法的计算和绘图方法,兹举出 3 个例子,分别为计算和绘图法的代表,以供参考(图 45-2-21,图 45-2-22)。

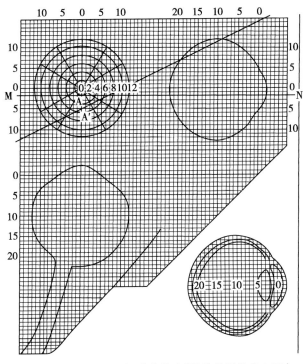

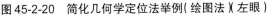

图45-2-20　简化几何学定位法举例（绘图法）（左眼）

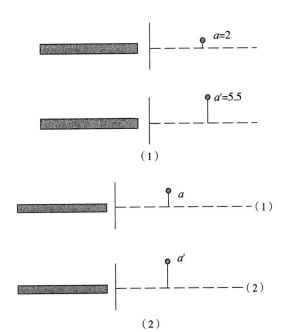

图45-2-21　简化几何学定位法举例（右眼）（计算法）

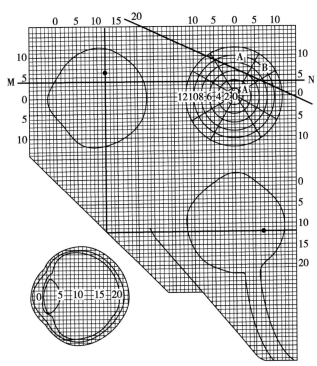

图45-2-22　简化几何学定位法举例（绘图法）（右眼）

（1）$a=+2$ $a'=+5.5$（异物在角膜缘后12mm）代入公式

$$b=[(+2)]-(+5.5)]×2=-7$$ 即异物位于颞侧7mm

（2）在第1片上，异物在水平切面上方4mm（$a=+4$），角膜缘后12mm

在第2片上，异物在斜切面上方为7.5mm（$a'=+7.5$）角膜缘后12mm

代入公式：$b=[(+7.5)-(+4)]2=+7$，即异物位于鼻侧7mm

如图45-2-22所示，$a=+4$，$a'=+7.5$，绘于定位记录图上使$AO=4$，$A'O=7.5$，过A作水平线MN，异物在此线上，即水平切面上方4mm过A'作26°34′斜线，交MN于B，则由图上看出$AB=7$，即异物应于矢状面鼻侧 7mm；由图上还看出异物的经向角为 30°，距矢状轴 8mm。将此经线、轴距及角膜缘后 12mm 3 个数据绘于正位图，侧位图及异物所在经线图上。

几何学定位法在二十世纪初西方临床上得到应用。由于摄 X 线侧位片易于显示而且一般误差较小，摄两张片子，以直尺测量后带入公式而可，而且不需正位片，特别是当正位片上异物影像不清，或正位片上误差过大时，更有意义，现临床已很少应用。

四、生理学定位法

生理学定位法（physiological localization）又称眼球转动定位法。在 X 线球管和患者头部固定不动的情况下，让眼球转动至不同方向而作两次或多次投照，以观察异物是否随眼球移动。

临床上往往遇到这样的情况，即从定位照片计算出异物恰位于眼球壁或其外表面附近，此时究竟是眼球内异物或眼球外异物，实难以判断。生理学定位法即在这样的情况下，用以区别这种边界异物是位于眼球内、眼球壁、抑或眼球外。此外，当眼内有多数异物时，也可用此法来区别哪些在眼球内，哪些在眼球外。

生理学定位法，常用的有三种不同的方法：

（一）简单法

患眼不必安放定位器，X 线球管位置固定不动，患者头部位置亦完全固定。按直接定位法作正位或作侧位投照。作正位投照时让患眼向内转和向外转各曝光 1 次，即在一张胶片上作两次曝光。临床上大多采用侧位投照法，让患眼向上转和向下转各曝光 1 次。如在两次曝光的照片上只有一个异物投影，则说明眼球转动时异物未动，即认为异物在眼球外（图 45-2-23A），如片上有两个异物投影，则说明眼球转动时异物亦有移动，即认为异物在眼球内（图 45-2-23B）。此法甚为简便，但不够准确。

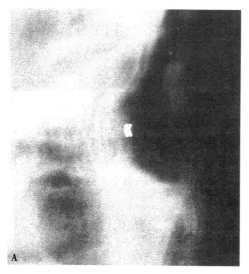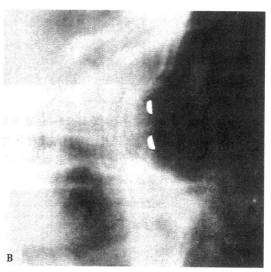

图 45-2-23　生理学定位法

A，二次曝光片上只有一个异物影，异物可能在球外；B，有两个异物影，异物可能在球内

（二）实测法

或称测量判断法。同上法侧位投照，让眼球向上转和向下转，在同一胶片上作二次曝光。患眼要事先安放一固定良好的定位标志，如缝一角膜缘定位环，或安放一吸附接触镜式定位器。在此二次曝光照片上，必显示两个定位器投影。如仅一个异物影，则说明异物是在眼球外；如有两个异物影，则用异物定位测量器或用作图法，由照片上分别测量两次投照时异物的位置。如两者位置完全相同，则认为异物在眼球内，如两者位置不同，大多为眼球转动的幅度大，而异物移动的幅度小（即异物落后现象）则可认为异物系在眼球附近的软组织中。

（三）对比法

同上法，但分别拍两张侧位照片，以便把两张照片重叠起来观察，作准确的对比。先将两张照片上的定位器投影完全重合，再看异物影是否重合。如异物影完全重合，且形状也完全一致时，即可诊断为眼球内异物（图45-2-24）。否则，即可诊断为眼球外异物（图45-2-25）。

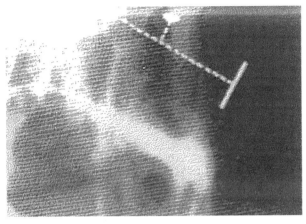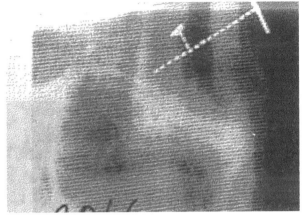

图45-2-24　生理学定位法　对比法（一）
异物在眼球内，1～2两张照片上异物与定位器的关系完全一致，重叠观察时，彼此完全重合

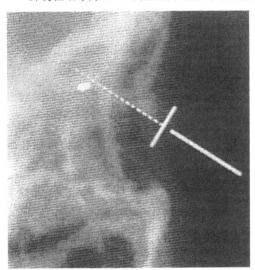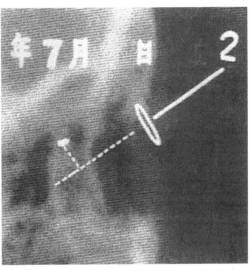

图45-2-25　生理学定位法　对比法（二）
异物在眼球外，1～2两张照片上异物与定位器的关系不一致，重叠观察时，彼此不能重合

此法省去了测量或作图的麻烦，而且异物位置稍有变化即可看出。

五、薄骨定位法

前述的直接定位法和几何学定位法对眼内异物的定位，虽然简便而准确，但有些细小异物或密度较低因而显影较淡的异物，则往往不能在照片上显示。这是因为这些方法系拍摄头颅的侧位或正位，侧位片上有两侧眶外壁和眶内壁互相重叠，正位片上则有顶骨枕骨和眶壁相重叠，由于骨影重叠太多，异物多被其遮盖。无骨定位法（见本节之六）虽克服了这个缺点，能显示极为细小的异物，但是仅适用于眼球前部的异物。稍居后部，特别是赤道部以后的异物，除非采取特殊措施，通常则不易拍出。

我们于1959年设计了一种定位方法，以后在临床应用中又加以改进。此法避免了颅骨阴影的过多重叠，所以眼眶范围内影像较为清晰，细小异物和显影较淡的异物较易显示。经十余年百余例的临床应用，感到其方法还较简便，显影也还清晰，且定位尚称准确。因系只通过眶外壁这一较薄的骨板而投照定位，故称为"薄骨定位法（thin bone localization）"。此法的设计是以Belot及Fraudet二氏的X线摄影法为基础的。二者曾提于出一个显示细小异物的摄片方法，但未提出如何定位。我们在此基础上设计了定位方法。

此方法除了可以应用于细小异物和显影较淡的异物外，遇有其他特殊情况，如两眼或两眶内皆有异物，侧位片上不易区分时；眶外侧皮肤或软组织内的异物，侧位片上与眼内异物相混淆时；或颅内或头颅后部的异物在正位片上与眼眶重叠时等,薄骨定位法也有选用的价值。此外,在进行方格定位(见本节之七)时,为了适应投照角度的需要,也可采用此法。

此法实际上是直接定位法的一种,所用标记,亦为角膜缘标记。最好采用缝合角膜缘定位环的方法。因为投照时,眼球要作大幅度的内转和外转,如用接触式定位器,则眼球转动时定位器常移动位置而造成较大的误差。吸附接触镜虽不易移动位置,但有时易受内眦或外眦的阻碍,而影响眼球运动,投照时应注意此点。需要时,可用手持定位环。

投照方法:患者俯卧于摄影台上,先按照头颅后前位摆好头的位置,然后颜面向患侧转45°,注意使两睑裂平面与胶片上、下边缘平行,X线球管由上方投照,中心线垂直通过眼球(图45-2-26)。靶-片距离等于眼-片距离的10倍。

先使眼球垂直向下注视,即眼球内转45°,拍摄眼球的后前位片(图45-2-27);然后头位保持不变,再使眼球向颞侧注视,即外转45°,拍摄眼球的侧位片(图45-2-28)。眼球位置的观察和保持,均与前述的直接定位法相同。由于颜面偏转后,患眼距台面较远,故眼球位置的观察略较容易。但如患者不能很好合作,眼位不易保持时,亦可改为仰卧位,即在头颅前后位位置的基础上,颜面向患者侧转45°(图45-2-29)。眼球位置同前,因摄正位片时,眼球改为前后位,向上方注视,可让其注视一目标,则眼的正确位置可较易保持。

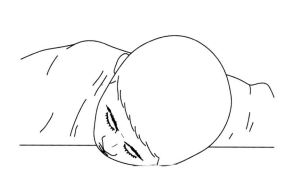

图45-2-26 薄骨定位姿势(俯卧位)
患者俯卧,颜面向患侧(右侧)转45°

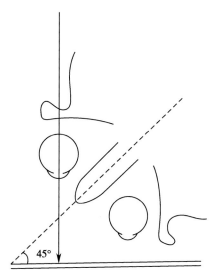

图45-2-27 薄骨定位法示意图(一)正位
患者头颅转45°后,患眼内转45°

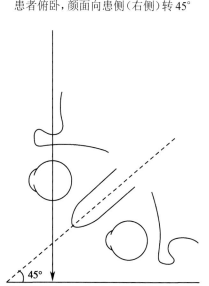

图45-2-28 薄骨定位法示意图(一)侧位
头位同左图,患眼外转45°

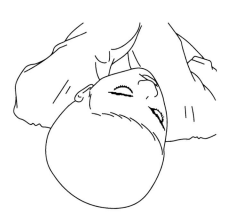

图45-2-29 薄骨定位的姿势(仰卧位)
患者仰卧,颜面向患侧(右侧)转45°

测量方法：在照片上测量的方法和直接定位法相同，即由眼球正位片上量出异物的经线和异物与矢状轴的距离（图 45-2-30）；由眼球侧位片上量出异物与角膜缘的距离（图 45-2-31）；可用异物定位测量器测量，亦可用作图法。在侧位片上测量当无问题，而在正位片上测定异物的经线，则有困难，需要加以注意。

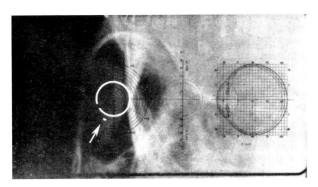

图 45-2-30　薄骨定位片的测量方法（一）正位
用定位测量器测量（亦可用作图法）

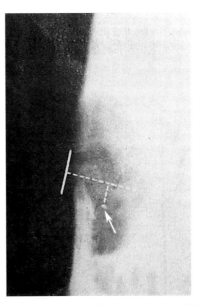

图 45-2-31　薄骨定位片的测量方法（二）侧位
用定位测量器测量（亦可用作图法）

异物经线方向的测定——在眼球正位片上测定异物所在的经线是十分重要的，但在薄骨定位片上，通常作为基线的两侧额颧缝、鼻中隔和额骨鸡冠等，因头颅的偏转，均不能在片上显示出来。而显示较为明显的骨的投影则是在颧骨表面和眶外缘的投影。希望从这两个投影找出一个基线来，以便于确定异物的经线位置。根据 100 个成人头骨的测量结果，找出了一个垂直基线。即在片上作眶外缘投影和颧骨表面投影的延长线，此两线在上方相交。作此两线夹角的分角线，此分角线约与眼球的矢状面相平行（平均误差为 1.65°）（图 45-2-32）。以此线作为垂直基线，即可测量出异物所在经线。如用异物定位测量器测量，则不必一定画出此线，只将测量器的正面图上表示矢状面的竖线，放在上述分角线的位置，再平行移至定位环投影的中心，即可定出眼球的矢状面（图 45-2-30）。

不过，由于颅骨个体间的差异较大，上述的分角线与眼球矢状面常不平行，有时甚至其所成的角度甚大。有时因颜面侧转不是恰为 45°，也会使这两个投影角度改变。所以为了在照片上较为准确地确定异物的经线，还可以采用另一方法。即在投照时注意摆好头的位置，使两眼的睑裂在同一平面上，并使睑裂平面（即两眼球的水平切面）与胶片的上下边缘相平行。这样，在测量时，即可以胶片上缘作为水平基线，而定出眼球的水平切面（横轴）。

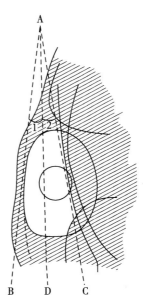

图 45-2-32　薄骨定位正位片上异物经线的确定
作眶外缘投影的延长线 AB，作颧骨表面投影的延长线 AC，两线相较于 A。∠BAC 的分角线 AD 约与眼球矢状面平行

按上述两种方法定出眼球的矢状面或定出其水平切面，然后以近眶外缘投影的一侧为颞侧，近颧骨表面投影的一侧为鼻侧，进行测量即可。

六、无骨定位法

眼球内体积极小或成影极淡的异物,在正、侧位照片上不能显示时,用无骨定位法(bone-free localization)常可发现异物并确定其位置。无骨定位法指摄片时 X 线完全不通过骨组织,仅仅通过眼球而投照于胶片上的方法。此方法自伏格特(Vogt)于 1921 年介绍以来,经过在实践中不断改进使其准确性不断提高,应用范围也逐渐扩大。武桂芳等曾报告了应用无骨摄影法的经验。

无骨定位法的基本方法是以小胶片插于结膜囊内进行投照。胶片剪成宽 15~25 毫米、长 40~50 毫米的小条。前端呈半圆形,后端有一缺角,用黑纸妥为包裹。摄片时患者仰卧于摄影台上,亦可采取坐位。患眼表面麻醉,将小胶片插入结膜囊。插片的方法很多,或将小胶片装入橡皮指套内直接插入结膜囊(图 45-2-33);或则用一手持的胶片托,将胶片插入结膜囊(图 45-2-34);或则借助于附装在一额镜式架子上的胶片托插入(图 45-2-35);亦可放于眼睑皮肤外。一般是摄一侧位片,一垂直位片。

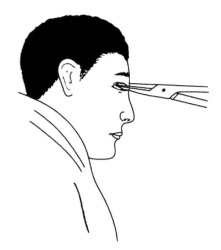

图 45-2-33 无骨定位法
将小胶片直接插入结膜囊

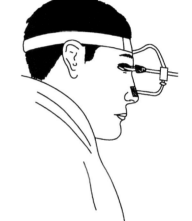

图 45-2-34 无骨定位的胶片托　　　　**图 45-2-35 无骨定位小胶片额镜式固定法**

摄侧位片时,将小胶片贴近眼球插入内眦部,使上下眼睑尽量分开,胶片尽可能插的深些,以便能将眼球较大的部分包括在内。球管置患眼的颞侧,中心线通过眼球而与胶片垂直,进行投照(图 45-2-36)。

摄垂直位片时,将小胶片插入上穹隆部,或放于眼睑外。采取额顶位的投照方法,中心线通过眼球,与胶片垂直,进行投照(图 45-2-37)。

侧位和垂直位照片上都可显示出角膜和眼睑的轮廓(图 45-2-38)。可根据角膜的轮廓,向后延长而勾画出整个眼球的轮廓。两张照片相互对照,即可确定异物的位置。必要时可用数个小胶片连续重叠围绕眼球位置,可免异物被遗漏。

为了易于定位,亦可按直接定位法那样,在角膜缘位置定位标志(金属环或两脚规等),再进行定位投照。

上述的方法,只能拍摄赤道部以前的异物。如欲拍摄较后部的异物,则可采取一些辅助措施:如在球后注射生理盐水,使眼球突出一些再进行投照;或则用缝线缝于直肌的附着点,向前牵引眼球;或则用吸附接触镜吸牢后,牵拉接触镜的指示杆,将眼球拉出少许。

此外,亦可切开球结膜及眼球筋膜囊,将小胶片直接贴于巩膜表面,这样可以到达眼球后部,应用这一方法时,还可在预计异物所在处的巩膜表面放置定位标记,进行投照。这样,异物和定位标记同时在照片上显示出来,则可以直接看出异物和定位器的位置关系(详见本节之七方格定位法)。

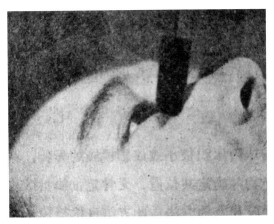
图 45-2-36　无骨定位法侧位投照姿势

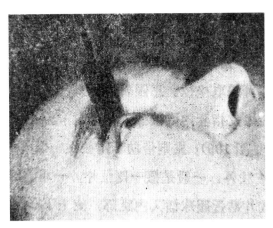
图 45-2-37　无骨定位法垂直投照姿势

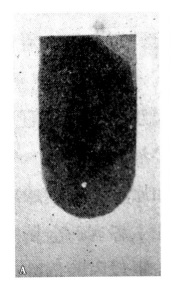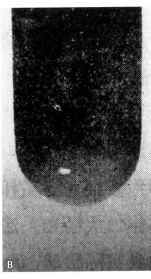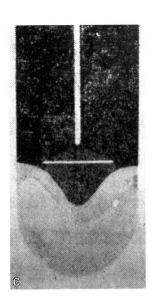

图 45-2-38　无骨定位照片

A. 侧位片；B. 垂直位片；C. 加角膜缘定位环，用吸附接触镜将眼球拉出少许，可包括范围较大

七、方格定位法

方格定位法（lattice localization），或方格定位摘出术，是郑州大学第一附属医院（原河南医学院一附院、河南医科大学一附院）张效房和安九贤于 1958 年为了摘出眼内非磁性异物而设计应用的方法（论文发表于河南医学院学报 1959 年第 6 期）。实际上是一种手术中的辅助定位方法。

非磁性异物在各种眼内异物中的比例，随着工业的发展而逐渐上升。非磁性异物因不能被电磁铁所吸引而要求有更为精确的定位。某些弱磁性合金，亦极难被电磁铁所吸引。嵌于眼球壁的磁性异物和时间较久的细小磁性异物，因其被巩膜嵌顿或被机化组织所包绕而附着牢固，也不易被电磁铁所吸出。这些异物都应该按非磁性异物的手术方法进行手术。对其定位精确程度要求，必须是在切开眼球壁时刀刃能触及异物，或切口适在异物的表面。如此方能保证异物的摘出。但是，一般的 X 线定位方法，如眼球前部标记定位法，实难达到如此精确的程度。方格定位法，乃将方格定位器直接固定在与异物相对应的巩膜表面进行摄片，不必由眼球的前部向后进行推算，也不必于手术中在巩膜上测量计算，因而可大为减少定位的误差。

（一）方格定位器

为包含 10 个小方格的金属网（图 45-2-39）。其中突出的一个小方格供辨认方向之用。每个小方格长宽各 2mm，整个定位器边长 6mm，总面积为 40mm^2。方格定位器不可太厚，线条不可太宽，以免与细小异物重叠而不易分辨。一般用厚和宽各为 0.1～0.15mm 者为宜。

（二）方格定位的方法

方格定位是在一般方法定位的基础上,在手术中进行的辅助定位方法。采用薄骨定位或无骨定位的摄片方法,即将无骨小片装于灭菌的橡皮指套内,紧贴眼球壁插入进行无骨摄片。这样既可避免骨影掩盖异物影像,又便于准确安排投照位置。可使用小型 X 线机在手术台旁进行。

通常需要摄方格定位器的正位片和侧位片两张照片(图 45-2-40 和图 45-2-41)。摄正位片的目的在于确定与异物相应的巩膜表面的精确位置,摄侧位片的目的在于观察异物与眼球壁间的距离。摄方格定位器的正位片时,应使定位器的平面与胶片平行,X 线中心线与定位器平面垂直并通过定位器的中心(图 45-2-42A);摄定位器的侧位片时,应使定位器的平面与胶片垂直,X 线中心线亦与胶片垂直并通过定位器(图 45-2-42B)。由于方格定位器与异物非常接近,定位时,即使 X 线中心线有一些偏斜,其定位误差也不很大,一般不超过 0.3mm。

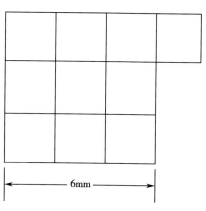

图 45-2-39　方格定位器
包含 10 个小方格的金属网,以细金属丝焊接或镀金属片线性切割制成。每一小方格长宽各 2mm,多出的一个小方格作为辨认方向之用

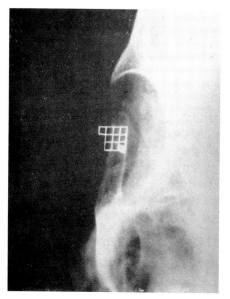

图 45-2-40　方格定位法(一)(薄骨片)
定位器正面像,异物投影在方格的一个角上

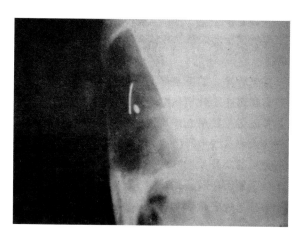

图 45-2-41　方格定位法(二)(薄骨片)
定位器侧面像,可看出异物与定位器的距离

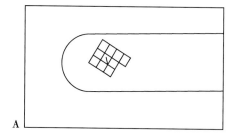
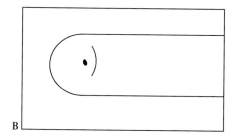

图 45-2-42　方格定位法(无骨片)
A. 正面像,显示异物位于定位器的正中小格内略偏于一角 B. 侧面像,显示异物距定位器约 2mm

方格定位法主要适用于紧贴于眼球内壁的异物或固定的接近眼球壁的异物,而对于远离眼球壁的漂浮异物,则不宜于用方格定位法进行手术。

方格定位摘出法详见本书第四十六章眼内异物摘出第四节之一。

八、数字化X线摄影术（DR）

数字化X线摄影术（digital radiography，DR）：直接数字化X射线摄影系统，是由电子暗盒、扫描控制器、系统控制器、影像监视器等组成，是直接将X线光子通过电子暗盒转换为数字化图像，是一种广义上的直接数字化X线摄影。与普通的X线摄片比较具有以下优点：

（一）拍摄效率的提高

只需要将患者的代码输入到操作台的电脑台上，电脑会通过系统的网络功能，自动选择大小及拍摄条件等，操作人员只要摆好病人的体位直接拍摄既可，图像只要几秒中就可以直接传到电脑屏幕上，可以使操作人员或诊断人员及时诊断或加拍位置，大大提高了工作的效率，可以避免过于烦琐的操作造成的不必要的失误。另外所需X线量较少，减少了X线辐射的危害。

（二）摄图像质量的提高

以前的普通的X线的拍摄预想质量里，主要取决于操作人员的经验，选择拍摄条件的好坏来决定，所以经常造成不必要的图像的质量问题。另外，DR系统可以用控制台上的电脑后处理功能，随意调节拍摄图像的对比度，灰雾度，大小等条件，大大提高了图像的质量。

（三）DR系统大大节约了空间

以前X线的片子都是需要一个储片的地方，要找一张片子就像大海捞针一样，在几百万张片子中寻找。很多需要以前片子和现在片子比较的时候浪费了诊断的宝贵时间，还会因为保存时间过于长而造成了片子的损坏和模糊。

DR可以把许多图像的资料刻入光盘中，几百万份片子只要一个小抽屉就可以存储了，光盘可以不停复制，不会发生图像质量降低的问题，节约了很多人力和空间。

（四）会诊的方便

DR图像数字化后可以通过计算机的网络传输到其科室以外的地方，医生可以很快看到所需要的图像，其他医院如果需要也可以很方便地通过网络会诊。节约了来回人力送片子的时间。

但DR系统的成本较高，机器本身昂贵，其配件的要求也要有很高的稳定性和可靠性，所以一些工作的常规电脑也要求很高，一般都配有医院专用网络系统，此系统也要求医院有一定的规模，这些硬件软件都要很高的成本和保养费用，在一些规模不是很大的医院很难有这样实力安装，高额的成本和维护费用大大阻碍了DR在中小医院的推广，制约了其普及。

九、其他定位方法

上述几种定位方法，对大多数异物来说，已能够满足手术中的需要，但是，临床上还会遇到一些特殊情况，如眼内漂浮异物、单眼以及双眼的多发异物等，需采用另外的特殊定位方法或几种定位方法综合应用，方可确定异物的位置。为此，设计一些定位方法，以确定异物的位置、活动度、异物与眼球以及眼别的关系等。这些方法多需单眼多次摄片或几种定位方法联合使用，因此比较烦琐。

（一）漂浮异物的定位法

异物漂浮于玻璃体内，随体位的改变而移动，则异物定位所测得的位置常与手术时的实际位置不符，若此时采用后路摘出就遇到困难。因为手术时为便于操作，大多牵引眼球，使切口的部位暴露于睑裂。此时由于异物重力的关系，向下坠落而远离切口处的眼球壁，这样异物就不容易被电磁铁所吸引。甚至使手术失败。

漂浮异物的X射线定位方法（四片法），用以判断异物是否在玻璃体内漂浮及其漂浮的幅度、范围以及在何种体位时异物距眼球壁最近或最远。用一般定位方法发现异物不靠近眼球壁者，均有可能为漂浮异物，如检眼镜看不到异物，则须进行X射线四片法定位。定位方法是摄不同体位的4张照片：

第1片　仰卧侧位片：患者仰卧，胶片垂直放在患侧颞部，球管置于健侧，水平投照，中心线与眼球矢状面垂直。若异物漂浮，则因重力关系在此片上，异物与角膜缘的距离一定比较远。

第2片 俯卧侧位片：若异物漂浮，则异物与角膜缘的距离较第1片近。

第3片 左侧卧后前位片：患者向左侧侧卧，胶片垂直放在眼前，球管置于头后，X射线水平投照，中心线与眼球矢状轴一致。若异物漂浮，在此片上则异物必移向左侧。

第4片 右侧卧后前位片：若异物漂浮，则必移向右侧。

各片应按相同的放大比例拍摄，以便比较。从这4张照片上，常可明确地分辨出异物是否漂浮移动，并可确定各个不同体位时异物的位置。由此可考虑采取何种手术方式，考虑手术时的体位、眼位和切口的位置。

（二）多数异物的定位法

多数异物常发生在爆炸伤时，偶尔也有发生于猎枪误射、机床飞屑等致伤者。异物可为2枚、3枚，也可以多至不可胜数。多数异物以其存在的部位不同，又可分为同时存在眼球外异物、两眼都有异物和一眼球内多数异物3种情况。

1. 眼球外异物的分辨 眼睑有异物时，正位片上眼睑异物易于和眼内异物重叠，但可由侧位片上分辨出来。如仍难以分辨，可在摄正位片时，用开睑拉钩将上、下眼睑尽量拉开，则可减少眼睑异物重叠于眼球区内。

（1）对侧眼睑、眼眶、颞部皮肤和软组织有异物时：可在侧位片上发生重叠。此时可采用薄骨定位法，因仅摄一侧眼眶，可完全避免重叠。

（2）同侧眼眶内（眼球外）异物的分辨：由正位、侧位、垂直位3张照片互相对照。必须是在3张照片上都在眼球区内的异物，才可能是眼球内异物；有一张照片上不在眼球内，即为眼球外异物。如下图所示，正位片上眼球区内有5个异物（图45-2-43A），侧位片上有3个异物（图45-2-43B），垂直位片上有2个异物（图45-2-43C），而3张照片上均在眼球区内的，只有一个异物，则可肯定眼球内只有一个异物，其余异物均在眼球外。再根据这个异物的位置、大小以及特殊的形状，找出正位片和侧位片上相应的异物，即可定位。

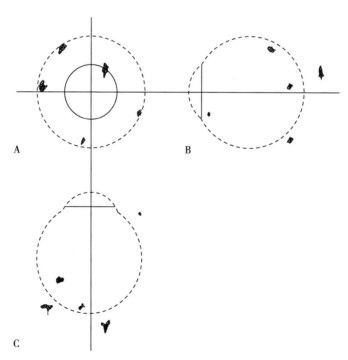

图45-2-43 眼球内外异物的分辨
A. 正位片上眼球区有5个异物；B. 侧位片上眼球区有3个异物；
C. 垂直片上眼球区有2个异物，而3张照片上都在眼球区内者只有1个

同侧眼眶内异物甚多，用上述方法仍不易分辨时，还可采用下述2种方法：一是借助于生理学定位法进行分辨，即侧位投照时眼球向上、下转各摄一片；或者结合正位投照时眼球向左、右转所摄的一片

子;必要时可再摄垂直位片,投照时眼球向左、右转各摄一片。在每一位置的 1 对照片上进行比较。凡眼球转动时不动的异物为眼球外异物,可以排除。只有随眼球运动的异物才可能在眼球内,把这些异物一一编号标出。再把 2 对或 3 对照片上可能为眼球内的异物按其位置、大小、形状进行对照分析,即可找出眼球内 1 个或数个异物而分别确定其位置。

另一方法是除摄直接定位法通常的正、侧位片之外,再拍摄薄骨定位法的正、侧位片。将两正位片(或两侧位片)互相对照,两片上均在眼球区内,且位置、大小、形状完全相同的异物,才可能是眼内异物。因在两正位或两侧位片上,眼球的位置相同而两眼眶的投照角度不同,所以只有眼内的异物其位置、大小、形状才能完全相同。

此外,无骨定位法摄片也可以排除一部分眼球外异物,但此方法只适用于眼球前部异物的定位。

2.两眼内异物的区分 两眼内都有异物时,侧位片上互相重叠,不易区分。但是两眼的正位片则异物不相重叠,可根据左、右眼异物的位置、大小、形状而在侧位上加以区别。如区别仍有困难,可再摄垂直位片,根据正位片和垂直位片而确定每一眼的异物位置。

薄骨定位法为区别两眼内异物的较好方法,分别拍摄左眼和右眼的薄骨定位片,则两眼内的异物即可分别定位。

3.眼内多数异物的定位 眼内同时有多数异物,需分别确定每一异物的位置。因为正位和侧位片上位置相当,大小、形状相近的异物可能示同一异物。所以可在正、侧位片上分别将各异物编号并配成对,进行对照。如图 45-2-44,正位片和侧位片上各有 3 个异物。可对 3 个异物分别测量其位置。

如按此法定位仍有困难时,则可再摄垂直位片,将正、侧、垂直位 3 张照片互相对照,进行分析,则较易区分。

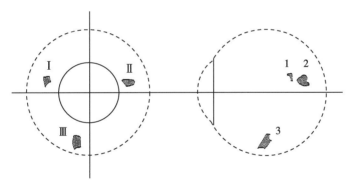

图 45-2-44 眼内多数异物的定位

在正、侧位照片上将各个异物编号配对,根据异物的位置,参照其大小,即可分别定位,必要时还需摄垂直位片

此外,几何学定位法,对于区分距角膜缘不同距离的异物有其独到之处,但对距角膜缘等距离的异物,仍不易区分。

眼内异物 X 线摄片定位方法在 20 世纪 70 年代以前是最重要的和唯一的影像学定位方法,但 70 年代至今,CT、B 超、MRI 和 UBM 相继问世并在眼内异物定位中广泛应用,目前,除直接定位法仍作为最基本的定位方法,方格定位摘出法用于眼球壁非磁性异物外,其余的方法已较少用或仅作为辅助的定位方法。

第三节 眼内异物的计算机体层摄影(CT)定位

一、CT 用于眼内异物诊断及定位的历史

1969 年,英国电气工程师 Hounsfield 设计成功 X 线计算机体层摄影(computed tomography,CT),

神经放射学家 Ambrose 将其应用于临床并于 1972 年首先报道。Kallaris（1977）首次用于眼内异物诊断的研究，之后迅速普及。CT 能以扫描方法区分不同密度的组织。不同密度的组织具有不同的衰减系数。由于异物与眼组织的衰减系数差异较大，所以异物能在眼球切面图中明显地显示出来。不仅金属异物能够显示，非金属异物如玻璃、石屑等也能显示。图像中有前房、晶状体、玻璃体以及各部分眼球壁的轮廓，所以异物与晶状体或眼球壁的关系，也可以明确地加以分辨。这些都是在异物摘出手术前需要了解的。

（一）眼内异物的 CT 表现

1. 高密度影　在眼内异物的构成中，金属异物占有相当大的比例，其中多为铁、铜、铅以及这些金属的合金。所以 X 线穿过金属的衰减作用强，即高 CT 值，在 CT 图像上呈现为高密度影。有下列三种情况：①高密度影伴有明显的放射状伪影，使眼环或周围结构成像模糊，多为 CT 值 2 000Hu 以上的金属异物；②高密度影伴有一定的放射伪影，周围组织成像尚好，多为 CT 值 1 000Hu 以上的合金类异物；③高密度影无放射伪影，边界清楚。常见为玻璃、石屑等。另外，某些物质密度虽高于玻璃体，但密度差不大，边界也不清晰。

2. 低密度影　Topilow 等人（1984）的一些研究显示，如果眼内异物由木质或塑料组成，其 CT 图像类似空气泡的低密度影或不显影，因此，当遇到这种情况而又无眼内手术病史时，应考虑眼内异物存在的可能性，需借助 B 超或 MRI 等手段进一步检查。

3. 伪影　由于大多数异物为金属性，其 CT 值都显著高于周围组织，甚至引起伪影，伪影是诊断眼内金属异物的重要依据。

（二）CT 值对异物性质的诊断

为成功摘出眼内异物，除需了解异物的位置外，了解异物的性质也非常重要，关系到最佳手术方案的选择。CT 对眼内异物的显示主要依靠异物对 X 线的衰减系数或 CT 值，因此，单凭 CT 表现很难准确判定异物的性质。Zinreich（1986）等曾通过体内及体外研究，评价了 CT 对眼部异物（包括金属和非金属玻璃、木质和塑料等）性质的判断能力。结果显示，CT 很容易将上述金属和非金属异物区别开，因为两类异物之间的 CT 值相差甚大，而且金属异物有明显的伪影存在，金属异物的 CT 值均为 3 000Hu 以上，而这些非金属异物的 CT 值分别为 318.6Hu、−199.2Hu 和 3.7Hu，无伪影存在。同时，玻璃的 CT 值也明显高于木质和塑料的 CT 值。但是，上述研究只能反映一些常见眼内异物的 CT 所见，并不能反映所有异物。据我们的临床经验和其他报道可知，一些金属异物，如铝，在 X 线平片上显影远不如铁、铅等金属异物，而一些玻璃异物，由于含铅等重金属，显影反而很明显。因此，CT 结果只能给我们一些提示，不能对异物有无磁性做出诊断，临床工作需要注意与病史结合。

若将 CT 仅用作眼内异物的诊断，则可按一般眼眶扫描的体位进行，但如用于眼内异物的定位，则须注意眼球位置的安排，并用水平扫描和冠状扫描 2 种扫描方法，方可获得异物的三维数据，为眼内异物摘出手术提供足够的信息。我国李洪海、李星星、马世英等于 20 世纪 80 年代末率先报道 CT 在眼内异物诊断中的应用。至于 CT 用于眼内异物定位，崔红平和张效房等进行了较为深入的研究，并于 20 世纪 90 年代初作了报道。

CT 的发明和应用，使眶壁、眼球壁、眶内软组织和异物同时显示在影像片上，极大地提高了眼内异物的检出率和定位的准确性，使 X 线影像诊断产生了质的飞跃。经过 40 余年来扫描方法和技术方面的不断改进和普及应用，目前 CT 已经成为眼外伤和眼内异物的常规检查手段，并已普及到市、县级医院。CT 眼内异物定位的基本方法也已逐渐被多数眼科医生所掌握。

二、眼内异物 CT 诊断技术

（一）定位扫描技术

眼内异物诊断一般采用 CT 水平面扫描，必要时进行冠状扫描和矢状位重建。由于异物无血管，不用增强扫描。

1. 水平面扫描　患者取仰卧位，身体正中线与检查床中线一致，听眦线与检查床面垂直，眼向正上方注视，嘱用健眼注视灯光，调整灯光位置，用观察角膜反光点的方法，引导患眼使其矢状轴与台面垂直。平行于听眦线由下向上（或相反方向）扫描。扫描层厚一般为 2mm，间隔 2mm，以免漏掉小的异物和微细病变。自眶下缘开始以 2mm（或更薄）的层面厚度扫描至眶上缘，共扫 12～14 个层面。如异物原已在扫描图像上看到，则可只在异物附近进行 2～4 个层面的扫描。

2. 冠状面扫描　患者取俯卧位，头颅矢状面与检查床中线一致，下颌置于托架上，头尽量后仰，双眼向正前方水平注视。扫描平面尽可能与听眦线垂直，由外耳道前 40mm 处开始从后向前扫描，扫描条件同水平面扫描者。在冠状面图像上，能清晰地显示眼球、眼眶、视神经、眼外肌冠状切面图像，如果有眼内异物存在，还可显示异物所在经线、异物与矢状轴的距离以及异物与周围结构的关系。

亦可不作冠状切面扫描，而利用水平切面的信息进行冠状切面或矢状切面的重建。但此法受水平切面的层面厚度和层面数量的限制，较厚的层面重建的图像过于粗糙；若水平切面的扫描未包括整个眼球，则重建的切面图像上眼环不完整。这些都影响眼球壁附近异物的准确判断，也不利于异物经向角的测量。所以，进行冠状切面的扫描有时是必要的。

3. 矢状位重建图像　大部分 CT 装置不能进行眼球的矢状位扫描。可以利用水平和／或冠状扫描后重建矢状位图像，但其图像不如直接扫描所见者清晰。螺旋 CT 可以解决这一问题。以下是螺旋 CT 的优点：① 整个器官或一个部位一次扫描，不会产生病灶的遗漏。② 单位时间内扫描速度的提高，减少了运动伪影，使造影剂的利用率提高，节省造影剂用量。③ 可任意地、回顾性重建，无层间隔大小的约束和重建次数的限制。④ 容积扫描，提高了多方位和三维重建图像的质量。

（二）眼内异物 CT 扫描参数设置

眼内异物 CT 扫描层厚可为 5mm、3mm 和 2mm，层厚愈薄异物显示率愈高。窗宽一般放在 300～500 之间，窗位应根据异物的 CT 值调整。对高密度金属异物有明显伪影时，适当提高窗宽和窗位。对低密度眼内异物，应减低窗宽和窗位，以便显示异物。郑州大学一附院常规采用窗宽 300～500，窗位 +80，层厚 2mm，间隔 2mm，临床认为对一般密度不太高和不太低的眼内异物显示尚好。

（三）CT 定位图的测量

1. 水平切面图的测量　测量异物距巩膜外沟或距角膜顶点的前后（垂直）距离（图 45-3-1），测量的起点标志为角膜顶点和巩膜外沟，而通常手术中测量的起点为角膜缘。其关系为角膜缘在角膜顶点之后 2.2mm，在巩膜外沟之前 1mm。为了使测量的结果精确可靠。可将图像放大为 1:1 的比例，用直尺即可测量。

2. 冠状切面图的测量　先找出眼环的中心（代表眼球矢状轴），即可测量异物所在的经线和异物与矢状轴的距离（图 45-3-2）。测量时借助于眼内异物定位测量器则较方便。但须注意其不同的放大率。测量 1:1 的图像时，定位器上的 10mm 实际上为 11.1mm，5mm 实际上为 5.55mm。

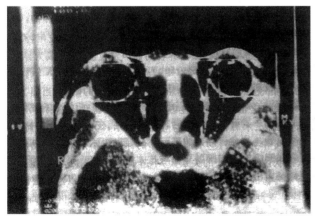

图 45-3-1　CT 水平切面图的测量
异物位于左眼后极部颞侧，距巩膜外沟垂距 20mm

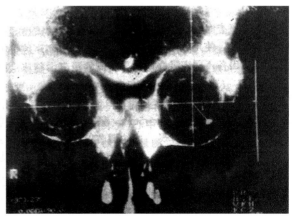

图 45-3-2　CT 冠状切面图的测量
测出异物所在经线（310°）及异物与矢状轴的距离（10mm）

3．异物与眼球壁、视盘及晶状体等关系的判断　根据水平切面图像结合冠状切面图像，可以直接判断异物是位于眼球壁的层间、眼球壁内或外，并可测量异物与眼球壁的距离。前部的异物，可以看出与晶状体、睫状体、前房角的关系。后极部异物，则可看出与视盘的关系，因为图像上可显示出视神经。只要注意到视神经直径为 3～4mm 和视盘直径为 1.5mm 这一关系，即可判断异物在视盘的中心、哪一侧的边缘或其附近。

三、眼内异物并发症的 CT 表现

眼外伤导致的眼内异物存留，除异物的穿孔伤外，往往还合并眼眶、眼球、视神经等组织的损伤以及眼内异物引起的炎症或感染。CT 诊断除可以显示异物外，还有助于对其并发症的诊断。常见的并发症如下：

1．眼球突出　多见于眼内异物伴颅面部损伤或眼眶周围有炎症反应的患者，CT 可显示眼球突出、眼睑以及眼球周围组织水肿。球后有血肿形成者，也可在 CT 上显示。表现为双侧眼突度不一致。可借助于眶外侧缘的连线观察眼球突出度，一般眶外侧缘连线在眼球赤道部平面。

2．眼环破裂或眼球变形　多见于较大的眼内异物伤或眼内异物合并严重的眼球穿孔伤患者。由于眼球壁的破裂，导致眼内容外溢，眼球变形。CT 图像伤表现为眼环不规则、眼环中断、前房消失、玻璃体腔变小以及眼球层面失去正常外形。

3．晶状体脱位或损伤　CT 图像上表现为晶状体的一端或两端与睫状体相连处距离增加或分离，有时晶状体脱入玻璃体内甚至眼环内壁。全脱位的晶状体厚度增加和直径缩小。晶状体损伤则密度降低或不均匀。

4．眼内积血或积气　高度飞行的较大异物，其后形成负压，进入眼球时可将气体带入眼内，造成眼内积气，仅在损伤后早期检查可见。玻璃体积血表现为玻璃体内不均匀密度增高。视网膜或脉络膜下出血，CT 图像上表现为片状或团块状高密度影，边界清晰。

5．眼内组织增生和机化　严重的眼内组织增生和机化，CT 图像上表现为玻璃体内条索和密度不均匀。严重的增生和机化造成眼球萎缩，表现为眼球缩小和变形，眼球壁增厚和密度增高。陈旧性眼外伤和眼球萎缩，可形成后极部脉络膜钙化。

6．视网膜脱离　视网膜脱离伴有机化增厚时，可在 CT 图像上看出，表现为与眼球相连的带状影，脱离严重者，脱离呈漏斗状，在视盘处与眼环相连。但一般视网膜脱离 CT 难以显示，应选用 B 超和彩色多普勒检查。

7．眼眶骨折　眼眶骨折时，其连续性中断甚至错位。轴位和冠状位 CT 可较好显示眶壁骨折情况，三位重建 CT 可较好显示眶缘骨折、眶腔变形以及周围颌面骨折情况。眼眶骨折早期常合并眼球周围组织水肿，有时还合并眶内血肿、骨膜下血肿以及皮下气肿。

8．视神经损伤　常见的视神经损伤有两种类型，即视神经撕裂伤和"外伤性视神经病变"，前者损伤发生在视神经与眼球交界处，后者发生在视神经管区。视神经撕裂伤 CT 表现为局部神经增粗，围绕视神经和眼球后极部出血造成的不规则密度增高影。外伤性视神经病变多可发现视神经管区骨折和蝶窦或后组筛窦积血。异物刺伤视神经 CT 表现为视神经肿胀和边界模糊。

四、CT 在眼内异物诊断、定位中的优缺点及注意事项

（一）CT 在眼内异物诊断和定位中的优点

1．适应证广　眼内异物的 CT 诊断不接触眼球，安全简便，无痛苦。因此，无缝环或超声定位的禁忌证，尤其适应于小儿眼外伤以及眼球穿孔伤、破裂伤等不适于缝环定位或超声检查者，也不需要顾虑 MRI 检查时磁性异物的移动。

2．异物检出率高　CT 具有极高的分辨能力，能区分 0.5% 的密度差，因此，一些 X 线检查不能显影的微小金属异物或非金属异物能在 CT 片上清晰显示。对多发异物，还能明确地诊断出异物的数目、大小及位置。

3. 结果直观、形象，准确性高 CT能清晰地显示眼球壁、晶状体、视神经及眼内异物，也能显示异物与眼结构的关系。因此，这就克服了X线摄片定位法中按标准眼球测量的弊端，使其诊断的准确性提高。

4. 可推测异物的性质 根据异物的CT值和有无放射状伪影，可大致判断异物的性质和密度（金属或非金属）。

5. 能同时显示与眼内异物并发的外伤 不少眼内异物往往合并眼部组织，如眼睑、眼眶、眼球及眼内结构、视神经等组织的损伤。在诊断眼内异物的同时，CT还能显示异物合并发生的外伤，这也是常规X线诊断或超声诊断难以比拟的。

（二）CT在眼内异物诊断和定位中的缺点及注意事项

1. 低密度或微小高密度异物的显示较差 眼内木质及塑料等低密度异物，CT显影不清，有时似气泡影，易造成漏诊，必要时结合B超或MRI进行诊断。对某些微小的异物，由于部分容积效应和层厚的影响，也易漏诊。

2. 异物三维定位测量困难 异物和眼球壁之间往往有较大的密度差别，因而，在一张图像上通常不能同时清晰显示巩膜外沟和异物，如做定位测量，往往需要借助两张重建图像进行分析。

3. 异物放大和伪影效应 高密度异物尤其是金属异物，往往有明显放大效应和伪影产生。金属异物可放大4~10倍，影像放大可掩盖附近小的异物；明显的伪影可影响异物周围组织成像，影响异物定位。对此，应适当调高窗位，抑制伪影和放大效应。

4. 眼球运动的影响 CT扫描时，如眼球运动可造成某一或某些层面缺失、影像模糊或异物漏扫。

5. 眼内高密度异物与钙化的鉴别 慢性葡萄膜炎、外伤后眼球萎缩、视网膜母细胞瘤等病变可有眼内钙化斑或眼球壁钙化。鉴别要点：①病史；②CT图像特征：眼内钙化表现为较高密度影，形态多不规则、多发钙化斑，一般无放射伪影，CT值300HU左右。

第四节 眼内异物的超声定位

眼内异物超声定位法（ultrasonic localization）在我国的临床应用，开始于50年代后期，并于1962年有文献报道。目前，眼内异物的超声定位法，已经成为异物摘出手术前的一个重要的定位方法。

超声定位法的突出优点如下：①不受屈光介质透明度的限制，当屈光介质浑浊，检眼镜无法看到异物时，超声定位法不受明显影响；②不受异物性质的限制，不仅是金属异物，而且非金属异物，如石渣、木屑、玻璃、塑料等亦能显示；③不需附加任何外部的标记或造影剂，眼球壁的回声可作为对照；④不依赖眼球的标准大小来推算异物的位置，能准确地确定异物与角膜、晶状体或眼球壁的关系；⑤不造成患者的不适，不加重损害；⑥能测出眼球直径，有助于后部异物的X射线准确定位；⑦查到异物后可以进行磁性试验。

由于具有这些特点，所以超声定位法在眼内异物的诊断和定位方面的应用日益普遍。近年来又不断有新的改进和发展，其应用范围更为广泛。

一、眼内异物超声诊断的发展

1956年，A型超声诊断仪开始应用于医学临床，国外1959年即有眼内异物A型超声诊断报道。我国1962年有应用报道。1964年张效房、王光莹等系统地报告了眼内异物的超声诊断和定位。眼科B型超声诊断仪于20世纪60年代末70年代初出现并迅速普及应用，至1977年《美国医学科学年鉴》对眼外伤眼内异物诊断作了全面和详细的介绍。我国20世纪80年代初宋国祥首先报道B型超声眼内异物定位和介绍国外眼科超声诊断进展，之后何慧珠、蒯慧玉和张康兰等于20世纪80年代中、后期率先报道B超在眼内异物定位中的应用，自此眼科B超在我国普及应用。彩色多普勒技术对眼内异物及其并发症视网膜脱离等的鉴别诊断，有无可比拟的优越性。20世纪90年代初出现的眼科超声生物显微镜（ultrasound biomicroscope，UBM）对眼前段，尤其是虹膜后、后房、睫状体部微小占位病变及异物的揭示，补偿了光学仪器的盲区，克服了 10MHz 以下 B 超近场区分辨率较低的缺点，以其高分辨率显示出独特的展现眼前段形态学的应用前景。目前，超声检查，尤其是 B 超已经成为显示眼内异物及其并发症的常规手段之一。超声诊断仪，眼科应用较多者为 A 型超声扫描、B 型超声扫描及 UBM。

二、眼内异物的 A 型超声诊断

（一）A 型超声诊断仪的工作原理

A 型超声（A 超）诊断是简单的界面回声一维示波图像。眼科 A 型超声诊断仪一般是用 5mm 直径探头，工作频率 5～10MHz，以界面回声的时间显示测定距离，以波幅的高低显示界面回声的强度。

（二）A 超眼内异物探测方法

1. 眼睑表面直接探测法　用 A 型超声诊断仪探查，探头直径 3～5mm，频率 5MHz，扫描时间为2∶1（即示波屏面板刻度每格相当于水深 0.5cm）。灵敏度的调节，以在正常眼内出现饱和的眼底波而玻璃体为一平段无杂波为准。以 1% 甲基纤维素、液体石蜡或眼科专用耦合剂作接触剂。患者取仰卧位，轻轻闭眼。探头涂以耦合剂，直接放在眼睑表面。探头在眼睑上沿上、中、下 3 条弧线、9 个探查方位上，以不同角度向眼内探查。先探查健眼，调好灵敏度，并测出眼底回声波的位置（距离），然后再探查患眼；两眼对照时，探头的位置和探查的角度应保持对称。

眼睑外直接探查法的优缺点：

（1）由于探头不接触眼球，可避免由于探头摩擦所引起的角膜损伤。

（2）不需麻醉。

（3）不致发生感染，探头和耦合剂不需严密消毒。

（4）操作简便，不需用开睑器，患者无不适感。

（5）探头与眼球之间隔有眼睑，能部分地抵消探头所产生的盲区。

（6）但用此法探查时，患者必须将眼睑闭合，而不易控制服球的位置，故在定位时，使患者另一眼睁开，向正上方注视不动，或跟随一注视目标向各方转动以便被检查眼保持在所需要的位置。

（7）眼底波和眶壁波之间，回声波复杂而不规则，不易辨认。

此法甚为简便，但由于眼前段处于近场区，分辨率差，且不能同时测量视轴。

2. 角膜表面水囊间接探测法　患者仰卧位，开睑器开睑，表面麻醉，置 5～10mm 水囊于角膜表面，探头放在水囊表面向眼内探测。此法避免了近场盲区，眼前段分辨率高，并可同时测量眼轴，但操作较复杂。

3. 眼内异物波形

（1）眼内异物——单高波或饱和波：正常眼 A 超角膜表面、晶状体前表面、晶状体后表面和眼底视网膜表面出现 4 个波形，在此之外出现的单高波或饱和波，考虑为眼内异物波（图 45-4-1）。如降低增益至眼底波消失，此异常波形仍存在，为高密度异物。

（2）眼球壁异物——重叠波：根据物理学理论，两个物体界面之间的距离小于波长的一半时，超声探查时无法区别。但为了解决近眼球壁或眼球壁层间异物的诊断，郑大一附院王光莹、岳桂芳、张效房等，反复进行实验，发现了一种特殊的波形，并命名为重叠波（superimposed wave）（图 45-4-2）。当减低增益至眼底波消失，重叠波范围仍见单高波，为高密度金属异物。借单高波与重叠波的相对位置，可判断异物贴附眼球内壁、眼球壁层间或位于眼球外壁表面。

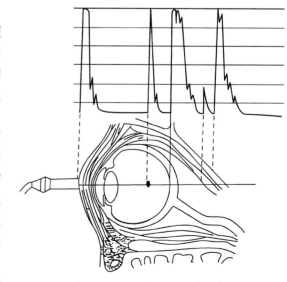

图 45-4-1　A 超显示眼内异物
玻璃体液平段内出现单高波（玻璃体内异物）

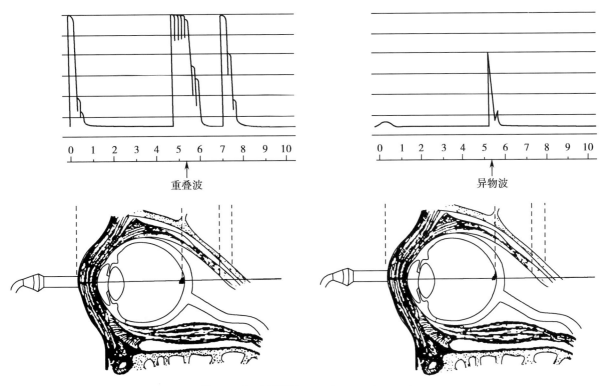

图 45-4-2　重叠波(superimposed wave)

　　眼球壁异物波是降低灵敏度后仍存在的单高波（或单中波）、同玻璃体浑浊或出血的低波也易区别。因异物一般较小，稍改变探头的方向回波即消失，这一点也可用以和视网膜脱离相鉴别。但是在眼球壁异物存在的同时，如果还有视网膜脱离，以及玻璃体浑浊、出血或机化组织，则由此所产生的回波与实际眼底波易于混淆，必须仔细观察其波型、波幅、范围，方可鉴别。

　　（3）异物经线位置的确定：发现异物波后，嘱患者健眼向正上方注视不动，以使患眼固定；必要时，亦可使其注视一目标，而将患眼转至所需要的位置。然后，调整探头的位置和方向，使波束大致通过眼球中心。此时，获得肯定的异物波时，探头（波束）所指的方向，即为异物大致的经线（象限）。或从 2 个不同的方向探查到异物，则 2 次探查时探头的延长线的交叉点，即为异物的位置。

　　（4）异物与眼球壁间距离的确定：眼内异物超声定位的最大优点，是能迅速而准确地判断异物与眼球壁之间的距离。在超声探查时，异物波可出现在眼底波前，两波间为一小平段。两波间的距离即为异物与眼球壁内表面间的距离。此距离可由示波荧光屏下方的标距或面板刻度读出。但异物波常与眼底波相距甚近，探查时两波时而融合，时而分开。这说明异物与眼球壁接近，或异物的一部分贴附于或嵌入于眼球壁。当异物与眼球壁完全贴附时，需按眼球壁异物定位法进行定位。异物与眼球壁之间的准确距离，不是根据异物波最强时的距离，而应根据波束与眼球壁垂直时的距离，即波束通过眼球中心时所测出的距离（图 45-4-3）。

　　（5）磁性试验：当超声查出异物后，特别是当异物不靠近眼球壁时，可进行磁性试验。电磁铁通磁和断磁时，如异物波的波幅和波形有相应的同步改变则为阳性。在玻璃体内漂浮的异物则表现为异物波的突然消失和重新出现；或表现为前、后距离的改变。

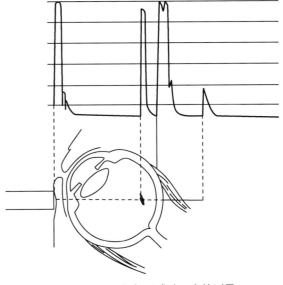

图 45-4-3　异物与眼球壁距离的测量
测量波束通过眼球中心时的距离

4. 眼内异物 A 超诊断评价 在 B 超和 CT 未出现以前，A 超为眼内异物诊断或辅助 X 线眼内异物定位诊断的一种有效方法。但较小异物 A 超难以探到，易漏诊。且 A 超探查异物费时较长，不直观。故在 B 超和 CT 出现后，则临床上多采用 B 超或 B 超与 A 超联合应用，A 超已很少单独应用。

三、眼内异物的 B 型超声诊断

（一）B 超的性能特征

B 超使用超声线阵探头和机械扇扫探头两种扫描方式，图像是超声所经过组织切面的二维图像。反射回声的强弱以灰度表示，强回声表现为亮点，弱回声为暗点，明暗不同的点构形成图像。探头频率 5～10MHz，5MHz 者可探测眼球和眼眶，而眼科专用超声诊断仪多为 10MHz，其分辨率较高，但仅适合于眼球探查。眼内异物的探查多使用眼睑表面直接探查法，即将探头放于眼睑表面由上向下、由左到右等多方位探查。由于眼内异物多位于玻璃体、晶状体无回声区内，易于显示。不仅可看出眼内异物的位置、异物与眼球壁、晶状体等的关系，而且眼内的其他病变如视网膜脱离、玻璃体浑浊、晶状体脱位等亦可与异物同时显示出来（图 45-4-4）。

进行异物定位时，可先进行水平方向的搜索扫描，当发现异物后，则立即按异物所在经线改做经线性定位扫描。

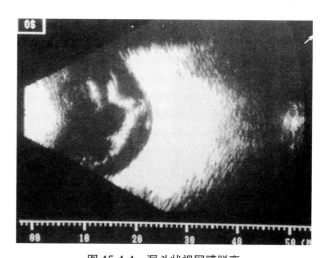

图 45-4-4 漏斗状视网膜脱离

玻璃体异物（石）伴漏斗状视网膜脱离，后端与视盘相牵连，下方脱离视网膜，见层间囊肿形成

（二）眼内异物的 B 超声像图特征

1. 强回声光点或光斑 眼内出现异常强回声光点或光斑，应考虑眼内异物。密度较高的金属、沙石和玻璃等声阻抗与眼内组织差异大，超声在界面上反射强，形成强回声光点或光斑（图 45-4-5）；塑料、有机玻璃和木质回声相对较弱，形成较强回声光点和光斑。高密度异物强回声光斑在进行"窗"试验和降低 B 超灵敏度至机化物、玻璃体积血和眼球壁回声消失时，异物回声光斑仍可存在。

2. 彗星征或尾随回声 当超声垂直入射到形态规则、前后边界整齐的较大的眼前段或玻璃体内异物时，在异物后出现一连串形态相似、距离相等的回声，宽度逐渐减小、强度减弱直至消失的回声，称为彗星征或尾随回声，是超声在异物前后表面多次反射的伪影（图 45-4-5）。

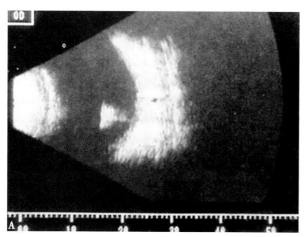
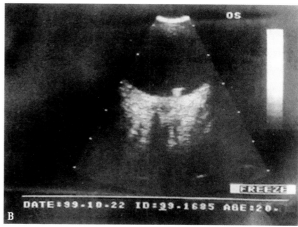

图 45-4-5 B 超眼内强回声光斑

A. 玻璃体内出现强回声光斑，伴彗星征；B. 彗星征和轻度声影（铁质异物）

3. 声影　由于异物的反射和吸收，超声穿过异物后大为减弱，以致其后的组织(眼球壁和眶脂肪等)回声弱而不能显示，在异物之后形成一条暗区，称为声影。多见于高密度金属异物。

4. 眼球壁隆起假象　超声在高密度物体中传播速度较快，通过异物的声束较早到达眼球壁，在声像图上此处眼球壁向前隆起。此现象仅出现在眼内较大的金属异物。

5. 后运动试验或眼球转动试验　当 B 超检查发现异物回声时，嘱患者将眼球向上下或左右转动，眼球转动停止时，观察异物有无继续运动。玻璃体内异物，可有明显的运动和后运动，称后运动试验阳性。晶状体和眼球壁异物无后运动。后运动试验可鉴别异物是否可移动、异物位于玻璃体或眼球壁，以及异物运动的幅度。

6. B 超下磁性试验　B 超探测发现眼内异物时，固定探头，手持电磁铁将磁头尖端对向睫状体平坦部，距离 10cm 处开始，电磁铁开关的同时注意异物回声有无摆动。如有摆动，说明异物有磁性，为磁性试验阳性；如无摆动，将电磁铁移近，再次试验，直至磁头接触眼睑或眼球表面，如仍无摆动则为磁性试验阴性。磁性试验阴性说明异物无磁性、磁性异物嵌顿于眼球壁或机化包绕不能运动、异物小或磁性极弱。

7. 准确距离的测量　测量异物(特别是非磁性异物)与眼球内壁的准确距离有时甚有必要。测量时应按异物所在经线的方向扫描，并转动眼球使异物至眼球壁的垂线恰在前后位置，此时用电子尺进行测量，其结果才较准确。

(三)眼球壁异物的 B 超特征

异物贴近视网膜，表现为视网膜光带前强回声光斑；异物嵌顿于眼球壁时，由于其周围常有出血和水肿，声像学上异物强回声光斑周围为弱回声裂隙环绕。眼球壁异物强回声光斑缺乏后运动，且多可见明显的声影。异物附近的玻璃体可因积血表现出弱或中回声光点、光斑和条状物。眼球壁异物的"重叠回声"与 A 型扫描时的"重叠波"相似，当附着和嵌顿于眼球壁的异物难以分辨时，也用降低仪器灵敏度的方法，使眼球壁的回声渐趋消失，而把异物回声显露出来，从而判断异物究竟位于眼球内壁、外壁或层间。如用 AB 联合扫描型超声诊断仪进行定位，则两相对照更为清晰。

(四)眼球壁外眶内异物的 B 超检查

由于眶内脂肪和组织回声复杂，眶内异物 B 超一般很难做出明确诊断。如异物较大、密度较高，仍可显示。如异物周围有炎症反应或脓肿形成时，声像学上可见弱回声区中强回声光斑或光团。眶内异物一般首选 CT 检查。

(五)眼内异物 B 超诊断和定位的优点

1. B 超是利用超声界面反射成像，能够显示 X 线不能发现的眼内低密度异物。

2. 由于 B 超可同时显示眼球壁和异物，可明确判断异物位置。

3. B 超下磁性试验，可在术前大致判断异物有无磁性或磁性的强弱。

4. 可同时显示异物的眼内并发症，尤其是对玻璃体积血和视网膜脱离的显示优于 CT。

5. B 超为无创性检查，重复性好，易为患者接受。

(六)眼内异物 B 超诊断和定位的缺点

1. 由于超声近场区分辨率低，对眼前段异物显示较差。

2. 对异物的三维空间定位不如 X 线精确。

3. 眶内异物的显示不如 CT 和 MRI。

4. 对有新鲜眼睑和眼球壁伤口的病例，检查受到一定限制或不适于检查。

5. 对检查者要求较高。B 超检查者应熟悉眼部解剖，眼内异物的典型声像学特征和并发症，以便正确报告检查结果和打印贮存临床医师需要的 B 超图像。

(七)异物与外伤并发症的鉴别

在一个切面显像图上能同时显示异物和其他多种病变，这是 B 型超声扫描的优点之一。如眼内异物伤所引起的玻璃体积血、积脓、浑浊，晚期的玻璃体机化物，视网膜前膜和视网膜脱离等。但这些并发症和异物的鉴别也值得注意。一般以回声的强度、范围的大小和有无声影进行鉴别。异物往往呈现为强的光点,范围局限而边界较整齐且常有声影。还可用降低仪器灵敏度的方法加以鉴别。异物定位,最好应用高频率的眼科专用 B 超诊断仪,频率 10MHz,具有较高的分辨力,且可把扫描的图像清晰地打印在记录纸上。

1. 眼球壁破裂伤口 眼球壁破裂伤口较大时,玻璃体脱出和(或)局部出血致伤口裂开,声像学上表现为眼球壁光滑的弧形光带中出现无回声或弱回声裂隙。眼内容脱出致破口区眼球壁光带外低弱回声。眼内与眼球壁裂隙相连的条状或团状中强回声,为穿通道和局部积血。

2. 玻璃体积血和机化浑浊 少量的积血和分散在玻璃体内的血细胞,B 超声像图不能显示;中等量的积血,血细胞聚集,可在 B 超声像图上出现散在的弱回声光点;大量积血和机化,可在玻璃体内形成弱回声光斑、光团和条形光带。

玻璃体积血的 B 超声像图特征是回声强度较弱;与眼球壁无固定关系;后运动明显;回声形态多变。

玻璃体积血时间较长可形成机化物,呈膜状或条索状强回声。机化物可呈漂浮状,或与视网膜相连,并可造成牵引性视网膜脱离。

3. 视网膜脱离 眼内异物伤合并视网膜脱离多为异物造成视网膜裂孔或眼内机化牵引所致。

视网膜脱离的典型表现是玻璃体无回声区内、眼球壁弧形光带之前,出现强回声光带,光带和眼球壁之间的暗区为视网膜下液,其距离代表视网膜脱离高度。视网膜脱离的特征是:线状强回声光带两端与眼球壁相连,各方向扫描该光带为膜状物;较浅的脱离多呈新月形、凹面朝向眼球中心,牵引性视网膜脱离光带亦可凸面朝向眼球中心;后运动方向与眼球壁垂直,隆起较高时后运动明显。新鲜脱离视网膜光带纤细、厚度一致、回声均匀、无明显声衰减;而陈旧性脱离由于视网膜下和视网膜表面广泛增生,使光带不均匀增厚,视网膜层间囊肿形成。并可见玻璃体或视网膜下机化条索。

部分视网膜脱离光带与眼球壁平行,成一字形或波浪状。全视网膜脱离在 B 超纵切面和横切面上成 V 字形,冠状面上呈环形,即所谓"伞状"或"漏斗状"脱离,这些特征与解剖学上视网膜仅在锯齿缘和视盘部与眼球壁紧密相连有关。

4. 晶状体浑浊或脱位 眼内异物晶状体浑浊多伴有前后囊破裂,声像图表现为晶状体增厚、形态不规则、晶状体内出现不规则回声。晶状体半脱位可见晶状体光带偏向一侧、球形增厚。晶状体全脱位至前房,前房加深,虹膜隔后缺乏晶状体光带。晶状体全托为到玻璃体内,可见玻璃体内椭圆形回声光带,且可伴有后运动,同时前房加深。晶状体脱出到眼球外,表现为眼内无晶状体光带、大量眼内容物脱出致眼球变形。

5. 眼球萎缩 眼球萎缩时严重眼外伤眼内异物的后果。眼内机化牵引、眼球壁瘢痕收缩致眼球各径线变小、形态不规则,眼球壁明显增厚,眼内机化和视网膜脱离共存。长期存在的眼球萎缩可见晶状体或脉络膜钙化。

四、超声生物显微镜眼前段异物定位

超声生物显微镜(ultrasound biomicroscope,UBM)是 20 世纪 90 年代发展起来的一种无创伤性的眼用超高频超声图像诊断系统。仪器采用高频率(50MHz)的超声换能器,使组织分辨率达 50um,穿透深度 5mm,可以在活体状态下清晰显示眼前段组织结构,弥补了传统眼 B 超检查及裂隙灯检查的不足,对了解眼前段结构间的内在关系,眼前段疾病的诊断及眼前段相关疾病的发病机制具有很高的应用价值。该项检查可广泛应用于眼外伤眼前段异物的诊断、眼外伤前房角结构的观察、睫状体脱离的诊断、虹膜睫状体肿瘤的诊断、青光眼的诊断、晶状体脱位的检查以及角膜浑浊患者眼前段结构的观察等疾病的诊断。

眼前段异物是指存在于角膜内、巩膜内、前房和前房角、后房、晶状体内、睫状体附近和前部视网膜的异物。这些部位的异物,尤其是当异物较小、密度较低时,临床检查难以发现,如同时伴有屈光间质浑浊和瞳孔膜闭则诊断更加困难。此时,UBM 检查是一个得力的助手,实践证明它能够准确地显示异物的大小、异物与周围组织的关系和距离,以及根据探头位置确定异物所在方位,为前段异物的定位诊断和手术设计提供良好的图示(图 45-4-6 及图 45-4-7)。

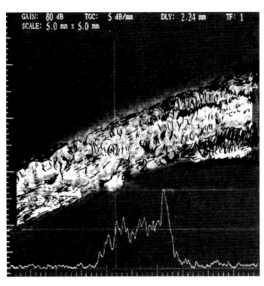

图 45-4-6　睫状体部异物 UBM 图像

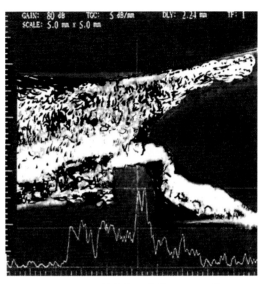

图 45-4-7　前房角异物的 UBM 图像

Charkabarti 和 Atta（1998）报道 1 例眼前段金属异物，X 线、B 超和 CT 均发现异物但不能准确定位，UBM 显示异物位于 5 点钟方位、角膜缘后 5mm、邻近睫状体平坦部，按 UBM 显示的位置手术顺利摘出异物。何雷等（1998）报道 6 例眼前段微小异物：UBM 均良好显示并定位，而普通眼 B 超均未能发现异物。3 例 CT 检查，2 例未发现异物，1 例定位有误。X 线检查 5 例，3 例未发现异物。Deramo（1999）等对 12 例眼表面（角膜、结膜下、巩膜内）和眼前段微小异物的检查，显示 UBM 能够探测到眼科物理检查不能发现的异物。

UBM 用于眼前段异物定位诊断的缺点是：UBM 检查需要在眼球表面置眼杯和耦合剂，探头放置于眼杯的耦合剂内，距眼球表面约 2mm，不适于有新鲜开放伤口者。

UBM 在眼前段异物诊断中的应用评价：目前，眼内异物的定性定位诊断方法有两大类：一类是光学仪器，另一类是影像学方法，前者适用于屈光间质清晰的病例，后者适用于屈光间质浑浊者。检眼镜、裂隙灯及前置全视网膜镜和三面镜可查及眼底达周边部视网膜，前房角镜下可见虹膜前表面根部和前房角，但虹膜后部和后房、睫状体区和极周边视网膜是光学仪器检查的盲区或难点。眼用 5～10MHz AB 超声诊断仪对玻璃体及眼球后段异物显示良好，但对眼前段分辨率差，可出现漏诊和定位不确；CT 由于层厚效应、金属伪影和解剖标记不明确等原因对眼前段异物定位困难；MRI 不适于磁性异物检查，对非磁性金属异物和低密度异物同样存在定位不确的问题。所以，UBM 的问世，弥补了光学仪器的盲区和其他影像学检查的缺点，是眼前段异物显示的理想的方法。

UBM 检查眼前段异物时表现为所在组织内强回声光点或光斑，后伴声影。视异物大小不同，光斑大小不一，增益降到 60dB 时光斑仍清晰可见。非金属异物为强回声光斑，其后部组织不显影，表现为阴影状。

UBM 检查需在角膜上放置无底眼杯及生理盐水进行检查，所以对伤眼创口要求密闭较好的条件下进行检查，只能对眼前部的异物进行检查，以要选择好适应证。

随着 UBM 的进一步普及应用，它将在眼前段异物，尤其是微小和低密度异物的诊断中发挥重要作用。

第五节　异物摘出手术中的超声辅助定位

超声对异物显示为高回声，具有高度的敏感性和特异性，在异物摘出术中是重要的辅助定位手段，有助于描述异物的形态、大小以及方位

1. 巩膜外直接探查法　用小的 A 型超声探头，前端加一缓冲接头以抵消盲区，于异物所在处的巩膜表面探查（图 45-5-1）。此法可以确定较精确的位置和异物的深度。

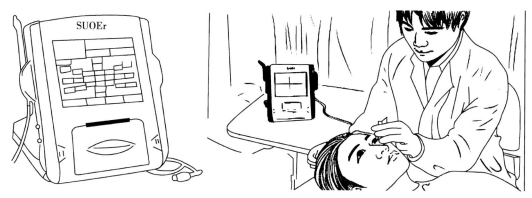

图 45-5-1　超声巩膜外直接探查法

2. 超声导向异物钳　在浑浊或积血的玻璃体内的非磁性异物，无法经瞳孔看到时，以前端装有微型探头的异物钳，进入眼内寻找异物而夹出之。

3. B 超引导异物摘出　在同上情况时，异物钳进入眼内，使异物钳和异物同时显示，引导异物钳夹取异物。对近球壁的异物，术中以金属器械或刀尖置于异物附近的巩膜表面，并逐渐移向异物，定准位置后切开巩膜摘出异物。

以上方法虽曾用于术中辅助定位，但 X 射线技术和玻璃体切除与眼内异物摘出联合手术也能达此目的，且术中超声辅助定位还存在无菌操作和应用不便等问题。

 ## 第六节　眼内异物的磁共振成像定位

在眼内异物的影像诊断中，传统 X 线平片已形成了多种有效的异物的诊断和定位方法，但对非金属异物诊断有很大的局限性。尽管 CT、B 超的出现弥补了 X 线诊断的某些不足，但对一些非磁性细小异物、多发性异物和异物的并发症等方面的诊断仍有一定的限制。磁共振成像（magnetic resonance imaging，MRI）的临床应用，为眼内非金属异物的诊断和定位提供了新的手段。

一、磁共振成像在眼部异物诊断应用的发展史

磁共振（magnetic resonance，MR）现象是由美国哈佛大学的 Purcell 和斯坦福大学的 Bloch 领导的两个科研小组 1946 年各自独立发现的一种核物理现象，两位学者为此获得了 1952 年的诺贝尔物理学奖。1980 年商品 MRI 机器出现，并广泛迅速地应用于临床。1983 年，MRI 开始应用于眼部疾病的诊断中。1986 年，Kelly 首先报道 1 例脑转移瘤患者伴眼内铁质异物，MRI 检查时眼内异物移动导致眼内出血和视力丧失。之后，眼内异物的 MRI 研究受到人们的重视。Lagouros 等（1987），Williams，Willson（1988），Williamson（1989），Green（1990），Gunenz（1992）等分别进行了眼和眶异物体外实验、动物模型、尸体和部分患者的 MRI 研究，认为 MRI 对眼和眶非金属低密度异物的显示率高于 CT，MRI 应禁用于眼内磁性异物。

广州第一军医大学南方医院于 1985 年引进我国首台 MRI 仪，该院周国筹、陈龙华等（1991）和赵俊峰等（1992）率先报道了眼外伤和眼内异物 MRI 检测的临床病例和实验研究。张效房、程敬亮、施光普等在 20 世纪 90 年代中期于郑州大学第一附属医院对 MRI 检测眼内和眶内异物进行了较为全面和系统的动物实验和临床应用研究，为 MRI 眼异物定位诊断在我国的应用奠定了基础。

在磁共振图像上可显示眼球壁、晶状体、玻璃体、视神经和眼外肌等结构。各部分图像极为清晰，其清晰程度大大超过 CT 的图像。在磁共振图像上，眼球壁呈深灰色的环，晶状体皮质为浅灰色，核

呈深灰色，正常的玻璃体呈均匀的灰色，眼球后的眶脂肪呈白色；视神经呈甚淡的灰色，其直径和走行均可辨认；眼外肌呈灰色梭形。

眼内异物在磁共振图像上为一暗色的黑洞，在眼球的矢状切面和冠状切面图中可以明确分辨。图45-5-1为一30岁的患者左眼，被一注射用安瓿玻璃碎片进入眼内，视力只有光感，角膜水肿，晶状体浑浊，玻璃体浑浊，异物不可见。超声、X线片和CT均不能发现异物，只有在MRI上显示一裂隙样黑洞，据此位置摘出了异物，经过治疗，出院时视力达到了0.4。

二、眼内异物MRI的表现及定位

磁共振成像可用于大多数非磁性异物的定位，但一般不宜用于磁性异物的检查（图45-6-1）。磁性异物在磁共振的强磁场中，要发生旋转和移动，因而损伤视网

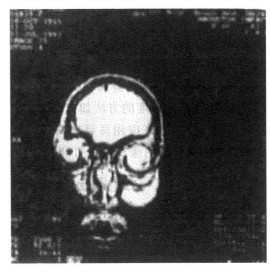

图45-6-1　磁共振成像（MRI）异物定位
左眼颞下方异物显示为一黑洞 冠状切面

膜、晶状体和眼内其他结构，所以通常不用于磁性异物的检查，除非异物的磁性很弱（弱磁性异物）或体积甚小。但实践显示，即使极小的磁性异物，亦将扭曲磁力线，造成成像区磁场不均匀，出现显著的磁性金属伪影，掩盖周围组织，难以确定其大小和位置，仅能说明眼球内有磁性而已。

（一）非磁性异物的MRI表现

眼部非磁性异物多见为木质异物、塑料、玻璃和橡胶等。目前临床上MRI所用的靶核为氢质子，而绝大多数非磁性异物为乏氢物质，MRI呈现为信号缺失区，且不伴伪影。但我们在研究中发现，某些所谓的"非磁性异物"（砖块、石块、瓷片、石墨和混凝土块）在高场强下MRI扫描时，可出现铁磁性伪影，但较同样大小铁异物的伪迹明显减少，可能与这些异物中混有铁磁性物质有关。而在低磁场下MRI检查可能不出现伪迹。提示某些"非磁性异物"随MRI场强增大伪迹可从无到有或从小到大。就检出眼部非磁性异物MRI所用的脉冲序列总体而言，Flash 2d序列和SE序列中的T_2WI最优，其次为PDWI，而T_1WI最差。

1. 玻璃体内非磁性异物的MRI表现　T_1加权像玻璃体呈低信号，而绝大多数非金属异物缺乏氢质子也呈低信号，二者缺乏良好对比，异物检出困难，但对于某些T_1加权像呈高信号的异物敏感。T_2加权像和质子密度加权像玻璃体信号增强，与异物形成明显对比，易检出玻璃体内异物，但会遗漏高信号的玻璃体内异物如青枝柳条等。Flash 2d序列玻璃体信号较SE序列和T_2WI更高更均匀，显示玻璃体内非磁性异物更清楚直观（图45-6-2）。

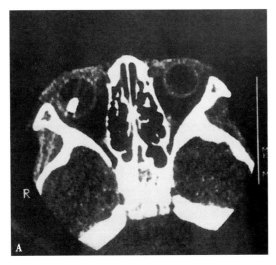

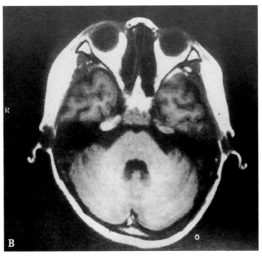

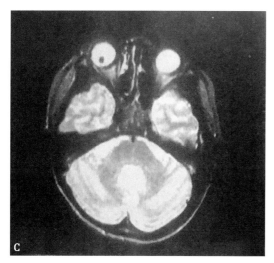
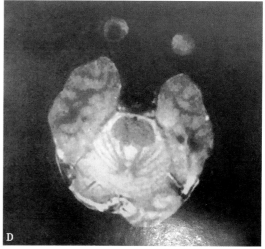
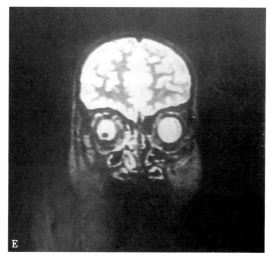

图 45-6-2　右眼玻璃体内玻璃异物右眼晶状体已摘出（A-E）

A. 横轴面 CT，玻璃异物呈高密度，其周围见线束状伪迹；B～D. 依次为横轴面 T_1WI、T_2WI 和 Flash 2d
序列，以 Flash 2d 序列异物最清楚；E. 为冠状面 T_2WI，玻璃呈低信号

　　眼内脂肪组织异物 MRI 亦可很好的显示，且可确定其性质。MRI 扫描 T_1WI、PDWI 脂肪呈高信号，而在 T_2WI 和 Flash 2d 序列则呈相对低信号，这有别于眼内低信号的气体和木质异物。此外，MRI 中 SE 序列、T2WI 序列可见脂肪周围出现化学移位伪迹，较为特殊。利用脂肪抑制技术，脂肪呈低信号，有助于与眼内血块鉴别。

　　MRI 还可显示脱位于玻璃体内的人工晶状体。因人工晶状体材料 PMMA 缺乏质子，MRI 呈低信号，可很好的显示人工晶状体的大小、形态和眼内位置，MRI 可作为影像学观察人工晶状体有无移位的方法。MRI 还可检出玻璃体视网膜手术中常用的玻璃体填充物 -- 硅油，其 T_1 加权像和质子密度加权像呈高信号，T_2 加权像和 Flash 2d 序列呈低信号。MRI 各扫描序列均可见硅油周围有一侧带状高信号，另一侧带状低信号的化学位移伪迹，从而确定硅油的性质。MRI 可作为观察玻璃体内硅油存在和演变的有效方法。

　　2. 眼球壁非磁性异物　MRI 具有很高的软组织分辨率，且能够多方位、多切层和多参数成像，在眼内非磁性异物尤其是低密度异物的诊断中发挥着越来越重要的作用。高场强 MRI 可以清晰地显示眼球及眼眶内各个结构，还可分辨呈高信号的巩膜，MRI 判定视网膜和脉络膜表面异物优于 CT。此外，MRI 多方位扫描，更能显示异物的全貌。

　　巩膜主要由纤维组织构成，相对缺乏氢质子，MRI 各扫描序列呈低信号，巩膜穿行的血流呈流空低信号，而大多数非磁性异物缺乏氢物质，MRI 也呈低信号，增加了巩膜内小异物检出的难度。此外，睫状后长动脉、后短动脉及涡静脉在巩膜壁均有穿行过程，无论时水平切面或冠状切面，这些血管的断面均有可能显示，表现伪 MRI 图像上巩膜壁内圆形低信号区，易与异物混淆。

MRI T2 加权像及质子密度加权像球壁异物检出率不及 CT。而 MRI Flash 2d 序列检出球壁非磁性异物阳性率（97%）明显高于 CT（80%），所以 Flash 2d 序列为检出球壁异物的最佳序列。另外，MRI 还可检出 CT 难以显示的某些眼球壁木质及塑料异物。

3. 眶内异物　眶内异物由于不能经检眼镜发现，均需影像学检查确诊，但 B 超难以发现球后异物，常规 X 线片难以显示非金属异物和较小的金属异物，CT 和 MRI 为眶内异物检查提供了有效手段。

框内正常结构主要有眶脂肪、眼外肌、视神经和血管等，这些结构在眶内有固定的位置，MRI 可以识别。MRI T1 加权像很容易检出其内的低信号物质，尤其是木质异物的检出。据报道，MRI 检出眶内木质异物的阳性率（100%）显著高于 CT 检出的阳性率（75%）。因此，对眼外伤高度怀疑有眶内木质异物者，即使 CT、X 线平片和 B 超均未发现异物，也应进一步做 MRI 检查。MRI 有多方位成像的优点，可更确切显示眼眶异物与视神经的关系。

MRI 扫描 T1WI 眶脂体呈明显高信号，与大多数缺乏氢的非磁性异物对比明显，因此，T1WI 成为球后异物的优选序列。我们在研究中发现 Flash 2d 序列也是检出球后异物的良好序列，而 T2WI 和 PDWI 检出球后异物较差。MRI 尚可用于眼睑、泪腺异物的检出。

硅胶带和硅胶海绵常用于巩膜环扎和巩膜外垫压，为常用的眼部植入物。硅胶带内缺乏氢质子，MRI 各扫描序列均呈极低信号，而 CT 上硅胶带与邻近组织密度相似难以显示，因此，了解巩膜环扎物硅胶带的位置应选用 MRI 而非 CT。硅胶海绵孔内含有空气，CT 呈低密度，MRI 各扫描序列呈低信号。但随硅胶海绵置入时间的延长，其内气体吸收、液体、蛋白质和细胞进入，其 CT 密度和 MRI 信号可有增高。虽然各扫描序列均可显示硅胶带和硅胶海绵，但以 Flash 2d 序列和 SE 序列显示最佳。

眼部木质异物的 MRI 表现较为复杂。大多数木质异物缺乏氢物质，MRI 呈低信号，这与大多数非磁性异物表现相同。但某些新鲜木质异物如青枝柳条，因含有较多的结合水，T1WI 可呈中等或中等偏高信号。干木质异物在眼部滞留随其内水分的渗入，MRI 信号和 CT 密度逐渐增高。我们研究发现，MRI 对眼部木质异物的显示优于 CT、B 超和 X 线片，其实以 Flash 2d 序列检出木质异物敏感性最佳。

（二）眼内磁性异物 MRI 表现

眼内磁性异物中以铁异物最为常见，钴、镍等极为罕见。眼内磁性异物在局部产生一个较强的附加磁场，破坏外磁场的均匀性，MRI 出现磁性金属伪迹，常导致周围组织结构变形，虽可确定异物的存在，但难以确定异物的具体位置。磁性异物 MRI 伪迹常为异物本身大小的数十倍，表现为颇具特征的中间区低信号，周边为不连续的高信号带影，据此可确定为磁性异物。磁性异物的这种伪迹，随 SE 序列、T1WI、PDWI、T2WI 到 Flash 2d 序列逐渐增大。此外，某些重金属粒子，如染眉或文身的材料，可能还有磁性物质，可导致局部磁场变化及结构变形，某些情况下，其结构变形很像眼部疾病，如睫状体黑色素瘤或囊肿。因此，在行 MRI 前必须将其清除。

眼内磁性异物在 MRI 检查时可产生移动，导致眼部额外损伤，限制了 MRI 在眼内异物诊断中的应用。1986 年，Kelly 等首先报道了 1 枚视网膜下磁性异物在场强 0.35T MRI 时发生移动，导致玻璃体积血而失明的病例。磁性异物的移动性与异物大小、成分、部位，MRI 场强，异物周围有无纤维肉芽组织及进床速度等有关。我们实验发现，在 1.0T 场强下行 MRI 扫描，玻璃体内小于 0.3mm×0.3mm×0.2mm 的铁屑无移动，大于 0.4mm×0.3mm×0.2mm 的铁屑有不同程度的移动。铁屑的移动主要发生在进入磁场的瞬间，移动方向主要是顺主磁场方向移动，可伴有横向移动及旋转。因此，若经其他方法证实为眼内磁性异物者，应禁行 MRI 检查。对常接触磁性物质，有可能发生眼内磁性异物的患者（如铁匠等），行 MRI 检查前应拍摄眼眶 X 线平片，X 线平片无阳性者再行 MRI 检查。

磁性异物禁行 MRI 检查是我们工作中遵循的一般规律。但在临床工作中，我们遇到的两例玻璃体内直径小于 0.5mm 的铁磁性异物，X 线平片、CT 和 B 超均未发现异物，而在 MRI 时呈现典型的磁性异物伪迹，从而确定为磁性异物，并经玻璃体切除磁棒接力吸出异物，术中也未发现因 MRI 扫描使异物移动所致的损伤。因此，我们认为，对小的铁质异物，MRI 显示优于 X 线平片、CT 和 B 超。对于临床上有外伤史,疑有铁异物(如临床检查有铁质沉着症者),即使X线平片、CT和B超均未发现异物,仍应建议行MRI检查。但有关小的铁质异物MRI的优越性和安全性尚需进一步观察和研究。

(三)眼内异物MRI的定位

眼内异物的定位与检出同样重要,MRI对异物定位需测得下列数据:①异物位于角膜顶点后方之距离;②异物所在的经线方位;③异物距眼球矢状轴的距离。这些数据在眶部MRI横轴位、冠状位和矢状位上容易测得。

1. 眼内异物的MRI定位 在冠状位上可测出异物的经线方位、距眼球矢状轴的距离及距眼球壁的最近距离;在横轴位或矢状位上测出异物距角膜顶点的距离。

2. 眼球壁异物的MRI定位 非金属异物位于球壁时,MRI定位较CT优越。MRI除可进行多方位定位外,又由于眼球壁诸层MRI信号有别,可区分出巩膜及与其紧贴在一起的视网膜和脉络膜。因此,MRI定位除可满足上述数据及经线要求外,还可确定异物与眼球壁各层的关系。

3. 眼眶异物的MRI定位 MRI对异物的显示由于有眶内脂肪、肌肉及视神经的衬托而更容易。除需测量前述之距离和方位外,还需测出以视神经为轴心的方位及距离,以及异物与肌锥、眼球壁、眶壁的关系。此外,还应注意是否合并有颅内异物。异物可经眶顶、视神经孔、眶上1裂等部位进入颅内。颅内异物可根据横轴位、冠状位及矢状位成像进行精确定位。

第七节　电磁定位法

电磁定位法(electromagnetic localization)是用电磁定位器进行眼内异物定位的方法,可用于手术前的定位和手术中的辅助定位,有其独特的用途。

电磁定位器,或称金属探查器是小型的电子仪器,有1个笔型探头。探头的柄和探头的尖端各装1个变压器,以产生磁场(图45-7-1)。当其尖端接近一金属物体时,其周围的磁场受到干扰,两线圈间失去平衡,产生电位差。其干扰的程度由电压表指针摆动的幅度和由扩音器所发出的音响的大小表示出来。

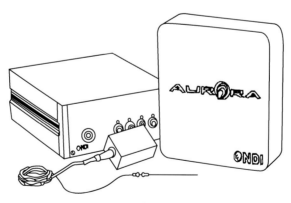

图45-7-1　电磁定位系统

电磁定位器不仅能测出有无异物还可由其音调的高低来区别异物有无磁性及磁性的强弱,并可测出异物体积的大小。其探测的范围因异物的性质、大小而不同。铁质异物,可于异物直径10倍的距离探测出异物,非磁性异物(如铜、铝、铅等),探测范围则较小,仅为异物直径的1～2倍,只有当其较大时,方易被探测出来。

探测时,可将探头置于眼睑而指向眼球。对后部眼球内的异物,则需暴露出巩膜方可。异物后径摘出手术中在眼球表面探查,可准确地确定巩膜切口的部位。

在进行探查时,所有的金属器械,如巾钳、开睑器、开创钩等,均须移去,最好用木制手术台或检查椅。如为铁制,患者头部应离手术台或检查椅的头支架至少45cm。

近年来有人设计了高分辨能力的电磁定位器，术中定位的准确性更为提高。我国自行设计了金属定位器，探头小巧，使用方便，定位更加准确。

（万光明　金学民　崔红平　赵兵新　薛　璠　徐小莹）

参 考 文 献

1. 张效房. 眼内异物的定位与摘出. 3版. 北京：科学出版社. 2009.

2. 朱豫，张效房，盛艳娟. 多种影像方法联合诊断眼内异物及其并发症. 中华眼科杂志，2003，39（9）：520-523.

3. 张效房，安九贤. 眼内非磁性异物及其新的定位方法——方格定位法. 河南医学院学报，1959，6：120.

4. 张效房，吴文凯，张瑞英. 眼内异物X线定位电子计算机校正计算法. 眼外伤职业病杂志，1979，1（1）：7-10.

5. 张效房，朱豫. 眼球动态教学模型和计算机绘图. 中华眼科杂志，1992，28（1）：51-54.

6. 刘鹏飞. 眼内异物的UBM和彩色多普勒超声检查诊断. 中华眼外伤职业眼病杂志，2016，38（3）：188-191.

7. 周国筠，陈龙华. 磁共振成像术在眼外伤中的应用. 眼外伤职业病杂志，1991，13：1.

8. 李洪海，樊慧丽. CT动态观察确定球后壁异物. 实用眼科杂志，1987，5：749.

9. 宋国祥，郭叔坚，孙蔚. B型扫描超声波眼内异物定位. 中华物理医学杂志，1980，2：72.

10. 曾锦，王智，曾祥阶. CT扫描应用于眼内异物定位的研究. 中华放射学杂志，1995，29：593.

11. 张效房，王光莹. 眼内异物的超声诊断及定位. 中华医学杂志，1964，0：565.

12. Coleman DJ. Ultrasonography of the eye and orbit. Philadephia：Lea and Febiger. 1978，69-159.

13. Kollaritis CR，Dichito G，Christiansen J，et al.Detection of orbial ang intraocular foreign bodies by CT. Ophthalmot Surg. 1977，8：45.

14. Lagouros PA，Langer BG，Peyman GA，et al. Magnetic resonance imaging and intraocular foreign bodies.Arch Opthalmot. 1987，105：551.

15. Pavlin CJ，Eng KHP，Sherar MD，et al.Clinic use of ultrasound biomicroscopy.Ophthalmology.1991，98：287.

16. Mundt GH，et al. Ultrasonics ocular diagnosis. Am J Ophthal. 1956，41：488.

17. Duke Elder S，MacFaul PA. System of Ophthalmology Vol 14.London：Kimpton，1972，565-613.

18. Shingleton BJ，Hersh PS，Kenyon KR. Eye Trauma. StLouis：Mosby Co，1991，226-235.

19. Azad R，Kumar N，Sharma YR. Sonographic diagnosis of an unusual retained intraocular foreign body. J Clin Ultrasound，2003，31：289-290.

20. Knox FA，Best RM，Kinsella F，et al. Management of endophthalmitis with retained intraocular foreign body.Eye，2004，18：179-182.

21. Willianms TH，Smith FW，Forrester JV，et al. Magnetic resonance imaging of intraocular foreign bodies. Br J Opthalmol. 1989，73：555.

第四十六章　眼内异物摘出

眼内异物（intraocular foreign body）的危害，不仅局限于异物进入眼球时所造成的机械性损伤，眼内异物的存留还会造成眼部的持续性影响。包括感染、化学性损伤和机械性刺激等。眼内异物患者绝大多数情况下，应当尽早摘出，尤其是已伴有眼内炎时。

眼内异物摘出术（extraction of intraocular foreign body），"摘出"不是治疗眼内异物的目的，而仅仅是治疗的手段。治疗的目的是解除异物对眼部的持续性损伤，最大程度恢复或保存视功能。眼内异物病情复杂，应根据异物的性质、大小、形状、异物在眼内的存留部位以及眼部受伤情况等进行综合考虑，设计恰当的手术方式，以有利于提高异物摘出成功率，减少并发症，促进视力恢复。

第一节　术前准备

一、器械准备

眼内异物摘出手术所用的器械，通常为一般内眼手术的器械。经玻璃体摘出异物手术需玻璃体切除术（vitrectomy）的器械，眼球后段异物外路（后径，posterior route）摘出手术则和巩膜外视网膜脱离手术器械大致相同。磁性异物摘出手术则要求开睑器、镊子等应为无磁性者，另需磁铁（magnet）、接力磁棒（conducting magnetic pin）等特殊器械。当眼内异物为非磁性异物时，还应准备各种异物钳等。

（一）磁铁

有恒磁铁和电磁铁两类，电磁铁又分为手持电磁铁和巨大电磁铁两种。

1. 手持电磁铁（hand electrical magnet）　其优点是体型小、重量轻，使用时用手握持操作灵便，并可按需要改变角度，易于达到眼球后部的切口，且不妨碍视线，但缺点是吸引力不是太大。其中短而粗的磁头吸引力较大（磁头尖端成 157° 角者吸引力最大），细而长者或弯者吸引力较弱，但使用较方便。有连续吸引和脉冲吸引两种吸引方式，有的有强弱数挡，可控制磁力的大小（图 46-1-1）。

2. 巨大电磁铁（giant electrical magnet）　特点是吸引力强大，在眼球后部的异物，尤其是异物存留时久、细小或磁性较弱的异物等

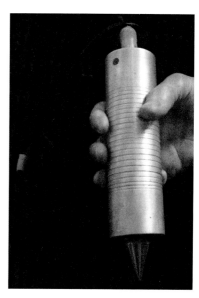

图 46-1-1　手持电磁铁
直头手持电磁铁，可用脚踏开关控制

不易被吸出的情况下,巨大电磁铁特别有用。

(1)锤形巨大电磁铁,又称 Haab 式巨大电磁铁,其设计为封闭线圈式,磁铁装于柱上杠杆的一端,另一端为配重,或由内部弹簧牵引以减轻磁铁的重量,便于操作(图46-1-2)。

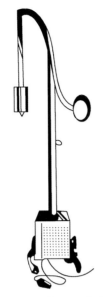

图 46-1-2A　锤形巨大电磁铁
锤形巨大电磁铁的磁铁端在柱上杠杆的一端,另一端是配重,在术中易于操作

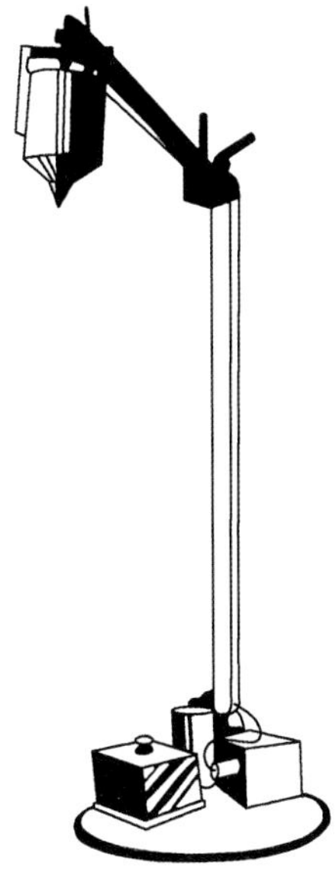

图 46-1-2B　锤形巨大电磁铁
由内部弹簧牵引,减轻重量

(2)环形巨大电磁铁,也称 Mellinger 式巨大电磁铁,为内极式。用时可旋转,将线圈套在患者颜面。电磁头也有多种型号,术者可根据需要选择相应型号电磁头,手持电磁头放于线圈内,一端接近眼球壁的切口吸引即可。

巨大电磁铁缺点是体积较大,移动和使用均不太方便。自接力磁棒摘出术(extraction with conductive magnetic pin)和经玻璃体摘出术(transvitreous extraction)在临床应用以后,目前巨大电磁铁已很少使用。

3. 恒磁铁(permanent magnet) 是由稀土金属磁性材料制成,磁力恒定,不需电源,使用方便。

(1)手持恒磁铁:手持恒磁铁(hand permanent magnet)可有各种大小和不同形状的磁头。

(2)平衡微型磁铁(图46-1-3):郑州大学第一附属医院眼科王文战教授研制的恒磁铁称为平衡微型磁铁(balanced micromagnet),此种微型磁铁体积很小,全长仅84mm,磁头长7mm,直径8mm,柄长77mm,柄直径4mm,磁头由稀土金属钕铁硼

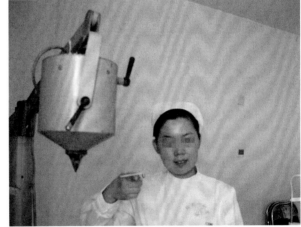

图 46-1-3　锤形巨大电磁铁与平衡微型磁铁对比
巨大电磁铁体积大,移动和使用均不方便;平衡微型磁铁体积很小、不需电源,使用方便

制成,磁力较强,达 3 000gauss(高斯)即 0.3tesla(特斯拉)(图46-1-4)。磁铁头可以更换位置作为平衡磁铁使用,以便于术前和术中寻找微小的磁性异物或者磁性极弱的异物(图46-1-5)(方法详见本章第三节)。

恒磁铁配合接力棒使用,常应用于玻璃体切除手术中摘出眼内磁性异物。

(二)垂距测定器

由 X 线、CT、MRI 定位照片上所量出的异物前后位置,是异物与角膜缘平面之间的垂直距离。与眼球表面弧线的距离(弧长)不同,也不同于异物至角膜缘的直线距离(弦长),手术中以此简单的垂距测定器在眼球上测量垂直距离。

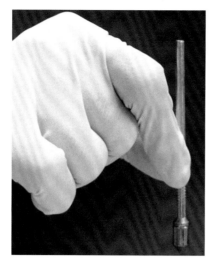

图 46-1-4 平衡微型磁铁

平衡微型磁铁常规的握持方法

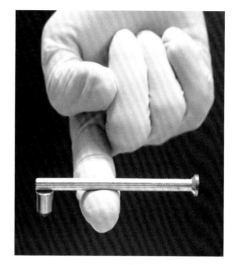

图 46-1-5 平衡微型磁铁

手指从柄的中部挑起,两端重量平衡,可用于寻找微小的磁性异物

　　垂距测量器有两种,一为立体式垂距测定器,由有机玻璃制成(图 46-1-6);另一为简单式垂距测定器,可用细金属丝或针灸针制成,可以临时自制(图 46-1-7)。有 2 个或 3 个弯曲。3 个弯曲者适用于赤道后的异物,赤道部或其前的异物,只需两个弯曲。3 个弯曲者其中段为垂距的长度,前段为由角膜缘到赤道的切面的垂直距离,后段为异物所在处的巩膜表面到赤道切面的垂直距离。后两个距离均可由眼内异物定位测量器或异物定位记录图上查出。

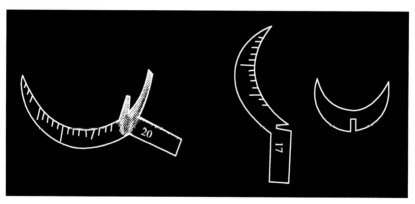

图 46-1-6 立体式垂距测定器

(三)接力磁棒

　　接力磁棒(传导磁针,conductive magnetic pin):可用钝铁(软铁)丝自行加工,长 35mm,直径 0.9mm,本身无磁性,临床实际工作中也有临时将消毒的回形针进行改造使用,但这种权宜之计,是不恰当的。接力磁棒较恒磁棒细、轻、易操作,可断磁(手术方法详见本章第三节)。

(四)异物钳

　　异物钳(foreign body forceps),包括普通异物钳(鸭嘴式异物钳)和爪式异物钳(four finger forceps)两种(图 46-1-8,图 46-1-9)。爪式异物钳是张效房于 1959 年所设计使用的一种特殊的异物钳,在一个金属管内置 4 根细钢丝,张开时略向内弯曲,金属管向前推则 4 根金属丝合拢,抓住异物而摘出之。其

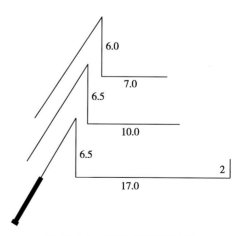

图 46-1-7 简单式垂距测定器

优点是，4 根细爪可以插入黏稠甚至轻度机化的玻璃体内，而且抓取（钳夹）异物时，异物不会后退。异物钳有粗细两种型号，套管直径分别为 1.2mm 和 0.9mm，小号用于摘出一般小异物，大号者用于较大的异物摘出，但如果异物有两个以上经线大于 4mm，则两种异物钳均难以夹持，则需再准备相应的枪形麦粒钳（图 46-1-10）。

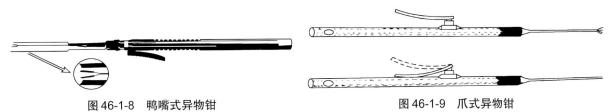

图 46-1-8　鸭嘴式异物钳　　　　　　　　　　　图 46-1-9　爪式异物钳

（五）方格定位器

方格定位器（lottice localizator）　为包括 10 个小方格的金属网（图 46-1-11）（详见本章第四节之一）。

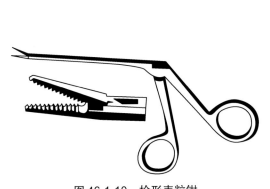

图 46-1-10　枪形麦粒钳

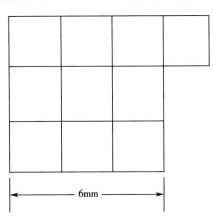

6mm

图 46-1-11　方格定位器

由细金属丝焊接或薄金属板线性切割而成网状。共 10 个小方格，每个小方格长宽各 2mm，其中 9 个小方格构成正方形，多出一个小方格为辨认照片中方向之用

（六）其他

导光透照器，为由导光纤维制成的巩膜透照器；手术显微镜、眼内手术观察系统（如广角观察系统等）、玻璃体切除器、水下透热电凝器、眼内激光及冷凝设备等，均为眼内异物摘出及其并发症处理的必须设备。另外，需备重水、硅油及眼内填充的气体等。目前可用于眼内填充的气体主要有：消毒空气、六氟化硫（SF_6）、全氟丙烷（C_3F_8）、全氟甲烷（CF_4）、全氟乙烷（C_2F_6）、全氟丁烷（C_4F_{10}）。其中 SF_6、CF_4、C_3F_8、C_2F_6、C_4F_{10} 均有一定膨胀性。临床最常用的是消毒空气、SF_6 和 C_3F_8。

二、消毒与麻醉

消毒与麻醉与一般眼内手术相同。局部麻醉最好用长效麻醉药，如 0.75% 布比卡因（bupivacaine）或 1.0% 罗哌卡因（ropivacaine）等，详见第三十八章眼外伤患者的麻醉。

 第二节　眼前段异物的摘出

一、眼前段磁性异物的摘出

眼前段的异物，指"眼内"异物，不包括巩膜和角膜表面的异物；包括前房、虹膜、后房、睫状体和晶状体的异物。由于其易于看到且位置易于到达，便于操作，所以摘出比较容易。但术者也要谨慎操作，避免由于操作不慎而造成眼组织不必要的损伤影响术后视力,或术中异物由前方坠入后方,增加手术困难。

(一)角膜层间异物的摘出

角膜异物根据异物的部位、数目、深浅和性质不同,应采取不同的方法进行个体化手术。

1. 浅层角膜异物剔出　浅层角膜异物包括嵌于角膜浅层,部分或完全进入角膜内的异物,不包括角膜表面异物。表面麻醉,在裂隙灯下以1ml注射器针头或者特别的异物针剔出,剔时针尖应朝向角膜周边方向,或朝向12点方向,紧靠异物底部且方向朝向上方(12点方向)剔出异物,避免因患者眼球突然上转而使角膜组织损伤。同时,残留的铁锈环可采用异物铲、小刮匙或电动小钻头将其去除干净。

2. 中层角膜异物的摘出　在局麻下在异物前方切开角膜,或从近角膜缘侧接近异物处做小切口,达异物深度后,再向异物方向分离异物周围角膜组织,充分暴露后剔出异物或磁铁吸出异物。

如异物位于角膜的层间,应在手术显微镜下,以显微镊夹出、针头剔出或磁铁吸出。必要时需适当扩大伤口,再进行异物摘出。

3. 深层角膜异物的摘出　深层角膜异物指异物的一部分突入于前房,一部分位于角膜的后层。这样的异物要根据具体情况来选择手术方法。

如异物大部分在前房,则可在瞳孔缩小之后,以平衡微型磁铁或手持电磁铁,自角膜缘的方向小心吸引(图46-2-1),可使异物自角膜脱落而坠于虹膜表面,然后按虹膜异物进行摘出。

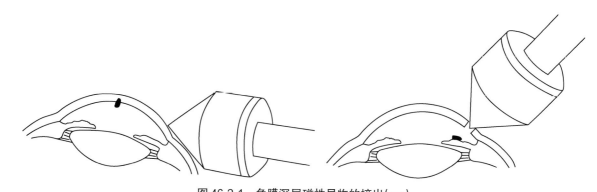

图46-2-1　角膜深层磁性异物的摘出(一)
异物大部分在前房者,先吸引至前房,再按虹膜异物摘出

如异物大部分在角膜内,则可由角膜前表面做一切口,用磁铁将异物吸出。应采用极锐利的刀片轻轻划切,注意避免异物坠入前房。切口方向应与异物的平面相一致,由异物较深的一端向较浅的一端划切,切口直达异物(图46-2-2)。待刀刃触及异物时,立即以磁铁循异物的长径方向,将异物吸出。

(二)前房异物的摘出

前房异物多附着在虹膜表面、沉坠于前房角或嵌顿于角膜的后层。有时进入虹膜的层间。

前房和虹膜的异物摘出时,注意瞳孔大小对异物摘出造成的影响。术前不可用散瞳剂,麻药中不可加肾上腺素。否则瞳孔散大,术中异物易坠入后房或损伤晶状体,或因虹膜出现较深的卷缩轮而使前房角和虹膜表面的细小异物不易被看到,也不易被摘出。如术前瞳孔原已散大,则应先进行缩瞳。

前房异物摘出过程中应注意前房的维持,黏弹剂(viscoelastic)的应用十分重要,为避免切开角膜致前房消失,而使异物刺伤晶状体和角膜,可将黏弹剂注满前房。常用的黏弹剂有1%透明质酸钠(sodium hyaluronate,healon)及2%羟丙基甲基纤维素(hydroxypropyl methycellulose)。术毕应以平衡盐溶液置换出前房内剩余的黏弹剂。

1. 虹膜异物　于异物所在的经线作角膜缘切口。切口的长度应略大于异物的横径。角膜切开后前房注入黏弹剂,维持前房深度。以平衡微型磁铁或手持电磁铁,接近切口进行吸引。磁头的长轴方向应与切口和异物的联结线的方向保持一致。磁头由远移近,当看到有异物蠕动时,即停止前进,异物蠕动逐渐加强,最后异物离开虹膜或连同虹膜一起被吸至角膜切口处。一旦异物有明显移动,就不可中断，应持续吸引，直至异物吸出角膜切口为止（图46-2-3）。如突然中断，异物即迅速弹回，有可能损伤晶状体或坠入后房。如异物到达切口时不能顺利吸出，可用无磁性的虹膜整复器压迫切口的后唇，使切口张开，异物即易被吸出。如异物仍不能被吸出，则可能系切口太小原因，可用无磁性剪刀在持续磁吸情况下扩大切口，或将磁铁慢慢移远，待异物自角膜缘内口缓慢退回后，以尖刀片挑切扩大角膜切口，再次吸引摘出异物。

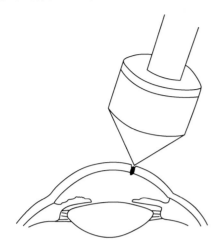

图 46-2-2　角膜深层磁性异物的摘出（二）

异物大部分在角膜内者，自角膜作切口将异物吸出。注意切开角膜时勿致异物坠入前房而损伤晶状体

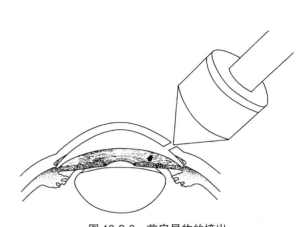

图 46-2-3　前房异物的摘出

以平衡微型磁铁或手持电磁铁自切口吸出异物

如虹膜与异物一起被吸出，则为异物埋入虹膜，或机化组织包绕异物所致，可用镊子将异物自虹膜上剥出，再将虹膜送回前房，充分整复虹膜，使瞳孔复原。如异物位于虹膜的后表面，则须将虹膜翻转后，异物才能被磁铁吸去或用镊子剥掉（图46-2-4）。无论异物在虹膜的前后表面或层间，尽可能完整的保留虹膜，只有当异物剥不下来时，方可用虹膜剪连同一部分虹膜将异物剪下。

角膜缘的小切口一般不必缝合，特别是倾斜的切口，多可自行闭合；较大的切口，可缝合1～2针。前房注入空气或生理盐水置换出黏弹剂，维持前房深度，以防止虹膜前粘连。

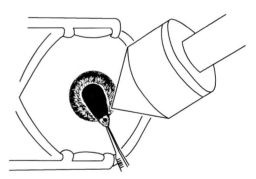

图 46-2-4　虹膜后面磁性异物的摘出

异物与虹膜一并被吸出，翻转虹膜，吸出异物

术后滴散瞳剂、抗生素及糖皮质激素，单眼覆盖，不必静卧。

2．前房角异物　根据前房角镜或UBM检查出的异物所在经线，作角膜切口。切口应向前房角偏斜，以便于异物被吸出。亦可先作结膜瓣，然后由角膜缘的巩膜侧作切口。以磁铁经切口吸出异物。

（三）后房异物的摘出

分3种情况：

1．同时伴发外伤性白内障　如已适于白内障摘出手术，则可在白内障摘出手术时，通过上方或偏上方角膜缘切口，先以磁铁自切口处通过散大的瞳孔将异物经前房吸出，或借助接力磁棒摘出异物，然后再进行白内障摘出手术并可植入人工晶状体。不可先摘出晶状体，以免术中晶状体破碎异物向后坠入玻璃体或进入前房角。

2．虽有外伤性白内障，但晶状体浑浊尚较轻，或暂不适于白内障摘出手术，但须摘出异物时，可先以磁铁由异物所在处的角膜上吸引，见该处虹膜有隆起，即说明异物被吸动，此时改变磁头位置和吸引方向，将异物经瞳孔吸至前房，再将磁头回到开始的位置并稍倾斜，使异物落在虹膜表面，再按虹膜异物摘出方法摘出（图46-2-5）。

术前用快速散瞳剂如托吡卡胺散瞳,不可用阿托品,以便在异物吸至前房后,再用毛果芸香碱或胺甲酰胆素缩瞳时易于缩小瞳孔。瞳孔缩小后,异物不致再落入后房,可以从容切开角膜吸出异物。不过,如术前瞳孔并不过大,则异物吸至前房后,就不必再进行缩瞳,亦可安全地吸出异物。

3. 晶状体完好时后房内磁性异物的摘出,虽然可按上述方法进行,但为了避免损伤晶状体,也可采取另一方式,即在异物所在经线的角膜缘,垂直切开角膜,并作该处虹膜根部切开,然后以磁铁由切口直接吸出异物。如虹膜切口不太大,则仍可保持圆形瞳孔。如虹膜切口较大,则需用 10-0 聚丙烯线缝合,修复虹膜,重建瞳孔。

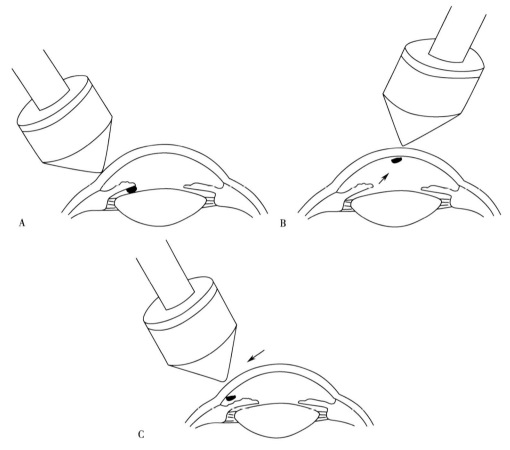

图 46-2-5 后房磁性异物的摘出

A. 由异物所在处角膜缘吸引;B. 将异物吸至角膜后面;C. 使异物落至周边部虹膜表面

(四)睫状体异物的摘出

睫状体异物由于其所在的位置不同,可根据其具体的位置,选用适当的方法摘出。

1. 睫状冠部前表面的异物 可按照后房异物的摘出方法,即前径摘出法进行手术,即将异物先吸至前房而摘出。因前径摘出法对睫状体的损伤较小,术后反应亦较轻。但如有异物存留时间较久,或外伤后炎症反应较重,以致异物被机化组织包裹,与睫状体牢固粘连,则此法不易成功。可按后径摘出法进行手术。

2. 睫状冠部的层间和睫状环部的异物(图 46-2-6) 均可用后径法摘出,即由异物所在处的巩膜表面作切口而将异物吸出(具体方法详见本章节第三节)。

3. 睫状体附近微小的磁性异物或者磁性极弱的异物 将平衡微型磁铁的磁铁头更换位置,作为平衡磁铁使用,以便于寻找睫状体附近微小的磁性异物或者磁性极弱的异物(方法详见本章第三节)。

(五)晶状体异物的摘出

晶状体内的异物大多较小。也偶然会遇到较大的异物,则部分在晶状体,部分在前房、虹膜或玻璃体内。通常,晶状体内磁性异物均应及早摘出,否则日后晶状体的浑浊将继续发展,白内障既难幸免,异物摘出手术仍不可少。

如晶状体已完全浑浊,可在摘出白内障的同时摘出异物。而晶状体只有局限性浑浊,视力尚好者,如及早摘出异物,有可能使局限性浑浊不再发展,较好的视功能或可得以长期保持,但多数患者白内障仍会发展。

具体方法是:

1. 异物与白内障同时摘出 视晶状体前囊破裂的位置和大小,采取适当的截囊或撕囊方法,根据白内障核的软硬度情况决定是否采用超声乳化技术。多数情况下由于穿孔性外伤性白内障大多数无硬核,一般只需做较小的隧道切口,不需进行超声乳化技术,甚至当切开角膜或在截囊之后,异物随软化的皮质涌出。否则,可用平衡微型磁铁或手持电磁铁由角膜切口处正对异物进行吸引,大多能将异物吸出。如异物较小或磁性较弱而未能吸出时,可用接力磁棒由切口插入晶状体内接近异物,再以磁铁接触磁棒的外端,即可将异物吸出(图46-2-7)。异物摘出后再清除剩余的皮质,最后植入后房人工晶状体。

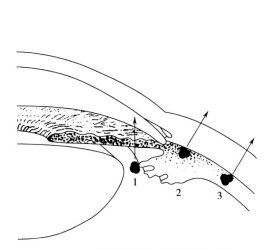

图46-2-6 睫状体磁性异物的摘出途径
1. 睫状冠部内表面的异物,通过虹膜及角膜吸出;2. 睫状冠部层间的异物,通过虹膜吸出;3. 睫状环部层间的异物,通过巩膜吸出

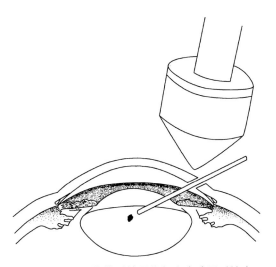

图46-2-7 晶状体磁性异物与白内障同时摘出
细小异物采用磁棒接力法吸出

2. 透明晶状体内磁性异物的摘出 当晶状体仅有局限性浑浊或甚至看来完全透明时,晶状体内磁性异物的摘出,须加以周密安排,要将异物摘出又不发生白内障才好。为了不使晶状体发生浑浊,必须使晶状体前囊异物被吸出的创口迅速封闭。要做到这一点,有三种方法可供采用:

(1)借助于形成虹膜后粘连而使晶状体前囊的创口自行封闭的方法:这是郑州大学第一附属医院(原河南医学院)20世纪50年代中期设计应用的方法。方法是:术前以去氧肾上腺素或托吡卡胺散瞳,以平衡微型磁铁、手持电磁铁或巨大电磁铁自角膜吸引,先与角膜保持一些距离,进行吸引。如异物未能被吸动,将磁头慢慢移近,使异物被吸引移动,移至距前极约3mm处的前囊下(图46-2-8A)。然后将磁头改变位置,使之正对异物并尽量接近角膜,避开角膜的中心区。如用电磁铁则接通电流或反复开关数次,以使异物穿破前囊而至前房。进入前房后,立即改变磁头位置,将异物引致周边部虹膜上(图46-2-8B)。在接近异物的角膜缘作切口,吸出异物。术毕立即应用缩瞳剂。术后继续应用缩瞳剂,使虹膜的瞳孔缘遮盖晶状体前囊的创口,以使二者发生粘连(图46-2-8C)。如能迅速形成粘连,则晶状体囊的创口即被封闭,房水不能进入,晶状体仅形成局限性浑浊,不致发生白内障。但如封闭创口的目的未能达到,晶状体最终完全浑浊,则需再行白内障手术,以恢复视力。

(2)借助于血浆凝块封闭晶状体前囊创口的方法:手术前,在无菌条件下抽取患者静脉血10ml,加枸橼酸钠并离心。取少许血浆,以显微镜观察,加10%葡萄糖酸钙,证实有血浆凝块。所余血浆备用。

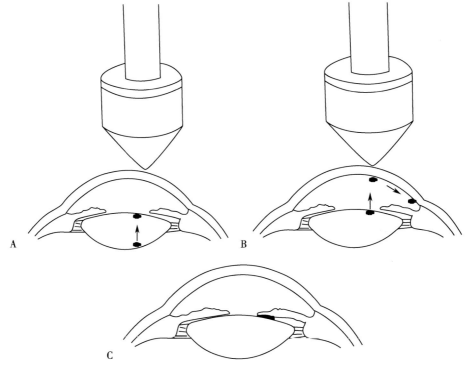

图46-2-8　透明晶状体内磁性异物的摘出

A. 将异物吸至距前极3mm处的前囊下；B. 将异物吸至前房；C. 异物由前房摘出后，应用缩瞳剂，使虹膜与晶状体囊的创口粘连

手术方法：球后麻醉。尽可能不散瞳。如瞳孔小，异物又在晶状体的接近周边部，可用快速散瞳剂如托吡卡胺使瞳孔略散大。以细注射针头，自角膜缘刺入前房抽出房水，尽量使前房排空。更换注射器，注入前房等量的枸橼酸化的血浆。再由第3个注射器注入前房小量葡萄糖酸钙。此时密切观察前房。如纤维素凝块充满前房且异物较小，则可立即以磁铁将异物从晶状体吸至前房，并作角膜缘小切口，自切口吸出异物。术中注意勿使凝结纤维素大量流出。结扎预置的缝线，严密闭合切口。如异物较大，或异物虽不大但纤维素凝块未充满前房，则将异物由晶状体吸出后，不做角膜缘切口，暂不摘出异物，而使异物暂时留在前房中虹膜表面。次日再由前房摘出异物。

（3）用粘合剂封闭晶状体前囊创口的方法：应用无毒性、无刺激的高分子粘合剂封闭异物摘出后晶状体前囊的创口，如用氰化丙烯酸酯（cyanoacrylate）注入以粘合前囊创口的方法。方法是：按上述方式将异物吸至前房，再做角膜缘小切口摘出异物后，向前房注气使前房充满气体，用一次性1ml注射器加干燥过的9号注射针头抽取少量粘合剂，然后再重新换上干燥的4号钝针头，将微量粘合剂小心涂于前囊创口，将创口封闭。

二、眼前段非磁性异物的摘出

（一）角膜层间异物摘出

浅层及中层异物，可参照相应部位的磁性异物的摘出方法进行手术。同时，爆炸伤等所致为数众多的碎屑或粉末状异物，应采取分期分批的方法将暴露异物剔除。

角膜深层异物，可参照相应部位的磁性异物的摘出方法进行手术。因异物易于坠入前房，损伤晶状体或虹膜，故手术中应十分细心。对一部分进入前房而大部分在角膜后层的异物，则可通过做一角膜瓣而摘出异物，即在角膜上做一三角形或长方形角膜瓣，深达角膜厚度的1/2以上，作层间分离，掀起角膜瓣而露出异物，小心夹出（图46-2-9）。为防止异物摘出前，房水自异物一旁流出，前房消失，异物刺伤晶状体，则可先在角膜缘做穿刺注入黏弹剂（甲基纤维素或透明质酸钠等）维持前房深度。

对大部分进入前房的角膜异物可采用由前房摘出异物的方法。缩瞳后在黏弹剂辅助下,以粗针头进入前房,直接把突出于角膜后方的异物抽吸入针头内。或以黏弹剂充满前房,在保持前房的情况下,以钩、拨的方法,使之坠于虹膜表面,然后再由前房摘出异物。

(二)前房异物的摘出

前房内(虹膜表面)的非磁性异物的摘出,与前述的磁性异物相应的摘出方法相似。但角膜的切口应达 3~4mm 长(如果异物较小,可在较小的切口下使用玻璃体视网膜手术器械如异物钳或镊进行摘出),以便用无齿镊或异物钳伸入前房,将异物夹出(图 46-2-10),如异物与虹膜粘连较紧,或异物嵌入虹膜的层间或位于其后层,则可将虹膜连同异物一起拉出,把异物由虹膜上剥离后,充分整复虹膜,使瞳孔复原。

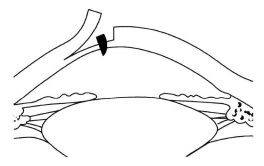

图 46-2-9 角膜深层异物的摘出
于角膜上做一三角形或长方形角膜瓣,作层间分离,掀起角膜瓣而露出异物,小心夹出

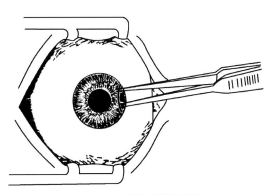

图 46-2-10 虹膜非磁性异物的摘出
自角膜缘切口,直接夹出异物

虹膜表面细小的非磁性异物,如摘出有困难且前房无明显炎症反应者,可不必勉强摘出。临床上常见到虹膜上多数细小的石屑、玻璃等异物而患眼长期无明显变化的病例。甚至虹膜表面的细小铜异物也可不发生铜沉着症,可能是铜离子随房水循环而不断排出眼球之故。故遇此情况,可以继续保持密切观察,而不必匆忙试行摘出异物。

前房角的非磁性异物,缩瞳后通过小的结膜瓣作一个 3~5mm 长的巩膜切口,牵引创口的预置缝线,开大创口,使露出异物,以小镊子夹出(图 46-2-11)。应注意的是,此种切口的内口与白内障手术的切口不同,其位置要恰在前房角或略偏后,而不是在透明角膜。

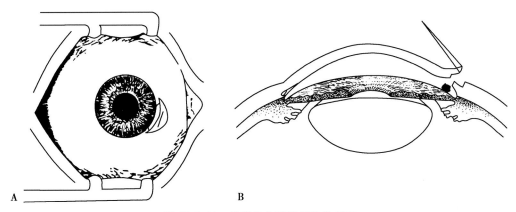

图 46-2-11 前房角非磁性异物的摘出
A. 先作小结膜瓣,自巩膜切至前房角;B. 牵引预置的缝线,开大创口,看见异物,直接夹出

(三)后房异物的摘出

后房内非磁性异物,可按前述的前房角异物的摘出方法,在异物所在经线,通过结膜瓣作近角膜缘处的巩膜切开,然后再作虹膜根部的切开(图 46-2-12),暴露异物而夹出。靠近瞳孔区的后房异物,可在前房内注入黏弹剂的情况下,用虹膜钩拉开虹膜暴露异物而夹出。

（四）睫状体异物的摘出

非磁性异物如位于睫状冠部的前表面（即睫状突上）时，可按上述后房异物的摘出方法进行手术。

异物如位于睫状冠部的层间或睫状环部，则可切开巩膜摘出。按 UBM 检查或 X 线直接定位法所确定的异物位置作切口。必要时亦可作方格定位（方法详见后文），则切口位置可更加准确。切开睫状体寻找异物，特别是在睫状冠部的层间寻找异物时，常因持续不断的出血而使手术十分困难。此时可用肾上腺素棉片进行止血，也可用透热电凝或冷凝法止血。

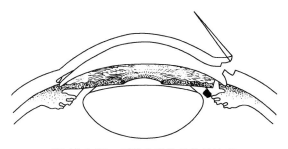

图 46-2-12 后房非磁性异物的摘出
先切开巩膜，再作虹膜根部切开，暴露异物，直视下夹出

（五）睫状体附近异物的摘出

睫状体附近，即悬韧带和前部周边玻璃体是目前手术显微镜下不能经瞳孔直视的部位，此处的异物，可采用上述睫状体异物的摘出方法。但有时难度较大，可在角膜缘后 3～3.5mm 处，横行（与角膜缘平行）切开睫状体平坦部的巩膜，预置缝线拉开切口，寻找异物。也可用内镜技术进行手术，随着眼内镜技术的发展，后房和睫状体部非磁性异物摘出将不再是难题。

（六）晶状体内异物的摘出

晶状体内的非磁性异物，只有在做晶状体摘出时一并摘出，手术中应防止异物坠入玻璃体内。

如晶状体囊已破裂，皮质已涌入前房，手术时应先摘出异物，然后再摘出晶状体。细小的异物可以吸入针头内而摘出；若晶状体囊尚较完整时，则在前囊截囊以后，先用显微镊夹出异物，或以注吸套管吸出异物，再清除皮质。若晶状体囊严重破裂，晶状体皮质与玻璃体混合时，需作晶状体与前段玻璃体切除，同时摘出异物。

如晶状体尚透明或仅有局限性浑浊时，则可继续观察，而不必急于摘出异物。因非磁性异物中的玻璃、塑料等，可以不引起晶状体浑浊的继续发展，甚至铜异物也有在晶状体内长期存留而被很好地耐受长达数十年者。

第三节　眼后段异物的摘出

眼后段异物是指玻璃体内和后部眼球壁异物。在玻璃体切除技术应用以前，玻璃体还被认为是手术禁区，一般采取在异物所在处的巩膜上做切口的方法摘出异物，磁性异物用磁铁吸出，而非磁性异物用镊子夹出。所以，术前必须确定异物是磁性或非磁性，而且术前、术中准确的定位极其重要。而眼后段非磁性异物，尤其是合并屈光间质浑浊时的眼后段非磁性异物，摘出手术十分困难，并发症多、视力预后差。在 20 世纪 70 年代末以前，这是最重要且最常用的手术方法，当时称为"常规后径摘出法"。随着手术显微镜、玻璃体切除技术和眼内显微器械的发展，使这类眼内异物摘出手术较为容易，成功率显著提高，视力预后大有改善。目前采用玻璃体切除技术，无论磁性或非磁性眼内异物、有无屈光间质浑浊、异物位于玻璃体内或是眼球内壁，只要术前定位确定异物在眼内的位置，均可在直视下用磁铁、恒磁棒、接力磁棒或异物钳摘出异物。这种方法手术损伤小、异物摘出成功率高、手术并发症少、术中可同时处理眼内异物的并发症，视力预后好，这种手术方式称为经玻璃体的眼内异物摘出术。但是在有些情况下，如异物嵌顿于眼球壁或由坚韧的机化物牢固地将异物包裹而紧紧粘连于眼球壁的仍须采用常规后径摘出法，或在暂时尚不具备玻璃体切除条件的基层医院，常规后径摘出法还是可以慎重使用的一种方法。本章同时介绍这两种异物摘出方法，以便在不同的情况下选择合适的方法摘出眼内异物。

一、经玻璃体的眼内异物摘出术

经玻璃体的眼内异物摘出术（extraction of intraocular foreign body via vitreous）或称玻璃体切除眼

内异物摘出联合手术（vitrectomy combined with intraocular foreign body extraction），我国最早见于《中华眼科杂志》张效房、石硼、季林纾等的报道（1989 年），这份资料报告了 1980 年开始至 1987 年的 121 例手术，在当时是世界上这项手术病例数最多，成功率最高的。实际上，张效房和杨景存等 1962 年设计应用的磁棒接力摘出法，已经是经玻璃体眼内异物摘出术的开始。那时玻璃体切除手术尚未问世，眼科手术显微镜还未开始应用，是像视网膜脱离复位术一样，手术在直接检眼镜下进行的。

异物穿过眼球壁进入眼内存留于玻璃体和或视网膜，可造成玻璃体和视网膜等眼组织机械性损伤及相应的病理改变。异物的性质、大小、形状、存留的部位及时间长短不同，其病理变化也不相同，屈光间质状态也不同，情况比较复杂，摘出异物的方法和预后差别也很大。合并外伤性白内障的眼内异物可进行与白内障手术的联合手术。

（一）透明玻璃体内异物摘出术（extraction of foreign body in the clear vitreous）（视频 2）

某些透明玻璃体内异物病例，伤后仍可保持受伤前视力或视力无明显下降，玻璃体也未见明显增生机化，这种情况下异物一般较小。此类病例可采用睫状体平坦部切口摘出。而对于玻璃体内异物，若异物距眼球壁较远，特别是非磁性异物或很小的磁性异物，只能采用透明玻璃体内异物摘出术。

适应证为：屈光间质透明，玻璃体内磁性或非磁性异物可经瞳孔看到；或在眼球外抵压巩膜时能看到的异物。

禁忌证为：位于锯齿缘前，玻璃体切除手术中难以观察到的异物及牢固嵌顿于眼球壁内的异物。

（1）术前准备：充分散瞳，以保证术中容易观察异物。

（2）手术：如果在手术显微镜直接照明下自瞳孔可清楚观察到异物，则睫状体平坦部一个手术切口即可满足手术要求，磁性异物可用磁棒接力方法摘出，非磁性异物可自切口插入爪式或鸭嘴式异物钳，将异物夹持而摘出。如果异物位于后段或周边玻璃体内，必须用非接触广角观察系统，或接触镜联合眼内导光纤维照明，则需要再做一导光纤维入口，这种情况一般不需要做灌注切口放置灌注。

针对异物嵌顿于视网膜的情况，应先进行异物周围的视网膜光凝，再进行异物剥离后摘出异物。若异物位于周边部，需进行巩膜外抵压方可看到异物。

摘出眼内异物采用的方法为磁棒接力法。《中华眼科杂志》1982 年报道张效房和杨景存于 1962 年设计了磁棒接力法（reductive magnetic pin method）。磁吸力的大小与距离的立方呈反比，距离 2mm 时吸力等于距 1mm 的 $1/8（2^3）$，距离 10mm 时吸力等于距离 1mm 的 $1/1\,000（10^3）$。应用磁棒接力法，至 1981 年已进行手术 50 例，手术成功率达 96.00%，方法是：自平坦部巩膜切口插入软铁制成的接力磁棒，使其与异物接近，再用磁铁接触接力磁棒的眼外部分，吸住异物（图 46-3-1），然后将接力磁棒缓缓退出，此时磁铁不随磁棒后退而是沿接力磁棒向前滑动，以使之更接近眼球，达到巩膜切口处（图 46-3-2）。若异物被吸出切口时，被切口边缘挂掉，自磁棒上脱落，但被磁铁所吸引，仍能自切口吸出。

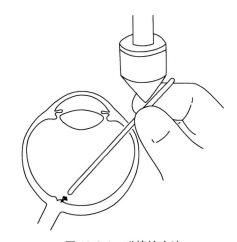

图 46-3-1　磁棒接力法
插入接力磁棒，磁棒前端接近异物，磁铁接触磁棒的后端，异物被吸住

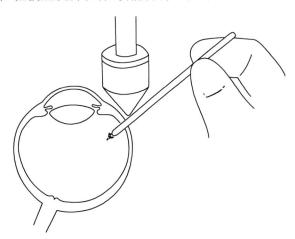

图 46-3-2　磁棒接力法吸出异物
磁棒吸附异物后，缓缓退出，但磁头不可随磁棒后退，而应更接近眼球

万光明等曾报道（2012 年）对特定的病例可以不联合玻璃体切除，如无明显玻璃体浑浊、检眼镜下可见的磁性异物，应用导光纤维照明及磁棒接力法可以顺利摘出异物。手术方法是：手术显微镜下，于平坦部巩膜处作两个切口分别进入导光纤维照明和接力磁棒，磁棒前端接近异物，以平衡微型磁铁或手持电磁铁接触磁棒眼球外切口附近的部位，吸住异物后缓缓退出磁棒，磁铁仍保持在切口处并更向眼球靠近切口直至摘出异物。此方法利用了导光纤维照明的优势，缩短了手术时间，减少了术后眼内炎和视网膜脱离等并发症的发生，手术损伤小，视力恢复快。经玻璃体无玻切的手术方式行眼内异物摘出时，如异物较大，则应在磁棒进入眼内前适当扩大切口，防止异物嵌顿于穿刺口部位增加手术难度，确保异物顺利摘出。

（二）玻璃体切除联合眼内异物摘出术（vitrectomy combined with extraction of intraocular foreign body）（视频 3 ~ 视频 11）

如有玻璃体积血浑浊而异物不可见，则须应用玻璃体切除与眼内异物摘出联合手术。玻璃体切除联合眼内异物摘出术的手术时机目前尚有争论，张效房等将眼外伤病变分为 3 个不同的病理阶段：一是炎症反应期为伤后 1~7 天，即水肿、出血阶段；二是细胞增生期为伤后 7~14 天，发生玻璃体后脱离（PVD），增生性玻璃体视网膜病变（PVR）的继发病变尚未形成；三是组织重建期，2 周以后，成纤维细胞形成增生与机化，PVR 形成，牵引性视网膜脱离发生。所以主张玻璃体切除术应尽可能在眼外伤后 7~14 天左右进行。郑州大学第一附属医院自 1980 年最早开始进行此种手术，大量的临床实践证实此联合手术在摘出异物、增加视力以及防止玻璃体继续机化收缩方面，是十分有意义的，目前已成为一种重要的眼内异物摘出手段。玻璃体切除术既可清除玻璃体内的积血、浑浊和机化组织，清洁屈光间质，也可以直视下摘出异物，松解玻璃体的牵引，减少术后牵引性视网膜脱离等并发症的发生。如果合并有视网膜脱离，还可进行剥膜和眼内光凝，根据需要进行长效气体或硅油填充。

1. 适应证

（1）接近中轴的玻璃体内细小磁性和非磁性异物。

（2）晶状体浑浊和 / 或玻璃体积血的眼内异物。

（3）伴眼内炎的眼内异物。

（4）伴牵引性视网膜脱离或裂孔的眼内异物。

（5）异物较大，后径摘出损伤太大者。

手术时机：最好是受伤后 7~14 天，在急性损伤反应消退后而眼内纤维组织增生、异物被包裹之前进行。

2. 手术步骤　术前充分散瞳。

（1）麻醉：球后麻醉或眼周麻醉。

（2）切口：做常规玻璃体切除术的睫状体平坦部 3 个穿刺口，颞上、鼻上两个穿刺口分别用以插入玻璃体切除器头和导光纤维。自颞下穿刺口插入灌注头并固定。

（3）浑浊玻璃体的切除与异物摘出：切除浑浊的玻璃体或积血，以期使屈光间质透明。如伴有外伤性白内障，则进行晶状体切除术。切除浑浊玻璃体的同时，注意异物的位置，按术前定位结果，寻找异物。发现异物后，切除异物周围的玻璃体，使异物游离即可，暂勿广泛切除，以免异物移位、坠落，甚至损伤视网膜。若发现异物在视网膜上被机化包裹时，则用巩膜穿刺刀或者刺切针剥离异物（图 46-3-3），当异物几乎从机化组织中游离时，可插入接力磁棒吸出（方法已述于前）。若为非磁性异物，可以用异物钳夹出（图 46-3-4）。

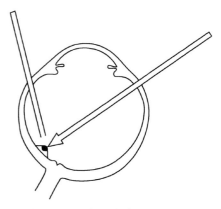

图 46-3-3　切开包裹，剥离异物
异物在视网膜上被机化包裹时，用巩膜穿刺刀或者刺切针剥离异物

3. 若异物与视网膜粘连较重,按视网膜异物处理。

若异物体积属超大型,称为巨大异物(huge foreign body),短径≥3.5mm,或非线状异物长径>4mm,则不宜由睫状体平坦部切口摘出,如原为无晶状体眼或术中正做晶状体切除,则将异物送至前房,置于虹膜表面,然后自角膜缘做切口摘出异物(图46-3-5,视频12~视频15)。

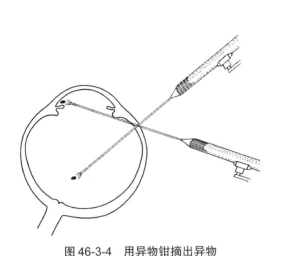

图46-3-4 用异物钳摘出异物

异物钳进入眼球,到达异物后张开钳口,夹持异物

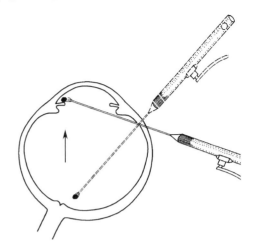

图46-3-5 特大异物的摘出

特大型异物(短径≥3.5mm),如此时已无晶状体,当异物钳夹住异物或接力磁棒吸住异物后,不直接摘出,而将异物送至前房

(4)眼内并发症的预防和处理:异物摘出后,尽可能切除残留的浑浊玻璃体,包括玻璃体基底部和玻璃体后皮质,以预防血管纤维化组织的生长,减少日后发生牵引性视网膜脱离的危险。术中应避免异物向后坠落,严密观察异物周围的玻璃体切除情况,适时摘出异物。若异物坠落,应调焦寻找,直视下选择时机摘出,切忌在玻璃体内盲目钳夹。玻璃体广泛切除后,有时需要巩膜环扎术(如原已并发较重的眼内炎时),以预防术后视网膜脱离。

(5)结束手术:同常规玻璃体切除术。

4. 术后处理 每日换药并涂阿托品及抗生素眼膏,观察玻璃体及前房情况,若玻璃体有明显浑浊或房水闪光明显,可于球结膜下注射妥布霉素及地塞米松。

5. 术中注意事项

(1)异物周围的机化组织要清除干净,异物充分游离,避免在摘出异物时,牵引而使视网膜破裂,发生视网膜脱离。

(2)异物游离后,如坠落至后部视网膜表面,或本来就在视网膜表面,在抓取异物时,仔细看清异物形态防止爪式异物钳刺伤视网膜。

(3)根据异物大小,睫状体平坦部切口要足够大,否则异物在出口处受阻,很容易再次落入眼内。

(4)如果术中在抓取异物时发生眼内积血,影响观察异物位置,可将灌注瓶抬高,升高眼压,灌注液内加用肾上腺素,用笛针或用玻切头吸出玻璃体积血。

(5)如果损伤视网膜,按视网膜脱离处理,可行眼内光凝等。如果无此条件,可行巩膜外加压术、巩膜透热或冷凝术。

6. 玻璃体切除手术的意义 与常规后径异物摘出术相比,玻璃体切除术在眼内异物摘出中的意义主要有以下几方面:

(1) 有效地切除浑浊的屈光间质,为直视下眼内异物的摘出及视力恢复创造条件。对传统的眼内异物而言,摘出手术成败的关键是准确的异物定位,弱磁性及非磁性异物的摘出更是如此,定位稍有误差异物就难以摘出。玻璃体切除眼内异物摘出联合手术因能有效地切除浑浊的屈光间质,在很大程度上克服了上述不足。浑浊的屈光间质被切除后,异物与周围组织的关系清晰可见,为直视下摘出创造了条件,也为术后视力的恢复创造了条件。

(2) 手术损伤小,能有效地保留原有的视功能。位于赤道前的眼球壁异物,采用后径摘出法,术中暴露异物处巩膜并不困难,而且眼球壁的切开对中心视力影响也不大。然而当异物位于后极部,尤其是视盘、黄斑或其附近时,后径摘出手术造成的损伤往往使异物摘出失去了意义。而玻璃体切除手术可在最大程度上保留视功能。

(3) 预防和治疗并发症。异物进入眼球后,除穿孔伤本身对眼组织造成的损伤外,其继发病变,如玻璃体积血、眼内纤维组织增生及牵引性视网膜脱离有时造成较异物的机械性损伤更为严重的后果。因此,如何治疗和预防眼内异物的并发症,也是术后视力恢复的重要因素。玻璃体切除术在眼球穿孔伤及玻璃体内异物摘出的临床应用,已充分肯定了其治疗和预防眼内异物并发症的作用。

二、眼内异物后径摘出法

眼内异物后径摘出术,或称后路摘出术(extraction of intraocular foreign body by posterior route),又称外路摘出法,是指后部眼球内的异物,在最接近异物的眼球壁上作切口而摘出异物的方法。

1. 适应证 嵌顿于眼球壁深层磁性和非磁性异物,或被坚韧的机化物包裹而牢固黏附于视网膜的异物,以及睫状体异物等不能经玻璃体摘出的眼球内壁异物。此外,角膜浑浊或玻璃体新鲜积血和流动性积血的眼后段异物,亦列为适应证。有时玻璃体切除眼内异物摘出联合手术失败,术中改为后径摘出术。

2. 禁忌证 玻璃体内漂浮的异物、距眼球壁有一定距离的玻璃体内异物。能通过睫状体平坦部切口摘出的异物、未造成视网膜脉络膜损伤的玻璃体内异物,列为相对禁忌证,以免后径手术造成视网膜脉络膜完整性的破坏。

3. 麻醉 成年人采用结膜下浸润及球后麻醉,小儿全麻。

4. 手术步骤

(1) 定位缝线:根据术前各种定位方法所确定的异物的经线位置,安置定位缝线。方法是先在异物所在经线的角膜缘上作一标记,可用蘸有亚甲蓝等染料的针头刺入球结膜,作成一着色点,或用有齿镊在角膜缘球结膜上夹一出血点。在此经线对侧角膜缘处的球结膜上缝一缝线,缝针刺入方向与角膜缘垂直(图46-3-6),然后打结,并将此缝线拉向标记,看其是否通过角膜的中心(图46-3-7)。如果缝线未通过角膜中心,则缝线或标记至少有一个位置不对,应重新缝线或重作标记。

例如,术前定位确定异物位于210°经线(即8点钟处),则在此处角膜缘作一标记,在其对侧30°经线(2点钟处)角膜缘缝一线。手术中牵引此定位缝线横过角膜,使之通过对侧角膜缘的标记,沿巩膜表面延伸至赤道部及后极,则此线即表示异物所在经线。

定位缝线须在离断眼外肌前缝好,以免离断眼肌后,眼球发生旋转,经线位置不易定准。

定位缝线对后部的异物十分重要。例如,经线如差10°,在赤道部的位置可相差2mm。所以测量经线应力求准确,尽量减少误差。锯齿缘以前的异物因经线误差较小,也可不加定位缝线,而只作角膜缘标记。后极部的异物,有时也可用其他方法作为术中辅助定位(详见后述),而不一定加定位缝线。

(2) 结膜切开:根据异物定位结果,于异物所在象限做球结膜切开。一般采用弧形切开,切口距角膜缘约6~7mm与角膜缘平行,即与角膜缘呈同心圆。亦可采用角膜缘切开法,或做梯形结膜瓣。不仅切开球结膜,并应同时切开眼球筋膜,暴露出巩膜和眼肌。

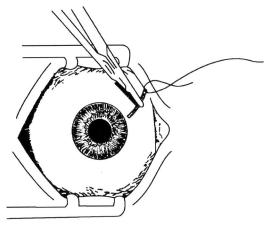

图 46-3-6　后径摘出法定位缝线（一）
在异物所在处角膜缘（例如 210°）作一标记，再于其对侧角膜缘（例如 30°）缝一丝线

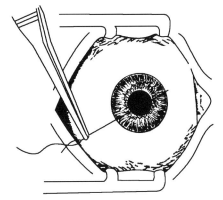

图 46-3-7　后径摘出法定位缝线（二）
牵引定位缝线，使之通过对侧的标记向后延伸

　　结膜弧形切开的切口长度一般为 10～20mm。前部的异物切口可较小；异物越近后极，切口应越大，有时甚至需要长达半圆周。如由睫状体平坦部的巩膜作切口时，切口可以小一些。

　　（3）离断眼肌：异物摘出手术常需暂时离断眼肌，以便于牵引转动眼球，使手术野充分暴露。方法是由球结膜切口暴露眼肌后，用斜视钩由眼肌下穿过。在接近其附着点处的肌腱上预置缝线。缝线时，由一侧边缘开始，连续三次穿通肌腱，以使其较为牢固，不易滑脱，然后，由接近巩膜处剪断眼肌。各直肌附着点处的宽度为 10mm 左右，即略小于角膜直径。用斜视钩游离眼肌时，应考虑此宽度，一次将其全部钩住。熟练的手术者，可不用斜视钩，而直接用镊子夹住眼肌的附着点缝上缝线，则不仅较为迅速，且使眼肌较少受损。

　　术中应尽可能不断或少断眼肌。如巩膜切口在赤道部以前，且眼肌不妨碍切口时，可以不必离断眼肌；如巩膜切口恰在某一眼肌所覆盖之处，则可在眼肌肌腹下穿一缝线，将其向一旁牵引，以便于暴露出该处巩膜。只有较后部的异物，必须将眼球转动较多时，方可离断眼肌。一般离断 1 条眼肌即可，必要时可离断 2 条，切忌离断 3 条，以免造成眼前段供血障碍。

　　（4）牵引眼球：在已离断的眼肌的残端，缝牵引缝线，牵引眼球，使之偏转固定，以使后巩膜表面手术野充分暴露。可用黑丝线两次穿过肌肉附着点，或稍穿入一些巩膜浅层。牵引此缝线，并用蚊式钳固定在手术巾上。

　　离断两条眼肌时，则每条眼肌的残端均可缝以牵引缝线。有时为便于暴露眼球后极，除了使眼球偏转外，必要时还可向前提起牵引缝线，将眼球从眼眶内向前拉出少许。

　　如不需离断眼肌，但须牵引眼球时，则牵引缝线除可缝在未离断的眼肌附着点外，还可缝在两肌之间的巩膜上。但缝线不可距巩膜切口太近。

　　（5）眼球表面定位：牵引已缝好的定位缝线，使之通过角膜缘标记，在巩膜表面上拉向眼球后部，则定位缝线即表示异物所在经线（图 46-3-8）。如定位及测量准确，则异物必在此缝线的相应部位。然后即沿此线在巩膜表面测量角膜缘后的距离。

　　如术前曾作检眼镜定位，则按异物与角膜缘距离的弧长，在巩膜表面测量。如有现成的特制巩膜尺，则直接用巩膜尺测量即可。如无巩膜尺，则可用定位缝线测量，即在此线的相当于角膜缘标记处打一结，按异物位置的弧长，用直尺由此结量起，量取所需的长度再打一结，则第 2 结处即为异物所在。

　　（6）辅助定位：无论按哪一种方法所确定的异物的位置，都不可能是完全准确的。因为手术前定位时的误差、术中眼球表面上测量的误差都很难完全避免；而且眼球的大小和表面的曲率半径，个体间也有差异。所以，术中还应采用一些辅助的定位方法，以增加定位的准确性，减少误差。术中辅助定位方法详见后述。

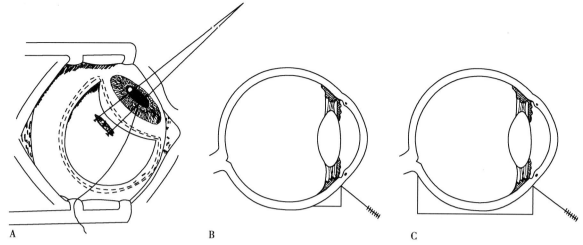

图 46-3-8　后径摘出法：眼球表面定位

A. 经线的确定：牵引定位缝线，经角膜缘标记拉向眼球后部，此线即表示异物所在的经线；B、C. 垂距的测量：用垂距测定器（通常手术时用针灸针制成）沿此线在巩膜表面上量出角膜缘后的距离，在垂距测定器的后端所指的巩膜上作一记号，B 为赤道部前异物，C 为赤道部后异物

（7）巩膜半切井：在所确定的巩膜表面做巩膜切口，切口的中心应恰在定位的标记上。切口的方向一般是经线行，即与角膜缘垂直。切口应较异物略大，小而薄的异物，切口较异物大 1/2 即可；较大的异物，则切口应较异物的短轴长 1～2mm；如异物较厚，则应更大一些；大而厚的异物，则作 T 形切口（图 46-3-9）。

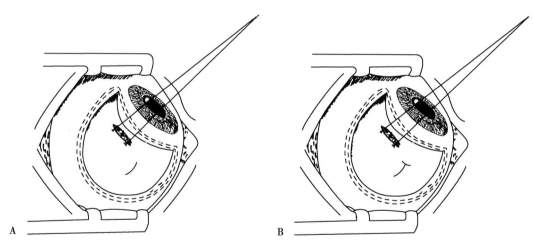

图 46-3-9　后径摘出法：巩膜半切开

A. 一般情况下作巩膜经线行切开，以巩膜上所作的标记为中心，半切开巩膜；B. 大而厚的异物可作 T 形切口

已经应用了某些辅助的定位方法，增加了定位的准确性，即可在巩膜上进行切开。巩膜的切口，第一步仅作半切开，即将巩膜切开全厚的 3/4 或更多些，切至可看到葡萄膜的颜色，只剩下很薄的一层巩膜，但不可切透。

（8）冷凝或透热：在切口周围的巩膜表面进行冷凝或透热。切口的两侧各冷凝或透热一排，并包括切口的两端。可用扁平电极或球形电极作表面透热，亦可用针形电极作非穿通性透热，电极的尖端刺入巩膜半层（图 46-3-10）。亦可进行冷凝。

冷凝或透热的目的既在于预防术后视网膜脱离，也在于防止术中的出血。所以，冷凝、透热应稍重。手术中如欲延长切口，则应先在延长之处进行透热，然后切透眼球壁。透热范围不可太大，特别是后极附近的异物，当异物较小，定位也较准确时，则只在此小切口处做 1～2 个透热点即可。大而圆钝的异物，可在切透脉络膜前，在其表面上进行轻的透热。

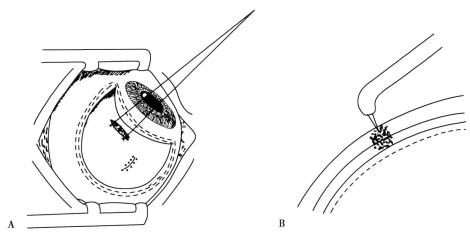

图 46-3-10　后径摘出法：透热（或冷凝）

A. 在切口周围的巩膜上以扁平电极进行透热，透热点分布在切口的两侧和两端；B. 亦可用针形电极做非穿透性透热

（9）预置缝线：在巩膜半切开的切口两唇，预置缝线。小的切口可预置一单结节的缝线；较大的切口，可预置一褥式缝线；T 形切口，则预置一层间方形缝线。无论何种缝线，均不可穿透巩膜全层，只能从层间通过。

预置的缝线，既可在手术中牵开切口，便于异物的摘出；也可在异物吸出之后，立即闭合切口。可用 5-0～8-0 的尼龙线或细而坚韧的白色丝线，或浅色不吸收的合成线。缝时如不慎穿透巩膜，则白色丝线上即带有葡萄膜色素，易被辨认。如有此情况发生，即应拆除此线，重新再缝。

（10）切透眼球壁：用穿刺刀在半切开的切口内，切透所剩的巩膜、脉络膜和视网膜。也可在半切开的沟内，以小球形电极进行轻透热或进行冷凝后，再行切开。

（11）摘出异物：磁性异物可用平衡微型磁铁或电磁铁吸出（图 46-3-11）。

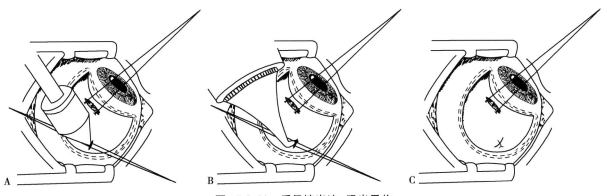

图 46-3-11　后径摘出法：吸出异物

A. 较前部的异物易于到达者，用平衡微型磁铁或手持电磁铁直的磁头吸引；B. 后部的异物不易到达者，用手持电磁铁长而弯的磁头；C. 异物吸出后，结扎预置的缝线

使用磁铁吸出异物时，借助于预置的缝线将切口尽量拉开，用平衡微型磁铁或手持电磁铁接近切口，进行吸引。磁头应正对切口，并与巩膜表面垂直。较前部的异物，易于到达者，可用平衡微型磁铁或手持电磁铁直的电磁头；较后部的异物，不易到达者，可用手持电磁铁长而弯的电磁头吸引，以便接近切口。可先用较弱的电磁力吸引，如不能吸出，则逐渐增强磁力。开始时，磁头可与切口的表面保持少许距离，以便看到切口处有无跳动。如不能看到跳动，则可接触切口处的巩膜或葡萄膜的表面。如用有脉冲装置的电磁铁，可先用脉冲吸引，数次之后，改为持续吸引。如无脉冲设备，可连续踏动开关 3～6 次，然后在持续吸引的情况下，将电磁铁轻轻抬起，离开切口，看有无异物吸附在电磁头的尖端而被吸出。用平衡微型磁铁吸出异物则更为方便。

吸引异物时，可能有以下的情况，可采取相应的措施，以利于异物的摘出：

1）小而薄的异物，一般易于吸出，即使切口的内口不够大，异物也可穿破切口两侧的视网膜和脉络膜以及薄层巩膜而被吸出。

2）较大而圆钝的异物，或机化组织包绕较甚的异物，如切口有足够的大小，也可顺利吸出。但如内口较小，则常可见脉络膜被吸引而由切口内膨出，但异物未能被吸出。此时，切不可将脉络膜吸起太高，以免其受牵引过甚或造成撕裂。可用刀尖划破切口处的脉络膜和视网膜，则异物多可顺利吸出。

3）有时异物虽然被吸至切口处并露出于切口中，但仍不能被吸出于眼球外，这大多是由于机化物包裹粘连太甚之故。可用无磁性镊子夹持异物，然后移去磁铁，以剪刀紧贴切口剪断其下的机化物，将异物夹出。

4）如只见切口处巩膜随吸引而跳动，但异物并不露出于切口，则可能是由于切口太小之故（如因摄X线片时的角度关系，异物的大小估计不准；或由于机化物包裹，异物未能循其长轴被吸出；或因坚韧的机化物紧紧包裹异物，其体积大于异物本身等），可将切口加以延长，再行吸引。

5）如切口延长后，异物仍不能被吸出，则可能由于异物的磁性较弱、异物太小或机化物包裹较甚之故。此时可用平衡微型磁铁反复多次吸引或用手持电磁铁脉冲或反复踏动开关的方法以使异物感磁并逐渐松动。多次吸引之后，异物与周围机化组织松脱，即可能被吸出。

6）如这样进行感磁之后，异物仍不能被吸出，则可能是由于异物嵌顿于切口附近的巩膜或异物位置有少许误差。此时，可在切口附近试吸，观察何处的跳动更为明显，然后，即向此处延长切口，继续吸引。

7）如在附近试吸的结果不能发现切口旁有跳动更明显之处，仍是切口内跳动最明显，或延长切口后仍不能吸出异物时，则可采用上法感磁和试吸，或换用巨大电磁铁。一般说来，只要是发现了异物的跳动，最终总能安全地把异物摘出。

8）如用手持电磁铁或巨大电磁铁吸引，巩膜切口处毫无反应，完全不能看到异物的跳动；或再用可能应用的辅助定位方法，仍无帮助时；则有以下几种可能：定位误差较大；异物为非磁性；异物极小且嵌顿于眼球壁内（特别是后极部附近的异物）；或异物极小且机化组织粘连甚紧。这些情况都需要更为精确的定位。此时，可用方格定位法术中定位，继续手术。

9）任何情况下，都不允许将磁铁伸入玻璃体内盲目吸引，而宁可暂停手术，将切口缝合，重新定位，改期手术。

一旦异物被吸出，立即将切口两侧的预置缝线相互交叉牵引，闭合切口，以避免玻璃体脱出。然后再缓缓拉紧缝线并结扎之。如切口较长，或术中曾延长了切口，则结扎预置的缝线后，再补充缝合，以使切口对合良好，注意切口内不可嵌顿玻璃体、葡萄膜或视网膜。

（12）结束手术：异物摘出，巩膜创口妥为缝合后，则依次吻合所离断的眼肌，并缝合球结膜。

吻合眼肌时，即将原来肌腱的预置缝线缝合在眼肌的残端即可，缝合时应将眼肌断端尽量伸展。结扎不可太紧，以免眼肌因而缩短。

缝合结膜前，先将眼球筋膜和结膜的创缘拉展，再做连续缝合（图46-3-12）。然后，结膜下注射妥布霉素和地塞米松，结膜囊内滴入阿托品、皮质类固醇类及抗生素眼膏，双眼包扎（如切口在锯齿缘以前，则可单眼包扎）。

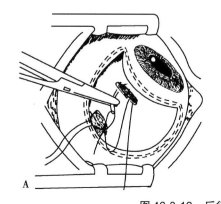
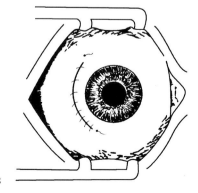

图46-3-12　后径摘出法：结束手术
A. 吻合眼肌；B. 缝合球结膜

5. 术后处理

（1）术后静卧，双眼包扎。如切口在锯齿缘以前，则不需静卧。

（2）术后患眼散瞳，可适当应用止血剂。

（3）应用糖皮质激素和抗生素3～5天。

三、眼内异物后径摘出术中的辅助定位方法

对后部眼球内的异物来说，有时在手术中仍需采用一些辅助的定位方法，即在术前定位的基础上，进行术中进一步定位，以减少误差，提高眼内异物摘出手术的成功率，减少手术创伤。术中辅助定位方法有巩膜表面标志定位法、磁吸试验和方格定位法等十种，分述如下：

（一）后极部异物的巩膜表面标志定位法

后极部的异物，由角膜缘向后测量，因距离太远，常易发生较大的误差，手术中可由巩膜表面的解剖标志进行定位。巩膜后极与黄斑中心凹相应的位置，相当于下斜肌附着点后端的鼻侧2mm，再向上1mm；或上斜肌附着点内侧端的下方6mm，视神经的颞侧2.5mm，向下0.5mm（图46-3-13）。其中上斜肌附着点距离黄斑较远，且其位置的生理变异较大，视神经又不易暴露，所以用下斜肌附着点来定位较好。如异物不是恰在黄斑中心凹而是在其附近，则按上述的位置关系再加上异物与黄斑的距离即可定位。

（二）巩膜抵压定位法

巩膜抵压定位法，即术中直接定位的方法，对眼底能看到的异物，此法在术中定位比较方便。方法是以检眼镜看到异物后，用一特制的巩膜压迫器或前端呈直角弯曲的虹膜整复器，或用弯形有齿镊子，抵压预计异物所在处的巩膜，同时用检眼镜观察眼底，观察视网膜被顶起之处的中心与异物之间的关系。如二者之间有距离，则改变抵压的位置，逐渐移向异物，直至被顶隆起的中心恰位于异物所在处为止。此时压迫器在巩膜上所造成的压痕或镊子所夹持之处，即为巩膜上与异物相

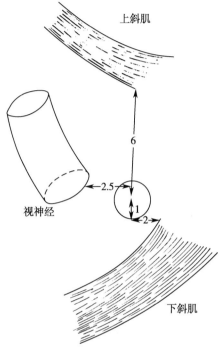

图 46-3-13　眼球后极部巩膜表面相应的黄斑中心凹周围位置关系（单位为 mm，右眼，后面观）

在后极部巩膜表面确定与黄斑中心凹相应的方法。（1）下斜肌附着点后端的鼻侧2mm，再向上1mm；（2）上斜肌附着点内侧端的下方6mm，视神经颞侧2.5mm，向下0.5mm

应的位置。抵压是视网膜裂孔的定位方法，亦可用于异物手术的辅助定位。但异物定位时不可加压太重，否则异物所在处的视网膜和脉络膜可能受到损伤。如异物存留的时间较短（如在数日以内），与视网膜的附着还不牢固，则术中还应注意异物被压脱落的问题。

（三）透热定位法

采用两点透热定位法。按前述眼球表面定位方法，确定异物所在的部位后，在预计异物的两侧做两个透热点，用针形电极作非穿透性透热，透热须稍重，以使透热点在眼底易于辨认。根据眼底两透热点和异物三者间的三角关系而确定异物相应于巩膜上的准确位置（图46-3-14）。

（四）巩膜透照定位法

在手术中用导光纤维透照器由巩膜表面进行透照，同时用检眼镜观察眼底。当透照灯光移至异物时，透照灯所在的巩膜表面，即为应作切口之处。此时，利用透照灯导光纤维的金属套管作为透热电极进行透热电凝，即可由巩膜上的电凝点辨认其位置。

对不能看到眼底的患者，可用反向透照定位法。即用导光纤维透照器放在角膜上，或放在异物对侧的巩膜上，以最强的光线进行透照，由异物所在的巩膜上观察，此时可见大片巩膜被照亮，异物处则显示一暗点。但当玻璃体积血、异物距离眼球壁较远或异物太小时，则不易出现此暗点。

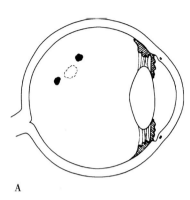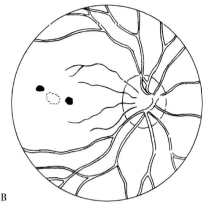

图 46-3-14　透热定位法

A. 在巩膜表面上预计异物的相应位置的两旁做两个针形电极透热点；B. 眼底所见的透热点和异物的三角关系

（五）磁吸试验

手术处的巩膜充分暴露和眼球表面定位以后，于巩膜半切开之前，可进行磁吸试验作为主要的辅助定位方法。此试验对磁性异物简便而有效，可列作为手术中常规定位方法，只有磁吸试验阳性时方进行下一步手术，从而使异物摘出成功率大为提高。方法如下：

（1）跳动试验：以平衡微型磁铁或电磁铁，在已定位的巩膜表面试行吸引，当磁头接触巩膜而缓缓离开时，可见巩膜有被粘起之状；或当磁头接近但未接触巩膜时，见巩膜对着磁头处出现小的隆起，并随磁铁移近移远或电磁铁的脉冲吸引而起伏，此试验称作跳动试验。

（2）点头试验：以平衡微型磁铁进行点头试验（nodding test）——方法详见本章第四节之二。

（3）黑点试验：磁铁轻轻接触巩膜，在一次或多次吸引之后，该处巩膜面出现一黑点，20 秒钟后方始消失，重复吸引重复出现和消失。如异物极小，则在巩膜半切开和板层分离后也能显示出黑点。黑点只出现在正对异物的巩膜上，故出现黑点后，就在该处作切口，多可吸出异物。注意不可用太尖的磁头，也不可在巩膜上抵压太重，若用电磁铁，则电磁头太热时不可使用此法，以免出现假阳性。黑点出现的机制：郑州大学第一附属医院（原河南医学院）（1990 年）实验证明，磁铁隔着巩膜及葡萄膜吸引异物，夹持其间的巩膜使局部脱水而变为透明，透露出其下的葡萄膜的颜色，停止吸引片刻，脱水现象消失，黑点随即消失。

（六）纬线切开和跳动试验

体积较小、磁性较弱及被机化组织包裹较重的异物，摘出极困难者，可采用此法。异物摘出术的眼球壁切口多采用经线行切口，即与角膜缘垂直的切口。这是因为血管和神经多为经线行，这种切口对其损伤较小。但是在定位时最多出现的误差是经线的误差，即异物所在的经线位置不易定的十分准确。此时，如在巩膜上作纬线行切口，即与角膜缘平行的切口，则所包括的经线范围较大，手术易于成功。

纬线切开的方法是：按异物所在的经线和角膜缘后的距离，在巩膜表面测量定位。在做巩膜半切开 [前述后径摘出法的手术步骤（7）巩膜半切开] 时，改作纬线行切开。切口长度为 6~8mm，切口深度可达巩膜厚度的 3/4 或更多些。然后向切口的两缘作层间分离，分离的宽度每侧约为 2~3mm。层间分离处只剩下菲薄的一层巩膜。再按前述手术步骤之（8）、（9），进行透热和预置缝线。缝线应为褥式缝线，此时用电磁铁作跳动试验。如异物适在该处巩膜下，则必被电磁铁吸引，将菲薄的巩膜顶起，而跃向电磁头，即跳动试验阳性。如所剩的巩膜还不太薄，仍呈乳白色时，可在跳动试验的同时观察有无黑点出现。如这两种试验在整个剥离区内均为阴性，则须再适当延长切口并扩大剥离范围，再继续试验。有时，薄而锐利的异物，可被吸引冲破此薄层巩膜而出。较圆钝的异物或被机化组织包裹较甚的异物，则仅见跳动而不能被吸出。此时可在该处已剥离的巩膜上先行透热电凝或冷凝，然后作一纵行（经线行）的小切口，常可将异物吸出。异物吸出后，迅速闭合切口，并结扎预置缝线。如切口较长，还可再加 1～2 条补充缝线。

作褥式缝合，还可使该处巩膜缩短，故同时有治疗和预防视网膜脱离的意义。

（七）术中超声直接定位法

这是手术中在巩膜表面上进行 A 超扫描的定位方法。为了抵消探头所产生的盲区，可在探头前接一缓冲接头。将此接头直接放在巩膜表面，在预定手术区进行探查。此法不仅可以定出异物的准确位置，而且可以确定异物与眼球壁间的距离。

（八）电磁定位法

电磁定位法作为异物摘出手术中的辅助定位是一种较好的方法。用电磁定位器细而尖的探头可使定位极为精确。性能良好的电磁定位器，可在磁性异物本身大小 10 倍的范围内呈现阳性反应，反应最强之处即为异物所在处。非磁性异物也可在其本身大小的 2 倍范围内显示阳性反应。

（九）监视器 X 线定位法

术中将病人移于连接监视器的 X 线检查台上，用一有齿小镊子置于巩膜表面，在监视器上观察异物与镊子的关系，移动镊子，当二者重合时，镊子所夹持之处，即为异物所在。对较小的异物，亦可用尖刀片代替镊子，当与异物重合时，可在巩膜上做一浅的小切口，然后再延长之。监视器 X 线检查法亦可用于方格定位时，即不用摄片方法，而在监视器上观察异物在方格投影中的位置。

（十）方格定位法

方格定位法（lattice localization）是术中辅助定位法的一种，20 世纪 50 年代为非磁性异物的摘出而设计的方法，亦可作为疑难的磁性异物后径摘出术的一种辅助定位方法（详见本章第四节之一）。

第四节　特殊的眼内异物摘出方法

一、方格定位摘出术

方格定位摘出术（lattice localization and extraction）系张效房和安久贤等于 20 世纪 50 年代为摘出眼内非磁性异物而设计的方法，1958 年开始用于临床，论文发表于《河南医学院学报》1959 年第 6 期。兹后国内多家医院应用此法成功摘出眼内非磁性异物。

方格定位摘出法适用于靠近眼球壁的眼内非磁性异物、磁性较弱的异物、体积过小、嵌顿于眼球壁（巩膜）的层间或机化包裹极为严重的异物，以及严重角膜浑浊或活动性眼内出血等不适于经玻璃体手术的异物。此外，本法也适应于难以摘出或其他手术失败的眼球壁磁性或非磁性异物。但对于远离眼球壁的漂浮异物，则不宜用方格定位法进行手术。

非磁性异物在各种眼内异物中的比例，随着工业的发展而逐渐上升。非磁性异物因不能被磁铁所吸引而要求有更为精确的定位。某些弱磁性合金，亦极难被电磁铁所吸引。嵌顿于眼球壁的磁性异物和时间较久的细小磁性异物，因其被巩膜嵌顿或被机化组织所包裹而附着牢固，也不易被磁铁所吸引。这些异物如进行后径摘出术，都应该按非磁性异物的手术方法进行手术。其对定位精确程度的要求，必须是在切开眼球壁时刀刃能触及异物，或切口适在异物的表面，如此方能保证异物的摘出。但是，一般的 X 射线定位方法，如眼球前部标记定位法和 CT 定位方法，实难达到如此精确的程度。方格定位法，乃将方格定位器直接固定在距异物最近的巩膜上进行摄片，不必由眼球的前部向后进行推算，也不必手术中在巩膜上测量计算，因而可减少定位的误差。

1. 方格定位器（lattice localizator）　为包括 10 个小方格的金属网，由细金属丝焊接而成或金属薄片进行线性切割而成网格状（见图 46-1-11）。方格定位器每个小方格边长 2mm，9 个小方格构成正方形，长宽各 6mm，多出的 1 个小方格指示前后左右方向之用，定位器总面积为 40mm²。使用中只需一次拍片即可，避免了反复改变定位器的位置及重新摄片的麻烦。方格定位器不可太厚，线条不可太宽，以免与细小异物重叠而不易分辨，一般用厚和宽各为 0.1～0.15mm 者为宜。

2. 方格定位的方法 方格定位是在一般定位方法的基础上,在手术中进行的辅助定位方法。虽然方格定位法可以将胶片放在眶外进行投照,但是最好采用无骨定位的摄片方法,即将无骨小片以黑纸色着装于灭菌的塑胶指套内,紧贴眼球壁插入眼球筋膜囊内进行无骨摄片。这样既可避免骨影掩盖异物影像,又便于准确安排投照位置。可使用小型 X 线机在手术台旁进行。

通常需要摄方格定位器的正位片和侧位片两张照片(图 46-4-1～图 46-4-3)。摄正位片的目的在于确定与异物相应的巩膜表面的精确位置,摄侧位片的目的在于观察异物与眼球壁间的距离。摄方格定位器的正位片时,应使定位器的平面与胶片平行,X 射线中心线与定位器平面垂直并通过定位器的中心。摄定位器的侧位片时,应使定位器的平面与胶片垂直,X 射线中心线亦与胶片垂直并通过定位器。

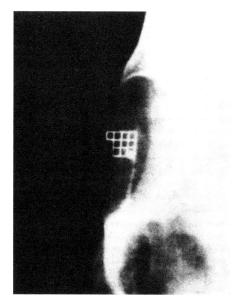

图 46-4-1 方格定位法(薄骨照片)正位片
定位器正面像,异物投影在方格的一个角上

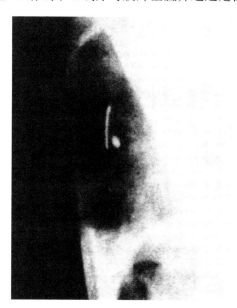

图 46-4-2 方格定位法(二)(薄骨照片)侧位片
定位器侧面像,可看出异物与定位器的距离

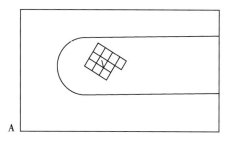
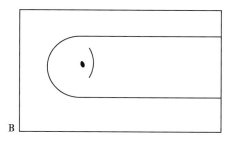

图 46-4-3 方格定位法(无骨照片)
A. 正面像,显示异物位于定位器的正中小格内略偏于一角;B. 侧面像,显示异物距定位器约 2mm

由于方格定位器与异物非常接近,定位时即使 X 射线中心线有一些偏斜,其误差也不很大,一般在不超过 0.3mm 以内。眼后段的异物,其长径一般在 1.0mm 以上。按片上异物的位置,眼球壁的切口在异物长轴的正中,两端还有 0.5mm 以上的长度。误差 3mm,切口还不超出异物。所以手术中切开眼球壁常能感到触及异物,刀刃在异物表面划过,并听到金属摩擦的声音。有时当切口完成后,由于眼内压力之故,而异物自动由切口脱出,如为机化包裹的异物,一般无玻璃体或脉络膜视网膜膨出,手术是安全的。作者曾遇一例,男,30 岁,右眼眼内磁性异物,位于颞上象限角膜缘后 16mm 处,眼底可见包裹异物的机化团。经玻璃体眼内异物摘出手术中,以刀针刺开机化团并加以剥离,以磁棒接力法未能吸出异物,以异物钳夹持亦未能夹出异物,只好终止手术。两天后进行方格定位摘出手术,切开眼球壁看到异物,磁铁吸引未能将异物吸出,以镊子夹持异物,亦未能将异物拔掉,剪开周围机化组织,见异物的一个角翻卷刺入巩膜。作者常遇到眼内铜异物,方格定位摘出手术中,切开眼球壁时,刀刃触及异物,拉开切口,见异物被机化组织包裹,扩大切口,细心剥离后夹出异物,术中无玻璃体脱出。术后检查,见眼底情况及机化物如故,视力良好。所以有机化物包裹的异物,方格定位摘出法,无视网膜损伤之虑,手术是安全的。

二、睫状体磁性异物简易摘出法

睫状体位于眼前段与眼后段之间。如前所述,除了睫状冠部前表面的异物可按后房异物摘出法手术之外,睫状体内及内表面和其附近的磁性异物,因通过瞳孔难以看到,故不宜施行经玻璃体的手术,内镜手术又有损伤晶状体之虑,故只能采取后径(外路)摘出手术。此法不扰动玻璃体,又不受屈光介质浑浊的影响。又因其位置靠前,定位误差较小,而且手术野易于暴露,操作方便,所以可采取较为简单的摘出方法。具体步骤如下(视频16,视频17):

(一)术前点头试验

按X线直接定位法、CT、超声或UBM定位法所定的位置,术前再以平衡微型磁铁进行点头试验(nodding test)而加以确认。方法是:平衡微型磁铁的磁铁头吸附于柄的削平部分,用手指挑起柄的中部,磁铁头悬于柄的一端,使两端保持平衡,磁铁头在异物所在象限的眼球表面上方,距球结膜2~4mm处,前后左右移动,当移动至异物所在之处,磁铁头吸引异物而呈现下沉接近或触及球结膜,磁铁移开,则又回复平衡,反复试验,反复呈现,好像点头一样(图46-4-4),这样就确认了异物的位置,且确认了异物为磁性。此试验可在病房床边进行。

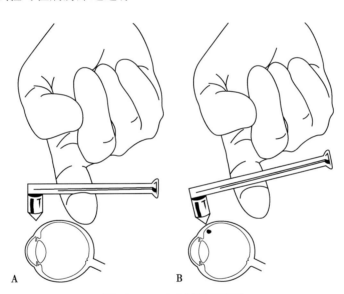

图46-4-4　点头试验示意图
A. 平衡微型磁铁的磁头,在异物所在象限球结膜上方2~4mm处,前后左右移动;B. 当移动到异物所在处时,磁头吸引异物而下沉接近或接触结膜

(二)术中定位
缝线开睑或用无磁性开睑器开睑。
(1)点头试验:重复术前的点头试验,在点头最灵敏之处切开球结膜6~8mm,并切开眼球筋膜,暴露巩膜。
(2)黑点试验:在该处巩膜上,以磁铁头安在柄的膨大端的平衡微型磁铁的尖端,轻轻接触巩膜表面,在异物所在处的巩膜表面,出现一个黑的斑点,此黑点20秒钟左右自动消失,重复吸引重复出现和消失[另见本章第三节(五)]。

(三)巩膜半切开
通过此黑点作巩膜半切开。切口的方向:角膜缘后<4mm者,切口与角膜缘垂直;>4mm者,切口与角膜缘平行。切口长度2~3mm或略大于异物横轴。切开深度达3/4巩膜厚度。切口预置缝线。

（四）最后定位

跳动试验：牵引预置缝线使切口略张开。以磁铁在切口处试吸，仔细观察切口的哪一端或哪一侧跳动最明显。

（五）摘出

在跳动最明显处切透巩膜和睫状体，然后以磁铁吸引，异物即可被吸出。有些具有锐利边缘或尖端的异物，在做跳动试验时，或可穿破薄层巩膜而被吸出。

视频16 视频17

三、巨大异物经角膜缘摘出法

眼内巨大异物（intraocular huge foreign body）（图 46-4-5）可造成眼部多种组织的损伤，严重影响患者视功能的恢复。磁性者可用磁棒接力法摘出。无磁性的巨大异物可应用显微枪形麦粒钳（见图 46-1-10）摘出。摘出巨大异物时，如果患眼为无晶状体眼或为外伤性白内障术中已被切除或摘出，则可将巨大异物移至前房虹膜表面（见图 46-3-5），再经已提前做好的角膜缘切口用镊子接力摘出（图 46-4-6）。这样对患眼的手术创伤较小，避免了平坦部穿刺口扩大太多而导致的并发症。

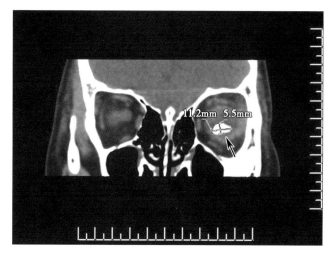

图 46-4-5 眼内巨大玻璃异物

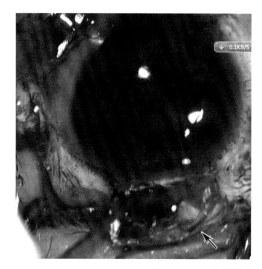
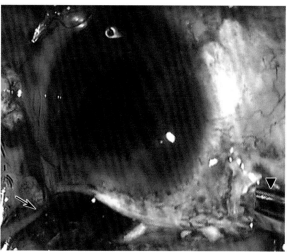

图 46-4-6 角膜缘切口接力方法摘出巨大玻璃异物

手术方法：行常规平坦部三通道玻璃体切除术，于角膜缘后做一角巩膜隧道切口，方法同小切口白内障手术。完成浑浊晶状体、玻璃体切除，暴露并游离异物后玻璃体腔内可选择注入重水，重水有止血及压平视网膜的作用，也可避免或减轻异物滑脱造成的再损伤。应用麦粒钳经巩膜穿刺口进入玻璃体腔，钳夹异物最小径，递送至前房，前房内注入黏弹剂，再用有齿镊接力将异物自角膜缘隧道切口摘出（必要时提前扩大切口）。根据眼内异物造成的损伤情况，选择行眼内激光、气体或硅油填充。

一般将短径≥3.5mm的异物或非线状异物长度大于4mm者称为巨大异物，而玻璃体切除术巩膜穿刺口直径通常小于0.9mm，巨大异物无法通过穿刺口摘出，但是过度扩大巩膜穿刺口可能引发低眼压、玻璃体积血、睫状体损伤或视网膜脱离等并发症。角膜缘切口经前房摘出巨大眼内异物有利于异物的一次性取出，避免了对眼部的二次损伤。爪式异物钳和眼内显微异物镊能够牢固抓取一般的眼内异物，安全将异物从眼内摘出，而对于巨大异物由于异物镊张开角过小不能抓取或取出过程中容易滑脱造成视网膜等眼内组织损伤。专用的显微枪形麦粒钳头部合拢厚度为1.1mm，能够顺利通过稍微扩大的巩膜穿刺口进入玻璃体腔。麦粒钳头部麦粒形齿长4mm，张开角度为90°时能够轻松抓取直径大于6mm的巨大异物。麦粒钳夹取异物最小径将异物递送至前房。显微枪形麦粒钳头部有纹状细齿，且与眼内异物镊相比作用力臂较长，能够牢固抓取异物且不易滑脱，显示了显微枪形麦粒钳在巨大眼内异物摘出术中的优势。眼内巨大非磁性异物摘出过程中要根据异物的性质选择合适的重水注入时机，比重较重水小的异物，游离异物后注入重水使异物漂浮于重水表面易于异物摘出；比重较重水大的异物，切除中周部玻璃体后及早注入重水，重水起"垫子"的作用，可缓冲异物坠落造成视网膜损伤。对于异物造成的视网膜损伤，亦可在重水下给予激光光凝处理。

四、临时人工角膜辅助下眼内异物摘出术

眼内异物患者，若伴有角膜血染或角膜瘢痕性浑浊而影响眼后段手术者，应用临时人工角膜，可以辅助完成玻璃体切除手术，摘出眼内异物，最后行穿透性角膜移植术。

操作方法：

1. 采用标准平坦部巩膜三切口玻璃体切除术。

2. 选用合适的角膜环钻，如直径为7.0mm的角膜环钻，将病变的全层角膜组织钻除，进行前部玻璃体切除，切除前房积血块及浑浊的晶状体。再将适合大小的临时人工角膜置于植床之上，间断缝合固定，达到水密状态。

3. 切除浑浊的玻璃体，以经玻璃体的眼内异物摘出术摘出眼内异物。若异物较大，则行玻璃体内重水填充，拆除人工角膜，摘出异物后再将人工角膜重新缝合固定，继续完成玻璃体切除手术。

4. 若无视网膜病变，拆除人工角膜后，将适合大小的新鲜异体角膜供体和植床间断缝合。若需气体填充，角膜移植后行气/液交换，最后填充所需的消毒气体。若需硅油填充，硅油填充眼内约2/3后行角膜移植最后补充到所需硅油量，并行下方周边虹膜切除术，术后保持面向下体位休息。

手术并发症及处理：

1. 异物中途脱落　主要是异物镊夹取异物的位置不当。对于长条形异物，则要夹住异物的一端，通过较小的切口取出。

2. 异物在切口处脱落　主要是异物与切口的比例不适，如切口小，异物较大都会导致不能顺利通过。必要时需适当扩大切口。异物长轴应与切口垂直。

五、眼内镜眼内异物摘出术

眼内镜（optic endoscope）的设计最初仅是为了眼内摄像，后来用于睫状体光凝，并逐渐扩大用途，与玻璃体切除术联合进行各种眼内手术，形成了比较完整的眼科内镜手术学。这是一项新的眼科技术，正在迅速发展之中。内镜技术对多数眼科医生来说是比较陌生的，因为大家一直习惯于应用裂隙灯显微镜，检眼镜及手术显微镜来观察眼的结构。但是眼内的某些区域是很难或是不可能通过传统的方法获得图像的，而且在某些情况下，比如眼前段的病变阻挡了对眼后段的观察，用传统的方法无法观察到眼内的状态，而用内镜则可以。

眼科医生会经常遇到角膜浑浊、小瞳孔和晶状体异常等情况，这时手术显微镜无法看清眼内的状

态，而内镜可以比较容易地解决这一问题。用常规的方法很难甚至是不可能观察到眼内视网膜周边部、睫状体平坦部、睫状突及虹膜后面的。目前在光学方面取得的进步，已经解决了有关内镜探头直径的问题，我们现在可以利用直径小于 1mm 的内镜探头获得高质量的图像。简要地说，眼科内镜技术最大的优点在于：当传统的方法无法进行观察时，可以应用内镜来"看到"，并可以进行光凝、抽吸和切除等等眼内的操作。

眼内镜眼内异物摘出术（endoscopic intraocular foreign body extraction），是和玻璃体切除联合进行的。通过眼内镜系统寻找眼内异物，可以发现玻璃体切除术中经瞳孔无法发现的异物，如睫状体特别是睫状冠部的异物，及玻璃体前部周边，即晶状体赤道附近的异物。无论是经硬性内镜或导光纤维内镜，直接观察或经监视器的屏幕观察，都可看到清晰而放大的图像。

手术方法：

按常规三通道玻璃体切除术方法操作，充分切除玻璃体，然后经内镜观察，参照依术前眼内异物定位结果寻找异物。内镜下常发现未完全切除的玻璃体，可继续进行切除。看到异物后，根据异物的大小，适当延长右上象限的切口，可用刀或剪沿与角膜缘平行的方向弧形切开巩膜和睫状体。切口两端加以缝合，打活结闭合切口，只在中心部留下 1mm 的间隙，容接力磁棒或异物钳进入眼内。磁性异物可用接力磁棒吸出，非磁性异物则以异物钳夹出。异物摘出后，打开巩膜缝线的活结，重新结扎。

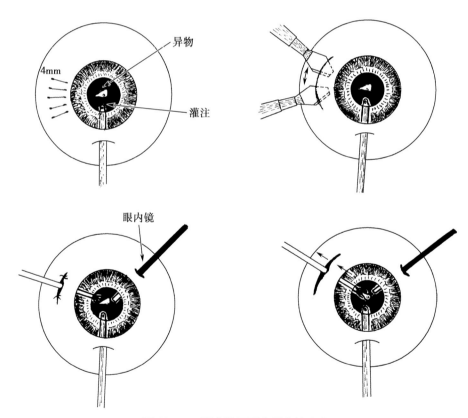

图 46-4-7　眼内镜下眼内异物摘出术

如为多发性异物，接力磁棒或异物钳可以多次进入眼内摘取异物。术中还可同时处理眼内异物的并发症，如视网膜裂孔、视网膜脱离、玻璃体机化以及出血等。接上激光配件，可以进行眼内光凝。

可参照异物所在位置而选择切口方向，做颞上和鼻上象限的切口，以使手术中易于到达异物。

术中还有一些细节需要考虑，在很多穿孔伤眼内残留的玻璃体有收缩倾向，可能会形成明显的牵引或成为将来增生反应的支架。考虑到这些，所有穿孔伤口及异物摘出切口周围的玻璃体都应该被彻底切除，这些位置也应该考虑给予光凝处理。

六、术中及时改变摘出方法

术中改变摘出方法最多见于玻切术中临时更改为后径摘出法。在玻切联合异物摘出术中曾遇到如下情况，术中看到异物嵌顿于视网膜但无法用磁棒接力吸出，随即改为后径摘出法则可顺利摘出异物。甚至我们还遇到一例术前未行X线检查的眼内异物患者，术中切除浑浊的玻璃体后看到细铁丝样异物嵌顿于视网膜但无法用磁棒接力吸出，用异物镊也不能拔出，遂改为后径摘出法摘出异物，才知道异物呈"S"形嵌顿于视网膜。这也说明了X线摄片的重要性。如下图的CT图片（图46-4-8），其实是一个铁钉异物，如果术前进行了X线摄片，就可清楚掌握异物的形态。

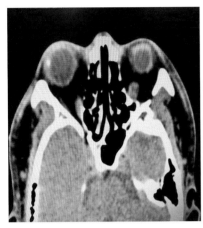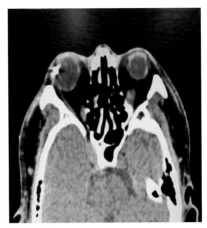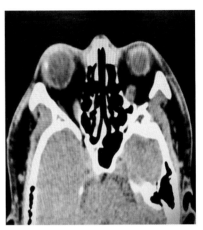

图 46-4-8　眼内异物 CT 图

一侧玻璃体切除眼内异物摘出术，但异物未能摘出，术中改为后径摘出法成功摘出异物

（万光明　王文战　梁申芝　王　炯）

参 考 文 献

1. 张效房. 眼内异物的定位与摘出. 3 版. 北京：科学出版社，2009：109-154.

2. 李凤鸣，谢立信. 中华眼科学. 3 版. 北京：人民卫生出版社，2014：3371-3386.

3. 张效房，石鹏，季林纾，等. 玻璃体切除与眼内异物摘出联合手术. 中华眼科杂志，1989，25：26.

4. 张效房，杨景存. 眼内异物磁棒接力摘出法，中华眼科杂志，1982，18（2）：74-77.

5. 李绍珍，主编. 眼科手术学. 2 版，北京：人民卫生出版社，1997：673-694.

6. 曾宪果，钱诚，金学民. 睫状体平坦部附近磁性异物的摘出. 眼外伤职业眼病杂志，2011，33（5）：330-332.

7. 万光明，郭强英，张效房，等. 玻璃体径路无玻切磁性眼内异物摘出的初步体会. 中华眼外伤职业眼病杂志，2012，34（6）：409-411.

8. 张效房，杨进献. 眼外伤学. 郑州：河南医科大学出版社，1997：567-596.

9. 万光明，梁申芝，卢杰，等. 国产重水在非磁性眼内异物取出术中的应用. 中国实用眼科杂志，2007，25（1）：85-86.

10. 王爽，万光明，孔晓路. 后极部眼球壁异物玻璃体切除联合后径摘出的体会. 眼外伤职业眼病杂志，2009，31（4）：264-266.

11. Knox FA，Best RM，Kinsella F，et al. Management of endophthalmitis with retained intraocular foreign body. Eye，2004，179-182.

12. Wani VB，Al Ajmi M，Thalib L，et al. Vitrectomy for posterior segment intraocular foreign bodies：visual results and prognostic factors. Retina，2003，654-660.

13. Uram M. Endoscopic surgery in Ophthalmology. Philadelphia：Lippincott Willicom & Wilkins，2003，206-209.

14. Liang S，Wan G，Li X，Liu X，Zhu Y. Removal of a giant nonmagnetic intraocular foreign body using micro alligator forceps. Ophthalmic surgery，lasers & imaging retina 2014 May-Jun 45（3）：228-230.

第四十七章　眼内异物的并发症

　　眼外伤时异物进入眼内，可引起眼球不同程度的损伤，轻者可以长期无明显症状，对视功能无影响，如位于前部眼球壁的细小异物；重者可导致伤眼失明，如异物直接损伤视神经；巨大的异物则会造成眼球不可修复的严重破坏，而致眼球丧失。

　　眼内异物（intraocular foreign body）的并发症（complication）的严重程度受多种因素影响，直接损伤取决于异物的大小、形状、进入眼球的速度及致伤部位等；而后续损伤则因异物的性质、存留的时间、机体组织反应的轻重及手术摘出方法而不同。异物理化性质稳定、存留时间较短、机体组织反应较轻和恰当手术摘出方法的选择，往往术后并发症较轻且少；反之则并发症较重，预后较差。因此，充分重视眼内异物的危害，正确诊断和恰当治疗是减少其并发症的关键。而对已出现的并发症，及时进行处理，可将其危害降低到较小的程度。

　　根据眼内异物伤后的临床表现及损伤机制，可将其并发症分为以下5类：①机械性损伤，异物穿过眼组织所致的直接损伤；②感染性炎症，异物继发感染造成的眼内组织损伤；③化学性损伤，由异物在眼内发生化学反应所致，常见的有眼铁质沉着症，眼铜质沉着症等；④细胞反应性损伤，葡萄膜炎、增生性玻璃体视网膜病变等；⑤免疫反应性损伤，交感性眼炎。分述如下。

第一节　机械性损伤

一、眼内出血

　　眼内异物最常见的并发症是眼内出血，通常表现为前房积血和玻璃体积血。出血量主要取决于异物损伤的部位，也与异物的大小、形状及数量等因素有关。

　　前房积血（hyphema）常为虹膜、睫状体组织损伤的表现，多见于眼球挫伤的患者，异物伤后亦可出现。伤后前房积血量少者仅存在前房底部深1~2mm，多者可充满前房。一般1~7天内自行吸收。但应预防继发性前房积血（secondary hyphema），继发性前房积血是由于血管断裂处在纤维蛋白和凝血酶的双重作用下发生溶血，多见于伤后2~5天，也可发生在伤后几周或更长时间，表现为原发性积血已被吸收或将近完全吸收时，前房再次发生积血。原出血的部位会再次发生出血。常见于高龄患者，多数出血量较大，往往充满前房，吸收时间高达10天以上，易于引起继发性青光眼（secondary glaucoma）和角膜血染（cornea cruenta, blood staining of cornea）。

　　玻璃体积血（vitreous hemorrhage）为异物进入眼内的过程中损伤睫状体、视网膜或脉络膜血管引起出血，血经玻璃体后界膜侵入玻璃体内，称为玻璃体积血。积血后3～6天，多数红细胞溶解，纤维蛋白沉集，细胞碎屑广泛散布，而后被巨噬细胞所吞噬，促进积血的吸收。积血吸收特点一般是从接近血管部分开始，后部玻璃体积血较中央部吸收快，浓密凝血块和膜状渗出物则吸收极为缓慢，反复出血后形成的机化膜则难以吸收，而新生血管性机化膜更易导致反复出血。致密浓厚的玻璃体积血，即使未合并视网膜或视神经的严重损伤，仍可表现为伤眼视力无光感，亦应积极治疗，不能一概认为伤眼已无治疗价值而放弃。

眼内出血可引起一系列并发症，常见的有：①继发性青光眼；②角膜血染；③前房及玻璃体胆固醇结晶，形成玻璃体闪辉（vitreous scintillation）；④眼铁质沉着症（ocular siderosis），由红细胞中释放出的含铁血黄素（hemosiderin）沉着于眼组织形成；⑤纤维组织增生形成机化膜，发生在前房角可引起周边虹膜前粘连，导致闭角型青光眼（angle-closure glucoma）；发生在玻璃体则形成增生性玻璃体视网膜病变（proliferative vitreoretinopathy，PVR），最终导致视网膜脱离（retinal detachment），甚至眼球萎缩（atrophy of eyeball）。

治疗：异物所致眼内出血的处理原则是闭合伤口、止血、促进积血吸收及防止继发性出血，并须治疗其治疗各种并发症。卧床休息和双眼遮盖可防止因眼球运动所致异物移动造成的二次损伤。糖皮质激素的应用具有止血、促进积血吸收和防止继发性出血的作用。伤后早期可全身应用氨基己酸、酚磺乙胺或云南白药等止血药物。前房积血者应取半卧位休息，以减少积血堵塞房角引起眼压升高的风险。若前房积血伴高眼压时，可给予降眼压药物局部应用，预防青光眼和角膜血染。前房积血量大或有血凝块形成，超过7天而未吸收且有眼压持续升高者，若经降眼压药物治疗无好转，则需行前房穿刺冲洗术。若玻璃体积血量大难以自行吸收或伴有视网膜脱离时，需行玻璃体切除联合眼内异物摘出术，达到摘出异物，又同时治疗其并发症的目的，促进伤眼视功能的恢复。

二、虹膜损伤

虹膜损伤多表现为异物直接穿过造成的虹膜穿孔（perforation of iris），及直接或间接的力量导致的虹膜根部断离（iridodialysis）（图47-1-1）。较小的异物造成的单纯虹膜穿孔一般不会引起视力障碍或单眼复视，通常无需特殊处理。近瞳孔缘的伤口可引起瞳孔变形，较大的异物可能导致严重虹膜损伤，如虹膜根部离断，瞳孔成"D"形，若断离范围较大瞳孔变形明显或形成双瞳（dicoria，double pupil）而影响视力者，需进行虹膜根部离断修复，以恢复瞳孔的形状，消除单眼复视的症状。

眼内异物伤很少发生前房角后退（angle recession）或睫状体脱离（cyclodialysis cleft），如有发生则需进行相应的治疗。

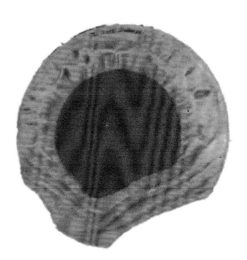

图47-1-1　虹膜根部断离

三、晶状体损伤

异物所致的晶状体损伤有晶状体内异物存留或晶状体囊破裂两种情况。异物较小、性质稳定、无感染、晶状体创口闭合良好者，可仅形成晶状体局限性浑浊，预后较好；但多数情况下会形成晶状体部分或全部浑浊，即外伤性白内障（traumatic cataract）；如异物较大，并穿通晶状体，晶状体囊破损后，吸水后膨胀、溶解，脱入前房，可致房水流出通道受阻而引起眼压升高，形成继发性青光眼，并可刺激葡萄膜，引起葡萄膜炎。

治疗：单纯晶状体浑浊，异物细小且仅存留在晶状体内者，可行白内障摘出联合人工晶状体植入术进行治疗。异物穿通晶状体存留于眼内者，需采用晶状体摘出联合玻璃体切除异物取出术，术中根据视网膜损伤情况及眼内炎症状态决定是否一期植入人工晶状体。

四、眼后段损伤

异物进入眼后段损伤视网膜和脉络膜，为眼内异物所致视力下降的主要原因，严重者造成视力完全丧失。眼内异物损伤视网膜脉络膜主要表现为视网膜破裂（rupture of retina）和脉络膜破裂（rupture of retinal choroid），血管损伤，而引起眼内大量出血，尤其视盘异物引起的出血，可导致严重的视力障碍。异物所致的视网膜裂孔及眼内积血机化后均可引起外伤性牵引性视网膜脱离（tractional detachment of retina）。眼后段损伤的预后，很大程度上取决于异物大小和损伤部位，如异物较小且位于周边视网膜者，预后较好；异物较大或损伤视盘、黄斑者及盘斑束则预后较差。此外，异物的化学性质、存留时间长短、有无视网膜脱离和玻璃体增生等也是影响预后的重要因素。随着玻璃体切除术的发展，术中重水、光凝技术的使用及硅油等眼内填充物的合理应用，眼内异物所致的眼后段损伤已可得到较好的治疗效果。

第二节　感染性炎症

异物携带致病菌进入眼内，或者来自眼表微生物被异物带入或经伤道迁移入眼内，均可造成病菌在眼内的繁殖，形成原发性感染。眼内异物致感染性眼内炎（infectious endophthalmitis）者占外伤性眼内炎的 10.7%，是异物伤致盲的重要原因之一。常见病原体有表皮葡萄球菌、芽孢杆菌、链球菌、革兰阴性菌属、金黄色葡萄球菌及真菌等，亦伴有厌氧菌感染者。眼内炎是眼外伤最严重的并发症，其主要病理学特点为大量嗜中性多形核粒细胞浸润、纤维蛋白性渗出和组织坏死。外伤早期细菌繁殖破坏组织，中晚期毒性产物引起的炎症反应继续破坏组织并眼内积脓，晚期炎性渗出物机化粘连，纤维组织增生牵引，可导致视网膜脱离、眼球萎缩。致病菌毒力越强，病情发展越迅速，外伤后 24～72 小时即可对眼内组织产生严重损害。若炎症不能得到及时控制，则可向眼球壁及眼眶组织扩散，形成全眼球炎（panophthalmitis），此时眼痛加剧，伴一定程度头痛症状，难以忍受。若炎症进一步加重蔓延，向颅内发展可导致海绵窦炎（cavernous sinusitis）及海绵窦综合征（cavernous sinus syndrome），表现为头痛、恶心、呕吐、全身不适及高热等症状，严重者可危及生命。

治疗：应在常规取房水或玻璃体脓液细菌学培养后，选用药物敏感性较好的抗生素。常用的有庆大霉素、头孢唑啉、氧氟沙星、头孢曲松钠、青霉素钠、万古霉素等，两种抗生素的全身联合应用效果更好，局部以结膜下注射抗生素为主。糖皮质激素应用于细菌性眼内炎可明显减轻眼部的炎症反应，以全身和局部同时用药效果更好，一方面可减轻异物伤所致的炎症反应，另一方面，与抗生素的联合应用能有效控制眼内炎的发展，减轻组织水肿，为后期玻璃体切除术提供条件。真菌感染常用药物有两性霉素 B、氟康唑等，均可选择玻璃体内或结膜下注射，局部滴眼可使用那他霉素滴眼液。散瞳剂可选择复方托吡卡胺滴眼液或 1% 阿托品滴眼液，防止虹膜后粘连（posterior synechia of iris）和瞳孔膜闭（occlusion of pupil），并可减轻睫状痉挛，缓解患者的局部刺激症状。

针对眼内异物合并眼内炎的手术时机的选择，目前存在两种观点，一种认为应尽早手术，去除玻璃体腔内的感染灶及眼内异物，术中、术后大量抗生素、糖皮质激素继续抗炎治疗；另一种认为发生眼内炎后，眼内组织受细菌毒素的侵害，局部充血、水肿明显，过早手术易发生眼内出血、视网膜脱离等并发症。尤其是异物位于眼球壁者，手术过早进行更容易产生各种并发症，导致后期治疗变得复杂且困难。因此，早期合理应用抗生素及糖皮质激素，待眼局部炎症得到控制后，再采用手术治疗。多数医生更倾向于早期应用抗炎药物控制炎症，少数病例药物使用无效时（24～48 小时后），可考虑尽早进行玻璃体切除术手术治疗。

第三节　化学性损伤

眼内异物按性质可分为非金属和金属两大类。非金属异物如玻璃、瓷片、石屑及塑料等大多性质稳定，破坏作用一般仅限于机械性损伤，如无合并感染则可在眼内存留较长时间而不会造成眼部组织的化学性损伤。植物性异物由于其生物学效应而引起剧烈的炎症反应,应及时手术摘出。金属异物的损伤则与其化学特性有关,常见的铁、铜质异物化学性质活泼,即便被组织包裹也不能阻止其化学反应的进行和金属离子的释放扩散,因此,应尽早摘出异物,以防止继发性组织损伤。临床上常见的铁质沉着症和铜质沉着症多因受伤后未能及时发现或未能及时进行摘出手术异物所致,常与误诊或病人疏忽有关。

一、眼铁质沉着症

眼铁质沉着症(ocular siderosis)临床最为常见,多发生于铁质异物长期存留在眼内所致,在异物进入眼内数天至数月甚至很多年不等,异物多为敲击铁物时飞溅入眼的细小铁屑。

铁的化学性质极不稳定,在眼内组织中经氧化成为氧化铁(铁锈),然后与组织蛋白结合成一种不溶性含铁蛋白而形成组织内铁锈沉着,称为眼铁质沉着症,旧称铁锈症。铁离子可干扰细胞内酶系统而造成损害,其眼损害症状轻重与铁质异物的大小、和所含铁质成分多少及其在眼内的部位有关。眼部上皮组织对铁摄入强,如角膜、虹膜、睫状体上皮(包括瞳孔括约肌及开大肌)、小梁网、晶状体上皮及视网膜色素上皮等都是铁离子容易结合的部位。棕黄色、铁锈样颗粒沉着于眼前段相应组织,可见角膜铁染、虹膜异色(铁锈色)、虹膜萎缩、虹膜新生血管、虹膜后粘连、瞳孔异常(中等散大或缩小、瞳孔对光反应迟钝或消失)。沉积于晶状体前囊下引起前囊下白内障称为晶状体铁质沉着症(siderosis lentis)(图 47-3-1)。沉着于小梁网引起小梁组织变性、瘢痕化导致继发性开角型青光眼;沉积于视网膜,首先累及内界膜和内层视网膜,致使视网膜色调变暗,有黄色颗粒沉着,血管变细,神经节细胞变性、肿胀、萎缩直至消失,色素上皮细胞增生,引起视网膜色素沉着、广泛的胶质瘢痕并遗留成簇的色素团块。患眼有向心性视野缩小及夜盲的症状,最终造成失明。铁锈症患者视网膜电图(ERG)的 a、b 波幅常较正常眼明显下降,此种情况在异物摘出后多可恢复。眼后段的损害还包括囊样黄斑水肿(cystoid macular edema)、视网膜缺血(ischemia)、视网膜脱离和增生性玻璃体视网膜病。眼内铁质异物伤的早期诊断和治疗是提高视力的关键。

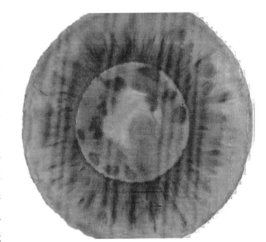

图 47-3-1　眼铁质沉着症

二、铜质沉着症

眼内铜异物中,纯铜或含铜量高于 85% 的铜合金常引起眼内组织急性无菌性炎症,甚至导致眼球萎缩,而不引起铜质沉着症。含铜量较低的铜合金可以在眼内分解沉着于组织上,称为眼铜质沉着症(ocular chalcosis)。铜盐主要沉着于膜状组织,如角膜后弹力层、玻璃体纤维、晶状体囊及视网膜内界膜等组织,表现为:角膜内皮层可见金黄色光亮小点,K-F 环(Kayser-Fleischer ring)形成;晶状体前囊下皮质内有密集粉末状小点,瞳孔区较密集而成圆盘状,若瞳孔散大,可见沉着物自圆盘区向外围呈灰黄色花瓣状放射形似葵花,称为葵花状白内障(sunflower cataract)(图 47-3-2),为铜质沉着症最常见的临床特征,日久可发展为全白内障;玻璃体的铜沉着症常发生在晶状体明显浑浊之前,呈现众多细微深黄绿色颗粒,随眼球的运动而飘动;视网膜铜质沉着主要发生在黄斑区和视网膜血管附近,视网膜血管壁看见金黄

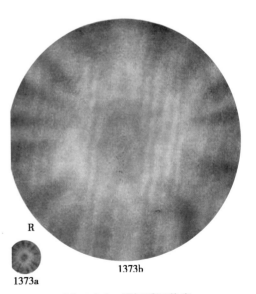

R

1373a　　1373b

图 47-3-2　眼铜质沉着症

色反光点，周围有淡黄色硬性渗出斑，形成类似视网膜色素变性和视神经萎缩的改变。

眼铜质沉着症的治疗：药物方面，口服青霉胺，0.3g，每天 3 次，每服用 7 天，停 2 天，持续 3 个疗程（详见后文）。

三、其他金属异物

汞、铝、锌、铅、镍等可引起轻度慢性非肉芽肿反应，通常能够被眼耐受。而铂、银、金等几乎不引起眼组织反应，类似非金属异物如玻璃、瓷片、塑料等，仅在异物通过处或最终存留部位造成机械性损害。

四、金属沉着症的治疗

常用以下几种药物：

（一）依地酸二钠（disodium edetate）

此又称乙二胺四乙酸二钠（EDTA-2Na），是对金属有亲和力的络合剂，能与各种金属络合成稳定而易溶于水的金属络合物排出体外，对铅、铁、销等金属沉着症有效。口服：每次 1～2g，每日 3 次。局部用 0.5%～2.5% 的眼液滴眼，开始时每小时 1 次，以后减少次数，每日 4～6 次；结膜下注射，每次 0.5ml，每晚 1 次；肌肉或皮下注射 10%～20% 的溶液，每次注射 2.5～5ml，每日 2 次。此外，对角膜铁锈症可配成 5% 眼膏（含 2% 维生素 C）局部点眼。

（二）盐酸青霉胺

盐酸青霉胺（pennillamine）也是金属络合剂，对铜、铅等金属沉着症有效。口服：每次 0.5g，每日 3 次，常联合口服维生素 B，连用数周后改为间歇用药，每月用药 10～15 天；静脉注射，按每公斤体重 20～25mg 计算，每日 1 次，按此剂量（每日 1g）连用 7 日后停药 2 日，可连续 2～3 疗程，以后改用小剂量（每日 0.6g）。

（三）去铁胺

去铁胺又称去铁敏（desferrioxamine，deferoxamine），对铁沉着症有效，5%-10% 溶液滴眼，每天 4～6 次；还可肌肉注射或静脉滴注。

（四）铜离子导出

铜质沉着症可用铜离子导出。铜与组织蛋白结合后，可以再离解为离子，故可用铜离子导出法（copper ionization）治疗（铁不能再离解，所以无效），方法是：阴极置眼部，阳极可置枕骨部，电流 1～3mA，每次 20 分钟，每日 1 次，连续 10～20 日，间歇 10 日后再开始下一疗程。铜质沉着去除后，如铜异物暂不能摘出，为预防再发生铜锈症则可每月进行离子导出治疗 10 日。

铁和铜沉着症经治疗后铁和铜沉着可以减轻，但已经损伤的组织功能无法恢复，视网膜呈苍白色，晶状体呈乳白色不能减轻。异物摘出术仍需及时进行。

第四节　细胞反应性损伤

一、无菌性炎症反应

异物直接刺激或化学性反应常引起葡萄膜的无菌性炎症反应（aseptic inflammatory reaction）。外伤性虹膜睫状体炎表现类似于原发性虹膜睫状体炎，除异物引起的损伤外，可见房水闪辉和角膜后沉着物（KP）阳性，前房角细小的异物如未能及时发现，则可反复刺激局部虹膜而出现虹膜睫状体炎症反应。

对于单眼反复发作葡萄膜炎，并对糖皮质激素治疗不敏感或原因不明眼内炎的患者，应警惕细小的隐匿性眼内异物所导致的局部炎症反应。但眼球外靠近眼球特别是靠近睫状体部巩膜，有时会引起反复发作的虹膜睫状体炎，要加以鉴别。

治疗：局部给予抗生素，应用散瞳剂、糖皮质激素等药物。若伴有眼压升高，可适当应用局部或全身降眼压药物。同时,详细确定异物存在的位置及异物性质,在炎症控制稳定后,及时摘出异物,必要时继续治疗金属沉着症,减少葡萄膜炎症的复发。

二、增生性细胞反应

眼内异物并存的眼球穿孔伤,可引起眼内纤维组织增生,导致外伤性增生性玻璃体视网膜病变(proliferative vitreoretinopathy,PVR)。PVR 是视网膜色素上皮细胞、神经胶质细胞、成纤维细胞及肌纤维母细胞在视网膜表面的玻璃体内移行、附着及增生的结果,这些增生细胞合成胶原并形成增生膜,收缩牵引视网膜导致视网膜皱褶及脱离,最终可能导致视功能丧失及眼球萎缩,是眼内异物伤后最严重的并发症之一。

增生细胞的来源:①异物直接将巩膜表层纤维组织、葡萄膜或视网膜色素上皮细胞等带入玻璃体腔;②合并伤口出血或玻璃体嵌顿时,增生细胞从伤口基部沿玻璃体网架结构、凝血块和视网膜表面迁移到眼内;③血源性:出血时单核细胞可进入伤口或玻璃体内。增生膜多于伤后 2 周出现,6 周形成典型的膜。增生膜的收缩性是由于其内的细胞收缩所致,如成纤维细胞、色素上皮等,其含有很多胞浆微丝,微丝中含有大量的肌动蛋白,为细胞收缩的物质基础。视网膜前膜主要来自伤口处的增生细胞,沿嵌顿于伤口处的玻璃体形成放射状增生膜造成牵引,有的也可来自视盘。视网膜下膜也是 PVR 的重要部分,可表现为条状、分支状、片状及环状等结构,其细胞成分同前膜一样,非细胞成分为胶原 I～IV型。视网膜色素上皮可化生为成纤维细胞和肌纤维母细胞,这些细胞能大量合成胶原,而神经胶质细胞较少合成胶原。

治疗:早期应用药物治疗可抑制细胞增生,术中、术后应用可阻止残存细胞继续增生。目前应用于临床的药物主要是糖皮质激素(曲安奈德、地塞米松等)和非激素类抗炎药(吲哚美辛、双氯芬酸等)。对已形成 PVR 者,药物治疗无效,需行玻璃体切除术,术中进行增生膜剥离、光凝及冷凝,必要时进行视网膜切开和应用各种眼内填充物(如硅油、重水等),并处理异物周围病变或视网膜皱褶、裂孔及脱离等,术中联合曲安奈德注射液行眼内注射,对预防 PVR 的复发有一定疗效。

第五节 免疫反应性损伤

存留于眼内的异物,若引起较严重的组织反应,还可能导致交感性眼炎(sympathetic ophthalmia)的发生。

交感性眼炎是指眼穿孔伤或内眼手术后发生的双眼慢性非化脓性肉芽肿性葡萄膜炎。发病机制为来自视网膜感光细胞、色素上皮细胞及黑色素细胞的眼内抗原暴露激发了人眼的免疫应答,本质是 T细胞介导的迟发性超敏反应。这种炎症出现在受伤眼或内眼手术眼(称激发眼,exciting eye)的不同时期,经过一定的潜伏期之后,另一眼称交感眼(sympathizing eye),也发生同样性质的炎症,病理学上发现双眼变化是相同的(详见第三十一章交感性眼炎)。

(万光明 杨会琴 钱 诚)

参 考 文 献

1. 张效房. 眼外伤学. 郑州:河南医科大学出版社,1997.
2. 李凤鸣. 中华眼科学. 3 版. 北京:人民卫生出版社,2014.
3. 蔡用舒. 创伤眼科学. 北京:人民军医出版社,1988.
4. 董晓光,纪惠谦,谢立信. 玻璃体切除治疗外伤性化脓性眼内炎. 眼外伤职业眼病杂志:附眼科手术,1997(6):401-403.
5. 梁章海. 眼球内金属异物存留 17 年并交感性眼炎 1 例. 眼底病,1990(6):81.
6. 路振莉,何淑芳. 眼内铁质异物与视网膜脂质过氧化损伤的实验研究. 中华医学杂志,1989(12):690-691.
7. 肖天林,徐立,姜德咏. 外伤性增殖性玻璃体视网膜病变. 眼外伤职业眼病杂志,1992(2):123-125.

8. 盛迅伦，李子良. 眼铜质沉着症的实验与临床研究. 国外医学：眼科学分册，1989（5）：286-291.

9. 杨进献，姜曦，张金嵩，等. 交感性眼炎的临床分析. 眼外伤职业眼病杂志：附眼科手术，1995（3）：177-180.

10. 张卯年，马志中. 玻璃体切除术治疗外伤性玻璃体病变. 眼外伤职业眼病杂志：附眼科手术，1994（1）：1-3.

11. 王立华，韩英军，梁天蔚. 眼内异物 78 例临床特征及疗效分析. 国际眼科杂志，2013，13（8）：1660-1662.

12. Shingleton BJ，Hersh PS，Kenyon KR. Eye trauma. 1st ed. St Louis：Mosby Co，1991.136-142，204-211.

13. Apple DJ，Rabb MF. Ocular Pathology. 4th ed. St Louis：Mosby Co，1991.96-102.

14. Alfaro DV，Roth D，Liggett PE. Posttraumatic endophthalmitis. Causative organisms，treatment，and prevention. Retina，1993，14（3）：206-211.

15. Cardillo JA，Stout JT，Labree L，et al. Post-traumatic proliferative vitreoretinopathy. The epidemiologic profile，onset，risk factors，and visual outcome. Ophthalmology，1997，104（7）：1166.

16. Duch-Samper AM，Menezo JL，Hurtado-Sarrió M. Endophthalmitis following penetrating eye injuries. Acta Ophthalmologica，1997，75（1）：104.

17. Cazabon S，Dabbs T R. Intralenticular metallic foreign body. Journal of Cataract & Refractive Surgery，2002，28（12）：2233-2234.

18. Monteiro M L，Coppeto J R，Milani J A. Iron mydriasis. Pupillary paresis from occult intraocular foreign body. Journal of clinical neuro-ophthalmology，1993，13（4）：254-257.

19. Weiss M J，Hofeldt A J，Behrens M，et al. Ocular siderosis. Diagnosis and management. Retina，1997，17（2）：105.

20. Terai N，Sandner D，Kissner A，et al. Siderosis bulbi after injury by an intraocular metal foreign body. Ophthalmologe，2011，108（1）：60-63.

21. Mahmoud A，Messaoud R，Abid F，et al. Anterior segment optical coherence tomography and retained vegetal intraocular foreign body masquerading as chronic anterior uveitis. Ophthalmologe，2017，7（1）：13.

第四十八章　眼内异物误诊与手术失败原因分析

第一节　眼内异物误诊原因分析

眼内异物（intraocular foreign body）诊断明确后原则上均应尽早摘出，而在临床工作中，也会遇到一些眼内异物病例被误诊（diagnostic error），包括漏诊（missed diagnosis），因而延误了治疗时机，造成严重视力损害甚至丧失眼球。眼内异物的长期存留，对眼内组织形成机械性、化学性或生物性损害，可导致多种并发症的发生，所以临床上一定要做到早期诊断及早期治疗，防止眼内异物的误诊（包括漏诊）。本节主要分析和总结眼内异物误诊的原因，提高临床工作中眼内异物的正确诊断率，及早进行手术摘出。在此，所指误诊是眼内异物存留而未能明确诊断或诊为眼球外异物。

一、误诊的原因

（一）临床医生素质

临床医生的素质，即对眼外伤眼内异物诊断原则、临床检查要点、眼科影像学检查（imaging examination）知识的水平等，是造成眼内异物误诊的主要根源所在。农村患者，多由非眼科医生首诊，遇到眼睑及面部外伤，多由外科医生处理，未能考虑到有眼内异物问题。同时设备条件差，未采用必要的影像学检查，是误诊的常见原因。一些基层医院低年资眼科医生对眼部和颜面部外伤的诊断思路不广、个别医师责任心不强、检查不仔细以及对疾病的认识程度不同，又未采取会诊（consultation）和转院（transfer）等措施，从而造成误诊。另外，询问病史简单，有些小儿不能正确反映病史，检查不仔细等麻痹大意的思想，也是误诊的重要原因。

（二）病史方面的原因

眼内异物的诊断依据之一是眼部外伤史（history of ocular trauma）。绝大多数眼内异物患者，包括漏诊病例中的多数都有明确的外伤史，而且多能在外伤后立即就诊，但也确有部分患者由于病史不清而漏诊，究其原因，有以下几方面：

（1）患者未诉外伤史：这种情况多发生在患者工作时思想高度集中，对高速而细小异物穿入眼内毫无察觉，外伤后又无明显症状而被忽视，直到眼内异物并发症出现或视力减退时才就诊，在就诊时患者未诉外伤史。

（2）少数患者隐瞒外伤史：这种情况多见于儿童，因为惧怕家长责备或其他原因故意隐瞒眼部外伤的真实情况。

（3）患者本人不能准确阐明病史或述说不详细，医生了解病史不全面：致使医生主观认为不可能有眼内异物，因而未作详细的临床检查及异物排除检查。这类患者往往在出现异物并发症（complication of foreign body）、视力下降时来就诊。耐心、细致甚至采用启发式的病史询问，有可能获得有关外伤史的情况。

（4）患者主诉异物已被自己或别人拔出，临床医师便不再考虑异物的存在，导致误诊。

（三）临床检查方面的原因

（1）颜面部及眼睑的外伤在进行处理后未作眼科检查而致误诊。

（2）不合作的小儿眼睑裂伤未做详细检查，缺乏眼球穿孔伤和眼内异物的识别能力，草率处理致误诊。

（3）对眼内异物并发症缺乏认识：如某些病人已经出现明显眼铁质沉着症（ocular siderosis）及视力下降，但就诊时未被识别。

（4）复诊医生未深入检查：只凭首诊医生的诊断而治疗，以致一误再误。

（5）将眼内异物存在引起的非特异性反应（nonspecific reaction）和机械损伤诊断为其他眼病：如诊断为结膜炎（conjunctivitis）、葡萄膜炎（uveitis）、白内障（cataract）、眼内出血（intraocular hemorrhage）、玻璃体浑浊（vitreous opacity）等眼病者屡见不鲜。这类病人多有病史不详细，伤口不明显等因素，或有眼外伤史，但当时已"排除"眼内异物存留的可能。

（6）未发现眼球穿孔伤口及异物穿通道：由于检查不细心，致使已有创口和异物通道存在而未能发现；同时少数是因为伤口小或创口已愈合而误诊。

（7）未做必要的光学仪器检查和影像学检查：有些面部与眼睑等复合伤，到医院后由于颜面部及眼表伤情较重，医生只是忙于清创缝合，不仅忽视了眼科光学仪器的检查，更未充分利用辅助检查如 X 线、B 超、CT、MRI 等，而致眼内异物误诊，外伤患者应重视影像学检查排除眼内异物。

（8）因多发颅脑外伤（craniocerebral trauma）和颌面外伤（maxillofacial trauma）在外科住院，未及时通知眼科会诊而漏诊。

（四）影像学检查方面的问题

（1）X 线摄片和定位：低密度异物 X 线片不显影可造成误诊；定位片的各种误差，如摄片时眼球位置不正，或个体眼球的大小变异（眼球直径大于 24mm），因而误把眼内异物认定眼球外异物的误诊。

（2）CT 检查：低密度眼内或眶内异物可不显影，检查时患者眼球转动丢失层面漏掉眼内异物，金属异物放射伪影，眼内或眶内机化或钙化病灶存在等，是 CT 检查眼内异物时误诊的原因。但 CT 的误诊率比 X 线要低得多。

（3）B 超检查：B 超由于近场区分辨率低对眼前段异物难辨认，必要时以 UBM 检查排除眼前段异物。眼内的机化、钙化、出血和低密度异物难以区分。

（4）MRI：MRI 漏诊主要是参数和成像序列的显示率（异物与眼内和眶内组织的对比度）的问题，根据异物可能的不同性质选择合适的扫描序列，在 MRI 扫描前先行 CT 或 X 线检查以排除磁性异物的可能。

（5）影像学图片的诊断问题：除了各种影像学方法的局限性外，对 X 线片、B 超、CT、MRI 影像片的阅读和诊断，有时亦可出现错误。主要问题是：

1）影像片上有异物，影像科医师和临床医师阅读不细致造成漏诊：这种情况多发生在双眼多发异物时。所以在阅片过程中，如果已发现多发异物时，不要局限于已发现异物，而将注意力放在体积较大和显影重的异物，忽视了显影低的小异物，以免造成异物漏诊。

2）异物在影像学图片上显影密度低，很难确定是眼内异物还是机化物（organization）或出血（hemorrhage）。

3）对影像学图片的直接判读错误：作者曾遇到某些基层医院影像学医师错误报告眼眶眼球外异物为眼内异物，而临床医师未仔细阅片而进行眼内异物摘出手术，术中眼内未能发现异物。仔细阅读原片则发现异物在眼球外。故应强调，临床医师在术前必须仔细阅片。

（五）患者及家长不重视

有些患者劳动时不慎被植物枝刺伤眼睑及面部，由于当时不影响视力而未作治疗，出现眼部红肿时自行购药治疗，可能有眼内异物存留，此种现象在农村较多见。也可见于在敲击金属时，自觉有金属屑击中眼部,但当时无视力影响而延误诊治。

临床上眼内异物的诊断并不困难,但由于以上多种原因而误诊。有时不是单一因素所致,是多个原因综合而造成误诊。

二、眼内不同部位异物误诊原因分析

(一)角膜深层异物误诊原因分析

角膜具有丰富的感觉神经,特别是在上皮层下分布着许多神经丛,因此非常敏感,轻微的损伤或细小的异物都可以引起显著的疼痛,并导致畏光、眼睑痉挛、流泪等刺激症状,患者一般及早就医,误诊机会相应减少;如果异物位于角膜的深层,这种情况患者眼部刺激症状不明显,甚至异物特性引起生物反应形成角膜浸润浑浊及水肿时,异物往往被炎性渗出物所遮盖,这时容易将其误诊为角膜炎(keratitis)、角膜基质炎(interstitial keratitis)或角膜变性(corneal degeneration)。检查的方法不正确以及检查不够认真仔细也是造成误诊的主要原因。异物的诊断应在结合病史的情况下进行详细的眼部检查,仔细的裂隙灯显微镜检查常可避免角膜异物的漏诊和误诊。

(二)前房异物的误诊漏诊原因分析

下述情况易发生前房异物的漏诊与误诊:

(1)眼球的伤口较小,就诊时伤口已经闭合,或者伤口位于角膜缘部位,不易被发现。

(2)植物性异物进入前房后并发虹膜睫状体炎,异物被机化物包裹,或者因为虹膜色素脱落、前房积血、前房积脓等异物被遮盖。

(3)并发晶状体破裂,皮质溢入前房或异物嵌顿在虹膜内。

(4)满足于一种诊断:如取过角膜深层或浅层异物后而未详细检查前房;同时有两个伤口只取其中一个异物而忽略了另一个伤口的异物。

(5)前房内透明异物:玻璃异物是前房异物漏诊中最常见者。

屈光间质清晰的患者详细的裂隙灯显微镜检查或配合房角镜检查,是避免前房异物漏诊误诊的有效措施。在角膜浑浊、前房机化出血或结构紊乱时,怀疑前房异物,可进行 CT、B 超和 UBM 检查,对于有伤口的眼外伤患者影像学检查能够有效避免误诊。前房异物漏诊误诊常见于儿童,多因患儿无法配合裂隙灯显微镜检查而造成,尤其是细小的植物性异物,常规影像学不易发现。曾见到 1 例 5 岁儿童,前房木质异物存留 13 个月,导致角膜严重浑浊,视力难以恢复。

(三)玻璃体与眼球壁异物的误诊原因

(1)外伤史不明确:其原因多为病人思想高度集中,对高速而又细小的异物穿入眼内毫无察觉,或者自觉症状轻微而被忽视。病人多在出现异物的并发症及视力下降后前来就诊。

(2)X 线眼眶平片结果为"阴性"而引起误诊:多见于 20 世纪 80 年代以前单纯 X 线摄片作为眼内异物诊断的主要方法时。X 线摄片对金属异物检查阳性率高,但由于异物太小或太薄,或由于 X 线摄片的位置或其他技术操作不当,均可造成漏诊或误诊。我们在日常工作中,曾遇到有些患者,眼球穿孔伤后,摄片检查未发现异物,而临床疑有异物存留,个别病例直到并发眼铁质沉着症(ocular siderosis)或交感性眼炎(sympathetic ophthalmia),再次摄片检查,或改用其他方法检查,发现了异物,明确诊断。造成眼眶平片异物不显影的原因有以下几方面:

1)拍片位置不当,采用华氏位和头颅正位来观察异物,由于上述位置不能正确显示眼眶正面像,故异物可与骨影相重叠,以致不能发现。

2)照片曝光条件欠佳,清晰度不够,致使细小的异物不能显示。

3)曝光过程中发生眼球转动:有时需曝光时间稍长,眼球在曝光过程中不停转动,导致眼内异物随眼球转动而移位,从而异物的动态模糊度增大以致不能成像。

4)异物体积小,相对密度低,在平片上难以显像。

目前,对单纯 X 线摄片未显示异物,而临床仍疑有眼内异物存留,可行 DR、CT、B 超或 MRI 检查。

(3)X 线异物定位中造成眼内与眼外异物混淆的错误,以致发生眼内异物误诊为眼球外异物:由于

X 线照片上不能显示眼球轮廓，而临床上所使用为 24mm 直径大小的定位测量器，因眼球个体差异很大，正常成人正视眼正常范围是 21.5～26.5mm，屈光不正眼差异更大，为 20～29.5mm，这样，对于近球壁，尤其是后极部异物仅靠 X 线片有时很难确定诊断。建议眼球穿孔伤怀疑眼内异物且屈光间质浑浊者，进行 B 超和（或）CT 检查。

（4）木质或纸质类异物，尤其是细小异物，常规影像学检查不易发现：对于高度怀疑眼内异物的患者，必要时联合 CT、B 超或 MRI 等多种检查排除眼内异物。

（四）眼热灼伤异物存留漏诊分析

高温的铁水飞溅入眼部时，由于其温度极高，能把组织迅速烧焦，形成隧道，使铁水进入组织深部，当其温度降低后，形成小铁丸留于组织中。较大的铁水烧伤时，由于其形成的烧伤隧道较大，存留的异物容易被发现，而 1.5mm 左右的较小的铁水烧伤后，由于其形成的隧道小，加上周围组织的充血水肿及分泌物的遮盖等，存留的异物不易被发现，同时又由于异物多位于眼球筋膜内，未明显影响视力，病人自己也容易忽视，这就会造成长时间的漏诊。因此，在接诊眼部铁水烧伤的病人时，应首先在表麻下拨开肿胀的眼睑和结膜，检查有无眼球穿孔伤，并及时做 CT 检查，争取尽快发现并摘出异物，防止漏诊给病人带来慢性损害。

三、眼内异物被误诊时的错误诊断

（一）诊断为其他眼病

将眼内异物误诊为结膜炎、角膜炎、葡萄膜炎、白内障、玻璃体浑浊以及眼底病者。这类患者虽存在病史不清楚、伤口不明显等因素，但主要是检查者忽略了眼内异物存在的可能性，因而追问病史和临床检查都做得不够仔细，亦未作 CT 检查，造成误诊。国外报道有将眼球铁质沉着症误诊为虹膜异色继发青光眼及脉络膜恶性黑色素瘤者（眼摘除后发现眼内异物）。对于不明原因的该类型疾病，CT 或其他影像学检查作为一种排除性检查，具有一定的必要性。

（二）诊断为其他类型眼外伤

以诊断为角膜深层异物或眼球挫伤最多。前者是由于异物穿入眼内时，有一些碎屑遗留在角膜深层穿通道上，检查者为表象所迷惑，只当作角膜深层异物来处理，遗漏了眼内异物，该类患者应该注意穿通道的检查，以明确异物存留与否。后者是病史和临床征象都比较近似挫伤，忽略了眼内异物的可能性，而未作进一步的影像学检查所致。

（三）诊断为单纯眼球穿孔伤

临床虽已经诊断为眼球穿孔伤，尤其是铁丝、铁钉或剪刀等锐器伤，患者提供了异物已经拔除的病史，由于检查者主观上认为致伤物造成眼内异物可能性不大，因而未作其他辅助检查。

（四）眼内异物误诊为眶内异物者

多发生在近眼球壁的异物，尤其是金属异物，由于金属异物的伪影现象造成 CT 上不能明确异物和眼球壁关系。

（五）眼内磁性异物诊断为非磁性异物

此类误诊少，多系病史中有非磁性异物的可能，而手术又未摘出异物而误认为是非磁性异物，以后出现眼铁质沉着症而证实为磁性异物。

四、预防眼内异物误诊的措施

（一）临床医师加强责任心

预防漏诊误诊的关键是医师，尤其是首诊医师一定要认真负责，详细询问病史及临床检查，充分利用现代影像学检查方法，确诊或排除眼内异物，对眼部周围软组织伤，要进行眼科检查。外科医生处理面部及眼睑外伤，要请眼科医生会诊，怀疑有眼内异物者要及时行眼部影像学检查，必要时转上级医院或专科医院。眼科医师一定要加强自身素质的提高，注意学习影像学知识，提高影像学图片的阅片水平。

（二）详细的临床检查

眼球穿孔伤、眼内异物穿通道、眼内异物引起的并发症对眼内异物的诊断十分重要，即使患者未能提供明确的外伤史，这些体征仍不失为寻找异物的主要依据，当然尚有极少数患者临床上虽然高度疑有眼内异物存留（可能异物已分解或排出），但经各种努力，仍查不到异物的直接证据，此时应继续追踪观察。对于难以发现眼球伤道的病例，如球结膜下出血遮盖巩膜的伤道、角膜损伤性水肿浑浊影响角膜伤道的发现、巩膜很小的伤道以及巩膜陈旧性伤道等情况，必须反复详细的检查，科学地进行分析才能发现眼球伤道。对于巩膜伤痕时间久，已和球结膜伤口粘连者，采取下述方法将有助于陈旧性巩膜伤道的发现：在疑有伤道处作结膜下注射少许利多卡因，如果没有伤道则球结膜均匀隆起，如果有陈旧性巩膜伤痕，球结膜与陈旧性巩膜伤痕处因粘连不能隆起而周围球结膜隆起，证实该处有巩膜伤痕。对那些久治不愈的外伤性前葡萄膜炎患者，特别要警惕有前房异物存在的可能性。要对铁质沉着症有充分的认识，早期铁质沉着症常见于晶状体前囊下上皮细胞内，为分布均匀的棕色小点，致使晶状体呈弥漫性黄色，而易于与眼内出血或炎性渗出等晶状体囊上的变化混淆，必须在裂隙灯显微镜下仔细检查方不致被忽略，局限性的铁质沉着可出现在创道附近，但不一定意味着有眼内异物存留，可能是异物穿通眼球时所带入的。如果眼内出现弥漫性继续增多的铁质沉着，则是眼内异物的可靠证据。

（三）恰当选用影像学检查

根据各种影像学检查的特征，我们认为：眼球穿孔伤并伴有屈光间质浑浊者，首选 CT 检查将能极大地降低眼内异物漏诊误诊发生率。因为 CT 不仅能显示出异物和眼球壁的确切位置关系，同时也能为手术者提供手术设计方案的信息。其次，是使用 5～10MHz 眼科 B 超检查，因为 CT 不能显示的多为非磁性低密度异物，超声波是界面反射成像，玻璃体内有异常固体物质存在即可出现异常回声，所以，一般情况下，眼内异物使用 CT 和 B 超多可检出。

（四）在基层医院无 CT、B 超和 MRI 设备时，X 线检查漏诊时的补救办法

（1）提高照片质量：眼内异物多因爆炸伤，或锤击铁器、矿石等所致细小碎片溅入眼内，因面部解剖复杂，且又有颅骨影相重，故 X 线摄片检查位置及曝光条件不准，可影响异物显示的可能性。当临床疑有眼内异物存留，而 X 线检查未能显示异物时，不能轻易地终止检查，作出未见不透 X 线异物的诊断。应仔细阅读照片，检查照片质量是否符合诊断的要求。一张质量优良的眼眶正位片应是：眼眶无明显变形、无放大失真；眼眶范围内无额骨相重；颞骨岩样部投影在眶下缘 10mm 内；照片所显示细微结构清晰。

（2）投照时，缩短曝光时间，增加电压，同时嘱患者眼睛直视前方：眼内异物存留，患者感眼部不适，往往会产生不自主的眼球转动。由于曝光时间的缩短，眼球固定直视前方，这样可避免动态模糊度。

（3）重视眼眶侧位片的作用：当遇到异物呈薄片状，密度低时，往往正位片难以显现异物，而侧位片显示清晰。

（4）选加其他投照位置及方法：对符合诊断要求的照片，而未能发现异物，可考虑位置限制了异物的显影，必要时可根据具体情况选加其他投照方法。如疑有眼球前部异物时，可拍眼部无骨（bone free）片；疑有眼球中、后部异物时，可加拍薄骨位（thin bone）片，也可直接选用三角函数定位法（trig positioning）。

第二节 眼内异物摘出手术失败原因的分析

一、眼内异物摘出手术失败的主要原因

20 世纪 70 年代以前，眼内异物定位主要靠 X 线摄片，眼内异物摘出主要使用电磁铁吸出和眼球壁开口直接摘出。所以，术前 X 线定位至关重要，磁性异物摘出率较高，而非磁性异物摘出则较为困难。

随着现代影像学的发展 CT、MRI 的普及和眼科手术技术的进步，如手术显微镜，玻璃体切除器和眼内手术器械相继应用于眼内异物摘出手术，眼内磁性异物使用磁铁吸出，非磁性和磁性较弱的异物经玻璃体切除使用异物爪和异物钳在直视下夹出，使绝大多数能获得成功，仍有少数异物摘出失败的病例，特别是对其中再次手术成功的病例，加以分析，找出失败的原因，从中吸取教训，以避免类似情况再次发生。

（一）仪器设备条件不足

仅有磁铁，没有玻璃体切除器和眼内手术器械，在平坦部切口不能吸出异物的情况下手术失败。多见于眼内非磁性异物、磁性较弱异物、眼球壁异物和机化包绕的磁性异物，以及使用磁铁的技术不当。在仪器设备条件不足的情况下，不要长时间试吸或进入器械试抓，以免增加眼内损伤，适时停止手术转有条件的单位再次手术是明智的选择。

（二）术中不能发现异物

异物太小或包埋于机化团和积血中不易发现，位于视网膜下颜色近似的异物，位于虹膜根部后或睫状体附近不能直视的异物等；有时因为定位有误，异物位于眼球壁外层或位于眼球外，上述情况导致术中不能发现异物。术前细致精确的定位有助于术中尽快发现异物。硬质小异物进入玻璃体切除的切割头时常有明显的声音或阻塞抽吸管道。使用显微刀、剪进行剥离或切开机化多可发现异物。定位于视网膜的异物不能发现应注意是否位于视网膜下。

（三）对异物及其并发症估计不足

仅使用 X 线摄片和（或）CT 检查发现眼内异物，未做 B 超，术中发现严重的增生性病变或视网膜脱离、或异物位于视网膜下。由于眼内填充剂和眼内电凝、眼内激光等药品和设备准备不足，被迫停止手术。充分的术前准备，充分的手术室必备药物储备，完善的眼科手术器械是避免眼内异物摘出失败的重要保障。

（四）为避免异物摘出严重并发症而不予摘出

术中发现异物位于视盘、黄斑区，或一端插入血管下，强行摘出将导致严重并发症或视力丧失而不予摘出。亦见有玻璃体内较大的非磁性异物，异物爪和异物钳均不能夹持，为避免并发症而暂时停止摘出。此种情况的处理，可以选择使用重水或气液交换来防止出血，较大的非磁性异物可改换枪型麦粒钳等器械摘出。

（五）术中出现意外情况

术中增生性病变处理时出现较严重的出血、灌注液进入视网膜或脉络膜下导致视网膜或脉络膜脱离、术中出现视网膜裂孔和视网膜脱离、仪器设备严重故障不能排除等意外情况，导致手术不能继续进行，被迫停止手术。这些情况如非严重的脉络膜出血，有经验的手术医师是应该可以继续手术成功的。

（六）眼球壁异物后路摘出失败

术前定位偏差、术中暴露差、术中测量和定位误差是手术失败的主要原因。采用适当的术中定位辅助法或者选择使用暂时眼外肌离断，能在一定程度上克服上述缺点。

二、眼内异物摘出手术失败的有关因素

随着现代玻璃体手术的开展，一般情况下眼内异物均能顺利摘出，但仍应当注意异物定位的准确性，做好器械和技术的充分准备，这对提高异物摘出的效果和避免二次创伤是至为重要的。

（一）磁性异物摘出手术失败的有关因素

1. 定位的误差　X 线检查是诊断眼内异物的主要方法之一，对金属异物检查阳性率尤高，但由于 X 线摄片的位置或其他技术因素的不当，均可造成误诊。特别是 X 线异物定位中造成眼球内或眼球外混淆的错误并不少见，原因是多方面的，包括：

（1）眼内异物定位测量器的使用问题：异物定位测量器是按标准眼球直径 24mm 加投照放大率而绘制的。但眼球个体差异较大，如机械地进行套用，就可能出现误差。凡近球壁异物，手术前应作超声检查，测量眼轴长度，判断异物与球壁的关系并应用电子计算机绘图定位法（localization by computer graphics），绘出患者个体眼球轮廓，得以准确定位。或术前作 CT 检查以判断异物与眼球壁的关系。

（2）异物定位测量时未重视 X 线放大率：放大率系根据眼片距和靶片距而确定。如不知道眼片距和靶片距时，可根据定位器环影的直径推算出来。例如，正位片上环影内径为 16.5mm 而定位器实际内径为 12mm，正位片的放大率即为 16.5/12 等于 1.38，可根据放大率进行测量，也可按实际放大率作图测算。

（3）X 线定位报告未考虑异物所在处的经线切面：在阅片时，只测量了正侧位片，未作异物所在经线切面的分析。如异物在正位片距中心轴 8mm，侧位片在角膜缘后 20mm，水平轴下 6mm，虽然正侧位片中异物均在球内，但是这不能说明即为眼内异物，因在角膜缘后 20mm 处的额状切面半径实际为 6～7mm，而异物距中心轴 8mm，大于该处的额状切面半径，所以异物位于眼球外。

一个完整的眼内异物 X 线报告，应包括 3 个部分，即正位、侧位测定以及异物所在处经线切面的分析。如三者均在眼球内时，方能作出眼球内异物的诊断，如三者之一在眼球外，眼球内异物则不能成立。

（4）摄片时眼位不正而未作矫正：我院所用的眼内异物专用病历中，印有眼内异物定位记录图，在图中的三个切面图中标出异物的位置，则不致发生此误差。如采用上述的电子计算机绘图定位法，则此问题能得到更好的解决。X 线摄片时，要求正位片眼球前后轴与中心线一致，侧位片眼球的横轴与 X 线中心线一致。一般摄侧位片时，眼球上下转动无影响，眼球左右转动则使异物与角膜缘的距离发生改变；垂直位片时，眼球左右转动无影响，眼球上下转动时也有异物与角膜缘距离的变化；而正位片时眼球上下、左右转动均不仅影响到异物时钟方位的变化，也影响到异物与眼球矢状轴的距离，所以当发现正侧位片眼球有轻度移动时，则需加照垂直片给予校正，如正侧位片眼球移位明显时，则需重新照片才行。否则不仅可使异物在球内或球外的诊断发生错误，而且可导致手术切口部位的误差，使手术失败，经线的误差是后极部异物摘出手术失败的主要原因，术前采用各种定位校正方法，可以校正定位误差，避免由此造成的手术失败。

（5）定位器固定不牢。摄片时定位器固定不好，与角膜缘有错位，自然失去了准确性，若定位器沿异物实际所在经线方向错位，测量正位片时，虽不会出现经线方向的错误，但可造成距矢状轴距离的测量错误，甚至将眼球内异物确定为眼球外异物，或眼球外异物确定为眼球内异物，如定位器沿其他经线方向错位时，则既造成经线方向错误，亦造成与矢状轴距离的测量错误。

（6）有些异物需术中再进行方格定位但未实施，另外，方格定位时要注意投照时的眼位，并善于分析其结果。

2. 异物位置 磁性异物摘出手术失败的病例中，异物多位于后部眼球内，特别是异物位于鼻侧后部球壁时，手术野暴露困难，只有少数异物在赤道部以前。前部异物摘出失败病例中，多为异物被大团机化组织包绕贴附于睫状体附近。若异物嵌入于眼球壁，因其被坚韧的巩膜嵌顿，故定位稍有误差，异物即不易被摘出。异物嵌顿于视神经乳头内者，因手术不易到达，且嵌顿甚为牢固，故不能被磁铁吸出，这些病例往往视力已经丧失，在眼球摘除后检查发现异物深入视神经乳头内，且被机化组织所包绕固定。

3. 异物体积 摘出手术失败病例的眼内异物一般较小。多在长 1～2mm、宽 1～1.5mm、厚 0.2～0.5mm 之间，体积一般在 2mm³ 以下。

4. 异物存留时间 异物摘出手术失败病例中，多数病例异物存留时间较长。郑州大学第一附属医院眼科曾对手术摘出异物失败病例进行统计，其结果为异物平均存留时间 95.43 天。

5. 磁性强弱 临床上常常见到，对于眼内较小的磁性异物，在先用微型恒磁铁，即约 1～1.2T（1 000～1 200G）（G，gauss）摘出失败后，改用电磁铁（约 2T）可获得成功。

6. 手术切口问题 眼内磁性异物手术切口的准确性，有时虽不一定像非磁性异物那样要求严格，但仍然有着十分重要的影响。如根据错误的 X 线报告结果做手术切口，可造成手术失败，所以要根据 X 线定位片校正数据，使切口力求准确。平坦部切口有其优越性，但对于与眼球壁粘连及嵌入眼球壁的异物，仍不宜应用，对这种异物若选用后径切口，更有可能获得成功。

手术中在巩膜表面测量时，亦可能发生误差。有时切口经线位置有 15°～50°的误差，或有前后距离 2mm 左右的误差，以致手术失败，这些病例的误差也是由再次手术，特别是方格定位摘出手术所证实，此外，还有一些病例，术中不能由切口吸出异物，重新测量巩膜上的位置，发现原切口位置有误差，又重新作切口，异物即被顺利摘出。

7. 术中术者误将陈旧器械等脱落下的金属屑当成异物，以为手术成功。

（二）非磁性异物摘出手术失败的相关因素

因非磁性异物不能用磁铁吸引，所以对定位准确性要求更高，随着现代玻璃体手术的开展，非磁性异物摘出手术的成功率较原来有了很大的提高，但非磁性异物摘出手术失败的情况还时有发生，非磁性异物未能摘出的原因除某些与磁性异物手术失败的原因相类似外，还可见于以下情况：

1. 将非磁性异物误诊为磁性异物，因而对手术准备不充分。

2. 玻璃体内的漂浮异物，因玻璃体浑浊较重且不具备较好的玻璃体切除手术条件，手术时因未能看到异物而使手术失败。

（万光明　杨会琴）

参 考 文 献

1. 杨景存，张效房. 磁性眼内异物手术失败的原因和摘出成功的方法. 眼外伤与职业眼病杂志：附眼科手术，1987（1）.

2. 刘洁，刘迎庆. 误诊文献数据库 2004—2013 年单病种误诊文献研究：眼内异物. 临床误诊误治，2016，29（8）：36-40.

3. 黄文丽，吕志刚. 眼内金属异物误诊漏诊原因分析. 中国眼耳鼻喉科杂志，2010，10（1）：29-29.

4. 赵惠琼，曾涛，陈前，等. 眼内异物长期误漏诊五例报告. 临床误诊误治，2008，21（5）：62-63.

5. 白宁艳，范健，陆卫星，等. 眼内金属异物误诊漏诊原因分析与处理. 中华眼外伤职业眼病杂志，2006，28（11）：815-816.

6. 张龄洁，麻张伟，叶正辉. 伤口隐匿的眼内异物误诊分析. 中华眼外伤职业眼病杂志，2005，27（11）：834-836.

7. 林小铭，袁钊辉，林晓峰，等. 眼内异物误诊原因分析及防止措施. 眼外伤职业眼病杂志，2004，26（4）：234-235.

8. 孙建初，王丽娅. 眼内异物的误诊分析. 中华眼外伤职业眼病杂志，2003，25（12）：846-847.

9. 李林，史翔宇，韩崧，等. 170 例儿童眼内异物患者的致病原因、临床特征及预后分析. 眼科，2018（2）：120.

10. 孙月明，张林. 眼内异物 46 例疗效回顾分析. 国际眼科杂志，2014，14（10）：1889-1891.

11. Madanagopalan VG, Nagesha CK, Girish K. Frosted branch angiitis with penetrating ocular trauma and retained intraocular foreign body. Indian J Ophthalmol, 2018, 66(7): 1031-1033.

12. Mamas N, Andreanos K, Brouzas D, et al. Acute ocular pain during magnetic resonance imaging due to retained intraocular metallic foreign body: the role of ultrasonography and ultrasound biomicroscopy in diagnosis and management of this condition. Journal of Ultrasound, 2018: 1-5.

13. Guha S, Bhende M, Baskaran M, et al. Role of ultrasound biomicroscopy (UBM) in the detection and localization of anterior segment foreign bodies. Annals of the Academy of Medicine Singapore, 2006, 35(8): 536.

14. Lam DSC, Wong AKK, Leung ATS, et al. Para-lenticular metallic foreign body missed by high-resolution computed tomography. Eye, 2000, 14(Pt 4)(2): 684.

15. Mcelvanney A M, Fielder A R. Intraocular foreign body missed by radiography. Bmj, 1993, 306(6884): 1060-1061.

第四十九章　眼内异物的预后

　　眼内异物（intraocular foreign body）是严重危害视力的一类眼外伤。在开放性眼外伤中眼内异物伤的发生率约占 18%～40%。眼内异物对预后（prognosis）的影响，除了与异物进入眼内形成的眼部组织的机械性损伤密切相关外，还与异物不同的化学性质、生物学效应所引起的炎症，以及由于异物携带的致病微生物所引起的眼内感染有较大的关系，而手术时机、手术方法的选择以及术后并发症的防治对视力的预后也有较大的影响。

第一节　眼内异物的机械性损伤对预后的影响

　　异物对眼组织机械性损伤（mechanical damage）和异物的大小、质量、形状、材料、动能以及损伤的部位等因素密切相关。异物越小，越规则，动能越低，对眼内组织损伤越小，视力预后越好。临床资料统计直径小于 5mm 的眼内异物，视力预后一般较好。异物所导致的创口位于Ⅰ区即角膜（cornea），如嵌顿于角膜裂伤处的异物以及位于前房内的异物，影响视力的原因主要是角膜瘢痕及散光和外伤性白内障（traumatic cataract），手术治疗预后较好。Ⅱ区（伤口局限于距角膜缘 5mm 内巩膜）预后次之、Ⅲ区（伤口累及角膜缘 5mm 后的巩膜）预后最差。异物位于眼后段是导致视力预后不佳的重要因素，眼后段异物损伤包括异物进入眼球时的机械损伤、化学损害和异物存留导致的纤维素性反应以及可能发生的眼内感染等等，可导致外伤性白内障、玻璃体积血（vitreous hemorrhage）、视网膜（retina）及脉络膜（choroid）的损伤。如果异物位于晶状体内则视力预后相对较好，由于晶状体存在的自然屏障，异物在晶状体内产生的不良反应扩散至其他眼内组织速度较慢。眼内异物伤对于单纯屈光间质的影响，可以通过角膜移植、白内障手术以及玻璃体切除手术恢复患者的有用视力。异物位于视网膜周边部，预后也相对较好，而伤及黄斑（macula）和视神经（optic nerve）的异物将导致视力的不可逆转的损伤。脉络膜毛细血管层主要营养视网膜神经上皮层的外层以及视神经的一部分，异物伤及脉络膜，会影响脉络膜血供的改变，从而导致视功能的变化。

　　致伤原因也是影响视力预后的重要因素，爆炸伤是高温高压对眼球的冲击，范围大，后果严重，其次是钝器伤和锐器伤。眼内异物合并眼球穿孔伤（perforating injury of eyeball）较合并眼球破裂伤（rupture of eyeball）的预后好，因为眼球破裂可以造成更多眼内容物的脱出与丢失，导致眼组织结构与功能完整性的破坏，从而影响视功能的恢复。异物作用力引起眼球破裂时房水（aqueous humor）、葡萄膜（uvea）及玻璃体（vitreous body）脱出，引起外伤性低眼压（traumatic low intraocular pressure），从而导致角膜水肿（corneal edema）、脉络膜脱离（choroidal detachment）及眼球萎缩（atrophy of eyeball）等。有文献报道眼穿孔伤致盲率为 21% 左右，而眼球破裂致盲率高达 65%。

眼内异物原则上都应该尽早手术摘出。对于一些性质比较稳定的异物如玻璃等，如果对局部组织的结构或生理功能影响不大，条件不允许或摘出手术后创伤较大，可以在眼内暂时存留。但对于异物长久在眼内存留的患者，须进行综合评估。如：对于异物和角膜有接触的患者，须评估角膜内皮数量、异物摘出的难易度、手术对于眼组织的损伤，以及异物长期存留可能发生的炎症情况、是否会发生移位、患者能否坚持随访等，一旦有变，应及时摘出异物。如果眼前段异物摘出的风险相对不大，建议摘出异物，因为异物导致的角膜内皮细胞的丢失会是永久性的。

第二节　眼内异物引起的炎症反应和感染对预后的影响

不同理化性质和生物学特性的异物对视力的影响不一，金属异物在眼内存留容易发生化学反应而对眼内组织产生毒性作用，会导致光感受器和视网膜视神经的损伤，严重的可导致无菌性眼内炎（aseptic endophthalmitis）。

眼内异物的存留增加了眼内感染的危险，同时也增加了发生交感性眼炎（sympathetic ophthalmitis）的可能性。此外，如果异物引起晶状体后囊破裂，由于屏障的破坏，晶状体皮质可以直达玻璃体，合并病原微生物感染以及晶状体皮质本身引起的炎症反应，可使眼内炎（endophthalmitis）的发生概率大大提高。研究表明开放性眼外伤后发生眼内炎的影响因素主要有：外伤的环境、创口大小和损伤类型、眼内异物的存留及异物存留的部位、致病菌的毒力、异物的性质和来源、晶状体损伤与否、原发创口的延迟缝合、患者年龄等等。

有研究表明引起外伤后眼内炎感染的主要致病菌为革兰阳性葡萄球菌属。眼前段异物后发生眼内感染的概率较低而且预后相对较好，考虑可能与局部及全身用药均可在前房内达到有效药物浓度利于控制眼内感染有关；且眼前段异物多较小，故带入细菌数量可能相对较少。眼后段异物直接将细菌带入玻璃体，异物进入眼内行程较长，部分异物较大，带入细菌数量较多，并且玻璃体本身即为良好的细菌培养基，因此细菌更易直接定植于玻璃体进行繁殖造成眼内炎；而且眼后段感染治疗上除直接向玻璃内腔注药，其他局部及全身用药在玻璃体内难以达到有效药物浓度，且异物及炎症反应可造成视网膜结构和功能的损伤，影响患者预后。因此眼后段异物所导致的外伤性眼内炎对眼内组织损伤会更严重，视力下降明显或完全丧失，甚至还可波及巩膜、眼外筋膜和眶组织发展为全眼球炎（panophthalmitis）。

眼内炎是影响眼内异物远期预后的重要因素，临床研究表明非眼内炎患者的手术成功率、视力恢复情况明显优于眼内炎患者，且术后并发症的发生率也较眼内炎患者低。据文献报道，开放性眼外伤中眼内炎的发生率为 2.1%～17% 左右，其中有眼内异物存留导致眼内炎的发生率为 3%～30%。但也有报道眼内异物的存留不是眼内炎发生的危险因素，延迟的眼内异物摘出不会导致眼内炎的发生。一些临床资料表明眼内异物患者，患眼是否发生眼内炎 50% 术前可以被明确诊断，其余 50% 发生在手术后才能做出诊断。尽管如此，大部分学者还是建议伤后 24～48 小时内手术摘出异物。由于异物进入眼内时对患者眼组织所造成的损伤易掩盖眼内炎所表现的早期症状及体征，从而导致眼内炎早期诊断及治疗受影响，因此如果怀疑患者存在眼内异物，建议立即使用抗生素预防和控制感染的发生。有些研究表明及时抗生素的使用比及时异物取出更能控制眼内炎的发生。

由于进入眼内的微生物会直接毁损眼内组织，而微生物引起的眼内炎症反应会进一步加重眼内组织的损害，因此眼内炎及时正确的诊断和治疗将影响患眼的视力转归，而眼内异物的及时摘出可以一定程度上减少眼内感染的发生。

第三节　眼内异物的化学性生物性影响

眼内异物中最常见的为金属异物，眼内金属异物多数是由于在工作时锤击、凿削等，导致金属碎片飞入眼内，其次为烟花爆竹及其他爆炸物所致，主要包括铁、铜、铝、镁等金属。非金属异物和生物性异物相对少见，主要包括木料、石墨、玻璃等。眼内异物的存留除了机械性损伤以及感染外，还可对眼组织产生化学性及生物性损伤，损伤的程度取决于异物的性质和有害成分的含量。

化学性质活泼的金属异物在眼内存留会引起金属沉积症而损伤眼内组织，以铁锈沉着症（siderosis bulbi）和铜锈沉着症（chalcosis）最常见。

铁锈沉着症由于含铁眼内异物产生的铁锈与眼内组织发生化学反应而引起慢性退行性病变，文献报道最早可发生在外伤后的 18 天。铁锈的主要成分为氧化铁，氧化铁对外胚叶来源的组织有特殊的亲和力，其能溶于组织内与组织蛋白结合，形成铁蛋白化合物沉积于组织内并产生侵害，其中对晶状体和视网膜的危害最为严重。铁锈可对视网膜全层造成毒性反应，在后期阶段，视网膜内层的损伤比外层更严重，而且视杆细胞和视锥细胞更容易受到铁毒性的影响。铁锈沉着症的临床特征多样，沉积的铁锈可导致包括虹膜异色，瞳孔散大，白内障，继发性青光眼和视网膜色素变性等。

眼内铜异物可引起铜锈沉着症，发病机制尚未明确，可能由于自由基攻击所致。铜异物所致的临床特征取决于异物中铜含量，文献报道异物中铜含量大于 85% 可致严重的无菌性眼内炎和眼内组织坏死。铜含量低于 85% 的异物可以观察到铜沉积产生的各种临床症状，包括 Kayser-Fleischer 环、虹膜异色以及向日葵白内障等表现。有研究发现视网膜、脉络膜附近的铜异物更可能诱发大量炎性细胞浸润，而玻璃体中的铜异物可长期稳定存在，这可能是视网膜、脉络膜附近的氧含量较高所致。由于铜对视网膜、脉络膜可造成严重的毒性，故应该尽早摘出眼内铜异物。但即使在摘出铜异物后，眼内残留铜微粒仍可能继续造成眼组织损伤。

铅制枪弹等含铅异物所致眼部毒性反应占眼内异物的 1%～2%，可表现为视网膜出血，血管白鞘，视神经炎和视盘水肿等。不同枪弹的材质、制造工艺不同，部分枪弹所致眼内、眶内铅异物甚至可致全身毒性反应，包括腹部绞痛，贫血，多发性神经炎和脑病等。

烟花爆竹等爆炸物所致眼开放性外伤常伴眼内异物存留，这些爆炸物中常含多种金属包括铝、镁、铁等成分，铁等活泼金属残留眼内可导致金属沉着症，而铝、镁等金属一般可保持惰性。有文献报道烟花碎片异物存留在前房，经 5 年观察没有出现任何并发症，但也有文献报道，铝及铝合金长期在眼内存留可至白内障、葡萄膜炎及眼底色素沉着。金、银、铂等金属异物以及玻璃等非金属异物在眼内环境中常保持惰性，一般较少引起强烈的炎症反应。玻璃异物虽然为惰性，但如不摘出也可因为玻璃尖锐的边缘引起白内障。角膜水肿、视网膜出血和虹膜睫状体炎等并发症。文献对于眼内其他少见的异物存留也有一些报道，如有文献报道眼内石墨异物可引起严重的炎症反应从而对眼内结构造成进行性损伤。

植物性异物或木质异物一般位于眼前段，尤其是结膜和角膜。植物性眼内异物不具有惰性，异物腐烂和异物所携带的细菌或真菌常可致眼内炎。不同于金属异物，植物性异物在急性期行眼眶 CT 检查常呈现低密度，所以较难被发现和识别。板栗刺是我国较为常见的植物性眼内异物，由于栗刺比较尖锐，易穿入角膜、突入前房甚至伤及晶状体，栗刺常携带镰刀霉菌、链格孢菌等真菌可致真菌性角膜溃疡。

昆虫眼内异物最常见位于眼睑、结膜，其次是角膜、前房、玻璃体和视网膜。临床上可表现为轻度角膜结膜炎，结膜肉芽肿，虹膜炎，甚至视盘炎和脉络膜视网膜炎。昆虫翅膀、蜂针等可隐藏在结膜穹隆部、结膜下等隐匿部位，患者常仅有眼红、流泪、刺痛、异物感等轻度不适；但一旦进入角膜或巩膜，毛刺往往会慢慢向深层组织推移，这可能是继发于眼球的运动或产生炎性渗出物推动毛刺向内移动。

第四节　眼内异物摘出手术对预后的影响

眼内异物摘出（extraction of intraocular foreign body）手术时机的选择目前临床上仍有一定的争议。外伤后早期24～48 小时内手术摘出异物的主要优点是减少可能的眼内炎发生率以及一期同时完成眼球壁修复和异物摘出手术，而且能够降低 11% 左右的患者发生增生性玻璃体视网膜病变（proliferative vitreoretinopathy，PVR）。有一些研究认为虽然早期摘出异物和远期视力无显著的相关性，但对于防止手术后眼内炎的发生发展显著相关。延期手术则有助于开放性外伤眼的炎症改善。许多学者认为外伤后7～14天是选择玻璃体切除术的最佳时机，在这个时期受伤眼的急性炎症已基本得到缓解，眼内的组织水肿也趋于消退，角膜伤口已基本能够耐受手术，大部分患者会产生自发性玻璃体后脱离（spontaneous posterior vitreous detachment），而眼内纤维组织尚未明显增生，此时手术有利于术者对于受伤眼组织结构损伤程度进行正确评估，也有利于患眼因发生了自发性玻璃体后脱离利于后极部玻璃体的彻底清除，减少对视网膜的损伤，降低术后并发症的发生从而改善预后。但鉴于外伤后PVR的发生是眼外伤患者视力丧失的主要原因之一，且严重PVR的处理也比较棘手，因此越来越多的观点认为及早进行成功的玻璃体切除术可以最大限度地保留患者的视力。

眼内异物摘出手术方式的选择对预后起着极其重要的作用，应当术前根据眼部情况及异物的位置进行个体化手术设计，以期达到最小的手术创伤及最佳的术后效果。在经睫状体平坦部玻璃体切除手术（pars plana vitrectomy）开展以前，眼内异物的摘出主要利用影像学明确诊断并定位后，采用眼球外入路磁铁吸出或结合眼内接力磁棒（conductive magnetic pin）吸出。这类手术方法手术后短期内预后较好，55%～60%患眼可达到0.5或更好的视力，但如果术后PVR较重则有可能导致视网膜脱离的发生。手术有助于彻底切除有病变的玻璃体组织减少视网膜脱离的发生，而且应用玻璃体切除异物摘出联合手术，一次手术摘出成功率高。术中切除玻璃体及异物周围的机化组织，对异物周围的视网膜先行激光光凝术，可使用重水保护后极部及黄斑区视网膜，用异物钳、磁铁或接力磁棒接力法摘出异物，对视网膜裂孔、视网膜脱离及视网膜前增生机化膜均进行相应处理。由于是在直视下摘出异物能够最大程度地避免异物摘出过程中对眼组织的伤害，术后可以获得较高的解剖修复率，视力改善明显。对于透明玻璃体眼内异物，亦可采用玻璃体切除器导光系统辅助下的非玻切方法进行摘出，这种手术方法是在导光照明辅助下将异物直接摘出，不进行玻璃体切除或者仅仅对异物周围的机化组织进行极微量的玻璃体切除，因此可以达到微创、手术所需时间明显减少、视力恢复更好的目的。

除了上面所述，仍有许多文献报道了其他影响眼内异物伤视力预后的重要因素：患者的年龄、术前的最初视力、相对性瞳孔传入障碍、术前是否合并视网膜脱离、前房积血、玻璃体积血、伤口长度、手术复杂程度、术后并发症，以及手术的次数等等。眼内异物引起的眼内组织损伤，大多数病情重且复杂，影响因素众多，这些影响因素是否就是与视力预后相关的确切因素，需要今后大量的循证医学结果来证实。但准确评估患眼的病情，及时摘出异物，防止及有效处理感染和术后并发症，是最大程度挽救患者视力的关键所在。

（吴苗琴　万光明　郭强英）

参 考 文 献

1. 张效房. 眼内异物的定位与摘出. 3版. 北京科学出版社，2009：125-340.

2. 张卯年主译. 眼外伤-理论与实践. 2版. 北京人民军医出版社. 2010：254-376.

3. 万光明，郭强英，张效房，等. 玻璃体径路无玻切磁性眼内异物摘出的初步体会. 中华眼外伤职业眼病杂志，2012，34（6）：409-411.

4. Chaudhry IA，Shamsi FA，Al-Harthi E，et al. Incidence and visual outcome of endophthalmitis associated with intraocular foreign bodies. Graefes Arch Clin Exp Ophthalmol. 2008；246（2）：181-6.

5. Nicoara SD，Irimescu I，Calinici T，et al. Intraocular foreign bodies extracted by pars plana vitrectomy：clinical characteristics，management，outcomes and prognostic factors. BMC Ophthalmol. 2015；15：151.

6. Guevara-Villarreal DA，Rodriguez-Valdes PJ. Posterior Segment Intraocular Foreign Body：Extraction Surgical Techniques，Timing，and Indications for Vitrectomy. J Ophthalmol. 2016；2016：2034509.

7. Parke DW，Pathengay A，Flynn HW，et al. Risk factors for endophthalmitis and retinal detachment with retained intraocular foreign bodies. J Ophthalmol. 2012；2012：758526.

8. Falavarjani KG，Hashemi M，Modarres M，et al. Vitrectomy for posterior segment intraocular foreign bodies，visual and

anatomical outcomes. Middle East Afr J Ophthalmol. 2013；20（3）：244-7.

9. Valmaggia C，Baty F，Lang C，et al. Ocular injuries with a metallic foreign body in the posterior segment as a result of hammering：the visual outcome and prognostic factors. Retina. 2014 Jun；34（6）：1116-22.

10. Loporchio D，Mukkamala L，Gorukanti K，et al. Intraocular foreign bodies：A review. Surv Ophthalmol. 2016；61（5）：582-96.

11. Terai N，Sandner D，Kissner A，et al. Siderosis bulbi after injury by an intraocular metal foreign body. *Ophthalmologe* 2011；108：60-63.

12. Loporchio D，Mukkamala L，Gorukanti K，et al. Intraocular Foreign Bodies：A Review. Survey of Ophthalmology，2016：S0039625715300515.

13. Goel，Neha. Spectral domain optical coherence tomography and，en-face，imaging in presumed ocular chalcosis. Saudi Journal of Ophthalmology，2017：S1319453417300450.

14. Dubovy S R，Guyton D L，Green W R. Clinicopathologic correlation of chorioretinitis sclopetaria. Retina，1997，17（6）：510-20.

15. Li J，Zhou L P，Jin J，et al. Clinical diagnosis and treatment of intraorbital wooden foreign bodies. Chinese Journal of Traumatology，2016，19（6）：322-325.

16. Bhalerao S，Singh P，Rani P K，et al. The sting of a honey bee：An unusual subconjunctival foreign body. Indian Journal of Ophthalmology，2017，65（11）：1226.

第五篇　特殊类型的眼外伤篇

第五十章　辐射性眼外伤

 第一节　概　　述

随着科学技术的不断发展，在日常生活和生产工作中，人们已经越来越多地接触和应用具有高能量辐射线（radiation）的各种电气设备。这些电气设备产生的辐射线可能会间接地，甚至是直接地损伤人体，造成辐射性眼外伤（radiational ocular trauma）因此很有必要对这一危害进行充分了解。电磁波（electromagnetic wave）通常依据其波长的不同，被分为多种射线，如紫外线（ultraviolet rays）、X射线（Roentgen ray）等。激光（laser）是一种物质受激辐射后产生的新型光，其能量更集中，所以对机体的损伤更严重。根据对生物组织辐射所产生的生物效应不同，电磁波可分为电离辐射（ionizing radiation）和非电离辐射（nonionizing radiation）。前者包括波长较短的γ射线、X射线等，其电了能量均在12.40eV以上，能引起生物组织的电离效应（ionization effect）。后者包括微波、可见光、红外线等，其电子能量均小于12.40eV（表50-1-1），则对生物组织产生热效应，如眼睛被电磁波辐射不仅可以导致眼浅表部位的眼睑（palpebra, eye lids）、结膜（conjunctiva）和角膜（cornea）的损伤，也可以导致晶状体（crystalline lens）损伤，甚至葡萄膜（uvea）和视网膜（retina）损伤。

表 50-1-1　非电离辐射的波长和能量范围

类别	波长范围	每个光子能量范围
紫外线	100～400nm	12.4～3.10ev
可见光	400～780nm	3.10～1.59ev
红外线	0.78～1 000μm	1 590～1.24mev
微波	1～1 000mm	1 240～1.24μev
射频	1～3 000m	1 240～0.41nev

辐射对机体的影响主要受以下因素影响：

（1）辐射线的波长：一般波长越短，穿透组织的能力越强，对组织的损伤也越大。X射线、γ射线等可以穿透组织。通过角膜组织吸收后的紫外光主要被晶状体吸收，大约1%可以到达视网膜。可见光被晶状体吸收后，约有40%到达视网膜，其中以波长较长的红色成分最大。射频（radio frequency）和微波可自由穿透组织，但波长较长对组织的损害就很小。

（2）辐射线的照射剂量、时间和面积：剂量越大，照射时间越长，接触面积越大，组织损害也越大。

（3）辐射线的照射强度、距离和方向：辐射线强度越大，被辐射组织损伤越大。辐射线强度与距辐射源距离的平方成反比，所以机体与辐射源之间距离越近，被辐射机体组织损伤越大。辐射线强度与辐射线的入射角的余弦成正比。

（4）眼球组织结构：角膜和结膜上皮细胞（epithelial cells）具有较强的新陈代谢（metabolism），并且角膜上皮缺乏角质化层，更容易受到紫外线的损伤。晶状体可以吸收大部分到达眼内部的可见光和紫外光，所以对视网膜有保护作用。而无晶状体眼由于失去了这种正常的保护屏障，其视网膜和脉络膜（choroid）色素组织因此更容易受到辐射损伤。

（5）辐射线的生物性能：主要受辐射线的光子能量（photon energy）及其在机体组织中能量转化形式的影响。红外线和微波的光子能量非常小，导致生物组织产生热效应。紫外光的光子能量大，而产生光化学反应。可见光主要产生光化学反应，也可以产生热效应。激光除了具有能量较大的特点外，还具有特殊的光学性质，因而可以产生热效应和冲击波效应。此外，辐射线波长和能量不同，其产生损伤的潜伏期也不一样。红外线、微波照射立即产生热效应，紫外线照射后常在数小时出现症状，X 射线照射的潜伏期长达数天至数月。

第二节 常见眼辐射伤

一、红外线眼损伤

红外线（infrared ray）普遍存在于人们的日常生活和工作环境的方方面面，红外线是电磁波谱中波长 $0.78\sim1\,000\mu m$ 的一段，每个光子能量范围为 $124\sim159meV$；多数情况下与可见光同时存在远红外线（波长 $30\sim1\,000\mu m$）中，可透过人组织 0.5cm 左右，大部分被皮肤表层组织吸收；近红外线（波长 $0.78\sim3\mu m$）可透过人组织 $3\sim8cm$，经过屈光间质的吸收后，一部分到达视网膜，而产生视网膜损伤。红外线可导致眼睛热损伤，这是因为红外线在振动传播过程中被吸收，从而加速分子在组织中的运动并摩擦产生热量。大剂量照射，可造成皮肤组织凝固坏死，类似烫伤。有研究显示红外线辐射引起的温度升高取决于环境的温度。

（一）慢性睑缘炎及结膜炎

由于强烈的红外线照射眼部，会因为疼痛引起反射性闭眼和头部回避动作，严重急性红外线眼损伤是非常罕见的。在临床上常遇到的是经常处于小剂量红外线照射的环境下（如高炉工和玻璃工）所造成的损害，因结膜和睑缘组织富含血管，但代谢相对较旺盛，长期暴露于红外线辐射下，使组织血管慢性充血及损伤反复修复导致慢性充血性睑缘炎（blepharitis）和结膜炎（conjunctivitis）。其治疗同一般睑缘炎和结膜炎。

（二）红外线白内障

红外线白内障（infrared cataract）又称为吹玻璃工白内障（glass-blower's cataract）和辐射热白内障（heat-ray cataract），是一种职业性眼病，由 1786 年 Wenzel 最先在吹玻璃工人中发现，可发生于冶炼工、电焊工等。Wolbarsht 发现钢铁和玻璃工人每天 8 小时暴露于 $80\sim400mW/cm^2$ 的红外线环境中，$10\sim15$ 年会发生白内障。Hasner（1847 年）报道其患病率为 $3.0\%\sim9.5\%$，50 年代国外报道高达 50%，而有的则无发现。我国各地调查结果显示发生率为 $0.12\%\sim4.72\%$。但随着现代化劳动条件的改善和防护，其发病率呈逐渐减少的趋势。

【病因】 发病原因有几种解释，Greerates 认为不仅晶状体直接将红外线的热能吸收，先造成晶状体组织的水解变性，然后发生凝固，同时角膜尤其是虹膜也吸收红外线的热能，使眼前段的温度升高，促进白内障的形成。Goldmann 在实验中观察到红外线照射家兔眼部后，虹膜后方晶状体前表面升温 $10\sim12$℃，晶状体后囊升温 2℃，但以单纯热的因素解释似不太全面。

【临床表现】

（1）职业特点：红外线白内障多见于长期在高温下作业的工人，其发病率随热辐射强度、工龄的增大而上升。

（2）晶状体浑浊特点：其典型改变常常是从晶状体后囊下皮质点状、盘状或星蛛网状浑浊开始；逐渐发展为碟状浑浊。可以形成核性浑浊或全部晶状体浑浊。

（3）透明膜状剥脱：在瞳孔区前囊的浅层出现，透明膜状剥脱游离端卷曲漂浮在前房中；

（4）其他眼部病变：如干眼（dry eye）、眼调节衰退（deterioration of accommodation）等。

【治疗与防护措施】　手术治疗原则同年龄相关性白内障。防护的基本措施为隔离法和反射法。通过采用现代化工艺流程，改良操作方式，在红外线源与作业区之间加以隔热板等措施。表面光滑的铝挡板等，对红外线有很强的反射作用。专业防护眼镜的佩戴：日常生活中使用的普通光学眼镜等均能透过大量的红外线，故对熔护工人和高温工人等，不能当作防护眼镜使用。常用来制作专业防护眼镜的镜片有下列几种：

（1）双层镀铬的 GRB 无色镜片和 GB-401383 钴蓝片，它们对紫外线和红外线均有较高的吸收率；

（2）含钢化亚铁和碳的暗绿色玻璃，可吸收 96% 的红外线和大部分紫外线，可见光通过 40%；

（3）在高度真空下，用金属以喷雾法或蒸化法制成金属膜镜片，对红外线有反射作用；

（4）此外，还要加强劳动安全和职业病相关知识教育，提高相关行业就业人员对红外线危害的认识。在例行体检中加强眼科的筛查工作，对已经发现的早期红外线白内障工人使其不再继续接受红外线辐射，并定期随诊治疗。

（三）日光性视网膜病变

日光性视网膜病变（solar retinopathy）也被称为日蚀性视网膜病（eclipse retinopathy）或日蚀盲（eclipse blindness），可因观测日蚀方式不当、被强烈弧光或阳光直接照射眼部引起黄斑部烧灼伤所致。

【病因】　日光性视网膜病变是因为可见光和红外线最终聚集于视网膜黄斑（macule lutea retinae），导致其灼伤所致。黄斑部吸收的光线的波长为 400～1 000nm 之间，最高吸收率发生在 575nm。如阳光直射眼部并聚焦于黄斑部可以产生高达 810.92J/（cm²·min）的热量。阳光中的吸收紫外线和蓝光也是此病中的致病因素之一，它们被视网膜吸收可产生光化学反应，光化学损伤的病灶是均一可逆的。黄斑部热灼伤的病灶更严重，周围水肿更明显，病变不可逆。

【临床表现】　此病多为双侧性，如为单眼发病则多见于右眼。此病多见于青年人，与青年人的晶状体清晰，光线易于穿透有关。最初发病症状为畏光、眩光，也会出现色视症，甚至发生色盲改变。眼底病变多局限于黄斑部，轻者黄斑部颜色变暗，是由于该部脉络膜充血所致。重者黄斑水肿呈灰白色，可伴有小出血点，数日好转后呈色素紊乱，一般预后良好。极少数严重者可形成黄斑孔（macular hole），这种孔仅为视盘直径的 1/8～1/5。

【预后】　轻者数日内恢复；较重者多遗留视力障碍，但由于逐渐形成旁中心注视（eccentric fixation），故不致影响一般工作和生活。

【预防与治疗措施】　首先要加强防护知识的宣传教育工作，禁止直视太阳、电弧光等各种光线。观察日蚀时，必须通过有色滤光片短暂观察或间歇观察。标准防护镜（BSS674，1974 年）或 CR-39 树脂片，均有较好的防护作用。

早期可使用糖皮质激素、B 族维生素及血管扩张剂，以改善视网膜特别是黄斑区营养。严重者可发生黄斑孔等病变，则需要激光或手术治疗。

二、紫外线眼损伤

紫外线（ultraviolet，UV）主要来源于太阳，其波长范围为 10～400nm，每个光量子的能量范围为 10～124eV。紫外线具有较高光子能量，在无防护长时间暴露于紫外线辐射下，会产生损伤。紫外线对机体组织的损伤：小剂量照射，早期即有细胞核有丝分裂受抑制，大剂量照射则可使机体细胞核破裂，导致细胞坏死。紫外线对眼部组织的损伤：波长 280nm 以下的紫外线全部为角膜所吸收，295nm 以上的可透过角膜而被晶状体吸收，极少量的 315nm 以上的紫外线达到视网膜，产生的损伤为由自由基（free radical）毒性效应介导的光化学性损伤（photochemical injury）。

（一）电光性眼炎

电光性眼炎（electric ophthalmia）通常是在没有保护的情况下由紫外线照射眼部引起的。多在电焊或气焊时，由电弧与融化金属产生的紫外线照射后引起；也可由紫外线消毒灯、高压电短路放出的电弧光等所致；亦有在高原、冰川、雪地、海洋或沙漠中等受阳光照射后反射的紫外线所致。在高原、冰川、海洋或沙漠中，这种疾病也称为"日光眼炎"（solar photophthalmia）或"雪盲症"（snow blindness），因为在这些地区，太阳光和反射光中有高水平的紫外线的存在。

【病因】　工作中发病多因不遵守操作规程所引起，如电焊操作时未戴防护用品等，引起电光性眼炎的紫外线波长为320～250nm。日常生活中发病主要是因为无防护长时间暴露于高紫外线环境中所致。实验性家兔电光性眼炎的阈值：波长270nm为50J/m^2，310nm为550J/m^2。动物实验证明，紫外线照射家兔后角膜上皮的前列腺素（prostaglandin）明显增加，丙二醇（propylene glycol）含量也显著升高，而超氧化物歧化酶的含量下降，并证明吲哚美辛对前列腺素的产生有显著的抑制作用。

【临床表现】

（1）潜伏期：以数小时多见，被高强度紫外线照射可在半小时后发病。因为24小时后紫外线在组织中的蓄积作用会消失，所以潜伏期一般不会超过24小时。

（2）发病特征：由电焊引起者多在夜间双眼急性发病。

（3）主要症状：眼部烧灼和剧痛、眼睑痉挛、畏光流泪和眼异物感等，部分患者急性发病时视力会有轻度下降。

（4）主要眼部体征：

检查可见眼睑水肿，眼球呈混合性充血，睑裂部尤为明显（图50-2-1A），角膜上皮点状荧光素着色（图50-2-1B），瞳孔缩小，有些眼睑及面部皮肤潮红，并出现红色小点甚至水泡，严重病例可出现角膜上皮大片剥脱，感觉减退。

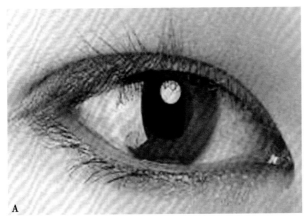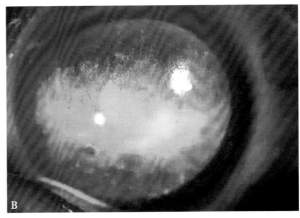

图50-2-1　电光性眼炎

（5）疾病病程：轻者一般经数小时可自行缓解，重者24小时后症状明显减轻，如无感染，数天后症状多完全消退。多次发病者可引起慢性睑缘炎、结膜角膜炎、甚至角膜知觉减退。

【治疗与预防】

（1）急诊处理：解除眼部痛苦。早期冷敷或针刺合谷可减轻症状，局部滴0.5%～1%丁卡因眼液一次可立即消除眼痛，不可多次使用，只能作为急救时的权宜措施。可卡因能损伤角膜上皮，应禁用。

（2）早期治疗：促进角膜上皮损伤恢复。为缓解虹膜痉挛所引起的不适，局部可滴复方托吡卡胺散瞳。野外工作条件不具备时可用人奶或煮沸过的鲜牛奶滴眼，每分钟1次，每次4～5滴，连续10余次，也有一定的治疗作用。也可戴用有色眼镜，以减轻光线刺激。对于角膜上皮损伤较重者可以涂促进角膜上皮愈合的眼膏包扎患眼或双眼。

（3）防止继发感染：局部滴用抗生素滴眼液预防感染。

（4）预防措施：加强个人防护观念，认真戴好防护盔或防护眼镜，严格遵守操作规程。

紫外线能通过水晶、茶晶及普通蓝色玻璃等，因此，戴用这类眼镜不能预防本病。教育普通人员不能观看电焊操作。

（二）紫外线白内障

紫外线白内障（ultraviolet cataract）是指长期接受紫外线照射，导致晶状体产生光化学反应而引起晶状体变性和浑浊，其晶状体核往往变成棕色，也可以引起皮质白内障（cortical cataract）或后囊下白内障（posterior subcapsular cataract）。太阳光照射到地面上的紫外线，其波长在 280~400nm 之间，其中波长在 255nm 以上的紫外线可以穿透角膜，主要被晶状体吸收而致病。

【病因】 动物实验研究表明，在吸收紫外光之后，晶状体首先诱导芳香族氨基酸（主要是色氨酸）的光化学反应（photochemical reaction），产生荧光发色团，并蓄积在晶状体核内。其浓度随年龄增长而增加、晶状体老化并逐渐加重。而 360nm 的紫外线照射晶状体后，可使晶状体细胞的 ATP 酶活性丧失，而引起晶状体皮质浑浊。

流行病学调查方面，毛文书（1980 年）分析表明，中国农村白内障的发病率随年龄、海拔和日照强度增加。Billiant（1983 年）报道，每日阳光照射 12 小时的地区，白内障发病率比照射 7 小时的高 3.8 倍。老年性白内障和棕色白内障的发病率，北纬 15°地区要比 35°地区高 5 倍。有研究表明，紫外线照射引起的光毒性反应可引起的晶状体损伤，导致白内障形成。

【临床表现】 本病特征性的白内障核多呈棕色，重者可呈黑色，有些表现为后囊下白内障，成熟后与老年性白内障无区别。

【预防】 佩戴合适的眼镜是防护本病的有效方法，可使用紫外线 400S（UV400S）及 Slov 两种镜片，或使用效果更好的国产 CR-39 树脂镜片。普通太阳镜对外部线条没有过滤效果。在本病的高发病区，可以吃富含维生素 C 的食物等方法以试图预防本病的发生和加重。

【治疗】 根据白内障的发展程度，严重影响到患者生活和工作时，可行白内障摘出和人工晶状体植入术。

（三）紫外线对视网膜的光损伤

在正常有晶状体眼中，大部分的紫外线被晶状体吸收，只有少于 1% 的紫外线到达视网膜，从而保护视网膜免受紫外线损伤。随着年龄的增加，晶状体逐渐老化，晶状体色素含量也逐渐增加，保护视网膜免受紫外线损伤的作用也在逐渐增加。当白内障摘出或植入普通 PMMA 人工晶状体时，紫外线对视网膜的辐射将显著增加 80% 以上。长期照射可使视网膜光感受器发生光化学反应，促使老年性黄斑变性的发生。

白内障摘出术后，眼内植入可吸收紫外线的人工晶状体，或长期佩戴吸收紫外线的眼镜，可预防或减少黄斑变性的发生。

此外，实验证明在波长<320nm 的紫外线照射玻璃体后，光化学反应可引起玻璃胶原结构的损伤，导致玻璃凝胶收缩，胶原网络骨架退化和降解。调查表明，翼状胬肉和眼睑斑的发病也与紫外线辐射有关，但其具体机制尚不清楚。

三、可见光对视网膜的光损伤

人眼最基本的功能就是感受光线并形成视觉信息传入大脑，形成对外部世界的理解。以往人们认为可见光在正常情况下不会对视网膜造成损害。自从 1966 年 Neell 发现暴露在荧光灯下的大鼠会产生严重和有时不可逆的视网膜损伤后，逐渐认识到光敏感细胞非常脆弱，易受环境和人工光损伤的影响。其损伤主要是由于短波长蓝光的光化学效应，而热效应只会促进和增强光化学损伤的作用。

（一）影响光损伤的因素

视网膜的不同部位对光损伤有不同的敏感性。研究报告显示，黄斑中心凹上方和颞侧视网膜对光损伤高度敏感。对光损伤具有较强的耐受性的是位于视盘周围和锯齿缘的光感受细胞。维生素 A 缺乏可导致轻度光损伤，维生素 C 缺乏可导致光损伤加重。

白种人和白色的小鼠容易受到光损伤，这可能是因为更多的光线通过色素较少的虹膜和脉络膜进入眼睛，导致潜在的光感受器损害。此外，视网膜色素上皮的色素也可能起到抗氧化作用。刘丹扬等观察到血卟啉衍生物能加重视网膜的光损伤。

处于暗适应中的动物，被光照射时其光损伤阈值降低，损伤更严重；而处于明适应状态中的动物则光损伤的绝对阈值升高。啮齿动物和猴子在被光照射时，如同时升高其体温，可增加光损伤性视网膜变性。

有研究结果表明，新生大鼠视网膜对光损伤的敏感性低于成年大鼠，其敏感性随年龄增长而增加。不同年龄组光损伤的恢复过程也不同，Penn 指出幼鼠比成年鼠光损伤后的视紫红质再生快，蛋白质水解酶也较少。临床资料分析表明，老年白内障手术后的囊样黄斑水肿的发病率明显高于年轻人。

有些药物具有光敏剂作用的特征，可以促进或加重视网膜光损伤，如核黄素、氢氯噻嗪、补骨脂素、锂剂、氢喹及羟氯喹等药物。高氧分压加重损伤的程度，给猴子吸入高浓度氧（99%）的同时，以手术显微镜的照明光照射猴视网膜，结果其损伤比吸人低依度氧（21%）者大 1.6～6.9 倍，证明视网膜光损伤为需氧过程。

Neoll 指出：短期强光照射引起的可逆性损伤在 24 小时内不能恢复，恢复过程中，视网膜先有一个对追加照射更敏感的时期，而且多次重复照射有累加性损伤。

（二）视网膜光损伤的机制

视网膜为富含氧的组织，尤其是 RPE 和光感受器细胞是体内代谢最活跃的细胞，光与氧均能单独损伤细胞，二者结合时作用加大，有氧参与的光氧化作用造成视网膜损伤的机制已得到普遍的支持。蓝色光引起的损伤最重。蔡用舒等（1989 年）用激光照射免视网膜后发现，视网膜组织中的脂质过氧化产物丙二醛（MDA）含量升高。李文松（1991 年）通过电子自旋共振波谱法（ESR）研究发现照射光波愈短，照度愈大，视网膜中的低频 ESR 自由基含量愈高。

Williams 认为视网膜损伤是视紫红质介导的光化学效应，因为损伤的作用光谱正好是视紫红质漂白的作用光谱，而用间歇的特定蓝色光照射可导致相应的蓝色敏感性锥细胞损伤。此外，在蓝光作用并产生光化学损伤的机制下，光所致的热效应可以促进或加重光化学损伤的程度。

（三）光损伤与眼科仪器

许多研究证明眼科仪器在使用过程中，可产生视网膜光损伤。自 1983 年以来，也出现了一些散发的报道。实验报道证明，一定条件下直接检眼镜和裂隙灯发出的光线均可引起猴子的视网膜的光损伤。有实验也用手术显微镜照射猴眼 1 小时，当时未见视网膜病变。7 天后视网膜有明显的椭圆形病变，观察 1 年以上，视网膜损伤区无明显变化。有结果表明，高强度光纤光源在玻璃体切除术中能产生病理学水平的视网膜病变。

McDonald（1983）报道 6 例白内障摘出和后房型人工晶状体植入术后视网膜光损伤。术后第 1 天或第 2 天，病变区呈椭圆形白色淡黄色改变，病灶部位在术后几周内出现斑点状色素紊乱，视野有相应的暗点。但中心视力恢复正常。Roberson（1986）建立了视网膜黑色素瘤患者手术显微镜下视网膜光损伤因果关系的论点，观察到的损伤面积与动物实验一致。

此外，许多学者认为可见光的损伤可能是老年性黄斑变性的发病因素之一，值得进一步研究。

（四）光损伤的防护

在白内障摘出术后，戴上吸收短波光线、可见光和紫外线的防护眼镜更为重要。经常使用维生素 C 和维生素 E 有助于抑制光诱导脂质过氧化和自由基的作用，并具有一定的预防作用。在双目间接检眼镜和裂隙灯显微镜检查中，在白内障摘出术或其他内眼手术中，检查和操作时间应尽可能缩短。

在眼科检查或治疗过程中应遵守以下原则：①最短的曝光时间和最低可能的光强度；②减少光源中短波谱的组成。例如，在手术显微镜上安装蓝光滤光片。眼前段手术（如角膜缘缝合术）使用角膜罩或棉片遮挡不必要的光线进入眼睛。人工晶状体植入后及时缩瞳，减少进入眼内的手术光线量。选择具有紫外线吸收特性的人工晶状体，可预防术后黄斑损伤。临床上大多数人工晶状体都具有吸收紫外线的能力，紫外吸收率约为 90%，但对短波光线的可见光没有吸收能力。因此，尚待进一步开发研究。

全麻手术时,尽量避免给患者吸入高浓度氧。

四、激光眼损伤

激光是60年代发展起来的新兴科学技术,并首先用于眼科治疗眼底糖尿病视网膜病变。尔后,它还用于治疗青光眼、白内障和晶状体囊切开术。激光是物质的原子、分子经受激辐射,使光放大而形成的一种新型光。激光具有独特的物理特性,其对人眼的损伤机制除了激光辐射导致热效应外和光化学效应外,激光辐射导致的冲击波效应是重要原因。而通常这几种效应同时存在,只是各种效应的程度不同。

【病因】 从事激光工作操作或接受激光照射者,因激光波长的延伸及输出能量的增加而引起疾病。偶尔有从金属器械表面反射来的激光束损伤视网膜者。

激光照射具有可以累积的生物效应。激光武器则可造成死亡和致盲。可以引起眼外伤的激光主要包括Nd-YAG、红宝石和氩激光,也包括可调谐激光、氪激光和钕玻璃微光等。

【临床表现】 激光照射生物体,在几毫秒内可产生200～1 000℃的高温,导致蛋白质变性和破坏,生物细胞损伤甚至气化。激光直接对照射面产生的压力有两种,即自身压力和热效应,自身压力的强度为40g/cm²,热效应可以使组织表面产生次生冲击波压力。这种冲击波效应比热效应的破坏作用更严重。高强度激光照射组织,相当于受磁场作用,可导致组织的原子、分子发生激励、震动、热效应,可致组织电离和细胞坏死。

眼是人体器官最易受到激光损害的部位。这是因为视网膜和其他组织能够有效地吸收各种波长的激光。眼睛本身是一个很好的聚光系统,可以使到达视网膜的激光光能密度增加。因此,眼组织的损伤阈值远低于其他器官,黄斑部更为敏感。

激光引起的眼损伤,临床上可分为以下两种:

(1)急性激光损伤:大都由于意外事故所引起,,因在工作场所不戴防护眼镜者多见。轻度者受伤的视网膜出现灰白水肿损伤斑,病程为1～2周,水肿消退。重度者损伤过程中出现视网膜灼伤、裂孔和出血,病程3～4周。出血吸收消退后,留有色素沉着,并形成视网膜瘢痕。如果病变涉及黄斑,视力可以降低到低于0.4～0.7,并在视野内出现盲点。严重者还可造成黄斑孔(macular hole),则视力更差(图50-2-2)

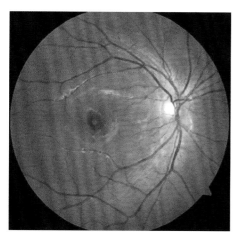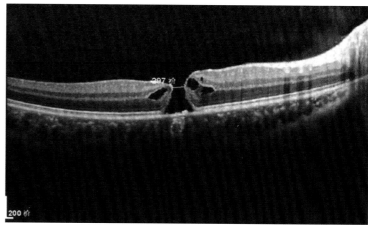

图50-2-2 急性激光损伤致黄斑孔

(2)慢性激光损伤:是由于缺乏必要的保护或不遵守操作规程,以及激光照射引起的眼睛重复损伤。受害者往往没有明显的眼部不适症状,只有感觉视力在逐渐下降。

此外,激光也可导致角膜凝固性病变,晶状体前、后囊和皮质单独浑浊,也可引起玻璃体浑浊等病变。

【防护措施】 近20年来激光技术发展迅速,广泛应用于医学、工业、农业、通信、空间技术及环境保护等各个领域,其造成的损伤亦日益增多,因此,对于其应用的安全防护应加重视。最低功率激光器,功率≤0.8MW,所输出的激光不致引起人体损害,可不采取防护措施,而功率较大的激光器其输出的激光可引起眼的损伤,应采取防护措施。

(1)健全制度:①严格遵守操作规则,决不能用眼直接观看激光光束;②注明激光警告标志及提出参观有激光场所的注意事项;③定期进行激光安全教育;④监测激光的防护连锁遥控发射及终端系统。

(2)必要的环境:激光器工作室尽可能地照明,房间的四个墙壁或工作台应该有粗糙的表面和更深的颜色,以减少激光反射或散射。

(3)佩戴激光防护眼镜:工作人员操作时应戴上相应防护眼镜,防护镜应具备如下特性:①激光(主要是波长为420~600nm的激光)衰减性好;②可见度高;③保持可见光的透射比。

【举例】 作者最近曾遇一例,似有典型意义。患者14岁,4天前被同学以激光笔(laser pointer)照射左眼。被照后即感视物模糊,休息无好转,伤后第4天来郑州大学第一附属医院眼科诊治。检查示:视力:左眼1.0,右眼0.02,矫正不提高。眼压,左眼14mmHg,右眼15mmHg(1mmHg=0.133kPa)。左眼:眼前段无明显异常,玻璃体透明,眼底视盘边界清晰,色泽正常,黄斑区大片状出血,呈舟状,上方可见液平面(图50-2-3)。OCT示:黄斑区高反射光带,高度隆起,其颞上视网膜内可见一大的暗腔(图50-2-4)。经糖皮质激素静脉滴注,活血化瘀及营养神经治疗,效果不佳,视力继续下降至眼前手动。于外伤后30天进行玻璃体切除联合剥膜、视网膜激光光凝及空气充填术,术中剥除黄斑区内界膜,以笛针吸除积血,见黄斑部无穿孔。术后2天视力0.6,玻璃体内可见气泡,术后7天,气泡完全吸收,视力1.0。

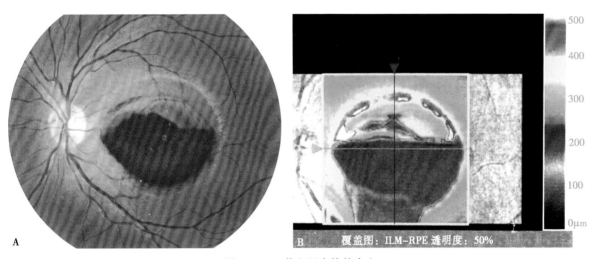

覆盖图:ILM-RPE透明度:50%

图50-2-3 黄斑区大片状出血
A. 左眼黄斑区大面积出血呈舟样;B. 液平面

患者激光损伤后并未及时治疗,30天后才行手术,而视力恢复良好。说明激光性眼外伤应坚持治疗,不可中途放弃,必要时进行手术,可获得较好疗效,视力有可能完全恢复。但是本例的特点是,患者年轻又无黄斑穿孔,激光性眼外伤并非都有这样好的结果。所以加强预防还是重要的。

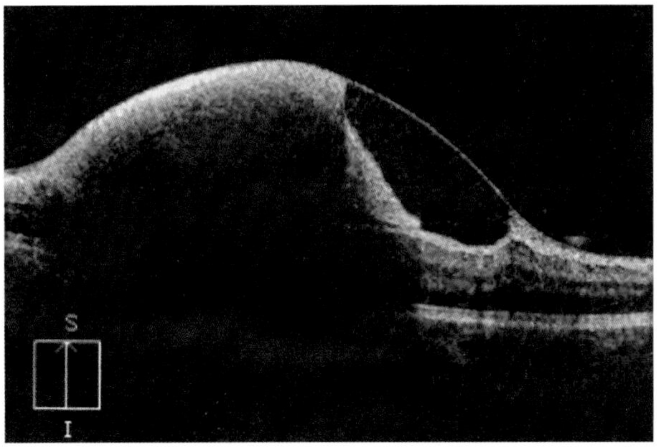

图50-2-4 后极部视网膜隆起成泡状,其中可见一大的暗腔

五、微波眼损伤

微波是指电磁波中的超高频波段,其波长在1mm~1m之间,防护不当可以引起机体和眼部的损伤。

【病因】 在电磁波的微波波长范围内,量子能量低于12eV水平,不足以引起组织的电离,因此微波的生物作用是非电离辐射,微波损伤主要是由热效应引起的。微波频率较低的微波穿透力较强,可进入眼内转变成热能,引起晶状体浑浊,导致白内障的形成。微波功率较大时，可引起视网膜出血。脉冲波对人体和眼部组织有更严重的影响。微波致热作用因机体的组织不同而不同。组织血管丰富，血流速度快，易散热，如皮肤组织；反之，血管较少的组织，不易散热，更容易受损伤，如晶状体和睾丸等。微波还可致视网膜脉络膜炎性改变和视网膜点状出血等病变。

微波还可以对机体产生非热效应，主要表现为神经衰弱症状、自主神经系统功能紊乱症状等

【临床表现】 实验性微波白内障分为3型：

1）大剂量时，首先在前囊下形成浑浊，很快发展到整个晶状体浑浊。

2）剂量较小者，一天内可形成前皮质下羽毛状或菊花团状浑浊。

3）剂量更小时，常见于暴露后几日或几周，可以产生后皮质延迟性浑浊。

【治疗与预防】 严格执行微波使用的卫生标准，我国1977年定为$50\mu W/cm^2$，苏联定为$10\mu W/cm^2$。微波作业者工作时需戴防护眼镜，常用的防护眼镜有2种：一种是镜面上覆盖有一层半导体的SnO_2，另一种是用黄铜丝作成网状，网孔的直径为0.07～0.14mm，每平方厘米有560～186个孔。确诊微波白内障时，应调离原岗位，脱离继续接触微波；白内障严重时可以手术治疗。

（详见白内障相关章节及第三十六章微波眼损伤）

六、电离辐射眼损伤

X射线、γ射线以及中子线等照射可引起眼部辐射性损伤。它们造成的损伤只是量而不是质的差别，均为离子性损害。这是因为射线作用于人体组织后，使体内元素的原子失去电子，而呈离子化状态，在组织中产生离子化自由基如H_2O^+、H_2O^-和H^+、OH^-等，而导致组织的损伤。另外，射线还可直接作用于细胞中的DNA分子链，导致链的断裂而影响细胞的生长。电离辐射可以导致多种眼组织，尤其是晶状体损伤形成电离辐射性白内障，也称为放射性白内障。放射事故、放射治疗以及核武器爆炸等均可造成电离辐射性损伤。

【临床表现】

1. 电离辐射性白内障　电离辐射性白内障（ionizing radiation cataract）的发生与射线种类、种属差异、年龄因素、晶状体受用部位及次数、个体差异、照射能量和强度等因素有关。引起白内障的阈值，X射线为5～8Gy，γ射线及中子线约为10Gy，潜伏期为6～24个月，最长12年，剂量越大，潜伏期越短。电离辐射有蓄积作用，即使每次未超过安全剂量也应引起高度重视。

Cogan等先后对放射性白内障病例进行检查和分析，因γ射线、X射线及中子线等所产生的放射性白内障形态分为4个阶段：

（1）初起期：晶状体后囊下皮质首先出现数个点状浑浊，可呈现有各种闪光色。此阶段不引起视力损害。

（2）第二期：随着时间的进展，晶状体后囊下皮质内的细点状浑浊逐渐增多，呈现盘状浑浊并伴有小空泡和细微丝条状浑浊，继续发展可出现塔状外观。此阶段视力可能有所减退。

（3）第三期：后囊下皮质呈蜂窝状浑浊，随后晶状体前囊下皮质浑浊明显。此阶段可有不同程度的视力障碍。

（4）第四期：晶状体完全浑浊，此阶段视力严重受损。

2. 电离辐射对眼部其他组织的损伤　表现为：眼睑皮肤出现红斑、干燥性脱皮或湿性脱皮（水泡加剥脱），毛囊受损伤则可致眉毛或睫毛脱落。大剂量照射时，可产生放射性皮炎；长期慢性放射性刺激，可致放射性皮肤癌或坏死性皮肤溃疡。泪腺损害常致泪液分泌减少，产生"干眼症"的症状。结膜损伤表现为结膜炎、结膜水肿，严重者可产生结膜坏死，最后形成睑球粘连和结膜干燥等并发症。角膜损伤轻者失去光泽，重者引起不同程度的角膜炎，可致角膜坏死穿孔，患者有畏光流泪等刺激症状。由于角膜知觉减退，所以无明显疼痛。虹膜睫状体在大剂量照射时可引起急性虹膜睫状体炎。视网膜及视神经属于高度分化的组织细胞，对电离辐射不敏感，照射剂量不大时，一般不受损害。大剂量照射时（如治疗视网膜母细胞瘤时），可造成视网膜水肿、渗出、出血和脱离等变化，有时可致视网膜中央静脉

血栓及视盘水肿、视神经萎缩,可保留视网膜永久性血管扩张。X 射线损伤还可突然产生不可治的青光眼。

【治疗】 对皮肤、结膜、角膜等的损伤,对症处理,预防继发感染。电离辐射性白内障可按照其他类型的白内障治疗原则进行治疗。

【防护】 防护措施应注意以下几方面:

(1)对从事放射职业的工作人员:进行辐射损伤与防护的基本知识培训,使其了解辐射效应及防护措施。

(2)加强放射卫生与防护的卫生监督和管理:放射工作者定期体检,做好健康档案管理。对发生放射性损害者,应调离岗位,安排其他工作,避免再接触电离辐射。

(3)屏蔽设备:根据不同的辐射源性质和能量,分别选用不同厚度的铅屏蔽和防护眼镜。有机玻璃防护眼镜可防护日射线,铅眼镜防护 X 射线及 γ 射线。

(4)预防措施:操作中充分利用时间、距离和屏蔽防护,尽量使用长柄钳等远距离操作器械,操作要准确、迅速。

(5)头颈部放射治疗患者:眼部应加用有效的屏蔽防护。

(6)其他:就业前体检发现有晶状体浑浊者,不应在电离辐射现场工作。

(侯习武　王文战　彭广华　许　曼　杜　君)

参 考 文 献

1. 丁云鹏. 眼外伤. 济南:山东科学技术出版社,1979.442-483.

2. 郭振举. 眼辐射损伤. 北京:北京医科大学•中国协和医科大学联合出版社 1992.69-148.

3. 洪学恒,赵晨庆. 医用电子技术基础. 武汉:武汉工业大学出版,1989.189-192.

4. 李凤鸣,谢立信. 中华眼科学. 3 版. 北京:人民卫生出版社,2014.3 414-3 427.

5. Ferenc Kuhn, Ocular Traumatology. Spinger.2002:501-512.

6. Wyrsch S, Baenninger PB, Schmid MK. Retinal injuries from a handheld laser pointer. N. Engl. J. Med, 2010, Sep 9; 363(11):1089-1091.

7. Xiu qin dong, Löfgren Stefan, Ayala Marcelo, Söderberg PG. Maximum tolerable dose for avoidance of cataract induced by ultraviolet radiation-B for 18 to 60 weeks old rats. Exp. Eye Res.2005(80):561-566.

8. Rozanowska M, Sarna T. role of rhodopsin chromophore revisited. Photochem Photobiol. 2005, 81:1305-1330.

9. Chih Y C, Shwu J S. Choroidal Neovascularization Secondary to Intense Pulsed Light Injury. Ophthalmic Plast Reconstr Surg. 2018, 34:129-131.

10. Qi Y, Wang Y, You Q, et al.Surgical treatment and optical coherence Tomographic evaluation for accidental laser-induced full-thickness macular holes. Macmillan Publishers Limited, part of Springer Nature, 2017: 1-7.

11. Per G. Söderberg, Nooshin Talebizadeh, Konstantin Galichanin.Near infrared radiation damage mechanism in the lens. Ophtalmic Technologies XV.2015,107:389-392.

第五十一章　核爆炸眼损伤

第一节　核爆炸的破坏作用

核爆炸（nuclear explosion）是剧烈核反应中能量迅速释放的过程，可由核裂变（nuclearfission）、核聚变（nuclear fusion）或者是这两者的多级串联组合所引发。

核爆炸对人体的损伤效应由 5 种破坏性因素导致，分别为：光辐射（ray radiation）、冲击波（shock wave）、早期核辐射（early nuclear radiation）、放射性沾染（radio active contamination）和电磁脉冲（electromagnetic pulse）。前 3 种破坏因素发生在核爆炸后 10～20 秒内，呈瞬时杀伤。放射性沾染为缓效杀伤破坏因素，其作用时间长，可持续几天、几周或更久，故称为剩余核辐射（residual unclear radiation）。

光辐射是核爆炸瞬间释放出的巨大能量形成几千万度高温、高压火球，向四周辐射出强烈的光和热。光辐射的能量释放分为两个阶段：第一阶段为核爆炸闪光阶段，亮度极高、持续时间短，占释放能量的 1%～2%，主要光谱成分为紫外线；第二阶段为核爆炸火球阶段，持续时间较长，占释放能量的 98%～99%，光谱成分主要是可见光和红外线。光辐射的强弱以光能量表示，单位为焦耳 / 平方厘米（J/cm²）。

冲击波是核爆炸产生的高温、高压气团高速向外膨胀，猛烈压缩和推动周围介质所产生的高压脉冲波。冲击波主要通过动压和超压造成机体损伤，也可通过负压造成一定的致伤作用。冲击波的强弱以压力值（kg/cm²）表示。

早期核辐射是核爆炸后最初十几秒内释放出的 γ 射线（gamma ray）和中子（neutron）流，是核爆炸特有的杀伤破坏因素，可穿透几千米的空气层，对生物体、电子器件和其他物体造成毁伤。

放射性沾染指核爆炸产生的放射性物质所造成的污染，其对人员的直接伤害包括射线外照射、沾染皮肤造成灼伤和吸入放射性物质造成内照射。周围环境的沾染则会对人类造成间接危害。

核电磁脉冲是核爆炸瞬间产生的一种强电磁脉冲波，与自然界的雷电十分相似，其杀伤半径随爆炸强度升高而增大。核电磁脉冲可消除计算机内储存信息，使自动控制系统和电子设备失灵，干扰和损坏无线通信和家用电器，但对人员杀伤作用较小。

核爆炸后可产生多种形式的眼外伤，主要包括：

（1）光辐射造成角膜、晶状体和视网膜的烧伤：核闪光或散射光还可引起闪光盲（flash blindness）。

（2）冲击波或飞散碎片引起机械性眼外伤：包括动压和超压造成的眼挫伤和挤压伤等，严重者可发生眼球破裂。

（3）早期核辐射造成的角膜、晶状体和视网膜损伤：如角膜化脓性溃疡、前房积脓、晶状体浑浊、视网膜水肿和视网膜出血等。

（4）放射性损伤包括早期损伤和晚期损伤：可直接损伤角膜、晶状体和视网膜等，也可通过产生全身放射病引起眼部病变，如眼底出血、虹膜睫状体炎和化脓性眼内炎等。

（5）电磁脉冲眼损伤：是核爆炸后产生杀伤效应的另一种形式，与自然界的雷电相似，为瞬时现象，主要损害半导体和微电子设备，对眼的损伤相对较小。

第二节 核爆炸眼外伤

一、核爆炸光辐射眼损伤

一般而言，核武器的杀伤范围以光辐射的杀伤半径最大，其次为冲击波，早期辐射最小。与一般光源不同，核爆炸光辐射作为眼的致伤光有以下主要特点：能量以两个脉冲释放，第一阶段核闪光主要造成闪光盲；第二阶段核火球，主要造成眼组织烧伤。核火球大小随爆炸当量和时间变化，光能量随距离而减少。根据核火球光辐射汇聚部位不同，光辐射眼损伤可造成眼球角膜的烧伤、晶状体损伤和视网膜烧伤。

（一）角膜损伤

由于角膜位于眼球最前面，因此核爆炸时受光辐射烧伤多见。试验表明，在角膜烧伤地域内的 404 只犬中，角膜烧伤发生率 47.5%。由于角膜对紫外线的透射率较低，加之泪膜层和瞬目的保护，因此角膜比皮肤烧伤的阈值高，烧伤光冲量阈值为 18～27cal/cm²，且致伤边界小，相当于皮肤深度Ⅱ度烧伤。

光辐射角膜烧伤早期主要表现为角膜浑浊、溃疡、穿孔以及伴发前房积血（hyphema）、前房积脓（hypopyon）、虹膜睫状体炎（iridocyclitis）等并发症，后期形成角膜斑翳（corneal macula）或白斑（corneal leucoma）等。角膜损伤程度取决于辐射温度和所接受的光能量。一般在光辐射作用下，45℃以上可造成角膜热灼伤，60℃可发生角膜水肿，80℃可伤及角膜内皮层；当光能量达 22cal/cm² 时可累及半层角膜；当光能量达 29cal/cm² 时，可导致角膜的全层浑浊。

临床症状有畏光、流泪、刺痛、异物感及不同程度视力减退。角膜烧伤的主要病理变化，轻者表现为角膜上皮细胞变性、肿胀及细胞核感染，重者则发生凝固性坏死，随后坏死组织脱落形成溃疡。于溃疡面可见数量甚多的中性粒细胞浸润，部分病灶可见菌团，主要为球菌。后期则形成角膜斑翳或白斑，新生血管长入。相较普通火焰，核爆炸光辐射所致角膜烧伤的主要特点为：多仅伤及角膜上皮和基质浅层、多累及范围大而广泛（如全角膜）、伤后再生修复较迅速（最早见于伤后 3 天）。

（二）晶状体损伤

以往研究主要关注在早期核辐射引起的晶状体损伤，对光辐射引起的晶状体烧伤关注较少。但在一次 10 万吨级空爆核试验发现，位于爆心投射点 34km 处，一位未戴防护镜的 25 岁工作人员，裸眼窥视核爆炸火球后造成双侧晶状体和视网膜烧伤。伤后 45 小时可见双侧晶状体前皮质出现鳞灰色浑浊，而该处早期核辐射剂量和冲击波超压值为零。万吨级空爆动物试验表明，在光能量 41cal/cm² 剂量下，恒河猴伤后 6 天出现双侧晶状体圆形和椭圆形灰白色浑浊；在光能量 28～87kPa/cm² 剂量下 50%（48/96 眼）的犬眼球切片发现早期发生晶状体浑浊的特征性改变，而所受的核辐射剂量（<1Gy）和冲击波超压均不足以引起晶状体的损伤。光辐射所致晶状体灼伤主要发生于瞳孔区晶状体前皮质，轻者表现为点状灰白色浑浊，重者出现斑块状或大片乳白色浑浊；病理切片早期主要为晶状体前、后皮质空泡形成和前皮质上皮细胞变性坏死。因正常晶状体在温度 50℃ 以上高温即可热凝固而发生浑浊，故高温作用可能是晶状体烧伤的主要原因。

（三）视网膜烧伤

视网膜烧伤也称眼底烧伤，是核爆炸时发生的一种较为特殊的眼部损伤，并可导致永久性失明，但在平时视网膜烧伤很少见到。由于眼屈光系统的聚焦作用，直视火球的视网膜所受能量密度比相应的角膜入射量高达 104～105 倍。因此，光辐射造成视网膜烧伤的能量阈值为 0.1～0.2cal/cm²，远小于轻度皮肤烧伤所需的 4.5～5cal/cm² 光能量阈值，约为皮肤烧伤的四十分之一。光辐射视网膜烧伤边界也大于皮肤烧伤半径，动物实验发现，2 万吨级原子弹空爆兔皮肤烧伤边界为 3.2km，而视网膜烧伤边界为 36km。百万吨级空爆试验在 552km 仍可发现兔视网膜烧伤。视网膜烧伤在夜晚表现得更为明显。

依损伤程度可将视网膜烧伤分 3 类：

（1）轻度烧伤：多为圆形或椭圆形，面积较小，色泽淡灰，病程 5～10 天，水肿吸收后残留色素沉着或小圆形瘢痕。其病理改变以视网膜外层组织损伤为主，如：视锥和视杆细胞崩解、色素上皮肿胀、色素颗粒游离及视网膜下水肿、渗出。

（2）中度烧伤：多为大的灰白色或蓝灰色圆形斑，周围可见水肿环，一般不伴有出血或仅有点状出血，病程 10～15 天，水肿可基本吸收，遗留白色瘢痕和色素增生。其病理改变为视网膜全层的凝固性坏死，视神经细胞核固缩、碎裂，坏死组织脱落形成楔形或蚕食状组织缺损，凝固坏死区域周围视网膜可发生层间水肿及渗出，形成隆起的水肿环，大量色素颗粒游离，脉络膜血管扩张。

（3）重度烧伤：多为白色圆片状凝固斑，中央有裂孔，巩膜裸露，更严重者，眼组织汽化蒸发，发生局部微爆，造成眼底及玻璃体大量出血，伤后 2～3 周出血吸收后残余大量瘢痕及色素增生。其病理改变多为视网膜全层崩解，中央裂孔，出血自视网膜裂孔流入玻璃体内，形成火山口状改变。

从视网膜病变发展过程看，典型损伤大体可分为 3 期：

（1）凝固坏死期：随后即刻发生的组织变性、水肿、凝固及坏死。

（2）急性炎症反应期：以伤后病程 1～3 天明显，病灶及周围组织发生急性充血、水肿渗出以及炎性细胞浸润。

（3）修复愈合期：水肿出血逐渐吸收后，成纤维细胞和少量神经胶质细胞长入，瘢痕形成。

【闪光盲】 光辐射还可导致闪光盲（flash blindness），是由于第一脉冲释放的高强度闪光导致视网膜上感光化学物质——视紫质被"漂泊分解"，进而引起暂时性视觉功能障碍。表现为一过性视力丧失，无器质性病变，持续时间较短，大多 3～4 小时可自行恢复而无需治疗。部分患者出现后像、视力下降及色觉异常，严重者可出现头晕、恶心及呕吐等自主神经功能紊乱的全身症状。闪光盲的严重程度通常以其恢复时间的长短来衡量，恢复时间越长，代表闪光盲越重。闪光盲的发生受多种因素影响。一般来说，核爆炸光辐射越强，越容易发生闪光盲，其恢复所需时间也越长。试验表明，以视网膜电流图为指征，核爆炸后观察到 b 波出现了一过性消失。其恢复时间与闪光强度相关，b 波的恢复时间越长，闪光盲效应就越强，作用距离也越远。核试验场地内的闪光盲安全距离，系根据闪光盲恢复时间，所需视网膜照度，加以安全系数，进行推算。如以观看飞行仪表时闪光盲恢复时间 10 秒为指征，则视网膜的照度，白天需 $2×10^7～3×10^7$td/s，夜晚则需 $4.7×10^5$td/s。

由于直射核闪光和散射光均可致发生闪光盲，因此核爆炸闪光盲的致伤边界最远，远远超过核爆炸后其他各种杀伤因素的致伤边界。如在万吨级空爆条件下，皮肤Ⅰ度烧伤的边界为 5km，视网膜烧伤的边界为 34km，而于 80km 处仍发现有闪光盲。在百万吨级空爆条件下，皮肤Ⅰ度烧伤边界为 20km，视网膜烧伤的边界为 66km，而至 160km 处仍发现有闪光盲的发生。

二、核爆炸冲击波眼损伤

冲击波（shock wave）又称爆炸波，指核爆炸中心压力急剧升高并向周围扩散，致周围介质猛烈震荡而形成的波动。高度压缩的气体以超音速速度自爆炸中心向四围扩展和冲击，极具破坏力，是核武器的主要杀伤破坏因素。随着离爆炸中心距离的增大，其传播速度逐渐减慢，压力逐渐减弱，冲击波逐渐消失。

核爆炸所产生的冲击波损伤，与化学爆炸类似，均属于冲击伤（blast injury）。主要通过动压的撞击，抛掷或飞射的玻璃片、砖瓦等异物造成角膜、结膜的撕裂伤甚至穿孔伤，严重者可致眼球破裂。其特征与平时或常规战争中的眼外伤类似，在此不再赘述。

三、核辐射眼损伤

早期核辐射释放出的 γ 射线和中子能穿透人体组织。γ 射线穿透人体后，直接作用于组织使之发生电离，而导致放射病。中子不能使组织直接发生电离，而是利用其高速运动将能量传递给组织中的原子核，使原子核高速运动，撞击组织中的其他原子使之发生电离。中子本身在运动中随着速度减慢,可以被组织中的原子核俘获,使原子质量增加,其产生的放射性作用被称为诱发的放射性(induced radioactivity),可引起放射病。

【分类】 按照作用时间不同,可将核辐射分为早期核辐射和晚期核辐射。

早期核辐射发生于照射后的几分钟至几小时,可使暴露者产生急性放射病,常伴有头晕、恶心等多种全身症状,因白细胞严重减少,机体抵抗力下降,甚至可发生菌血症和败血症。眼部症状主要表现为眼睑的皮下出血,少数伴结膜下出血。

晚期核辐射,即放射性沾染,是指核爆炸时产生的放射性灰尘所沾染空气、物体以及地面形成一定范围的放射性沾染区,其产生作用可达几小时甚至数十年。晚期核辐射对人体的损害包括:外照射损伤,症状与早期核辐射相似,主要因在沾染区停留时间过久,暴露于 γ 射线所致。通过吸入或食入放射性物质,产生内照射性损伤。放射性灰尘直接落在眼部,引起皮肤及眼部的放射性损伤。

【临床表现】 角膜、晶状体和结膜均属于对射线中等敏感组织。在受到中度放射病的剂量照射后,角膜可发生化脓性溃疡和前房积脓等病变,数月或数年后可出现晶状体不全浑浊乃至全部浑浊。视网膜属于对射线低度敏感组织,大剂量照射后出现充血、水肿,甚至出血,尤以视盘为显著,并可累及脉络膜,多由于急性放射病所并发的败血症所致。而视网膜出血流入玻璃体,可导致玻璃体浑浊和视网膜中央动脉舒张压的急剧降低,一般持续约 2~3 周。

辐射性白内障(radiation cataract)是指由红外线、X 射线、γ 射线、中子等电离辐射所致的晶状体浑浊,是核辐射对晶状体的主要损伤表现。可发生于核爆炸幸存者、放射性治疗患者和职业性放射工作人员。一般认为,一次性 γ 射线、X 射线照射引起辐射性白内障的阈剂量为 2Gy,而中子致晶状体浑浊效应更加显著,阈剂量为 0.75~1.00Gy。辐射性晶状体浑浊潜伏期最短约 6 个月,长者可达数年。发展速度与暴露者年龄、暴露剂量及方式有关,年龄越小、单次大剂量暴露者,潜伏期越短。

日本原子弹爆炸后的幸存者,多在 6 个月~2.5 年后发病。典型的临床表现会首先在后极囊下出现胡椒样小点,继而发展成环,后极囊劈裂为两层,于其周边融合,呈双盘状。其前有细小颗粒及羽毛状浑浊,逐渐进展,偶有空泡及多色颗粒。后囊中央形成结晶状硬块浑浊,前囊下相继出现条纹状浑浊及空泡,最后晶状体完全浑浊。患者受辐射史有助于该病的诊断。

四、核爆炸电磁脉冲眼损伤

核爆炸电磁脉冲是核爆炸瞬间产生的一种强电磁波,主要包含 γ 射线和 X 射线。它与自然界的雷电十分相似,其作用半径边界随爆炸高度升高而增大。百万吨当量的核弹在几百公里的高空爆炸,地面上其他杀伤破坏效应范围很小。但核电磁脉冲的影响危害半径可达几千千米,它能消除计算机内储存的信息,使自动控制系统失灵,使无线通信器和家用电器受到干扰和损坏。但它对人员的杀伤作用相对较小。

核电磁脉冲作用在眼部主要表现为放射性眼损伤,同核辐射性眼损伤相似。急性期主要表现为眼睑炎、结膜炎、角膜炎及虹膜睫状体炎等。晚期主要表现为结膜干燥、角膜斑翳、虹膜萎缩、晶状体浑浊、继发性青光眼(secondary glaucoma)、视神经病变(optic neuropathy)及视网膜病变(retinopathy)等。

第三节 核爆炸眼损伤的预防和治疗

【预防】 核爆炸主要发生于战事或核试验等特殊条件下。战争期间核爆炸发生多不可预知。但建立工事防护、利用地形掩蔽及穿戴防护器材可有效减轻冲击伤和辐射伤。核试验中的核爆炸一般在可控范围内进行,相对较安全,但工作人员仍需严格遵守"标准作战规定"进行操作 SOP(standard operating procedure),做好防护措施。尽管核爆炸的损害作用强大,致伤复杂,但其杀伤作用多为短暂的和局限范围的。因此核爆炸发生后,采取护眼措施,及时清除放射性沾染源等,可避免或减轻放射性沾染带来的进一步损伤。装备和佩戴核爆炸防护眼镜(图 51-3-1)对于核爆炸眼损伤的防护至关重要。

【治疗】 核爆炸导致的眼部损伤多是复杂的、多因素的复合伤。在诊治过程中,应结合明确的受伤史和眼部特征性的症状、体征和辅助检查,进行综合分析和相应的治疗。对于全身放射病症状较轻的患者,同时合并有较重的角膜热烧伤、裂伤或结膜因放射性沾染发生角膜结膜炎时,可以按照眼外伤常规处理。

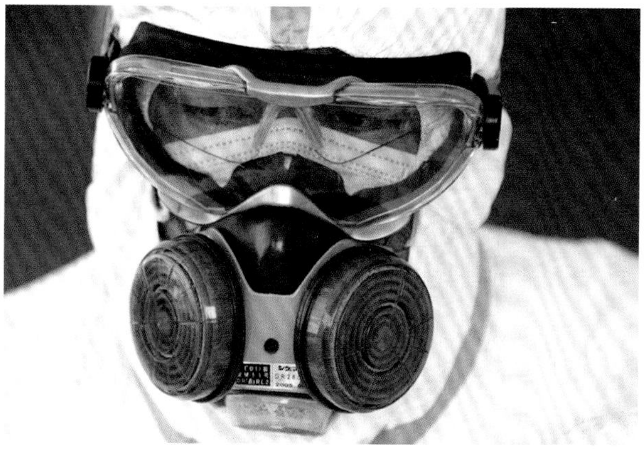

(1)光辐射角膜烧伤的治疗原则同普通角膜烧伤:轻度烧伤通过积极治疗1～2周可痊愈,重度时常遗留白斑或斑翳。晶状体损伤形成白内障影响工作或生活者,可手术摘出,并行人工晶状体植入术。闪光盲一般可自行恢复,无须特殊治疗。

图51-3-1　核爆炸防护眼镜

(2)视网膜烧伤治疗原则:伤眼充分散瞳休息,戴防护镜,防止再受强光刺激,增加组织营养,以促其自然修复。积极控制炎症反应,改善微循环促进水肿渗出吸收,控制炎症和减轻瘢痕形成。可适当应用糖皮质激素、维生素、ATP能量制剂、血管扩张剂及碘制剂等药物。

(3)冲击伤一般处理包括:眼挫伤肿胀严重时,可在伤后24小时内多次冷敷,促进止血。24小时后改用热敷,促进吸收。有眼球内出血者,可口服维生素K等止血药物。结膜和角膜有异物时,可先进行生理盐水冲洗并取出异物,然后给予抗菌滴眼液防铜绿假单胞菌感染。采用大剂量糖皮质激素和低剂量解聚抗凝制剂,减轻视网膜水肿和缓解脉络膜血管血细胞瘀滞。

(4)辐射性白内障治疗原则与老年性白内障相似:当白内障程度符合手术标准时,可选择合适时机采取手术治疗。

（雷　博　侯习武）

参 考 文 献

1. 王瑞发. 居民防原医学与放射卫生. 北京:科学技术文献出版社,1993:98-153.

2. 郭力生. 防原医学. 北京:原子能出版社,2006:275-277.

3. 李凤鸣,谢立信. 中华眼科学. 北京:人民卫生出版社,2014:3428-3430.

4. 北京59172部队. 防原医学与放射卫生基础. 北京:原子能出版社,1978.

5. 付小兵. 中华战创伤学. 郑州:郑州大学出版社. 2016:503-515.

6. Yonekawa Y,Hacker HD,Lehman RE,et al.Ocular blast injuries in mass-casualty incidents:the marathon bombing in Boston,Massachusetts,and the fertilizer plant explosion in West Texas. Ophthalmology. 2014 Sep;121(9):1670-6.e1. doi:10.1016/j.ophtha.2014.04.004. Epub 2014 May 17.

7. Thach AB,Johnson AJ,Carroll RB et al.Severe eye injuries in the war in Iraq,2003-2005. Ophthalmology. 2008 Feb;115(2):377-82. Epub 2007 Sep 27.

8. Mines M,Thach A,Mallonee S,Hildebrand L,et al. Ocular injuries sustained by survivors of the Oklahoma City bombing. Ophthalmology. 2000 May;107(5):837-43. .

9. Zhu XA.Lenses of experimental dogs exposed to nuclear explosion.Zhonghua Yan Ke Za Zhi(中华眼科杂志). 1986;22(5):297-300.

10. RadoslawZiemba. Physical phenomena occurring during nuclear explosion in terms of the effects of ionising radiation to the human body. Military Pharmacy and Medicine.2011.1:4-10.

11. Kiuchi Y,Yokoyama T,Takamatsu M,et al. Radiat Res. 2013 Oct;180(4):422-30. doi:10.1667/RR3273.2. Epub 2013 Sep 23.

12. Malik A,Bhala S,Arya SK,et al. Five-year study of ocular injuries due to fireworks in India. Int Ophthalmol. 2013 Aug;33(4):381-5. doi:10.1007/s10792-013-9714-x. Epub 2013 Jan.

第五十二章　电击性眼损伤

一、电击性眼损伤概述

（一）电击性眼损伤的概念和发病机制

电击性眼损伤（ocular trauma due to electric shock）是指发生在触电和雷击的一类特殊的眼损伤。通常是既有眼部损伤，同时又合并全身损伤的复合伤。眼部电击伤的损伤机制与高热、辐射、电击及机械损伤有关，是各种损伤因素综合作用的结果。包括电流通过组织时造成的细胞膜破坏，组织吸收热量而造成的热损伤，血管收缩造成的组织缺血以及高压冲击波造成的机械性损伤。由于电击后眼部组织可以直接被热或电解作用损伤，也可以由冲击力引起钝挫伤，故而很少发生感染。

（二）影响电击性眼损伤的因素

电击性损伤的程度主要取决于电流的性质、电压的高低、电路中电阻的大小、电流通过人体的时间长短、人与带电体接触的面积、身体触电的部位、电流通过的方向和在身体内通过的路径，以及有无电火花等。人体组织的电阻由小到大依次为：神经、血管、肌肉、皮肤、脂肪和骨。电击对眼部的损伤取决于电流进入点与眼之间的距离，距电流进入点近的一侧眼部损伤往往较重。临床上雷击性眼损伤的患者中，电击一般均经过头颈部。

（三）雷击伤的致伤方式

雷击主要有三种方式致伤：①雷击时局部空间气压的震荡冲击；②强烈的闪光灼伤；③电流的物理化学作用。因为雷击伤常常危及生命，所以，一些眼部损伤往往在事故后一段时间才被发现。

（四）电击性眼损伤的分类

电击性眼损伤根据发生的部位分为：电击性眼睑眼表损伤、电击性晶状体损伤、电击性眼底损伤、电击性视神经损伤、电击性视中枢损伤和电击性眼部挫伤等。

二、眼睑电击性损伤

【临床表现】　眼睑电击性损伤（electric injury of the lids）是电击在瞬间产生的局部高温对人体皮肤造成的损伤。头颈部触电后，电流通过眼组织可立即造成眼睑皮肤灼伤，引起眼睑皮肤充血水肿。如果损伤严重，晚期眼睑瘢痕形成导致眼睑内翻、外翻、眼睑闭合不全等眼睑畸形，严重者造成暴露性角膜炎（exposure keratitis），导致视功能下降。

【治疗】　眼睑烧伤可给予口服抗生素及维生素类药物，局部用抗生素眼膏和促进组织修复药膏；面部及全身烧伤应与烧伤科联合治疗。眼睑电击伤晚期需预防暴露性角膜炎的发生，必要时手术治疗。

三、角结膜电击性损伤

【临床表现】　角结膜电击性损伤（electric injury of the cornea and conjunctiva）是由于结膜和角膜的上皮细胞对辐射比较敏感，电击时可造成严重灼伤。表现为睁眼困难、畏光、流泪、视物不清。球结膜混合充血、点片状结膜下出血，角膜水肿、角膜弥漫性点状浸润、角膜片状上皮剥脱、前弹力层密集细点状灰白色浑浊、基质层浑浊、后弹力层线状浑浊、内皮层细点状灰白色浑浊等。伤及角膜基质层可形成角膜基质瘢痕浑浊。由于眼睑闭合不全可继发暴露角膜炎（exposure keratitis）。

【治疗】　眼表损伤可给予抗生素和促进组织修复的眼液滴眼，如合并葡萄膜炎可适当应用糖皮质激素滴眼液和散瞳滴眼液滴眼，以控制炎症、预防感染并促进眼表组织修复。必要时采用羊膜移植，改善局部微环境，帮助组织修复，预防睑球粘连及眼表瘢痕形成。

四、晶状体电击性损伤

晶状体电击性损伤形成的电击性白内障（electric cataract）是电击性眼损伤中最常见的病变，触电或雷击对晶状体及眼内组织产生的热、电等作用使晶状体蛋白变性，上皮细胞受损，从而导致晶状体浑浊，形成电击性白内障。

【发生机制】　电击性白内障的发生机制主要有：①电击伤时热损伤改变了晶状体（crystalline lens）的内环境。晶状体的主要成分是水和蛋白质，其中水分占65%，蛋白质占35%，晶状体前面的房水电阻小于晶状体，当一较大的电流通过，到达晶状体前囊时电阻突然增大，电流通过晶状体前囊时产生大量的热能，从而造成晶状体前囊的破坏，引起囊通透性的改变，房水进入晶状体的量增加，最终导致白内障形成。②电流损伤虹膜睫状体，引起虹膜睫状体炎症，房水内炎性因子增加，使晶状体营养发生紊乱形成白内障。③电击伤引起睫状肌过度痉挛，这种机械性损伤致晶状体纤维移位，造成晶状体浑浊。④晶状体囊通透性降低和晶状体渗透压的改变。⑤紫外线和红外线也是引起电击性白内障的可能因素。

【超微结构改变】　电镜下可见晶状体前囊下上皮细胞核膜断裂，胞浆内见不到细胞器，核内染色质密集，表明电击伤白内障的晶状体前囊下上皮细胞失去了正常结构，这种结构的改变可能是白内障形成的直接原因。有研究认为电击性白内障的前囊下上皮细胞还能分化成短的晶状体纤维，这种异常的上皮细胞分化使电击性白内障在发展过程中皮质浑浊不断扩大，最终导致晶状体完全浑浊。在高倍电镜下晶状体前后囊的组织均有不规则的颗粒样损伤和空洞，维持晶状体透明的囊被电击损伤，影响前囊下上皮细胞正常代谢及分化，进而发展为上皮细胞结构的改变，这种细微损伤持续存在，是形成电击性白内障逐渐加重和缓慢发展的原因。有学者报道在电镜下观察，电击性白内障的晶状体前囊下上皮细胞间存在间隙，但细胞膜是连续的，细胞核人小等同于老年性白内障，但更长一些，细胞质更少，细胞内含有线粒体、粗面内质网和其他细胞器，每个独立的细胞都含有大量的携带脂质颗粒和脂褐素的胶原纤维。电击可直接造成细胞膜的磷脂双分子层内形成细孔，当电压值或脉冲数达到一定阈值时，细胞膜将会被永久损害，进一步造成细胞裂解死亡，细胞和组织碎片引起局部或系统性炎症反应和免疫反应，较短的时间内即可发生电击性白内障。

【临床表现】　电击性白内障发生时间为当即发生至伤后10年，常见于2～8个月，电压在110～100 000V均可引起晶状体损伤，导致白内障的电压多为500～3 000V，少数220V电压也可引起白内障。触电白内障多为单侧，与触电部位同侧，雷击白内障多为双侧，双眼发生的间隔时间为3周至2年不等。

电击性白内障的主要表现为前囊、后囊及后囊下皮质点状、片状、斑块状、絮状、花瓣状、盘状、条纹状浑浊及大小不一的空泡样浑浊，逐渐发展为完全浑浊。最常见的是前囊和前囊下皮质浑浊；也可发生在后囊、后囊下皮质及后皮质、皮质或赤道部浑浊；少见晶状体核浑浊（图52-0-1～图52-0-6）。电击性白内障有部分是静止的，少部分有变透明的趋势。

【治疗】　电击性白内障多为进行性，临床上约80%左右的电击性白内障发展到一定程度需要手术治疗，一般预后较好。如果合并有电击伤引起的角膜浑浊、葡萄膜炎、晶状体脱位、视网膜损伤和视神经萎缩时术后视力预后不良。在静止期和潜伏期，可适当给以促进和改善晶状体代谢和营养的药物，如谷胱甘肽和维生素C等治疗；

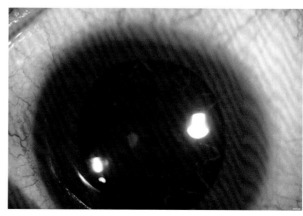

图52-0-1　电击性白内障
晶状体周边花瓣样浑浊

需手术的患者可采用常规白内障超声乳化联合人工晶状体植入,手术应注意的问题:①观察有无晶状体脱位和囊的破裂,做好手术的预判和准备;②电击性白内障主要是晶状体前囊、前囊下浑浊及纤维增生,由于晶状体前囊的厚度及韧性增加,撕囊时要注意手的力度,避免造成前囊撕裂。对成熟的白色白内障,可应用染色剂辅助撕囊;③术后视力恢复程度主要取决于电击是否损伤玻璃体、视网膜、脉络膜和(或)视神经,以及损伤的程度。

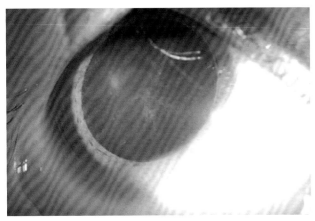

图 52-0-2 电击性白内障
晶状体皮质点片状浑浊

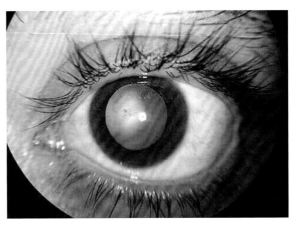

图 52-0-3 电击性白内障
后囊下皮质点片状浑浊

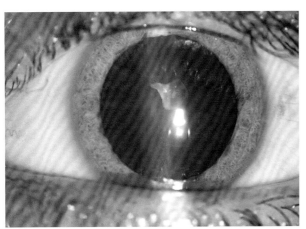

图 52-0-4 电击性白内障
前囊片状机化

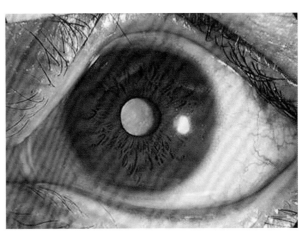

图 52-0-5 电击性白内障
晶状体全浑浊

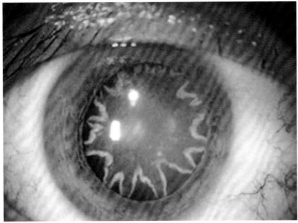

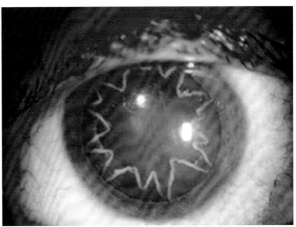

图 52-0-6 电击性白内障
双眼晶状体花瓣状浑浊

五、脉络膜视网膜电击性损伤

【发生机制】 脉络膜视网膜电击性损伤（electric injury of the uvea and retina）的发生机制是：当电流较大，而且电流进入点与眼部距离较近时，电击和放射线通过眼的屈光系统聚焦在视网膜后极部和脉络膜上，由于视网膜脉络膜含有丰富的神经血管组织，而神经血管的电阻小，导电性能好，同时视网膜色素上皮细胞含有丰富的色素颗粒，可将电、光和放射线能量吸收并瞬间转化为热能，造成脉络膜视网膜缺血坏死。电流也可通过眼部破坏重要的蛋白结构，使感光细胞内部和视网膜色素上皮细胞内部不能进行正常的光化学反应，影响钙离子通道的开放和关闭，影响神经冲动的传导，导致视力下降或丧失。

【临床表现】 检查可见玻璃体积血、视网膜出血、视网膜水肿、视盘水肿、黄斑水肿和渗出，严重者可形成黄斑孔（macular hole），导致视力严重下降。如伴有电弧光黄斑灼伤，黄斑区神经感觉层局限性片段丢失，中心视力明显下降。黄斑部视网膜内含丰富的黑色素颗粒，中心凹处大量色素上皮细胞紧密相接，对热能和光的吸收量较大，引起更多的热量产生和热损伤；黄斑中心凹处无视网膜血管，其营养主要来自脉络膜，电击伤对脉络膜的损伤，可进一步造成黄斑中心凹缺血性损伤，中心视力受损。除黄斑中心凹之外，视网膜其他部位的损伤可造成视网膜脉络膜大片状萎缩斑形成（图 52-0-7～图 52-0-9）。

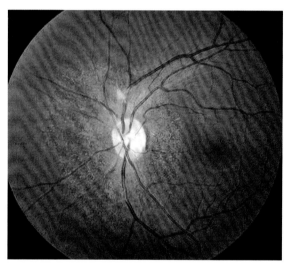

图 52-0-7 电击性视网膜损伤
照片显示：视网膜前增生、视盘周围的脉络膜视网膜萎缩

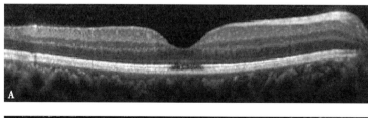

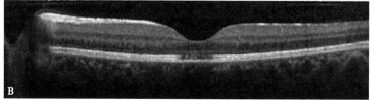

图 52-0-8 电击性视网膜损伤
OCT 显示椭圆体带和视网膜色素上皮层中断、外界膜完整

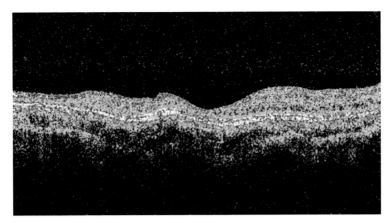

图 52-0-9　电击性视网膜损伤

OCT 显示视盘 - 黄斑区视网膜变薄、视网膜色素上皮层 / 脉络膜层不规则

【治疗】　视网膜损伤目前尚无有效治疗方法，早期应用糖皮质激素减轻炎症反应，促进水肿吸收，加速受损组织的修复。预后与受伤部位和损伤程度有关。对于形成的视网膜色素变性，采用相应的维生素类、钙通道阻滞剂、神经生长因子等药物治疗。

六、视神经电击性损伤

【发生机制】　视神经电击性损伤（electric injury of the optic nerve）为电流的直接作用，也可能是视网膜吸收了大量的热能，使具有传导功能的神经纤维损伤不能正常完成神经冲动的传导。

【病理特点】　电击伤损伤视神经的病理特点有：①损伤不规则，呈跳跃式，可在间隔一定距离出现多处的视神经损伤；②损伤段较长，从创缘残端向近侧可延伸 10cm 以上；③视神经损伤处，除残端瘢痕外，近侧端神经干损伤可发生在神经束内与束间结构。

【临床表现】　多数单纯电击所致的外伤性视神经病变，临床上可表现瞳孔直接对光反应迟钝。VEP 检查提示 P_2 波潜伏期延长，振幅降低，提示视神经传导异常。后期出现视盘颜色苍白等视神经萎缩的体征。

【治疗】　视神经的损伤应及时给予糖皮质激素治疗，缓解损伤引起的视神经水肿，同时可以应用改善微循环、营养神经药物进行辅助治疗，修复损伤的神经，可能恢复部分视力。一旦错过治疗时机，会导致不可逆的神经损伤。

七、视中枢电击性损伤

视中枢电击性损伤（electric injury of the visual center）眼部检查可以正常，往往有头部或颈部的电击伤，表现视力下降和视野受损，一侧枕叶损伤为同侧中心偏盲，平面视野与静态定量视野检查可以显示视野缺损的形态以定位诊断，可以辅助头颅 MRI 检查。

八、电击性眼部挫伤

电击性眼部挫伤（electric ocular contusion）是当受到雷击或高压电损伤的瞬间，强烈的气压震荡冲击波作用于眼组织可造成组织挫伤，表现为眼睑充血水肿、结膜下出血、角膜浑浊水肿、外伤性虹膜睫状体炎（traumatic iridocyclitis）、虹膜根部离断、晶状体浑浊、晶状体脱位、继发性青光眼（secondary glaucoma）、玻璃体积血（vitreous hemorrhage）、视网膜水肿、脉络膜破裂、黄斑孔，以及眼眶内出血等。强大的冲击力也可以导致眼球破裂（rupture of eyeball）。视网膜脉络膜损伤晚期可出现大面积的脉络膜萎缩和弥漫性色素紊乱。

【诊断】

（1）诊断标准：眼部有明显的或可疑性电击伤史，并结合全身健康档案进行综合分析、诊断。

（2）结合外眼及内眼的临床表现，评估损伤范围及严重程度：当人被闪电击中，心跳和呼吸常立即停止，伴有心肌损害。皮肤血管收缩呈网状图案，认为是闪电损伤的特征。创面灰黄、焦黄、创口干燥及疼痛，即可确诊。此外应接受内眼前后段、眼电生理的综合检查，确诊致伤范围及程度。

【治疗】 受伤眼的后果如何，很大一部分取决于受伤后的早期处理。早期处理原则正确，治疗得当，可以使损伤及时得到控制并向好的方向转化，同时减少并发症。对一切电击性眼损伤都应尽量早期处理。在早期处理中，应掌握以下原则：

（1）眼睑烧伤及眼表损伤：口服抗生素及维生素类药物。局部用抗生素和促修复滴眼药，必要时散瞳、结膜下注射自血，面部及全身烧伤与烧伤科联合治疗。需防治暴露性角膜炎的发生，必要时手术矫正。

（2）单纯的虹膜睫状体炎：局部用糖皮质激素滴眼液等治疗。

（3）电击性白内障：在静止期和潜伏期，可适当给患者以促进和改善晶状体代谢和营养的药物如谷胱甘肽和维生素 C 等。需手术患者可采用常规手术方式，要注意观察有无晶状体脱位和晶状体囊破裂。

（4）眼底黄斑部的电击伤：目前尚无有效治疗方法，预后因受伤程度轻重而不同。

（5）视神经损伤应及时给予糖皮质激素、解痉及改善眼底微循环等治疗，视功能可能恢复。一旦错过治疗时机，可能会造成不可逆损伤。

（6）眼部挫伤：针对不同的损伤部位行相应的处理。

（7）头部中枢的损伤请神经科会诊治疗。

九、电击性眼损伤的预防

电击伤眼损伤应以预防为主，提高防范意识，避免不必要的眼外伤，减少致盲致残。严重的电击伤还可引起心、肾、神经系统的损伤，而且病情严重，往往在相关科室抢救生命，眼部损伤容易被忽视，所以对于头颈部电击伤的患者，应及时请眼科会诊，及早发现眼部损伤，及时治疗，尽可能恢复视功能。为预防电击伤的发生，要大力加强用电安全宣传，普及用电常识和安全用电的知识教育，应健全安全设施，普及安全防范知识，定期检修，严格制度，严防电击伤害事故，尽可能避免此类事件发生。

（罗小玲　张凤妍　游昌涛）

参 考 文 献

1. 刘锐，陈潇，李灿，等. 电击性眼外伤临床分析. 眼外伤职业眼病杂志，2012，34（1）：66-67.

2. 李刚，彭秀军，胡运韬. 双眼电击性白内障 2 例. 国际眼科杂志，2004，4：194.

3. 崔凡明，李平，邱淑筠，等. 电击性白内障超微结构观察. 眼外伤职业眼病杂志，1993，15（1）：518.

4. 蒋燕玲，于伟泓，钟勇. 高压电击致眼损伤（附二例报告）. 眼外伤职业眼病杂志附眼科手术，2004，26（2）：140-141.

5. 王京，刘炯，禹政钰. 电击性白内障手术的体会. 眼外伤职业眼病杂志附眼科手术，2000，22（4）：457.

6. Reddy SC. Electric cataract: a case report and review of the literature. Eur J Ophthalmol, 1999, 9（2）: 134-138.

7. Hassemi H, Jabbarvand M, Mohammadpour M. Bilateral electric cataracts: Clinicopathologic report. J Cataract Refractive Surgery, 2008, 34（8）: 1409-1412.

8. Hanna C, Fraunfelder FT. Electric cataracts. Urtrastractructural lens changes. Arch Ophthalmol, 1972, 87（2）: 184.

9. Grewal DS, Jain R, Brar GS, et al. Unilateral electric cataract: Scheimpflug imaging and review of the literature. J Cataract Refract Surg, 2007, 33（6）: 1116-1119.

10. Liyanage SE, Khemka S, Alwis DV. Acute subretinal macular haemorrhage following an accidental electrical shock. Eye, 2006, 20（12）: 1422-1424.

11. Lee RC, Astumian RD. The physicochemical basis for thermal and non-thermal 'burn'injuries. Burns, 1996, 22（7）: 509-519.

12. Tandon M, Agarwal A, Gupta V, et al. Peripapillary retinal thermal coagulation following electrical injury. Indian journal of ophthalmology, 2013, 619（5）: 240-242.

13. Zhang L, Zhang K, Zhu YN, et al. Case report of unilateral electric cataract with transmission electron microscopy image. International Journal of Ophthalmology, 2016, 9 (4): 636-637.

14. Ranjan R, Manayath GJ, Dsouza P, et al. Spontaneous anatomical and functional recovery of bilateral electric shock maculopathy. Indian Journal of Ophthalmology, 2017, 65 (11): 1256-1261.

15. Zablocki GJ, Hagedorn CL. Chorioretinal atrophy after electrical injury. Digit J Ophthalmol, 2011, 17 (3): 40-42.

16. Seth RK, Abedi G, Daccache AJ, et al.Cataract secondary to electrical shock from a Taser gun. J Cataract Refract Surg, 2007, 33 (9): 1664-1665.

第五十三章 应激性眼外伤

应激(stress)是机体对各种不良环境因素作用所产生的一种复杂反应,包括生理和病理等多方面的反应过程,现认为其与多种疾病的形成有关联。应激性眼外伤(stress ocular trauma)是指由于外界不良环境因素的刺激而导致视觉器官组织结构和功能的改变或损害,常见的引起应激性眼创伤的因素包括气压的突然改变、氧中毒、振动、噪声、加速度以及近点工作等。

 第一节 气压改变引起的眼部损伤

大气压力与海拔高度成反比关系,海拔越高大气压力越低,同时气温也相应降低。目前多种类型的民用和军用飞行器可在平流层飞行,其内部飞行人员在飞行中均处于低气压环境中,应避免低气压因素对机体和视功能的影响。1个标准大气压为101.325kPa(1kPa≈7.5mmHg),高度每升高约5 000m,气压将降低为原气压强度的1/2(表53-1-1)。

表53-1-1 高度-压力-温度关系

高度/m	气压		温度	
	/kPa	/mmHg	/K	/℃
0	101.325	760.00	288.15	15.00
100	100.120	751.03	287.50	14.35
200	98.945	742.15	286.85	13.70
300	97.772	733.35	286.20	13.05
400	96.611	724.64	285.55	12.40
500	95.461	716.01	284.90	11.75
1 000	89.876	674.12	281.65	8.50
2 000	79.501	596.30	275.15	2.00
3 000	70.121	525.95	268.66	-4.49
4 000	61.660	462.49	262.17	-10.98

高度 /m	气压		温度	
	/kPa	/mmHg	/K	/℃
5 000	54.048	405.40	255.68	−17.47
10 000	26.499	198.76	223.25	−49.90
15 000	12.111	90.85	216.65	−56.50
20 000	5.529	41.47	216.65	−56.50
25 000	2.549	19.12	221.55	−51.60
30 000	1.197	8.98	226.51	−46.64
40 000	0.287	2.15	250.35	−22.80
50 000	0.080	0.60	270.65	−2.50

注：表中高度单位为米（m）；气压列出两种表达方式，一种以千帕（kPa 为单位），另一种以毫米汞柱（mmHg）为单位；温度也列出两种表达方式，一种为开氏温度（K），另一种为摄氏温度（℃）

低气压可以引起机体器官组织的缺氧（hypoxia），严重时可以对眼部造成损伤，主要表现为视觉功能明显受到影响，如视力下降，视野缩小，球结膜或视网膜出血等。气压突然改变也会对眼造成严重的影响，主要发生在减压过程中，即减压病（decompression sickness，DCS）所致的眼部损伤（ocular damage）。

一、急性高空缺氧时的眼部损伤

急性高空缺氧主要见于航空过程或低压舱模拟升空过程中，根据道尔顿定律：混合气的总压力等于混合气体中所有气体各分压之和。高空低压力环境中，氧分压也明显降低，高空缺氧属于乏氧性缺氧（表 53-1-2）。

表 53-1-2　生理等效高度呼吸空气时气体分压 /(kPa)

高度 /m	压力 /mmHg	氧分压 /mmHg	肺泡氧分压 /mmHg	肺泡二氧化碳分压 /mmHg
0	759.97	159.21	103.00	40.00
305	733.04	153.57	98.20	39.40
610	706.63	148.04	93.80	39.00
914	681.23	142.72	89.50	38.40
1 219	656.34	137.50	85.10	38.00
1 524	632.46	132.50	81.00	37.40
1 829	609.09	127.60	76.80	37.00
2 134	586.49	122.87	72.80	36.40
2 438	564.64	118.29	68.90	36.00
2 743	543.31	113.82	65.00	35.40
3 048	522.73	109.51	61.20	35.00
3 553	510.92	105.36	57.80	34.40
3 658	483.36	101.26	54.30	33.80
3 962	464.82	97.38	51.00	33.20
4 267	446.53	93.55	47.90	32.60
4 572	429.01	89.88	45.00	32.00
4 877	411.99	87.31	42.00	31.40
5 182	395.73	84.50	40.00	31.00
5 486	379.73	79.55	37.80	30.40
5 791	364.49	76.36	35.90	30.00

续表

高度 /m	压力 /mmHg	氧分压 /mmHg	肺泡氧分压 /mmHg	肺泡二氧化碳分压 /mmHg
6 096	349.50	73.22	34.30	29.40
6 401	335.28	70.24	33.50	29.00
6 706	321.30	67.31	32.80	28.40
7 010	307.85	64.49	32.00	28.00
7 315	294.89	61.78	31.20	27.40
7 620	282.45	59.17	30.40	27.00

在急性高空缺氧状态时，人们的机体可能会出现呼吸系统、循环系统等一系列代偿反应（compensatory reaction），从而更好地适应低氧分压气体的环境改变，如肺通气量增加，心排血量增加和血流量重新分布等。如果出现缺氧较严重的情况，明显超过了机体的代偿功能，或存在有原发疾病等因素使机体的代偿能力较差时，一些对缺氧的反应比较敏感的器官、系统将出现明显的功能障碍，其中，尤以神经系统和感觉系统最敏感。当周围环境缺氧时，会导致血中氧分压下降及血氧饱和度下降，刺激血管的化学感受器发放冲动，经过主动脉神经和颈动脉窦神经传入延脑中枢，调节神经活动，会引起呼吸加快、心率上升等一系列的应激性生理反应。研究发现轻度低氧对比度视力下降率与缺氧后血氧饱和度平均值显著正相关。由于吸入了低氧混合气体，会造成血氧饱和度下降，从而引起视觉系统供氧不足，直接导致视力下降、视野缩小等一系列视功能改变。急性高空缺氧虽然持续时间较短，从数分钟到数小时不等，但仍然可能会造成视功能的损伤。主要表现为：

（1）夜间视力下降：急性高空缺氧时对视觉功能的影响，首先表现在对视网膜杆体细胞功能的影响，其对光敏感性下降。在高度 1 200m 时，即可出现暗适应时间延长；随着高度的增加，夜间视力受影响的程度亦相应加重，平均每升高 600m，夜间视力会下降 5%。

（2）视敏度下降：视网膜锥体细胞对缺氧的耐受力较强，平均在 5 500m 高度时中心视力开始下降。随着环境高度不断升高，视敏度也会随之明显下降；当环境高度低时，视敏度下降则不显著。一般经过吸氧治疗后视功能损伤的情况即可很快恢复。急性高空缺氧所致的视敏度下降，主要为缺氧影响了视中枢和视网膜神经组织的功能，当缺氧继续加重时，视网膜的光化学过程也将受到影响，而且不能够很快恢复。

（3）视野损害：在低照明度下，缺氧对几何形象的分辨能力影响也较大。中度缺氧时视野将会缩小，上升至 6 000m 高度时可出现视野明显缩小，生理盲点扩大，周边视力可能丧失，缺氧继续加重还可能发生全盲。

（4）色觉障碍：根据低压舱上升实验，缺氧可使辨色力明显减退。

（5）眼肌运动功能障碍：根据低压舱上升实验结果，如果在 5 000m 的高度出现缺氧的情况，隐斜度会增大，眼外肌调节力也会减退，近点会发生远移，看不清近处仪表。在达到 5 500m 的高度时，眼部肌肉运动协调功能会出现明显障碍，阅读时间延长，同时眼球固视目标的动作也不准确。

（6）其他表现：如缺氧可使深径觉障碍，可致空间物体的距离及相对位置辨别力减退。根据低压舱上升实验，当高度在 3 000m，部分受试者即可出现轻度深径觉障碍，上升至 5 000m 时多数人出现深径觉障碍。

二、高原适应不良症的眼部损伤

高原适应不良症（altitude maladaptation）是指高原慢性缺氧损伤过程，主要发生在海拔 3 000 米以上的地区，主要的眼部损伤表现为视觉功能障碍和眼部器质性改变等方面。视觉功能障碍者可以发生多种视功能障碍表现，甚至会引起飞蚊症（muscae volitantes）、复视（diplopia）等症状。眼部器质性改变者主要表现为类似于视网膜动脉硬化的改变，视盘可能出现充血和水肿、也可以引起视神经萎缩（optic atrophy）；甚至可以引起眼外肌麻痹（paralysis of extrinsic muscle，ophthalmolegia externa）、球结膜充血等外眼病变。

三、高原居民眼部表现

世居高原地区（一般指在海拔 3 000～4 500m 的高原或高山区）的居民，一般来说生活在高原地区的居民机体已适应了这种高海拔的客观环境，视觉功能多无改变。但在部分居民中，眼底可见视网膜静脉充盈，颜色深，迂回较多，视神经乳头颜色较红，但边缘清楚，无水肿等改变。

高原地区的白内障（cataract）发病率明显高于平原地区，与紫外线照射强度大有关。根据生物学作用自然界中的紫外线可分为短波紫外线、中波紫外线、长波紫外线，波长分别为（200～280）nm、（280～320）nm 和（320～400）nm。到达地表的紫外线中，部分中波紫外线被角膜吸收，其余的长波紫外线和另一部分中波紫外线可穿过角膜和房水被晶状体吸收。紫外线可诱发晶状体上皮细胞凋亡（apoptosis of lens epithelial cells），继而引起晶状体蛋白质表达的异常，导致晶状体浑浊（lenticular opacity）。

四、减压病的眼部损伤

减压病（decompression sickness，DCS）常见有高空减压病和潜水病两种情况。高空减压病是指机体周围环境的空气压力从正常大气压迅速降至低于一个大气压力所引起的一系列病变，主要见于高空航行或低压舱模拟升空时未自动及时调节舱内气压的稳定。潜水病是指潜水过程中当潜水员从水面下高于一个大气压的环境条件向水面上正常大气压环境条件回升过程时发生的一系列病变。高空大气压力降低对人体主要有两方面的影响，氧分压下降引起的高空缺氧和低气压的物理效应。现代飞机通常为通风式密封增压座舱，一旦发生座舱破损，舱内乘员就会直接暴露在低气压环境中。此外，军用飞机增压座舱多采用"低压差制"，即座舱完好状态时，舱内压力亦低于标准大气压力。因此，飞行活动中存在缓慢持续低气压的影响和急剧减压的可能。低气压和气压剧变之所以能够对机体发生物理性损伤，是由于生物体形态结构方面具有如下特点：在压力降低时，含气空腔脏器腔内气体如不能及时排出，可发生体积膨胀或内部压力上升；外部压力降低达一定程度时，组织液和体液内溶解的气体就会离析出来形成气泡；压力进一步降低达到或低于体温条件下的水蒸气压时，水分会发生"沸腾"，形成大量蒸气。这些是形成减压病的病理生理基础。体内溶解的气体中，氧（oxygen）和二氧化碳（carbon dioxide）可呈化学结合状态，氧气能够很快地被组织利用，故在一般情况下不会出现过饱和溶解状态。唯有呈完全溶解状态的生理性惰性气体 - 氮气（nitrogen）在减压速率较快情况时，才最有可能形成过饱和状态并产生气泡。这些气泡既可梗死血管（气栓，air embolism），又可压迫组织，因而引起全身和眼部的多种病变表现。

（一）减压病的眼部表现

（1）视觉功能障碍：眼部视觉功能障碍包括视物模糊、视野缩小甚至管状视野（tubular visual field）、复视以及闪辉性暗点（scintilating scotoma）等，反映中枢神经系统及视器官均受到累及。

（2）眼部病变：在高空气压迅速降低时，眼底视网膜血管内可出现气泡。也有病例报道可以出现结膜下出血和视网膜出血（retinal hemorrhage）。视网膜中央动脉可因气泡而栓塞。此外，还可发生视盘水肿、减压性白内障（decompression cataract）、瞳孔变形、眼外肌麻痹、眼球震颤（nystagmus）及视神经萎缩（optic atrophy）等病变。

（二）减压病的防治原则

（1）预防措施：严格遵守航空和潜水活动中的相关保健和安全措施。关于减压病的预防，目前高性能战机飞行员多采用飞行前的吸氧排氮过程，因为不同气体的膨胀系数也不同，以及体内溶解的氮气"惰性"特点，尽量排出氮气，已经能够明显地降低减压病的发病率，并缓解了减压病的损伤程度。

（2）急救治疗措施：当前治疗高空减压病的方法主要是迅速返回地面、吸氧排氮和加压治疗，其中以加压治疗为主。大多数患者被确认为减压病后立即采用吸入高压氧（hyperbaric oxygen）手段治疗。

理想的方法是在高压氧舱内（保持 2.8 个绝对大气压）间断吸 100% 氧气。同时应用其他对症治疗措施，如扩容缓解循环性虚脱（circulatory collapse），静脉滴注低分子右旋糖酐（low molecular dextran）、血浆，补充电解质溶液，应用糖皮质激素等。对于较为严重的高空减压病，多数学者认为应该给予高压氧治疗。

（3）眼部治疗：及时检查眼底视网膜血管情况，及早发现和治疗视网膜中央动脉栓塞（embolism of central retinal artery）等病变。如有其他眼部损伤，则应根据具体情况采用相应的局部和全身疗法。

（4）压力治疗措施：将患者置于加压舱中，并将加压舱内气压升高至 2～6 大气压水平，从而充分溶解体内残留的氮气泡直至症状完全消失，然后缓慢减压至正常大气压水平。

第二节　氧中毒眼外伤的眼部损伤

在海平面海拔高度上，正常环境大气压为 101.325kPa，空气中氧气约占 21%，氧分压为 21.2kPa。氧中毒（oxygen intoxication）是指机体长期吸入氧分压高于 23.5kPa 的氧气，所造成的一系列的生理和病理的反应和组织损伤。

早产儿出生后需在保温箱环境条件下生活，所呼吸的气体氧分压高于 23.5kPa（常用纯氧），持续在这种高氧分压环境中生活 4～8 周后，经检查可以发现视网膜周边部首先发生血管收缩，随后发生血管闭塞和血管增生，以及视网膜水肿与出血，最终形成机化膜病变，病变较重时可牵引视网膜导致视网膜脱离，也可导致晶状体后面白色混浊纤维组织形成，所以临床上应高度重视并及时筛查和治疗早产儿视网膜病变（retinopathy of prematurity）。

如果长期吸入氧分压高于 23.5kPa 的氧气，成年人也会发生氧中毒病变，眼部可以出现视功能障碍，如视力下降，以及暗适应（dark adaptation）延长等症状，所以临床上应积极预防氧中毒的发生。

第三节　振动引起的眼部损伤

振动（vibration）是宇宙普遍存在的一种现象，总体分为宏观振动（如地震、海啸）和微观振动（基本粒子的热运动、布朗运动）。振动也是在工、农业生产过程中、日常及军事活动中经常遇到的现象。从物理概念上讲，振动是一种周期性的加速度和减速度，是一种特殊形式的重力变化。

根据振动对人体的影响可分为局部振动和全身振动。人受到振动后可产生一系列生理、心理反应，也可造成不同程度的损伤。损伤的轻重取决于振动的强度和频率。短时间的强烈作用，可造成急性损伤，主要的症状是疼痛和功能障碍；而长时间受到振动作用，可发生慢性损伤，通常称为振动病或称为振动综合征（vibration syndrome）。

全身性振动可对机体产生多方面的影响，在强烈低频振动影响下可发生心律失常（arrhythmia）、头昏、眼花、工作能力下降、内分泌紊乱和代谢失常等，还易诱发运动病（motion sickness）。

人体也是一个振动系统，是一个非均匀、非线性的振动系统。振动所引起的效应与人体的共振或体内器官或组织的共振有关。共振是指身体或身体的某一部分产生比被迫振动的振幅更大的振荡。振动引起的人体共振，取决于振动的频率与强度、方向和时间。全身性振动也可通过共振对眼的产生影响。眼球位于眼眶内，引起共振响应的频率是 20～90Hz。20～40Hz 主要是引起眼睑及面部软组织共振，但也可引起眼球的被迫运动。60～90Hz 则可引起眼球及眶内组织共振。

全身振动可降低视力和阅读仪表的准确性。这种影响在很大程度上取决于观察者与景象的相对运动。如被注视的物体不动，观察者受到 6～8Hz 的振动，由于前庭 - 视觉反射的维持，景物在视网膜上的成像仍能维持，尚可保持良好的视敏度。当受到快速运动作用时，虽然振幅很小（仅有几个毫米），视力可下降 25%，仪表判读及精细目标识别发生困难。垂直振动 20～90Hz 时，能引起面部组织（包括眼睑）及眼球共振，对视力的影响更为明显。另有一些研究则提示振动在25～35Hz时，视力最差；随着频率的增加，对视力的影响则逐渐减少，达到78Hz时，视力可恢复到正常。也有报道因振动而引起眼部器质性损伤，有报道称长期遭受振动可致发生晶状体悬韧带断离（dialysis of suspensory ligament of lens）。

第四节　噪声引起的眼部损伤

噪声在物理学上是指发声体做无规则振动时发出的声音。在生理学上指妨碍人们正常休息、学习和工作的声音，以及对人们要听的声音产生干扰的声音。从这个意义上来说，噪音的来源很多，如，街道上的汽车声、安静的图书馆里的说话声、建筑工地的机器声、以及邻居电视机过大的声音，都是噪声。

噪声对人体的影响是多种多样的，长期的影响可引起噪声综合征（noise syndrome）。从临床上讲，可分为特异性和非特异性噪声综合征。前者是指噪声引起听觉器官的柯蒂器损伤；后者是指噪声对听觉器官以外，对人体其他器官的影响，主要是对中枢神经系统和心血管系统的影响。此外，对消化系统、内分泌系统和视觉器官也有影响。

在严重噪声的影响下，在严重噪声的环境影响下，视觉中心的诱发电位阈值增加，眼球跟踪运动目标的运动速度减慢。噪音还可以造成不同程度的视觉障碍，以及对光的敏感性降低，甚至会引起辨色力下降。噪声引起的眼部损害主要是对神经中枢系统的神经传导功能的抑制来致病的，而不是直接对眼局部组织的机械性损伤。

第五节　加速度致眼外伤

加速度（acceleration）对人体的影响是航空医学中的重要研究课题之一。高速飞行中飞机和飞行员会不断承受直线和径向加速度刺激，引起血液、组织液等流体静压改变，发生惯性转移导致重要器官循环障碍。第一次世界大战参加空战的飞行员有视觉改变的反映。线性加速度的单位是G，即自由落体接近地球表面时呈现的加速度，随着现代飞机性能的不断提高，飞行人员在飞行活动中承受的G值愈来愈大，最大载荷可以达到+9～+12G，增长率+9～+15G。如F-16战机具有+6G/s以上的加速度增长率，飞行员做战斗飞行时，眼球将承受向下+8G的加速度，可以造成视网膜血流量下降，当动脉灌注压低于眼压时，即可发生视觉障碍，如周边视力丧失（灰视）、管状视，甚至中心视力丧失（黑视）、瞳孔散大、眼球固定（空白凝视），这与视网膜中央动脉和静脉的塌陷同时发生，与头部血压下降一致。加速度对眼和视觉功能的影响是研究加速度对人体机能影响中的一个重要方面。

1. 视觉变化的程度的分级　视觉系统变化对加速度反应最为敏感，一般情况下在脑功能障碍发生之前即可出现视觉系统的变化，因而通常作为判断人体对持续性+G耐力的指标。根据视觉系统变化的程度，一般分为3级：①视力模糊：+G达到3～4，主观感觉眼前出现一层薄雾，或形容一片烟云飘在眼前，注视野发暗发灰，目标模糊，看不清仪表。②周边视力丧失：在1级变化基础上G值增大0.50左右，视网膜周边部分即可丧失感受物象的能力或光感消失，此时视野明显缩小，但仍保留中心视力，视野呈管状，通常称为"灰视"。③中心视力丧失：如G值继续增大，则视野继续缩小，直至中心视力完全丧失，即达到"黑视"，此时仍保留正常的听力和脑力活动。

视觉障碍发生与否及程度如何与G值高低和持续时间关系十分密切。当G值增长率为1G/s时，受试者在全身肌肉松弛状态下前述3级反应之间的G值平均相差约0.6G，持续4～5s出现视物模糊，6～7s出现周边视力丧失，7～8s出现中心视力丧失。同样，G值下降到足以恢复视网膜血液供应时，也需要延迟数秒才恢复氧气的储备。

2. ＋G 作用时的视功能障碍　包括光感，形觉和色觉等诸方面。①视觉对光感的绝对阈值随＋G 值增大而升高，如＋2G 时，必须比在正常（＋1G）情况下的亮度增高 50% 始能看到目标；＋4G 时，亮度必须增高 200%。因此，如果亮度不变，则感觉目标发暗。②同样，辨认物体形状的视敏度也随＋G 值增大而逐渐降低，如＋1.50G 时，判读仪表的误差为 10%，＋3G 时为 24%，＋7G 时，目标必须增大 1 倍始能辨认。增加目标的亮度水平，视敏度能够得到适当的补偿。低亮度水平，＋1G 时最小视角为 4 分角，＋4G 为 7.59 分角，在高亮度水平两者相差仅有 0.25 分角，即视敏度相差很小。③＋G 对色觉的影响相对较小，蓝色、红色首先受到影响，而对绿色和黄绿色的感觉直到接近黑视时才消失，G 值较高时，对红光感受发生偏差，即感觉变为橙色或黄色。

眼部血压下降，从而引起视网膜血管缺血是导致视功能障碍发生的主要机制。早期的离心机实验已经证实了这一点，＋4.5G 经过 1～2s，视网膜小动脉出现血流不畅，呈现时通时断的波动式变化。再经过 2～5s，周边视力丧失，小动脉萎陷，搏动减弱，血管内血液颜色变暗，（第一期）；在小动脉搏动完全停止，血管完全萎陷闭塞，空虚发白，没有血液流动后 2～3s，出现中心视力丧失（第二期）；加速度作用停止后，视力恢复，视网膜动脉也恢复搏动，静脉呈暂时性膨胀状态（第三期）。

正常眼球内保持 2.70～2.90kPa（20.25～21.75mmHg）的眼压，视网膜中央动脉血压必高于 2.70kPa（20.25mmHg）才能保证供血，因此，＋G 作用时头部血压下降至一定水平，虽然脑组织血液供应尚能维持，但眼动脉压低于眼压时，即可在脑组织发生功能障碍之前出现急性视网膜缺血性缺氧症状。如在＋7G 作用下，视力完全丧失后，降低密封式眼罩内压力 3.40～4.00kPa（25.50～30.00mmHg），视力可以立即恢复，如果再增加 G 值，则中心视力丧失和意识丧失可同时发生。反之，在密封眼罩内增加 2.70～4.00kPa（20.25～30.00mmHg）的压力，可以使视力障碍的阈值降低 1G。此外，眼内血管的解剖特征也决定了暴露在＋G 环境下，周边视功能受损先于中心视力丧失的演变过程，视网膜中央动脉自视神经乳头进入视网膜以后，依次发出各分支，直至视网膜周边部位，分支的末端属于终动脉，血压也逐渐降低，更容易受到 G 值的影响而发生萎陷。

近年来有研究发现＋9G 的作用下不仅可导致一过性视力下降，且能够增加中央角膜厚度，使前房深度增加、瞳孔散大，此外加速度后的 30 分钟内仍可观察到对比敏感度下降。

美国空军航空医学院研究发现，猴眼内植入的 IOL 在＋12G 时未发现明显移位。2002 年美军首次报道美国海军高性能战机飞行员眼内装有人工晶状体弹射成功。对实验兔 LASIK 术后接受＋G 加速度后角膜瓣在位理想。

3. －G 对人体视觉系统的影响　在负加速度影响下下，机体血液会从身体下部向心脏水平面以上的器官组织中转移，导致头部和眼部处于允血状态，其血液淤积，流动缓慢，脑循环速度变慢，甚至停滞，并发生缺氧改变。－G 加速度可以引起眼球疼痛和视力下降，甚至出现复视、红视以及流泪等表现，随着 －G 值的增加，眼球疼痛加剧，还可以发生黑视。眼部还可发生球结膜下出血、前房积血和视网膜出血等病变。

4. 对高 G 值的防护研究　主要有：①提高飞行员抗荷耐力，包括医学选拔中增加耐力选拔、体能训练、正压呼吸训练和离心机训练等。②提高抗荷装备的抗荷性能，包括改进抗调器的性能和预充气技术，使抗荷服充气速率增加，如美军标准为 10.3kPa/G，俄罗斯苏 -27 采用 0.5～2.0kPa 预充压设置，我军新型抗调器的高压级压力制度为 24.7kPa，低压级压力制度为 10.0kPa，另外，大面积抗荷服（extended coverage G-suit，ECGS）的研究证明下体体表面积覆盖 65%～75% 最为适宜，现代军队装备某系统已经达到覆盖脐以下 54%，抗荷效能达到 2.5G。③设计后倾座椅以通过缩短心 - 眼距离提高抗加速度耐力，目前我国尚未达到实用阶段。④加速度引起意识丧失检测与自我恢复装备，系统内有飞机状态（包括即时 G 值）、飞行员状态的检测，在发生加速度引起意识丧失时飞机进入自动驾驶，并通过听觉、视觉的不同刺激使飞行员尽快恢复意识。⑤推拉效应的深入研究与防护，进行小于 1G 加速度以后迅速转入大于 1G 的飞行动作成为推拉动作，推拉动作产生抗加速度耐力下降的效应则为推拉效应，在飞行中严重威胁飞行安全，已经引起各国的广泛注意，我国专业人员在这方面开始了初步的研究。

第六节 近点工作引起的眼部应激反应

眼通过最大调节所能看清的最近一点,称为近点(near point, puncta proximum)。此点是与视网膜的位置处于光学共轭的物点。由于电脑、特别是智能手机的普及,人们经常长时间、紧张地观察显示屏的资料或情景,由于紧盯屏幕,瞬目动作减少,加之屏幕的辐射影响容易导致泪膜不稳和结膜充血,长时间调节以及昏暗环境下瞳孔散大对房水循环的影响容易产生视疲劳。患者可感觉眼干、眼胀、眼红、视力模糊、阅读时间缩短、易发生视力疲劳,甚至出现刺痛、流泪、畏光等症状。还可发生暂时性近视等。由于视力疲劳致降低工作效率,进而降低全身健康状态,降低生产效率,甚至导致生产事故和生活意外的发生。近点工作引起的眼部应激反应应该引起社会更多的关注,并通过减少近点工作时间,来积极地预防。建议:①眼睛与智能手机之间应保持30cm左右的距离。②光线不宜过强或过暗,应从左前方射来,以免阴影妨碍视线。③用手机时间不宜过长,不要躺着,每40～50分钟休息5～10分钟,闭眼或向远处眺望数分钟。④加强视力训练和坚持做眼保健操。尤其是室外体育运动,在空气新鲜、视野开阔的郊外远眺美好景色是眼睛最好的保健方法之一。⑤注意营养补充,尤其是B族维生素和矿物质。⑥年龄在18岁以下的青少年最好不要使用智能手机,建议选择功能简单、屏幕简单的一般手机。

（李秋明　侯习武　王文战　彭广华　许　曼）

参 考 文 献

1. 刘克嘉,邬勤娥. 应激与应激性疾病. 北京:人民军医出版社,1991:1-79,145.

2. 李凤鸣,谢立信. 中华眼科学. 3版. 北京:人民卫生出版社,2014:215-3 223.

3. 蒋春雷,王云霞. 应激与疾病. 上海:第二军医大学出版社,2015:296-310.

4. 张卯年,姜彩辉. 中华战创伤学·第四卷 眼部战创伤. 郑州:郑州大学出版社,2016:566-577.

5. Bricker-anthony C, Hines-beard J, Rex TS. Eye-directed overpressure airwave-induced trauma causes lasting damage to the anterior and posterior globe: a model for testing cell-based therapies. Journal of Ocular Pharmacology & Therapeutics the Official Journal of the Association for Ocular Pharmacology & Therapeutics, 2016, 32(5): 286.

6. Fernándezmontero A, Olmojimenez JM, Olmo N, et al. The impact of computer use in myopia progression: a cohort study in spain. Preventive Medicine, 71(2015): 67-71.

7. Smaldone G, Campagna O, Pacella F. Computer use and onset of myopia in children: a systematic review. Senses & Sciences, 2015, 2(1): 1-7.

8. Curtis EB, Collin HB. Ocular injury due to bungee jumping. Clinical & Experimental Optometry, 2010, 82(5): 193-195.

9. Innocenti E, Bell TAG. Ocular injury resulting from bungee-cord jumping. Eye, 1994, 8(Pt 6)(1): 710.

10. O'Connor AR, Wilson CM, Fielder AR. Ophthalmological problems associated with preterm birth. Eye, 2007, 21(10): 1254-1260.

11. Frank K.Butler, JR., MD. Diving and hyperbaric ophthalmology. Survey of Ophthalmology, 1995, 39(5): 347-366.

12. Pennefather PM, Tin W. Ocular abnormalities associated with cerebral palsy after preterm birth. Eye, 2000, 14(Pt 1)(1): 78.

13. Saccá SC, Izzotti A. Oxidative stress and glaucoma: injury in the anterior segment of the eye. Progress in Brain Research, 2008, 173(1): 385-407.

14. Duma SM, Bisplinghoff JA, Senge DM, et al. Evaluating the risk of eye injuries: intraocular pressure during high speed projectile impacts. Current Eye Research, 2012, 37(1): 43-49.

第五十四章　植物性眼外伤

第一节　概　　述

一、植物性眼外伤的特点

植物性眼外伤（botanical ocular trauma，vegetable injury of the eye）是指由植物导致的物理或化学性的眼球及其附属器的器质性及功能性的损害。常见如植物任何部分接触眼部引起的机械性损伤、植物表面定植或感染的细菌和真菌等微生物造成的感染性眼病、植物性眼球内和眶内异物，以及植物本身作为过敏原引起的免疫性眼病等。从眼外伤分类的角度，植物性眼外伤包括闭合性眼外伤和开放性眼外伤。前者包括结膜、角膜的擦伤（corneal abrasion），角膜、巩膜的板层裂伤（lamellar laceration），以及眼球挫伤（contusion）。后者包括眼球穿孔伤（perforating injury of eyeball）、眼内异物（intraocular foreign body）和眼球破裂（rupture of eyeball）等。眼附属器的植物性外伤包括眼睑裂伤（lid laceration）、眼眶骨折（orbital fracture）和眶内异物（intraorbital foreign body）等。

常见的致伤物包括各种农作物（茎／叶、稻麦的壳／芒、板栗刺等）、日常接触物品（树枝、树叶、草茎叶、植物的脱落物如法国梧桐毛刺、竹枝、竹签等）、由植物制成的物品（木棒、竹竿、铅笔、家具、农具、玩具等），以及劈柴时的碎屑等。这些致伤物日常生活中经常接触，且种类繁多，在导致眼外伤的各类致伤物中，植物性致伤物所占比例较大，导致的眼外伤病情差异也较大。

植物性眼外伤在农村环境较为常见，包括农作物茎叶、果实、树枝、竹／木棒、竹／木签等。农村的植物性眼外伤多发生于青壮年，一般男性居多。农村环境的植物性眼外伤，多为复合性外伤，常合并面部软组织伤，颅脑伤等。部分患者伤后不重视，或者因交通不便利，未及时就医，常常在病情加重后就诊，除了增加治疗的难度，还可能造成预后（prognosis）不良。

此外，植物性眼外伤也多见于儿童，致伤物包括铅笔、木（竹）棒、木（竹）签等。儿童植物性外伤还有一些特殊的致伤物，如有的儿童将绿豆等物品与鞭炮内的火药一同置入容器内，点燃时崩出的绿豆穿通眼球壁，进入眼内。

某些植物性眼外伤有季节性。在农村稻麦收获季节，常见有稻麦秆、芒刺伤或擦伤眼球。稻麦脱粒时稻／麦粒弹伤、谷壳擦伤和眼表异物。在盛产板栗的山村，收获板栗的季节，常发生由板栗毛刺导致的角膜异物。夏秋季节农田作业时，经常有植物枝叶造成的角膜擦伤。如果不及时治疗，易发生真菌性角膜炎（fungal keratitis）。

植物性致伤物多携带各种病原微生物,发生眼内炎风险较高。朱茜分析了 1999~2005 年外伤性化脓性眼内炎(traumatic suppurative endophthalmitis)患者 203 例。致伤物中,树枝、芦苇、竹子等植物性穿孔伤 23 例(占 11.3%)。吴淑凤整理了 2002 年至 2012 年间唐山地区的眼球穿孔伤伴眼内异物的病例 1 455 例,植物性异物中眼内炎的发生率为 44.3%。

与其他类型的眼外伤相比,植物性眼外伤治疗后眼球摘除率较高。丁汝新(1998)统计 1988—1997 年共 10 年间因眼外伤导致眼球摘除(enucleation of eyeball)者 168 例,其致伤原因中,最多见的是树枝、木柴棒、铁丝、刀、剪、针锥扎伤,共 96 例占 58%。郑卫东(2010)报告 111 例眼外伤导致眼球摘除者,植物致伤物导致眼球摘除者占 26.12%。无论是在未成年组,还是在成年人组,植物性损伤致眼球摘除者均居首位。

植物性异物的漏诊率高于其他致伤物。无论异物位于眼内或眶内,新鲜的植物性异物在 X 射线和 CT 检查时显影不明确,无法与正常的眶内脂肪等区别。此外,由于创口的伤情比较轻,或较为隐匿,不易被发现。再者,植物性异物引起的炎症反应,常有滞后现象。例如,眶内植物性异物患者,常常于受伤后期,伤口愈合不良或有脓性分泌物(purulent secretion)自瘘管(fistula)排出时,才发现异物的存在。

二、植物性眼外伤的病理机制

植物属于有机生命体,有细胞结构,如活体进入机体后仍有细胞代谢,可产生代谢产物造成炎症或毒性反应,其上携带有自然界微生物如细菌(bacterium)、真菌(fungus)、衣原体(chlamydia)、寄生虫(parasite)等可产生特异性的感染表现,与其他致伤物相比,植物性外伤的局部症状较重,甚至可产生全身症状。植物性眼外伤致伤物种类繁多,所造成的眼部损伤也各不相同。其损伤机制主要包括机械性损伤(mechanical injury)、生物性损伤(biological injury)和免疫性损伤(immune injury)。

树叶、草叶、谷壳等轻薄的植物性成分,由于重量小,多造成角膜和结膜的擦伤,且易残留异物于眼表。这种机械性损伤程度轻,主要在眼表。角膜和结膜的上皮组织能够很快修复。但在造成角膜擦伤的同时,也使伤口部位沾染了大量的致病微生物。这些致病微生物包括各种侵袭力较强的细菌、机会致病菌、厌氧菌和真菌。未干枯的枝叶的擦伤,最易导致角膜的真菌感染。

棍棒等质地较硬的植物材料制成品,在生活中随手可得,是常见的致伤物。由于木制材料质量较金属小,且多发生于日常生活意外,造成外伤时对眼球施加的压力也相对较小,常导致眼球挫伤。若外伤发生于高空坠物或斗殴时,这些木制物品对眼球施加了巨大的钝性压力,则可造成眼球破裂。

眼球穿孔伤是常见的植物性物品造成的眼外伤。致伤物多为质地较硬的细条状物体,如铅笔、细树枝、竹签等。这些植物性眼球穿孔伤,可能在眼球内或眼球壁遗留部分残段。造成隐匿的植物性眼内异物,形成机化包裹,或者形成窦道,迁延不愈。与锐器造成的穿孔伤相比,植物性致伤物所造成的穿孔伤伤口不规则、不整齐,除了对眼球直接切割造成的损伤外,还伴随对眼球的钝性损伤。

植物源性感染性眼病(plant-derived infectious eye disease)是植物表面定植或其所属环境中的病原微生物借由植物性外伤引起眼部组织结构损伤接触暴露伤口引起的感染性眼部疾病。病原体主要为细菌和真菌,也可为衣原体等。可引起细菌或真菌性角、结膜炎,以真菌性角膜炎最为常见。

植物性致伤物携带的微生物还可能随着眼外伤伤口直接进入眼内,产生感染性眼内炎,特别是真菌性眼内炎,是植物性眼外伤引起的迟发性眼内炎的主要类型。

植物性异物易破碎,残渣难以清除干净,眶内植物性异物周围常常形成脓肿,以及窦道或瘘管,迁延不愈。

第二节　植物性角膜外伤

一、植物外伤所致的真菌性角膜炎

【病因和临床表现】　真菌性角膜炎(fungal keratitis)是一种由致病真菌直接感染角膜引起的严重

的致盲性角膜炎。真菌是机会致病菌,通常在免疫力低下或人体免疫屏障损伤时致病。

植物性致伤物引起角膜上皮损伤后,真菌孢子黏附于角膜,并在毒素和水解酶的作用下向角膜基质内侵袭。不同真菌菌种感染所致角膜炎的临床表现差异很大,可能与不同菌种的菌丝在角膜内生长方式不同及个体免疫差异相关。

真菌性角膜炎通常起病缓慢、病程长,病程可持续达 2~3 个月,常在发病数天内出现角膜溃疡。特征表现为角膜白色或乳白色致密浸润灶,表面粗糙,呈牙膏样或苔垢样外观,溃疡周围有胶原溶解形成的浅沟或抗原抗体反应形成的免疫环,当炎症反应严重时,可合并混合性结膜充血及睫状充血。有时在角膜感染灶旁可见伪足或卫星样浸润灶,角膜后可有斑块状沉着物。前房积脓呈灰白色,黏稠或呈糊状(图 54-2-1)。

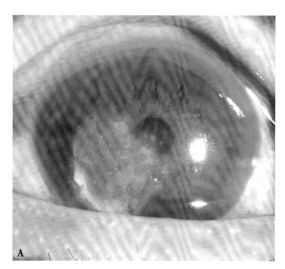
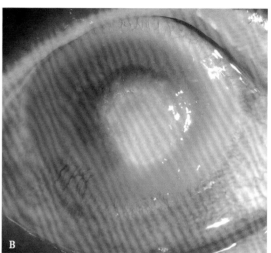
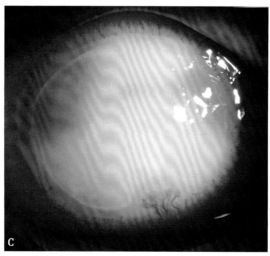

图 54-2-1　真菌性角膜炎

三例植物性外伤引起的真菌性角膜炎。A. 老年女性,谷壳击伤 2 周,结膜轻度充血,溃疡呈半透明苔状外观;B. 老年女性,玉米穗划伤 2 周,结膜混合性充血,角膜缘可见血管翳,角膜溃疡病灶呈乳白色外观,可见其边缘免疫环,周边伪足样浸润灶;C. 中年男性,树叶划伤 20 天,结膜重度混合性充血水肿,角膜缘血管充血,5 点位血管翳伸入角膜,巨大乳白色角膜溃疡占据全角膜,边缘有免疫环,前房积脓

植物性外伤引起的真菌性角膜炎多为丝状真菌,其中镰刀菌属(*Fusarium*)是我国主要的眼致病真菌属,约占真菌性角膜溃疡的 70%~80%,其次是曲霉菌属(*Eurotium*),约占 10%。户外工作农民于夏收或秋收季节容易感染。茄病镰刀菌性角膜炎病程进展迅速,病情严重,易向角膜深部组织浸润,数周内引起角膜穿孔(corneal perforation)及睫状环阻塞性青光眼(ciliary block glaucoma)等严重并发症。曲霉菌属感染症状较轻,进展速度较前者慢,药物治疗效果较好。丝状真菌穿透性强,菌丝可侵犯角膜

后弹力层，甚至进入前房侵犯虹膜及眼内组织，其常见病变部位在后方，局限于虹膜与晶状体间后房周边部，形成真菌性虹膜炎及瞳孔膜闭，可继发青光眼，还可引起并发性白内障及真菌性眼内炎。

【诊断】 根据植物性角膜外伤史及角膜特异性病灶，可做出初步判断。角膜病灶刮片涂片被 10% 氢氧化钾浸润后，非真菌杂质可被溶解，而暴露真菌菌丝。发现真菌菌丝即可确诊。可同时做病灶区角膜刮片，进行真菌及细菌培养，进行菌种鉴定。此外，共聚焦显微镜检查是一种快速、有效、无创的可重复性活体检查法，能够动态观察不同时相角膜组织中的菌丝和孢子情况，可用于观察疗效。但共聚焦显微镜检查无法鉴别真菌菌属及菌种。

【治疗】

1. 药物治疗 常用咪唑类抗真菌药物及抗生素类抗真菌药，首选 5% 那他霉素滴眼液或两性霉素 B 滴眼液，每 30 分钟 1 次滴眼，联合应用 0.3% 氟康唑滴眼液。24 小时后滴眼频率改为每 2 小时 1 次。药敏结果回报后可选择敏感药物。临床治愈后应维持用药 1~2 周预防复发。全身用药：口服伊曲康唑每日 200mg，用药不超过 3 周。并发症的治疗：前房炎症反应重合并虹膜后粘连者可给予 1% 硫酸阿托品眼膏散瞳，非甾体类滴眼液每日 4 次滴眼。应用重组人表皮生长因子滴眼液等上皮修复药物以促进损伤愈合。

2. 手术治疗 药物不能控制感染者，当溃疡基质浸润表浅，不影响中心视力可行角膜溃疡（corneal ulcer）清创术；前中层角膜感染，面积较大者行板层角膜移植术（lamellar keratoplasty）；当炎症达后弹力层或已有溃疡穿孔者需选择穿透性角膜移植术（penetrating keratoplasty）。

二、谷壳造成的眼外伤

【病因】 角膜谷壳异物是在打谷时，谷子的壳皮落到角膜上所致。随着农村脱粒机的普遍应用，稻谷性角膜损伤有增多趋势。小型脱粒机一般无保护屏障，在使用脱粒机时，谷粒呈辐射状弹出，冲击力强，极易误伤眼球，形成角膜异物或角膜擦伤。在谷物收获季节，劳动力紧张，人体处于疲劳状态，加之农村照明不足，也增加了眼球受伤机会。

谷壳及其上的污染物可破坏角膜组织，产生异物反应，并出现刺激症状，如异物不及时取出，往往发生角膜溃疡，溃疡愈后遗留瘢痕性角膜浑浊（cicatricial corneal opacity），影响视力。

【临床表现】 患者一般有谷壳接触史。大多数发生于青壮年。主要症状为异物感，眼红、流泪等。角膜中央受损者伤后早期即有视力下降。患者早期症状较轻，多数患者未及时就诊。

受伤眼睫状充血，裂隙灯显微镜下检查，可见角膜或结膜表面谷壳异物嵌顿或擦伤。受伤部位绝大多数发生于角膜中央或旁中央。

谷壳擦伤后，在角膜和结膜表面残留一些细小毛刺，这些毛刺为谷壳表面的细小纤毛，当飞溅的稻谷横向接触角膜时，其稻毛脱落为角膜异物。患者自觉启闭眼睑时有明显的针刺感。由于这些毛刺非常纤细，近于无色，不易被发现，裂隙灯显微镜下用后部反光照射法检查，更利于发现异物。

若患者就诊时间较晚，角膜外伤的区域可出现角膜溃疡，部分患者伴随细菌或真菌感染。

若患者感染性角膜溃疡进一步发展，可出现眼内炎，表现为溃疡周围炎症浸润、溃疡扩大或加深、前房积脓（hypopyon）等表现。严重者可能出现溃疡穿孔或全眼球炎（panophthalmitis）。

【治疗】 对于谷壳造成的眼表擦伤，可给予抗生素、抗真菌滴眼液，以及促进上皮细胞生长等滴眼液对症治疗。若已经发生细菌或真菌感染，需行局部病灶刮除并取材，进行细菌和真菌培养及药敏试验。局部病灶烧灼和冲洗，并给予足量抗真菌和抗生素药物治疗。

若有眼表异物嵌顿，需要及时剔出。于裂隙灯显微镜下仔细辨别，以一次性注射针头剔出异物即可。需要注意的是，芒刺细小，易被折断，在取出时应小心谨慎，防止其断端残留。

伤后就诊时间的早晚，直接影响着受伤眼的疗程和预后。就诊愈早，治愈率愈高，疗程愈短，否则相反。据报道，48 小时以内就诊者 1.857% 发生角膜溃疡，伤后 48 小时以后就诊者 72.73% 发生角膜溃疡。

但由于谷壳损伤的早期症状较轻，患者常常忽略，而未及时就诊。据报道角膜稻谷伤中，伤后 48

小时内就诊者仅占 41.42%。角膜稻谷损伤后 48 小时以后就诊者，发生前房积脓的风险明显增加。受伤时的气候也与感染的发生率也有关，据报道，夏季角膜稻谷伤中，继发感染者约占 80%，秋收季节角膜稻谷伤中，继发感染者约占 20%。

谷壳所致的角膜溃疡，若不及时治疗，病情发展，轻者遗留角膜瘢痕性浑浊，影响视力。重者造成严重感染而丧失眼球。故及时发现和治疗是关键。在诊治过程中，需要详细询问受伤过程，还应在裂隙灯显微镜下仔细检查有无异物，在取出异物时，除将谷壳取出外，还应仔细检查有无芒刺残留。取出异物后应积极抗感染治疗，以防病情加重。

此外，谷壳所造成的损伤，多数是由于在劳动中未进行劳动防护所致。因此，在生产劳动中，加强劳动防护的宣传，注意劳动安全，佩戴防护眼镜，可以有效地减少这一类植物性眼外伤。

三、板栗刺所致眼外伤

【病因】 板栗刺所致的眼外伤多发生于盛产板栗的山区。且呈现明显的季节性发病特点，每年 9～10 月份板栗的采收季节为高发期。

因板栗致伤者主要为青壮年男性，以中年人受伤最多。张红报道陕西商洛地区栗刺所致眼外伤 256 例。男女比例约 9：1。最小年龄 16 岁，最大年龄 78 岁。这与中年人多为农忙季节主要劳动力，防护意识淡薄，劳动保护不到位有关。受伤者多采用传统的用竹竿击打板栗的采摘方式，采摘时未佩戴防护眼镜。当仰面观看时被突然降落的栗总苞击中眼部。

板栗刺造成的眼部损伤以角巩膜异物为主，约占就诊患者的 83.63%，板栗刺所致角膜异物多为多发性角膜异物伤。部分可刺入前房，甚至损伤晶状体。板栗刺也可造成角膜细菌或真菌感染。据报道伤后 1～2 天就诊者感染发生率为 13.63%，3～5 天就诊者感染率为 28.20%，5 天后就诊者感染率为 66.7%。

【临床表现】 患者均有伤后畏光、流泪、异物感和眼痛。视力有不同程度下降，当晶状体受伤浑浊或发生眼内炎时，视力显著下降。部分患者就诊时间较晚，或有隐匿性巩膜异物残留，表现为外伤后长时间的疼痛和反复发作的眼红。

裂隙灯检查可见眼睑肿胀，痉挛。睫状充血（ciliary congestion），严重者可见混合性充血（mixed congestion）。结膜、角膜可见多少不等棕色异物及划伤。板栗刺垂直或斜向穿入角膜。由于板栗刺头尖尾粗，且头端有与刺尖呈锐角的星状毛，有一定的阻力，多数板栗刺尾端存留于眼球表面。板栗刺嵌顿于角膜、结膜表面，深浅不一、数目不等，常表现为多发性异物。

板栗刺周围角膜水肿、浑浊。严重者角膜基质及内皮层浑浊，内皮皱褶。可有前房炎症反应，表现为房水浑浊。晶状体被板栗刺伤，表现为晶状体皮质乳白色浑浊，部分患者皮质溢入前房，阻塞前房角，发生继发性青光眼（secondary glaucoma）。

嵌顿于巩膜的板栗刺表现为局限的结膜充血和水肿。有时整个球结膜充血和水肿，有轻压痛或眼球转动时疼痛。由于异物细小，脆弱易断。当就诊时球结膜已经愈合，裂隙灯下所见球结膜完整，且在结膜下出血掩盖下，巩膜板栗刺不易被发现，易漏诊。外伤后晚期反复发作的结膜局部充血，红肿，甚至出现结膜下脓肿。

由于外伤后结膜完整及球结膜充血、水肿或结膜下出血等因素，巩膜栗刺异物伤隐匿或残留常难以一次取净，易漏诊或误诊。部分病例被误诊为结膜炎、巩膜炎、角膜炎、眼部肿物或结膜下脓肿、翼状胬肉、虹膜睫状体炎等。

【诊断】 对多数病例来说，通过患者被板栗击伤病史、眼部症状，结合裂隙灯显微镜检查就能明确诊断。在裂隙灯下对透明角膜仔细检查，一般均能发现残留于角膜的异物。检查时要注意板栗刺异物的位置、数目以及深浅程度。当刺入巩膜的板栗刺折断并嵌留，被结膜组织覆盖，再加上外伤后球结膜充血、水肿或结膜下出血，巩膜异物不容易被看到而漏诊，需要仔细检查。

对于前段巩膜异物，可行 UBM 检查发现细小异物。若异物细小，常规检查不能发现，而临床表现高度怀疑有板栗刺残留者，可行 MRI 检查，能清楚显示无信号的异物及其与周围脓液、肉芽及瘢痕的关系。

对于有角膜炎症或疑似感染病例，需要取结膜囊分泌物涂片、角膜组织刮片。对有眼内炎表现者，行前房穿刺取材。并行细菌（真菌）培养及药敏试验。

【治疗】 单纯角膜刺伤或划伤，而无板栗刺存留者。应用抗生素及角膜修复滴眼液滴眼即可。

若有角膜、结膜及巩膜异物，应尽早取出，预防感染。若在裂隙灯下眼位不易固定、术者单手操作、患者配合不佳等原因，造成新的损伤，故宜在手术显微镜下取出板栗刺，可避免角膜、晶状体的不必要的损伤。取出异物时，尽可能减少角膜的进一步损伤，最大限度地保护视力。要严格无菌操作，避免交叉感染。

当板栗刺位于角膜浅层或中层时，角膜和结膜表面麻醉，然后用 1ml 一次性注射器的针头从板栗刺侧方刺入伤道，利用针头顶住板栗刺裸露的尾部，轻轻向外顶出，松动后的异物可以显微镊夹出。其中，一次性注射器的针尖部位可提前沿着针尖的斜面向其背侧施压，形成一个具有背弯的弧形，这样的针头在穿刺角膜板层时，容易在同一个角膜板层向前推进，并在接触板栗刺时，减少力的分解，形成有效的顶推力量。同时，这样的针头可以减少刺穿角膜的风险。

针对角膜深层板栗刺。可以在手术显微镜下，按上述方法，将一次性针头刺入角膜一定深度，将板栗刺顶推和松动后，自角膜表面将其取出。若取出困难，可以穿刺刀在板栗刺边缘做角膜板层切开，再持针头向外顶出板栗刺，或用显微镊夹住板栗刺根部拔出即可，取出板栗刺后，角膜板层复位。

对位于角膜内皮层或深刺入角膜全层者，因板栗刺有星状毛，且刺尾部较粗，不宜送入前房后再取出。可予以球后麻醉，在板栗刺周围的角膜面作一板层小切口，暴露断端后取出。也可作一侧切口，在前房内注入少许黏弹剂，从内面将板栗刺托住形成向外挤出压力。板栗刺取出后可能有少许房水外渗，可予以按压，待房水外渗停止，涂抗生素眼膏后包扎，一般可自行闭合。若房水渗漏明显，需予以缝合。

由于板栗刺较为致密，一般均能完整取出，伤道遗留的色素无需特殊处理。在取出角膜板栗刺时，应先取出表浅的，再取出深层的。先取出未穿透角膜全层的，后取出穿透角膜全层的。有 2 个以上穿透角膜全层者，先将板栗刺拔出一部分，使板栗刺的尖端没入角膜层间，而不直接拔出，以避免房水流出，前房消失，未取出的板栗刺伤及晶状体。待全部板栗刺均没入角膜层间后，再行拔出。

若为结膜下和巩膜板栗刺，需切开相应部位的结膜，以显微镊夹出，或用前述注射针头挑出。若已经形成巩膜脓肿，应在手术显微镜下手术切开感染区球结膜，分离暴露脓腔，仔细清除脓腔及分泌物后取出异物。对于隐匿性巩膜板栗刺，先行影像学定位，确定位置后行手术切开取出。

对于进入前房内的板栗刺，术前先用 0.5%～1% 毛果芸香碱滴眼液滴眼，待瞳孔缩小后，做角膜缘板层穿刺口，将黏弹剂注入前房以维持前房深度，保护角膜内皮和晶状体。然后，自角膜缘穿刺口摘出异物。

针对并发症的治疗：合并角膜炎者，给予抗生素和抗真菌药物治疗，并涂片做细菌及真菌培养，并做药敏试验。确诊后，及时应用敏感药物。外伤性白内障（traumatic cataract）者，待炎症消退后，行白内障摘出术联合人工晶状体植入术。合并虹膜睫状体炎者，给予散瞳，加用糖皮质激素及非甾体抗炎药等治疗。

第三节 植物性眼球穿孔伤

【病因和流行病学】 由于植物性物体质量较轻，相对于金属物体来说，不易造成眼球穿通伤。但植物性物体如树枝、竹签等物品在生活中较为常见，且有一定的硬度，因此由植物性物品造成的眼球穿孔伤发生率较高。常见的植物性眼球穿孔伤（vegetable perforating injury of eyeball）中的致伤物品为木棍、树枝、竹签／棍、铅笔等。

在农村地区和山区，植物性物随处可见，植物性眼穿孔伤发生率高于城市地区。据报道，其发生率约为10.4%～20.27%。特别是在儿童时期，植物性眼球穿孔伤在青少年儿童的眼穿孔伤中约占19.8%～37.89%。儿童植物性眼球穿孔伤的致伤物主要为：树（竹）枝、竹（木）签、农作物杆、木（竹）剑等植物材质制成的玩具、铅笔等。

【临床表现】

（1）病史：植物性眼球穿孔伤一般有明确的外伤史。但由于儿童患者自我防护意识较差，常常忘记受伤史，部分儿童因为惧怕家长责备而隐瞒病史，待到眼球炎症加重，有明确的眼红、眼痛时才发觉受伤。部分患儿无自觉症状，家长发现有持续的眼红、白瞳等现象时才就诊。

（2）症状：由于穿孔伤口多位于眼球的前段，受伤后有眼痛、流"热泪"、视力下降等情况。部分病例伤口较小，伤口自动闭合，在早期无明显症状，以后当出现明显的并发症如白内障时，则有明显的视力下降。当眼内炎发生时，则有眼红、眼痛、视力显著下降及脓性分泌物等症状。

（3）体征：

1）结膜：由于穿孔伤口或眼内炎症，裂隙灯下可见睫状充血或混合充血，部分患者存在结膜下出血或血肿。

2）角膜：在植物性穿孔伤中，穿孔伤口大多位于角膜中央或旁中央部位。角膜穿孔伤口大小不一，与锐器伤相比，植物性穿孔伤口较为不规则。伤口处可能残留部分植物碎屑或泥土等，易造成感染。此外，还可能伴随角膜水肿、内皮皱褶和KP等。

3）巩膜：巩膜穿孔伤口常伴随结膜下出血。结膜下出血可能掩盖巩膜的伤口。若穿孔伤口较小或自动闭合，结膜下出血的遮挡，可能导致隐匿性巩膜穿孔伤。结膜下较浓厚的血肿伴随眼压降低时，高度怀疑血肿下存在较大的巩膜裂伤。

4）前房：受伤后，房水流出、晶状体破裂、皮质膨胀或溢出，造成前房深度变浅或消失。外伤后葡萄膜炎症反应，表现为前房闪光或渗出。并发眼内炎者，常见前房内积脓。

5）虹膜：外伤可造成虹膜脱出或虹膜缺失。眼内炎症反应导致虹膜粘连。

6）晶状体：穿孔伤常导致晶状体破裂、浑浊。部分患者因晶状体悬韧带的损伤，出现晶状体脱位或晶状体不全脱位。

7）睫状体：致伤物可直接损伤睫状体，导致睫状体出血。外伤还可能导致渗出性睫状体脱离或出血性睫状体脱离。

8）玻璃体：玻璃体的损伤主要表现为玻璃体浑浊（vitreous opacity）。当致伤物损伤了睫状体、视网膜和／或脉络膜时，受损组织出血，进入玻璃体内，导致玻璃体积血性浑浊。若植物性致伤物表面的致病菌进入眼内，引起感染性眼内炎，则导致玻璃体浑浊甚至积脓。

9）视网膜和脉络膜：植物性穿孔伤发生时，若刺入眼内的深度较深，可直接损伤视网膜和脉络膜，造成视网膜和脉络膜的伤口。有时，虽然没有造成视网膜脉络膜的损伤，但由于眼内容的脱出，则导致视网膜脱离（retinal detachment）。有时伴随脉络膜渗出性脱离，或因脉络膜上腔出血而形成脉络膜出血性脱离。外伤性感染性眼内炎发生时，视网膜和脉络膜也将收到致病微生物的侵袭。

【诊断】 根据外伤史和眼部临床表现，植物性眼球穿孔伤诊断不难。但植物性致伤物穿通眼球壁时，可能有植物残渣或碎片残留于眼内，需辨别有无眼内异物或眼球壁异物。另外，外伤使大量致病微生物进入眼内，需警惕眼内炎的发生。

【治疗】 植物性眼球穿孔伤的治疗原则与其他眼球穿孔伤相同。外伤后需及时进行清创缝合，同时，应用足量广谱抗生素，根据伤情，预防性使用抗真菌药物。清创缝合后，需要进行眼球的结构和功能的检查，并根据眼球外伤情况进一步治疗。

植物性致伤物携带的条件致病菌和真菌，是外伤后迟发性眼内炎的常见原因。在治疗过程中，易出现较相应穿孔伤更严重或持续时间更长的炎症反应，且易反复发作（图54-3-1）。需要密切观察眼部炎症反应情况，以便发现可能出现的感染性眼内炎，并及时进行治疗。

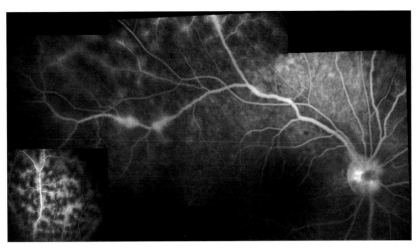

图 54-3-1　植物穿通伤后广泛的视网膜静脉血管炎

男童，右眼竹签刺伤术后 2 个月，视力 0.8。检查见血管弓以外的视网膜水肿，视网膜静脉迂曲扩张。眼底荧光血管造影显示全周视网膜静脉扩张并渗漏

 ## 第四节　植物性眼内异物

【**病因**】　植物性眼内异物（vegetable intraocular foreign body）在眼内异物的致病原因中，植物性眼内异物的发生率相对较低。常见的植物性眼内异物的原因：劈柴、电锯锯木等操作时，飞溅的异物碎片（具有较高的动能）崩入眼内；树枝等导致眼球穿孔伤时，致伤物碎片残留于眼内；爆炸伤时，飞溅的木制异物碎片致伤，多发生于少年儿童，在玩烟花时，使用木制物品敲击时导致爆炸。有儿童将数个鞭炮内的火药取出和绿豆等农产品放入小玻璃瓶中燃放，爆炸威力加大，飞溅的绿豆进入眼内。

植物性异物在眼内可引起严重的异物肉芽肿样反应（granulomatous reaction），有人报道眼内绿豆异物存留，引起严重的炎症反应，甚至绿豆在眼内发芽。进入眼内的植物性异物带有大量活性致病菌，可造成感染性眼内炎。特别是附着于植物的真菌，易引起外伤后迟发的真菌性眼内炎。顽固的真菌性眼内炎是植物性眼内异物伤后眼球摘除的主要原因。

【**临床表现**】　植物性眼球内异物伤的临床症状与其他眼内异物伤无异，受伤眼有眼痛、流"热泪"、视力下降等情况。与金属性眼内异物相比，植物性眼内异物质量较小，在穿通眼球前所具备的飞行动能小，进入眼内后，一般位于眼球壁、前房、或前部玻璃体，一般很少进入眼后段。伴随眼球破裂伤的植物性眼内异物，由于眼球破坏严重，可有视力严重下降甚至视力丧失。

受伤眼的穿孔伤口多位于眼球的Ⅰ区和Ⅱ区，角膜伤口多数欠规则，可伴随眼内容物嵌顿。角膜伤口多沾染较脏的物质，于伤后 12 小时以上就诊者，角膜水肿明显，伤口表面常可见脓性纤维渗出膜。位于巩膜的伤口，可有玻璃体嵌顿。大的巩膜伤口表面常有结膜下较浓厚的积血覆盖，故当有大面积的浓厚的结膜下出血，而眼压较低者，通常提示该部位的巩膜裂伤。

根据具体受伤情况，还可表现为前房积血、前房消失，虹膜脱出、虹膜缺失，晶状体破裂皮质溢出、晶状体浑浊、晶状体脱位或半脱位、玻璃体积血、睫状体脱离、视网膜和脉络膜伤口、视网膜脉络膜脱离等。

植物性眼内异物可刺激眼内组织，产生较强的异物肉芽肿反应，表现为较一般眼穿孔伤或眼内异物伤更严重的眼内炎症反应，表现为明显的前房内炎性渗出或合并玻璃体炎症性浑浊。

植物性眼内异物伤有较高的眼内炎风险，特别是未及时就诊的患者。表现为前房积脓，或合并玻璃体积脓。若病情未控制，可形成全眼球炎。

在各种致伤物中，植物性异物最易造成真菌感染。真菌性感染性眼内炎的发生时间较迟，有时发生于外伤性细菌性感染已经控制后，受伤眼的病情恢复期间。有时，顽固的真菌性眼内炎不能控制，导致眼球摘除的结局。

【诊断】 单纯根据外伤史和眼部临床表现,有时不能对植物性眼内异物伤做出诊断。对于怀疑植物性异物伤者需行影像学检查。由于 MRI 检查不能用于检查磁性异物,但大多数眼内异物都是磁性金属异物。因此,在做 MRI 检查前,要先以 CT 检查排除金属异物后,对怀疑有植物性眼内异物伤的患者,可选择 MRI 检查(图 54-4-1)。

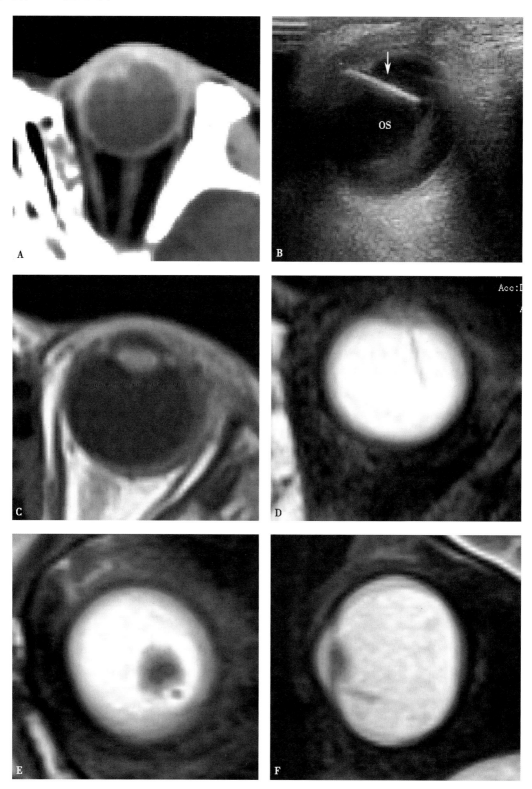

图 54-4-1 玻璃体异物

男童,竹签刺伤。A. CT 图像,异物不显影;B. 彩超图像示玻璃体条状高反射条带(异物);C. MRI 图像,T1 加权相眼球水平切面,异物不显影;D、E、F. MRI 图像,T2 加权像的眼球水平、冠状和矢状位切面,异物显示为低密度影

活体超声显微镜检查（ultrasound biomicroscopy，UBM）能提供角膜、巩膜、虹膜、后房及睫状体等不同断面的眼前段二维图像，对前房角、后房、睫状体和前段巩膜细小植物性异物的诊断和定位具有一定价值，但不能对异物性质定性。

对于术前怀疑植物性眼内异物，而不能确诊者，不能轻易放弃该诊断，需要在手术中对伤口部位仔细探查，避免漏诊（图54-4-2）。

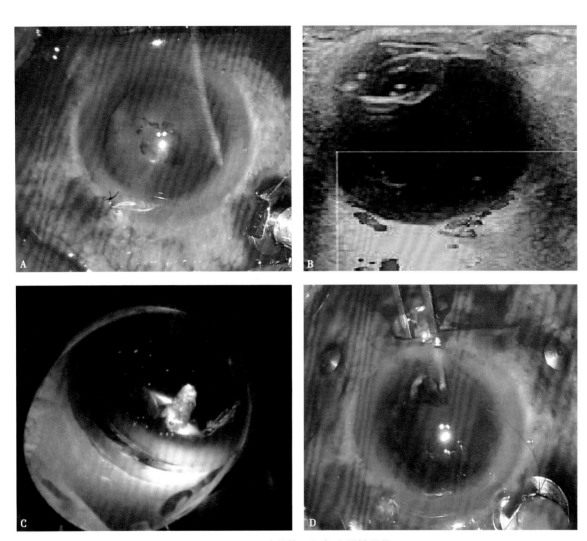

图54-4-2 睫状体平坦部隐匿性异物

女性，劈柴时被木块击中15天后，在当地清创缝合，于我院按"眼内炎""穿通伤"住院，行玻璃体切除术，术中发现伤口对应方位木制异物，周围机化包裹。A. 晶状体前囊中央色素沉着。8点位角膜缘缝线一根；B. 彩超示玻璃体浑浊，未见异物；C. 术中顶压8点睫状体部位，发现木屑及其周围包裹；D. 松动并将异物送入前房，自角膜缘切口摘出异物

【治疗】 植物性眼内异物一经诊断，需要尽快手术摘出。其摘出方法与非磁性的眼内异物相同。根据异物在眼内的不同部位，以及异物造成的眼内损伤情况，选择恰当的手术方式。

在药物治疗方面，应用足量和广谱的抗生素，以及抗真菌药物。通过滴眼液滴眼、结膜下注射、眼内注射和静脉滴注等方式，进行综合治疗。在治疗的过程中，需要对病情进行长时间的密切观察随访，警惕迟发性眼内炎的发生。

第五节 植物性眶内异物

【病因】 眶内异物(intraorbital foreign body)是一种较为常见的眼外伤,约占眼眶外伤的16.7%。在农村和山区等植物资源丰富地区,修剪果树、砍伐木材、劈砍柴火等工作中时有发生,或者在坠落或摔倒时被地面上的植物刺伤。据报道,植物性眶内异物约占全部眶内异物的10%。常见的植物性眶内异物的致伤物为木棍、树枝、竹签、铅笔、筷子、芦苇、豆类及农作物杆等。由于眶内异物的存留,在局部产生生物学效应,在异物周围形成炎症反应,形成异物肉芽肿。异物携带的致病微生物则增生繁殖,形成局部脓肿或瘘管,反复自伤口部位排除脓液。这样反复发作、迁延不愈。随着时间推移,植物性眶内异物也可发生钙化。

【临床表现】 患者一般均有外伤史。就诊时间早晚不一,其中伤后数小时内就诊,部分患者受伤后超过1个月甚至1年以后就诊。

因致伤物的大小、方向、速度不同,眼部表现各异。单纯的眶内异物一般不影响视力(图54-5-1)。部分眶内异物损伤时,对眼球造成挫伤,可出现前房角、晶状体、睫状体、视网膜和脉络膜等部位的损伤。眶尖部的异物可直接损伤视神经,表现为视力下降。严重的眶内异物伴随眼球破裂伤,视力严重下降,甚至无光感。

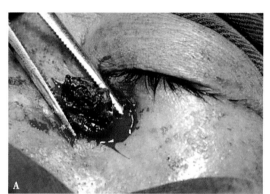
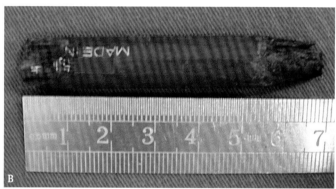

图 54-5-1 眶内异物患者

患者被木工笔刺伤3小时,眼球和眶壁未损伤,视力0.6。A. 术前,木工笔大部分进入眼眶,其尾端嵌顿于皮肤面;B. 该异物全长约70mm

患者常伴随眼睑和(或)结膜裂伤、眼睑肿胀、结膜充血水肿。当出现眶内血肿等情况时,表现为眼球突出、眼球固定或运动受限。

在清创缝合后,眶内植物异物伤患者常常出现伤口愈合不良,表现为伤口局部红肿、眼睑肿胀,局部可触及硬结。若脓肿形成,可触及局部隆起包块,质软,触诊可有波动感。

在眼眶植物性异物中,眶部瘘管的形成率较高,据张虹报道眼眶植物性异物21例,57.14%形成瘘管。若有窦道和瘘管形成,伤口部位间断性反复排出脓液或脓性分泌物。瘘管深度不等,一般1～6cm。眶内异物多位于瘘管底部,用探针自瘘管的外口深入,可于瘘管底部探及硬物,这一硬物即为异物及其周围的瘢痕组织。

部分眶内异物位置较深,可形成炎性包块,推压眼球,造成眼球向对侧突出,眼球运动受限,出现复视(diplopia)症状。

眼眶植物性异物可伴随眼球的损伤。除了眼睑、角结膜裂伤等情况外,眶内异物还可能伴发前房积血、外伤性白内障、视网膜脱离、眼球破裂等外伤。此外,部分患者可能伴有泪小管断裂、眶壁骨折、颅脑开放性损伤、脑脊液眶漏、眶周脓肿及眶蜂窝组织炎等。

通常,皮肤面的上皮组织愈合速度较快,但由于植物性异物刺激产生炎性肉芽肿反应,植物性异物携带的病原微生物扩增形成局部脓肿,脓液自皮肤伤口排出,导致部分皮肤虽然大部分愈合,但总遗留小部分迁延不愈。

【诊断】　眼睑较小的皮肤创面容易被忽略。有的创面位置隐匿(如结膜穹隆部伤口)不易被发现。而且,眶内脓肿和瘘管一般在受伤后一段时间后才出现,而早期眶内植物性异物影像学检查一般不显影。有一部分儿童患者,无法准确叙述受伤过程。有的异物数目多或者异物进入眼眶后易碎裂,既往手术摘出时容易残留植物残渣。这些因素都可能造成漏诊。

因此,在诊断的过程中,需要详细询问病史首先应详细询问受伤环境及致伤物的材料构成。其次,仔细的眼部检查,发现瘘管对诊断很有价值。对于怀疑眶内植物异物的患者,需要进行影像学检查,有助于诊断和治疗。

在 B 型超声图像中,眶内异物显示为眶内不规则低回声区,其内可有强回声光带。但相当一部分患者的 B 超检查不能发现异常。若异物存留时间较长,其周围已形成肉芽肿及瘢痕结构,此时超声检查表现为眼眶内低回声区,其内有强回声光点、光斑或光带,低回声区为瘢痕组织,强回声则为异物界面。

X 线检查对于发现植物性异物意义不大。CT 和 MRI 检查可以帮助判断是否存在眶内异物,并确定异物的位置及其周围组织改变,并确定眶周结构的改变。

外伤后早期眶内植物性异物的 CT 图像表现为极低密度影,与眼眶脂肪组织和空气的放射密度相似(图 54-5-2)。当有眶内气肿存在时,这些异物在 CT 图像中不易被发现。若木材表面涂有不透射线的物质(如金属漆),在 CT 检查中可显影。当眶内植物异物进入眼眶数天后,在异物的周围产生了炎症反应,导致异物周围软组织增厚水肿。CT 图像表现为条状或片状低密度影,周围伴软组织密度影(图 54-5-3)。在中晚期病例中,异物被周围组织液浸润,其低密度性质被改变,或者异物周围形成肉芽肿,可表现为较高密度影。随着时间的延长,眶内植物异物周围被炎症细胞包裹,形成炎性肉芽肿、脓肿和瘘管。异物本身可能出现钙盐的沉积。CT 表现为高密度条索状或片状异物影,周围伴有软组织密度影。异物有钙盐沉积者显示为高密度影。

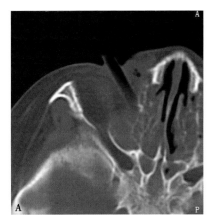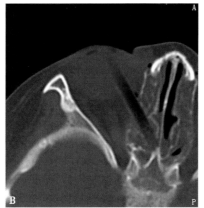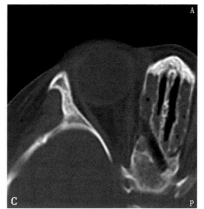

图 54-5-2　眶内异物

男童,3 岁,摔倒后被筷子扎伤。CT 图像显示异物低密度影,自右眼眶内下穿入,向左上方走行,至对侧筛窦深部

MRI 检查对植物性眶内异物的分辨力优于 CT 检查。MRI 可显示出无信号的异物及其与周围脓液、肉芽、瘢痕、眶内正常结构的关系(图 54-5-4)。新鲜异物在 T_1WI 呈等信号或低信号,T_2WI 加权相呈等信号。陈旧异物在 T_1WI 加权相呈低信号,T_2WI 呈等信号或混杂高信号。

【治疗】　据报道眼眶植物性异物的感染率可达 64%。临床诊断明确者需积极治疗,摘出异物,以减少继发感染、瘘管形成和眶蜂窝组织炎等风险。

对于新鲜伤口,于清创缝合时即探查并摘出植物性异物,并对伤口进行充分冲洗,尽可能清除干净残留的植物碎屑。手术进路根据异物的位置而定,一般可从受伤部位入眶摘出眶内异物。异物位于眶尖者,可行外侧开眶术或外侧联合内侧开眶术摘出异物。

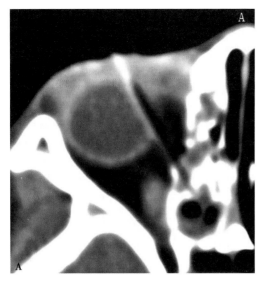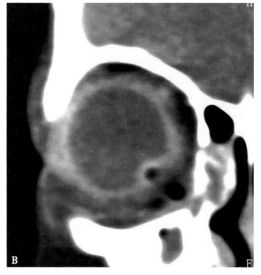

图 54-5-3　眶内异物

男童,4岁,竹签扎伤。CT图像显示异物低密度影,其外围以薄层软组织包裹。A. 水平切面;B. 冠状切面

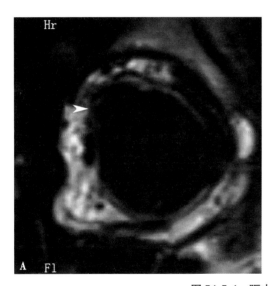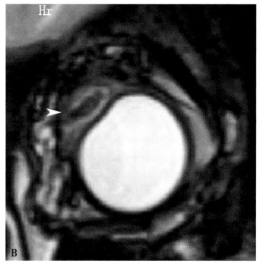

图 54-5-4　眶内异物 MRI 图像

男,16岁,树枝刺伤,MRI图像。A. T$_1$WI 显示为低信号(箭头);B. T$_2$WI 显示为异物低信号,其外围包裹等信号(箭头)

有些异物存留时间较长,周围有瘢痕组织形成,在找不到异物的情况下,应将瘢痕组织切开,异物往往隐藏在其中。

位置较浅而有瘘管形成的眶内异物,可于瘘管部位切开探查。若无瘘管形成,可参照影像学检查,于异物近处经前路开眶摘出异物。手术时要将瘘管全部切除。在瘘管内探查不能发现异物者,可自外口插入探针达瘘管底部,根据探针指示作为手术进路。也可自瘘管外口插入注射器针,达瘘管底部,注入亚甲蓝溶液染色,以此作为指示,寻找异物。

眶内植物性异物数量多少不等,有多达 21 块者。且植物性异物容易断裂,在组织深部残留断端。故摘出眶内植物性异物时,不要满足于仅摘出 1 枚异物,而应尽可能地摘出全部异物。

眶内异物摘出术后,伤口仍有脓液溢出,需考虑异物未完整摘出,应再次手术探查。清除所有异物碎片、坏死组织及瘘管、结膜息肉等,并以抗生素液充分冲洗。

此外,在摘出异物术前,需评估患者全身情况,并判断异物与眶内结构及颅内的毗邻关系,特别注意眶顶、眶上裂及眶尖部。若怀疑眶颅沟通异物时,不能盲目手术,需神经外科医生会诊后,确定手术方案,避免术中出现意外损伤或严重并发症。

近年来,有人采取鼻内镜(nasal endoscope)下摘出眶内植物性异物。这种方法具有创口小,易操作的优点。术中可沿着窦道清除其内的肉芽组织和坏死组织,将鼻内镜推送到窦道底部,镜下可直接观察到异物或触及异物。直视下清除异物周围肉芽组织,将异物松动后,沿其长轴摘出异物。术中可直接观察有无异物残留,并彻底清除窦道内的肉芽和坏死组织。

(马　静　张陆希)

参 考 文 献

1. 张效房,杨进献. 眼外伤学. 郑州: 河南医科大学出版社,1997.

2. 朱茜,王艳,荣翱. 203 例外伤性化脓性眼内炎病因分析. 上海医学 2006,29(3): 162-164.

3. 吴淑凤,李玉涛. 球内异物的性质与外伤性眼内炎的关系. 临床眼科杂志 2015,23(3): 227-228.

4. 丁汝新. 眼外伤致眼内容摘除 168 例临床分析. 眼外伤与职业性眼病杂志 1998,20(6): 580.

5. 郑卫东,修惠平,徐国兴. 福州地区眼外伤致眼球摘除的流行病学研究. 福建医科大学学报 2010,44(6): 440-443.

6. 刘兆信. 稻谷性角膜损伤 99 例临床分析. 角膜病杂志 1982,3(2): 93-95.

7. 祝宝礼. 角膜稻谷伤 附 169 例分析. 中国乡村医药 1994,1(3): 29-30.

8. 张红. 陕西商洛地区栗刺所致眼外伤 256 例临床分析. 眼外伤与职业性眼病杂志 2014,36(7): 507-510.

9. 赵金星,白立军,杨海英,等. 栗刺性眼外伤的特点及急救处理. 中国急救复苏与灾害医学杂志 2016,11(12): 1169-1171.

10. 徐洁慧,曹永葆,楼继先,等. 眼前段栗刺异物伤临床分析. 眼外伤职业眼病杂志 2006,28(9): 655-657.

11. 崔子平,李爱华. 农村眼外伤统计分析. 眼外伤与职业性眼病杂志 2002,24(2): 197-198.

12. 刘加乘. 农业性眼球穿孔伤 148 例统计分析. 眼外伤与职业性眼病杂志 1981,3(2): 93-95.

13. 刘秋英. 角膜穿通伤 442 例统计分析. 眼外伤与职业性眼病杂志 1987,9(1): 38-39.

14. 梁锋. 粤北山区 92 例儿童眼球穿通伤临床分析. 眼外伤与职业性眼病杂志 1995,17(1): 39.

15. 高淑琴,高美琴,杨亚军. 住院儿童眼球穿通伤 106 例临床分析. 眼外伤与职业性眼病杂志 1996,18(3): 193-194.

16. 惠彩丽,邬耀天. 儿童眼球穿孔伤的防治. 眼外伤与职业性眼病杂志 2005,27(1): 25-26.

17. 程敬亮,岳松伟,任翠萍,等. 眼眶内木质异物 CT 和 MRI 诊断. 河南医科大学学报 1998,33(2): 2l-24.

18. 文宝红,程敬亮,张会霞,等. 玻璃体内木质异物的 3.0T 磁共振成像实验研究. 中国医学计算机成像杂志 2015,21(1): 26-29.

19. 刘娜,刘宁姝,吴昊芊,等. 眼眶植物性异物伤影像学特点及分析. 2017,35(2): 193-196.

20. 沈蕾. 超声生物显微镜在非金属巩膜异物诊断中的应用. 国际眼科杂志 2013,13(4): 804-806.

21. 张虹,宋国祥. 眼眶植物性异物的诊断和治疗,眼外伤职业眼病杂志 2002,24(1): 36-38.

22. 舒平,康太平,李丽. 内镜在眼眶深部植物性异物摘出中的应用. 眼外伤职业眼病杂志 2010,32(8): 577-578.

23. 黄文虎,沙炎,罗道天,等. 眼眶植物性异物的影像学表现. 眼科 2007,16(5): 323-325.

24. Gupta A, Srinivasan R, Kaliaperumal S, et al. Post-traumatic fungal endophthalmitis, a prospective study. Eye, 2008,22(1): 13-17.

25. Tabatabaei S A, Tabatabaei M, Soleimani M, et al. Fungal keratitis caused by rare organisms. J Curr Ophthalmol, 2018,30(1): 91-96.

26. Choovuthayakorn J, Patikulsila P, Patikulsila D, et al. Characteristics and outcomes of pediatric open globe injury. Int Ophthalmol(2014)34: 839-844.

27. Duan F, Yuan Z, Liao J, et al. Incidence and Risk Factors of Intraocular Foreign Body-Related Endophthalmitis in Southern China. J Ophthalmol, 2018,2018: 8959108.

28. Ono T, Mori Y, Nejima R, et al. Optical Coherence Tomography Examination of the Anterior Segment in a Case of Corneal Perforation and Lens Trauma by Chestnut Burr. Case Rep Ophthalmol, 2018,9(1): 154-159.

29. Elghazi T, Eljai A, Elkaddoumi M, et al.[Conjunctival granuloma following neglected thorn injury: about a case]. Pan

Afr Med J，2016，25：8.

30. Abramidze T，Gotua M，Chikhelidze N，et al. Plant aeroallergens in two major cities of georgia-tbilisi and kutaisi. Georgian Med News，2017（264）：75-80.

31. Miller KE. Pediatric ocular trauma：an update. Curr Ophthalmol Rep（2017）5：107-113.

32. Jasielska M[1]，Bieliński P，Olejniczak M，Mackiewicz J. Ocular blunt trauma during wood chopping as the reason for serious visual impairments. Ann Agric Environ Med. 2012；19（4）：751-753.

33. Ukponmwan CU，Momoh RO. Broomstick injuries to the eye：an emerging cause of blindness among children in nigeria. Niger J Surg. 2015，21（1）：13-17.

34. Loporchio D，Mukkamala L，Gorukanti K，et al. Intraocular foreign bodies. Surv Ophthalmol. 2016，61（5）：582-596.

35. Li X，Zarbin MA，Bhagat N. Pediatric open globe injury：a review of the literature. J Emerg Trauma Shock. 2015，8（4）：216-223.

第五十五章　昆虫性眼外伤

本节主要重点讨论蜂类眼蜇伤,同时提及甲虫(beetle)及其他昆虫(insect)所致眼外伤。

 ## 第一节　蜂类眼蜇伤

蜂毒(bee venom)主要是由蜜蜂雌性(工蜂)毒腺分泌出带有芳香味易挥发的透明的液体,蜇刺时由蜇针排出,蜂刺也可折断在皮肤内。蜂毒主要含有蛋白质肽类、生物胺类及其他未知物质。已被确认有功能的物质有:蜂毒肽、镇静肽、蜂毒明肽、磷酸酯酶 A_2、透明质酸酶、乙酸异戊酯及近 60 多种酶类,蜂蜇刺除引起机械损伤外,主要是由蜇刺毒性及蜂毒的免疫效应诱导的炎症反应引起。

一、蜂蜇眼伤临床及分期

蜂类眼蜇伤以角膜最为常见,眼睑和球结膜可见明显红肿等,偶可见蜂刺穿通眼睑,在睑板处折断或间接地损伤角膜,有时蜂蜇部位于睑缘或睑板沟等不易被发现。仅 1mm 大小的蜂蜇刺位于睑结膜,即可致角膜损伤,而当翻转眼睑时,蜂刺移动退回而消失不见。

蜂类眼蜇伤的眼部体征见表 55-1-1。

表 55-1-1　蜂类眼蜇伤的体征

眼前段	球结膜充血水肿
	角膜或眼睑蜂针刺残留
	角膜浸润、水肿、放射状纹状角膜病变、全角膜浑浊,角膜内皮细胞失代偿
	前葡萄膜炎、前房积血
	虹膜脱色素,节段性虹膜萎缩
	晶状体前囊或后囊浑浊,部分或全晶状体浑浊
眼后段	视神经炎,球后视神经炎
	视盘水肿
	视神经萎缩
	睫状体脉络膜脱离
	视网膜中央动脉栓塞
	继发性青光眼
	眼内炎
其他	眼睑肉芽肿、眼肌麻痹、皮质盲

根据临床症状及体征,蜂蜇伤分轻重两型,均以角膜损伤为主要依据。一般临床治愈者均为轻型,而重型者难以治疗。

（1）角膜轻型局限性浑浊：多为蜂蜇刺直接损伤角膜引起。早年国外有认为蜂蜇刺存在时间过长，可在角膜上形成一个明显的网状脊，Purtscher 认为是其典型的症状。但在 60 多例中仅见 2 例，显然并不多见，近年来国内外鲜有报道。有观察角膜上皮呈细蛛网状划伤，警惕为蜂蜇引起。一般仅局限在角膜局部，经糖皮质激素治疗 1～2 天即可好转或痊愈。

（2）角膜重型弥漫性浑浊：角膜上皮反复剥脱及明显水肿，有时呈大泡状，角膜早期为机械性损伤，其后，波及深层角膜出现弥漫性浑浊，呈现乳白色似碱灼伤状改变。虹膜睫状体常受累，前房有渗出，偶见前房积脓和积血。瞳孔常缩小，亦有呈麻痹性散大者。晶状体前囊常有灰白色渗出，或有晶状体前囊下浑浊，呈前极性白内障，后者后囊常为局限性及静止性，也可呈迅速进展性，显然系由蜂毒可致。文献报道有蜂刺残留在晶状体内 28 年之久者。一般讲蜂蜇毒性远大于蜇刺动作本身，一旦毒性失活，毒刺完全是惰性的，可保留在角膜或前房而无不良反应。有观察被蜂蜇伤角膜后 4 个小时就诊，角膜仅表现为轻度水肿，超过 8 小时患者角膜上皮严重溃烂，角膜内皮皱褶明显成花瓣状。随着病程的延长，全角膜呈白色浑浊，前房积脓，瞳孔闭锁，玻璃体积脓继之，眼内炎发生。在一组 20 例病例中有 2 眼治疗无效，均因继发性青光眼、眼内炎而摘除眼球。对重型者应积极进行前房穿刺，防止毒素深入眼内。眼前段波纹状角膜炎，常可在数小时内出现。免疫反应也促成炎症扩散和葡萄膜炎形成，偶尔见前房积血和积脓。青光眼多因严重葡萄膜炎而形成。报告有误诊为病毒性角膜炎者。由于角膜弥漫性改变持续存在，易引起虹膜睫状体炎及继发性青光眼。根据作者多年的临床经验，早年已提及三联征：即角膜弥漫性浑浊、虹膜睫状体炎，继发性青光眼（有时有并发性白内障）。临床上一旦发现有三联征者常提示预后差。从国内外报道重型失明者，几乎皆有三联征。我们多年的临床经验证明此规律。值得指出的是福建地区，包括福州，闽南，闽西，闽北及三明地区的不完全统计，报告病例近百例，约 1/2 为角膜重型弥漫性改变，如何使其早期的角膜轻型局限型不发展为角膜重型弥漫型是眼科医师的责任。国外报道多见散在病例报道。美国极罕见报告者。眼睑一般均为轻度炎症。长期蜇刺伤也可引起肉芽肿，编者见一例左下睑结节形成，经病理学检验证实为嗜伊红性肉芽肿，提示过敏性炎症反应。

蜂蜇眼外伤亦可引起皮质盲及中毒性脑病。严重的过敏反应可致呼吸停止而死亡。

二、蜂蜇伤的发病机制

蜂类蜇伤眼部损伤的发病机制尚未完全阐明，一般眼科临床报告多数均根据其蜂类毒素的成分分析，推测其与眼部的关系，尚未见实验性动物的有关探讨。蜂毒是一种复杂的化合物包含有多种有毒成分，这些毒素成分主要分为两类：非酶多肽类毒素和酶类（enzymes），前者包括蜂毒肽（melittin）和蜂毒明肽（apamin）等；后者则主要为磷脂酶（phospholipase）、磷脂酶 B（phospholipase B）、透明质酸酶（hyaluronidase）等。非酶多肽类毒素通过蜂蜇刺进入人体，可直接产生中毒作用，而毒液中大分子酶类具有强抗原性，可刺激机体产生超敏反应，通过炎症介质的释放损伤组织。蜂毒液是有毒的蛋白质、酶毒肽和药理学上的活性物质。组织胺与羟色胺和乙酰胆碱等合成。亦有认为毒性作用系一种无氧的环酸酐，对角膜内皮产生剧毒的结果，可能为皂角苷毒及其衍化物。毒性反应的轻重还取决于蜂毒的剂量和抗体的敏感性。蜂毒具有很强的生物活性，蜂毒在组织中的渗透和扩散是非常迅速的，有较强的穿透性和溶血性，蜂毒有一定的抗原性与角膜内的抗体相连能够引起严重的变态反应。磷酸酯酶 A2 是蜂毒的主要过敏原，尚有大量蜂毒肽，它与磷酸酯酶 A 起协同作用共同引起血细胞的溶解。磷酸酯酶 A、磷酸酯酶 B、透明质酸酶等均可通过酶链反应引起组织水解。同时作为大分子物质，具备抗原性，可引起 IgE 介导的 I 型超敏反应，从而引起大量的炎性物质释放，表现为局限性的组织充血，蜂毒引起人体过敏，出现对蜂毒引起的人体液中就有较高浓度的 IgE，而 IgG 浓度则较低。相反，经常受蜂蜇伤而无不良反应者，其血液浓度中 IgG 较高而 IgE 则较低。可见蜂蜇伤致敏是蜂毒与特殊的 IgE 作用的结果。蜂蜇伤的免疫则是蜂毒与特殊的 IgG 作用的所致。

蜂毒肽是蜂毒中最主要的成分，可导致血小板释放 5-羟色胺及其肥大组织释放组胺和其他炎症化学介质，以及嗜酸性粒细胞趋化因子等，诱导眼内炎症反应。蜂毒肽使细胞壁通透性增强，红细胞因为内部的渗透压下降破裂，因此可解释视网膜出血的原因。神经明肽是一种神经毒素，可通过血脑屏障直接作用于中枢神经系统，它是一种很强的神经毒素，通过阻断钾离子通道，从而可阻断神经的传递，可致眼肌麻痹、扇形虹膜萎缩、视神经炎、视盘水肿和视神经萎缩等。倪逴等提及在病理组织上可见视网膜及视神经有较强的弥散性反应，所报告病例在蜂蜇伤后 3 天内迅速失明的一部分原因，考虑蜂毒引起的组织反应，难以用一般前段细菌感染解释。蜂毒中透明质酸酶及磷酸酯酶 A 都具有过敏作用。透明质酸酶是蜜蜂毒中较强的生物活性物质，故称之蜂毒扩散因子，透明质酸酶有很强的生物活性，促使蜂毒成分在眼部组织中更快的弥散和渗透。而活血素具有常溶血和抑制血液运动的作用，进一步加重眼内炎症的反应，最后导致眼内炎。在神经眼科并发症中视神经炎和视盘水肿，最后均可导致视神经萎缩。早期及时诊断，给予大剂量静脉滴注甲基泼尼松龙能促进视力的恢复。神经毒可引起视神经损伤，蜂毒中的多肽组织有显著的视神经毒性。倪逴等从蜂毒与眼科病理结合分析，认为蜂毒内含有生物胺（多为组织胺）和非酶类多肽毒素（蜂毒肽）可引起毒性反应，还含有磷酸酯酶 A、B 和透明质酸酶引起的变态反应。前者在病理学上可表现为毛细血管扩张及渗透性增加，多形核细胞渗出；后者表现为浆细胞浸润。根据临床检查，多数血液中嗜伊红细胞增高，糖皮质激素治疗有一定的效果，推测可能由于蜂毒含有复杂的成分及毒性水合物导致过敏反应有关。角膜蜂蜇伤引起角膜内皮失代偿可行后弹力层角膜内皮移植术（descemet membrane endothelial keratoplasty），手术是安全有效的。

三、治疗

对于蜂蜇伤者应作为眼科急诊处理。首先必须详尽询问病史，仔细检查，有无蜂刺残留在于眼睑或角膜等，如有，应尽快取出，一般不赞成直接取出，因可致毒液进入眼内组织，而多考虑用针挑出或用改良的机械取出。有观察黄蜂刺长约 2.5mm，中部直径约为 0.2～0.3mm，尖部有开口，显微镜下镊子夹挤蜂刺可见蜂毒开口溢出，故取出应尽量避免夹挤，以免加重中毒，最好用某些尖的用具，横向取出为宜。由于蜂毒成分复杂，目前尚无特殊抗毒制剂治疗，而以中和毒素和促进毒液排泄和降低机体反应为主。由于蜂蜇伤眼绝大多数为轻微眼睑结膜炎症反应和损伤，包括角膜轻型局限性病变，一般给予糖皮质激素滴眼，均可在 1～2 天内好转或治愈。对于角膜重型弥漫性病变者，则必须高度重视，除常规全身应用糖皮质激素外，一般支持疗法亦颇为重要。由于蜂蜇刺毒液短时间内易于扩散，但一般尚未见 24 小时内引起的失明者，故应在 24 小时内进行球结膜囊充分冲洗，并剪除已变白坏死的球结膜组织，尽量冲洗前房，使进入前房的毒素尽量减少对眼内组织的损害。朱斌良早年诊治疗蜂蜇伤均及时前房穿刺，或一日 2～3 次，如可疑眼内炎趋势者，应及早行白内障摘出联合玻璃体切除术。主要目的在于尽早排除和阻止其毒素进入眼内为佳。

蜂毒液既包含有碱性又含有酸性的成分。蜂毒液为微黄色透明的液体，微苦呈酸性反应，蜂毒肽既含有强碱性，镇静肽亦是蜂肽的主要多肽之一，呈强碱性。冲洗球结膜囊液体尽可能少用酸性或碱性液体冲洗，用大量生理盐水为宜。亦有人认为用碳酸氢钠冲洗液中和毒素较佳。角膜营养剂小牛血去蛋白提取物眼用凝胶眼膏、重组牛碱性成纤维细胞因子滴眼液，亦有一定的效果。亦可试用南通蛇药片，口服每日 3 次，每次 5 片。

既往有认为部分病例视力下降，可能系蜂毒使视神经、视网膜受累而所致。亦有报道引起眼内炎者，近年来通过晶状体玻璃体切除术后证实，眼底已明显视神经萎缩，视网膜动脉明显细小狭窄，甚至中断呈白线状。眼底荧光血管造影证实视网膜中央动脉阻塞者，显然与蜂毒直接进入眼内有关。糖皮质激素具有抗毒抗炎作用，保护脏器的功能，又可提高人体对各种毒素的耐受性，减轻炎症反应，有提及每天静脉滴注地塞米松 10mg，可应用 10～15 天。有提及口服马来酸氯苯 4mg，每日 3 次，能抑制过敏反应。西咪替丁 0.4g，每日 3 次，具有抗组织胺作用，能消除组织胺的免疫抑制作用，可增强淋巴 k 细胞的活性，消除免疫耐受。现已证实蜂毒液对于革兰阳性菌和革兰阴性菌皆有抑制和杀菌作用，对结核杆菌、链球菌等均有抗菌作用。早年我们对蜂蜇伤局部或全身应用抗生素，通过临床实践已证明完全没有必要，但至今国内外临床报道，仍不时存在使用抗生素。甚至有报道将眼内异物并发感染也归入蜂蜇伤中。显然也无必然的联系。罕有报道蜂蜇伤眼中合并铜绿假单胞菌及疱疹病毒感染者，因而仍必须紧密结合临床具体情况慎用抗生素。

四、预防

对于从事林业伐木或从事养蜂的职业者，或不慎误捅蜂窝和突然遭遇蜂蜇伤眼者。应积极采取多种预防措施。膜翅目昆虫是群居的，当其活动被骚扰，常可见群体有侵略性的攻击。在几分钟能给予侵犯者几百蜇刺，甚至引起死亡。蜂刺伤颜面部及黏膜比刺伤躯干、四肢反应严重。有认为眼部角膜损伤最为多见，系因角膜具有反光有关。尽可能防止眼部蜇伤，可用衣物蒙住双眼和头部，防止被蜇伤。养蜂人在取蜜之前应戴好面罩及手套，以防止被蜂蜇刺。在蜜蜂飞时切勿追捕，防止激怒而被蜂群攻击。屋檐下及树上的蜂窝，应及时去除。切勿在无防护的措施下去戏弄或误捅蜂窝。

如果在这类相关的职业中有原因不明的角膜炎和葡萄膜炎、视盘炎、视盘水肿，上睑下垂及眼肌麻痹等，应考虑有无蜂蜇刺伤的可能，文献中均有报告。我们曾见一例女性福建平潭患者，患单眼视神经炎，有昆虫接触史，未见蜂蜇，疑为蜂蜇伤，经对症治疗症状明显好转。临床上所见的蜂类蜇伤仅凭患者主诉是何种蜂类，仅可作为估计参考，可就地考察有无养蜂厂或当地蜂类概况作为参考，有时必须请专家鉴定种类。

总之，蜂蜇伤一般应分型，角膜轻型浑浊经治疗大多有效，而角膜重型浑浊常发展为角膜弥漫性浑浊，虹膜睫状体炎、继发性青光眼（有时有并发性白内障）三联征，则预示预后差。近年有报道回顾部分文献，目的在于掌握临床症状及治疗方法，为今后临床有效治疗提供全面的资料，但读后未能达到作者的期望。因此我们认为，详尽地询问病史，即仔细地检查尽早取出蜂刺是必要的，及时冲洗结膜囊并局部应用糖皮质激素及角膜营养剂等。切除坏死的球结膜，及时前房穿刺。晶状体浑浊，即使轻度亦应及早手术，主要为防止残存的毒素影响。甚至有怀疑眼内炎者，应尽量行晶状体玻璃体切除术，从而挽救患者有用视力。对蜂蜇伤重型者仍需深入探讨发病机制及治疗途径。

第二节　甲虫及其他昆虫所致的眼外伤

昆虫纲下许多动物如蛾、蚊子、蚂蚁等均带有节支和硬甲。同时体液中含有斑蝥素（cantharidin）及其他刺激性的产物。对眼部的损害可分为机械性的，化学性的和变态反应性 3 种。斑蝥素是一种结晶酐，昆虫的血及软体部都含有它，数百种甲虫含有类似毒素。

主要表现为眼部视力减退，刺痛、畏光、流泪、眼睑痉挛及分泌物增多等，过敏者可有奇痒。一般机械性损伤可见眼睑、角膜和结膜擦伤、裂伤。可见有动物节肢及硬甲片。小昆虫体液可滞留于结膜囊和眼球表面。由于化学性和过敏性的损害，可见眼睑水肿，皮肤浅层潮红、丘疹、水疱、糜烂和结膜充血水肿，严重者有强烈的坏死性结膜炎，角膜炎和虹膜炎。毒素进入眼内，则发生急性渗出性、化学性、化脓性眼内炎。

治疗首先必须冲洗，包括生理盐水、1% 碳酸氢钠或 1∶5 000 高锰酸钾液等中和毒素等，结膜和角膜反应严重者可进行放射状结膜切开和冲洗，取出异物后给予抗感染药物等对症治疗。

第三节　动物皮毛、毛刺所致的眼外伤

动物皮毛、毛虫的毛刺直接接触和刺入眼部，毛刺可在眼睑组织中滞留，造成明显炎症反应，毛刺所带来的毒素可引起过敏反应及感染。纤毛毛刺异物可组织反应、机化包绕和结节形成。单绒动物纤毛吹入结膜囊未造成穿孔伤，可引起卡他性结膜炎和角膜炎，将很快痊愈。而带有针刺的毛虫毛刺进入眼内，可以向深部移动产生严重反应，早期引起角膜炎，虹膜睫状体炎伴前房积脓，甚至引起眼内炎；晚期结节形成。Daman 曾报道一例毛刺位于结膜和角膜，以后向眼球深部移行进入虹膜玻璃体和眼

底。尚见一例病理性报道，在眼部有 54 个结节，其中有 51 个有毛刺存在。结节分布于结膜、巩膜、虹膜睫状体、玻璃体、脉络膜和视盘。

动物纤毛、毛虫刺致伤后呈急性化脓性、过敏性、和滤泡性结膜炎，在静止期 3～5 天或一周。复发者多见于角膜炎、结膜炎和虹膜睫状体炎。一般在 1～2 个月后结节形成。临床上有异物感、畏光、流泪、灼热、刺痛、眼部分泌物增多、眼睑红肿、结膜或睫状充血、结膜下出血，角膜上皮损伤角膜实质层水肿和角膜溃疡等。前房有浑浊、KP 形成和虹膜纹理不清，在裂隙灯显微镜下眼睑、结膜、角膜、巩膜和虹膜等组织，可见虫刺一根或数根，晚期可见结节或新生血管。结节是扁平状、圆形、椭圆形。直径 1～2mm 灰黄色或半透明，位于球结膜、睑结膜、睑板钩、虹膜和前房角等处。

寻找和取出纤毛是首要的，应在手术显微镜下取出眼睑、结膜、角膜和巩膜的毛刺。但无临床症状则可不必取出而继续观察。眼睑结膜和巩膜表面的结节应切除。虹膜结节，有炎症复发倾向者亦应于切除。

附　蛇毒性眼外伤

蛇伤不属于昆虫损伤，因在眼科临床上偶然可见，已有多篇报道。蛇毒毒液主要成分为毒性蛋白（toxic protein）、多肽类和酶。具有颇强的抗原性，毒素作用于角膜内皮细胞，影响内皮细胞泵的转运从而导致角膜实质水肿。角膜因蛇毒伤后，易受微生物侵入角膜实质层繁殖，引起角膜炎性浸润，病变坏死进而形成角膜溃疡。预防主要防止蛇毒溅入，及时用水清洗是首要，其次是预防感染等。

作者等曾报告一例蛇伤，因未能及时治疗其后发生眼内炎而行眼内容物摘除术，有病理检查，实属罕见。蛇伤致盲一例（附病理报告），载于《眼外伤职业眼病杂志》2005,33(4):317,15 天前因被蛇毒喷入左眼内，当时未行冲洗，仅给予抗蛇毒血清注射治疗。入院时左眼已无光感。左眼睑红肿明显，球结膜水肿，混合性充血，角膜呈乳白色浑浊，中部有溃疡，荧光染色为阳性，眼内不可见。患者因疼痛难忍，治疗无效，而行眼内容摘除术。病理检查提示炎性肉芽肿组织伴陈旧性出血及大量坏死，显微镜下葡萄膜结构难以辨识。病理诊断：左眼葡萄膜炎，肉芽组织炎症伴有明显出血及大片坏死组织，病理所见符合蛇毒所致病变。

（童　绎　杨　琳）

参 考 文 献

1. 童绎，高静娟. 蜂类螫刺所致的角膜损伤（附病例报告）. 中华眼科杂志 1981,17(1)51-53.

2. 童绎，高静娟，肖继勇. 眼部蜂螫伤. 中华眼外伤职业眼病杂志. 1986,8(4):225.

3. 童绎. 有关眼部蜂螫伤的探讨. 中华眼外伤职业眼病杂志,2014,36(11):818-820.

4. 倪逴，杨萍. 蜂螫角膜的眼球病理改变 1 例. 中华眼科杂志. 1991,27(3)190-192.

5. 朱豫，张效房. 动物性眼外伤. 中国实用眼科杂志,1995(10):587-594.

6. 张红，王雨生. 蜂毒性眼外伤的临床特征与治疗. 中华眼外伤职业眼病杂志,2014,36(9):665-667.

7. 何宏辉. 角膜蜜蜂螫伤 20 例综合治疗分析. 中华眼外伤职业眼病杂志,2012,34(7):553-554.

8. 张鹏，马景学，尚庆丽，等. 蜜蜂螫伤致眼内炎合并视网膜中央动脉阻塞一例. 中国实用眼科杂志,2016,34(11):1225-1226.

9. 徐海萍，於水清，张志勇，等. 蜂螫伤眼病例临床分析. 中华眼外伤职业眼病杂志,2016,38(3):196-198.

10. 郭艳红，谭垦. 蜂毒肽的研究概述. 蜜蜂杂志,2007(05):34-36.

11. 高丽娇，吴杰. 蜜蜂蜂毒主要成分与功能研究进展. 基因组学与应用生物学,2013,32(02):246-253.

12. 侯春生，郭丽琼，王建荣，等. 蜂毒溶血肽及蜂毒主要功能成分研究进展. 中国生化药物杂志,2012,33(05):682-685.

13. Smith D G，Roberge R J. Corneal bee sting with retained stinger. Journal of Emergency Medicine,2001,20(2):125-128.

14. Lin P H，Wang N K，Hwang Y S，et al. Bee sting of the cornea and conjunctiva: management and outcomes. Cornea,2011,30(4):392-394.

15. Song H S, Wray S H. Bee sting optic neuritis. A case report with visual evoked potentials. Journal of clinical neuro-ophthalmology, 1991, 11（1）: 45-49.

16. Teoh S C B, Lee J J, Fam H B. Corneal honeybee sting 1. Canadian Journal of Ophthalmology, 2005, 40（4）: 469-471.

17. Motamed H, Forouzan A, Rasooli F, et al. An Isolated Bee Sting Involving Multiple Cranial Nerves. Case Reports in Emergency Medicine, 2013,（2013-7-18）, 2013, 2013: 920928.

18. Hammel N, Bahar I. Descemet-stripping automated endothelial keratoplasty after bee sting of the cornea. Journal of Cataract & Refractive Surgery, 2011, 37（9）: 1726-1728.

19. Giloba M, Gdal on M, Zonis S, Bee and Wasp Sfings of the eye.Retained intralenticular Wasp Sting —— a case report.Br J Ophthalmol 1997.61: 662-664.

20. Song HS, Wray SH, Bee Sting optic neuritis.A case report with visual evoked potentials.J Clin Neuro.Ophthalmol.1991.11: 45-49.

第五十六章 外伤性增生性玻璃体
视网膜病变的病理改变

第一节 概 述

外伤性增生性玻璃体视网膜病变（traumatic proliferative vitreoretinopathy，PVR）是眼外伤引起的一种严重病变，危害极大。"增生性玻璃体视网膜病变"一词是 1983 年由美国视网膜专家协会提出的，开始是用来描述因为视网膜裂孔而致孔源性视网膜脱离（rhegmatogenous retinal detachment，RRD）等疾病而伴发玻璃体及视网膜表面纤维性增生膜形成，此膜继而收缩、牵引导致视网膜脱离，而严重损害视功能（图 56-1-1）。外伤性增生性玻璃体视网膜病变是眼外伤引起的一种发生率高，有严重危害的病变。据报道，眼球穿孔伤（eyeball perforation）后 PVR 发病率为 10%～45%，PVR 在裂孔源性视网膜脱离中发病率约为 10%，有 5%～11% 的 RRD 可继发 PVR，巨大裂孔病例 PVR 发生率可增至 16%～41%，多次视网膜脱离的患者，70% 以上可能发生 PVR。视网膜色素上皮细胞（retinal pigment epithelium cell）、视网膜胶质细胞（retinal glia cell）和成纤维细胞（fibroblast）是参与 PVR 病理过程的主要细胞。PVR 的病理改变与全身创伤愈合反应（wound healing response）有类似之处，例如炎症反应、细胞的增生和组织的纤维化。

（一）病因

眼外伤或眼内炎症反应等可促进视网膜色素上皮细胞、视网膜胶质细胞活化的刺激因素都有可能诱发 PVR。研究表明，发生 PVR 的危险因素有：①外伤因素；②炎症或血 - 视网膜屏障损伤；③视网膜裂孔造成局部的视网膜色素上皮损伤；④视网膜复位手术或多次视网膜网脱复位手术。

（二）发病机制

PVR 的发生常见于机械性眼外伤、过强的视网膜冷凝损伤、透热、电凝损伤、巨大视网膜裂孔及多发性视网膜裂孔等。这些损伤因素可造成血 - 视网膜屏障（blood retinal barrier）的破坏，使血浆渗出并刺激多种生长因子如转化生长因子 -β（transforming growth factor-β，TGF-β）、血小板源性生长因子（platelet derived growth factor，PDGF）、碱性成纤维细胞生长因子（basic fibroblast growth factor，bFGF）、肝细胞生长因子（hepatocyte growth factor，HGF）、结缔组织生长因子（connective tissue growth factor，CTGF），炎性细胞因子如白介素（interleukin，IL）-1、IL-6、肿瘤坏死因子（tumor necrosis factor，TNF）的过度产生，从而导致细胞增生、迁移，胶原（collagen）及纤维连接蛋白（fibronectin，FN）等细胞外间质（extracellular matrix，ECM）成分合成大量增加而形成 PVR 膜。PVR 膜的产生是 PVR 形成的关键（图 56-1-2）。

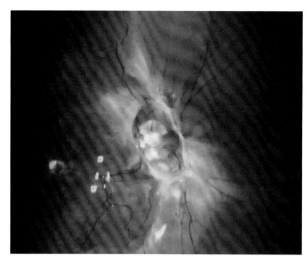

图 56-1-1　PVR 的眼底影像图

图中可见视网膜中部的牵引条索及牵引性脱离,有广泛的视网膜皱褶形成,视网膜可见血管迂曲,渗出及出血

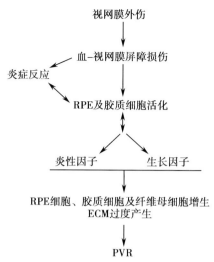

图 56-1-2　PVR 形成的示意图

视网膜外伤后血 - 视网膜屏障受到严重损伤,血浆中的渗出物质可活化视网膜色素上皮细胞,胶质细胞,同时产生炎症反应。活化的视网膜色素上皮细胞、胶质细胞可产生更多的炎性因子,生长因子而加重局部的创伤愈合反应及炎症反应,进一步造成包括视网膜色素上皮细胞、胶质细胞、成纤维细胞在内的细胞增生迁移大量合成 ECM 而形成 PVR 膜,PVR 膜的收缩牵拉可造成视网膜脱离

 ## 第二节　增生性玻璃体视网膜病变的临床分类与分级

　　1983 年国际视网膜协会分别提出了 PVR 分类法(表 56-2-1),即 A、B、C、D 四级分类法,并于 1991 年对该分类法进行了修改(表 56-2-2)

表 56-2-1　增生性玻璃体视网膜病变 1983 年视网膜协会名词委员会分类法

级别	名称	临床表现
A	轻度	玻璃体色素团块,雾样浑浊
B	中度	视网膜内表面皱褶和 / 或裂孔卷边,视网膜血管扭曲
C	显著	视网膜全层固定皱褶形成
C_1		1 个象限
C_2		2 个象限
C_3		3 个象限
D	广泛	视网膜全层固定皱褶累及四个象限
D_1		宽漏斗状脱离
D_2		窄漏斗状脱离
D_3		闭漏斗状脱离

表 56-2-2　增生性玻璃体视网膜病变 1991 年视网膜协会分类法

分级	特征
A	玻璃体雾样浑浊,色素团块,下方视网膜表面色素聚集
B	视网膜表层皱纹,视网膜僵硬,血管扭曲,裂孔卷边或边缘不规则,玻璃体活动度降低
CA_{1-12}	位于赤道前的局部、弥漫或环形视网膜全层皱襞,视网膜下条索
CP_{1-12}	位于赤道后的局部、弥漫或环形视网膜全层皱襞,视网膜下条索,视网膜前移位,玻璃体浓缩伴条索

注:1~12 表示病变累及的钟点数

第三节　增生性玻璃体视网膜病变的病理改变

外伤后视网膜出现的增生性玻璃体视网膜病变主要改变就是创伤愈合反应,包括上皮间质转化(epithelial to mesenchymal transition,EMT)、细胞增生、迁移、炎性细胞浸润,细胞外间质的过度产生与纤维化的形成。

一、PVR的基本病理过程和分期

PVR是视网膜玻璃体的过度创伤反应,它的病变基本可分为三个时期即早期炎症反应期、中期的增生反应期及最后的纤维化期。视网膜的创伤及视网膜裂孔早期最主要的改变是血-视网膜屏障的破坏、血浆中的多种细胞因子及其他炎性介质的释放及巨噬细胞的浸润(macrophage infiltration)可导致炎性反应的发生,临床表现上主要表现为玻璃体浑浊。视网膜色素上皮细胞是参与PVR形成的主要细胞之一,视网膜色素上皮细胞从其原位迁移后出现于玻璃体内即为色素颗粒。多种细胞的增生是PVR膜形成的基础,病变后期PVR膜内细胞的凋亡加之大量产生细胞外间质而形成瘢痕(图56-3-1)。由于PVR含有大量胶原纤维,胶原的收缩导致牵引性视网膜脱离。注射视网膜色素上皮、成纤维样细胞、巨噬细胞、血浆、血小板及生长因子均可诱导实验动物PVR的发生。就实验性PVR而言,诱导剂注射后一周为炎性反应期,7～14天为增生期,14天左右即进入瘢痕形成期。在临床上,PVR临床表现与动物实验有很大的不同,各期病理反应可能混合存在。

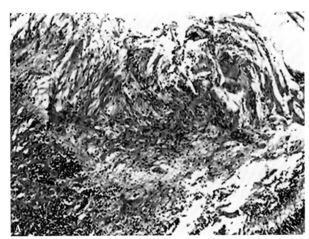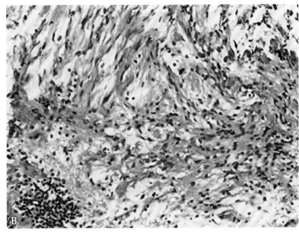

图56-3-1　PVR膜的H&E染色

手术切除的人PVR膜经固定石蜡切片再行H&E染色。图A 10×,图B 20×。H&E染色可见视网膜表面的增生膜,有大量细胞间质物质沉着,膜由视网膜向玻璃体方向生长。膜内有异常细胞增生,高倍镜下(B)可见炎性细胞(淋巴及巨噬细胞)的存在,图A下方有部分残余的神经视网膜

二、细胞增生

PVR的病理特征之一是细胞增生。学者们曾系统观察了人眼外伤所致的开放性眼球损伤后PVR膜细胞增生的动态变化与时间的关系,免疫组化结果显示,外伤后所致的PVR膜细胞增生高峰发生于外伤后29～120天,早于29天或晚于120天者增生细胞相关的核抗原(ki-67)及增生细胞核抗原(proliferating cell nuclear antigen,PCNA)的表达均低于29～120天者。细胞的增生高峰期与外伤后视网膜的皱褶形成一致,即细胞增生指数出现于眼外伤后的中期(29～120天),然而相当一部分PVR膜,即使外伤后超过120天,仍可检测到具有增生活性的细胞。PVR细胞增生的类似结果也可见于不同学者的报道,人PVR膜的细胞增生指数可达70%。这说明细胞增生是PVR形成的主要病理改变之一,因

此抑制细胞的增生是预防及治疗 PVR 的主要考量指标。

（一）PVR 膜的构成

免疫组化研究证明构成 PVR 膜的细胞主要有视网膜色素上皮细胞、Müller 细胞，产生细胞因子的细胞包括巨噬细胞，淋巴细胞等。视网膜色素上皮细胞在 PVR 形成中的重要作用是不言而喻的，Steven Ryan 是最早认识到视网膜色素上皮细胞在 PVR 膜形成中起关键作用的学者之一。实验性猫 PVR 证明，视网膜脱离后 24 小时，视网膜色素上皮细胞即发生异常改变，这包括转分化，失去它的极性，开始迁移至视网膜下腔。视网膜色素上皮细胞的迁移增生是因为血 - 视网膜屏障的破坏，许多化学趋化因子及增生刺激因素在视网膜下腔及玻璃体内增加而引起（见本章生长因子及细胞因子一节）。在其细胞发生增生及迁移前，视网膜色素上皮细胞的间质转化是视网膜色素上皮细胞具有特征性的改变，转化后的视网膜色素上皮细胞最显著的改变是 α- 平滑肌肌动蛋白（α-SMA，上皮细胞发生间质转分化的标志）表达显著增加（图 56-3-2），另外纤维连接蛋白、胶质纤维酸性蛋白，波形蛋白等间质分子标志物 ZO⁻1 等正常上皮的标记。所以视网膜色素上皮细胞的间质转化在 PVR 的起始中起了至关重要的作用。正常单层视网膜色素上皮细胞处于静止非增生状态，但是视网膜色素上皮细胞发生转分化后功能发生很多改变具有高度的增生性，它能像巨噬细胞那样迁移，如平滑肌样收缩，也可以像巨噬细胞那样释放细胞因子，所以视网膜色素上皮细胞是诱导 PVR 形成的关键细胞。

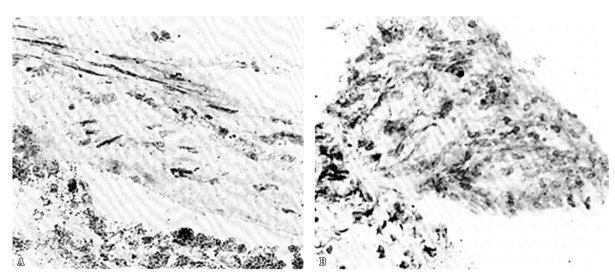

图 56-3-2　纤维连接蛋白及 α- 平滑肌肌动蛋白在人 PVR 膜的表达

手术切除的人 PVR 膜经冰冻切片再行免疫组化染色观察纤维连接蛋白、α- 平滑肌肌动蛋白的表达，图 A 40×，图 B 40×，红色染色为纤维连接蛋白或 α- 平滑肌肌动蛋白的表达，蓝色为细胞核染色。图 A 显示 α- 平滑肌肌动蛋白的表达主要位于梭形细胞，提示这些细胞是发生间质转化了的细胞；图 B 显示纤维连接蛋白在 PVR 膜有极丰富的表达。

视网膜胶质细胞是另外一种参与 PVR 膜形成的细胞。牵引性视网膜脱离的形成与 PVR 膜的收缩密切相关，产生膜收缩力的成分有视网膜色素上皮细胞、Müller 细胞及胶原（图 56-3-3）。

视网膜外伤后，视网膜色素上皮的迁移被认为是 PVR 起始的主要病理改变之一，视网膜色素上皮在原位时和光感受器之间相互接触，而不出现异常增生；视网膜脱离后视网膜色素上皮细胞正常的微环境发生很大改变而导致形态和功能的变化，临床和实验证据均表明视网膜色素上皮细胞能够发生 EMT 变成为成纤维样细胞（fibroblast like cell），合成很多生长因子例如血小板源性生长因子、酸性成纤维细胞生长因子、表皮生长因子、胰岛素样生长因子和转化生长因子等。视网膜色素上皮细胞能合成胶原等细胞外基质特别是纤维连接蛋白（见图 55-3-2）。早期的 PVR 膜细胞较多而细胞外间质较少；病变晚期的 PVR 膜中细胞较少而以 ECM 沉着为主。

（二）胶质细胞与 PVR 的形成

在眼外伤后 PVR 的形成过程中，神经胶质细胞是视网膜前膜中常见的细胞成分之一，包括 Müller 细胞、星形胶质、小胶质细胞三种类型。成纤维细胞亦是视网膜前膜中最常见的细胞成分之一。Müller

细胞是构成 PVR 膜的主要细胞之一（图 56-3-4），视网膜脱离后 1 天，就可见胶质细胞的改变，3 天之内，胶质细胞突触进入视网膜下腔，其细胞体迁移至视网膜外核层及外丛状层。据报道 PVR 膜的 20% 由胶质细胞构成，胶质细胞的异常不仅见于脱离的视网膜，也见于正常视网膜与脱离视网膜交界处，胶质细胞不仅可见参与视网膜牵引的形成，由于胶质细胞能产生肿瘤坏死因子 -α 等细胞因子，也是造成视网膜受损区感光细胞死亡的原因。

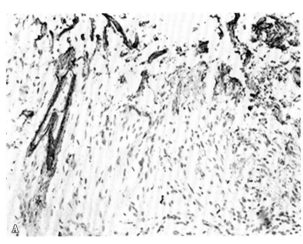

图 56-3-3　Ⅳ型胶原在 PVR 膜的表达

手术切除的人 PVR 膜石蜡切片行常规免疫组化（A）及免疫荧光染色（B），观察Ⅳ型胶原在 PVR 膜的表达。图 A 20×，图 B 20×，红色标记为Ⅳ型胶原的阳性染色，蓝色为细胞核染色。不论是常规免疫组化还是免疫荧光染色均可见很强的Ⅳ型胶原在 PVR 膜的表达。图 A 显示Ⅳ型胶原表达主要位于 PVR 膜的顶部，而富有细胞区表达较弱

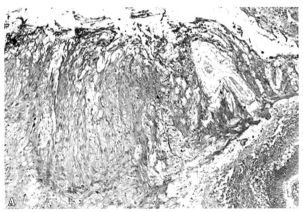
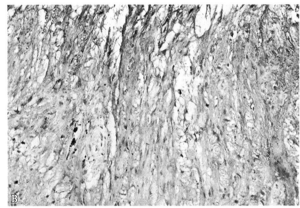

图 56-3-4　GFAP 在 PVR 膜的表达

手术切除的人 PVR 膜石蜡切片行 GFAP 免疫组化染色，图 A 10×，图 B 20×。红色着染为 GFAP 阳性，蓝色为细胞核染色。显示 PVR 膜有大量胶质细胞纤维存在，A 图下方为增生膜与视网膜连接处，可见部分神经视网膜

（三）巨噬细胞

巨噬细胞（macrophages）是导致 PVR 的重要炎性细胞，巨噬细胞可产生多种生长因子和细胞因子，巨噬细胞可分化为两个表型。M1 型和 M2 型，其中 M1 型可防止感染，而 M2 型则可参与组织修复和纤维化。M2 型巨噬细胞可能是 PVR 形成的主要炎性细胞。

第四节　与增生性玻璃体视网膜病变病理改变相关的因子

如以上所述，视网膜外伤后 PVR 的基本病理改变是细胞转分化、增生、迁移、细胞外间质的过度产生以及局部的炎症反应从而导致牵引性视网膜脱离，严重影响视力。然而造成这些病理变化的确切机

制仍然在研究之中,就目前所知,诱导PVR产生的主要因子有以下几大类:

一、生长因子

很多研究证明眼外伤后的创伤愈合反应及PVR的发生发展也离不开生长因子的参与。生长因子是一大类蛋白多肽(protein polypeptide),人体很多细胞都可以产生生长因子。生长因子不仅在胚胎发育、细胞分化、生长、人体的正常功能维持方面发挥着重要作用,而且生长因子的异常表达与多种疾病的发生有密切关联。

(一)转化生长因子-β

转化生长因子-β(transforming growth factor—β,TGF-β)属于可调节细胞生长和分化的TGF-β超级家族。TGF-β能诱导正常的上皮细胞的发生表型与功能的转化,故而命名为转化生长因子-β,哺乳动物TGF-β至少可分为4个亚型:TGF-β1、TGF-β2、TGF-β3、TGF-β4;TGF-β有3种受体即TGF-βR Ⅰ、Ⅱ、Ⅲ,其中TGF-βR Ⅲ型可能对TGF-β有较高的亲和力。

一些免疫细胞、血小板、成纤维细胞及视网膜色素上皮细胞都可产生TGF-β,它是诱导视网膜色素上皮细胞转化的主要因子,可诱导视网膜色素上皮细胞发生上皮间质转化样改变,也是视网膜色素上皮细胞迁移的诱导者。2000年,Bochaton-Piallat等对23例PVR膜检测发现所有的标本都有α-平滑肌肌动蛋白(α-smooth muscle actin,α-SMA)的表达,这说明在PVR导致牵引性视网膜脱离中α-SMA阳性细胞起了不可替代的作用。研究发现,PVR伴有视网膜脱离者TGF-β的表达明显升高尤其是在视网膜下液及玻璃体,给予TGF-β2抗体处理可以显著抑制成纤维细胞及视网膜色素上皮细胞诱发的视网膜牵引,提示视网膜脱离能上调TGF-β的表达,TGF-β是导致PVR发生的关键因素,它在PVR患者牵拉性视网膜脱离形成中发挥了重要作用。

(二)结缔组织生长因子

结缔组织生长因子(connective tissue growth factor,CTGF)是结缔组织产生的主要诱导者,TGF-β能增加CTGF的表达,CTGF对细胞功能的影响是多方面的,何世坤等研究发现CTGF能诱导细胞分裂、细胞黏附、促进细胞外基质成分(胶原、纤维连结蛋白)产生和刺激血管生成等,在一些重要器官纤维化的形成及动脉粥样硬化,肿瘤的发生中起了重要作用。TGF-β能显著增加视网膜色素上皮细胞中CTGF的表达,从而刺激视网膜色素上皮细胞分裂、迁移和产生更多的细胞外间质成分。研究发现PVR增生膜中能检测到CTGF mRNA,更重要的是在手术切除的PVR标本中CTGF除了表达于增生的视网膜色素上皮细胞之外,还可以表达于纤维区,几乎所有的PVR标本都有CTGF表达(图56-4-1),这些结果说明CTGF是PVR病理反应过程中视网膜发生纤维化的主要诱导者。

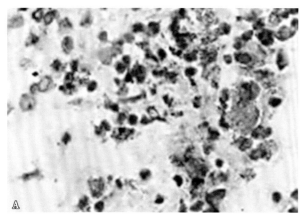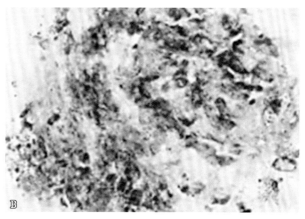

图56-4-1　CTGF在人PVR膜的表达

手术切除的人PVR膜经冰冻切片后行免疫组化染色,图A 40×,图B 40×,如图B所示,结缔组织生长因子在纤维化的膜表达非常显著,而与此相对照,如果PVR膜富含细胞成分(A),则结缔组织生长因子的表达则较弱。红色染色为结缔组织生长因子阳性标记,蓝色为细胞核

（三）碱性成纤维细胞生长因子

碱性成纤维细胞生长因子（basic fibroblast growth factor，bFGF）是一种具有多种功能的生长因子，体内很多组织细胞都能表达 bFGF。bFGF 的分子量 16～26kD。bFGF 能刺激多种细胞的增生与分化。研究发现大部分 PVR 增生膜中有 bFGF 表达，有兴趣的是 bFGF 表达主要见于 PVR 膜细胞成分而不是细胞外间质；就玻璃体 bFGF 浓度而言，PVR 患者的标本明显高于 RD 患者，这表明 bFGF 也是 PVR 产生的重要诱导因子。

（四）血小板源性生长因子

血小板源性生长因子（platelet derived growth factor，PDGF）不仅能刺激细胞增生，也能促进细胞的分化。PDGF 的生物学活性通过其受体 PDGFR-α 和 PDGFR-β 来实现。当视网膜色素上皮与光感受器细胞分离时，视网膜色素上皮和视网膜胶质细胞 PDGF 受体表达明显增加。大量研究提示 PDGF 是 PVR 形成的主要诱导因子之一，不仅 PVR 实验动物的玻璃体有 PDGF 的存在而且免疫组化发现手术切除的人 PVR 膜富有 PDGFR。Cassidy 等对 38 例及 Lei 等对 9 例 PVR 患者玻璃体样本 PDGF 的分析发现，不论是单纯视网膜脱离患者还是其他非 PVR 视网膜病变玻璃体 PDGF 的表达显著低于 PVR 患者。

Campochiaro 的体外实验证明培养的视网膜色素上皮上清中有 PDGF 的存在，说明视网膜色素上皮细胞能产生 PDGF，PDGF 可以显著增加视网膜色素上皮细胞的有丝分裂和迁移。如果给予 PDGF 抗体处理则视网膜色素上皮细胞增生受到抑制，实验结果说明视网膜色素上皮产生的 PDGF 也能调节自身功能。

除了视网膜色素上皮以外，PDGF 也能刺激视网膜胶质细胞、成纤维细胞的有丝分裂以及胶原和细胞因子的产生，参与视网膜牵引的形成。

（五）血管内皮细胞生长因子

血管内皮细胞生长因子（vascular endothelial growth factor，VEGF）是目前已知诱导新生血管最强的生长因子。VEGF 与其受体（VEGFR-1、VEGFR-2 和 VEGFR-3）结合而发挥生物效应，这三种受体均属于酪氨酸激酶受体。研究表明患者发生视网膜脱离时继发视网膜缺血可诱导 VEGF 的产生，这已经通过检测视网膜下积液中的 VEGF 的浓度得到了证实，更为直接的证据是患有 PVR 者视网膜下积液 VEGF 浓度更高。另外一个重要的发现是无论视网膜增生膜有无血管都可检测到 VEGF 及其受体的表达，提示 VEGF 在 PVR 的发生中发挥一定作用，很可能这种作用是通过上调 CTGF 的表达来实现的。

（六）肝细胞生长因子

肝细胞生长因子（hepatocyte growth factor，HGF）最早是作为一种能刺激肝细胞增生的物质而发现的，人体多种细胞（上皮细胞、内皮细胞、间质细胞等）都能表达 HGF。它可调节细胞的多种功能。HGF 受体（HGF receptor，HGFR）c-met 是一种酪氨酸激酶受体，HGFR 的磷酸化可调节细胞内各种重要生物学功能。HGF 在视网膜的创伤愈合反应、特别是视网膜色素上皮细胞的有丝分裂，视网膜色素上皮单层结构的损伤及随后的迁移起了始动作用。正常情况下，单层视网膜色素上皮细胞不迁移不增生，HGF 可破坏视网膜色素上皮的单层结构，使视网膜色素上皮细胞单层变成单个细胞，所以视网膜色素上皮细胞能迁移到视网膜内面，这是 PVR 发生的基础。

实验证明体外分离的视网膜色素上皮细胞，PVR 增生膜中都有 HGFR 的表达，特别是富含细胞成分的 PVR 膜。HGF 有很强的诱导视网膜色素上皮细胞定向运动的功能，因而可诱导视网膜色素上皮细胞迁移。多种细胞因子如 TNF、IL-1 和 IL-17 等可促使视网膜色素上皮细胞分泌 HGF，新合成的 HGF 又可作用于自身或临近的视网膜色素上皮细胞，而刺激视网膜色素上皮细胞发生增生及迁移，同时激活的视网膜色素上皮细胞也可产生肿瘤坏死因子，促使视网膜色素上皮细胞分泌更多的 HGF。Hinton 等的研究表明 PVR 膜初期 HGF 的表达最高，而在病变的中期及后期 HGF 的表达逐渐下降，更重要的是 HGF 在 PVR 膜表达的多少与 PVR 病灶内的细胞数量呈正比，与纤维化程度呈反比。

（七）胰岛素样生长因子

胰岛素样生长因子（insulin-like growth factor，IGF）在结构与功能上与胰岛素的相似，所以称为胰岛素样生长因子。人体主要的器官与组织部能表达 IGF。IGF 是细胞再生、增生和血管形成的重要调节介质，并可抑制细胞凋亡。IGF 包括 IGF-I 和 IGF-II 两种，其中 IGF-I 在眼部分布广泛，以视网膜为主，视网膜色素上皮也表达 IGF-I。IGF-I 可以促进视网膜色素上皮细胞增生，因此 IGF-I 可能也参与了 PVR 形成的病理过程。有研究证实，IGF-I 诱导的视网膜色素上皮细胞增生与磷脂酰肌醇 -3- 激酶（phosphatidylinositol-3-kinase，PI3K），酪氨酸激酶（tyrosine kinase）及促有丝分裂原活化蛋白激酶（mitogen-activated protein kinase，MPAK）的激活有关。IGF-I 可诱导视网膜胶质细胞表达 VEGF，从而促进新生血管的产生。

二、细胞因子

研究已经证实 PVR 的发生与炎症有密切关系，视网膜外伤后的病理反应有众多细胞因子的参与。细胞因子有多种，它可由免疫细胞（淋巴、单核 / 巨噬细胞等）及其他非免疫细胞产生。细胞因子包括白细胞介素（interleukin，IL）、干扰素（interferon，IFN）、肿瘤坏死因子（tumor necrosis factor，TNF）及趋化性细胞因子（chemokine）等。实验证明细胞因子是诱导 PVR 发生的重要介质。

（一）白细胞介素 -1

作为对炎症刺激的反应机体的多种细胞包括免疫细胞例如单核细胞，淋巴细胞和内皮细胞、上皮细胞等都可产生 IL-1。IL-1 包括 IL-1α 与 IL-1β。IL-1 能刺激细胞产生 GM-CSF、PDGF 等因子，也能促使 T 细胞产生 IL-2，因而是免疫及创伤愈合反应的重要介导因子。视网膜色素上皮细胞也可分泌 IL-1，更重要的是 PVR 发生时伴随 IL-1 表达的显著增加，提示 IL-1 参与了 PVR 病理反应过程。

（二）白细胞介素 -6

白细胞介素 -6 可由视网膜色素上皮细胞等多种细胞分泌产生，IL-6 表达增加常见于急性炎症及与免疫相关的疾病。研究发现在 PVR 患者的玻璃体内 IL-6 含量升高且和 PVR 严重程度呈正相关，视网膜脱离复位手术后分析 IL-6 在玻璃体浓度的高低可以作为评估 PVR 是否复发的参考因素。PVR 病灶不仅可见 IL-6 的存在而且能检测到可溶性受体 sIL-6R 的表达。视网膜色素上皮细胞是 PVR 膜中重要的细胞成分，即使体外培养的视网膜色素上皮细胞也能产生 IL-6，表明 IL-6 介导的炎症反应参与了 PVR 发生。

（三）白细胞介素 -8

白细胞介素 -8（IL-8）既是一种新生血管诱导因子，也是炎性反应介质，因此它与新生血管的产生，免疫及炎症反应，组织的瘢痕化有密切关系。研究发现除炎性细胞外，视网膜色素上皮细胞，血管内皮细胞，上皮细胞也能分 IL-8。临床观察发现孔源性视网膜脱离 IL-8 的表达显著增加，PVR 患者房水中的 IL-8 的浓度与 PVR 严重程度有密切关联，提示 IL-8 可能与 PVR 的发生有关，且可反映 PVR 的严重程度。

（四）肿瘤坏死因子

肿瘤坏死因子（tumor necrosis factor，TNF）能诱导肿瘤细胞死亡因而称为肿瘤坏死因子。TNF 有两种即 TNF-α 与 TNF-β，TNF 通过 TNF 受体（TNFR1，TNFR2）发挥生物效应。研究表明 TNF-α 与 PVR 的发生密切相关，TNF 也是最早发现的与创伤愈合反应有关的细胞因子，它主要由活化的单核 - 巨噬细胞产生。PVR 发生时的一个重要病理改变就是视网膜色素上皮细胞迁移活性的增加，实验已经证实 TNF-α 能增加血小板衍生生长因子诱导的视网膜色素上皮细胞化学趋向性，TNF-α 能刺激 HGF 的表达从而提高视网膜色素上皮细胞的移动活性。离体实验表明 TNF-α 可诱导视网膜色素上皮细胞发生 EMT。PVR 患者玻璃体液中的 TNF 浓度显著高于 PDR 和 RD，且与患者 PVR 的严重程度相关，因此可溶性 TNF 受体可能作为阻断 TNF-α 功能、治疗 PVR 潜在的新靶点。

（五）巨噬细胞移动抑制因子与单核细胞趋化蛋白 -1

巨噬细胞移动抑制因子（macrophage migration inhibitory factor，MIF）及单核细胞趋化因子（monocyte chemotactic protein-1，MCP-1）是一类有趋化及活化单核 / 巨噬细胞而且能调节多种免疫功能的细胞因子，MIF 可由巨噬细胞 / 单核细胞所分泌。MCP-1 可刺激单核细胞和巨噬细胞浸润进入眼内，参与 PVR 的形成。研究表明 PVR 患者眼组织标本巨噬细胞移动抑制因子表达显著高于仅有视网膜脱离者，而且与 PVR 严重程度呈正相关，这说明 MIF 很可能参与了 PVR 的形成尤其是早期 PVR 的病理反应过程。

三、蛋白酶与肽类

视网膜的创伤愈合反应过程中除生长因子，细胞因子外，多种酶类及多肽也参与了这一病理反应。

（一）基质金属蛋白酶

研究表明，细胞外基质能调节细胞的多种功能例如细胞迁移、增生、分化等。细胞外基质的降解与重塑依赖于基质金属蛋白酶（matrix metalloproteinase，MMP）与其抑制剂金属蛋白酶组织抑制剂（tissue inhibitor of metalloproteinase，TIMP）的存在。MMPs 家族包括 26 个成员。根据 MMP 的功能及结构，可分为 6 大类。IV 型胶原酶为其中重要的一类，它主要有两种形式，糖化的 MMP-9 和非糖化的 MMP-2。活化的 MMP 与多种细胞的功能相关，因此它参与了生长发育、创伤愈合、衰老和肿瘤发生等生理病理过程，TIMP 是 MMP 特异性抑制剂。研究发现 PVR 患者视网膜下液中 MMP-2 和 MMP-9 明显增高，MMP-2 和 MMP-9 可以促进细胞迁移，与 PVR 膜的形成有关，因此抑制 MMP 可为 PVR 的药物治疗提供了一个研究方向。

（二）凝血酶

凝血酶（thrombin）是一种末端凝固酶，凝血酶能通过对纤维蛋白影响而促进凝血，它除了参与在凝血外，还能刺激许多细胞生物学过程，包括炎症、伤口修复、以及通过激活高亲和力的凝血酶受体蛋白酶激活受体（protease-activated receptor，PAR），从而诱导视网膜色素上皮细胞等多种细胞发生纤维化。凝血酶可通过 PDGF 受体信号诱导视网膜色素上皮细胞发生 EMT 及产生胶原。凝血酶还可刺激人视网膜色素上皮细胞产生多种细胞因子、趋化因子及生长因子，其中趋化因子配体 7（chemokine CC-motif ligand7，CCL7）、趋化因子（C-X-C motif）配体 8（Chemokine C-X-C motif ligand 8，CXCL8）、粒细胞 - 巨噬细胞集落刺激因子（granulocyte-macrophage colony stimulating factor，GM-CSF）、IL-6、PDGF-α 和 PDGF-β 都与 PVR 的发展相关联。研究发现视网膜脱离患者的视网膜下液含有大量活化的凝血酶。研究发现 PVR 患者的视网膜和玻璃体中存在纤维蛋白沉积，因此 PVR 的发生与玻璃体内凝血酶活性的增加有关，尤其是在 PVR 的后期更是如此，表明 PVR 的发生与血 - 视网膜屏障的破坏和凝血系统的激活有关，抑制凝血酶的活性可能是 PVR 的一种治疗方式。

（三）赖氨酰氧化酶

赖氨酰氧化酶（lysyl oxidase，LOX）是一种铜依赖的糖蛋白，大小为 32kDa，它能催化胶原蛋白和弹性蛋白发生共价交联，因此可被用于外伤的治疗。机体很多组织都能表达，但是有关 LOX 于正常眼组织表达状况则报道很少。研究发现 LOX 基因的多态性与 PVR 的易感性有关。亦有研究表明在 PVR 患者的玻璃体中，LOX 含量明显下降，但是 MMP-2 及 MMP-9 的水平升高，这说明 LOX 与 PVR 产生的关联需要更多的研究来证明。

（四）肽类

多肽（polypeptide）是由蛋白水解而生成，肽类（peptide）物质与人体生理功能的维持及多种病理变化有关，在 PVR 患者房水中已经检测到高浓度的肽类物质这是它参与 PVR 形成的重要证据，因而肽类物质可作为观察指标来预示 PVR 的严重程度。

（五）内皮素

内皮素（endothelin，ET）是内源性的血管收缩肽（angiotensin），它与血管正常生理功能的维持基及病理状况下新生血管的产生密切相关。不少细胞因子包括肿瘤坏死因子能增加内皮素的表达。内皮素在眼内增生膜中有广泛的分布，体外实验发现 ET-1 可通过蛋白激酶 B（Protein kinase B，PKB /Akt）和细胞外信号调节激酶（extracellular regulated protein kinases，ERK）信号通路促进视网膜色素上皮细胞的增生、迁移和细胞外基质分子的分泌，体内实验发现 ET-1 与 PVR 的形成有关，这些结果表明 ET-1 在 PVR 的发病机制中发挥着重要作用。

四、其他与增生性玻璃体视网膜病变发生有关的因素

(一)血-视网膜屏障的破坏

血-视网膜屏障的破坏是视网膜受损后重要的病理改变之一,也是 PVR 的始动因素。Ando 采用增强磁共振成像检测 PVR 模型血-视网膜屏障受损情况,发现 PVR 模型建立头 3 天就可见血-视网膜屏障的严重受损。Shiels 等认为糖尿病可导致血糖增高及代谢异常而损失微血管造成视网膜血管渗漏,渗漏的血浆对 PVR 的发生有极强的诱导作用。除了视网膜微血管的改变外,视网膜色素上皮细胞也受到损伤因而其表型及表面抗原发生明显变化,这种异常的视网膜色素上皮能分泌很多细胞外间质分子包括纤维连接蛋白。故 Shiels 等认为血管渗漏与视网膜色素上皮细胞表型改变均参与了 PVR 形成的病理过程,因此控制血管渗漏就成为治疗 PVR 需要考虑的重要因素。

(二)细胞凋亡

细胞凋亡(apoptosis)是一种由多种机制调节的重要的细胞死亡机制,它与组织发育生长、衰老、肿瘤、新生血管形成以及组织纤维化等生理病理反应有密切关系。细胞凋亡与许多基因的调控有关,特别一提的是细胞凋亡抗原 1(apoptosis antigen 1,APO-1/or cluster of differentiation 95,CD95)或称为第一凋亡信号(first apoptosis signal,Fas) 是诱导细胞凋亡家族的重要一员,是一种潜在的凋亡前细胞因子。细胞凋亡与 PVR 的发病机制有关,PVR 增生膜中可检测到视网膜色素上皮细胞凋亡,外伤性 PVR 的增生膜可见 CD95 及其配体的表达。视网膜色素上皮细胞的凋亡与 PVR 的病理反应特别是视网膜瘢痕塑形有关,因此研究视网膜色素上皮的凋亡有助于 PVR 的发病机制的研究,并能为 PVR 的药物治疗提供新的依据。

(三)整合素-α5

整合素-α5(Integrin-α5)属于整合素家族,是细胞外间质的受体;整合素-α5 在 ECM 与细胞之间起了桥梁作用,所以细胞外间质可以通过整合素对细胞的多种功能产生影响。研究发现,许多异常增生性病变如损伤修复、肿瘤的发生等整合素-α5 的表达都明显异常。与正常视网膜相比,PVR 膜整合素-α5 表达显著增加,整合素-α5 能通过表皮细胞生长因子诱导视网膜色素上皮细胞发生增生和迁移,应用整合素-α5 抑制剂可以使表皮细胞生长因子的作用减弱,为 PVR 的药物治疗提供了新的靶点。

(四)离子通道的改变

嘌呤能神经 P2x7 受体(purinergic receptor P2X 7)在人视网膜的 Müller 细胞的存在已经被证实。研究表明 PVR 患者 Müller 细胞 P2x7 受体呈高密度分布,这可能允许较高浓度的细胞外 Ca^{2+} 流入细胞内而导致胶质细胞的活化增生从而参与 PVR 的形成。Ca^{2+} 流的增加常伴随 K^+ 内流减少这是 Müller 细胞去极化及活化的主要改变。Ca^{2+} 及 K^+ 通透性的改变可造成胶质细胞功能失调。此外,PVR 发生时,视网膜静息膜电位降低,可能是诱导 Müller 细胞功能异常的重要指证。有学者观察了早期 RD 和 PVR 患者视网膜电生理变化,异常的 Müller 细胞 K^+ 内流下降及膜电位去极化尤为严重,Müller 细胞的这种膜电位及离子通道的异常变化与 PVR 的严重程度呈正相关相关。另外一个重要的现象是 Müller 细胞 Ca^{2+} 浓度增加同时对 ATP 的刺激反应也增强。这些研究说明 ATP 诱导的离子通道尤其是 Ca^{2+},$K+$ 离子浓度的异常是 Müller 细胞增生参与 PVR 形成的重要原因。

(五)遗传因素和表观遗传因素

已知 PVR 的发生由多种因素参与,在进行分子病理学研究中,已有学者证明遗传学因素也是发生 PVR 的危险因素之一。实验表明 P53 单核苷酸的多态性(SNP)与 PVR 的发生有关,其次在 P53 介导的细胞凋亡通路中重要因子 MDM2 的 SNP 与 PVR 的发生更具有密切关联。到目前为止研究发现与 PVR 发生相关的 SNPs 有 Smad7、TNF-locus、P53、MDM2。另外何世坤及我们等发现表观遗传因素例如 DNA 甲基化(尤其是 DNA 甲基化结合蛋白 2 的表达)及组蛋白乙酰化的异常也与 PVR 的发生发展有密切关联。因此探索遗传因素和表观遗传因素与 PVR 发生的关联有助于预防 PVR 的发生及对 PVR 相应的精准治疗。

第五节 展 望

　　就目前研究结果而言，PVR 的发生的确切原因仍然在研究之中，毫无疑问它是一种复杂的在多种病理因素参与下发生的病变。PVR 膜的产生是 PVR 形成的关键，视网膜色素上皮细胞是构成 PVR 膜的主要细胞，多种生长因子，细胞因子与相应受体结合而发挥它的生物学效用促使视网膜色素上皮细胞活化，活化的视网膜色素上皮细胞呈现出更强的迁移、增生能力并产生更多的生长因子和细胞外间质而诱导 PVR 膜的形成。此外多种蛋白酶表达的增加及视网膜细胞离子通透性的改变，遗传及表观遗传异常等也是 PVR 发生时重要病理变化。因此，了解 PVR 形成的病理过程并探讨 PVR 形成的关键因素，可以为 PVR 的药物治疗提供新的研究思路。

（李晓华）

参 考 文 献

1. 曹国凡. 增生性玻璃体视网膜病变发病的相关因素研究进展. 国外医学. 眼科学分册, 2003, 27(1): 21-25.

2. 何世坤, 赵明威, 陈有信. 视网膜色素上皮基础与临床. 北京: 科学出版社, 2005: 212-226.

3. 何世坤、郭海科. 眼科表观遗传学. 北京: 人民卫生出版社, 2015: 255-266.

4. 惠延年. 增生性玻璃体视网膜病变: 带入 21 世纪的课题. 中华眼底病杂志, 1999, 15(2): 67.

5. 郭长梅, 惠延年, 阎峰, 等. 视网膜增生膜结缔组织生长因子 mRNA 的表达. 医学争鸣, 2003, 24(13): 1172-1174.

6. 郭长梅, 惠延年, 王雨生, 等. 增生性玻璃体视网膜病变增生膜中结缔组织生长因子与转化生长因子 β 受体和细胞外基质相关性的研究. 中华眼底病杂志, 2006, 22(3): 192-195.

7. 孙为荣. 眼科病理学. 北京: 人民卫生出版社, 1997: 360-367.

8. 王建洲, 惠延年, 马吉献. 增生性玻璃体视网膜病变增生膜中内皮素的表达. 医学争鸣, 2003, 24(10): 921-922.

9. 吴岩, 于靖. 增生性玻璃体视网膜病变相关蛋白研究进展. 眼科新进展, 2012, 32(1): 84-86.

10. 张诚玥, 李根林. 增生性玻璃体视网膜病变中细胞因子的作用. 国外医学(眼科学分册), 2005, 29(6): 407-411.

11. Ando N, Sen HA, Berkowitz BA, et al. Localization and quantitation of blood-retinal barrier breakdown in experimental proliferative vitreoretinopathy. Arch Ophthalmol, 1994, 112(1): 117-122.

12. Bastiaans J, van Meurs JC, Mulder VC, et al. The role of thrombin in proliferative vitreoretinopathy. Invest ophthalmol vis sci, 2014, 55(7): 4659-4666.

13. Bastiaans J, van Meurs JC, van Holten-Neelen C, et al. Thrombin induces epithelial-mesenchymal transition and collagen production by retinal pigment epithelial cells via autocrine PDGF-receptor signaling. Invest Ophthalmol Vis Sci, 2013, 54 (13): 8306-8314.

14. Bringmann A, Pannicke T, Moll V, et al. Upregulation of P2X(7) receptor currents in Müller glial cells during proliferative vitreoretinopathy. Invest Ophthalmol Vis Sci. 2001, 42(3): 860-867.

15. Campochiaro PA. Pathogenic mechanisms in proliferative vitreoretinopathy. Arch Ophthalmol, 1997, 115(2): 237-241.

16. Chen Z, Chen CZ, Gong WR, et al. Integrin-alpha5 mediates epidermal growth factor-induced retinal pigment epithelial cell proliferation and migration. Pathobiology, 2010, 77(2): 88-95.

17. Chen Z, Shao Y, Li X. The roles of signaling pathways in epithelial-to-mesenchymal transition of PVR. Mol Vis, 2015, 21: 706-710.

18. Ciprian D. The pathogeny of proliferative vitreoretinopathy. Rom J Ophthalmol, 2015, 59(2): 88-92.

19. Danielescu C, Zugun-Eloae F, Zlei M. Concentrations of vitreal cytokines in rhegmatogenous retinal detachment. Rev Med Chir Soc Med Nat Iasi, 2016, 120(1): 124-129.

20. EI Ghrably I, Powe DG, Orr G, et al. Apoptosis in proliferative vitreoretinopathy. Invest Ophthalmol Vis Sci, 2004, 45(5): 1473-1479.

21. Fischer AJ, Zelinka C, Milani-Nejad N. Reactive retinal microglia, neuronal survival, and the formation of retinal folds and detachments. Glia, 2015, 63 (2): 313-327.

22. Francke M, Faude F, Pannicke T, et al. Electrophysiology of rabbit Müller (glial) cells in experimental retinal detachment and PVR. Invest Ophthalmol Vis Sci, 2001, 42 (5): 1072-1079.

23. Francke M, Weick M, Pannicke T, et al. Upregulation of extracellular ATP-induced Müller cell responses in a dispase model of proliferative vitreoretinopathy. Invest Ophthalmol Vis Sci, 2002, 43 (3): 870-881.

24. Gamulescu MA, Chen Y, He S, et al. Transforming growth factor beta2-induced myofibroblastic differentiation of human retinal pigment epithelial cells: regulation by extracellular matrix proteins and hepatocyte growth factor. Exp Eye Res, 2006, 83 (1): 212-222.

25. Gonzalez-Avila G, Mendez D, Lozano D, et al. Role of retinal detachment subretinal fluid on extracellular matrix metabolism. Ophthalmologica, 2004, 218 (1): 49-56.

26. He S, Jin ML, Wo V, et al. A role for connective tissue growth factor in the pathogenesis of choroidal neovascularization. Arch Ophthalmol, 2003, 121 (9): 1283-1288.

27. Jin M, IIe S, Wörpel V, et al. Promotion of adhesion and migration of RPE cells to provisional extracellular matrices by TNF-alpha. Invest Ophthalmol Vis Sci, 2000, 41 (13): 4324-4332.

28. Jin Y, Chen H, Xu X, et al. Traumatic proliferative vitreoretinopathy: clinical and histopathological Observations. Retina, 2017, 37 (7): 1236-1245.

29. Khan MA, Brady CJ, Kaiser RS. Clinical management of proliferative vitreoretinopathy: an update. Retina, 2015, 35 (2): 165-175.

30. Kon CH, Occleston NL, Charteris D, et al. A prospective study of matrix metalloproteinases in proliferative vitreoretinopathy. Invest Ophthalmol Vis Sci, 1998, 39 (8): 1524-1529.

31. Machemer R, Aaberg TM, Freeman HM, et al. An updated classification of retinal detachment with proliferative vitreoretinopathy. Am J Ophthalmol, 1991, 112 (2): 159-165.

32. Morescalchi F, Duse S, Gambicorti E, et al. Proliferative vitreoretinopathy after eye injuries: an overexpression of growth factors and cytokines leading to a retinal keloid. Mediators Inflamm, 2013, 2013: 269787.

33. Pastor JC, Rodríguez de la Rúa E, Martín F, et al. Retinal shortening: the most severe form of proliferative vitreoretinopathy (PVR). Arch Soc Esp Oftalmol, 2003, 78 (12): 653-657.

34. Pastor JC, Rojas J, Pastor-Idoate S, et al. Proliferative vitreoretinopathy: A new concept of disease pathogenesis and practical consequences. Prog Retin Eye Res, 2016, 51: 125-155.

35. Pennock S, Haddock LJ, Mukai S, et al. Vascular endothelial growth factor acts primarily via platelet-derived growth factor receptor α to promote proliferative vitreoretinopathy. Am J Pathol, 2014, 184 (11): 3052-3068.

36. Priglinger SG, Alge CS, Kreutzer TC, et al. Keratinocyte transglutaminase in proliferative vitreoretinopathy. Invest Ophthalmol Vis Sci, 2006, 47 (11): 4990-4997.

37. Qin D, Zhang L, Jin X, et al. Effect of Endothelin-1 on proliferation, migration and fibrogenic gene expression in human RPE cells. Peptides, 2017, 94: 43-48.

38. Rojas J, Fernandez I, Pastor JC, et al. A strong genetic association between the tumor necrosis factor locus and proliferative vitreoretinopathy: the retina 4 project. Ophthalmology, 2010, 117 (12): 2417-2423.

39. Rasier R, Gormus U, Artunay O, et al. Vitreous levels of VEGF, IL-8, and TNF-alpha in retinal detachment. Curr Eye Res, 2010, 35 (6): 505-509.

40. Rouberol F, Chiquet C. Proliferative vitreoretinopathy: pathophysiology and clinical diagnosis. J Fr Ophtalmol, 2014, 37 (7): 557-565.

41. Ryan SJ. The pathophysiology of proliferative vitreoretinopathy in its management. Am J Ophthalmol, 1985, 100 (1): 188-193.

42. Sanabria Ruiz-Colmenares MR, Pastor Jimeno JC, Garrote Adrados JA, et al. Cytokine gene polymorphisms in retinal

detachment patients with and without proliferative vitreoretinopathy: a preliminary study. Acta Ophthalmol Scand, 2006, 84(3): 309-313.

43. Shiels IA, Zhang S, Ambler J, et al. Vascular leakage stimulates phenotype alteration in ocular cells, contributing to the pathology of proliferative vitreoretinopathy. Med Hypotheses, 1998, 50(2): 113-117.

44. Sugioka K, Kodama A, Okada K, et al. TGF-β2 promotes RPE cell invasion into a collagen gel by mediating urokinase-type plasminogen activator(uPA)expression. Exp Eye Res, 2013, 115: 13-21.

45. Symeonidis C, Papakonstantinou E, Souliou E, et al. Correlation of matrix metalloproteinase levels with the grade of proliferative vitreoretinopathy in the subretinal fluid and vitreous during rhegmatogenous retinal detachment. Acta Ophthalmol, 2011, 89(4): 339-345.

46. Tamiya S, Kaplan HJ. Role of epithelial-mesenchymal transition in proliferative vitreoretinopathy. Exp Eye Res, 2016, 142: 26-31.

47. The retina society terminology committee. The classification of retinal detachment with proliferative vitreoretinopathy. Ophthalmology, 1983, 90(2): 121-125.

48. Webster L, Chignell AH, Limb GA. Predominance of MMP-1 and MMP-2 in epiretinal and subretinal membranes of proliferative vitreoretinopathy. Exp Eye Res, 1999, 68: 91-98.

49. Weller M, Heimann K, Bartz-Schmidt KU, et al. CD 95 expression in traumatic proliferative vitreoretinopathy: a target for the induction of apoptosis. Ger J Ophthalmol, 1996, 5(6): 332-337.

50. Wickham L, Ho-Yen GO, Bunce C, et al. Surgical failure following primary retinal detachment surgery by vitrectomy: risk factors and functional outcomes. Br J Ophthalmol, 2011, 95(9): 1234-1238.

51. Symeonidis C, Papakonstantinou E, Androudi S, et al. Comparison of interleukin-6 and matrix metalloproteinase expression in the subretinal fluid and the vitreous during proliferative vitreoretinopathy: correlations with extent, duration of RRD and PVR grade. Cytokine, 2014, 67(2): 71-76.

52. Yoo K, Son BK, Kim S, et al. Substance P prevents development of proliferative vitreoretinopathy in mice by modulating TNF-α. Mol Vis, 2017, 23: 933-943.

53. Yu H, Li T, Zou X, et al. Effects of lysyl oxidase genetic variants on the susceptibility to rhegmatogenous retinal detachment and proliferative vitreoretinopathy. Inflammation, 2013, 36(4): 839-844.

54. Zahn G, Volk K, Lewis GP, et al. Assessment of the integrin alpha5beta1 antagonist JSM6427 in proliferative vitreoretinopathy using in vitro assays and a rabbit model of retinal detachment. Invest Ophthalmol Vis Sci, 2010, 51(2): 1028-1035.

55. Zhang X, Barile G, Chang S, et al. Apoptosis and cell proliferation in proliferative retinal disorders: PCNA, Ki-67, caspase-3, and PARP expression. Curr Eye Res, 2005, 30(5): 395-403.

56. Zhang J, Zhou Q, Yuan G, et al. Notch signaling regulates M2 type macrophage polarization during the development of proliferative vitreoretinopathy. Cellular immunology, 2015, 298(1-2): 77-82.

第六篇　眼化学伤、烧伤、中毒、视疲劳

第五十七章 眼化学伤

眼化学伤,或称化学性眼外伤(chemical ocular trauma)是眼科常见急症,占眼外伤的 7.7%～18.0%。由于工业的发展和安全防护意识的欠缺,眼化学伤患者逐渐增多。再者化学物品的种类逐渐增加,酸碱广泛用于工业及日常生活中,尤其是高浓度及高强度的化学物品越来越多,因此化学伤对眼部的破坏程度也逐渐加重。由于化学致伤物有多种类别,因此眼化学伤的程度也分轻重。重症眼化学伤,大部分患者晚期常因角膜浑浊(corneal opacity)、角膜溃疡(corneal ulcer)所致穿孔(perforation)、角膜新生血管形成(corneal neovascularization)、假性翼状胬肉(pseudopterygium)及睑球粘连(symblepharon)而致盲。目前眼化学伤的高危人群是使用化学物品的劳动者和化学物品生产者。因此,应加强对于眼化学伤的预防、早期治疗,清除破坏性化学物、阻断破坏性炎症反应过程、维持眼部病情稳定及促进组织修复功能。

近年来,国内外许多学者对引起眼部化学伤的常见酸、碱和毒性物质的主要化学差异、伤后眼的应急创伤反应以及伤后的病理生理、创伤愈合的机制和角膜基质(corneal stroma)愈合修复等的研究,加深了对眼部化学伤的认识,也为严重眼化学伤的处理提供了新的诊疗指导,而使严重眼化学伤患者恢复一定的视力。由于所导致的化学伤的损伤程度和预后(prognosis),主要与致伤化学物的浓度及化学物质接触眼部的时间、面积、化学物本身的理化性质、穿透力和组织的反应性有很大的相关性。因此,清楚了解化学伤的不同时期及不同病情,接受正确的急救处理,采取积极有效的最佳治疗措施,方可使患者得到最佳治疗达到最好的效果。

第一节　酸　烧　伤

一、常见酸性致伤物的成分及主要来源

化学性致伤物的种类繁多,而且由于化学致伤物的浓度不同,所引起的破坏作用也不同。根据常见的酸性物质的成分、用途及来源,家庭和工厂常用酸性化学制剂大体分类如下。

1. 硫酸(sulfuric acid)　来源于工业洗涤剂和电池酸。

2. 亚硫酸(sulfurous acid)　来源于二氧化硫,主要有水果或蔬菜的防腐剂、漂白剂和制冷剂。

3. 氢氟酸(hydrofluoric acid)　来源于汽油羟化、玻璃抛光或磨砂、矿物质提纯和硅类生产,被用于

提纯铀、钽、铍和精炼汽油。

4. 醋酸（acetic acid）　来源于冰醋酸、醋精和工业醋。

5. 铬酸（chromic acid）　常在镀铬工业使用。

6. 盐酸（hydrochloric acid）　来源于使用浓度 31%～38% 溶液等。

7. 亚硝酸（nitrous acid）　是一种弱酸，仅存在于稀的水溶液中，是由亚硝酸钠制取。

二、酸性物质特性

酸烧伤（acid burn）时局部组织蛋白发生变性形成不溶性蛋白化合物。在酸烧伤期间，组织自身的缓冲作用削弱了酸性物质继续破坏的能力，而蛋白质沉淀形成的屏障也阻止了酸性物质渗入深层。

对于眼球的损伤与高速度的微粒物质的飞溅相结合，则增加了眼球穿孔（perforation of eyeball）的危险性，硫酸与角膜前泪膜的水分起反应可炭化角膜上皮（corneal epithelium）和结膜上皮（conjunctival epithelium）。亚硫酸是硫酸与水化合形成的，它对眼的损伤是由于酸的化学致伤作用而非冷冻作用。氢氟酸是一种弱的无机酸，因为氢原子和氟原子间结合的能力相对较强，且水溶液中氟化氢分子间存在氢键，使得氢氟酸在水中不能完全电离，所以理论上低浓度的氢氟酸是一种弱酸。但由于它是发烟的腐蚀性液体，具有极强的腐蚀性，能强烈地腐蚀金属、玻璃和含硅的物体。它可产生严重的眼烧伤，它的致伤作用主要是由于氟化物离子的毒性。低浓度盐酸很少引起严重的眼烧伤，这是由于它对眼组织的穿透力差。亚硝酸和盐酸的作用相似，它的特点是产生黄色的角膜上皮浑浊。对于浓度偏高的盐酸（质量分数约为 37%）和醋酸在烧伤接触时间偏长的情况下也会带来严重的损伤后果。通常使用的醋酸浓度较低（4%～10%），所以生活中由醋酸引起的眼烧伤较少见。

三、酸烧伤的病理生理学

（一）致伤机制及致伤危害

化学物穿透眼球的作用与眼球表层组织的生理特性有密切关系。角膜上皮和内皮是亲脂性组织，角膜基质和巩膜是亲水性组织，结膜上皮和角膜上皮相似。凡是脂溶性物质容易穿透角膜上皮而潴留在角膜基质内。水溶性物质很难穿过角膜上皮，但容易穿过基质，所以除非上皮组织损害，水溶性物质是很难进入角膜的。酸性物质分有机酸与无机酸两大类，溶于水、不溶于脂肪。酸性物质易为角膜上皮所阻止，因角膜结膜上皮是亲脂肪性组织。酸与组织接触后，使组织蛋白凝固坏死，形成痂膜，可阻止剩余的酸继续向深层渗透。但强酸或高浓度酸可进入深层基质，造成和碱性烧伤同样严重的后果。低浓度酸烧伤的创面较浅，边界清楚，坏死组织较易脱落和修复。浓硫酸吸水性强，可使有机物变成炭呈黑色，硝酸创面初为黄色，后转变为黄褐色；盐酸腐蚀性较弱，亦呈黄褐色。有机酸中以三氯醋酸的腐蚀性最强，可使组织呈白色坏死。在重度酸烧伤中，球结膜上皮广泛坏死，引起白细胞浸润和持续性眼表炎症反应，多形核白细胞（polymorphonuclear leukocyte）脱颗粒释放的酶类，单核细胞分泌细胞因子刺激角膜细胞产生的胶原酶，角膜缘血供缺乏使结膜坏死加重，血源性胶原酶抑制剂减少，共同延迟了上皮修复，促使发生角膜溃疡和穿孔。如不及时治疗，在修复晚期，胶原酶所致进行性的无菌性角膜溃疡加重，前节组织坏死，发生睑球粘连、角膜葡萄肿、白内障、继发性青光眼、低眼压，甚至眼球痨。后期结膜瘢痕、睑内翻及睑球粘连形成。

（二）重度酸烧伤角膜上皮修复机制

重度烧伤，角膜上皮广泛大片脱落，角膜缘干细胞缺失，周边部结膜上皮是唯一上皮再生来源。上皮再修复的速度非常缓慢，杯状细胞持续存在，异常基底膜上皮黏附不良，导致反复上皮糜烂。由于结膜上皮向正常角膜上皮表型的转分化被局部维生素 A 缺乏以及角膜新生血管的发生所阻碍，故结膜上皮不能产生出真正的角膜上皮表型。浅表及基质内血管翳（pannus in corneal parenchyma）（假性翼状胬肉，pseudopterygium）增生，使新生眼表上皮完全成为结膜化表型，即发生角膜结膜化。当新生血管长入，成纤维细胞进入基质，意味着修复在进行，角膜上皮结膜化也在缓慢发展，最后角膜呈现稳定血管化瘢痕，结膜化的角膜表面光滑，无上皮缺损及溃疡，即完成了重度眼烧伤的角膜修复。

第二节 碱 烧 伤

一、常见碱性致伤物的成分及主要来源

化学致伤物所导致的损伤程度和预后主要与其不同浓度以及化学物质接触眼部的时间、化学物质的面积、理化性质、穿透力和组织的反应性有很大的相关性，尤其是碱性化学物质的破坏程度与眼组织接触的时间以分秒计算呈正相关性。因此第一时间接受正确的急救处理具有极大的重要性。根据常见的碱性物质的成分及用途来源，家庭和工厂常用碱性化学制剂大体分类如下：

1. 氨（ammonia，NH_3） 来源于化学肥料、制冷剂和清洁剂中。

2. 烧碱液 烧碱液即氢氧化钠（sodium hydroxide，NaOH），来源于水管洗涤剂，以及工厂车间管道中的生产用溶液。

3. 氢氧化钾（potassium hydroxide，KOH） 又称苛性钾，来源于用作干燥剂、吸收剂、分析试剂、皂化试剂、二氧化碳和水分的吸收剂。

4. 氢氧化镁[magnesium hydroxide，$Mg(OH)_2$] 一般来源于烟火、花炮和火焰中。

5. 氢氧化钙[calcium hydroxide，$Ca(OH)_2$] 来源于石灰浆、砂浆和水泥中。

6. 过氧化甲乙酮（methyl ethyl ketone peroxide） 来源于工业催化剂。

二、碱性物质特性

眼部碱烧伤（alkaline burn of eye）后主要由角膜、结膜和眼睑上皮的游离神经末端受到直接损伤引起疼痛、眼睑痉挛和泪液分泌增加。

氨主要存在于化肥和冷却剂以及其他化学物品生产过程。生活中最常见的形式是浓度为 7% 的用于清洗的家用氨水致伤。氨气刺激眼部流泪，可以起到稀释作用，减少主要眼部损伤的发生。然而，此气体能溶于水和泪液，长期接触，氨气能形成氢氧化铵（ammonium hydroxide，NH_4OH），能造成眼部损伤。氨具有脂溶性和高穿透能力，几乎能穿透角膜直接进入眼内。

烧碱液即氢氧化钠（sodium hydroxide）其溶液能在 3～5 分钟内快速进入眼内。固体氢氧化钠常常作为管道清洗剂。工业生产中常见的是车间碱溶液管道破裂或阀门损坏，高浓度的碱溶液溅至无防护的面部和眼部造成严重碱烧伤。碱液外伤的严重程度仅次于氢氧化胺。

氢氧化钾（potassium hydroxide）的眼部穿透力稍弱于氢氧化钠，所引起的外伤严重程度类似。

烟花爆竹不但导致氢氧化镁烧伤而且同时引起严重的热和化学伤。石灰、生石灰、氢氧化钙、熟石灰、石膏、灰泥、水泥、白色涂料主要用于建筑工业，是致眼外伤的常见病因。它们的穿透能力较弱，因为它们会与上皮细胞膜作用形成钙皂沉积，阻止药品进一步向深层穿透。过氧化甲乙酮是常用的工业催化剂，可以引起即刻急性和迟发性角膜损伤。

三、病理生理

（一）致伤机制及致伤危害

碱性物质具有水溶和脂溶双重性，故有特别的穿透和破坏作用。碱性物质与眼组织接触后，除引起组织蛋白迅速凝结和细胞坏死之外，还能与组织中的类脂质起皂化作用，不断渗入深部。碱进入细胞后，pH 值迅速升高，使碱性物质与细胞成分形成的化合物更易溶解。而且在碱性环境中有利于细胞膜脂类的乳化，进而导致细胞膜的破坏。其病理与免疫变化是大量多形核白细胞的浸润、聚集；在白细胞裂解过程中释放各种蛋白水解酶及"自由基（free radical）"。同时角膜灼伤组织中有免疫复合物沉积，从而更吸引了多形核白细胞的浸润、聚集、裂解，释放大量蛋白水解酶，溶解角膜胶原组织，造成角膜溃疡（corneal ulcer）的形成和发展。正常人角膜上皮无胶原酶（collagenase），但碱烧伤的角膜上皮

和其他原因所致的角膜溃疡组织中含有大量胶原酶，能消化分解胶原。胶原酶导致进行性无菌性角膜溃疡加重，眼前段组织（虹膜、晶状体和睫状体）坏死而导致更严重的并发症。碱性化合物常发生角膜缘血管网的血栓形成和坏死，严重地影响角膜营养，降低角膜的抵抗力，而易继发感染，使之发生溃疡或穿孔。严重碱烧伤，睑、球结膜上皮广泛坏死，引起白细胞浸润和持续性眼表炎症反应，导致睑球粘连（symblepharon）。碱烧伤后房水中的前列腺素（prostaglandin，PG）含量显著增高使局部血管扩张，毛细血管网充血，血流量增加，眼压升高。其症状颇似急性闭角型青光眼（acute angle-closure glaucoma）。碱烧伤后可使眼组织内抗坏血酸、核黄素及葡萄糖含量减低，影响组织的正常代谢。伤后与炎症和修复过程有关的并发症也会加重损伤的程度。

（二）重度碱烧伤角膜上皮修复机制

重度碱烧伤角膜上皮修复机制类似重度酸烧伤。角膜缘（corneal limbus）及结膜广泛缺血坏死，角膜缘干细胞（stem cell）缺失。角膜上皮修复来源于周边部结膜上皮的再生。上皮再修复的速度非常缓慢，由于基底膜异常使再生的上皮黏附不良，导致反复上皮糜烂（recurrent corneal epithelial erosion）。由于结膜上皮向正常角膜上皮表型的转分化被局部维生素 A 缺乏以及角膜新生血管的发生所阻碍，结膜上皮产生的并非真正的角膜上皮表型。当新生血管长入，浅表及基质内血管翳增生，使新生眼表上皮完全成为结膜化表型，即发生角膜结膜化。最后角膜呈现稳定血管化瘢痕及角膜假性翼状胬肉而愈合。

第三节　其他烧伤

（一）其他化学物质烧伤

包括烃类、卤代烃溶剂、醇类、醛类、酮类、醚类、有机氧化剂和酯类以及某些金属及其盐类对眼部组织的损伤。后者对眼的损伤与其和组织接触后生成的金属蛋白盐是否溶解有关。

（二）毒气伤

常见的有芥子气、催泪剂及糜烂剂等。根据毒剂的不同分别造成流泪、刺激症状、结膜及角膜的损害。损伤的严重程度和毒气与眼的距离、进入眼部的量、与眼部接触的时间、接触眼部的部位、眼的闭合状态及毒气的毒性大小等因素都有关系。

第四节　化学伤诊断思路、病情评估与记录

快速了解和采集化学伤病史和详细记录伤眼的典型特点，以帮助准确进行合理的分类，有利于及时开展治疗和进行正确的预后判断。

当接诊化学伤患者后，尤其在紧急情况下，应就地取材，自来水或其他任何清洁水源均可用于冲洗，不强求消毒或具有中和性质的纯净水，在现场应争分夺秒地彻底冲洗伤眼进行急救。要求持续冲洗结膜囊达到 15～30 分钟。转至医疗单位后，第一时间继续用生理盐水（sodium chloride physiological solution）或中和液体冲洗。冲洗时应充分暴露结膜及上下穹窿部，彻底冲洗去除残存在结膜囊的化学物质和坏死组织。如果为酸烧伤，要用 20～30mg/ml 碳酸氢钠、50mg/ml 磺胺嘧啶钠和生理盐水混合液进行充分冲洗；如为碱烧伤用 20～30mg/ml 硼酸、维生素 C 溶液和生理盐水混合液进行充分冲洗；如为生石灰烧伤，边用 3.7mg/ml 依地酸二钠、40mg/ml 氯化铵和生理盐水混合液冲洗。边冲洗边用显微镊取出石灰颗粒。冲洗结束检查结膜囊的 pH，若仍异常应继续冲洗。

当接诊化学伤患者边冲洗边询问病史，检查患者的生命体征（脉搏、体温、呼吸、血压）和神志状态，了解有无昏迷、休克、呕吐、呕血及胸腹部疼痛等全身症状。询问患者最近的饮食情况，如饮食种类、数量和时间，尤其是儿童，这些情况有可能影响急诊手术时所采取的麻醉方式和时间。要了解发生

眼外伤的准确时间（包括年、月、日、时、分），到达初诊医院的时间和处置时间，诊治过程，以及二次就诊的时间，对估计伤情和预后具有价值。详细了解致伤物的特性，以便正确判断眼部外伤的程度，是否伴有威胁生命的外伤，早期评估的准确性对病情评估和制订治疗计划十分重要。

眼化学伤在充分冲洗之后，需要进行迅速详细的检查，了解致伤程度包括烧伤的区域、穿透的深度以及致伤物的毒性，为治疗和预后提供重要信息。眼部检查包括视力、眼压、有无致伤物存留（尤其是石灰烧伤）、结膜上皮和角膜上皮缺失的范围、结膜缺血坏死的范围、角膜缘苍白的范围（以钟点数描述）、角膜浑浊的面积和程度、前房炎症和晶状体状况、眼压是否升高及晶状体是否浑浊等。上皮缺失应该包括滴入荧光素后测量缺失面积并绘图说明缺失形状。

酸因水溶性的特性和角膜上皮类脂质丰富的屏障作用，易为角膜上皮所阻止。如果上皮细胞受损严重将导致渗入角膜基质，因此，酸烧伤（图57-4-1，图57-4-2）后一般位置浅表，边界清楚，容易修复。检查时应注意眼表损伤的程度，如角膜结膜上皮的坏死和脱落，以及厚薄不一的白色凝固团。严重酸烧伤和不适当治疗会导致结膜、角膜瘢痕和角膜新生血管。

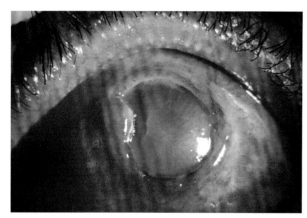

图57-4-1　酸烧伤外观

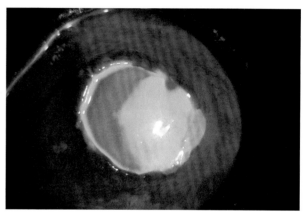

图57-4-2　酸烧伤荧光素染色观

眼化学伤（图57-4-3，图57-4-4）后眼睑的功能障碍程度通常受眼眶和球周皮肤以及结膜外伤程度的影响。伤当时和伤后几天内，由于眼睑水肿会影响眼部观察。即使是最轻的眼化学伤，使泪液重新覆盖暴露的角膜和结膜所需要的正常眼睑位置和周期性瞬目常常受到了至少暂时性损伤。若是严重的化学性眼外伤，由于眼睑皮肤、肌肉和（或）睑板灼伤形成溃疡，修复期出现瘢痕性睑外翻（cicatricial ectropion）、眼睑闭合不全（hypophasis）。眼睑痉挛（blepharospasm）和畏光会持续存在，有时可迁延数年之久，直到炎症反应或溃疡消退。

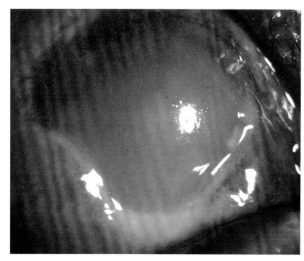

图57-4-3　碱烧伤外观

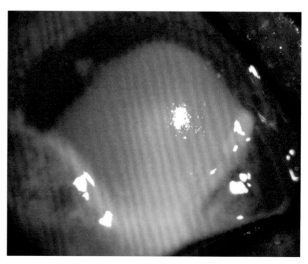

图57-4-4　碱烧伤荧光素染色外观

酸性和碱性物质对结膜上皮的破坏作用，加上炎症反应可以引起纤维组织黏附，必须周期性地在表面麻醉下分离。可以用玻璃棒或棉签头部，用生理盐水沾湿后分离组织，清除纤维膜。如果结膜损伤范围很广，结膜下组织纤维增生而使结膜表面收缩，促进睑球粘连发生。严重酸碱烧伤，角膜全层浑浊呈瓷白色，出现角膜溃疡形成甚至角膜穿孔。

在临床上，从化学伤开始至角膜组织完全修复，炎症过程是贯穿始终的。一些患者在伤后数小时内尚存有一定视力，随着病情进展，特别是进入并发症期以后，由于反复的角膜溃疡、葡萄膜炎（uveitis）、白内障（cataract）和前房角结构破坏等的一系列病理变化，病情常有很大的变化，患者亦有时轻时重的主观感觉。因而细致观察掌握整个病理发展过程，对指导正确处置，判断治疗措施具有决定性的作用。否则就会被许多现象迷惑而延误治疗时机。

第五节 化学性眼表外伤的病程及分级

（一）分期

针对化学伤的临床过程，国内外有一些不同的分期方法，大多数是分为 4 个时期（图 57-5-1～图 57-5-4），即烧伤期（即刻）、急性期（0～7 天）、修复早期（8～21 天）和修复晚期（21 天以上）。

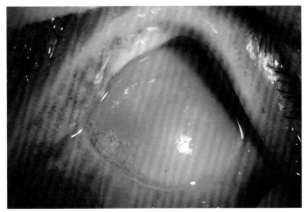

图 57-5-1 碱烧伤——烧伤期

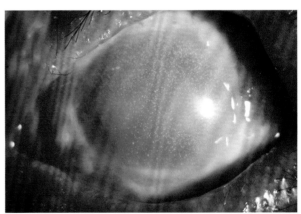

图 57-5-2 碱烧伤——急性期

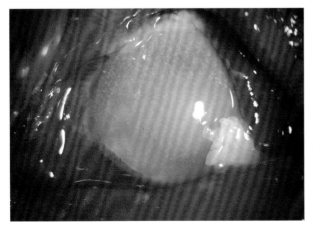

图 57-5-3 碱烧伤修复前期

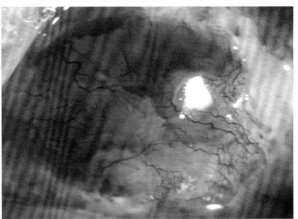

图 57-5-4 碱烧伤修复后期

（1）烧伤期：指眼表组织与酸碱接触区即刻呈现的伤情。化学致伤物有多种类别，因此眼化学伤呈现不同的伤情。表现为结膜上皮和角膜上皮缺失、结膜缺血坏死、角膜缘苍白、角膜浑浊、前房炎症等。碱烧伤后数分钟内即可引起角膜上皮水肿及穿透角膜进入前房。表现为角膜、结膜上皮坏死，角膜基质层水肿浑浊、急性虹膜睫状体炎，严重者角膜呈瓷白色而窥不及眼后段。

（2）急性期（0～7天）：在伤后72小时，以受伤后眼组织迅速发生的进行性眼表及眼内炎症为特征，由于剧烈的炎症反应因素上皮移行开始减慢至停滞，应仔细观察上皮再生的进展、范围以及角膜变薄的区域。此期由于进行性炎症反应完全抑制上皮增生和移行，并会增加晚期瘢痕形成以及眼内炎症的加剧可伴有眼压升高。组织本身通过重建角膜上皮保护层来抵御侵害，并调节基质再生。

（3）修复早期（8～21天）：此期结膜和角膜上皮细胞以及角膜基质逐渐修复，新生血管渐侵入角膜。严重烧伤的患者进入并发症期，上皮化进程缓慢，由于胶原酶合成处于高峰常有反复持久的无菌性角膜溃疡等并发症，此期易出现基质溃疡及穿孔。

（4）修复晚期（22天至数月）：化学伤较轻、上皮再生来源于残存的角膜上皮和（或）角膜缘上皮细胞的病例，由于上皮化速度较快且较彻底，上皮化已经完成或接近完成。但由于基质神经末梢损坏所致的角膜麻痹、持续性的杯状细胞和泪膜黏液层的异常、新基底膜的缓慢更新以及上皮黏附力的不稳定，都会造成持续性的上皮病变，因而造成视力长期波动。伤势严重的病例角膜常被纤维血管化的血管翳所遮盖，或角膜、结膜瘢痕化导致睑球粘连，可表现为睑裂闭合不全、睑内翻（entropion）、睑外翻（ectropion）、干眼（dry eye）、角膜白斑（corneal leukoma）、青光眼、白内障、低眼压、葡萄膜炎、眼球萎缩或眼球痨（phthisis bulbi）等并发症和后遗症。

（二）化学伤程度的分级

伤情的是制定治疗措施和估计预后（prognosis）的依据。在烧伤始发期，经过充分冲洗后迅速进行眼科详细检查，了解致伤性质、范围、深度等全部信息后确定分级。化学伤程度的分级有以下4类：

（1）Roper-Hall分级法：基于角膜浑浊和角膜缘周围苍白缺血程度分为4级，具体分级为：

Ⅰ级：角膜上皮受损伤，结膜无缺血症状，预后良好。

Ⅱ级：角膜的透明度有所下降，但尚可看到虹膜的纹理，结膜缺血的范围<1/3的角膜缘，预后良好。

Ⅲ级：角膜上皮全部被破坏，基质变浑浊，不能看清虹膜的纹理，而且结膜缺血的区域占据1/3～1/2圆周的角膜缘，预后差。

Ⅳ级：角膜全部变浑浊，无法看到虹膜的纹理，结膜缺血的区域>1/2角膜缘，预后很差。

（2）眼化学性烧伤分度：根据酸碱烧伤后的组织反应眼化学伤分为4个不同程度的烧伤：

Ⅰ度烧伤：主要表现为眼睑及结膜轻度充血水肿，角膜上皮损伤。

Ⅱ度烧伤：主要表现为眼睑水肿，结膜血管稀少，贫血，角膜基质浅层水肿、浑浊，角膜缘缺血<1/4周。

Ⅲ度烧伤：主要表现为眼皮肤及结膜组织坏死，角膜基质浅层水肿、浑浊明显，角膜缘缺血区1/4周～1/2周。

Ⅳ度烧伤：主要表现为眼睑及结膜全层坏死，角膜呈瓷白色浑浊，角膜缘缺血区>1/2周。

Ⅰ度和Ⅱ度烧伤预后良好，后者经治疗可能遗留少许角膜翳。Ⅲ度和Ⅳ度烧伤预后差，后者常多发生角膜穿孔、睑球粘连、视力丧失。

（3）Dua分类法：长期的临床观察发现，以往的分级并不总能与预后一致，即使是严重的Ⅳ级或Ⅳ度烧伤也可能获得不错的预后。随着人们对角膜缘干细胞在角膜组织修复中重要性的认识，已意识到角膜缘受累情况可能是影响预后的重要因素。基于此，2001年Dua等提出新的6级分类方法，将Roper-Hall方法中的Ⅳ级进一步分为Ⅳ、Ⅴ和Ⅵ级。Dua分级法主要依据了角膜缘缺血范围的钟点数：

Ⅰ级无角膜缘受累，预后非常好。

Ⅱ级少于3个钟点位的角膜缘受累，预后好。

Ⅲ级为3～6个钟点位的角膜缘受累，预后好。

Ⅳ级为6～9个钟点位的角膜缘受累，预后一般。

Ⅴ级角膜缘受累范围达9～12个钟点位的为Ⅴ级，预后差。

Ⅵ级时全部角膜缘受累，预后非常差。

2011年Gupta等的最新研究结果证实，Dua的分类方法比旧的方法具有更好的预后判断价值，也对治疗方法的选择具有很好的指导作用。

（4）中国眼化学伤分类法：我国国家职业卫生标准《职业性化学性眼灼伤的诊断》（GBZ54-2017）参

考了 Dua 分类方法要素，同时在Ⅳ级中加入了眼睑损伤和角膜浑浊要素，在Ⅴ级中增加了眼压要素，能更好地反映职业性化学眼灼伤的伤情程度。该标准自 2018 年 4 月 1 日起实施。在临床实践中，角膜及眼表医师在进行眼表损伤分级时，依据标准中角膜、角膜缘的损伤情况，结合详细观察记录结膜损伤面积，可对伤情、预后和转归做出更为准确的判断。

 ## 第六节　临床表现与诊断

（一）临床表现与并发症

根据酸碱烧伤后的组织反应，临床表现不同程度的损伤。

（1）轻度损伤：多由弱酸或稀释的弱碱引起。眼睑与结膜轻度充血水肿，角膜上皮有点状脱落或水肿。数日后水肿消退，上皮修复，不留瘢痕，无明显并发症，视力多不受影响。

（2）中度损伤：由强酸或较稀释的碱引起。眼睑皮肤可出现水泡或糜烂；结膜水肿，出现小片缺血坏死，角膜有明显浑浊和水肿，上皮层完全脱落或形成白色凝固层。治愈后可遗留角膜斑翳，影响视力。

（3）重度损伤：大多为强碱引起。结膜出现广泛的缺血性坏死，呈灰白色浑浊，角膜全层呈灰白色或呈瓷白色。出现角膜溃疡或穿孔、角膜白斑、葡萄膜炎、继发青光眼和白内障等严重并发症。大部分患者常因角膜白斑、溃疡穿孔、角膜新生血管化、假性翼状胬肉及睑球粘连而致盲。由于坏死组织释放趋化因子，大量中性粒细胞浸润并释放胶原酶，出现角膜基质层融解。

（二）诊断标准

依据我国国家职业卫生标准《职业性化学性眼灼伤的诊断》（GBZ54-2017），按眼化学伤的伤情程度的分级诊断标准如下：

Ⅰ级：具备以下任何一项者，即可诊断：

1）眼睑皮肤充血、水肿和水泡。

2）结膜充血、出血和水肿。

3）角膜上皮损伤（上皮缺损），损伤未累及角膜缘，无角膜缘外周缺血。

Ⅱ级：具备以下任何一项者：

1）角膜上皮部分缺损，角膜基质浅层水肿浑浊，但仍可见虹膜纹理。

2）角膜缘损伤（角膜缘处上皮荧光素染色阳性或角膜缘附近有缺血表现）累及范围大于 1 个钟点并小于或等于 3 个钟点。

Ⅲ级具备以下任何一项者：

1）角膜上皮全部缺损，角膜基质深层水肿浑浊，看不清虹膜纹理，可看见瞳孔。

2）角膜缘损伤（角膜缘处上皮荧光素染色阳性或角膜缘附近有缺血表现）累及范围大于 3 个钟点并小于或等于 6 个钟点。

Ⅳ级：具备以下任何一项者：

1）眼睑皮肤、皮肤下组织及肌肉损伤，深部睑板的损伤，修复期出现瘢痕性睑外翻和（或）瘢痕性睑内翻，睑裂闭合不全；睑缘畸形（malformation of palpebra margin）、睫毛脱落（madarosis，alopecia ciliaris）或睫毛乱生（trichiasis）；或结膜出现坏死，修复期出现睑球粘连。

2）角膜全层浑浊呈瓷白色，看不见虹膜纹及瞳孔，或出现角膜穿孔。

3）角膜缘损伤（角膜缘处上皮荧光素染色阳性或角膜缘附近有缺血表现）累及范围大于 6 个钟点并小于等于 9 个钟点。

Ⅴ级：具备以下任何一项者：

1）继发性青光眼（secondary glaucoma）。

2）角膜缘损伤（角膜缘处上皮荧光素染色阳性或角膜缘附近有缺血表现）累及范围大于9个钟点并小于12个钟点。

Ⅵ级：角膜缘损伤（角膜缘处上皮荧光素染色阳性或角膜缘附近有缺血表现）累及范围达到12个钟点，即角膜缘损伤累及角膜缘全周。

第七节　治疗时机及方法的选择

一、急救

清楚了解化学伤的不同时期及不同病情，接受正确的急救处理，采取积极有效的最佳治疗措施。尤其在紧急情况下，应就地取材，自来水或其他任何清洁水源均可，应争分夺秒地及时现场彻底冲洗伤眼进行急救，详细步骤参考急性烧伤期急救流程图（图57-7-1）。致伤化学物的酸碱性质不明时，需征求相关实验室协助，但不应耽搁急救。一旦pH值得以中和，应进行眼科检查，注意视力、眼压和角膜缘周围苍白程度。如遇小儿，不能在局麻下进行检查，应进行全麻。有些学者认为，对严重的角膜碱性烧伤病例进行处理的时候，使用微量泵自动滴眼液持续冲洗眼部，能够最大程度地去除化学致伤物，也有报道利用硅胶和活性炭的物理吸附作用也取得了良好的效果。

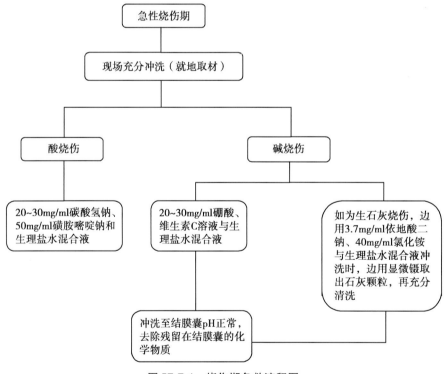

图 57-7-1　烧伤期急救流程图

二、角膜化学烧伤的早期治疗方法

早期治疗的目的主要有促进角膜上皮的细胞的再生、抑制胶原酶的活性来控制炎症的发生和预防感染等。因较重的化学伤以碱烧伤多见，药物治疗主要针对碱性烧伤来讨论。

（一）预防感染治疗

所有的化学烧伤患者，为防止继发感染都应预防性使用抗生素，尤其对那些戴有治疗性软性角膜接触镜患者，或者局部正在使用类固醇药物的患者，应是选择对再生的角膜上皮无毒性的广谱抗生素，直至创面上皮化完成。在伤后 12～24 小时，多核中性白细胞在周边角膜的浸润已能看到。如果伤势严重，多核中性白细胞反应可持续存在达 14～21 天，继发进行性增生和单核细胞的浸润同时发生。目前，临床常用喹诺酮类及氨基糖苷类抗菌药物滴眼液滴眼。

（二）散瞳治疗

如果碱性烧伤程度较轻，无明显虹膜睫状体炎，可使用 0.25% 的东莨菪碱滴眼液滴眼。除散瞳作用外，此药具有的功能是：解除血管的痉挛和改善微循环功能。用复方托吡卡胺滴眼液可以治疗中等程度的碱性烧伤，因为此滴眼液产生的散瞳效果比较快和强，6～8 小时后散瞳的效果就会消失，从而减少虹膜粘连的发生。对于严重的碱性烧伤，需使用 1% 的阿托品滴眼液散瞳，以解除睫状肌痉挛，减轻疼痛。

（三）降眼压治疗

在碱性烧伤初期，会发生暂时性眼压升高，此时可以局部使用 β- 受体阻断剂类滴眼液滴眼。如采用 0.5% 的马来酸噻吗洛尔滴眼液滴眼，每天 2 次。眼压升高显著时，可给予碳酸酐酶抑制剂口服，如乙酰唑胺片 250mg 口服，每天 3 次。必要时给予 20% 的甘露醇注射液 250ml 静脉滴注，每天 1～2 次。碱性烧伤初期行前房穿刺可能造成眼压降低，但碱性烧伤初期眼部刺激症状较重，眼压检查有一定困难，必要时给予表面麻醉后检查，但麻醉不可过于频繁，以免影响角膜上皮细胞的愈合。

（四）人工泪液

由于结膜和睑板烧伤，常常会导致泪液的分泌和质量发生异常。为避免已经受损的上皮出现并发症，减少眼睑闭合运动时造成的损伤，使用不含防腐剂的人工泪液或泪液代用品，可为眼表提供保护，有利于上皮再生促进愈合，减少反复上皮糜烂的发生。

（五）治疗性软性角膜接触镜及胶原罩

由于眼睑瞬目时的损伤，治疗性软性角膜接触镜（therapeutical soft corneal contact lens）通过保护眼球从而促进上皮移行和基底膜再生，并利于上皮与基底膜的连接。但处在眼急性炎症期的患者却难以耐受，胶原罩（collagen shield）是一种类似软性角膜接触镜的生物制品，覆盖于角膜表面可自行溶解，并可促进角膜创口的愈合，也可作为药物的载体。胶原罩可能最终会成为软性角膜接触镜较好替代品。由于具有既易于观察病变，又可减轻患者的痛苦，保护眼表和促进上皮修复，可部分替代羊膜移植术。

三、角膜化学伤早期治疗常用药物

因为角膜碱性烧伤比酸性烧伤更严重，处理更棘手，药物治疗主要针对角膜碱性烧伤进行讨论。

（一）肝素

肝素（heparin）在眼科领域的使用日渐广泛。肝素具有抑制细胞增生、减轻炎症反应、预防纤维蛋白渗出、减轻晶状体后囊的浑浊、抑制后发性白内障形成、降低视网膜脱离（retinal detachment）发生率以及降眼压等作用。临床上每天 4～8 次，浓度是 1∶1 000，如果是严重的患者还要用 0.3U/ml 的肝素钠注射液结膜下注射，此方法具有溶解角膜缘血栓、疏通和恢复血液循环的作用。一般每天或隔天注射一次，5～6 次为一疗程。但过多使用肝素有增加出血及诱发角膜新生血管的风险。

（二）维生素 C

维生素 C 为酸性己糖衍生物，是烯醇式己糖酸内酯。它具有参与抗体及胶原形成、组织修补（包括某些氧化还原作用）、维持免疫功能、参与羟化反应、促进碳水化合物的利用、保持血管的完整以及促进非血红素铁吸收等作用。可促进苯丙氨酸、酪氨酸及叶酸的代谢，以及脂肪与蛋白质的合成。同时维生素 C 还具备抗氧化、抗自由基及抑制酪氨酸酶的形成等功效。人房水里的维生素 C 的浓度是血浆的 15～20 倍。眼碱性烧伤后，碱性物质除了对眼组织造成直接损伤外，还可使角膜蛋白融解软化，迅速向深部扩散，破坏细胞内外的维生素 C。在碱性烧伤早期，维生素 C 的浓度有所下降。实验结果表明，兔眼角膜房水中的维生素 C 浓度随碱性烧伤程度明显下降，由于角膜烧伤区胶原合成明显减少，易造成角膜溃疡及穿孔。而角膜胶原的形成能够促进角膜损伤后创面的修复。成纤维细胞要合成胶原链需要有脯氨酸和赖氨酸，然而脯氨酸与赖氨酸需要维生素 C 进行羟化。形成角膜溃疡的原因是当角膜缺乏维生素C的时候，抵抗蛋白酶的能力较弱，容易被蛋白酶分解掉，从而变成角膜溃疡。维生素C呈弱酸性，碱性烧伤后局部使用可以部分中和碱性物质。维生素C可抑制炎症中多形核白细胞的活性，维生素C作为一种可以通过减少自由基和胶原酶以保护眼组织的能溶于水的具有抗氧化的自由基，改变角膜上皮细胞里的磷酸腺苷的浓度，从而让在碱性烧伤之后角膜上皮的再生细胞里所含谷胱甘肽氧化的还原率趋向正常状态。另外维生素C还具有稳定角膜内皮细胞的作用。眼碱性烧伤后，宜早期局部及全身大量使用维生素C，用法服量为5%～10%维生素C溶液滴眼，每天3～4次；10%维生素C溶液0.5ml行结膜下注射，每天1次；维生素C颗粒口服，每天3～4次；有葡萄膜炎发生时，可以采用维生素C注射液静脉滴注，每天2g，连续使用2～3周。但需注意反复结膜下注射维生素C会加重对结膜的刺激及增加睑球粘连形成的风险。此外，报道还有其他给药方式：在患眼结膜囊放置维生素C药物棉片；将羊膜浸于维生素C原液中，然后移植于眼部等。

（三）胶原蛋白水解酶抑制剂和基质金属蛋白酶抑制剂

正常的角膜组织中不存在胶原蛋白水解酶（collagen protein hydrolase），胶原蛋白水解酶是用来消化自然胶原蛋白的。眼碱性烧伤后，烧伤区的多形核白细胞被浸润，可诱发一种由成纤维细胞产生的胶原蛋白水解酶的前体，当多形核白细胞的溶酶体溶解产物与胰蛋白酶相接触，便将胰蛋白酶激活为胶原蛋白水解酶。同时，胶原蛋白水解酶的活性还依赖于钙离子和锌离子的浓度。胶原蛋白水解酶抑制剂可以防止角膜溃疡的进一步发展，所以在角膜碱性烧伤后使用是很有必要的。

基质金属蛋白酶（matrixmetalloproteinase，MMP）作为降解细胞外基质的介质，在组织修复、组织重建及细胞迁移过程中起着重要的作用。MMP-1存在于正常角膜基质中，能够降解Ⅰ、Ⅱ及Ⅲ型胶原蛋白；MMP-2、MMP-9存在于角膜上皮细胞和基质中，能够分解明胶、Ⅳ与Ⅴ型胶原蛋白，MMP-2还可分解Ⅶ、Ⅹ型胶原蛋白；MMP-3存在于角膜基质中，能够分解Ⅲ、Ⅳ、Ⅴ及Ⅸ型胶原蛋白、明胶、层粘连蛋白、蛋白多糖及纤维连接蛋白，而且MMP-3还可以活化MMP-1和MMP-9。角膜碱性烧伤后，多形核白细胞产生胶原蛋白水解酶，使MMP含量显著增加，进而降解胶原蛋白、明胶、蛋白多糖及纤维连接蛋白等，形成角膜溃疡甚至穿孔。常用的胶原蛋白水解酶抑制剂及基质金属蛋白酶抑制剂的种类及使用方法如下。

（1）依地酸二钠：可络合钙和锌离子，从而减低眼组织内钙和锌的浓度，以达到减低胶原蛋白水解酶的活性，因其络合反应是可逆的，故作用时间较短，需频繁使用。常用滴眼浓度为0.37%，每天滴眼4～6次。

（2）半胱氨酸和乙酰半胱氨酸：两者既能不可逆地络合钙离子，也能够把酶分子内的二硫键还原，对胶原蛋白水解酶的活性有抑制作用。但是由于半胱氨酸溶液并不稳定，作用时间短，所以需要现配现用。乙酰半胱氨酸的作用与半胱氨酸相同，但溶液较为稳定，溶液配置后冷藏可使用约一周。常用方法为乙酰半胱氨酸滴眼液（粉剂为80mg，溶剂为5ml）每2小时滴眼一次。

（3）柠檬酸钠：柠檬酸钠的作用机制是抑制多形核白细胞的趋化及浸润，减少胶原蛋白水解酶及其他水解酶的产生并抑制其活性，使基质维持在相对稳定的状态。伴随着新生血管的生长，基质中的成纤维细胞数量也会随之增多，从而有大量胶原纤维产生，修复破坏的基质，角膜溃疡和穿孔发生的概率减少。

（4）伊洛马司他：它是一种人工合成的作用较强的基质金属蛋白酶抑制剂，可作用于MMP-1、MMP-2、MMP-3、MMP-7、MMP-8、MMP-9、MMP-12、MMP-14及MMP-26中。常用滴眼液浓度为400μg/ml。

（5）基质金属蛋白酶组织抑制剂（tissue inhibitor of metalloproteinase，TIMP）：TIMP共分为TIMP-1及TIMP-2两种类型，可以人工合成。许多类型的细胞均能分泌TIMP-1及TIMP-2，二者有各自独立的生化特性，纯化的重组TIMP-1有较强的抑制胶原蛋白水解酶、基质降解酶及白明胶酶的作用。实验证明，在碱性烧伤后的治疗中，使用重组的TIMP-1或合成的TIMP-1，角膜溃疡及穿孔的发生率均明显低于未使用组。

（6）卡托普利：它是临床上广泛使用于治疗高血压疾病的药物，可以与基质金属蛋白酶活性中心的锌离子结合，从而发挥抑制基质金属蛋白酶活性的作用。

（7）四环素类药：四环素类药物是有效的胶原酶抑制剂，可以减少组织溃疡、促进创面愈合及抑制新生血管的形成。常用药物为四环素眼膏，每天 4 次涂于患眼，也可使用盐酸多西环素口服。

（四）糖皮质激素

糖皮质激素（glucocorticoid）是一类具有多种生物学活性的化合物，由肾上腺皮质分泌，也可由化学方法人工合成。它不仅可调节糖类、脂肪及蛋白质的生物合成，它在临床上之所以可以治疗多种疾病，是因为其对免疫过程中的许多环节有作用，并且对细胞免疫和体液免疫都存在抑制的作用。但在角膜碱性烧伤的治疗过程中，能否使用糖皮质激素及使用时机一直存有争议，研究显示在眼碱性烧伤后早期使用地塞米松，可大大降低患者发生角巩膜融解的概率。说明糖皮质激素通过抑制多形核白细胞的浸润而产生抗炎作用。此外研究证实，糖皮质激素有抑制碱性烧伤后结膜杯状细胞丢失的作用，还对抑制新生淋巴管有一定作用。目前，多数学者认为碱性烧伤后早期使用糖皮质激素是有益的。伤后 1 周内及 4～5 周后应用糖皮质激素是安全的。伤后第 1 周给予糖皮质激素可以减轻多形核白细胞浸润，通过递质放大作用，减少伤后第二个多形核白细胞浸润高峰，减少角膜溃疡和穿孔的形成。糖皮质激素有抑制胶原纤维合成的作用，伤后 2～3 周应避免使用，以免加速角膜溃疡及穿孔的形成。综上所述，碱性烧伤后糖皮质激素的使用方法为，伤后立即局部使用地塞米松或妥布霉素地塞米松滴眼液滴眼，每天 4 次，连续使用 1 周；早期炎症反应严重时可酌情全身使用糖皮质激素，一般不超过伤后 3 天；在伤后 4～5 周角膜溃疡愈合后，可再次局部使用低浓度的糖皮质激素滴眼液滴眼。

（五）表皮生长因子与纤维连接蛋白

表皮生长因子（epidermal growth factor，EGF）是由 53 个氨基酸组成的单链多肽，通过与细胞膜上的受体结合而发挥生物学作用。它不仅能够增加角膜上皮细胞创伤的愈合速度，而且对角膜基质层胶原的合成和内皮细胞的修复创伤有很大的促进作用。此外，表皮生长因子还具有逆转糖皮质激素抑制上皮细胞再生和延缓创口修复的作用。纤维连接蛋白（fibronectin，FN）为含糖的高分子蛋白，其生物学的主要特点是进行细胞和细胞间的粘连，其作用包括连接细胞和基质的锚链蛋白、对细胞运动的调节，有生物粘固剂之称。FN 在碱性烧伤中的作用主要包括以下几个方面：①碱烧伤后角膜表面的 FN 和基底膜本身的粘蛋白被溶解酶溶解，补充一定量的 FN 可以减缓溶解的速度；②FN 结构内含有许多的结合位点，其作用是连接角膜上皮细胞间质、上皮细胞和基底膜；③由 FN 和纤维蛋白可构成上皮细胞移行和粘附的具有暂时性的支架；④ FN 对碱性烧伤后出现的持续性上皮细胞损伤和进行性基质溃疡有预防作用。但 FN 滴眼剂为生物制剂，化学性质不稳定，不宜长期保存，其水溶液应在 4℃条件下冷藏，保质期为 2 周。

表皮生长因子没有促进角膜上皮细胞黏附和移行的能力，如果仅仅使用 EGF 会让角膜上皮的细胞反复地剥落，而 FN 能对新生角膜上皮细胞与基质前表面的黏附力有增强作用，恰好弥补了 EGF 的不足。临床上将表皮生长因子与纤维连接蛋白联合应用，既能发挥 EGF 刺激细胞分裂增生和增加胶原合成作用，又能利用 FN 结合细胞和胶原的独特能力，通过角膜上皮细胞的有效增生和快速爬行及黏附，进一步促进角膜损伤的愈合，并能有效地防止角膜上皮剥脱。使用方法为：二者混合后滴眼，每天 4 次。

（六）转化生长因子

转化生长因子 -β（transforming growth factor-β，TGF-β）是属于一组新近发现的调节细胞生长和分化的 TGF-β 超家族。这一家族除 TGF-β 外，还有活化素（activins）、抑制素（inhibins）、缪勒管抑制质（Müllerian inhibitor substance，MIS）和骨形成蛋白（bone morpho-genetic proteins，BMPs）。TGF-β 的命名是根据这种细胞因子能使正常的成纤维细胞的表型发生转化，即在表皮生长因子（EGF）同时存在的条件下，改变成纤维细胞贴壁生长特性而获得在琼脂中生长的能力，并失去生长中密度信赖的抑制作用。

转化生长因子 -β 具有多种调节功能，控制细胞生长分化及刺激细胞外基质生成等作用。TGF-β 的主要亚型有 TGF-β_1 及 TGF-β_2。其中，TGF-β_2 在眼部具有主要作用，TGF-β_2 的表达能抑制胶原蛋白水解酶的产生,进而减少胶原蛋白的分解,有利于角膜损伤的修复。

(七) 免疫抑制剂

免疫抑制剂是对机体的免疫反应具有抑制作用的药物,对抗体免疫反应具有降低作用。由于此类药物可以抑制巨噬细胞的增生功能,主要用于器官移植的抗排异反应和自身免疫性疾病中。在眼部发生化学烧伤时,自身致敏作用是影响病情的一个重要环节。多项研究结果显示,在小鼠右眼碱性烧伤2周、3周及4周后,再次烧伤左眼,其角膜损伤比右眼快且更加严重,角膜穿孔速度及角膜穿孔比率均明显高于右眼。在碱性烧伤模型制作前如果应用免疫抑制剂,上述现象可明显减轻,推测是因为角膜碱性烧伤后产生的变性蛋白成为抗原,从而使自身致敏。研究结果表明,角膜碱性烧伤后存在变性蛋白抗原。也有研究表明,角膜碱性烧伤后检测到有组织相容性复合体 -Ⅱ类抗体的表达异常,由此可以推论碱性烧伤后的角膜有免疫反应的参与。研究表明在角膜碱性烧伤后使用免疫抑制剂环孢霉素 -A和他克莫司滴眼液,对烧伤后角膜创面的愈合过程起到了积极促进的作用。目前,临床常采用 1% 环孢霉素 -A(cyclosporine-A)及 0.1% 他克莫司滴眼液滴眼,每天 2～4 次。

(八) 自体血清

自体血清就是从患者身体中血液中提取除去了细胞成分和凝血因子的血清,血清中包含了氨基酸、维生素、无机盐、脂质、蛋白质和活性因子。研究表明自体血清中包含生理泪液的大多数成分,与泪液的生物力学和生物化学特性也较为相似。自体血清还含有肽类、核酸关联物质、糖及其他有机物等,可向眼表提供充足的营养物质,加速眼组织的修复;自体血清新鲜配制,无防腐剂,不会引起过敏,使用后可在角膜表面形成保护层。自体血清中还含有溶菌酶、补体、干扰素等的天然抗菌因子,所以对细菌的生长具有抑制的作用,能够增强眼表对病原体的抵御能力;自体血清含有丰富的维生素及细胞因子,如 EGF、TGF 及神经生长因子等。这些因子可以促进角结膜上皮细胞和角膜内皮细胞等多种细胞向损伤部位移行,并且可促进细胞有丝分裂、调节胶原蛋白的降解与更新、减少新生血管与瘢痕形成及加速上皮细胞与基质组织再生。自体血清含有多种功能蛋白,防止重要的细胞因子降解。血清中含有 α_1、α_2 巨球蛋白及 $TGF-\beta_1$,均具有胶原蛋白水解酶抑制作用,血清的油性成分可代替由睑板腺分泌的脂质,对泪膜的稳定性有增强作用,自体血清还可以稀释眼部有毒物质的浓度。综上所述,自体血清的成分在眼表修复中具有重要作用,使自体血清作为一种天然的血液制品成为可能,可用于眼表疾病的治疗。使用方法为,每天 4～6 次滴眼,或结膜下注射,隔天一次。自体血清分离后需 4℃冷藏或 -20℃冷冻保存。

(九) 羊膜匀浆上清液

羊膜是无血管、神经或淋巴的组织。可以分为上皮层、基底膜、致密层、成纤维细胞层及海绵层。大量的胶原蛋白、纤维连接蛋白和层粘连蛋白存在于基底膜内。在新鲜和冷藏保存的羊膜中,可以检测出能促进上皮细胞分化、移行和黏附的 EGF、TGF、碱性成纤维细胞生长因子、肝细胞生长因子及角质细胞生长因子等因子。研究发现羊膜上皮细胞和间充质细胞可以分泌能对碱性烧伤后角膜创伤面进行恢复的 4 种基质金属蛋白酶抑制剂。羊膜还能通过对 TGF-β 信号系统进行降低表达,达到促进角膜恢复、瘢痕减少的效果。实验的结果表明,羊膜匀浆上清液可以促进角膜的上皮细胞生长,并呈现出剂量依赖性,且对角膜上皮细胞却无毒性的作用。临床上常常使用的方法就是使用羊膜匀浆上清液进行滴眼,每天 4～6 次,而其要在冷藏条件下保存。

四、手术治疗

(一) 球结膜切开术

烧伤后由于应急反应球结膜出现高度水肿或贫血,根据患者情况必要时可在 24 小时内行垂直于角膜缘的结膜放射状切开。该方法主要应用于Ⅲ、Ⅳ度角膜碱性烧伤。发生碱性烧伤后,在水肿的球结膜上作数条放射状切口,是为了排出结膜下液,这样不仅可以减小眼组织的压力,还可以消退水肿和改善机体的局部循环和营养的状态。采用放射状切口的目的是避免破坏眼表的血管。研究结果表明,碱性烧伤后早期行放射状球结膜切开并进行冲洗有利于迅速降低眼表的 pH 值,减轻或中止残碱造成的进一步损害、炎症反应及并发症等。

（二）前房穿刺术

在眼部彻底冲洗后，前房仍会残留部分碱性物质，这不仅会直接损伤眼组织外部，还会引起前房内房水成分的变化。眼部碱性烧伤后，前房内的前列腺素 E2、纤维连接蛋白、丙二醛的含量增加，而超氧化物歧化酶的活力比正常状态有所下降，葡萄糖的含量也随之下降。可以看出碱性烧伤眼部之后，房水里的有害物质的含量会快速增多或者活性升高，导致组织需要的营养物质含量下降。前房穿刺不仅可以降低碱性物质所造成的损伤，还可以对房水的毒害物质进行清除，以此促进房水的更新和新陈代谢的加速，可最大限度地减少和预防并发症。因此，眼碱性烧伤早期行前房穿刺十分必要。但是如果在化学烧伤 1～12 个小时之后再进行前房穿刺，就无临床意义了。

（三）清创术

如果球结膜有广泛坏死，或角膜上皮坏死，可做早期清创，切除坏死组织，防止睑球粘连。

（四）眼睑缝合术

眼化学伤后 2～3 周内若上皮覆盖延迟，临时眼睑缝合可促进上皮细胞再生和上皮重建以减少瞬目所造成的损伤。

（五）泪点临时封闭术

眼化学伤后或伴有泪腺损伤的严重烧伤者，泪液缺乏者或由杯状细胞分泌黏液异常等所致泪液质量低下患者，暂时使用泪点塞或行临时性性泪点封闭，联合使用人工泪液以增进眼表面的润滑作用，促进上后上皮化重建。

（六）眼表移植手术

随着基础和临床医学的不断进步，眼表移植手术亦不断深入和发展，现代眼表移植手术的种类日益增多。用于眼化学伤的手术方式主要有羊膜移植、角膜移植、结膜移植。

1. 羊膜移植术　羊膜移植在眼化学伤的应用主要包括：

（1）轻、中度眼化学伤，急性期行羊膜移植术能加快角膜和结膜修复，减少瘢痕形成，减轻炎症反应。

（2）严重眼化学伤，行羊膜移植术能减少瘢痕形成和粘连的发生。如果角膜全周受损，角膜已发生弥漫性融解溃烂，有迅速变薄穿孔的趋势，可行角膜清创手术切除坏死组织，施行羊膜移植，阻止角膜穿孔，且为二期光学性角膜移植术做预备。

（3）作为球结膜的替代物用于眼表重建，如结膜重建和穹隆部重建。由于羊膜融解或脱落还可反复移植，有利于以后穿透性角膜移植术，羊膜移植已经成为治疗眼化学伤的首选手术之一。早期和中期的目的是促进眼表上皮化，抑制炎症反应，防止或减轻后期瘢痕所致的并发症。对于Ⅳ级眼化学烧伤（Dua 分级），在急性期进行羊膜移植后，角膜透明性、视力、角膜血管化的改善程度均优于Ⅵ级眼化学伤未行羊膜移植者。与单纯药物治疗相比，行羊膜移植后Ⅳ级眼化学伤的角膜血管化程度更轻。

2. 角膜移植术　角膜移植术（keratoplasty）是化学性眼外伤复明治疗的主要方法。常用的手术方式有穿透性角膜移植术、板层角膜移植术、角膜上皮移植术。

（1）穿透性角膜移植术（penetrating keratoplasty）：对于角膜损伤累及角膜全层，或合并有角膜内皮细胞功能障碍的患者，可行穿透性角膜移植术。在眼化学伤中适用于角膜严重损伤瘢痕化严重者和高度血管化患者。临床上一般主　张在烧伤后眼表功能基本稳定，即角膜缘干细胞有维持正常眼表的基本功能，眼压控制正常以后行此手术。但对于少数眼球穿孔区域太大或严重烧伤患者，仍不排除伤后穿透性角膜移植术，对于估计日后即使不发生角膜穿孔，也会严重角膜血管化者，早期选择性采用角膜移植手术干预。

（2）板层角膜移植术（lamellar keratoplasty）：适合于角膜损伤达到基质层以上，但未达到后弹力层，同时角膜缘上皮细胞及内皮细胞功能正常的患者。临床研究表明对严重的角膜碱烧伤早期进行板层角膜移植，可有效阻断机体针对碱烧伤后角膜变性蛋白的体液免疫反应，并有利于组织的再生和修复。对受损在Ⅱ度以上的严重碱烧伤眼，尽早地彻底清除严重受损的组织，并施行板层角膜移植术，既可彻底清除残留在这些组织中的碱性化学物质，还可有效地清除坏死组织和炎症细胞、氧自由基及蛋白酶，避免其对眼深部组织的进一步损伤。

（3）角膜上皮移植术（corneal epithelial transplantation）：严重眼的化学伤常引发部分或全部的角膜缘干细胞缺失（limbal stem cell deficiency，LSCD）或功能障碍，进而导致角膜上皮缺损、进行性角膜结膜化、血管新生、慢性炎症、角膜浑浊，甚至致盲等一系列病变，严重影响患者的生活质量。单纯药物干预或角膜移植手术难以获得较好疗效。因此，对于 LSCD 患者眼表重建的关键是重建角膜缘干细胞的功能。利用组织工程技术构建的角膜缘上皮细胞移植，已在一些国家等获得批准应用于临床，并取得了良好的治疗效果。

3. 结膜移植术　严重眼化学伤和引起异常的结膜增生、假性翼状胬肉、睑球粘连和角膜血管翳性浑浊等，异常的结膜表面是这类疾病难于治疗的根源之一。结膜移植重建相对正常结膜表面的治疗方法，不但可以提供新来源的上皮组织，还能防止异常结膜增生和新生血管侵入，促进持续性角膜上皮愈合。结膜移植分为同种自体结膜移植和同种异体结膜移植。对于单眼化学伤患者，可将自体对侧健康的球结膜移植到患眼。对于双眼陈旧性化学伤引起的角膜血管翳性浑浊或大面积化学伤的患者，无自体结膜可取时，可以采用异体结膜移植。对于严重的睑球粘连需要行穹窿部成形的患者，可采用口唇黏膜移植。

4. 眼表移植联合手术　严重眼化学伤角膜缘干细胞遭到破坏后所导致的眼表功能异常，表现为角膜新生血管化、角膜结膜化、持续性角膜上皮缺损、瘢痕、溃疡，甚至角膜穿孔、角膜的慢性炎症、角膜基底膜破坏、假性翼状胬肉的形成。采用传统的治疗方法常常因角膜再次血管化而失败。因此，许多学者针对此类眼表疾病进行了大量的研究，创新了一些手术方式，如角膜移植联合干细胞移植、角膜移植联合结膜移植及角膜移植联合羊膜移植。对于一些双眼角膜化学伤所致的眼表疾病，缺乏自体健康的角膜缘干细胞，需要行异体板层角膜移植联合异体角膜缘干细胞移植。严重眼化学伤，持续性角膜上皮缺损和新生血管形成是其病变的特征，单纯角膜移植手术效果很差，可采用角膜移植联合结膜移植。严重眼化学伤，角膜结膜广泛受损，单纯羊膜移植不能解决共存侧角膜损伤问题。由于结膜、角膜缘及角膜结构与功能不同，且在维持正常眼表时密切相关，因此这种多组织、多层次的损害，单纯某一修复手术很难奏效。联合手术利用结构和功能与损伤部位相似或相同的多种相应活性组织，从解剖和功能上修复损伤组织。目前临床上多数学者采取了角膜移植联合羊膜移植的手术方式，获得了良好的手术效果。

（七）人工角膜前景

人工角膜是用异质成型材料取代浑浊角膜组织制成的一种特殊装置，从概念提出到临床应用已经历了 200 多年的历程。自 1947 年高分子材料聚甲基丙烯酸甲酯（polymethyl methacrylate，PMMA）开始用于人工角膜以来，人工角膜的研制进入一个新阶段。在接下来的几十年里，人工角膜的设计和植入方式不断改进，经典的人工角膜设计仍是中央区光学柱镜和周边支架两部分。前者具有光学透明性，用以替代病变的浑浊角膜；后者具有生物相容性，起支持、固定光学柱镜的作用。近年来，随着组织工程技术的进展，材料的研制不断取得进展。特别是以胶原蛋白（collagen protein）、丝素蛋白（silk fibroin）为代表的生物材料的研制，为体外构建有生物活性的人工角膜提供了条件，代表了人工角膜研制的最新进展。其能改善植入物与受体组织的整合，降低术后排斥反应、高眼压、人工角膜后增生膜、眼内炎、角膜溶解等不良反应的发生。展望未来，随着生物材料的不断改进，结合临床植入技术的更趋成熟，人工角膜的应用前景将更加广阔。

关于视功能重建，轻言放弃和过于积极是临床常见的问题。应根据损伤的严重程度、部位（单眼还是双眼）进行合理选择。光学造瞳术、板层角膜移植术、穿透性角膜移植术、人工角膜植入手术的风险依次增高。在角膜缘重建术的基础上，同期进行穿透性角膜移植与二期进行穿透性角膜移植比较，角膜透明性无统计学差异。但角膜内皮排斥反应的发生率前者明显高于后者。对于单眼盲的高危穿透性角膜移植患者，术前应详细评估术后风险，不宜轻易行手术治疗。对于双眼严重烧伤后期，如果眼睑、结膜囊、泪液功能严重异常，角膜移植无法成功者，人工角膜是最佳选择。

（盛迅伦　庆惠玲　鹿晓燕）

参 考 文 献

1. 张效房,杨进献. 眼外伤学. 郑州:河南医科大学出版社,1997:589-605.

2. Foster CS,Azar DT,主编. 角膜理论基础与临床实践. 4版. 李莹,译. 天津科技翻译出版公司. 2007:771-785.

3. 张伟,牛洪明,王俊恩. 精编现代眼科病学. 天津:天津科学技术出版社,2011:235-239.

4. 蔡用舒. 创伤眼科学. 北京:人民军医出版社,1988:269-278.

5. 张卯年. 眼创伤学. 军事医学科学出版社,2007:248-250.

6. 吕帆. 眼科学. 江苏科学技术出版社,2013:209-210.

7. 陈玉国. 急诊医学. 北京大学医学出版社,2013:345-346.

8. 张学庸主编. 新编诊疗常规. 金盾出版社,2002:895-896.

9. 张晓承,王智彪,吴群. 中和剂持续滴眼冲洗治疗眼酸碱化学伤. 中华眼外伤职业眼病杂志,2004,26(1):56-57.

10. 刘春民,徐锦堂,赵松滨. 硅胶治疗碱性角膜烧伤的实验研究. 中华实验眼科杂志,2002,20(3):210-213.

11. 彭暖,王丽聪. 活性炭联合刮除上皮治疗兔角膜碱烧伤的疗效观察. 中国药物与临床,2012,12(7):891-892.

12. 刘彦芳,许峰. TGF-β-2 和 TGF-βRⅡ在大鼠角膜碱烧伤中表达及意义. 陕西医学杂志,2015(10):1298-1299.

13. 徐桂花,张世华,钟凯人. 自体血清治疗眼化学伤的效果分析. 中华眼外伤职业 眼病杂志,2011,33(12):915-917.

14. 黄一飞,王大江,王丽强,等. 人工角膜在治疗严重化学烧伤眼中的研究. 中华眼科杂志,2007,43(4):297-302.

15. Paterson CA,Pfister RR,Levinson RA. Aqueous humor pH changes after experimental alkali burns. Am J Ophthalmol 1975;79:414-419.

16. Harris LS,Cohn K,Galin MA. Alkali injury from fireworks. Ann Ophthalmol 1971;3:849.

17. Grant WM,Kern HL. Action of alkalies on the conealstroma. Arch Ophthalmol 1971;3:849.

18. PalaoR,Monge I,Ruiz M,et al. Chemical burns:pathophysiology and treatment. Burns Journal of the International Society for Burn injuries.2010,36:295-304.

19. Wang X,Zhang Y,Ni L,et al.A review of treatment strategies for hydrofluoric acid burns:current status and future prospects. Burns Journal of the International Society for Burn injuries. 2014,40:1447.

20. Dua HS,King AJ.Joseph A.A new classification of ocular surface burns. Br J Ophthalmol,2001,85(11):1379-1383.

21. Gupta N,Kalaivani M,Tandon R.Comparison of prognostic value of Roper Hall and Dua classification systems in acute ocular burns. British Journal of Ophthalmology,2011,95(2):194-8.

22. Stetlerstevenson WG,Gavil NV. Normalization of the tumor microenvironment:evidence for tissue inhibitor of metalloproteinase-2 as a cancer therapeutic. Connective Tissue Research,2014,55(1):13-19.

23. Iyer G,Srinivasan B,Agarwal S,et al. Visual rehabilitation with keratoprosthesis after tenonplasty as the primary globe-saving procedure for severe ocular chemical injuries. Graefes Archive for Clinical & Experimental Ophthalmology,2012,250(12):1787-1793.

24. Huang Y,Yu J,Liu L,et al. Moscow eye microsurgery complex in Russia keratoprosthesis in Beijing. Ophthalmology,2011,118(1):41-46.

第五十八章 眼热烧伤与冻伤

 第一节 眼 热 烧 伤

在生产和生活中,眼的热烧伤通常是面部或全身烧伤的一部分。据统计,眼热烧伤占眼外伤的1%。

一、原因

眼部热烧伤(ocular thermal burning)是由于高温的气体、液体或固体等引起的眼部外伤。常见的引起眼热烧伤的气体有高压锅蒸汽;常见的引起眼热烧伤的液体有沸水、沸油和熔化的铁水;引起眼热烧伤的固体以热铁最常见。日常生活中,沸水、沸油、灼热煤渣、炭末或烟灰溅入眼内;工业上的各种高温液体如铁水、铅和玻璃等均可引起眼部接触性烧伤。近年来,随着社会的发展,引起热烧伤的形式逐渐发生了变化,日常生活中,高压锅爆炸、烟花爆竹伤和热水热油引起的热烧伤更为常见;在工作中,汽油热烧伤、液化石油气罐爆炸伤、打火机爆炸伤、手机电池爆炸伤、开矿炸药爆炸伤和高压热容器爆炸伤等形式更为常见。

烧伤程度可因致伤物体的温度、与致伤物的接触面积和接触时间等而大不相同。致伤物的温度高、与致伤物的接触面积大且接触时间长,组织所受到的伤害就严重;致伤物的温度低、与致伤物的接触面积小且接触时间短,组织所受到的伤害就轻。铁水熔点1 200℃、玻璃水熔点1 300~1 500℃、铜水熔点为1 000℃,而结、角膜温度达到65~80℃时,即可引起眼组织Ⅳ度损伤。另一方面,高温气体、热焰或近距离热辐射等可引起眼部非接触烧伤。

二、分类及临床表现

根据致热物的性质可分为热焰烧伤、热气烧伤、热液烧伤及高温物体烧伤。按受损部位分为眼睑烧伤、结膜及巩膜烧伤、角膜烧伤。按致热物与眼部有无直接接触分为接触烧伤与非接触烧伤。接触烧伤的损害程度与接触物的大小(或液体的多少)、接触时间及接触物的温度有关。非接触烧伤则主要与眼部暴露环境的温度和持续时间有关。

(一)非接触烧伤

非接触烧伤(non-contact burn)常伴有面部、颈部、双手及身体其他部位的烧伤。生产生活中和战争时期都较常见。生产生活中由于煤油、汽油、煤气等使用不当而致。战争时常因火焰喷射器、凝固汽油弹、坦克和飞机等汽油燃烧所致。

1. 闪光烧伤 通常为广泛的浅表烧伤,多累及面部(包括眼部)和双手。炸弹闪光时的烧伤通常合并撕裂伤,冲击波所致的小异物伤,如火药微粒、沙土、碎石、金属碎屑,有时甚至密集成层。这些微小异物常发生在眼睑皮肤、结膜和角膜内,有时也可进入眼球内,造成眼球穿孔(perforating injury of

eyeball）及眼内异物（intraocular foreign body）。火焰烧伤常因瞬目反射而紧闭眼睑的保护作用而足以防止或减弱火焰的直接作用而使眼球很少被侵犯，但睫毛和眉毛常被烧焦。若热的作用强烈而持久，眼睑通常也被烧毁，角膜坏死（corneal necrosis），甚至全眼球及眶内容物被烧毁，这种情况通常全身受伤严重，危及生命。常见的闪光烧伤有镁烧伤和磷烧伤。

2. 武器或焰火的黑色火药爆炸伤　这类爆炸伤通常是短暂的浅层烧伤，较深时可形成溃疡，造成永久性角膜浑浊（corneal opacity），甚至眼球穿孔。在角膜及球结膜上常有无数"椒盐粉粒（salt and pepper powder）"。爆炸时通常还会造成震荡伤（concussion injury）和撕裂伤（lacerated wound）。炮兵射击时常被炽热的气体烧伤，眼部的火药气体烧伤常伴有眼球挫伤。

3. 凝固汽油弹烧伤　凝固汽油弹是近代战争中广泛使用的烧伤性武器，主要装备空军使用的燃烧弹，以及坦克和步兵使用的火焰喷射器等，在抗美援朝战争中，美军曾在朝鲜战场上大量使用。凝固汽油弹是在汽油内加入 4%～8% 的硬化剂，使其成黏稠的胶体，可产生 800～1 200℃ 的高温，如在凝固汽油弹内加入镁和磷等易燃物质时温度可更高。

燃烧的凝固汽油弹很容易黏附在身体上，若试图扑灭它通常会使燃烧汽油的面积更大不易摆脱。因此对于身体表面正在燃烧的汽油凝块不能用手去扑灭，而应设法使其与空气隔绝，如用被子、大衣和雨衣等将燃烧的部位包住，或将燃烧的衣物脱掉或扔掉，并将火焰扑灭。汽油凝块通常燃烧的速度慢，温度高，时间长，所以通常致使烧伤的面积大而深。这种烧伤的坏死组织的再生很困难，通常发生局部感染，残留瘢痕。

4. 高温的组织反应　一般 55℃ 持续 30 秒即可发生浅层皮肤烧伤，皮肤充血、毛细血管扩张及血管壁渗透性增加，浅层组织水肿，通常没有组织丧失；60℃ 持续 30 秒即可发生皮肤表层坏死，皮肤部分厚度丧失；65℃ 持续 30 秒即可发生深部皮肤厚度丧失。更高的温度持续 30 秒即可使皮肤全厚丧失，甚至深层组织炭化，既不充血也不水肿。

5. 临床表现

（1）大面积严重烧伤：通常伴有较严重的全身症状，如烧伤休克（burn shock）及烧伤败血症（burn septicemia）。烧伤休克通常是由于烧伤区剧烈疼痛、血浆大量渗出，全身血容量急剧减少，体液大量丢失，立即给予止痛对症处理及补充液体可以改善症状。烧伤败血症则是严重而致命的，其特点是：高热、心动过速、白细胞增多、代谢及生物化学改变，导致机体内的糖、脂肪、蛋白和电解质代谢紊乱，导致严重的继发性贫血和细菌感染。烧伤创面的感染主要来自负伤当时及负伤以后的污染，主要是周围的环境、器械以及伤员自身。由于烧伤的损伤，皮肤组织失去了天然的屏障保护，残存在毛囊、皮脂腺和正常皮肤皱纹中的细菌可在创面快速生长繁殖，坏死的组织及含有蛋白的大量的渗出液是细菌良好的培养基。在烧伤时通常是无菌状态，但是很快会被各种的细菌，如化脓性链球菌、金黄色葡萄球菌、铜绿假单胞菌、变形杆菌、大肠杆菌等侵入，伤后的 24～48 小时可出现严重的污染。

（2）眼睑火焰烧伤：在伤者未出现昏迷情况下，眼睑的反射性瞬目作用会保护眼球，因此火焰烧伤大多仅伤及眼睑，通常还由于闭眼用力过大，而保留睑缘处一条窄的皮肤不被烧伤。眼睑皮肤表层烧伤多表现为睑皮充血、水肿、睁不开眼。于伤后 12 小时可达最高峰，36 小时开始慢慢减轻并逐渐消退痊愈。若累及眼睑表皮及部分真皮，通常会出现肿胀或水肿而使整个面部变得很大，而且在皮肤表面有大小不等的透明浆液水泡形成；若累及眼睑表皮及全层真皮甚至损伤肌肉和睑板者，睑皮常呈黄褐色或黑色焦痂，伤面难以愈合，严重者不仅眼睑被破坏，前额及颊部也有深而广泛的组织丧失，易发感染。腐肉分离并在肉芽组织形成以后，肉芽组织中的纤维组织收缩可使面部畸形，眼部则形成严重的睑外翻（ectropion）。睑外翻可造成结膜和角膜暴露，形成暴露性角结膜炎（exposure keratitis），严重者可发生暴露性角膜溃疡（exposure corneal ulcer），继发感染甚至穿孔失明。睑缘的火焰烧伤可阻塞睑板腺排泄管口、皮肤结膜交界处严重畸形，睫毛乱生（倒睫，trichiasis），引起刺激性角结膜炎（irritative kerato conjunctivitis）；泪点和泪小管的纤维化可造成泪道阻塞性溢泪（epiphora）等并发症。

（二）接触烧伤

在工业生产中，熔化的金属、熔渣、电焊料、玻璃或燃烧的煤渣溅入眼内常引起接触烧伤。伤处常有热的致伤物附着。决定热烧伤程度的因素有以下几点：

1. 致伤物体的体积 体积小，致伤物所带的热量少，与组织接触后迅速冷却，烧伤的面积小而浅；致伤物体积大，携带的热量多，冷却慢，烧伤的面积大而深。

2. 致伤物的温度 温度高，致伤物所携带的热量就大，组织损伤就越重。高温的液体或固体，温度通常超过1 000℃，可致严重烧伤，铁水的熔点为1 200℃，玻璃水的熔点为1 300℃，铜水的熔点为1 000℃；熔点低的物质烧伤相对较轻，铅水熔点为330℃，锡水熔点为280℃。

3. 致伤物与组织的接触时间 同样温度和大小的热物体，接触组织的时间越长，所造成的损伤越重，接触组织的时间越短，造成的损伤越轻。

三、分度

根据1982年12月16日在福建省漳州全国眼外伤与职业性眼病学组会议通过的眼部烧伤分度标准，可以进行以下分度（表58-1-1）。

表58-1-1 眼部烧伤分度

分度	眼睑	结膜	角膜	角膜缘
Ⅰ度	充血	轻度充血水肿	上皮缺损	无缺血
Ⅱ度	水泡	贫血	实质浅层水肿，虹膜纹理可见	缺血≤1/4
Ⅲ度	皮肤坏死	全层坏死，毛细血管不可见	实质浅层水肿，浑浊明显，虹膜隐约可见	1/4<缺血≤1/2
Ⅳ度	焦痂：眼睑全层（皮肤睑板）坏死	焦样坏死累及巩膜	全层受累，呈瓷白色混浊，虹膜看不见	缺血>1/2

（一）眼睑烧伤

致伤物侵及眼部时，由于眼睑的瞬目反射而立即闭眼，所以多半只烧伤眼睑，且睑缘部一窄条皮肤多不被烧，睫毛有时只烧焦远侧端。分为四度：

Ⅰ度：眼睑表皮及浅层烧伤，通常的临床表现是毛细血管扩张充血，红斑，感觉过敏，疼痛，水肿等。通常不发生感染。伤后2～3天上皮剥脱，愈合后不留瘢痕。

Ⅱ度：伤及表皮全层及真皮的一部分。由于毛细血管渗透性增强，血浆大量渗出，形成水泡和皮下水肿，烧伤部位疼痛剧烈。因真皮未完全受累，并有若干表皮的基底细胞层残留，如无感染，伤后1～2周后，由表皮增生而愈合，不留瘢痕（cicatrix）。

Ⅲ度：真皮完全被破坏，但毛囊汗腺周围的表皮基底膜还保留；如无感染，在伤后3～4周可增生愈合；如发生感染，则肉芽组织增生，瘢痕形成（cicatrization）而愈合。

Ⅳ度：眼睑全层（皮肤、肌肉、睑板）坏死，焦痂。无疼痛，无水泡。坏死组织周围有明显炎症反应，水肿严重，组织坏死重，易发生感染。

（二）结膜及巩膜烧伤

致伤物在眼睑的瞬目反射之前已与眼球接触，随后眼睑闭合，则致伤物可保留在结膜囊内。如果致伤物的温度较低，在接触眼球后，立即被眼球表面覆盖的泪液层冷却；如为熔化的金属等高热物质存留在结膜囊内，在冷却的过程中，所带的大量热量全部传给组织，造成结膜、巩膜及角膜的严重烧伤。分为四度：

Ⅰ度：结膜轻度水肿、充血。

Ⅱ度：结膜贫血、水肿。

Ⅲ度：结膜全层坏死，毛细血管不可见，呈灰白色或略带黄白腐肉状。

Ⅳ度：焦样坏死，累及巩膜，甚至可导致巩膜穿孔（perforation of sclera），愈合后多形成睑球粘连（symblepharon）。

（三）角膜烧伤

致伤物接触角膜后，容易造成烧伤。在动物试验中，45℃以上的物体可造成角膜烧灼伤，60℃可使角膜水肿，80℃可造成角膜内皮层损伤。分为四度：

Ⅰ度：上皮损伤。角膜表面上皮浑浊，有上皮脱落；前弹力层及角膜基质未受损伤，痊愈后不留瘢痕。

Ⅱ度：浅层实质水肿。除上皮损伤外，实质浅层也受损伤，但角膜深层仍然透明。侧照法或裂隙灯显微镜检查可证实。

Ⅲ度：深层实质水肿。角膜显著浑浊，角膜呈磨玻璃状，角膜实质深层也受累，虹膜隐约可见。

Ⅳ度：浅层及深层均受累，角膜呈瓷白色浑浊，虹膜不可见。

（四）角膜缘烧伤

Ⅰ度：无缺血。

Ⅱ度：缺血区不大于1/4。

Ⅲ度：缺血区超过1/4，不大于1/2。

Ⅳ度：缺血区大于1/2。

（五）Hughes 分度法

国际上多采用的是 Hughes 分度法

1. 轻度

（1）角膜上皮侵蚀。

（2）角膜轻度浑浊。

（3）结膜及巩膜无贫血坏死。

2. 中度

（1）角膜浑浊，虹膜纹理不可见。

（2）结膜角膜少量贫血坏死。

3. 重度

（1）角膜浑浊，虹膜及瞳孔均不可见。

（2）角膜和结膜苍白。

四、热烧伤面积计算

判断眼部热烧伤的严重性，除了上述关于烧伤分度外，还应对烧伤的面积进行估计。各组织烧伤总面积≤1/4 为（＋）；1/4＜面积≤1/2 为（＋＋）；1/2＜面积≤3/4 为（＋＋＋）；面积＞3/4 为（＋＋＋＋）（结膜面积计算以球结膜为主）（图58-1-1，图58-1-2）。

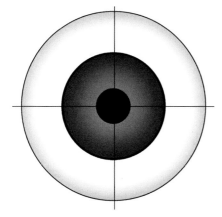

图58-1-1 角结膜及角膜缘热烧伤面积划分法
以角膜中央为中心做水平线及垂直线，将角膜和结膜的面积分为四部分，以此评估角结膜的烧伤面积

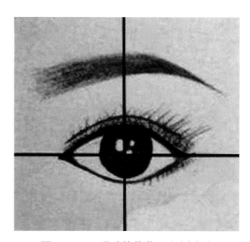

图58-1-2 眼睑热烧伤面积划分法
以角膜中央为中心做水平线及垂直线，将眼睑面积分为四部分，以此评估眼睑的烧伤面积

五、病理生理

眼热烧伤的组织学改变为眼表（ocular surface）（结膜及角膜）表面组织的广泛性坏死和眼睑（eyelid）的灼伤。高温首先伤及的是角膜上皮（corneal epithelium）及前弹力层（bowman membrane）；伤及基质层（stroma）则可出现胶原纤维的变性坏死；基质受累可致胶原纤维变性坏死；如内皮受损则角膜水肿。因烧伤引起的各种毒性物质因角膜各层均无血管而大量堆积，造成进一步的伤害。因烧伤而导致的角膜溃疡（corneal ulcer）和角膜穿孔（corneal perforation）也时有发生；角膜缘周边的穿孔发生率更高。多形核白细胞大量浸润创面是角膜烧伤的典型病理特征，一方面大量的蛋白水解酶被释放，另一方面大量的白细胞浸润烧伤灶，破坏了角膜上皮和基底膜，释放的胶原酶和氧自由基引起了角膜基质的溶解。

六、临床病程

一般眼热烧伤后的临床病程分为 3 个阶段。

1. 急性期　伤后第 1 周，缺血坏死和进行性炎症是此期的主要表现。此期一般很少表现为基质胶原溶解和血管化。眼压可因炎症侵袭而升高，或可因睫状体破坏而降低。

2. 修复早期　伤后第 2 周，主要表现为组织修复，轻度的热烧伤在此期完成上皮化，角膜基质修复得到较好调控，没有发生无菌性角膜溃疡的危险。重度的热烧伤则表现为上皮化的延迟，基质的修复过程受到损伤甚至完全不长，角膜基质蛋白水解，进而角膜变薄甚至穿孔。

3. 修复期　伤后第 3 周以后，表现为组织再生和溃疡加深相交错。表现因眼表是否完全上皮化，是否愈合而呈现不同的变化。重新上皮化完成或趋于完成者，可发生血管纤维膜长入角膜。上皮持续缺损或不长者，可发生角膜基质的无菌性溃疡甚至穿孔，发生严重的睑球粘连，继发性青光眼等并发症。

七、治疗

（一）治疗原则

眼部热烧伤可以单独发生，但更多的是伴有全身的烧伤。因此在处理烧伤患者时，应首先着眼于全身状况，了解致伤物的性质，检测患者的体温、血压、脉搏和呼吸，是否有呼吸道损伤，注意补充液体以预防休克，并积极预防感染，待全身状况稳定后积极处理眼局部烧伤。眼局部的处理：对早期的 I 度和 II 度烧灼伤可在止痛后每天在无菌操作下清除表面的坏死组织，用药物预防和控制感染即可痊愈。对 III 度及 IV 度烧灼伤，需用药物促进其愈合，可行黏膜移植术防止睑球粘连，早期施行植皮术以减少眼睑瘢痕形成。促进愈合、预防感染和粘连等相互关联，如愈合缓慢则容易引起较多感染、感染也可延缓愈合。

眼烧伤的晚期处理则是矫正畸形和增进视力等视觉功能。

（二）急救处理

应使患者快速离开热源或除去致伤物。可用生理盐水冲洗，以降低致伤物的温度和眼内的温度，避免组织进一步损害。燃烧的凝固汽油很容易黏附在衣服或身体上，不可用手擦，否则，不仅增加了燃烧面积，同时黏附在手上，又造成了手的烧伤。应使火焰和空气隔绝，如将肢体或整个身体浸入水中，或用被子、雨衣等将燃烧的部位包住，将火焰扑灭。燃烧的衣服应立即脱掉。

对磷弹烧伤的部位，应将其迅速浸入水中，或用浸了大量水的湿布覆盖，以隔绝磷同空气的接触。燃烧停止后，立即用大量的流水冲洗，并用镊子将磷块取下，磷在暗处发光易被发现，所以最好在暗处取除。清理创面后，对眼睑等皮肤创面，可涂 5% 硫酸铜（copper sulfate）溶液，结膜囊内可滴入 0.5%～1% 硫酸铜溶液，以使残留的磷变为不溶性的磷酸铜，从而不再被组织吸收。也可使用 2% 苏打水（soda water）的湿性绷带。为防止磷的溶解和吸收，禁止使用软膏和油剂。

（三）一般治疗

眼部烧伤通常伴有全身较大面积的烧伤，应本着全身与局部兼顾，抢救生命第一的原则进行治疗。应注意补充液体、盐类和高蛋白、高维生素饮食，最好口服。严重患者，应给予输液或输血预防休克，给予抗生素预防继发感染，并给予破伤风抗毒素（tetanus antitoxin，TAT）。根据病情给予止痛、镇静等对症治疗。

眼的局部处理：

（1）眼睑皮肤Ⅰ～Ⅱ度烧伤：治疗原则是暴露疗法，将眼睑用生理盐水冲洗清洁后，滴抗生素滴眼液或涂抗生素眼膏，取笼架盖着头颈部，架上用消毒巾敷盖，或者用数张消毒敷料敷盖。目的是使烧伤表面能与外界空气接触，加速干燥，有利于伤口愈合；暴露的创面的温度低于体温，不适于细菌繁殖；而且观察方便，护理简单。这类患者约3天左右即可痊愈。

（2）眼睑Ⅱ～Ⅲ度烧伤：先用肥皂水擦洗烧伤周围的健康皮肤，然后用灭菌生理盐水冲洗烧伤创面，并用消毒湿棉球或纱布轻轻擦除创面污垢和异物，对于创面的水泡，可抽出泡内液体，然后涂广谱抗生素眼膏，既能预防和抑制继发感染，又能保护创面，不妨碍上皮生长。对这类患者应同时注意全身预防休克及抗感染。在战地或基层医疗单位处理者应及时转送至有专科的医院继续治疗。

（3）眼睑Ⅲ度以上烧伤：皮肤坏死区用含0.25%庆大霉素（gentamicin）盐水溶液浸透的湿纱布湿敷，促使焦痂迅速脱落。对于有健康肉芽组织的创面，可尽早植皮，以及行睑缘缝合术，防止睑外翻（ectropion）和眼睑闭合不全（hypophasis），以保护眼睑及其生理功能，避免发生暴露性角膜炎（exposure keratitis）。

（4）同时伴有结膜、角膜Ⅰ、Ⅱ度烧伤：紧急用生理盐水冲洗后、以表面麻醉剂滴眼以减轻局部疼痛，小心清除结膜囊或角膜表面的固体物质和坏死组织，用抗生素滴眼液和眼膏、阿托品（atropine）滴眼液和眼膏剂等局部滴眼；使用有助于角膜上皮修复和再生的药物，如重组碱性成纤维细胞生长因子（recombinant basic fibroblast growth factor）（贝复舒）、重组人表皮生长因子（basic epidermal growth factor）、营养角膜药物、神经生长因子（nerve growth factor）等，能促进角膜上皮细胞增生移行，促使角膜缘干细胞的增生和分化，从而有效阻止角膜基质浑浊，促进基质愈合。对于结膜水肿严重者，可做结膜放射状切开，放出结膜下积液，以减少毒素吸收，降低对血管的压迫，改善眼局部血液循环。

（5）重度角膜烧伤：治疗目的是保持眼球完整，预防严重并发症。仔细观察伤眼，一旦出现坏死组织脱落、角膜变薄和变透明等角膜穿孔（corneal perforation）的前兆，应紧急做巩膜板层角膜移植术（scleral lamellar keratoplasty），以预防角膜发生穿孔及眼内容物脱出。未找到角膜材料前应暂时给予降低眼压处理，涂氰基丙烯酸黏合剂或戴软性角膜接触镜（soft contact lens），暂时保护角膜，同时口服镇咳药，肌注冬眠1号，使患者能够安静入睡。一旦找到合适材料，就立即做治疗性带巩膜板层角膜移植术（lamellar keratoplasty with sclera）。

（6）重度结膜、巩膜烧伤：若是部分的，则彻底清除坏死组织，移植健眼颞上方球结膜，固定于缺损处的巩膜表面。若为双眼烧伤，或烧伤面积太广，用上述的治疗方法不能防止睑球粘连者，则进行早期唇黏膜移植，修补结膜缺损，预防粘连，改善结膜状况，促进角膜愈合。

（7）烧伤深达巩膜全层：此种情况，伤眼有穿孔危险，最好不做任何外科处理，任凭眼睑组织与眼球粘连，以促进创面修复。待晚期再做整形手术。

（四）热烧伤后晚期的治疗

热烧伤若在早期未能得到及时的治疗或热烧伤很严重，常可导致晚期的并发症——睑外翻，睑内翻倒睫，部分或全部睑球粘连或眼睑闭锁等后遗症。治疗方法主要为对症治疗。应视眼表上皮化进展的程度选择恰当的治疗方法。对一般上皮化接近完成或正在进行着的，仍继续治疗以促使眼表上皮化进程为重点。对再生不良，上皮化难以形成的持续性缺损、溃疡或穿孔，以及后期形成的血管翳、睑球粘连等要针对病症选择使用组织黏合剂、角膜接触镜、羊膜贴敷以及睑裂缝合（tarsorrhaphy）、口腔黏膜移植、角膜缘上皮细胞移植、角膜板层或全层移植等方法或手术方式。

（1）睑内翻：通常由热烧伤造成睑结膜瘢痕收缩所致。矫正方法：自睑板下沟处睑结膜作切口，将睑结膜与睑板分离使瘢痕松解，眼睑复位，并用唇黏膜修补睑结膜的缺损面。

（2）倒睫：通常是由于睑缘间组织缺损所致，一般的倒睫矫正术多无效，需做人造睑缘间组织才可进行矫正。对于有视功能的伤眼，应行唇黏膜瓣移植术进行睑缘再造。

（3）睑球粘连：眼的热烧伤通常可引起睑球粘连（symblepharon），按照粘连的范围可分为部分睑球粘连和睑球全粘连。部分睑球粘连以下睑多见，部分影响视力和眼球运动，可行睑球分离术。将粘连的结膜瘢痕组织剥开，分离至穹隆部，切除瘢痕组织，使眼球各方向运动不受限制，潜行分离剥下结膜两侧的创缘，作对端缝合，覆盖缺损结膜面；角膜创面则任其自行愈合。若缺损范围较广，则可将唇黏膜移植固定于巩膜上。部分严重的热烧伤可使眼睑及眼球全部粘连，结膜缺损，影响视力和外观，可行睑球粘连分离术和结膜囊成形术（plasty of conjunctivalsac）。

（4）眼睑闭锁：多由于热熔金属直接烧伤至全眼球、睑缘甚至眼睑深部组织，睑板被融化，伤眼无光感或光定位不准确。眼球可形成角膜或巩膜葡萄肿、眼球萎缩等。这种严重烧伤的后遗症一般无复明的希望。

（5）板层角膜带巩膜瓣移植：眼烧伤后形成的血管性角膜白斑（vascular leukoma），都伴有假性胬肉（pseudopterygium）或睑球粘连，严重影响视功能。在无继发性青光眼（secondary glaucoma）的条件下，为争取复明的希望，在消除睑球粘连及假性胬肉 1 年后，无任何复发趋势时，可先行板层角膜或部分角膜巩膜瓣移植术，为争取做穿透性角膜移植术（penetrating keratoplasty）创造条件。若伤眼是唯一有希望恢复视力的眼，则作治疗性板层角膜移植术，对伤眼的角膜瘢痕不过多切除，仅移植浅表板层角膜作生物覆盖，术后有希望获得部分视功能以维持生活。

第二节 眼 冻 伤

冻伤（frostbite）亦称冷伤，是由寒冷引起的原发性组织冻结和继发性血液循环障碍造成。在冬季地处寒区一带如黑龙江、内蒙古、西藏高原等地常有发生。轻度冻伤者复温后皮肤发红，有刺痒发热感，可有水泡出现；重度冻伤可累及深层组织，出现坏死。眼睑的血液供应良好，则很少发生冻伤，眼球受眼睑保护和瞬目运动的作用，更不易受冻。但在高空等严寒条件下，如无防护，有的可致眼睑、角膜（发生浑浊）、虹膜（发生后粘连）、晶状体（发生部分浑浊）冻伤，发生时多伴有手、足、颜面等部位的严重冻伤，治疗方法为对症处理。

一、冻伤的原因

引起冻伤的直接原因是寒冷，通常人体在寒冷环境中，局部、特别是末端肢体温度持续降低，当皮肤温度低至 −2℃时就有发生冻伤的可能，冻伤发生率最高的气温是 −25～−30℃。如若周围环境温度稍高 0～10℃，但较潮湿，也可因局部散热过多或血液循环障碍而发生冻伤。通常认为冻伤的程度与寒冷的强度与持续时间成正比。但寒冷能否导致冻伤，尚与环境、衣着、全身状态及作业性质等因素有关。

（一）潮湿

潮湿本身并不会直接导致冻伤。水的导热性较强，比空气大 20 倍，当在寒冷的环境下，潮湿可以破坏防寒衣物的保暖性而增加体热的散失，进而导致冻伤。

（二）冷风

空气是热的不良导体，通常空气停留于体表之间的空气层呈相对静止状态，因而具有较好的保温作用。但是流动的空气会加速空气对流，破坏空气层的保温作用，使体热大量散失。风速愈大，热量散失就愈多，保温效果就愈差，冷感愈剧烈。因此，风的冷却作用对冻伤的发生有很大的加速作用。

（三）接触冷物

人体局部与导热性很强的器物，如极冷的金属、石块及冰等接触时，会引起局部温度骤然下降，以至发生冻伤。如再遇局部潮湿，可使皮肤与导热强的冷物冻结在一起，处理不当会导致严重的裂伤。

（四）局部血液循环障碍

在低温等情况下，末端肢体长时间静止或受挤压，影响局部血液循环，不利于局部肢体温度的维持，加速冻伤的发生。

除冷损伤外，引起冻伤的其他危险因素包括饮酒、精神疾病、药物滥用、车祸伤、车辆机械故障、无家可归的流浪者、疲乏、循环损伤、吸烟、不适当的衣着，以及高海拔等亦是冻伤的常见危险因素。冷冻、血管功能不全（收缩和闭塞）和炎症介质的综合作用是冻伤的基本病理机制。

二、分类及分级

依据冻伤的性质，可将冻伤分为冻结性外伤与非冻结性外伤两类。依据冻伤的部位，可将冻伤分为全身性冻伤和局部性冻伤。

受损伤时环境的温度低于组织冰点，局部组织有冻结史者称为冻结性损伤。受损伤时环境温度高于组织冰点，局部组织无冻结史则称为非冻结性损伤。全身性冻伤包括冻僵与冻亡，通常发生于极其恶劣的环境下，全身性冻伤后可出现寒战、四肢发凉、皮肤发紫、体温逐步下降、感觉麻木、神志模糊、反应迟钝、甚至进入昏迷，严重者可出现心律失常及休克，甚至死亡。局部性冻伤包括冻伤、冻疮、战壕足、浸泡足或手等，通常在身体的裸露部位发生。常见的裸露部位有足、手、耳、颜面及眼等，其中冻伤最多见的为足部，可占约冻伤总数的半数以上。

一般情况下，局部冻伤可按病情的不同分为三度：

Ⅰ度：发生在表皮层，皮肤出现红肿热和灼痛且有刺痒感。数日后症状消失，不留瘢痕。

Ⅱ度：发生在真皮层，可有红肿和充血，亦可有水泡和剧烈的疼痛。1～2 日后水泡可吸收，形成痂皮，一般组织在 2～3 周愈合，不留瘢痕。

Ⅲ度：发生在全皮层，当受伤更严重时，组织、肌肉、骨骼，甚至是肢体均可受累，皮肤开始变白，而后逐渐发生变化，变为褐色或黑色，发生组织坏死。一旦发生组织的坏死，组织将长期不愈。

三、病理生理

目前认为，原发性冻伤和继发性血液循环障碍是发生冻伤的主要原因。局部冻伤的发病过程可分为三个阶段。

（一）生理调节阶段

体温的恒定源自人体产热和散热之间的动态平衡。当人体过冷时，不论寒冷强弱，人体抵御寒冷的过程主要依靠体温调节中枢来完成。受冻之处为保持中心温度，减少末端肢体发生冻伤的机会，主要表现为产热增加，散热减少。

1. 产热增加　此过程一般通过两个途径完成。在受冻初期，主要是通过增加肌肉张力，随之出现寒战，提高肌肉的代谢率和增加耗氧量，此过程称为物理学产热；若持续在寒冷之下，除肌肉以外，其他器官的代谢活动也随之增加，此过程称为化学性产热。同时，在脑垂体前叶的作用下，增加甲状腺素和肾上腺皮质激素的分泌，从而促进代谢过程。

2. 散热减少　此过程主要是通过皮肤血管的反应来完成。在受冷之初，皮肤血管明显收缩，导致流经皮肤血管的血液减少，降低了皮肤温度，进而缩小皮肤与环境温度的温度差，减少体热散失；若持续在寒冷之下，末梢血管通常出现扩张，以至舒张和收缩交替。这是一种保护性反应现象，这种保护性反应的频度大小和持续时间长短反映人体的耐寒能力。血管的收缩可减少热量的散失，保持中心体温；血管的舒张又可使局部血流增加，提高末梢皮肤温暖。伴随着血管的收缩与舒张交替，可出现冻痛与缓解交替的现象。

（二）组织冻结阶段

通常，当组织温度低至 −5℃及以下时会发生冻结。组织冻结可分为速冻和缓冻，常见的冻伤发病过程均属于缓冻。缓冻过程发生时细胞外液的水分可形成冰晶并逐渐增大；速冻发生时形成的冰晶体一般较缓冻时小。但缓冻和速冻均如"结霜"，先形成冰核，进而向四周扩散。

冻伤的组织损伤开始于冻结阶段，寒冷的强度及作用时间决定了冻伤的损伤程度和可逆性。冻伤后细胞外液形成冰晶，冰晶增大后，使细胞间桥断裂，同时升高了电解质浓度，造成细胞外液渗透压升高，导致细胞内水分因浓度梯度的影响而逸出到细胞外，造成细胞脱水和皱缩，与此同时，细胞膜类脂蛋白变性、细胞物质丢失，细胞的渗透性改变，细胞膜发生破裂，细胞质和细胞核中各种酶的活性降低。此外，血流和气体的交换出现障碍，导致细胞代谢率下降，也会造成有害影响。这种在冻结时因细胞脱水、蛋白质变性和酶破坏而造成的组织损伤称为原发性冻伤。

（三）复温融化阶段

复温融化后，如冻结仅限于皮肤表层，不会引起组织坏死，仅发生一般的炎症性反应，1～2 周即可痊愈。

若深部组织也曾发生冻伤，融化后血液可暂时恢复，冻伤区血管扩张充血，血管壁的损伤可使毛细血管的通透性增加而发生血浆渗出和水肿，血流缓慢，血栓形成，损害小动脉和小静脉，造成组织坏死，这种复温融化后的损伤称为继发性损伤，继发性损伤也是冻伤的主要损伤。继发性损伤与复温方法关系甚大，在 42℃温水下的快速复温能明显减少组织的继发性损伤。

四、临床表现和诊断

冻伤的主要诊断依据是冻伤病史和临床表现，冻伤的损伤程度需要等待冻结状态的组织融化后才可以确定。冻伤的损伤程度分为 4 度。

（一）Ⅰ度冻伤

冻伤发生部位较浅，仅限于表皮。冻伤部位复温前局部皮肤苍白，冻伤融化后皮肤红肿，伴有刺痒和发热。在数周或数月内伴有多汗和冷感等后遗症。

（二）Ⅱ度冻伤

冻伤部位较深，达真皮层。冻伤部位复温前局部皮肤苍白，冻伤融化后皮肤伴有红、肿、热、痛和触觉迟钝，并可形成水疱。若无感染，水疱可融合，并逐渐吸收，吸收后形成褐色的痂皮，痂皮脱落后暴露角化不全的上皮层。

（三）Ⅲ度冻伤

冻伤部位较Ⅱ度冻伤更深，达浅层肌肉组织。冻伤部位复温前局部皮肤苍白，冻伤融化后肿胀，呈青紫或青灰色，可形成血疱。血疱可逐渐变小，颜色变深，浅部感觉丧失，发生坏死，严重者并发局部或全身感染，甚至气性坏疽。

（四）Ⅳ度冻伤

冻伤侵袭皮肤及皮下所有组织，骨组织亦受累。冻伤部位复温前呈现蜡状，冻伤融化后组织肿胀、呈青紫或青灰色，可形成咖啡色或紫黑色水疱或无水疱。冻伤部位感觉丧失，有肢体痛，冻区组织坏死可脱落形成残端，亦可发生湿性坏死，软组织腐烂。

眼球受到眼睑的保护很少发生冻伤，眼睑血液循环丰富，亦较少发生冻伤。角膜没有血管组织，房水的温度较体温低，角膜的温度通常低于正常体温。若发生眼睑闭合不全致使眼表暴露，眼前段的温度会更低。在高原及严寒地区，在暴风雪天气下偶可发生角膜侵蚀、浑浊或结膜充血，一般 1～3 天即可痊愈。因昏迷而长期暴露在严寒冰雪中，眼球及眼眶内容物可冰冻坏死，及时救治后可由肉芽组织修复。

五、预防

多数冻伤是可以预防的，预防措施如下：

1. 宣传防寒防冻知识，提升对防寒防冻的认识，加强锻炼，强身健体，提高抵御寒冷的能力　定期锻炼，强身健体，定期的爬山、滑雪、跑步，坚持冷水洗手、洗脸、洗脚和擦浴等方式都可抵御寒冷；抓住规律，重点防范，在严寒、大风、气温骤变等天气下易发生冻伤，在执勤站岗、执行紧急任务时易发生冻伤，应主要防范；掌握易冻伤的部位，在身体的暴露部位和肢体的末端（手、足、耳、鼻、颜面和眼等）易发生冻伤；加强管理，做好防寒工作。提前采取防寒措施，提前检修门、窗、火炉、火墙，准备草垫等，备好防寒衣；合理的饮食搭配和时间安排，间隔较短的时间饮食，提高食物的质量，并保证食用热的食物；运送伤员途中应做好保暖，用火烤或雪擦受冻部位的做法不可取。

2. 做好防寒保暖的预防　在预测到极其严寒恶劣的环境时，要备好防寒的衣帽鞋袜，防止冻伤的发生；在我国北方的冬天，最低温度可达零下几十度，是我国防冻的重点。在容易发生冻伤的天气，如冷天和大风天，要做好防寒保暖的预防，保护好手、足、耳、鼻、颜面等裸露部位及肢体末端；战士单独执勤、站岗放哨、执行紧急特殊任务时通常站立不动，易发生冻伤，要提前备好防寒衣物；

3. 做好个人卫生和运动习惯　个人要经常进行耐寒锻炼；及时更换鞋袜和鞋垫；勤于活动手足和揉搓额面部、耳朵等身体暴露部位；勤用热水烫脚；不要长时间不动；不要赤手接触温度很低的金属；不要酗酒。

4. 配戴防护眼镜　为尽可能地减少眼球及眼睑部暴露于寒冷环境下，可配戴防护眼镜。

六、急救和治疗原则

眼球受到眼眶及眼睑的保护，较少发生冻伤，在某些特殊的情况下，冻伤可能累及眼睑或角膜，并常常伴随有局部其他暴露部位或全身的冻伤。

1. 迅速转移　迅速将冻伤者转移使其脱离寒冷的环境，更换冻伤者的湿和冻结的衣物，防止继续受冻，并将患者迅速转移至温暖的条件以快速复温，转移过程中应注意保暖。

2. 快速复温　脱离寒冷环境后，在条件允许的情况下，应快速温水法复温。快速复温是效果最佳且关键的救治措施，尤其适用于仍处于冻结状态的冻结性损伤。具体方法：将冻伤部位浸泡于42℃温水中，直至受伤的皮肤转为红色，组织变软。切忌过长时间的浸泡。对于颜面部的冻伤，局部42℃的温水毛巾热敷即可。切忌用烤火、搓雪及浸泡冷水或捶打的方法。

3. 全身抗休克、抗感染和保暖　低分子右旋糖酐可在冻伤初期静脉滴注，逐日给药500～1 000ml，维持7～10天，以降低血液黏稠度，改善微循环。必要时也可采用抗凝剂（如肝素）或血管扩张剂（罂粟碱和酚妥拉明等）。常规进行破伤风预防注射，口服或注射抗生素。注意保暖，防止再次冻伤。

4. 局部积极用药，清除坏死

（1）外用冻伤药膏要在快速组织复温后立即使用，每日换药1～2次。常用的冻伤膏有呋喃西林霜剂和右旋糖酐霜剂等。

（2）无菌注射针或低位切口引流的方法放出水疱液。

（3）及时引流感染创面，预防积脓。

（4）及时清除坏死痂皮，为消灭创面，植皮应在创面新鲜后尽早进行。

5. 手术处理的原则　最大限度地保留尚有存活能力的组织。对于脱痂暴露肉芽创面的部位，应尽早植皮使其痊愈。干痂形成后，通常不宜判断深部组织的生存能力，尽量保留尚有生存能力的组织。

6. 眼部的特殊处理　眼部冻伤时除以上的处理措施及局部热敷外，还应注意以下几个方面：

（1）眼睑冻伤时可用42℃的热毛巾局部热敷，严禁捶打或冷敷。

（2）角膜冻伤时可影响角膜内皮的代谢，致使角膜发生浑浊，通过局部热敷，通常可逆转使角膜恢复透明。

（3）发生虹膜后粘连时应及时应用散瞳剂，如复方托吡卡胺滴眼液或阿托品凝胶局部滴眼，使后粘连的虹膜尽快解除与晶状体的粘连状态。

（4）发生晶状体的浑浊，影响冻伤者的视力时，可考虑行白内障手术以尽可能的恢复视力。

七、医疗冻伤

随着医疗手段的进步，低温麻醉和冷冻治疗越来越广泛的应用于临床。

低温麻醉（hypothermic anesthesia）是将全身体温降低，主要用于心血管外科及神经外科。当温度低于治疗范围，如在5℃以下时，动物试验研究发现，不仅角膜及晶状体发生浑浊，眼组织、特别是睫状体及视网膜亦伴有广泛的细胞及血管改变，房水分泌大量减少。当出现大血管闭塞时，视网膜动脉及静脉变得不清晰，血栓形成，呈细小点彩及节段状，视网膜因缺血而颜色发灰；超过15分钟，则中心凹红色消失；超过20分钟，则视网膜苍白，布满斑点，视盘变白，动脉闭塞。一旦血液循环恢复正常，眼底可在2秒内变为正常。低温初期,瞳孔逐渐散大,直径可达7mm;复温后,瞳孔可恢复原状。

冷冻治疗眼病的方法也广为应用。冷冻头接触组织后,在局部组织形成"冰球","冰球"中心温度最低,冷冻速度最快,向外温度逐渐升高,冷冻速度减慢,至边缘处温度达冰点。"冰球"大小与冷冻头顶端直径的大小、冷冻头温度高低、冷冻头周围组织血液供应情况等密切相关。视网膜脱离使局部产生视网膜脉络膜炎症时的温度是 $-40\sim-80℃$;用于造成局部组织坏死治疗早期良性肿瘤(benign tumor)、恶性肿瘤(malignant tumor)及青光眼(glaucoma)时,使用温度是 $-40\sim-190℃$。

组织对冷冻的反应与冷冻温度、时间和速度有关,尚与组织本身的含水量、导热性能及细胞本身的特征相关。视网膜色素组织对冷冻较敏感;神经组织对冷冻具有一定的抵抗力;进行冷冻治疗时,缺血的瘢痕组织比正常组织更易发生坏死;眼球结膜冷冻后的再生力很强;眼睑部位的良性肿瘤冷冻治疗效果较好。

(彭广华 邵敬芝)

参 考 文 献

1. 李凤鸣,谢立信. 中华眼科学. 3版. 北京:人民卫生出版社,2014.

2. 蔡用舒. 创伤眼科学. 北京:人民军医出版社,1988.

3. 陈家祺. 眼前段严重烧伤活动期的手术治疗. 中华眼科杂志,2002,38(1):53-56.

4. 李凤鸣. 眼科全书. 北京:人民卫生出版社,1999.

5. Bilwani PK1. Unfavourable results in acute burn management. Indian J Plast Surg, 2013;46(2):428-433.

6. Dubois L, Bahalou Hore M, Tjiook RP, Mourits MP, Kloos R, Brons R. The impact of fireworks: the context of facial trauma. Ned Tijdschr Tandheelkd, 2017;124(12):619-623.

7. Gelston CD. Common eye emergencies. Am Fam Physician, 2013;88(8):515-519.

8. Merle H, Gérard M, Schrage N. Ocular burns. J Fr Ophtalmol, 2008;31(7):723-734.

9. Sharma N, Kaur M, Agarwal T, Sangwan VS, Vajpayee RB. Treatment of acute ocular chemical burns. Surv Ophthalmol, 2018;63(2):214-235.

10. Ratnapalan S, Das L. Causes of eye burns in children. Pediatr Emerg Care, 2011;27(2):151-156.

11. Read DJ, Bradbury R, Yeboah E. Firework-related injury in the Top End: a 16-year review. ANZ J Surg, 2017;87(12):1030-1034.

12. Struck HG. Chemical and Thermal Eye Burns. Klin Monbl Augenheilkd, 2016;233(11):1244-1253.

第五十九章 中毒性眼病

第一节　职业中毒概述

在生产劳动过程中，因接触生产性毒物所引起的中毒称为职业中毒（occupational intoxication），多数中毒性眼病是职业中毒的一部分。生产性毒物包括原料、辅料、中间体、副产品、成品、夹杂物及废弃物等，可通过不同途径进入人体，而以呼吸道和皮肤最为重要。根据接触毒物时间长短和发病缓急，将职业中毒分为急性、亚急性和慢性3类。

（一）临床表现

职业中毒的临床表现较为复杂，主要有：

1. 神经精神系统病变　如神经衰弱综合征、多发性神经炎、中毒性脑病及中毒性精神病等。

2. 呼吸系统病变　如支气管炎、哮喘、肺水肿及肺气肿等。

3. 血液系统病变　如白细胞增多或减少、再生障碍性贫血、高铁血红蛋白血症及溶血性贫血等。

4. 循环系统病变　如心肌病及肺源性心脏病等。

5. 中毒性肝病。

6. 中毒性肾病。

7. 其他　如金属烟热、腹绞痛、胃肠功能紊乱、骨骼病变及内分泌功能障碍等。

（二）对眼部影响　职业中毒性眼病主要表现为：

1. 毒物的刺激症状　毒物与眼部接触引起刺激、烧伤、腐蚀、过敏、炎症等。

2. 毒物沉着　毒物在眼睑、结膜、角膜、晶状体或视网膜沉着。

3. 影响眼部代谢　导致晶状体或角膜浑浊。

4. 对视网膜和视神经的毒性作用　引起的一系列症状和体征。

5. 其他　对眼部其他神经和肌肉的毒性作用引起的瞳孔改变和眼肌病变。

（三）诊断

职业中毒的诊断主要根据职业史、现场劳动卫生学调、病史、临床表现及实验室检查等综合分析，排除非职业性疾病才能得出正确结论。实验室检查包括机体血、尿、粪、毛发和指甲等的毒物测定、毒物代谢产物的测定、机体的生物化学改变和细胞形态学改变、排毒试验，对怀疑毒物致敏者可作激发试验和皮肤斑贴试验。

（四）预防

职业中毒的预防必须采取综合措施，主要有以下几个方面：

1. 从生产工艺流程中除掉有毒物质　用无毒或低毒物质代替有毒物质，是最理想的防毒措施，但实施起来困难较多。

2. 降低空气中毒物含量　使之降低到低于最高允许浓度是预防职业中毒的中心环节。

3. 改进生产技术与设备　实现机械化、密闭化、连续化、自动化生产，可有效防止毒物逸散，用密闭抽风的方法将逸散的毒物集中排出。

4. 个体防护　做好个体防护与个人卫生对预防职业中毒有重要意义。

第二节　中毒性眼病

一、铅对眼的损害

【**理化性质**】　铅（plumbum，Pb）为浅灰色金属，原子质量207.2，比重11.34，熔点327℃，沸点1 740℃，加热至400～500℃时有大量烟气溢出；铅尘和铅烟易溶于弱酸中；铅化合物的溶解度各有差异。

【**毒理**】　铅及其化合物在工业上应用较广，防护不当可造成铅中毒，其中以采矿和冶炼工人较多；生活中长期使用铅制器皿和玩具等也可造成中毒。铅及其化合物主要以粉尘和烟雾的形态被呼吸道吸收。经消化道进入人体的铅只有10%被吸收，其余大部分随粪便排出。铅的无机化合物不能通过完整皮肤吸收。吸收入人体的铅随血液分布至全身，其中90%～95%的铅长期存在于骨骼中，在发热、饮酒、骨折、手术、过劳及代谢障碍时，骨中的铅可转移至血液和软组织中，使中毒表现加重。吸收后的铅主要随尿排出。铅是多亲和性毒物，主要累及神经、造血、消化、心血管等系统和肾，其中毒机制尚未完全阐明。根据近年的研究，铅可在细胞内与细胞器及蛋白质相结合，结合部位主要是蛋白质的巯基（sulfhydryl，-SH），受铅干扰最甚的代谢环节是抑制呼吸色素（如血红素和细胞色素）的生成，通过抑制线粒体的呼吸和磷酸化而影响能量的产生以及由于抑制三磷酸腺苷酶（adenosine triphosphate，ATPase）而影响细胞膜的运输功能，铅在细胞内主要与线粒体结合。在铅及其化合物中，毒性最大的是盐基性碳酸铅（basic lead carbonate）、一氧化二铅（lead monoxide）、一氧化铅（lead monoxide）、盐基性硫酸铅（basic lead sulfate）和四乙基铅（lead tetraethyl），其次是金属铅（metal lead）、铬酸铅（lead chromate）、四氧化三铅（lead tetroxide）和二氧化铅（lead dioxide），毒性较小的是磷酸铅（lead phosphate）、硅酸铅（lead silicate）和硫化铅（galena）。

【**临床表现**】

（1）全身表现：职业性铅中毒（occupational lead intoxication）一般均为慢性。慢性轻度中毒主要表现为神经衰弱综合征（neurasthenia syndrome）、肌肉关节酸痛，同时可伴有消化系统症状，如口内有金属味、腹胀、腹部隐痛、便秘等，但这些症状缺乏特异性。慢性中度中毒时症状加重，可出现腹绞痛，面色灰白，前臂和小腿沉重感，四肢末梢开始感觉过敏，随后减退，可有伸肌无力，贫血可能明显，呈低色素型，但血清铁增高。重度中毒时症状继续加重，可出现铅麻痹，表现为垂腕、垂足，直到瘫痪（paralysis）和铅中毒脑病。近年重度铅中毒已少见，而侧重"亚临床型铅中毒"的研究。尿铅是铅吸收的可靠指标，正常上限为0.39μmol/L。齿龈边缘有蓝线（铅线）反映体内排铅增加，是铅中毒的体征之一。

（2）眼部表现：急性铅中毒可发生视盘水肿（edema of optic disc）、球后视神经炎（retrobulbar neuritis）和眼肌麻痹（ophthalmic paralysis），常见的眼肌变化是双侧展神经麻痹（abducens nerve palsy）或动眼神经麻痹（paralysis of oculomotor nerve），滑车神经麻痹（paralysis of nerve）最少见，也可见到眼运动神经的联合麻痹。

慢性中毒早期可有阅读疲劳、双眼集合能力减退、瞳孔对光反应及调节反应迟钝和视网膜动脉痉挛等，随后可出现铅性视网膜病变（lead retinopathy），表现为动脉硬化、动脉周围炎、视网膜出血和渗出，甚至视网膜中央动脉阻塞、脉络膜血管硬化和闭塞等。也可出现球后视神经炎和视神经萎缩（optic atrophy），表现为视野出现各种暗点，典型者为双侧周边视野缩小，伴有环形、中心或旁中心暗点。慢性中毒者眼肌麻痹少见。

【治疗】

（1）抢救：脱离有铅的工作环境，避免铅继续进入体内。

（2）一般治疗：适当休息，给予合理营养、维生素 B 族和维生素 C、肌苷、ATP 等。

（3）驱铅疗法：最常用的是依地酸二钠钙（CaNa$_2$EDTA）、二巯基醇丁二酸钠、二乙三胺五乙酸钙（促排灵，CaNa$_3$DTPA）、青霉胺（penicillamine）等。

（4）对症治疗：腹绞痛时可静脉注射 10% 葡萄糖酸钙 10ml。

二、锰对眼的损害

【理化性质】　锰（manganese，Mn）为脆而硬的灰白色金属，在自然界中以氧化物或盐类形式存在。相对原子质量 54.94，比重 7.20，熔点 1 244℃。易溶于稀酸，遇水缓慢生成氢氧化锰［manganese hydroxide，Mn（OH）$_2$］，锰蒸气在空气中能很快生成灰色的一氧化锰（MnO）及棕红色的四氧化三锰（mangano-manganic oxide，Mn$_3$O$_4$）烟尘。

【毒理】　生产中锰主要以锰尘或锰烟经呼吸道吸入，也可由消化道进入，但吸收缓慢且不完全，锰是否可由皮肤吸收尚未确定。锰进入血液后，部分在红细胞内形成锰卟啉，或与血红蛋白络合。在血浆中锰与 β$_1$ 球蛋白结合为特殊的 β$_1$ 球蛋白转移蛋白，以难溶的磷酸盐形式蓄积在富有线粒体的器官，如肝、胰、肾、心、脑、骨骼及肌肉等，肝为主要蓄积器官，在脑组织中以小脑和基底节为最多。体内 50% 的锰经肝脏分泌到胆汁，10% 左右由肾脏随尿排出。一般认为，低价锰化合物（MnO，Mn$_3$O$_4$）的毒性比高价锰大 2.5～5 倍，二氯化锰毒性最大。锰中毒的机制尚未阐明，主要有突触线粒体损害学说，锰选择性作用于神经细胞线粒体，使线粒体内 ATP 酶活性降低；此外，还抑制溶酶体中的酸性磷酸酶，导致神经细胞变性，最后破坏突触的传递功能。也有认为锰是胆碱酯酶抑制剂，影响胆碱能神经纤维突触传导；或者锰破坏多巴脱羧酶，使体内多巴胺和五羟色胺减少，导致神经传导障碍。病理改变主要是基底核神经细胞胶样变性和广泛退行性变，以及神经纤维的脱髓鞘改变。脑血管内膜增厚，血栓形成以及组织水肿、细胞浸润等。含锰的轻金属进入眼内后，可分解产生氢气，导致眼内的化脓性炎症。

【临床表现】

（1）全身表现：工业生产中所见以慢性锰中毒为主，早期表现为神经衰弱综合征和自主神经功能紊乱症状，如头痛、头昏、失眠、多梦、表情淡漠、情感反常等，进一步发展可出现锥体外系体征，如手指震颤、腱反射亢进等；严重中毒患者，可发生锰中毒震颤麻痹综合征，表现为面无表情、行走困难、语言障碍等。还可有其他神经损害，出现两手麻木、疼痛、手指无力、感觉障碍等和胃肠功能紊乱、内分泌功能紊乱等症状。

急性锰中毒系个别吸入极高浓度氯化锰、高锰酸钾和硼酸锰尘所致，可出现呼吸困难和意识模糊，较轻者有呼吸道刺激症状。大量吸入氧化锰烟尘，可引起金属烟热。口服高锰酸钾中毒者，引起口腔、咽喉和消化道腐蚀、糜烂。患者有剧烈腹痛、呕吐及血便，至休克、死亡。

（2）眼部表现：锰中毒患者多有眼球强直或不灵感，还有眼干、异物感、视疲劳等；检查可见瞬目运动减少、瞳孔形状不规则、周边视野收缩、眼球集合力减退、角膜知觉减退、色觉异常、调节力减退、视网膜静脉扩张，以及动脉变细和水肿等。个别有两侧瞳孔大小不等、对光反射迟钝和眼压偏低等。中毒程度越重，眼部损害越明显。

（3）锰质眼内异物：锰合金异物进入眼内，易导致眼内的化脓性炎症。

【治疗】

（1）营养疗法：多吃含钙食物，并给予大量维生素 C 和葡萄糖等。但不能给大量维生素 B$_1$，因其可促进锰在体内潴留。

（2）驱锰治疗：应选用依地酸钙钠、5% 二巯基丙磺酸钠等。

（3）对症治疗：可选用抗肌张力增强的药物，如左旋多巴、美多巴、苯海索、丙环定、氢溴酸东莨菪碱、颠茄酊等。

三、汞对眼的损害

【理化性质】　汞（mercury, hydrargyrum, Hg）为银白色液态金属。相对原子质量 200.59，比重 13.6，熔点为 $-40℃$，沸点 $357.2℃$，蒸气比重 6。汞滴易流散，在常温下即能蒸发，且随温度升高而明显加速。

【毒理】　汞在工业和科研上广泛使用，接触汞及其化合物时防护不当可引起中毒。口服汞盐可引起急性中毒；金属汞蒸气或汞化合物主要由呼吸道吸收，金属汞由胃肠道吸收甚微，但汞化合物可由消化道吸收。金属汞和含汞药物可经皮肤进入人体。汞进入人体，早期主要分布于肝，第 2 周后 85%～90% 存于肾，主要经肾排出。慢性汞中毒主要侵犯神经系统。汞及其化合物能与体内酶系统的巯基结合，使很多含硫基的酶受抑制或失去活性，导致细胞的代谢障碍。此外，汞也与酶系统的氨基、羧基、羟基、磷酰基结合，但浓度低时首先与巯基结合，高浓度时才与其他基团结合。汞在体内可与蛋白结合，由半抗原成为抗原，引起变态反应，出现肾病综合征。

【临床表现】

（1）全身表现：急性中毒较少见。慢性汞中毒主要的表现为口腔炎、肌肉颤动和精神异常

1）口腔炎齿龈水肿、牙齿松动、涎腺肿胀而致流涎过多、口腔和喉部干燥不适等。

2）肌肉颤动多表现于眼睑、舌及手指。写字、发音、走路等各种随意动作可发生困难，当注意力集中时更为明显，睡眠时颤动消失。

3）精神过敏汞中毒的肌肉颤动与精神因素有密切关系，患者常有羞怯、恐惧、缺乏自信、幻想、失眠、精神异常等。

（2）眼部损害：长期接触汞或服用汞的制剂，以及使用汞油膏等均可发生汞化晶状体（mercurialized lens），即在晶状体前囊下出现棕黄色、棕灰色和棕色的细小粉末状沉淀物，呈金属反光。这种沉淀在停止与汞接触后并不消退，是汞中毒的早期症状。

长期使用含汞的眼膏如黄氧化汞（黄降汞，yellow mercuric oxide，HgO）眼膏或氯化铵基汞（白降汞，mercuric aminochloride，NH₂-HgCl）眼膏，有时眼睑皮肤可发生汞沉着，呈灰黑色。有时在角膜缘 2mm 范围内的角膜实质层深部出现灰色环。

汞中毒还可有视力减退、眼球震颤（nystagmus）、眼肌麻痹、瞳孔对光反应及调节反应迟钝、视野缩小、视网膜出血和变性、视神经萎缩（optic atrophy）等。

【治疗】

急性汞中毒时用活性炭彻底洗胃或高压灌肠，注射 5% 葡萄糖。

慢性中毒者可注射硫代硫酸钠（sodium thiosulfate）等解毒剂，并给予驱汞治疗。常用药物为二巯基丙磺酸钠和二巯丁二钠。

四、银对眼的损害

【理化性质】

银（silver, argentum, Ag）是白色、柔软的金属，相对原子质量 107.87，比重 10.49，熔点 960.8℃，沸点 1 950℃，常见化合物有硝酸银（silver nitrate）、氯化银（silver chloride）、溴化银（silver bromide）和硫化银（silver sulfide）等。

【毒理】

银及其化合物常用于医药及工业。银中毒可见于制造硝酸银、制镜、镀银及摄影等职业，银及其化合物可从呼吸道、消化道及皮肤吸收。吸收后的银大部分结合成蛋白银，由血液和淋巴转运至全身，并贮存于网状内皮系统。银的排出很缓慢，主要由大便排出。银对人体的主要损害是局部或全身组织的银沉着，一般认为这种情况对健康并无影响，但也有人认为它会产生肾脏损害，并继发动脉硬化。

【临床表现】

（1）全身表现：长期接触银化合物，由皮肤吸收或经口食人，均可致银中毒。患者皮肤黏膜呈灰暗色。常见于手、前臂等暴露部位，经阳光或紫外线照射后加深，部分患者可出现全身性银沉着。这种银

质沉着往往持久，不易消退。制造硝酸银的工人多发生慢性支气管炎，并有呼吸道黏膜银沉着。口服硝酸银可致消化道腐蚀，出现咽喉部及上腹部烧灼痛、剧烈腹痛、呕吐，呕吐物和排泄物中带血，重者可休克、昏迷及消化道穿孔。

低浓度硝酸银（silver nitrate）溶液（0.5%～1.0%）滴眼后须以生理盐水冲洗，长期应用或冲洗不完全则可引起眼银质沉着症（ocular argyrosis）。

（2）眼部表现：

1）结膜：结膜变成灰色，甚至深棕色，以下睑结膜和下穹隆结膜尤为显著，称结膜银质沉着症。

2）角膜：在裂隙灯显微镜下，可见角膜后弹力层有浅灰色或灰蓝色斑点；或呈灰色网状，或在角膜周边形成环形，称角膜银质沉着症（corneal argyrosis）。严重时，角膜实质层也可出现灰蓝色斑点。用后照法检查可见角膜后面有蓝绿色沉着反光。

高浓度硝酸银溶液（5%～10%）用于眼部，可致结膜和角膜的上皮细胞坏死，形成溃疡，痊愈后留有浓厚的瘢痕性浑浊，在角膜瘢痕中常见有黑色的银质沉着，永久不退。

3）晶状体：长期接触银化合物者，银质沉着于晶状体前囊，可出现向日葵形白内障，并有黄色反光。

4）其他：长期患者的玻璃体、视网膜和视盘上也可有轻度色素沉着。

【治疗】 全身的银质沉着症目前尚无有效疗法。肝区透热有利于银的排出。结膜银质沉着症，可用新鲜配制的 0.25% 亚铁氰化钾（potassium ferrocyanide）及 6% 硫代硫酸钠（sodium thiosulfate）混合液行结膜下注射。皮肤银沉着可用上述药物行患区皮内注射。误服硝酸银后，应迅速饮浓盐水，并以 2% 氯化钠溶液缓缓洗胃。

五、锑对眼的损害

【理化性质】 锑（antimony，stibium Sb）为银白色金属，相对原子质量 121.76，比重 6.68，熔点 630℃，沸点 1 380℃。工业上用于合金、半导体及军事工业。

【毒理】 生产锑及锑的化合物时，锑的粉尘或烟雾经呼吸和消化道进入体内，分布于各组织器官，其中以肝较多，锑在体内有蓄积作用。其毒性作用主要是与巯基结合，抑制琥珀酸氧化酶（succinic oxidase）活性，破坏细胞内离子平衡，细胞内缺钾。职业性急性锑中毒（occupational acute antimony poisoning）主要发生在锑矿开采、矿石精制、冶炼、粉碎等作业，医药方面用锑剂治疗寄生虫病时，也可因注射量过多而发生中毒。

【临床表现】

（1）全身表现：

1）呼吸系统损害：发生胸痛、呼吸困难，重者可窒息而死。

2）消化系统损害：口内有金属味、流涎或口干、食道和胃烧灼感、恶心、呕吐，重者腹痛、腹泻或便秘，甚至引起虚脱。

3）皮肤：表现皮肤瘙痒、发红、疱疹、湿疹、脓疱等。

4）全身反应：急性中毒可出现头痛、头晕、寒战、发热、四肢无力及脉搏微弱等全身症状。

（2）眼部表现：锑刺激眼部可致眼睑皮肤炎（dermatitis）、结膜炎（conjunctivitis）和角膜炎（keratitis）。眼睑皮肤可出现丘疹、湿疹或脓疱疹；重者表皮剥脱或成浅表溃疡。结膜炎和角膜炎可表现为急性、亚急性或慢性。

【治疗】

急性中毒者可用 0.2%～0.5% 鞣酸（tannin）溶液洗胃，同时口服 1%～2% 鞣酸或蛋白水，并给予缓泻剂，有全身衰竭者给中枢兴奋剂，肌内注射二巯丙醇。皮炎可涂 3% 二巯丙醇油膏，结膜炎和角膜炎可滴或涂 5% 二巯丙醇滴眼液或眼膏。

六、铊对眼的损害

【理化性质】 铊（thallium，Ti）为银白色、柔软的重金属，相对原子质量 204.39，比重 11.58，熔点

303.5℃，沸点 1 457℃。

【毒理】 铊在工业上应用广泛，铊化合物可以烟雾或灰尘等形式经呼吸道、消化道或皮肤吸收。铊具有蓄积性，储存于肝、肾、小肠、肌肉、骨骼及毛发和角质层。排泄缓慢，大部分由尿排出，一部分由胆汁排出。铊为强烈的神经毒剂，对消化道和肾脏也有损害，对内分泌腺有选择性毒性作用，可抑制性腺、甲状腺和肾上腺的功能。其中毒机制尚不清楚，有人认为铊能与线粒体的巯基结合，抑制氧化磷酸化过程，干扰含硫氨基酸的代谢，并抑制细胞的有丝分裂。

【临床表现】

（1）全身表现：由吸入引起的急性铊中毒，一般在吸入 1～3 天后开始出现下肢痛觉过敏、足跖疼痛。以后出现头晕、头痛、无力、烦躁、失眠、多汗、震颤及肌力减退等神经系统症状，多数患者在 2 周后出现毛发脱落，皮肤干燥有皮屑等。部分患者可出现心律失常。一般 12～24 小时后患病，开始主要是消化系统症状，如恶心、呕吐、腹痛、腹泻、水样便，有时带血。数日后出现神经系统症状，严重者可有精神失常、震颤、抽搐或昏迷，可在 1 周内死亡。

慢性铊中毒时出现胃肠道症状、多发性神经炎（polyneuritis）及尿铊值增高。

（2）眼部表现：慢性铊中毒时可发生视神经炎（optic neuritis）、球后视神经炎（retrobulbar neuritis）、眼肌麻痹（ophthalmic paralysis）、斜视（strabismus）、上睑下垂（upper eyelid ptosis）及瞳孔散大（mydriasis）等。动物试验发现铊可致白内障（cataract）、虹膜睫状体炎（iridocyclitis）和角膜新生血管形成（corneal neovascularization）。

【治疗】 铊中毒无特效解毒剂。急性口服中毒时可用 1% 碘化钠（sodium iodide）洗胃，并服适量活性炭以减少毒物吸收。P- 巯乙胺（thioethylamine）每日 200mg 肌内注射或静脉滴注有缓解症状作用。服钾盐可促进铊由尿排出。二乙基二硫代氨基甲酸钠（sodium diethyldithiocarbamatre）0.5g，每日 3～4 次，加等量碳酸氢钠（sodium bicarbonate）口服有排铊作用，但也有持不同看法者。有报道普鲁士蓝（prussian blue）每日 10mg 溶于 15% 甘露醇（mannitol）200ml 中，分 4 次口服，有较好的排铊作用。

对多发性神经炎和球后视神经炎，可给予大量维生素 B_1。

七、铬对眼的损害

【理化性质】 铬（chromium, Cr）为银灰色重金属，相对原子质量 52，比重 6.92，熔点 1 860℃，沸点 2 480℃。不溶于水，溶于稀盐酸和硫酸。铬为高韧钢和不锈钢的重要成分，纯铬用于电镀，铬盐用作颜料。

【毒理】 未见金属铬引起工业中毒的报道。三价铬是生物必需的微量元素，毒性不大；六价铬毒性大，在低浓度时有致敏作用，高浓度时对皮肤黏膜有刺激和腐蚀作用。铬盐可经呼吸、消化道及皮肤进人体内。经口进入的铬主要分布于肝、肾、脾和骨骼，经气管进人的铬大量积聚在肺内，其次为脾。铬主要经肾排出，少量经粪便排出。一般认为铬吸收后可影响体内氧化、还原、水解过程，并可使蛋白质变性，而使核酸、核蛋白沉淀，干扰酶系统。

【临床表现】

（1）全身表现：铬中毒可引起头痛、头晕、胃肠功能紊乱等。在铬酸盐制造工业中，癌的发生率较高。低浓度铬化合物或粉尘可引起呼吸道刺激症状。高浓度时，还可引起鼻出血、上呼吸道溃疡、鼻中隔穿孔及萎缩性鼻炎等。铬酸、铬酸钾、铬酸钠及重铬酸钠，均可引起皮炎并发生局部溃疡。

（2）眼部表现：与铬酸飞沫污染的空气长期接触可致慢性结膜炎，并在角膜的前部实质层中呈现棕色带状浑浊。全身铬中毒时可出现视网膜动脉变细、视盘苍白及边界不清、视网膜出血（retinal hemorrhage）及视网膜中央静脉栓塞（central retinal artery occlusion）等。

【治疗】 皮肤和鼻黏膜溃疡可用枸橼酸钠（sodium citrate）溶液冲洗，再涂 5% 硫代硫酸钠软膏或 5%～10% 依地酸钙钠（calcium disodium edta）软膏。10% 维生素 C 溶液湿敷可使 Cr^{6+} 还原为 Cr^{3+} 并与其结合，使其失去活性。眼部损害对症处理。

八、砷及其化合物对眼的损害

【理化性质】 砷（arsenic，As）有灰、黄、黑色3种同形异构体，灰色晶状体具有金属性。相对原子质量74.92，熔点814℃，615℃升华。砷在潮湿空气中易被氧化，或在空气中燃烧，生成三氧化二砷（arsenic trioxide，As_2O_3，又称白砒（white arsenic）或砒霜（arsenic）。

【毒理】 砷本身毒性不太大，其化合物如三氧化二砷、三硫化二砷（arsenic trisulfide）、五氧化二砷（arsenic pentoxide）、三氯化砷（arsenic trichloride）、砷化氢（arsine）、亚砷酸（arsenious acid）等均有剧烈毒性。接触、吸入或口服砷化物，可引起皮肤、胃肠道、神经及眼部损害。在体内有蓄积性。砷化合物对巯基有特殊亲和力，可抑制丙酮酸氧化酶活性，干扰氧化磷酸化（oxidative phosphorylation）过程，从而影响细胞正常代谢。砷化合物还能直接损害毛细血管而增加其通透性；对皮肤黏膜有强烈的刺激作用。

【临床表现】

（1）全身表现：

1）消化系统损害：无论急性误服或慢性积累，均先有食欲不振、恶心、呕吐，时有腹痛、便秘，也可有腹泻，或交替性便秘与腹泻。砷化物蒸气可发生黄疸、肝脾大等。

2）皮肤损害：砷化物直接接触皮肤可引起皮疹和皮炎，严重者可有表皮剥脱或形成边缘整齐不易愈合的浅层溃疡。此外，还可有皮肤多汗，毛发脱落、指甲萎缩或变松脆、带状疱疹、皮肤过度角化等。

3）黏膜损害：三氯化砷或砷化氢鼻咽部，有剧烈刺激性，常致鼻干、流涕、咽喉干燥、喷嚏、剧烈咳嗽、声音嘶哑、气喘，甚至呼吸困难。

4）神经系统损害：中枢神经中毒，轻者头痛、头昏、弱视，重者可有意识障碍、痉挛，肢体震颤或不自主动作，肌肉强直抽搐，甚至昏迷死亡。周围神经中毒则发生四肢远端剧痛、感觉过敏、手足无力，长期中毒则肌肉逐渐萎缩、感觉减退或丧失。

5）急性中毒：常于服毒物1小时后发生咽干、口渴、流涎，持续呕吐并混有血液，腹泻、大便呈米汤状，也可有大量黏液及血液，剧烈头痛、四肢痉挛、发绀，很快即因心力衰竭或尿闭而死亡。口服0.01~0.05g砷化物可致严重中毒，口服0.1~0.5g可致死。

（2）眼部表现：直接刺激和腐蚀可致睑缘炎、结膜炎和角膜炎，急性或慢性全身中毒后眼部可致视神经炎等。

1）眼睑炎（blepharitis）：为全身皮炎的一部分。

2）结膜炎：砷多沉积于结膜血管周围及靠近角膜部分。与砷的粉尘或气体大量接触后可立即发生急性结膜炎或脓性结膜炎，少量长期接触首先引起睑裂部结膜充血，继之全结膜充血，并可引起睑裂斑增厚和溃疡。

3）角膜炎：眼受到砷的急性损害时，表现为睑裂部角膜表层点状或弥漫性浸润。砷毒性角膜炎则在眼睑遮盖的角膜上方和下方出现对称的半月形角膜上皮皱起或浅表溃疡，并可慢慢扩大至全角膜，使角膜变为乳白色似涂蜡样而失去光泽，此时视力明显下降。但由于在毒物引起角膜上皮细胞角化和坏死前，已先造成角膜营养障碍和角膜末梢神经麻痹，故自觉症状往往很轻。

4）视神经炎：早期表现为视力减退和闪光感，晚期可致失明。检查除有眼底改变外，还有上下及鼻侧视野缩小，晚期则为视神经萎缩。

【治疗】 急性中毒需立即用炭末、硫酸锌（zinc sulfate）或氧化镁（magnesium oxide）洗胃，并立即注射解毒剂。消化道或呼吸道中毒可行静脉注射葡萄糖、氯化钙（calcium chloride）或生理盐水，也可口服大量食糖。由砷化物中毒者，应立即离开现场，吸氧或呼吸新鲜空气。鼻咽部损害，含碘片或用1%~2%苏打水含漱。用氧化锌（zinc oxide）或硼酸（boric acid）软膏保护皮肤溃疡。

全身解毒剂可用5%二巯丙醇油（dimercaprol oil）溶液肌内注射，每次2ml，最初2天每日4次，以后减为每日1~2次，直至完全恢复为止，一般需2~3周。

眼部治疗可用二巯丙醇（dimercaprol）的眼部滴剂有5%、10%及20%滴眼液及眼膏。滴眼液疗效迅速但易失效，故一般多用眼膏，每日滴眼 1～2 次即可，用量不易太多或过频，以免引起角膜烧伤，滴眼后可立即出现剧烈刺痛、流泪、睑痉挛及结膜充血，10～20 分钟后可逐渐减轻。

九、硫化氢对眼的损害

【理化性质】 硫化氢（H_2S）为无色气体，具有臭蛋的刺激性气味，相对分子质量 34.08，比重 1.19，易溶于水和醇类。

【毒理】 在硫化物的生产、磺化过程中，从矿石中分离铜、钴，皮革的脱灰，纤维生产中的亚硫酸染色，沟渠、矿井、隧道及海底作业，采取和精炼含硫的石油，以及利用动物尸体作为原料的工厂，均有大量硫化氢产生，可引起中毒。低浓度硫化氢主要刺激上呼吸道和眼的结膜。高浓度对中枢神经有麻痹作用。刺激作用系因溶于黏膜表面的硫化氢与组织液中的钠离子形成具有强烈刺激作用的硫化钠（sodium sulfide）所致。在组织内可与氧化型细胞色素氧化酶的三价铁结合，使酶丧失活性导致细胞内窒息。

【临床表现】

（1）全身表现：浓度低时可有头晕、头痛、恶心、呕吐及全身虚弱，呼出的气体有硫化氢味，反应迟钝、发绀及脉搏快，有时会发生肺炎、肺水肿、尿中有蛋白出现。硫化氢浓度高时，大量吸入可使意识突然丧失、昏迷、窒息而死亡。

长期接触硫化氢易发生疔病、皮肤损害、肺炎、流感、咽峡炎等。反复中毒，可造成智力和记忆力的减退。

（2）眼部表现：硫化氢对眼的损害，因浓度和作用时间的不同而异。空气中含硫化氢 97～462mg/m³ 时可出现伴有强烈症状的结膜炎和角膜炎，有眼摩擦感、疼痛、畏光及流泪等自觉症状。检查可见睑裂部角膜上皮缺损及角膜实质层浑浊。有时还可出现视盘和视网膜充血，视野缩小，瞳孔缩小及对光反应迟钝等。

低浓度（115.4mg/m³）的硫化氢长时间接触可引起慢性结膜炎及周期性的点状角膜炎，并可有角膜知觉减退及慢性睑缘炎。

【治疗】 中毒者应立即离开中毒现场，施行人工呼吸和吸氧，最好混有 5% 的 CO_2，以刺激呼吸中枢。注射呼吸兴奋剂，给予抗生素和维生素。

眼部治疗主要是解除患者的痛苦和防止感染，可先滴 1% 丁卡因止痛，再用大量生理盐水冲洗，随后滴抗生素或磺胺滴眼液或眼膏。

十、氯对眼的损害

【理化性质】 氯（chlorine，Cl_2）为黄绿色、具有刺激性的气体。是常用化工原料。相对分子质量 70.9，比重 2.49，沸点 -33.7℃。可溶于水及碱液。氯是一种强氧化剂，遇水生成次氯酸和盐酸。

【毒理】 在制备氯或氯化合物时，防护不当可通过呼吸道和皮肤产生中毒。氯经呼吸道吸收，遇水迅速生成次氯酸、盐酸和新生态氧，引起局部强烈刺激作用，导致支气管痉挛、支气管炎和支气管周围炎。大量吸入，也可引起肺水肿。新生态氧对组织有强氧化作用，呼吸道黏膜末梢感受器受刺激后还可造成局部平滑肌痉挛，因通气障碍可发生缺氧而导致心肌损伤。吸入高浓度氯，有时可引起迷走神经反射（vagal reflex）而出现"电击样"死亡。

【临床表现】

（1）全身表现：视空气中氯的含量及吸入和接触的时间长短而定，如空气中氯含量达 40～60mg/m³ 时，30～60 分钟可致严重中毒；如空气中氯含量达 3 000mg/m³ 时，则由于呼吸中枢突然麻痹而致迅速死亡，即使免于死亡，常有支气管肺炎、胸膜炎、肺坏疽及支气管扩张等并发症。

（2）眼部表现：氯刺激黏膜可致结膜充血、水肿，角膜上皮脱落，患者有畏光、流泪、眼痛等刺激症状。漂白粉为熟石灰吸收氯而成，其可放出氯气，引起刺激性结膜炎和角膜炎。

【治疗】

（1）立即离开有氯气的场所。

（2）严重中毒者应保温、吸氧、注射强心剂等。

（3）眼部治疗：对刺激性结膜炎和角膜炎，可用3%碳酸氢钠溶液洗眼，滴抗生素眼药水。

十一、溴化物对眼的损害

溴化钠（sodium bromide）和溴化钾（potassium bromide）为常用镇静药，用量过大或用药时间过长可致中毒。

【临床表现】

（1）全身表现：为各种精神和神志方面症状：有头痛、眩晕、表情淡漠、嗜睡，易激动、幻想、幻觉、精神错乱、定向障碍、共济失调，严重者可出现发绀或昏迷。

（2）眼部表现：视物模糊、变形视（视物变形症，metamorphopsia），复视，大视症（视物显大症，macropsia）、小视症（视物显小症，micropsia）以及视物呈黑色。瞳孔常散大、不圆、对光反应迟钝以及两侧不对称等。角膜痛觉减退，有时出现疱疹性角膜炎（herpes keratitis）等。

【治疗】 应用汞制剂、利尿药与氯化铵等，以促进溴化物排出。

十二、碘对眼的损害

【理化性质】 碘（Iodine，I_2）是紫黑色片状结晶，有金属光泽，相对分子质量253.8，熔点114℃，沸点184℃，易升华，蒸气呈紫色，稍溶于水，易溶于氯仿（chloroform）等有机溶剂。是强氧化剂。在医学、照相和化学工业中应用广泛，使用不当或过量可引起中毒。

【临床表现】

（1）全身表现：吸入碘蒸气对呼吸道有刺激及腐蚀作用，可致肺水肿、口腔炎、鼻炎、咽喉炎等。皮肤接触可致局部烧伤及出血等。口服可致腹痛、腹泻等。

慢性中毒多由大量长期服用碘化物所致，可致心力衰竭、贫血、神经过敏、前额部头痛、皮疹、喉干、消化道刺激症状等。

（2）眼部表现：碘酊眼内可致角膜烧伤及结膜炎。慢性碘中毒可致眼睑红肿及结膜充血。

对碘过敏者，在使用碘化钠或碘化钾后也可引起眼睑水肿、结膜充血和流泪等症状。

有时因冲洗伤口或脓肿大量使用碘仿，可发生碘仿中毒，眼部表现为瞳孔缩小（myosis）和弱视（amblyopia）。眼底可正常，但也有发生视神经炎、视神经视网膜炎（neuro retinitis）或视网膜出血者，视野可出现中心暗点（center scotoma），少数有暂时性黑矇（temporary amaurosis）。多数患者可于数周后完全或部分恢复视力，但常留有颞侧或全部视盘苍白。

【治疗】 碘的解毒剂为淀粉及牛乳，抢救时可用其溶液洗胃或引吐。加强营养有利于康复。

十三、一氧化碳对眼的损害

【理化性质】 一氧化碳（carbon monoxide，CO）为无色、无味、无臭气体，相对分子质量28.01，比重0.967，几乎不溶于水，易溶于氨水。空气中浓度达到15%以上时易发生爆炸。

【毒理】 煤气、水煤气、燃烧的煤炉以及汽车、拖拉机和飞机排出的废气中皆含有一氧化碳，吸入后可引起中毒。一氧化碳由肺吸入后，与血液中的血红蛋白（hemoglobin，Hb）结合，形成碳氧血红蛋白（carbonyl hemoglobin，HbCO），其次还可和其他卟啉蛋白（porphyrin protein），如细胞色素 a_3 及肌红蛋白结合。CO的毒性作用在于CO与Hb的亲和力比氧与Hb的亲和力大240倍，故可把血液中氧合血红蛋白（HbO_2）中的氧排挤出来，形成HBCO，HbO_2的解离速度比HbCO解离速度快3 600倍，从而干扰了氧的传递，CO与肌红蛋白、细胞色素 a_3 及 P_{450} 结合，也影响氧的利用。

【毒理】

（1）全身表现：①急性中毒，引起头痛、恶心、呕吐，随之眩晕、括约肌失禁，最后昏迷，甚至死亡；②慢性中毒，长期低浓度一氧化碳接触，可引起慢性中毒，表现为头痛、倦怠、注意力不集中、幻视、幻听，有时可有惊厥。

（2）眼部表现

1）急性中毒，可有暂时性皮质性黑矇（temporary cortical amaurosis），经数小时或数周后视力可以恢复，也有出现幻视（visual hallucination）者。

2）慢性中毒，可有轴性视神经炎（axial optic neuritis）、视盘水肿（edema of optic disc）、视网膜出血及渗出、视网膜血管痉挛、上睑下垂（upper eyelid ptosis）、眼球运动障碍、调节功能减退、眼球震颤（nystagmus）、角膜知觉减退、视野缩小、同侧偏盲（homolateral hemianopia）和中心暗点（center scotoma）等。

【治疗】 急性一氧化碳中毒，应立即将患者转移至空气新鲜的地方。有呼吸困难或衰竭现象时，应立即行人工呼吸。加 5%～7% 二氧化碳的高浓度氧。条件许可时行高压氧舱治疗。慢性中毒者应改善工作环境，加强营养，特别增加维生素 A 及 B 等，必要时作高压氧治疗。

十四、二硫化碳对眼的损害

【理化性质】 二硫化碳（carbon disulfide，CS_2）是无色有毒的液体，挥发时有难闻的气味，可燃烧，易爆炸。相对分子质量 76.15，沸点 46.3℃、蒸气压 47.99kPa 25℃，蒸气比重 2.63，闪点 -30℃，自燃点 125℃，微溶于水，溶于苛性碱，能与醇、醚等溶剂相混。

【毒理】 二硫化碳常用于人造丝、橡胶、煤气和蒸馏煤焦油等工业。主要经呼吸道吸收，吸入量的 10%～30% 可由呼吸道以原形排出，尿中原形排出不过 1%，其余 70%～90% 在体内代谢后以代谢物形式排出。短时间吸入高浓度二硫化碳主要作用于中枢神经，低浓度长期接触，则二硫化碳或其代谢产物可产生多种毒性作用。中毒机制尚未完全清楚，目前认为有以下几种可能：①二硫化碳能与吡哆胺（pyridoxamine）（维生素 B_6 的一种形式）起作用，致维生素 B_6 缺乏，使体内需维生素 B_6 作为辅酶的酶类活性受到抑制，影响生理功能；②二硫化碳与氨基酸起反应，妨碍氨基酸代谢；③二硫化碳的代谢物——二价硫化合物具有络合作用，因而可干扰体内微量元素的代谢；④干扰儿茶酚胺（catecholamine）的代谢。

【临床表现】

（1）全身表现：二硫化碳是具有麻醉性的毒气，高浓度时可使呼吸中枢麻痹而死亡；低浓度长期接触可引起无力、记忆力减退、失眠及狂躁等。少量由皮肤吸收可引起皮炎，二硫化碳蒸气，还可引起严重的神经中毒、多发性神经炎、胃肠功能障碍、头痛、眩晕、性功能减退、肌肉疾患及震颤等。

（2）眼部表现：二硫化碳除能引起眼局部刺激症状外，并可致视盘炎、球后视神经炎、视神经萎缩及中毒性弱视（toxic amblyopia）等神经损害。表现为：

1）结膜及角膜刺激症状，眼球酸痛、畏光、流泪等，检查有结膜及角膜炎。

2）视力减退：远近视力均减退，重症者视力可低于 0.1，有时伴有夜盲（nyctalopia，night blindness）和视物变大或变小。

3）色觉障碍：视物呈绿、青或红色。

4）角膜知觉减退或消失。

5）视野改变：可有周边视野向心性缩小（centrality reduction），生理盲点扩大（enlargement of physiological blind spot），有时可有红绿色中心暗点（center dark spot）或旁中心暗点（paracentral scotoma）及单眼复视（monocular diplopia）。

6）眼外肌麻痹：则出现双眼复视，有的有眼球震颤。

7）瞳孔：瞳孔不等大（anisocoria），对光反应迟钝或消失。

【治疗】 急性中毒很少见、若出现应立即移至新鲜空气中施行人工呼吸，吸氧或吸入混有 5% CO_2 的氧气；注射呼吸兴奋剂和强心剂及对症治疗。慢性神经系统损害，给予相应对症治疗。

十五、氰化氢对眼的损害

【理化性质】 氰化氢（hydrogen cyanide，HCN）为无色液体或气体，有苦杏仁味，溶于水及醇。相对分子质量 27.03，气体比重 0.941，熔点 -13.4℃，沸点 25.6℃。

【毒理】 氰化氢用于杀虫、照相、电镀、染料等工业。口服、吸入及皮肤伤口吸收可致中毒而抑制体内 40 多种酶，机体内的酶大多数结构中含有铁或铜，其中主要的是细胞色素氧化酶，氰化物与该酶中的三价铁结合，并阻止它还原为二价铁。结果阻断了生物氧化过程中电子传递，使组织细胞不能利用氧，而造成内窒息，其他氰化物具有同样毒性作用。

【临床表现】

（1）全身表现：人短期内氰化氢，1～3 分钟内可发生急性中毒而死亡。患者头晕、无力、胸闷、气短、强直性痉挛、昏迷、迅速死亡，称"电击样"死亡。长期接触低浓度氰化氢的工人可出现头痛、乏力、失眠、胸闷、肌肉酸痛等症状。氰化物可引起皮疹，表现为斑疹、丘疹。

（2）眼部表现：氰化氢气体刺激眼部，引起眼部刺激症状。中毒后可有中毒性弱视或黑矇，并有眼球突出（exophthalmos）和瞳孔散大（mydriasis）。眼底情况与视网膜中央动脉栓塞相似，继之发生视神经视网膜萎缩（neuroretinal atrophy）。

【治疗】 对吸入中毒者，立即吸入亚硝酸异戊酯（isoamyl nitrite），每隔 2 分钟吸入 1 次，持续 30 秒，接着静脉注射亚硝酸钠（sodium nitrite）0.3g（3% 溶液 10ml，注射速度为每分钟 2.5～5ml，并注意副作用），然后立即注射硫代硫酸钠 12.5g（25% 溶液 5O ml，注射速度为每分钟 2.5～5ml），1 小时后如症状未减轻可重复注射硫代硫酸钠。对口服中毒者可用亚硝酸钠和硫代硫酸钠交替静脉注射。

十六、甲醇对眼的损害

【理化性质】 甲醇（methanol，CH_3OH）又称木醇（wood alcohol），为无色、易燃、高度挥发的液体，易溶于水，相对分子质量 33.04，比重 0.791 5（20℃），沸点 64.5℃。

【毒理】 甲醇常用于制造甲醛、橡胶、油漆、照相胶卷等工业及用作溶剂，可通过呼吸道、胃肠道和皮肤吸收而中毒，在体内经醇脱氢酶作用氧化生成甲醛（formaldehyde）和甲酸（methanoic aid）。甲醛能抑制视网膜的氧化磷酸化，使细胞发生变性，最后产生视神经萎缩。视神经细胞对甲醇特别敏感。工业乙醇都加入一定量的甲醇，为了防止作为普通酒类饮用，误饮工业乙醇，则即可起中毒。

【临床表现】

（1）全身表现：误服 5～10ml 即可产生严重急性中毒症状、出现恶心、呕吐、全身皮肤青紫，呼吸深而困难，脉搏弱而快，四肢痉挛，严重者很快呼吸停止而死亡。长期接触甲醇蒸气可引起慢性中毒，早期无特殊症状，中毒明显时出现剧烈头痛、恶心、耳鸣、手抖等神经系统损害及眼部症状。甲醇对皮肤有轻微刺激作用。

（2）眼部损害：甲醇直接与眼部接触，可致接触性结膜炎和角膜炎。

甲醇中毒可引起中毒性弱视（toxic amblyopia）、球后视神经炎（retrobulbar neuritis）、视盘炎、视神经萎缩（optic atrophy）等，亦可致眼肌麻痹（ophthalmic paralysis）和眼压（intraocular pressure）降低。

自觉症状有视力减退、红绿色幻觉（red-green illusion）、球后压痛、视野缩小（visual field contracted）或有中心暗点，暗点可为相对性或绝对性，如有眼肌麻痹，则出现双眼复视、上睑下垂（upper eyelid ptosis）、瞳孔散大（mydriasis）及眼球集合功能不全（insufficiency of convergence）减退等。

【治疗】 急性内服中毒应立即用 1% 碳酸氢钠洗胃，吸氧，静脉滴注生理盐水或 5%～10% 葡萄糖溶液，也可静脉注射 1% 亚甲蓝（methylene blue）溶液 5～10ml。早期可用腹膜透析或人工肾透析。

吸入蒸气中毒者，迅速离开现场，注射解毒剂。

甲醇引起的眼部神经损害可对症处理，急性期用纱布遮盖双眼，避免光线刺激。一般视力较难恢复。

十七、乙醇对眼的损害

【理化性质】 乙醇（ethanol，C_2H_5OH）又称酒精（alcohol），为无色、易燃、易挥发的液体，具有特殊的芳香气味。相对分子质量 46.07，比重 0.789 3，沸点 78.4℃，溶于水及多数有机溶剂。

【毒理】 乙醇主要用于合成橡胶、香料、制药，作为溶剂、抗冻剂、炸药及消毒剂。饮用的酒类含不同浓度的乙醇。乙醇可经胃肠道、呼吸道和皮肤吸收，在体内氧化为二氧化碳和水，毒性主要是麻醉作用。乙醇蒸气对眼和上呼吸道黏膜有轻度刺激作用。

【临床表现】

(1) 全身表现：大量饮酒(口服乙醇)能使脑及神经受损，并可造成心及肝脂肪性浸润及慢性胃炎。

(2) 眼部表现：酒精中毒大多是由于摄入大量酒类或乙醇所致，分急性酒精中毒和慢性酒精中毒两种。

急性酒精中毒是由于大量饮酒后导致的中枢神经兴奋或抑制状态，为一时性血液中乙醇含量增加引起的全身一系列症状，有少量患者可同时引起眼部不同程度的急性损害，表现为醉酒状，对新近事物记忆力差，语言不清，共济失调。瞳孔可散大，强直，对光反应迟钝，甚者暂时性视力丧失，其眼部表现类似癔症性弱视。多数人可自行恢复或经过恰当处理而恢复正常。视野检查正常，说明视觉传导障碍为暂时性的。部分急性酒精中毒患者可引起永久性眼部损害。眼底荧光血管造影检查：双眼眼底弥漫性色素游离造成的遮蔽荧光斑点，其周围可见强荧光，黄斑区可见色素堆积遮蔽背景荧光，周围有一色素脱失后的透见荧光带。提示双眼视网膜弥漫性色素上皮损害。

慢性酒精中毒多为长期饮酒(尤其是高度的白酒)后，酒精在体内的蓄积，由于中毒后导致的器官器质性损伤由营养缺乏所致，特别是纤维素 B_1 缺乏所造成的影响大于酒精的毒性作用而导致的中毒性弱视，且多为不可逆性。早期表现为暂时性视物模糊、渐进性视力障碍、阅读困难和视力不能矫正。视野检查可见中心暗点、环形视野缺损、散在绝对暗点等。眼底检查主要表现为颞侧视盘稍淡，视网膜色泽污秽和血管呈黄色反光。

酒精中毒也可导致：①眼肌运动异常和复视，出现复视的首要原因是发生在酒醉时，中等程度的醉酒者常出现眼肌运动异常和复视。过多的酒精刺激集合中枢，或酒精引起脑皮质中枢控制眼外肌协调运动的能力下降，以致两眼向内侧偏斜形同"斗鸡眼"状外观，并且主观上感觉视物成双或多视；②视物模糊：酒精中毒时往往出现眼球震颤，使眼的成像不清晰且不稳定，若在发生眼位内斜、复视混淆等均可造成视物不清。而慢性酒精中毒者往往有视网膜疾病和视神经萎缩，故视力、视野均可遭受不可逆转的损害；③视神经萎缩：长期饮酒可以导致慢性酒精中毒性视神经萎缩，特别是常饮用高度数白酒者。其发生机制认为是酒精的代谢产物可直接损害神经系统，造成了神经的变性。此外慢性酒精中毒者常伴有慢性消化系统疾病、营养不良、B 族维生素缺乏等，尤其是许多人常有空腹饮酒的习惯，而这些又都是造成视神经易受损的危险因素。

【治疗】

对眼部损害，停止饮酒，给予大量维生素 B，加强营养，视力可有一定程度恢复。

十八、丙烯醇、丁醇及戊醇对眼的损害

【理化性质】　丙烯醇(allyl alcohol, $CH_2 = CHCH_2OH$)、丁醇(butanlo, C_4H_9OH)、戊醇(amyl alcohol, $C_5H_{12}O$)均为无色液体，可挥发，用作化学或医药工业原料或溶剂，吸入其蒸气或皮肤接触可致中毒。主要对中枢神经产生麻醉作用和产生刺激作用，三者中毒表现相似。

【临床表现】

(1) 全身表现：可致头痛、头晕、恶心、呕吐，戊醇中毒还可有耳聋、进行性痴呆和虚脱等；接触皮肤可致皮炎。

(2) 眼部表现：主要由蒸气刺激产生结膜炎和角膜炎。患者有畏光、流泪、灼热感、视物模糊等症状。戊醇中毒患者可有复视。

【治疗】　立即离开现场，用温水洗眼，滴抗生素滴眼液防止感染。有复视者给维生素 B_1 及 B_{12} 等营养神经药物。

十九、乙醚对眼的损害

【理化性质】　乙醚(ether, $CH_3CH_2OCH_2CH_3$)是无色、易挥发、易燃的液体，相对分子质量 74.12，比重 0.713 4，沸点 34.6℃，蒸气比重 2.55。

【毒理】　在医学上用作全身麻醉剂,在工业上用作油脂的低沸点溶剂及用于制造硝化纤维、照相胶卷和其他化学工业。吸入后对呼吸和消化系统黏膜有刺激作用,对心肌、肾、肝和呼吸中枢、血管运动中枢及交感神经系统,开始呈刺激作用,继之呈抑制作用,严重者可致呼吸中枢麻痹而死亡。

【临床表现】

(1)全身表现:恶心、呕吐、头痛、晕眩、食欲减退、感觉迟钝、咳嗽、呼吸急促及各种精神方面症状,吸入过多可致呼吸麻痹而死亡。

(2)眼部表现:直接接触可刺激甚至烧伤角膜及结膜。中毒时可产生夜盲、视野错乱,中毒性弱视和光反应减弱等。

【治疗】

将中毒患者立即移至新鲜空气中,行人工呼吸、吸氧,注射强心剂、呼吸兴奋剂并静脉补液。

二十、硫酸二甲酯对眼的损害

【理化性质】　硫酸二甲酯(dimethyl sulfate,$(CH_3)_2SO_4$)为无色或淡黄色的透明油状液体,相对分子质量126.13、比重1.33(20℃)、蒸气比重4.35,沸点188.3℃,溶于水、乙醚、乙醇和氯仿,在冷水中可缓慢分解,在50~60℃时可蒸发。有剧毒。

【毒理】　在第一次世界大战时曾被用作毒气,平时多用于化学和制药工业,其他如颜料、香料及实验室亦广泛应用。由蒸气吸入、皮肤及黏膜吸收或误食硫酸二甲酯后可水解产生甲醇、硫酸、甲醚及硫酸氢甲酯导致机体中毒。

【临床表现】

(1)全身表现:硫酸二甲酯蒸气或液体接触皮肤后引起强烈刺激和腐蚀症状,如流涕、声嘶、咽部疼痛、烧灼感及眼部刺激症状,重者可致出血性肺水肿和呼吸困难,对内脏、血液和神经系统也可造成严重损害。

(2)眼部表现:接触硫酸二甲酯后眼部症状最早出现,有眼痛、畏光、流泪及眼睑痉挛,有时为眼胀、眼干及摩擦感。

早期检查主要是眼睑、结膜和角膜的化学烧伤。角膜损害轻者有角膜上皮点状剥脱(corneal epithelial punctiform exfoliation),重者形成溃疡,有时角膜上皮反复脱落,此和角膜知觉迟钝有关。角膜损害严重者,痊愈后留有瘢痕性浑浊(cicatricial opacification),影响视力。重症中毒者可于中毒后20天~1个多月后出现视神经和视网膜病变,视野缩小,经治疗半年以上可恢复。

【治疗】　眼接触硫酸二甲酯液体后必须立即以大量干净的清水、生理盐水或3%的碳酸氢钠溶液冲洗,以20%磺胺嘧啶作球结膜下中和注射。早期结膜和角膜损害以对症处理和抗感染为主;后期角膜瘢痕明显需作角膜移植。

对全身性严重中毒患者,要严格隔离、特殊护理,早期肺水肿期以应用冬眠药物、强心药、激素和吸氧等为基本疗法。可静脉滴注乳酸钠或碳酸氢钠以碱化血液,并给予大量维生素B、维生素C和抗生素,供给充足的液体、热量和营养,并根据不同部位病变情况对症处理。

二十一、四氯化碳对眼的损害

【理化性质】　四氯化碳(carbon tetrachloride,CCl_4)又称四氯甲烷(tetrachloromethane)或过氯甲烷(methylene chloride),是无色、透明、不易燃、有氯仿气味的油状液体。相对分子质量153.84,比重1.595(20℃),沸点76.7℃,易挥发。

【毒理】　四氯化碳是一种麻醉剂,主要通过呼吸道等黏膜吸收中毒,吸收后主要集中于脂肪组织、肝和骨髓中,引起肝、肾及神经系统损害。

【临床表现】

(1)全身表现:轻度急性中毒患者可有头晕、疲乏和困倦。

严重中毒可有恶心、呕吐、腹痛、腹泻、尿少而色深、下肢水肿,甚至昏迷、血压升高等症状。肝受累时,可有黄疸。口服 4ml 或一次吸入高浓度四氯化碳蒸气,即可致命。

慢性中毒可有头痛、头晕、食欲减退、无力,皮肤发生鳞状裂隙,多发性神经炎,四肢软弱、麻木及痛感,深反射减退等症状。

(2)眼部表现:常引起结膜及角膜的刺激症状。若神经受累则发生球后视神经炎、视神经萎缩,视力显著减退,检查周边视野有向心性缩小,红色视野的缩小尤为明显。有时可出现中毒性弱视。

【治疗】 急性中毒者应立即脱离危险区,施行人工呼吸和吸氧,静脉注射 10% 葡萄糖酸钙和静脉滴注 10% 葡萄糖,必要时可注射呼吸兴奋剂。

中毒较轻者一般用"保肝疗法",口服维生素 B_1、糖皮质激素,肌内注射二硫辛酸(dithio-n-octanoic acid),静脉注射葡萄糖等。

禁用磺胺药及肾上腺素。

二十二、三氯乙烯和二氯乙烯对眼的损害

【理化性质和毒理】 三氯乙烯(trichloroethylene,CHC1＝CC1₂)和二氯乙烯(dichloroethylene,CHCI＝CHC1)都是无色带芳香气味的液体,易挥发,用作化学工业中的溶剂、香料工业的原料和杀虫剂等,可经呼吸道、消化道和皮肤吸收,对中枢神经具有强烈的麻醉作用,对有刺激作用。

【临床表现】

(1)全身表现:易致三叉神经麻痹,有时引起四肢麻木、无力及疼痛等,慢性中毒者除上述症状外还可有头痛、眩晕、烦躁、震颤以及恶心、呕吐、剧烈腹痛、嗅觉减退、咳嗽、胸痛等多系统症状,严重患者可发生抽搐、昏迷甚至死亡。

(2)眼部表现:由于三叉神经麻痹,可引起角膜知觉减退和角膜溃疡,亦可损害视神经而致视力减退和视野改变。

【治疗】

(1)发现中毒后立即离开现场,吸氧或氧碳混合气体。

(2)立即静脉注射 10% 葡萄糖酸钙 10～20ml,或 50% 葡萄糖 40～60ml。

(3)口服蛋氨酸、乳酸钙或葡萄糖酸钙,有感觉障碍者给维生素 B_1 及维生素 B_{12}。有运动障碍者肌内注射新斯的明 0.5mg,每日 1 次或 1% 地巴唑 1ml,每日 1 次。

(4)对症治疗,可给止痛、止吐、止咳及镇静剂。

二十三、苯对眼的损害

【理化性质】 苯(benzene,C6H6)为无色芳香液体,易挥发、易燃烧和爆炸。相对分子质量 78.11,沸点 80.1℃,燃点低(-12℃),爆炸下限为 1.4%～8%。

【毒理】 苯是许多有机化学品的基本原料,也是工业上常用溶剂。主要以蒸气形式由呼吸道吸入,皮肤仅吸收微量,消化道吸收则很完全。其在体内代谢产生酚类,尤其是邻苯二酚(catechol)等是原浆毒物,能抑制核酸生成,对增生活跃的造血细胞有明显损害。急性中毒以神经系统症状为主,慢性中毒以造血器官损害为主,还可对黏膜产生刺激作用。

【临床表现】

(1)全身表现:

1)神经系统损害:在早期常出现各种神经功能性反应,如头痛、头晕、全身无力、记忆力减退等;严重中毒可发生共济失调(ataxia)、感觉障碍(假性脊髓痨 pseudo-myelanalosis)、联合硬化综合征(combined sclerosis syndrome)、多发性神经炎(polyneuritis),也可出现各种锥体束病理反应。严重者可出现肌肉抽搐或肢体痉挛,甚至昏迷死亡。

2)造血系统损害:常有齿龈、鼻等黏膜及皮肤出血,月经过多,大便带血,面色苍白。自觉头昏、衰弱、乏力等。

3)消化系统损害:口腔和齿龈易感染,并可有恶心、呕吐、食欲不振,甚至出现黄疸等现象。

4）严重病例：尚可有心悸、血压下降、脉搏减慢及心前区疼痛等。

5）皮肤：直接接触可发红、瘙痒，也可起水疱、水肿，但大多不重。

（2）眼部表现：接触苯或其蒸气，可引起急性或慢性结膜炎和点状浅层角膜炎（superficial punctate keratitis），病变以睑裂部较重。

慢性苯中毒患者可有结膜、虹膜及视网膜出血，有的有球后视神经炎（retrobulbar optic neuritis）、视盘炎（papillitis）和视网膜动脉变细。

【治疗】

（1）急性苯中毒，应立即进行人工呼吸，吸氧，注射山梗菜碱（忌用肾上腺素）。

（2）全身性苯中毒，可静脉注射 10% 硫代硫酸钠（sodium thiosulfate）。

（3）对症治疗眼部病变。

二十四、硝基苯和苯胺对眼的损害

【理化性质和毒理】　硝基苯（nitrobenzene，$C_6H_5NO_2$），商品名为密斑油（dense spot oil）或人造苦杏仁油（artificial almond oil），为无色或略带黄色的液体，具有苦杏仁味，相对分子质量 123.11，比重 1.198 7（25℃），沸点 210℃，难溶于水，易溶于脂肪和酒精、乙醚。用于制造染料、油漆、香料、苯胺及其衍生物。主要通过皮肤吸收，其蒸气也可经呼吸道吸收。中毒机制为其代谢产物可使血红蛋白中的二价铁氧化为三价铁，形成高铁血红蛋白（hemiglobin），失去携氧功能，引起组织缺氧。

苯胺（$C_6H_5NH_2$）俗称阿尼林，为具有特殊气味的油状液体，相对分子质量 93.12，比重 1.022（20℃），沸点 185℃，闪点 70～76℃。稍溶于水，易溶于脂肪和酒精、乙醚、氯仿等有机溶剂。用于印染、染料、橡胶和制药等工业。除硝基苯对肝的损害强于苯胺外，苯胺的吸收、中毒机制、全身表现、眼部表现及治疗均与硝基苯相似。

【临床表现】

（1）全身表现：急性中毒有全身不适，头痛、眩晕、眼花、恶心及呕吐，面色苍白并逐渐成灰青色，鼻尖、齿龈、唇、手指及足趾均发紫。严重者，有呼吸困难、意识障碍、言语不清、痉挛、共济失调，甚至抽搐或惊厥。

亚急性中毒，症状与急性者相似，但时间较长。

慢性中毒者，有神经衰弱、自主神经功能紊乱、周围神经损害、贫血和中毒性肝病等表现。

（2）眼部表现：阅读疲劳为早期症状，为司眼调节功能的肌肉神经受累所致。检查可有眼球集合力减退、外直肌不全麻痹、瞳孔不等大及对光反应迟钝、视网膜炎、视网膜出血及视盘炎。

【治疗】　同苯对眼的损害。

二十五、三硝基甲苯对眼的损害

【理化性质】　三硝基甲苯（trinitrotoluene，TNT，$CH_3C_6H_2(NO_2)$）俗称黄色炸弹，系黄色针状结晶，相对分子质量 227.13，比重 1.66. 熔点 82℃，15℃时开始分解，295℃时爆炸，难溶于水，易溶于脂肪、乙醇、乙醚及丙酮等有机溶剂。

【毒理】　TNT 是制造炸药的原料，可通过皮肤、黏膜、呼吸道和消化道进入体内引起中毒。毒性作用的靶器官是晶状体、肝和血液系统。其中对晶状体的损害可能是通过血液循环，首先使血 - 房水屏障破坏，TNT 进入前房，而后通过其 ON 基的作用使血管扩张，晶状体囊的通透性改变，而使深部受累。TNT 生成高铁血红蛋白，导致血氧下降，晶状体糖酵解异常，乳酸积聚而毒害晶状体。也可能是由于体内色氨酸和酪氨酸代谢异常，产生醌体，从而使晶状体的可溶性蛋白发生变性而浑浊。

【临床表现】

（1）全身表现：可引起溶血性贫血、再生障碍性贫血、急性黄色肝萎缩等。

（2）眼部表现：

1）一般表现：可引起视疲劳（asthenopia）、中毒性弱视（toxic amblyopia）、眼睑、结膜、角膜和巩膜的刺激症状和炎症。

2）中毒性白内障：最典型的是中毒性白内障（toxic cataract）。在病变早期用裂隙灯检查见晶状体周边部成人核层出现点状浑浊，进一步发展则在周边部形成环形暗影，为多数楔形浑浊连接而成。楔形的底向外，尖向内。少数患者在晶状体瞳孔区前皮质中出现一圆形浑浊，大小约等于瞳孔直径。这种改变多发生于晶状体病变的中晚期，但也有极少数患者仅有中央部病变而无晶状体周边部明显改变。

【治疗】　对三硝基甲苯中毒性白内障强调预防，一旦形成则无特效疗法，给予维生素 B、维生素 C 等营养药物，有的视力可有提高，但晶状体病变无明显改变。其他治疗同苯对眼的损害。

二十六、酚对眼的损害

【理化性质和毒理】　酚（phenol，C_6H_5OH）又称羟基苯（hydroxybenzene）、苯酚、石炭酸（carbolic acid），为白色针状结晶，有令人不快的芳香气味，相对分子质量 94.11，比重 1.072，沸点 182℃。是常用工业原料，甲酚（cresol, methylphenol）是消毒防腐剂和工业原料，50% 甲酚皂溶液通称来苏儿（lysol），为常用消毒剂。酚和甲酚中毒症状相似，唯甲酚毒性较低。以往眼科曾用 1% 酚溶液滴眼或纯酚涂布睑结膜后立即以生理盐溶液冲洗，以治疗严重的结膜炎和沙眼。酚可经皮肤接触、误服或吸入中毒，它可使接触部位蛋白质变性，又是原浆毒物，对中枢神经系统具有较高亲和力。

【临床表现】

（1）全身表现：急性中毒可有头痛、眩晕、耳鸣，精神先兴奋，随即疲乏而昏倒。此时血压下降、脉搏细弱、体温下降、白唇青紫、肌肉痉挛、尿量少、有管型，最后可因呼吸肌麻痹而死亡。口服酚毒力甚大，8.5g 即能致死。

与酚长期接触可致慢性中毒，以消化和神经系统症状为主，如呕吐、吞咽困难、流涎、腹泻、头痛、耳鸣、昏厥，手指关节的肌腱变为蓝色或棕色。

酚与皮肤接触可致烧伤。

（2）眼部表现：与眼部接触可引起局部化学烧伤。

慢性酚中毒者巩膜呈灰色，在直肌附着处可出现棕色点。

【治疗】　局部接触者立即冲洗，并按化学烧伤原则进行抢救和治疗。口服者立即催吐或洗胃，并口服蓖麻油或其他植物油、牛乳、稀释鸡蛋清以延缓酚的吸收，但不可用液体石蜡。可注射强心剂，必要时可输血。并注意保暖。

眼部化学烧伤可按眼化学伤治疗。

慢性中毒可对症治疗。

二十七、有机磷农药对眼的损害

【理化性质和毒理】　有机磷农药多属剧毒。常用的有内吸磷（systox，E1059）、对硫磷（parathion，1605）、甲拌磷（phorate，3911）、马拉硫磷（malathion，4049）、甲基内吸磷（methyl internal phosphorus absorption，1059）、甲基对硫磷（parathion-methyl，1605）、乐果（dimethoate）、敌百虫（trichlorfon）和敌敌畏（dichlorvos）等。可经皮肤、黏膜、呼吸道及消化道侵入体而迅速引起中毒。有机磷在体内与胆碱酯酶结合，形成不易水解的磷酰化胆碱酯酶（phosphatidylcholinesterase），使之失去活性，导致乙酰胆碱在体内蓄积，引起中毒症状。

【临床表现】

（1）全身表现：急性中毒患者，可有恶心、呕吐、腹痛、腹泻、流涎、大小便失禁、多汗、流泪、面色苍白、脉搏快、血压升高、呼吸困难、发绀以及肺水肿等，舌、颈、下肢肌肉痉挛、呼吸肌麻痹，头痛、头晕、烦躁、意识模糊及昏迷等。

慢性中毒可呈现神经衰弱症候群。

（2）眼部表现：可出现视力减退或异常，如出现蓝色晕环等，其他症状有瞳孔缩小及眼睑痉挛等。

视神经和视网膜中毒,可出现视盘充血、边缘模糊、视网膜水肿、动脉变细、中心凹反光消失、视野向心性缩小等。

直接接触眼部,可致睑皮肤潮红、肿胀、水疱以及接触性结膜炎和角膜炎。

【治疗】

(1)迅速脱离中毒现场:经皮肤中毒者,脱去污染衣物,用清水或肥皂水清洗,忌用热水,敌百虫中毒忌用碱性溶液。

(2)眼部:用生理盐水或2%碳酸氢钠溶液,随后1%阿托品滴眼液或凝胶1～2滴。

(3)对误服中毒者:立即探喉催吐,并以1:5 000高锰酸钾溶液或1%～2%碳酸氢钠溶液或淡食盐水彻底洗胃。敌百虫中毒忌用碱性溶液洗胃;1650,1059,3911,4049等中毒忌用氧化剂(如高锰酸钾)洗胃。洗胃后可50%硫酸钠导泻。

(4)有呼吸困难者,做人工呼吸并吸氧。

(5)给抗乙酰胆碱药—阿托品:轻度中毒:每次1～2mg皮下或肌内注射,必要时可重复;中度中毒:首次2～4mg肌内注射,每隔15～20分钟给1～2mg;症状缓解后,可减量或延长间隔时间;重度中毒:首次5mg静脉注射,3～5分钟后再静脉注射3～5mg,以后每隔5～10分钟重复注射,直至"阿托品化"(口干、皮肤干燥、瞳孔散大、心跳加快等)再减量或延长间隔时间。

(6)给恢复胆碱酯酶活力药—解磷定(或此类其他药):首次2.5%注射液20～40ml,缓慢静脉注射,必要时在1～2小时后可重复1次。

阿托品与解磷定合用可使作用互补,提高疗效,减少阿托品用量。

(7)对症治疗:如吸氧、输血、输液、镇静、抗感染等。

二十八、有机氯农药对眼的损害

【理化性质和毒理】 有机氯农药是氯代烃类化合物,亦称氯代烃农药,按其用途可分为3类:①有机氯杀虫剂,如六六六、林丹(高丙体六六六)、滴滴涕(dichlorodiphenyltrichloroethane,DDT)、狄氏剂、艾氏剂、氯丹、七氯、毒杀芬等(六六六、滴滴涕,国家已明令禁止生产、销售);②有机氯杀螨剂,如螨卵酯、三氯杀螨砜、杀螨特、三氯杀螨醇、敌螨丹等;③有机氯杀菌剂,如五氯硝基苯、稻丰宁、稻叶青、敌菌清等。其大多数是白色或淡黄色固体,不溶于水,溶于有机溶剂,挥发性小,化学性质稳定,但遇碱分解。可通过呼吸道、皮肤和消化道进入人体引起中毒。中毒机制尚不完全清楚,近来研究表明,有机氯农药能改变钠、钾离子通过神经轴索膜的传递作用。可阻滞钾离子通过神经纤维膜流出,使去极化后电位增大。实验证明有机氯农药可抑制神经末梢Na^+,K^+,Mg^{2+}-ATP酶。表明可能干扰转运离子通过神经膜所需的能量代谢。

【临床表现】

(1)全身表现:急性中毒可有头痛、头晕、无力、流涎、食欲不振、恶心及呕吐,有时有咳血及鼻出血。重者,可出现意识模糊、抽搐、呼吸困难、血压下降等。

慢性中毒,除有一般头痛、头晕、恶心及无力等外,可有黏膜刺激症状,如流泪、流涕及咽部不适等,偶尔有发生皮炎或多发性神经炎者。

(2)眼部表现:直接接触眼部后,可引起接触性眼睑皮肤炎、结膜炎和角膜炎。可有不同程度视力减退。长期接触可致角膜知觉减退,眼睑痉挛和眼球水平性震颤。

【治疗】 急性中毒者迅速离开中毒环境,根据中毒程度可采取吸氧、补液,给升血压药等措施。一般中毒者暂时调离原工作岗位,对症治疗。眼部接触后应立即冲洗,随后对症治疗。

二十九、有机硫农药对眼的损害

【理化性质和毒理】 有机硫(organic sulfur)农药主要可分为2类:一类是"代森"类药剂,如代森锌、代森锰、代森铵、代森钠;另一类是"福美"类药剂,如福美双、福美锌、福美铁、福美锰、退菌特等,二者化学结构和性质相似。常配成可湿性粉剂,由皮肤接触或误服中毒。

【临床表现】　误服中毒主要表现胃肠症状，饮酒能加重中毒程度，可有恶心、呕吐、心慌、血压下降、甚至心衰、呼吸肌麻痹而死亡。接触中毒，可致接触性皮炎和鼻、咽等处刺激症状。接触眼部，可致眼睑皮肤炎、结膜炎和角膜炎。

【治疗】　口服中毒者迅速洗胃。忌油、忌酒。眼部及其他皮肤损害则对症处理。

三十、氨基甲酸酯农药对眼的损害

【理化性质和毒理】　我国常用的氨基甲酸酯（carbamate）类农药有西维因、叶蝉散、灭杀威、速灭威等。多是无色或白色结晶，一般无特殊气味，难溶于水，易溶于有机溶剂。对光、热稳定，遇碱易分解。本类农药属神经毒剂，和有机磷化合物相似，但对人畜毒性较低，属中、低毒农药，其毒性作用主要是其分子与红细胞乙酰胆碱酯酶结合，使失去对乙酰胆碱的水解能力，这种酶的抑制速度和复能速度相近，故在停止接触后经 1～4 小时酶的活性逐渐恢复，症状缓解，甚至消失，中毒症状和有机磷中毒症状相似，但严重急性中毒罕见。

中毒者其眼部可引起瞳孔缩小。

【治疗】　阿托品为首选治疗药物，可肌内注射阿托品 1～2mg，重症可静脉注射 4mg，可反复应用，但不可过量。它和有机磷中毒不同之处是它不是以磷酰基抑制胆碱酯酶，故肟类化合物（解磷定、复磷定等）除个别外，一般无效，有时反而有害，故不能使用。另外，需注意维持呼吸和给氧，大量出汗者需补充水、盐。进入眼内或接触皮肤者应立即以清水冲洗和对症治疗。

三十一、化学肥料对眼的损害

【理化性质和毒理】　氮肥（nitrogen fertilizer）中最常用的有尿素、氯化铵、碳酸氢铵、硫酸铵、硝酸铵、硫硝酸铵、硝酸钠、硝酸钙、硝酸铵钙、硫酸氢铵、石灰氮等；磷肥中常用的有过磷酸钙、重过磷酸钙、沉淀硝酸钙、熔成磷肥（钙镁磷肥）、磷灰石粉（磷矿粉）等；钾肥常用的有硫酸钾及氯化钾等。除个别外，一般化肥均无剧毒。

【临床表现】

（1）全身表现：误服硫酸盐或硝酸盐的水溶液，可致呕吐、腹痛、腹泻、头痛、头晕、四肢无力、嗜睡等；个别严重者可损及脑而出现暂时性记忆力减退、言语不清等现象，此症状可持续 1 周以上。

一般化肥有吸湿性或含有少量游离酸，接触后刺激皮肤，出现鼻塞、流涕、咳嗽甚至支气管炎。

石灰氮毒性较强，直接接触，可致全身中毒症状，饮酒可加剧，但石灰氮在体内迅速分解，一般预后较好。

（2）眼部表现：化肥接触可对眼部产生强烈刺激和腐蚀作用，以硝酸盐和硫酸盐为重。轻者出现流泪、异物感、眼刺痛、结膜充血，重者可致眼睑水肿、化脓性结膜炎、角膜溃疡或穿孔。石灰氮可致眼碱性烧伤。

【治疗】

（1）眼部接触化肥者：应立即冲洗，滴抗生素滴眼液，强烈刺痛者滴 1% 丁卡因 1 次。

（2）鼻部刺激者：可滴橄榄油或液体石蜡，皮肤或咽部刺激用清水冲洗或漱洗。发生严重皮炎者先持续湿敷，再涂以氧化锌糊剂或硼酸软膏。不可用刺激性外用药如碘酒、酒精、汞剂软膏等。

（3）误服大量化肥时：应催吐和洗胃。

（4）中毒情况不重者：常能自愈，预后较好。

三十二、沥青对眼的损害

沥青（asphalt）是一种重要的工业原料，是煤焦油（coal tar）或石油分馏后的副产品，有焦油沥青和石油沥青之分。石油沥青毒性较小，煤焦油沥青毒性较大。

【临床表现】

（1）全身表现：人体接触沥青可引起中毒。急性中毒时，可发生皮炎且有全身症状，如口渴、鼻塞、头痛、乏力、恶心、呕吐、咳嗽、胸闷、发热、呼吸困难，甚至死亡。

慢性中毒，主要引起皮肤病变如粉刺、黑痣、黑变病、毛囊炎、脓疱、溃疡、角化、疣等，个别可诱发上皮癌。

（2）眼部表现：急性中毒呈急性结膜炎和浅层角膜炎症状，有畏光、流泪、视力模糊、灼痛等。长期小量接触，可引起慢性角膜炎、浅层角膜炎、结膜及眼睑变成棕色或黑色等。

【治疗】 洗净眼部沥青，滴抗生素滴眼液和素高捷疗眼膏，疼痛明显者滴1%丁卡因1次。

三十三、石油产品对眼的损害

石油（petroleum）产品，包括原油、汽油、煤油、工业润滑油、沥青、橡胶、塑料、合成化肥及人造纤维等，各种之间理化特性差别很大，在生产或使用时蒸气、误服其液体可引起中毒，有时接触皮肤或黏膜也可引起症状。

【临床表现】

（1）全身表现：

1）急性中毒主要见于汽油蒸气时，可有头痛、头晕、心悸、精神错乱、意识丧失、肌肉震颤及抽搐等。刺激呼吸道可有剧烈咳嗽、咯血及呼吸困难；刺激消化道可恶心、呕吐有时出现体温及血压下降，甚至迅速致死。其他产品引起全身急性中毒较少见。

2）慢性中毒许多石油产品人体长期接触，可引起神经、呼吸、造血系统及皮肤黏膜的中毒症状。

（2）眼部表现：眼睑皮肤长期受刺激，可致湿疹、皮炎、色素沉着、角化、疣等，甚至诱发皮肤癌；结膜和角膜受刺激可引起结膜炎和角膜炎；慢性中毒致神经系统损害后可出现眼睑痉挛（blepharo spasm）等症状。

【治疗】 急性中毒，出现呼吸困难或意识不清者立即吸氧，做人工呼吸并注射呼吸兴奋剂；血压下降引起休克者，立即注射咖啡因等中枢兴奋剂，静脉补液，但禁用肾上腺素。

造血系统损害，可口服硫酸亚铁，注射维生素 B_{12} 等营养药或补品，或少量多次输血。

眼部受刺激后，可用2%～3%碳酸氢钠滴眼液滴眼或洗眼，并滴抗生素滴眼液。

眼睑或他处皮肤损害，可用清水或2%～3%碳酸氢钠溶液清洗，根据损害情况涂相应软膏。

三十四、烟草对眼的损害

【临床表现】

烟草（tobacco）工人或吸烟可引起中毒，急性烟草中毒可有视力减退，甚至失明，瞳孔散大（mydriasis）或瞳孔缩小（myosis）、眼球震颤（nystagmus）及红视症（erythropia, red vision）等。慢性烟草中毒多呈中毒性弱视（toxic amblyopia），发展缓慢，常对红绿颜色分辨不清，阅读或精细工作也有困难，视力在阴暗处较好。眼底检查，可以完全正常。病程较长者，视盘颞侧颜色较浅或苍白，但视力有时可恢复。无赤光观察，可见视盘黄斑束纤维纹理模糊，中心凹反光消失，呈斑点状。视野常出现中心暗点，呈水平椭圆形。

中毒性弱视主要由营养缺乏，特别维生素 B_1 缺乏所致，其影响远远超过烟草的毒性作用，与个人对烟草的敏感性也有一定关系。

【治疗】 停止接触烟草，给予大量复合维生素 B 或维生素 B_1、血管扩张剂等。

第三节　药物对眼的毒副作用

很多药物都可诱发眼部副作用，多因用量过大、用药时间过长或对药物敏感引起，常见的眼部副作用有刺激症状、视力下降、色觉异常、视野改变、弱视、复视、屈光异常、视幻觉，瞳孔缩小或散大、调节麻痹、眼外肌麻痹，视网膜色素紊乱、视网膜水肿、变性，视盘水肿、视神经炎、视神经萎缩，眼部变态反应、炎症、色素沉着及出血等。但多数为暂时性，在减量或停药后可恢复，一般不造成永久损害。现仅对部分副作用较多或有可能造成永久性眼部损害的几种药物介绍如下。

一、抗精神病药物

抗精神病类药物（antipsychotic drugs）包括：丙嗪、氯丙嗪、异丙嗪、甲硫哒嗪、奋乃静、硫乙拉嗪等，均属吩噻嗪类药，用于治疗各种类型的精神病，长期用药可出现眼部毒副作用。主要有：

1）眼睑、结膜和角膜出现色素沉着。

2）核性星形白内障。

3）对视网膜的损害，引起视网膜和视盘水肿、中毒性弱视、视网膜色素沉着及变性、视神经萎缩等。

但在推荐剂量下很少出现视网膜和视神经的病变，只有在长期治疗的患者才会出现。视网膜色素改变最常见于甲硫哒嗪。有人设想眼部色素沉着和视网膜变性均与光中毒过程有关。按规定剂量用药和戴太阳镜对预防这些副作用有一定作用。

二、奎宁

奎宁（quinine）为生物碱，用于处理夜间痉挛性腿痛、先天性肌强直和耐药的恶性疟疾。眼科用于治疗眼睑肌纤维抽搐。奎宁服用过量或小量但对奎宁敏感者可出现弱视或黑矇。患者双眼视力于数小时或数日内降至数指、光感或黑矇，有时单侧视力骤降。瞳孔散大，对光反应迟钝或消失。眼底呈视网膜动脉栓塞征象，偶尔有视网膜出血、视盘水肿甚至视网膜脱离（retinal detachment）。视野缩小，偶尔有环形暗点。经数周或数月，视力多可恢复，也有永久失明者，此时多有视神经萎缩，视盘呈黄白或苍白色，边界清楚。奎宁中毒还可致结膜苍白。

【治疗】 弱视症状一旦发生，立即停用奎宁，改用其他抗疟药。并按视网膜动脉栓塞治疗。同时给予维生素 B、维生素 C 及 ATP 等营养神经药物。

三、氯喹啉

氯喹啉（chloroquinoline）用于治疗疟疾、肠外阿米巴病、类风湿性关节炎和红斑狼疮（lupus erythematosus）等。治疗量偶尔有轻微头痛、瘙痒和恶心等反应。较大剂量可致眩晕、失眠和皮疹。对眼的损害表现为调节功能障碍（accommodation dysfunction）、角膜和视网膜病变。调节功能障碍比较常见，主要表现为视疲劳，停用或减量后可消失。角膜病变，首先是角膜上皮出现弥漫点状沉着物；接着在角膜中央的下方，由小点聚合成曲线，进一步发展在此区出现黄绿色致密的不规则线条，有时呈孤立的斑块。这些改变，在停药后也可以消失。视网膜病变，表现为色素沉着或脱失，自黄斑开始，向周边部发展，并出现视网膜小动脉狭窄、节段性收缩和鞘膜增厚。在视网膜病变的不同时期，可有不同程度的视力减退、旁中心暗点、环形暗点、周边视野缩小以及 ERG 或 EOG 异常。

【治疗】 出现副作用后立即停药，每日口服氯化铵（ammonium chloride）8g，以促进氯喹啉的排泄，或肌内注射二巯丙醇（BAL，dimercaprol）2.5～5mg/（kg·d）。

四、乙胺丁醇

乙胺丁醇（ethambutol）为抗结核药，目前使用的是乙胺丁醇的"D"异构体（isomer），因其"L"异构体对视神经有明显的毒性作用。乙胺丁醇中毒引起的视神经炎有中轴型视神经炎和周围型视神经炎两类。除视神经炎或球后视神经炎体征外，中轴型者并伴有黄斑变性、视力下降和色觉减弱；周围型常伴有视野缺损、旁中心暗点，但中心视力及色觉均正常。按 25mg/（kg·d）或更大剂量应用乙胺丁醇时，有 1%～2% 的患者会出现明显的眼部不良反应，在 15mg/（kg·d）范围内使用则较少出现眼部不良反应。眼部副作用大多突然发生，但也有潜隐性的。视神经炎症状，一般在用药 3～6 个月后开始出现，用 VEP 和颜色辨别方法，可发现亚临床视神经中毒。

【治疗】 一旦发现视力改变，应立即停用乙胺丁醇，停药后通常在 3～12 个月内视力有不同程度恢复,但有些患者的视力不能恢复。视神经中毒者,给硫酸锌 100~250mg,每日 3 次口服,并按视神经炎给予糖皮质激素、血管扩张剂和大量维生素,尤其是维生素 B 族,有利于视力的恢复。

五、胺碘酮

胺碘酮(amiodarone)为苯并呋喃(furan)衍生物,用于治疗复发性室性心律失常。长期应用该药,可引起角膜沉着物,开始时是在靠近角膜中部和外 1/3 相连接处有一条水平的、不规则的分叉线,随后这种分叉线增多,达 6~10 条或更多,并在上方弯成曲线。最早的沉着物在开始用药 2 周时即可见到,大多数在治疗 6 周内发生,而在 3~6 个月内达到高峰,按 100~200mg/d 用药的患者,只有极轻度的甚至没有角膜沉着物;但剂量达 400mg/d 或更大时,几乎所有患者都出现角膜沉着物。组织学检查,可见这些沉着物为药物诱发的脂质复合体或脂褐质。有学者称如果每隔 1~2 个月停药 1 周则不会发生这种副作用。视觉改变不常见,有时有视物模糊、灯光周围有彩色晕和畏光。其他可能出现的副作用还有眼周围蓝灰色色素沉着、结膜及晶状体黄褐色色素沉着、视神经炎、眼球震颤、角膜溃疡及干燥性角膜结膜炎等。防治一般无特殊药物,有报道用 1% 甲基纤维素或钠碘肝素滴眼液滴眼,每日 2~3 次,可预防和减少色素沉着。

六、糖皮质激素

糖皮质激素(glucocorticoids)全身用药用于肾上腺功能不全患者,作替代疗法和治疗炎症性或过敏性疾病,眼科用其治疗眼部炎症或过敏。全身或眼部应用糖皮质激素引起的眼部副作用很常见,也很重要。根据不同用药方式可能出现的眼部副作用如下:

1. 全身用药　可有视力下降;后囊下白内障(某些肾病患儿的类固醇性白内障是可逆的);眼压下降或升高;对感染抵抗力下降,诱发霉菌性或单疱性角膜炎;散瞳可促使闭角型青光眼患者突然患病;近视;眼球突出;假脑瘤继发视盘水肿;复视;肌无力性神经肌肉阻滞作用;出现眼外肌轻瘫(paresis)或麻痹(paralysis)、上睑下垂(upper eyelid ptosis);色觉缺陷;角膜伤口愈合延缓;视野缩窄、盲点扩大、出现暗点或青光眼性视野缺损(glaucomatous visual field defect);视幻觉;ERG 或 VEP 异常;视网膜水肿、栓塞现象(注射);蓝色半透明巩膜;眼睑或结膜充血、水肿、血管神经性水肿、美尼尔综合征(Meniere syndrome);睫状体非色素上皮和虹膜色素上皮微囊肿;结膜下或视网膜出血;泪液溶菌酶减少;中毒性弱视;致胎儿眼部畸形——白内障。

2. 表面应用　结膜下或球后注射可出现眼压下降或升高;对感染抵抗力下降,诱发霉菌性或单疱性角膜炎;角膜或巩膜伤口愈合延缓;散瞳可促使闭角型青光眼患者突然患病;上睑下垂;后囊下白内障,已经证明患者滴用 0.1% 地塞米松滴眼液 800 滴后,50% 发生晶状体改变;视力下降;胶原酶溶解作用加强;调节功能麻痹;视野缩窄、生理盲点扩大、出现暗点或青光眼性视野缺损;色觉缺陷、灯光周围有彩色晕;眼睑或结膜变态反应、持续性红斑、毛细血管扩张、失色素、白发症、结膜瘢痕(结膜下注射)、脂肪萎缩(球后或结膜下注射)及皮肤萎缩(皮下注射);点状角膜炎;刺激症状有畏光、流泪、眼痛、烧灼感及前葡萄膜炎;角膜或巩膜厚度开始增厚,接着变薄;中毒性弱视;视神经萎缩;肉芽肿;加重下列疾病:穿孔性巩膜软化、角膜"溶化性"疾病、白塞综合征(Behcet's syndrome)、视网膜静脉周围炎(periphlebitis of retina)、视网膜栓塞现象(注射)、眼内炎病原菌增加。

3. 眼内注射　可有眼痛,视力下降;眼压开始上升,继之下降;视网膜出血、变性;上行性视神经萎缩;中毒性弱视;视网膜脱离;眼球萎缩;眼内炎。

七、维生素 D

维生素 D 包括骨化三醇、维生素 D_3、维生素 D_2,用于治疗维生素 D 缺乏和甲状旁腺功能减退等症。维生素 D 引起的严重不良反应主要见于婴幼儿,其原因是直接中毒或异常敏感。视神经管内或其周围有钙质沉着使视神经孔变窄,继而导致视盘水肿,如继续摄入维生素 D 可导致视神经萎缩。维生素 D 中毒的儿童脸面常小而精灵,并有显著的内眦赘皮,还可有斜视、眼球震颤及瞳孔对光反应减弱。

成年人极少中毒，主要不良反应是眼组织包括结膜、角膜及巩膜中有钙沉着物。

【治疗】　立即停服维生素D制剂及钙剂，避免晒太阳，可采用低钙饮食，重症者可服用利尿剂加速排出，必要时可口服肾上腺皮质激素，有利于减弱维生素D的作用。

八、维生素A

维生素A用于治疗维生素A缺乏症和痤疮。随着越来越多的人在食物中补充维生素A以及维生素A疗法的普遍应用，维生素A中毒的发生率正在上升。维生素A中毒与剂量有关。有些是直接作用的结果，如睫毛脱落；有些是对中枢神经的作用，如复视和斜视。全身用药可出现的眼部副作用有：眼球震颤，眼睑或结膜非特异性结膜炎，变黄或变橙色，剥脱性皮炎，睫毛或眉毛脱落，眼外肌轻瘫或完全麻痹，复视，假脑瘤继发性视盘水肿、瞳孔缩小、眼球突出、眼压下降、视野暗点或盲点扩大、色觉改变（视物呈浅黄色调、红色觉障碍）、结膜下或视网膜出血、视神经萎缩等。维生素A中毒若被早期发现并及时停药，几乎所有眼部副作用都可迅速消失，有些病例则需数月才能完全消失，而视盘水肿可进展至视神经萎缩，维生素A的作用持久不消，可能是因为维生素A广泛存在于肝内之故。

第四节　军用毒剂对眼的损害

军用毒剂（military poison）种类很多，按其在临床上的毒害作用可分为神经性毒剂、糜烂性毒剂、窒息性毒剂、全身中毒性毒剂、刺激性毒剂、失能性毒剂等。

一、神经毒剂

神经毒剂（nerve agent）都含有磷，故又称"含磷毒剂（phosphorus-containing poison）"或"有机磷毒剂（organophosphorus poison）"，其作用机制是抑制体内胆碱酯酶活性，其中以呼吸道吸收为主要中毒途径者称G类毒剂，有沙林（sarin，GB）、梭曼（soman，GD）和塔崩（tabun，GA）等。以皮肤吸收为主要中毒途径的称V类毒剂，VX为其代表，中毒后的症状和体征与有机磷中毒相同，表现为毒草碱、烟碱样作用和中枢神经系统先兴奋后抑制的反应。

眼部表现有眼睑痉挛、流泪、结膜充血、瞳孔缩小、睫状肌痉挛引起的头痛和视物模糊等。抢救药物有阿托品。

二、糜烂性毒剂

糜烂性毒剂（erosive poison）包括芥子气（mustard gas）和路易士气（Lewis gas），毒性大，渗透力强，可使眼睛、呼吸道及皮肤发生溃烂。

【临床表现】

1. 芥子气

（1）全身表现：任何部位接触都可吸收中毒，出现烦躁、头痛、头晕、发热、恶心、呕吐及心、肝、肾等脏器的功能障碍，重者可发生痉挛、昏迷和死亡。皮肤接触芥子气后，一般无自觉症状，仅在敏感部位如腋窝及会阴部可有轻微刺痛和瘙痒。如为液滴染毒，经2～6小时后接触部位可出现红斑，逐渐形成水疱和溃疡。蒸气染毒后6～12小时接触部位（多在面、颈、手等裸露部位）出现弥漫性红斑，一般不形成水疱。敏感部位可形成水疱和溃疡。

芥子气对呼吸道损害最为严重，轻度损伤经过潜伏期（同皮肤）后出现咳嗽、流涕、声嘶、咽部痒等上呼吸道感染症状。重度损伤，除上述症状外，气管和支气管坏死，形成伪膜，出现呼吸困难，并可因喉头水肿或伪膜脱落而发生窒息，也易并发支气管肺炎。误食芥子气污染的水和食物可造成胃肠道损伤，经15分钟至2小时的潜伏期后出现流涎、恶心、呕吐、腹泻等症状。

（2）眼部表现：芥子气极易造成眼部损害，主要引起结膜炎和角膜炎。轻度损害数小时后发生畏光、流泪、眼睑红肿、结膜充血、角膜上皮水肿等，经 7～10 天可逐渐消退。中度损害除上述症状较重外，可发生睑缘糜烂、结膜水样或脓性分泌物及表层角膜炎等。这些症状于 2～5 天内发展至高峰，以后消退。重度损害后 5 小时内即出现剧烈眼痛、眼睑痉挛和肿胀，结膜、角膜水肿明显并极易并发化脓性炎症和溃疡，甚至引起化脓性虹膜炎、眼内炎或全眼球炎而失明。有慢性结膜炎等眼病者损害常较健眼为重。

2. 路易士气其损害和芥子气相似，但更强烈和迅速。

（1）全身表现：皮肤染毒后很快出现疼痛。呼吸道染毒易引起肺水肿。消化道中毒时出血严重。中毒严重时会出现砒霜中毒的症状。全身吸收中毒后数小时内，即可发生急性循环衰竭和肺水肿，以后可有肝、肾功能障碍。

（2）眼部表现：染毒后立即出现剧烈疼痛、流泪、睑痉挛及眼睑肿胀。结膜高度水肿、球结膜下出血及角膜水肿。3～4 小时内可发生结膜溃疡及睑缘粘连。其对角膜可造成进行性损伤，特征为明显水肿，组织迅速坏死，产生大量渗出物，并可发生溃疡甚至穿孔。

【治疗】　对已被芥子气染毒或怀疑染毒的眼睛和皮肤立即用清水或 2% 碳酸氢钠溶液进行冲洗，或用 0.2%～0.5% 氯胺溶液冲洗半分钟，再用清水冲洗。滴抗生素滴眼液或抗生素眼膏预防感染。

三、窒息性毒剂

窒息性毒剂（lung injurant）主要有光气（phosgene）和双光气（diphosgene）等。光气和双光气有烂苹果气味，易水解，易被碱性物质所破坏而失去毒性。这类毒剂主要由呼吸道吸入引起呼吸道刺激症状和肺水肿，严重者可休克，并可因呼吸循环衰竭而死亡。在眼部主要产生刺激反应，可引起急性结膜炎、点状角膜炎，严重时可引起虹膜睫状体炎。

【防治】　迅速离开毒区，采取给氧、安静、保温及对症处理，预防肺水肿发生，但严禁人工呼吸。眼部损害可用 3% 碳酸氢钠溶液或生理盐水洗眼，随后以糖皮质激素和抗生素滴眼液或眼膏滴眼，禁忌揉眼、包眼。

四、全身中毒性毒剂

全身中毒性（systemic toxicity）毒剂主要有氢氰酸和氯化氰，其中毒机制、症状和处理参见氰化氢中毒。

五、刺激性毒剂

刺激性毒剂（irritating toxic agent）包括催泪性毒剂（tear poison）和喷嚏性毒剂（sneezing toxic agent）。主要有亚当气（adamsite）、苯氯乙酮（diphenyl chloroethyl ketone）。

亚当气为有机砷化合物，几乎无气味，释放时呈黄绿色烟雾，对上呼吸道刺激作用较强，是喷嚏性毒剂的代表。

苯氯乙酮，有荷花香味，对眼刺激作用较强，是催泪性毒气的代表。

【临床表现】

1. 亚当气

（1）全身表现：剧烈喷嚏、咳嗽、流涕、流涎、胸后剧痛、鼻咽部烧灼感、恶心、呕吐及头痛等，中毒严重者，可出现烦躁或抑郁，甚至意识丧失。

（2）眼部表现：眼部烧灼感、异物感、刺痛、流泪、畏光及结膜充血，重者可发生角膜坏死。

2. 苯氯乙酮

（1）全身表现：高浓度吸入后，可有呼吸道刺激症状如喉部烧灼感、咳嗽、多痰、流涎、流涕、头痛及恶心等。接触皮肤时，可有灼热、瘙痒，出现红斑、水泡或溃疡。

（2）眼部表现：可刺激结膜和角膜感觉神经末梢，引起灼热、刺痛、畏光和大量流泪、眼睑痉挛等。

液滴或固体可致角膜炎。

【防治】 迅速离开毒区；用 2% 碳酸氢钠溶液或清水冲洗结膜囊，滴抗生素滴眼液或眼膏。

呼吸道症状可吸入抗烟剂（氯仿 40ml、酒精 40ml、乙醚 20ml、氨水 5～10 滴混合而成，1ml/ 支），每次 1～2 支。其他可对症处理。不要揉眼，以免损伤角膜内皮。

六、失能性毒剂

失能性毒剂（incapacitating agents）是一种暂时使人丧失战斗力的物质，主要有毕兹（beez），它属于精神失能剂（mental disability agent），可使人产生精神错乱，知觉、感情和思维等方面发生变化，以致产生幻觉。另一类是躯体失能剂（body deactivator），可使人丧失正常体力活动能力，如引起血压降低、体温紊乱、视力障碍、呕吐、耳聋、麻痹或瘫痪等。毕兹引起的眼部作用类似阿托品，可使瞳孔散大，视力减退。

【防治】 毕兹中毒后服毒扁豆碱 1～3mg，每日 2 次。肌内注射加兰他敏 10～20mg，每日 2 次，也有一定疗效。毛果芸香碱（pilocarpine）、新斯的明（neostigmine）等，因不能透过血脑屏障，故无效。若体温较高时应及时采取降温措施，以免因严重发热引起死亡。

（丁相奇　赵东卿　王新月）

参 考 文 献

1. 丁云鹏. 眼外伤. 济南：山东科学技术出版社，1979.333.

2. 刘世杰. 中国医学百科全书. 劳动卫生与职业病学. 上海：上海科学技术出版社，1988.57.

3. 顾学箕，中国医学百全书中毒理学. 上海：上海科学技术出版社，1982.68-133.

4. 吴执中. 职业病. 北京：人民卫生出版社，1984.104.

5. 曾平，刘金陵，编译. 药物毒副作用的眼部表现，北京：人民军医出版社，1992.1-331.

6. 张效房，杨进献. 眼外伤学，河南医科大学出版社，1997.629.

7. 李凤鸣，谢立信. 中华眼科学. 3 版. 北京：人民卫生出版社. 2014.3397.

8. 严位靖，郭喜让，董应丽. 酒精中毒眼部损害视觉电生理检测. 眼科研，2001，19（4）：362-364.

9. Park SH，Zhang Y，Hwang JJ.Discolouration of the brain as the only remarkable autopsy finding in hydrogen sulphide poisoning. Forensic-Sci Int，2009，187（1-3）：e19-e12.DOI：10.1016/j.forsciint.2009.02.002.

10. Abrishami M，Khalifeh M，Shoayb M，et al.Therapeutic effects of high-dose intravenous puednisolone in methanol-induced toxic optec neuropathy. J Ocul Pharmacol Ther，2011，27（3）：261-263.

11. Sodhi PK，Goyal JL，Mehta DK.Methanol-induced opticneuropathy：treatment with intravenous high dose steroids. Int J Clin Pract，2001，55（9）：599-602.

12. Tetsuo H，David C，James E，et al.Experimercial corticosteroid preparations.American Joumal of Ophthalmology，1986，101（2）：190-195.

13. Hyung WK，D Amico DJ.Evaluation of the retinal toxicity and pharmacokinetics of dexamethasone after intravitreal injection.Arch Ophthalmol，1992，110（2）：259-266.

14. Scott DP，Dean E，Robter M，et al.Retinal toxic effects following inadvertent intraocular injection of colostone soluspam. Arch Ophthalmol，1995，113（10）：1230-1231.

15. Pilidis GA，Karakitsios SP，Kassomenos PA，et al.Measurements of benzene and formaldehyde in a medium sized urban environment.Indoor/outdoor health risk implications on special population groups. Environ Monit Assess，2009，150（1/4）：285-294.

16. Ahmad KH.Benzene's toxicity：a consolidated short review of human and animal studies. Hum Exp Toxicol，2007，26（9）：677-685.

第六十章 全身外伤对眼的影响

一、概述

全身外伤对眼的影响（The effects of systemic trauma on the eye）：某些全身性损伤，即使没有直接损伤到眼睛，也可能间接引起眼部病变。引起眼部间接损伤的机制通常可为下列原因之一：①血液流变（Blood rheology）状态的变化。②组织缺氧（Hypoxia）。③血管内压力（intravascular pressure）的突然升高。但由于这些全身损伤引起的视网膜病变（retinopathy）的表现多种多样且关于视网膜对全身损伤的反应机制的认识仍较局限，所以全身损伤引起的视网膜病变的病理机制尚不完全清楚。视网膜的病变可能由以下原因引起：①栓塞损伤（Embolic damage，如空气、血液制品、脂肪）。②血管内压力升高，导致血管内皮损伤。③作用于玻璃体视网膜界面的机械力造成的损伤。

提醒所有的医生，特别是那些在急救室工作的医生，应该知道即使在没有直接影响眼睛的情况下，身体创伤也会导致威胁视力的眼部并发症。患者在外伤后数小时至数月出现视力下降时，应立即转诊到眼科医生那里。对无意识或精神障碍的患者，也应进行眼科检查，以排除直接或间接创伤性视网膜病变。考虑到医疗和法律的需要，应对检查结果做详细记录。

二、大量失血对眼的损害

大量或反复失血，特别是胃肠道出血，可导致贫血和继发性动脉性低血压。动脉血压的突然下降和内源性因子的释放有可能引起前段缺血性视神经病变，从而引起视力损害。

【临床表现】 在大出血后，病人可能会注意到有短暂的视力丧失，几分钟后恢复。几天至几周后，病人发现双侧的、急性出现的不可逆的视力损害，范围从小的、通常是下部的视野缺损到完全失明。

检眼镜查眼底可以看到典型的前段缺血性视神经病变表现，急性期为视盘水肿，晚期出现视神经萎缩。FFA检查作用有限，有可能提示视盘周围脉络膜和视网膜血流灌注降低。

【治疗】 尚无有效的方法治疗前段缺血性视神经病变；应避免进一步的血管收缩或使用血管紧张素转化酶抑制剂促进其恢复。

三、高海拔视网膜病变

高海拔视网膜病变（high-altitude retinopathy）是指在高海拔地区活动或在类似的减压状态下，由低压缺氧引起的视神经、视网膜的病变。高海拔（通常在4 000米以上）的缺氧可能通过自动调节机制导致视网膜的血流量和血容量增加。瓦尔萨尔瓦（Valsalva）动作（如爬山）造成的身体紧张会增加视网膜静脉压力，从而加重病情。低氧的视网膜毛细血管床暴露于升高的视网膜静脉压下，容易引起视网膜内出血。飞机机舱压力突然降低，也会出现相同情形（如血管扩张和眼内出血），沉舱病的潜水员在快速减压后，可发生血管闭塞。如果体内气压降低大于1bar[1 巴（bar）=100 000 帕（Pa）=10N/cm²=0.10MPa]，血管内会产生气泡。

【临床表现】 虽然高达60%的登山者在海拔4 000米以上的地方会发生高海拔视网膜病变，但通常没有症状。只有在发生了玻璃体积血时才引起视力下降。

检眼镜可以看到视网膜血管直径明显增粗，小动脉和小静脉扩张，视盘充血或水肿。视网膜内或视网膜前出血,但通常不累及黄斑部。

【治疗】 视网膜病变可在数周内消失。为防止高海拔视网膜病变,建议放慢登高速度和使用补充氧。

四、高压创伤对眼的影响

不仅低气压可造成眼损伤,高气压同样也会导致眼损伤,通常发生在潜水和高压氧治疗后。"高压创伤"一词包含了三种不同的创伤:气压性创伤、减压病和空气栓塞。

当潜水员佩戴充气头部装备时,眼睛直接暴露在压力变化下。当潜水员在水中很深的时候,面罩的负压可能会导致眼睑水肿和结膜出血。相反,潜水员在减压过快后可能会患上沉箱病。由于肺内气压可下降一巴以上,因此可在血管内产生气泡,引起血管阻塞。如果肺泡破裂,气泡可能直接进入血管,导致视网膜中央动脉或颅内动脉栓塞。

【临床表现】 裂隙灯可见眼睑水肿和结膜下出血。检眼镜检查可发现视网膜血管闭塞的征象。

【治疗】 血管闭塞改变通常是不可逆的,对药物治疗没有反应。

五、远达性视网膜病变

远达性视网膜病变(Purtscher retinopathy)又称 Purtscher 视网膜病变、普尔夏视网膜病变、外伤性血管性视网膜病变(traumatic angiopathic retinopathy)。这种独特的视网膜病变发现于 1868 年,可由头部创伤、胸部压迫、(长)骨骨折、眼眶和肝脏创伤、血管造影术和手术引起一眼或双眼的视网膜病变和视力下降。

【发病机制】 发病机制尚不明确,近年来国内外有几种学说:

(1)"淋巴漏"学说:Purtseher 认为头部突然受到撞击、震荡后,使颅内压突然增高,迫使脑脊液从蛛网膜下腔沿视神经中央血管周围淋巴间隙,经视盘进入视网膜血管周围淋巴间隙,溢出至视网膜。

(2)脂肪栓塞学说:骨折的远端组织有游离脂肪在眼底各部毛细血管也证明有脂肪颗粒,故推断本病的眼底表现为脂肪栓塞所致。

(3)血管痉挛学说:为多数临床学者们所认同。外伤后血管内压力增高,小静脉和周围循环瘀滞,动脉反射性收缩以至小动脉闭塞,组织缺氧,毛细血管麻痹性扩张,浆液渗出。

(4)轴浆流阻断学说:有人认为外伤后视神经轴浆流传递阻断,视神经视网膜发生一系列变化。

(5)补体诱导白细胞栓塞学说:近年有学者认为因系统性组织严重损伤,激活补体、颗粒细胞凝聚、白细胞栓子形成,局部的视网膜血管损伤,引起补体介导的白细胞凝聚和阻塞。

【临床表现】 眼部受累出现在致病因素发生后 24～48 小时,一般不超过 4 天。多数累及双眼,也可单眼受累,程度不一,轻者视力、眼底均无明显异常,重者视力多在 0.1 以下。

急性期眼底以后极部散在的或融合的灰白色渗出斑及视网膜神经纤维层出血为主,在视网膜和视盘周围可见棉绒斑、出血和水肿,可有视盘水肿或玻璃体积血。通常,视网膜内出血散布于黄斑周围,脂肪栓子造成的棉绒斑一般较小,常位于视网膜周边区,黄斑区可出现水肿,周围可见放射状内界膜皱褶。出血和渗出在 1～3 个月后可自行吸收,部分病例晚期表现为后极部色素紊乱,可有视神经萎缩。

FFA 检查可见:局灶性小动脉阻塞,小片状毛细血管无灌注区;视盘水肿;视网膜小动脉、毛细血管和小静脉的染色渗漏;脉络膜背景荧光被遮蔽,但在急性期通常是脉络膜充盈正常;晚期静脉周围染色和/或部分静脉阻塞。

视网膜病变可在几周至几个月的时间内消退。病变消退后眼底正常,但可出现色素迁移和视神经萎缩。大多数视力可恢复正常或接近正常。受伤早期,可能存在视野缺损,包括中心、旁中心、节段或环形暗点。视野缺损通常会完全消失,部分病例,特别是当发生视神经萎缩时,视野缺损可能永久存在。需要详细记录病情以便随后能够证明损害是与创伤的关系

因 Purtscher 视网膜病变描述为与外伤有关,在没有外伤的情况下,一些疾病,如急性胰腺炎、胶原血管病(如系统性红斑狼疮)或分娩等也能激活补体,引起类似的眼底改变,称为"类 Purtscher 视网膜病变"。

【治疗】 目前尚无特效的治疗方法，多用皮质类固醇、血管扩张剂、能量合剂、碘制剂、B族维生素类及中药等治疗。

六、婴儿震荡综合征

婴儿震荡综合征（shaken baby syndrome）是婴儿和幼儿因猛烈摇晃而发生的非意外伤害的创伤后遗症。有报告称其死亡率达15%，强调应承认这是一种虐待儿童的方式。在中欧，3.5%的父母承认曾对其子女实施过暴力，从而可能造成严重伤害；10%因伤害而入院的儿童有身体受暴力伤害的证据；只有不到5%的受虐儿童被官方知晓。这种伤害与种族、性别、社会经济地位或教育程度无关。

与大一些的儿童和成人相比，婴儿的头部相对于身体过大、过重，不成正比，仅靠颈部肌肉很难使其稳定，婴儿的这些特殊解剖特征使其更容易受伤，例如受到震荡时易引起颅内和眼内出血，并且，孩子越小，造成的加速-减速力量就越大。由于视网膜的表现变化差异很大，并且关于视网膜对远达创伤的反应尚无深入的研究，所以其病变机制仍存在争议。

【临床表现】 对受虐待儿童的诊断需要仔细注意有高度怀疑的指标。常缺乏典型的震荡史，但可能发现有微小的外部创伤迹象。

受虐儿童以眼部症状为主要者仅占全部案例的4~6%，但绝大多数受虐待儿童都有眼部受累。儿童意外头部损伤后，几乎所有3岁以下儿童的眼底检查均无异常，而非意外头部损伤的婴儿多出现不同程度的视网膜出血。11%~23%的身体受虐儿童和50%~80%的受摇晃婴儿中可发现视网膜出血。

在检眼镜检查时可发现出现在不同的部的眼内出血，包括视网膜下出血、视网膜内出血、视网膜前出血（玻璃体界膜下）和玻璃体腔出血。血液多集中在后极区，通常是双侧性。眼内出血量与急性神经损伤程度有关。不常见的表现有棉絮斑、白色中心出血（Roth斑）、黄斑水肿、视盘水肿和视网膜劈裂。

在CT或MRI上，颅内病理包括蛛网膜下腔或脑出血、脑水肿、脑萎缩。常可出现颅内压升高。可出现各种神经系统症状，如易怒，嗜睡，癫痫发作，昏迷。即使出现死亡也不意外。

【鉴别诊断】 婴儿视网膜出血最常见的是产后或被摇晃的婴儿：在正常出生24小时检查，出现单眼或双眼视网膜出血的概率为19~32%；72小时，出血率下降到13%，通常6周内出血可完全消失。如果超过6周的儿童发现玻璃体内或视网膜出血，则很可能是儿童被虐待造成（表60-0-1）。

表60-0-1 外伤性视网膜病变的鉴别诊断

	挫伤性视网膜病变	Purtscher视网膜病变	Purtscher视网膜病变（脂肪栓塞）	Purtsche视网膜病变（创伤性窒息）	瓦萨尔瓦视网膜病变
创伤类型	直接作用于眼部	胸部压迫头部创伤	长骨骨折多发损伤	胸部压迫	瓦尔萨尔瓦动作
伴随的全身状况	无	无	肺部和脑部体征，点状出血	上身呈青黑色	无
全身发病情况	无	无	几天后出现症状	立即	无
初始视力	正常~指数	不确定	正常	正常~无光感	正常~指数
视力下降的持续时间	几天	几周	几天	几周	几周
最终视力	一般正常，有时下降	一般正常，有时下降	正常	正常~无光感	一般正常，有时下降
眼外部表现	正常或挫伤	正常	正常或结膜点状出血	结膜下出血	正常或结膜出血
急性期眼底表现	视网膜变白	渗出和出血	渗出和出血、视网膜水肿	正常或出血、极少渗出	视网膜出血、内界膜下出血
从创伤发展到眼底改变的时间	几小时之内	4天之内	1或2天后	立即或2天	急性

【处理策略】 对怀疑虐待儿童病例应采用多个专业的方法进行检查，并对检查结果进行详细的记录（包括影像资料）。当怀疑有暴力行为时，则必须进行详细的系统检查。由于眼底的病理表现，眼科医生在诊断中起着关键作用（必须仔细排除视网膜出血的其他原因）。

提醒眼科医生必须熟悉被虐待儿童的视网膜表现，并作为专家证人，为诊断和处理被虐待儿童的多学科协作提供眼科相关资料。即使没有可见的视网膜损伤，三分之一的患儿也会因患有硬膜下出血或蛛网膜下腔出血而出现视力丧失。

治疗通常是支持性的。自发性出血可在几个月内消退。晚期表现为周边部视网膜皱褶、脉络膜视网膜萎缩或瘢痕化、视神经萎缩和视网膜脱离。视网膜脱离或无法清除的玻璃体积血需要手术治疗。

【预后及结局】 被摇晃婴儿的视网膜病变的临床过程因严重程度不同而有很大差别，轻者病变可完全消除，重者由于视神经萎缩或黄斑瘢痕而引起的严重视力丧失。对被摇晃婴儿的视神经进行尸检常发现神经周围出血，这可能引起视神经纤维受压迫和视神经萎缩而导致存活婴儿视力预后不良。据报道，婴儿震荡综合征中有 50% 的凝视障碍，反映神经系统有损伤。

七、Terson 综合症

Terson 综合征（Terson syndrome）又称蛛网膜下腔出血 - 眼出血综合征（subarachnoid hemorrhage-ocular hemorrhage syndrome）。是与蛛网膜下腔出血和硬膜下出血相关发生的玻璃体积血。大约 20% 的急性颅内出血患者伴有玻璃体积血，国内一组 155 例蛛网膜下腔出血患者中有 20 例（30 眼）出现了 Terson 综合征。42 例外伤性蛛网膜下腔出血患者中，4 例（9.52%）有眼内出血。颅内出血可以发生在硬膜下腔、蛛网膜下腔、甚至小脑间，蛛网膜下腔出血来源于小脑动脉瘤，而硬膜下出血由外伤引起。

目前蛛网膜下腔出血引起玻璃体积血的病理机制尚未阐明，主要有颅内出血直接进入眼内和颅压升高致眼内血管破裂出血两种学说。

【临床表现】 如果玻璃体积血程度尚允许看到视网膜，则用检眼镜可以看到视网膜前、视网膜内和视网膜下的多发性出血。39% 的眼睛在黄斑部可见一个圆顶状的积血，其中三分之二位于内界膜下。超声检查可以在术前发现出血性黄斑囊肿及视网膜脱离，在这种情况下，手术干预可能会更加迫切。眼内出血量的多少与颅内压升高的速度和程度直接相关。眼内出血的存在与发病率和死亡率的增加有关。

【治疗】 经过一定时间的观察，如果玻璃体积血吸收趋势明显则可继续观察，不做手术可避免手术并发症并可能获得更好的视觉效果。对玻璃体积血长期无明显吸收趋势者，玻璃体切除术可以实现快速的视觉康复，防止 PVR 和视网膜脱离。如果存在出血性黄斑囊肿或患者属于弱视年龄，则玻璃体切除术尤其需要及时进行。观察或手术应征求患者、家属、神经学家和理疗师的意见后决定。

八、瓦尔萨尔瓦视网膜病变

急速屏气活动（例如举重、咳嗽、呕吐、吹气球或其他紧张的活动）时，尤其是声门闭合的时候，腹压会迅速升高，称为瓦尔萨尔瓦动作（Valsalva maneuver）。由于心脏上方的静脉没有瓣膜，瓦尔萨尔瓦动作会导致静脉压力迅速升高，引起视网膜表面或结膜毛细血管破裂及出血性视网膜病变，称为瓦尔萨尔瓦视网膜病变（Valsalva retinopathy）。在患有潜在的疾病的情况下，如糖尿病视网膜病、视网膜周围血管炎、视网膜毛细血管扩张、微动脉瘤、妊娠、镰状细胞贫血病等可能会加重出血的发展。抗凝治疗时引起出血也是如此。急速屏气活动还可能是术中驱逐性脉络膜出血的原因。

【临床表现】 通常可以确定有精神紧张的病史。视力下降的程度取决于黄斑中央凹出血的程度。裂隙灯下，前段大部分正常，有时可有结膜下出血。检眼镜可见视网膜出血，包括玻璃体界膜下出血和典型的内界膜下的出血性黄斑囊肿。因为血液向下部沉积的原因，可以形成半月形出血或子弹头样出血（图 60-0-1）。如果血液穿破玻璃体界膜，也可能发生玻璃体积血。

【治疗】 视网膜前 / 内界膜下的出血通常可自行吸收。如果出血在几周内没有吸收，可以用脉冲 YAG 激光打孔促进排出，但一般需要做玻璃体切除术。

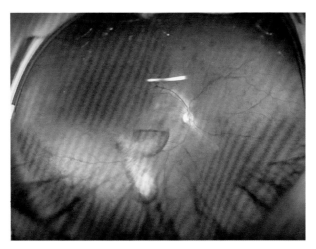

图 60-0-1 瓦尔萨尔瓦动作引起的视网膜出血：黄斑下方视网膜前子弹头样出血、玻璃体一团状出血混浊、视盘上方点片状视网膜内出血

九、甩鞭综合征

甩鞭综合征（whiplash syndrome）又称车祸颈伤综合征（Traffic accident neck injury syndrome）。是通过加速 - 减速能量传递到颈部而发生的，这在后部撞击的车祸伤中很常见。颈部拉伸后立即产生巨大扭曲力，能导致交感神经的机械性损伤。甩鞭综合征出现视力问题的原因在于颈动脉直接损伤或伴随 Purtscher 型损伤，也可能存在真正的视网膜裂孔，甩鞭黄斑病变可能与玻璃体黄斑牵拉有关。

【临床表现】 最常见的症状是颈部疼痛（≤100%）和头痛（54%～66%），霍纳（Horner）综合征可能是最常见的眼部表现。8%～26% 的患者主诉有视力下降，视力下降呈急性，但一般不低于 0.6，症状多为双侧性，数天后即可恢复。

在外眼检查中，如果大脑遭受脑震荡，可能会发现暂时性脑神经麻痹并复视。眼底检查中心凹呈灰白色肿胀，即使症状缓解后，由于视网膜色素细胞紊乱造成的直径小于 100μm 弹坑样凹陷仍然存在。FFA 可以见到小面积的高荧光。

【治疗】 目前尚无治疗方法。视力常可恢复到正常，也可以保持在较低状态。其临床表现和病程可能与挫伤性视网膜病变或日光性视网膜病变相似，这些表现应准确记录并拍照，因为患者可能在随后寻求损伤赔偿。

（李秋明）

参 考 文 献

1. 张卯年，姜彩辉. 中华战创伤学. 第 4 卷 眼部战创伤. 北京：人民卫生出版社，2016.

2. 李卉旭. 远达性创伤性视网膜病变 18 例临床分析. 眼外伤职业眼病杂志 2009，31（8）：629-630.

3. 粟改云，张虹. Terson 综合征的病理机制研究进展. 国际眼科纵览 2014，38（4）：259-262.

4. 杨培增，范先群，主编. 眼科学. 9 版. 北京：人民卫生出版社 2018.

5. Kuhn F.Ocular traumatology.New York，Springer Berlin Heideberg 2008.

6. Skevas C，Czorlich P，Knospe V，et al. Terson's syndromed rate and surgical approach in patients with subarachnoid hemorrhage，a prospective interdisciplinary study.Ophthalmology，2014；121（8）：1628-33.

7. Wu LN，He T，Xing YQ，Incidence of terson's syndrome in patients with SAH in a chinese hospital.Current Eye Research，2013，38（1），97-101.

第六十一章　视　疲　劳

一、视疲劳概述

视疲劳（asthenopia），大部分与职业有关，属于广义眼外伤中非机械性眼外伤（nonmechanical ocular trauma）——职业性眼病（occupational eye disease）的范畴。

视疲劳的概念是 1843 年由 William Makenzie 首先命名，并概括视疲劳的 3 个主要特征：视矇、流泪和头痛。1862 年 Van Graefe 研究发现内直肌功能不足引起的集合（convergence）功能减弱可导致视疲劳。1895 年 Edword Jackson 对视疲劳进行了详细研究，使人们对视疲劳的认识得到提高。1896 年 Thompson 指出神经精神症状是视疲劳的重要表现。Maddox（1989 年）和 Duane（1904 年）发现隐性斜视可产生视疲劳。1945 年 Ames 提出视网膜物像不等也会引起视疲劳。

近年来，随着社会的快速发展和科技进步，人们的生活和工作节奏加快，视频终端和自动化办公（office automation，OA）系统已经全面普及，微信已成为人们生活不可或缺的重要部分，越来越多的人从事近距离工作。因此，临床工作中见到的职业性视疲劳（occupational asthenopia）患者也逐年增加，视疲劳引发的不良症状危害着人们的身心健康。视疲劳的高发人群包括学生、文秘、信息技术、医生、教师、职业司机、会计、银行职员、职业经理、纺织印染工、职业刺绣工、缝纫工、显微镜下工作者、钟表修理工及视屏显示终端（video display terminals，VDT）等近距离精细工作人员。其用眼特点是近距离工作时间长，眼睛过度使用，伴随而来的症状有眼睛干涩、酸痛、头晕、视物模糊、思维迟钝、注意力分散、情绪低落、全身疲劳和抑郁等症状。此外，视疲劳与个体身体素质、性格特征、精神压力、工作环境和户外运动时间也有关系。眼外伤和眼部手术也会导致视疲劳发生。据研究报道，约 70% 左右的白内障（cataract）患者手术后出现不同程度的眼部干涩、视觉质量下降等视疲劳症状；流行病学研究显示：23% 的中小学生、64%~90% 视频终端工作者以及 71.3% 有干眼（dry eye）症状的患者均有不同程度的视觉疲劳现象。干眼与视疲劳的临床表现有许多相似之处，可互为因果。

2014 年中华医学会眼科学分会眼视光学组牵头，召集专家讨论研究，就视疲劳的诊断和治疗达成共识。视觉疲劳的概念在共识中得到明确，即由于各种病因使人眼视物时超过其视觉功能所能承载的负荷，导致用眼后出现视觉障碍、眼部不适或伴有全身症状等以至不能正常进行视作业的一组症候群（symptom-complex）。视疲劳以患者主观症状为主，眼或者全身因素与精神心理因素相互交织。因此，它是一组症状综合征，并非独立的眼部疾病。

二、视疲劳的病因及发病机制

引起视疲劳的原因复杂多样，主要包括眼部因素、环境因素和全身因素。

（一）眼部原因

1. 调节（accommodation）和集合（convergence）功能障碍　视觉系统要看清外界物体，必须有很好的双眼单视功能，两眼视线同时对准物体并合理应用调节清晰对焦。如果人眼想要在视野中看清不同距离的物体，并在空间范围内区分物体的位置，则物体必须对视觉器官进行不同的调节刺激和聚焦刺激，并且有充足的调节储备和调节灵活性，这样才能看得清晰、持久而舒适。尤其近距离观察物体时则需要更多的调节和集合。调节和集合是一个联动过程，两者需要相互协调与配合。

调节不足或调节痉挛（accommodative spasm）为调节功能异常的主要表现。调节不足是指相比于同年龄的正常平均值而言其调节幅度较低，常见原因有老视引起的调节下降、屈光性、眼部疾病或全身因素引起副交感神经功能不全等。当长时间使用手机、电脑或近距离作业时，人眼需要储存较多的正相对调节（positive relative accommodation），尽可能使正负相对调节大小相等，才能保证人眼视物舒适，正相对调节越小则看近时的不舒适感越明显，此时睫状肌过度收缩，如果持续视近，很容易产生睫状肌过度疲劳，导致视疲劳发生。

临床上引起视疲劳最常见的原因是集合不足。集合不足常常由集合功能发育迟缓、眼间距过宽、身体虚弱、过度劳累等引起。集合不足对近距离视物影响较大，但为了维持眼球不偏斜，病人需要加强融像性集合，因此可导致肌肉神经持续处于过度疲劳状态，终致肌性视疲劳（muscular asthenopia）发生。

各种眼外伤或眼部手术后引起的调节功能不足、调节痉挛及集合不足均可引起视疲劳。

2. 双眼视觉（binocular vision）功能异常　眼肌运动功能障碍者，如隐斜视、外斜视、先天性和后天性麻痹性斜视等，在长时间使用眼睛后会引起一系列视觉疲劳症状，如视物不清、复视、眼胀、眼痛、眼部不适、头晕、恶心等；眼外肌损伤、眼眶壁骨折造成的眼外肌嵌顿等引起的复视，均可导致双眼视觉功能异常，引起视疲劳。

3. 屈光异常　有些屈光不正（ametropia）患者为看清楚近距离精细物体，超负荷或错误使用其调节和集合，打破了调节和集合之间的平衡，引起视物疲劳。例如，远视、近视或散光，尤其是未经矫正或未给予精确矫正的屈光不正；双眼的屈光参差（anisometropia）过大，呈现在视网膜上的图像大小不一致，造成大脑中枢的融像困难。此外，屈光参差也会造成物体的错误定位和对外部物体上各点的不清晰聚焦，使得视觉器官成像模糊，导致视觉质量严重下降，引起视疲劳。单眼白内障术后的无晶状体眼（aphakia）、白内障术后存在的屈光参差或散光（astigmatism），由于双眼的视网膜成像清晰度不同，超出了大脑将两个物像融合到一起的极限，也会导致视觉疲劳发生。

4. 老视　随着年龄的增长，晶状体老化，悬韧带弹性下降，睫状肌收缩力减小，调节力减弱，继而出现视近困难，即为老视（presbyopia）。如果不能正确合理矫正，长期近距离用眼容易产生视疲劳。白内障手术植入单焦点人工晶状体的患者，由于调节的丧失，绝大部分病人术后需要用老视眼镜矫正，尤其是小于 45 岁的年轻的患者，因为这类患者术前可能没有老视。对于术前存在近视或高度近视的患者，其术后屈光状态、近点距离和调节都发生了变化，患者需要适应新的屈光状态。因此对于患有白内障的近视患者，术后的目标屈光度通常预留为负的球镜，以方便患者视近。一旦目标屈光度是零或正球镜，势必会引起视物模糊，如果不进行正确配镜矫正，持续视物就会导致视疲劳。也有一些患者，术后即使进行矫正，也不可避免出现视疲劳，这可能与视物习惯的改变有关。

5. 干眼　干眼（dry eye）是由于泪液分泌量减少或成分的改变引起泪膜稳定性降低和眼表损害的常见眼表疾病。近年来，随着人类平均寿命的提高，干眼症的发病率有逐年上升趋势。有报道显示，干眼患者中约三分之二的人有视疲劳症状，而视疲劳患者中有大约一半的人是干眼。眼部外伤可致干眼症状发生。眼表的化学伤、热烧伤是引起干眼的常见危险因素，其机制之一是化学伤、热烧伤引起结膜上皮细胞、杯状细胞损伤，导致泪液分泌减少，泪液质量发生改变，泪膜的稳定性因而降低。其次是损伤引起上皮细胞凋亡，最终导致角结膜瘢痕愈合，泪液分泌极少，眼表不光滑，不仅影响视力，而且出现眼干甚至严重干眼。眼外伤引起的眼睑瘢痕、畸形及其他原因导致的眼睑闭合不全等，也可引起患者泪液分泌减少和 / 或泪液蒸发过多，导致干眼发生。外伤引起的角膜上皮粗糙、钙化甚至角化，可影响角膜表面的平滑性，造成视物模糊、眼睛干涩等视疲劳症状。结膜、角膜、巩膜穿孔伤或破裂伤愈合后引起的瘢痕，造成眼表不平整不光滑等亦可引起眼干，导致眼疲劳。

6. 眼部手术　眼部手术后初期，大多数患者都会有不同程度的干眼和视疲劳。大部分患者能自行恢复，但仍有约 20% 患者恢复缓慢，甚至症状加重，从而导致慢性重症干眼及眼部疲劳。有两种与手术有关的干眼症，一种是术前即存在干眼，手术后干眼更严重。另一种是手术前无干眼症，手术后出现干眼症状。其发生率与手术部位相关。角膜屈光手术（keratometer surgery）和眼表手术后出现干眼的概率较高。根据文献报道，准分子激光原位角膜磨镶术（laser in situ keratomileusis, LASIK）术后第 1

天,约 95% 的患者出现眼睛干涩和其他视疲劳症状。术后 1 周有 85%、术后 1 个月仍有 60% 的患者出现干眼症状。白内障手术后第 1 天约 80% 的患者出现干眼症状,随着时间的推移逐渐恢复。大多数患者在约二至三个月内恢复到术前状态。此外,翼状胬肉(pterygium)手术、青光眼(glaucoma)手术和玻璃体切除手术(vitrectomy)等亦可引起术后眼部干涩等视疲劳症状,同时伴有视物模糊和视觉质量下降。例如,在白内障手术后的早期阶段,大多数患者可以改善裸眼视力,但是一些患者抱怨视觉干扰,例如光晕、眩光和对比敏感度降低,以及眼睛干涩、酸痛等视疲劳症状。其原因可能是非特异性炎症反应,手术机械性损伤,导致角膜神经丛被切断,造成角膜知觉减退,瞬目次数减少,泪液蒸发过多。此外,在围手术期使用大量滴眼液也会引起眼表药物毒性损伤,以及术源性散光或像差(aberration)增加导致的视觉质量下降。角巩膜穿孔伤、眼球破裂伤术后引起的眼表瘢痕及视功能下降也是造成视疲劳的因素之一。

7. 主导眼非视觉优势　正常情况下,主导眼(dominant eye)用于视远,非主导眼用于视近,如果主导眼的远视力低于非主导眼,就会造成主导眼非视觉优势。例如,主导眼患白内障、角结膜疾病,玻璃体浑浊和其他眼部疾病都会导致主导眼的视力下降,造成视觉功能障碍,引起视觉疲劳。

8. 眼附属器疾病　睑板腺功能障碍(Meibomian gland dysfunction,MGD)、睑缘炎(blepharitis)、睑腺炎(hordeolum)、睑板腺囊肿(chalazion)、睑内翻(palpebral entropion)、倒睫(trichiasis)、结膜炎(conjunctivitis)以及各种眼外伤引起的结膜损伤、眼睑损伤、上睑下垂(ptosis)等,都有可能导致视物模糊和视觉疲劳症状。

(二)环境因素

1. 照明　照明是日常生活和工作环境中所必须的条件,光照不足可造成对比敏感度下降。如果环境中照明度过低,人们为看清楚物体,会低头靠近物体以提高视网膜影像放大率,久而久之会引发严重的视疲劳症状。光照度过强又会出现瞳孔缩小,导致眩光等不适症状,还会造成光辐射。视网膜中的视锥细胞主司亮光,起精细分辨作用,因此,必须在明亮的环境下才能够充分发挥作用。照明度不足将降低视锥细胞对细节的分辨能力,此时视杆细胞则起主要作用,因为视杆细胞对暗光敏感,但视杆细胞没有色觉,且分辨率远低于视锥细胞。如果长期在暗环境下用眼,会导致视锥细胞不可逆转的废弃性退化,导致视力模糊和视疲劳。

2. 注视目标　阅读材料字体过于细小、字与背景对比度低或排列过于密集、注视目标不稳定等均增加调节和集合的紧张性,从而引起视疲劳。日常生活中使用的手机、电脑、电视等引起的视频终端综合征与注视目标有关。

3. 环境　当人处于一个喧嚣嘈杂、空气污浊不流通、有刺激气味或异味的环境中,常易产生困乏倦怠和心理干扰,从而引起视疲劳。

(三)心理、生理、精神和全身因素

1. 身体因素　主要与身体的健康状况有关。同样情况下,身体虚弱者易患视疲劳。慢性病患者,女性在特殊生理期(如产后,哺乳期和更年期)容易出现视疲劳。

2. 功能因素　随着生活节奏的加快,人们面临着各种各样的竞争。精神压力大、癔症、神经衰弱、精神病早期、神经官能症者更易出现视疲劳;过度劳累、长期焦虑或倦怠易引发视疲劳。眼外伤或眼部手术后患者的治疗效果不好,引起情绪低落、思虑过度等,这些都与视疲劳的发生密切相关。

三、视疲劳的临床表现

轻度视疲劳症状主要表现在眼部,而伴有全身症状者属于严重视疲劳。

(一)症状

1. 视觉障碍　在近距离长时间阅读或工作后,出现一过性视物模糊或复视(diplopia)、眩光、读书串行或近点远移等眼部调节异常,如长时间持续调节可能会影响工作或学习。

2. 眼部症状　眼酸胀、眼干涩、眼痛、灼热感、畏光流泪及眼眶周围疼痛,看近时症状加重。

3. 全身症状　头痛、头晕,颈、肩、手、腰酸乏力,注意力分散,记忆力减退,严重时可有恶心、呕

吐,甚至焦虑、抑郁、失眠等其他神经官能症的症状。

（二）体征

1.屈光异常 验光存在屈光异常、较大的屈光参差、老视。

2.调节与集合 调节距离缩小、调节近点远移、调节时间延长。集合近点变远、AC/A 比率（accommodative convergence/accommodation ratio，AC/A ratio）降低。双眼调节不平衡、融合范围减小、对比敏感度低等。

3.眼外肌功能 眼位不正、眼外肌功能异常,存在斜视或隐斜。

4.眼表异常 眼睑瘢痕、泪液分泌减少,泪膜破裂时间缩短,泪河高度降低,角膜荧光素着染,睑板腺功能障碍等眼表异常。

5.眼部疾病 角结膜疾病、白内障、玻璃体浑浊等。

6.眼部手术或眼外伤手术后。

四、视疲劳分级

可根据视疲劳症状可分为轻度,中度和重度 3 个等级。

（1）轻度视疲劳:指轻度眼部症状,如轻度眼胀、眼酸等,休息后迅速恢复,可继续正常工作。

（2）中等视疲劳:其特点是眼睛明显酸胀、眼困,视近不清,伴有乏力、思睡,影响工作和学习。

（3）重度视疲劳:其表现为双眼严重酸痛和全身疲劳,工作时出现视觉障碍、头晕、脑涨、颈部紧张、肩部酸沉,并伴有记忆力减退和睡眠障碍等全身不适,有些经长时间休息也难以恢复,严重时无法正常从事原有的工作,需要调换工种。

五、视疲劳的检查

视疲劳病因复杂多样,有时是多因素共同作用的结果,因此,在进行眼科和全身检查时,还需要对工作条件和照明环境进行调查。所以,在诊断时一定要依据患者的主观症状,认真分析,同时结合客观检查。

（一）眼科检查

常规检查远、中、近视力,验光检查有无调节及屈光问题,裂隙灯显微镜检查有无眼表疾病、睑缘炎、睑板腺功能障碍、翼状胬肉（pterygium）、角膜炎（keratitis）、白内障（cataract）等;检眼镜检查和眼部超声检查是否有影响视力的内眼疾病;眼压的定期检测排除青光眼（glaucoma）;眼位检查排除眼外肌病变。视功能检查包括集合近点、调节力,AC/A 比率、融合力大小和双眼协调平衡等。疑似干眼症患者需要进一步检查泪液分泌量、泪膜破裂时间和泪河高度等;检查眶上切迹和滑车凹有无压痛,排除眶上神经痛和滑车上神经痛。

（二）全身情况

是否有慢性病、神经衰弱、神经官能症和睡眠不足,是否怀孕、哺乳期、月经期等。

（三）工作环境调查

1.一般情况记录 包括年龄、职业、工龄、每天工作时间等情况。

2.工作条件调查 注视目标的状态（是运动的还是静止的）,目标的大小,目标与背景的对比度等。工作距离,空气的流通情况,环境的采光及照明情况等。

六、视疲劳的诊断

视疲劳的诊断主要是依据患者的主观症状,因此医生需要仔细询问病史,了解患者的年龄、职业、工作环境、日常工作时间等。详细记录患者眼部症状和全身症状,主要包括:

（1）不能持久近距离视物、一过性视物模糊或重影、读书串行、阅读速度慢,从视远到视近、从视近到视远时不能很快聚焦。

（2）眼睛干涩、灼热感、发痒、酸痛、肿胀、眼眶疼痛和眼痛。

（3）头晕、头痛，严重者恶心、呕吐及记忆力减退。

但在治疗之前必须通过上述各种检查明确病因。

七、职业性视疲劳

（一）职业性视疲劳的发生情况

随着社会的发展和工作生活模式的改变，从事近距离和精细的工作人数逐年增加，新的职业性视疲劳不断出现，由此引发的视疲劳也越来越多，严重影响人们的身体健康和工作效率。

职业性视疲劳（occupational asthenopia）的症状多表现为两眼酸胀、视物模糊、颈肩部疼痛、头昏脑涨、思睡和全身乏力等不适。长时间高强度用眼可造成视力降低，老视年龄提前。此外，因其职业特点是在固定场所内从事精细工作，缺乏运动和户外活动，对身体健康影响也十分严重，同时伴发神经官能症等慢性疾病。

（二）职业性视疲劳的发生因素

职业性视疲劳的原因多种多样，职业性视疲劳主要是产品细小、长时间近距离工作所致。此外，也与工作环境的照明、空气流通以及眼与全身情况有关。

1. 产品细小　大多数作业者以肉眼操作，少数采用助视器进行操作，由于工作对象细小，许多工人的视近距离都在15cm左右，有的甚至在10cm以内，长期重复性的做同一个操作，就容易产生调节痉挛，导致视疲劳。

2. 照明与环境　许多中小型工厂车间内照明度不足或照明过强，或者车间内一般照明度和局部照明度比例不够，有些金属产品的反光也会造成反射性眩光，这些因素均会增加视觉不舒适感，导致视疲劳发生。

3. 工作时间　视疲劳出现与连续工作的时间密切相关。对于从事近距离精细工作的人员而言，一般在工作3～4小时后出现视疲劳，也有出现在1小时左右的。有一项对民间刺绣工的视疲劳调查表明：随着日均刺绣时间和持续刺绣时间的延长，发生中、重度视疲劳的比例逐步增加。

职业性视疲劳是全身疲劳的一个方面，它的产生不仅与产品精细、环境照明不合理等外界因素有关，还有眼部或全身等内在因素的影响，如隐斜视、神经衰弱等。

（三）职业性视疲劳的防治

加强职业眼病防治知识宣传、提供合理的工作场所照明、改善工作环境、减轻劳动负荷、合理设计人机功效，以及安排工间休息，以减少视疲劳对劳动者健康的影响。

八、电脑视觉综合征

（一）电脑视觉综合征的发生情况

电脑视觉综合征（computer vision syndrome，CVS）是与使用电脑有关的眼部和视力异常症候群。目前，全球大约有2亿名互联网用户（占世界人口的28.7%），职业和非职业活动几乎都离不开电脑和数字电子设备。人们在工作场所、家中或在任何地点查看笔记本电脑和平板电脑、电子书阅读器、智能手机和其他电子设备。此外，儿童及青少年使用电子产品的时间可能比成年人更长，有些孩子除了在电脑上完成作业之外，娱乐的时间也花费在看电视、玩电脑、打电子游戏上。加上有些电子阅读器屏幕尺寸小，文本字体小，观测者经常将其放置在更近的距离。这些需求的增加可能会导致各种眼部不适症状，包括眼睛灼烧、刺激、疼痛、酸痛、复视、畏光、视物模糊、瘙痒、流泪、干燥和异物感。上述与电脑有关的症状被通称为电脑视觉综合征。每天在视频显示终端上工作超过4小时的人，其视觉异常症状的患病率显著增加。

（二）电脑视觉综合征发生原因

视觉显示终端（visual display terminal，VDT）不同于一般的书本，书本是静态的，而VDT屏幕是动态的，如闪烁跳动、清晰度不佳、文字密集及亮度不均匀等，长时间操作或观看屏幕时，眼睛频繁追踪屏幕运动图像文字，并过度紧张产生视觉混淆现象，引发视疲劳。同时VDT的高度、放置的位置、操作者视线与屏幕之间的距离、操作者的坐姿及操作的时间等都与视疲劳有关。此外，为了提高屏幕的光亮度，电脑背景光人造光源中保留了大量的蓝光，蓝光和荧光波长可加重操作者的视疲劳症状。操作者的工作环境通风不良，温度、湿度不当，光照度与屏幕反差过大，都可能是电脑视觉综合征的原因。再者，在大多数情况下，由于长时间注视显示器可导致角膜暴露时间长、眨眼频率降低引起泪液蒸发过多，导致干眼，从而加重视疲劳症状。屈光和调节障碍、集合异常也与电脑视觉综合征密切相关。

（三）电脑视觉综合征的防治

随着现代社会在工作和休闲活动中越来越多地使用电子设备，人们的视觉需求似乎只会继续增加，如无法满足这些视觉需求可能会给人们带来严重的生活方式困扰。因此，为了防治电脑视觉综合征的发生，引导青少年人群正确合理使用电脑手机至关重要。首先，设置合适的室内温度和湿度，使用屏幕保护，戴蓝光滤过眼镜。对于长时间看电子屏幕的人即使有小度数屈光不正，如 0.50～1.00D 的散光也需要进行矫正，特别是戴隐形眼镜的人。同样，低至中度的干眼患者，也需要进行及时治疗。这些病例以前可能没有得到纠正，但当长期使用计算机时，足以引起严重的视疲劳症状。此外，提供优化的、符合人体工程学的办公桌及合理的安排工作和休息时间都是必要的，并应定期体检以消除隐患。

九、视疲劳的治疗

视疲劳治疗的基本原则包括病因治疗和对症治疗。

（一）病因治疗

消除病因是治疗的关键。因此，视疲劳的治疗必须首先确定病因。

1. 屈光矫正　详细检查患者的屈光度，有无屈光参差，镜片光学中心与瞳孔距离是否吻合，是否存在主导眼非视觉优势情况。对于尚未配镜的屈光不正患者，进行准确验光配镜，原配眼镜不准确者要重新验配。

2. 视功能训练　根据双眼视功能异常情况，采取相应的同视机训练、集合训练、正位视训练和调节训练；对于有斜视或隐斜者必要时行眼位矫治手术。

3. 眼部手术的围手术期干预　干眼与视疲劳密切相关，眼表屈光手术及白内障手术后干眼发生率高，因此在围手术期应做好预防和治疗。术前对干眼进行评估，术中减少眼药使用和机械损伤，术后及时给予人工泪液及抗视疲劳药物，以预防干眼发生。近视或高度近视的白内障患者进行手术时，目标屈光度要预留足够的负球镜度数，以避免术后发生视疲劳。

4. 眼部化学伤和热烧伤的治疗　对于不同的化学烧伤，采用及时正确治疗，包括急救时充分的结膜囊冲洗、中和治疗和眼表修复；及时进行羊膜移植重建眼表，防治角结膜瘢痕形成，减少干眼和视疲劳发生。

5. 改变用眼和生活习惯　培养良好的阅读习惯，保持正常的阅读距离；长时间近距离视物时有意识地多眨眼，让泪膜在眼表涂布均匀；对于从事刺绣、印染、缝纫的工人及电脑视觉终端综合征造成的视觉疲劳，建议减少工作时间。近距离工作约 1 小时后，闭上眼睛休息，或室外眺望远方。如果存在屈光不正，根据眼睛与物体之间的距离、年龄和屈光状态调整镜片屈光度，眼镜的佩戴务必合适、准确。例如，当近视患者有老视时，其远用近视镜和近用老视镜要适当减少屈光度；当远视患者有老视时，则根据需要适当增加屈光度。使用的座椅应符合人体工程学，稳定且可调节。另外还可通过经常做眼保健操，促进眼部周围血液循环，防止视疲劳，改善视疲劳症状。

6. 全身治疗　对于有精神和心理异常的视疲劳患者，要密切关注其全身情况。患有慢性病及身体虚弱的患者长期受病痛折磨，容易产生心理上的怀疑和担忧，导致负面情绪，对治疗失去信心，产生焦虑，甚至萌生自杀念头。由此而导致的视疲劳，除了对原发疾病和视疲劳症状给予正规治疗外，还要重视心理治疗。心理治疗和预防措施主要包括以下 4 个方面：

（1）病情宣教：通过宣教，让患者了解疾病的基本知识、治疗措施、治疗目的和预期结果，使患者能够掌握基本的用药常识及注意事项，防止患者在治疗期间出现心理问题。

（2）心理干预：一旦发现患者有心理问题，应进行积极的心理疏导。最好请心理科医生会诊，并及时进行心理干预。

（3）体育锻炼：适当的有氧锻炼，增强体质，可消除原发病引起的不良情绪。

（4）药物治疗：对于心理障碍严重的患者，应及时转诊至精神医学科进行治疗。

（二）对症治疗

主要包括药物治疗和辅助治疗。

1. 药物治疗

（1）改善眼调节功能药物：对于调节过度或调节痉挛的患者可应用缓解眼调节功能的药物，改善调节，减轻眼睛疲劳。七叶洋地黄双苷滴眼液可增加睫状肌血流量，改善睫状肌调节功能，帮助减轻视疲劳症状。

（2）人工泪液：人工泪液种类很多，目前常用的有羟甲基纤维素钠滴眼液、透明质酸钠滴眼液、聚乙烯醇滴眼液、右旋糖酐羟丙甲纤维素滴眼液等。这些药物可以补充泪液中的水分和电解质，具有润滑和保湿作用，防止角结膜干燥、眼睛干涩、过敏，缓解视疲劳和眼部不适。

（3）睫状肌麻痹药物：传统的睫状肌麻痹药为阿托品，1%阿托品滴眼液具有较强散瞳作用，不适合用于缓解视疲劳。0.01%的阿托品滴眼液既有麻痹睫状肌的作用，又无明显的散瞳作用，可一定程度缓解视疲劳，但可能诱发青光眼发作，应谨慎使用。其他睫状肌麻痹药物包括山莨菪碱滴眼液和复方消旋山莨菪碱滴眼液，其主要功能类似于阿托品，效果稍弱，具有明显的外周抗胆碱能作用，可以减少乙酰胆碱引起平滑肌松弛和血管痉挛，改善局部微循环并缓解视疲劳。副作用有轻微的瞳孔散大、视近模糊，需要在临床应用中注意。

（4）中医中药　中医的针灸、眼周穴位按摩以及补肾益精、养肝明目等中医中药可能也有较好的缓解视疲劳的辅助治疗作用。

（5）其他药物　含维生素 B_{12} 的滴眼液可营养眼表神经，小牛血清去蛋白提取物滴眼液因含有多种游离氨基酸、低分子肽和寡糖，可促进角膜上皮细胞代谢和对氧的利用，能达到补充眼部组织营养的作用，缓解视疲劳。

2. 辅助治疗

（1）局部热敷和定时做眼保健操：能改善眼周循环，起到一定的辅助治疗作用。

（2）指导患者合理搭配饮食结构、作息规律、劳逸结合。

十、视疲劳的预防

（一）教育引导预防视疲劳

视疲劳常常被一些全身不适症状所掩盖，比如身体过度疲劳、心情焦虑、神经官能症等因素，因此容易被大家忽视，所以应该加强视疲劳健康科普教育，增强眼保健意识，掌握科学的用眼方法。对于职业性视疲劳和电脑终端性视疲劳人员定期进行用眼知识讲座，做好职业宣传教育，定期为其体检，预防视疲劳对人体带来的伤害。加强对化学烧伤、热烧伤高危人群的安全防护和教育。中小学生要保证足够的睡眠时间，在课间时，学生应主动进行户外活动，眺望远处，让睫状肌得到放松。

（二）科学设置照明环境

室内照明日光灯功率按每平方米 1.76～2.5W 计算，环境的照明光线要均匀，亮度比例适当，光稳定且无波动，无频闪，无反光，显色性好。避免光源安装在视频操作者前上方或直接照射在屏幕上。为预防干眼的发生，电脑作业、刺绣工、印染工等工作环境应保持 20℃ 左右舒适的温度，50% 相对稳定的湿度，空气流通要好，保证良好的空气交换。

教室桌面照明亮度应在 100～200lx 之间。也可采应用百叶窗调节窗户的进光量进行自然采光，以稳定环境光亮度，避免眩光和光晕。

（三）用眼习惯的培训

计算机和自动化办公系统已成为人们日常工作和生活中不可或缺的重要工具，长时间近距离工作引起的视疲劳已成为社会问题，养成良好的用眼习惯以防止视疲劳发生非常重要。简单方法是在近距离视物或凝视屏幕时有意识多眨眼。每分钟眨眼约 20 次，可促进泪液分泌，并均匀的将泪液分布在眼表，能减少泪液蒸发，减轻干眼症状。此外，近距离作业的连续工作时间不应太长。建议工作 1 小时，休息 15 分钟左右，时常做远眺。设置计算机屏幕的背景亮度和字体颜色，观看距离应在 50～70cm 之间。计算机显示器应放置在视线的下方，看电脑时俯视 15°～20°。老视眼人群应适当增大手机和电脑字体。视频终端工作者应配戴防护眼镜，或使用视频终端防辐射屏，以减少荧屏辐射对眼睛的损伤。

（张凤妍 罗小玲 游昌涛）

参 考 文 献

1. 张效房，杨进献. 眼外伤学. 郑州：河南医科大学出版社，1997：666-673.

2. 中华医学会眼科学分会眼视光学组. 视疲劳诊疗专家共识，中华眼视光学与视觉科学杂志，2014，16（7）：385-387.

3. 赵家良. 眼科. 北京：人民卫生出版社，2014：313-316.

4. 朱娉，赵堪兴，李丽华等. 调节和集合功能异常引起视疲劳临床分析. 中国实用眼科杂志，2014，32（4）：4-6.

5. 杨晨，范翔，刘瑜玲. 七叶洋地黄双苷滴眼液治疗屈光不正性视疲劳的临床观察. 眼科研究，2010，28（7）：676-677.

6. 刘波. 视疲劳的原因分析与矫正策略研究. 学位论文，第三军医大学，2013.11.01.

7. 吴丽娟. 高校学生调节和非斜视性双眼视功能异常状况的调查和分析. 学位论文，福建医科大学，2016.06.04.

8. 任佑凡. 民间十字刺绣女工视疲劳调查分析. 中华眼外伤职业眼病杂志，2015，37（5）：392-394.

9. 杜向红，梁庆丰. 干眼患者心理障碍的研究进展，中华眼科杂志，2016，52（3）：226-228.

10. Nagata T. Ocular disorders associated with occupations.Nihon Rinsho.2014，72（2）：265-269.

11. Chawla A，Lim TC，Shikhare SN，et al.Computer Vision Syndrome：Darkness Under the Shadow of Light.Can Assoc Radiol. 2019，70（1）：5-9.

12. Capó-Aponte JE，Urosevich TG，Temme LA，et al. Visual dysfunctions and symptoms during the subacute stage of blast-induced mild traumatic brain injury. Mil Med. 2012，177（7）：804-813.

13. Wu SP，Yang CH，Ho CP，et al. VDT screen height and inclination effects on visual and musculoskeletal discomfort for Chinese wheelchair users with spinal cord injuries. Ind Health. 2009，47（1）：89-93.

14. Khoury JM，Haddad WF，Noureddin B. LASIK for high myopic astigmatism resulting from perforating ocular injury. J Refract Surg. 2005，21（6）：756-759.

15. Klainguti G. Decompensated strabismus surso-adductorius. Klin Monbl Augenheilkd. 2004，221（5）：298-303.

16. Szymańska J. Work-related vision hazards in the dental office. Ann Agric Environ Med. 2000，7（1）：1-4.

17. Thiagarajan，Preethi，Ciuffreda，et al. Visual fatigue and accommodative dynamics in asymptomatic individuals. Optometry & Vision Science，2013，90（1）：57-65.

18. Mercer RB，Marcella CP，Carney DK，et al. Occupational health hazards to the ultrasonographer and their possible prevention. J Am Soc Echocardiogr. 1997，10（4）：363-366.

第七篇　眼外伤的预防与护理

第六十二章　眼外伤的预防

　　眼睛是天生的最宝贵的感觉器官,人们应该爱护好大自然赐予我们的这份礼物。然而人们总是容易忽略这重要的资源,意识不到它的重要性,一旦因眼部外伤而丧失视力,无法维持生计甚至造成更悲惨的命运的时候,人们才意识到眼的重要性,然而已难以挽救失去的视力。因此,我们应采取必要的预防措施,保护好我们的这个宝贵感官——眼睛,防止意外伤害的发生。

　　眼的位置及其解剖结构特点决定了其易损伤性(图62-0-1)。双眼位于面部前方,眼球的5/6受到眼窝的保护,1/6的部分暴露于环境之中,暴露的1/6构成了眼球的前部眼表部分,其结构特点使其容易受到外界环境中的固体物、化学物品和有害气体等物质的损伤而造成伤害。

　　眼科流行病学调查研究显示,全球每年约有5 500万例眼外伤患者,我国每年发生眼外伤有500万~1 200万例,占同期眼科住院患者的16%~35%。最常见的眼外伤是眼球穿孔伤(perforating injury of eyeball),其次是眼挫伤(contusion of eyeball),眼内异物(intraocular foreign body)占眼外伤总住院病例的32.5%,眼外伤常引起多种并发症,发生率为68.6%,主要有外伤性白内障(traumatic cataract)、外伤性青光眼(traumatic glaucoma)、虹膜睫状体炎(iridocyclitis)、玻璃体积血(vitreous hemorrhage)、玻璃体视网膜病(vitreoretinopathy)等。眼外伤的主要致伤原因是工农业生产及学生、儿童娱乐玩耍时造成的意外伤害。眼外伤已成为当今世界单眼盲的首要病因。眼外伤不但给患者的身心造成巨大的冲击,也给家庭和社会造成巨大的经济损失和医疗负担。

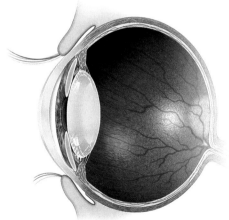

图62-0-1　眼的位置及解剖特点

眼球位于颜面部前方,眼球5/6的部分受到眼窝的保护,1/6的部分暴露于环境之中,暴露的1/6构成了眼球的眼表部分

　　几乎所有的眼外伤通过合理的防护措施能得到预防。预防眼外伤首要的是宣传教育,普及眼防范知识,使人们增强爱眼意识。据报道,在工农业生产和体育运动中,儿童和成人的眼部外伤都有各自的

发生规律,加强安全宣传教育、严格操作规程、加上防护措施,可有效地预防眼外伤。对儿童应重点预防,危险玩具应禁止儿童玩耍、鞭炮射弹弓等亦应禁止。

第一节　机械性眼外伤的预防

在工厂、工地、田野、家庭、街道及公共活动场所等地方较易发生机械性眼外伤,受伤人群以中青年居多,属家庭的主要劳动力,给家庭和社会造成较大的经济负担。这些在工地、公共场所以及家庭中的大多数机械性眼外伤(mechanical eye trauma)都可以通过采取相关的措施进行预防。工厂企业中,安全操作以及防护措施是预防的重点,新员工的岗前培训及不定期的安全教育等均可提高工人的安全意识;配备安全防护衣帽、眼罩和面罩,减少可能发生的意外伤害。在农村中,应定期开展安全教育,加强安全知识宣教,提高对可能遇到伤害的预判力。对于政府部门,公共环境和道路安全应是预防的重点,同时应定期进行法制培训和教育,提升全民素质。在家庭,加强对少年儿童的看管是预防的重点。任何机械性眼外伤,就个人来说不仅仅损伤了视功能,还严重影响心理健康。

一、加强安全教育

工作生产中眼外伤的发生,大多数是工作中的疏忽大意和对安全生产的认识缺乏造成的。所以加强安全教育,提高对安全生产的认识是预防眼外伤的首要措施。

1. 组建健全的安全生产组织机构　加强安全生产的组织和管理,安全生产组织机构要经常组织安全生产教育,包括课堂或会议上的安全教育,工作实施过程中的系统指导和安全教育,通过实践过程中的经验教训进行广泛的宣传等。

2. 对工厂的新员工　在进入岗位之前,需要进行相应的业务学习,同时把安全教育作为业务重点学习之一。在进入岗位初期,要再一次对新员工进行生产和安全工作教育,确保理论安全教育和实践安全教育的统一,以最大限度地保证安全。

3. 对老员工　也应加强教育,很多时候安全事故的发生就发生在老员工的身上。工作的熟练和以往未发生事故,不代表以后的安全,因此对老员工也应定期加强安全教育。

4. 对非一线的生产人员　也应进行必要的安全教育,以防止因不了解安全生产的规定及其重要性而造成意外伤害。

5. 工厂车间　应合理布置,清洁整齐,以减少受伤的机会,对于发生粉尘较多的车间部分应给予密闭和隔离。

6. 制作严格的安全操作规程　严防因麻痹大意而造成意外伤害。

7. 劳动条件的改善　工业生产的遥控化和智能化劳动条件的根本改善可以从源头上预防眼外伤。

二、改善生产设备和防护措施

生产设备如生产机器、操作台、生产工具、照明设施等的完善是预防眼外伤的重要前提条件。生产设备的年久失修和发生故障通常可造成严重的眼外伤。因此,生产设备的严格管理是预防眼外伤的重要因素。

1. 上下班制度　详细的上下班交接制度,随时注意检查生产工具,如有轻微异常,一定要及时检查修理,减少眼外伤发生的机会。

2. 照明　适当的照明也能很好地预防眼外伤的发生。不适当的照明会使工人在工作中产生视觉疲劳,从而导致精神涣散,容易发生意外事故。新建的工厂通常照明设计合理,给工人造成良好的劳动生产条件,旧的工厂通常照明不足,应尽力改善。

3. 清洁的空气　保证工作场所的空气清洁,减少或避免粉尘及有害气体的产生。在很多的生产过程中会使用或产生有毒的物质,应尽量改进安全生产方法及改进设备仪器,使用无害的或毒性更小的物质代替有害物质。在某些生产过程中不可避免使用有毒物质时,应加强预防建筑和防护设施的改善工作,同时注意通风、降温、排除粉尘和密闭粉尘和有毒物质等,均可减少眼外伤的发生。

4. 生产条件的改善　生产机械化、密闭化、遥控化、智能化和远程操控装置是减少眼外伤和职业性眼病的根本方法。生产机械化的水平越高,发生眼外伤事故的机会就会越少。虽然全面自动化的普及还有待国家经济建设的进展才能实现,在某些工作程序中,采用部分机械操作或半自动化过程是可以实现的,这样可以在处理有害物质及处理相对复杂和危险的工作程序时减少发生眼外伤的机会,同时也提高了生产效率。因此,应当把积极改进生产工具和生产方法作为一项重要的任务。

5. 防护设备　在安全生产过程中如无法避免飞屑的进出,如切削金属时的金属刨花和碎屑等,则应安装透明栅栏、防护屏(图 62-1-1)或防护罩(图 62-1-2)并用醒目的色彩作标志,或安装防护板或透明的机器罩,同时将机器的转动装置安装于人手不能达到的高度以保持适当的距离,可有效避免眼外伤的发生。

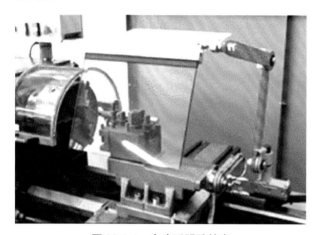

图 62-1-1　车床透明防护窗
在工人工作的前面有一个透明的防护屏以保护工人的眼睛和人身安全

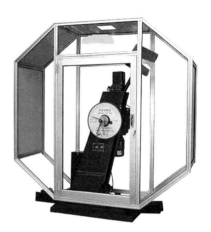

图 62-1-2　透明防护罩
小型仪器可以用透明的防护罩完全遮蔽仪器,需要操作时打开防护罩的门进行操作

6. 个人防护　详见后述。

三、个人防护设备的使用

生产设备和防护措施的改善是根本,个人防护设备的使用则是锦上添花。根据眼部防护设备的使用目的可将其分为四类:防护从制造物或工具上飞溅出来的碎屑;隔绝空气中的灰尘和刺激性的有害气体;防止液体和熔化金属的飞沫;防护放射能。根据防护设备的构造,又可将其分为两大类:帽盔、防盾、面罩和防毒面具(gas mask for protecting poison gas);防护眼镜(protective spectacles)。

1. 帽盔、防盾、面罩及防毒面具:这几种面具的主要作用是防护眼部、面部和颈部,防止碎片、碎屑、金属、化学药品及放射能等的损伤。在吹沙工作中,用镶嵌有透明玻璃的帽盔以保护头部、眼和颈部。在电焊工作时,用固定的帽盔(图 62-1-3)、面罩或手持面罩(图 62-1-4)防护面部和眼睛,也可用金属纱面罩防护速度较快的较大颗粒。为防止有害气体,如毒气、粉尘、细菌、有毒害气体或蒸汽等,常用防毒面具,常用的防毒面具有过滤式防毒面具(图 62-1-5)和隔绝式防毒面具(图 62-1-6)。过滤式防毒面具的滤毒罐用来净化毒害气体,减少有毒气体对眼和呼吸道的损害,常用作一般的个人劳动防护用品。隔绝式防毒面具主要用于高浓度污染空气中,或在缺氧的高空、水下或密闭舱等特殊场合。现代防毒面具可有效防御战场上的毒剂、生物战剂和放射性灰尘等。

2. 防护眼镜

(1)网状防护眼镜:网状防护眼镜(图 62-1-7)由较为致密的铁丝网制作而成,用以防护较大的飞屑,保护眼睛。但是,网状防护眼镜具有不透明的网格,使得被观察的物体不能被完全看清,所以,一般只用来做较为粗糙的工作,如粉碎石块矿石和铁渣,对于雕刻花纹等精细的工作,不能用网状防护眼镜。

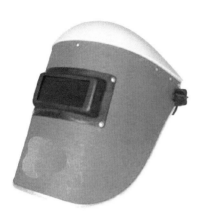

图62-1-3　防护帽盔
戴在头上防护面部和眼睛,解放双手

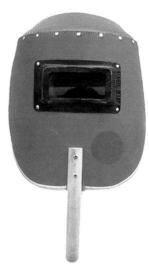

图62-1-4　手持防护面罩
用于防护面部和眼睛

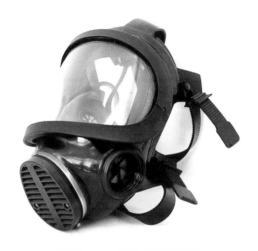

图62-1-5　过滤式防毒面具
广泛适用于化工,船舶,石油,矿山等部门,防
毒气侵袭

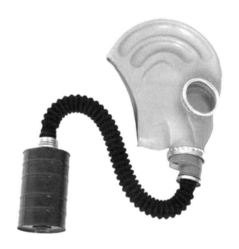

图62-1-6　隔绝式防毒面具
使工作人员呼吸器官、眼睛和面部与外界
空气隔绝,并依靠自身供气的防毒面具

（2）鳞片状防护眼镜:鳞片状防护眼镜（图62-1-8）应用范围广泛,主要用于防护各个方向飞来的碎屑,配上有色玻璃时,还可用于防紫外线和亮光,在电气焊时也可配戴,其缺点是视野受限。

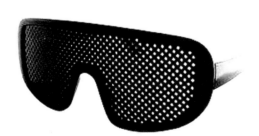

图62-1-7　网状防护眼镜

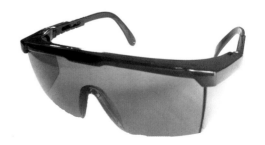

图62-1-8　鳞片状防护眼镜

（3）汽车司机眼镜:汽车司机眼镜（图62-1-9）是根据光线的偏振原理制作而成,可有效过滤光束中的散射光线,过滤强光和紫外线,使投入眼睛的光线柔和不刺眼,消除眩光,具有防强光、防紫外线和抗疲劳的作用。

（4）防尘防沙眼镜：防尘防沙眼镜（图62-1-10）的周围有柔软的皮革镶嵌，可以与眼周围的皮肤紧密贴合，上方有通气小孔。能很好地防止灰尘和腐蚀性液体的飞沫，其缺点时容易蒙上水汽。

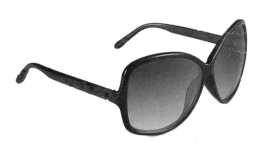

图62-1-9　汽车司机眼镜

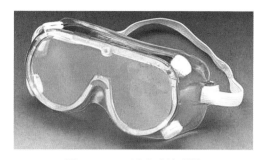

图62-1-10　防尘防沙眼镜

（5）密闭防护眼镜：密闭防护眼镜的周围有橡皮镜框（图62-1-11），橡皮镜框可与面部皮肤紧密贴合，把眼与外界环境隔离开。水下护目镜就是此类防护眼镜，可以将眼与水隔离开来，防止眼受水中污物的损害。此类眼镜的缺点是容易蒙上水汽。

（6）电焊工防护眼镜：电焊工用防护眼镜的镜片中应含有铈、钴或镉等金属氧化物或有机染料，以能防护短波紫外线和红外线对眼的伤害，并减弱可视光线的光强度。通常电焊工所用的防护眼镜为钴蓝色镜片，焊工助手所用的眼镜为黄绿色滤光镜片。

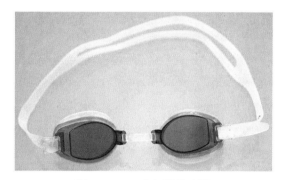

图62-1-11　密闭防护眼镜

四、其他预防措施

眼外伤的预防还应做好以下几点：

1．工作现场放置眼外伤的急救设施。

2．工人就业前进行视功能相关检查，就业后应定期复查，必要时调整工作性质。

3．对儿童家长、保育员和教师等，应加大宣传力度，禁止各种锐利的玩具和其他的危险玩具。

4．医务人员要深入工农生产的一线，加强眼外伤的调查研究工作，提高防治质量。同时，应加强对眼外伤的急救知识培训，对于突发的眼外伤能给予及时适当的处理，以尽可能地减少和降低外伤对眼的伤害。

 ## 第二节　儿童眼外伤的预防

近年来由于眼外伤导致的致盲率逐渐提高，眼外伤成为19岁以下人群致盲的主要因素之一。有资料显示，我国儿童眼外伤的发病率占外伤总数的15%～27%。眼外伤一旦致盲或造成视力损伤，不但影响到儿童的身心健康，也会对其家庭和社会造成负担。儿童眼外伤因其年幼，缺乏生活经验，对可能发生的伤害认识不足，自我防护及躲避伤害的能力差等而具有其自身的特点，在学校、家庭和公共场所等地方均可发生，男童眼外伤的发生率明显高于女童，常见的致伤原因有鞭炮炸伤、剪刀扎伤、铅笔戳伤、针头戳伤等，通常造成角膜穿孔、巩膜穿孔、外伤性白内障、眼球破裂、虹膜脱出，甚至眼内炎等，即使进行了积极有效的手术治疗，也通常无法避免患儿的视力损伤。儿童眼外伤的视力预后远远低于成人眼外伤的视力预后。

绝大多数的儿童眼外伤可通过采取相关的预防措施得到预防，应当引起全社会的广泛关注。社区医院应担当重任，加强宣传相关的防护知识，进行安全知识教育，远离刀具、尖锐的玩具等；在儿童能够触及的范围内应禁止放置危险的玩具、用具及生活常用品等；学校开展相关的安全教育和保健课程。

儿童眼外伤的预防有赖于学校、家长等的综合教育和管理。

1. 加强对儿童家长,教师以及儿童看护人员的宣传教育,提高防患意识。

2. 加强对一些少儿节目等的监管力度,以防止儿童进行模仿危险行为。

3. 加强对锐利刀具如小刀、剪刀、针、铁丝等危险用具的监管,在儿童能够触及的范围内应禁止放置危险用具。

4. 禁止让儿童自己燃放烟花爆竹,更不要将烟花爆竹等放在酒瓶等玻璃器皿里燃放。

5. 严禁儿童在追逐玩耍时手持锐利器具,如铅笔、筷子等。

6. 避免购买仿真枪或玩具枪等有冲击力的玩具,购买玩具时应考虑到儿童的实际自防能力。

7. 禁止儿童模仿电视中的危险动作和玩弄危险玩具。

8. 对于已经发生的伤害,不应隐瞒并及时就医,将对孩子的视力损害降到最低。

9. 加强眼科专业医护人员的眼科急救培训,提高医护人员的眼科急救水平,尤其对于偏远地区的医护人员应列为重点培训对象。

第三节 光损伤的预防

强阳光对人眼视网膜构成潜在威胁,在此环境下人们可选择适当的太阳镜(见图62-1-9),遮挡紫外光及减少阳光辐射。配戴具有吸收短波光线、可见光和紫外线的防护眼镜,对于白内障摘除手术后的患者更为重要。生活中经常服用维生素C、维生素E有助于抑制光照引起的脂质过氧化和清除所产生的自由基作用,具有一定的预防作用。

为免受更多的光损伤,在使用眼科仪器检查或治疗过程中应遵循以下原则:

1. 最短的暴露时间和尽可能低的光照强度。例如白内障摘除术后或其他内眼手术后,用双目间接检眼镜和裂隙灯检查时,注意检查时间应尽可能缩短,光照强度控制在适当水平。

2. 减少光源中短波谱光线的成分。如使用非同轴光的手术显微镜,或在手术显微镜上可放置阻断近紫外光及短波长光的滤光片或放置保护视网膜的滤光片,改变手术显微镜的光路传导使光无法在视网膜上聚焦。眼前段的手术操作可使用角膜罩或棉片等遮挡不必要的光线进入眼内。

3. 选择可吸收紫外线特性的人工晶状体,可防止术后紫外线对黄斑部的损伤。目前临床使用的绝大多数人工晶状体具有吸收紫外线的能力,对紫外线吸收率约为90%,但对短波光线的可见光没有吸收能力。

4. 在医生进行眼底激光等治疗操作时应配戴防护眼镜。

第四节 眼冻伤的预防

冻伤亦称冷伤,是由寒冷引起的原发性组织冻结和继发性血液循环障碍造成,其直接原因是寒冷。眼睑的血液供应良好,很少发生冻伤,眼球受眼睑保护和瞬目运动的作用,更不易受冻。但在高空等严寒条件下,如无防护,有的可致眼睑、角膜(发生浑浊)、虹膜(发生后粘连)、晶状体(发生部分浑浊)冻伤,治疗方法为对症处理。

因此,风的冷却作用对发生冻伤有很大影响。接触冷物,人体局部与极冷的金属、石块等导热性很强的器物接触时,会发生局部温度骤然下降,以至发生冻伤。如遇局部潮湿,可使皮肤与冷物冻结在一起,处理不当时还会发生裂伤。

大多数冻伤可以通过相关的预防措施进行预防。

(一)部队和团体工作人员预防冻伤的基本原则

1. 定期开展防冻知识教育,提升民众的防冻意识 对部队及组织应进行广泛的宣传教育,提高防冻意识,强调防冻工作对加强战备的意义。要敢于同严寒抗战,又要积极宣传防冻知识,使部队人员熟悉各种防冻方法,减少或避免严寒带来的伤害。

2.掌握冻伤规律,制定防冻措施　通常冻伤的程度与寒冷的强度和持续时间成正比。但是寒冷是否导致冻伤,尚与环境、衣着、全身状态及作业性质等因素有关。潮湿本身并不直接致伤。但由于水的导热性比空气大20余倍,因此,在寒冷环境下,潮湿可严重破坏防寒的保暖性而增加体热的散失。冷风,空气是热的不良导体,通常停留于体表之间的空气层呈相对的静止状态,因而具有良好的保湿作用。但冷风会使空气对流加速,破坏保温层,从而使体热散失。一般认为风速越大,保温散失越多,人体的冷感愈加剧。在疲劳和饥饿等条件下,机体的基础代谢率下降,产热减少,容易发生冻伤。因此,在冬季行军和户外作业过程中,大量出汗后在室外停留过久,或执行潜伏、伏击、站岗等肢体活动较少的任务时,容易有冻伤的发生。初入寒冷地区、体弱或有冻伤史的人员更易冻伤。在眼睑、手、足、耳及颜面部等裸露部位和肢体的末端,更要注意预防。预防冻伤工作必须根据易冻时机、人员等特点,有针对性地制定防冻措施,以便有效地防止冻伤。

3.开展耐寒训练,增强抗寒能力　定期组织耐寒锻炼,充分发挥机体本身的抗寒能力,是预防冻伤最积极、最有效的措施。部队在寒冷条件下训练、施工和执勤都是耐寒锻炼的方法,这样也可以把耐寒锻炼和完成各项任务有机地结合起来;有组织地进行爬山、滑雪、跑步、打球等活动,积极进行各项锻炼;坚持用冷水洗手和脸,甚至可以循序渐进的考虑训练用冷水洗脚和洗澡;掌握"迟穿棉、逐渐添、室内减、室外穿"的原则,增添衣物须根据天气状况、任务性质和个人差异来适当掌握。

4.做好充分准备,做好物质保障　部队及组织应及早做好各项防寒的物质保障工作,及时修缮影响保暖效果的门窗,搞好取暖设备的维修,积极改善合理膳食,饮食时间得当,保证进食热的食物和水,并提高食物的质量,及时制备补助防寒用品等。

5.合理运送伤员,保证取暖措施　在转运受伤和昏迷等人员的过程中要注意采取合适的保暖措施,用火烤及用雪擦容易加重伤情,切忌使用这种方法。

(二)个人防冻注意事项

对于长期在寒冷区域的人员,应具备一定的防寒知识,做到"七勤""六不要"即:勤进行耐寒锻炼,持之以恒;勤储备抗寒衣物,使用防寒装备;勤更换衣服、鞋子和袜垫,保持衣服和鞋袜干燥,脚汗重者要采取相应的防治措施;勤揉搓手脚和额面,特别是在工作中,要做到静中求动,;勤用热水洗脸、洗脚;勤相互监督;勤分享抗寒知识和交流抗寒经验,长期生活和工作在寒冷区域的人员,大都有一套完整和完备的有效防冻经验,把这些有效的防冻措施和经验加以总结,加强新工作人员的宣传教育,并将其应用于生活和工作的实践,就能达到防寒抗寒的目的。不要穿潮湿的鞋子和袜垫;不要长时间静止不动;不要在无充分准备时单独外出;不要裸手接触冰冷的金属;不要用烤火,搓雪或浸入冷水等方式处理受冻部位;不要醉酒。

第五节　眼热烧伤的预防

火焰喷射器、烟花及燃烧弹所引起的烧伤称火焰性烧伤(flame burn),战争时多因使用凝固汽油弹,日常的生产生活中因铁水、沸水溅入眼内引起的损伤称接触性烧伤(contact burn),此时通常伴有眼睑(eyelid)、结膜(conjunctiva)及其他部位的烧伤。由于眼睑的瞬目作用,眼睑常可保护结膜及角膜免受伤害。一旦结膜及角膜烧伤,轻者表现为结膜充血(conjunctival congestion)、水肿(edema)、角膜浑浊(corneal opacity);重者表现为结膜和角膜呈现白色凝固性坏死(coagulating necrosis),上皮脱落后形成角膜溃疡(corneal ulcer),或引起睑球粘连(symblepharon),如睑球烧伤严重,愈合后因瘢痕收缩引起睑外翻(ectropion)或眼睑闭合不全(hypophasis)。

眼热烧伤预防的关键在于提高安全意识。食堂、浴室、实验室、开水及锅炉房等地是最易发生烧烫伤的地方,必须倍加注意。在开水房附近马路上打球或骑快车,不小心会砸破别人手提的热水瓶而造成烫伤,应严格禁止;实验室的安全守则和各项实验操作中的安全注意事项必须严格遵守;进行有可能发生危险的实验时,要按规定采取必要的安全措施,不可疏忽;实验室的废气和废液要妥善处理;实验室内不准吸烟;实验结束后要好好洗手;要熟悉砂箱、灭火器的地点、使用方法和使用选择;烧伤的救护知识应普及。

第六节 眼化学伤的预防

眼化学伤为眼直接接触生产使用的原料、制作成的化学品或剩余的废料所引起,主要为酸和碱类化学物质。另外尚有腐蚀剂、氧化剂和气泡剂等。化学伤的程度及预后与眼部和化学药物的接触时间、面积、化学物质的种类、浓度、剂量、成分、pH值、作用方式及化学物质的温度、压力和化学物质所处的状态有关。碱性物质的穿透性更强,其所致的烧伤更为严重,其可与细胞膜发生皂化反应,使胶原变性,血管堵塞。氢离子可使蛋白沉淀形成一层屏障,阻碍氢离子进一步穿透组织,因此酸性物质所致的组织损伤较轻。

据报道,65%的灼伤事故是由于设备年久失修,30%的灼伤事故是由违章操作所致,4.5%的灼伤事故为生活性灼伤,0.5%的灼伤事故是人为伤害。因此,为降低甚至避免眼部灼伤事故的发生,必须对防护设备进行定期维护,防止化学物质泄漏及加强工人的安全知识教育和规范操作。应做到以下几点:

1. 定期维护和检修年久失修的设备,加强管理,加强机器设备的机械化和密闭化,及时更换具有较大安全隐患的机器设备,减少受伤机会。

2. 对于一线的工作人员,应加强对所使用酸碱腐蚀性化学物质性质及其危害性的宣传力度,进行规范的操作培训,加强安全知识教育,增强安全意识。

3. 在使用化学物质的过程中,应当配戴防护眼镜,以免化学物质飞溅带来的意外伤害。

4. 在使用腐蚀性化学物质的现场,应配备洗护用具,如洗脸盆、水壶、冷开水和洗眼器(图62-6-1)等,以备急救时使用。在冲洗时应拉开眼皮睁大眼睛,头部在水中左右摆动或反复眨眼,使结膜囊内的化学物质尽快冲洗干净,冲洗时间应不少于30分钟。

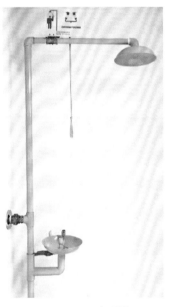

图62-6-1 洗眼器

5. 在腐蚀性化学物质的预防上,应加强防火、通风和排气等措施,定期测量施工环境中毒害物质的浓度。

6. 改进生产、运输和储藏方面的设备,合理处理原材料和废料。

第七节 其他非机械眼外伤的预防

微波损伤(microwave injury)的预防:将作业场所的微波功率密度控制在安全标准以下,对辐射源要加以屏蔽,加大工作地点与微波辐射源之间的距离,微波作业者需戴防护镜。凡负责操作微波辐射设备的人员在微波传导时间,严禁用眼直接观察微波发射器等各项设备。探测微波磁场时,可采用探测器,直接读出功率或每平方厘米的瓦数。注意医疗保健,凡从事微波工作人员,开始工作前应详细检查双眼及全身,参加工作后,至少每2年健康检查1次,早发现,早防治。一旦发现微波白内障患者,应更换不接触微波的工作岗位,调离微波现场。

防止电离辐射,应做到以下几点:

1．对从事放射职业的工作人员进行辐射损伤与防护基本知识培训，使其了解辐射效应及防护措施。

2．加强放射卫生与防护的卫生监督和管理，放射工作者定期体检，做好健康档案管理。对发生放射性损害者，应更换岗位，避免再次受到电离辐射伤害。

3．根据不同的辐射源性质和能量，分别选用适合的铅屏进行屏蔽，并配戴适合的防护眼镜。在光学玻璃中加入铅，可用于 x 射线、γ 射线、α 射线和 β 射线作业人员。

4．操作中充分利用时间、距离和屏蔽防护，尽量使用长柄钳等远距离操作器械，操作要准确、迅速。

5．对于头颈部需要进行放射性治疗的患者，应用铅板屏蔽眼部。尽可能减少眼部受照剂量。

6．就业前体检发现有晶状体浑浊者，不应在电离辐射现场工作。

第八节　交感性眼炎预防

交感性眼炎（sympathetic ophthalmia）的病情复杂、治疗烦琐、预后欠佳，虽然近年来糖皮质激素大量应用于交感性眼炎的治疗，使本病的预后得到了很大改善。然而其最有效的方法仍是预防其发生。预防措施主要包括早期正确处理伤口、适时摘除受伤眼等。

1．早期正确处理伤口及受伤眼　对眼球穿孔伤（perforated injury of eyeball）应按其治疗原则进行处理，立即关闭穿孔伤口，对大于 3mm 的伤口进行仔细缝合；正确处理伤口中嵌顿的葡萄膜组织、晶状体囊及皮质；合并眼内异物（intraocular foreign body）时，应在重建和恢复视功能的前提下尽快摘出异物。在怀疑有眼球破裂（rupture of the globe）时，应仔细探查确诊并根据具体情况及时做相应处理。

2．受伤眼球预防性摘除的时机及意义　有学者提出摘除受伤眼是预防交感性眼炎的唯一方法。后来大多数学者认为受伤后 2 周是交感性眼炎的"安全期"，此期摘除受伤眼可有效预防交感性眼炎的发生。近年来越来越多的学者对此观点进行了否定，受伤 2 周内摘除受伤眼后仍可能发生交感性眼炎，摘除受伤眼需要在免疫过程开始之前进行才能有效预防交感性眼炎。眼科医生应谨慎对待受伤眼，如果受伤眼视力完全丧失，有用视力不能恢复，眼球发生严重破裂，眼内容物大量流失，眼球外形无望恢复者，应早期摘除，最好不超过两周；如果受伤眼尚有希望恢复视力和保持眼球外形，则应保留眼球，积极采取相应措施，最大限度挽救和保留视功能。

3．糖皮质激素的预防应用　事实表明，眼外伤后应用糖皮质激素可有效控制炎症反应，减少并发症的发生。但糖皮质激素能否预防交感性眼炎的发生则存在较大争议。Duke-Elder 等（1977）认为，糖皮质激素不能预防交感性眼炎的发生。胡椿枝（1983）认为眼外伤后应用糖皮质激素虽不能预防交感性眼炎的发生，但可以减轻病情，改善预后。糖皮质激素能否预防交感性眼炎的发生尚需要进一步探索。

第九节　儿童眼外伤的防治

儿童眼外伤（pediatric ocular trauma）的诊治与成人相去甚远。儿童的年龄越小，其眼外伤的特点与成人的差异就越大，这是由于儿童对于诊疗依从性较差以及眼球的解剖差异所造成的。一些差异可以由眼科医生加以注意并克服（譬如儿童对于检查的不配合）；另外一些差异则需要眼科医生的充分理解和认识（譬如在相对小的眼球上实施手术），并采取针对性的治疗策略。

一、儿童眼外伤的流行病学

儿童眼外伤的流行病学（epidemiology of pediatric ocular trauma）情况与成人相比差异较大，其发生率相对较高，应该得到医生、家长、患儿乃至全社会的重视。我国儿童眼外伤占全部眼外伤的12.38%～40.38%，国外报道的儿童眼外伤数据与之类似，在所有眼外伤中比例占到27%～52%，有四分之一的开放性眼球损伤发生在儿童患者当中。儿童单眼盲（monocular blindness）的首位病因是眼外伤，在美国一项以人口为基数的研究中统计，16 岁以下的儿童眼外伤患者发生率为 15/100 000 人 / 年。不同年龄段儿童的眼外伤特点各有不同，1～3 岁的儿童，牙牙学语，行动蹒跚，易跌倒触及地面泥团、石块、碎瓷等锐利物品而致伤，但该年龄组的儿童多由家长照看，发生率相对较低。4～6 岁的儿童，对周围环境好奇，常模仿成人劳动或者独自应用锐利工具导致眼部创伤，以穿孔伤为常见，此年龄段眼外伤发生率相对较高。7～14 岁的儿童离开家庭，步入学校，接触外界环境机会多，活动能力强，不熟悉生活中劳动操作，使用劳动工具不当或好动斗殴，故此年龄组的儿童严重眼外伤（挫伤和穿孔伤）的发生率最高。Koval 报道，以色列眼外伤研究所 3 年收治 2 000 例眼外伤患者，47% 的伤者年龄在 18 岁以下，6～10 岁为高发生率的年龄组（17%），11～15 岁次之（16%）。

儿童的眼外伤致残率（disability rates）和致盲率（incidence of blindness）相对较高，河南医科大学第一附属院（现为郑州大学第一附属医院）统计 1981～1991 年内儿童眼内异物住院患者 613 例中，盲眼占 72.2%，低视力占 12.6%，经治疗出院时盲眼仍有 64.3%。谈松年对 339 例儿童眼外伤进行 10 年随访，发现眼球萎缩占 27%，致盲率达 43.8%。杨晓慧等报道 11 年间 1 126 例儿童眼外伤中，致盲率高达 69.08%。

根据欧洲的一项研究显示，儿童严重眼外伤发生在家中的比例最高（40%），其次是在体育活动中发生或与机动车事故相关。6 岁以下儿童，家中的意外（剪刀、铅笔或其他尖锐物品）是主要因素；稍大一些的儿童，玩具、石头和球类运动造成的外伤居多。Armstrong 对美国的一项 2001—2007 年儿童眼外伤急诊统计分析显示，62% 的患者是男性，最常见的眼外伤类型是挫伤（contusion）/ 擦伤（abrasion），占总共 1 048 500 患者中的 54%，最常见的外伤地点在家中，最高发的时间是春季和夏季。大多数儿童眼外伤是可以预防的，尤其是与体育运动相关的外伤。Harrison 在 2000 年的一项研究中发现，4200 例体育运动相关的眼外伤中，43% 发生于 15 岁以下的儿童当中，其中超过 90% 的眼外伤都是可以预防的。另外还有一些特殊的致伤因素，譬如气枪、烟花爆竹等。气枪导致的眼外伤患者平均年龄为 11 岁，在一项研究中显示 51% 的受害者是被朋友或者兄弟姐妹气枪射伤的。气枪眼外伤中 14% 发生于儿童，成人只有 0.8%。该类型眼外伤中有三分之一接受了眼内容物摘除术（evisceration of eyeball），另外有半数为无光感视力。烟花爆竹所造成的眼外伤在儿童群体中比例非常高，国外一些报道的烟花爆竹所致眼外伤数据如下：瑞典 75%，奥地利 49%，美国眼外伤数据登记库为 69%，其中有 67% 为旁观者受伤。

二、儿童眼外伤的检查

针对儿童眼外伤的特点，其检查方法和内容与成人不同。首先要进行全身情况生命体征的快速评估，同步询问眼外伤的受伤过程、既往过敏史、既往眼科疾病史，在确保生命安全的基础上尽快进行眼部检查，选择实施适当的治疗方案。有些孩子对于采集眼外伤病史很不配合，拒不提供详细的病史甚或提供虚假的信息，究其原因可能是害怕父母的责备或者惩罚，也可能是逃避承担自己所犯下的错误，需要检查者加以甄别应对。

遭受眼外伤的儿童，尤其婴幼儿往往处于极度恐惧、焦虑的状态，对于检查极不配合。因此需要医生具备足够的耐心，娴熟的技术，以及充分的爱心。在检查开始前，尽量让儿童和家长能够放松，和儿童讲话要尽可能的温柔和亲切，有些孩子可能畏惧白大衣，不妨考虑穿着便装为孩子检查。如果孩子的年龄可以听懂并理解，告诉孩子眼科检查绝对不会伤害到孩子的眼睛，不会使其感到疼痛，必要时可以动作轻柔地滴入表面麻醉眼药水，有助于减轻疼痛和缓解眼睑痉挛（blepharospasm），取得孩子的信任将会使接下来的眼部检查得以顺利进行。如果患儿严重抗拒检查，可由家长协助固定头部，以开睑拉钩（eyelid retractor）帮助暴露评估眼表伤情，但要注意动作轻柔，准确开睑，避免仓促操作，挤压眼球导致眼内容物脱出，造成二次伤害。如果确实因为患儿的激烈抗拒，无法检查眼部伤情，可联系麻醉医师给予基础麻醉（basal anaesthesia），或者在手术室内全身麻醉（general anaesthesia）下仔细实施眼部检查。

1. 视力检查 视力检查（visual acuity test）是评估眼外伤严重程度及预后的重要指标。除了开放性眼球损伤和眼化学伤需紧急处理，其他类型眼外伤均应尽量检查视力，由于儿童对视力检查的配合程度不同，对于不同年龄阶段的儿童可以采用不同的视力检查方法。1岁以内可以观察瞳孔对光反射、眼底红光反射、以及注视和跟随反应，1~3岁可以做遮盖试验、点状视力检查等，3岁及以上可以使用图形视力表，或者国际标准对数视力表。

2.眼附属器检查　眼附属器（ocular adnexa）的检查应由外向内全面检查，眼睑外伤如果伴有严重皮下淤血、肿胀时，需警惕是否伤及眼眶骨壁（orbital wall）及眼外肌（extrinsic muscles），应检查眼位和眼球运动，可以用手电或小玩具等视标诱导患儿向各个方向注视，观察在各诊断眼位上有无斜视（strabismus），以及单眼或双眼运动异常，排除眼外肌运动受限导致的麻痹性或限制性斜视。同时亦须行眼眶CT扫描，观察是否有眼眶骨壁连续性中断，以及眼外肌或周围软组织嵌入骨折区域。眼睑全层裂伤时需注意检查有无异物存留，同时检查泪道排除泪道损伤。

3.眼前段检查；角巩膜的位置较为靠前，穿孔伤（perforating trauma）一般容易发现。检查时注意结膜有无裂伤（laceration）、异物（foreign body），角膜上皮是否完整光滑，角膜是否透明，前房深度是否正常，有无房水闪光、前房积血或积脓，虹膜根部是否断裂，边缘有无撕裂、前后粘连等，晶状体是否透明、位置有无脱位。后部巩膜特别是赤道后的破裂伤容易漏诊，如果有结膜高度肿胀、结膜下出血时尤其需要注意。

瞳孔的状况是眼外伤检查中的重要一环，瞳孔形状不规则譬如呈水滴状时，往往提示伴有角膜和前部巩膜破裂伤。瞳孔的直接和间接对光反射检查，反应光线传入路和传出路的状况。相对性瞳孔传导阻滞（relative afferent papillary defect，RAPD）对于判断预后非常重要，提示外伤性视神经病变（traumatic optic neuropathy）或者严重的视网膜损伤。瞳孔的大小变化也反映着是否伴有颅脑损伤的状况，意识丧失的患儿如果发现瞳孔散大，要排除脑疝形成的可能。

4.眼后段检查　如果伤眼屈光间质透明，应使用检眼镜检查眼底，尤其推荐双目间接检眼镜及全视网膜镜，因为其照明强度大，视野范围广，即使屈光间质不够透明的情况下亦可观察到眼底情况。如果屈光间质明显浑浊，需要行眼部超声检查，但必须是在开放性眼球损伤缝合之后方可进行。

三、常见的儿童眼外伤

1.开放性眼球外伤　开放性眼球外伤（open-globe injuries）并不是最常见的儿童眼外伤类型，但其可能造成最为严重的后果，在眼外伤住院治疗的病因中居于首位。开放性眼球外伤常见于锐器伤、体育运动相关外伤等，近来亦有报道其发生男孩高于女孩，以及与地域有一定相关。

接诊儿童开放性眼球外伤的首要原则是：避免造成二次伤害。对于配合检查的成人眼外伤患者，可以在患者清醒状态下评估排除眼球破裂伤（rupture of eyeball）。但是对于难以配合检查的儿童患者而言，为了避免对眼部带来进一步的损伤，麻醉状态下的眼部检查是很有必要的。如果需要通过手术探查来最终确诊开放性眼球外伤，建议使用眼盾暂时性保护眼部，同时全身应用广谱抗生素预防眼内炎的发生。如果发现患儿出现明显的眶周肿胀，检查时应更加谨慎，避免牵开眼睑时对眼球过度施压造成二次伤害。当怀疑有眼内异物伤时，CT扫描和眼部超声检查是非常有必要的。对于眼内异物伤的检查，Patel等报道CT扫描的正确检出率可达到94.9%，高于超声检查的51.9%。尽管对于儿童患者而言，超声检查的一大优势是可以避免放射线照射，但因其存在漏诊眼内异物的风险，必要时仍需进行CT扫描。如果眼内异物确认其为非磁性金属异物，则可考虑行MRI检查。发生眼内异物伤的儿童与成人相比，视力受损更严重且视网膜脱离的发生率更高。

由于儿童更容易揉眼造成眼内容物二次脱出，一旦开放性眼球外伤和眼内异物伤确诊，治疗原则应是尽快重建眼球的完整性。眼球伤口的彻底检查评估非常重要，必要时将球结膜做360°环形切开探查。首先要缝合关闭伤口，分别使用8-0缝线和10-0缝线缝合巩膜和角膜伤口。需要注意的是，儿童的角膜组织强度弱于成人，所以术后角膜缝线的逐渐松弛过程会比成人更快。对于同时涉及角巩膜的伤口，首先要将角巩膜缘对位缝合，然后再分别缝合角膜和巩膜伤口。处理伤口时需仔细还纳脱出的葡萄膜组织，除非确实无法还纳或者脱出的葡萄膜组织已经明显污染（图62-9-1）。当伤口接近缝合完成时，需要评估是否需要进一步的处理，如果需要行晶状体手术，则要注意儿童的晶状体囊更加菲薄质韧，撕囊难度要远超成人。此外，儿童的玻璃体与视网膜和晶状体后囊的粘连要强于成人，所以在成人患者中较少发生的玻璃体手术并发症譬如玻璃体后脱离，更容易出现在儿童玻璃体手术过程中。如果继发视网膜脱离，则视力预后会非常差。在围手术期，要重视对破伤风抗毒素的应用和抗生素的使用，尽管玻璃体内应用抗生素存在一定争议，但是全身和局部使用抗生素则适合所有的开放性眼外伤病例。

交感性眼炎（sympathetic ophthalmia）也是开放性眼球外伤需要额外注意的一项并发症，尽管比较罕见，仍然有导致单眼外伤的患者发生双眼视力丧失的潜在风险。一项对 2 511 例开放性眼球外伤的 10 年期随访研究报道，交感性眼炎的发生率为 0.24%。这些患者大多都表现出前房内活动性炎症或者渗出性视网膜脱离，均接受了糖皮质激素全身应用，其中有

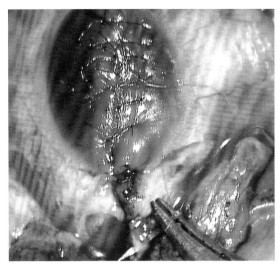

图 62-9-1　角巩膜裂伤
穿孔伤口纵贯角膜全层及部分巩膜

一半患者同时接受了免疫抑制剂，所有患者中有 71% 的最终视力评价为良好。对于恢复视力无望的严重的开放性眼球外伤患者，为预防交感性眼炎的发生，必要时行眼球摘除或者眼内容物摘除手术也是一项选择。

2. 闭合性眼球外伤　儿童眼外伤中最常见的类型就是闭合性眼球外伤（closed-globe injury），其中又以角膜上皮擦伤（corneal epithelial abrasion）、结膜下出血（subconjunctival hemorrhage）和眼附属器损伤最为常见。据统计有 25% 的眼外伤属于角膜擦伤，患者主要症状包括眼痛、流泪、畏光和视力受损。有时一个角膜上皮擦伤的健康婴儿唯一表现仅为不明原因的烦躁和长时间哭闹。角膜接触镜相关的擦伤尤其要重视，因为更容易继发细菌和真菌感染，导致角膜溃疡（corneal ulcer）形成。结膜下出血是发生在结膜部位的无痛性出血，如果不合并相关外伤（眼部破裂伤、异物存留、眼眶骨折等），则该症状具有自限性，但需要告知患儿和家长出血在 2～3 周吸收完全之前可能会有局部扩散表现。

对于闭合性眼球外伤的伤情评估首先需要排除开放性眼球外伤，包括视力检查在内的详尽的眼部检查是必不可少的。对于年龄很小的婴幼儿患者，基于检影验光的准确视力评估往往是难以实施的，但是被检眼是否具备"注视和跟随（fix and follow）"能力，以及是否具有"稳定、可维持的、中心注视（stable，maintainable，central focus）"能力，对于评价视力预后可提供非常有价值的信息。对于不配合的儿童患者，在常规裂隙灯下采用荧光素染色评估角膜上皮完整性的方法很难进行，可采用手持式裂隙灯检查来协助完成，或者用直接检眼镜或间接检眼镜的钴蓝光照射来帮助检查是否存在角膜上皮缺损着色。对于不配合检查的儿童患者，直接检眼镜或间接检眼镜等可以保持较远检查距离的设备往往更容易得到患者的配合接受。

大多数闭合性眼球外伤可以在门诊随访治疗，但是外伤性前房积血（traumatic hyphema）则往往需要住院治疗。儿童外伤性前房积血的治疗较为复杂，初始眼压的数值是评估是否手术治疗的重要参考指标。一项对于 138 例儿童外伤性前房积血病例的临床研究中，接受手术治疗的患者平均眼内压为 35mmHg（1mmHg＝0.133kPa），保守治疗的患者平均眼压为 19.4mmHg。此外，对于外伤性前房积血，需要警惕的再次出血的可能性。早前曾有一项 25 例儿童外伤性前房积血病例研究报道有 12% 的患者再次出血，但近来亦有临床研究报告未见再次出血发生。

3. 眼部化学伤　化学伤（chemical injuries）也是一种较为常见的儿童眼外伤类型。美国的一项研究显示，在儿童眼外伤中，1～2 岁年龄组化学伤发生的概率最高，而 6～14 岁则最低。而且在 3 岁以下儿童有更高的概率发生碱烧伤（alkali burns），提示在这个年龄段存在较高发生家用洗涤剂导致眼化学伤的风险。同样的，在印度的一项儿童眼外伤研究中发现，化学伤的最常见两个致伤物是石灰和洁厕剂。在这些报道的儿童眼部化学伤病例中，角膜损伤的面积从 3mm 到接近全部上皮缺失不等，但是大

多数患者在痊愈后可以恢复到基线视力。但亦有临床研究报道儿童眼部化学伤可能导致明显的视力丧失，印度的研究中即发现最终的平均视力仅为 0.05。眼部化学伤导致视力预后的显著差异主要取决于化学伤直接损伤到眼的不同解剖结构。

眼部化学伤的处理首先是第一时间停止与致伤物的接触，然后马上进行大量眼部冲洗，以中和 pH 值至正常生理范围。冲洗时注意避免冲洗液从伤眼流至对侧眼，从而导致交叉污染。冲洗过程中，如有必要可以使用局部麻醉或者表面麻醉剂，以减轻眼睑痉挛和患儿的不适感。冲洗应当充分，注意检查结膜囊特别是穹隆部避免遗漏残存的化学物质，尤其当眼部 pH 值不能及时中和至正常范围（6.5～7.6）时，常常提示可能还有残留的化学物质未能冲洗干净。

4. 眼眶骨折：眼眶骨折（orbital fracture）在儿童眼外伤类型中相对少见，骨折的部位跟受伤儿童的年龄有一定相关。年龄较小的儿童（7 岁以下）多遭遇眶上壁骨折，而 7 岁以上年龄组儿童多见眼眶下壁骨折。随着年龄增长导致常见眼眶骨折部位发生变化，主要与面颅骨的发育和鼻窦的气腔形成有关。虽然与成人一样，儿童的眼眶下壁骨折临床多见为爆裂性眶底骨折，但是儿童的外伤特点与成人差异较大。与成人爆裂性眶底骨折相比，眼球运动受限、复视、恶心呕吐等临床表现更多见于儿童患者，更需要早期手术处理。儿童眶底骨折的另外一个典型表现是"活板门样骨折（trapdoor fracture）"，主要是在外伤瞬间眶壁发生破裂弯曲，眶内容物包括部分脂肪、下直肌等组织陷入，而后眶壁骨折处自行复位形成一线性、微小骨折，但有可能会使嵌顿的眼外肌发生缺血坏死的风险。这种类型的骨折在儿童眶底骨折时较为常见，往往会使过于依赖眼眶影像学检查来做出诊断的医生产生困惑，而且影像学检查在儿童眼眶骨折伤的正确检出率通常显著低于成人。

儿童眼眶骨折治疗的一项两难抉择是手术时机的把握。如果患儿表现出明显的眼心反射，需要马上做出手术探查的决定以避免可能出现的渐进性心动过缓。对于没有眼球运动受限、眼球凹陷，或者"活板门样骨折"表现的患儿，手术可以适当推迟。如果观察 1～2 周仍然没有改善，合适的手术指征包括：复视、超过 2mm 的眼球凹陷、眶底骨折缺损面积大于 50%，以及牵引试验阳性。

5. 外伤性眼内炎：尽管临床工作中对眼内炎（endophthalmitis）的发生颇为重视，但在儿童眼外伤中外伤性眼内炎仍时有发生，在外伤的初始治疗完成后仍需密切观察。国内一项 2016 年的 15 只眼儿童外伤性眼内炎的临床观察显示，眼球穿孔伤是外伤性眼内炎的首位原因，其次才是眼部手术和内源性感染。该研究中患者视力预后较差，15 眼中只有 6 眼最终视力优于 0.1。其结果与之前 Thordsen 的临床研究结论相似。儿童外伤性眼内炎的另外一项特点就是在外伤初始治疗后 5 周内有较高比例继发视网膜脱离。儿童外伤性眼内炎的致病菌谱与成人略有不同，最常见的病原微生物是链球菌属。采取早期有效的治疗方案，譬如尽可能彻底的玻璃体切除术，则可能挽救一定程度的视力。

交感性眼炎（sympathetic ophthalmia）的病情复杂、治疗烦琐、预后欠佳，虽然近年来糖皮质激素大量应用于交感性眼炎的治疗，使本病的预后得到了很大改善。然而其最有效的方法仍是预防其发生。预防措施主要包括早期正确处理伤口、适时摘除受伤眼等。

（彭广华 李志刚 邵敬芝）

参 考 文 献

1. 李凤鸣，谢立信. 中华眼科学. 3 版. 北京：人民卫生出版社，2014.

2. 李朝辉. 眼外伤的急救及后期处理. 北京：金盾出版社，2002.

3. 李曼红，张自峰，王雨生，等. 儿童眼球穿通伤的临床分析和防护. 国际眼科杂志，2017；17（8）：1580-1583.

4. 马志中. 我国机械性眼外伤防治的研究现状与进展，中华眼科杂志，2005；41（8）：736-738.

5. 张颖，张卯年. 眼外伤流行病学研究现状，国际眼科纵览，2007；31（6）：426-431.

6. 朱豫，张效房. 积极开展眼外伤领域循证医学实践活动. 眼外伤职业眼病杂志，2006，28（2）：151-155.

7. 徐建锋，王雨生. 我国大陆地区眼外伤的流行病学状况. 国际眼科杂志，2004，4（6）：1069-1076.

8. 王卫群，王立平，宋绣雯. 儿童眼外伤继发青光眼的临床分析. 眼外伤职业病眼病杂志，1996，18：253.

9. 王卫群，孔令训，陈美兰. 水合氯醛保留灌肠应用于小儿眼检查. 实用眼科杂志，1992，10：329.

10. Cao H，Li L，Zhang M，et al. Epidemiology of pediatric ocular trauma in the Chaoshan Region，China 2001-2010. PLoS One 2013；8（4）：e60844.

11. Dain SJ. Sports eyewear protective standards. Clinical and Experimental Optometry，2016；99（1）：4-23.

12. Hoskin AK，Philip SS，Yardley AM，et al. Eye Injury Prevention for the Pediatric Population. Asia Pac J Ophthalmol （Phila），2016；5（3）：202-211.

13. Jack J Kanski，Brad Bowling. Clinical Ophthalmology：A Systematic Approach. Holland：Elsevier-Health，2011.

14. Kaufman，Stephen C，Lazzaro，Douglas. Textbook of ocular trauma. Germany：Springer，2017.

15. Yan Hua. Ocular Trauma. Germany：Springer，2016.

16. Strahlman E，Elman M，Daub E，et al. Causes of paediatric eye injuries. A population-based study. Arch Ophthalmol. 1990；108：603-6.

17. Grayson W. Armstrong，Julia G. Kim，James G. Linakis et al. Pediatric eye injuries presenting to United States emergency departments：2001-2007. Graefe's Arch Clin Exp Ophthalmol. 2013；251（3）：629-36.

18. U Acar，O Y Tok，D E Acar，et al. A new ocular trauma score in pediatric penetrating eye injuries. Eye. 2011；25（3）：370-4.

19. US Consumer Product Safety Commission. Sports and recreational eye injuries. Washington，DC：US Consumer Product Safety Commission；2000.

20. Koval R. The Israeli ocular injuries study-a nationwide collaborative study. Arch Ophthalmol，1988，106：776.

21. Elder M. Penetrating eye injuries in children of the West Bank and Gaze strip. Eye. 1993，7：429-432.

22. Hemo Y，Ben Ezra D. Traumatic cataracts in young children：correctionof aphakia by intraocular lens implantation. Ophthalmoic Paediatric Genet.1987，8：203-207.

23. Dunn E，Jaeger E，Jeffers J，et al. The epidemiology of ruptured globes Ann Ophthalmol.1992，24：405-410.

24. Nelson L，Wilson T，Jeffers J. Eye injuries in childhood：demography，etiology，and prevention. Pediatrics.1989，84：438-441.

25. Olver J，Hague S. Children presenting to an ophthalmic casualty department Eye. 1989，3：415-419.

26. Umeh R，Umeh O. Causes and visual outcome of childhood eye injuries in Nigeria. Eye. 1997，11：489-495.

27. Jandeck C，Kellner U，Bornfeld N，et al.Open globe injuries in chil-dren. Graefe's Arch Ophthalmol. 2000，238：420-426.

28. El-Sebaity DM，Soliman W，Soliman AM，et al. Pediatric eye injuries in upper Egypt. Clin Ophthalmol. 2011；5：1417-23.

29. Li X，Zarbin MA，Bhagat N. Pediatric open globe injury：a review of the literature. Journal of Emergencies，Trauma，and Shock. 2015；8（4）：216-23.

30. Patel SN，Langer PD，Zarbin MA，et al. Diagnostic value of clinical examination and radiographic imaging in identification of intraocular foreign bodies in open globe injury. Eur J Ophthalmol. 2012；22（2）：259-68.

31. Kumar K，Mathai A，Murthy SI，et al. Sympathetic ophthalmia in pediatric age group：clinical features and challenges in management in a tertiary center in southern India. Ocul Immunol Inflamm. 2014；22（5）：367-72.

32. SooHoo JR，Davies BW，Braverman RS，et al. Pediatric traumatic hyphema：a review of 138 consecutive cases. Journal of AAPOS. 2013；17（6）：565-7.

33. Coats DK，Viestenz A，Paysse EA，et al. Outpatient manage-ment of traumatic hyphemas in children. Binocular Vision & Strabismus Quarterly. 2000；15（2）：169-74.

34. Haring RS，Sheffield ID，Channa R，et al. Epidemiologic trends of chemical ocular burns in the United States. JAMA Ophthalmology. 2016；134（10）：1119-24.

35. Abelson MB，Udell IJ，Weston JH. Normal human tear pH by direct measurement. Arch Ophthalmol. 1981；99（2）：301.

36. Joshi S，Kassira W，Thaller SR. Overview of pediatric orbital frac-tures. The Journal of Craniofacial Surgery. 2011；22（4）：1330-2.

37. McGraw BL，Cole RR. Pediatric maxillofacial trauma. Age-related variations in injury. Archives of Otolaryngology—Head & Neck Surgery. 1990；116（1）：41-5.

38. Hink EM，Wei LA，Durairaj VD. Clinical features and treatment of pediatric orbit fractures. Ophthal Plast Reconstr Surg.

2014；30（2）：124-31.

39. Egbert JE，May K，Kersten RC，et al. Pediatric orbital floor fracture：direct extraocular muscle involvement. Ophthalmology. 2000；107（10）：1875-9.

40. Bansagi ZC，Meyer DR. Internal orbital fractures in the pediatric age group：characterization and management. Ophthalmology. 2000；107（5）：829-36.

41. Wu H，Ding X，Zhang M，et al. Pediatric posttraumatic endoph-thalmitis. Graefe's Archive for Clinical and Experimental Ophthalmology＝Albrecht von Graefes Archiv fur klinische und experimentelle Ophthalmologie. 2016；254（10）：1919-22.

42. Thordsen JE，Harris L，Hubbard 3rd GB. Pediatric endophthalmitis. A 10-year consecutive series. Retina（Philadelphia）. 2008；28（3 Suppl）：S3-7.

第六十三章　眼外伤的预后

眼外伤是导致青壮年人群中视力残疾,包括盲和低视力(blindness and low vision)的主要原因。受伤的解剖位置、受伤的性质与程度、治疗的方法与时机、以及手术后近期与远期并发症等因素均会影响眼外伤的预后(prognosis of ocular trauma)。目前,由于显微外科的发展与玻璃体视网膜手术技巧的提高,一些眼外伤患者的预后大为改善;然而,严重的眼外伤仍然可能导致患者失明,甚至眼球摘除。由严重的眼外伤造成的视力残疾患者,则需要进行视觉康复(visual rehabilitation)。

一、眼睑外伤

眼睑的挫伤(palpebral contusion)常引起眼睑的水肿、皮下出血或淤血、血肿,一般在2周左右好转或消退。如果挫伤波及内眦韧带,可使睑裂缩短或内眦变圆。如果伤及睑缘,愈合后组织的收缩可发生睑内翻(entropion)、睑外翻(entropion)、倒睫(trichiasis)或畸形(deformation)。眼睑结构的全层断裂常见于严重的挫伤或锐器伤,形成眼睑瘢痕、睑内翻、睑外翻、眼睑闭合不全或上睑下垂等。眼睑伤口如与鼻窦、鼻腔相通,非常容易发生感染,处理此类型伤口时应该高度注意。

二、泪器外伤

泪腺因眶骨保护,泪腺外伤(injury of lacrimal gland)的发生率低。泪小管(lacrimal canaliculus)和泪点(lacrimal punctum)的外伤常由内眦部附近的裂伤导致,可使泪点移位或闭锁,表现为溢泪(epiphora)。撕裂伤波及泪囊(lacrimal sac)时,可能会导致泪囊破裂或形成泪囊瘘(fistula of lacrimal sac)。鼻泪管(nasolacrimal canal)损伤后,由于泪道受阻或继发感染,可能发生泪囊黏液囊肿(mucocele of lacrimal sac)和慢性泪囊炎(chronic dacryocystitis)。

三、眼外肌外伤

眼外肌外伤(extraocular muscles injury)一般会合并眼睑与结膜外伤,严重者合并巩膜的裂伤。眼外肌挫伤导致眼外肌肿胀,失去收缩功能,或者撕裂伤引起肌腱和(或)肌腹的断裂而出现眼球运动障碍,眼位偏斜。由于双眼视觉突然遭到破坏,患者会产生复视(diplopia)、眩晕(dizziness)及定位不准确等表现而愿意遮盖一眼。眼外肌的损伤如果波及睫状前动脉或静脉,可能会影响前段眼球的正常血供。

在支配眼外肌的运动神经损伤中,最常见的是展神经的损伤,动眼神经与滑车神经其次。这些神经损伤导致眼肌麻痹(paralysis of ocular muscle)与眼球运动障碍(disturbance of ocular movement),除了斜视(strabismus)、复视、代偿头位(compensatory head position)外,一些患者还有上睑下垂(ptosis)、瞳孔散大(mydriasis)等表现。

四、眼眶外伤

常见的眼眶外伤(injury of orbit)有眶骨的骨折、眶内出血、异物、感染引起的眶压升高、眼球突出(exophthalmos)或眼球运动障碍,有时伴有附近的颅骨骨折及脑组织损伤,亦有同时发生眼球及视神经的外伤者。神经管处的骨折可压迫视神经,甚至使视神经部分或完全断裂,导致视力严重下降或失明。眶上裂或眶尖部损伤导致眶上裂综合征(superior orbital fissure syndrome)或眶尖综合征(orbital apex syndrome),

眶尖综合征可伴有视盘水肿或视神经萎缩(optic atrophy)。眶上壁骨折可能使滑车脱离移位,导致上斜肌的位置异常与功能障碍而出现复视;眶下壁骨折时,如果出现眼球内陷、运动受限或垂直性复视等现象,提示眼眶组织陷入上颌窦内;鼻窦骨折有时会出现皮下气肿,感染后易形成眶蜂窝织炎(orbital cellulitis)。

五、结膜外伤

少量的结膜下出血(subconjunctival hemorrhage)可在 1 周内自行吸收。如果大面积结膜下出血,合并有局部胀痛、眼球突出和视力下降者,应排除眼眶血肿。结膜撕裂伤 3mm 以下者多能自愈,大的裂口需要缝合。结膜外伤处理时要注意伤口的对合并尽量避免形成睑球粘连(symblepharon)。

六、角膜与巩膜外伤

角膜挫伤(corneal contusion)常引起角膜水肿和浑浊,一般多于数日至数周内恢复,高度水肿时角膜后弹力层出现皱褶。严重的角膜挫伤或挫伤处理不当可能会引起角膜溃疡(corneal ulcer)和之后的瘢痕形成而影响视力。另外一些严重的挫伤可导致角膜和巩膜裂伤、房水流出、前房变浅或消失、虹膜嵌顿(iris incarceration)或虹膜脱出(prolapse of iris)以及瞳孔移位和变形等。

巩膜挫伤(scleral contusion)主要表现为巩膜裂伤(scleral laceration),并可有前房积血(hyphema)或玻璃体积血(vitreous hemorrhage)以及前房消失等。严重的巩膜裂伤,导致眼内容嵌顿或大量脱出,眼压极低,甚至眼球萎缩(eyeball atrophy)。角巩膜穿孔伤(perforating corneoscleral injuries)的预后与伤口长度、位置、处理直接相关。

七、虹膜睫状体外伤

眼球挫伤后常发生不同程度的虹膜睫状体的炎症反应,大部分虹膜睫状体炎(iridocyclitis)在积极治疗后可痊愈,但少数治疗效果欠佳或反复发作形成慢性虹膜睫状体炎。严重的外伤如形成前房角粘连,可能引起继发性青光眼(secondary glaucoma),另外一些病例可能出现虹膜的局部或全部萎缩。

挫伤可引起外伤性的瞳孔缩小(traumatic miosis),而虹膜及睫状体肌肉受累时出现外伤性瞳孔散大(traumatic mydriasis)及调节麻痹(paralysis of accommodation)。如果虹膜根部离断范围大则常导致瞳孔移位或形成"D"形瞳孔,位于睑裂部者可影响视力。

睫状体的损伤可能会影响房水的分泌,导致长期眼压过低,严重者甚至眼球萎缩。

八、外伤性前房积血

前房积血(hyphema)继发于外伤后的 3～5 天内。不合并其他损伤的少量的前房积血一般可自行吸收。小部分患者的前房积血可能由于影响房水循环而发生继发性青光眼。当前房积血并发虹膜睫状体炎时,常导致虹膜周边前粘连、虹膜后粘连及瞳孔闭锁等,从而更容易继发青光眼。继发青光眼的前房积血可能导致角膜血染(blood staining of cornea)。

九、外伤性青光眼

外伤性青光眼(traumatic glaucoma)的常见原因是眼外伤引起的前房积血或前房角后退(recession of anterior chamber angle)。一些研究报道称:大约 36% 的全前房积血患者、7% 的前房角后退患者出现继发性青光眼。此外,眼挫伤后晶状体脱入前房或玻璃体内,以及部分晶状体不全脱位患者(subluxation of lens)也可能发生继发性青光眼。

继发性青光眼的视力预后与眼压的高度、持续时间及眼球其他的损伤有密切关系。

十、晶状体外伤

挫伤可引起晶状体脱位与晶状体浑浊:轻者可出现晶状体点状、片状浑浊,严重者导致全晶状体浑浊与晶状体脱位(dislocation of lens)。由于晶状体位置的改变,患者出现屈光状态异常、虹膜震颤(iris tremor）及单眼复视等表现。

眼球穿孔伤与异物存留者所形成的外伤性白内障（traumatic cataract）除造成视力下降外，还可由于晶状体的皮质或脱位的晶状体进入前房堵塞前房角继发青光眼，或者晶状体的皮质进入玻璃体导致过敏性葡萄膜炎（allergic uveitis）。

眼外伤患者伴发外伤性白内障的比较常见，发生率大约有一半。及时的手术是获得良好视力的前提，但是学龄期以下儿童的预后因伴有弱视而较成人差。

十一、玻璃体损伤

严重挫伤致眼球破裂（rupture of eyeball），玻璃体自破口脱出或与眼内其他组织一起嵌顿于伤口。由于大量的眼内容物脱出，眼压极低，眼球变形甚至塌陷。大量难以吸收的陈旧的玻璃体积血（vitreous hemorrhage）可以逐渐形成增生性视网膜病变（proliferative retinopathy），牵引导致视网膜脱离（retinal detachment）。

十二、视网膜外伤

视网膜震荡（commotio retinae）、视网膜脱离、视网膜出血及视网膜裂伤等均是视网膜外伤的常见类型。

视网膜震荡的患者轻者于1～2周内恢复，重者导致黄斑变性（degeneration of macular）、黄斑萎缩（atrophy of macular）及黄斑孔（macular hole），预后不佳。少量的视网膜出血可逐渐吸收或遗留陈旧病灶，对视力影响不大，位于黄斑部的出血使视力明显减退。大量的视网膜出血可穿破内界膜进入玻璃体形成玻璃体积血，一部分积血可逐渐吸收，难以吸收的可能机化，形成增生性玻璃体视网膜病变（proliferative vitreoretinopathy）。

视网膜的裂伤常波及黄斑，形成黄斑板层或全层孔，此外也表现为锯齿缘断离（dialysis of ora serrata）。眼球穿孔伤所导致的视网膜脱离由于穿孔伤与其并存而治疗效果较差。

十三、视神经外伤

视神经外伤（optic nerve trauma）占眼外伤的0.3%～5%。视神经不全损伤时，视力可在1周后开始好转，数周到数月内继续提高，但很少完全恢复。颅内视神经损伤与部分撕脱可造成视野缺损，视神经完全撕脱（total optic nerve avulsion）与切断后造成视力永久性丧失。视神经鞘膜内出血可导致视盘水肿、视网膜静脉怒张、阻塞、出血等，后期视神经萎缩。

十四、眼内异物

一些眼球穿孔伤伴有眼内异物（intraocular foreign body），异物进入眼内，不仅造成机械性眼组织损伤，而且由于一部分异物的生物效应导致眼球强烈的炎症反应，因此，大大增加了虹膜睫状体炎、前房积脓、化脓性眼内炎（suppurative endophthalmitis）的发生率。

晶状体内的异物很快导致外伤性白内障。一些金属异物所发生的化学性损伤如铁质沉着症（siderosis）和铜质沉着症（chalcosis）对眼球有者极大的破坏作用：如含铜80%以上的异物应及时取出，否则可引起急性化脓性炎症，最终眼球萎缩。而临床常见的铁质异物亦会造成视力不同程度的损害。

随着手术技巧的提高，原来预后差的伴有眼内异物的眼外伤，现在预后也有所改善。

十五、眼内炎

化脓性眼内炎（suppurative endophthalmitis）是穿孔性眼外伤最严重的并发症。发生眼内炎的高危因素包括：穿孔伤、晶状体后囊破裂、异物存留、植物性异物、含铜异物等。许多学者认为，即使治疗获得成功，视力大多仅保持0.05或稍好一些。

十六、交感性眼炎

绝大部分的交感性眼炎（sympathetic ophthalmia），是在伤后3个月～1年内发病的，可致残、致盲。

目前，对交感性眼炎的机制研究，对伤口及时而恰当的处理，糖皮质激素类药物和免疫抑制剂的应用等使交感性眼炎的患病率明显降低。但交感性眼炎一旦发生，治疗仍很困难。有些晚期严重病例，如糖皮质激素用量不足或给药时间不够长，则预后不佳。

有学者报道，交感性眼炎中，伤口位于睫状体部位伴葡萄膜嵌顿者占95.5%。

所以，眼球穿孔伤患者，应该彻底清洗缝合伤口，避免创口内葡萄膜嵌顿，这是预防交感性眼炎的重要措施。

十七、其他类型的眼外伤

（一）化学损伤

化学物质引起的损伤程度与其性质和浓度有关，轻者预后较好，严重者可导致角膜溃疡、穿孔、眼内容脱出，即使是及时治疗，愈合后仍然会形成角膜斑翳（corneal macula）、白斑（corneal leukoma）、虹膜前粘连（anterior synechia）、角膜葡萄肿（corneal staphyloma），甚至眼球萎缩。

与酸性物质不同，碱性化学物质损伤后，可继续渗入前房，引起继发性的葡萄膜炎（secondary uveitis）和青光眼等，所以碱性烧伤后损害会继续加重，应该注意外伤后的进一步观察与治疗。

（二）热烧伤

火烧伤和烫伤较为多见。如果温度不太高或接触时间短，患者仅出现眼睑烫伤、结膜充血、水肿，角膜浅层损伤；严重的热烧伤则导致眼组织坏死，愈合后出现眼睑瘢痕性内翻、外翻、眼睑畸形、闭合不全、睑球粘连及角膜白斑等。

（三）辐射性损伤

辐射性物质（如红外线、紫外线、离子、微波、激光、电离子与中子等），可导致不同程度的角膜、晶状体及视网膜的损伤。

（四）电击性眼外伤

由于电击而出现的眼外伤主要表现为眼睑皮肤烧伤、电击性白内障、反应性的虹膜睫状体炎等。

（杨晓慧　祁　颖）

参 考 文 献

1. 张效房，朱豫. 我国眼外伤研究50年成就. 中华眼科杂志，2000，36（3）：212-216.

2. 荆春霞，王声湧，池桂波，等. 影响眼外伤视力预后的危险因素分析眼外伤职业眼病杂志，2003，25（3）：154-155.

3. Erikitola OO，Shahid SM，Waqar S，et al. Ocular trauma: classification，management and prognosis. Br J Hosp Med（Lond）. 2013 Jul；74（7）：108-111.

4. Fujikawa A，Mohamed YH，Kinoshita H，et al. Visual outcomes and prognostic factors in open-globe injuries. BMC Ophthalmol. 2018，18（1）：138.

5. Yaşa D，Erdem ZG，Demircan A，et al. Prognostic value of ocular trauma score for open globe injuries associated with metallic intraocular foreign bodies. BMC Ophthalmol. 2018，18（1）：194.

6. Shah MA，Shah SM，Shah SB，et al. Comparative study of final visual outcome between open-and closed-globe injuries following surgical treatment of traumatic cataract. Graefes Arch Clin Exp Ophthalmol. 2011，249（12）：1775-1781.

7. Chronopoulos A，Ong JM，Thumann G，et al. Occult globe rupture: diagnostic and treatment challenge. Surv Ophthalmol. 2018，63（5）：694-699.

8. Bhagat N，Nagori S，Zarbin M. et al. Post-traumatic Infectious Endophthalmitis. Surv Ophthalmol. 2011，56（3）：214-251.

9. Loporchio D，Mukkamala L，Gorukanti K，et al. Intraocular foreign bodies: A review. Surv Ophthalmol. 2016，61（5）：582-596.

10. Pargament JM，Armenia J，Nerad JA. Physical and chemical injuries to eyes and eyelids. Clin Dermatol. 2015，3（2）：234-237.

11. Baradaran-Rafii A，Eslani M，Haq Z，et al. Current and Upcoming Therapies for Ocular Surface Chemical Injuries. Ocul Surf. 2017，15（1）：48-64.

第六十四章 眼外伤患者的视觉康复

由于眼外伤造成的解剖改变，导致视力下降、视野缩小，在经过积极的治疗后，可能仍然有一部分人的双眼视力低下并且不能矫正或视野缩小，从而影响其日常生活、工作和社会活动的参与，这类失去治疗意义者被称为视力残疾（visual disability）。

对于视力残疾者来说，需要通过综合的康复方案，使其能够更好地利用残余的视力。目前，视觉康复（visual rehabilitation）的主要方法是验配合适的辅助器具（助视器），并进行相应的助视器训练，同时一些视力残疾者会需要功能性视力的训练以及其他方面（如心理、教育）的康复手段。

第一节 视力残疾与康复的定义

一、视力残疾

视力残疾又称视觉残障，包括盲与低视力，中国残疾人联合会在两次全国残疾人抽样调查中制定的盲及低视力标准如下表（表64-1-1）。

表64-1-1 1987年与2006年我国残疾人抽样调查视力残疾标准

类别	级别	双眼中好眼最佳矫正视力及视野
盲	一级盲	<0.02～无光感，或视野半径<5°
	二级盲	<0.05～0.02，或视野半径<10°
低视力	一级低视力	<0.1～0.05
	二级低视力	<0.3～0.1

注：（1）需要评判双眼的视力，应该以视力较好一眼为标准。

（2）视力残疾是指"人"而言，如果一眼视力低于0.3，甚至是无光感，而另一眼的视力达到或优于0.3，此患者不属于视力残疾。

（3）视野半径<10°，不论其视力如何均属于盲

引自 孙葆忱，胡爱莲. 临床低视力学. 第3版. 北京：人民卫生出版社，2013.

二、视觉康复的定义

按照1981年世界卫生组织（World Health Organization，WHO）对康复的定义，视觉康复是指："采

取各种有用的措施与辅具,最大可能地去利用患者的残余视力,减轻视力残疾所造成的影响,提高视力残疾者的生活质量,使其重返社会。"

第二节　助视器的定义与分类

助视器(visual aid)与助听器是相似的:戴上助听器,耳聋患者能够听到他原来听不到的声音;而患者应用助视器后,亦能够看清他原来看不到或看不清的物体。凡是能使视力残疾者的视力得到改善、提高的辅助器具都被称为助视器。

助视器分为视觉性和非视觉性助视器两大类,而视觉性助视器又分为光学及非光学助视器两类。简述如下:

一、光学助视器的原理与分类

光学助视器(optical vision aid)的原理是通过利用光学系统的作用来放大目标,从而让患者获得较为清晰的视觉。

(一)光学助视器的分类

1. 远用光学助视器　主要是各种类型或不同倍数的望远镜(telescope)。包括:双筒望远镜,大多为2倍或2.5倍(图64-2-1);便携式单筒望远镜2.5倍(图64-2-2);单筒望远镜4～7倍(图64-2-3)。

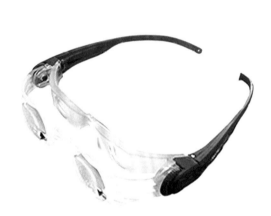

图 64-2-1　双筒望远镜

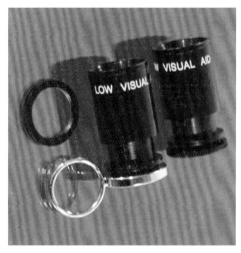

图 64-2-2　便携式单筒望远镜 2.5 倍

望远镜助视器能使远处的目标放大。缺点是由于放大作用,目标虽变大,但变近了,从而导致视野缩小。当患者头部转动时,目标快速向反方向运动,景深短,这样用它看活动目标或走路比较困难。

2. 近用光学助视器　近用光学助视器(near-optical aid)的放大的原理分别为:①相对体积的放大作用;②相对距离放大作用;③角性放大作用;④投影放大作用。这几种放大原理可以利用一种或几种:例如将阅读字体增大1.5倍(相对体积放大),然后缩短阅读物与眼的距离,从30cm移近到15cm(相对距离放大),放大2倍,那么总的放大作用为1.5×2=3倍。

(二)临床上常用的近用光学助视器

1. 眼镜式助视器　是一类 +4.00～ +40.00D 的正透镜。

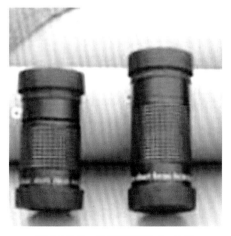

图 64-2-3　单筒望远镜 4～7 倍

优点是戴眼镜助视器（glasses visual aids）双手可自由活动,而且视野较大。缺点是工作或阅读距离近（图 64-2-4、图 64-2-5）。

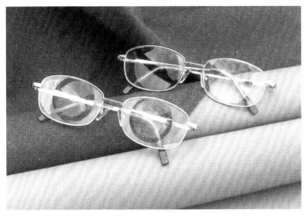

图 64-2-4 近用眼镜助视器（树脂）

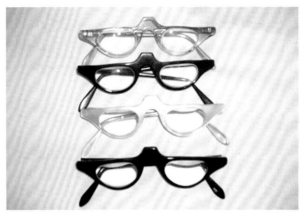

图 64-2-5 近用眼镜助视器（玻璃）

2. 近用望远镜及手术放大镜 与具有同样放大倍数的眼镜助视器相比较,这类助视器的优点是阅读或工作距离可以稍微远一些。手术放大镜可用于眼科手术。缺点是视野小,景深较短（图 64-2-6）。

3. 手持放大镜 有各种形状、不同放大倍数的放大镜。优点是使用方便,价格便宜,随处可以购买,适合于阅读及看细小目标,如阅读药瓶上的说明等。缺点需占用一只手,老人手颤抖时无法控制焦距（图 64-2-7）。

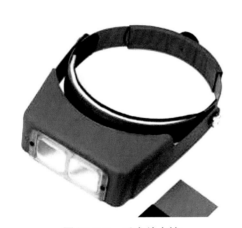

图 64-2-6 手术放大镜

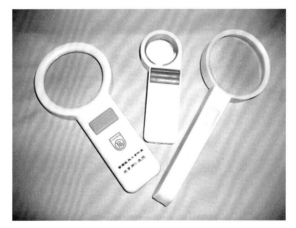

图 64-2-7 带光源的手持放大镜

4. 立式放大镜 放大倍数多为 1.5～4 倍。优点是有比较正常的阅读距离,手抖的老年人或年龄较小的儿童,用手持放大镜有困难时,可用立式放大镜（vertical magnifier）。缺点是视野较小,需要固定,阅读姿势差,易疲劳（图 64-2-8）

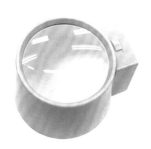
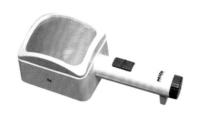
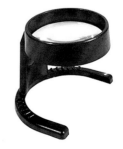

图 64-2-8 不同种类的立式放大镜

（三）电子助视器

电子助视器（electronic visual aid）是通过摄像头，将所阅读的文字、图片等目标拍摄转成影像，然后再传到屏幕上并加以不同程度的放大。适用于阅读、绘画、书写作业等（图 64-2-9，图 64-2-10）。闭路电视助视器（closed circuit TV visual aids）、便携式近用电子助视器都是常用的电子助视器。

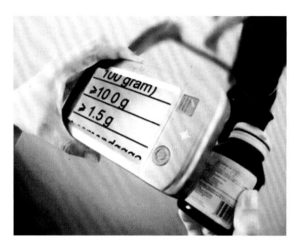

图 64-2-9　便携式近用电子助视器

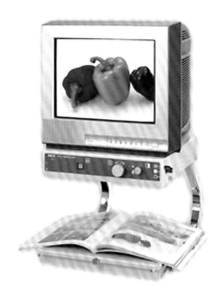

图 64-2-10　台式电子助视器

电子助视器的优点：

（1）放大倍数高。

（2）视野大。

（3）可有正常的阅读距离和舒适的阅读姿势。

（4）可有图像反转的改变：例如可以调成白底黑字或者黑底白字。

（5）可以调整对比度及亮度。

电脑放大软件（computer amplification software）是另外一种类型的电子助视器：它以计算机系统为基础，能提供屏幕放大，合成语音，触觉显示或将这些功能组合在一起。例如：

（1）JAWS 盲人阅读软件：此软件可将普通的个人电脑转换成能语音的电脑，因而盲人可由"看"转变为"听"。

（2）Zoom Text 图文放大软件：Zoom Text 软件有不同的放大窗口，放大倍率为 2～36 倍，支持双屏幕显示，可以同时连接两个显示器。屏幕颜色可以随个人喜好调整。帮助低视力者浏览网站，查找网络资料，阅读文件、收发电子邮件等。

二、非光学助视器

非光学助视器不是通过光学放大作用，而是通过改善患者学习、生活、工作的周围环境状况来增强视功能，因此被称为非光学助视器。

（一）改善照明

照明对视觉障碍者非常重要，照明水平需因人或环境而变化。许多视觉障碍者阅读或工作时，由于视力差，阅读（工作）距离比较近，头部将光线挡住。一个非常好的办法是利用自然光线，例如可以让患者坐在窗户处，有视力眼或视力较佳眼靠近窗户，即患者侧面对窗户，不要正面对窗户。这样从窗外射入的自然光强且光线弥散，射入光线强度可达到 10 000～20 000lx（1 000～2 000 烛光）。如患者感到光线太强，可离窗户稍远一些进行阅读。这样既环保又节约资源。

在使用人工照明时，应该有半透明且大一些的灯罩，这样光线会弥散一些，灯臂可以调节，光源与读物应成 45°角，光源位于眼的一侧，最好在左前方。同时应防止反射光直接射入眼内而引起眩光，产生视力疲劳或分辨力下降。室内除主要用于阅读或近距离工作的照明外，尚应有一个在室内天花板上或墙壁的辅助照明系统，比工作灯的照明暗 20%～50%。

不同外伤导致的视力残疾者对照明的要求是不同的：一般黄斑部损害、视神经萎缩的患者常需较强的照明。角膜中央部浑浊或核性白内障，由于强光使瞳孔缩小而加重浑浊区域的影响，所以喜欢暗光。

（二）提高对比敏感度

视功能常以视力和视野来表示。临床上视力的检查，是在 100% 的黑白高频空间对比度下，检查黄斑中心凹对物体的分辨能力。但日常生活中，这样高对比度的物体几乎不存在，因此，对一些外伤造成的对比敏感度（contrast sensitivity）下降的患者而言，视力、视野加上对比敏感度才能更全面的体现患者的视功能情况。

加强对比度的方法：书及刊物应有强烈的黑白对比。眼科门诊或低视力门诊要接待各种眼病造成的严重视力损害者，所以门诊内的设备、地板与墙壁等对比要强一些。门诊内的标志及字体要大（大字印刷品也是非光学助视器）而醒目。

在日常生活中，也需要增加物体与环境的对比度，如：将深色的蔬菜或食物放置在白色或浅色的案板或操作台上；倒浅色或白色液体，如水及牛奶至深色的杯子中；牙刷、杯子及瓶子都要有鲜明的颜色；浴室中的毛巾、浴巾、浴垫，与浴缸、地板以及瓷砖形成明显的对比等。

（三）降低眩光

眩光是由于过强的照明导致的不适、视觉能见度降低甚至视力短暂丧失的现象。眩光（glare）可以通过戴滤光镜片加以解决。滤光镜片不仅可以减少光谱中的短波光（如蓝光）以及紫外光，同时还可以使物体在视网膜成像的对比度增强。滤光镜片包括各颜色，如浅黄、粉、褐、墨绿等滤光镜片（图 64-2-11）。黄色、红色、琥珀色、灰色滤光镜等都适用于低视力者。

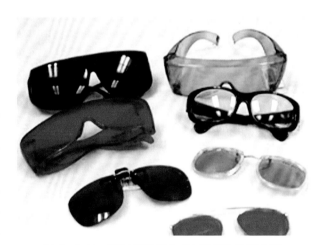

图 64-2-11　适用于低视力者各种颜色的滤光镜

（四）大字印刷品

大字号的课本、杂志等印刷品和大字号的电话号码等都属于非光学助视器的范畴。

（五）阅读架与阅读裂口器

低视力者视力差，阅读距离近，时间长了会造成头颈、背部的不适与疲劳。使用阅读架，可以将书放在阅读架上（图 64-2-12），解放了双手，而且患者也可以采取较为舒适的体位，减轻疲劳。

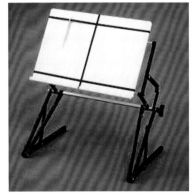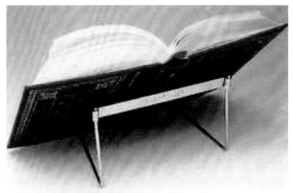

图 64-2-12　各种阅读架

患者在阅读时,可以使用"阅读裂口器",黑色裂口器中的矩形缝隙可以将需要阅读的那一行字显现出来,通过裂口看到字句,避免串行(图64-2-13)。

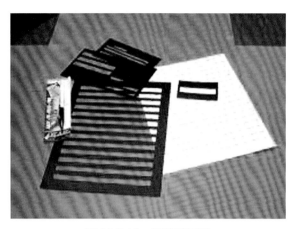

图64-2-13 阅读裂口器

三、非视觉性辅助设备

当患者视觉损害严重,不能依靠助视器改善视功能的时候,只能依靠听力、触觉等视觉以外的辅助设备,如盲杖、电子工具、导盲犬等,这些都属于非视觉性辅助设备。

(一)盲杖

盲杖(tactile sticks)(图64-2-14)是作为视力残疾者的行走工具,需要通过专业人员的训练,才能使它真正起到延伸触觉或起到"触角"的作用。

(二)电子导盲装置

电子导盲装置(electronic blind divice)的原理是:装置可以定向发射某种形式(如超声、激光及红外线等)的能量波,在一定范围内的障碍物反射能量波,被装置的接收器接收处理并告知患者,帮助患者了解环境障碍信息、判定位置等。

(三)全球定位系统

通过全球定位系统(global positioning system,GPS),患者能接收到有关自己的位置和周围情况的信息,从而进行调整、确定自己行走的路线。

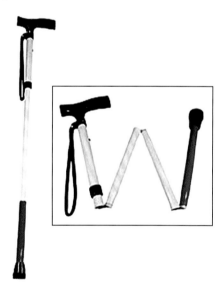

图64-2-14 盲杖

(四)导盲犬

1891年,Klein首先在奥地利首都维也纳建立了世界第一个训练犬的机构,目的是用狗为盲人带路,称其为"向导狗"(guide dog),即我们所称的"导盲犬"。

(五)其他

会"说话"的书、计算器、体重计、语音温度计、血压计及手摸的钟表等,均以听觉或触觉代偿视觉的不足,提高患者的生活能力,这些都属于非视觉性辅助设备。

第三节 应用助视器的训练

助视器验配后,患者并不是自行就会使用的,因此,通过培训教会患者使用助视器,是康复中的一个复杂而且必须的问题。本节简单介绍患者在使用助视器时常常遇到的一些问题及其解决方法。

一、远用助视器的训练

（一）训练前准备及训练中注意事项

进行训练开始之前，指导者应该了解低视力者视功能评估的情况，询问并确定患者的康复需求，按照"先简单后复杂，先静止后活动"的原则制定个体化的培训计划，每次训练时，指导者都要告知患者或家属训练的目的、内容和要求。

（1）训练的房间应该安静、简单、整洁，人工或自然照明。

（2）墙壁与地面对比度良好。

（3）在墙壁上应挂有训练需要的对比度明显的目标或图片。

（4）室内应有桌椅。

（5）训练原则"先简单后复杂，先静止后活动"。

（6）首先应该在室内训练，然后再到室外训练。

（7）首先使用低倍数助视器进行训练，然后根据情况逐渐增加倍数。

（8）训练中使用的物品大小、形状、与患者的距离，物品的位置、质地、反光情况（颜色、饱和度及亮度）以及物品与周围环境的对比度等，都应仔细考虑。

（9）详细记录训练过程中患者的进步与存在的问题并帮助解决。

（10）保持助视器的清洁及完好无损。

（二）训练方法

1. 定位训练　指导者先调节焦距找到目标，然后让患者通过调好焦距的望远镜找到目标。如果患者有中心暗点，则在使用望远镜以前，应先训练患者用裸眼熟练使用旁中心注视的方法，然后再使用望远镜进行旁中心注视的训练。

2. 注视训练　患者面向目标，练习调焦动作，直到看清目标，然后进一步练习、掌握不同距离的调焦。

3. 定位注视联合训练　先让患者在不用望远镜的情况下找到目标，然后再训练用望远镜寻找目标，并通过对望远镜进行调焦来看清楚目标。

4. 跟踪训练　训练患者使用望远镜，从始点到终点，看清黑板上或纸板上连续的直线、虚线、不规则的图等。

5. 追踪训练　训练患者使用望远镜，追踪一个水平、垂直、斜线及曲线运动着的目标。

6. 搜寻训练　训练患者使用望远镜，用逐行扫描或者特定、有规则的扫描方法来进行搜寻目标。

7. 实地训练　训练在室外，先培训患者练习使用望远镜，然后再训练搜寻：如先在人群中确定一个空间范围，然后通过望远镜搜寻并找到患者所熟悉的人。

二、近用助视器的训练

（一）训练前准备及训练中注意事项

训练前不仅需要了解患者的视力及视野改变，也要了解患者的文化水平、职业、业余爱好，使用近用助视器的主要目的是什么。训练室应该配备培训需要的各种光学及非光学助视器，明确照明问题。应保持患者有舒适的体位。

（二）训练方法

（1）注视训练：旁中心注视的患者训练更难，效果也较差，所以在训练前应该确定患者的注视性质，然后再进行注视训练。

（2）定位：训练患者找到某个特定的目标，如书中起始的第一个字、某一行结束的最后一个字以及不远处的一个玩具等。在训练中，要有合适的照明和良好的对比度。

（3）搜寻或扫描：训练患者注视一个逐渐"进入"患者注视区域的目标；或者训练患者保持眼球及目标不动，仅仅依靠头部的运动来注视目标。

（4）追踪：训练患者追踪不同的方向，不同运动轨迹的目标。然后逐渐缩小目标大小。

（5）视觉技术的有效应用：包含调焦、定位、搜寻、注视训练，所有的训练均应在良好的照明与对比度情况下进行。

1）调焦训练：让患者使用较好的眼，通过使用助视器找到特定的目标，然后调节目标与助视器焦点之间的不同距离，让目标在清晰与模糊之间转换，让患者明白焦距（景深）的含义。

2）定位训练：训练患者能够将目标定位，如患者按照要求，能够用示指正确指向文章的开头处、某一段落的起始或指向文章的标题处。

3）搜寻训练：指导患者应用逐行的、特定有规律的搜寻法寻找目标。例如在阅读时搜寻文字遇到困难，可以使用阅读裂口器显示文字，也可以用手指或笔点着阅读字迹。另外还可事前在阅读材料的每一行下画横线，线的两端标出数码，让患者按照数字的顺序进行搜寻、阅读。

4）如患者在助视器的帮助下，按照上述方法的训练仍然无法看清目标，可以通过：增大训练目标（如阅读时使用大字印刷品）；设法增加对比度（如应用滤光镜）等方式来改善。

三、有关助视器的常见误区

许多患者和家属并不知道助视器是什么？也有的患者认为助视器和眼镜一样，近视眼戴上一副眼镜视力便正常了，所以戴上助视器，无论什么眼病，视力都可以恢复正常。许多患者要求助视器帮助他们走路、运动、开车、干农活儿等等。所以低视力门诊医生应该根据患者的不同情况，做一些必要的说明，例如低视力的定义，低视力门诊的特色与工作内容，什么是助视器？助视器的分类、原理与适用范围等。

视力残疾是指"人"而不是指"眼"，许多单眼患者（一眼低视力或盲，而另眼正常或接近正常）要求配用助视器，需对他说明单眼患者是无法配用助视器的。助视器的验配仅仅适用于双眼中好眼的最佳矫正视力小于 0.3 的患者。

另外，有些患者对使用助视器有顾虑，认为助视器可使其眼病恶化、残余视力丧失等。上述情况在低视力门诊中经常见到，医生应给患者解释或说明。随着科技的发展，一些电子产品逐渐应用到视觉康复中，给视力残疾者带来更好的康复希望，但是目前一般光学助视器是不能满足患者自由行走的需求的。在告诉患者及其家属助视器并不能使患者眼病及视功能恶化的同时，还应告诉他们助视器对眼病不起治疗作用，也不能使病情好转。

第四节 眼外伤导致的儿童低视力者的康复

根据我国 2006 年第二次全国残疾人流行病学调查（含多重残疾），0～14 岁儿童视残率为 0.02%，其中儿童眼外伤占病因的 2.58%。虽然儿童低视力的构成比只占整个视力残疾的一小部分，但是，视力残疾对儿童身心健康的成长将会产生深刻的影响，患儿及其家庭因视力残疾所造成的精神创伤与痛苦自不待言，同时在经济上也会给家庭及社会带来沉重的负担。

虽然眼外伤儿童的病例可能与成人一样，但其结果可能完全不同。在眼外伤治疗无望的早期，低视力儿童的父母大多扑在求医问药上，仍然希望通过不同的手段来"治愈"孩子的残疾，没有时间顾及低视力儿童应有的教育与训练。同时，家长害怕使用残余视力会导致疾病的进一步恶化，所以抱着"保护"的观念，禁止患儿使用剩余视力，使患儿缺乏使用视觉技巧的能力，处于"能看看不清，想看不会看"的状态，应该引起医生与家长的重视。同时低视力儿童的康复与成人有一些是不一样的。介绍如下：

一、低视力儿童的处理

（一）助视器的应用

在低视力门诊，尽管医生也会通过各种检查手段做出正确诊断、给予药物及手术治疗，但低视力医生更关注的是这些外伤所造成的损害对视功能的影响（如视力下降、对比敏感度降低、眩光等），以及如何应用辅助器具和训练来改善低视力儿童的视功能，进而提高其视觉质量。

（二）助视器的选用原则

在为低视力儿童验配助视器时应该考虑下面的问题：

（1）视力损害时间的长短，低视力儿童是否愿意接受并使用助视器。

（2）病情是否稳定。

（3）视野损害有无大的中心暗点或管状视野。

（4）中心视力损害情况。

上述最重要的是：眼外伤导致的低视力儿童有无使用助视器的强烈愿望，即患儿希望通过验配助视器，看得更清楚及更好。有强烈愿望使用助视器者，验配的成功率较高，此点在儿童比成人更为重要。如果低视力儿童没有使用助视器的愿望或兴趣，很难"强迫"他们去尝试使用助视器。

二、功能性视力的训练

（一）功能性视力的定义

功能性视力（functional vision）是为了某些特殊目的或完成特定的视觉任务而去使用的视力。即指在日常生活中，由于不同的视觉需要，以不同方式使用各种视觉技巧的能力。

（二）功能性视力训练的目的和意义

事实上，功能性视力与临床检查的视力之间没有直接的联系。Barrage 发现对于视力残疾儿童通过系统的指导和训练，可以提高其功能性视力，但其临床视力并没有提高，而是进行视觉性工作时应用剩余视觉的效率和速度有所提高。

进行功能性视力训练的目的，一个是提供各种各样的视觉刺激，提供多看的机会，并鼓励低视力儿童多看；二是帮助低视力儿童掌握一些使用视觉技巧的能力，提高应用剩余视觉的效率和速度。

功能性视力训练是一种个体化的计划，但总的原则是在低视力儿童的视功能评估基础上，按照低视力儿童的实际需求，通过训练，加强眼球运动（注视、跳动和追随）三种形式的能力，加强视觉认识和视觉记忆的能力。训练分近距离视力训练（近距离阅看的能力）和远距离视力训练（远距离看物体的能力），其间包括指导使用助视器。

（三）训练的基本内容

（1）认识和注视训练：认识训练是通过训练，帮助患儿认识物体的颜色、形态、物体的软硬质地等，从而建立视觉和其他感觉的印象。这是视觉技巧中一项最基本的内容，适用于缺乏视觉经验的低视力婴幼儿。认识训练依赖于注视，注视训练是训练低视力儿童集中注意看清一个目标。

（2）视觉追踪训练：训练低视力儿童用眼或头部的运动跟踪一个活动的目标。这是一种控制眼球运动的视觉训练，是日常生活、阅读、书写中必需的一种视觉技巧。

（3）视觉辨认训练：训练患者通过区分物体的异同以及细节差异来辨认、归类物体，这是集视觉认识与注视、视觉追踪为一体的识别能力训练。

（4）视觉搜寻训练：训练利用视觉做系统的扫描（不是快速不规则的乱找）以找到某一目标的视觉技巧，也是控制眼球运动的一种训练。

（5）视觉记忆训练：视野缺损使低视力者看到的目标往往仅是一部分或是一个模糊的全貌，而通过视觉记忆的组织训练，则有可能将其变得完整而清楚。

（四）视觉技巧的训练

1. 注视训练方法　包括固定注视和定位注视两方面。

（1）固定注视：帮助低视力儿童学会注视某一目标，目的是使想要看的物体进入视野最清晰的区域，看清、了解该物体的更多细节。

（2）定位注视：继固定注视以后可进行定位注视，即学会向不同方向注视。近距离的定位注视关系到阅读与关注生活细节，而远距离的定位注视与患者认识环境相关。

近距离定位注视训练：

近距离定位注视训练的方法可以有以下几种：

1）练习低视力儿童伸手（先用双手，再练习单手）直接而准确地拿到不同位置、不同距离的物体。

2）练习在不同距离、不同方位能够注视自己的手或其他视标。

3）练习按令看各个方位上的图形或物品。先练习单眼，再练习双眼。训练时要提供足够的光源，注意所用材料的对比度要好。

远距离定位注视训练：

在完成上述近距离训练后，可以按照以下的方法进行远距离定位注视训练：

1）改变注视：训练低视力儿童来回注视自己与指导者手中的物体。

2）看不同方位的目标：让患者在一幅图中看不同方位上的内容，也可以把同一物体放在不同方位上让患者练习注视。

在远距离注视训练中，助视器的使用指导是必要的。远用助视器的使用也是需要掌握一定的操作技巧，因此在远距离注视训练中要加入这个项目（助视器应用训练的步骤详见第三节）。

2．视觉追踪训练方法

（1）练习追随移动的目标：指导者把一个视标做不同的运动，训练低视力儿童眼球随之移动。训练时使用的目标可逐渐缩小，运动速度可逐渐增快，先头眼同时移动逐步做到单纯用眼追随。该项训练形式是多样化的，如可以与患者一起玩滚球活动，还可以让患者自己练习用手拍球。

（2）近距离用眼描线：提供一些画有各种线条的图片，让患者用眼追随弧线和曲线、沿线找另一端。开始可以允许手指与眼球同时移动，后要求单纯用眼。

（3）远距离的视觉追踪训练可由静而动，训练方法是：

1）保持患者头部平稳，先训练低视力儿童用眼球跟踪与视线平行的线条，熟练后，再训练跟踪垂直线和斜线，最后练习跟踪曲线及不规则线形。

2）训练用眼球跟踪地面排放的线段（先呈直线，后呈曲线状）。

3）练习追踪物体：先指导低视力儿童注视一光亮物体，在其看到以后，将物体缓慢而平稳地有规律地来回移动，让其练习追踪。

4）练习弧线追踪。指导者移动手中卡片，慢慢作弧线运动，训练低视力儿童准确看到卡片并快速读出卡片上的内容或认出卡片的图形。卡片的内容可更换，卡片运动速度逐步加快。

5）学会追踪逐步离远或靠拢的物体：训练材料及环境与上同。在室内还可训练低视力儿童玩投篮、打保龄球，追踪运动的玩具车。在室外可以用眼追踪一个运动的目标。

3．视觉辨认训练

（1）学会辨认物体：先向低视力儿童出示其熟悉的某一个物体，让其通过眼看而不是用手摸说出其名称，然后出示两个乃至更多物体，让其辨认，要其挑出指导者说出名称的物体。

（2）辨认同一类的物体：让低视力儿童学习辨认放在一起的同一种类或者同一用途的物体。应让其说出不同物体之间的差别，懂得通过细节的差异来识别物体。

（3）相似实物的辨认：选几个质地、形状相同的茶杯，但其中一个是没有盖或缺少把手的并列在一起，让低视力儿童辨认，要求用眼看而不用手找出其中的不同者。

（4）相似动作的辨认：离低视力儿童一定距离处。指导者挥动手臂表示欢迎或挥手告别，用点头和摇头表示同意或反对，让其讲出他看到了什么，让其模仿所看到的动作。

（5）相似图形的辨认：画上两个形体相似的动物，先要低视力儿童看清画面各画了哪几种动物，然后找出它们的相同处与不同处。

室内远距离的视觉识别训练方法：

（1）发现远处物体：将低视力儿童熟知的物体放置在远处（此时不能让其发现），然后训练低视力儿童发现物体，说出物体的位置并能走到那里拿起物体。

（2）看清大小目标：训练低视力儿童先看到大的目标，然后使用远用助视器对目标进行观察，通过调焦看清。目标由大到小，直到最后能看清楚小号目标为止。

室外远距离的视觉识别训练方法：

（1）识别环境：先在低视力儿童熟悉的环境内练习识别一些标志，如红绿灯、路标、公共汽车站牌等，然后再到陌生的环境中进行训练。

（2）避开障碍物：指导者在室外的地面上安置障碍物，让低视力儿童练习避开障碍物，安全行走。

（3）识别公交车牌号：选一个公交车站，事先说明有几路公交车和公交车的牌号。训练其观看靠站的车辆，找到指导者指定车号的公交车。

4. 视觉搜寻训练方法　分为远距离和近距离搜寻的训练。

近距离搜寻训练方法：

（1）按数字顺序练习扫描，为练习阅读做准备。

（2）提供一个图的某个细节，训练在准备的其他几个图形中，分别找出具有这个细节的图形。

（3）练习图画找不同。

远距离搜寻训练方法：

（1）掌握搜寻技能：患者戴上远用助视器，按箭头方向跟踪线条图谱（图64-4-1），并读出线旁的数码。在患者熟练后，画一个虚线图进行训练，直至最后线全部消失。

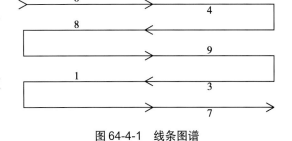

图 64-4-1　线条图谱

（2）实地训练：实地训练在人流中搜寻熟悉的人，搜寻十字路口的红绿灯，寻找不同的建筑物，观察公交站牌等。

5. 视觉记忆训练　训练核心是从局部了解整体。

（1）凭记忆说出曾出现过后被拿走的物品。

（2）记忆看过物品的颜色和形状。

（3）按看过的顺序排列图片。

（4）认识部分与整体的关系，根据局部特征联想整体：如出示物体的某一局部（如：玩具车头），让低视力儿童讲出它是什么东西（车）的哪一部分；练习拼图，玩躲藏游戏等。

三、低视力儿童的教育康复

对于低视力儿童来说，另一个重要的事情是教育。视力残疾的学生同普通学生一样享有受教育的权利。从近年来教育理论及一些发达国家的实际情况来看，低视力儿童进入普通学校学习，对低视力儿童的康复非常有利。

"随班就读"是中国特有的、与国际残疾人特殊教育发展"一体化"趋势相符合的一种教育模式。早在20世纪90年代，北京市对东城、西城、崇文、宣武4个城区20所学校的低视力学生开展了"随班就读"的实验，实验的结果显示：

（1）低视力学生可以"随班就读"：视力的残疾带来了学习的不便，但是低视力学生仍然可以通过辅助器具来完成学业，不是所有的低视力学生成绩都差。

（2）低视力学生必须认识到：只有自己付出更大的努力并有毅力坚持，才能克服疾病所导致的残疾的影响，达到平均学习水平。

（3）做好"随班就读"的工作，必须政府重视，优化环境，教师负责，综合运用多种教学方法与辅助器具。

第五节　眼外伤导致的低视力者的生活康复

眼外伤致残者的年龄、文化层次及职业的不同，也使他们对视力的需求不尽相同。如有的低视力者只求在社区走动时不必依靠他人的帮助,而有的则希望能阅看一些书刊、甚至参加社区活动,因此眼外伤患者的生活康复(rehabilitation of life)也是多方面的。

一、低视力者日常生活方面的康复

在开始康复前,首先要与低视力者沟通,最好有家属陪同,使其家属也能了解患者的需要与如何训练,家属在其康复训练中有着重要的作用。

(一)家庭环境的设置

1. 生活环境的地面是否平整,周围的路是否有危险的障碍物,有无台阶及斜坡等。

2. 楼梯及通道不应有杂物。

3. 在第一层或最后一层楼梯用明亮色彩粉刷或用反光的带子加以标记,与地面要有好的对比。

4. 室内家具及物件安排是否整齐、简单。地面与墙壁、桌面与桌上物品对比是否清楚?家具的颜色应与地板及墙壁形成对比,椅子与桌子颜色也要形成对比。

需要注意的是家具表面、镜子的反光情况,避免产生眩光。室内各种插座是否安全,应该有显著的标识。

5. 厨房能否自己烧水、做饭。各种厨房用具,包括刀等锐利工具应该有防护,油盐酱醋等调味品应该有标记。食品、碗盘及桌面互相要形成对比。燃气开关也应该有标记。浴室中应有防滑设施。

(二)日常生活的康复

1. 使用电话 低视力者可以使用大字数码电话或手机(电话数码被放大),或用大字体的电话号码本。

2. 写字 低视力者写字所用的纸与白纸的对比度要清楚,纸上的横格线条要显著。也可以把"裂口器"放在白纸上,沿着横线一行一行的写字。

3. 音频资料或大字印刷品 视力残疾者可以从盲人图书馆借阅各种书刊的大字印刷品,也可以借用音频资料来听。

4. 钱币的辨认 纸币可以根据大小、触摸盲文标识来辨认纸币的面值。把纸币折成不同的形状来记录面值。硬币可根据大小、厚薄、表面的图形、边缘的刻纹加以辨认。

5. 厨房及家用电器的使用 向低视力者讲解安全知识。煤气或烤炉的开关都要有立体凸起的或颜色显著的标识。

6. 药物的使用 帮助低视力者看清药品剂量,如糖尿病患者注射胰岛素时,可以应用带有刻度的立式放大镜来掌控剂量。

7. 业余活动 用大字扑克牌,各种特制的棋类等。

8. 自我照顾能力 如个人卫生,梳头、刮胡须、剪指甲;辨认衣服颜色、样式,鞋袜颜色及配套穿戴等。

(三)兼顾"共同疾病"

老年眼外伤后视力损害者可能同时有"伴随"或"共同疾病"的出现。由于视功能的丧失再加上伴随疾病的出现,可谓是"雪上加霜",彼此互相影响可使患者有更大的功能丧失,生存质量进一步下降,也会使康复工作更加困难。许多学者研究老年视力损害者伴随而来疾病的发生及其后果。例如,视力损害可合并有较高的髋部骨折发生率、跌倒、抑郁、认知下降、关节炎及致死率等。

注意事项如下:

1. 全面了解老年低视力者的健康情况,尤应注意有无神经系统疾患、关节炎等,这些都可能影响他们对助视器的使用,尤其是手持助视器。

2. 除了对眼病作出正确的诊断以外,更应注意视野的改变,因视野损害比视力损害对使用助视器的困难更大。

3. 了解患者阅读能力如何很重要,因为许多老年人退休后阅读变得更为重要,如阅读能力受到严重影响,则使退休生活更加单调、枯燥。

4. 室内外独立活动能力如何,即不依靠其他人生活能力如何,这与低视力者以后的康复关系极为密切。

5. 习惯与爱好情况,业余爱好是老年视力残疾者生活中的主要内容,康复师须根据这些情况考虑助视器的应用及康复方法。

第六节 眼外伤后视觉障碍者的心理康复

眼外伤导致的视力残疾,不仅严重影响患者的视觉、生活质量,同时,外伤患者也受到各种不同的心理学方面因素的影响。在视觉残障康复过程中必须考虑到心理因素,及时进行评估与心理康复(mind rehabilitation)。

一、视觉障碍者常见的心理问题和障碍

(一)错觉

简单来说,错觉(misconception)是一种歪曲的知觉。成语"杯弓蛇影"就是一个典型的错觉的例子。许多视觉障碍者可出现错觉,如视觉障碍儿童在教室中看不清老师的板书,中老年视觉障碍者在生活中不能识别人脸的表情等,导致其难以得到大量有用的视觉信息或得到不准确的视觉信息,从而传至大脑分析的信息有误,最终造成错误的分析和判断。

(二)情绪障碍

外伤后,患者对视力的损伤而忐忑不安:对疾病治疗费用的担心、对外伤预后的猜测,对未来生活工作的担心,成为患者产生情绪障碍(emotional disorder)的主要原因。多数患者产生焦虑和抑郁,对未来感到悲观,患者的自尊、自信力也受到冲击,这些恶劣情绪随着视力的迅速下降而加强,主要表现为:

1. 抑郁障碍 抑郁障碍(depressive disorder)是自我感觉以"抑郁"为中心的状态或临床症状。

2. 广泛焦虑障碍 广泛焦虑障碍(generalized anxiety disorder)患者表现为长时间的、明显的紧张不安与过分担忧,同时伴有相关的自主神经症状(如心跳加快,窒息感,出虚汗等)以及过分警觉(如失眠,睡眠浅,易激惹),容易"小题大做"。

眼外伤导致的视觉障碍者并发的情绪障碍,不但使其情绪烦躁、紧张、惶惶不可终日,还能使日常生活明显受损,无法承担工作和家庭责任。

(三)行为障碍

除了情绪障碍,视力残疾者也会出现一些行为障碍(behavior disorder):由于视力差,患者日常生活的行动与外出均有困难,导致静坐(卧);严重抑郁的患者行动缓慢、呆滞,而严重焦虑的患者却情绪激动,暴躁伤人。

(四)社会适应障碍

由于视力差,视觉障碍者害怕或者无法外出活动,可能会脱离社会,逐渐出现社会适应障碍。

(五)性格障碍

如果视觉障碍者的心理问题被忽视、长期得不到解决或处理不当,其性格也会随之发生改变,表现为孤僻、自卑、敏感,对他人严重依赖等。

二、视觉障碍者的心理康复

当视力残疾者出现心理社会问题时,许多人往往认为这不过是患者由于残疾对日常生活的影响所造成的问题,没有认识到患者可能会有需要诊治的心理问题隐藏在这些症状后面。当然,能够认识其出现的心理社会问题很多时候并不是容易的。视力残疾并发焦虑、视觉残障患者抑郁症等心理障碍者的确认与处理很有必要,也非常重要。

（一）视觉障碍者的自我心理调整

心理康复师应该引导患者用"顺其自然"的心态来对待视力残疾带来的后果。"顺其自然"不是指毫无作为，放任疾病的发展，而是指心情能坦然相对残疾，认识到永远快乐舒适、毫无痛苦的人生是一种理想状态，不断地克服困难前行才是生活常态，这和积极治疗的行动是一致的。

（二）视觉障碍者的社会支持

在积极治疗视觉障碍者眼外伤的同时，也应该注意其是否有心理的问题。视力残疾者不仅需要单位组织和家属的同情和帮助，而且需要社会的平等、帮助、支持。

（三）视觉障碍者的治疗

当患者出现视力问题时，最初接触的是眼科医师。当眼科医师对眼外伤患者进行视觉评估时，还应对其进行是否患有心理障碍的评估。要对眼外伤专业人员进行心理卫生的宣传，帮助专业人士确认患者的心理障碍，及时予以转诊干预。为了尽量减少视力丧失者心理方面的负面影响，视觉康复专业人员与临床心理医生可以组成一个团队，相互协助，以增加必要的诊断和治疗。

因为视觉障碍者的病情有相当大的差异，可根据其不同的需求，采用药物（抗抑郁剂、抗焦虑剂）治疗、心理治疗（森田疗法、音乐疗法）或综合治疗。

（四）家庭的支持

家人对待视力残疾个体的态度是接纳、还是厌弃，是积极帮助他们自强自立、还是怨天尤人，对视力残疾个体的身心发展起到重要的作用。

患者在调整过程中，家庭可以通过下列活动帮助视力残疾者：

1. 视力残疾者与家庭成员交流通畅，以使其因视力丧失引起的受挫感、恐惧及其他心理问题得到及时帮助。

2. 尽可能给予视力残疾者保持独立的机会，满足其家庭劳动、独立生活、工作等方面的活动愿望。

3. 寻找资源，予以适当的设备帮助视力残疾者，使其在家中及工作中变得更容易一些。例如：玩人字扑克牌、在电脑上安装大字印刷品或能讲话的软件、在烹饪时用大字计时器看时间及量杯等。

4. 家人与低视力门诊及康复中心人员建立联系，帮助其解决困难。

此外，患者家属陪伴患者就医，有时也会导致患者家属出现不同程度的情绪障碍，积极解决患者家属的心理障碍也非常重要。

第七节　眼外伤后视觉障碍者的定向行走

正常人以视觉为主进行定向与定位。视力残疾者由于视觉障碍，严重影响了其获得环境空间信息的能力，导致定向障碍。补偿视觉缺陷的重要内容是视力残疾者的定向行走训练（orientation walking training）。

定向行走的培训起始于第二次世界大战期间，目前已经发展为一门独立的学科。定向行走训练的内容和方法包括感觉训练、概念教学、行走前训练和行走技巧教学等，训练其充分依靠其他感知觉的代偿作用，实现其安全、独立地行走愿望。

总之：严重眼外伤导致视力残疾是需要康复的，视觉残障者的康复转诊一定要得到其本人及家人同意，多学科的康复计划必须是个体化的，解决每个人的具体实际问题，如阅读、书写、交流，定向与行走及各种日常生活技巧等。视觉残障者的康复最终目的是充分利用残存的视功能，并最大化的提高生存质量。

（杨晓慧）

参 考 文 献

1. 孙葆忱，胡爱莲. 临床低视力学. 3版. 北京：人民卫生出版社，2013.

2. 第二次全国残疾人抽样调查办公室. 第二次全国残疾人抽样调查资料（上）. 北京：中国统计出版社，2007.

3. 黄欢，邵京京，陈亿雯，等. 基于《国际功能、残疾和健康分类（儿童和青少年版）》的残障儿童随班就读相关环境因素分析. 中国康复医学杂志，2017，32（12）：1445-1449.

4. 金野，杜晓新. 随班就读儿童康复教育模式的构建与实施. 现代特殊教育杂志. 2012，12：24-25.

5. 钱志亮. 盲人定向行走的科学与艺术. 北京：中国盲文出版社，2000.

6. 傅克礼. 盲人定向行走的历史与现状. 中国康复理论与实践，2003，9（2）：125-126.

7. Anne L. Corn，Jane N. Erin.Foundation of Low Vision，Clinical and Functional Perspectives. 2nd edition. USA. American Foundation for the Blind.2009.

8. Chotikavanich S，Chanvarapha N，Loket S，et.al. 5-year retrospectiverecord review of hospital-based low-vision rehabilitation in Thailand. Clin Optom. 2018，15（10）：41-50.

9. Ehrlich JR，Spaeth GL，Carlozzi NE，et.al. Patient-Centered Outcome Measures to Assess Functioning in Randomized Controlled Trials of Low-Vision Rehabilitation：A Review. Patient. 2017，10（1）：39-49.

10. Holloway E，Sturrock B，Lamoureux E，et.al. Delivering problem-solving treatment in low-vision rehabilitation：A pilotfeasibility study. Rehabil Psychol. 2018，63（3）：349-356.

11. Ehrlich JR，Ojeda LV，Wicker D，et.al. Head-Mounted Display Technology for Low-Vision Rehabilitation and Vision Enhancement. Am J Ophthalmol. 2017，176：26-32.

12. Binns A. Effect of a Home Visit-Based Low Vision Rehabilitation Interventionon Visual Function Outcomes. Invest Ophthalmol Vis Sci. 2016，57（15）：6668-6670.

13. Colenbrander A. Assessment of functional vision and its rehabilitation.Acta Ophthalmol. 2010，88（2）：163-173.

14. Gothwal VK，Sumalini R，Bharani S. Assessing the effectiveness of low vision rehabilitation in children：an observational study. Invest Ophthalmol Vis Sci.2015，56（5）：3355-5360.

15. Chavda S，Hodge W，Si F，Diab K. Low-vision rehabilitation methods in children：a systematic review. Can J Ophthalmol. 2014，49（3）：71-73.

16. Laliberte Rudman D，Egan MY，McGrath CE，et.al. Low Vision Rehabilitation，Age-Related Vision Loss，and Risk：A Critical Interpretive Synthesis. Gerontologist. 2016，56（3）：32-45.

17. Alan H，Carmel S，John M，. Community-based health efforts for the prevention of falls in the elderly.Clinical Interventions in Aging.2011，6：19-25.

18. Gothwal VK，Bharani S. Outcomes of Multidisciplinary Low Vision Rehabilitation in Adults. Invest Ophthalmol Vis Sci. 2015，56（12）：7451-7461.

19. Omar R，Knight VF，Aziz Mohammed MA. Low vision rehabilitation and ocularproblems among industrial workers in a developing country. Malays Fam Physician.2014，9（3）：27-33.

20. Rees G，Mellor D，Holloway EE，et.al. Integrated depression management：aproposed trial of a new model of care in a low vision rehabilitation setting.OphthalmicEpidemiol. 2013，20（5）：321-329.

21. Bruijning JE，van Rens G，Fick M，et.al. Longitudinal observation，evaluation and interpretation of coping with mental（emotional）health in low vision rehabilitation using the Dutch ICF Activity Inventory.Health Qual Life Outcomes. 2014，24；12：182.

第六十五章　眼外伤患者的护理

19世纪中叶英国女士南丁格尔（Florence Nightingale）创立了近代护理学（modern nursing science），使护理工作走上了科学轨道。护理和诊疗成为近、现代医院的两大不可分割的活动。近100多年来，护理工作有了长足发展，护理理论不断创新，护理概念日趋科学和完善，特别是随着医学模式的转变，已由生物医学模式（biomedical model）转变为社会 - 心理 - 生理医学模式（social psychological physiological medical model），护理也由过去的功能制护理（functional nursing）向责任制整体护理（responsible holistic nursing care）过渡，这就需要广大的护理工作者要以患者为中心，实施有计划、系统的和全面的身心护理，强调护理工作的整体性。

眼外伤在眼科患者中所占比例很大。眼外伤患者组织破坏严重，产生并发症概率较高，严重影响患者的身心健康。而手术后因双眼包扎，生活不能自理，其护理更有特殊性。所以除了眼科专科护理外，更要强调心理护理（psychological nursing）和生活护理（everyday life nursing）。其内容包括：门诊眼外伤患者的护理，眼外伤患者的心理反应及心理护理，眼外伤患者的生活护理，机械性眼外伤患者的护理，非机械性眼外伤患者的护理。

第一节　门诊眼外伤患者的护理

（一）视力检查

视力检查（examination of visual acuity）对就诊的眼外伤患者，根据病情轻重缓急，采取不同处置方式。一般先安排就座，然后检查视力。

视力检查的目的，是检查眼球受伤后黄斑中央凹的视功能，提供视功能受损程度的第一手资料。

1. 远视力检查的方法　我国统一采用标准对数视力表（图65-1-1），检查距离为5m，用小数记录法表示，正常视力为1.0。

（1）一般检查方法：将视力表挂在光线充足或灯光照明均匀的地方。被检查者面对视力表5m远，视力表1.0行应与被检眼高度一致。检查时被检者双眼应分别检查，一般先检查右眼，后检查左眼。查一眼视力时，另一眼用遮板遮挡，遮挡时避免压迫眼球，被检者应正视前方，避免歪头、斜眼。从上至下指出"E"和"C"字形视标开口的方向，以看清最小视标的视力为该眼的视力值。所能看清最小视标行，必须看清该行一半以上的视标。如右眼能看清 0.8 行，记为 Vod：0.8（左眼视力则记为 Vos）。如 0.8 行只看到 3 个视标，可记作 0.7^{+3}。又如 0.8 行有一个视标看不清，可视为 0.8^{-1}。

（2）在距视力表 5m 处看不清 0.1 视标者：可让被检者逐步走近视力表直至认出 0.1 行视标为止，根据走近后的距离换算视力，如右眼于 1m 处能看清 0.1，则右眼视力 $0.1 \times 1/5 = 0.02$，即 Vod：0.02，余类推。

（3）指数：距视力表 1m 处仍看不清 0.1 行视标者，应改用数手指。被检者背光而坐，如右眼 20cm 处才能看清手指的数目，则记为右眼视力为指数 /20cm（或 Vod：CF/20cm）。

（4）手动：于眼前 5cm 处不能分辨手指数者，应检查其感知手动的距离。如左眼于 15cm 才能看清眼前手动，则记为左眼视力手动 /15cm（或 Vos：HM/15cm）

（5）光感：对眼前 5cm 处仍看不到眼前手动者，在暗室中用聚光灯检查其光感（light perception），有光感者视力可记为光感（或 LP），无光感者可记为无光感（或 no LP）。有光感者，可将灯光逐渐后移，记下最远的感光距离，一般至 6m 为止。例如：4m 光感，5m 光感。视力仅有光感和手动者，还应进一步检查光定位（light projection）的方向。用小光源在患者眼前 1m 距离分别从鼻上、鼻侧、鼻下，颞上、颞侧、颞下，及上方、中央、下方 9 个方向投射到被检眼，嘱患者指出光源所在的方向，准确者记为光定位（+），不能指出者记为光定位（-）（图 65-1-2）。

2. 近视力检查的方法　近视力检查可以比较准确地评估患者的阅读视力，联合远视力检查可大致了解被检者的屈光状态和调节功能（accommodation）。一般采用标准近视力表（徐广第等制）（图 65-1-3）或 Jaeger 近视力表（图 65-1-4），检查距离为 30cm。被检查者取坐位，检查方法同远视力检查，检查次序也是先右眼后左眼，也以小数法记录。如用 Jaeger 近视力表，则以 J1～J7 记录，视标最小的一行为 J1，最大的视标为 J7，并注明检查距离。如近视力很差，在 30cm 处不能看清最大视标，也可移近进行检查，但需要同时记录实际距离。例如将视力表放到眼前 10cm 方能看清近视力表上最大的一行字符的开口，记为 0.1/10cm 或 Jr.7，距离 10cm。

（二）门诊眼外伤患者的护理

1. 安抚宽慰患者　向其进行眼外伤知识宣传教育，助其稳定情绪，缓解焦虑、恐惧心理。

2. 对双眼视力均不良者　在过狭窄通道时应注意安全，护理人员应超前患者半步，握其双手以倒退姿势引导患者前行，如遇拐弯或障碍物时，要提醒患者注意。

3. 眼前部外伤或头面部复合外伤患者　出血较多者，手术缝合后起立时应缓慢，护士应主动搀扶，以防因体位性脑供血不足而晕倒。眼睑出现皮下气肿（subcutaneous emphysema）时，告知患者禁止擤鼻。

4. 对眼球穿孔伤（perforating injury of eyeball）患者　应详查伤口的大小、部位、深度，有无眼球内容脱出、眼球运动障碍或异物存留，切忌冲洗结膜囊（conjunctival sac）或挤压眼球。告知患者勿压迫眼球，勿揉眼，勿用不洁净的毛巾或手帕擦拭伤眼。

5. 非机械性眼外伤（non-mechanical ocular injury）　如酸、碱烧伤患者，应争分夺秒、就地取材，紧急处理。选用生理盐水或中和液对结膜囊进行反复冲洗，特别是穹隆部与睑板下沟处，冲洗时翻转上下眼

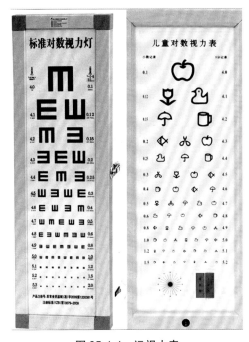

图 65-1-1　远视力表

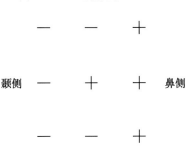

图 65-1-2　光定位记录图（右眼）

"+"表示能准确指出光线的方位
"-"表示不能准确指出光线方位

睑,嘱患者转动眼球,暴露穹隆部,彻底冲洗化学物质。如有块状化学物质紧贴或嵌入眼部组织内,可用棉签轻轻擦除,必要时剪开结膜,彻底清除化学物质,以免加重眼组织损伤。

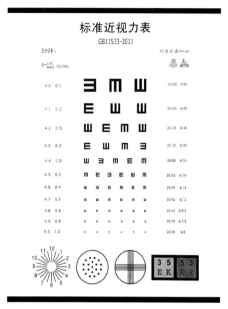

图65-1-3 标准近视力表

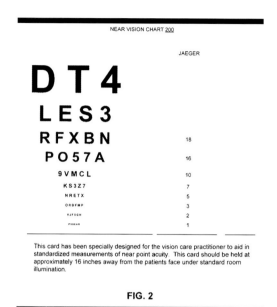

图65-1-4 Jaeger近视力表

6. 眼表异物伤(ocular surface foreign body injury)患者 常伴有异物感、疼痛、畏光、流泪、视力下降等刺激症状,应立即准备取出异物。

7. 眼内异物(intraocular foreign body)患者 应及时行异物定位,及早准备摘出异物手术以保护眼球和保留视力。

8. 治疗过程中 应严格执行无菌操作,特别是眼前部或眼球开放性伤口,更应注意无菌操作,以免造成医源性感染(iatrogenic infection)、角膜溃疡(corneal ulcer)和眼内炎(endophthalmitis)。

9. 对就诊的眼外伤患者 需注意观察全身情况如休克(shock)、颅脑外伤(craniocerebral trauma)、感染(infection)及合并全身外伤者,应请有关科室诊治。

10. 其他注意事项 进行局部检查时必须动作轻柔,不可压迫眼球,必要时滴表面麻醉剂(surface anesthetic)。如合并颅脑外伤时,未经神经科检查前不要进行散瞳。

11. 经门诊治疗或手术后的患者 应做好用药指导,定期复诊。针对不同伤情,讲明注意事项,如出现剧烈眼痛、流泪、异物感,应随时就诊。

 ## 第二节 眼外伤患者的心理反应及护理

眼睛是人体感知外界事物的主要器官,接受外界信息占感觉器官的90%,而眼睛又是暴露于外界的器官,易受伤害,使视力受到不同程度的影响。眼外伤大多瞬间发生,组织破坏严重,且常因并发症和后遗症而造成更大的危害,从而使患者产生巨大的心理压力,出现不同程度的不良心理反应(psychic reaction),患者往往难以接受目前的现实,对身心健康的恢复极为不利。所以,及时有效地对患者进行心理护理(mental nursing)具有重要的意义。

一、心理反应

(一)焦虑心理

患者因外伤常常导致突然视力障碍伴剧烈疼痛。急诊入院后,大部分患者须进行清创缝合,严重者甚至须摘除眼球，患者身心受到极大打击，极易产生焦虑、恐惧心理。焦虑（anxiety）是一种内心紧张、预感到要发生不幸时的情绪状态。焦虑的原因：

（1）眼科知识缺乏性焦虑：由于患者不了解自身的伤情，怕失明，双眼受伤者更担心今后的生活，因而，表现为失眠、少语、食欲不振或拒食，暗中落泪。

（2）与以前熟悉的社会关系和所处的社会环境发生分离和变化所引起的焦虑：眼外伤患者绝大多数为青少年，他们正处在学习、创业的最佳时期，受伤后不仅给生活带来许多不便，并且会中断工作、学习。住院期间由于限制探视与陪护，患者会产生孤独感。有的担心容貌变丑，难以见人，产生轻生念头；有的担心失去配偶或恋人；有的则担心生活不能自理，成为家人的累赘。

（3）眼睛疼痛所引起的焦虑：表现为面色苍白、坐立不安、痛苦面容、呻吟不止、不能入睡。

（4）角色适应困难所引起的焦虑：表现为不习惯医院的环境，不适应新的生活方式、生活习惯和患者角色。

（二）心境不佳、郁郁寡欢，出现忧郁症

由于患者突然发生视力障碍，出现忧郁症（melancholy），对自己伤眼失去信心，认为没有治愈的可能，沉浸在伤痛中不能自拔，表现为懊悔、愤怒、自暴自弃甚至轻生。

（三）性格改变

自尊心增强，希望别人尊重他，了解他的痛苦，并受到热情、周到的照顾。双眼受伤严重的患者，由于视觉发生障碍，对任何刺激主要依靠听觉和其他器官代替，所以这些器官就特别敏感起来。正值青春期的青年人失明，心理更容易变得古怪、暴躁；儿童患者则由于眼疼痛和双眼包扎以及惧怕各种治疗而哭闹不止。

二、心理需求

眼外伤患者有多种需求，如需要及时有效的治疗、清洁舒适的环境、充足的营养和良好的睡眠，而心理需求往往被忽视。根据上述的心理反应，患者心理需求可分为以下几个方面：

1. 需要提供信息　患者住进一个新环境，需要了解眼伤的情况和治疗安排的信息，是否能治愈以及治疗效果等问题。

2. 需要被认识、被尊重　眼外伤患者住院后希望被医生、护士认识，受到尊重。护士不应叫患者的床号而应当有礼貌地亲切称呼患者的姓名，要将患者看成是一个完整的有机体去护理。

3. 需要被接纳　患者到医院就诊，特别是入院后与医护人员和病友结成为一个新集体，每位患者都希望成为这个集体中受欢迎的一员，因此，协调好医患、护患、患者与患者之间的关系很重要。

4. 需要被照护　患者眼部受伤后，来到医院，更希望得到医护人员专业的照护。医护人员应充分了解患者的各种照护需求，制定个体化干预方案，改善患者不良的心理反应。

5. 需要安全感和早日康复　这是患者最主要的心理需求，满足了上述几种心理需要，有利于患者形成安全感。

三、心理护理

（一）根据患者心理反应及心理需要进行针对性心理护理

1. 同情、关心、安慰患者　主动与患者交谈，取得信任，从而了解其心理状态。观察患者的态度和情绪是否正常，从而进行心理支持和疏导。

2. 解除焦虑　针对患者普遍存在担心病情，忧虑、恐惧的心理，护士要以丰富的知识和临床经验准确判断病情，用亲切的表情、恰当的语言表达来满足眼外伤患者的求知欲，耐心解答患者所关心的问题，给予心理支持，解除其焦虑。

3. 耐心、尊重、鼓励　由于患者视力障碍，生活上有许多不方便，护士必须给予周到的照顾，耐心的解释。护理操作要轻柔、稳妥，使患者获得安全感。尊重患者的自尊心，使其了解自我存在的价值，鼓励他们力所能及地为社会服务。

4. 创造舒适环境　向患者提供病房环境、医院生活制度及诊断和治疗安排的信息。给患者创造安静舒适的环境,使病房清洁整齐、空气新鲜。室内要挂窗帘,使光线和色调柔和清新,有利于改善患者心理状态。

5. 建立良好医患关系　眼外伤患者大多求医心切,住院后抱有很大希望,同时又有沉重的心理压力,希望受到重视,及时得到治疗。对每一位患者都要热情接诊,耐心寻问病史,悉心照护,采取多种方法搞好病区群体患者之间的关系,建立感情纽带,使医患之间、患者与患者之间融洽互助,以利于患者摆脱孤独感,以积极的心理状态接受治疗。

（二）针对不同年龄、文化层次及个性特征做好各阶段的心理护理

如对青少年患者,要多鼓励、多表扬,多给他们讲英雄人物故事,以此来引导他们勇敢地面对挫折,摆脱焦虑与恐惧心理。

对于老年患者,要和家属配合,尊重、爱护、关心老人,消除怕儿女嫌弃的心理压力。

第三节　眼外伤患者的基础护理及围手术期护理

一、眼外伤患者的基础护理

（一）环境

医院是对特定的人群进行防病治病的场所,是专业人员在以治疗为目的的前提下创造的一个适合患者恢复身心健康的环境。眼外伤发生突然,病情紧急,患者易烦躁。所以基础护理(basic nursing)极为重要,为患者提供一个安全、舒适、适合健康恢复的治疗环境是十分必要的。

1. 温度　室温过高会使神经系统受到抑制,干扰消化和呼吸功能,不利于体热的散发,影响体力恢复;室温过低则因冷的刺激,使人萎靡,缺乏动力,肌肉紧张而产生不安,也会使患者受凉。室内温度应保持在18～22℃,新生儿及老年患者室温保持在22～24℃为佳。做到温度适宜、通风良好,有利于患者休息、治疗,使患者具有良好的精神状态,从而提高治疗效果,尽快恢复患者健康。

2. 湿度　当湿度过高时,蒸发作用减弱,可抑制出汗,患者感到潮湿,气闷,尿液排出量增加,加重心脏负担;湿度过低时,空气干燥,人体蒸发大量水分,引起口干舌燥,咽痛,烦渴等表现。病室的湿度保持在50%～60%为宜,并定时开门窗通风,置换室内空气,保持空气清新。

3. 光线　病房光照度不要过强,尤其要避免阳光直射,因为眼外伤患者,受伤后有畏光症状。并应配备具有调节光线的窗帘,以便随时调节亮度,也有利于查房及观察眼底。

4. 噪音　保持病房内安静,工作人员尽可能做到"四轻":说话轻、走路轻、操作轻、关门轻,以利于患者休养。

（二）入院宣教

患者入院后,护理人员首先应了解其病情。主要掌握其年龄、发病时间、病情、视力、视野及并发症等,按其不同情况安排病房,根据护理级别制定护理计划、实施护理措施。

1. 向患者介绍病房环境　重点介绍医生办公室、护士站、治疗室、处置室、热水房、厕所、食堂、日用生活超市等位置,以便患者尽快适应新的环境。

2. 向患者介绍医院作息时间　包括查房、治疗、测体温、就餐、服药、起床及熄灯的具体时间,以便患者合理安排时间,避免影响治疗。

3. 向患者介绍工作人员　责任护士应及时主动向患者介绍科室主任、护士长、主管医师、责任护士的姓名,使患者感到有所依靠。

4. 向患者介绍医院的规章制度　包括陪护制度、探视制度、请假制度等。

5. 其他　对眼球穿孔伤、视网膜脱离(retinal detachment)、眼内出血(intraocular hemorrhage)等眼外伤急症,嘱患者应绝对卧床休息,固定头部,准备急诊手术。

（三）生活护理

眼外伤患者大多无其他疾病，由于外伤的突然发生，造成视力突然丧失或急剧下降，生活不能自理，心理恐惧，精神紧张不安，因此，生活护理（everyday living nursing）对患者显得尤为重要。

1. 生活协助　协助患者更换宽松、舒适的衣裤，裤腿避免过长，防止患者跌倒。

2. 饮食护理

（1）对限制活动者：限制活动的患者，由于胃肠蠕动降低，易引起便秘。应进食易消化、少油腻的软食或半流质饮食。也可依据病情需要，进食高热量、高蛋白、多纤维素的食物，如鸡蛋、豆制品等，促进伤口愈合，增强抵抗力。

（2）禁忌：忌烟、忌酒、忌喝浓茶、咖啡。由于烟草中尼古丁的作用，可引起视网膜血管痉挛，导致视神经缺血，视网膜出血（retinal hemorrhage）和玻璃体积血（vitreous hemorrhage）。氰化物（cyanide）可引起中毒性弱视（amblyopia），危害视功能。另外，大量吸烟易引起咳嗽，导致伤口裂开、前房积血（hyphema）等情况发生。常喝浓茶可引起过度兴奋，影响睡眠，易引起眼压升高。大量饮酒可造成眼球毛细血管扩张，眼部充血加重，甚至导致青光眼急性发作。

（3）青光眼（glaucoma）患者：限制一次饮水量，因一次饮水过多，可造成血液稀释，血浆渗透压（plasma osmotic pressure）降低，使房水产生相对增多，而导致眼压升高。

（4）限制食糖：禁食含糖量高、易产气的食物和饮料。糖在肠内分解释放出大量的气体，易造成肠胀气（intestinal tympanites）。如出现肠胀气，可协助患者适当下床活动，卧床患者可做床上运动或更换体位，以促进肠蠕动，减轻肠胀气。也可腹部热敷或腹部按摩、针刺足三里穴位。严重者给予药物治疗或肛管排气。

（5）禁食刺激性食物和难以咀嚼的食物：刺激性食物如辣椒、芥末、孜然等可加重伤口红肿，由于用力咀嚼质硬的食物可因面部肌肉牵引眼球而引起伤口裂开、再出血等。

（6）合并有颜面部外伤的患者：应慎用酱油、醋等有色调料，因其可产生皮肤色素沉着。

3. 大小便的护理

（1）保持大便通畅，预防便秘（constipation）：患者连续3天无大便者应使用缓泻剂（laxatives），如果导片、番泻叶等。若排便困难，可指导患者进行腹部按摩或热敷，及时用开塞露、甘油栓等，必要时灌肠（coloclyster）。

（2）腹泻（diarrhea）：可使患者虚脱而引起各种并发症。频繁腹泻，由于过多活动而引起前房积血、伤口裂开等。因此，应积极预防腹泻，做到饭前、饭后、大小便后洗手，注意饮食卫生等；调理膳食，鼓励患者适当饮水，酌情给予清淡的流质或半流质食物，避免油腻、辛辣、高纤维食物，严重腹泻者可暂禁食。

4. 体位护理　临床上，体位与诊断、治疗和护理有着密切的关系，如体位护理不当，常常达不到治疗目的，甚至加重病情，引起并发症和后遗症，甚至导致手术的失败。

（1）仰卧位：仰卧位（supine position）（图 65-3-1）是眼科常见的卧位，患者仰卧（根据患者需求可去枕或头下垫枕），头偏向一侧，两臂放于身体两侧，两腿自由放置。如眼球穿孔伤缝合、白内障人工晶状体植入、青光眼等术后。长时间的平卧会造成全身不适，嘱患者在减少头部活动的前提下，身体其他部位可做轻微的活动。指导患者定时活动四肢，观察末端皮肤色泽、感觉和动静脉搏动强度，定期评估患者长期受压部位，预防压力性损伤（pressure injury）和直立性低血压（postural hypotension）等不良事件发生。也可适当按摩患者颈、肩部、腰腹部，促进血液循环，提高患者的舒适度，预防深静脉血栓（deep vein thrombosis）发生。

（2）半坐卧位：半坐卧位（semireclining position）（图 65-3-2）多用于外伤后及手术后的前房积血患者。患者仰卧，先摇起床头支架使上半身抬高，与床呈 30°～50°，再摇起膝下支架，以防患者下滑。必要时，床尾可置一软枕，垫于患者足底，防止足底触及床尾栏杆，增进患者舒适感。半坐卧位使前房积血沉积于下部，防止角膜血染和瞳孔区机化膜形成。采用半坐卧位时，应注意保暖，避免患者上半身受凉，引起感冒。

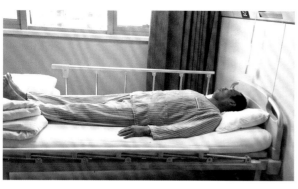

图 65-3-1　仰卧位

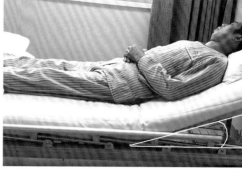

图 65-3-2　半坐卧位

（3）面向下体位：面向下体位（或俯卧位 prone position）（图 65-3-3）常用于外伤性视网膜脱离及玻璃体切除手术中填充气体或硅油的患者。患者可采取俯卧位、坐位、站立位，但要保持低头面向下（可使用辅助用具），利于气泡或硅油向上顶压视网膜，使视网膜复位。俯卧位可引起全身不良反应，如胸廓受压引起的呼吸困难、循环障碍、胃部不适等，应密切观察，可嘱患者三种体位交替进行，以减轻全身不良反应。有冠心病（coronary artery heart disease）的患者取俯卧位时，可诱发冠心病发作，应特别注意。餐后 30 分钟内不宜俯卧位，以避免腹部受压。定期评估观察患者体位是否正确，及时纠正错误体位，提高患者治疗依从性。

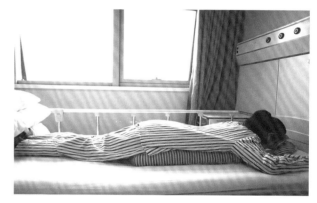

图 65-3-3　俯卧位

5. 安全护理　眼外伤患者眼部包扎、视力受限，应做好防跌倒、坠床的措施。

室内物品摆放遵循方便安全的原则，固定位置放置。危险物品如刀子、剪子等，要尽量远离。病房及楼道内不要放置妨碍走路的物品，地面应保持干燥清洁，卫生间内应设扶手，放防滑垫。患者有需要时按呼叫器，由护士给予帮助。尽量减少患者单独外出活动次数，需到暗室做检查时，要搀扶患者，避免撞伤。

6. 用眼护理　科学用眼，尽量避免在强光和其他辐射线照射下工作和学习。需长时间注视时，应间隔休息，教会患者掌握缓解视疲劳的方法，如眼保健操、远眺等。

二、眼外伤患者的围手术期护理

（一）术前护理

1. 术前一般护理

（1）心理护理：做好患者的心理护理（mental nursing），鼓励患者说出自己的想法，做好解释工作，消除顾虑，增强信心，取得合作（详见本章第二节）。

（2）检查各项检验报告是否齐全，结果是否正常：了解患者有无手术禁忌证（contraindication），包括了解患者的全身情况及心理状况，高血压（hypertension）、糖尿病（diabetes mellitus）患者还应采取必要的治疗护理措施；如有发热、咳嗽、月经来潮、颜面部胀肿及全身感染等情况要及时通知医生，以便进行必要的治疗和考虑延期手术。

（3）术前评估：根据病情及拟行手术方式向患者和家属介绍手术前后的注意事项，术中配合要点，全面评估患者，有针对性地制订护理计划，制定个性化护理（individual nursing）措施。

（4）术前 3 天：给患者滴用抗生素滴眼液，清洁结膜囊，必要时做结膜囊细菌培养，预防术后感染。

（5）术前检查：每日测体温（body temperature）、脉搏（pulse）、呼吸（respiration），必要时监测血压、

血糖,检查尿液、大便、血液三项常规,尿糖,出凝血时间,心电图,胸部透视等。

(6)术前训练:①头部固定不动;②训练患者注视和向各方向转动眼球,以便检查和术中配合;③卧位。

(7)指导患者如何抑制咳嗽和打喷嚏:用舌尖顶压上颚或用手指按压人中穴,以免术中和术后因突然震动,引起切口裂开、玻璃体溢出或眼内出血。

(8)对有高血压动脉硬化及糖尿病患者:应按医嘱给予降血压药,同时定时测量血压,注意血压变化。应定时监测血糖,按时应用降糖药物,避免出现低血糖(hypoglycemia)。

(9)有局部感染病灶者:如头面部疮病、鼻窦炎、牙周炎(periodontitis)、扁桃体炎(tonsillitis)或发热者,应按医嘱给药,注意体温变化,待炎症控制和体温正常时方可手术。

(10)饮食:一般为普食。对年老体弱者,应给予高蛋白、含维生素丰富的饮食,以增强机体抵抗力,促进术后切口愈合。

2. 术前一日护理

(1)个人卫生:患者理发、洗头、洗澡、剪指甲,更换干净衣服,取下所有首饰。注意保暖,防止感冒。妇女头发长者,应梳好辫子或者将头发向头顶部固定。

(2)剪睫毛:先在剪刀上涂抗生素眼膏,剪去睫毛,然后用生理盐水冲洗结膜囊。

(3)冲洗泪道:先挤压泪囊部,观察是否有黏液性或黏液脓性分泌物溢出,然后再用生理盐水进行泪道和结膜囊冲洗。

(4)与手术室护士共同访视患者:简单介绍手术过程和配合要点,使患者心理上得到支撑与满足,减轻患者术前焦虑、恐惧心理,使手术顺利进行。询问患者药物过敏史,必要时遵医嘱做药物过敏实验。

(5)拟全身麻醉(general anesthesia)或基础麻醉者(basal anesthesia):术前一天晚上测体温、呼吸、脉搏和血压1次。全麻术前常规禁食水(禁食8~12小时,禁饮4小时,小儿术前应禁食/饮4~8小时,禁水2~3小时)。最后一餐进食以半流、流质及易消化和适度(不过饱)为原则。

(6)必要时:睡前服镇静剂(sedative),使患者得到充分睡眠。

3. 术晨护理

(1)术晨测体温、脉搏、呼吸和血压各1次。

(2)局麻手术患者术前一餐不宜过饱。嘱患者排空大、小便。

(3)根据医嘱查明手术眼别,并做好标识

(4)根据医嘱滴用抗生素滴眼液,散瞳剂(mydriatic)散大瞳孔,以利手术。小儿应尽量不用阿托品滴眼液散瞳,以防发生吸收中毒现象。

(5)遵医嘱给降眼压药、镇静剂和止血剂(hemostatic)。

(6)与手术室护士认真执行手术查对制度,核查确认患者身份与眼别,做好术前交接工作,确保患者术前准备完善。

(7)按手术需要整理床铺,更换床单、被套和枕套。

(8)全身麻醉或基础麻醉者,应备急救药品、吸痰器、氧气、气管切开包、血压计等物品,以便随时应用。

(二)术中配合及护理

1. 严格执行手术核对制度　做到"六查十二对"六查:到病房接患者时查、患者入手术间时查、麻醉前查、消毒皮肤前查、开刀时查、关闭体腔前后查。十二对:科别、床号、姓名、性别、年龄、住院号、手术间号、手术名称、手术部位、所带物品药品、药物过敏史及有无特殊感染、手术所用灭菌器械、敷料是否合格及数量是否符合。

2. 摆放体位　按手术要求摆放体位,暴露术野,避免手术部位污染,保持静脉通路通畅。

3. 物品准备　术前10分钟打开眼科包、备用敷料、无菌手术衣、术中需要使用的眼科器械、一次性无菌物品等。协助手术医生穿手术衣,进行术前准备(消毒并悬挂术中冲洗用的眼科灌注液、生理盐水等)。

4. 仪器准备　准备和调试好术中所用手术显微镜和其他所用仪器及物品(如超乳机、玻切机等)，术中及时协助术者使用。眼科灌注液与静脉输液应有明显的标识区分。

5. 药品准备　根据医嘱给予术前、术中和术后用药，并做好查对制度。

6. 人工晶状体植入者　巡回护士与术者严格核对晶状体型号、度数、有效日期，无误后巡回护士打开人工晶状体外包装及内包装盒，术者严格按照无菌操作取出人工晶状体。

7. 对老年及身体情况不佳者　术中注意防止跌倒或从手术床上坠落，并认真听取患者主诉；对有慢性支气管炎(chronic bronchitis)及肥胖患者，确保呼吸道通畅。术中密切观察静脉输液是否通畅。

8. 对局麻患者　术前嘱患者在术中不得随意移动头部、咳嗽，手术过程中不得随意举起双手以免污染手术区域，术中做到有事先说话，手术医师同意后方可小幅度活动。必要时经患者同意后可以暂时绑定四肢。

9. 心理疏导　术中对患者进行安慰及心理疏导，有压迫眼球或牵引眼肌等敏感的操作时，及时与患者沟通，缓解紧张情绪，密切观察患者的生命体征，如有异常，及时通知医生，以防发生危险。

10. 术中注意事项　随时注意手术进展，观察输液、输血是否通畅，注意生命体征监测结果，如有意外，冷静对待，配合抢救。

11. 手术完毕　再次核查患者身份，根据医嘱用散瞳、缩瞳滴眼剂，协助手术医师结膜下用药，并涂眼膏，双眼或术眼包扎，询问患者无不适症状后送患者回病房。

（三）术后护理

1. 返回病房　术后使用轮椅或平车接患者回病房，携带好患者物品及药品。责任护士协助患者取舒适卧位或其他体位，搬运患者按双人搬运法。勿让患者头部用力，以防切口裂开和前房积血。

2. 全麻患者　全麻患者按照全麻术后患者护理常规护理，保持呼吸道通畅，监测生命体征并正确记录。

3. 体位　术后一般取平卧位，全麻未清醒者取去枕侧卧位，头偏向健眼侧。

4. 饮食　遵医嘱给予半流质或易消化、营养丰富的软食，多进食蔬菜和水果。全麻患者清醒后，如无恶心呕吐，可尽早协助患者进食，先从少量流质开始，术后第一次进食时护士应加强观察，判断有无异常，以后视患者情况逐渐过渡到半流质或普食。

5. 术后当日　绝对卧床休息，勿剧烈运动、勿大声说笑，避免咳嗽、打喷嚏，以防伤口裂开，眼内出血。

6. 注意观察术后局部伤口的渗血、渗液情况，眼垫、绷带有无松脱或移位，如有异常，及时处理。术眼加盖保护眼罩，防止碰撞。眼部包扎期间，患者不可随意解开，防止感染。

7. 术后如有不适或疼痛　应主动关心询问患者，正确评估，给予解释及安慰；采用如音乐、听广播或与他人聊天等方式分散患者注意力，必要时，遵医嘱使用镇痛剂。需给注射药物时，嘱患者勿皱眉、勿用力闭眼等。

8. 术后患者恶心欲吐　可先嘱其张口深呼吸，必要时针刺内关、合谷等穴位，或肌内注射甲氧氯普胺。如呕吐，应注意口腔清洁。如敷料被呕吐物污染，及时更换，以免污染伤口。

9. 定时测体温、呼吸、脉搏，每日4次　注意观察血压变化，必要时每日测血压1次，以便及时配合医师处理。

10. 患者术后最初几天　应轻轻擦脸，忌做低头、摇头等动作。口腔用清水含漱，不宜洗脸、刮须、洗头、沐浴等。

11. 观察术后用药反应　特别是应注意糖皮质激素减量的原则和相应保护措施，防止出现并发症。

12. 双眼包扎或需卧床休息者　应协助做好生活护理。术后需采取特殊体位的患者应根据病情给予体位护理。

13. 保持大便通畅　避免用力排便而导致伤口裂开和前房积血，影响伤口愈合，必要时给予缓泻剂。

14. 注意保暖防感冒　术后患者应与耐药菌等特殊感染者隔离。

15. 日间手术患者　要做好患者的术后随访。

三、眼外伤患者的出院指导

随着医学模式的转变,护理也从过去的功能制护理(functional nursing care)逐渐转为责任制整体护理(responsible holistic nursing care),出院指导是责任制整体护理的重要组成部分。详细说明、指导患者出院后休养和用药的注意事项,可防止并发症(complication)和后遗症(sequela)的发生。

1. 健康宣教　向患者介绍眼外伤的知识,使其了解眼外伤对眼组织的损害及病理过程,以便主动地观察出院后可能出现的病情变化,积极预防并发症、后遗症。

2. 用药指导　眼外伤患者出院时常带的药物有 2 类,一为眼局部用药,二为口服药。护理人员应主动向患者详细说明药物的用法、剂量、服用时间,使患者掌握并正确使用。

(1) 眼药:眼药(滴眼剂)是直接滴在眼球上,比口服和注射时眼部血液中药物浓度高得多,所以眼科患者使用眼药是最普遍的。眼药按其制剂分为 3 种:滴眼液、眼膏及凝胶和眼药粉。最常用的是滴眼液。出院时,护士应教会患者正确滴眼方法,否则,不但浪费药液,延误病情,而且有时还会引起并发症。

1) 滴眼方法:滴用滴眼液(eye drops)时,患者取坐位或仰卧位,坐位时头稍向后仰,并向患侧倾斜,眼睛向外上方注视,左手将下眼睑向下方拉开,右手持眼药瓶或滴管将药液滴入下方的结膜囊内,每次 1～2 滴,不可过多。滴完后在不放开下眼睑的情况下轻提上眼睑离开眼球,使滴眼液进入上穹隆并均匀分布到眼球表面,也可防止滴眼液外流。嘱患者轻轻闭眼 2～3 分钟,并压迫内眦部,而后拭去流到眼外的眼液。滴用眼药膏(eye ointment)时,患者头稍向后仰,眼睛向外上方注视,左手将下眼睑向下方拉开,右手持眼药膏软管,将药膏挤入下穹隆部结膜囊内或用消毒玻璃棒蘸少许眼膏置于下穹隆部结膜囊内。嘱患者转动眼球,使药膏分布均匀。拭去溢出的药膏,嘱患者轻轻闭眼 2～3 分钟。

2) 滴眼注意事项:①眼药应一人一药,专眼专用;②滴药时勿压迫眼球,先健眼后患眼,眼药瓶嘴距眼睑 1～2cm,勿触及睑缘(palpebral margin)、睫毛和手指,以免污染;③滴眼剂不可直接滴在角膜(cornea)上,减少对患者的刺激;④易沉淀的滴眼液用前应充分摇匀,同时滴数种眼药时,先滴刺激性弱的药物,再滴刺激性强的药物,每种药物间隔 5～10 分钟;滴眼液和眼膏同时用时,先滴眼液后涂眼膏;⑤使用散瞳剂(mydriatics)。眼外伤后特别是虹膜睫状体损伤患者,由于对睫状体(ciliary body)的刺激,引起虹膜睫状体的慢性炎症,虹膜前后粘连,影响二期手术效果。长期使用散瞳剂可预防虹膜粘连,减轻炎症反应。但应注意,使用过量可引起中毒,故需严格掌握用药次数,滴眼后必须压迫内眦部。小儿应选用阿托品眼膏。使用期间,患者有畏光、视物不清现象,外出时需戴墨镜等。

(2) 口服药(oral drugs):①抗生素(antibiotic),如罗红霉素,头孢克洛(无头孢过敏者使用)等,一般出院后每天 2 次,每次 1～2 片,口服 5～7 天。②糖皮质激素(glucocorticoid),常用的有泼尼松片,每片 5mg。要强调患者严格按医嘱逐渐减量,不能突然停药,以免出现糖皮质激素类药物的反跳现象(rebound phenomenon)。向患者说明糖皮质激素的不良反应及作用,嘱患者一旦出现不良反应,早发现早治疗。

3. 出院后注意事项　眼球穿孔伤(perforating injury of eyeball)、眼球破裂(rupture of eyeball)和眼内异物(intraocular foreign body)的患者为了预防术后并发症的发生,3 个月内勿做剧烈活动,尽量避免低头,减少阅读工作,坚持生活规律,保持大便通畅,预防便秘。

4. 复查　眼外伤的患者在医院经过系统的手术治疗和护理,出院后,在无特殊病情变化时,要定期复查。一般出院后 2 周、1、3、6 和 12 个月各复查 1 次。遇异常情况应随时就诊,如患眼疼痛、视力下降,或健眼畏光流泪、结膜充血(conjunctival congestion)等应及时复查,及时发现,早日治疗。

第四节　眼前段外伤的护理

一、眼睑外伤的护理

由于眼睑组织疏松、皮肤菲薄、血管丰富,挫伤常引起眼睑水肿(palpebral edema)、皮下出血

（subcutaneous hemorrhage）或血肿（haematoma）。水肿通常数日至 2 周后逐渐吸收。有血肿时，为防止继续出血，伤后 24 小时内可作冷敷，2～3 天后可作湿热敷促使吸收。根据病情选用抗生素滴眼液、散瞳剂、糖皮质激素滴眼液等；如果出血症状明显，则应卧床休息，酌情应用止血药。

眼睑切裂伤口，如浅表并且与睑缘平行，伤口可自行愈合，不留畸形。若眼睑组织伤口大，而且较深，处理时要将其周围的污物清洗干净，可先用 3% 过氧化氢液涂抹伤口，再用生理盐水彻底清洗。对复杂撕裂伤，要尽量保存尚可存活的组织。伤口与眼睑缘呈垂直时，则应细心分层缝合，将伤口对合整齐。包扎后注意观察敷料有无渗血、出血或腐臭气味，每日或隔日换药。新鲜外伤应用抗生素预防感染。必要时对创面的标本进行培养及药物敏感试验，选择敏感抗生素，并及时应用破伤风人免疫球蛋白注射液 250IU 肌内注射。皮肤缝线 7～10 天拆除，可根据情况一次或分次拆线。

二、泪器外伤的护理

眼睑内眦部外伤，常伴有泪小管（lacrimal canaliculus）甚至泪囊（lacrimal sac）的损伤。处理伤口时应仔细检查，不可盲目将伤口缝合以防泪小管阻塞，陈旧性外伤泪小管吻合较困难。若有泪器外伤，要确认泪小管、泪囊外伤的程度及部位。泪小管损伤者，特别是下泪小管损伤，要在手术显微镜下细心缝合，以防泪管阻塞。泪囊损伤，须行泪道手术或激光治疗。其护理应注意以下几点：

1. 术前准备 术前应做泪道冲洗，检查泪道是否通畅，可先用泪点扩张器扩张泪点再进行冲洗，操作要轻、稳、准确。

2. 患者评估 了解患者全身情况，如发现有凝血时间异常，女患者月经来潮，应报告医师，考虑是否手术。

3. 术后注意患者出血情况 如少量出血可不必处理，采取半坐位，安静休息；如渗血较多或吞咽时感到有血腥味，可用肾上腺素棉片填塞鼻腔，但压力不可太大；如有大量出血，应立即报告医师处理。

4. 术后换药 手术次日换药，以后隔日换药一次，5～6 天拆除皮肤缝线。

5. 泪小管吻合术 术后隔日换药 1 次，术后 5～6 天拆除皮肤缝线，留置在泪小管内的支撑物（硅胶管）一般在 2 个月后抽出。在此期间，嘱患者在打喷嚏、洗脸和擤鼻涕时应注意防止泪小管支撑胶管的脱出，以免造成手术失败。一旦脱出应及时报告医师再次行吻合手术或重新置入。

三、结膜外伤的护理

结膜外伤，常见有结膜出血及结膜异物。结膜出血，少量可不予处理。穹隆部结膜出血范围较宽者，应疑有颅底骨折。

因结膜敏感性很强，即使是极小尘埃或小昆虫黏附也会产生很强的不适感，患者可有流泪异物时应注意。

1. 一般翻转眼睑就能看到小粒异物 多位于睑板沟，可用生理盐水蘸湿棉签拭去。

2. 异物深居于结膜上穹隆内者 应滴表面麻醉剂作表面麻醉（topical anesthesia），依靠眼睑拉钩将上睑反转，使皱褶状的穹隆结膜铺平，才能用生理盐水冲洗出或用棉签拭去异物。

3. 异物取出后 应用红霉素眼膏涂抹或抗生素眼液滴眼 1～2 天以防感染，并包扎患眼。

四、角膜外伤的护理

角膜外伤常见有角膜上皮擦伤（epithelium scratch）、角膜异物（foreign body on cornea）及角膜切裂伤（incised wounds of the cornea）。

1. 角膜上皮剥脱或擦伤的护理 角膜上皮剥脱或擦伤后，患者有明显眼痛、流泪、畏光症状。对疼痛者，可眼部滴表面麻醉剂止痛，但浓度不宜太大，以防损伤角膜上皮。涂抗生素眼膏或滴抗生素滴眼液以防感染，同时局部应用小牛血去蛋白提取物眼用凝胶以改善组织营养，刺激细胞再生。患眼包扎或戴有色眼镜以减少刺激症状。角结膜外伤治疗后一般 24～36 小时即可痊愈。

2. 角膜异物去除护理

（1）询问病史：了解异物进入角膜时间，之前是否处理过等情况。进行常规裂隙灯显微镜（slit-lamp microscope）检查，了解异物性质、深度、立体形状及有无锈斑等。

（2）去除异物：先用表面麻醉剂1～2滴滴眼麻醉，浅层异物可用消毒棉签蘸生理盐水轻轻拭去；较深的异物可用无菌注射针头剔取异物，注意尽量不伤害健康组织；如有锈斑，尽量一次刮除干净。剔除异物时应严格执行无菌操作，异物针的方向指向角膜缘或上方，以防患者突然向上转动眼球，而刺伤正常的角膜。

（3）特殊情况：对多枚异物可分期取出，即先取出暴露的浅层异物，对深层的异物暂不处理；若异物较大，已部分穿透角膜进入前房，应行显微手术摘出异物，必要时缝合角膜伤口（图65-4-1）。

（4）异物取出后：有的患者仍有异物感 这可能因异物刺激而致结膜充血或因表面麻醉作用消失后，取异物的创面所产生的异物感，使患者误认为异物并未取出，应向患者解释并嘱患者不要用手揉眼，24小时后可恢复正常。

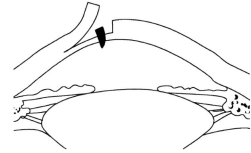

图65-4-1　角膜深层异物的取出方法

（5）角膜异物取出后：要给患者涂抗生素眼膏，无菌纱布覆盖患眼。有感染迹象者应结膜下注射抗生素以防感染，并嘱患者次日复诊。术后如有眼痛加剧者，应考虑有感染的可能，及时复诊，此时要加强抗感染治疗。

3. 角膜切裂伤的护理

（1）做好术前思想工作：消除对手术的恐惧，争取患者主动配合，顺利完成手术，并向患者家属说明病情，取得理解和配合。

（2）术前：不可吸烟，以免诱发咳嗽，并向患者说明在术中应避免咳嗽、打喷嚏。训练患者控制方法，可张口呼吸或用舌尖顶住上腭做吞咽动作，以免伤口裂开。

（3）术后责任护士接患者，协助患者移到床上，嘱患者放松头部，以免过度紧张、用力而影响伤口愈合。

（4）术后进食营养丰富易消化的半流质食物。

（5）观察病情，注意术后有无眼痛：一般伤口疼痛给予止痛药。如患者反应头痛、术眼剧烈疼痛，应报告医师检查有无发生术后感染的可能，以便及时处理。

（6）术后保持大小便通畅：若术后2天无大便，即给予通便处理。因术后便秘时患者用力排便，增加腹压，可导致伤口裂开等并发症发生。

（7）病室内温度、湿度要适宜，空气清新、无尘：换药时杜绝人员流动及扬尘的行为。

（8）医务人员坚持手卫生，避免交叉感染。

（9）角膜尼龙缝线线结埋入针道内者，术后一般无刺激症状。未转入针道内的尼龙线，有时可自行脱落。如刺激症状较重，可在术后14天以后根据伤口愈合情况拆线。拆线应在放大镜下或裂隙灯下进行。根据伤口愈合情况，亦可间断拆线。拆线时动作要轻柔，以免碰伤健康组织。拆线后涂抗生素眼膏，包扎患眼1天即可。

第五节　眼眶外伤的护理

一、眼眶挫伤的护理

眼眶挫伤由于眶内炎症或循环障碍性水肿、血肿，使眶内容物体积增加，造成眼球突出（proptosis）、结膜充血水肿等，眶损伤的护理主要是眼球突出的护理。

1）按眼科护理常规，给予必要的心理护理和生活护理，减轻患者的心理负担。

2）由于眶内压增高，眼外肌受累而导致眼球运动障碍（ocular motility disturbance）和复视

（diplopia），视网膜脉静脉扩张合并水肿和渗出及视神经炎（optical neuritis）而使视力下降。根据病情使用足量的广谱抗生素和糖皮质激素类药物。

3）由于眼球突出，易发生角膜溃疡（corneal ulcer），需保持眼部清洁，搞好环境卫生并保持一定湿度。保持患者排便通畅，避免用力过度，造成角膜穿孔（perforation of cornea）。

4）眼部热敷，涂眼膏以保护突眼引起的暴露性角膜炎（exposure keratitis）：对于结膜高度水肿者可行穿刺排液。必要时可行睑裂缝合术，以保护角膜。

5）严密观察患者神态：若出现谵妄、头痛、昏迷，应考虑到海绵窦血栓的可能性。

二、眶壁骨折的护理

眶壁骨折是常见的眼眶外伤，主要表现为眼球内陷（enophthalmos）、眼球运动障碍和复视，部分患者伴有面颊部感觉异常、眼睑及颜面部外伤畸形，甚至出现眼球的损伤。为了达到在功能和结构上的眼眶重建，解除复视，改善外观，必须通过手术来完成。眶壁骨折修复手术复杂，对患者创伤大，术后可能并发很多问题，所以护士要熟练掌握术前、术后护理，以便预防和及时发现、及时解决问题。

（一）术前护理

1．术前一般护理　参看本章第三节。

2．完善术前检查　及时做 CT，以明确诊断和抓住手术时机。用对数视力表检查裸眼和矫正视力，眼球突出计（exophthalmometer）测量眼球突出度，检查眼位情况和眼球运动功能，同视机（synoptophore）和复像检查各条眼肌功能。

3．心理护理　因出现复视、视力下降、眼球凹陷等功能和外观上的改变，眶壁骨折患者常有自卑、焦虑等心理反应，应及时给予心理疏导。

4．病情观察　注意观察患者的意识状态、鼻腔是否有清亮带咸味液体流出，以确定有无脑脊液鼻漏。对有内侧壁骨折的患者叮嘱不要擤鼻，防止出现眶内和眼睑皮下气肿。

5．术前准备　术前一日抽血做交叉配血试验，备血，以备术中急用；根据需要进行头部备皮。

（二）术后护理

1．一般护理　参看本章第三节。

2．术后 24 小时内　每 2 小时定时观察眶内压和视力的变化，观察是否有头胀痛、眼痛或视力突然下降等症状，以及早发现眶内出血。遵医嘱应用甘露醇（mannitol）脱水降低眶内压，使用止血药物，加压绷带包扎。

3．术后 48 小时　去除绷带，指导患者进行眼球运动训练以早日恢复眼肌运动功能。眶上、下壁骨折术后眼球行垂直方向摆动，眶内壁骨折术后行水平方向摆动。每日 3～5 次，每次 5 分钟，摆动频率 40～60 次/分钟。通过运动训练，有利于双眼单视的重新建立，使复视尽快消失。

4．去除绷带后　严密观察视力有无变化、复视是否较术前减轻或消失、眼球运动障碍有无改善、眼球内陷有无改善、有无斜视、眶下神经感觉区感觉恢复情况等。多数患者术后早期复视不会立即消失，因为眼肌长期嵌顿在骨折部位可使肌肉水肿变形，随着手术创伤的消退和眼球运动训练，约 80% 的患者其复视现象在术后 1 周～3 个月消失或较术前明显减轻。

5．观察填充物的并发症　眼眶成形术的填充物须具有良好的组织相容性（histocompatibility），发生排斥反应（reject reaction）的机会少。应注意观察植入部位有无明显的充血、水肿、压痛等，及时发现排斥反应。

第六节　非机械性眼外伤的护理

一、化学性眼外伤的护理

化学性眼外伤（化学灼伤，chemical burn）对眼引起的破坏程度，主要决定于化学物的浓度、化学物在眼内停留的时间及化学物本身的理化特性。碱性物质比酸性物质引起的损伤严重。因此，做好化学性眼外伤的急救与护理对患者的预后有重要意义。

1. 现场急救　要分秒必争,如无准备好的生理盐水则就地取材进行彻底冲洗,对预后至关重要,自来水、井水、河水冲洗均可。伤员尽可能自己及时冲洗或将头泡入水中,反复启闭眼睑将化学物质洗净。冲洗过程中如有固体物质存在结膜囊内,应彻底清除。必要时将结膜做放射状剪开 3～4 处,用生理盐水做球结膜下冲洗,以便清除渗入结膜下的化学物质。

2. 对严重视力障碍及视力丧失的患者　责任护士要耐心细致地做好患者的心理护理,生活上给予照顾,讲明疾病与治疗的意义,做好卫生宣教工作,树立与疾病作斗争的信心。

3. 眼睑深部糜烂、结膜高度水肿、角膜上皮全部剥脱的患者　指导协助其做好个人卫生和环境卫生。每天室内通风 2 次,每次 15 分钟,紫外线照射 1 次,每次 1 小时,每天清洁烧伤创面 1 次。

4. 球结膜下注射中和剂及血管扩张剂　碱性灼伤用 5% 维生素 C 注射液 2ml,酸性灼伤用 20%SD(磺胺嘧啶钠)溶液 2ml 球结膜下注射进行中和。血管扩张剂如妥拉苏林 25mg 以及自血疗法 0.5～1ml 球结膜下注射,可增加角膜营养。

5. 对重度灼伤　用 1% 阿托品扩瞳,每日 3 次,以防止虹膜后粘连。滴抗生素眼液,涂入多量抗生素眼药膏。为防止眼球粘连,可用玻璃棒插入上下穹隆结膜进行分离,或在结膜囊内装入环状眼球隔离器。严重眼球粘连晚期可作结膜或唇黏膜移植术。

二、眼部热烧伤的护理

热烧伤(thermal burn)是指高温物质如铁水、火焰、沸水引起的眼部灼伤,其护理研究原则如下:

1)热水热灼伤不可冲洗,轻者涂抗生素眼膏,覆盖伤眼,如无感染,数日后可愈合。

2)清除角膜和结膜表面异物及坏死组织,眼睑皮肤严重灼伤后,早期可切除焦痂进行植皮,防止睑外翻(ectropion)和眼睑闭合不全(hypophasis)。

3)有溃疡者,按角膜溃疡护理。

4)防止眼球粘连。每日用玻璃棒分离结膜的上下穹隆部,并涂大量眼膏。后期粘连可作黏膜移植和角膜移植。

5)全身应用糖皮质激素,如口服泼尼松或地塞米松,减少眼内组织炎症反应。创面愈合后可局部滴用泼尼松眼液。

6)加强生活护理,及时解决患者的各种需求。做好心理护理,树立战胜疾病的信心。

三、辐射性眼外伤的护理

辐射性眼外伤(radiation injury of the eye),电光性眼炎(electric ophthalmia)的护理主要是止痛与防止感染,给予表面麻醉剂滴眼 1～2 次,不宜多滴,以免影响角膜上皮再生。给予冷敷以减少局部充血,涂抗生素眼膏,防止角膜损伤后继发性感染。针刺合谷(加穴),留针 5 分钟可止痛。戴有色眼镜减少强光刺激。

四、眼部冻伤的护理

眼球被冻伤(congelation of eyeball)的机会较少,在特殊情况下可能会出现眼睑或角膜冻伤。一旦出现冻伤应快速复温,适宜的水温为 38～44℃(以 42℃最好),复温时应用浸泡过水的毛巾做持续湿敷,可用两条毛巾不断更换。轻度冻伤复温后皮肤发红、有刺痒感,可有水泡或血泡,无论大小,均不剪破,可局部涂抹抗生素眼膏,起到消炎润滑作用,后期再做处理;重度冻伤可累及深层组织,出现坏死,应对症处理。

第七节　外伤性青光眼的护理

由于眼球外伤(挫伤或穿孔伤)而引起的眼压升高,称为外伤性青光眼(traumatic glaucoma)。伤后眼压立即升高者,除机械性阻塞房水流出通道外,多因血管反应性的扩张和渗透性增加所致。表现为葡萄膜充血水肿等,另眼亦可发生反射性反应,但多数眼压很快恢复正常,而不造成严重后果。有的由于外伤的后遗症等而在晚期引起继发性青光眼。主要由前房损伤、眼内出血、晶状体脱位等所致者最多见。

治疗原则:对于前房积血(hyphema)的患者,局部应用 0.25% 噻吗洛尔滴眼液,口服乙酰唑胺,静脉注射甘露醇,无效者进行前房冲洗,其他类型的青光眼采用青光眼手术。

(一)外伤性青光眼护理要点

1. 前房积血型青光眼的护理

(1)安定患者情绪:患者受伤后易焦虑、烦躁和激动,而这种精神激动极易引起再出血和眼压升高。因此,要首先向他们介绍有关前房积血的知识,使其保持良好的心理状态,而后主动配合治疗和护理。

(2)患者采取半卧位:使前房的血积于下部,防止角膜血染(blood staining of cornea)和瞳孔区机化膜形成。双眼绷带包扎,减少活动,安静休息。虽然是否双眼包扎存在争议,但以包扎为稳妥。小儿如不愿双眼包扎,可带双眼小孔镜,限制眼球转动。

(3)注意观察眼压变化:如出现恶心、呕吐、眼痛等症状,应立即通知医师,给降眼压药,如甘露醇快速静脉滴注,滴噻吗洛尔滴眼液等。检查时避免强光刺激,因患者用力挤眼可造成再出血。

(4)可给镇静剂、止血剂、维生素 C、芦丁和钙片口服。

(5)前房穿刺术(paracentesis of anterior chamber):前房积血迟迟不能吸收或继发性青光眼药物不能控制眼压者,均可施行前房穿刺术,排出积血或血块,并进行冲洗。

2. 外伤性虹膜后粘连引起的青光眼 使用散瞳剂,如滴 1% 阿托品,指导患者按压内眦部 3～5 分钟,婴幼儿应用 1% 阿托品眼膏时,预防中毒。

3. 使用 0.25% 噻吗洛尔液滴眼 应严格遵医嘱使用,不可滥用,每日滴眼 1～2 次,每次 1 滴。心动过缓者禁用,支气管哮喘和心力衰竭患者慎用。

4. 使用乙酰唑胺要观察有无肾毒性反应 如出现腹痛、血尿、排尿困难等症状,应立即通知主治医师停药,给予相应处理,并嘱患者少量多次饮水。

5. 青光眼患者饮食 不宜暴饮暴食,一次饮水量不宜过多。不宜进食酒、咖啡、辛辣等刺激性食物,忌烟。

(二)眼压检查及护理

测眼压是青光眼患者常做的主要检查方法,它可以观察眼压的变化情况,了解治疗效果。正常眼压为 10～21mmHg(1mmHg＝0.133kPa)。双眼眼压差异不应大于 5mmHg,24 小时眼压波动范围不应超过 8mmHg。

常用的方法有 4 种,非接触式眼压计测量法、Goldmann 压平眼压计测量法、希厄茨压陷式眼压计测量法(Schiötz tonometry)和指触眼压测量法(tactile tonometry)。

1. 做好解释 检查前先向患者说明检查方法和意义,以消除其顾虑,争取积极配合。

2. 患者准备 检查时,患者应情绪稳定,体位要正确,解开领扣,以免颈静脉受压血液回流受阻,影响眼压值。

3. 非接触式眼压计(图 65-7-1)测量眼压 ①核对医嘱,做好三查七对,核对好眼别;②协助患者取坐位,嘱患者坐在非接触眼压计之前,其头部固定在眼压计的头架上,双眼向正前方注视,尽量张大眼裂;③调整眼压计,将眼压计对准角膜正中的部位,此时眼压计上自动显示待测眼别。(注:前后移动眼压计镜头时,注意不要触碰患者);④在眼压计控制板上选择 AUTO(自动)系统进行测量眼压,嘱患者注视测压头内的红色指示灯,系统自动发出一股气体压平角膜,监视器上自动显示眼压值,如果数值为"*"则为参考值或不显示数值;⑤眼压计测完一只眼,自动调节测量另外一只眼;⑥完成后,在控制板上选择 PRINT(打印),打印结果;⑦清洗,用 75% 乙醇棉球擦拭患者与眼压计接触的部位(包括下颌托、额托等);⑧操作完毕后,关闭眼压计,切断电源。

非接触式眼压计测量眼压时注意事项 ①检查前要先告知患者检查过程中有气流冲击眼球,略有不适,但对眼睛无伤害,使患者放松并配合检查;②如果显示屏不显示数字,可能是注视不准、泪液过多或瞬目等原因，可调整后重新测量；③对注视不佳者不适用此方法测量眼压。

4. 希厄茨（Schiötz）压陷式眼压计测量眼压（图 65-7-2）　①患者取低枕仰卧位，滴表面麻醉剂 1 次，多滴易引起角膜上皮剥脱而产生疼痛；②用 75% 的酒精棉球消毒底盘，待干燥后开始测量；③嘱患者两眼向正上方注视自己手指，使角膜恰在正中央；④检查者以左手拇指和示指轻轻分开上下睑，分别固定于上下眶缘；⑤右手持眼压计的支架，将眼压计底盘垂直放于角膜中央，读出眼压计指出的刻度数，按换算表计算出眼压值；⑥当指针读数小于 3 时，应更换更重的砝码；⑦测量完毕，滴抗生素滴眼液防止感染。同时嘱患者不用手揉眼，以防角膜上皮脱落。

压陷式眼压计测量眼压时注意事项　①在测量前应校对眼压计，确保其指针位于"0"位；②使用前消毒眼压计，防止交叉感染。消毒后，应用干棉球擦拭干净或待充分干燥后再使用，以免残留酒精损伤角膜上皮。③检查者用手分开被检查者的眼睑时，要防止手指压迫眼球，影响准确性；④测量时迅速读出指针读数，即可向上提起眼压计，防止患者眼球活动，同时，禁忌上下左右移动眼压计，以免角膜损伤；⑤测量结束应用乙醚将眼压计的脚板清拭干净，以备用；⑥当患者患有角膜白斑、圆锥角膜、眼球震颤、角膜扩张症时，测的结果不准确；⑦眼部有急性炎症（如结膜炎、角膜炎等）和穿孔伤者禁忌测量眼压。

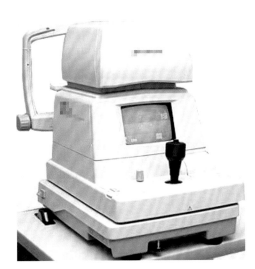

图 65-7-1　非接触式眼压计

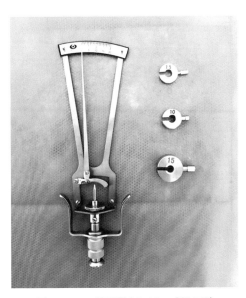

图 65-7-2　希厄茨（Schiötz）眼压计

5. 压平眼压计测量法（applanation tonometry）测量眼压　常用戈德曼（Goldmann）压平眼压计（图 65-7-3），需附装在裂隙灯显微镜上。①结膜囊滴表面麻醉剂，患者取坐位，下巴放在裂隙灯显微镜的下颌托上；②结膜囊内放入荧光素钠眼科检测试纸或滴入少许 1% 荧光素钠滴眼液；③通过裂隙灯显微镜上钴蓝色滤光片观察，在眼压计测压头刚好接触角膜正中部位，上下两个半环内缘正好发生接触时；④记录下此时的读数，乘以 10 即为测量的眼压值。

戈德曼压平眼压计测量眼压时注意事项：①眼部有急性炎症（如结膜炎、角膜炎等）和穿孔伤者禁忌测量眼压；②测量前应用酒精擦拭消毒测压头，防止交叉感染。消毒后，应用干棉球擦拭干净或待充分干燥后再使用，以免残留酒精损伤角膜上皮。

6. 指触眼压测量法（tactile tonometry）（图 65-7-4）　①患者向下方注视；②检查者以双手的中指和无名指固定于患者前额，两手示指尖放在上睑皮肤上；③两指交替轻压眼球，根据手指感到的眼球波动力的大小，来判断眼压的高低。④正常值纪录为 Tn，轻度、中度和重度增高分别记为 T+1、T+2 和 T+3，轻度、中度和重度降低分别记为 T-1、T-2 和 T-3。

指触眼压测量法注意事项：①压迫眼球时，不可用力过大；②眼部有炎症的患者不适用此方法；③指测法只能粗略估计眼压，且需要一定的临床实践经验，需精确数值时，应用眼压计测量。

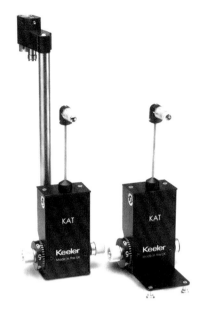

图 65-7-3 戈德曼(Goldmann)压平眼压计

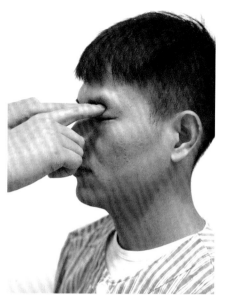

图 65-7-4 指触眼压测量法

 ## 第八节 外伤性白内障的护理

外伤引起的晶状体浑浊称为外伤性白内障(traumatic cataract)。外伤性白内障多数为青少年、儿童,且多为单眼。随着人工晶状体植入和显微手术技术的发展,在外伤白内障摘出后,植入人工晶状体(intraocular lens),大大提高了手术的成功率,减少了术后并发症。有利于建立双眼单视功能。

成功的白内障或联合人工晶状体植入手术,除与术者的手术技巧,患者的眼部及全身情况有关外,还取决于手术前的准备,术中的配合,术后完善的护理。因此,为了达到预期的手术效果,必须做好围手术期的护理。

一、术前护理

外伤性白内障患者由于晶状体浑浊,眼后段无法看清,因此,在手术前需要系列检查。

(一)眼部检查

1. 视功能检查 检查远近视力。如视力仅能看数指或手动时,应检查光感及光定位。①光感检查:主要检查视网膜黄斑功能,无光感者术后视力一般不易恢复;②光定位检查:主要检查黄斑部的外周边视网膜的功能,光定位不准确可能存在视网膜损伤;③色觉检查:主要提示是否存在视网膜和视路病变或玻璃体积血;④护理:视力检查时,为避免遮挡时压迫眼球,健眼偷看,健眼使用遮眼板遮挡。使用后的遮眼板用75%酒精擦拭消毒,用清水冲洗干净,晾干备用。

2. 裂隙灯显微镜(图 65-8-1)检查 检查晶状体浑浊程度,前、后囊情况,是否有脱位;角膜是否有营养不良、变形或瘢痕等;有无活动性虹膜睫状体炎、角膜后沉着物、房水闪光、虹膜后粘连及虹膜红变(rubeosis of iris)等。注意:①检查前需向患者说明检查意义,取得其合作;②必要时检查前需散瞳,滴托吡卡胺充分散瞳;③患者坐在被检查位置,额部紧贴

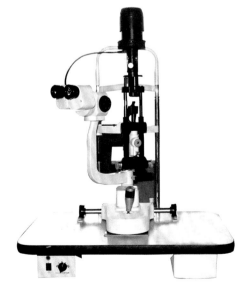

图 65-8-1 裂隙灯显微镜

于额托固定不动，双眼睁大向前注视，必要时用棉签撑大睑裂，但应避免压迫眼球。

3. 瞳孔检查　滴散瞳剂后了解瞳孔是否能散大，是否有粘连，滴散瞳剂前对光反应是否灵敏等，滴散瞳剂后，注意压迫泪囊，避免药物中毒。

4. B型超声检查　超声检查了解有无玻璃体积血和视网膜脱离的情况。

5. 冲洗泪道　冲洗时应通畅无分泌物，如有慢性泪囊炎应先做泪囊鼻腔吻合术或泪囊摘出后再做白内障手术。注意：①向患者讲解泪道冲洗的目的和意义，取得配合；②操作前应用表麻剂滴眼，以减少疼痛；③操作时暴露泪点，切勿压迫眼球。操作时动作轻柔，准确无误。

6. 其他眼病　检查有无重症沙眼（trachoma）、结膜炎（conjunctivitis）、睑内翻（entropion）、倒睫（trichiasis）和慢性泪囊炎（chronic dacryocystitis）。如有，应先治愈后方可手术。

（二）全身检查

除一般体格检查外，应常规做胸部 X 射线透视，心电图，血、尿、粪便常规检查，出凝血时间测定以及肝、肾功能检查。对糖尿病患者，空腹血糖要求控制在 8.3mmol/L 以下，高血压患者，晨起血压要求控制在 150/90mmHg 方可手术。对疑有重要脏器病变者，应请相关科室医师会诊、检查，待症状控制后再进行手术。头面部有感染者，术后可引起眼内感染，术前应给予患者全身抗生素应用，特别是铜绿假单胞菌感染的患者，应待其治愈后方可手术。此外，腹泻、月经期，均应暂缓手术。

（三）术前一般护理

（参看本章第三节）

（四）充分散瞳

瞳孔散得不够大，可能造成：①娩核困难；②术中虹膜括约肌断裂；③干扰观察和抽出残留晶状体皮质；④妨碍后房型人工晶状体植入。因此，应在术前 1 小时，每隔 10 分钟滴托吡卡胺 1 次，共滴 4～6 次，使瞳孔充分散大，至用手电筒照射不再收缩为止。

（五）注意术前眼压

稳定而较低的眼压对白内障手术有利，如术前眼压高，必须进行治疗使眼压降低。具体措施如下：

1. 做好患者的思想工作　解除紧张情绪，可使眼压稳定，术前用镇静剂，也可降低眼压。

2. 术前常规半小时快速静脉滴注　20% 甘露醇（mannitol）250ml 使玻璃体脱水、浓缩以降低眼压。注意：20% 甘露醇 250ml，必须在半小时内滴完，否则不能起到降眼压作用。但速度也不宜过快，少于 15 分钟会加重心脏负担。

3. 眼轮匝肌麻醉　良好的眼轮匝肌麻醉和球后麻醉，可降低眼轮匝肌的张力和松弛眼外肌，减少对眼球的压迫，从而降低眼压。

现代超声乳化手术和小切口手法娩核白内障手术，对术前眼压并无特殊要求。

（六）心理护理

首先讲明手术的必要性以及注意事项，缓解患者的思想顾虑及紧张心理，增强信心，同时，向患者家属说明病情、可能发生的问题及处理方法，使其主动配合，共同完成手术治疗。

二、术后护理

（一）一般护理

（参见本章第三节）

（二）局部用药

主要是减轻术后炎症反应和角膜水肿

1. 结膜下注射（subconjunctival injection）　常用药：庆大霉素、地塞米松、利多卡因。护理要点：①嘱患者向某一方向注视不动，以防移动而碰伤角膜；②注射泼尼松龙混悬液，应摇匀后方可吸入注射器，注射部位应远离角膜和巩膜的伤口，并避开血管，防止药液由伤口进入前房；③注射后让患者戴眼罩，保持安静，不揉眼，以防挤出药液。

2. 滴眼　常用药：抗生素滴眼液（如妥布霉素）、甾体类抗炎药（如地塞米松）和非甾体抗炎药（普拉洛芬），根据眼压情况决定是否用碳酸酐酶抑制剂等降眼压药物。护理要点：①见本章第三节之三；②人工晶状体植入后，应慎用长效散瞳剂，可使用短效散瞳剂，如托吡卡胺，使用后，应嘱患者平卧2～3小时后，方可起床活动，以免造成人工晶状体脱位和瞳孔夹持。

（三）术后视力变化

由于炎症反应，角膜内皮水肿等因素，术后视力会有变化。术后次日视力很好，第3～4天会有所下降，但以后会慢慢回升，这是正常的。如眼睛红肿严重、异物感明显、畏光、流泪，不能睁眼，视力一直模糊不清者，应及时检查。

（四）出院指导

出院后1～2周随访1次，一个月后每月1次至半年。根据眼部情况变更随访时间。术后3个月后恢复趋于稳定，可根据患者需要验光配镜，以提高远近视力。必要时也可提前验光配镜，但以后屈光状态可能有变化，或需重新验配。另外，出院后坚持使用抗生素和糖皮质激素滴眼液，每日3次，直至术后反应消失为止。

第九节 外伤性视网膜脱离的护理

因为外伤所造成的视网膜脱离，称为外伤性视网膜脱离（traumatic retinal detachment）。根据外伤的性质，可将其分为眼球挫伤所致的视网膜脱离和眼球穿孔伤所致的视网膜脱离。

眼球受到了钝器挫伤，容易发生锯齿缘断离及黄斑穿孔，在视网膜和玻璃体原有病理改变者，如高度近视，视网膜与玻璃体之间有粘连时，由于挫伤而引起视网膜牵引，导致视网膜破裂造成视网膜脱离。因此，外伤性视网膜脱离是眼球穿孔伤、眼内异物伤以及眼内异物摘出术、玻璃体切除术等内眼手术的一个严重并发症。上述原因经均可造成视网膜裂孔（retinal tear），特别是有玻璃体液化（liquefaction of vitreous）者，液化的玻璃体可自视网膜破口进入视网膜下，发生视网膜脱离。眼球穿孔伤除引起视网膜破口外，并可有出血或炎症发生反应，伤后可引起机化物形成，导致牵引性视网膜脱离。该类病例临床情况复杂，做好围手术期的护理，对于提高视网膜脱离复位率非常重要。

外伤性视网膜脱离的临床症状主要有：①视力减退；②眼前有闪光感；③眼前黑影飘动；④视野缺损（defect of visual field）。

一、术前检查与护理

外伤性视网膜脱离治疗前应详细完善各种检查。

1. 视功能检查　包括双眼裸眼视力及矫正视力。

2. 视野及眼压测量　视网膜脱离时发生相应的视野缺损，如上方视网膜脱离发生下方视野缺损。发生视网膜脱离时，一般眼压均低于正常，眼压测量法包括指触眼压测量法和各种眼压计测量法。常用眼压测量法请参见本章第七节外伤性青光眼的护理。

3. 间接检眼镜（图65-9-1）、三面镜（图65-9-2）及全视网膜镜（图65-9-3）检查　用于详细了解视网膜、裂孔及玻璃体的情况。检查前需充分散大瞳孔，检查在暗室内进行。护士应向患者说明检查目的，配合方法，如检查时双眼睁开，正视前方，勿眨眼。检查后，由于强光刺激，易流泪，应轻轻擦拭泪痕，勿用力揉眼。间接检眼镜检查，可全面了解视网膜的情况，发现裂孔可用三面镜及全视网膜镜检查，此检查主要详细了解眼底周边视网膜的情况和裂孔，为手术或激光治疗提供依据。三面镜及全视网膜镜检查时间较长，患者会感到不适，出现心理紧张，不能很好配合。护士应耐心向患者说明检查的目的，配合方法，如两眼直视，固定眼球。做好检查前的心理护理。使患者充分认识此项检查的重要性和无害性，消除紧张情绪。检查前一天，定期训练患者双眼直视一目标，教会患者不适时做深呼吸，全身放松，以便检查时能很好地配合。间接检眼镜检查则要求患者眼球能充分自由转动，所以，检查前应训练患者向上、下、左、右、左上、右上、左下、右下不同方向进行眼球转动，使检查能顺利进行。

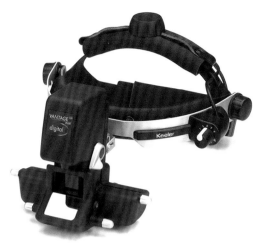

图 65-9-1 间接检眼镜

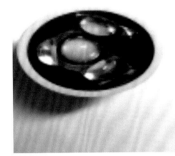
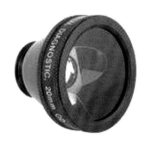

图 65-9-2 三面镜

4. 超声检查 B 型超声检查 主要用于屈光间质浑浊术前不能看清眼底的患者,了解视网膜脱离的范围,有无增生性条索牵引及有无脉络膜脱离等。彩色多普勒检查,更有益于鉴别视网膜脱离与玻璃体后脱离(posterior detachment of vitreous)。

5. UBM(图 65-9-4)或者前段 OCT(图 65-9-5)检查 主要用于检查外伤后患者是否发生前房角后退等情况。

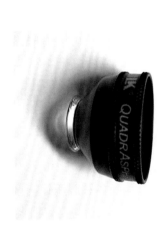

图 65-9-3 全视网膜镜

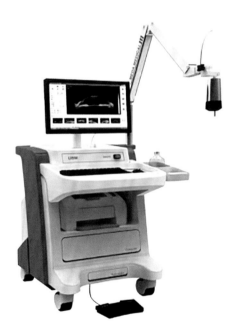

图 65-9-4 UBM

6. 广角眼底照相(图 65-9-6) 可以检查周边视网膜的裂孔。

7. 全身检查 如血压、血糖、肝肾功能及心脏情况等。

外伤性视网膜脱离是眼外伤的一种严重并发症,手术是主要的治疗方法。手术的目的在于封闭视网膜裂孔,以利于视网膜复位,外伤性视网膜脱离特别是穿孔性外伤所致视网膜脱离,往往有增生性玻璃体病变,造成视网膜牵引,复位困难,手术难度大,用传统的方法成功率低。随着医学科学的发展,采用玻璃体切除联合手术的不断改进,大大提高了复杂视网膜脱离手术的成功率。由于各种手术方法的不断开展和更新,需对过去传统手术方式的护理措施加以改进,如何做好新手术方式的护理,是眼科护理面临的新课题。

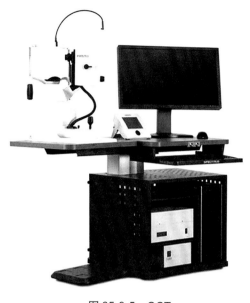

图 65-9-5　OCT

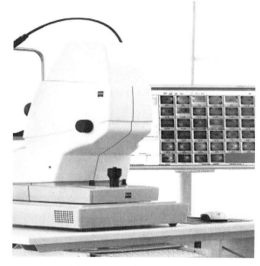

图 65-9-6　广角眼底照相

二、外伤性视网膜脱离围手术期护理

围手术期护理（perioperative nursing）是指手术前、中、后的护理。

1. 术前准备　除按一般内眼手术前准备护理外还应注意以下几方面：

（1）心理护理：让患者一方面认识到视网膜脱离手术过程长，术后恢复慢，使其心理上接受和适应这一事实，积极配合治疗和护理；另一方面，向患者介绍有关主管医生是怎样反复研究其病情并确定手术方案的，使患者深感医护人员对其病情的关心，对手术是积极慎重和负责的，从而取得患者的信任，解除患者手术前的紧张情绪。

（2）卧床休息：嘱患者多卧床休息，闭眼或包扎双眼，减少眼球运动，有利于视网膜下积液（subretinal fluid）的吸收，促使视网膜复位，避免视网膜脱离范围扩大。对有玻璃体积血、巨大视网膜裂孔、视网膜漏斗状脱离者，应绝对卧床休息，双眼包扎，以利于视网膜平复。

（3）根据裂孔位置采取不同的体位：术前保持一定的体位可使巨大裂孔的边缘铺开，视网膜皱褶消失，有利于视网膜复位。如视网膜上方裂孔应采取仰卧头低位或平卧位；下方裂孔采取半卧位；鼻侧或颞侧方裂孔可采取左侧或右侧卧位。原则上使裂孔处于最低位。

（4）散大瞳孔：术前每日滴 1% 阿托品滴眼液，保持瞳孔充分散大。在滴阿托品滴眼液时应注意以下几点：①应注意查对左右眼，切勿滴错，给患者带来不必要的烦恼；②婴幼儿勿用阿托品滴眼液，应使用眼膏，以免滴眼液被快速吸收，引起药物中毒。滴眼后应压迫泪囊处 3～5 分钟；③如遇患儿滴阿托品后出现面红、口干、心率加快等阿托品轻度中毒症状，应让患儿多饮水，使阿托品尽快排出体外。定时测量脉搏，症状严重者，应告知医师处理。

2. 术中护理（参见本章第三节）

3. 术后护理　除按内眼术后常规护理外，还应注意以下几点：

（1）体位护理：术后一般采取平卧位，双眼包扎。对上方裂孔、玻璃体内注入气体者，应取坐位或半卧位。睡觉时床头要垫高，对后极部巨大裂孔或复杂性视网膜脱离的患者，行玻璃体切除联合硅油或膨胀性气体填充者，应取面向下卧位。硅油为玻璃体腔的长期填充物，为无色透明，油状，屈光指数接近玻璃体，有一定的黏度和表面张力，能封闭视网膜裂孔，不易被吸收，充分发挥了长久在眼内充填的作用。硅油填充和玻璃体注气术后的体位问题非常关键，它与术后视网膜的复位率有密切关系。由于硅油的比重轻于水，术后体位应取面向下体位，以能保证硅油顶压后极部视网膜和裂孔以利于视网膜下液体吸收，促进复位。但是，俯卧位为一种被动体位，它对患者正常的生理功能和新陈代谢会产生不同程度的影响，易出现不良反应，如：①由于俯卧时颜面部受压，血液循环障碍导致眼睑水肿

（blepharoedema），严重时颜面水肿，球结膜水肿，渗出增加。因此，为防止感染，要注意定期观察敷料是否干燥清洁，如有感染应及时更换敷料；②为减轻压迫促进血液循环，减轻水肿，应在患者面部放一中空的海绵等有弹性的柔软物制成的垫圈，露出眼睛、鼻子和嘴，而不影响呼吸；③腹部受压，血液循环障碍可引起腹胀、消化不良，胸部受压可能出现胸闷、气促等不适症状。如果心肌本身有缺血的心脏病患者，会使心脏病复发。为此应在患者躯干下垫一个以两锁骨和趾骨联合为支点的椭圆形中空海绵垫圈，从而减轻不良反应，减少体力消耗。在病情许可的情况下，白天让患者取坐位面向下体位，夜晚取卧位面向下体位。

（2）制动：嘱患者不要震动或转动头部，保持俯卧或头低位，以防止硅油或气泡进入前房。不可大声说笑，积极预防和治疗呼吸道感染，避免咳嗽及打喷嚏而导致玻璃体积血、切口缝线脱落等并发症；感冒发热，会引起眼内病毒感染、术眼反应过重等。如果要咳嗽，应让患者张口做深呼吸。

（3）保持大便通畅：勿食不易消化及过硬的食物，防止腹胀。

（4）患者痊愈出院时，应做好出院指导：除一般出院指导外，还应注意：①术后1个月可恢复力所能及的工作，尽可能避免眼外伤和头部震荡伤，以防再次脱离和玻璃体积血；②如眼前出现闪光感，应立即到医院散瞳行眼底检查；③多食水果、蔬菜及适量的动物肝脏，以保证足够营养。

第十节　眼内异物患者的护理

眼内异物（intraocular foreign body）是指外来的物体进入并滞留于眼球内而言。眼内异物一般可分为磁性、非磁性两大类。异物进入眼球内所致的损伤常常是比较严重的眼外伤。它不仅造成眼组织的机械性损伤，而且由于异物的存留增加了眼内感染的危险，也增加了发生交感性眼炎的可能性，还因异物的化学作用、机械性作用，而对眼球形成进一步损害，甚至因而丧失眼球或造成单眼或双眼失明。因此，应配合医师从异物定位、异物摘出到术后恢复进行的系统护理。护理要点如下：

一、检眼镜定位护理

检眼镜（图65-10-1）定位法是一个简单而常用的异物定位方法。

1. 检查前　先向患者说明检查方法和意义，以消除其顾虑，取得配合。

2. 检查时　患者取坐位或仰卧位，在暗室中进行。

3. 观察　患者两眼注视正前方，注意观察患者瞳孔的大小。瞳孔不够大则影响观察，因此，观察前应充分散瞳。

4. 最好在外伤后及时检查，而外伤后屈光间质逐渐浑浊，而无法视及眼后段情况。

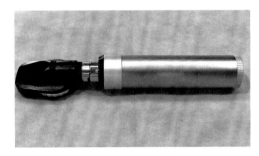

图65-10-1　检眼镜

5. 眼球上有较大的伤口时　更要特别小心，在不加重外伤影响情况下进行。

二、磁性试验的护理

目的：为了了解异物有无磁性及磁性大小，了解异物是否固定及固定的程度。

1. 检查前准备　患者取坐位或卧位，在暗室中进行，并配合间接、直接检眼镜检查、前置镜或前房角镜检查。

2. 磁性试验　手持磁铁（巨大电磁铁见图65-10-2，手持电磁铁见图65-10-3，微型平衡恒磁铁见图65-10-4），站在患者眼一边，磁铁尖端指向异物，逐渐由远而近进行。磁铁头可接触结膜或眼睑。避免磁铁突然移近眼球或突然加大磁力而引起异物的牵扯、摩擦或撞击造成视网膜及脉络膜的撕裂或出血。

3. 注意观察患者局部情况　有无疼痛感觉和其他不适,及时报告医师,判断异物的磁性大小。

4. 其他　也可在进行超声检查时进行磁性试验。

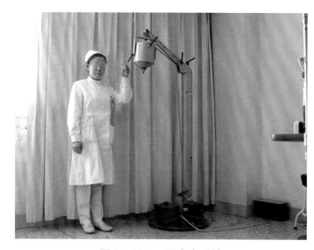

图 65-10-2　巨大电磁铁

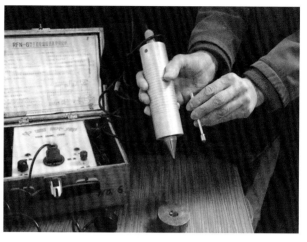

图 65-10-3　手持电磁铁

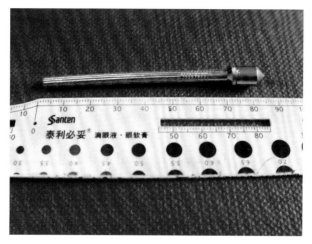

图 65-10-4　微型平衡恒磁铁

三、铅环定位护理

铅环定位法是铅环 X 射线定位法中定位准确而常用的方法,又称角膜缘环形标记定位法。可用直径 11mm 的金属圆环(图 65-10-5),在 3、6、9 点位缝合于角膜缘的球结膜上。如采用接触镜式定位器(有机玻璃制的角巩膜接触镜相当于角膜缘处嵌入一直径 11mm 的细金属环),则仅在 3 点、9 点处缝合即可。

1. 放置铅环定位器

(1)目的:确定异物所在的经线、异物与矢状轴之间的距离以及异物与角膜缘之间的距离。

(2)物品准备:外眼包 1 个(双层治疗巾 1 个,孔巾 1 个,开睑器 1 个,持针器 1 把,眼科镊有齿、无齿各 1 把,眼科弯剪 1 把,弯盘),铅环 1 个,3 号黑色缝线 1 根,结膜针 1 根,无菌手套 1 双,无菌棉球 1 包,受水器 1 个,洗眼壶 1 个,1ml 一次性注射器 1 支,表面麻醉剂(1% 奥布卡因滴眼液),2% 利多卡因注射液,生理盐水,棉签,吉尔碘消毒液。

如用吸附定位器(图 65-10-6),则只需准备定位器,表面麻醉剂和抗生素滴眼液即可。

(3)操作步骤:①患者取平卧位,滴表面麻醉剂 1 次,2～3 分钟后,以生理盐水冲洗结膜囊;②再次滴表面麻醉剂 1 次,充分麻醉后,结膜下注射 2% 利多卡因注射液 2ml;③常规消毒眼周围皮肤;④严格按无菌操作方法打开外眼包,将铅环、棉球取出放在外眼包内备用(棉球用生理盐水浸湿);⑤戴无菌手套，取出孔巾覆盖术眼，持针器夹结膜针，穿好 3-0 黑色丝线备用；⑥放置开睑器，取出铅环，缝合于角膜缘处眼球结膜及浅层巩膜上，缝合时将铅环的缺口处位于 4 点方位，在 3 点、6 点和 9 点三个部位各缝一针并牢固结扎缝线，防止铅环松动和松脱。

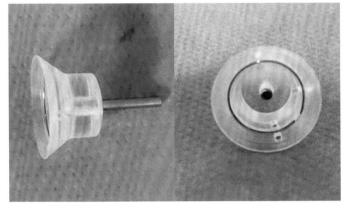

图65-10-5　接触镜式铅环定位器

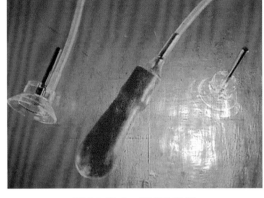

图65-10-6　吸附定位器

2. 护理要点

1）向患者详细说明定位目的、定位方法及注意事项，取得配合。

2）缝制铅环时，如患者结膜水肿、溃破、充血严重，应避开，可防止定位环松动造成定位误差。

3）带定位环拍 X 射线片时，嘱患者勿用力挤眼、转动眼球等，以防定位环脱落和角膜擦伤。

4）拍片完毕，嘱患者稍候，待投照结果满意不需重拍时，将定位环拆除，注意不可匆忙过早拆除，以免需要重照时再次缝环。也不可过长时间带定位环，增加患者痛苦。

5）如患者出现眼部疼痛或不适，可用表面麻醉剂，如奥布卡因滴眼。

6）如果应用铅环定位器定位时，应表面麻醉下，将定位器放置于角膜后，只在 3 点和 9 点圆孔处缝合即可。如果应用吸附式定位器（见图 64-10-6），只需在 X 线拍片前放置于角膜上，靠负压吸附于角膜，不须缝合。

7）定位环拆除后术眼涂抗生素眼膏，单眼覆盖 1 天。

四、眼内异物摘出术的护理

1）按内眼手术常规护理。

2）坚持长期使用散瞳剂，防止虹膜前后粘连。

3）球壁及后极部异物，或有视网膜脱离者，按视网膜脱离术后护理。

4）经常检查伤眼和健眼视力改变及有无类似葡萄膜炎（uveitis）症状，及早发现，及时治疗，以免引起交感性眼炎（sympathetic ophthalmia）。

（王宇鹰　张楠楠）

参 考 文 献

1. 张效房, 杨进献. 眼外伤学. 郑州：河南医科大学出版社, 1997.

2. 张效房. 眼内异物的定位与摘出. 3 版. 北京：科学出版社, 2009.

3. 张效房, 万光明. 眼内异物 // 李凤鸣, 谢立信. 中华眼科学. 2 版. 北京：人民卫生出版社 2014.

4. DK 梅塔, 著. 眼外伤学. 解正高, 译. 北京：化学工业出版社, 2017：119-127.

5. 肖丽华, 王毅. 眼眶骨折的诊断与治疗. 北京：人民卫生出版社, 2014.

6. Adam T. Gerstenblith, Michael P. Rabinowitz, 著. wills 眼科手册, 魏文斌, 译. 北京：科学出版社, 311-312.

7. 宋秀君. 眼外伤. 西安：第四军医大学出版社, 2007：307-313.

8. 张卯年. 眼外伤. 西安：军医科学出版社, 2007：181.

9. 刘家琪，李凤鸣. 实用眼科学. 第3版. 北京：人民卫生出版社，2010.

10. 赵家良，谢启麟. 眼科疾病临床诊疗规范教程. 北京：北京大学医学出版社，2009.

11. 赵家良. 眼科临床指南. 第2版. 北京：人民卫生出版社，2006.

12. 王宇鹰. 眼耳鼻喉口腔科护理学. 北京：人民卫生出版社，2014.

13. 李小寒，尚少梅. 基础护理学. 第6版. 北京：人民卫生出版社，2017.

14. 李乐之，路潜. 外科护理学. 第6版. 北京：人民卫生出版社，2017.

15. Chiasson TC，Manns BJ，Stelfox HT. An Economic Evaluation of Venous Thromboembolism Prophylaxis Strategies in Critically Ill Trauma Patients at Risk of Bleeding. Singer M，ed. PLoS Medicine. 2009：6（6）：e1000098. doi：10.1371/journal.pmed.1000098.

16. Tabatabaei SA，Modanloo S，Ghiyasvand AM，et al. Epidemiological aspects of ocular superglue injuries. International Journal of Ophthalmology. 2016：9（2）：278-281. doi：10.18240/ijo.2016.02.19.

17. Banerjee PJ，Cornelius VR，Phillips R，et al. Adjunctive intraocular and periocular steroid（triamcinolone acetonide）versus standard treatment in eyes undergoing vitreoretinal surgery for open globe trauma（ASCOT）：study protocol for a phase III，multi-centre，double-masked randomised controlled trial. Trials. 2016：17：339. doi：10.1186/s13063-016-1445-7.

18. Brodovsky SC，McCarty CA，Snibson G，et al. Management of alkali burns. An 11-year retrospective review. Ophthalmology 2000：107：1829-1835.

19. Phillips K，Arffa R，Cintron C，et al. Effects of prednisolone and medroxyprogesterone on corneal wound healing，ulceration，and neovascularization. Arch Ophthalmol 1983：101：640-643.

20. Brown SI，Weller CA，Vidrich AM. Effect of corticosteroids on corneal collagenase of rabbits. Am J Ophthalmol 1970：70：744-747.

21. Donshik PC，Berman MB，Dohlman CH，et al. Effect of topical corticosteroids on ulceration in alkali-burned corneas. Arch Ophthalmol，1978：96：2117-2120.

52检